骨与关节影像学

主编　陈克敏　陆　勇

上海科学技术出版社

图书在版编目(CIP)数据

骨与关节影像学 / 陈克敏，陆勇主编. —上海：上海科学技术出版社，2015. 1

ISBN 978 - 7 - 5478 - 2309 - 5

Ⅰ. ①骨… Ⅱ. ①陈… ②陆… Ⅲ. ①骨疾病—影像诊断②关节疾病—影像诊断 Ⅳ. ①R681. 04②R684. 04

中国版本图书馆 CIP 数据核字(2014)第 146384 号

骨与关节影像学

主编　陈克敏　陆　勇

上海世纪出版股份有限公司
上 海 科 学 技 术 出 版 社 出版
(上海钦州南路 71 号　邮政编码 200235)
上海世纪出版股份有限公司发行中心发行
200001　上海福建中路 193 号　www. ewen. co
浙江新华印刷技术有限公司印刷
开本 889×1194　1/16　印张 40　插页 4
字数：1150 千字
2015 年 1 月第 1 版　2015 年 1 月第 1 次印刷
ISBN 978 - 7 - 5478 - 2309 - 5/R · 774
定价：248.00元

本书如有缺页、错装或坏损等严重质量问题，请向工厂联系调换

内 容 提 要

《骨与关节影像学》由我国放射学领域的著名专家和中青年专家在总结自身实践经验和近年来新进展的基础上编写而成。本书囊括了几乎所有骨与关节疾病的影像学知识，配有 2 000 余幅黑白照片，重点论述各种骨与关节疾病的病理、临床、X 线、CT、MRI、造影等综合影像的诊断和鉴别诊断。本书以近 10 年影像诊断的进展为主要内容，也有作者多年积累的少见骨与关节疾病的珍贵资料，图文并茂，为读者构建了清晰的骨与关节疾病诊断思维框架，可为国内进行医学影像研究、教学及培训的中青年影像医务人员提供全面系统的资料，供放射科、骨科及其他临床科室医务人员参考。

编写人员名单

顾　　问　陈星荣　江　浩　Chi-Shing Zee

主　　编　陈克敏　陆　勇

副 主 编　潘自来　严福华　黄　蔚

主编助理　汤榕彪　李智慧

编写人员名单(按姓氏笔画排序)

丁晓毅　上海交通大学医学院附属瑞金医院放射科

王　嵩　上海中医药大学附属龙华医院放射科

王红梅　四川省都江堰市医疗中心放射科

王培军　上海同济大学附属同济医院放射科

王晴柔　上海交通大学医学院附属瑞金医院放射科

方文强　上海交通大学医学院附属瑞金医院放射科

刘　燕　上海交通大学医学院附属瑞金医院放射科

江　浩　上海交通大学医学院附属瑞金医院放射科

汤榕彪　上海交通大学医学院附属瑞金医院放射科

许建荣　上海交通大学医学院附属仁济医院放射科

孙　琨　上海交通大学医学院附属瑞金医院放射科

严福华　上海交通大学医学院附属瑞金医院放射科

杜联军　上海交通大学医学院附属瑞金医院放射科

李文华　青岛市黄岛区中医医院放射科

李玉华　上海交通大学医学院附属新华医院放射科

李智慧　上海交通大学医学院附属瑞金医院放射科

吴志远　上海交通大学医学院附属瑞金医院放射科

余　强　上海交通大学医学院附属第九人民医院放射科

沈　浮　上海交通大学附属第一人民医院放射科
宋　琦　上海交通大学医学院附属瑞金医院放射科
张　华　上海交通大学医学院附属瑞金医院放射科
张　欢　上海交通大学医学院附属瑞金医院放射科
张永利　上海市第七人民医院放射科
张仲伟　上海交通大学医学院附属瑞金医院放射科
陆　勇　上海交通大学医学院附属瑞金医院放射科
陈　喆　上海交通大学医学院附属瑞金医院放射科
陈克敏　上海交通大学医学院附属瑞金医院放射科
陈星荣　复旦大学附属华山医院放射科
郁义星　苏州大学附属第一医院放射科
尚　鹏　中国科学院深圳先进技术研究院医学与健康工程研究所
周海宇　上海交通大学机械与动力工程学院
胡曙东　江苏大学附属人民医院放射科
饶艳莺　福建省肿瘤医院放射科
姚伟武　上海交通大学附属第六人民医院放射科
贺娜英　上海交通大学医学院附属瑞金医院放射科
柴维敏　上海交通大学医学院附属瑞金医院放射科
徐学勤　上海交通大学医学院附属瑞金医院放射科
凌华威　上海交通大学医学院附属瑞金医院放射科
黄　蔚　上海交通大学医学院附属瑞金医院放射科
蒋梅花　上海交通大学医学院附属瑞金医院放射科
童国海　上海交通大学医学院附属瑞金医院放射科
管永靖　上海交通大学医学院附属瑞金医院放射科
潘自来　上海交通大学医学院附属瑞金医院放射科
Chi-Shing Zee　美国南加州大学 KECK 医学院放射科

序　一

历史上第一张 X 线摄片诞生于 1895 年，展示的是 X 射线发现者、德国物理学家威廉・康拉德・伦琴的妻子安娜・贝莎的手。这是人类第一次无创观察人体内部结构，而全世界首张 X 线片就是骨关节影像。

由于骨与周围软组织结构之间有良好天然对比，因此 X 线成像技术广泛应用于骨与关节系统疾病的诊断、治疗、随访中，并为人类的健康做出了重要的贡献。随着科技的进步，CT、MRI 和介入放射学都已成为整个骨科学诊疗链中不可或缺的部分。近年来，分子影像学、影像示踪技术、同步辐射和可见光成像等方法又为骨与关节疾病的研究与临床诊疗提供了新的平台。百余年来，放射学家们不断地总结骨与关节疾病在不同成像方法下的表现要点和评估逻辑，并综合利用各种影像学技术实现骨与关节疾病的早期发现、早期诊断和疗效评估，为人类的健康保驾护航。

我国的放射学工作者在此领域也辛勤耕耘了多年，取得了令人瞩目的成果。荣独山教授主编的《X 线诊断学》开启了中国骨与关节放射学的新篇章，江浩教授主编的《骨与关节 MRI》也是骨放射学著作的优秀代表，现在由陈克敏教授与其弟子陆勇医生共同主编的《骨与关节影像学》也即将问世。该书总结了诸多参与本书编著的专家们多年来的临床经验，综合介绍了多种成像技术，内容丰富，病种范围广，叙述准确，图文并茂，深入浅出，系统地叙述了骨与关节系统的解剖、生理、病理、临床与影像学表现及与诊断的联系。该书的出版为放射科医生、骨科医生和医学生提供了很好的教材和临床参考，对提高骨与关节疾病影像学诊断水平大有裨益。

基于上述理由，我欣然作序，将此书推荐给各位读者，相信本书的出版对于提高我国骨与关节疾病的诊治水平将会起到积极作用。

2014 年 9 月

序　　二

骨与关节系统在人体构造和功能中扮演着极为重要的角色，是受自主意识控制的、最为常用和熟悉的人体结构。在中西方医学发展史中，骨与关节系统的解剖、生理和病理也最早为医学家们所观察和认知，从华佗刮骨疗伤到达·芬奇笔下精美的骨关节系统解剖素描，均揭示了先人们对该系统已有较为深入的了解，可以说，骨与关节系统诊疗发展的历史也是人类认识自身的过程。

X线、CT、超声、MRI和PET等影像学技术的陆续发明，为我们打开了新的认识自身的窗口，使我们能够更深入地了解骨与关节系统解剖结构和生理、病理变化，不仅仅从形态、功能上，还可从分子和基因层面对骨与关节系统疾病的发生、发展和转归进行研究，为骨与关节疾病的诊断和治疗提供了可靠的工具和手段。

近年来，医学成像技术飞速发展，图像数字化和计算机辅助诊断已日渐普及，较常规的X线图像，数字化图像能提高组织对比度，从而发现一些较易漏诊的骨微小病变和损伤。在CT成像方面，应用能量、CT单能量扫描可有效消除金属伪影，使植入物周围骨骼和软组织能够清楚显示，还可通过物质分离对痛风石和钙化进行鉴别，而四维CT可动态观察运动状态下的关节结构、早期发现关节不稳定的病因等。如何降低电离辐射剂量也是目前CT成像的研究热点，通过迭代重建等技术，可在保证图像质量的前提下，降低50%左右的辐射剂量。在单能量成像方面，同步辐射作为新的成像方法，已初步应用于骨与关节疾病的基础研究，该技术可以显示微米级的结构，不仅对高密度物质敏感，还能观察常规X线无法显示的低密度物质，其应用前景十分广阔。在MRI成像方面，关节软骨成像是目前MRI研究的主要方向，T2-mapping、$T1_\rho$和MRS等序列和技术的应用使软骨病变的早期诊断和疗效评估更为精确。骨与关节病变常同时累及骨质和软组织结构，而单一的影像学技术常有一定的限制，多种影像学技术联合则可弥补这一不足，如CT和MRI的联合应用可显示骨样骨瘤硬化的瘤巢和病变对邻近软组织的影响，MRI和超声的融合可早期发现肌肉和肌腱的损伤。

与临床专业分工越来越细一致，影像学的亚专业分科近年来也得到进一步强化，这些亚专业与各临床学科的联系更为紧密。通过多学科综合诊疗模式（multidisciplinary team，MDT），放射科医生的职责已不仅是对疾病做出精准的影像学诊断，更需参与患者的治疗策略的制订，甚至在影像学的引导下直接参与患者的治疗。这就要求从事骨与关节影像学专业工作的医生具备更多的临床专业知识和介入诊疗技术，为患者提供个体化的诊疗。

上海交通大学医学院附属瑞金医院放射科陈克敏教授和其团队多年来在影像学诊断和介入治疗方面开展了一系列工作，积累了大量的宝贵影像学资料。多年来，瑞金医院放射科与南加州大学KECK医学院保持着良好的合作关系，先后有近十位医生到美国学习，并获得了丰硕的成果。本书另一位主编陆勇医师即是其中之一。其在我编写《神经放射学病例》时做了大量的工作，在此一并致谢。在回国后，陆医生协助江浩教授编写了《骨与关节MRI》（第二版），期间也做了大量的文案和病例搜集工作。以上工作经历，为此次与其导师陈克敏教授合作完成《骨与关节影像学》奠定了良好的基础。

作为临床放射学医师，我觉得编写学术专著是非常辛苦的工作。但专著的出版也为后来者提供了学习的典范。瑞金医院骨科创立至今，已有近百年历史，1958 年成立的上海市伤骨科研究所也开创了中西医结合骨伤病诊疗之先河。瑞金医院放射科在与骨科合作方面，也具有悠久的历史，在骨与关节疾病的诊治方面具有较大的影响力，特别是在骨肿瘤、骨创伤和关节病变方面积累了丰富的临床经验。

依托于扎实的临床基础和良好的研究平台，并结合临床经验和国内外文献，本书作者编著了《骨与关节影像学》。本书对骨关节系统的多发病、常见病和部分地方病、罕见病进行了总结。本书文字精炼、条理清晰、图文并茂，既紧扣临床需求，又结合当前基础研究热点，论述疾病的发生、发展的机制，综合临床和多种影像学表现，总结诊断要点，为读者构建了清晰的骨与关节疾病影像学诊断思维框架，对国内的骨与关节疾病诊疗水平的提高大有裨益。因而，我将此书推荐给广大读者，相信该书会为骨与关节疾病患者的诊断和治疗提供帮助。

Chi Zee

Chi-Shing Zee. M. D.
Professor of Radiology and Neurosurgery
Director of International Education and Research
Keck School of Medicine
University of Southern California

2014 年 9 月

前　言

骨与关节影像学的范围相当广泛，涉及人体的各个部位，与各个系统都有密切的联系。骨与关节影像也是X线发现后最早用于人体诊断的领域，经过漫长的发展历史，目前已经是骨与关节疾病诊治中不可或缺的手段。近年来医学影像学发展迅速，特别是数字化X线摄影、多排探测器CT、高场MRI、超声、PET-CT、PET-MR等影像学设备和技术的进展，使骨与关节影像学有了更快的发展，已成为综合性的亚专业学科。另外由于分子影像学和分子探针等的进展，骨与关节影像学已不再是单纯的形态学诊断手段，而是涉及功能、代谢等的动态变化和对人体功能、代谢等进行评估及相关治疗的手段。

骨与关节疾患的治疗目前更多地依赖于精准的诊断、多学科的讨论和评估，从而能给予患者更合理的个体化的治疗。在诊疗过程中使患者和其家庭最大程度地获益，不断提升患者生理功能和改善其生活质量，这一主题已成为近期骨科学研究和实践的重点，而这些均与骨关节影像学的进展密切相关。

就骨关节炎而言，MRI不仅能显示和观察关节软骨、韧带、肌腱等结构，并可清楚地显示关节软骨磨损和损伤，这对于评估疾病和损伤程度、观察药物和手术治疗效果有很大的帮助。人工关节的植入和个体化植入物的构建，都与影像学有相当密切的关系，通过影像学的三维重建及相关的后处理技术，可清楚显示正常骨关节和病变累及部位的三维形态结构，并可通过3D打印技术来构建更加精准和个体化的人工植入物。在复合损伤和复杂手术的处理上，目前更多依赖于影像导向的多技术融合手术和治疗。另外，在影像导向下的介入治疗也在骨与关节疾病的治疗中发挥了很大的作用，这包括骨与关节疼痛的处置、椎间盘病变的微创治疗、骨与关节肿瘤的消融治疗和粒子植入治疗等。网络技术的发展和普及已在很大程度上改变了以往的诊疗模式，图像的便捷传输、多种影像学模态的比较、多维动态的显示和综合观察，可在诊断、定位、手术和疗效评估等方面提供更多的信息，另外还可进行相关的远程会诊和讨论。

本书在编写过程中充分考虑到近年来影像学新技术的发展，力求能体现这些新技术在骨与关节影像学中的应用，同时考虑到这是一本有关骨与关节影像学的参考书，对于骨与关节各类疾病的诊治均应有一定的涉及和相关的介绍，故编写时力求其涉及面较广，病种覆盖较全，内容又有一定的深度，但在叙述上力求深入浅出，使读者易于理解和参考。本书编写过程中得到了陈星荣教授、江浩教授、Chi-shing ZEE教授等的大力支持和多方面帮助指导，上海放射学界诸多专家的支持和参与，才得以成书，对此再次表示真诚的感谢！

由于骨与关节系统疾病病种多、表现复杂，书中难以全面涉及，同时由于编者本身的局限，难免存在一些疏漏和不足，望读者和同道指正及提出宝贵意见。

陈克敏　陆　勇

2014年9月

目录 CONTENTS

第一章　总论

第一节　绪　　论

近年来医学影像学技术和设备进展迅速，随着多排探测器 CT，高场强和功能 MRI、超声造影，PET－CT 及 PET－MRI 等新的成像设备和技术应用于临床，其在健康保健、疾病筛查、病变诊断和治疗以及疗效评估和随访中发挥了重要作用。同时伴随信息化、网络化和数字化的发展，PACS、移动终端和远程传输系统已逐步普及，数字化诊疗已成为发展趋势，影像医学作为综合和公共学科平台，是其重要组成部分，为健康保障和疾病诊治提供了有力的支持。目前临床疾病的诊治越来越强调多学科合作、综合诊断、综合治疗和个体化诊疗，影像学在其中扮演了重要的角色。随着社会老龄化以及工作、生活习惯的改变，相关的骨与关节疾病和退行性疾病的发病率逐年增高。骨与关节疾病的诊断和治疗目前主要依赖于临床和影像学检查。目前常用的影像学检查技术主要包括普通 X 线、造影检查、CT、超声、MRI 和核素扫描，这些成像技术各具优势和限度，常需联合多种技术和进行合理应用。

普通 X 线检查是 X 线发现后最早用于骨与关节诊治的影像学检查，它根据人体不同组织和器官以及不同的病理变化对 X 线有不同的吸收和衰减的原理而形成 X 线影像。人体不同组织密度和厚度差异，X 线衰减不同，正常组织、异常组织和病理组织的衰减不同，可形成不同 X 线影像，可应用于疾病的诊治。X 线检查空间分辨率高，覆盖范围广，操作简便，价格相对低廉，特别是图像直观，较易掌握，目前仍是骨与关节影像学检查中最常用的检查方法。特别是近年来已广泛应用数字化摄影，增加了很多应用的功能和信息量，可以增加窗宽和窗位的调节，提高图像的质量，可对多种不同密度的组织结构进行观察和分析，减少 X 线剂量。X 线为二维平面成像，X 线可显示骨质增生、骨质破坏。普通 X 线对软组织和骨髓腔内显示具有一定限度，不能显示关节间隙，软骨、肌腱、滑膜等结构。应用于骨与关节疾病首选筛查方法。关节造影可显示关节腔内结构的改变，过去常应用于关节的损伤，但目前应用较少，常规 MRI 已能够清楚显示多数大关节的细微结构，关节造影结合 MRI 成像可更好地显示关节软骨、韧带及肩袖的损伤。

同步辐射作为一种特殊类型的 X 线，具有高分辨率、高敏感性、高纯度等特点，不仅能够清晰显示高密度骨组织，而且对常规 X 线难以显示的低密度组织如软骨、肌腱等也可清晰显示，可应用于骨小梁细微结构显示、软骨形态和力学结构分析、肿瘤新生血管成像和定量测定，目前尚处于基础研究和临床前期阶段，在骨与关节系统成像方面具有很好的潜在应用价值，已受到相当的关注。

数字减影血管造影具有对比分辨率高的优点，可显示外周血管、病灶供血血管，特别是肿瘤血管范围和异常动静脉通道具有一定的价值，并可应用于骨与关节疾病的治疗，如肿瘤化疗药物灌注治疗，外伤出血止血和富血供病灶的术前栓塞。近年来，随着数字减影血管造影设备的发展，探测器的旋转速度和范围增加，在 DSA 造影检查过程中可进行多角度成像、断面重建和三维重建，替代部分 CT 和 MRI 的功能，可更加直观地显示骨与关节结构和周围血管的关系，为骨与关节系统的介入诊疗提供更多的方便。

超声检查是最常用的影像学检查之一，操作简便，设备普及率高，无电离辐射，无生物性损伤，可进行实时显像，多普勒超声可显示血管结构，定量测量血流信息，并可做超声造影检查帮助评估骨与关节病变的血供情况，特别是肿瘤的强化方式，有助于肿瘤性质的鉴别。另外，超声对软组织肿块、液性病变的检测敏感，可应用于浅表软组织病变的定位活检，液性病变的穿刺抽液等，特别是对于小儿骨与关节软组织损伤，超声检测简单易行，检查前常无须特殊准备。但由于骨质声阻抗高，超声在骨表面大部分已被吸收或反射，难以显示深部组织，视野小，对操作者依赖程度高，在骨关节的检测中有较大的限度。

CT 具有密度分辨率高、空间分辨率高、扫描速度快、成像范围广等优点，已成为骨与关节影像诊断的重要检查手段。自从推出多排探测器 CT 以来，探测器已从当初的 4 排发展到目前的数百排，CT 在低剂量成像、能量、能谱和功能成像、迭代重建算法，以及更加便捷的后处理重建软件等方面进展迅速。除了能够显示细微和隐匿性骨折，对复杂性和粉碎性骨折可进行多平面二维重建和多角度三维重建，在骨与关节创伤的术前评估、治疗方案的制订和术后疗效的观察等方面具有重要的作用。同时 CT 对骨与关节肿瘤内细小的钙化、坏死、囊变和出血等敏感，可提高肿瘤诊断的准确性。CT 灌注成像可有助于了解骨肿瘤新生血管的生成和发展，得到骨肿瘤的血流量、血容量、强化峰值时间和对比剂平均通过时间等血流信息，并可定量分析骨肿瘤血管的生理病理学特性，为骨肿瘤的鉴别诊断和疗效评估提供一定的参考。能量 CT 能够将骨组织内的软组织成分区分开来，定量的测量骨组织中的钙含量，骨髓含量和骨小梁密度，在骨密度的测量中具有一定的应用前景。能量 CT 能够利用不同物质的 X 线衰减特性的不同，区分、标识、分离和鉴别不同的物质，可得到包括形态学在内的多种结构和功能信息。可用于痛风患者尿酸盐结晶的检出和鉴别，并可通过定量测量尿酸盐结晶的大小及数目进行痛风的分期和疗效的评估，可以显示常规 CT 难以区分的密度相近的软组织结构，如肌腱、韧带和肌肉，提高 CT 的软组织分辨能力。同时能量、能谱 CT 单能量成像可得到骨与关节病变的碘基和水基图像，反映骨关节肿瘤内不同基物质含量，对治疗和疗效评估带来帮助。金属植入物在目前的骨与关节手术中应用广泛，然而由于植入物密度高，在常规 CT 上会产生明显的硬化效应，严重影响术区结构的观察分析。能量、能谱 CT 可在单能量成像的基础上去除金属植入物所产生的低能伪影，使植入物周围的组织得到清晰的显示。目前骨与关节介入诊疗多在 CT 引导下进行，如病灶穿刺活检、消融治疗、组织间放射性粒子植入和椎间关节药物注射等，具有定位精确、操作方便的优点，已成为骨与关节疾病综合治疗的重要组成部分。

磁共振检查无 X 线辐射、有很高的软组织分辨率，成像参数多，信息量大，可直接进行多平面成像，成像范围广，解剖结构显示清晰。磁共振检查已成为骨与关节检查非常重要的影像学检查手段，可清晰显示软骨、韧带、肌腱、半月板等骨关节解剖结构及骨髓水肿、软组织挫伤、关节积液等病理改变。同时利用多序列扫描可满足不同疾病成像的要求，有利于准确评估病变范围及不同疾病的影像学特点。由于磁共振在显示骨与关节解剖形态、信号改变、软组织和骨髓水肿及病灶浸润等方面的优势，并可进行定性和定量分析研究，在疾病的分期和肿瘤鉴别方面具有重要的作用。磁共振增强扫描利用 Gd－DTPA 这种顺磁性对比剂，T1 加权像减少了肿瘤组织的弛豫时间，使病变产生高信号，对富血供骨肿瘤的早期发现和诊断具有重要作用。其中，动态增强扫描不仅能反映肿瘤强化效果和肿瘤范围，还能反映骨肿瘤血管生成和微循环状态，不但有利于良、恶性肿瘤的鉴别诊断，而且对于选择肿瘤治疗方案及疗效随访均有很大作用，是骨肿瘤治疗疗效的重要评估手段。弥散成像可反映组织间隙水分子的运动情况，对骨肿瘤的鉴别诊断、判断肿瘤内部成分，鉴别肿瘤术后残留和复发具有重要作用。脂肪抑制成像可抑制骨关节系统内的脂肪信号，提高图像的对比度，使得病变更易检出，仍是目前重要的常规 MRI 检测序列。磁共振也可应用于关节软骨成像，目前应用于临床的序列包括 T2 mapping 和 $T1_{\rho}$ 等，对关节软骨病变分期和治疗疗效的评估有重要作用。此外，在骨骼肿瘤早期诊断中，磁共振波谱分析技术已经被证明具有一定的潜在作用，它所标记的代谢物的改变要早于形态学和信号的改变。

放射性核素显像主要利用不同脏器或病理结构对核素摄取程度的差异进行成像，可反映人体不同组织和疾病的代谢功能变化情况。目前常用的是骨扫描，显像范围大，敏感性较高，能显示骨质代谢的范围，是了解和评估骨转移的常用影像学检查方法。近年来随着 PET－CT 应用的增多，其在骨与关节疾病的应用也逐渐增多，同样具有显像范围大、敏感性较高的优点，特别是其对 CT 和 PET 图像进行了融合，提高了空间分辨率，并可定量分析病灶的功能代谢变化，目前主要用于肿瘤的检测和治疗后的评估。PET－MRI 已开始应用于临床，其较 PET－CT 有更好的软组织分辨率，特别是 MRI 可提供清晰的骨髓和软骨及其他软组织的信息，今后将会更多的应用于骨关节系统的检测。

影像学检查对于骨与关节疾病的诊断和治疗具有重要作用，虽然目前影像学设备已有较快发展，但各种影像学检查方法仍存有一定的限度和不足，如CT软组织分辨率较低，MRI对钙化组织不敏感，超声无法显示深部的结构，放射学核素特异性不高，因而影像学检查常需要相互补充，进行合理的选用，才能对骨关节疾病做出准确的诊断。

骨与关节疾病影像学检查仅是骨与关节疾病综合诊疗中的一个组成部分，在实际工作中仍需结合患者的临床症状和体征，实验室检查和病理学检查结果，才能对疾病有更全面的了解，并为患者提供准确的治疗方案。

（陈克敏）

第二节 骨与关节组织胚胎学、解剖学及病理生理学

一、组织胚胎学

肌肉骨骼是人体的运动器官，包括骨、软骨、骨髓、关节、韧带、骨间膜、肌肉、肌腱、肌鞘等。这个系统的病种繁多，包括骨与关节外伤、炎症、肿瘤、退行性变和全身骨、软骨发育障碍等疾患。遗传、营养、代谢、内分泌疾患等也可引起骨关节改变。

骨骼含有大量钙质，X线片能最佳显示骨与关节的细微骨性结构和病理改变。软骨、周围软组织以及骨髓则以CT、MRI、US、核素扫描为最佳显示方式。因此肌肉骨骼的影像诊断必须熟悉上述各个部位的组织解剖结构，进一步了解病理和解剖所见。

（一）骨软骨发生 骨软骨起源于间充质细胞。原始间充质细胞可分化为成血细胞、平滑肌细胞、脂肪细胞、成纤维细胞、成骨细胞-骨细胞、成软骨细胞-软骨细胞。目前已知这些细胞的前身是血管旁细胞。

关于"间充质细胞的亲缘关系及其前身血管旁细胞的分化潜能"的理论，对于我们认识骨的发生与形成、发育与生长、损伤、坏死与修复等非常重要。如骨折后血肿机化形成软骨痂，脓肿、坏死物的吸收、清除、机化、钙化、纤维化以及骨肉瘤以血管为中心生长等，都与新生血管密切相关。修复过程中各种细胞的出现，无一不是与新生血管相联系。新生血管生长旺盛，生长修复就快，反之则缓慢，都可用这个理论给以解释。

（二）软骨组织 软骨组织（cartilage tissue）由软骨细胞和软骨基质构成。软骨组织及其周围的软骨膜构成软骨。软骨是胚胎早期的主要支架成分，随着胚胎发育逐渐被骨取代。在成体内，仅散在分布一些软骨，其作用依所处部位而异。软骨细胞被包埋在软骨基质中，细胞所在部位叫陷窝。由于软骨基质中所含纤维组织的不同，可将软骨分为三种。

1. 透明软骨（hyaline cartilage） 因新鲜时为半透明而得名，是一种分布较广的软骨类型，包括肋软骨、关节软骨、呼吸道软骨等。有机成分主要是黏多糖和蛋白质。胎儿四肢躯干的软骨原基均为透明软骨。儿童的骺软骨、骺板软骨和成人的关节软骨亦为透明软骨。

2. 纤维软骨（fibrous cartilage） 分布于椎间盘、关节盘及耻骨联合等处。结构特点是有大量呈平行或交错排列的胶原纤维束；软骨细胞较小，数量少，常成行分布于纤维束之间。关节囊韧带、肌腱、骨间膜等附于骨的部位都是由纤维软骨连接。

3. 弹性软骨（elastic cartilage） 分布于耳郭及会厌等处。结构特点是间质中有大量交织分布的弹性纤维，软骨中部的纤维更为密集。弹性软骨具有较强的弹性。

胎儿和儿童发育期，透明软骨发育不全或发育不良，可导致全身骨骼发育障碍。软骨细胞成熟障碍、变性、坏死可发生骨关节畸形。关节软骨变性、坏死可导致骨关节病。纤维软骨组织遍及全身各个关节。肌腱、韧带、椎间盘损伤及退行性变是影像学诊断的重点。

（三）骨组织和骨结构 骨组织（osseous tissue）是骨的结构主体，由细胞和钙化的细胞外基质构成的。其特点是细胞外基质中有大量骨盐沉积，使骨组织成为人体最坚硬的组织之一。骨组织的细胞类型包括骨母细胞、成骨细胞、骨细胞和破骨细胞，其中骨细胞最多。骨细胞在骨基质中形成陷窝。骨细胞是多突细胞，胞突细长而直，从胞体放射状伸出，被骨基质包裹成骨小管，并与相邻的骨细胞突的骨小管相通。血管中营养液即通过骨小管为骨细胞运送营养。

骨基质包括有机骨胶纤维和无机骨矿质。有机物占35%，无机矿化物占65%。骨矿化在骨质中不断新陈代谢。

骨结构（bone structure）有骨外膜、骨内膜、骨板和哈弗系统。

骨外膜（periosteum）外层，胶原纤维多，有成纤维细胞；内层，间叶细胞多，可分化为成骨细胞（也可分化为成软骨细胞和成纤维细胞）。小血管在骨外膜中穿行，并进入骨内。

骨内膜（endosteum）贴附在骨髓腔面，包括骨

小梁表面，亦有一层成骨细胞贴附。

骨板(lamina)位于骨内膜与骨外膜之间，由致密骨组成。骨板有内板、外环骨板和间板。骨板间有均匀分布的骨细胞和陷窝。哈弗系统指在骨皮质的内、外环状骨板之间，有无数沿骨干长轴的纵行骨管，后者称为哈弗管。哈弗管周围有多层环状骨板，称为哈弗骨板。哈弗骨板内有血管、神经和成骨细胞。哈弗管在骨皮质表面的出口称为Volkmann管。骨膜内有无数的毛细血管通过Volkmann管进入哈弗管内，与骨髓中毛细血管和静脉窦吻合，内外交通。

(四) 骨的发生 骨来源于胚胎时期的间充质。骨的发生有两种方式，即膜内成骨和软骨内成骨。虽然发生方式不同，但骨组织发生的过程相似，都包括骨组织形成和吸收两个方面。

1. 骨组织发生的基本过程

(1) 骨组织的形成：首先形成类骨质，即骨母细胞增殖分化为成骨细胞，成骨细胞产生类骨质。成骨细胞被类骨质包埋后转变骨细胞。然后类骨质钙化为骨质，从而形成了骨组织。

(2) 骨组织的吸收：骨组织形成的同时，原有骨组织的某些部位又被吸收，即骨组织被侵蚀溶解，在此过程中破骨细胞起主要作用。

骨组织的形成和吸收同时存在，处于动态平衡。目前认为，成骨细胞和破骨细胞通过相互调控，共同协作，与骨形成各种特定的形态、保证骨的生长发育与个体的生长发育相适应。

2. 骨发生的方式

(1) 膜内成骨(intramembranous ossification)：是指在原始的结缔组织内直接成骨。额骨、顶骨、枕骨、颞骨、锁骨等扁骨和不规则骨以此方式发生。在将要成骨的部位，间充质首先分化为原始结缔组织膜，然后间充质细胞聚集并分化为骨母细胞，后者进一步分化为成骨细胞。成骨细胞在此生成骨组织。首先形成骨组织的部位称为骨化中心(ossification center)，随着骨化的不断进行，骨小梁形成。成骨细胞在骨小梁表面不断添加新的骨组织，使骨小梁增长加粗。成骨细胞从骨母细胞不断得到补充。骨小梁的范围逐渐扩大，成为骨松质；以后骨松质的外侧部分逐步改建为骨密质。成骨区周围的结缔组织相应地转变为骨膜。

(2) 软骨内成骨(endochondral ossification)是指在预先形成的软骨雏形的基础上，将软骨逐步替换成骨。人体的大多数骨，如四肢骨、躯干骨和部分颅底骨等，都以此种方式发生。

1) 软骨雏形形成：在将要成骨的部位，间充质细胞聚集、分化成骨母细胞，后者继而分化为成软骨细胞，成软骨细胞进一步分化为软骨细胞。软骨细胞产生软骨基质，细胞自身被包埋其中，于是形成一块透明软骨，其外形与将要形成的长骨相似，故为软骨雏形。周围的间充质则分化为软骨膜。

2) 骨领形成：在软骨雏形中段，软骨膜内的骨母细胞增殖分化为成骨细胞，后者贴附在软骨组织表面形成薄层原始骨组织。这层骨组织呈领圈状包绕软骨雏形中段，故名骨领。骨领形成后，其表面的软骨膜即改称骨膜。

3) 初级骨化中心与骨髓腔形成：软骨雏形中央的软骨细胞停止分裂，体积增大，并分泌碱性磷酸酶，其周围的软骨基质钙化，软骨细胞随之退化死亡。骨膜中的血管结缔组织穿越骨领，进入退化的软骨区。破骨细胞、成骨细胞、骨母细胞和间充质细胞随之进入。破骨细胞消化分解退化的软骨，形成许多与软骨雏形长轴一致的隧道。成骨细胞贴附于残存的软骨基质表面成骨，形成以钙化的软骨基质为中轴，表面附以骨组织的条索状结构，称过渡型骨小梁。出现过渡型骨小梁的部位即为初级骨化中心(primary ossification center)。过渡型骨小梁之间的腔隙为初级骨髓腔，间充质细胞在此分化为网状细胞，形成网状组织。造血干细胞进入并增殖分化，形成骨髓。

4) 次级骨化中心与骨骺形成：次级骨化中心(secondary ossification center)出现在骨干两端的软骨中央，将形成骨骺。成骨过程与初级骨化中心相似，但骨化是从中央呈放射状向四周进行的。最终由骨组织取代软骨，形成骨骺。骨骺表面始终保留薄层软骨，即关节软骨。骨骺与骨干之间也保留一定厚度的软骨层，称骺板。

3. 骨的成形 在骨的发生过程中和发生后，骨仍不断生长，同时根据生理功能的需要，不断进行改建和塑型，即骨的成形。它包括骨骺和干骺端新生骨的改建，变为骨松质和髓腔，干骺端逐步移行到骨干，骨干不断增粗，骨髓腔不断扩大等，最终使每个骨形成其各自独特的形态。

(五) 骨髓 骨髓(bone marrow)充填在髓腔和骨小梁间隙中，内有髓细胞和丰富的血管及静脉窦。骨髓可分为红骨髓和黄骨髓。红骨髓是造血组织，黄骨髓是脂肪组织。通常说的骨髓指红骨髓。大约从5岁开始，长骨干的骨髓腔内出现脂肪组织，并随着年龄增长，成为黄骨髓。成人的红骨髓和黄骨髓各占一半。红骨髓分布在扁骨、不规则骨和长骨骺端的骨松质中。黄骨髓内尚保留少量幼稚血细胞，故仍有造血潜能，当机体需要时可转为红骨髓。红骨髓主要由造血组织和血窦构成。

磁共振成像(MRI)可明确区分红骨髓与黄骨髓。MRI对于骨髓中含水的组织最为敏感。对血管过多病变、渗出、肿瘤、栓塞、外伤出血、炎症、肉芽组织等，MRI显示最为清晰。因而MRI对于骨髓炎、肿瘤、转移癌、白血病、代谢性骨病等具有很高的诊断价值，可作为X线诊断的重要补充。

(六) 关节　关节分可动关节和不可动关节两类，前者结构较复杂，由关节软骨、关节囊及滑液构成。

1. 关节软骨　为薄层透明软骨，其表层的细胞较小，单个分布，深层的细胞较大，排列成行，和表面垂直；软骨基质中的胶原纤维呈拱形走向，有加固作用。靠近骨组织的软骨基质出现钙化。

2. 关节囊　分内外两层，外层为致密结缔组织，在与腱和韧带的相连处增厚；内层较疏松，称滑膜。滑膜表面有2～4层扁平或立方形的上皮样结缔组织，即滑膜细胞，细胞间有少量纤维和基质。电镜下，滑膜细胞可分为两种，一种似巨噬细胞，称M细胞，含较多溶酶体，有吞噬能力；另一种似成纤维细胞，称F细胞，含粗面内质网较多，可分泌透明质酸和黏蛋白。

3. 滑液　为关节囊内的液体，含大量水、少量透明质酸和黏蛋白，还有少量淋巴细胞和巨噬细胞。关节病变时细胞成分增多。

(七) 骨内血运

1. 骨血运(blood circulation of bone)　骨的营养血管有骨骺动脉、干骺动脉、骨膜动脉及骨髓滋养动脉。动脉进入骨髓内有无数的静脉窦、小静脉、中心静脉，另有静脉穿出骨皮质引流至骨外静脉，构成骨的微循环。

2. 髓内循环(intramarrow circulation)　骨内动脉支细长而直，分支较少，构成稀疏的小动脉网，互相吻合。末梢进入无数宽阔而密集的静脉窦，至此，血流大大缓慢，而且骨髓的引流静脉出口较细。运动时骨外肌肉收缩，可加速骨内循环。肢体固定、废用、骨内静脉淤积，可导致骨质疏松。

3. 骨皮质内循环(intracortical circulation)　骨皮质是坚硬骨，但它是多筛孔的。骨膜动脉和骨髓滋养动脉进入骨皮质哈弗管的毛细血管相互吻合，毛细静脉端也相互连接。在生理和病理条件下，骨内、外血运相互沟通，内外引流。骨外肌肉收缩，可通过骨皮质内循环，加速骨内血液流动。

4. 骺板软骨血液供应(blood supply of epiphyseal plate)　骨骺动脉的终末支分布到骺板，供应骺板软骨的营养。干骺动脉和骨髓滋养动脉的毛细血管，分布到骺板软骨肥大细胞带供应钙质，形成先期钙化带。然后随血管侵入先期钙化带的肥大细胞进入软骨内成骨。骺板的良好血供是骨生长的命脉。

(八) 肌肉组织

1. 肌肉　肌组织主要由肌细胞构成。肌细胞间有少量结缔组织、血管、淋巴管和神经。肌细胞因呈细长纤维形，故又称肌纤维，将其细胞膜称肌膜，细胞质称肌浆。肌组织分骨骼肌、心肌和平滑肌三种，前两种属于横纹肌。骨骼肌受躯体神经支配，属随意肌；心肌和平滑肌受自主神经支配，为不随意肌。

肌肉的基本结构是肌纤维。无数肌纤维成肌束，肌束表面有胶原纤维包裹成肌束膜。肌肉外面有结缔组织包裹，称为肌外膜。

全身各部位的肌肉均贴近附着于骨骼。肌肉有丰富的血液供应。血供来自四肢动脉的分支或附近软组织血管。进入肌肉的血管分为三级，一级血管通常是一条动脉和两条静脉伴行进入肌肉，并分布于肌外膜；二级在肌束间穿行，并进入肌束内；三级血管呈毛细血管沿着肌纤维穿行呈平行血管，分别由肌纤维间的毛细静脉，肌束间静脉，一直引流至肌外膜静脉和四肢静脉。

肌肉病变是骨骼系统一大病组。如急性和慢性肌肉撕裂、出血、骨化性肌炎、肌疝、脓肿及良、恶性肌肉肿瘤等。此外，还有遗传性肌肥大、肌肉发育不全、肌萎缩等。CT、MRI能显示肌肉病变的性质及程度。

2. 肌腱　肌腱(tendon)由胶原束构成。纤维束间有结缔组织包裹称为腱内衣，腱外周的结缔组织为腱外衣。腱与肌肉的移行部有许多血管进入腱内。进入腱内的血管都是一条小动脉和两条小静脉相伴行。进入纤维束间的血管都是毛细血管，纵行平行排列，穿行于纤维束之间。肌腱内有丰富的神经分布。

老年人常见有肌腱退行性变。运动创伤可引起肌腱断裂、出血、肌腱囊肿、肌腱炎、肌腱钙化及腱鞘炎等。这些肌腱损伤和变性坏死的病理改变，必将刺激周围新生血管增生，对坏死组织进行吸收、移除、机化、钙化、骨化乃至瘢痕化。肌腱疾患常见于肩胛骨冈上肌腱、肘内外上髁屈、伸肌腱、髌韧带以及跟腱等。超声和MRI能最佳显示正常肌腱和肌腱疾患的病理性改变。

3. 腱鞘　腱鞘(tenovagina, tendon sheath)呈管状，套在肌腱上。腱鞘外层为腱纤维鞘，内层为腱滑液鞘，后者鞘内面被有一层滑膜细胞分泌滑液。

全身肌腱中只有腱周没有腱鞘。腱周系疏松结缔组织，可随肌腱活动。另外，肌腱与皮下、肌腱与骨、肌腱之间都有滑液囊。腱鞘和滑液囊都是肌腱屈伸滑动时，为减少摩擦自然形成的。

肌腱长期滑动磨损，腱鞘易发生退行性变。老年人或运动损伤最常发生腱鞘囊肿、肌腱炎、狭窄性腱鞘炎、肥厚性肉芽肿等。CT、MRI 特别是 MRI，能最佳显示腱鞘各种病变的性质和程度。

二、骨与关节解剖

骨与关节解剖(anatomy of bone and joint)，特别是断层解剖是影像诊断的基础。因为各种疾病的影像表现，包括 MRI 信号强度，或超声回波强弱，或病变中的血管形态，都是以病理解剖为基础，而各种疾病的病理改变又都是在正常解剖和组织中发生、发展的。病变的修复又回归于或结局于修复性组织。因此，为适应现代医学影像发展的要求，我们不仅要熟悉人体整体解剖、局部解剖，更应熟悉断层解剖，断层组织和断层病理。

(一) 骨骼　骨是经过膜内成骨和软骨内成骨发展而来。颅骨和部分面骨由膜内成骨的化骨点逐渐扩大形成；四肢躯干骨是从软骨原基中出现原始骨化中心和从骺软骨内出现二次骨化中心发展而来。因此骨的正常 X 线解剖随着发育而有变化。

1. 四肢骨　四肢骨主要是长、短管状骨和腕、跗等不规则骨。

2. 管状骨　新生儿管状骨只分为骨干和骺软骨。儿童骺软骨中出现二次骨化中心后即分为骨干、干骺端、骺核和骺软骨四部分。至成年骺线闭合后，即形成骨干、骨端和关节软骨。

(1) 骨干：表面有骨膜，后者 X 线不显影。在病理状态下，骨膜增生形成新生骨时，可见骨膜反应。骨皮质为致密骨。骨干中段骨皮质最厚，两端逐渐变薄。骨内膜在皮质内面，正常情况下也不显影。骨干呈管状，内为髓腔。骨的两端为骨松质，由交错排列的骨小梁构成。骨滋养动脉于骨干上 1/3 或下 1/3 斜行穿过骨皮质，称为滋养动脉管，在 X 线片上表现细长而光滑，不同于骨折线。

(2) 骨端：新生儿几乎所有管状骨的骨端都是软骨，随后在骺软骨内出现骺核。开始为圆点状，逐渐长大，现已习惯地称为骨骺，骨骺周围的软骨仍称为骺软骨。骨骺与干骺端间为骨骺线。骨骺线由两条致密线构成，骺侧为骨骺的终板，干骺端为临时钙化带。到青春期，骺线闭合，遗留一条致密线，成年后逐渐消失。

(3) 四肢不规则骨：主要是指八块腕骨、七块跗骨和肩胛骨。新生儿只有跟、距骨骨化中心，其余腕骨和跗骨都为软骨。生后逐年逐个骨化。不规则骨的骨化中心开始为圆形，周围是钙化带。随后骨化中心相继出现棱角，变为不规则形。完全发育后，在关节软骨钙化带下形成骨板壳。

3. 躯干骨　躯干骨包括 24 块椎骨、1 块骶骨、1 块尾骨、1 块胸骨和 12 对肋。它们分别参与脊柱、骨性胸廓和骨盆的构成。

(1) 脊柱：脊柱由 7 个颈椎、12 个胸椎、5 个腰椎、5 个骶椎及 3～5 个尾椎组成。椎骨有椎体和附件。5 个骶椎和 3～5 个尾椎分别融合成骶骨和尾骨。

(2) 肋：由肋骨和肋软骨组成，共 12 对。第 1～7 对肋软骨与胸骨连接，称真肋。第 8～10 对肋前端借肋软骨与上位肋软骨连接，形成肋弓，称假肋。第 11～12 对肋前端游离于腹壁肌层中，称浮肋。

(3) 胸骨：胸骨分胸骨柄、胸骨体、剑突三部分。胸骨柄上缘两侧各有一关节面与锁骨构成胸锁关节。胸骨体两侧有 1～5 个肋软骨相连的切迹。胚胎期胸骨为软骨，出生后各段都有骨化中心，分别于儿童、青春期、成年后出现骨性融合。

(4) 骨盆：骨盆由盆骨和骶、尾骨构成。盆骨上部为髂骨、前下为耻骨，后下为坐骨。两侧髂骨与骶骨构成骶髂关节。两侧耻骨由纤维软骨连接为耻骨联合。胚胎期髂耻坐三骨各有一骨化中心，于髋骨中部结合成髋臼。4～5 岁时髋臼中心未骨化的软骨呈"Y"形，9～14 岁时"Y"形软骨中心出现二次骨化中心。在正位 X 线片上，髋臼"Y"形软骨内有多个长条状化骨核与关节重叠，表现极不规则，易误诊为病理改变。青春期髂骨嵴、坐骨结节分别出现长条形骨骺。成人骨盆 X 线表现髂骨嵴密度高，而髂骨窝密度低，中心有放射状或"Y"形血管沟。

(二) 关节　关节(joint)为两骨或数骨之间的连接部分，有间接连接和直接连接两种类型。

1. 间接连接　间接连接即滑膜关节(synovial joint)，其基本结构包括关节面、关节囊和关节腔三部分。

(1) 关节面：关节面骨端表面覆盖着一层透明

软骨,少数关节如胸锁关节、下颌关节、骶髂关节为纤维软骨,称为关节软骨。关节软骨表面光滑,具有弹性,可以减少摩擦,缓冲运动时的冲击和震荡。关节软骨无直接血液供应,关节滑液是关节软骨营养的主要来源。关节软骨无再生能力,一旦受到破坏或者损伤即为纤维组织代替。

(2) 关节囊(joint capsule):分为内外两层。外层是纤维层,较坚韧,与周围的韧带一起加强关节的稳定性。内层为滑膜层,由疏松结缔组织组成,富含血管,能分泌滑液。滑液有润滑关节和营养关节软骨的作用。

(3) 关节腔(joint cavity):是关节骨端和滑膜所包围的密闭间隙,内有少量滑液。

关节除基本结构以外,某些关节为适应功能需要而分化出一些特殊结构,如:韧带、关节盘、关节唇和滑膜襞等,称为滑膜关节的辅助结构。

2. 直接连接　直接连接为骨与骨的相对面以结缔组织、软骨或骨相连。这一类关节基本上不能运动或运动甚微。它可分为三种:① 纤维连结:两骨相对面之间借结缔组织相连,如两块膜化骨接连在一起中间隔以骨膜称为缝;② 软骨连结:两骨之间借透明软骨或纤维软骨结合,前者如蝶枕软骨连结,后者如椎间盘和耻骨联合;③ 骨性连结:两骨之间以骨相连,实际上是由纤维连结和软骨连结骨化以后所形成,如骶骨各节之间的融合。

(三) 肩关节　肩关节(shoulder joint)的运动是整个肩胛带的活动,包括肩锁关节、胸锁关节和盂肱关节。盂肱关节活动时,肩锁和胸锁关节均发生上下、前后和旋转三个方向的活动。因此,其中任何一个关节发生病理改变,都会产生肩部症状。

1. 肱骨头(humeral head)　骨性关节面X线表现为光滑、均匀、连续致密弧线。肱骨头骨小梁呈网状,关节面下骨小梁细密呈放射状垂直于关节面。

2. 肱骨颈(humeral neck)　骨发育期,肱骨头、大小结节与骨干之间均有骺板软骨。闭合后残留"人"字形骺线。肱骨头与骨干的骺线正是肱骨头关节软骨的周边。这个部位称为解剖颈。肱骨头与大小结节的骺线以下为干骺部称为外科颈(surgical neck)。

3. 肩盂和肩唇(glenoid,labrum)　肩盂呈椭圆形,关节窝浅小,骨性关节面呈弧形骨板。盂周围有纤维软骨唇,以加大关节面。

4. 肩袖(rotator cuff)　是由附着在肱骨大小结节及外科颈前后面的4个肩部肌腱组成。前有肩胛下肌腱,上有冈上肌腱。后有冈下肌腱及小圆肌腱。上臂借助肩袖悬吊于肩胛骨之上。

5. 关节囊、韧带(articular capsule,ligament)　关节囊宽阔松弛,起于肩盂周边,止于肱骨头解剖颈。有喙突韧带和盂肱韧带加强。

6. 滑液囊(bursa)　肩关节周围有多个滑液囊。肩峰下、喙突下、三角肌下、肩峰皮下等部位均有滑液囊,以减少盂肱关节活动时的摩擦。

7. 肱二头肌腱(biceps tendon)　长头起于肩盂上结节,在关节内通过大小结节间沟向下延至肌腹。肱二头肌腱周围有滑膜鞘包裹。

【肩关节解剖在影像诊断中的意义】肩盂浅,肱骨头大,关节软骨面广,既保持了肩部环转活动的灵活性和广泛性,又极易发生肩关节脱位。

肩峰与肱骨头之间在结构上是一个狭窄腔隙。内有肩峰下滑囊、冈上肌腱、关节囊韧带。老人关节退变、运动创伤或肩锁关节周围骨质增生等可导致腔隙综合征。反复性机械性碰撞,可导致肩袖磨损、冈上肌腱炎、肌腱撕裂、滑囊炎、滑膜肥厚、粘连、钙化等,从而导致碰撞与退变的恶性循环。

(四) 肘关节　肘关节(elbow joint)是由肱骨下端与尺桡骨上端构成的复关节,包括三个关节:肱桡关节:由肱骨小头与桡骨关节凹构成;肱尺关节:由肱骨滑车与尺骨滑车切迹构成;桡尺近侧关节:桡骨环状关节面与尺骨桡切迹构成。上述3个关节包在一个关节囊内,肘关节囊前后壁薄而松弛,两侧壁厚而紧张,并有韧带加强。囊的后壁最薄弱,故常见桡、尺两骨向后脱位,移向肱骨的后上方。

1. 骨结构　肱骨下端及尺桡骨近端骨皮质致密。肱骨外髁骨小梁呈网状,以纵行骨小梁为主。肱骨滑车部纵行骨小梁较多。滑车关节面下横行骨小梁紧密排列与纵行骨小梁相交叉。内上髁向内突出,骨小梁斜向内下方。桡骨小头、尺骨切迹均为凹形关节面。因此,关节软骨下横行骨小梁紧密排列构成厚骨板。尺骨半月切迹中心有一横行关节软骨与骨板薄弱带,只有一薄层纤维软骨覆盖,是尺骨鹰嘴骨折的好发部位。

2. 关节囊、韧带　关节囊附着在肱尺桡关节软骨的周边。关节囊与内外侧副韧带融合。桡骨小头边缘被有关节软骨,由环状韧带包绕与关节囊融合,以保持桡骨小头旋转时的稳定性。桡骨颈表面被有滑膜,称为骨面滑膜。

3. 关节内脂肪垫　前关节囊内有脂肪垫,后关节囊内亦有一脂肪垫。脂肪垫的表面被有滑膜。

肘关节的运动以肱尺关节为主，允许做屈、伸运动，尺骨在肱骨滑车上运动，桡骨头在肱骨小头上运动。肱桡关节能做屈、伸和旋前、旋后运动，桡尺近侧关节与桡尺远侧关节联合可使前臂旋前和旋后。

【肘关节解剖在影像诊断中的意义】肘关节正、侧位X线片对观察骨结构的破坏和异常改变、关节软骨坏死、关节囊肿胀、屈伸肌腱和三头肌腱退变、钙化、骨化等具有很高诊断价值。肘关节轴位、冠状位、矢状位切层是CT、MRI的常规检查位置。轴位是观察肘部尺桡关节及环状韧带的最佳位置，还可观察肘关节内外肌间隔。冠状位可观察桡侧和尺侧副韧带及内外上髁屈伸肌腱。矢状位可清楚显示关节囊、脂肪垫、三头肌腱。因此有很多关节周围病变，如外伤性关节内骨折，关节囊、韧带、肌腱断裂，老年关节退行性变，滑囊炎及各种肘关节疾患，CT、MRI都具有很高的诊断价值。

（五）腕关节　腕关节（wrist joint）是多骨组成的关节，由尺桡骨远端、8块腕骨、三角纤维软骨盘和5个掌骨近端分别组成桡腕、中腕、掌腕关节。桡骨远端的尺骨切迹与尺骨小头的半球形关节面构成尺桡远端关节。

1. 骨结构　腕骨结构有下列特点：① 腕骨中心骨小梁粗疏，关节面下骨小梁细密。② 头状骨的骨小梁从中心呈放射状排列。③ 凸状关节面为光滑致密线，而凹状关节面由软骨下横行骨小梁组成骨板。

腕骨间韧带主要有三大组：即背侧腕骨间韧带，掌侧腕骨间韧带和腕骨间韧带。远排腕骨，大、小、头、钩骨的骨间韧带是在偏远侧相连接，韧带附着处骨面粗糙。近排腕骨，舟、月、三、豆骨的骨间韧带则在各腕骨近侧关节上相连接。

2. 关节囊、韧带　腕关节周围韧带均与关节囊融合。除了骨间韧带外，尚有掌侧和背侧韧带，以及桡侧和尺侧副韧带连接。桡侧副韧带自桡骨茎突起，止于舟骨、大多角骨和第一掌骨基底。尺侧副韧带起自尺骨茎突，止于三角骨、钩骨第五掌骨基底。

3. 三角纤维软骨盘　该纤维软骨盘位于腕三角骨与尺骨小头之间。在桡侧连接于桡骨远端关节软骨缘。在尺侧止于尺骨茎突和尺侧副韧带。

4. 腕骨血供　腕骨血管来自腕周围关节囊血管。动脉分支由腕骨的非关节面进入骨内。骨间韧带中亦有血管进入骨内。血管主干在腕骨的中心，末梢毛细动脉分布在关节软骨下。三角纤维软骨的两侧附着处亦有血管分布。各腕骨间均有滑膜皱襞伸入关节间隙内，称为滑膜舌，内有丰富的毛细血管。

【腕关节解剖在影像诊断中的意义】由多骨组成的腕关节和腕骨关节面的圆滑，使得人类手与腕具有非常灵巧的功能。腕骨间韧带的连接既能适应腕骨的活动，又能保持关节的稳定。外伤、感染可造成骨间韧带的断裂、血运中断，以致腕骨松散，关节不稳，缺血坏死。

MRI可以显示腕骨间隙内的滑膜舌。生理情况下，滑膜舌血液渗出关节液，给软骨以营养。病理情况下，关节软骨变性、坏死，滑膜舌组织增生纤维化，关节广泛粘连。

正常腕骨的骨小梁结构分布均匀，结构清晰。遗传、营养、代谢、内分泌等障碍疾患，可以产生腕骨变形，或骨纹增大，或骨纹稀疏缺失，或结构模糊，密度增高等。腕骨结构的异常可以反映出很多全身性疾病的性质和程度。熟悉正常的腕关节解剖，将对这些异常影像表现更为敏感。

（六）髋关节　髋关节（hip joint）由髋臼与股骨头构成，属多轴的球窝关节。髋臼的周缘附有纤维软骨构成的髋臼唇，以增加髋臼的深度。髋臼切迹被髋臼横韧带封闭，使半月形的髋臼关节面扩大为环形以紧抱股骨头。髋臼窝内充填有脂肪组织。

1. 骨结构　股骨上段骨小梁分两组，即持重束和张力束。两组均有主束和副束。持重束简称S束。主束（S1）由股骨颈内侧皮质向上散布在股骨头顶关节面下。副束（S2）由小转子向外上分布在大转子。张力束简称T束。主束（T1）自大转子向内上方分布到股骨头内侧关节面下。副束（T2）骨小梁起自大转子下外侧骨皮质，在张力主束下经股骨颈向内行走。两束的主束骨小梁在股骨颈相交叉，两束的副束骨小梁在粗隆下相交叉。两个交叉之间，骨小梁稀少为Ward三角。

Singh把股骨上段骨小梁分为6组：1组：股骨头颈持重束骨小梁（S1束）；2组：大转子至股骨头内侧骨小梁（T1束）；3组：小粗隆至大转子骨小梁（S2束）；4组：大转子皮质下骨小梁（T2束）；5组和6组：为大小转子下髓腔骨小梁相交叉。

2. 髋臼　髋臼关节软骨呈马蹄形。下部为髋臼切迹，有横韧带及纤维软骨连接。髋臼缘有纤维软骨盂唇，以加大髋臼的容量。单独骨性髋臼仅容纳股骨头1/3，加上盂唇软骨可容纳股骨头2/3。髋臼中心为髋臼窝，其壁为髋臼底，由内外两层骨皮质组成，X线片上呈泪滴样轮廓，称为泪滴线。髋臼窝内有圆韧带，其周围充满脂肪组织，表面被有滑膜。脂肪垫可缓冲股骨头圆韧带各方活动的摩擦。脂肪垫中滑膜下有丰富的毛细血管，血管来自闭孔动脉。股骨头颈血管来自旋股内侧动脉。

3. 关节囊、韧带　关节囊起自髋臼盂唇周边的骨性髋臼壁上，止于股骨颈基底。盂唇伸入关节腔内。韧带与关节囊融合，髋臼前有髂股韧带，最坚韧而厚。髋臼下有耻骨韧带，坐股韧带在髋臼之后。轮匝韧带藏于关节囊之中，环吊于股骨颈中部。

4. 滑液囊　髋周围有丰富的肌群。大转子周围臀肌之间、肌腱之间、肌腱与骨之间有 8 个滑液囊。坐骨周围肌腱、肌肉之间有 4 个滑液囊。

【髋关节解剖在影像诊断中的意义】股骨头颈交界处，环绕关节软骨周边有隆起的脂肪性滑膜组织，滑膜下有丰富的血管。各种髋关节慢性炎症都可刺激这个部位的滑膜增生，形成软骨而骨化，这也是股骨头蘑菇状变形的组织来源。

股骨上段骨小梁结构随年龄增长而发生骨丢失。股骨颈下缘 Weitbrecht 系带对于整复股骨颈骨折，经过牵引纠正股骨头旋转错位起重要作用。

髋臼盂唇软骨纤维束间有毛细血管，对盂唇纤维软骨增生、骨化起重要作用。

髋臼窝内脂肪垫被有滑膜，有丰富的毛细血管。创伤性或非创伤性股骨头软骨坏死、骨坏死以及髋关节慢性炎症都可刺激脂肪垫滑膜增生、纤维化、骨化或形成大量结缔组织，将股骨头向外推移。

(七) 膝关节　膝关节(knee joint)由股骨下端、胫骨上端和髌骨构成。是人体最大、最复杂的关节。髌骨与股骨的髌面相接，股骨的内、外侧髁分别与胫骨的内、外髁相对。

1. 骨结构　股骨远端和胫骨近端各有一条残留骺线。股骨远端和胫骨近端骨小梁均以纵行排列为主。骨小梁结构自骨干向骺线，自骺线向关节面骨小梁逐渐增多、变细、变密。股骨内、外髁骨小梁粗大，髁间窝呈"宫门"状。胫骨平台关节面呈凹形厚骨板。

2. 关节囊、韧带　膝关节的关节囊薄而松弛，附于各关节面的周缘；周围有韧带加固，以增加关节的稳定性。膝关节周围韧带主要有：

(1) 髌韧带：为股四头肌腱的中央部纤维索，自髌骨向下止于胫骨粗隆。

(2) 腓侧副韧带：为条索状坚韧的纤维索，起自股骨外上髁，向下延伸至腓骨头。韧带表面大部分被股二头肌腱所遮盖，与外侧半月板不直接相连。

(3) 胫侧副韧带：位于膝关节的后份，起自股骨内上髁，向下附于胫骨内侧髁及相邻骨体，与关节囊和内侧半月板紧密结合。

(4) 腘斜韧带：由半膜肌腱延伸而来，起自胫骨内侧髁，斜向外上方，止于股骨外上髁，部分纤维与关节囊融合，可防止膝关节过伸。

(5) 膝交叉韧带：位于膝关节中央稍后方，非常强韧，由滑膜覆盖，可分为前后两条。前交叉韧带：起自胫骨髁间隆突的前方内侧，与外侧半月板的前角愈着，附着于股骨外侧髁的内侧。后交叉韧带：起自胫骨髁间隆突的后方，斜向前上方外侧，附于股骨内侧髁的外侧面。

3. 滑液囊　膝前有三个滑囊：髌前囊和胫前粗隆囊在皮下，髌下深囊在髌韧带之后。膝外侧股二头肌腱下、腓肠肌腱下以及膝内侧半膜肌腱下均有滑液囊。膝内侧韧带间亦有滑液囊。

膝周围肌肉、肌腱、滑液囊多，关节内夹有半月软骨板。膝负荷量重，运动度大，因此，膝部关节软骨、韧带、肌腱退行性变、滑膜炎、滑囊炎、半月板损伤和骨折脱位多见，也是骨肿瘤和各种关节病的好发部位。

【膝关节解剖在影像诊断中的意义】半月板垫在股骨内、外侧髁与胫骨内、外侧髁关节面之间的两块半月形纤维软骨板，分别称为内、外侧半月板，可分为前角、体部和后角三部分，外侧半月板的前角和后角均有横韧带相连。内侧半月板较大，呈"C"形，前端窄后份宽，外缘与关节囊及胫侧副韧带紧密相连。外侧半月板较小，呈"O"形，外缘亦与关节囊相连。

膝关节侧位 X 线对诊断关节软骨的坏死具有很高的诊断价值。髌骨及股骨髁的骨性关节，在侧位 X 线片上显示最为广泛。髌骨及股骨髁任何部位的骨性关节面模糊、中断、消失都反映该处有关节软骨坏死。当骨性关节面表现粗糙、硬化或关节面上有钙化时，都反映软骨坏死的晚期修复性改变。

影像学检查中，髌下脂肪垫的变化具有很高的诊断价值。正常髌下脂肪垫 X 线表现为三角形透明区。脂肪垫中可见纤细的网状结构，为脂肪组织中的间质，内有血管和纤维结缔组织。膝关节外伤和关节病可引起脂肪垫中的结缔组织增生，形成粗大网状结构。

髌下脂肪垫表面有一层滑膜。滑膜肥厚可在脂肪垫表面与股骨髁关节面之间，形成厚薄不均的软组织阴影。关节腔积液，可在股骨髁前面出现均匀等宽的液带。膝慢性滑膜炎、软骨坏死、半月板或交叉韧带损伤，脂肪垫中即出现粗大网状结构。

严重膝关节感染疾患，髌下脂肪垫可变为混沌或消失。对于这些病理改变，X 线、CT 及 MRI 都可做出明确诊断。

（八）踝关节　踝关节是由胫、腓骨的下端与距骨滑车构成，关节周围有坚强的韧带所固定。踝关节与距跟舟关节互有韧带连接，相互协调活动，因此，踝关节是运动创伤、肌腱、肌鞘磨损、关节退变、骨折脱位和感染病变的好发部位。

1. 骨结构　胫骨远端、腓侧有一切迹，容纳外踝，构成胫腓联合关节。胫骨远端关节面是由关节软骨下多层横行骨小梁组成的厚骨板。距骨体骨性关节面为一光滑连续的致密线。跟骨的跟骨沟下方骨小梁特别稀少，呈三角形疏松区，称为骨髓窦。

2. 关节囊、韧带　踝关节内侧有胫距前韧带、胫距后韧带、三角韧带和胫跟韧带。外侧有腓距前韧带、腓距后韧带和跟腓韧带。关节囊附着在胫腓骨远端关节软骨的周边和距骨的非关节面。关节囊与周围韧带融合。胫腓骨间韧带附着在胫腓两骨之间。

3. 后踝软骨盂唇　在踝关节矢状位片上，胫骨后踝有关节纤维软骨唇向后下方突出。

4. 肌腱和腱鞘　踝关节前方和内、外踝之后均有肌腱通过。踝前方有三个肌腱，当中有踇长伸肌腱，偏外为趾长伸肌腱，偏内为胫前肌腱。内踝后方自上而下有胫后肌腱、趾长屈肌腱和踇长屈肌腱。外踝后下方有腓短肌腱和腓长肌腱。所有上述肌腱周围均有腱鞘包裹。

跟腱是人体中最坚强的肌腱，由腓肠肌和比目鱼肌下端两个肌腱合成，两键有筋膜包裹。跟腱由坚韧的纤维束组成，纤维束之间有少量结缔组织和细小动脉分布。跟腱与跟骨结节间有一滑液囊，称为跟腱滑液囊。

5. 跟上脂肪垫　位于踝关节囊之后，跟骨之上，跟腱之前，是四肢大关节中关节外较大的脂肪垫，呈三角形向上延伸至比目鱼肌腹。脂肪垫中有纤细的网状间质和毛细血管。

【踝关节解剖在影像诊断中的意义】踝足部骨有特定的骨小梁结构。中青年人骨小梁分布均为，排列紧密。人到中年，骨丢失逐渐加重。跟骨骨小梁结构的变化，可评价骨质疏松程度。跟上脂肪垫的影像变化，具有较高的诊断价值。外伤关节囊破裂、出血、水肿，关节炎症，滑膜病变，跟腱炎，跟腱撕裂等，脂肪垫内均可出现粗大网状结构或混浊。X 线、CT、MRI 均可清楚地显示这些病理变化。

跟骨的骨髓窦骨小梁特别稀少，为正常所见，极易误诊为骨质破坏。

内、外踝后下方的肌腱与腱鞘在冠状面上显示最为清楚。肌腱断裂，腱鞘炎积液、出血、积脓等，MRI、CT 显示最佳。

跟腱在皮下，前方有跟上脂肪垫，跟腱炎、跟腱断裂和跟腱滑囊炎，X 线、CT、MRI 均可做出明确诊断。

三、病理生理学

（一）骨骼病变的病理生理改变

1. 骨质疏松（osteoporosis）　是指单位体积内骨组织的含量减少，即骨组织的有机成分和无机成分都减少，但两者的比例仍正常。骨质疏松使骨的结构脆弱，骨折的危险性增加。组织学变化是骨皮质变薄、哈弗管和伏克曼管扩大和骨小梁减少、变细甚至消失。

骨质疏松分全身性和局限性两类。其主要原因有：① 先天性疾病，如成骨不全；② 内分泌紊乱，如甲状旁腺功能亢进；③ 医源性，如长期使用激素治疗者；④ 老年及绝经后骨质疏松；⑤ 营养性或代谢障碍性疾病，如维生素 C 缺乏病；⑥ 酒精中毒；⑦ 原因不明，如青年特发性骨质疏松等。局限性骨质疏松多见于肢体废用、炎症、肿瘤等。

骨质疏松的 X 线表现主要是骨密度减低。在长骨可见骨小梁变细，数量变少，间隙增宽，骨皮质变薄和出现分层现象。严重者，骨密度与周围软组织相仿，骨小梁几乎完全消失，骨皮质薄如细线样。在脊椎，皮质变薄，横行的骨小梁减少或消失，纵行骨小梁相对明显，多呈不规则纵行排列。严重时，椎体内结构消失，椎体变扁，其上下缘内凹，呈双凹状；而椎间隙相应增宽，呈双凸状。椎体常因轻微外伤导致压缩，呈楔形。

X 线片出现骨质疏松征象比较迟，骨内钙盐丢失达 30%～50% 时才能显示阳性 X 线征，且不能准确衡量骨量丢失的程度。近年来较常用定量 CT 法，双光子吸收法，双能 X 线吸收法，新近还有学者利用 MRI 和超声法来测量骨矿含量。

2. 骨质软化（osteomalacia）　是单位体积内，骨组织有机成分正常而钙化不足，因而骨内钙盐含量减低，骨质变软。组织学显示未钙化的骨样组织增多，常见骨小梁中央部分钙化，而外为一层未钙化的骨样组织。

在成骨的过程中，骨样组织的钙盐沉积发生障碍，即可引起骨质软化。其原因可以是：① 维生素

D缺乏,如营养不良性佝偻病;② 肠道吸收功能减低,如脂肪性腹泻;③ 肾排泄钙磷过多,如肾病综合征;④ 碱性磷酸酶活动减低。骨质软化是全身性骨病,发生于生长期为佝偻病,于成人为骨质软化症。

骨质软化的X线表现与骨质疏松有类似之处,如骨密度减低、骨皮质变薄和骨小梁减少变细等,所不同的是,骨小梁和皮质因含大量未钙化的骨样组织而边缘模糊。由于骨质软化,承重骨骼常发生各种变形。在儿童可见干骺端和骨骼的改变。此外,还可见假骨折线,表现为宽为1～2 mm的光滑透明线,与骨皮质垂直,边缘稍致密,好发于耻骨支、肱骨、股骨上段和胫骨等。今年来国内外不少研究表明锥形束CT对于骨质软化的探测有着重要作用。

3. *骨质破坏*(bone destrction) 是局部骨质为病理组织所取代而造成的骨组织缺失。它可以由病理组织本身直接溶解骨组织使之消失,或由病理组织引起的破骨细胞生成和活动亢进所致。骨皮质和骨松质均可发生破坏。骨质破坏的X线表现是局部骨质密度减低、骨小梁疏松和正常骨结构消失。骨松质的早期破坏,可形成斑片状骨小梁缺损。骨皮质的破坏可早期发生于哈弗管,造成哈弗管的扩大;X线上呈筛孔状,骨皮质内外表层的破坏,则呈虫蚀状。当骨质破坏进展到一定程度时,往往有骨皮质和骨松质的大片缺失。

骨质破坏见于炎症、肉芽肿、肿瘤和肿瘤样病变。虽然不同病因造成的骨质破坏在X线表现上并无特点,但由于病变的性质、发展的快慢和邻近骨质的反应性改变等,又形成它们各自的一些特点。如在炎症的急性期或恶性肿瘤中,骨质破坏常较为迅速,轮廓多不规则,边界模糊,可称为溶骨性破坏。而在炎症的慢性期或良性骨肿瘤中,则骨质破坏进展较缓慢,边界清楚,有时在骨破坏区边缘还可见一致密的骨质增生硬化带围绕;骨质破坏靠近骨外膜时,一方面骨质破坏区不断向周围扩大,另一方面骨膜下新骨不断形成,从而造成骨轮廓的膨胀,可称为膨胀性骨破坏。

骨质破坏是骨骼疾病的重要X线征。观察破坏区的部位、数目、大小、形状、边界和邻近骨质、骨膜、软组织反应等,进行综合分析,对病因诊断有较大帮助。

4. *骨质增生硬化*(hyperosteosis osteosclerosis) 是单位体积内骨量的增多。组织学上可见骨皮质增厚、骨小梁增多增粗,是成骨细胞增多或破骨细胞减少或两者同时存在所致。大多是因病变影响,成骨细胞活动所造成,少数是因病变本身成骨,如成骨肉瘤的肿瘤骨形成。

骨质增生硬化的X线表现是骨质密度增高,伴有或不伴有骨骼的增大变形,骨小梁增粗、增多、密集;骨皮质增厚,这些都导致受累骨密度增高,明显者甚至难于区分骨皮质与骨松质,这种X线征象可称为骨质硬化。骨质硬化并不意味着骨的无机成分的比例增高。

骨质增生硬化见于多种疾病。多数是局限性骨质增生,见于慢性炎症、外伤后的修复和某些成骨性骨肿瘤,如成骨肉瘤或成骨性转移瘤。少数为全身性骨增生,往往因代谢性骨病、中毒或遗传性骨发育障碍所致,如肾性骨硬化、氟中毒、铅中毒、石骨症等。

在肌腱、韧带和骨间膜的附着部位,因创伤、慢性劳损或炎症修复等原因常可形成一些骨性赘生物,按其形状的不同被称为骨刺、骨桥、骨唇等,这种现象也称为骨质增生。

5. *骨膜增生*(periosteal proliferation) 又称骨膜反应(periosteal reaction),是因骨膜受到刺激,骨膜内层的成骨细胞活动增加所产生的骨膜新生骨。组织学上,可见骨膜内层成骨细胞增多,形成新生的骨小梁。

在X线片上,骨膜增生的早期表现为一段长短不定,与骨皮质平行的细线样致密影,它同骨皮质之间有一个很窄的透亮间隙,以后骨膜新生骨逐渐增厚。骨膜增生由于新生骨小梁排列的形式不同而表现各异,常见的有与骨皮质表面平行的线状、层状或花边状骨膜反应。骨膜增生的厚度与范围同病变发生的部位、性质和发展阶段有关。一般发生于长骨骨干的较明显,炎症所致的较广泛而肿瘤引起的较局限。随着病变的好转与痊愈,增生的骨膜可变得致密,逐渐与骨皮质融合,表现为骨皮质增厚。痊愈后,骨膜新生骨还可逐渐被吸收,使受累骨恢复原来的形态。如引起骨膜反应的病变进展,已形成的骨膜新生骨可重新被破坏,破坏区两端的残留骨膜反应呈三角形或袖口状,称为Codman三角。

骨膜增生多见于炎症、肿瘤、外伤、骨膜下出血等,也可继发于其他脏器病变和生长发育异常等。仅据骨膜增生的形态不能确定病变的性质,需结合其他表现才能做出诊断。

6. *软骨钙化*(chondral calcification) 可为生理性或病理性的。肿瘤软骨钙化是病理性的钙化。在X线片上,瘤软骨钙化表现为大小不同的环形或半环形高密度影，钙化可融合成片状而呈现蜂窝状影。

7. 骨质坏死(osteonecrosis) 是骨组织局部代谢停止，坏死的骨质称为死骨(sequestrum)。形成死骨的主要原因是血液供应中断。组织学上是骨细胞死亡、消失或骨髓液化、萎缩。在坏死早期，骨小梁和骨钙质含量无明显变化，此时X线上也无异常表现。当血管丰富的肉芽组织长向死骨，则出现破骨细胞对死骨的吸收和成骨细胞形成新骨，这一过程延续时间很长。

死骨的X线表现是骨质局限性密度增高，其原因一是死骨骨小梁表面有新骨形成，骨小梁增粗，骨髓腔内也有新骨形成，或者坏死的骨质被压缩，这是绝对密度增高；二是死骨周围骨质被吸收，密度降低，而死骨本身密度不变，或在肉芽组织、脓液的包绕衬托下，死骨显示为相对高密度。骨质坏死多见于化脓性骨髓炎、骨结核、骨缺血坏死和外伤骨折后，恶性肿瘤内的残留骨也有时为死骨。

8. 骨内矿物质沉积 铅、磷等进入体内后，大部分沉积在骨内。在生长期主要沉积于生长较快的干骺端，X线表现为干骺端多条横行的、相互平行、厚薄不一致密带；于成年一般不显示。

氟进入人体过多可激起成骨活跃，使骨量增多，产生骨增生、硬化；亦可引起破骨活动增加，骨样组织增多，发生骨质疏松或软化。氟与骨基质中的钙质结合称为氟骨症，骨质结构变化以躯干骨明显。有的X线表现为骨小梁粗糙、紊乱而骨密度增高。

9. 骨骼变形 骨骼变形多与骨骼的大小改变并存，可累及一骨、多骨或全身骨骼。局部病变和全身性疾病均可引起，如骨的先天性发育异常、创伤、炎症以及代谢性、营养性、遗传性、地方流行性和肿瘤性病变，均可导致骨骼变形。局部骨骼增大可见于血供增加和发育畸形等病变，如软组织和骨血管瘤、巨肢症和骨纤维异常增生症等。全身性骨骼短小可见于内分泌障碍，如垂体性侏儒等。骨骺和骺软骨板的损伤可使机体骨缩短。骨肿瘤可导致骨局部膨大。脊椎的先天畸形如半椎体、蝴蝶椎可引起脊柱侧弯、后突。骨软化症和成骨不全可引起全身骨骼变形。

(二) 关节病变的病理生理改变

1. 关节肿胀(swelling of joint) 常由于关节积液或关节囊及其周围软组织充血、水肿、出血和炎症所致。其X线表现是周围软组织影膨隆，脂肪垫和肌肉间脂肪层移位变形或模糊消失，整个关节区密度增高；大量关节积液时，尚可见关节间隙增宽。关节肿胀常见于炎症、外伤和出血性疾病。

2. 关节破坏(destruction of joint) 是关节软骨及其下方的骨质为病理组织所侵犯、代替所致，常见于各种急、慢性关节感染、肿瘤及痛风等疾病。关节破坏的X线表现是当破坏只累及关节软骨时，仅见关节间隙狭窄；累及关节面骨质时，则出现相应的骨破坏和缺损。关节间隙狭窄和骨质破坏的程度可有不同，严重时引起关节脱位、半脱位和变形。

关节破坏是诊断关节疾病的重要依据。破坏的部位和进程因疾病而异。急性化脓性关节炎时，软骨破坏开始于关节持重面，或从关节边缘侵及软骨下骨质，软骨与骨的破坏进展迅速，破坏范围可十分广泛。关节滑膜结核时，软骨破坏常开始于关节的边缘，进展缓慢逐渐累及骨质，表现为边缘部分的虫蚀状骨破坏。类风湿关节炎到晚期才引起关节破坏，也是从边缘开始，多呈小囊状骨破坏。

3. 关节退行性变(degeneration of joint) 基本病理改变为关节软骨变性坏死，逐渐被纤维组织取代，引起不同程度的关节间隙狭窄。随着病变进展，可累及软骨下骨质，导致骨性关节面骨质增生硬化，关节面凹凸不平，并于关节边缘形成骨赘，骨端变形增大，关节囊肥厚、韧带骨化。关节退行性变多见于老年人，以承重的脊柱、髋、膝关节为明显，是老年人生理性组织退行性变的表现；也可以由慢性创伤和长期关节负担过度引起，如见于运动员和搬运工人；还常继发于其他关节病变导致的关节软骨和骨质的破坏，如关节骨端骨折波及关节面而使关节软骨受损，及化脓性关节炎。

关节退行性变的早期X线表现主要是骨性关节面模糊、中断和部分消失。中晚期表现是关节间隙狭窄，骨性关节面增厚、不光滑，关节面下骨质增生致密并可出现囊变区，关节边缘骨赘形成，但一般不发生明显的骨质破坏，亦无骨质疏松。

4. 关节强直(ankylosis) 可分为骨性和纤维性两种。

骨性强直是关节明显破坏后。关节骨端由骨组织所连接。X线表现为关节间隙明显变窄或消失，并有骨小梁通过关节连接两侧骨端。多见于化脓性关节炎愈合后。

纤维性强直也是关节破坏的后果。虽关节活动消失，但X线片上仍可见狭窄的关节间隙，且无骨小梁通过，常见于关节结核。纤维性强直的诊断要结合临床，不能仅靠X线诊断。

5. 关节脱位(dislocation of joint) 构成关节的两个骨端的正常相对位置的改变,或距离增宽称为关节脱位。关节组成骨完全脱开为全脱位;部分脱开为半脱位,X线表现为相对的关节面尚有部分对在一起。

关节脱位从病因上可以分为外伤性、先天性和病理性三种。外伤性脱位有明显的外伤史并常伴有骨折;先天性者常见于婴幼儿,有一定的好发部位,如先天性髋关节脱位;继发于关节和邻近组织的疾病的脱位为病理性脱位,如化脓性、结核性和类风湿性关节炎均可引起关节脱位。

(三) 软组织疾病的病理生理改变

1. 软组织肿胀 局部软组织肿胀(soft tissue swelling)时,其密度可略高于邻近正常软组织,皮下脂肪层内可出现网状结构影,皮下组织与肌肉之间境界不清,肌肉间隔模糊,软组织层次不清。软组织肿胀可因炎症、水肿、出血或邻近骨的急性化脓性骨髓炎而引起。

2. 软组织肿块 软组织肿块(soft tissue mass)可因软组织的良恶性肿瘤和肿瘤样病变引起,也见于骨恶性肿瘤突破骨皮质侵入软组织内以及某些炎症性包块。一般而言,良性者境界清楚,而恶性的常边缘模糊。邻近软组织可受压移位,邻近骨表面可见压迹或骨皮质受侵蚀。不同组织来源肿瘤的密度无明显差别,难以据此做出鉴别。含脂肪组织的肿瘤因其密度较一般组织低,软骨类肿瘤可出现环形钙化影,以及骨化性肌炎内可出现较成熟的骨组织影,具有一定的特征性。

3. 软组织内钙化和骨化 软组织内的出血、退变、坏死、肿瘤、结核、寄生虫感染和血管病变均可导致软组织中发生钙化。钙化可发生于肌肉、肌腱、关节囊、血管、淋巴结等处。X线表现多为不定形无结构的斑片状高密度影;软骨组织的钙化多表现为环形、半环形或点状高密度影。软组织中的骨化影可见于骨化性肌炎,或来自骨膜和软组织内的骨肉瘤。前者X线表现常为片状,并可见成熟骨结构,即可见骨小梁甚至骨皮质;后者多表现云絮状或针状。

4. 软组织内气体 正常软组织内并无气体存在,外伤或手术时气体可进入软组织内,产生不同形态的极低密度影。产气菌感染时,软组织间隙内也可见气体影。

5. 肌肉萎缩 先天性骨疾病可引起全身肌肉发育不良,神经系统的疾病和肢体运动长期受限可导致肌肉萎缩。X线表现为肢体变细,肌肉较正常薄、小。

(陈克敏 汤榕彪)

第三节 骨与关节的影像学检查技术

骨与关节的疾病繁多而复杂,除外伤、炎症和肿瘤等疾病外,全身性疾病(如营养代谢和内分泌疾病)也可引起骨骼的改变。由于骨与关节组织结构的特点,各种医学成像方法都能在不同程度上反映这些疾病的病理变化。影像学检查常用方法有X线检查、CT检查、MRI检查、超声检查、核素检查等。

一、X线摄影

在骨与关节病变的诊断中应用最广泛,也是首选的、最基本的成像方法。骨骼含有大量的钙盐,密度高,同其周围的软组织具备良好的自然对比。而在骨骼本身的内部结构中,周围的骨皮质密度高,内部骨松质和骨髓比骨皮质密度低,也可产生鲜明的对比。因此,一般摄影即可使骨骼得到清晰显影,骨骼病变经观察分析多可做出诊断。

X线检查简单、价廉,不仅能显示病变的范围和程度,而且还有可能做出定性诊断。但不少骨关节疾病,X线表现往往比病理改变和临床表现出现晚,因此初次检查结果阴性并不能排除早期病变的存在。例如炎症的早期和肿瘤病变仅在骨髓内浸润就可能无明显X线影像表现,应根据临床拟诊,依不同疾病的发展规律,定期复查或进一步做CT、MRI检查才可能发现病变。也有时初次X线检查能发现病变而不能确诊,经过复查后才能做出定性诊断。还有不少骨关节疾病缺乏典型或特殊的X线表现,需结合临床及其他检查才能明确诊断。

(一) 透视检查 除了某些骨折复位时需要在透视下进行外,目前已很少使用。

(二) X线平片 X线平片是骨关节系统首选、简易的影像学检查方法。不但能清晰显示骨结构的细节,如骨皮质、骨小梁等,还能显示病变的范围和程度,而且对于一些病变可直接做出定性诊断,特别是在钙化组织和骨皮质破坏的显示以及对病变的跟踪随访都具有重要价值。缺点是不能显示骨与关节内及其周围的软组织结构的细节,关节其他的结构如关节囊、关节软骨等均为软组织,缺乏天然对比而无法得到清晰显示,因而X线平片对关节内部结构的观察有较大的限度。

1. *摄影体位* 任何部位，包括四肢长骨、关节和脊柱都要用正、侧两个摄影位置。某些部位根据临床需要还要摄斜位、切线位和轴位等。

2. *摄影范围* 应包括骨关节周围软组织。四肢长骨摄片应包括邻近的一个关节。在行脊柱摄影时，例如摄照腰椎应包括下部胸椎，以便进行计数。

3. *注意对照* 两侧对称的骨关节，病变在一侧而临床与体征较轻，或X线片上一侧有改变，但不够明显时，应在同一技术条件下摄照对侧，以便对比。

4. *正确对待阴性结果* 摄片显示结构较为复杂和重叠较多的部位、细小骨折、炎症早期和仅局限于骨髓的肿瘤等病变的X线表现往往比临床表现出现晚，因此初次检查X线成像阴性者应定期复查，必要时进一步做CT、MRI检查以明确诊断。

(三) CR、DR检查 CR和DR两种数字化摄影图像经计算机处理后，能突出病变部位的层次，获得骨和软组织全面信息，而使分辨率高于常规X线。在显示骨结构细节上基本与常规平片相似，而在显示软组织结构方面优于平片。另外，DR曝光量仅为常规X线的1/10～1/5，对机体辐射损害少且数字影像资料可存档并进行多种后处理的特点。此外，通过计算机还可对骨关节的径线和角度进行精确测量。近年来，CR和DR正逐步取代常规X线摄片。

(四) 血管造影 血管造影多用于四肢动脉。主要用于血管性疾病的诊断和良恶性肿瘤的鉴别。对良恶性肿瘤根据肿瘤的血管形态改变、肿瘤血流情况和邻近血管的移位等进行诊断。

(五) 体层摄影 对骨的结构比较复杂，影像前后重叠较明显的部位如脊柱，虽然可用体层摄影的方法来克服重叠的缺点，但由于影像不够清晰和CT的广泛应用，目前已基本不再使用。

(六) 放大摄影 主要用于观察骨小梁或微小病变，目前已基本不用。

二、关节造影

关节造影是向关节腔内注入低密度气体(如空气、CO_2)或不透X线的对比剂(如碘剂)使其腔内结构显影的方法，可更清晰观察关节的解剖结构。但该成像方法为有创检查，操作有一定难度，诊断准确率不高。有用数字减影的方法来加强造影图像的清晰度，但使用并不广泛。自CT、MRI在临床应用以来，由于对软组织有较高分辨率，能直接观察不同的关节软组织结构，一般X线关节造影已很少使用。对关节病变的观察，一般在X线平片的基础上，进一步选用MRI检查。

三、计算机体层成像

骨与软组织疾病一般先用X线检查以发现病变，估计其性质和范围。当X线诊断有疑难时可选用CT做进一步检查。对软组织病变和骨骼解剖较复杂的部位如骨盆和脊柱，也可首选CT检查。

CT不仅能显示组织结构解剖的空间关系，而且密度分辨率高，可区分密度差别较小的肌肉、脂肪和软骨等结构，能显示细微的骨化和钙化，能确定其形态结构及范围。通过CT值的测定，可准确估计骨内矿物质的含量及区分脂肪等物质。CT在骨与关节系统中的应用弥补了X线摄影的影像重叠和软组织结构分辨不清的缺点，提高了病变的检出率和诊断的准确性，但价格相对较昂贵。目前常用的多层螺旋CT扫描速度快，图像质量好，并且具有强大的图像后处理功能，2D和3D重建可全方位观察立体图像的结构特点，CT三维重建可用于设计和制作假体，如全髋假体的计算机辅助设计和辅助制作，对进行关节置换术有很大帮助。另外，通过CT增强扫描，可显示病变血供情况，以帮助定性诊断。因此CT特别是MSCT在骨关节系统的应用越来越受到重视。

(一) 扫描参数与技术

1. *扫描部位及范围* 根据病变部位和范围确定，一般应包括邻近关节，两侧对称的骨关节需同时扫描双侧以便进行对照观察。由于MSCT具有强大的后处理功能，多采用轴位扫描，根据需要可重组冠状、矢状及各种斜位的图像以满足临床诊断需要。

2. *窗宽窗位* 由于骨和软组织的CT值差别很大，一般采用较低的窗位(0～100 HU)和较窄的窗宽(400～600 HU)来观察软组织，而用较高的窗位(200～250 HU)和较大的窗宽(1 000～2 000 HU)来观察骨组织。

3. *扫描技术与方法*

(1) 一般根据病变的部位、性质和范围决定层厚和螺距。较小解剖结构如腕、踝等，一般采用层厚1～2 mm，螺距小于或等于1 mm。长骨、四肢或脊柱，常规扫描层厚3～5 mm，螺距1.2～1.5 mm。关节结构较为复杂，一般采用薄层扫描，层厚2～5 mm，螺距1～1.5 mm。

(2) 需要2D或3D重建的病例，可根据实际需要采用更薄的层厚和较小的螺距进行扫描，同时重建间隔采用50%～60%有效层厚，以达到2D重组的各向同性及满意的3D图像。

(3) 采用高分辨率CT扫描并采用骨算法重建图像可清晰观察骨纹理，能较真实反映骨小梁形态和分布，从而反映骨量变化，评价骨密度。

(二) 平扫

1. *普通CT* 由于扫描速度、分辨率及后处理功能均不能适应临床需要多已被淘汰。

2. *螺旋CT扫描* 是解剖结构较为复杂及重叠较多处骨关节病变的首选检查方法，但对低密度的韧带、滑膜、半月板的显示不够理想。

(1) 能清晰显示皮肤、皮下脂肪、筋膜、肌肉甚至某些血管神经、骨松质、骨皮质和骨髓。

(2) 清晰显示骨质破坏及骨质增生，骨皮质细小改变，软组织及韧带的细微钙化、骨化等。

(3) 显示椎间盘及椎体的形态、关节内的游离体、骨折碎片等。

3. *螺旋CT的多平面重组和三维重组及其临床应用* 螺旋CT特别是MSCT的广泛应用，使三维图像的质量越来越好。最大密度投影(maximum intensity projection, MIP)、表面遮盖显示(shaded surface display, SSD)和容积演示(volume rendering, VR)是三种常用的重组方法。多平面重组及三维重组可多平面、多角度立体显示病变的特点及与周围组织的关系，显示复杂部位骨折和骨折片的移位，脊柱畸形和关节脱位的立体形态，肿瘤对周围组织的侵袭等。重组图像有利于术前诊断及手术方案的制定，还可以用于术后的随访观察。

(三) 增强扫描 对于软组织病变和骨病变的软组织肿块常需进行增强扫描以进一步了解病变是否强化，强化的程度和有无坏死等。增强扫描常对确定病变的范围和性质有较大的帮助。

1. *常规增强扫描* 指应用高压注射器经外周静脉匀速注入含碘对比剂，分别进行动脉期和静脉期扫描。动脉期扫描延迟时间25～30秒，静脉期扫描延迟时间60～70秒。常规增强CT扫描用于显示病变中的软组织成分，观察病变血供情况，确定病变范围，发现病变有无坏死和定性诊断。

2. *动态增强扫描* 注射对比剂后对某一选定的层面在一定时间范围内进行连续扫描，以确定病变的强化程度随时间变化的关系。

(四) CT血管造影 指应用高压注射器经外周静脉注入含碘对比剂后于动脉期进行扫描，并重建出三维血管，用于观察四肢和软组织肿瘤血管或病变组织与血管的关系，该技术将逐步取代DSA的诊断作用。

(五) CT关节造影 是将对比剂注入所需检查的关节腔内再做CT扫描。对比剂可以是气体(空气、CO_2)或不透X线的对比剂(碘剂)或两者合并使用(双重对比)，可更清晰地观察关节的解剖结构。穿刺部位常规消毒后进行局部麻醉，穿刺关节腔，确认针头到达关节腔后注入适量对比剂，然后进行CT扫描。

(六) CT引导下穿刺活检 虽可用于定性诊断，但与超声相比价格昂贵，费时且有辐射。

四、磁共振成像

MRI具有高度的软组织分辨能力，无电离辐射损害，能显示许多其他检查方法所不能显示的组织结构，因而在骨关节病变的诊断评价上有独特的作用。MRI除了可显示骨髓以外，还可清楚地显示关节软骨，关节腔、关节囊、韧带、肌肉和滑膜等。MRI可直接提供检查部位的多方位多参数的断面图像，对病变显示敏感清楚。近年来，MRI已成为骨与关节影像学检查的重要手段，目前在使用数量上仅次于常规X线摄影检查，虽然价格较贵，但诊断的准确性却是最高的。

(一) 扫描常用序列及技术 MRI检查需要根据受检部位选择不同的体线圈或表面线圈，目的是提高信噪比使图像更清晰。层面方向可根据部位和病变选用横断、冠状、矢状或各种方向的斜切面。

1. *自旋回波序列*

(1) T1WI：是结缔组织和骨骼肌肉系统的基本序列。

(2) T2WI：是观察病变的重要序列。

(3) PDWI：在骨骼肌肉系统中常与脂肪抑制技术合用，对显示骨髓、软骨及软组织病变有重要作用。

2. *快速自旋回波序列* 该序列扫描速度快，降低对运动的敏感性，对易于出现流动伪影区域如脊髓和胸腹部检查特别有利。目前已基本取代自旋回波序列获取T2WI和PDWI。但与自旋回波序列相比在细微结构的分辨率和图像的信噪比方面仍显不足。

3. *脂肪抑制技术* 由于脂肪组织的高信号受到抑制，病变组织与正常组织的信号差别更加明显，也可用于检测组织和病变中的脂肪成分。对检查轻微的骨和软组织损伤、炎症和肿瘤有重要价值。

（二）平扫　MRI 平扫是显示关节结构（关节内软骨、半月板、韧带、滑膜等）的首选影像检查方法。自旋回波和快速自旋回波的 T1WI 和 T2WI 是基本的扫描序列，脂肪抑制 T1WI 和 T2WI 也是常用的序列。一般而言，对一个部位至少应有包括 T1WI 和 T2WI 在内的两个不同方向的切面检查。MRI 平扫早期发现骨髓病变，鉴别病变组织成分，分辨血管与神经，显示软组织肿瘤界限及对周围组织侵犯方面优于 CT。

（三）增强扫描

1. *常规增强扫描*　主要用于检查软组织病变。可提供肿瘤血供情况，进一步明确划分病变与水肿的界限，区分肿瘤活性成分和坏死成分，可用于早期发现肿瘤术后的复发，是肿瘤治疗前后疗效观察的极佳方法。

2. *动态增强扫描*　可以显示不同的组织以及病变内不同成分的信号强度随时间的变化情况，据此可以了解它们的血液灌注，有助于对病变性质的判定。

（四）MR 血管成像　不需要对比剂即可得到血管的三维图像，应用对比剂得到血管的三维图像可提供更准确的信息。用于观察肿瘤供血血管及有无血管发育异常。

（五）MR 关节造影　如果关节内积液较多，可采用 T2WI 扫描，由于 T2WI 上关节腔内液体信号很高，能够达到关节造影的效果。一般情况下可将稀释含钆对比剂或生理盐水注入关节腔后做 T1WI 或 T2WI 扫描以观察关节内结构。

（六）MR 引导下穿刺活检　与 X 线和 CT 相比，MR 作为肌肉骨骼系统活检导引工具存在一些固有的优势：扫描时无电离辐射，可重复检查；软组织分辨率高，能早期发现骨质破坏并清楚地界定其范围；不受骨骼伪影的干扰，能准确显示骨旁和骨内的小病灶；多参数、任意平面扫描，三维定位能力强；存在血管流空效应及流入增强效应，无须使用对比剂即可显示血管，穿刺时可轻易避开；在病变成分、结构较复杂时，可行对比增强检查，辨别病灶的活性区与坏死囊变区，可相对选择肿瘤活性成分进行取材，以得到更准确的病理结果，而且避免了碘过敏反应的危险。主要缺点是价格昂贵且费时。

五、超声诊断

超声是利用声波回声原理来显像的一种检查方法。随着多功能和高频超声技术的发展，对软组织病变的观察和诊断有较大的实用价值。骨与关节及周围软组织有不同的透声性，可产生理想的声学图像。如骨骼无透声性，对声波反射强烈，可产生清晰的声像图；关节软骨、肌腱、韧带以其特定的声阻抗和衰减特性，可逐层显示为边界相对比较清楚的低回声或中等回声结构。

超声主要用于检查软组织病变，如肌腱、韧带和膝关节半月板的损伤，肌腱炎，关节炎，囊实性病变，脓肿和肿瘤的诊断及鉴别诊断有较大优势。对关节内渗液的显示也较敏感。

实时超声可观察关节的运动、软组织的弹性与移动度、血管和血流的变化等。对四肢大血管病变如四肢动静脉的阻塞和静脉曲张的诊断也有一定价值。

超声引导下穿刺活检病变组织，简单易行，并可对囊性病变进行治疗。

超声对浅表部组织的检测能力优于深部组织，但由于关节内部结构复杂，超声对关节检查存在盲区。

超声视野有限、易反射、穿透力差、分辨率低，尤其是对被正常骨包围的病变无法观察，影响了超声在骨与关节系统的广泛应用。

六、核素显像

放射性核素显像显示病变是基于局部血流和骨盐代谢的情况，在病变早期也多有明显的表现，因此通常较 X 线片提前 3～6 个月显示。放射性核素骨显像在骨关节系统中的应用非常广泛，对骨骼的病变，特别对早期无症状转移性骨肿瘤、骨坏死、骨髓病变等的显示非常敏感，但特异性差。^{99m}Tc 标记的磷酸盐化合物是常用的骨显像剂。

（一）早期诊断转移瘤　骨显像的高度敏感性，已成为临床上寻找恶性肿瘤转移的首选检查方法，得到广泛的应用，临床上为早期检出骨转移灶，恶性肿瘤患者应常规做全身骨显像，以判定骨转移的情况，它对恶性肿瘤的临床分析，诊疗计划的制定，评价治疗效果和转移瘤的定位等方面均有重要价值。

（二）观察和判断原发性肿瘤的病变范围和疗效　原发性恶性骨肿瘤如成骨肉瘤、软骨肉瘤等可见骨骼病灶浓集放射性增高。

（三）监测股骨头供血状态　骨显像在显示缺血性改变方面优于 X 线检查，如股骨头在并发滑膜炎时髋臼部位可见放射性增加。

（四）诊断骨髓炎和炎症性骨病　骨显像是骨

髓炎早期最敏感的诊断方法。通常急性骨髓炎在发病12～48小时病变部位可见显像剂的浓聚，而X线检查需发病后2～3周才发现。

七、影像学诊断方法选择和比较

医学影像学的各种成像手段在诊断中都有各自的优势与不足，反映被检查部位的解剖结构和病理改变，通过观察分析而做出初步临床诊断。所以，分析图像前首先必须对正常的解剖结构有充分的认识，对病变还应该联系病理的大体和组织学改变，以理解影像征象的意义。其次，要掌握图像的密度或信号改变的意义，骨骼肌肉系统的X线、CT图像一般是以人体不同密度的组织结构形成的自然对比，以高、中和低密度的影像，不同灰度地反映正常和病变。MRI则是利用人体在强的外磁场作用下发出不同的磁共振信号，以高、中和低信号的图像反映正常和病变。所以图像的密度、信号分析是进行疾病影像诊断的基础，必须仔细地观察和识别轻微的密度和信号改变，推测其病理学基础，并进一步做出诊断分析。最后，必须密切结合临床表现和实验室检查的结果，综合分析影像表现提出诊断意见。

综合运用各种影像检查方法，多数病变可做出明确诊断。但由于病变的病理性质或解剖部位的差异，以及临床不同的需要，优化选择不同的影像学检查方法十分必要。

X线照片能观察病变侵犯的部位和所引起的骨质破坏、骨质增生等病理改变。但由于影像的重叠，在一定程度上影响观察，对软组织病变的观察亦有较大的限度。然而由于该检查方便，费用较低，目前仍为骨骼肌肉系统疾病临床诊治最常用和首选的检查方法。但在关节病变复杂或X线显示不佳时，仍需结合超声、CT或MRI等检查方法。

CT密度分辨率高，无影像重叠，对骨内小病灶和软组织的观察远超过X线摄片。MRI可任意平面和三维成像，观察更全面，对各种正常软组织如脂肪、肌肉、韧带、肌腱、软骨、骨髓等，病变如肿块、坏死、出血、水肿等都能很好地显示。但MRI对钙化、细小骨化和骨皮质的显示不如X线和CT，且价格昂贵、费时。故进行影像检查时需根据临床诊治的不同需求，一般在X线检查的基础上应用CT和MRI对骨骼肌肉系统疾患做进一步检查。

超声检查对骨骼肌肉系统，尤其对软组织的检查应用，近年来已引起人们较多的关注。超声对软组织病变的定位和定量检查与X线相比，具有显著的优越性。对肩关节和髋关节病变，尤以对婴幼儿髋关节畸形与脱位的诊断，远较临床检查准确。且属无创检查，可免受X线照射，价廉，设备轻便，可供床边操作、术中观察和引导介入治疗等，对一些软组织疾患的诊治更有一定的实用价值。但由于图像的对比分辨率远不如CT和MRI高，征象显示不如X线、CT和MRI那样清楚。因此对疾病的特异性诊断还存在较大的困难。而且由于超声固有的物理特性，是其对骨骼检查有较大的限度。目前在临床上尚未得到广泛应用。

核素骨显像由于对骨疾患能较早期显示病灶，对骨肿瘤的早期诊断具有重要价值，临床上应用日益广泛。核素骨显像对病变的检出具有很高的敏感性，但特异性较差。很难鉴别骨骼病变的良恶性质，尤其是骨肿瘤和炎症病变的鉴别更为困难。对骨质显示的清晰度以及解剖关系也不如X线片和CT细致，对晚期骨质病变即骨质溶解破坏与修复的病理过程已进入第三阶段，病灶陈旧，代谢过程缓慢甚至终止时，显像剂沉积减少或仅有微量增加，骨显像可能表现正常，检出率反比X线、CT和MRI低。因此多种检查方法应该相辅相成，而且还必须结合临床才能减少误诊和漏诊，获得较高的诊断准确率。

（陈克敏　汤榕彪）

第四节　骨与关节基本病变的影像学表现

骨骼肌肉系统的异常影像学表现反映了疾病不同的病理学改变。不同病变的病理学改变反映在影像图像上可被概括为一些基本表现。了解这些基本影像学表现，可在一定程度上反映出病变的性质、范围、程度以及与邻近组织的关系，对诊断骨关节疾病具有非常重要的意义。在临床工作中，就是先观察这些基本影像学表现，再加以综合分析而做出诊断。

一、骨骼的基本病变

（一）骨质疏松　骨质疏松（osteoporosis）是指单位体积内正常钙化的骨组织减少，即骨组织的有机成分和钙盐都减少，但骨内两种成分比例仍为正常。骨质疏松使骨的脆性增加，相应增加了发生骨折的危险性。组织学改变是骨皮质变薄，哈弗管扩大，骨小梁减少、变细甚至消失。

骨质疏松可分为全身性和局限性两类。全身性骨质疏松主要是由于成骨减少所致。其常见原因有：老年、绝经期后妇女、营养不良、代谢或内分泌障碍、先天性疾病如成骨不全、医源性如长期使用激素者、长期酒精摄入等也可引起；部分原因不明，如青年特发性骨质疏松。局限性骨质疏松多见于废用，如骨折后、感染、恶性骨肿瘤和因关节活动障碍而继发骨质疏松等。

骨质疏松在X线上主要表现是骨密度减低(图1-4-1)。在长骨骨松质中可见骨小梁减少变细或稀疏萎缩，骨皮质出现分层和变薄现象。在脊椎，椎体内结构呈纵形条纹，周围骨皮质菲薄。严重时，椎体明显受压变扁，其上下缘内凹，呈楔形；而椎间隙增宽，呈梭形，致椎体呈鱼脊椎状。疏松的骨骼易发生骨折。

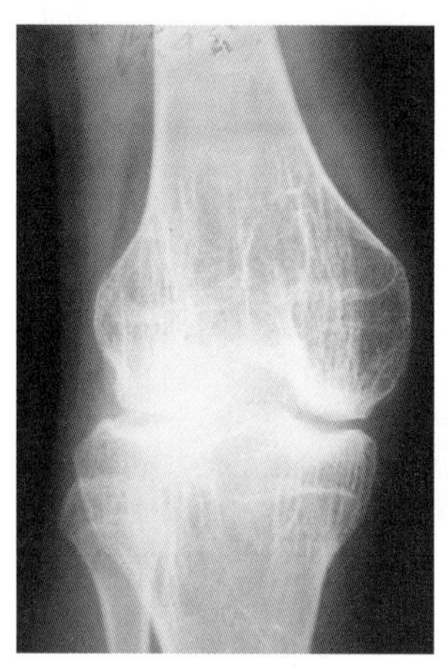
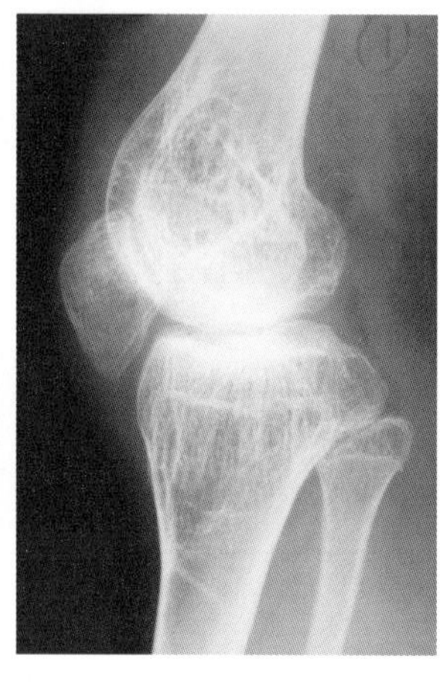

图1-4-1 右膝关节骨质疏松。

骨质疏松的CT表现和X线平片基本一致。

老年性骨质疏松，由于骨松质内小梁变细，数量减少及黄骨髓增多，导致骨髓在T1WI和T2WI上信号增高；骨皮质表现为皮质变薄，皮质内可出现较高信号区，代表哈弗管扩张和黄骨髓侵入。

(二) 骨质软化 骨质软化(osteomalacia)是指单位体积内骨组织有机成分正常，而矿物质含量减少。在成骨过程中，骨样组织的钙盐沉积发生障碍，单位体积骨内的钙盐含量降低，即可引起骨质软化。组织学上显示骨样组织钙化不足，常见骨小梁中央钙化，而外面被一层未钙化的骨样组织包围。

造成钙盐沉积不足的原因很多，主要有维生素D营养性缺乏，肠道吸收功能减退，肾排泄钙磷过多和骨细胞、骨基质紊乱等。骨质软化为全身性骨病，发生于生长期为佝偻病，于成年为骨软化症。其他代谢性或氟中毒骨疾患也可引起骨质软化。

骨质软化的X线表现主要是骨密度减低，多以腰椎和骨盆为明显。与骨质疏松不同的是骨小梁和骨皮质边缘模糊欠清，系因骨内有大量未经钙化的骨样组织所致。由于骨质软化，承重骨骼常发生变形(图1-4-2)。此外，还可见宽为1～2 mm的光滑透明线样的假骨折线，一般与骨表面垂直，常为双侧、对称性分布，好发于肱骨、股骨上段、耻骨支和胫骨等位置。

骨质软化的CT表现和X线平片基本相同。

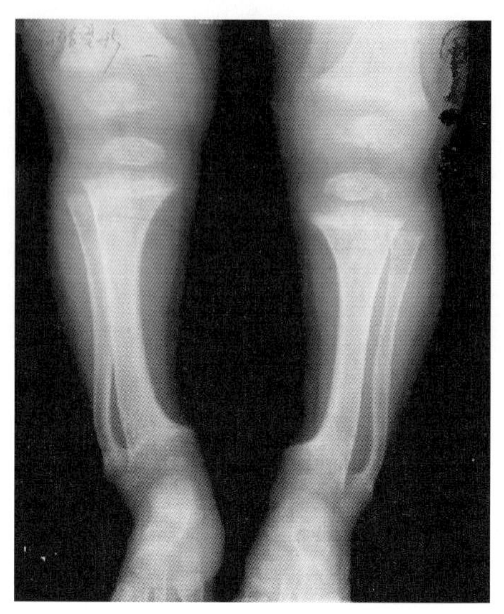

图1-4-2 骨质软化，骨骼变形。

(三) 骨质破坏 骨质破坏(destruction of bone)是局部正常骨质为病理组织代替或其所引起的破骨细胞生成或活动增强而造成的。骨松质和骨皮质均可以发生骨质破坏。

骨质破坏常见于炎症、肉芽肿、肿瘤或瘤样病变。骨质破坏是骨骼疾病的重要X线征象。不同病因造成的骨质破坏虽无特征性X线表现差异，但由于病变性质、发展快慢和邻近骨质的反应性改变等，又形成各自的一些特点。如发生在炎症的急性期或恶性骨肿瘤的溶骨性骨质破坏常较迅速，轮廓多不规则，边界欠清。慢性期炎症或良性骨肿瘤引起的骨质破坏进展缓慢，边界清楚，有时周围可见一致密带状影，局部骨骼轮廓膨胀。观察骨质破坏区时，应注意病变的部位、形状、范围、数目、边界和邻近组织的反应等内容。

骨质破坏的X线表现是局限性骨质密度减低，骨小梁稀疏或形成骨质缺损(图1-4-3)。在早期发生于哈弗管周围的骨皮质破坏，X线上呈筛孔状；骨皮质表层可见虫蚀样破坏。

CT易显示骨松质和骨皮质的破坏。骨松质早期表现为局部骨小梁稀疏，骨小梁破坏区的骨髓被病理组织取代，以后发展为大片状骨松质缺失。骨

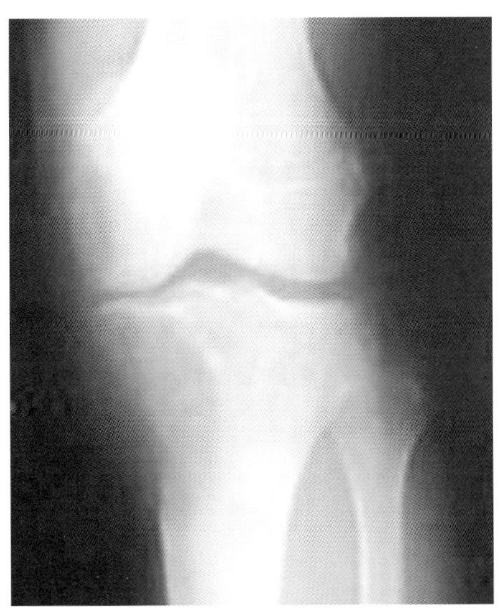
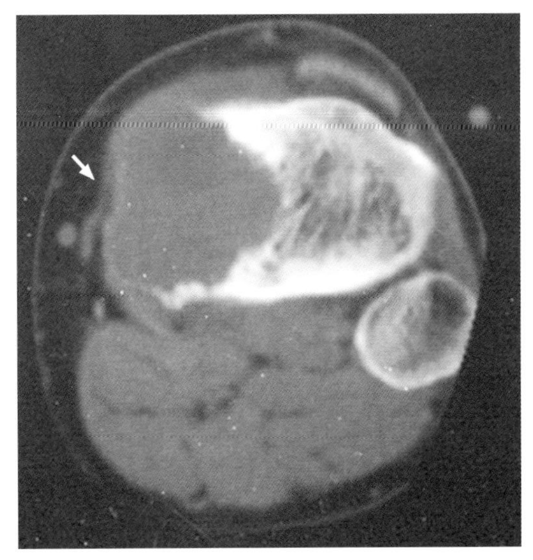

图 1-4-3 左胫骨上端骨质破坏(箭)。

皮质的表现在骨皮质区出现小透亮区,或不规则虫蚀样改变。

(四) 骨质增生硬化 骨质增生硬化(hyperostosis osteosclerosis)是指一定单位体积内骨量增多,由成骨增多或破骨减少,或两者同时存在所致。组织学上可见骨皮质增厚、骨小梁增多增粗。

骨质增生硬化多表现为局限性,可见于慢性炎症、外伤、某些原发良性骨肿瘤、骨肉瘤或成骨性转移瘤等。少数为普遍性骨增生,骨皮质与骨松质多同时受累,见于某些内分泌代谢障碍或中毒疾病,如甲状旁腺功能低下或氟中毒等。

骨质增生硬化的X线表现是骨质密度增高,可伴有骨骼增大(图 1-4-4)。骨小梁增多、增粗,骨皮质增厚、致密,严重者难于分清骨皮质和骨松质。发生于长骨可见骨干粗大,骨髓腔变窄甚至消失。

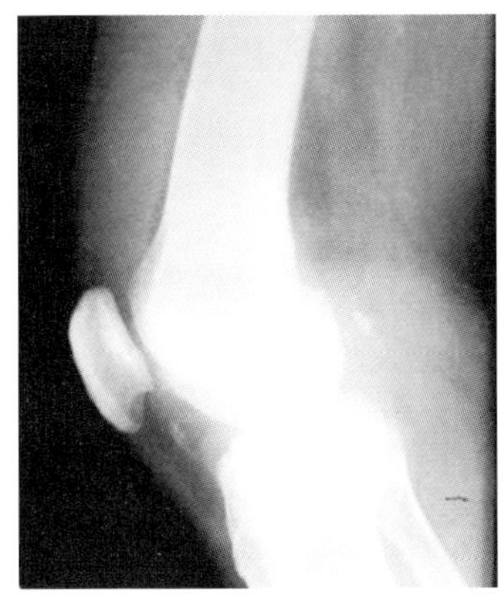
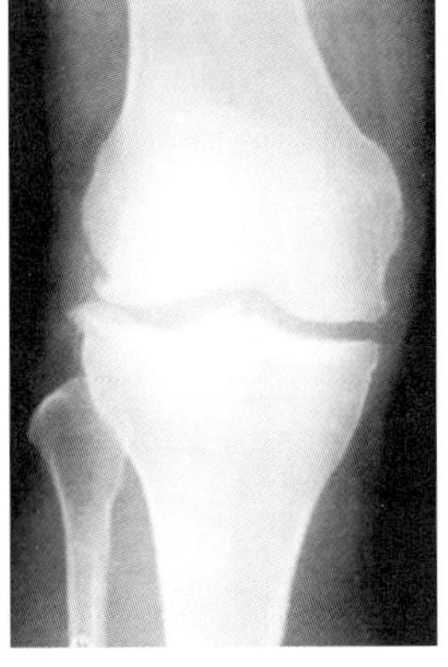

图 1-4-4 右膝关节骨质增生硬化。

骨质增生硬化的 CT 表现和 X 线平片基本相同。

(五) 骨膜增生 骨膜增生(periosteal proliferation)又称骨膜反应(periosteal reaction),病理情况下因骨膜受到刺激,骨膜内层的成骨细胞活动增加所产生的骨膜新生骨。骨膜增生多见于炎症、外伤、肿瘤等。组织学上可见骨膜内层成骨细胞增多,新生骨小梁形成。

早期骨膜增生X线表现为一段长短不定、与骨皮质平行的细线状致密影,与骨皮质间可见 1～2 mm宽的透亮间隙。进而骨膜新生骨增厚。新生骨小梁排列形式多样,常见的有与骨皮质面平行排列的线状、层状或花边状骨膜反应。骨膜增生的厚度与范围同发生的部位、病变性质和发展阶段有关。一般而言,长骨的骨干明显。炎症者较广泛,而肿瘤则较局限。随着病变的好转与痊愈,骨膜增生可变得致密,逐渐与骨皮质融合,表现为皮质增厚。痊愈后,骨膜新生骨还可逐渐被吸收。在恶性骨肿瘤,骨膜增生可受肿瘤侵蚀破坏,呈袖口或三角状,称为 Codman 三角(图 1-4-5)。

骨质增生硬化的 CT 表现和 X 线平片相同,但有其优缺点。CT 能显示平片不易显示的扁平骨的骨膜增生。但 CT 因空间分辨率不足,常不能显示多层状骨膜增生。

MRI 对骨膜增生的显示要早于 CT 和 X 线平片。骨膜受到刺激初期,在矿物质沉积前先有骨膜内层细胞增生、肥大,骨膜增厚,在 T1WI 上呈中等信号,而在 T2WI 上呈高信号的连续线样影。MRI 和 CT 一样,由于空间分辨率不足,其显示骨膜增生的形态的精细程度不如 X 线平片。

(六) 软骨钙化 软骨钙化(chondral calcification)是指软骨基质钙化,标志着骨内或骨外有软骨组织

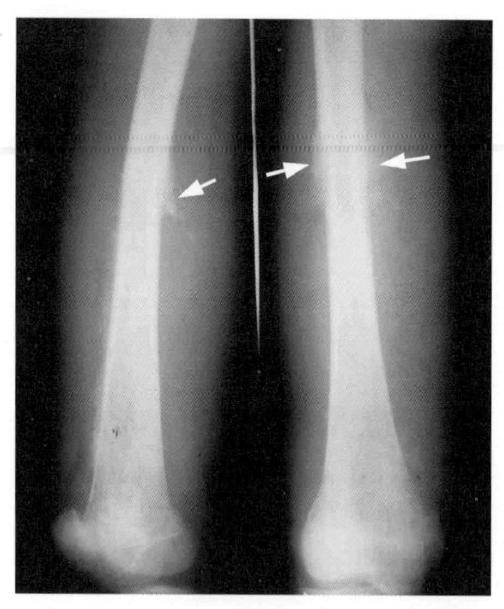

图 1-4-5 右股骨中上段处骨膜增生(白箭)。

或瘤软骨的存在。分为生理性和病理性钙化。原发于骨的软骨类肿瘤,其肿瘤软骨内可出现钙化。骨栓塞所致骨质坏死,可出现骨髓内钙化。少数关节软骨或椎间盘软骨退行性变,也可出现软骨钙化。X线表现为颗粒状或小环状无结构的致密影,分布较局限。CT能较平片更好地显示瘤软骨钙化的特征(图 1-4-6)。

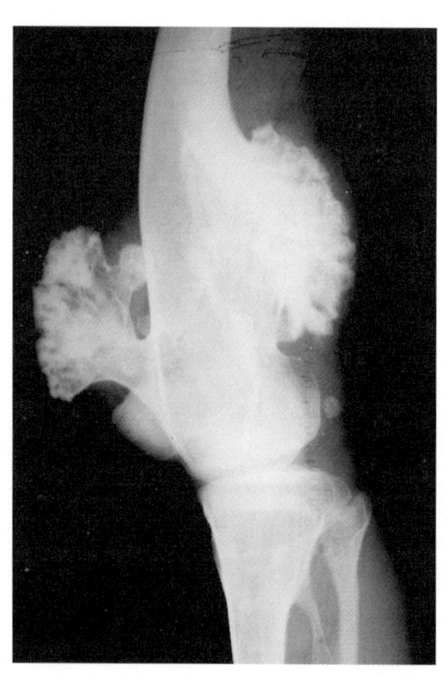

图 1-4-6 右股骨下段处软骨钙化。

(七) 骨质坏死 骨质坏死(osteonecrosis)是骨组织局部代谢的停止,坏死的骨质称为死骨(sequestrum)。血液中断是形成死骨(sequestrum)的主要原因。常见于慢性化脓性骨髓炎,骨缺血性坏死,外伤骨折后等。组织学上是骨细胞死亡、消失和骨髓液化、萎缩。在早期,骨小梁和钙质含量无何变化时,X线上也无异常表现。当血管丰富的肉芽组织长向死骨,则出现破骨细胞对死骨的吸收及成骨细胞的新骨生成,使得死骨形态不一。死骨的形态因疾病的发展阶段而不同,随时间而逐渐被吸收。

死骨的X线表现是骨质局限性密度增高,其原因:一是死骨骨小梁表面有新骨形成,骨小梁增粗,即绝对密度增高;二是死骨周围骨质被吸收,或在肉芽、脓液等较低密度组织包绕衬托下,死骨显示为相对高密度(图 1-4-7)。

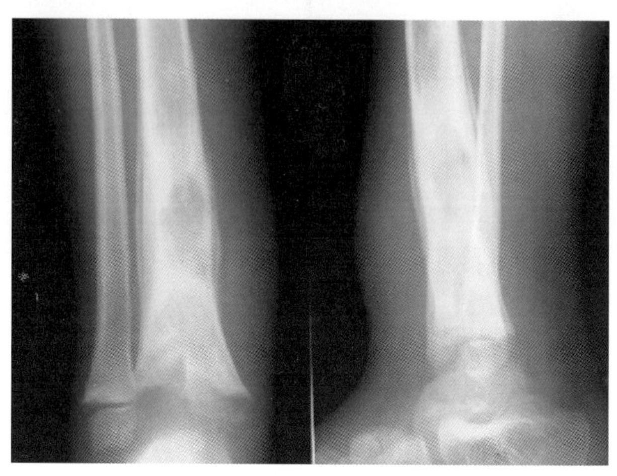

图 1-4-7 右胫骨骨质坏死。

MRI显示骨质坏死较X线平片和CT早,在形态和骨密度尚无明显改变之前就可表现出脊髓信号的异常。病变部位T1WI信号均匀或不均匀降低,病灶形态不规则;在T2WI病灶信号增高,坏死区外围为新生骨质硬化带包绕,在T1WI、T2WI均呈低信号。

二、关节的基本病变

(一) 关节肿胀(swelling of joint) 关节肿胀常由于关节积液或关节囊及其周围软组织充血、水肿、出血和炎症所致。常见于外伤、炎症和出血性疾病。

1. X线 关节区密度增高,关节周围软组织肿胀,结构层次不清,脂肪间隙模糊。大量关节积液可见关节间隙增宽(图 1-4-8)。

2. CT 显示关节周围软组织肿胀优于X线片,可直接显示关节腔内的液体和增厚的关节囊。可见水样密度积液影,合并出血和积脓密度增高。

3. MRI 显示软组织肿胀,关节腔内的液体和关节囊的增厚优于CT。关节囊及周围软组织T1WI呈低信号,T2WI呈高信号,积液表现类似。若有出血,T1WI、T2WI均为高信号。有时可见液-液平面。

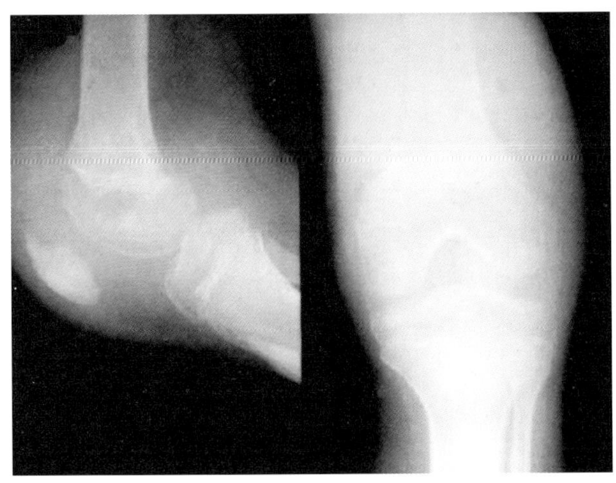

图 1-4-8 左膝关节肿胀。

(二) 关节破坏(destruction of joint) 关节内软骨和骨骼为病理组织所侵犯、代替所致,可引起关节功能障碍,甚至残废。常见于各种关节感染,劳损,痛风,骨关节炎和肿瘤等。

1. X线 当破坏只累及关节软骨时,仅见关节间隙变窄;累及关节面骨质时,则出现相应区的骨破坏和缺损,关节间隙变窄和骨破坏程度不同。严重时可引起关节半脱位和变形(图 1-4-9)。

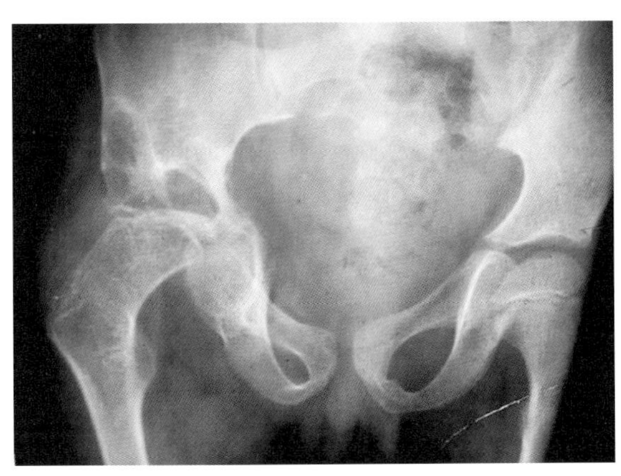

图 1-4-9 右髋关节破坏。

2. CT 与X线类似,但能显示细微的骨质破坏。

3. MRI 可早期发现软骨破坏,可见关节软骨毛糙、变薄、断裂和消失,关节间隙狭窄或消失。骨质破坏可见低信号骨皮质影中断或消失。

(三) 关节退行性变(degeneration of joint) 是指随着年龄的增长,在人体关节处尤其是关节软骨会出现轻重不同的衰退、老化、退化现象,软骨变性、坏死和溶解,骨板被吸收并逐渐为纤维组织或纤维软骨所代替,可见骨性关节面增生硬化,致关节面凹凸不平,边缘骨赘,关节囊增厚,韧带钙化等。原发性为老年人退行性变。继发性见于慢性创伤,肥胖长期关节负担过度,骨关节缺血坏死及关节炎症等。

1. X线 ① 早期:骨性关节模糊、中断和部分消失。② 中晚期,关节间隙变窄,软骨下骨质囊变和骨性关节面边缘骨赘形成,关节面下可见大小不等透亮区,表明骨囊肿形成,不发生明显骨质破坏,一般无骨质疏松(图 1-4-10)。

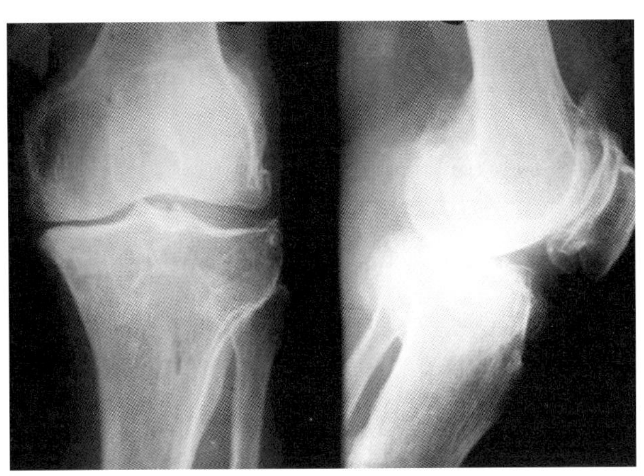

图 1-4-10 左膝关节退行性改变。

2. CT 与X线类似。

3. MRI 可早期显示软骨病变。① 软骨变薄、断裂及关节间隙狭窄。② 关节面硬化和骨赘表面 T1WI 和 T2WI 均为低信号,骨赘的骨髓为高信号。③ 骨端囊变为长 T1 和长 T2 信号。

(四) 关节强直(ankylosis of joint) 分为骨性与纤维性两种。关节明显破坏后,关节骨端由骨组织或者纤维组织所连接而不能活动。骨性强直是关节明显破坏后,关节骨端由骨组织所连接,多见于急性化脓性关节炎愈合后和强直性脊柱炎。纤维性强直也是关节破坏的后果,关节骨端由纤维组织所连接,常见于关节结核愈合后。

1. X线 骨性强直关节间隙明显变窄或消失,并有骨小梁通过关节连接两侧骨端。纤维性强直时关节活动消失,但X线上仍可见狭窄的关节间隙,且无骨小梁贯穿(图 1-4-11)。

2. CT 关节间隙消失并有骨小梁连接两侧骨端。

3. MRI 骨性强直时关节软骨完全破坏,关节间隙消失,骨小梁通过关节连接两侧,骨小梁之间的骨髓在 TIWI 和 T2WI 均呈高信号。纤维性强直时关节间隙仍可存在,但关节骨端有破坏,骨端间可出现高、低混杂的异常信号。

(五) 关节脱位(dislocation of joint) 是指组成关节各骨的关节面失去正常的对合关系,构成关节

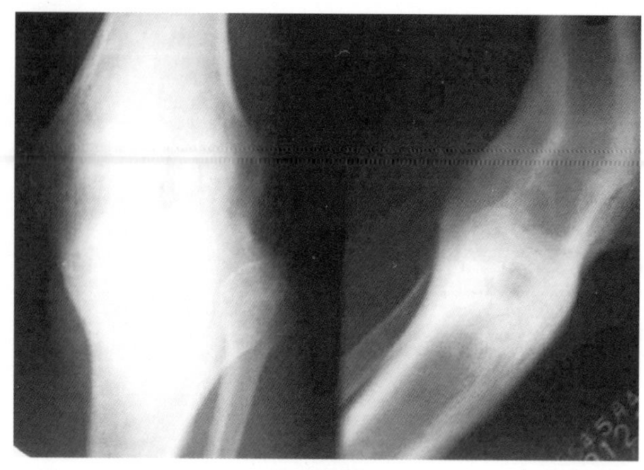

图 1-4-11 左膝关节强直。

的两个骨端正常相对位置的改变或距离增宽。脱位可分为外伤性、先天性、病理性和习惯性脱位四种，以外伤性居多。根据原相对关节是否接触分为有完全脱位和半脱位两种。

1. X 线 骨端位置改变或距离增宽(图 1-4-12)。关节造影能了解整个关节结构和关节囊的情况。

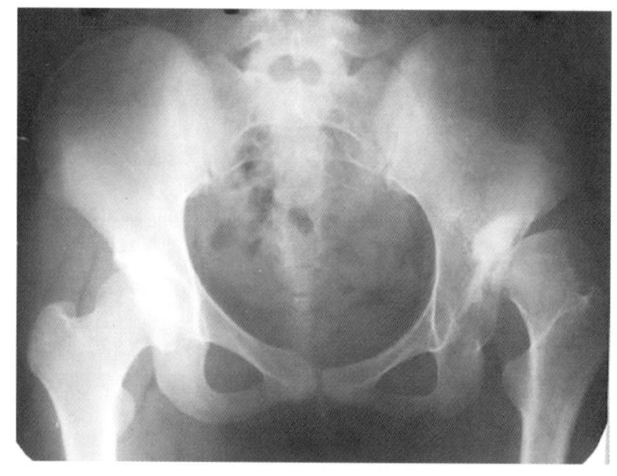

图 1-4-12 左髋关节脱位。

2. CT CT 检查避免了组织的重叠，易显示和观察一些 X 线难以发现的关节脱位，如胸锁关节前、后脱位等。MRP 图像可清晰显示关节结构和关节囊的改变，三维重建图像可以清晰地观察骨性关节整体解剖结构。

3. MRI 不但可直接显示关节骨端位置关系，还可以直观地显示脱位所合并的损伤表现，如关节内积液、韧带和肌肉断裂以及周围软组织损伤等。对解剖结构复杂部位的关节脱位的显示，MRI 有其独特的优势，如矢状面成像可清楚显示寰枢关节的脱位及其对颈髓的压迫情况。

(六) 关节内骨折 (fracture of joint)指外伤性或病理性骨折累及关节。

1. X 线 骨折线累及关节组成骨，骨折片陷入骨内或撕脱游离于关节腔内。病理性骨折除骨折征象外还有原有病变引起的骨质改变(图 1-4-13)。

2. CT 对隐匿和重叠部位的骨折显示优于 X 线片。MRP 和三维重建图像可更清楚显示骨折和移位的情况。

3. MRI 显示骨折线不如 X 线和 CT，但可清楚显示骨折周围出血水肿和软组织损伤(图 1-4-13)。

(七) 关节内游离体(Intra-articular loose body)

主要来源于骨端撕脱的骨碎片、滑膜面脱离的滑膜性骨软骨瘤、骨赘、半月板撕裂等进入关节内形成的。关节内游离体存在。

1. X 线 关节内骨性游离体及钙化的软骨性游离体(图 1-4-14)。关节造影可见被对比剂包绕的游离体影像。

2. CT 与 X 线表现类似。

3. MRI 关节内骨性游离体和钙化的软骨性游离体在 TIWI 和 T2WI 均为低信号，软骨及滑膜增生亦为低信号。

(八) 关节内气体(Intra-articular gas) 常由直接穿通伤或者产气杆菌感染所致。关节内气体积存。

1. X 线 可见关节腔内低密度气影。

2. CT 可准确显示关节腔内的少量气体。

3. MRI MRI 上 TIWI 和 T2WI 均为低信号。

(九) 软组织基本病变

1. 软组织肿胀(soft tissue swelling) 炎症、水肿、出血、急性骨髓炎累及软组织。软组织充血、水肿、炎症增生和出血等。

(1) X 线：与关节软组织肿胀类似，软组织密度增高，皮下脂肪内出现网状结构影，软组织层次不清(图 1-4-15)。

(2) CT：与 X 线基本类似，但 CT 显示软组织优于 X 线平片。可见肌肉肿胀，肌间隙由于渗出而模糊不清，脓肿呈液性密度区，且边界较清晰。血肿呈高密度区，边界清晰或模糊。

(3) MRI：MRI 分辨水肿，出血和脓肿均优于 CT。水肿和脓肿呈长 T1 和长 T2 信号，血肿多呈短 T1 和长 T2 信号。

2. 软组织肿块(soft tissue mass) 软组织原发肿瘤和瘤样病变或骨恶性肿瘤侵犯周围软组织，软组织炎症形成包块等。软组织内瘤性肿块或炎性包块。

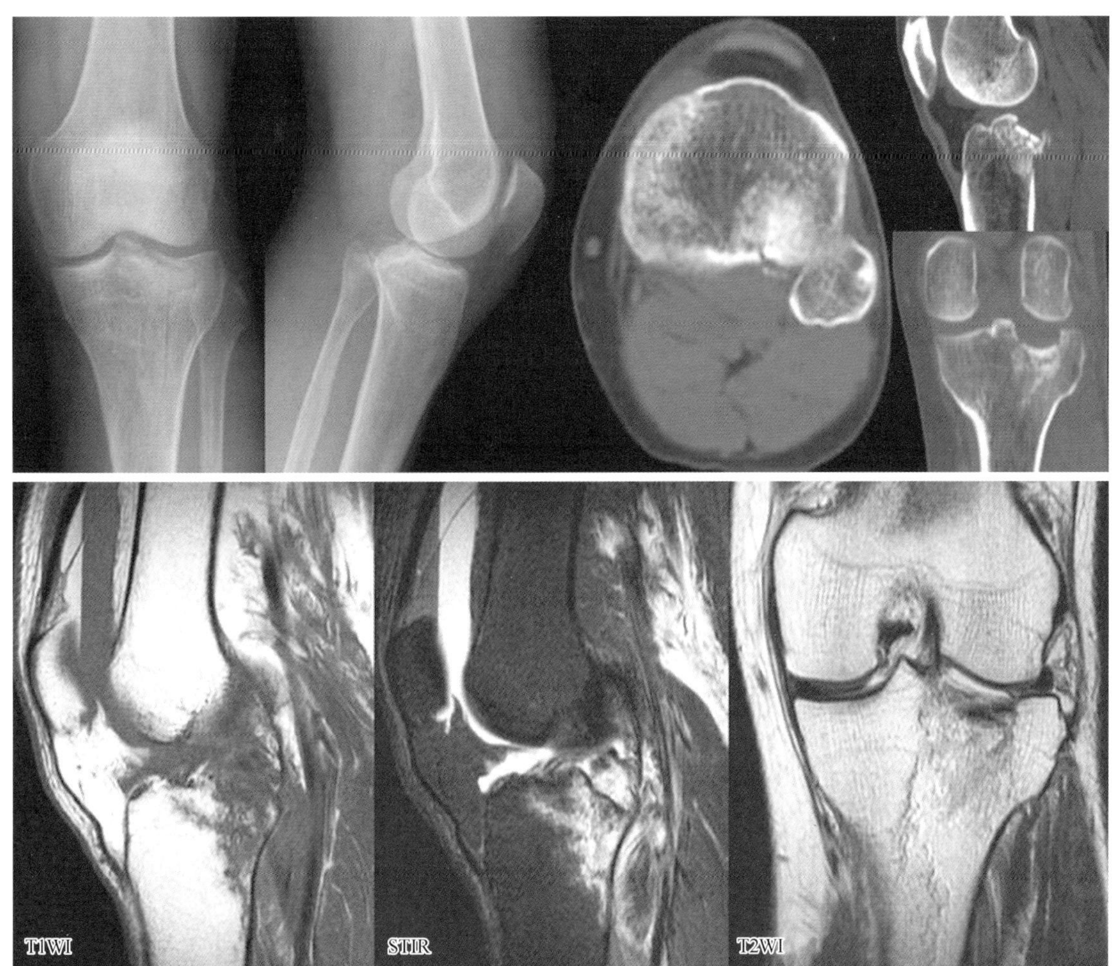

图 1－4－13　左膝关节内骨折。

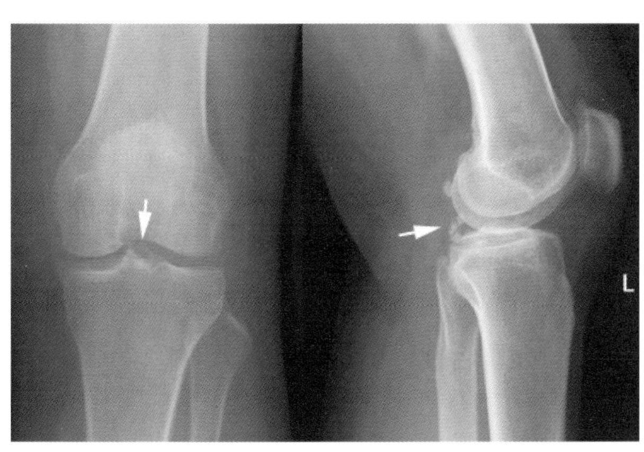

图 1－4－14　左膝关节内游离体(白箭)。

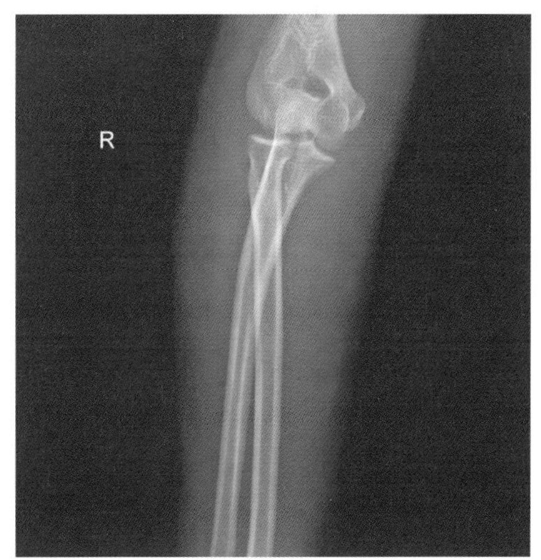

图 1－4－15　右前臂软组织肿胀。

(1) X 线：软组织内块状影，因成分不同使得 CT 值不同，脂肪瘤密度常较软组织低，软骨类肿瘤可见钙化影，骨化性肌炎可出现成熟骨组织影。良性肿块边界一般清楚、规则，恶性肿块边界不清、不规则。肿块可压迫致周围软组织移位，邻近骨表面可出现压迹。

(2) CT：显示软组织肿块边界和密度优于 X 线平片。增强扫描可区分肿瘤和瘤周水肿，并了解肿瘤血管情况(图 1－4－16)。

(3) MRI：对软组织肿块观察优于 CT。肿块一般呈均匀或不均匀长 T1 和长 T2 信号，边缘光滑或不光滑。肿块液化坏死可为更长 T1 和 T2 信号。出现液-液平面表现为 T1WI 上部低信号，下部高信号，T2WI 与之相反。脂肪抑制可定性脂肪瘤，增强扫描可显示更准确详细的信息。

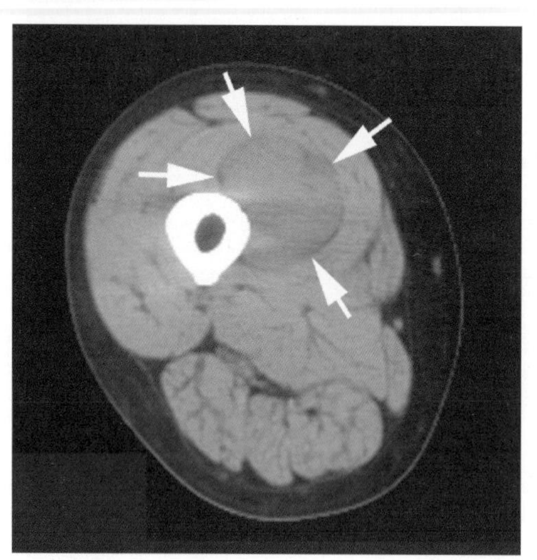

图 1-4-16 右侧大腿中段近股骨处软组织肿块(白箭)。

3. 软组织内钙化或骨化(soft tissuecalcification and ossification) 软组织内的出血、退变、坏死、肿瘤、结核、寄生虫感染、血管病变等。软组织内钙质沉着或骨组织形成。

(1) X 线：软组织内的不种形状的高密度影，软骨组织的钙化表现为环形、半环形或点状；骨化性肌炎表现为软组织内的片状骨化影，内可见成熟骨结构；肿瘤骨在软组织内常表现为云絮状高密度影(图 1-4-17)。

(2) CT：显示钙化和骨化优于 X 线片和 MR。

(3) MRI：钙化在 MRI 各序列均为低信号。

4. 软组织内气体(air in soft tissue) 产气菌感染、外伤、手术后。软组织内气体积存。

(1) X 线：软组织内低密度气影(图 1-4-18)。

(2) CT：表现为气体的 CT 值特征。

(3) MR：气体在 T1WI 和 T2WI 上均为低信号。

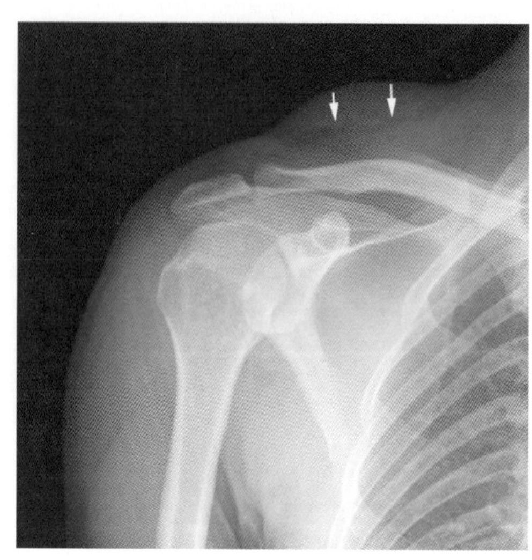

图 1-4-18 右肩软组织皮下积气(白箭)。

(陈克敏 汤榕彪)

第五节 骨与关节影像学进展

骨与关节影像学作为整个影像学领域的重要分支，在临床诊疗中发挥着日益巨大的作用。在发展方向上，骨与关节影像学和临床骨科、康复医学、运动医学结合日益紧密。在整个骨关节临床诊疗

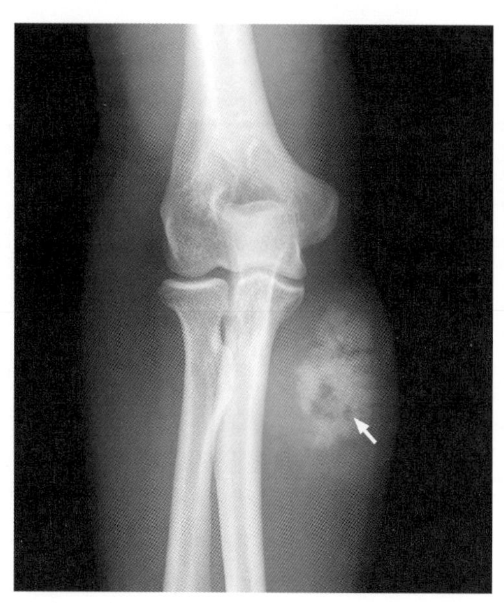

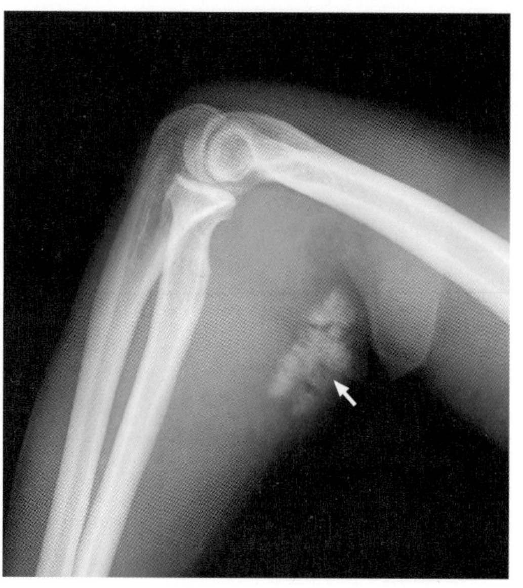

图 1-4-17 右肘关节旁软组织内钙化(箭)。

链中，影像学主要发挥两方面的作用：① 早期诊断与治疗前评估。早期诊断的要求是敏感，能反映组织细微的生理生化信息变化，尽量为无创伤检查。例如软骨生理磁共振成像技术可以发现未出现临床症状的早期软骨退变。磁共振灌注成像可显示非常早期的骨髓异常信号。而 PET－CT 和 PET－MR 对于早期骨转移的敏感度均在 95%以上。治疗前评估主要是围绕骨科手术的必要性和可行性展开的。精确的血管重建和病灶范围评估是实施成功骨科手术的关键和先决条件。例如关节置换手术前依托三维 CT 和磁共振，可进行关节假体个性化定制，磁共振还可进行关节周围组织状况评估。② 治疗后评估和随访。随着骨科疾病药物和手术技术的不断研发和应用，如何评价关节结构恢复状况和治疗效果已成为重要课题。影像学在其中发挥着核心作用。定量磁共振和生理性磁共振技术为关节外科术后随访提供了很好的分析工具。磁共振灌注成像为骨肿瘤治疗评估所不可或缺的技术之一。其能发现局部复发和转移灶。

另外，生物力学和骨关节材料学的发展也离不开骨关节影像学这一技术平台。新型生物学材料的形态设计与结构重构需要影像学提供基础数据，并对产品性能进行检验。同步辐射作为最新的成像技术形式，在骨关节炎基础研究方面发挥着重要作用。

在此，就目前国内外在骨与关节影像学临床研究与应用方面的主要热点，且也是笔者曾经开展的研究做一介绍。

一、软骨生理成像

软骨没有血管、淋巴及神经的营养作用，一旦受损很难修复，因此早期发现软骨的病变并及时采取积极的保护和治疗措施对患者的预后及生活质量最为关键。虽然关节镜检查是金标准，但其有创，且只能观察软骨表面结构变化，并不能对软骨内的组织成分进行探测，也不适合随访。而常用的影像学技术方法，如 X 线、CT、关节造影、关节镜检查以及 MR 常规成像等，虽然部分显示软骨变化，但并不能对骨关节炎(osteoarthritis，OA)病变的早期阶段，特别是形态轮廓尚未改变之前的软骨生化成分改变阶段进行诊断。OA 的早期阶段的生化改变主要是关节软骨细胞外基质内蛋白多糖的丢失。而 MR $T1_\rho$ 和 T2 mapping 成像是近年来发展起来的新技术，可对软骨基质内蛋白多糖和水含量进行测量，也是目前最适合临床开展的软骨生理磁共振成像技术。

在 OA 的早期阶段直接用来评估蛋白多糖丢失的 MRI 技术有钠谱成像技术、延迟动态增强软骨 MRI 技术(delayed Gadolinium enhanced magnetic resonance imaging of cartilage，dGEMRIC)和 $T1_\rho$MRI 技术。dGEMRIC 需要静脉内注射对比剂和合适的间隔时间及适当的关节活动后进行成像。钠谱 MRI 能高度特异地测量 PG，可以用来作为验证其他定量测量 PG 方法的金标准。但其对成像的设备要求较高，价格昂贵且空间分辨率低。由于以上条件的限制，研究者的兴趣转移到了 $T1_\rho$ 成像技术上。$T1_\rho$ 成像是磁共振增强对比的一种替代方法，比 T2 mapping 具有更高的动态范围，无须高主磁场，$T1_\rho$ 对蛋白聚糖含量敏感性高。

(一) T2 mapping 成像

1. 关节软骨 T2 mapping 成像的基本原理　软骨的成分、力学结构是非常复杂而异质性的，这些复杂的成分构成了对水的含量极其敏感的 MR 信号及与纤维排列方向有关的参数，例如弛豫时间、与水分子的微观随机运动有关的扩散效应、魔角效应及磁化传递对比效应等。T2 弛豫时间通过描述组织横向磁化衰减来反映组织的特异性，通过测量不同回波时间的 MR 信号强度并由方程：$S(t)=S_0\exp(-t/T2)$计算得到 T2 值。T2 mapping 成像是目前应用较为广泛的软骨磁共振生理性成像技术，常用的序列是多回波自旋回波序列(multi-echo sequence)，通过工作站后处理形成伪彩图，可得到感兴趣区(region of interest，ROI)的组织 T2 值。

2. 影响软骨 T2 值的因素　许多研究表明，正常人的从软骨下骨到关节表面方向上，T2 值在软骨下骨附近略微降低之后呈逐渐升高趋势。在活体膝关节磁共振图像上测量的 T2 值，呈现从软骨下骨区域的 10 ms 到关节面 60 ms 之间变化。T2 mapping 成像后的伪彩显示深部呈绿色，中间呈红色，表面呈绿色，信号均匀一致。

基于 T2 mapping 成像的基本原理，该方法对组织内含水量和胶原的结构十分敏感，受到以下因素的影响：

(1) 软骨基质内水含量：关节软骨中水分的增加是软骨退变的早期表现之一。胶原纤维崩解和胶原成分或排列方式改变，导致了软骨基质中水分增加，纤维间的空间结构充实了更多的组织内水而造成 T2 值延长。Lusse 等用多回波自旋回波序列测得活体膝关节胫骨平台软骨的 T2 值，然后将软骨样本按软骨深层到关节面的次序切割为数个薄层，干燥3天后测量前后质量差并推算含水量，结果与该处软骨T2值的分布相一致：从软骨下骨区域的10 ms到关节面的50 ms之间变化，含水量从61.5%～78.9%逐渐升高。

(2) 关节软骨胶原结构：大多数研究认为软骨基质胶原排列方向和含量是软骨T2值的最重要决定因素。同时蛋白多糖也是影响软骨T2值的重要因素。由于软骨各层的胶原纤维排列不同和含量不同，T2值空间分布呈明显的分层趋势。由于胶原丢失的短T2效应(例如发生于骨关节炎或损伤后)，因此可增加长TE上的相对信号强度，并导致T2值升高。

Mosher还报道指出T2值的增高与年龄相关。利用T2图技术测量按年龄分组的30名无症状女性的膝关节软骨。其中18～30岁和31～45岁年龄组的软骨T2值接近，46～65年龄组软骨关节面表层40%的厚度的T2均值高于18～30岁组，而66～86岁组关节面全层T2值均高于低年龄组。软骨胶原随年龄老化，从表层逐渐发展到深层。这也证实了T2弛豫时间增加与软骨显微结构破坏具有相关性。

(3) 关节软骨生物力学的影响：Mosher等用3.0T MRI研究了正常人运动前后膝关节软骨T2值，发现跑步30分钟后膝关节软骨承重部位表层40%的厚度区域内T2值下降。Song等用8回波SE序列测定20个健康人慢跑后胫股关节T2值，发现慢跑前后T2值胫骨面表层从48.8±6.3 ms降至43.4±5.0 ms，深层从44.3±5.7 ms降至40.3±6.1 ms，表层和深层T2值均有显著差异($t=6.004$；$t=5.037$，$P<0.05$)。慢跑前后股骨面T2值表层从52.1±5.7 ms降至47.2±4.5 ms，深层从47.7±5.3 ms降至43.6±4.1 ms，表层和深层T2值均有显著差异($t=6.169$；$t=5.957$，$P<0.05$)。Mosher等也研究发现慢跑后膝关节承重部位软骨厚度下降的同时，胫骨关节股骨面和胫骨面软骨的表层T2值下降，但深层软骨T2值没有明显改变。

这些观察结果与软骨压缩导致的表面胶原纤维各向异性增加有关。同时另一个原因是有小部分的压力梯度使液体成分从软骨中渗出。正常活动时，液体的渗出仅限于表面带和放射带内。另外一个研究显示身体质量指数(BMI)与T2值明显相关。正常人组(BMI 19～25 kg/m^2，$n=24$)T2值为59.8±7.9 ms，肥胖个体组(BMI 30～40 kg/m^2，$n=117$)，T2值为67.8±8.2 ms，极肥胖组(BMI>40 kg/m^2，$n=18$)，T2值为71.5±10.1 ms。两者有相关性($r=0.30$，$P<0.0001$)。研究指出因为BMI数值高的个体往往伴有关节结构的改变，所以表现出T2值的增高。

(4) 魔角效应(magic angle effect)：当两静止原子核间假想连线与主磁场相交角成55°时，产生T2值延长而出现高信号带。关节软骨内魔角效应是由于胶原纤维的高度各向异性所致。在关节面表层与主磁场相交成55°时，T2可延长29.1%。此伪影易与软骨缺损相混淆。魔角效应造成软骨感兴趣区域的测量受到干扰，因此成像时要尽量避免使主磁场与所观测软骨之间形成55°夹角。

3. T2 mapping成像在骨与关节疾病诊疗中的应用

(1) 骨关节炎诊疗：OA的发病机制与关节软骨内成分变化密切相关。OA评价中，T2 mapping能提供有关软骨胶原结构完成或崩解的信息。当胶原破坏后，氢核移动性更大，T2值升高，这会导致原有的分层表现消失。Dunn等采用脂肪抑制扰相梯度回波序列(FS-SPGR)测量正常人和中重度OA患者膝关节软骨T2值后发现，OA患者T2值升高(32.1～35.0 ms *vs.* 34.4～41.0 ms)。Song等用8回波SE序列与T2 mapping技术测定20个健康人和10个OA患者胫股关节胫软骨T2值。显示OA患者胫软骨T2值(56.0±9.1 ms)，高于健康人(表层48.8±6.3 ms，深层44.3±5.7 ms)，有显著差异($t=-3.446$，$P<0.01$)。这些研究都指出OA时T2值升高，对OA诊断有临床意义。

相关对照研究比较了结合常规梯度回波序列的T2 mapping图像，轻度OA患者T2弛豫时间比正常组有明显升高，但轻度OA组关节软骨的T2值和中重度OA组之间没有明显差异性。这可能由于OA早期软骨基质就已发生退变，软骨表层T2值上升一直普遍存在，OA进展期主要影响软骨下骨，对软骨基质影响不大；另外OA的X线Kellgren-Lawrence分级表现与T2 mapping所反映的软骨基质成分变化程度并不一致。以上研究提示软骨T2值与OA早期变化有关，但不能反映OA进展程度。

T2 mapping技术可帮助在软骨厚度或基质大体信号变化前发现软骨结构变化，这对于确定半月板移植和旨在延迟OA进展的髌股关节重建手术时机有一定帮助。

(2) 髌骨软化症(chondromalacia patellae，CMP)相关的T2 mapping成像研究：髌骨软化症

又称髌骨软骨炎，是膝前区疼痛的常见原因之一。T2 mapping 成像同样有助于评价髌骨软化。患者年龄和症状均与 T2 空间分布有关，且随着年龄增大会出现无症状的软骨移行层 T2 值上升。Stehling 等研究无症状的体力活动人群的髌软骨 MR，120 例膝关节中发现 95 例有软骨损伤(79%)，髌软骨 T2 值升高和其软骨的损伤程度显著相关($P=0.0025$)。

国内杨海涛等用 4 回波 SE 序列扫描正常人和 CMP 组髌软骨生成 T2 图比较。正常髌软骨 T2 mapping 图像厚度均匀，信号和色阶一致。早期 CMP 组髌软骨内信号不均，可见斑片状高 T2 值区。正常组 T2 值 32.67±3.20 ms，CMP 组 T2 值 39.77±2.64 ms($t=-11.38$，$P<0.001$)，差异有统计学意义。早期 CMP 时 T2 值升高，对早期诊断和检测有临床意义。

(3) 修复软骨影像：由于透明软骨本身无血供，因此其无法自发修复。创伤剪切力所造成的单发、基底良好的缺损和软骨下骨质坏死导致的继发性软骨剥脱均适合进行软骨修复治疗。治疗手段目前包括单纯修整、软骨成形术、微骨折治疗、自体骨软骨移植、软骨细胞移植和组织工程重建等。

最常用的软骨修复技术是微骨折术(microfracture，MFX)，其采用在软骨下骨板上钻孔形成微小腔洞而促使骨髓组织释放多能干细胞，并进而形成修复性纤维软骨组织以覆盖透明软骨缺损。其效果好坏主要与缺损 MR 等级、体重指数和术前症状持续时间有关。T2 mapping 技术可用于评价软骨修复情况。T2 mapping 上显示为微骨折区域 T2 弛豫时间延长，反映了纤维软骨的修复和有机质的丢失。

骨软骨移植(osteochondral graft transplantation，OAT)不仅是指骨软骨自体移植，而且也包括骨软骨同种异体移植和组织碎片移植。修复软骨 MR 成像能对软骨下骨板修复程度进行外形评价，同时也能对关节表面进行评估。T2 mapping 能有助于评价胶原排列方向和周围软骨对修复的反应。与微骨折评价不同，自体软骨移植的 T2 弛豫时间表现更接近于关节周围其他部分组织表现。猪模型的 T2 mapping 研究显示，89%的病例显示骨小梁连续，但组织学检查发现移植软骨与自体软骨之间存在间隙，这提示本体-宿主软骨界面间不连续。

自体软骨细胞移植(autologous chondrocyte implantation，ACI)采用组织培养自体软骨细胞进行关节软骨重塑，术后可以观察到区域 T2 值的升高，但与对照组相比 T2 值的升高并不显著。这与用 T2 mapping 定量评价 MFX 所得到的结果有所区别，可能与胶原或水的组织排列有关。但 T2 mapping 技术仍能给我们提供有关修复软骨结构的信息。现在 MR 已非常适合于进行软骨修复的无创伤评估。其不仅能显示关节的三维外形，而且具有良好的组织分辨率。MR 所得到的信息比临床评估更为客观公正。Brown 等也已提出了软骨移植的 MR 评估体系。

T2 值的变化能反映软骨退变早期水的活动性和大分子成分的变化，是组织中水和胶原成分的一个功能指标，测量 T2 值空间分布可以揭示水异常区和胶原纤维方向的改变，能提供客观、定量的指标去监测疾病进展并指导治疗。随着临床上对早期 OA 的诊断技术、软骨损伤修复过程的评价，以及长期随访的需要，T2 mapping 技术在临床上应用将更加广泛。

(二) $T1_\rho$ 成像

1. $T1_\rho$ 成像的基本原理及影响因素　$T1_\rho$ 成像是一种用来评估自由水中氢原子和大分子之间低频流动的技术。在自旋回波序列的基础上，用大量高频脉冲锁住横断平面磁场，而伴随高频脉冲来驱动纵轴恢复。获得的几个值可以解决衰减功能的坡度以及创建灰度或色度图。$T1_\rho$ 成像过程类似于 T2 除了在磁化恢复到横断面后加一个射频脉冲(radio frequency，RF)。应用 RF 场强后磁化变得有序或自旋锁定。信号衰减是 $T1_\rho$ 时间常量的指数，从多层面图像中改变自旋锁定脉冲的持续时间计算出来，并可对软骨感兴趣区域进行定量分析。液体的 T1、T2 和 $T1_\rho$ 值可能相近，但是组织的这些值明显不同($T2<T1_\rho<T1$)。由于对 RF 产生的磁场(B_1)的依赖性，$T1_\rho$ 的测量值以 kHz 幅度对分子的波动进行探测，而 T2 对静态磁场(B_0)有依赖性，以 MHz 幅度进行探测。

影响 $T1_\rho$ 的主要因素是胶原纤维的位置、胶原蛋白的密度、蛋白多糖，可能还有其他的大分子。此外有文献报道 $T1_\rho$ 可能是生物组织内多个因素相互影响的结果。根据组织的类型不同，可能不止一种因素影响 $T1_\rho$，影响 $T1_\rho$ 的机制可能还有弥散效应、双极弛豫、化学交换效应和标量弛豫等。

2. $T1_\rho$ 成像技术在软骨成像中的基础研究　为了证实 $T1_\rho$ 可以定量测量软骨内 PG 含量变化，有文献报道对酶降解退变的软骨、激素诱导退变的软骨、骨关节炎软骨标本进行了 $T1_\rho$ 成像研究。

Duvvuri 等对正常和酶诱导退变的牛关节软骨进行 $T1_\rho$ MR 成像，结果显示酶诱导退变的牛软骨的 $T1_\rho$ 值比正常牛软骨高了 33%，并且 $T1_\rho$ 成像技术显示了在常规 T1 和 T2 成像序列中不能显示的结构。研究结果表明 $T1_\rho$ 值对蛋白多糖含量具有选择性和敏感性。证明了 $T1_\rho$ 鉴别与早期软骨退变相关骨关节炎的能力。Wheaton 等用 30 ng/ml 的白细胞介素-1β 培养离体的牛软骨以模仿早期 OA 的软骨退变。在 4.7 T 研究设备获得的 $T1_\rho$ 图来计算 $T1_\rho$ 的平均弛豫率。生化实验测量蛋白多糖、胶原纤维及水含量。结果显示 $T1_\rho$ 平均弛豫率与蛋白多糖含量有极强的相关性，$T1_\rho$ MRI 可以显示蛋白多糖含量的变化。Wheaton 等在聚合酶反应细胞激素诱导关节软骨退变的活猪模型上进行 $T1_\rho$ MRI。结果显示生理盐水处理过的髌骨和 IL-1β 处理的髌骨软骨的 $T1_\rho$ 平均值分别为(54±5)ms 和(74±8)ms；平均弛豫率($R1_\rho$)分别为(18.5±1.0) s^{-1}和(13.8±0.9) s^{-1}。IL-1β 处理的髌骨软骨比生理盐水处理髌骨软骨的 $R1_\rho$ 值平均低(25±4)%。以上结果表示 $R1_\rho$ 能追踪体内蛋白多糖的含量。

Addrew 等对酶降解的牛的软骨样本和患 OA 患者的样本在 4 T 场强下进行 $T1_\rho$ 加权成像和钠 MRI。对样本进行组织染色定量 PG 的含量的丢失。标准化的 $T1_\rho$ 率与固定电荷密度 (fixed charge density, FCD)高度相关 $R^2>0.75$，$P<0.001$。两种样本中 $T1_\rho$ 率和 FCD 的密切关系表明 $T1_\rho$ 的变化主要是 PG 含量的变化，并且 $T1_\rho$ 值随着 PG 的减少而降低。

3. $T1_\rho$ 技术的临床应用研究进展

(1) 早期 OA 的研究：早期 OA 患者的评估和治疗主要依靠对软骨病变的精确评估。探测形态学变化之前的早期软骨退变可以精确地观察 OA 和损伤进展的过程，并可对早期 OA 患者治疗的成功率进行评估。

Regatte 等对 8 例 OA 患者膝关节置换术后的软骨样本进行 T2 和 $T1_\rho$ MR 成像。各级 OA 的软骨样本 $T1_\rho$ 随软骨退变的程度而变化，范围为(62±5)～(100±8)ms。但同一软骨样本的 T2 变化范围仅为(32±2)～(45±4)ms。与正常软骨样本相比较，各级 OA 样本的 T2 和 $T1_\rho$ 值分别增加了 5%～50%和 30%～120%。与 T2 相比，$T1_\rho$ 在探测 OA 早期病变时表现出较高的动态范围，这种较高的动态范围在测量甚至很小范围内大分子变化时具有较高的准确性。$T1_\rho$ 可能有助于评估早期 OA 治疗。

Li 等在 3 T 场强下对 10 位正常人和 9 位 OA 患者进行 MR 成像，研究了正常人和 OA 患者的 $T1_\rho$ 和 T2 值。OA 患者的 $T1_\rho$ 平均值比正常人的平均值增加了 19.1%，但 T2 平均值只增加了 9.6%。研究者指出了 $T1_\rho$ 和 T2 的平均值都增加了，但正常人和 OA 患者之间的 $T1_\rho$ 平均值的差别明显，而 T2 平均值差别不明显，表明 $T1_\rho$ 在软骨早期退变变化中可能较敏感。Li 等对 13 例无症状的体力活动患者、7 例无症状久坐患者和 17 例轻度关节炎患者在 3.0 T 场强下进行膝关节 MRI。测出 $T1_\rho$ 和 T2 值，软骨容积和厚度，以及全器官磁共振成像评分(Whole-Organ Magnetic Resonance Imaging Score，WORMS)分数。早期 OA 患者的 $T1_\rho$ 明显高于正常对照的($P<0.05$)。在区别 OA 患者与正常人时，$T1_\rho$ 值优于 T2 值，但 $T1_\rho$ 值有年龄依赖性。

为比较 $T1_\rho$ 和 T2 mapping 技术的能力与限度，Stahl 等对 16 例正常人(平均年龄为 41.3 岁)和 10 例 OA 患者(平均年龄为 55.9 岁)进行了 3.0 T MR 成像。结果显示，OA 组 $T1_\rho$ 平均值[(52.04±2.97)ms]显著高于正常对照组[(45.53±3.28)ms，$P=0.0002$]，T2 值[(39.63±2.69 ms)]也明显高于正常对照组[(34.74±2.48)ms，$P=0.001$]。但 $T1_\rho$ 平均值比 T2 值有更高的效应值(3.7 比 3.0)，故认为其在显示早期软骨退变时 $T1_\rho$ 比 T2 更为敏感。

研究者对 18 例正常膝关节、16 例轻度膝关节炎患者，16 例中度膝关节炎患者进行 3.0 T MRI，得到膝关节炎软骨水激发三维 T1 加权梯度回波成像、$T1_\rho$ 成像、T2 横断面和冠状面影像。结果显示健康组与影像诊断膝关节炎患者组的最大区别在于 $T1_\rho$ 值不同。髌软骨 $T1_\rho$ 值具有良好的可重复性。

(2) 关节内软骨邻近组织损伤引起的软骨病变的研究

1) 半月板病变：半月板的组织结构接近于透明软骨，主要有水、胶原纤维和蛋白多糖等组成。Krishnan 等用 dGEMRIC 来检测半月板，结果发现半月板的表现与 OA 患者的关节软骨表现具有相关性。Rauscher 等对 60 例正常人、27 例轻度关节炎患者、10 例重度关节炎患者进行 3 T MRI 并测量半月板的 $T1_\rho$ 值和 T2 值。结果显示，正常人、轻度 OA 患者和重度 OA 患者的 $T1_\rho$ 的平均值分别为(14.7±5.5)ms、(16.1±6.6)ms 和(19.3±7.6)ms。

正常人，轻度OA和重度OA的T2的平均值分别为(11.4±3.9)ms、(13.5±4.7)ms和(16.6±8.2)ms。半月板的$T1_\rho$值和T2值与OA的临床表现相关，可以用来鉴别正常人和轻度或重度的OA患者。Bolbos等应用$T1_\rho$成像技术对15例正常对照者和16例前交叉韧带(ACL)损伤患者半月板和软骨进行定量评估。结果显示，半月板的$T1_\rho$值显示出很好的可重复性(变异系数<5%)。与正常对照者相比，患者的外侧半月板的$T1_\rho$值明显升高($P<0.01$)。患者胫骨外侧后角区域软骨的$T1_\rho$值明显升高($P=0.002$)。外侧半月板后角的$T1_\rho$值与胫骨外侧软骨区域的$T1_\rho$有明显相关性(R2=0.47，$P=0.007$)。证实了半月板和软骨生化改变之间有很强的损伤相关性。$T1_\rho$成像技术可以作为定量评估ACL损伤患者的半月板和软骨基质改变的工具。

2）前交叉韧带损伤：ACL损伤是膝关节韧带撕裂中最常见的一种韧带损伤。往往前交叉韧带撕裂与膝关节内的其他结构如半月板、关节软骨和软骨下骨等的损害有关。近来长期的研究发现，虽然进行了ACL重建手术，10～15年后50%～70% ACL损伤患者有骨关节炎的影像学表现。Li等对12例急性ACL损伤患者(外伤后手术前)和10例正常对照者进行3.0 T MRI与重建ACL 1年后检查。与正常对照相比，ACL损伤关节后外侧胫骨软骨基线扫描的$T1_\rho$值显著增高，1年后随访未完全恢复。1年随访时，ACL损伤关节的内侧承重股骨-胫骨软骨的$T1_\rho$值显著高于对照膝关节。ACL损伤关节与对照关节的T2值未见显著性差异。内侧半月板后角损伤的患者，基线与随访扫描相邻近软骨的$T1_\rho$值与T2值增高，高于无内侧半月板损伤的患者。$T1_\rho$与T2定量MRI能够检测到ACL重建膝关节早至ACL重建后1年时软骨基质的改变。

3）骨髓水肿样病变：骨髓水肿样病变在膝关节炎患者中很常见，有研究表明骨髓水肿样病变代表着一类非特异性组织学上的病变，包括骨髓坏死、骨髓纤维化、骨小梁病变以及膝关节炎中的骨质水肿。Bolbos等对15例正常人的膝关节和16例ACL撕裂有骨髓水肿样病变的患者在3 T场强下进行$T1_\rho$ MRI。结果显示，患者和正常人的非负重区域的$T1_\rho$值明显高于负重区域的，覆盖在骨髓水肿样病变上的软骨的$T1_\rho$值明显高于胫骨外侧周围软骨的$T1_\rho$值，但是与股骨外侧髁的$T1_\rho$值没有明显差异。因此，$T1_\rho$成像技术能定量评估ACL损伤患者覆盖在骨髓水肿样病变上的软骨基质，而在ACL损伤早期即出现内侧胫骨软骨病变。定量MRI能对膝关节韧带和退变病变的治疗和手术治疗进行评估。

Zhao等对24例OA患者和14例正常对照者进行MR成像，以测量$T1_\rho$值来评估骨髓水肿样病变(bone marrow edema-like lesions, BMELs)与OA软骨的关系。结果显示，BMELs患者的$T1_\rho$值明显高于没有BMELs的$T1_\rho$值。平扫和随访覆盖在BMELs表面的软骨(cartilage overlying BMELs，OC)的$T1_\rho$值和WORMS(Whole-Organ MRI Score)软骨分级明显高于BMELs周围的软骨(surrounding cartilage，SC)。OC的$T1_\rho$值增加明显高于SC的。OC $T1_\rho$值的增加与平扫和随访时BMELs的信号强度有关，而与BMELs的容积没有关系。本研究结果表明BMELs与严重且发展快速的软骨退变之间具有空间相关性，因此BMELs可能对OA的病因学研究起重大作用。研究也证实MRI $T1_\rho$成像技术对于这些指标的相关性评估非常重要。

4）软骨术后早期监测：目前关节软骨缺损的临床治疗手段包括微骨折术、自体骨软骨移植术、异体骨软骨移植术、自体软骨细胞移植术等，这些方法通常能有效地缓解临床症状，已经被众多研究者接受，但仍然存在一些亟待解决的问题，尤其是能够早期对术后软骨状况进行评估。关节镜有创且有一定风险，并不适合常规随访。X线和CT检查仅间接显示软骨表面形态，而MR技术可以用来评估软骨的生化状态。

Holtzman等对18例微骨折术后患者和8例软骨移植重修后有症状的软骨缺损患者分别在术后3～6个月和1年进行了定量$T1_\rho$和T2 MRI，测量退变组织(regenerated tissue, RT)和正常软骨(normal cartilage，NC)的$T1_\rho$和T2值。RT和NC之间明显的差别是微骨折3～6个月后的$T1_\rho$和T2值以及软骨移植重修3～6个月和1年后$T1_\rho$值。$T1_\rho$和T2 MRI是一种可量化并无创地显示微骨折和软骨移植重修术后软骨退变的可重复方法。

$T1_\rho$ MR成像技术可以显示软骨早期病变的基质变化，在软骨病变的早期阶段，软骨的损害仍然是可逆的并且是可治疗的。但$T1_\rho$成像技术的有效性、可重复性、可行性以及早期软骨病变症状的评估仍需进一步的研究。

二、人工关节置换术后评估进展

近年来，人工关节置换发展迅猛，手术人群愈趋于年轻化和高龄化，虽然手术成功率较高，但还存在一些潜在并发症，最终导致人工关节失败。常见的术后并发症包括滑膜炎、骨溶解、感染、松动、磨损、骨折、无菌性炎症性改变等，临床体格检查或实验室检查诊断较为困难，通常需要借助影像学检查技术进行评估，如 X 线、CT、MRI 等。X 线成像可显示人工关节对线情况，评估假体松动、移位等；CT 可显示骨质细微结构，对骨溶解等骨性病变评估佳；MRI 可早期发现假体周围软组织病变，如磨损诱导的滑膜炎（wear-induced synovitis）、无菌性炎症性病变等并发症。超声可评估浅表软组织病变并引导穿刺治疗。核医学显像可对感染行诊断性成像。关节造影诊断关节出血特异性高。本文就人工关节置换、术后常见并发症及其影像学评估予以综述。

1. 人工关节置换的常见术后并发症　人工关节置换尽管成功率高，但还存在潜在并发症，并最终导致人工关节失败，因此有必要对其术后并发症进行深入了解。不同关节置换术后的常见并发症略有不同，基本上都可分为软组织并发症、骨性并发症等，常见如滑膜炎、骨溶解、感染、假体松动、移位、骨折、异位骨化、关节积血、无菌性炎症性病变、肌腱病变等。

（1）磨损诱导的滑膜炎（wear-induced synovitis）：大多数关节置换失败的原因，都归于磨损诱导的滑膜炎。Hayter 等报道，77.4%的髋关节表面置换和 86.2%的 THA 中检测到滑膜炎。Cooper 等对 31 名行常规非骨水泥 THA 患者（33 髋）MRI 检查，结果 33 例髋中有 13 例出现反应性滑膜炎（39%）。

（2）假体周围骨溶解（osteolysis）：在日常使用中，人工关节不断产生磨损碎屑，过量磨屑引起异物反应和慢性炎症反应，在人工关节周围形成复杂环境，最终支配骨溶解发展。Kim 等对 488 名、894 例表面固定膝关节置换（fixed-bearing TKAs）患者和 445 名、816 例表面可动膝关节置换（mobile-bearing TKAs）患者进行了随访，结果表明，骨溶解发生率在表面固定组为 1.6%（14/894），在表面可动组为 2.2%（18/816）。Cooper 等对 33 例 THA 患者的随访结果表明，骨溶解发生率为 3%。

（3）感染（infection）：人工关节置换术后感染相对少见，White 等的研究表明，其在 THA 的发病率不到 1%。但是由于人工关节置换术后，感染病原耐药菌株增加，感染诊断具有不确定性，感染复发及感染继发大量骨溶解等，给术后深部感染的诊治带来诸多困难。人工关节置换术后发生深部感染很难治愈，常需摘除假体、融合关节或再次植入新的假体。

（4）假体松动（loosening）：假体松动是人工关节翻修手术的最常见原因。引起松动的原因包括骨溶解、假体周围纤维膜形成，以及非骨水泥假体与骨融合欠佳等。White 等对 11 例人工髋关节置换术后出现异常的患者进行评估，发现其中有 2 例出现假体松动，发生率约为 1.8%。

（5）异位骨化（heterotopic ossification，HO）：异位骨化是一种病理性的骨形成，其特点为在关节周围软组织中，出现成熟板层骨和骨髓。HO 是 THA 术后常见的并发症。Plodkowski 等对 181 例非骨水泥 THA 患者进行随访，结果显示 HO 的发生率为 28.7%。Pavlou 等对 893 例 THA 患者进行随访，显示 HO 的总体发生率为 24%。

（6）无菌性淋巴细胞血管炎相关病变（aseptic lymphocytic vasculitis associated lesion ALVAL）：ALVAL 也称局部组织不良反应（adverse local tissue reaction ALTR），是金属-金属（MOM）髋关节置换相对独立的并发症，为假体周围组织的无菌性炎症性病变，也被描述为肿块、囊肿、黏液囊、积液等，许多文章中称之为假瘤。组织学上，ALVAL 的病变特点为淋巴细胞浸润和软组织坏死。Natu 等对 123 名 MOM 髋关节置换患者进行评估，发现 85.5%的患者出现 ALVAL 表现。

（7）假体周围骨折（fracture）：White 等报道，人工关节周围骨折的发生率约为 0.9%。

（8）关节出血（hemarthrosis）：复发性关节出血是人工关节置换的潜在并发症，较为少见。据报道，置换术后关节出血，最常由关节假体撞击增生滑膜所致。反复出血可引起关节功能丧失，故需及时诊断治疗。

（9）肌腱病变（Tendinopathy）：人工关节周围肌腱退变和撕裂，是关节置换患者疼痛的常见原因，可导致无力、步态失常及肢体本体感觉改变等。髌腱、鹅足腱或股二头肌腱等的肌腱炎，是 TKA 术后常见的并发症。髋关节置换后，有时由于过度前倾、髋臼杯尺寸过大，或使用固定螺丝，导致髋臼假体撞击肌腱，可发生髂腰肌肌腱炎。

2. 人工关节置换的影像学评估　人工关节置换常用影像学评估手段包括 X 线、CT、MRI，其他检查包括超声、核医学显像及关节造影等。

（1）X 线成像：X 线成像用于人工关节置换术后常规和随访检查。其成像视野大，可显示假体与关节结构的相对位置，评估假体松动、移位、假体或假体周围骨折、感染、异位骨化形成以及软组织钙化等。Weiland 等报道，在 THA 中，X 线片诊断骨溶解病变的敏感性为 52%，特异性为 96%。Solomon 等报道，在 TKA 中，X 线正位片诊断骨溶解的敏感性为 48%，正、侧位片诊断的敏感性为 66%。

Miller 等报道，在 X 线片上，骨溶解表现为假体周围的不规则骨透亮区；假体松动表现为假体周围出现>2 cm 的透亮线、假体断裂或移位；非隐匿性骨折可检测到骨折线；感染表现为假体周围的不规则透亮影，伴明显骨质破坏。对于髋关节置换而言，髋臼杯外展角>60°提示假体移位；早期异位骨化皆位于髋关节外侧，以后在内侧也逐渐出现，形态各异，以条片状为多。

(2) CT：CT 可清晰显示细微骨性结构，诊断骨性并发症的敏感性和特异性较 X 线片高。除显示骨溶解、异位骨化、松动等，CT 还可精确评估骨溶解范围，显示假体周围的实性或囊性肿块。在 CT 上，典型的骨溶解表现为多分叶低密度灶，可以呈膨胀性表现，偶尔可以看到骨膜反应等与骨皮质异常相关的表现。CT 能明确描述假体周围低密度灶，通过比较囊壁密度变化，对术后骨溶解和先前存在的骨关节炎假囊肿进行鉴别诊断。对髋关节置换而言，由于髋臼杯被大块金属头所遮挡，故在横断位 CT 或 X 线片上，假体对线显示不佳，而 CT 三维重建可以较好显示其对线关系。

不过，在评估人工关节置换评估方面，CT 受金属假体射束硬化伪影限制。CT 重建算法，如迭代重建和插入投影等，可减低图像伪影。通过简单调整 CT 扫描序列，使球管输出[增加毫安秒(mAs)和千伏峰值(kVp)]增加，也可以减低射束硬化伪影(beam-hardening artifact)。低螺距和窄准直(narrow collimation)，以及标准或光滑滤过，可以进一步减少射束硬化伪影。

(3) MRI：多数人工关节置换失败都是由磨损诱导的滑膜炎引起的，因而对软组织特别是滑膜病变的评估很重要。MRI 可以多层扫描，无电离辐射，且软组织对比度优越，故非常适合于评估滑膜反应。人工关节置换 MR 图像同样受金属伪影影响。研究表明，低场强、高带宽、大矩阵、薄层的优化 STIR 序列，以及最近发展起来的多采集可变共振组合成像(multi-acquisition with variable resonance image combination MAVRIC)和层编码金属伪影修正(slice-encoding metal artifact correction SEMAC)技术，可显著减少人工关节周围的金属伪影。优化 MRI 可以精确评估软组织并发症及其他并发症。

(4) 软组织并发症的 MRI 表现

1) 磨损诱导的滑膜炎：优化 MRI 可以显示积液、评估滑膜不良反应，诊断磨损诱导的滑膜炎，并可精确量化滑囊内滑膜炎。Cooper 等报道，滑膜炎在 MRI 上呈中到低信号，伴关节囊膨胀，在非增强图像上表现为滑膜增厚，在增强图像上表现为滑膜囊局部过度强化。此外，偏心或广泛滑膜扩张可由 MRI 检测到。滑膜扩张压迫神经血管，引起股神经或坐骨神经压迫症状，这些症状常被误认为是由脊髓病变引起。

2) ALVAL：ALVAL 在 X 线片上无法检出，在 MRI 上表现为假体周围的囊性或实性肿块。据 Yanny 等的报道，ALVAL 的典型 MRI 表现，包括假体周围积液、软组织肿胀、臀肌腱撕裂、骨质流失、骨膜剥脱、神经血管受累及假体周围骨折等。Hayter 等认为，广泛滑膜炎、囊外病变和肌肉内水肿，是 ALVAL 的指征，其常见 MRI 表现包括假包膜扩张，在病灶的“椒样”(pepper-like)中等信号中，可见有液体的均匀高信号穿插其中。ALVAL 在 T2WI 上可表现为低或高信号。

3) 感染：感染在 X 线片上通常不具特异性，在 MRI 上表现为不规则、周边强化的积液信号，T1WI 上为低信号，T2WI 上为高信号，且该高或低信号与人工关节相通。尽管并非所有感染都会导致关节周围脓肿或积液，但在确诊为感染的病例中，MRI 上周边增强并与人工关节相通的积液信号，与感染和关节邻近脓肿的形成相一致。MRI 上出现软组织聚集、引流窦或骨髓炎，进一步支持了感染这一诊断。Plodkowski 等研究表明，TKA 后，MR 图像上的片状高张滑膜炎表现，提示感染的敏感性和特异性高。

4) 肌腱炎：肌腱炎在 MRI 上表现为正常低信号肌腱上出现增高信号，并可伴有部分或全层撕裂。

(5) 其他并发症的 MRI 表现

1) 骨溶解：骨溶解在 MRI T1WI 上为低信号，在 T2WI 上为中等到高信号，通常为膨胀性表现。骨溶解处的骨髓区域为中等信号，伴或不伴外周低信号带。在 PD 序列上，它与骨髓脂肪的高信号形成对比；在 STIR 序列上，则与脂肪抑制的骨髓低信号形成对比。Weiland 等通过尸体模型实验，研究 MRI 评估骨溶解的能力，发现 MRI 检测骨溶解的敏感性为 95%，特异性为 98%，准确性为 96%。

2) 松动：假体松动在 MRI 上的典型表现，为在脂肪抑制序列上,金属-骨或水泥-骨交界处出现环形增强信号。环纤维膜形成或骨溶解也预示着松动可能。在 White 等的研究中,两例假体松动患者的 MR 图像上,均可观察到平行于股骨柄的低强度积液信号,股骨干周围积液为低 T1 信号、高 T2 信号。

3) 骨折:MRI 检测骨折的敏感性和特异性较高,X 线片无法检测的非移位性假体周围骨折,或隐匿性骶骨或耻骨支不完全骨折,都可在 MRI 上检查出来。骨折的典型 MRI 表现为骨折处的高信号线性灶点,伴邻近软组织水肿或骨膜反应。

4) 关节出血:在 MRI 上,关节出血表现为滑膜增厚,关节内出现积血的混合信号,但周围软组织不出现高信号,这点与感染不同。

5) 其他检查:超声在检测假体周围软组织肿块上,基本不受金属伪影影响,可动态成像,价格低廉且成像较快,被证实可以有效评估关节假体周围的积液,并可引导皮下穿刺。不过,超声较为依赖操作者,且无法准确显示深部病变。TKA 术后疼痛证实为肌腱炎后,可在超声引导下,将药物注入腱鞘内进行治疗。核医学显像可诊断性评估感染,关节造影可诊断关节出血。

影像学检查技术在人工关节置换的评估中起着重要作用,X 线片适用于术后无症状患者的常规随访,CT 和 MRI 可对术后疼痛或出现其他症状的患者进一步检查,评估软组织病变及其他早期骨性病变。随着减金属伪影手段的不断发展,两者尤其是 MRI 特别适合于人工关节置换的评估。超声和核医学显像也有其独特价值。结合临床体格检查和相关实验室检查,影像学评估可以更好诊断人工关节置换术后并发症,指导骨科医师进行相应的干预治疗,从而提高人工假体生存率,改善患者生活质量。

三、同步辐射成像技术在骨关节成像中的研究与应用

1. 同步辐射成像技术原理及其优势　同步辐射是以接近光速的带电粒子在改变运动方向时沿切线方向辐射出的电磁波。具有以下几点优势:第一,同步 X 射线的亮度比传统 X 射线高 5～6 个数量级,而应用了“扭摆器”等高级插入件后的第三代光源的亮度更是高达 12 个数量级以上;第二,同步辐射可产生从远红外线到 X 线的连续光谱,横跨 4～5 个数量级,并且可用单色器(monochromatic)选择任意所需波段,调出适当波长的光进行生物样本分析。由于单色光在穿透人体组织时没有能谱的改变,只有强度的改变,因此可以消除医学成像中常常遇到的光束硬化问题;第三,同步射线高度相干,其产生的衍射和干涉现象可用来显像;第四,同步加速器发出的射线几乎是平行光,故具有高准直性;第五,同步辐射还具有时间结构的脉冲性,可以应用于有关时间分辨率的技术中;第六,同步辐射图像的空间分辨率高,可进行微米级成像。如果采用同步辐射 X 线衍射成像,则可进行蛋白质结构等纳米级成像。

基于以上几点优势,目前同步辐射成像技术已经成为基础科学、物质科学及生命科学等众多领域中强有力的研究手段。

2. 相位对比成像技术原理及其在软骨成像中的基础研究　相位对比成像(phase contrast imaging, PCI)是一种新型的 X 线成像技术,在一些生物学的组织中提供较高的成像对比度。与吸收对比成像不同的是,PCI 利用的是 X 线在穿过物体时不仅可以被吸收而且可以被折射的性质。这两种性质可以用复数折射率来描述,即 $n=1-\delta-i\beta$。其中代表折射的 δ 与相位有关,而 β 与吸收有关。因为对于硬 X 线而言,δ 至少比 β 大两个数量级,所以在医学诊断所需的能量范围和软组织成像方面,相位对比效应比吸收对比效应要强 1 000 倍以上,这样就有可能在不用对比剂的情况下清晰地显示软组织的结构特征。由于 PCI 具有很高的空间分辨率,可以在软骨组织发生不可逆损伤前即被检测到,因此有利于 OA 的早期诊断。

(1) ABI 成像技术(analyzer-based imaging, ABI):ABI 是最常用的同步辐射相位对比成像技术。ABI 成像原理:单色 X 射线穿过物体后投射到晶体分析仪上,产生 X 线衍射,从而增强了成像的对比度。晶体分析仪是穿过物体的 X 线的角滤波器,因为只有穿过狭窄角度窗的 X 射线才能被衍射到接收器上。ABI 成像技术的灵敏度与单色晶体分析仪配对系统的摇摆曲线(RC)有关,在 X 线能量、晶体位置、衍射级别和样本位置确定的情况下,所得到的图像对比度有赖于晶体与单色光之间所成的角度。当处于 RC 曲线的最高点时,晶体分析仪的折射面与单色光平行,经分析仪衍射出的射线没有发生折射。当处于 RC 曲线的斜面上时,晶体分析仪的折射面与单色光成一定的角度,经分析仪衍射出的射线发生折射,产生 X 线偏转,由此可以对组织对比度的强度进行调整。ABI 的高分辨率来源于 X 线的固有性能:第一,通过阻止 X 线散射

来获得更高的对比度。这一效应是源于 ABI 晶体分析仪具有角度敏感性。第二，晶体分析仪可以检测出发生折射的 X 线，因此，可以清晰地显示出具有不同折射指数的组织间的界线。

Coan 等用 ABI－CT 对离体人膝关节的正常软骨和 OA 软骨进行定量检测，结果显示，ABI 在很大程度上提高了对软骨组织结构检测的精确度，特别是对软骨细胞结构特征的观测，可见软骨细胞散布在胶原纤维网中，并且可见其相对于软骨表面的方向常因软骨组织学分层的不同而异。位于切线层的软骨细胞与软骨表面平行，且往往以单细胞形式存在；位于移行层的软骨细胞常成对出现，并在软骨内随机排列；位于辐射层的软骨细胞常成簇出现，并垂直于软骨表面。然而，与正常软骨结构比较，OA 软骨厚度减小，细胞分布和排列出现显著变化，表层、过渡层和辐射层的切线高度均降低，软骨表面损伤检出率显著提高。并且在 OA 样本中，可见表层软骨损伤、侵蚀和小的裂缝。这项研究发现，在无进行性软骨侵蚀的样本中，其软骨厚度同样有所减少。这可能是由于这项研究是以细胞形态来对软骨进行区域划分的，以细胞形态变化为标准划分出的区域厚度不同于以胶原纤维排列方向为标准所划分出的区域厚度。Coan 等还采用 ABI 对豚鼠进行活体髋、膝关节 OA 软骨的观测，结果显示，虽然膝关节软骨被不同的组织覆盖，但仍可以显示出一些 OA 早期阶段的软骨信号改变。虽然在软骨病变早期大多数位于骨端的软骨/骨的赘生物和半月板钙化灶均很小，但也能很好地显示出来。骨赘发展的特征是软骨内骨形成。这就意味着早期所能观测到的钙化是不完全的，形成类似生长板软骨的肥厚性软骨。因此，早期骨赘在传统 X 线成像中不可见，但可通过 ABI 检测出来，并且可以观测到其完整的组织结构。在成像过程中，为了获得更多、更精确的图像信息，则必须将膝软骨正对着光线，并且胫骨头必须与光线平行。否则，图像质量会不可避免地受到影响，这种光源的不可移动性，势必对其临床应用产生限制。此外，活体 ABI 成像技术还存在另一个关键性的问题，即在成像时动物的主观运动和生理性运动（心脏跳动，呼吸，肌痉挛等）都会影响图像质量，因此这就需要进一步改进技术来缩短暴露时间，减少运动所带来的影响。ABI 的其他应用还包括对活体进行金属植入物的随访，可以更精确地显示植入部位骨组织的重建情况。由于 MRI 对病理性钙化不敏感，而病理学检查不能同时显示出软组织和骨的病理改变。因此 Li 等采用 ABI 对离体人膝关节软骨病理性钙化进行研究，结果显示，ABI 可以清楚地显示软骨的病理性钙化灶，并且可以同时显示软组织和骨组织结构特征，这对于钙化的精确诊断也具有重要的意义。

（2）相位对比显微 CT 成像技术（synchrotron radiation-based micro-computed tomography，SR－μCT）：成像设备包括配有样品架的、可旋转且垂直于光线的高精度样品台，闪烁计数器和配有电荷耦合装置（CCD 探测器）。样品平移和旋转的机械稳定性、闪烁器的质量成角探测器数量是获得具有微米分辨率的断层图像的关键。完整的扫描包含一组样品在不同旋转角度所记录到的投影，即 μCT 利用从多种视角获得的 X 线衰减数据来重构样品的三维图像，此图像反映了样品密度的空间分布。然而，此项技术不但可以获得投影图像的三维重建，而且可以进行定量分析。

Zehbe 等采用 SR－μCT 对牛关节软骨细胞密度进行定量分析测定。结果显示，当软骨细胞体积最大（1 500 μm^3）时，软骨中的细胞密度为 43 135 个/mm^3。这一结果与共聚焦激光扫面显微术中所得到的结果相符（软骨中细胞密度为 30 000～110 000 个/mm^3）。Zehbe 等通过改变样本与检测器的距离发现当两者之间距离为 7.5 cm 时边界增强的效果最好，成像也最清晰。高于或低于此值，均会导致成像的清晰度下降。

Ruan 等采用交叉韧带切断（CLT）的小鼠模型来模拟临床骨关节炎病变。分别通过二维成像和三维重建方式观察 OA 的组织病理特征，可直接观察到软骨退变和骨组织重建。同时三维体积和表面积的定量测定显示，在 CLT 组中，大多数膝关节的半月板会出现组织形态、细胞结构和密度的改变。对 OA 软骨体积及其表面积进行的定量分析显示，在交叉韧带切断术后第 1 个月内软骨变薄，但软骨下骨覆盖没有缺失。手术 2 个月后才可见到股骨关节软骨体积显著降低，并且软骨下骨表面积显著减少。手术 3 个月后，所有小鼠的所有髁软骨均出现显著缺失，并且骨暴露面积显著增加。虽然组织学检测也可以进行细胞形态学分析，但 SR－μCT 具有更高的精确度、更高的输出率和更低的变异性，并且可以进行定量测定。

（3）衍射增强 X 线相位对比成像技术（diffraction enhanced imaging，DEI）：X 线首先经过一个双晶体单色器，在穿过被测样品后，再经过一个晶体硅分析仪发生折射而成像。DEI 不仅在组织密度不同时可以检测到软骨组织边界，而且在组织密度相同或相似时也同样可以清楚地观测到软骨组织的边界和半月板的形状特征，此即X线衍射的边界增强效应。虽然各种成像方式(消光、散射、折射)均可以准确地显示软骨组织的状态，但是每一种成像方式的对比度都稍有不同。从主观视觉效果来看，折射成像对软骨和骨的成像效果最好。而DEI是通过X线的散射和折射来对物体成像的。

Li等利用DEI成像技术对人膝关节软骨退变进行检测。结果显示，根据全器官磁共振成像分数(WORMS)，DEI所能显示的内侧胫股骨关节面的分级情况较外侧表现出更高的精确度。DEI的一个重要的成像优势在于对股骨髁之间的相互覆盖或是股骨髁被半月板所覆盖，均可以清楚地显示出软组织各自的边界，但当被骨组织所覆盖时，则有时能清楚地显示出软组织的边界，而有时却不能清楚的显示。对于这种不确定的现象仍没有很好的解释，有学者推测可能与骨密度或是关节大小有关。然而，关于组织覆盖的问题是值得进一步探讨解决的。

然而近年来越来越多的研究者致力于将同步辐射技术应用于临床。要使相位对比成像技术应用于临床，而非局限于同步辐射光源科研基站，则必须对X线光源、光学和检测器的参数等进行优化。目前，有研究者利用X线管来代替同步加速器进行成像研究。为相位对比成像技术的临床应用提供了新的思路。

Muehleman等用银和钨X线管代替同步加速器并利用DEI技术显示骨关节炎，可检测到与OA软骨病变各阶段组织病理学相同的软骨组织变化。结果表明，利用X线管-DEI技术所得到的成像效果与SR-DEI相似。由此可见DEI技术不依赖于极高流量的X线源，亦可以选用次优选的设备，然而这些设备可以更好地应用于临床。

(4) 光栅干涉成像技术(grating interferometry，GI)：在各种相位对比成像中，光栅干涉成像最近得到更大地关注，这是因为此项技术是利用传统的X线管进行成像的，然而这正是将相位衬度成像技术应用于临床的首要条件。此外，光栅干涉成像技术还可以提供继吸收衬度成像和相位衬度成像之后的第三个对比成像模式—暗视场对比。

GI成像原理：相位衬度成像(PC)成像设备包括X线源、像素检测器、位于前两者之间的光学设备(光栅)。光栅的结构类似于片状结晶，具有微米级的周期性。其制造需要先进的光刻工艺。三个光栅组合在一起成为光栅干涉仪。不同于传统的吸收成像技术，相位衬度成像(PC)和暗视场衬度成像(DC)对物体的方向敏感。X线的折射和散射可出现在图像平面的各个方向上，然而光栅干涉成像只对一个方向的射线敏感。例如，如果在水平面上有两个物体，通过这两个平面只获得了水平方向的折射光，若光栅干涉仪仅对垂直方向上的射线敏感，则这两个物体就不会得到显像。采用一个双向扫描的方法可以解决这一限制。未采用双向扫描方法时可以得到三幅图像：吸收相衬图像、PC和DC图像。采用双向扫描的方法后可以得到两幅图像，这两幅图像不同于前者中的PC和DC图像，它们是通过PC和DC图像在水平和垂直方向上所呈现的不同图像两两融合而成的。PC图像与DC图像/吸收衬度图像相融合时会出现具有不同对比度的图像。DC和吸收衬度图像对骨组织有很高的对比度，而PC图像主要反映的是软组织的特征。

Thüring等对吸收相衬图像，PC和DC图像进行统计学分析，结果显示，对于软组织成像，PC图像的质量优于吸收衬度图像和DC图像($P<0.017$)；对于软骨下骨和关节腔成像，吸收衬度图像和DC图像的质量要优于PC图像($P<0.001$)；对于关节腔成像，DC图像的质量要显著由于吸收衬度图像($P<0.017$)；对于其他结构，此三种成像方式的成像效果之间差异无统计学意义。因此，可以有针对性的观察软骨组织和骨组织变化，有利于更好的做出临床诊断。

目前研究已证实相位衬度成像技术可以在软骨病变早期检测出软骨组织结构变化，并可对其进行定量分析，进而在病变早期制定出有效的治疗方案，改善其愈后。但针对相位衬度成像技术成像时间长，光源不可移动，组织覆盖而影响软骨组织显影等问题，仍需进一步进行研究，使其得到更好的解决。然而，由于技术设备等限制，此项技术仍处于基础研究阶段尚未应用于临床。虽然已有研究提出了将其应用于临床的研究方案，但其可行性有待进一步证实。另外，目前相位衬度成像技术在软骨方面的研究大多集中在细胞和组织水平上，对正常和受损软骨进行组织病理学方面的观测，尚缺乏其他方面(如软骨基质、软骨组成成分、软骨分化等)的研究。基于同步辐射成像技术的高亮度、高分辨率等成像优势，不仅可将其应用于临床诊断，亦可以将其作为一种媒介对软骨发育分化等方面进行研究，从而获得更有效的防治手段。

参考文献

[1] Caetano-Lopes J, Canhao H, FonsecaJ E. Osteoblasts and bone formation[J]. Acta reumatologica portuguesa, 2007, 32: 103.

[2] Buckwalter J A, Cooper R R. Bone structure and function [J]. Instructional course lectures, 1987, 36: 27.

[3] Rios A M, Rosenberg Z S, Bencardino J T, et al. Bone marrow edema patterns in the ankle and hindfoot: distinguishing MRI features[J]. AJR, 2011, 197: W720.

[4] Damilakis J, Adams J E, Guglielmi G, et al. Link, Radiation exposure in X-ray-based imaging techniques used in osteoporosis[J]. European radiology, 2010, 20: 2707.

[5] Cakur B, Sumbullu M A, Dagistan S, et al. The importance of cone beam CT in the radiological detection of osteomalacia [J]. Dento Maxillo Facial Radiology, 2012, 41: 84.

[6] Appel W, Schulz R D, Barth V, et al. Radiological findings in periosteal reaction due to inflammation (author's transl) [J]. Der Radiologe, 1979, 19: 317.

[7] 曹来宾.实用骨关节影像诊断学[M].济南：山东科学技术出版社，1998：35-66.

[8] 王云钊.骨关节影像学[M].北京：科学出版社，2010：102-119.

[9] Leung S, Naudie D, Kitamura N, et al. Computed tomography in the assessment of periacetabular osteolysis[J]. The Journal of Bone and Joint Surgery, 2005, 87: 592.

[10] 吴恩惠，冯敢生主编.医学影像学[M].第6版.北京：人民卫生出版社，2009.

[11] 吴恩惠主编.医学影像诊断学[M].北京：人民卫生出版社，2001.

[12] Gerwin P. Schmidt, Maximilian F. Reiser and Andrea Baur-Melnyk. Whole-body imaging of the musculoskeletal system: the value of MR imaging[J]. Skeletal Radiol, 2007, 36: 1109-1119.

[13] West A T H, Marshall T J and Bearcroft P W. CT of the musculoskeletal system: What is left is the days of MRI[J]. Eur Radiol, 2009, 19: 152-164.

[14] Mosher TJ, Dardzinski BJ. Cartilage MRI T2 relaxation time mapping: Overview and applications [J]. Seminars in Musculoskeletal Radiology, 2004, 8(4): 355-368.

[15] Lusse S, Claassen H, Gehrke T, et al. Evaluation of water content by spatially resolved transverse relaxation times of human articular cartilage[J]. Magnetic Resonance Imaging 2000, 18: 423-430.

[16] Stahl R, Blumenkrantz G, Carballido-Gamio J, et al. MRI-derived T2 relaxation times and cartilage morphometry of the tibio-femoral joint in subjects with and without osteoarthritis during a 1-year follow-up[J]. Osteoarthritis Cartilage, 2007, 15: 1225-1234.

[17] Xia Y. Magic-angle effect in magnetic resonance imaging of articular cartilage: A review[J]. Investigative Radiology, 2000, 35(10): 602-621.

[18] Mosher TJ, Liu Y. Age dependency of cartilage magnetic resonance imaging T2 relaxation times in asymptomatic women[J]. Arthritis and Rheumatism, 2004, 50(9): 2820-2828.

[19] Mosher TJ, Smith HE, Collins C, et al. Change in knee cartilage T2 at MR imaging after running: A feasibility study [J]. Radiology, 2005, 234(1): 245-249.

[20] Song LL, Liang BL. The pilot study of MR T2 mapping in the cartilage evaluation of knee joint[J]. Chinese Journal of Radiology, 2008, 42(3): 231-235.

[21] Mosher TJ, Liu Y, Torok CM. Functional cartilage MRI T2 mapping: evaluating the effect of age and training on knee cartilage response to running[J]. Osteoarthritis Cartilage, 2010, 18(3): 358-364.

[22] 马立恒.关节软骨的结构与生物力学的关系及MR成像[J].国外医学·临床放射学分册，2006，29(2)：123-126.

[23] Koff MF, Amrami KK. Clinical evaluation of T2 values of patellar cartilage in patients with osteoarthritis [J]. Osteoarthritis and Cartilage, 2007, 15: 198-204.

[24] Mosher TJ, Smith H. MR imaging and T2 mapping of femoral cartilage: In vivo determination of the magic angle effect [J]. American Journal of Roentgenology, 2001, 177(3): 665-669.

[25] Dunn TC, Lu Y, Jin H. T2 relaxation time of cartilage at MR imaging: Comparison with severity of knee osteoarthritis [J]. Radiology, 2004, 232(2): 592-598.

[26] Hannila I, Nieminen MT. Patellar cartilage lesions: comparison of magnetic resonance imaging and T2 relaxation-time mapping. Acta Radiol, 2007, 48(4): 444-448.

[27] Stehling C, Liebl H, Krug R, et al. Patellar Cartilage: T2 Values and Morphologic Abnormalities at 3.0-T MR Imaging in Relation to Physical Activity in Asymptomatic Subjects from the Osteoarthritis Initiative [J]. Radiology, 2010, 254 (2): 509-520.

[28] Mithoefer K, Williams RJ 3rd, Warren RF, et al. The microfracture technique for the treatment of articular cartilage lesions in the knee. A prospective cohort study[J]. J Bone Joint Surg [Am], 2005, 87: 1911-1920.

[29] White LM, Sussman MS, Hurtig M. et al. Cartilage T2 assessment: differentiation of normal hyaline cartilage and reparative tissue after arthroscopic cartilage repair in equine subjects[J]. Radiology, 2006, 241(2): 407-414.

[30] Glenn RE Jr, McCarthy EC, Potter HG, et al. Comparison of fresh osteochondral autografts and allografts: a canine model[J]. Am J Sport Med, 2006, 34(7): 1084-1093.

[31] Trattnig S, Domayer S, Welsch GW, et al. MR imaging of cartilage and its repair in the knee — a review[J]. Eur Radiol, 2009, 19(7): 1582-1594.

[32] Brown WE, Potter HG, Marx RG, et al. Magnetic resonance imaging appearance of cartilage repair in the knee[J]. Clin Orthop Relat Res, 2004, 422: 214-223.

[33] Grushko G, Schneiderman R, Maroudas A. Some biochemical and biophysical parameters for the study of the pathogenesis of osteoarthritis: a comparison between the processes of ageing and degeneration in human hip cartilage[J]. Connect Tissue Res, 1989, 19: 149-176.

[34] Lohmander LS. Articular cartilage and osteoarthrosis. The role of molecular markers to monitor breakdown, repair and disease[J]. J Anat, 1994, 184(Pt 3): 477-492.

[35] van de Loo AA, Arntz OJ, Otterness IG, et al. Proteoglycan loss and subsequent replenishment in articular cartilage after a mild arthritic insult by IL-1 in mice: impaired proteoglycan turnover in the recovery phase[J]. Agents Actions, 1994, 41: 200-208.

[36] Wheaton AJ, Dodge GR, Borthakur A, et al. Detection of changes in articular cartilage proteoglycan by T(1rho) magnetic resonance imaging[J]. J Orthop Res, 2005, 23: 102-108.

[37] Hoemann CD, Lafantaisie-Favreau CH, Lascau-Coman V, et al. The cartilage-bone interface. J Knee Surg, 2012, 25: 85-97.

[38] Roth V, Mow VC. The intrinsic tensile behavior of the matrix of bovine articular cartilage and its variation with age [J]. J Bone Joint Surg Am, 1980, 62: 1102-1117.

[39] Borthakur A, Mellon E, Niyogi S, et al. Sodium and $T1_{rho}$ MRI for molecular and diagnostic imaging of articular cartilage[J]. NMR Biomed, 2006, 19: 781-821.

[40] Witschey WR, Borthakur A, Fenty M, et al. $T1_{rho}$ MRI quantification of arthroscopically confirmed cartilage degeneration[J]. Magn Reson Med, 2010, 63: 1376-1382.

[41] Akella SV, Regatte RR, Gougoutas AJ, et al. Proteoglycan-induced changes in $T1_{rho}$-relaxation of articular cartilage at 4T [J]. Magn Reson Med, 2001, 46: 419-423.

[42] Potter HG, Black BR, Chong le R. New techniques in articular cartilage imaging[J]. Clin Sports Med, 2009, 28: 77-94.

[43] Burstein D, Gray M, Mosher T, et al. Measures of molecular

composition and structure in osteoarthritis[J]. Radiol Clin North Am, 2009, 47: 675 - 686.

[44] Duvvuri U, Reddy R, Patel SD, et al. $T1_{rho}$-relaxation in articular cartilage: effects of enzymatic degradation[J]. Magn Reson Med, 1997, 38: 863 - 867.

[45] Wheaton AJ, Dodge GR, Elliott DM, et al. Quantification of cartilage biomechanical and biochemical properties via $T1_{rho}$ magnetic resonance imaging[J]. Magn Reson Med, 2005, 54: 1087 - 1093.

[46] Wheaton A J, Casey F L, Gougoutas AJ, et al. Correlation of $T1_{rho}$ With Fixed Charge Density in Cartilage[J]. J Magn Reson Imaging, 2004, 20: 519 - 525.

[47] Regatte RR, Akella SV, Lonner JH, et al. $T1_{rho}$ relaxation mapping in human osteoarthritis (OA) cartilage: comparison of $T1_{rho}$ with T2[J]. J Magn Reson Imaging, 2006, 23: 547 - 553.

[48] Li X, Han ET, Ma CB, et al. In vivo 3T spiral imaging based multi-slice T(1rho) mapping of knee cartilage in osteoarthritis [J]. Magn Reson Med, 2005, 54: 929 - 936.

[49] Stahl R, Luke A, Li X, et al. $T1_{rho}$, T2 and focal knee cartilage abnormalities in physically active and sedentary healthy subjects versus early OA patients — a 3.0-Tesla MRI study[J]. Eur Radiol, 2009, 19: 132 - 143.

[50] Li X, Benjamin Ma C, Link TM, et al. In vivo T(1rho) and T(2) mapping of articular cartilage in osteoarthritis of the knee using 3 T MRI[J]. Osteoarthritis Cartilage, 2007, 15: 789 - 797.

[51] Mosher TJ, Zhang Z, Reddy R, et al. Knee articular cartilage damage in osteoarthritis: analysis of MR image biomarker reproducibility inACRIN-PA 4001 Multicenter Trial[J]. Radiology, 2011, 258: 832 - 842.

[52] Brandt KD, Radin EL, Dieppe PA, et al. Yet more evidence that osteoarthritis is not a cartilage disease[J]. Ann Rheum Dis, 2006, 65: 1261 - 1264.

[53] Krishnan N, Shetty SK, Williams A, et al. Delayed gadolinium enhanced magnetic resonance imaging of themeniscus: an index of meniscal tissue degeneration[J]. Arthritis Rheum, 2007, 56: 1507 - 1511.

[54] Rauscher I, Stahl R, Cheng J, et al. Meniscal measurements of T1 and T2 at MR imaging in healthy subjects and patients with osteoarthritis[J]. Radiology, 2008, 249: 591 - 600.

[55] Bolbos RI, Link TM, Ma CB, et al. $T1_{\rho}$ relaxation time of the meniscus and its relationship with $T1_{\rho}$ of adjacent cartilage in knees with acute ACL injuries at 3 T [J]. Osteoarthritis Cartilage, 2009, 17: 12 - 18.

[56] Lohmander LS, Ostenberg A, Englund M, et al. High prevalence of knee osteoarthritis, pain, andfunctional limitations in female soccer players twelve years after anterior cruciate ligament injury[J]. Arthritis Rheum, 2004, 50: 3145 - 3152.

[57] von Porat A, Roos EM, Roos H. High prevalence of osteoarthritis 14 years after an anterior cruciate ligament tear in male soccer players: a study of radiographic and patient relevant outcomes[J]. Ann Rheum Dis, 2004, 63: 269 - 273.

[58] Li X, Kuo D, Theologis A, et al. Cartilage in anterior cruciate ligament - reconstructed knees: MR imaging $T1_{rho}$ and T2 — initial experience with 1-year follow-up [J] Radiology, 2011, 258: 505 - 514.

[59] Zanetti M, Bruder E, Romero J, et al. Bone marrow edema pattern in osteoarthritic knees: correlation between MR imaging and histologic findings[J]. Radiology, 2000, 215: 835 - 840.

[60] Taljanovic MS, Graham AR, Benjamin JB, et al. Bone marrow edema pattern in advanced hip osteoarthritis: quantitative assessment with magnetic resonance imaging and correlation with clinical examination, radiographic findings, and histopathology[J]. Skeletal Radiol, 2008, 37: 423 - 431.

[61] Bolbos RI, Ma CB, Link TM, et al. In vivo $T1_{\rho}$ quantitative assessment of knee cartilage after anterior cruciate ligament injury using 3 Tesla magnetic resonance imaging[J]. Invest Radiol, 2008, 43: 782 - 788.

[62] Zhao J, Li X, Bolbos RI, et al. Longitudinal assessment of bone marrow edema-like lesions and cartilage degeneration in osteoarthritis using 3 T MR $T1_{rho}$ quantification[J]. Skeletal Radiol, 2010, 39: 523 - 531.

[63] Holtzman DJ, Theologis AA, Carballido-Gamio J, et al. T (1rho) and T(2) quantitative magnetic resonance imaging analysis of cartilage regeneration following microfracture and mosaicplasty cartilage resurfacing procedures[J]. J Magn Reson Imaging, 2010, 32: 914 - 923.

[64] 杨海涛,王仁法,李锋,等.膝关节骨关节炎软骨磁共振 T2 - mapping 成像与 X 线分级的对照研究[J].放射学实践,2007, 122: 1158 - 1160.

[65] 杨金永,赵斌,于台飞,等.磁共振 T2 mapping 成像对早期膝关节软骨损伤的诊断价值研究[J].医学影像学杂志,2010,20: 258 - 261.

[66] Li X, Pai A, Blumenkrantz G, et al. Spatial distribution and relationship of $T1_{\rho}$ and T2 relaxation times in knee cartilage with osteoarthritis[J]. Magn Reson Med, 2009, 61: 1310 - 1318.

[67] Nishioka H, Hirose J, Nakamura E, et al. $T1_{rho}$ and T2 mapping reveal the in vivo extracellular matrix of articular cartilage[J]. J Magn Reson Imaging, 2012, 35: 147 - 155.

[68] Wang Y, Wluka AE, Jones G, et al. Use magnetic resonance imaging to assess articular cartilage[J]. Ther Adv Musculoskel Dis, 2012, 4: 77 - 97.

[69] Bonde HV, Talman ML, Kofoed H. The area of the tidemark in osteoarthritis — a three-dimensional stereological study in 21 patients[J]. APMIS, 2005, 113: 349 - 352.

[70] Chen MH, Wang JL, Wong CY, et al. Relationship of chondrocyte apoptosis to matrix degradation and swelling potential of osteoarthritic cartilage[J]. J Formos Med Assoc, 2005, 104: 264 - 272.

[71] Shibakawa A, Yudoh K, Masuko-Hongo K, et al. The role of subchondral bone resorption pits inosteoarthritis: MMP production by cells derived from bone marrow [J]. Osteoarthritis Cartilage, 2005, 13: 679 - 687.

[72] Meuli R, Hwu Y, Je JH, et al. Synchrotron radiation in radiology: radiology techniques based on synchrotron sources [J]. Eur Radiol, 2004, 14: 1550 - 1560.

[73] Bravin A, Coan P, Suortti P. X-ray phase-contrast imaging: from pre-clinical applications towards clinics[J]. Phys Med Biol, 2013, 58: R1 - R35.

[74] Diemoz PC, Bravin A, Coan P. Theoretical comparison of three X-ray phase-contrast imaging techniques: propagation-based imaging, analyzer-based imaging and grating interferometry[J]. Opt Express, 2012, 20: 2789 - 2805.

[75] Bewer BE. Optimization of analyzer-based imaging systems for minimal surface absorbed dose [J]. J. Synchrotron Radiat, 2013, 20: 405 - 412.

[76] Ando M, Sunaguchi N, Wu Y, et al. Crystal analyser-based X-ray phase contrast imaging in the dark field: implementation and evaluation using excised tissue specimens [J/OL]. Eur Radiol, 2013[2013 - 09 - 19]. DOI: 10.1007/s00330 - 013 - 3021 - 9.

[77] Diemoz PC, Coan P, Glaser C, et al. Absorption, refraction and scattering in analyzer-based imaging: comparison of different algorithms[J]. Opt Express, 2010, 18: 3494 - 3509.

[78] Coan P, Bamberg F, Diemoz PC, et al. Characterization of osteoarthritic and normal human patella cartilage by computed tomography X-ray phase-contrast imaging: a feasibility study[J]. Invest Radiol, 2010, 45: 437 - 444.

[79] Ismail EC, Kaabar W, Garrity D, et al. X-ray phase contrast imaging of the bone-cartilageinterface[J]. Int J Rad Appl Instrum A, 2010, 68: 767 - 771.

[80] Coan P, Wagner A, Bravin A, et al. In vivo x-ray phase contrast analyzer-based imaging for longitudinal osteoarthritis studies in guinea pigs[J]. Phys Med Biol, 2010, 55: 7649 - 7662.

[81] Li J, Zhong Z, Connr D, et al. Phase-sensitive X-ray

imaging of synovial joints[J]. Osteoarthritis Cartilage, 2009, 17: 1193 - 1196.

[82] Bouxsein ML, Boyd SK, Christiansen BA, et al. Guidelines for assessment of bone microstructure in rodents using micro-computed tomography[J]. J Bone Miner Res, 2010, 25: 1468 - 1486.

[83] Zehbe R, Haibel A, Riesemeier H, et al. Going beyond histology. Synchrotron micro-computed tomography as a methodology for biological tissue characterization: from tissue morphology to individual cells[J]. J R Soc Interface, 2010, 7: 49 - 59.

[84] Zehbe R, Riesemeier H, Kirkpatrick CJ, et al. Imaging of articular cartilage — data matching using X-ray tomography, SEM, FIB slicing and conventional histology[J]. Micron, 2012, 43: 1060 - 1067.

[85] Ruan MZ, Dawson B, Jiang MM, et al. Quantitative imaging of murine osteoarthritic cartilage by phase-contrast micro-computed tomography[J]. Arthritis Rheum, 2013, 65: 388 - 396.

[86] Nesch I, Fogarty DP, Tzvetkov T, et al. The design and application of an in-laboratory diffraction-enhanced X-ray imaging instrument[J/OL]. Rev of Sci Instrum, 2009[2009 - 09 - 14]. DOI: 10.1063/1.3213621.

[87] Li J, Wilson N, Zelazny A, et al. Assessment of diffraction-enhanced synchrotron imaging for cartilage degeneration of the human knee joint[J]. Clin Anat, 2013, 26: 621 - 629.

[88] Peterfy CG, Guermazi A, Zaim S, et al. Whole-Organ Magnetic Resonance Imaging Score (WORMS) of the knee in osteoarthritis[J]. Osteoarthritis Cartilage, 2004, 12: 177 - 190.

[89] Muehleman C, Fogarty D, Reinhart B, et al. In-laboratory diffraction-enhanced X-ray imaging for articular cartilage[J]. Clin Anat, 2010, 23: 530 - 538.

[90] Muehleman C, Li J, Connor D, et al. Diffraction-enhanced imaging of musculoskeletal tissues using a conventional x-ray tube[1][J]. Acad Radiol, 2009, 16: 918 - 923.

[91] Modregger P, Pinzer BR, Thüring T, et al. Sensitivity of X-ray grating interferometry[J]. Opt Express, 2011, 19: 18324 - 1838.

[92] Shimao D, Kunisada T, Sugiyama H, et al. Shift-and-add tomosynthesis of a finger joint by X-ray dark-field imaging: difference due to tomographic angle[J]. Eur J Radiol, 2008, 68(3 Suppl): S27 - S31.

[93] Thüring T, Guggenberger R, Alkadhi H, et al. Human hand radiography using X-ray differential phase contrast combined with dark-field imaging[J]. Skeletal Radiol, 2013, 42: 827 - 835.

第二章　骨与关节先天畸形及变异

骨与关节先天性发育畸形原因不明，部分畸形具有遗传性。畸形可在出生即已存在，亦可在生后骨发育过程中形成。畸形一般为多发，可发生于任何骨骼，表现为骨关节缺如、发育不全、过度发育、多余骨或骨联合畸形，影像诊断多数依靠 X 线检查，发生于脊柱、骨盆或颅面骨者可进行 CT、MRI 检查。

第一节　骨骼的正常变异

生长中的骨关节有各种解剖变异，摄片时的某些技术因素也可能产生附加征象，如果认识不足，则可能误诊为病变。常见的骨关节解剖变异和附加征象有如下几种情况。

(1) 骨化中心、籽骨内的软骨联合及由多个骨化中心构成的骨骺，可能被误诊为骨折或缺血性坏死(图 2－1－1，图 2－1－2)。

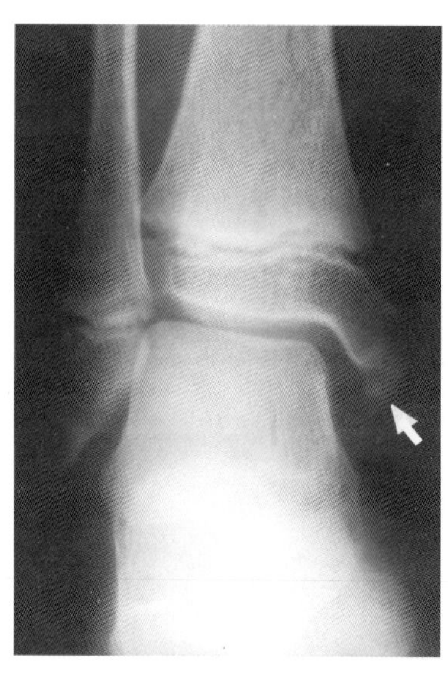

图 2－1－1　右踝关节正位片示内踝的骨化中心，易误认为骨折(白箭)。

(2) 骨化中心内局部骨密度增高的骨岛现象，或部分指、趾骨骨化中心呈生理性硬化时，易误认为缺血性坏死。在实际工作中，某些骨软骨病的病例确实很难与解剖变异相区别。锥形骨骺是一种特殊的骨骺形态变异。最常见于正常人群的指骨和足部骨骺，表现为骨骺骨化中心中央突起，向前伸展或伸入干骺端内，往往在干骺端中形成一相应的凹陷切迹。

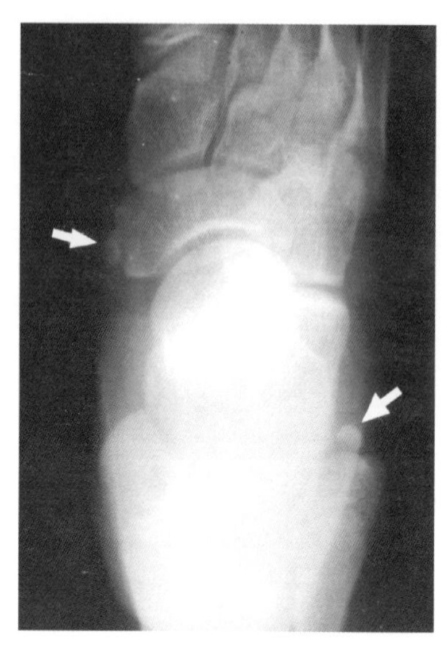

图 2－1－2　左足正位示外踝及足舟骨的骨化中心(白箭)。

(3) 股骨远端骨化中心内、外缘毛糙不规则，勿误认为骨质破坏。

(4) 第二、三、四、五掌骨近端和第一掌骨远端呈现部分骨质不连续或假骨化中心，可能误为骨折。

(5) 长骨干骺端和髋臼边缘呈波浪状，易误认为病变。

(6) 股骨远端干骺端内、外缘出现良性纤维性皮质缺损，易误认为骨质破坏。

(7) 椎体永存骨骺，亦称椎体额外骨突，系在椎体前上缘的三角形多余小骨，须与骨折区别。

(8) 棘突、横突、上下关节突的永存骨骺，有时在上述骨突处可见分离小骨，是一种永存的骨骺，此外枢椎的齿状突亦可与椎体不联合，第四、五腰椎和第一骶椎椎弓峡部亦可不联合。根据没有移位和没有增生，可与陈旧骨折鉴别；根据不连之边缘光滑，有骨皮质存在，以及没有移位可与新鲜骨折鉴别，但是，有时鉴别是非常困难的。

(9) 投照引起的 Mach 效应，可能误为骨折或假性硬化(图 2-1-3)(所谓 Mach 效应是一种视觉现象，即在两物质密度差异极大的情况下在投照中由于密度骤然变化致其交界面上的边缘被强化而产生的一种伪像)。

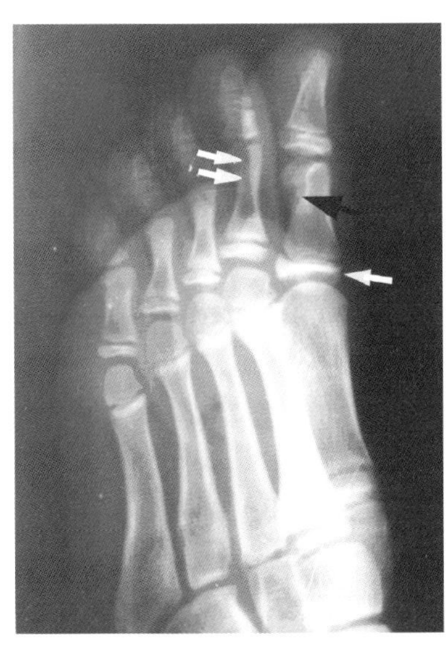

图 2-1-3 右足斜位片示骨骺生理性硬化(白单箭)，Mach 效应(白双箭)和骨嵴(黑箭)，易误认为骨折或骨质病变。

(10) 关节内真空征，常见于肩关节和髋关节，由摄片时用力牵拉肢体使关节间隙被拉开的一过性现象。此征可提示该关节无积液，因为积液的关节引不出此征(图 2-1-4)。

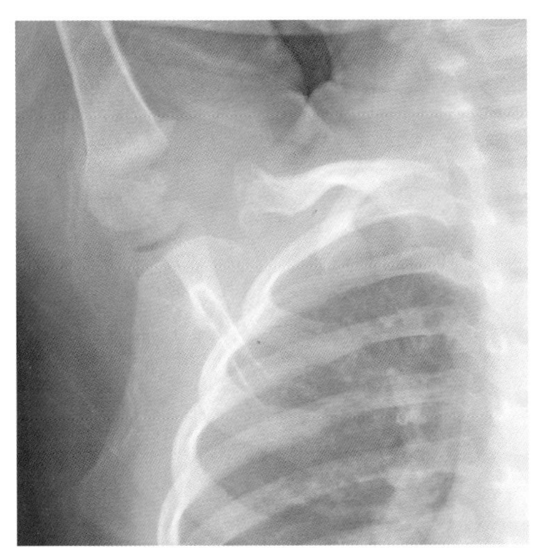

图 2-1-4 右肩关节正位片示右肩关节内真空征。

(11) 新生儿骨质硬化，某些新生儿骨质极其致密，呈硬化表现，这些新生儿骨内有比年长婴儿更多的骨小梁，骨皮质也比正常新生儿更厚。此改变常具有广泛性及自限性，通常在几周内消退，不要误认为石骨症或宫内感染。

(12) 正常的骨膜性新骨形成，许多婴儿，尤其是早产儿沿四肢长骨骨干四周可显示骨膜性新骨形成，以内侧较常见。正常的新骨形成出现时它未达干骺端就中止了，最常发生于股骨、肱骨和胫骨，不常见于前臂。在生后第二和第三个月最为明显，骨膜性新骨缓慢地与其下面的骨皮质融合。

(饶艳莺　李玉华)

第二节　上肢发育畸形

一、先天性肩胛骨高位症

先天性肩胛骨高位症(congenital elevation of scapula)又称斯普伦格畸形(Sprengel deformity)或肩胛骨下降不全，是少见的先天发育畸形。胚胎时期，肩胛骨先形成于颈部，之后逐渐下降至第二～七肋间。若在下降过程中发生障碍，即可产生肩胛高位，且常伴有肩胛骨形态异常。高位的肩胛骨常被异常的肩椎骨固定，肩椎骨的外侧同肩胛骨内缘连接，内侧则连接于一个或多个颈椎上；或借纤维带或软骨相连，使肩胛骨活动受限。本症女性居多，两侧发病机会相等，通常为单侧发病，双侧发病者约占 10%。

X 线表现：病侧肩胛骨位置升高，甚至可达颅骨枕部，发育较小，内移旋转，肩胛盂浅而平，肩椎骨可呈骨桥连接肩胛骨与颈椎，此骨在 CT 上显示更加清晰(图 2-2-1)。同侧锁骨发育较细而且变直，常伴有颈椎脊柱裂、肋骨及胸廓不对称等畸形(图 2-2-2)。

二、锁骨发育不全及先天性假关节

锁骨发育不全及先天性假关节(hypoplasia and pseudarthrosis of the clavicle)可单独发生，但常伴有颅骨及其他骨骼发育畸形，构成颅骨锁骨发育不全综合征。患者颈长、肩狭且塌陷，锁骨窝不明显，肩部活动明显加大，甚至两肩可在胸前互相靠拢(图 2-2-3)。

锁骨发育不全可单侧或两侧发生，以右侧居多，若两侧发病亦可以右侧显著。锁骨可全部或部分不发育，以后者多见，常为外侧 1/3 或中间 1/3 发育不全。有时中部缺损，局部出现无痛性包块可形成所谓假关节。残留的锁骨亦常表现发育不良。

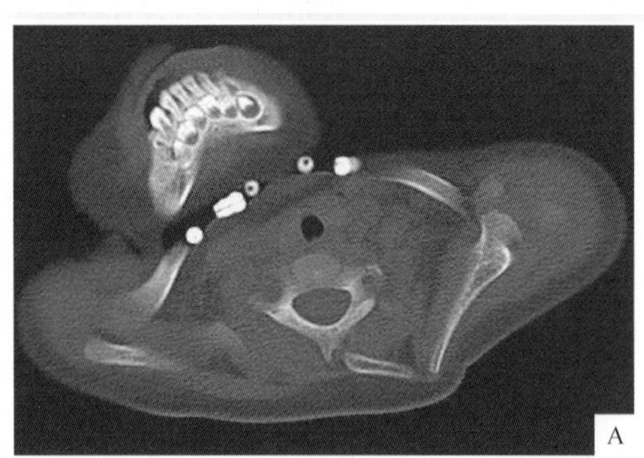
A

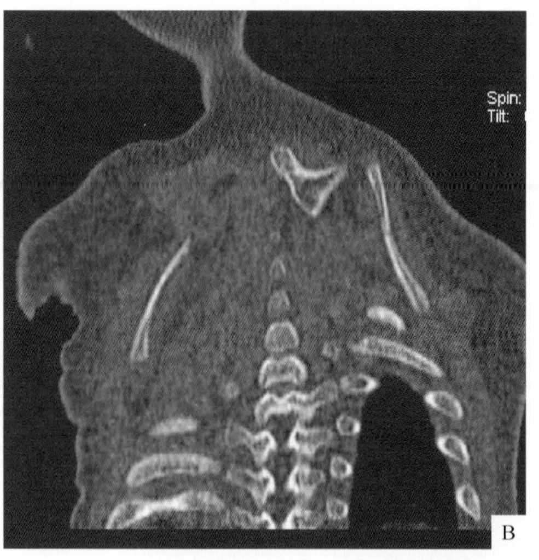

B

图 2-2-1 男，1岁 左侧高位肩胛骨伴额外肩椎骨桥。A. CT平扫骨窗示额外骨性结构连接C5棘突和左肩胛骨上内侧缘。B. 二维骨结构重建背面观示左侧肩胛骨位置高于右侧，左肩胛骨与脊柱之间有额外管状骨连接。

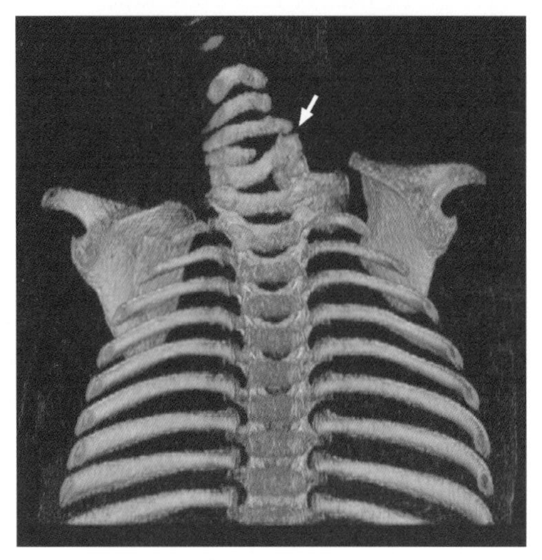

图 2-2-2 三维骨结构重建示C4、C6半椎畸形(箭)。

三、先天性前臂骨缺如

先天性前臂骨缺如(radial or ulnar aplasia and hypoplasia)以桡骨不发育较常见，而尺骨不发育少见。一般桡骨完全不发育较部分不发育常见，约50%为双侧性。部分不发育常是桡骨的远侧部未发育而缺如，近侧部发育不全，并与尺骨融合，成为桡尺骨骨性连接。第一掌骨及拇指骨亦常缺如，手向桡侧倾斜，有时甚至与骨干长轴成直角畸形(图2-2-4)。

四、先天性桡骨头脱位

桡骨头大多向后脱位，向前脱位者少见。桡骨头发育小，其关节面失去正常的浅碟状，而呈向上凸的圆顶状，桡骨颈细而长。肱骨小头发育不全或

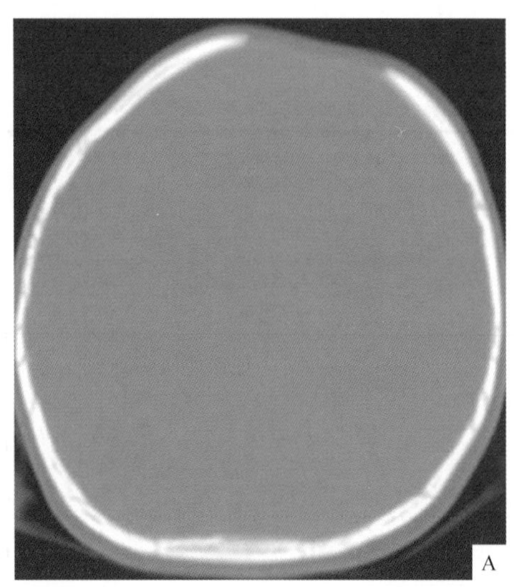
A

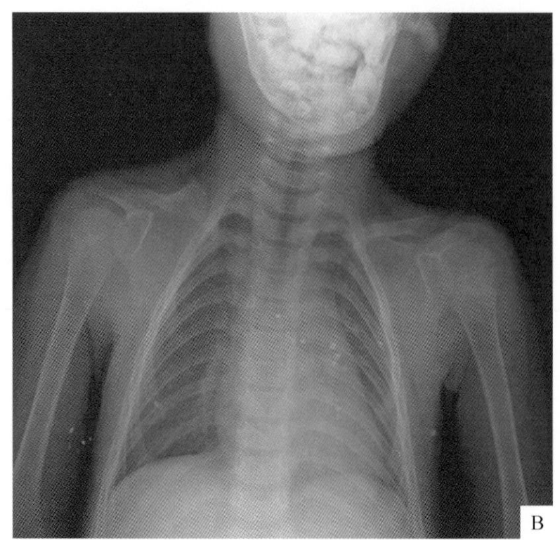
B

图 2-2-3 颅骨锁骨发育不全综合征。A. 头颅CT骨窗示额骨部分骨质缺如。B. 正位胸片示右侧锁骨部分缺如。

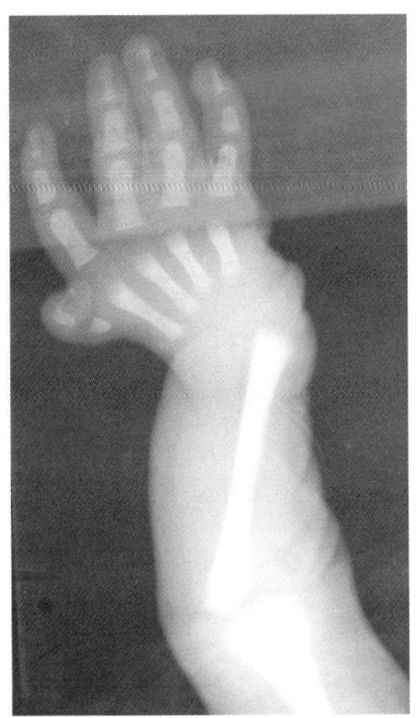

图 2-2-4 桡骨缺如伴第一掌骨缺如。右前臂正位片示右侧桡骨及第一掌骨缺如，第一近节指骨发育不全。

缺如，滑车部分缺如，内上髁明显突出。有文献认为肱骨小头发育不全是该畸形的可靠征象。肱骨下端于移位桡骨头顶撞点处常有一凹陷。前臂常发育差，尺骨短，远侧不能达腕，桡骨则相对较长，其近端可超过肘关节(图 2-2-5)。

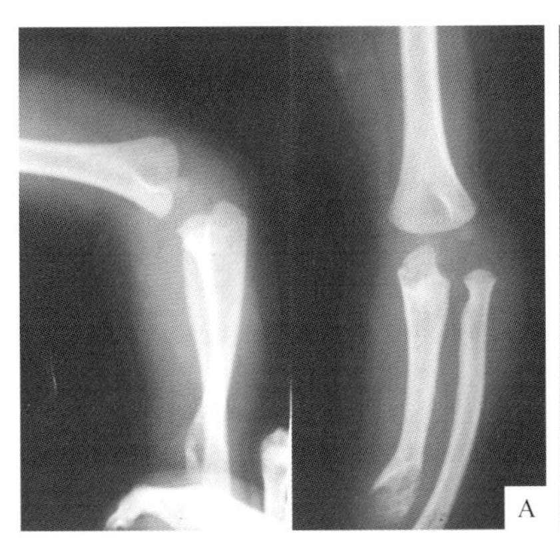

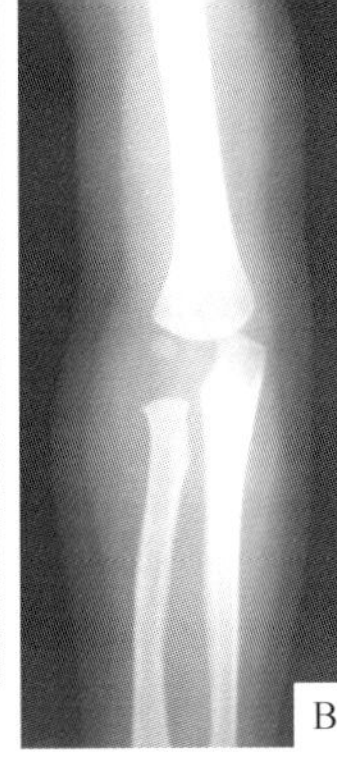

图 2-2-5 先天性桡骨头脱位。A. 左前臂正侧位示左桡骨头向外脱位伴尺骨发育不全。B. 对侧正常。

五、先天性桡尺骨融合

先天性桡尺骨融合(radioulnar synostosis)系桡尺骨近端的联合，男性多见，单侧或双侧发病。因桡尺骨骨性联合，使前臂失去旋转功能，有两种类型：一种为桡骨近端同尺骨近端融合，无桡骨头，骨桥广泛，长 4～8 mm。另一种为骨桥连接桡骨颈和尺骨，桡骨头存在，且在发育过程中离开尺骨造成自发性脱位，由于融合，桡骨生长主要向远侧，桡骨干增粗、弯曲，同尺骨分离或相交叉，尺骨变短(图 2-2-6)。

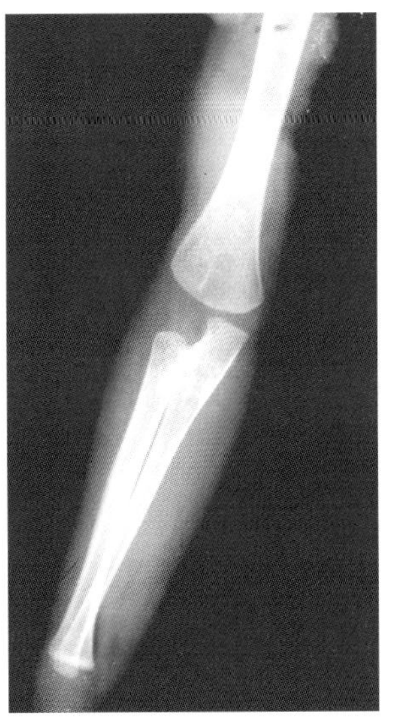

图 2-2-6 尺桡骨近端融合。右前臂正位片示尺桡骨近端融合。

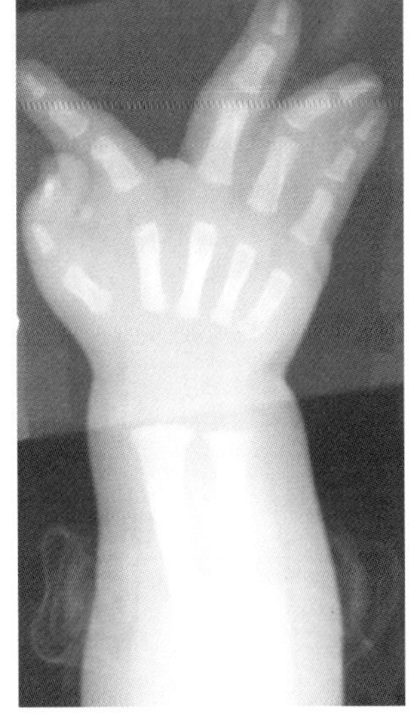

图 2-2-7 并指畸形。右前臂及手部正位片示中环指、环小指间软组织连接伴拇指侧多指畸形。

六、并指畸形

单侧或双侧均可发生并指畸形(syndactyly)，多见于中指、环指或第二、三趾间，指间有软组织或部分骨连接，可伴有多指等畸形(图 2-2-7)。

七、多指畸形

多指畸形(polydactyly)可伴有并指、短指等畸形，多发生在靠边侧的指骨，尤以拇指侧多见，可表现为仅为一赘生的软组织与正常手指软组织相连，内无骨骼、肌肉、肌腱。多生指型即赘生指与正常指骨相同，并与掌骨构成关节，关节处稍大或呈分叉状(图 2-2-8)。

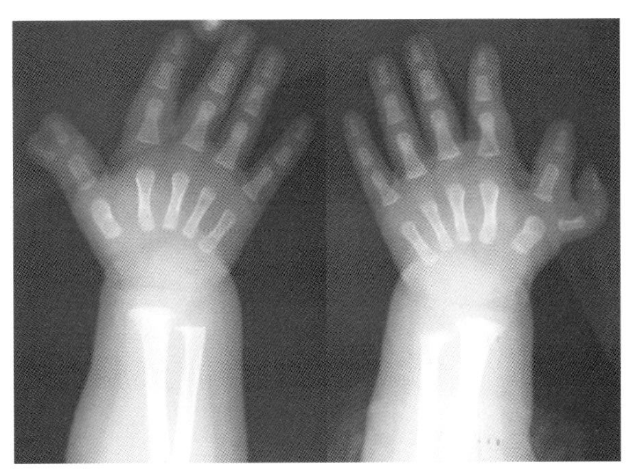

图 2-2-8 多指畸形。双手正位片示双侧多指畸形均为拇指一侧。

八、多趾畸形

多趾畸形病因不明，是一种罕见的先天性过度生长的畸形，可发生于肢体远端，以巨趾(macrodactyly)最常见，亦可累计整个肢体。巨肢的骨骼通常伴有局部软组织的肥大(图 2-2-9)。

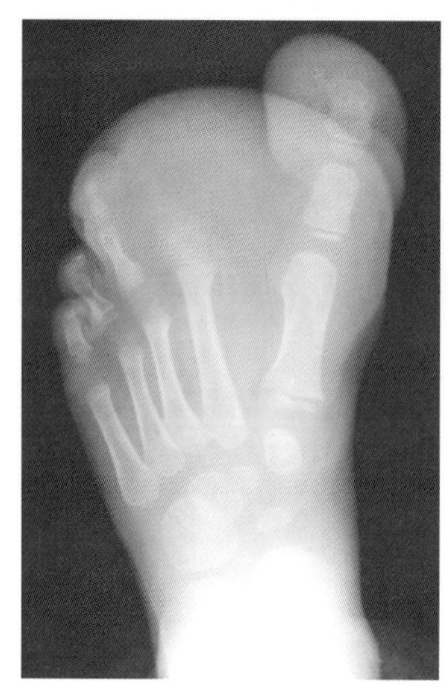

图 2-2-9 巨趾畸形。左足部正位片示第一、二跖骨和第一趾骨呈巨趾畸形，第二趾骨发育不全伴局部软组织肥大。

九、Madelung 畸形

系因桡骨远端骨骺内侧发育障碍所致，与外生骨疣有较密切的关系，多为双侧，女性较男性常见，常于大龄儿童或青春期发病。表现为前臂短而弯凸、手腕无力、尺骨远端向背侧脱位。脱位易复位但不能维持。

X 线表现：桡骨远端骨骺呈三角形，尖端向尺侧，骺线内半侧提前融合。桡骨远端关节面向尺侧倾斜，桡尺骨远端关节面的夹角小于正常(正常约为150°)，常为锐角。近侧腕骨也相应失去正常的排列次序和弧度，变成以月骨为中心的锥形排列。下尺桡关节脱位，尺骨向背侧移位。桡骨变短，向外背侧弯凸，以远端明显。尺桡骨间隙增宽(图 2-2-10)。

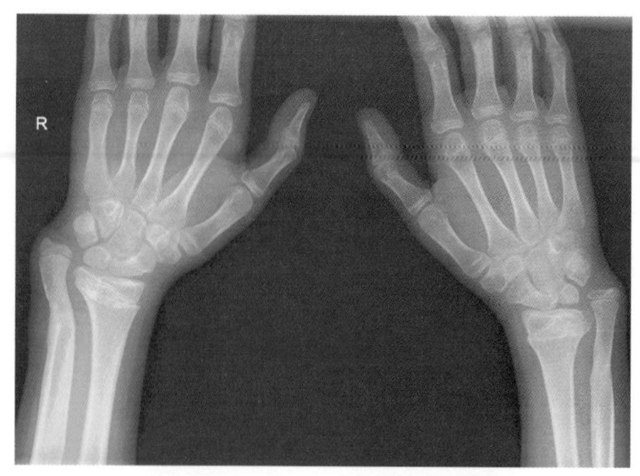

图 2-2-10 Madelung 畸形。双手正位示双桡骨远端骨骺偏内侧呈三角形突出，远尺桡关节脱位，尺骨向背侧移位。

(饶艳莺　李玉华)

第三节　下肢发育畸形

一、胫骨不发育或发育不全

胫骨不发育或发育不全(tibial aplasia and hypoplasia)罕见，约 1/4 的病例为双侧性，单侧发病以右侧居多，约占 83%。发育不全一般表现为下部不发育，伴腓骨弯曲，凹侧向内，上端移于股骨的后外侧。常伴患侧足畸形，如马蹄内翻足、跗趾骨不发育或发育不全，或合并并趾畸形等(图 2-3-1)。

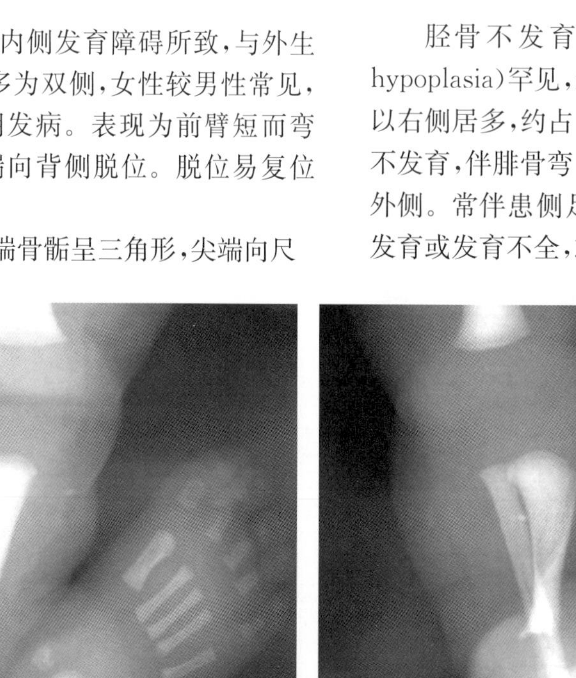

图 2-3-1 胫骨发育不全。右小腿正侧位片示右侧胫骨远段缺损，伴腓骨弯曲凹面向内，伴马蹄内翻足。

二、腓骨发育不全或不发育

腓骨发育不全或不发育(fibular aplasia and hypoplasia)在长管状骨发育不全或不发育中最为常见。典型的症候群为腓骨缺失或发育不全,同侧胫骨向前和向内弯曲,胫骨弯曲凸面的皮肤有一凹陷现象,马蹄外翻足,一个或两个外侧缘足骨不发育和一个或多个跗骨缺失或融合(图 2-3-2);也可仅表现为腓骨近端的发育不全,同侧股骨常变短,股骨近侧端、髋臼和髂骨常发育迟缓。

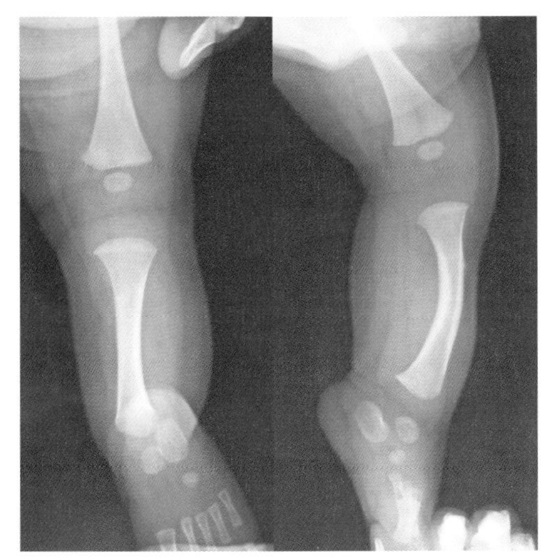

图 2-3-2 腓骨缺如。女,50 天。左小腿正侧位片示右腓骨缺如,伴胫骨向前弯曲及马蹄外翻足。

三、股骨不发育或发育不全

单侧或双侧发病,股骨头和股骨远端发育正常。股骨发育不全表现为股骨缩短,股骨弯曲及近侧骨化延迟,伴髋内翻或先天性髋脱位畸形。双侧股骨发育不全可伴有特殊面容(塌鼻、小下颌和逆愚型睑裂)、畸形足、肱骨轻度变短,骨盆和脊柱畸形。

四、盘状半月板

半月板失去正常形态结构,外侧半月板多发,有时双侧发病。分为完全、不完全和 Wrisberg 型。完全型和不完全型更为常见,呈盘状,并有半月板的后部附着。Wrisberg 韧带型盘状半月板通常在大小和形状上接近正常,除了 Wrisberg 韧带外,无后部附着。

【**影像学**】X 线可见膝关节一侧关节间隙增宽;外侧胫骨平台常呈杯状改变。MRI 示盘状半月板在正中冠状面切面从关节囊边缘至游离缘>13 mm,正常半月板为 5~13 mm;半月板在 4~5 mm层厚的矢状面上连续 3 层相连;完全性盘状半月板表现为薄饼状;常伴发半月板撕裂,表现为短 TE 图像上的半月板内异常信号(图 2-3-3)。

五、马蹄内翻足

马蹄内翻足(talipes equino varus)是一种最常见的足部畸形,可能与胎儿位置有关。正常胎儿两足背屈,足底抵于子宫壁。若两足彼此相压或一足塞入对侧腹股沟处,足部处在马蹄内翻位,日久就可塑成畸形。有文献根据畸形足软组织的病理改变,认为肌肉发育不良引起肌力不均是致病的原因。该畸形出生时即存在,一侧或两侧均可发生,

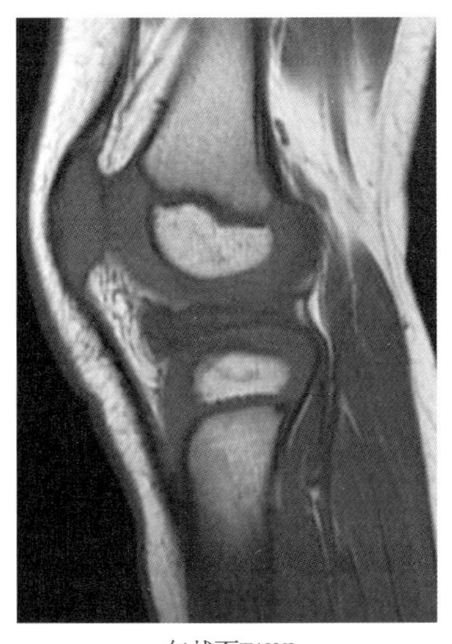

矢状面T1WI

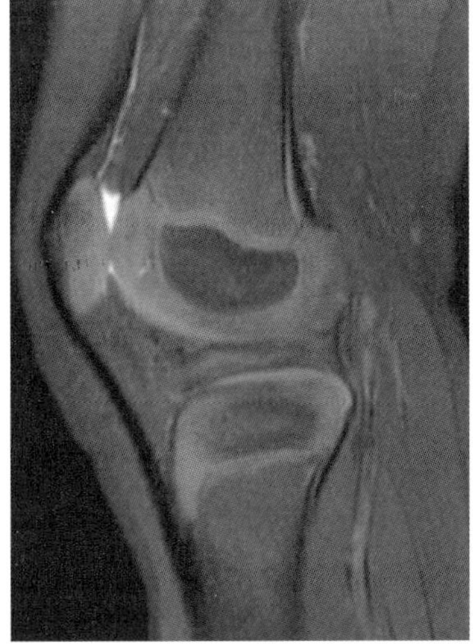

矢状面T2W STIR

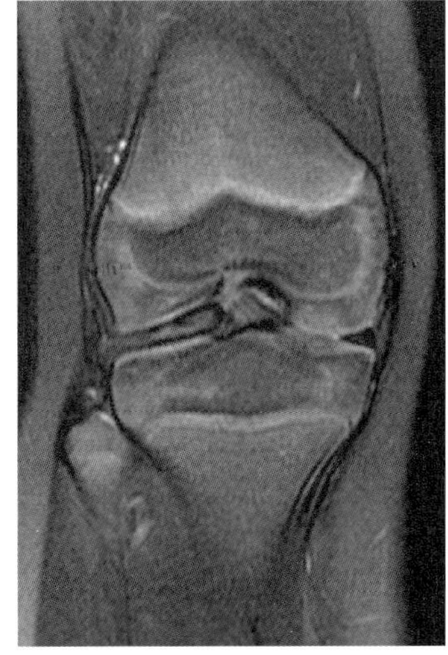

冠状面T2W STIR

图 2-3-3 右膝关节外侧盘状半月板。矢状面示右膝关节外侧半月板增宽、增厚,前后角相连,内部信号不均匀;冠状面示外侧半月板呈盘状。

主要病理改变是内侧跟腱短缩、舟骨向内旋转移位、跟骨跖屈内翻、距骨头脱位。表现有三种畸形：① 整个足依其长轴内翻，足内侧缘向上，外侧缘向下；② 踝关节跖屈呈马蹄足；③ 前足内收(跖内翻)。

X线表现为跗骨发育不良及位置异常。距骨扁而宽，与第一跖骨纵轴不平行而形成夹角。舟骨短而阔，向内上后方移位。跟骨短而宽，向内翻转及向后上方移位，与距骨纵轴夹角小于 30°(正常为 30°～35°)。跖骨互相靠拢重叠，第五跖骨肥大，第一跖骨萎缩(图 2-3-4)。

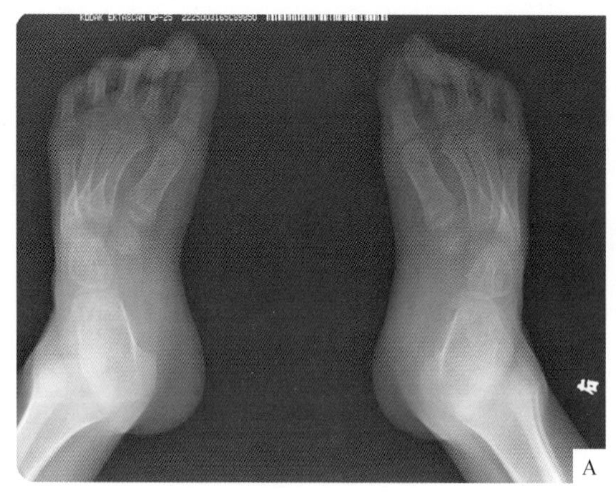

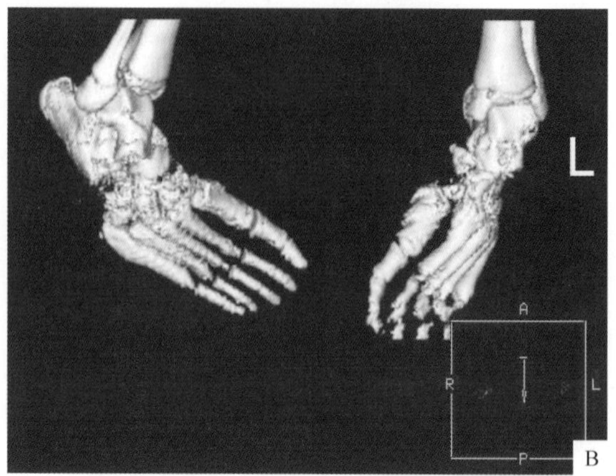

图 2-3-4 马蹄内翻足。A. 双足正位示距骨中轴线远离第一跖骨，跟骨向后上方移位，跖骨互相靠拢重叠。B. 三维重建示双足呈马蹄内翻状。

(饶艳莺 李玉华)

第四节 胸廓畸形

一、漏斗胸

漏斗胸(funnel chest)男性较女性多见，属伴性显性遗传。表现为胸骨下部及附着的肋软骨向内凹陷，使胸廓形如漏斗。严重者可压迫心脏，引起心急、气喘等症状。

X线检查可见肋骨前部向前下方急倾斜下降，心影多向左侧胸腔移位(图 2-4-1)。

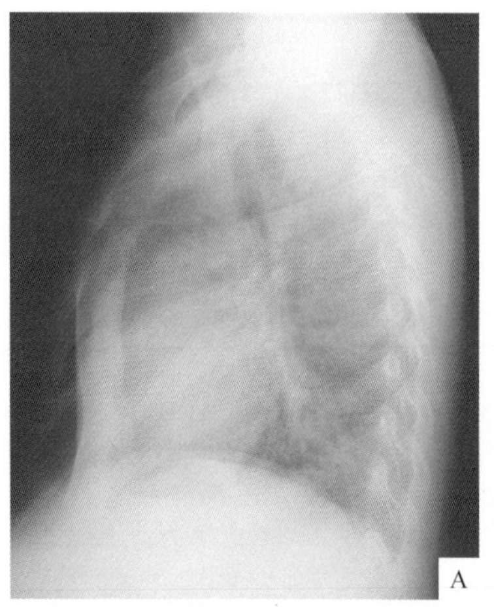

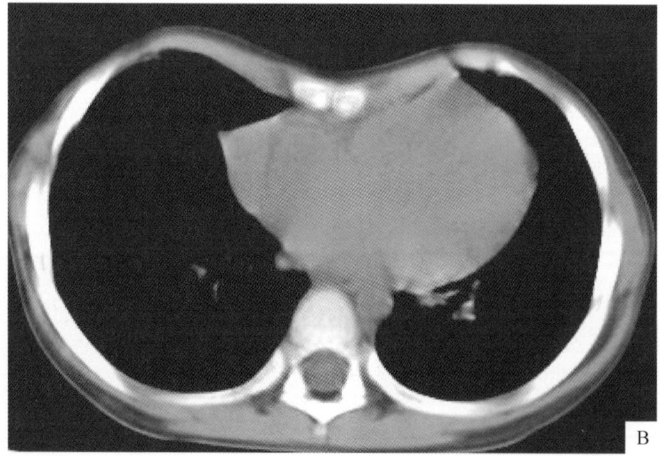

图 2-4-1 漏斗胸。A. 胸部侧位片示胸骨下段凹陷，形如漏斗。B. CT示胸骨下段及肋软骨凹陷，胸廓左右径增宽，前后径变窄，心脏受压改变。

二、鸡胸

胸骨上部及其肋软骨明显向前凸出，状如鸡胸(pectuscarinatum，chickenbreast)。一般无明显症状，侧位X线胸片能清楚显示胸骨的畸形状况(图 2-4-2)。

三、颈肋

发生率约 0.5%，常发生于第七颈椎旁，单侧或双侧，较直而无弧形，长短不一，长者可达胸骨柄。

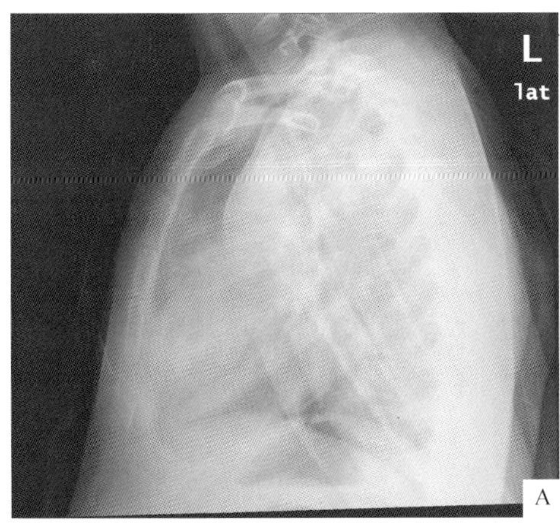

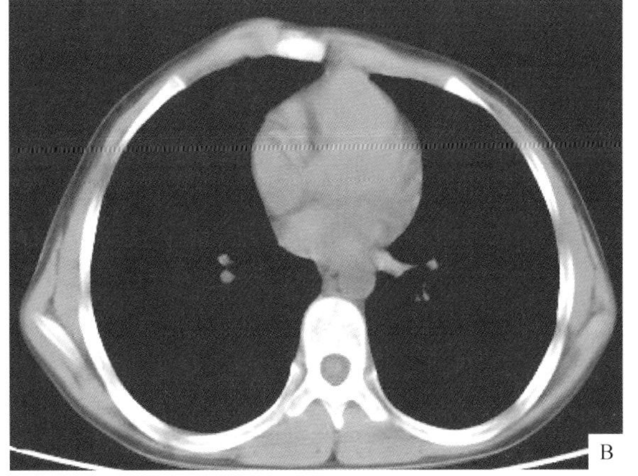

图 2-4-2 鸡胸。A. 胸片侧位示胸骨上部明显向前凸出，状如鸡胸。B. CT 示胸骨上部及其肋软骨向前凸出，右侧明显。

可与第一肋骨构成关节或骨性联合。颈肋常因压迫臂丛引起上肢麻痛，症状与颈肋长短无明显关系。

四、叉状肋

肋骨前端呈叉状扩展，两分支可大小不一，多发生于第二～五肋骨(图 2-4-3)。

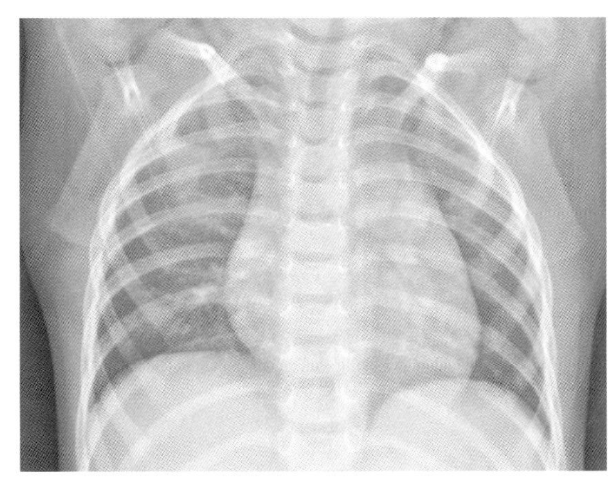

图 2-4-3 叉状肋。胸片正位示右侧第二肋骨前端呈叉状扩展。

五、肋骨联合

多数为两根肋骨联合，少数为更多的肋骨联合，上部肋骨较常受累(图 2-4-4)。

（饶艳莺　李玉华）

第五节　脊柱畸形

一、椎体发育异常

(一) 椎裂畸形(cleft vertebral bodies)　椎裂畸形是由于细胞迁移、分节和骨化的异常引起脊椎的发育异常。

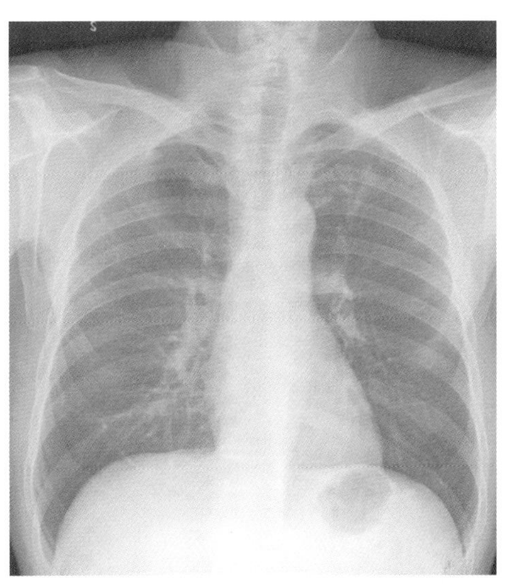

图 2-4-4 肋骨联合。胸片正位示右侧第一、二肋骨局部骨性连接。

冠状裂椎(coronal-cleft vertebral bodies)由于腹侧和背侧骨化中心持续分离产生(图 2-5-1)，常见于男性胸腰段，可以是一种正常变异，在生后几个月内消失。在患肛门闭锁、脊髓发育不良和钙化性软骨营养不良的患者中冠状裂椎的发生率增高。

矢状裂椎(sagittal-cleft vertebral bodies)可能由中线旁成对的软骨化中心内形成了分离的骨化中心所致。此畸形也可在生后 6 个月内消退，或持续存在，表现为蝴蝶椎(butterfly vertabra)。正位平片上可见椎体中央部位收缩或中央部位缺如，椎体由两尖端相对的楔形所构成，犹如蝴蝶的两翼，两楔形间的骨性连接部位可见局部密度增高的骨质影(图 2-5-2)。

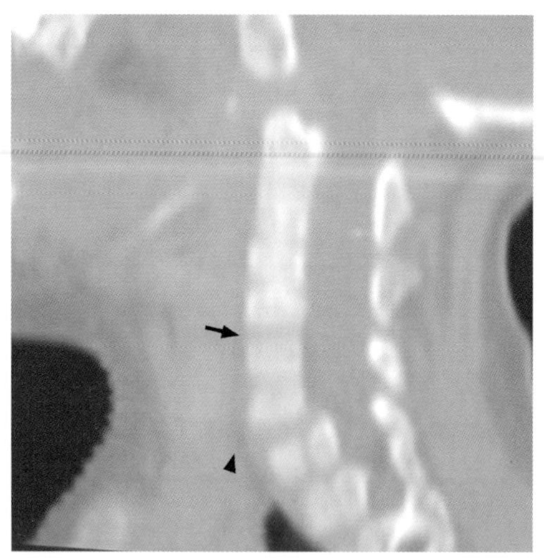

图 2-5-1 冠状裂椎。CT 中线右旁矢状面重建示 T1 和 T2 椎体冠状裂(箭),C2～C5 右半椎体部分融合(块状半椎体)(箭头)。

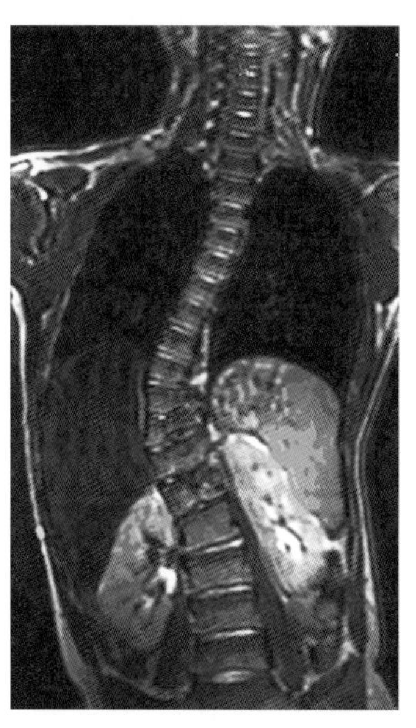

图 2-5-2 蝴蝶椎。MRI 3D 扫描后重建示 T12 椎体中央部位收缩,椎体由两尖端相对的楔形所构成,犹如蝴蝶的两翼。

(二) 半椎畸形(hemivertebrae) 由于中线旁软骨中心不能在中线部位连接,且一侧的骨化中心不能形成导致;或由单侧软骨化骨中心不发育产生。有时 X 线平片定位困难,MRI 可通过椎间盘信号帮助诊断(图 2-5-3)。若在骨化阶段前骨化中心不发育则形成后部椎体的半椎畸形(the posterior hemivertebrae)(图 2-5-4)。

薄层 CT 扫描矢状面重建腰骶部见两椎体前半部缺如,伴畸形椎体向后脱位,其上方腰椎前后两半椎体间见纵行高密度线条影,估计为椎体冠状裂

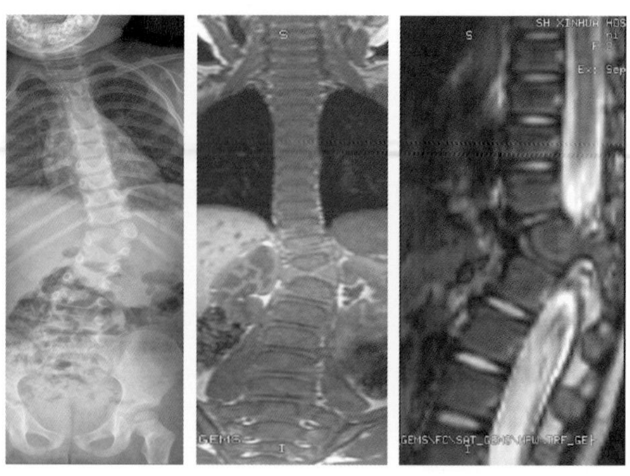

图 2-5-3 半椎畸形。X 线平片及 MRI 3D 扫描后重建显示脊柱侧弯,T12 椎体右半椎体不发育,形成左半椎体半椎畸形。

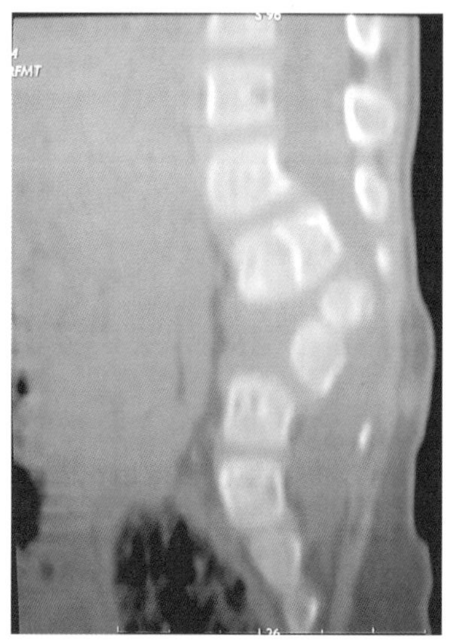

图 2-5-4 腰骶部后部半椎畸形。

融合所致。所形成的半椎大小不等,其对侧节段可以完全缺如或发育不全。在出生时半椎的体积较小,呈圆形或椭圆形(图 2-5-5),随生长发育由于负重的影响逐渐呈楔形;半椎位于中线一侧,常稍从脊柱轴线移开。半椎体的椎弓可以正常或增大。在椎体发育不全或不发育的一侧一般无肋骨存在。半椎常伴有不同程度的脊柱侧突;若多个半椎体平均地分布两侧则侧突不明显(图 2-5-6)。

(三) 块状椎体(a block vertabra) 由两个或多个体节不分节形成(图 2-5-7)。可单发或多发,通常发生于腰段,其次为颈段,胸段较少。块状椎体中椎间盘缺如或发育不全,由不规则钙化结构替代,融合椎体的高度可以是正常的,或低于正常高度。由于靠近融合部位的椎体生长受限导致块状椎体融合区的腰肌收缩呈局部内凹状表现。由

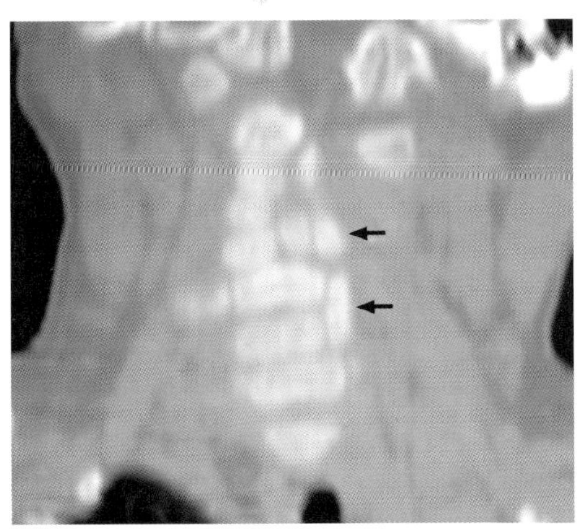

图 2-5-5 CT 冠状重建示 C3、C4 半椎骨块呈圆形，C5 呈蝴蝶椎(箭)。

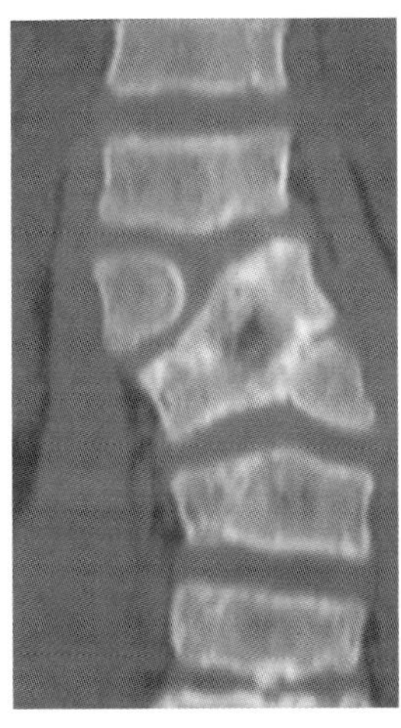

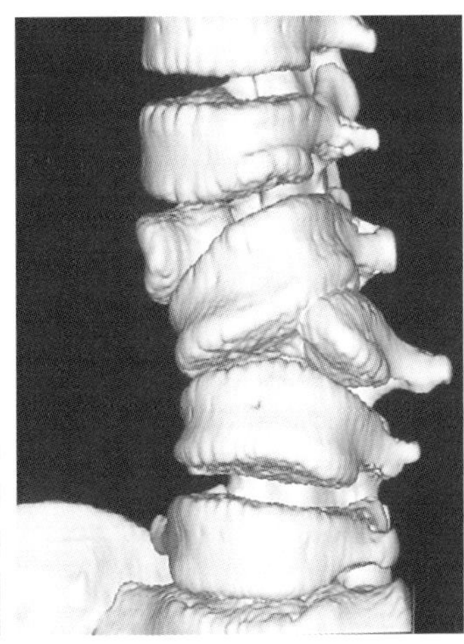

图 2-5-6 椎体发育畸形。冠状面重建及三维骨表面重建示 L3 右半椎体及 L4 左半椎体半椎畸形，而 L3 左半及 L4 右半融合畸形(斜形椎体)。

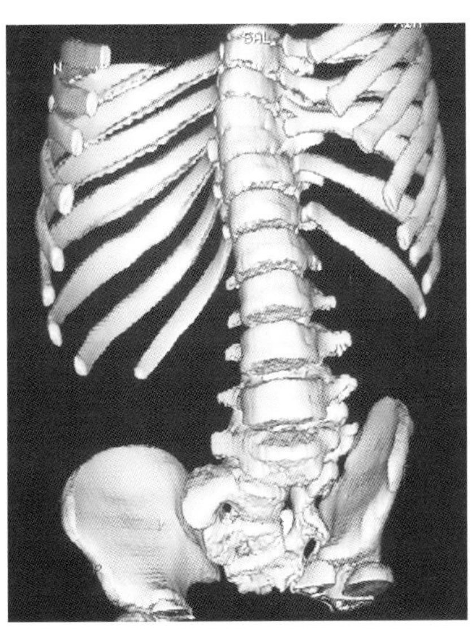

图 2-5-7 块状椎体。胸腰段脊柱 CT 三维骨表面重建示 T9、T10 椎体骨性融合伴左侧肋骨融合。

于块状椎体处硬膜囊膨大，或周围有先天性肿块存在，在椎体后缘可见弧形凹迹。块状椎体可引起邻近部位胚胎发生的紊乱，导致半椎、椎体缺如，不规则的分节等，使较长脊柱节段中形成多个或多种椎体畸形的混杂，如半椎体之间发生融合可以形成"块状半椎体"(图 2-5-1)，两侧不同平面半椎融合还可以形成斜形椎体(图 2-5-6)。

二、椎弓发育异常

椎弓发育异常(anomalies of the vertebral arch)包括完全缺如、发育不全伴一个宽的骨性分离，或分节失败。

(一) 椎弓根缺损 (pediculate aplasia of vertabra) 椎弓根缺损通常发生于颈段和腰段。在常规 X 线片上椎弓根的轮廓缺如，其相对侧的椎弓根经常是增生的，但这一点在儿童中不如成人那么易见。缺如侧椎弓根的上关节突可存在发育不全，而上方椎体的下关节突也常有异常改变，棘突经常向患侧方向倾斜。关节突、椎板或棘突的融合可以是一种伴随的表现。

某些平片发现椎弓根缺如的病例 CT 扫描示椎弓根并不缺如，而是明显的发育不全，发育不全的椎弓根更趋于冠状平面，这样的改变在 X 线平片不易显示。

(二) 椎弓融合畸形(fusion of the verteral arch) 由于分节失败导致相邻椎板或椎弓根的相连和融合(图 2-5-8)，这种异常也称为先天性椎体连接杆(congenital vertebral bars)。单侧椎弓融合具有重要的临床意义，因其限制了所在半侧脊柱的生长。

椎弓融合有时难以在平片上清晰显示，常需应用常规断层摄影或薄层 CT 扫描伴多平面和骨三维重建予以显示。在年幼儿童中这种融合可以是软骨性的，在 X 线平片中不能显示。对一系列随访 X 线检查进行对比，可见脊柱侧弯由于单侧性生长阻滞而逐渐加重。

三、颅椎连接部异常

颅椎区域的胚胎发育复杂，它由枕部体节衍化而来的"椎体"成分融合而来，因此围绕枕大孔的颅底又称脊柱颅(the spondylocraninm)。枕髁、寰椎的上关节面和齿状突由第四枕生骨节发展而来，齿状突其余部分和寰椎的侧块与神经弓源自第四枕生骨节的尾侧部分及第一生骨节的颅侧部分、第一颈尾侧部分及第二颈颅侧部分衍化为枢椎体和神经弓。

有缺陷的分节可以引起单侧或双侧枕髁同椎体侧块的融合或寰椎弓和枕部的融合(图 2-5-9)。寰

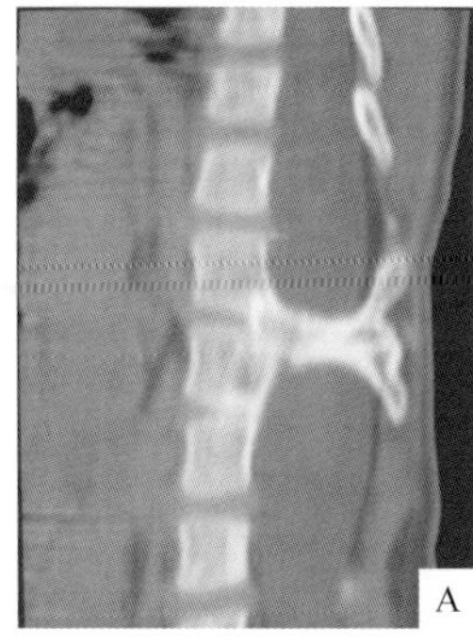
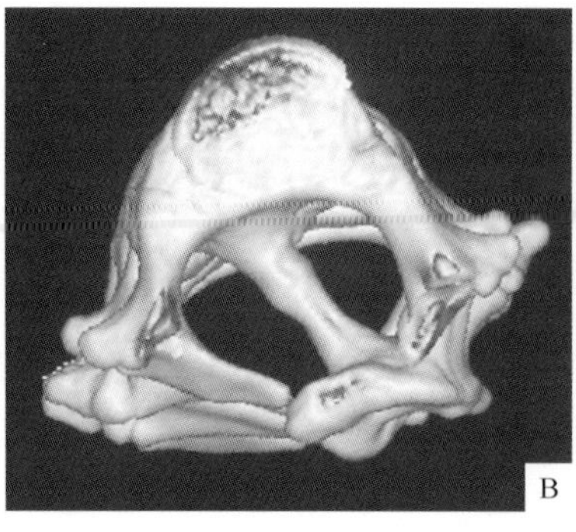
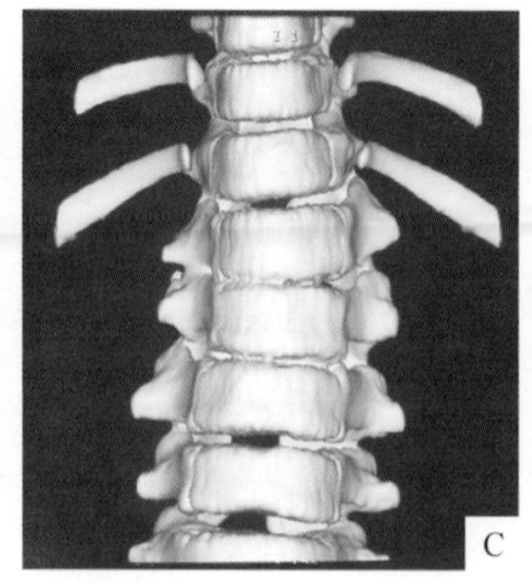
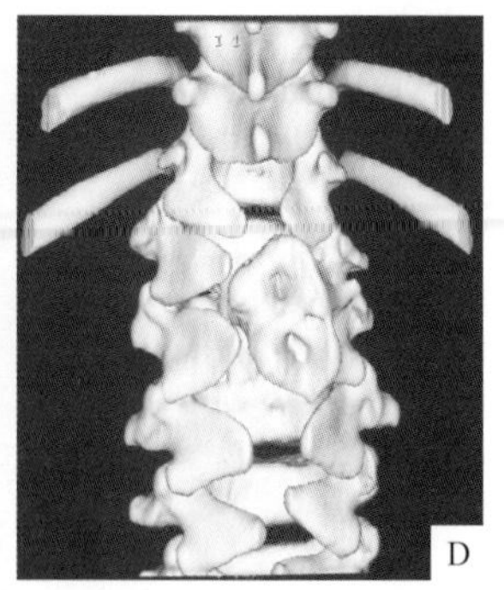

图 2-5-8 椎弓融合畸形。女，3 岁。CT 平扫矢状面重建(A)、三维骨表面重建顶视观(B)及前面观(C)、背面观(D)示 T12 以下脊柱裂伴右侧 L1、L2 椎板融合(D)，见椎管腔内骨间隔从右侧 L1、L2 融合椎板之棘突向前伸展直达 L1、L2 椎体后缘，并与之融合，并使 L1、L2 椎体后部融合(A、B)，把椎管腔一分为二；局部椎管腔前后径(A)和横径明显增宽，两椎弓根距增宽(B)，L1、L2 和 L2、L3 椎体部分融合(A、C)。

椎和枕骨之间可形成枕部椎体，代表第三髁，位于斜坡的尖端，或表现为此区域中的多发小骨块。

齿状突发育异常包括齿状突不发育或齿状突及其基底部不发育。齿状突缺如少见，表现为枢椎体以上不能见到向上伸展的齿状突影。正常成人齿状突长度为 16～18 mm，但目前尚不能确定不同年龄儿童齿状突的长度(图 2-5-10)。齿状突不发育或发育不全可以是孤立的先天性异常，也可以与黏多糖病或其他综合征相伴随。寰椎前弓与齿状突融合极为少见。

(一) 末端小骨(ossiculum terminate) 齿状突尖部在 3～6 岁时出现小圆形的二次骨化中心，末端小骨由齿状突尖部与体部融合失败所致，由于两者至 12 岁时才发生融合，因此在此前不应做出末端小

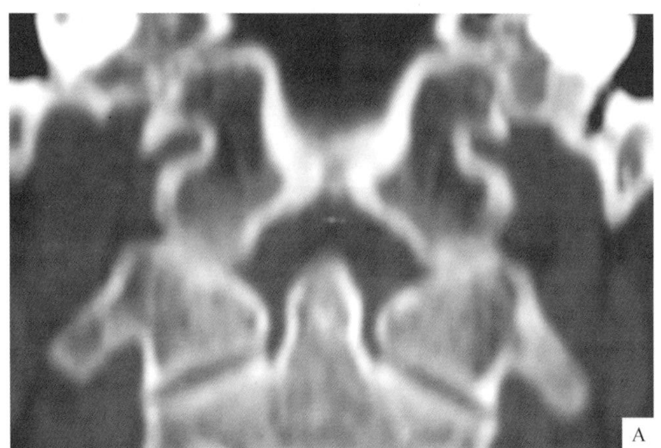
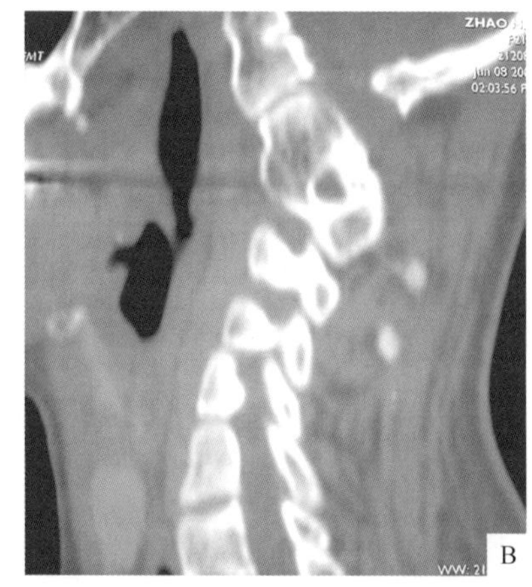

图 2-5-9 枕融合畸形。A. 冠状重建图像示寰椎侧块与枕骨髁部分关节间隙消失，消失部分呈骨性连接，外缘未连接部分呈凹陷切迹状改变。B. 中线旁矢状重建图像示环枕融合，未融合处在后方形成凹迹。

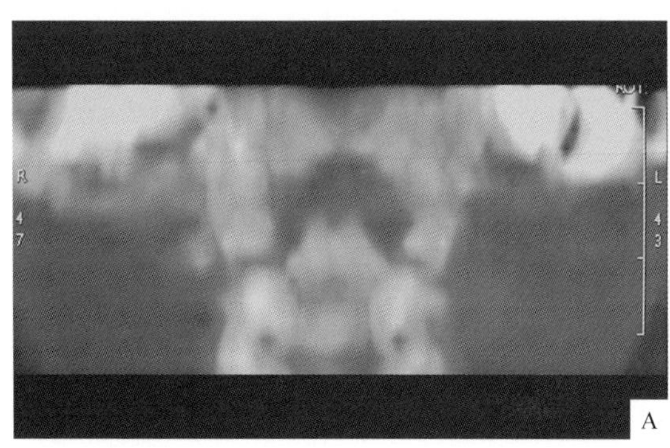
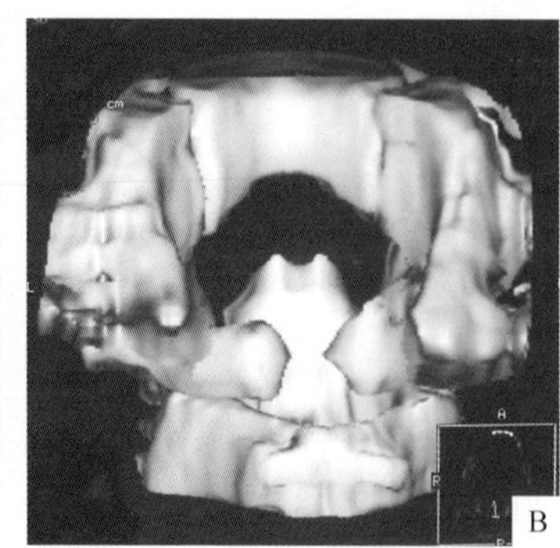
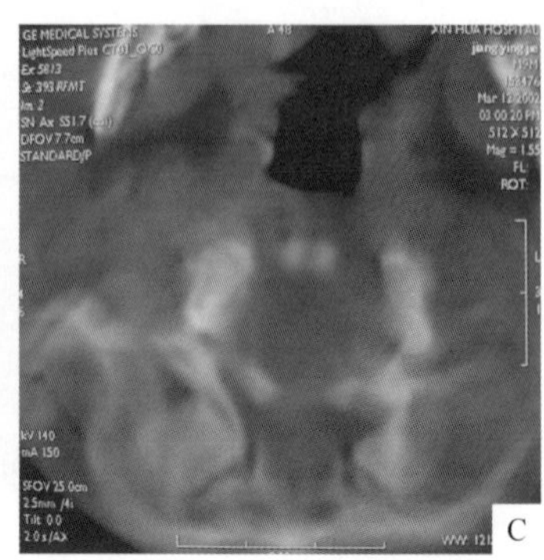

图 2-5-10 C2 齿状突分叉。男，9 个月。CT 冠状面重建(A)和三维重建(B)显示 C2 齿状突纵裂、分叉。CT 横断面(C)扫描显示纵裂的齿状突尖部呈两个平行排列的骨块。

骨的诊断。

（二）齿状骨（osodontoideum） 由齿状突尖及其基底部同枢椎体部融合失败所致，在任何情况下均不可能对"先天性"的齿状骨与"获得性"或损伤后齿状骨做出鉴别。若存在寰椎前弓的肥厚，则提示是一种长期存在的病变，有助于齿状骨同急性骨折鉴别。

因颅椎交界处结构复杂，以及在正侧位投照中结构之间的相互重叠，用常规 X 线检查诊断有一定困难，常需应用 CT 扫描伴二维和三维重建来清晰地显示骨结构的异常。MRI 在明确邻近神经组织受损情况方面很有帮助。

四、Klippel-Feil 综合征

Klippel-Feil 综合征（Klippel-Feil syndrome，KFS）于 1921 年 Klippel 和 Feil 报道，由胚胎第 3～8 周时胚层分节障碍导致两个或两个以上颈段原椎不分离。临床表现为短颈、后发际低平和颈部活动受限三联症。在 50%以上病例中典型的三联症不明显。

KFS 往往没有家族史，男女发生率无明显差异。患者常伴有先天性翼状肩胛畸形。短颈的两边软组织呈蹼状改变，在严重病例中可造成头部直接位于胸部之上的假象；颈部活动受限主要影响侧向运动；在某些病例中可有斜颈表现。患者可以出现脊髓压迫，尤其是高位颈椎融合的病例中，而且神经系统异常出现较早，或于轻度外伤后急性发作。KFS 还可以伴随有脑和脊髓的先天性畸形、先天性心脏病、肾畸形和肠源性囊肿等。

【影像学】 颈椎融合可以发生于任何节段，在上颈段中以 C2 和 C3 较常见，而下颈段中以 C6 和 C7 较常见，亦可为枕骨髁与 C1 间融合；偶尔融合可累及 T4 和 T5 水平以上的胸椎（图 2－5－11）。齿状突发育异常以及枕颈和寰枢不稳定是产生神经系统症状的原因。MRI 检查可以清楚地观察到髓内囊肿、脊髓空洞症、脊髓压迫和水肿。

颈椎先天性融合需与获得性椎体骨性强直相鉴别。先天性颈椎融合除了位于前部椎体融合之外，椎体后面的椎弓根、椎板和棘突也可以发生融合，且早期融合在融合区部位的部分椎体生长受阻，其局部椎体的前后径缩短，而融合椎体融合处以外的部分继续正常生长，则形成"蜂腰征"（图 2－5－12），受影响的椎体则呈两个相对应的梯形改变。而获得性椎体强直往往不存在上述两种表现。KFS 常伴随有高位肩胛骨，在抬高的肩胛骨与脊柱之间可有肩椎骨把两者连接起来。

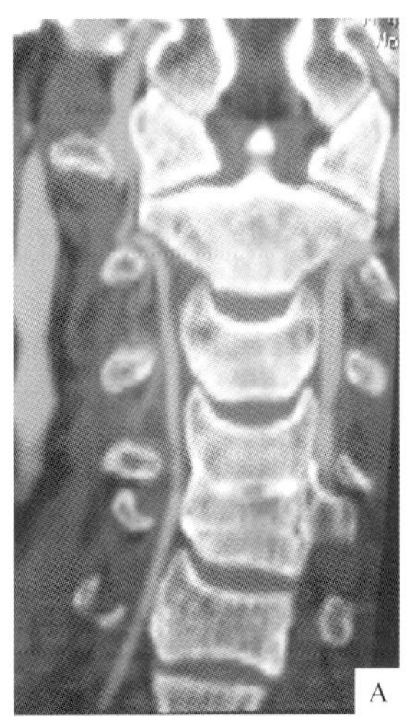

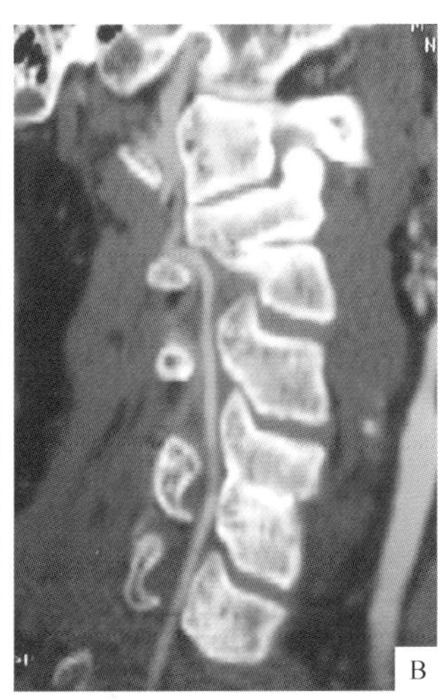

图 2－5－12 C3、C4 椎体融合。CT 扫描冠状面重建（A）及矢状面重建（B）示 C3、C4 椎体融合，融合处终板附近椎体前后径和横径较椎体其余部分为狭，形成"蜂腰征"。

五、骶骨发育异常

骶骨发育异常（sacral agenesis）中约有 1/3 病例骶骨完全缺如，其余病例中有一个或多个骶骨节

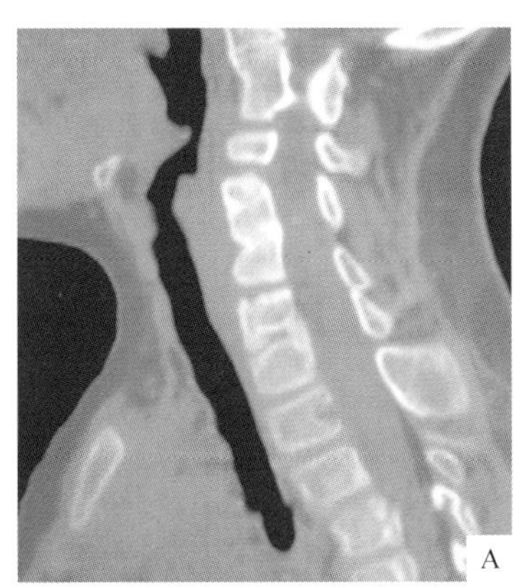

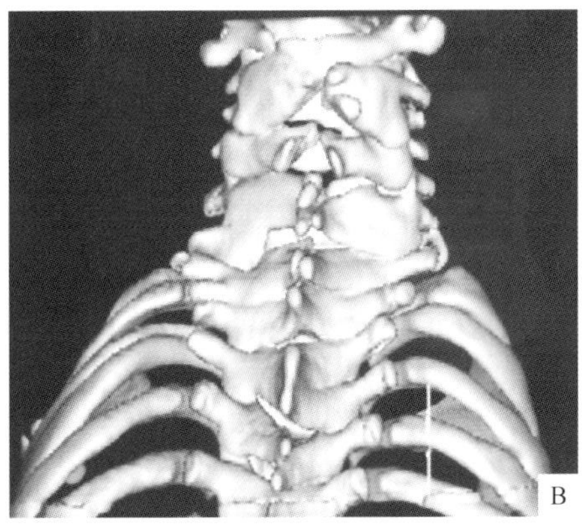

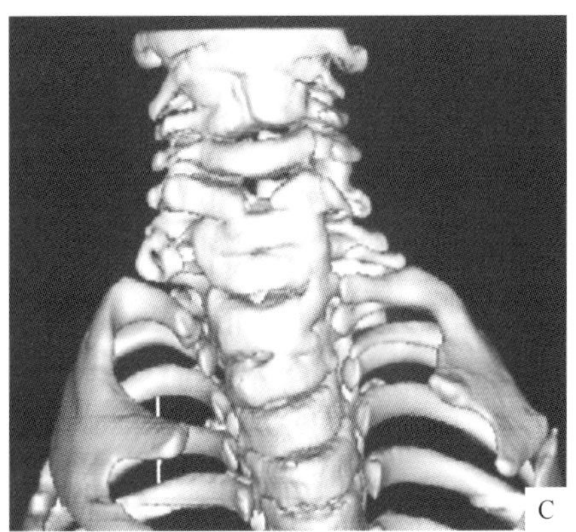

图 2－5－11 Klippel-Feil 综合征。男，6 岁。A. CT 中线矢状面重建示 C4、C5、C6、C7 椎体不全融合（箭）。B. 三维重建背面观示多发性颈椎椎板融合及棘突裂。C. 三维重建前面观示椎体融合、纵裂及蝴蝶椎（箭）。

段的存在。在某些病例中腰或者甚至下胸段脊柱也可缺如。骶骨不发育可见于糖尿病患者所生的婴儿中(0.1%～0.2%),也可见于 VATER(V：椎体异常、A：肛门闭锁、TE：食管闭锁伴食管气管瘘以及 R：桡骨异常)和 VACTERL(椎体、肛直肠、心、气管、食管、肾和肢体)联合症群。

当骶或腰骶不发育时,在 X 线片上可以看到两侧髂骨在中线融合,或在终末椎体节段以下彼此以关节相连,某些病例中也可见髂骨与最下部椎体以关节相连。当部分骶骨缺如时,尚存留的一个或多个骶骨节段常发育不全(图 2-5-13),或为半椎,使两骶骨之间距离缩短,并使骨盆倾斜。在骶骨水平以上常伴随半椎畸形、椎弓根连接杆、脊髓纵裂伴脊柱侧突等。

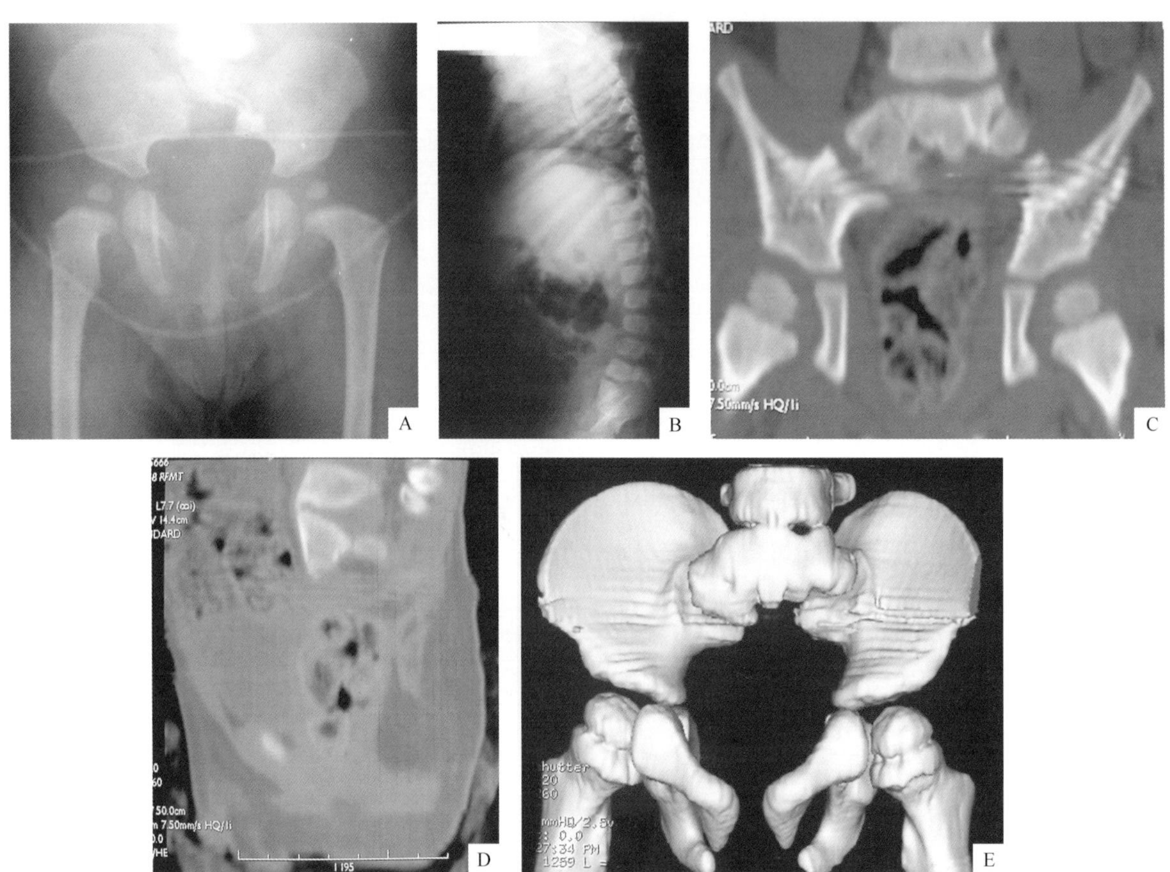

图 2-5-13 骶骨发育不全。男,4 岁。骨盆正位(A)和脊柱侧位(B)片示 S1 以下骶骨缺如,S1 发育不全,偏狭,两髂骨向中线靠近。CT 平扫冠状面(C)和矢状面(D)重建以及三维骨表面重建(E)显示上述表现更清晰直观。

骶骨发育不全也可呈单侧性改变,表现为单侧性骶骨侧块的骨缺损,缺损区边缘光整呈类圆形或椭圆形,骶骨中轴向健侧移位,缺损区下方的骶骨可以完全缺如或部分缺如,骶前脊膜膨出可以从骨缺损区突向盆腔(图 2-5-14,图 2-5-15)。

常规 X 线摄片通常能显示发育异常的骶骨,但由于肠内容物和气影的重叠常使骨缺损区变得模糊或与骨缺损区不易区别。

CT 和 MRI 的断层扫描没有结构的重叠,可以清晰显示发育异常的骨骼形态,同时能很好地显示骨缺损时所伴发的骶前或后的脊膜膨出。

六、先天性脊柱侧突

先天性脊柱侧突(congenital scoliosis)由结构的不对称以及脊柱两边生长速度的不均衡引起。不对称的椎体和椎弓的形成和(或)分节障碍导致的楔形椎或半椎,单侧性椎体融合、椎弓根的连接杆、神经弓融合可引起脊柱侧突。由于未受影响的椎体和椎弓生长发育正常,而病变侧的生长受阻,使脊柱侧突进行性加剧(图 2-5-16)。除了骨性异常之外,患者常伴有脊髓空洞症、脊髓纵裂、脊髓栓系和脊髓脂肪瘤等神经性异常。

用影像学手段检查脊柱侧突是否伴有分节异常对决定治疗方案至关重要。先天性脊柱侧突的常规 X 线检查通常包括直立位全脊柱摄片;为清晰显示椎体和椎弓的异常,有时需要摄取仰卧和左、右斜位点片,有时还需应用成角度的 X 线束以切线投照的方式摄取轴位片。由于脊柱的严重扭曲,X

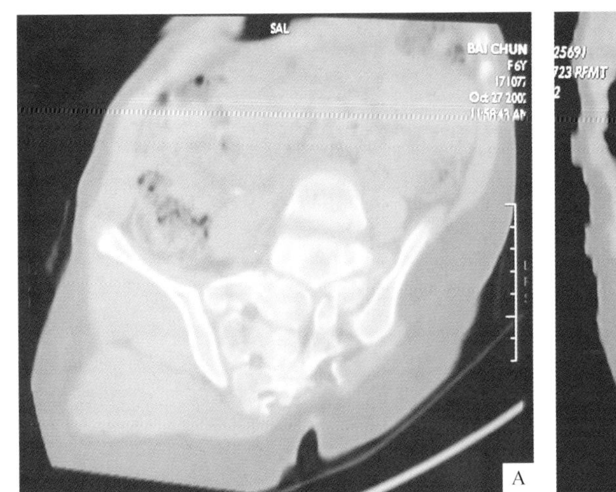
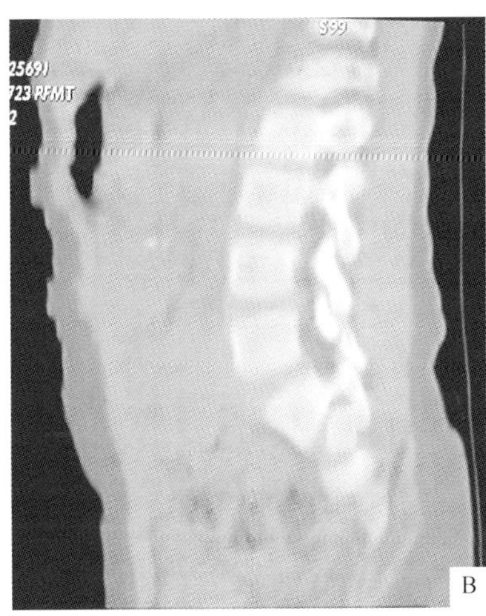
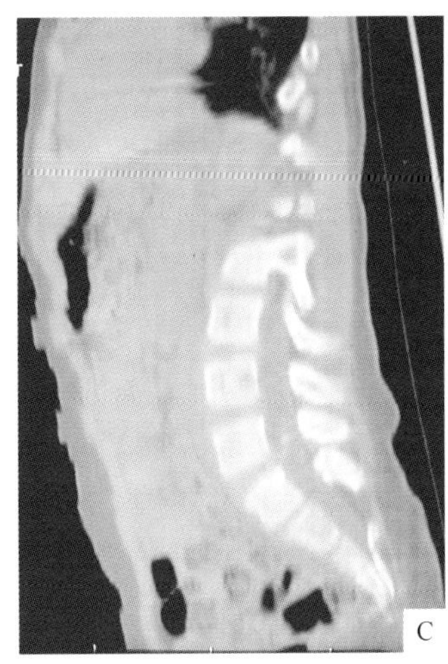

图 2-5-14 左侧骶骨发育不全。女，6 岁。CT 平扫冠状面重建(A)、中线左旁矢状面重建(B)和中线右旁矢状面重建(C)示左侧 S1～S3 发育不全，形态不规则，S4 以下缺如，右侧骶骨发育正常。

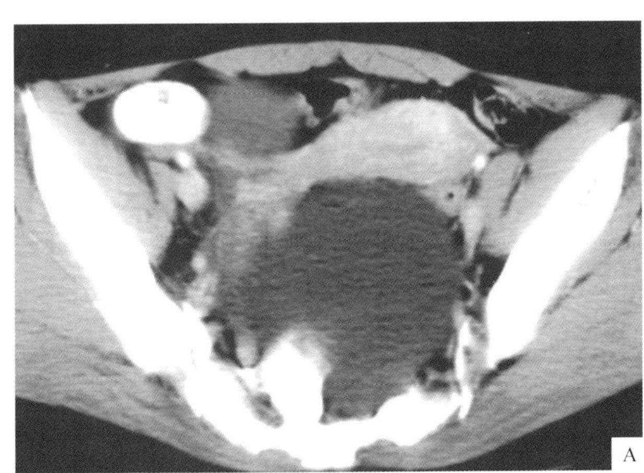
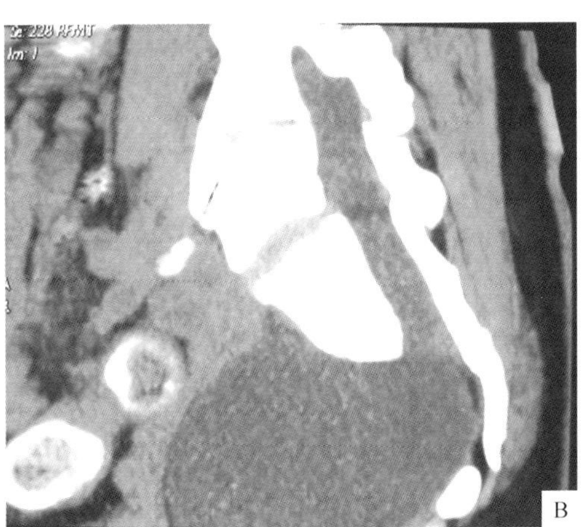
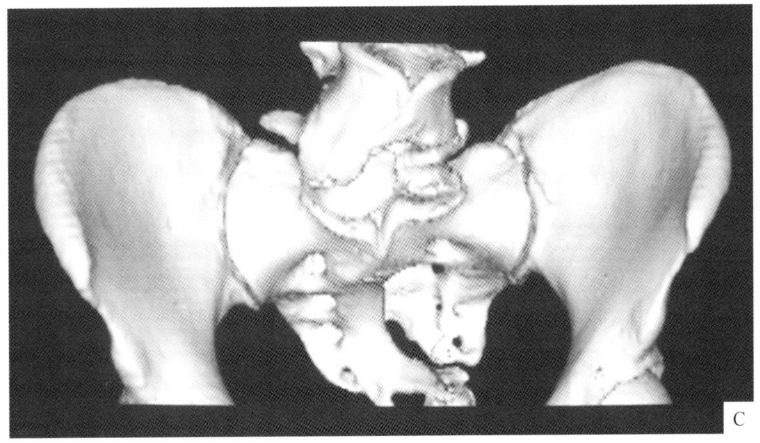

图 2-5-15 骶前脊膜膨出。女，27 岁。CT 平扫(A)和正中左旁矢状面重建(B)示骶前囊肿经骶骨前骨缺损与骶管蛛网膜下腔相连。C. 三维骨表面重建前面观示 S2～S4 左骶前孔及其周围骨质发育不全致局限缺损。

线平片不能清晰显示未分节的骨桥以及半椎等畸形。薄层 CT 扫描伴二维和三维重建则可以清晰显示这些异常，还可显示异常节段脊柱与邻近脊柱的相互关系。用 MRI 检查还能在术前了解先天性脊柱侧突所伴随的神经管闭合不全等畸形。

先天性脊柱侧突需与特发性脊柱侧突鉴别，后者无椎体和椎弓的先天性畸形，发病年龄一般较先天性脊柱侧突晚(图 2-5-17)，另外还需除外所有其他先天性神经肌肉性因素后才能做出特发性脊柱侧突的诊断。

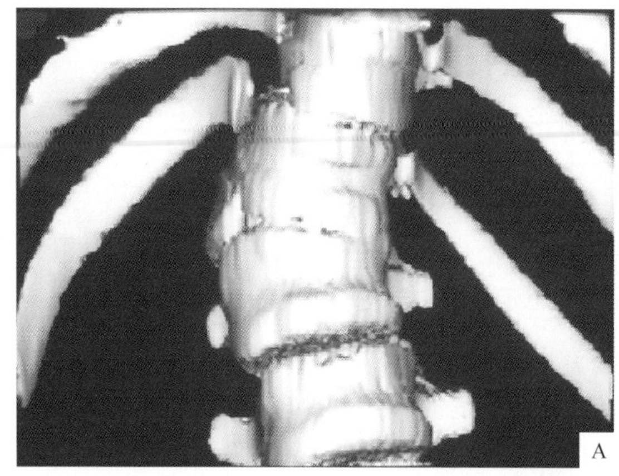
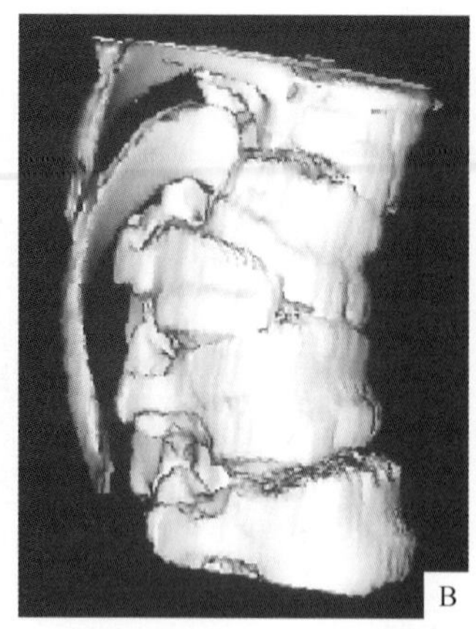
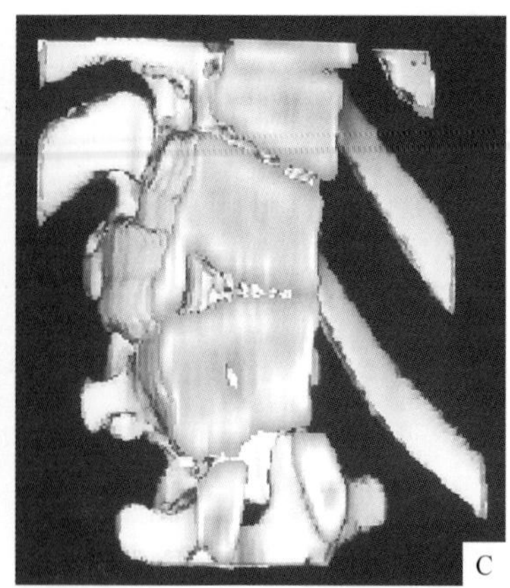

图 2-5-16 脊柱侧弯伴 L1 半椎畸形。女，14 岁。CT 三维表面重建(A、B)及表面重建加切割(C)显示脊柱侧弯和病变椎体的部位、程度。

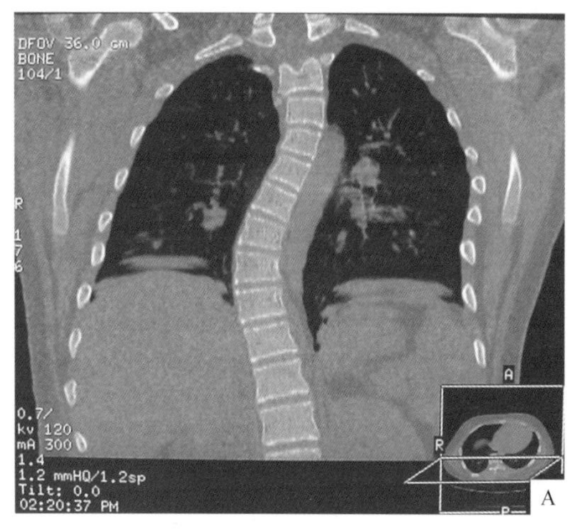
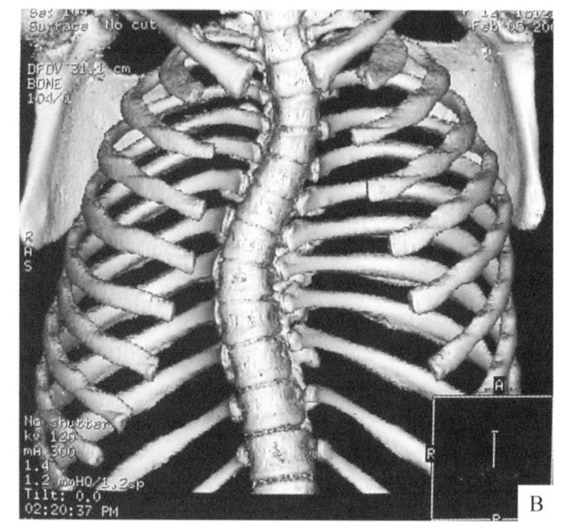

图 2-5-17 特发性脊柱侧弯。女，12 岁。CT 冠状面 MPR 重建(A)和三维重建(B)显示胸椎"S"形侧弯，以 T7、T8 向右侧突最为显著。椎体及附件未见畸形。

神经肌肉性脊柱侧突由不对称的神经分布和不平衡的肌肉功能所致，脑瘫是最常见的原因，也可见于外伤所致的截瘫或四肢瘫。除脊柱侧突外还有神经肌肉功能异常的一系列症状和体征，可与先天性脊柱侧突鉴别。

(饶艳莺　李玉华)

第六节　骨盆畸形

一、先天性髋关节脱位

患儿因关节囊松弛使股骨头位于髋臼外，发生于出生前或后的很短时间内。由多种因素导致，可能与子宫内运动受限制和母体激素作用有关。在胎儿第三个月时，运动限制可由臀位、羊水过少引起，而导致髋关节部分或完全脱位；母体激素(如雌激素)引起骨盆韧带松弛，使胎儿易娩出，也可致胎儿髋关节囊和韧带松弛。女性胎儿多见，其发生率约为男性的 6 倍，该病有家族遗传倾向，可能与雌激素代谢的遗传异常有关。新生儿时超声检查有利诊断，对于较大婴儿，骨盆前后位片为更可靠的检查方法，可确定股骨头是否骨化。由通过三角软骨的水平线和髋臼最外缘的垂直线可划分四分隔，正常股骨头的位置应当在内下象限。移位的股骨头在外上方格内，半脱位在外下方格内。髋臼和水平线之间的夹角在新生儿应小于 40°，生后 6 个月＜33°，1 岁＜30°。正常髋关节，沿着耻骨上支下缘和内侧股骨颈皮质画线(Shenton 线)应是连续的，先天性髋关节脱位此线不连续(图 2-6-1)。

二、髋内翻

系股骨颈骨化障碍所致，大多为单侧。X 线表现为股骨头向内下移位，股骨颈变短，颈干角变小，约呈直角，骺板增宽，不规则，其内可有小骨(图 2-6-2)。

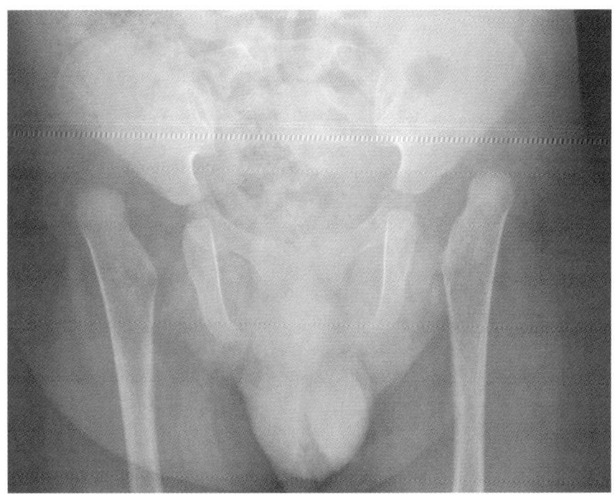

图 2-6-1 双侧先天性髋关节脱位。骨盆平片显示双侧股骨向外上方移位，Shentong 线不连续，双侧髋臼发育浅，髋臼角大。

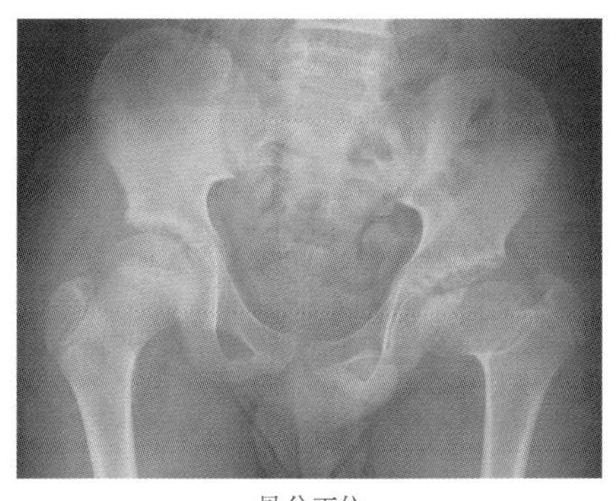

骨盆正位

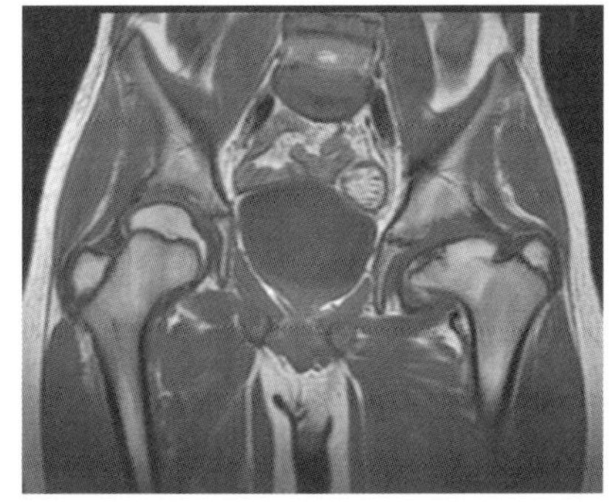

T1WI

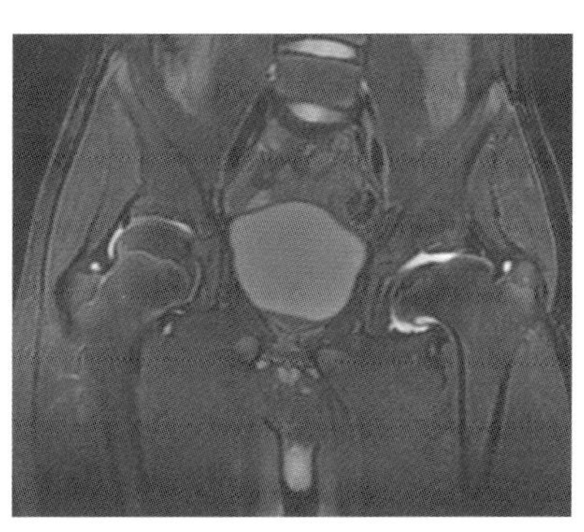

T2W STIR

图 2-6-2 左侧髋内翻。左侧股骨头形态异常，骨骺偏小，股骨颈粗短，颈干角变小，MRI 显示左髋关节积液。

三、耻骨联合分离

最常并发膀胱外翻，亦可合并脐疝、肛门闭锁、腹部和骨盆肌肉发育不良、尿道上裂等畸形。有人认为耻骨联合分离的程度与尿道上裂的程度有关。X 线表现为耻骨联合明显分离，耻骨支发育不全及骨化延迟，髂骨翼及坐骨向两侧张开且移位。

（饶艳莺 李玉华）

参考文献

[1] Eisenberg, Ronald L. Clinical Imaging: An Atlas of Differential Diagnosis[M]. 4th Edition. Lippincott Williams & Wilkins, 2003.

[2] Eastman GW, Wald C, Crossin J. Getting Started in Clinical Radiology: From Image to Diagnosis[M]. Thieme, 2006.

[3] Kliegman R M, Behrman R E, Jenson H, et al. Nelson Textbook of Pediatrics[M]. 18th ed. Saunders, 2007.

[4] Eisenberg R L, Margulis A R. The Right Imaging Study: A Guide for Physicians[M]. Third Edition. Springer, 2008.

[5] Harvey EJ, Bernstein M, Desy NM, ety al. Sprengel deformity: pathogenesis and management[J]. J Am Acad Orthop Surg, 2012, 20(3): 177-186.

[6] Brévaut- Malaty V, Guillaume JM. Neonatal diagnosis of congenital pseudarthrosis of the clavicle[J]. Pediatr Radiol, 2009, 39(12): 1376.

[7] Currarino G, Herring JA. Congenital pseudarthrosis of the clavicle[J]. Pediatr Radiol, 2009, 39(12): 1343-1349.

[8] Aucourt J, Budzik JF, Manouvrier-Hanu S, et al. Congenital malformations of the hand and forearm in children: what radiologists should know[J]. Semin Musculoskelet Radiol, 2012, 16(2): 146-158.

[9] Song KS, Ramnani K, Cho CH. Long term follow-up of open realignment procedure for congenital dislocation of the radial head. J Hand Surg Eur, 2011, 36(2): 161-162.

[10] Sonderegger J, Gidwani S, Ross M. Preventing recurrence of radioulnar synostosis with pedicled adipofascial flaps[J]. J Hand Surg Eur, 2012, 37(3): 244-250.

[11] Jones C, Baldrighi C, Mills J, et al. Oculodentodigital dysplasia: ulnar-sided syndactyly and its associated disorders. J Hand Surg Am, 2011, 36(11): 1816-1821.

[12] Rambani R, Elnaggar M, Sturdee S. Syndactyly with hallux valgus: a case report[J]. Foot Ankle Int, 2011, 32(6): 641-643.

[13] Kim HK. Madelung deformity with Vickers ligament[J]. Pediatr Radiol, 2009, 39(11): 1251.

[14] Zebala LP, Manske PR, Goldfarb CA. Madelung's deformity: a spectrum of presentation[J]. J Hand Surg Am, 2007, 32(9): 1393-1401.

[15] Shafeghati Y, Kahrizi K, Najmabadi H, et al. Brachyphalangy, polydactyly and tibial aplasia/hypoplasia syndrome (OMIM 609945): case report and review of the literature[J]. Eur J Pediatr, 2010, 169(12): 1535-1539.

[16] Wechsler SB, Lehoczky JA, Hall JG, et al. Tibial aplasia, lower extremity mirror image polydactyly, brachyphalangy, craniofacial dysmorphism and genital hypoplasia: further delineation and mutational analysis[J]. Clin Dysmorphol, 2004, 13(2): 63-69.

[17] Alao MJ, Gbénou S, Yèkpè P, et al. Femoral hypoplasia-unusual facies syndrome in a black African infant[J]. Genet Couns, 2011, 22(4): 365-370.

[18] Paladini D, Maruotti GM, Sglavo G, et al. Diagnosis of femoral hypoplasia-unusual facies syndrome in the fetus[J]. Ultrasound Obstet Gynecol, 2007, 30(3): 354-358.

[19] Kramer DE, Micheli LJ. Meniscal tears and discoid meniscus in children: diagnosis and treatment[J]. J Am Acad Orthop Surg, 2009, 17(11): 698-707.

[20] Flouzat-Lachaniette CH, Pujol N, Boisrenoult P, et al. Discoid medial meniscus: report of four cases and literature review[J]. Orthop Traumatol Surg Res, 2011, 97(8): 826-832.

[21] Obermeyer RJ, Goretsky MJ. Chest wall deformities in pediatric surgery[J]. Surg Clin North Am, 2012, 92(3): 669-684.

[22] Lo Piccolo R, Bongini U, Basile M, et al. Chest fast MRI: an imaging alternative on pre-operative evaluation of Pectus Excavatum[J]. J Pediatr Surg, 2012, 47(3): 485-489.

[23] Brochhausen C, Turial S, Müller FK, et al. Pectus excavatum: history, hypotheses and treatment options[J]. Interact Cardiovasc Thorac Surg, 2012, 14(6): 801-806.

[24] Aydin K, Sencer S, Minareci O. Thoracocervical dorsal dermal sinus associated with multiple vertebral body anomalies[J]. Neuroradiology, 2001, 43(12): 1084-1086.

[25] Kalkan E, Karabagli P, Karabagli H, et al. Congenital cranial and spinal dermal sinuses: a report of 3 cases[J]. 2006, 23(4): 543-548.

[26] Ranjan R, Tewari R, Kumar S. Cervical intradural extramedullary ependymal cyst associated with congenital dermal sinus: a case report[J]. Childs Nerv Syst, 2009, 25(9): 1121-1124.

[27] Chau AM, Wong JH, Mobbs RJ. Cervical myelopathy associated with congenital C2/3 canal stenosis and deficiencies of the posterior arch of the atlas and laminae of the axis: case report and review of the literature[J]. Spine (Phila Pa 1976), 2009, 34(24): E886-891.

[28] Chung SB, Yoon SH, Jin YJ, et al. Anteroposterior spondyloschisis of atlas with incurving of the posterior arch causing compressive myelopathy[J]. Spine (Phila Pa 1976), 2010, 35(2): E67-70.

[29] Musha Y, Mizutani K. Cervical myelopathy accompanied with hypoplasia of the posterior arch of the atlas: case report. J Spinal Disord Tech, 2009, 22(3): 228-232.

[30] Thorne JA, Javadpour M, Hughes DG, et al. Craniovertebral abnormalities in Type VI mucopolysaccharidosis (Maroteaux-Lamy syndrome)[J]. Neurosurgery, 2001, 48(4): 849-852; discussion 852-853.

[31] Jain VK, Behari S. Management of congenital atlanto-axial dislocation: some lessons learnt[J]. Neurol India, 2002, 50(4): 386-397.

[32] Park JH, Tai K, Sato Y, et al. A case of klippel-feil and turner syndromes[J]. Pediatr Dent, 2012, 34(2): 35-39.

[33] Tracy MR, Dormans JP, Kusumi K. Klippel-Feil syndrome: clinical features and current understanding of etiology[J]. Clin Orthop Relat Res, 2004, (424): 183-190.

[34] Thiryayi WA, Alakandy LM, Leach PA, et al. Craniocervical instability in an infant with partial sacral agenesis[J]. Acta Neurochir (Wien), 2007, 149(6): 623-627.

[35] Campbell RM Jr, Smith MD, Mayes TC, et al. The characteristics of thoracic insufficiency syndrome associated with fused ribs and congenital scoliosis[J]. J Bone Joint Surg Am, 2003, 85-A(3): 399-408.

[36] Yazici M, Emans J. Fusionless instrumentation systems for congenital scoliosis: expandable spinal rods and vertical expandable prosthetic titanium rib in the management of congenital spine deformities in the growing child[J]. Spine (Phila Pa 1976), 2009, 34(17): 1800-1807.

第三章　骨发育障碍

第一节　软骨发育不全

软骨发育不全(achondroplasia)是一种四肢短小、躯干近于正常的短肢畸形,具有遗传性和家族性,但也可散发,无男女性别差异,常于出生后甚至胎儿期发现,胎儿的死亡率很高。

在所有骨的干骺端,特别是长管状骨的干骺端软骨呈明显的黏液样变性,软骨细胞丧失正常排列和生长功能,颅底蝶骨、枕骨的软骨结合处亦有类似发育障碍。由于软骨内成骨延迟或中止,而骨膜下成骨不受影响,因此骨的纵向生长受阻,横向生长正常。

本病临床特征是四肢粗短、弯曲,而躯干相对正常,头大、塌鼻、下颌突出、臀部后翘,手指呈车轮样散开。

X线平片可做出诊断并有助于同其他骨软骨发育障碍类疾病鉴别。在有神经系统症状和体征的患儿,CT和MRI有助于颅脑和脊髓受累范围和程度的评价。

X线平片上几乎所有软骨成骨部位均可出现异常,但以四肢长骨最为明显。长管状骨变短和弯曲,以股骨和肱骨最为显著,骨皮质变厚,尤以弯曲骨干的凹面为甚,骨松质和骨髓腔无异常。干骺端变宽,呈喇叭口状,但轮廓光整,骨骺出现延迟,发育较小。在长骨两端常可见相对较小的骨骺部分套入扩大的干骺端,呈抱球状表现(图3-1-1,图3-1-2)。胫骨侧位片常可见其近侧干骺端呈一略向前方的斜面。掌、跖和指、趾骨也像长管状骨一样变得粗短,第四、五指骨常向尺侧偏斜,腕骨和跗骨形态一般正常。

由于软骨成骨受阻,颅底短小而颅盖相对较大,前额和后枕分别向前、后突出(图3-1-2)。枕大孔较小,蝶鞍一般正常。有时各面骨相对较小,下颌骨却较大。发生脑积水者并不罕见。

肋骨短而宽厚(图3-1-3A),以致胸腔前后径变小。

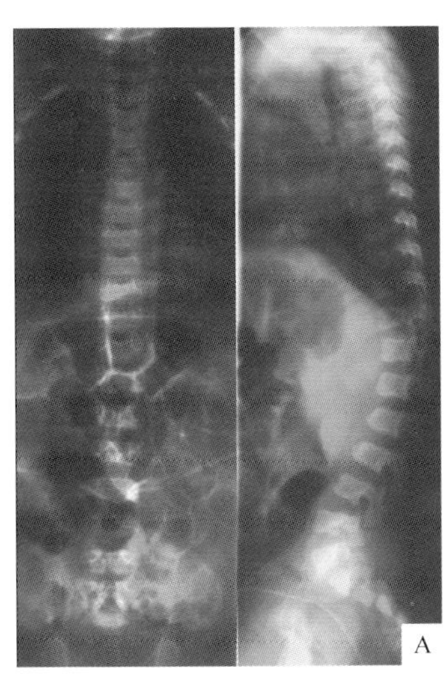

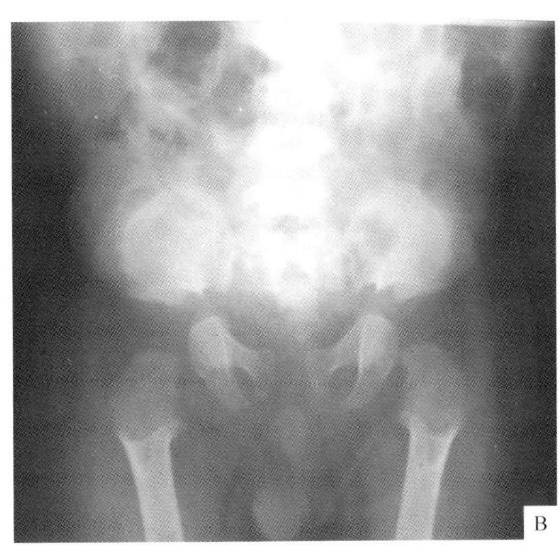

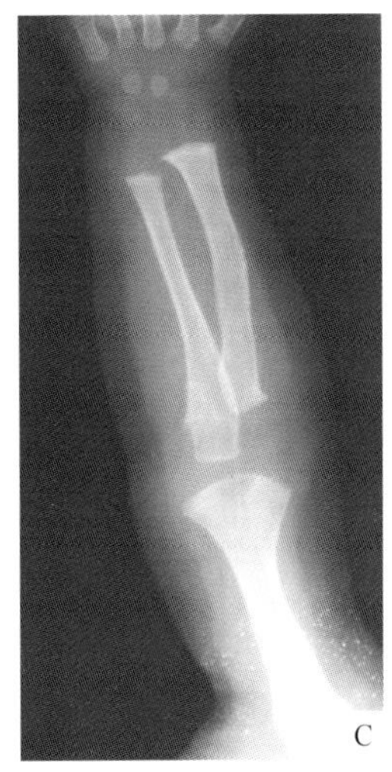

图3-1-1　软骨发育不全。男,10岁。A. 脊柱正侧位片示胸腰段脊柱呈后突畸形,L2～L4椎体呈弹丸状,T12～S1椎体后缘呈弧形凹陷,在胸腰段以下椎管前后径与两椎弓根距自上而下逐渐缩小。B. 骨盆正位示两髂骨、坐耻骨均呈宽短的表现,髋臼呈"三叉戟"状,骶椎隐裂。股骨增宽,以干骺端更为明显。C. 左上肢正位示肱骨、尺桡骨均呈粗短表现,干骺端宽边缘变尖。

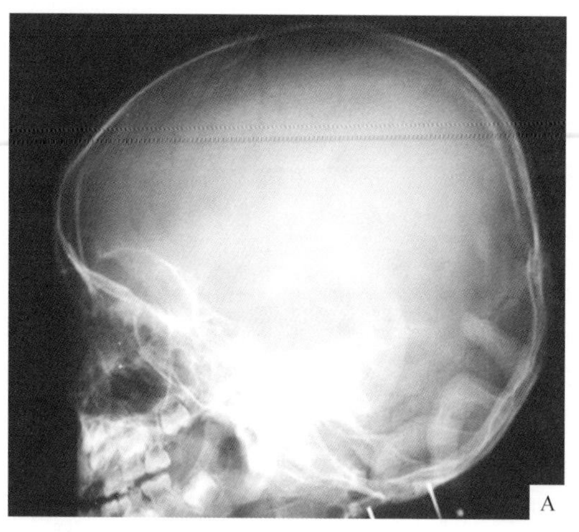
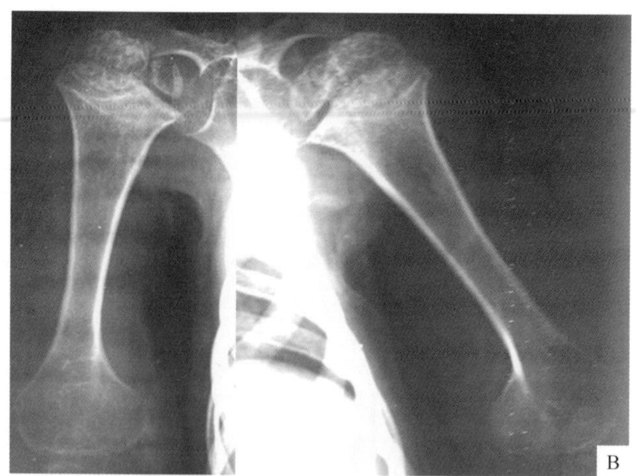

图 3-1-2 软骨发育不全。A. 头颅侧位：颅面不成比例，颅部相对较大，枕部膨大，额稍向前突出，颅底骨偏短。B. 两肱骨正位：两肱骨短粗，干骺端明显增宽，近侧端边缘变尖，骨骺板向内凹陷，骨骺轻度呈包埋状，远侧干骺端呈蘑菇状增宽。

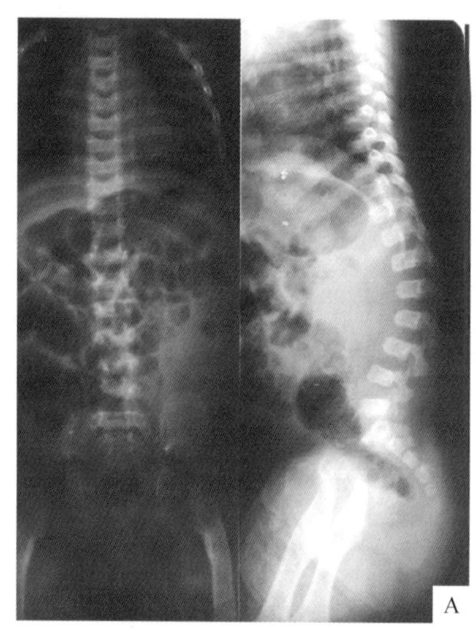
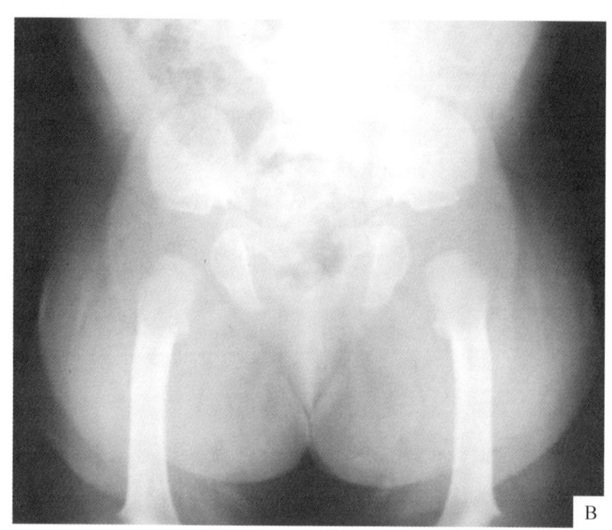

图 3-1-3 软骨发育不全。女，7 个月。脊柱正侧位片(A)及骨盆平片(B)示肋骨呈船桨状，胸腰段脊柱后突。L1 和 L2 椎体呈弹丸状，其后缘凹陷，腰椎两椎弓根距从上向下逐渐变狭。两髂骨呈方形，髋臼呈“三叉戟”状，坐耻骨和两股骨呈粗短表现，股骨远侧干骺端增宽。

软骨发育不全脊柱腰段常有典型变化，正位片可见椎弓根间距从第一腰椎至第五腰椎逐渐变狭或等宽，与正常时的逐渐变宽相反。侧位片上，由于椎弓根变短，而使得腰椎椎管的前后径自上而下逐渐缩短，这种变化有时可以涉及整个脊柱，严重者可造成脊髓压迫症。椎体发育可较小，但形态变化不著。有时椎体呈楔形，后缘凹陷。儿童时期椎体的上、下缘可分别凸出而前缘变尖，呈弹丸状表现，而正常腰骶椎的轴线应连贯而不成角。步行前的婴儿也可出现腰骶角，随年龄增长腰骶成角更加明显，严重者骶骨可呈水平位(图 3-1-3)。

骨盆较小，髂嵴上缘和侧缘的弧度较平，髂翼略呈方形。骶髂关节的位置较低，以致第四腰椎可位于髂嵴最高点平面之下。坐骨大切迹变小呈鱼口状。骨盆腔变扁、变狭，其入口和出口各径均变小。髋臼顶变宽、变平，呈水平状(图 3-1-1B，图 3-1-3B)。

较少见的是不规则的软骨生长减退，主要特点是干骺端呈蘑菇样不规则增生状态。

头颅 CT 可显示枕骨大孔横径和矢状径显著减小，部分患儿合并脑积水。

MRI 可显示枕骨大孔处蛛网膜下腔狭窄和上颈段颈髓受压。这些患儿遇到轻微的创伤即可导致蛛网膜下腔出血等严重后果。

假性软骨发育不全(pseudochondrodyplasia)是一种与软骨发育不全的侏儒类型相似的疾病，常需与软骨发育不全相鉴别。它常在2岁以后变得明显，有齿突发育不良，椎体不同程度扁宽，椎间隙增宽，椎体上、下缘不规则、不光滑或双凸变形，似横置花瓶，椎体前缘中段凸出，上、下角骨质缺损呈台阶状。肋骨增宽，后端临时钙化带杯口形致密，如括弧状，前端亦有不同程度不规则及杯形变。四肢长管状骨明显缩短，两侧干骺端扩张，结构紊乱，不均匀致密，边缘刺状凸出，骨骺出现延迟，形态不规则，可呈碎裂状，亦可陷入干骺端内呈包埋状。关节面倾斜，可有"O"形腿。髂骨上、下径变短，下部变宽，髋臼顶不规则致密，髋臼角变小，Y形软骨增宽，骨化延迟，坐、耻骨形态不规则，有骨缺损。骶骨小，骶髂关节面不规则。股骨颈短，可有髋内翻，股骨头小而不规则(图3-1-4)。它与软骨发育不全不同之处在于头是正常的，手足比真正的软骨发育不全更短，随着生长畸形有所减轻，肋骨无飘带征，椎体后缘不凹，无椎管变狭，髋臼顶倾斜度大伴边缘呈钉状变尖等可资鉴别。

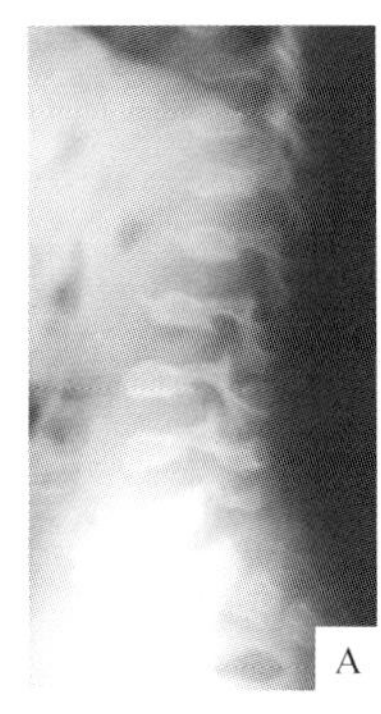

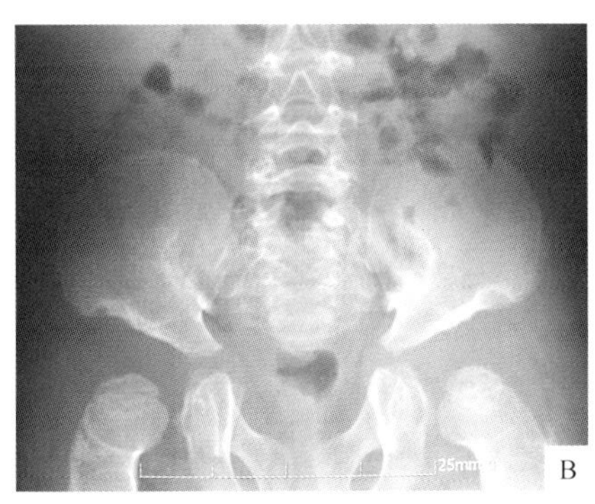

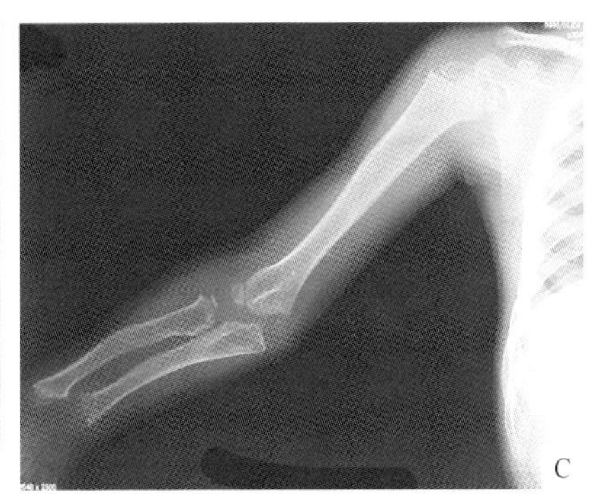

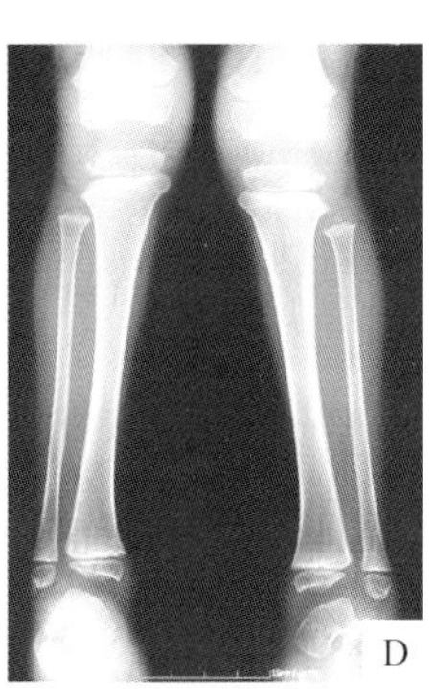

图3-1-4 假性软骨发育不全。男，4岁。A. 脊柱侧位：椎体呈椭圆形，椎体前缘变尖，部分呈骨赘样向前凸出。B. 骨盆正位：所见腰椎椎弓根距无自上而下变狭表现，髂骨翼上下径缩短，坐骨切迹变小，髋臼形成不良，两股骨头骨骺对称性缩小，股骨颈宽短。C. 右上肢正位：右肱骨近侧干骺端及骨干增宽，右滑车骨骺、右桡骨头骨骺小而不规则，两尺桡骨短、宽，关节面倾斜呈"V"形。D. 两小腿正位：两胫骨近侧干骺端增宽，两胫骨近侧骨骺呈扁平状，两膝外翻，两腓骨近端骨骺小，两胫骨远侧骨骺外宽内狭。

（饶艳莺　李玉华）

第二节　成骨不全

成骨不全(osteogenesis imperfecta)亦称脆骨症(fragililis ossium)，是一种累及骨、皮肤、巩膜、内耳、韧带、肌腱、筋膜、牙齿等全身性结缔组织的疾病。

【**病理与临床**】病理上由于骨胶原纤维成熟不足，成骨细胞数目过少或(和)活力障碍，以致骨膜下成骨及骨内成骨障碍，导致骨小梁纤细、钙化不全，髓腔变窄，并间有软骨岛、软骨样组织和钙化不良的骨样组织，因而骨质脆弱，极易骨折。不少病例还伴有不同程度的骨质软化。骨骺端的软骨成骨并无严重影响。

本病以骨质稀疏伴异常的脆性，蓝色巩膜，牙本质生成不全以及过早发生耳硬化症为主要临床表现，存在上述两种异常即可做出诊断。其他表现还包括肌肉无力，关节韧带松弛，生长发育迟缓等。

根据疾病的严重程度可分为两种类型。

1. 早发型成骨不全　早期研究认为此型为常染色体隐性遗传，近期研究显示大多数病例由Ⅰ型胶原的两个编码基因之一发生显性点状突变(a new dominant point mutation)所致或作为一种常染色体显性特性(an autosomal dominant trait)引起。该型病情重，出生时即可出现症状，为短肢型侏儒，多数患儿于生后几个月内死亡，少数可存活至成人。患者四肢弯曲畸形短缩，手足大致正常。头较大，前囟大，颅骨软化似软蛋壳。两颞膨隆，两眼距过宽、颌小，产生一种三角脸的表现。韧带松弛，肌张力低下。眼球突出，蓝色巩膜，鼻梁塌陷。

2. 迟发型成骨不全　为常染色体显性遗传疾病，病情相对较轻，虽于出生时可出现症状，但常至幼儿或儿童期发病。患者骨脆性增加，轻微外伤即可骨折，常继发四肢、胸廓、脊柱和骨盆畸形。角膜周围可见呈正常白色的巩膜小环，称Saturn环。患儿伴出血倾向。由于牙本质生成不全，可有牙齿发育不良，易碎，呈黄棕色或透明蓝灰色。韧带松弛，关节活动范围大，可有膝外翻、扁平足及桡骨头脱位。

【**影像学**】骨质密度减低、骨皮质变薄、骨折、骨痂形成和骨畸形，而其中又以长骨表现最具特征性。长骨的X线表现可有三种类型：① 粗短型，见于发病早、病变严重的病例中，四肢长骨常呈粗短状改变，有多发骨折和广泛骨痂形成，骨皮质菲薄，骨松质密度低，其中常见不到骨小梁等结构。以股骨、肱骨、胫骨最易受累，呈弓形弯曲畸形(图 3-2-1)。② 细长型，发病较晚，病变较轻。轻者骨结构近似正常或仅有骨质稀疏，直到轻微创伤后发生骨折才引起注意；重者长骨骨干变细、弯曲，长度并不明显缩短，腓骨可变细呈一条淡薄的线条影。骨皮质变薄，密度减低，骨小梁模糊。长骨干骺端较膨大，钙化软骨易碎，常骨折形成直线或波浪形的致密横线。该型患者发生骨折概率较粗短型者少(图 3-2-2)。③ 囊肿型，少数病例表现为干骺端张开，呈明显透明性改变，其中粗糙的骨小梁排列成蜂窝状改变(图 3-2-3)。在严重成骨不全病例中长骨干骺端或骨骺内可见多发扇贝形(scalloped)透亮区伴硬化的边缘，此为软骨骨骺板损伤性断裂碎块，正常骨骺板透亮影模糊消失，软骨可见爆玉米花状钙化。

头颅平片示颅骨密度降低，颅板变薄，严重者整个颅顶部可以由多块相距较远的菲薄骨板构成，相比之下岩骨显得特别致密。由于膜化骨的原始骨化中心未融合，囟门和颅缝闭合延迟，常有许多呈镶嵌状的缝间骨，以顶枕区最多见，与正常变异不同之处在于其数目应该超过10块。两侧颞部突出变阔，枕骨和额骨突出也很常见，常并发扁平颅底，伴或不伴颅底凹陷(图 3-2-4)。少数患者可发生颅板增厚，相当于长骨增生性的骨痂。

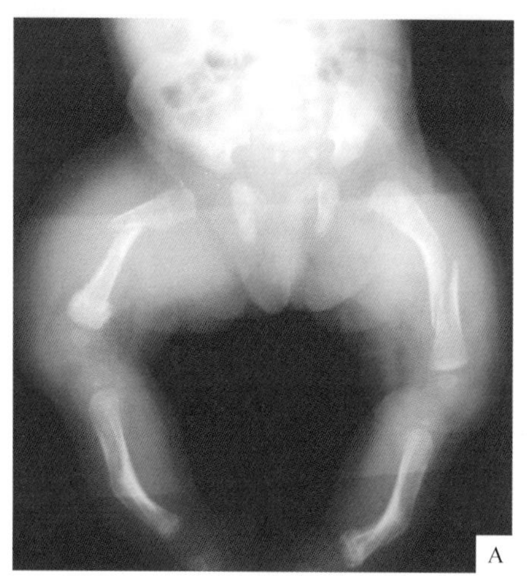

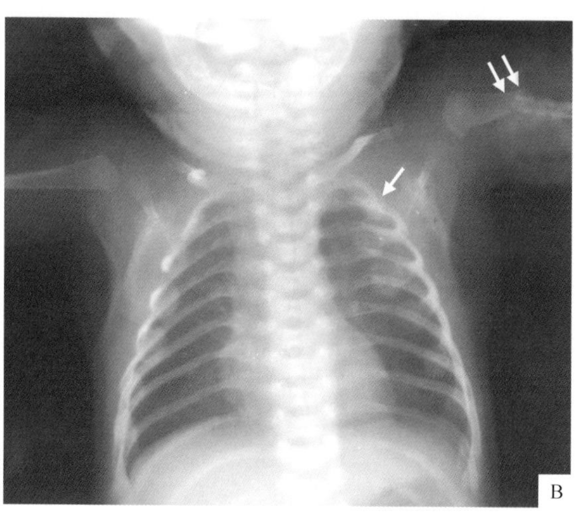

图 3-2-1 成骨不全(粗短型)。女，19天。A. 骨盆及下肢正位片示骨质密度降低，骨皮质薄。两股骨中段骨折，右股骨干骺端骨折，有骨痂形成。两胫骨陈旧性骨折畸形愈合成角。骨化中心骨质稀疏呈薄环状表现。B. 胸部正位片示肋骨纤细，肋骨前端膨隆，左第二肋弓处陈旧骨折(白单箭)，左肱骨近中段交界处骨折(白双箭)。

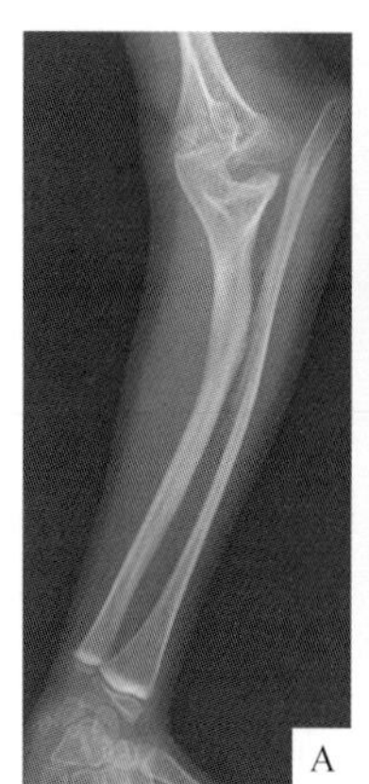

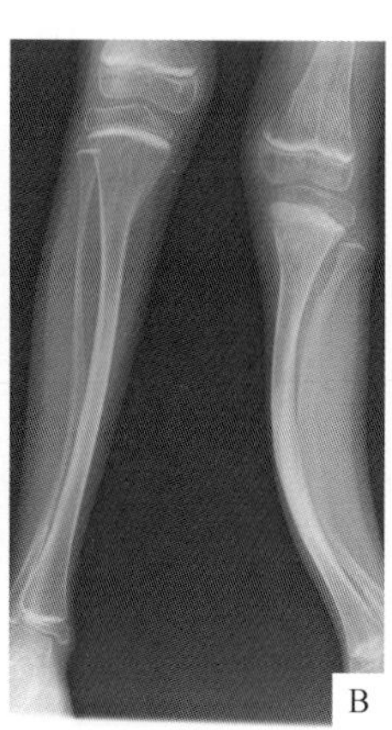

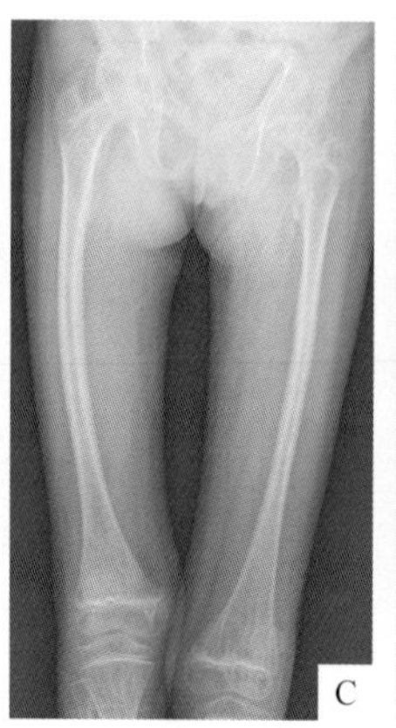

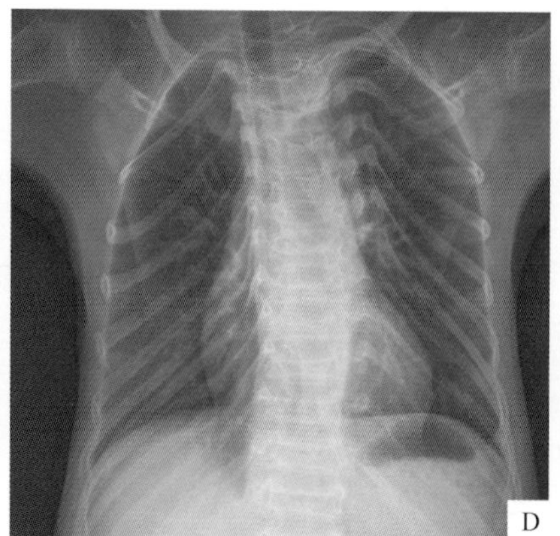

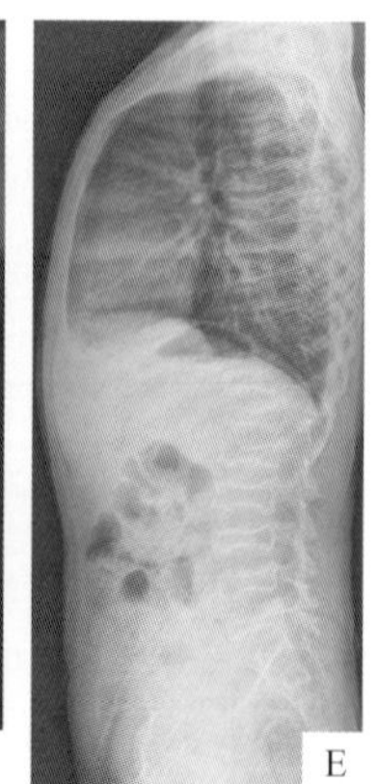

图 3-2-2 成骨不全(细长型)。女，9岁。A. 尺桡骨正位示尺桡骨弯曲，桡骨细长，肱桡关节脱位。B. 两胫腓骨正位片示两胫腓骨细长、弯曲，左侧明显。C. 两股骨正位片示股骨细长、弯曲。D. 胸片示肋骨纤细、上凹。E. 胸腰椎侧位片示脊柱骨质密度减低，椎体变扁，上下面凹陷如凹透镜，椎间隙相对较宽。

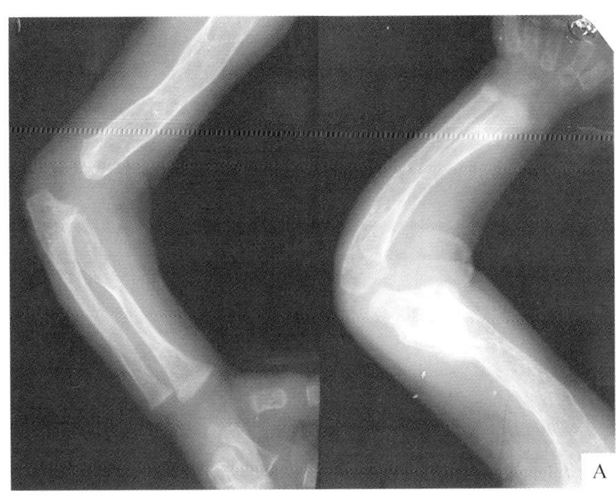

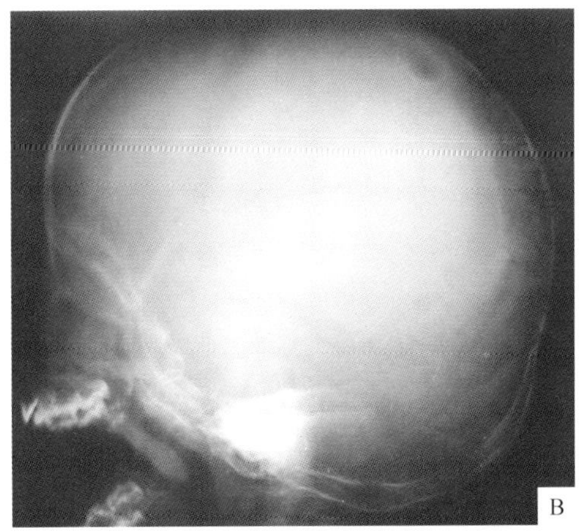

图 3-2-3 成骨不全(囊肿型)。男,8个月。A. 两上肢侧位片示广泛骨质疏松,骨皮质变薄,骨外形不规则,骨小梁粗糙,间隙增宽,呈小囊状或不规则形,右肱骨远段骨折伴骨痂形成。B. 头颅侧位示颅骨明显变薄。

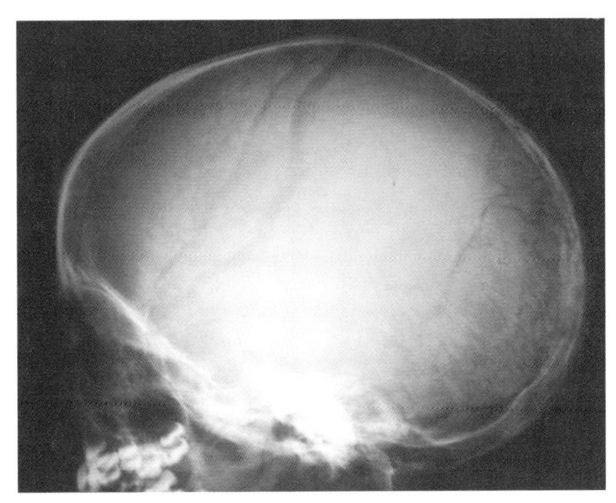

图 3-2-4 成骨不全。男,1岁。头颅侧位片示颅骨骨板变薄,密度减低,可见许多缝间骨。

椎体呈扁平椎,双凹状或前部呈楔形(图 3-2-2 E)。约 40%成骨不全于早期(常小于 5 岁)发生脊柱后侧凸,通常不呈"S"形的代偿性形态。肋骨常呈宽或狭的串珠状改变。骨盆呈狭小变形,髋关节凹入骨盆中。股骨可呈牧羊杖状改变。

超声最早可在妊娠 15 周时发现严重成骨不全的胎儿。超声可显示胎儿的多发性骨折导致的长骨中断和扭曲,股骨缩短,以及严重的颅骨脱钙引起的颅内容物显示特别清晰。异常胎儿的发现可帮助家属及时调整分娩计划。

CT 扫描可以显示脑积水所引起的脑室扩大,过早发生耳硬化症的患者可用 CT 观察听小骨、卵圆窗和耳蜗的改变。双能量 X 线吸收测定可研究骨结构和骨矿物的数量。

成骨不全常需与虐儿综合征、佝偻病、磷酸酶过少症、特发性青少年骨质疏松和 Cushing 综合征等相鉴别;肿瘤样骨痂生长需与骨肉瘤鉴别。未受侵犯区域骨密度是否正常,是否存在佝偻病样骨骺改变,临床表现如蓝色巩膜和牙齿改变等对鉴别诊断有帮助。

(饶艳莺 李玉华)

第三节 脊柱骨骺发育不良

脊柱骨骺发育不良(spondy lometaphyseal dysplasia)是以椎体和管状骨干骺端异常为特征的复合性疾病,是一种常染色体显性遗传疾病,其中最常见的类型由 Kozlowski 在 1967 年所描述,以普遍性扁平椎、干骺端发育不良和腕、跗骨骨化延迟为特征性表现。

患者出生时常无明显异常发现,至儿童早期因生长紊乱才发现病变。最早的临床症状为步态不稳,常出现于生后第二年期间,随后出现膝、髋部疼痛伴退行性改变,患者身材矮小伴脊柱侧后突。

该病患者 X 线侧位片上椎体呈扁平椎表现,前部往往比后部更狭呈楔形,椎弓根位置偏内。干骺端的不规则以股骨近端最为明显并伴有显著髋内翻表现。严重髋内翻时在邻近骨骺板的干骺端边缘可见三角形的小骨碎块,为角状骨折表现,骨骺相对不受影响。骨骺的扁平和不规则通常较轻,而关节中常过早发生退行性改变。髂骨高度缩短,坐骨切迹明显缩小;髋臼顶不规则,位置呈水平方向;骶髂接触面明显缩短,与软骨发育不良类似(图 3-3-1)。

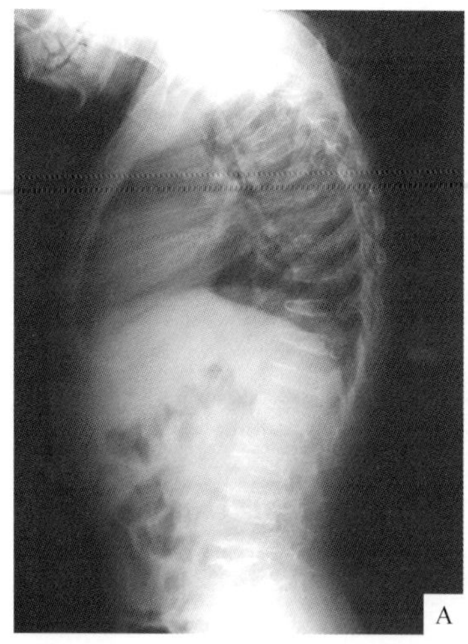
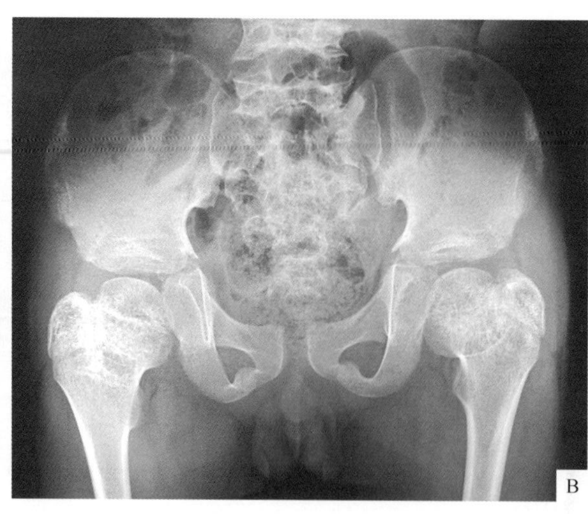
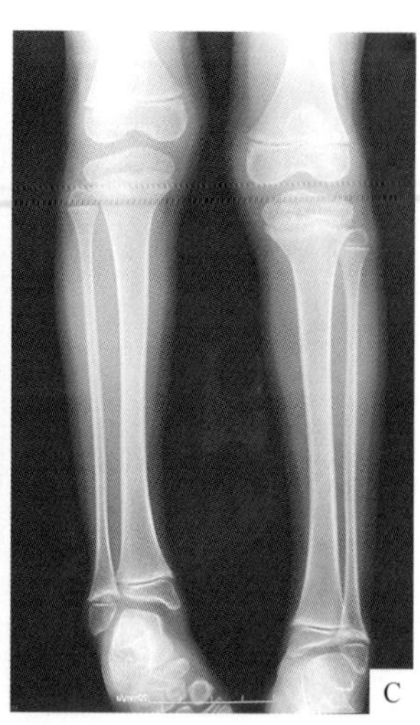

图3-3-1 脊柱干骺端发育不良。男，10岁。A. 脊柱侧位片示胸腰椎各椎体普遍不同程度地呈扁平椎表现，部分呈楔形。B. 骨盆正位片示髂骨高度缩短，坐骨切迹缩小；髋臼呈水平方向；两股骨颈部对称性缩短呈内翻表现，干骺端宽，骨骺稍扁。C. 两小腿正位片示两股骨远侧和两胫腓骨干骺端稍增宽，病变程度明显轻于股骨近侧干骺端改变。两胫骨远侧关节面稍向外倾斜。

（饶艳莺　李玉华）

第四节　多发性骨骺发育不良

多发性骨骺发育不良(multiple epiphyseal dysplasia)于1935年首先由Fairbank报道，开始命名为骨骺发育不良，直至1947年他才正式应用多发性骨骺发育不良这一术语。

【发病机制和病理】多发性骨骺发育不良主要由骨骺的软骨细胞缺陷致病，是一种常染色体显性遗传疾病。在大体标本示骺板增宽，干骺端不规则，软骨呈舌状伸展至骨性干骺端中，其周围的骨小梁也是不规则的。骺板组织学检查显示软骨细胞数目减少，软骨细胞丧失正常的柱状排列，可见血管侵入其中。骺板中的胶原正常，但伴黏多糖含量减少，尤其是半乳糖胺，可能硫酸软骨素缺乏有关。软骨细胞异常导致了骨骺钙化推迟和紊乱。

多发性骨骺发育不良在染色体1、19和20上常见基因异常，其中每一个部位中突变的类型也是极其多样性的。

多发性骨骺发育不良根据骨骺的形态可分为两型：Ribbing病(Ribbing's disease)是一种病变较轻的类型，又称扁骨骺类型；更为严重的为Fairbank病(Fairbank's disease)又称小骨骺类型。根据受侵犯骨骺分布可分为三种类型：Ⅰ型病变主要影响肢体，其中包括手和足，中央骨骼不太受累或完全不受影响；Ⅱ型呈中央型分布，累及脊柱和大关节，肢体远侧不受影响；Ⅲ型由不同种类的局部发育不良组合而成。

【临床】多发性骨骺发育不良男女发生率相同，同一家庭中受影响人员中病变具有相同的骨骺分布，而在严重程度方面则存在相当程度的差别(图3-4-1)。患者智力正常，病变骨骼双侧受累且对称。病变发生于两对或更多的骨骺中，最常受侵犯的部位是髋、膝、肩、踝和腕部。

多发性骨骺发育不良婴儿初生后并无明显畸形，直至孩童时期出现早期表现，表现为关节疼痛，步态紊乱，奔跑和上楼梯困难。由于关节内部的不协调性引起活动受限以及继发内、外翻畸形。轻型患者直至成人期才出现临床症状。

患者一般身材矮小，由于生长障碍，导致对称性的骨骼的短缩，下肢受累较重，患者的指尖向下伸展可达到大腿中部(正常者往往达大转子水平)。在青春期和年轻的患者中，过早发生的关节退变可导致骨质的硬化和活动度的减少。

多发性骨骺发育不良为常染色体显性遗传，其诊断建立在阳性的影像学表现上，而缺乏生化指标的异常，血、尿检查通常正常。

【影像学】X线表现出现于生后第2或第3年，周围的负重或非负重关节均可受侵犯，以髋、膝、腕和踝部最为明显，骨骼改变常呈双侧对称分布。

1. *四肢骨改变*　长骨骨化中心出现延迟，表现为不规则的碎块状，在同一骨骺中经常出现多个骨化中心，并具有桑葚样改变，或见斑点状钙化围绕，骨化中心小(图3-4-2)或呈扁平状(图3-4-1)。在连续X线检查中可以看到由于负重导致的股骨

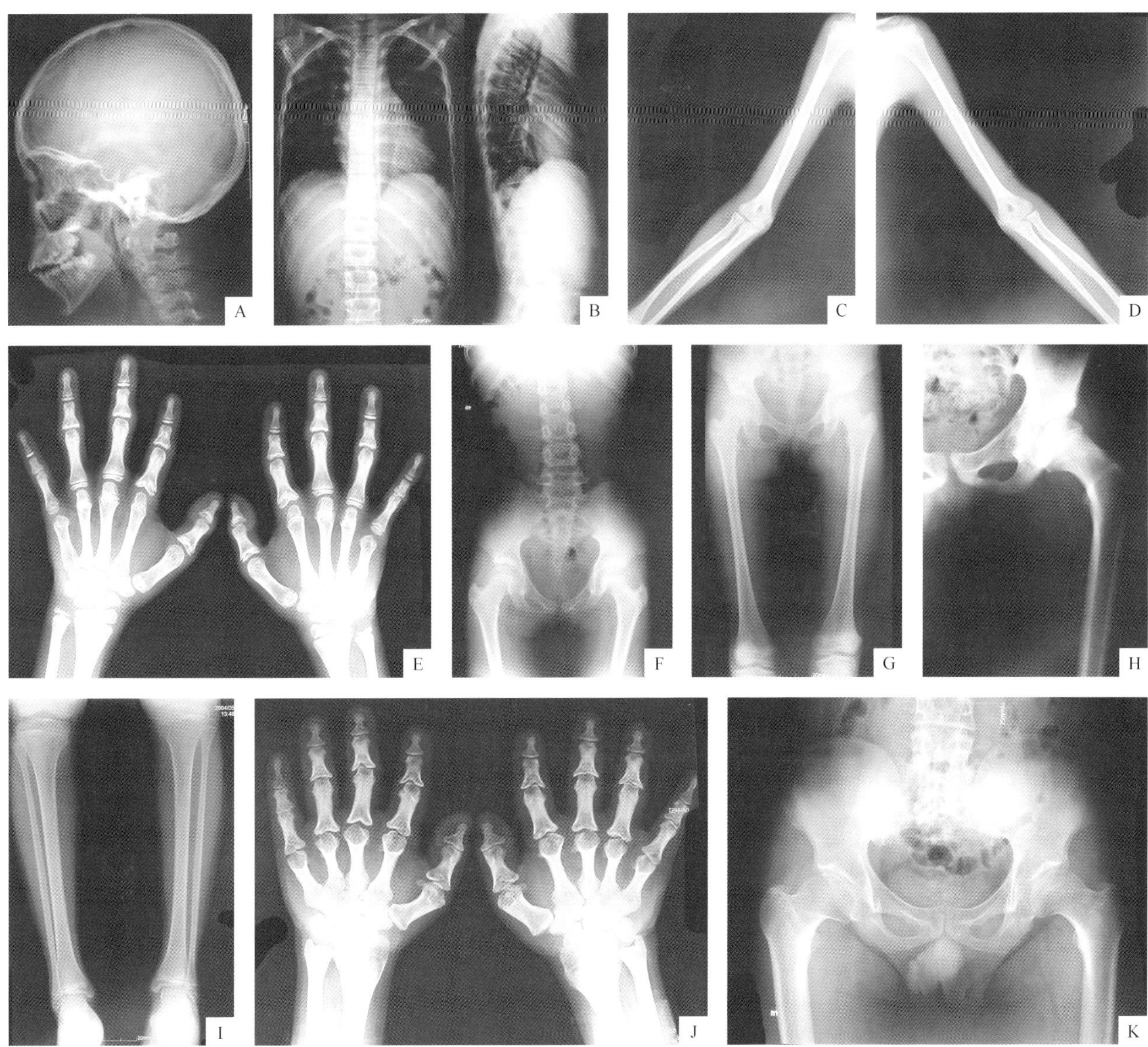

图 3-4-1 多发骨骺发育不良。A. 头颅侧位片：未见明显异常。B. 脊柱正侧位：胸中段部分椎体稍变扁，L1 椎体前下缘呈凹陷状改变，所见腰段椎管腔无变狭表现。右上肢(C)和左上肢(D)正位片：两肱骨头骨骺偏宽扁，近侧干骺端稍宽，右肱骨远侧滑车和肱骨小头关节面向外倾斜，使右肘外展角度增大，左肱骨内上髁和桡骨小头骨骺较小而扁。E. 双手正位片：双侧第五掌骨，第一、二指近侧指骨和第一～五第二节指骨缩短，近侧干骺端增宽，部分边缘变尖伴锥形骨骺，两手第五掌骨骨骺端不规则，两手部分末节指骨骨骺呈硬化性表现。腰椎及骨盆(F)、两大腿(G)左髋(H)正位片：腰椎椎弓根距自上而下逐渐增宽，髂骨髋臼缘变宽，左髋内翻表现，两股骨远端骨骺宽扁。I. 两小腿正位片：两胫骨近侧干骺端增宽，髁间隆突不明显，骨骺和干骺端呈方形，近侧干骺端骨骺外侧较狭。J 和 K. 为患儿父亲的手和骨盆，两者病变类型相同但程度不同，父亲手部病变更显著。

头骨骺进行性变扁。股骨头骨骺向内下方滑移可导致髋内翻，使颈干角变小，骺板与正常相比更趋于垂直方向(图 3-4-1F、K，图 3-4-2J)；骺板增宽，预示可能发生骨骺的分离。同一骨骺中由于生长速度不同使骨骺呈楔形改变，骨骺骨化中心融合延迟，膝关节及肘关节骨化中心不融合可形成关节内游离体样改变，关节造影可见该游离状致密影与骨骺相连，髌骨骨化中心不融合形成双髌骨表现，在侧位和轴位上形成前后排列的两个新月形的髌骨，伴脱位或半脱位。

骨发育完成之后关节面不规则，形态异常，有时骨端可增宽呈蘑菇状。股骨头及股骨髁扁平，胫骨近端双凹状表现消失而成方形。楔形骨骺引起关节面倾斜导致膝内(图 3-4-2I)、外翻，胫距关节倾斜(图 3-4-1I)，腕关节呈“V”字形。腕部骨龄延迟，或发生腕骨融合异常或发育不全。

短管状骨改变：手和足的指、趾骨和掌、跖骨呈粗短状表现，干骺端可有轻度增宽表现，有时伴随

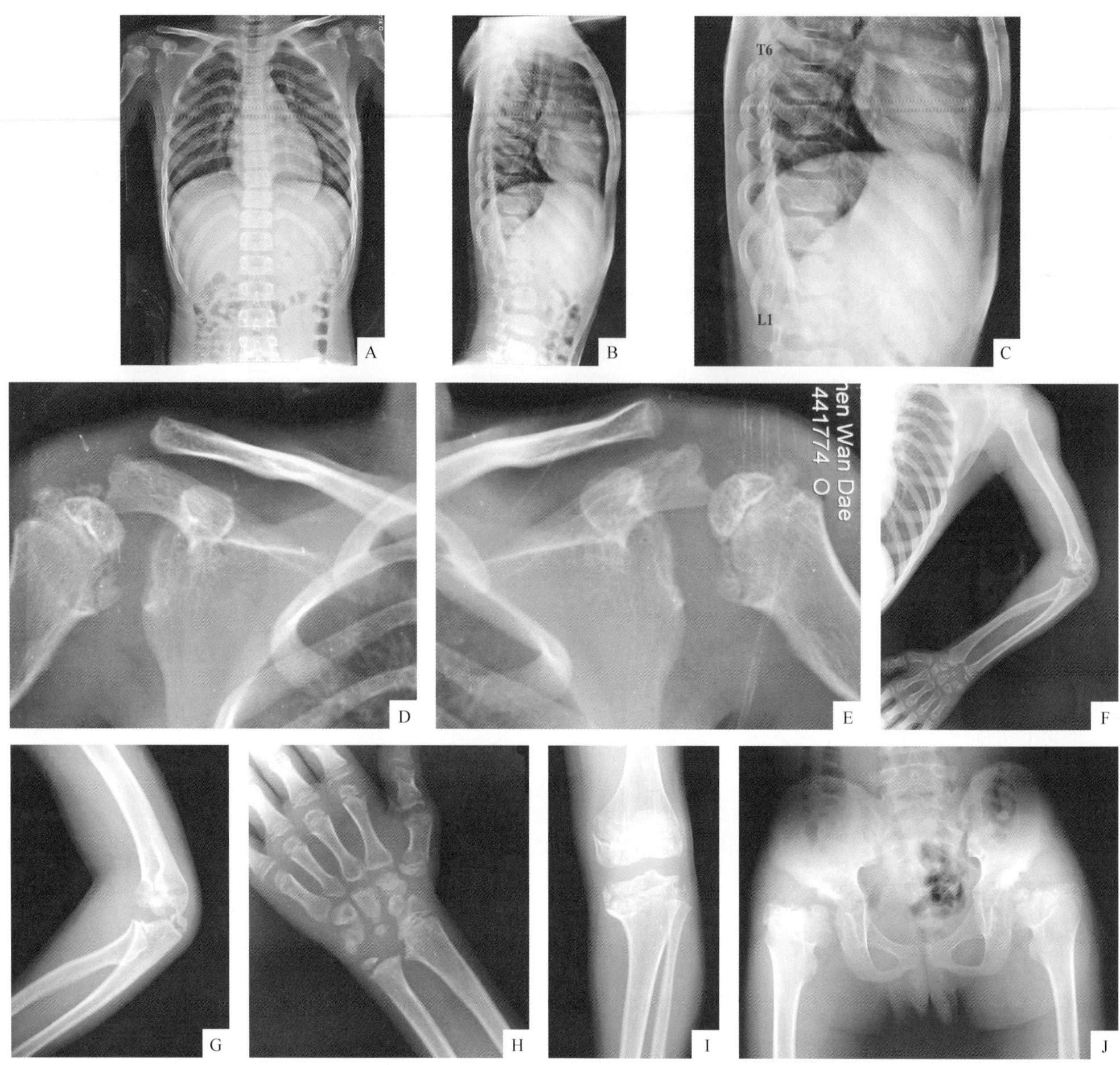

图3-4-2 多发骨骺发育不良。脊柱正位(A)、侧位(B)及侧位局部放大片(C)示中胸段部分椎体略扁，上腰椎前缘骨骺区部分骨凹陷性缺损。肩正位(D)、左肩正位(E)(A图局部放大)、左上肢摄片(F)、F的肘局部放大(G)和手腕局部放大(H)、左膝正位(I)及骨盆正位(J)片示左肱骨近、远侧干骺端和骨干，左股骨远侧和胫骨近侧干骺端以及桡骨近侧干骺端增宽，掌指骨增粗。左胫骨近侧关节面向内倾斜呈内翻畸形，左尺骨远侧关节面向外侧倾斜。所见骨骺形态不规则、密度不均匀、扁小，周围伴散在不连贯钙化斑块。腕骨骨化中心形态不规则，髂骨宽短，坐骨切迹浅，两股骨颈粗短，髋内翻，Y形软骨内散在不规则斑块状钙化。

有骨骺端和非骨骺端的不规则(图3-4-1E、J)。

2. 脊柱改变 有2/3患者脊柱受影响，其X线表现相似于幼年型脊柱后突症(Kyphosis dorsalis juvenile)，常发生于胸段脊柱中部(图3-4-1B)，表现为轻度扁平椎，椎体前部终板形态不规则(图3-4-2C)，椎体前部呈楔形改变。部分病例伴随有齿状突缺如，但很少出现神经系统症状。

【鉴别诊断】多发性骨骺发育不良所引起的关节改变需与以下疾病相鉴别。

1. 幼年型慢性关节炎(类风湿关节炎) 可有多发骨骺异常，但改变不总是对称的，而且可伴随关节积液和关节端骨质疏松。

2. 股骨头缺血坏死 约10%股骨头缺血坏死是双侧性，但双侧病变严重程度常不相同，且它局限于髋部。而多发性骨骺发育不良病变的范围至少累及两对骨骺。缺血坏死早期病变仅局限于骨骺的外上部位，而多发骨骺发育不良整个关节面均受侵犯。

3. 克汀病 除了骨龄延迟和骨骺不规则外，还有全身骨质疏松、缝间骨和股骨颈增宽。

4. 其他 多发型骨骺发育不良可以引起脊柱异常，但其改变局限于中段脊柱为主，而且病变程度较轻，若以严重广泛性脊柱改变为特征时应考虑黏多糖病以及脊柱骨骺发育不良和脊柱骨骺干骺端发育不良的可能性，后两者同时伴有眼部异常（如近视和视网膜剥离）和口部异常（如腭裂），它们由12号染色体上Ⅱ型胶原部位的突变所致。若三者难以鉴别时可均归于干骺端骨骺发育不良或骨骺干骺端发育的这个名称之下。

（饶艳莺 李玉华）

第五节 佝偻病

佝偻病（rickets）因维生素D缺乏，或摄入维生素D不足，或接受紫外线照射不足引起缺钙致骨软化。在小儿，骨生长活跃部由于钙化不足而形成大量类骨质，使干骺端变形，形成本病特有的X线改变。营养缺乏所致者，补足营养或增加紫外线照射可以治愈。

肾性佝偻病为慢性肾病所致，临床有肾病史及肾功能不全的实验室检查结果，如血尿素氮、肌酐增高。

抗维生素D佝偻病（vitamin D-resistant rickets）常为遗传性，亦可自发，系肾小管磷回吸收障碍导致尿磷高而血磷低，继发肠吸收障碍导致血钙降低，须长期服用大量维生素D才能取得疗效。

肝豆状核变性佝偻病，又称Wilson病，是一种先天性铜代谢障碍疾病，伴基底节变性及肝硬化。

佝偻病典型X线表现位于长骨的干骺端（图3-5-1），特别是在幼儿发育较快的尺桡骨远端、胫骨、肱骨上端、股骨下端和肋骨的前端等。骺板变化较早，由于软骨基质钙化不足，临时钙化带变得不规则、模糊、变薄，甚至消失。干骺端宽大，凹陷变形，明显者呈杯口状，其边缘因骨样组织不规则钙化而呈毛刷状致密影。二次骨化中心出现延迟，密度低，边缘模糊，乃至不出现。骨骺与干骺端距离由于骺板软骨堆积、不骨化而明显增宽。骨皮质向干骺端方向延伸导致干骺端边缘出现骨赘。肋骨前端由于软骨增生而膨大，形成串珠肋，X线表现肋骨前端呈宽的杯口状。由于骨质软化，承重的长骨常弯曲变形，下肢发生膝内翻（O形腿）（图3-5-2）或膝外翻（X形腿），少数可发生青枝骨折或假性骨折。

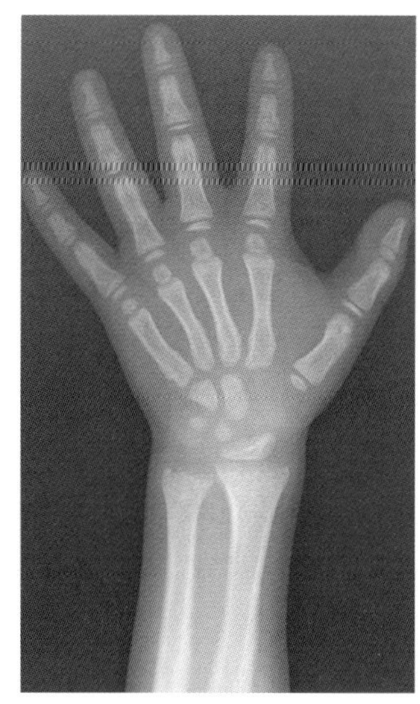

图3-5-1 佝偻病。男，3岁，左尺桡骨远干骺端宽大、凹陷变形，呈杯口状改变，其边缘呈毛刷状致密影。

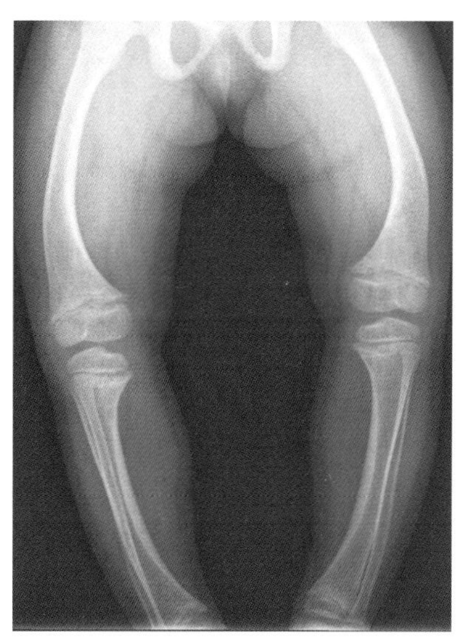

图3-5-2 低磷抗D佝偻病。女，5岁，双膝关节内翻畸形（O形腿）。

佝偻病愈合的X线表现为临时钙化带重新出现，几周后干骺端出现大量钙盐沉积，杯口状凹陷和毛刷状改变减轻、消失。骺板恢复正常宽度，但干骺端重新骨化的致密带需经几个月后才能恢复正常密度。骨膜下骨样组织钙化后，先呈层状改变，随后与骨皮质融合，呈均匀性增厚和致密，尤其是已弯曲变形的骨的凹陷。骺骨化中心也因迅速骨化而增大。至于骨的变形，则多长期存在。

（饶艳莺 李玉华）

第六节 石骨症

石骨症又称大理石骨症（osteopetrosis，marble bone disease），1904年由德国放射学医师 Albers-

Schonberg 首先报道，故称 Albers-Schonberg 病，他所报道的病例相应于迟发性类型。石骨症是一种少见的骨发育障碍性疾病，由钙化的软骨持续存在所致，此症常有家族史，为常染色体遗传疾病。

【发病机制】本病病因尚不明，大多数的学者认为可能是正常破骨细胞明显缺乏，破骨细胞缺乏褶皱的边缘，功能缺陷，使软骨基质不易被吸收而大量沉积，骨皮质增厚，骨松质致密，骨髓腔缩小甚至闭塞。骨松质增厚增多，导致骨皮质与骨松质之间难以区分；而骨髓含量减少造成进行性贫血。原始的骨小梁重吸收障碍，使骨虽致密但并不坚固，故易引起自发性骨折；因骨内钙质不能正常运送到骨骼生长部位，易在婴幼儿期发生佝偻病；颅骨骨质硬化增生，使颅底各孔窄小。病变在缓解期中能形成相对正常的骨质，缓解期的长短和次数随病变严重程度而不同。

【临床】可分两型：① 重型，又称早发型或恶性型，为常染色体隐性遗传，于胎儿或新生儿期发病，发病年龄越小症状越重。表现为进行性贫血、血小板减少、肝脾肿大、自发性骨折和佝偻病。由于颅底硬化压迫脑神经，可出现突眼、视神经萎缩、失明、面瘫等症状，并可使脑脊液回流受阻而发生脑积水。患儿生长发育迟缓，智力低下，常因严重贫血、反复感染而早夭。② 轻型，又称迟发型或良性型，为常染色体显性遗传，多见于青少年及成人，症状轻微，常因骨折、颅神经麻痹、拔牙后出血或贫血而发现，有一定的自限性。

【实验室检查】血清碱性磷酸酶升高，血清钙常正常，也可轻度增高。恶性型者，钙平衡试验呈异常的正平衡，尿钙极少，并可有严重贫血。

【影像学】典型表现为骨骼普遍性致密硬化，全身骨骼均可受累，在四肢管状骨中，病变可累及长骨之全部或仅发生于干骺端，呈双侧对称性（图 3-6-1）。

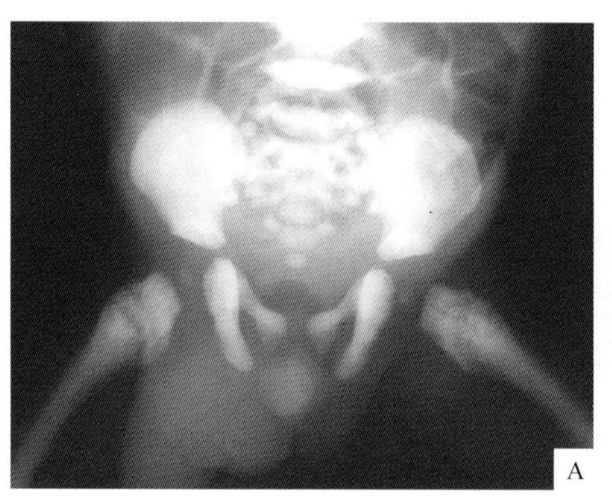
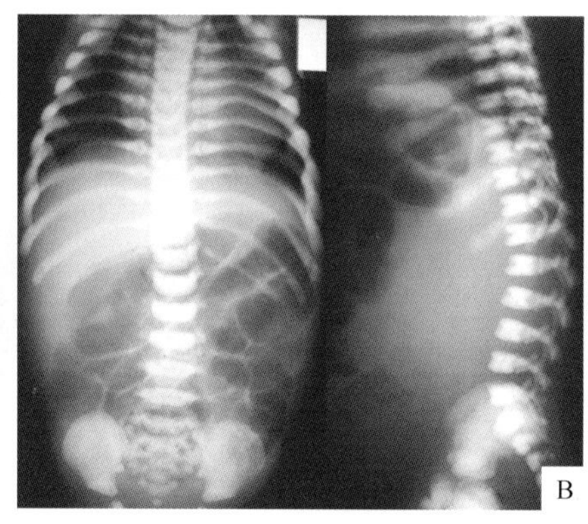
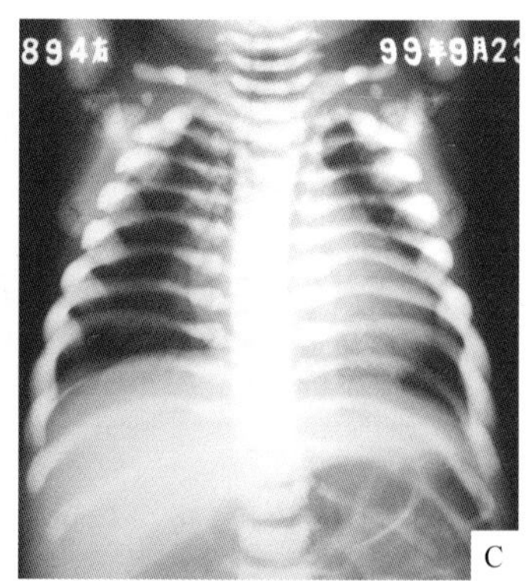

图 3-6-1 石骨症。男，11 个月，发热、腹胀就诊。全身骨骼普遍性致密硬化，骨皮质增厚，骨髓腔缩窄，骨小梁结构消失。A. 骨盆正位片示骨盆广泛的骨质硬化、髂翼上出现浓淡相间的“同心圆”状改变；股骨密度增高，干骺端尤甚。B. 脊柱正侧位片示椎体上下缘骨质增厚致密，中间密度正常，呈“夹心椎”。C. 胸片示双侧锁骨、肋骨普遍增粗、硬化，骨皮质增厚。

重型与轻型在影像学表现只是程度上的差别。前者骨吸收障碍更为严重，而自发缓解的次数少，持续时间短，骨硬化的程度较重，全身所有骨骼普遍硬化，骨结构消失不可辨。而轻型者，骨干内仍可见透亮的髓腔影。因骨吸收障碍，长骨干骺端塑及骨干增宽（图 3-6-2）。病变较轻者在缓解期可形成相对正常的骨质，因此干骺端中有时可见正常骨质和致密骨交替而形成的横带，缓解时间长而次数多者横线也就越多，有时它可为轻者仅有的 X 线表现（图 3-6-3，图 3-6-4），还可以在干骺端内见纵行的透亮带，它由血管和围绕在其周围的结缔组织所形成。在致密骨周围有相对正常的骨围绕时就形成了骨中骨的表现（图 3-6-1A，图 3-6-3B、C，图 3-6-4G、H）。骨骺中心区则呈现浓淡交替的横行带状影，也为骨中骨表现。

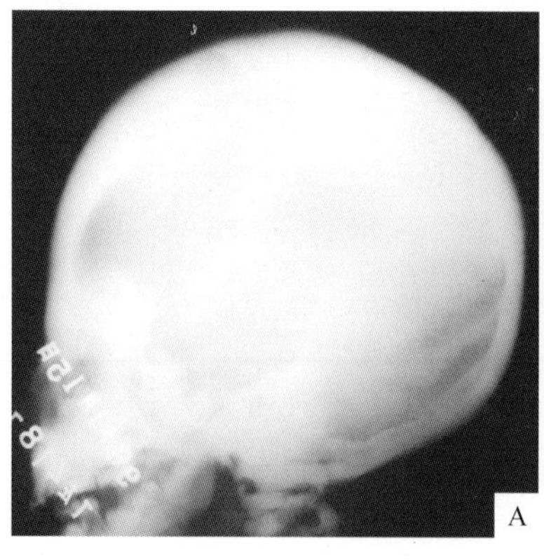
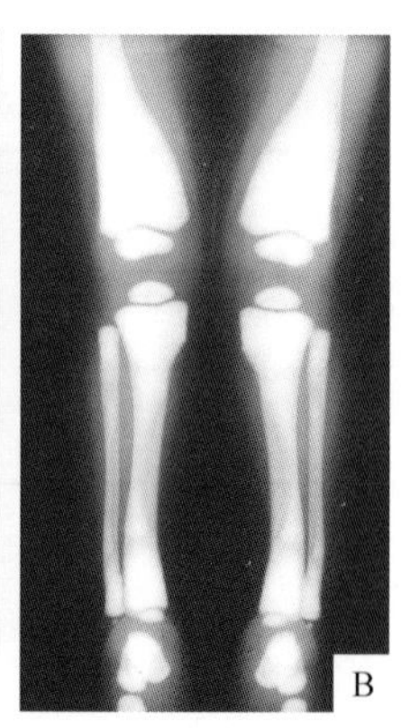

图 3-6-2 石骨症。男，2 岁。A. 头颅侧位示颅底和颅顶骨颅板明显增厚，密度明显增高。B. 两下肢正位示两下肢骨质增生，其干骺端增宽，干骺端内见多数平行的透亮横带。两胫腓骨见致密与透亮相间的纵行线条状影，以骨干内侧为明显。两胫腓骨骨干两侧见致密的骨质为密度稍低的骨质所围绕，形成骨中骨表现。

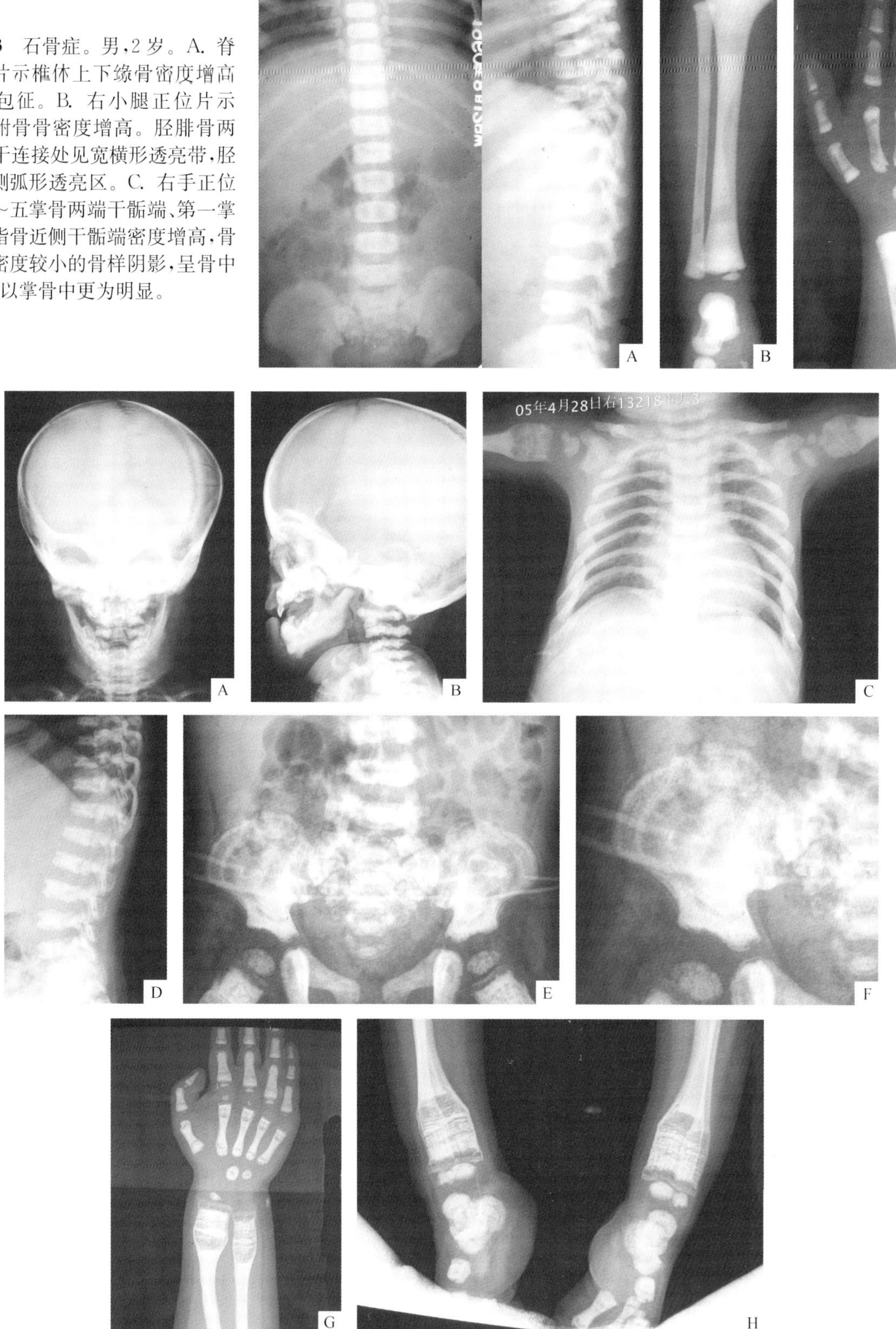

图 3-6-3 石骨症。男，2岁。A. 脊柱正侧位片示椎体上下缘骨密度增高呈夹心面包征。B. 右小腿正位片示胫腓骨和跗骨骨密度增高。胫腓骨两干骺端骨干连接处见宽横形透亮带，胫骨骨干内侧弧形透亮区。C. 右手正位片示第二～五掌骨两端干骺端、第一掌骨及所有指骨近侧干骺端密度增高，骨干中见高密度较小的骨样阴影，呈骨中之骨表现，以掌骨中更为明显。

图 3-6-4 石骨症。头颅正(A)、侧(B)位体示头颅骨增生，颅板增厚以颅底更明显。颈椎椎体和椎弓骨增生，密度稍不均匀。C. 胸片正位示肋骨、锁骨和肩胛骨密度增高，肋弓和前肋增宽，前端较透亮。两肱骨干骺端增宽的透亮和致密相间隔排列。D. 胸腰椎侧位片示椎体骨质增高，呈夹心面包表现，部分椎体见终板下横形带状透亮影。E. 骨盆正位。F. 右髋骨局部放大片示两髂骨翼明显浓淡相间的同心圆表现，此表现向下也延续至髋臼缘附近。G. 左手和前臂。H. 两踝部正位片示左尺桡骨和两胫腓骨远侧干骺端增宽，其中见明显浓淡相间的横带，骨干密度增高，两胫骨内见干骺端状骨增生之骨中骨表现。腕、跗骨也呈同心圆改变。

在骨盆中，髂骨常最先受累，除表现为广泛的骨硬化外，由于病变进展和缓解交替，髂翼上也可出现浓淡相间的交替带，呈"同心圆"状(图3－6－4E、F)，同心圆也可见于跗、腕骨中(图3－6－4G、H)。儿童期可并发股骨头滑脱，形成髋内翻或股骨颈分离。

在脊柱，椎体上下缘骨质增厚致密，中间为密度正常带，故有"夹心椎"之称，重者也可呈一致性骨硬化(图3－6－1B，图3－6－3A，图3－6－4D)。

颅骨以颅底软骨化骨部分骨硬化较为明显。蝶鞍的鞍背和后床突增厚，垂体窝变小，颅底诸孔变窄，导致视听障碍及其他脑神经症状。颅板增厚，板障层消失或增宽模糊甚至有日光放射状改变。颅骨的改变，尤其是颅底诸孔道改变以薄层CT观察更佳，副鼻窦及乳突气化不佳(图3－6－2A，图3－6－4A、B)。

此外，在手足骨中指骨近端或掌骨两端常出现散在的密度增高区(图3－6－3C，图3－6－4G)，病变严重时，全部骨骼可呈现弥漫性密度增高。而肋骨骨皮质增厚，髓腔变窄，以肋骨后端较为明显，有时可见骨中骨。肩胛骨和锁骨亦可见皮质增厚硬化(图3－6－1C，图3－6－4C)。软组织可有明显的钙化，有时动脉也可有类似表现。

当有石骨症表现的患者影像学见颅脑内钙化，并有酸中毒表现时则为一种特殊的亚型称为肾小管酸中毒型。脑内钙化可以发生于任何部位，一般发现于基底节和脑室周围。

MRI对于评估尚存的骨髓组织的数量明显优于X线摄片。MRI显示在1岁以下儿童中骨髓存在于颅底和长骨端，在3～5岁时骨髓的贮存移至长骨骨干和颅盖。

【鉴别诊断】

1. 致密性骨发育不全　为常染色体隐性遗传，特点为身材矮小，骨密度增高，但髓腔可见，颅底致密，颅缝常增宽，而石骨症患儿颅缝不受影响。另外，患儿下颌骨扁平，锁骨发育不良，手足末节指趾骨变尖，都可与之鉴别。

2. 氟骨症　为慢性氟中毒所致的广泛性骨质密度增高病变。氟骨症病变以躯干为主，四肢较轻，骨纹理呈网状，而石骨症骨质密度多呈均匀性增高，根据脊柱、颅面骨、髂骨翼的特征性改变，不难鉴别。

3. 新生儿生理性骨硬化　X线常见长管状骨骨皮质增厚，骨松质浓密，髓腔变窄，通常骨硬化在一个月内逐渐消失，骨髓腔可辨认。

4. 贫血或白血病时并发的骨髓纤维化　有时很难与石骨症相鉴别，只有借助血液检查及骨髓穿刺检查鉴别。

(饶艳莺　李玉华)

第七节　致密性骨发育不全

致密性骨发育不全(pycnodysostosis)是一种罕见的骨发育异常，其特点是全身骨骼发生致密性硬化，以颅骨和手、足骨为著。长期以来，此病与石骨症相混淆，直至1962年，Maroteaux和Lamy才将此病从石骨症中分离出来。此病有家族史，为常染色体隐性遗传，男性发病率高于女性的两倍以上。

【临床】患者身材矮小，由于下颌骨发育不全及下颌角消失、变直，使颅面不相称，颜面狭小而头颅大，枕额部突出，前囟不闭且增宽，颅缝亦常不闭和。眼球突出伴蓝色巩膜，鼻根部凹陷，牙齿发育不良，齿列不整或双排牙齿。手、足短，尤以末节指(趾)骨表现明显，短而粗大。皮肤有褶皱，指甲宽如匙状。容易发生骨折。患者常因生长缺陷和头部的改变而就医。

【影像学】全身骨骼密度普遍性均匀性增高，失去正常骨纹理。干骺端有轻度塑形缺陷，但无横行致密带。颅底骨增厚，颅骨穹窿轻度硬化，颅缝宽，以顶枕缝最明显，前囟不闭并扩大。鼻窦发育不良或未气化，下颌骨发育不全，下颌角消失，下颌骨体部与升支形成一条直线。长管状骨密度普遍性增高，皮质增厚，髓腔变窄但仍存在，有多发性自发骨折的倾向，骨折线都为横行，而骨折愈合仍正常。短管状骨有特征性改变，即末节指(趾)骨发育不全，细小、变尖，远端部分缺如，中位指(趾)骨短而粗。椎体一致性密度增高，但中央部分无相对性低密度带，常伴有脊椎分节异常。锁骨肩峰端发育不全。髋关节亦有髋外翻和髋臼变浅等改变。

【鉴别诊断】本病须与石骨症相鉴别。本病的特点为全身骨骼均匀一致性硬化，干骺端无致密带；末节指(趾)骨远端部分缺如；颅缝增宽，前囟不闭和下颌角消失等，可以和石骨症区别，且石骨症有贫血而此病无贫血。

(饶艳莺　李玉华)

第八节　泛发性骨皮质肥厚症

泛发性骨皮质肥厚症(hyperosteosis corticalis generalisata)又称内骨膜肥厚症，常染色体隐性遗传，又称van Buchem病。1983年国际命名学会仍命名其为内骨膜肥厚症。此病发病较晚，多在 30～50 岁，极少数可在儿童期发病，主要表现为面部不匀称性增大，特别是颌骨异常宽大。还可有继发性脑神经受累症状，如面神经瘫和耳聋以及视神经萎缩或视力障碍等。

【影像学】头颅内、外颅板硬化，板障消失。面骨下颌骨广泛致密硬化，并增宽变方。乳突气房和鼻旁窦闭塞，眼眶亦可变小。椎体表面为中心性硬化，有时可见“骨中骨”，椎板和棘突明显硬化，椎体终板和后半脊柱致密、增厚。长管状骨皮质弥漫性、对称性增厚，病变仅限于骨干，髓腔皮质界限消失，骨外形基本正常。短管骨改变与长管骨类似。骨盆的病变常呈弥漫性或斑片状硬化，以髋臼周围和骶髂关节附近最明显。

（饶艳莺　李玉华）

第九节　婴儿骨皮质增生症

婴儿骨皮质增生症（infantile cortical hyperostosis）又称 Caffey 病，广泛分布于世界各地，男女发病率几乎相等。通常发生于生后 5 个月之内，发病的平均年龄为 9～10 周，偶见宫内发病。临床表现为突然发热、过度烦躁和肿胀，肿胀区域有压痛，并与病变骨相连；软组织肿胀消退缓慢，消退后又可复发或又发生于一个新的部位中，病变有自限性，病程从几个月至几年不等。

婴儿骨皮质增生症的病因不明，临床和病理表现提示可能由某种病毒感染所致，但病原体目前还不能识别；也有人认为它为对变化的胶原组织的过敏反应；初期报道病例是散发性的，而后期报道以家属性病例为主，遗传因素在发病机制方面具有重要的意义。

病变可侵犯单骨，也可多骨侵犯。最常受侵犯的部位为下颌骨、锁骨（图 3－9－1）及肋骨，肋骨的骨增生可以伴发患侧胸腔积液，也可侵犯扁骨如肩胛骨（图 3－9－2，图 3－9－3）、额骨、顶骨以及管状骨（图 3－9－4），如胫腓骨、股骨等。

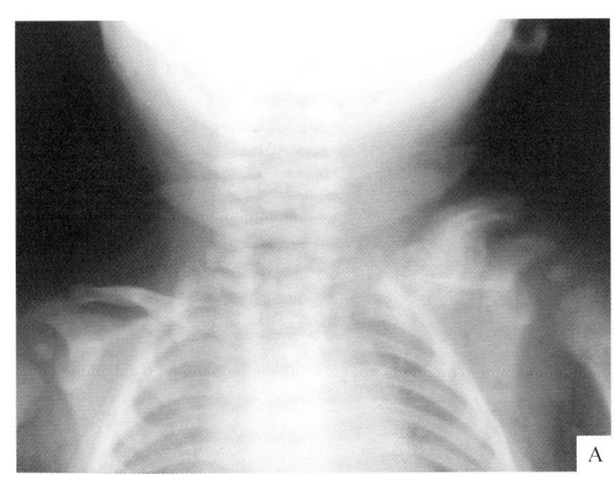

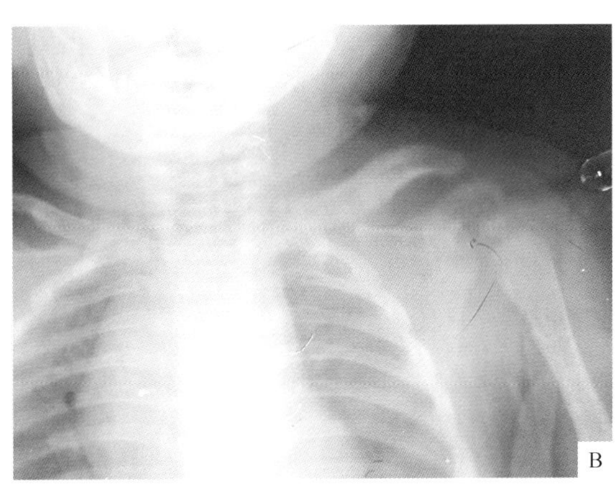

图 3－9－1　婴儿骨皮质增生症。男，2 个半月。A. 颈胸部正位片示左侧锁骨周围骨质明显增生与骨皮质相连。B. 2 个半月后复查周围骨质增生较前吸收，呈骨干增宽表现。

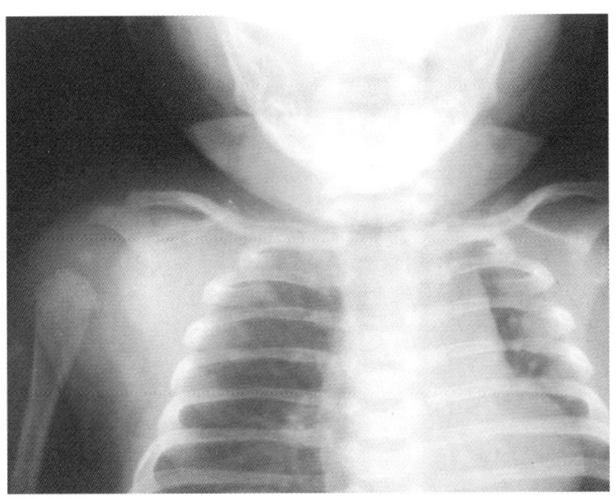

图 3－9－2　婴儿骨皮质增生症。女，70 天。胸片正位示右肩胛骨关节盂周围明显骨质增生。

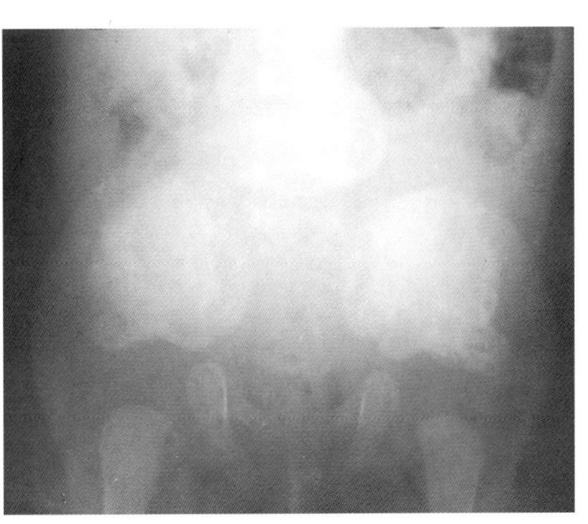

图 3－9－3　婴儿骨皮质增生症。女，2 个月。骨盆正位片示两髂骨翼周围明显骨质增生。

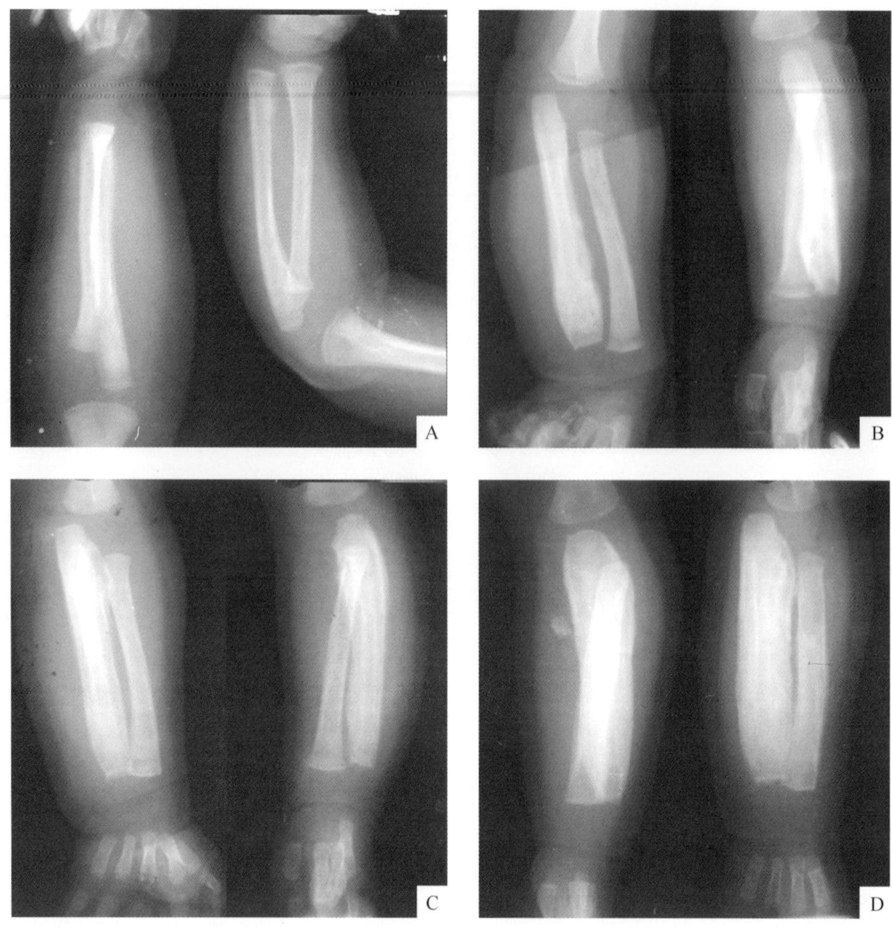

图 3-9-4 婴儿骨皮质增生症。女，1个月。A. 左前臂正侧位片示尺桡骨和肱骨下段呈轻度单层骨膜增生状改变。尺桡骨及肱骨远侧见干骺端透亮横线。B. 半个月后复查示左桡骨周围广泛骨质沉积，密度欠均匀，边缘呈波浪状。C. 1月余后复查，沉积骨质边缘较为光整，内有分层状改变。D. 2月余后复查，桡骨仍有广泛骨质增生。尺骨也见同样改变，程度不如桡骨。

【**影像学**】新骨的形成首先开始于受累骨邻近肿胀的软组织之中，密度进行性增高，大量骨质沉积并与其下方的骨组织融合，病变的宽度可以是正常骨宽度的2～3倍。病变累及骨干和干骺端，骨骺的骨化中心一般不受影响。骨内表面的骨质沉积使髓腔变狭。偶尔在管状骨中可以见到骨质破坏区。

病变在愈合过程中可以看到增厚的皮质呈层状(图3-9-4C)，伴多孔状改变，髓腔增宽，一般至2岁时病变吸收，少数病例持续呈较为缓慢的进展或间歇性发作直至儿童后期。

病变残留改变包括骨干扩张，纵向生长过度和呈弓形畸形，邻近骨如尺桡骨、胫腓骨和肋骨之间有骨桥形成，以及突眼和面部不对称等。

(饶艳莺　李玉华)

第十节　骨斑点症

骨斑点症(osteopoikilosis)又称播散性致密骨病(osteopathia condensans disseminata)或斑点骨(spotted bones)，是一种硬化性骨发育不良，男女发病率相同，可见于任何年龄，但在3岁以前通常不明显，由常染色体显性遗传，其后代病变可更为显著。

【**发病机制和病理**】骨斑点症的发病机制还不清楚，有证据提示该病同其他骨硬化性疾患之间存在联系，尤其是条纹状骨病和烛泪状骨增生，三者合并存在被称为混合性硬化性骨营养不良(mixed sclerosing bone dystrophy)。病灶的镜下由含哈佛系统之板层骨组织所组成，其中见不到残存软骨基质，说明病变可能不是通过软骨化骨直接形成。机体沿应力线形成骨小梁的控制能力丧失，形成小的或大的骨性病灶。

【临床】患者往往缺乏或仅有轻度临床表现。常有轻至中度身材矮小，25%病例有皮肤病变，出现播散性豆状皮肤纤维瘤病和硬皮病样病变。15%～20%患者有关节病伴或不伴关节积液。85%病例有腰骶部疼痛。

【影像学】X线表现具有诊断意义，表现为数目众多的圆形或椭圆形界限清楚的、均匀密度增高的病灶，呈簇状分布于关节周围骨质中，病灶长轴与骨干平行。骨性病灶呈对称性分布，好发于长管状骨的骨骺和干骺端、腕骨、跗骨、骨盆和肩胛骨，也可侵犯手、足小骨。肋骨、锁骨、脊柱和头颅侵犯较少。斑块状高密度病灶可增大、缩小或消失，其动态改变在儿童和青少年中较明显，在成人中变化缓慢或无变化。有同骨肉瘤、软骨肉瘤和巨细胞瘤伴发的报道，但其发生率极低。若随访时发现某一病灶突然增大、边缘变得模糊，应警惕成骨性骨肉瘤灶形成的可能性。

骨斑点症需与成骨性骨转移相鉴别。从年龄上来看血源性成骨性骨转移在儿童年龄组中相当少见；硬化性骨转移灶分布不对称，有原发肿瘤，阳性的同位素骨扫描有助于骨转移的诊断

（饶艳莺 李玉华）

第十一节 马方综合征

Marfan综合征（Marfan's syndrome，MFS）是一种主要影响眼、骨骼和心血管的结缔组织疾病，为常染色体显性遗传，是15号染色体上的纤维素原（fibrilline）基因突变引起。纤维素原是构成微纤丝或弹力纤维的主要成分，存在于骨膜、悬韧带以及主动脉中。

MFS的发病没有性别的差异。患者的智力正常，具有特征性的瘦长身材，肢体与躯干不成比例，以下肢更为明显，两臂跨度可以超过身长，四肢长度的增加以远侧最为明显，特别是手足。常有MFS特征性的改变——“拇指”征，即拇指超过紧握之拳的界限，反映了蜘蛛脚样指和狭窄的手掌。

最常见的眼部异常为双侧晶体异位和近视，也可发生斜视和视网膜剥离，白内障发生于病变后期，有时患者巩膜呈蓝色。

MFS患者可以伴随有二尖瓣和主动脉瓣关闭不全，主动脉、肺动脉或动脉导管的动脉瘤；绝大多数患者可以发生主动脉和肺动脉中层坏死，引起夹层和动脉破裂的发生，在儿童中更多见的是瓣膜病变而不是囊状中层改变。

如果上述三个系统中有两个系统受损，而且有家属史的话应疑此病，晶体异位在临床表现中最为可靠，但不是所有患者均出现此表现，基因检查提供了一个正确的诊断方法。

【影像学】年长儿童的手足常显示指（趾）骨的延长，呈蜘蛛脚样改变（图3-11-1），在X线片上可以对其进行测量，即测量第二～五掌骨的长度，并分别除以其每一掌骨骨干的宽度所得4个比值，再加以平均即为掌骨指数。在正常男性中掌骨指数小于8.8，在女性中小于9.4，而MFS患者中该指数增大。患者常一侧或双侧第五指呈90°屈曲畸形，而足的第一趾不成比例地延长。在婴儿类型（小于2～4岁）中第一掌骨与其他掌骨有所不同，长的第一掌骨在长度和宽度方面是成比例的，即“拇指定律”。患者的骨龄正常或加速。另外还可见锤状趾、畸形足、跟骨韧带附着处的骨赘等改变。

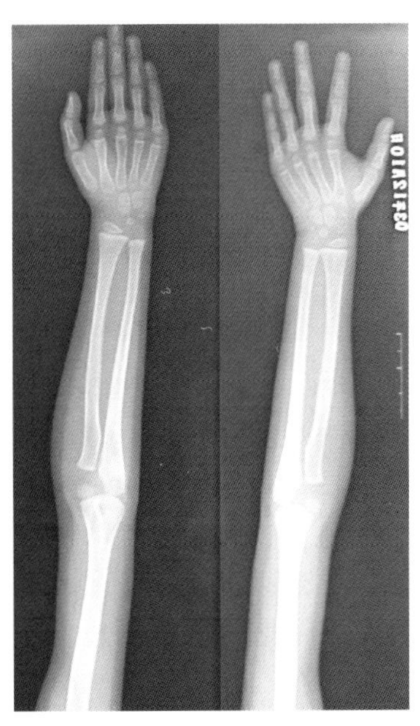

图3-11-1 Marfan综合征。男，3岁。两前臂正位片示双上肢长、短管状骨细长。

【临床】患者四肢肌肉萎缩、皮下脂肪减少、长骨细长，无骨质疏松存在，由于韧带松弛，关节活动度过大，常导致膝外翻、髌骨位置异常抬高、扁平足和足第一趾骨外翻，并可引起髌骨、髋、锁骨和下颌骨的脱位，偶尔发生腕部的不稳定伴月骨周围的脱位（perilunate dislocation）。由于小关节周围韧带松弛，可以引起环枢半脱位而压迫延髓，这是一种少见而严重的并发症。

约一半MFS患者存在脊柱侧突，进一步加大了脊柱与四肢长度的比例失常。脊柱侧突主要发

生于胸段，弯曲凸面指向右侧，与特发性脊柱侧突相仿，但前者发生得更早，无女性优势的特点，在年幼患者中进展迅速，胸段脊柱侧突常伴随有前突畸形而且可以是疼痛性的。

骶骨的异常表现为椎管腔和椎间孔扩大，伴或不伴脊膜膨出，常见于年长患者。MFS 骶骨的异常由硬脊膜薄弱导致，脑脊液搏动通过硬膜薄弱局部对椎管造成损伤。直立位时骶骨处于最低的位置，椎管尾部蛛网膜压力最大，轻型病例中病变主要限于第五腰椎和骶骨，影像学表现为椎弓根距增宽、椎弓和椎板变薄、椎体后缘压缩使椎管腔前后径增宽，严重病例椎弓根完全或几乎完全消失伴骶前或后的脊膜膨出。

由于肋骨过长，常引起鸡胸或漏斗胸，且不对称。

MFS 患者还可出现髋臼前突畸形，表现为髋臼内侧壁向骨盆内移位，使髋活动度减少，也可见股骨头骨骺滑脱。

【鉴别诊断】 有几种疾病可以伴随有 Marfan 样骨骼改变，包括高胱氨酸尿症、先天挛缩性蜘蛛脚样指、Ⅰ型多发内分泌新生物综合征（副甲状腺和垂体肿瘤）和Ⅱb 型多发内分泌新生物综合征（黏液性神经瘤、嗜铬细胞瘤和甲状腺髓样癌）以及 Ehlers-Danlos 综合征，均需与 MFS 鉴别。

1. 高胱氨酸尿症（homecystinuria） 高胱氨酸尿症是以蛋氨酸代谢先天性缺陷及体液中有过多高胱氨酸为特征的一组疾病，为常染色体隐性遗传。在正常情况下蛋氨酸转化为高半胱氨酸，以后再转化为胱硫醚和胱氨酸。病变主要由于胱硫醚 β-合成酶缺乏造成高半胱氨酸转化方面的代谢中断，脑、皮肤和肝内胱硫醚含量降低。高半胱氨酸经甲基化转化为高胱氨酸代谢紊乱导致胶原合成的障碍，发生结缔组织纤维成分的一种继发性改变。高胱氨酸尿症患者可以具有晶体脱位和相似于 MFS 的骨骼改变，因此需与 MFS 鉴别。

在高胱氨酸尿患者中晶体脱位可以发生于婴儿期，其晶体向下脱位，而在 MFS 中晶体则向上脱位；高胱氨酸尿症患者有智力障碍及颧部潮红，与 MFS 不同；在 MFS 中仅第五指有挛缩性屈曲，而在高胱氨酸尿症中有多发指以及肘和膝部挛缩，并可伴普遍性骨质疏松，椎体呈双凹状，易发生椎体的压缩性骨折；危及生命的血管性病变在 MFS 中同主动脉及其大分支的病变有关，而在高胱氨酸尿症中突然死亡更常见于血栓栓塞或中等大小的血管破裂。

2. 先天挛缩性蜘蛛脚样指（conginital contractural arachnodactyly） 也是由纤维素原基因的异常所致，以细长肢体、脊柱侧突和蜘蛛脚样指为特征。与 MFS 不同的是，前者的基因位于第 5 号染色体上，因此它是结缔组织的另一种遗传性疾病，在遗传上与 MFS 是不相关的。由该病缺乏眼部和心脏改变以及关节挛缩可对两者做出鉴别。

3. Ehlers-Danles 综合征（Ehlers-Danlos syndrome，EDS） 也是一种结缔组织遗传性疾病。具有三种典型的临床表现：关节活动度过大、皮肤脆弱易受损伤和富有弹性，以及可以威胁生命的血管性异常。该病以男性为主，许多患者身材高，有或缺乏蜘蛛脚样指，因此需与 MFS 鉴别。

有成骨不全样改变的 EDS 患者巩膜可以是蓝色的，患者皮肤光滑而薄，可以形成高起的皮肤皱褶，由于皮肤富有弹性，皱褶可以自行回缩。EDS 患者可形成三种皮肤结节：在皮肤受压部点上可形成软疣样瘤（mulluscoid tumors），皮下组织内可有脂肪坏死所形成的小球，并可出现皮下血肿。脂肪小球钙化在 X 线片表现为皮下直径为 2～8 mm 的致密病灶，呈环状表现，像静脉石，少数情况下呈层状，偶尔软疣样瘤、血肿和皮肤损伤所形成的瘢痕中可发生钙化，而且在患者的髋部可出现骨化性肌炎。

EDS 患者可伴有被动性或主动性关节活动度过大，患者的拇指可以同前臂接触，小指被动背屈可以超过 90°，肘、膝过伸超过 10°，某些患者伸舌可与鼻尖接触。

EDS 患者关节脱位最常见的部位为指、膝关节、股髌关节、桡骨头、胸锁关节和锁肩峰关节，婴儿发育性髋发育不良（DDH）和青少年髌骨位置过高发生率较高，并可形成关节内外翻畸形和脊柱后侧突，程度远比 MFS 严重。

在身材细长伴蜘蛛脚样指的患者中若具有上述典型的皮肤病损及关节活动度过大则有利于与 MFS 鉴别。

（饶艳莺　李玉华）

第十二节　神经纤维瘤病

神经纤维瘤病（neurofibromatosis，NF）是一种斑痣性错构瘤，它是一种非常古老的疾病，18 世纪后期就有报道。1882 年 von Racklinghausen 指出该病具有神经和纤维性成分，阐明了病变的重要特征。目前认为神经纤维瘤病具有 8 种亚型，其中最常见的类型为神经纤维瘤病 1 型（NF－1），也称为

von Racklinghausen 病，其次为神经纤维瘤病 2 型（NF－2），这两种类型占所有病例的 99%，在这两种类型中 NF－1 占 97%，而 NF－2 占 3%，均由基因突变所致。NF－1 病变基因定位于 17 号染色体长臂上（17q11.2），是一种肿瘤抑制基因，因基因的突变而失去活性；*NF－2* 基因位于染色体 22q12 部位。

【临床】尽管神经纤维瘤病的遗传学和分子学方面有很大的进展，但目前神经纤维瘤病的诊断主要依靠临床和影像学的表现。NF－1 有以下 7 条诊断标准：① 6 个或 6 个以上牛奶咖啡斑，青春发育期前最大直径超过 5 mm，青春发育期后超过 15 mm。② 2 个或 2 个以上任何类型的神经纤维性肿瘤或 1 个丛状神经纤维瘤。③ 腋窝或腹股沟区的色素沉着斑。④ 视神经胶质瘤。⑤ 一种明确的骨性病变，例如蝶骨发育不良或者骨皮质变薄伴或不伴假关节。⑥ 2 个或 2 个以上 Lisch 结节（虹膜错构瘤）。⑦ 用以上标准衡量有 1 位近代直系亲属（双亲、兄弟姊妹或子女）患有 NF－1。符合以上两项或两项以上标准者即可诊断 NF－1。

神经纤维瘤病是一种常染色体显性遗传疾病，在一般人群中其发生率为 1/(3 000～5 000)。神经纤维瘤病由临床三联症即皮肤病变、智力障碍和骨骼异常所组成。牛奶咖啡斑是神经纤维瘤病中最常见的一种表现，但它对于神经纤维瘤病来说并非是一种特殊征象，也可见于结节性硬化和纤维结构不良中，但牛奶咖啡斑在这三种疾病中的数目、大小、形态和分布上各不相同。结节性硬化中 6 个 1.5 cm或 1.5 cm 以上的牛奶咖啡斑是不常见的，可与神经纤维瘤鉴别。神经纤维瘤病与纤维结构不良的牛奶咖啡斑在形态上不尽相同，前者边缘光滑，而后者形态不规则，而且往往单侧分布位于病变一侧。

神经纤维瘤牛奶咖啡斑的出现和大小与年龄有关，在出生时并非一定存在，随年龄增长，数目增多、增大和色素沉着增加，成人后开始变淡，腋窝和腹股沟区斑点状色素沉着在青春发育期前后出现并逐渐增加。

智力发育障碍表现在认知方面的缺陷和学习无能，发生于 30%～45%NF－1 患者中，为普通人群的 3 倍，常伴随认知缺陷，MRI 可见长 T2 弛豫时间的病灶存在，尤其是在丘脑中。

Lisch 虹膜结节是一种大小不等的错构瘤性的结节，较大结节肉眼检查就能发现，小的结节只能在裂隙灯中才能见到，颜色从日晒后肤色至深褐色，位于虹膜基质的浅表或深部，呈扁平状或穹顶状，往往为双侧性，通常见于 5 岁以后。眶壁的骨缺损可导致搏动性突眼。视神经胶质瘤发生率高达 15%，但仅约一半受累患者出现肿瘤的临床症状和体征，主要表现为缓慢进展的视力丧失。

周围神经局限性弥漫性丛状神经纤维瘤可以导致神经瘤状象皮病（elephanliasis neuromatosa），伴有皮肤、软组织及其下方骨骼明显增大，形成偏侧性肥大。

NF－2 的病变主要位于中枢神经系统中，虽然在 NF－2 中也可以有少数神经纤维瘤存在，但其明显缺乏在 NF－1 中所见到的骨骼发育不良、NF－2 中视神经胶质瘤和智力障碍，皮肤改变也不常见，因此本章节中只讨论 NF－1 的 X 线表现。

【影像学】由于神经纤维瘤病的表现累及所有 3 种细胞层，它所引起的骨骼改变往往不是由于骨骼内的神经纤维瘤所致，而是由于骨的发育不良所致。

1. *头颅* 眼眶内常见特征性的单侧蝶骨大小翼的缺损，缺损区域往往并不存在神经纤维瘤性组织，而是一种中胚层发育不良或者完全性的骨缺损。头颅 X 线正位片上可见眶裂增宽，严重者眶裂结构消失，同时伴随有同侧颅中窝的扩大（图 3－12－1）。

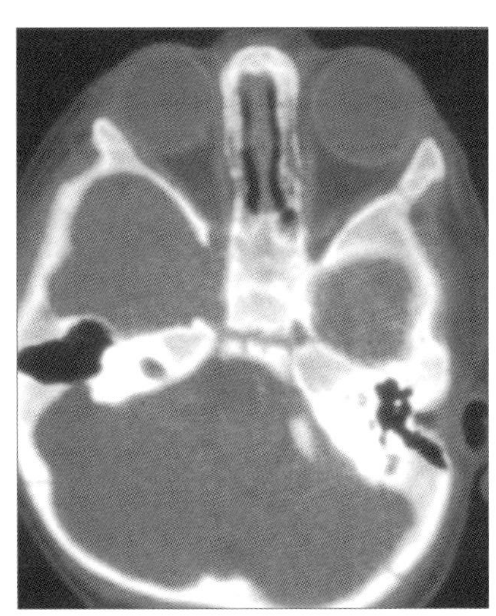

图 3－12－1 神经纤维瘤蝶骨大翼发育不良，CT 平扫骨窗示右侧蝶骨大翼变薄，眶上裂较宽，右侧颅中窝扩大。

CT 和 MRI 可见颞叶通过骨缺损区疝入眼眶，脑脊液搏动通过颞叶传导到眼球可引起搏动性眼球突出（图 3－12－2）。其余骨缺损常见于人字缝与顶乳和枕乳缝连接的部位；同侧乳突发育不充分，同侧上颌窦及筛窦发育不良常见。下颌骨、上颌骨、颧骨和其覆盖的软组织可受累出现面部畸形（图 3－12－3）。

2. *脊柱* 约 60%NF－1 患者具有脊柱异常，

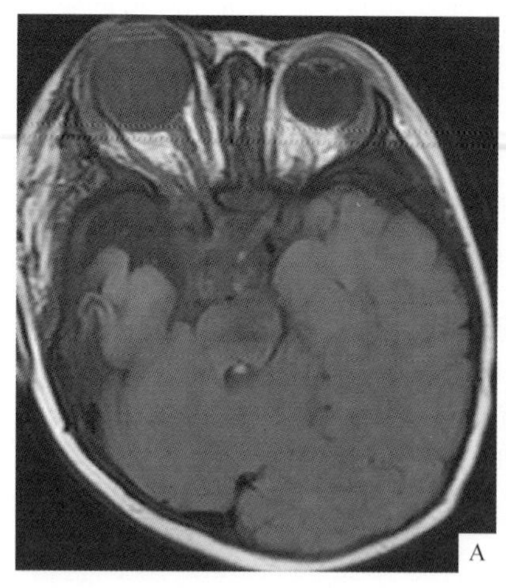

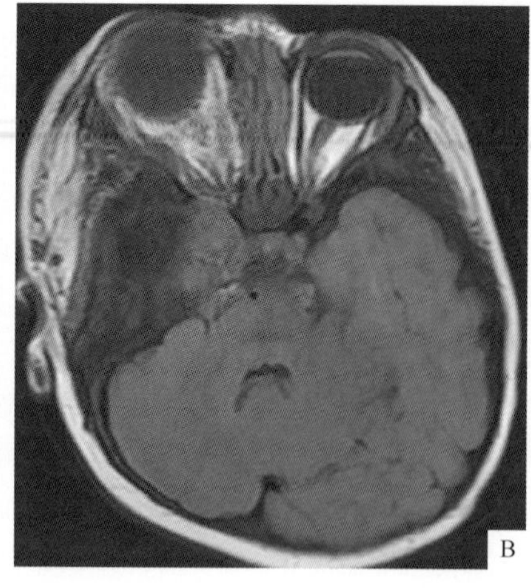

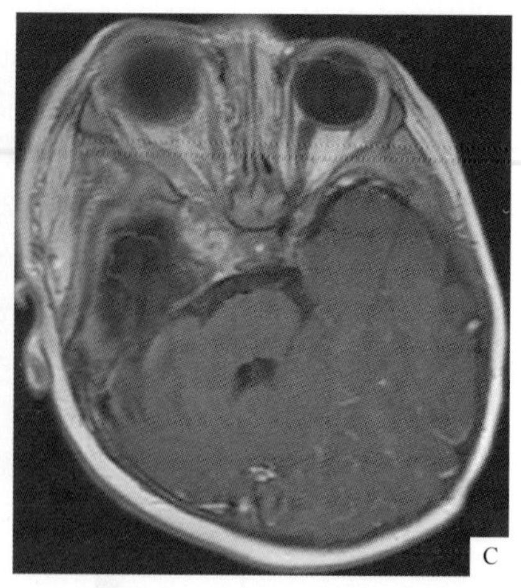

图 3-12-2 神经纤维瘤病Ⅰ型。女，1岁，出生时发现手、足及臀部皮疹20余处。右侧蝶骨大翼发育不良，右侧颞叶向前移位，右侧眼球突出。A. T1WI。B. T2WI FLAIR。C. 增强。

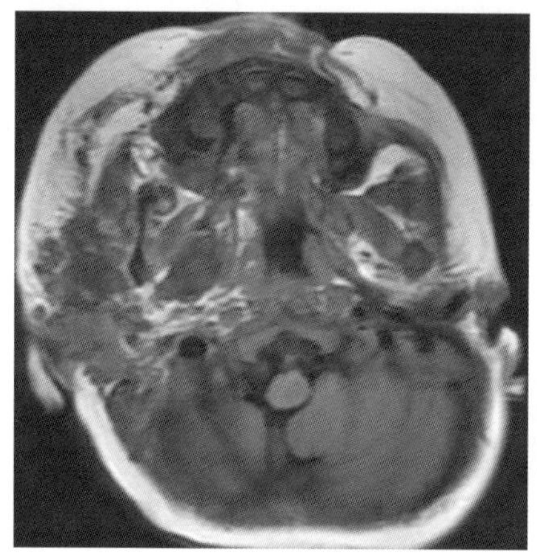
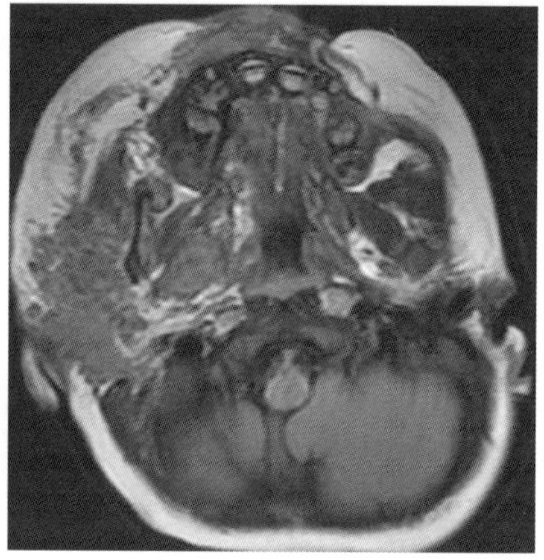
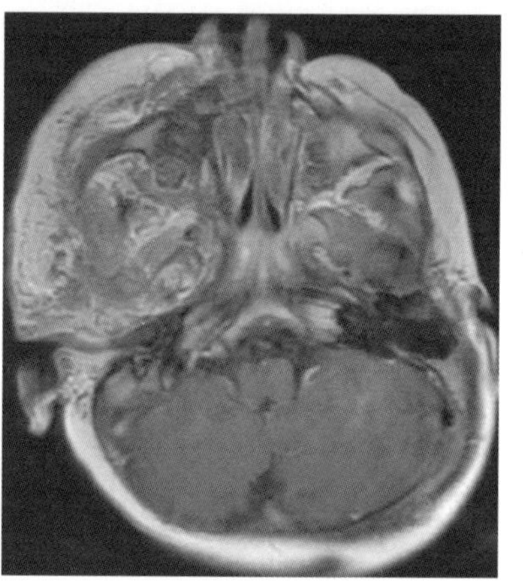

图 3-12-3 神经纤维瘤病Ⅰ型。与图3-12-2同一患者，右侧面部较左侧饱满，皮下较多异常信号影，增强后不均匀强化。

脊柱侧突是NF-1患者最为常见的骨骼异常。脊柱侧突有两种类型：一类相似于特发性脊柱侧突的弯曲弧度；另一类为发育不全性、短节段性、呈锐利角度的脊柱侧突，一般累及少于6个椎体，进展迅速，对于神经纤维瘤病具有诊断意义。严重的脊柱后侧突与许多脊柱的其他异常，如椎体楔形变和扇形凹陷，椎弓根侵蚀样改变、椎间孔的扩大以及横突和肋骨铅笔画样及梭形改变均可归因于原始中胚层发育不良。

脊膜原发性发育不良使脊膜变得薄弱，脑脊液的搏动可以直接传导至骨质发育不良的椎体后缘和椎弓，致使椎体后缘呈弧形凹陷，椎弓拉长变细，椎间孔扩大和硬脊膜囊扩张(图3-12-4)，扩张的硬脊膜囊可以通过扩大的椎间孔形成侧向的脊膜膨出。纵隔内的神经纤维瘤可以较大，在胸部X线片上需要同侧向的脊膜膨出鉴别，神经纤维瘤常呈分叶状、轮廓光滑的肿块，偏侧性脊柱边缘弧形凹陷偏向于神经性肿瘤的诊断，而椎体后缘中央性凹陷常与硬脊膜囊的扩张相伴随，但这不是绝对的，因为哑铃状神经性肿瘤也可在椎体后缘形成凹陷

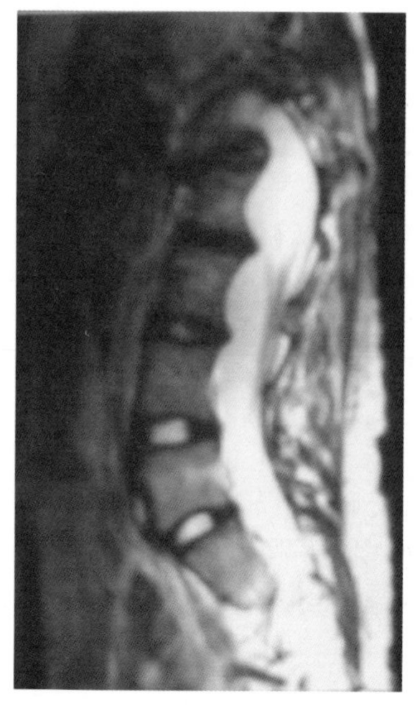

图 3-12-4 神经纤维瘤病硬膜囊改变。MR T2WI矢状面示L2、L3局部硬膜囊扩大，致L2、L3椎体后缘见弧形压迹，硬膜囊前缘呈波浪状改变。

(图 3－12－5)，椎旁肿块中含有钙化者可除外脊膜膨出。脊柱侧突凸面指向肿块者，倾向于脊膜膨出的诊断。非离子型碘水脊髓腔造影可以见到对比剂进入脊膜膨出的囊腔中。

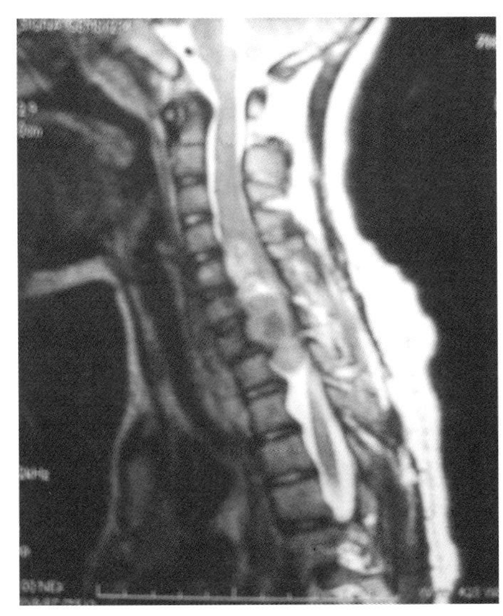

图 3－12－5 神经纤维瘤病。MR T2WI 颈胸段脊柱矢状面扫描示从 T2 椎体下缘至 T2 椎体下缘见多发结节状融合之等、高、低混杂信号的硬膜下肿块，局部椎体受压，椎体后缘凹陷性骨缺损，局部椎管腔扩大。

3. 其他部位 除了头颅和脊柱外，肋骨、骨盆和长骨也是能反映基本的中胚层发育不良和骨形成缺陷的部位。长骨呈弓形，胫骨最常受累，桡骨也可受累。胫骨向前呈弓形往往在生后第一年中变得明显，此表现极具特征性，可以与纤细的，形成异常或发育不全的腓骨相伴随(图 3－12－6)。在畸形或变细的骨发生骨折时经常不能愈合，最终形成假关节，这是由于骨痂形成和骨折愈合方面的缺陷所致。假关节往往发生于儿童时期，它可以是神经纤维瘤病的唯一表现。骨折愈合失败还可以伴随骨骺板生长抑制，导致骨明显变短，由于尺桡骨和胫腓骨中两骨长度的不匹配导致畸形，可引起关节排列紊乱，功能损害甚至脱位。

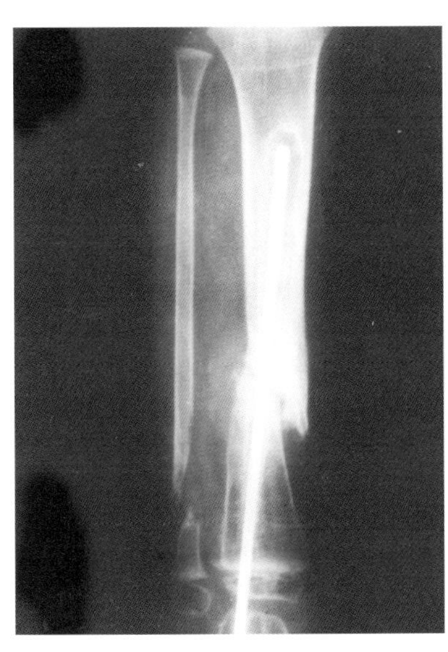

图 3－12－6 先天性假关节。

右胫腓骨正位片示右胫腓骨假关节。胫骨髓腔部分闭塞，近端呈增生袖。腓骨纤细，断端变尖。整复 3 个月后未见骨痂连接。

(饶艳莺 李玉华)

第十三节 特发性骨溶解症

特发性骨溶解症(idiopathic osteolysis)属颅骨发育异常的变异，其临床特征包括身材矮小，低位耳，下颌后缩，咬合不正，牙齿早脱落，毛发稍糙，假性杵状指，关节松弛，传导性耳聋和语言缺陷等。

【**影像学**】肢端骨溶解、缝间骨、多发骨质疏松区和病理骨折。前臂骨，特别是桡骨近侧常见发育不良合并尺桡关节半脱位或肘关节脱位。由于关节松弛或骨折，可致骨关节弯曲畸形，如指间关节脱位或半脱位，还可有膝外翻、肱内翻等。特别是指(趾)骨末节进行性溶解、吸收，颇似氯化聚乙烯洗槽工人的职业性手改变，肢端骨溶解同时可伴有软组织肿胀。

(饶艳莺 李玉华)

第十四节 肢骨纹状肥大

肢骨纹状肥大(melorheosteosis)又称烛泪状骨增生，它是一种少见的疾病，男女发生率相等，以单一肢体中单骨或多骨一侧骨皮质不规则增厚为特征。

【**发病机制和病理**】肢骨纹状肥大的病因和发病机制不明，可能包括血管性功能不全、炎性病变、结缔组织的变性、神经支配的异常以及胚胎发生的缺陷性等。病变的节段性分布与血管及混合性神经根的解剖行径并不相符，因而认为它可能由胚胎肢芽形成之前的一种先天性紊乱所引起，并强调生骨节在肢骨纹状肥大中骨增生分布方面的作用。生骨节相应于各别脊髓感觉神经所支配的骨骼区域，在肢骨纹状肥大的许多病例中骨骼改变与单一生骨节或其一部分相关，说明疾病与节段性感觉神经病变有关。关节旁骨化可能由相应的生肌节的侵犯所致。

在病理上发现增粗骨小梁含有排列不规则的哈佛系统，偶尔可以见到显示软骨内化骨的软骨岛和膜内化骨的细胞性纤维组织，无炎性病变存在。

【临床】常见的临床症状有间歇性关节肿痛和活动受限，活动使疼痛加重。生长紊乱引起的改变包括受累肢体增粗、两侧肢体长度不等，严重的紊乱可以导致脊柱侧突、关节内、外翻或马蹄内翻足。局部皮下组织水肿、纤维化、软组织萎缩、皮肤绷紧、色素沉着，并可伴随有线形硬皮病(linear scleroderma)。皮下和皮下病变可以先于骨骼的X线表现。

【影像学】病变通常位于单一肢体，累及一骨或多骨，下肢比上肢更常受累，受累肢体的肩胛骨、锁骨或骨盆可以有相应的改变，也可累及颅面骨、肋骨和椎体。

肢体纹状肥大的X线表现具有高度特征性，管状骨周围(皮质)性骨性赘生物沿骨的长度伸展，相似于点燃的蜡烛边缘向下流的蜡状物，形成波浪状硬化的轮廓；骨增生累及管状骨的一边，从上向下伸展可以达到腕、跗以及掌跖或指趾骨；骨硬化可以累及骨骺，但关节面不受影响；突向邻近关节结构中的骨质增生表现为骨软骨瘤样改变。在生命早期主要是骨皮质内面的增生，使骨髓腔缩小，甚至闭塞(图3-14-1)；而成人骨增生超过皮质的范围，在皮质的外面扩展，烛泪状表现更为典型。腕、跗骨中的硬化相似于骨斑点症，扁骨如骨盆和肩胛骨可见辐射状或局限性硬化斑。软组织钙化和骨化较常见，好发于关节旁区域，可以导致关节完全强直。

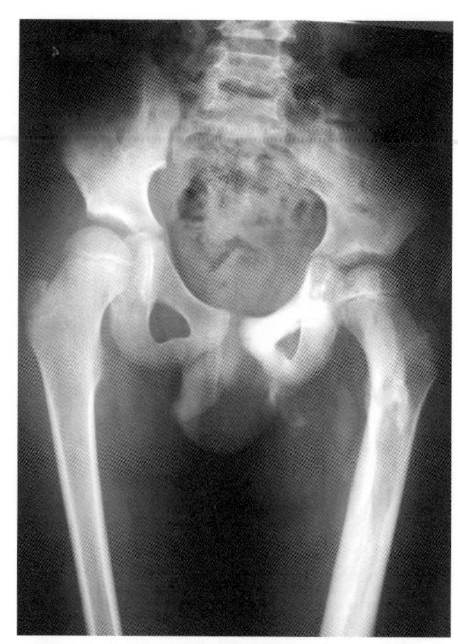

图3-14-1 肢骨纹状肥大。骨盆及两大腿上中段正位片：左侧坐、耻骨及其髋臼部分骨质增生，以耻骨更明显，其骨髓腔消失。左股骨骨骺内侧及股骨颈和骨干内侧以髓腔侧为主骨质增生致使骨皮质增厚，髓腔变狭，骨干较对侧增宽。

肢骨纹状肥大的X线表现可以在出生时就存在，但在小于3岁的患儿中X线表现是轻微的。骨质增生随年龄而增加，40%～50%病例至20岁X线表现才变得明显。

与骨斑点症和条纹状骨病不同，在肢骨纹状肥大的骨扫描中可以显示病变区骨骼放射性核素积聚，MRI骨性病变表现为低信号，另外邻近软组织中所伴随的炎性病变也可显示。

(饶艳莺　李玉华)

第十五节　先天性无痛觉

先天性无痛觉(congenital analgesia)系常染色体隐性遗传疾病，病变为脊髓感觉神经节初级感觉神经元、背侧神经根小的神经纤维及背外侧束缺失。本综合征发生后可出现全身无痛觉、无汗等，于儿童期即被发觉而易于诊断。

【临床】对能引起痛感的烧伤、针刺无保护性反应而致烧伤、碰伤甚至骨折，受伤皮肤留下瘢痕。患者智力及发育无异常，可伴自主神经功能紊乱，其他神经系统检查正常。患儿易受感染而发热、局部肿胀。可出现关节积液、滑膜增厚，关节内游离体、关节面破坏脱落。关节反复无痛性挫伤常引起关节渗出、水肿或血肿、创伤性骨关节病、Charcot关节。

【影像学】关节囊增厚肿大，多见于负重关节，少数见于肘关节和脊椎关节。骨软骨病改变表现为骨骺变扁、碎裂，密度增高、骨骺关节面凹陷、缺损、不平及硬化。由于反复骺板软骨骨折(骺分离)延迟愈合，肥大软骨细胞堆积、增厚，干骺端及骺线可见骺线加宽，前期钙化带增厚、硬化、不规则。当骺软骨损伤波及软骨生发层时则发生骺早闭。骨折不愈合表现为骨折面硬化、平滑，骨折间隙加宽，骨折块边缘吸收或形成关节内游离体。骨质缺损可由于骨折碎块被吸收或软骨内成骨障碍所致，缺损边缘密度增高。骨膜及髓腔内新骨形成，皮质增厚、髓腔变窄，骨端膨大。关节脱位变形，关节周围软组织膨隆、密度增高，因关节仍有活动功能，不发生肌肉萎缩或骨质疏松。

【鉴别诊断】需与脊髓空洞症、脊髓痨、糖尿病、麻风及周围神经损伤等引起的夏科骨关节病鉴别，也需与软骨肉瘤相鉴别。

（饶艳莺 李玉华）

第十六节 其他先天性遗传变异及综合征

一、Down 综合征

Down 综合征又称先天愚型和伸舌样痴呆，1959 年 Lejeune 等证实此综合征染色体异常为 21-三体，因而又称 21-三体综合征。它是最常见的染色体病，也是人体最先被描述的染色体畸变。

人类体细胞的染色体为 46 条(23 对)，其中 22 对(44 条)男女一样，为常染色体；还有 1 对(2 条)决定性别，称为性染色体，女性为 XX，男性为 XY。

21 号染色体三体可能是生殖细胞在减数分裂过程中由于某种因素的影响发生不分离所致。染色体检查时患儿染色体总数为 47 条，在第 21 对染色体中多了一个小的端着丝点染色体。这种现象称为非分离型，可用 47XX(或 XY)+21 来表示，此型约为 92%。

少数染色体总数仍为 46 个，缺乏 14 号染色体，在此位置上新增一条由 21 号与 14 号染色体相互易位连接成的 14/21 染色体；或 21 与 22 号染色体易位形成 21/22 染色体，此型称易位型，可用 46XX(或 XY)+21 来表示，约为 5%。

患儿细胞内染色体各有不同，有的为 46，有的为 47 或 45，称为嵌合型，可用 47XX(或 XY)+21/46XX(或 XY)来表示，约占 3%。

在临床上，患儿生后即可见特殊面容，面部圆而扁平；眼球突出，睑裂明显斜向外上，内眦赘皮，虹膜白斑呈小圆的白点，略不规则，位于虹膜中外 1/3 交界处形成一个环，称 Bruchfield 点；鼻短，鼻孔上翘；耳廓形态异常，位置低下；舌突出，常呈张口伸舌状，伴舌裂缝；出牙迟，牙小，排列不规则；身材矮小。近半数有先天性心脏病，如内膜垫缺损、室间隔缺损等；另可伴有生殖器官发育不良，隐睾等；肾发育不良，尿路梗阻；消化道畸形，如幽门和十二指肠闭锁、十二指肠狭窄、环形胰腺等；在生命早期气管和支气管软化发生率高。患白血病危险增加，睾丸癌、视网膜母细胞瘤、非霍奇金淋巴瘤发生率高。

【影像学】头颅呈短头型或小头畸形，枕部高，颅顶骨菲薄，颅缝宽，闭合迟；面骨和副鼻窦发育不全，硬腭短，弓高，筛板和眶顶位置高，乳突发育不全和硬化。寰枕、寰枢关节不稳定可伴脱位，颈椎先天性融合和扁平椎；在新生儿中胸椎椎体高度增加而前后径短呈正方形。骨盆狭窄，髂骨翼张开，髋臼浅平，髋臼角小；坐骨骨发育不良，在生后第一年中坐骨远侧逐渐变细。肋骨细，仅 11 对，胸廓呈钟形；可见锁骨圆锥形突；85%～90%病例胸骨柄出现 2 个骨化中心。指骨粗短，第五指中节指骨发育不良，表现为短宽，经常呈楔形伴弯曲指畸形。骨骺成熟各不相同，可见点状骨骺，胫距关节面倾斜，有时伴股骨头骨骺滑脱。严重的关节松弛可致使髋脱位，肘部桡骨头脱位，髌骨不稳定，扁平足，跖内翻，膝外翻等。

胎儿超声显示颈项部增厚的皱褶、胎儿囊性水瘤、第五指中节指骨发育不良、胎儿水肿、臀位中胎儿颈部过伸、一过性胸腔积液，提示 Down 综合征。

二、Turner 综合征

又称先天性卵巢发育不全。1938 年 Turner 首先描述一女性患者具有蹼颈、肘外翻及性腺发育不全。1959 年 Ford 发现此病体细胞染色体数为 45 个，包括 22 个常染色体和 1 个 X 染色体，缺少一个性染色体，故染色体核型为 45XO。具有这种染色体核型的胎儿绝大多数在妊娠早期(最初 3 个月)发生自发性流产。但有时染色体核型可为嵌合体，如 XX/XO、XO/XXX 等，嵌合体者流产少见，易成活，症状较轻，其 XO 细胞比例越高，性染色质的阳性百分比越低，畸形相对较多；反之，XX 细胞比例较高时性染色质百分比亦高，畸形也相对较少。此病新生儿发病率为 1/10 000。

【临床】患者女性，出生即可见身材矮小且易发胖，智力稍差。面呈三角形，面容呆板，眼距增宽，腭弓高，颈部发迹位置低，皮肤松垂折叠，形成所谓的蹼颈。胸部宽平呈盾状或漏斗胸，两乳头间距离增宽。肘外翻。性发育不成熟，青春期无第二性征出现，卵巢小，形态正常或呈条状。腿和踝关节淋巴性水肿，以婴儿期明显。可有心血管异常，多为主动脉缩窄，二瓣型主动脉瓣；肾旋转异常，马蹄肾；淋巴管扩张，四肢的血管瘤。

【影像学】骨骼发育异常，有以下表现：虽继发骨化中心出现正常，但干骺端愈合延迟，均推迟至 20 岁以后。除了年幼患者之外，骨质疏松明显，这与早期缺乏雌激素有关，以脊柱和腕、跗骨最为明显。掌骨缩短，尤其是第四掌骨，故形成掌骨征阳性(正常时引一条直线可切于第三、四、五掌骨远端关节面，当第四掌骨变短时则第四、五掌骨关节面的切线切于第三掌骨的头部)；第四指骨不成比例的长。跖骨缩短也可以是明显的。偶可见月骨移向近端致腕骨角减小及腕向尺侧倾斜，因肱骨滑车关节面向桡侧倾斜致肘外翻畸形。胫骨内侧平台扁平低下，平台的内外侧呈外生骨疣样突出，股骨内髁增大致膝内翻。后突侧弯畸形常发生于脊柱的中段，伴椎体轻度楔形改变，椎体边缘不规则，相当于青少年脊柱后突症所见。肋骨后端和锁骨外侧段明显变细，可出现肋骨假切迹。胸骨体短，与其他骨骺融合相反胸骨柄和胸骨体的骨骺过早融合。骨盆入口呈男性型，耻骨弓狭窄，坐骨切迹变小，可有髋脱位。头颅呈短头形，颅顶骨变薄，蝶鞍正常大小至增大，因床突间韧带钙化而形成骨桥；蝶窦过度气化；颅底角增大，颅缝早闭。面骨发育小而下颌骨增大增厚。

【鉴别诊断】本症与Noonan综合征近似，后者又称假性Turner综合征或称先天性侏儒痴呆综合征，在1963年由Noonan发现。患者有下颌骨发育不良、蹼颈和肘外翻，而与Turner综合征相类似。病因可能为多基因病变，为常染色体显性遗传。与Turner综合征不同，它有X与Y染色体的相同位点突变，因而男女均可患此病，核型正常。患者常有智力障碍，牙齿咬合交错。并发先天性心脏病时常涉及右心，如肺动脉瓣狭窄，而Turner综合征中病变常影响左心。可伴有全身淋巴管发育不良因而自发性的产生乳糜胸。X线改变较Turner综合征为少，胸廓畸形常见，鸡胸或漏斗胸。下颌骨发育不良亦常见。近半数患者有骨质疏松。肘外翻，脊柱有侧突或后突等改变。Noonan综合征与Turner综合征不同，骨龄通常落后，确诊主要靠染色体检查。

(饶艳莺　李玉华)

参考文献

[1] Lemyre E, Azouz EM, Teebi AS, et al. Bone dysplasia series. Achondroplasia, hypochondroplasia and thanatophoric dysplasia: review and update[J]. Can Assoc Radiol J, 1999, 50(3): 185-197.

[2] Brouwer PA, Lubout CM, van Dijk JM, et al. Cervical high-intensity intramedullary lesions in achondroplasia: Aetiology, prevalence and clinical relevance[J]. Eur Radiol, 2012, 26.

[3] Chawla K, Lamba AK, Faraz F, et al. Achondroplasia and periodontal disease[J]. J Indian Soc Periodontol, 2012, 16(1): 138-140.

[4] Engberts AC, Jacobs WC, Castelijns SJ, et al. The prevalence of thoracolumbar kyphosis in achondroplasia: a systematic review[J]. J Child Orthop., 2012, 6(1): 69-73.

[5] van Dijk FS, Cobben JM, Kariminejad A, et al. Osteogenesis Imperfecta: A Review with Clinical Examples[J]. Mol Syndromol., 2011, 2(1): 1-20.

[6] Cundy T. Recent advances in osteogenesis imperfecta[J]. Calcif Tissue Int, 2012, 90(6): 439-449.

[7] van Dijk FS, Cobben JM, Maugeri A, et al. Osteogenesis imperfecta: clinical and genetic heterogeneity[J]. Ned Tijdschr Geneeskd., 2012, 156(21): A4585.

[8] Basel D, Steiner RD. Osteogenesis imperfecta: recent findings shed new light on this once well-understood condition[J]. Genet Med, 2009, 11(6): 375-385.

[9] Suzuki S, Kim OH, Makita Y, et al. Axial spondylometaphyseal dysplasia: additional reports[J]. Am J Med Genet A, 2011, 155A(10): 2521-2528. doi: 10.1002/ajmg.a.34192.

[10] Turell M, Morrison S, Traboulsi EI. Spondylometaphyseal dysplasia with cone-rod dystrophy[J]. Ophthalmic Genet, 2010, 31(1): 12-17.

[11] Mahendran SM, Wilcox FL, Chirumamila L. Spondylometaphyseal dysplasia-Sedaghatian type associated with intra-partum cardiac arrhythmia and neonatal death[J]. J Obstet Gynaecol, 2007, 27(8): 851-853.

[12] Jackson GC, Mittaz-Crettol L, Taylor JA, et al. Pseudoachondroplasia and multiple epiphyseal dysplasia: a 7-year comprehensive analysis of the known disease genes identify novel and recurrent mutations and provides an accurate assessment of their relative contribution[J]. Hum Mutat, 2012, 33(1): 144-157. doi: 10.1002/humu.21611.

[13] Kim OH, Park H, Seong MW, et al. Revisit of multiple epiphyseal dysplasia: ethnic difference in genotypes and comparison of radiographic features linked to the COMP and MATN3 genes[J]. Am J Med Genet A, 2011, 155A(11): 2669-2680. doi: 10.1002/ajmg.a.34246.

[14] Lachman RS, Krakow D, Cohn DH, et al. MED, COMP, multilayered and NEIN: an overview of multiple epiphyseal dysplasia[J]. Pediatr Radiol, 2005, 35(2): 116-123.

[15] Lin MH, Pitukcheewanont P. Mucolipidosis type II (I-cell disease) masquerading as rickets: two case reports and review of literature[J]. J Pediatr Endocrinol Metab, 2012, 25(1-2): 191-195.

[16] Sahay M, Sahay R. Rickets-vitamin D. Deficiency and dependency[J]. Indian J Endocrinol Metab, 2012, 16(2): 164-176.

[17] Giraldo WA, Martínez JO. "Sandwich vertebrae" appearance in osteopetrosis[J]. J Clin Rheumatol, 2012, 18(4): 221.

[18] Whyte MP, Wenkert D, McAlister WH, et al. Dysosteosclerosis presents as an "osteoclast-poor" form of osteopetrosis: comprehensive investigation of a 3-year-old girl and literature review[J]. J Bone Miner Res, 2010, 25(11): 2527-2539.

[19] Lam DK, Sándor GK, Holmes HI, et al. Marble bone disease: a review of osteopetrosis and its oral health implications for dentists[J]. J Can Dent Assoc, 2007, 73(9): 839-843.

[20] Yates CJ, Bartlett MJ, Ebeling PR. An atypical subtrochanteric femoral fracture from pycnodysostosis: a lesson from nature[J]. J Bone Miner Res, 2011, 26(6): 1377-1379.

[21] Bor N, Rubin G, Rozen N. Fracture management in pycnodysostosis: 27 years of follow-up[J]. J Pediatr Orthop B, 2011, 20(2): 97-101.

[22] de Vernejoul MC. Sclerosing bone disorders[J]. Best Pract Res Clin Rheumatol, 2008, 22(1): 71-83.

[23] Wergedal JE, Veskovic K, Hellan M, et al. Patients with Van Buchem disease, an osteosclerotic genetic disease, have elevated bone formation markers, higher bone density, and greater derived polar moment of inertia than normal[J]. J Clin Endocrinol Metab, 2003, 88(12): 5778-5783.

[24] Vanhoenacker FM, Balemans W, Tan GJ, et al. Van Buchem disease: lifetime evolution of radioclinical features[J]. Skeletal Radiol, 2003, 32(12): 708-718.

[25] Kamoun- Goldrat A, le Merrer M. Infantile cortical hyperostosis (Caffey disease): a review[J]. J Oral Maxillofac Surg, 2008, 66(10): 2145-2150.

[26] Nemec SF, Rimoin DL, Lachman RS. Radiological aspects of prenatal-onset cortical hyperostosis [Caffey Dysplasia][J]. Eur J Radiol, 2012, 81(4): e565-572.
[27] Hasan SA, Siddiq AB, Moula A, et al. Osteopoikilosis[J]. Mymensingh Med J, 2010, 19(2): 290-293.
[28] Bidarkotimath S, Murlimanju BV, Dhananjaya KV. Radiology and morphology of spotted bone: a case report with review of literature[J]. Clin Ter, 2012, 163(2): 137-139.
[29] Ihde LL, Forrester DM, Gottsegen CJ, et al. Sclerosing bone dysplasias: review and differentiation from other causes of osteosclerosis[J]. Radiographics, 2011, 31(7): 1865-1882.
[30] Yuan SM, Jing H. Marfan's syndrome: an overview[J]. Sao Paulo Med J, 2010, 128(6): 360-366.
[31] Balasubramanyam M, Cugati G, Mukherjee B. Orbitotemporal neurofibromatosis: case report [J]. Case Rep Ophthalmol Med, 2012, 49: 81-86.
[32] Meany H, Dombi E, Reynolds J, et al. 18-fluorodeoxyglucose-positron emission tomography (FDG-PET) evaluation of nodular lesions in patients with neurofibromatosis type 1 and plexiform neurofibromas (PN) or malignant peripheral nerve sheath tumors (MPNST)[J]. Pediatr Blood Cancer, 2012, 29: 120-127.
[33] Kanno H. Basic science and clinical aspects of familial brain tumors[J]. Brain Nerve., 2012, 64(5): 557-564.
[34] Ismail F, Muller C, Goller R, et al. Idiopathic carpal tarsal osteolysis (ICTO) with additional elbow involvement [J]. Skeletal Radiol, 2012, 41(5): 603-605, 619-620.
[35] Sestan B, Miletic D. Rapid idiopathic osteolysis of the humeral head and clavicle[J]. West Indian Med J, 2006, 55(5): 354-357.
[36] Singhal R, Salim J, Walker P. Idiopathic multicentric osteolysis: a case report and literature review [J]. Acta Orthop Belg, 2005, 71(3): 328-333.
[37] Fernandes CH, Nakachima LR, Santos JB, et al. Melorheostosis of the thumb and trapezium bone[J]. Hand (N Y), 2011, 6(1): 80-84.
[38] De Cock J, Mermuys K, Van Petegem S, et al. Melorheostosis of the foot[J]. JBR-BTR, 2011, 94(5): 302.
[39] Yoon J, Al Shafai L, Nahal A, et al. Melorheostosis of the sacrum causing acute-onset neurological symptoms [J]. Skeletal Radiol, 2011, 40(10): 1369-1373.
[40] Clifford PD, Jose J. Melorheostosis. Am J Orthop (Belle Mead NJ), 2009, 38(7): 360-361.
[41] Benhalima H, Kerrary S, Kamal D, et al. Congenital insensitivity to pain: difficulty of management [J]. Rev Stomatol Chir Maxillofac, 2012, 113(1): 46-49.
[42] Frydman A, Nowzari H. Down syndrome-associated periodontitis: a critical review of the literature[J]. Compend Contin Educ Dent, 2012, 33(5): 356-361.
[43] Natoli JL, Ackerman DL, McDermott S, et al. Prenatal diagnosis of Down syndrome: a systematic review of termination rates (1995-2011)[J]. Prenat Diagn, 2012, 32(2): 142-153.

第四章 骨与软组织损伤

第一节 概 论

骨与关节创伤是骨科学中最重要的内容之一。临床上70%～80%的骨与关节疾病是急性骨与关节创伤。从影像学角度来说，创伤影像学表现是骨与关节影像学的基础。90%左右的创伤依靠常规X线摄片就能正确诊断，且X线平片是骨与关节创伤后评估最常用的影像学方法。虽然CT和磁共振已广泛普及，但X线平片在骨与关节创伤诊疗中的地位依然无法被取代。

一、骨折

骨折(fracture)指机体受到外来的直接或间接暴力，骨或软骨的连续性和完整性的完全或不完全的中断。

【分类】骨折根据损伤机制与骨质情况分为创伤性骨折、应力性骨折和病理性骨折三大类型。

1. 创伤性骨折 指直接或间接暴力引起正常骨结构的骨折，最多见的骨折类型。

(1) 根据骨折线中断的情况分为：完全骨折和不完全骨折。前者骨折线贯穿骨骼全径；后者骨折线补贯穿骨骼全径，尚有一部分骨组织保持连续性，如青枝骨折。

(2) 根据骨折线的形状和走行分为：横行、纵行、斜行、螺旋、嵌入、"T"形、陷凹、粉碎性、压缩性等类型的骨折。上述骨折根据骨折整复后是否再易发生移位可分为稳定骨折，如横行骨折、嵌入骨折和压缩骨折；不稳定骨折，如斜行骨折、螺旋骨折和粉碎骨折。

(3) 根据骨折端是否与外界相通分为：开放性骨折和闭合性骨折。

(4) 根据骨折发生的时间分为：新鲜骨折与陈旧骨折。前者为新发生的骨折和尚未充分地纤维连接，还可能进行闭合性复位者，2～3周以内的骨折。后者为伤后3周以上的骨折。

2. 应力性骨折 指在长期应力作用下而发生的慢性和不完全性骨折，有骨膜反应和骨皮质增厚，骨折线有时在X线平片上不能显示。好发于胫腓骨、跖趾骨、骶骨和足舟骨等。常见于战士、运动员、舞蹈演员和杂技演员等。

3. 病理性骨折 指在骨病的基础上发生的骨折，常因轻微外伤而造成，或没有任何外力而发生的自发性骨折。最常见原因为骨的原发性或转移性肿瘤，特别是溶骨性的原发或转移性骨肿瘤；其次为骨质疏松、内分泌紊乱和骨的发育障碍；亦可见于骨感染以及全身性遗传、营养代谢障碍等。影像学检查除显示骨折外，可见局部骨病变。

此外，特殊类型骨折有：

(1) 劈裂骨折 也称裂纹骨折，指骨折线发生在关节面附近，骨折线呈线状，骨折片无移位。主要见于桡骨头、腕关节等部位。

(2) 隐形骨折 也称微骨折或骨挫伤，指只有髓腔内骨小梁的断裂和出血水肿，而没有骨皮质的中断。在X线平片上常表现为正常。在MRI上能很好地显示此类骨折，骨折线在T1WI上为低信号，T2WI上为高信号。

(3) 撕脱骨折 指在肌腱、关节囊等附着的部位，由于肌腱、关节韧带的牵拉而发生的小的碎骨片的撕脱移位。如肱骨大小结节、肱骨髁的撕脱骨折。

(4) 连枷骨折 指在同一肢体出现多处骨折。

【临床】患者常有明确的外伤史或导致骨折的诱因。骨折而无明显错位者，只表现为局部疼痛、压痛、肿胀及功能障碍；重者可引起以成角旋转、肢体缩短或异常弯曲、成角等局部畸形；骨干完全性骨折，在没有关节的部位出现异常活动；体格检查时，活动伤体可闻及或触知骨摩擦者。严重的创伤可合并广泛的软组织撕裂、内脏损伤、大血管出血或外伤性休克。

【影像学】

1. X线平片 平片是骨创伤最基本的影像学

检查方法，可以对大部分的骨折和脱位做出明确诊断，还能明确了解骨折的类型和性质，除外病理性骨折。并且能对复位后的骨折情况进行评价和对以后随诊过程中并发症产生进行评价。骨折的直接征象是骨折线，X线表现为锐利的线状透亮影。细微和不全的骨折有时看不到明显的骨折线而表现为骨皮质皱褶、成角、凹陷、裂痕，骨松质骨小梁中断、折曲和镶嵌。儿童青枝骨折常见于四肢长骨骨干，表现为骨皮质的皱褶、凹陷或隆起而不见骨折线。

X线可以观察骨折的移位、成角情况。移位指断端间部分对位，可描述为向前、后、内、外移位或几个位置的联合，描述时应以近段为参照，描述远端的移位情况。移位的距离为远端相对于近端错开的距离，可用测量数值或比值数表示。骨折断端的移位情况有以下几种：横向移位、断端嵌入、重叠移位、分离移位、成角、旋转移位。成角指骨折两端骨长轴相互成角，描述时应为远段相对为近段的成角，排列的关系通常用内翻和外翻来描述。旋转指骨折断端两段的异常旋转情况，主要通过该骨两端的解剖标志来衡量，例如在评价股骨的旋转时，可通过股骨两端的解剖标志来定，即股骨颈前倾角的测量。

骨折的间接征象包括关节积液和脂肪线的移位。在X线平片上如出现骨折线则可直接诊断。如没有明显骨折线的出现，但出现受伤邻近部位软组织脂肪线的移位和关节内血脂平面的出现，则可提示可能存在细微骨折，应进行CT检查。

2. *CT检查* CT主要用来显示X线平片较难显示的部位和关节内骨折，如脊柱、骨盆、肩、髋、膝、踝、颌面、颅底等部位，并能发现X线难以显示的骨折碎片和软组织出血、水肿。通过CT检查不仅可以发现是否有骨折，而且还能显示骨折的类型和对骨折分离移位以及旋转的程度进行准确测量。在脊柱骨折还能观察骨折片压迫椎管内的情况，以及相邻椎间盘的损伤情况，明确是单纯压缩骨折还是爆裂骨折。通过CT检查后对采集的数据进行二维和三维重建，可对骨折进行多方位的观察和更直观地显示，对骨折进行全面了解以便进行正确定位和手术计划。

3. *磁共振成像(MRI)* MRI对于骨皮质和骨痂以及骨折线的显示不如X线平片和CT，但是对于急性骨折后骨折端的出血、髓腔内的水肿和血肿以及软组织的损伤显示效果较好。当外伤后引起骨小梁断裂和骨髓水肿、出血，在平片和CT经常没有异常发现。骨挫伤区在MRI显示为T1WI模糊不清的低信号区，在T2WI显示为高信号区。MRI还能发现X线和CT不能显示的损伤，如关节软骨损伤、骺板损伤、关节盂唇、韧带、肌肉、神经血管损伤以及隐性骨折。骨关节外伤常伴有软组织的损伤，包括关节囊和韧带的撕裂，关节软骨损伤，肌肉损伤以及骨间筋膜损伤等。X线和CT不能直接显示，只能通过关节间隙的变化等间接征象来推测，而MRI能准确地显示这些病变，而且有很高的准确性。最常见的如膝关节前后交叉韧带的损伤和半月板的损伤等。

4. *同位素检查* 同位素检查包括^{99}Tc骨扫描、PET、PET-CT、SPECT和SPECT-CT等多种技术。骨折的同位素检查共同特点是在骨折处可出现核素浓聚。但通常以上表现无特异性，因此一般不作为常规检测手段，仅作为排除性诊断。但如果为病理性骨折，则同位素检查有助于鉴别诊断。

最新的PET-MR作为同位素与磁共振技术的结合，对骨与关节影像学研究与临床应用具有重要的平台意义。其对于发现和鉴别较为隐匿的骨挫伤和病理性骨折具有一定的作用。不过作为昂贵的影像检查方法，其在骨关节外伤方面的应用目前极为有限。

5. *数字减影血管造影(DSA)* 新鲜骨折时，一般不做动脉造影。当需了解断骨血供情况是(如断肢再植后)或怀疑有大的血管损伤出现并发症时，应做血管造影，明确诊断和进行治疗。骨折并发大血管损伤常见的有外伤性动脉瘤和动静脉瘘。

【鉴别诊断】发生于四肢骨的骨折可有各种各样的表现，如有明确的外伤史，局部有明显的压痛。当有骨摩擦音及功能障碍时，而且X线显示骨折线清晰时，诊断非常容易。但有时需与骨骼的正常解剖及正常变异鉴别，骨折线模糊的轻微骨折亦造成诊断困难。

1. *骨折应与下列正常结构鉴别*

(1) 营养血管沟：长管状骨的血管沟常在骨干中1/3以斜行方式进入骨内，呈贯穿于皮质一侧的细条状透亮影，一般只显示于某一投照方位。血管沟的透亮影不如骨折线锐利。

(2) 骨骺和籽骨：正常骨骺线一般不会被误认为骨折线。副骨骺(为骨骺移位或产生的额外副骨化中心)和永存骨骺(为终生不闭合的骨骺)如不注意易误认为陈旧骨折。籽骨呈圆形、卵圆形，周围为一层骨皮质中心为骨松质，主要见于指(趾)骨，一般不易误诊，但不规则形籽骨可误诊为陈旧骨折。副骨与籽骨表现基本相似。

(3) 颅缝及缝间骨：颅缝为锯齿状，常有硬化边缘，位置固定且两侧颅缝对称，都可与骨折相鉴别。缝间骨常见于人字缝的沿线，其边缘也呈锯齿状并且常为多个。

2. 先天异常　例如先天性胫骨假关节、二分籽骨、二分髌骨、二分舟骨等。

(1) 先天性胫骨假关节：是一种病因不明的一种骨不连接的特殊类型的疾病。于胫骨中下 1/3 交界处有假关节存在，假关节两端呈锥形，中间骨质吸收与消失，骨皮质变薄，腓骨有时出现同样表现。主要与病理骨折相鉴别，骨折处骨质不连接，骨端髓腔封闭而且变细、有硬化，周围无骨架形成。

(2) 二分舟骨、二分月骨、二分籽骨及二分髌骨可见相应的骨中有一透亮线状影，边缘光整，在骨松质周围有一层完整的骨皮质。而骨折骨小梁中断，断端裂缝锐利，骨折碎片的轮廓不光整，无皮质线。

二、关节脱位和软组织损伤

(一) 关节脱位　关节脱位又称脱臼，是肢体受到外力过度牵引或暴力打击，造成关节间韧带或关节囊破裂、损伤，使关节面正常对应关系丧失，并不能自行回复到正常状态。可同时伴有骨折。大多数发生在活动范围大，关节囊和周围韧带不坚韧，结构不稳定的关节。在大关节中以肘关节最常见，其次为肩关节和髋关节，膝关节少见。关节脱位最常见于青壮年。

【分类】关节脱位按原因可分为外伤性脱位、病理性脱位、先天性脱位和麻痹性脱位；按脱位程度分为半脱位和全脱位，但两者间并无明确界限。按远侧骨端的移位方向可分为前脱位、后脱位、侧方脱位和中央脱位；按脱位时间和发生次数可分为急性、陈旧性(脱位 3 周以上而未复位者)和习惯性脱位(一个关节多次脱位)等。按脱位是否有伤口与外界相通可分为闭合性脱位和开放性脱位。

外伤性关节脱位均有关节囊的撕裂，常伴有关节软骨的损伤，关节周围韧带和肌腱的撕裂或撕脱。关节面的对应关系脱离，关节的两侧骨端可冲破关节囊而位于囊外。猛烈的外伤性脱位常伴有大块骨折或撕脱骨折，关节端的粉碎骨折，也容易合并关节脱位(图 4-1-1)。关节外伤性脱位，关节腔内常有多少不等的出血，表现为关节囊明显肿胀和关节脂肪垫推移。关节脱位如果不能及时复位，血肿机化后则复位困难，影响关节的功能。

Charcot 关节、关节结核或关节其他疾患时，可能合并病理性关节脱位。

【影像学】关节脱位 X 线表现为正常关节解剖关系的丧失。成人大关节脱位，特别是完全性脱位，征象明确，诊断并不困难，但仍需拍片来了解脱位情况和有无骨折，这对复位非常重要。而轻微的半脱位的诊断较困难，一般需要质量较好的正、侧位片观察，或者特殊位拍摄，或者与健侧对比进行诊断，或 CT 和 MRI 检查进行诊断。脱位经复位治疗后，应进行 X 线复查，判断治疗效果。

(二) 软组织损伤　关节周围软组织损伤包括关节囊、韧带和肌腱等的损伤。MRI 对显示软组织损伤有很高的准确性。

三、骨折的愈合

(一) 骨折的愈合过程　骨折愈合(fracture

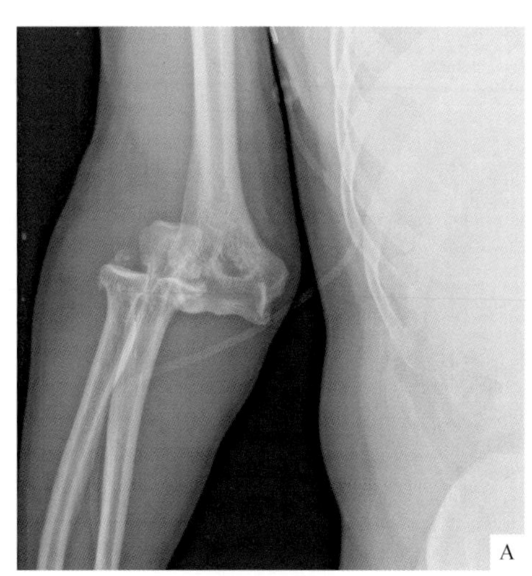

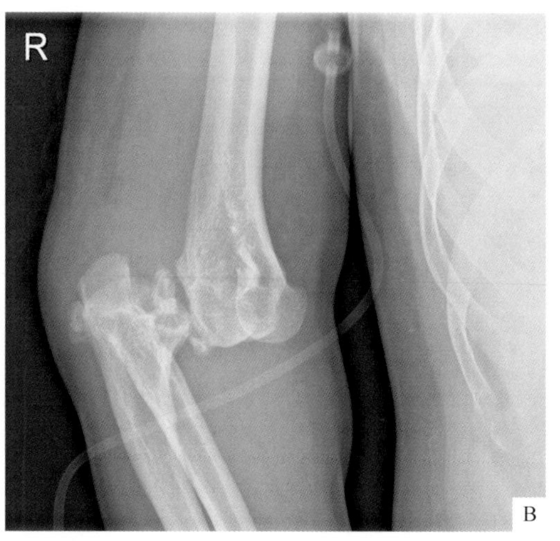

图 4-1-1　右侧肘关节脱位。男，52 岁，车祸外伤后肘关节疼痛。X 线片正位(A)、侧位(B)示肘关节不在位，关节结构紊乱，关节内见游离骨片影，关节囊肿胀。

union)是一个连续的过程,是一面清除破坏,一面新生修复的过程。新生修复的过程是由膜内化骨与软骨内化骨共同完成。骨折愈合的过程是由暂时性紧急连接到永久性的坚固连接过程。其基本过程是先形成肉芽组织。

在肉芽组织上产生新骨,依靠骨痂使骨折断端连接并固定。可分为血肿机化演进期,原始骨痂形成期,骨痂改造塑型期三个时期。

1. *血肿机化演进期* 骨折后,断端之间、髓腔内、骨膜下和周围软组织内出血,形成血肿。血肿于伤后6~8小时即开始凝结成含有网状纤维的血凝块。此时,X线平片可见骨折线变得模糊不清。断端间、髓腔内的血凝块和损伤坏死的软组织引起局部无菌性炎症反应。骨折端由于损伤和局部血液供应断绝,有数毫米长的骨质发生坏死,形成死骨。进而,破骨细胞核单核巨噬细胞系统使死骨溶解吸收。

骨折2~3天后,血肿周围有新生的毛细血管侵入,血肿开始机化,形成肉芽组织,逐渐填充并桥接骨折的断端。继而发生纤维化形成纤维性骨痂(fibrous callus),或称暂时性骨痂(provisional callus)。纤维性骨痂主要分布在骨折断端的髓腔内(腔内骨痂)和断端间(环状骨痂)。断端坏死骨亦经爬行替代作用而"复活"。骨折血肿机化,由肉芽组织转化为纤维组织的过程需2~3周方能初步完成。机化的骨折血肿中含有软骨成分和钙化成分。在骨折约1周后,软骨组织由长入的肉芽组织和纤维组织进一步化生而来,而纤维性骨痂则开始逐渐转变为软骨。作用是将离断的骨折端连接起来,以保持骨折早期的相对稳定性,促使骨折达到完全愈合。软骨再分化为骨样组织,即形成骨样骨痂。但当骨痂内有过多的软骨成分侧会延缓骨折的愈合时间。骨折断端的连接主要依靠软骨内成骨,占据血肿部位的骨痂为桥梁骨痂。

骨折后24小时内,邻近骨折部的骨外膜即出现反应,深层的成骨细胞活跃增生。约1周后,在增厚的骨外膜中出现与骨干平行的片状密实骨样组织,最后成骨细胞大量活动而形成骨组织,即外骨痂(external callus)。因外骨痂由骨外膜的成骨细胞形成,未进入或通过血肿,所以只能沿血肿外围向骨折线推进。稍晚,骨内膜亦产生相同反应,也形成骨样组织,经骨化形成骨痂,称为内骨痂(internal callus)。此种骨膜内成骨是由间叶组织直接分化成骨,而不经过软骨阶段。

纤维性骨痂和骨样骨痂在X线上不能显影,X线照片可见骨干骨折四周包围有梭形骨痂阴影,骨折线仍隐约可见。

2. *原始骨痂形成期* 桥梁骨痂的两端与骨折断端的坏死骨相连,周围与内外骨痂相连。而内外骨痂与骨皮质的内外缘紧密相连。在此基础上,骨痂不断加强,成骨细胞大量活动,在骨样骨痂上有矿物质沉积,骨样组织逐渐钙化而形成骨组织,即成为较坚实的骨性骨痂,使骨折进一步固定。骨性骨痂为骨小梁纵横交错的、排列不规则的网织骨(woven bone)。

当桥梁骨痂与内外骨痂完全融合并完全骨化,并能抗拒由肌肉收缩而引起的各种应力时,骨折即达到临床愈合(一般在骨折3周左右)。至此骨折断端间可完全由原始骨痂连接,骨折已初步愈合。只有骨性骨痂才能在X线上显示。随着桥梁骨痂骨化,与内外骨痂愈合,骨折线逐渐变得模糊不清。内外骨痂表现为骨折断端皮质旁光滑整齐的骨膜反应。桥梁骨痂表现为骨折断端旁或顶部的不均匀钙化。

3. *骨痂改造塑型期* 骨折临床愈合后,开始进入塑型期。骨痂的范围和密度加大,生长于骨折断端和骨髓腔内,使骨折连接坚实,骨折线消失而成为骨性愈合。X线平片上已不能分清骨痂与骨皮质的界限,骨折线完全消失。此后,在很长的一段时间内,机体为适应负重和活动的需要,骨骼进行再建,使承重部骨小梁致密,不承重的骨痂被吸收,不成熟的网织骨逐渐变为成熟的板层骨(lamellar bone)。骨痂不足处,如弯曲、变形,则经骨膜生骨而补足,使断骨恢复正常形态,但如变形严重则不能恢复。最后,骨折痕迹在组织学和放射学上完全消失或接近完全消失,骨皮质和髓腔的正常关系重新恢复,骨的强度变为正常。由骨性愈合到达骨折痕迹消失的期间,称为塑型期。这一时期需较长时间才能完成,成人需2~4年,儿童则在2年以内。

在放射学上应区分活动骨痂与静态骨痂。活动骨痂呈云雾状,边界模糊,骨折断端还没有连接。静态骨痂连贯,边界清晰。

(二) 骨折愈合不良

1. *影响骨折愈合的因素*

(1) 年龄:儿童生长活跃,骨折愈合较成人快。例如同样是骨干骨折,新生儿一般3~4周即坚固愈合,成人则需3个月左右。

(2) 健康状况:患者的一般情况不佳,如营养不良、糖尿病、钙磷代谢紊乱、恶性肿瘤等疾病时,均可使骨折延迟愈合。

(3) 局部因素

1) 局部血液的供应情况：此因素对骨折愈合甚为重要。长骨的两端为骨松质，血液循环好，骨折愈合较骨干快，如肱骨外科颈骨折。一些由于解剖原因，血液供应不佳的部位，骨折愈合较差。如腕舟骨、距骨、股骨颈和胫骨下 1/3 骨折常因局部血供差而导致愈合缓慢，甚至不愈合。骨折的类型也与血液供应有关，嵌入骨折、斜行骨折、螺旋骨折因断端接触面积大，愈合较横行、粉碎性骨折快。

2) 骨折断端的状态：骨折断端对位不好或断端间有软组织嵌入等都会使愈合延缓甚至不能愈合。若骨组织损伤过重，骨膜破坏过多时，骨的再生也较困难。

3) 骨折断端的固定：断端活动不仅可引起出血以及软组织损伤，而且常常只形成纤维性骨痂而难有新骨形成。为促进骨折愈合，良好的复位即固定是必需的。但长期的固定会引起骨即肌肉的失用性萎缩，也会影响骨折愈合。

4) 感染：开放性骨折常合并化脓性感染，会延缓骨折愈合。

2. *骨折不愈合及延迟愈合* 骨折延迟愈合是指骨折在正常愈合所需时间(一般为 4 个月)，仍未完全愈合。X 线表现为骨折线增宽透亮，断端边缘模糊，但无硬化现象，骨痂形成少。经适当处理后有愈合可能，但骨折愈合过程明显延长

骨折不愈合是指骨折 8 个月后骨折两端未能达到骨性连接，断端间仍有异常活动。X 线上无成桥骨痂形成，断端骨折面见有致密硬化层，骨髓腔封闭，断端间距离增大，甚至有假关节形成。

骨折延愈合是临床诊断而不是放射学诊断，骨折不愈合则是放射学诊断。

3. *骨折并发症* 除了评价骨折的愈合情况外，还应对骨折的并发症进行评价。

(1) 骨萎缩：见于陈旧性骨折的远端及其相邻诸骨。可能与局部血液循环和神经营养障碍有关。X 线表现为骨质明显稀疏和斑点状骨质吸收，骨皮质变薄。

(2) 感染：常见于开放性骨折。局部骨质破坏，新生成骨痂亦受破坏，不能良好骨化，可导致不愈合或假关节形成。X 线平片上显示不规则骨质破坏、增生、硬化、骨膜反应，甚至出现死骨。开放性骨折的随访过程中，必须仔细地评价气性坏疽和骨髓炎。

(3) 无菌性坏死：一些骨折(如股骨头下骨折、股骨髁关节内骨折、腕关节和肱骨近端骨折等)易累及营养血管，出现血供障碍，导致相应骨折部位无菌性坏死。在 X 线平片上，最早期的表现为骨的相对性密度增高，随后出现软骨下骨折和正常形态的改变。

(4) 创伤性骨关节病：当骨折断端累及邻近关节面或关节内骨折，引起关节内出血，形成关节内粘连和机械障碍；或因损伤关节软骨引起关节表面不光整，关节软骨和软骨下骨质受力发生改变，进一步破坏关节软骨和软骨下骨质，形成创伤性关节病。X 线表现为关节骨端骨质密度加大，关节边缘有骨刺形成，关节面可能不平滑，关节间隙可能变窄。

(5) 畸形愈合：骨折后复位不佳、牵引不够，可导致畸形愈合，常见为肢体短缩及成角畸形。骨骺损伤，若复位不良或骺板损伤导致骨骺线过早联合，则影响生长发育，引起肢体畸形或短缩。

4. *骨折后改变*

(1) 失用性骨质疏松：失用性骨质疏松形成的原因尚不明确。一般认为是因为骨折后固定不动或少动减少了骨的负重和应力刺激，以致成骨活动减低，新骨形成不足，而破骨活动照常进行，造成骨质疏松。也有人认为在骨折失用或固定情况下，骨对甲状旁腺素的敏感性增高，引起破骨活动增加而导致骨质疏松。

(2) Sudeck 病：Sudeck 病即神经营养不良性骨病，特征是疼痛程度与临床检查所见不成比例。多发性触痛点从一个部位移到另一个部位，游动不定，并有皮肤湿度或颜色的变化。

(3) 骨化性肌炎：骨化性肌炎为骨折后骨膜被撕裂移位，其下血肿形成，机化成肉芽组织，然后骨化形成。并非为肌肉创伤形成骨质，以肘部最多见。尤其当肘部损伤后活动过早或被动活动，血肿扩散，形成广泛的骨膜下血肿，最终导致关节僵硬。关节脱位后若复位延迟，创伤严重，也可发生。X 线平片上相当于肌肉位置显示骨化影。

(杜联军 陆 勇)

第二节 上肢骨折

一、肩胛骨骨折

肩胛骨为三角形的扁骨，内侧缘和上缘为菲薄的骨质，但外侧缘较为厚实，并为大群的肌肉所包绕，故骨折机会不多，约占所有骨折的 1%。多由直接创伤引起。90%为混合损伤，如肋骨骨折，胸部

损伤，肱骨和锁骨骨折等。

肩胛骨骨折根据骨折发生的解剖部位可分为喙突骨折、肩峰骨折、肩胛盂骨折、肩胛颈部骨折和肩胛体骨折。肩胛体骨折是肩胛骨骨折的常见类型，多为粉碎性骨折(图 4-2-1)。肩胛骨由于有多个肌肉和韧带包绕，故骨折后移位较不明显。有错位的骨折线为低密度 X 线透亮影，有嵌插者为 X 线致密影，须仔细观察肩胛骨边缘的骨皮质有无断裂或阶梯样改变。当 X 线平片显示不佳时，应做 CT 检查，以防漏诊。

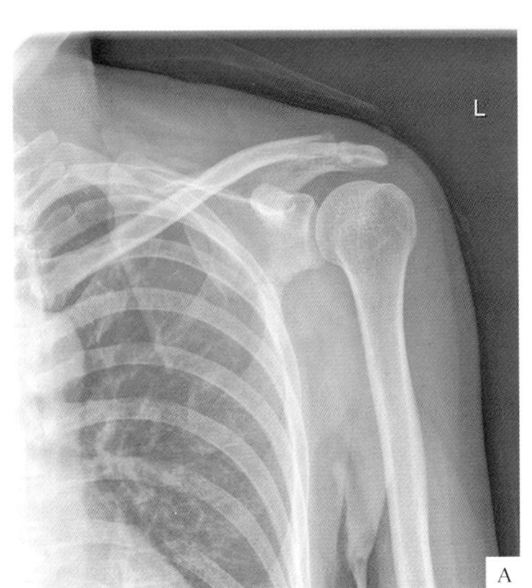

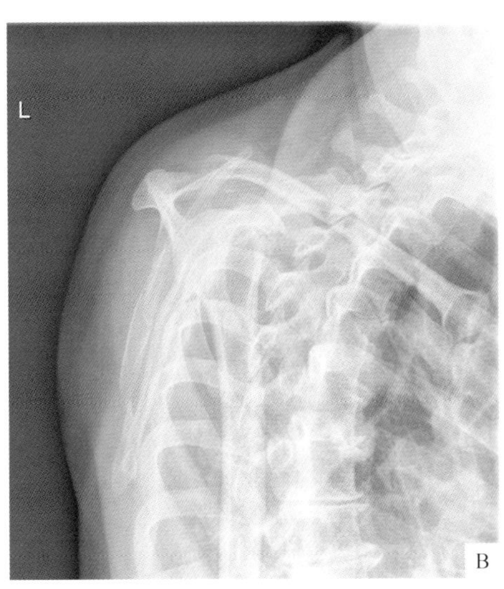

图 4-2-1 左侧肩胛骨骨折。男，58 岁，外伤后左肩背部疼痛不适伴左肩关节活动障碍 1 小时。X 线正位(A)、出口位(B)片显示左侧肩胛骨体骨皮质中断，断端分离，周围软组织肿胀。

当骨折累及关节盂时，应注意区分关节内和关节外骨折。另外喙突、肩峰和大结节易发生撕脱骨折。当肩胛颈骨折合并锁骨骨折或喙突脱位时，称为不稳定肩胛，应特别注意。当怀疑有关节盂唇和肩袖损伤时，应行 MRI 检查，以清楚显示这些病变。

在骨骺未闭合前，不要将肩胛角、喙突和肩峰处骨骺误认为碎骨片。肩胛骨的血管沟亦容易误为骨折线，该血管沟起于肩胛冈之下并与之平行，走行与肩胛盂附近。

引起肩胛骨骨折的多为猛烈的暴力，在肩胛骨骨折的同时，多伴有多发骨折和(或)血气胸。因此，胸部 X 线平片或透视也是必需的。

二、锁骨骨折

锁骨骨折占所有骨折的 5%～15%。锁骨呈横 S 形，内 2/3 段向前凸出，外 1/3 段向后凸出。内端与胸骨柄构成胸锁关节，外端与肩峰构成肩锁关节，横架于胸骨和肩峰之间，是肩部和躯干唯一的联系支架。锁骨抵制着任何由肩部向胸部作用的力量，故容易发生骨折。

锁骨骨折的典型临床特点为患者头偏向患侧，以缓解胸锁乳突肌的牵拉作用，同时健侧手托住患侧前臂和肘部，以减轻患肢的疼痛。锁骨骨折局部畸形，肿胀压痛明显。儿童多为青枝骨折，畸形不明显，但活动患肢并压迫锁骨时疼痛明显。

锁骨骨折好发于锁骨中段。内侧断端因受胸锁乳突肌的牵拉向上，通过斜方肌牵拉向后移位；外侧断端受上肢的重力作用下，通过附着于肱骨和肩胛骨的胸肌和背阔肌的牵拉向内侧移位。断端间则形成凸向上的成角、错位、缩短畸形(图 4-2-2)。断端间可有呈直立状的游离骨片存在，有可能导致锁骨下血管和神经的损伤和压迫。骨折发生在锁骨外侧段时可伴有肩锁关节的脱位。儿童多为青枝骨折，畸形不明显，只表现为轻微成角。若锁骨骨折后出现患侧上肢瘫痪或运动功能障碍，可做 MRI 检查臂丛神

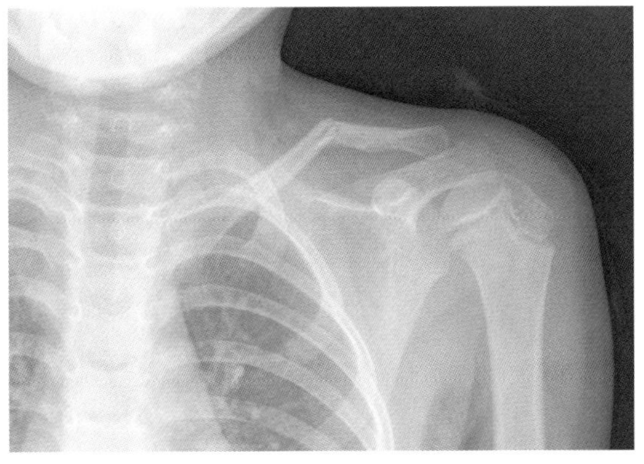

图 4-2-2 左侧锁骨骨折。女孩，5 岁，摔倒左锁骨疼痛 2 天。左侧锁骨远段骨皮质断裂，断端成角，周围软组织肿胀。

经(包括椎管内外段)的损伤情况。

三、肱骨骨折

(一) 肱骨外科颈骨折 肱骨外科颈骨折是发生于解剖颈下 2～3 cm,肱骨近端大结节下部与胸大肌止点上部之间的骨折。该部位为肱骨骨干骨皮质与肱骨头骨松质交接处,最易发生骨折,故名外科颈骨折,任何年龄都可以发生。多见于成人,尤以骨质疏松者好发生。常由直接暴力碰撞肩部所致。或跌倒时肘部着地或肘伸直位时手掌撑地,外力传导至肱骨外科颈所致。患肩疼痛、肿胀,肱骨大结节下部多有较大的血肿,局部压痛明显,但仍保持肩部外观。

可分为无移位骨折、外展骨折、内收骨折和粉碎性骨折四型,常合并大结节撕脱骨折,有时亦可合并肩关节半脱位。

1. *无移位骨折* 可分为裂缝骨折和嵌插骨折,前者是直接暴力所致,后者是间接暴力由手掌向上传递所致。

2. *外展骨折* 为间接暴力所致,跌倒时手掌着地,暴力自下向上传递。骨折近端呈内收位,肱骨大结节与肩峰的间隙增宽,肱骨头旋转;远端呈外展位,外侧皮质插入近端髓腔或向内上移位。

3. *内收型骨折* 较少见,骨折近端呈外展位,肱骨大结节与肩峰的间隙变小,肱骨头旋转;远端位于肱骨头的外侧。

4. *粉碎性骨折* 多见于骨质疏松的患者,常合并肱骨大结节或小结节的骨折、肱骨头粉碎性骨折(图 4-2-3)。

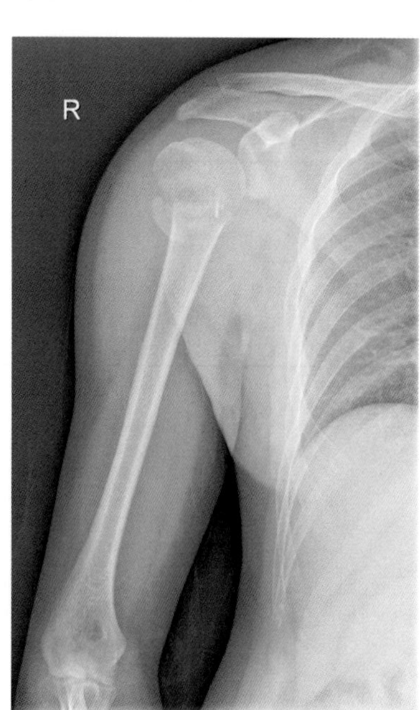

图 4-2-3 右侧肱骨外科颈骨折。男,30 岁,患者外伤后疼痛。右侧肱骨颈骨皮质多处断裂,并见游离骨密度影,断端错位,周围软组织肿胀。

儿童的肱骨外科颈骨折表现为两种类型:一为肱骨上段骨骺分离;另一为肱骨外科颈青枝骨折。诊断时要注意骨骺分离错位的程度以及成角的方向。老年人的肱骨外科颈骨折多为嵌插骨折,移位多不明显。

(二) 肱骨骨干骨折 肱骨外科颈以下至肱骨髁上为肱骨干,骨折发病率占全身骨折 3%～5%,多发生于 30 岁以下成年人。骨折常好发于肱骨干下 1/3。肱骨干下 1/3 段骨皮质逐渐变薄,是骨皮质与骨松质移行区域,该区域有一生理性后弯。肱骨上下端均有肌肉附着,而肱骨干下 1/3 处缺乏肌肉保护,故该处易发生骨折。肱骨干中段后方有桡神经沟,其内桡神经紧贴骨面行走。肱骨中下段骨折容易合并桡神经损伤,出现腕下垂、拇指不能外展、掌指关节不能自主伸直等。

肱骨干骨折大多是完全性的,其形态因致伤暴力不同而各异。直接暴力打击可造成横断骨折或粉碎骨折,间接暴力所致者多为斜行骨折、螺旋形骨折或蝶形骨折。肱骨干不同部位有不同的肌肉附着,骨折移位的方向也有不同。肱骨上段的骨折,近端受胸大肌和背阔肌的牵拉向前、内侧移位,远端受三角肌的牵拉向上、外移位;肱骨中段骨折则相反,近端受三角肌和喙肱肌的牵拉向外、前方移位,远端受肱二头肌、肱三头肌的收缩向上移位,造成骨折断端重叠错位(图 4-2-4,图 4-2-5)。

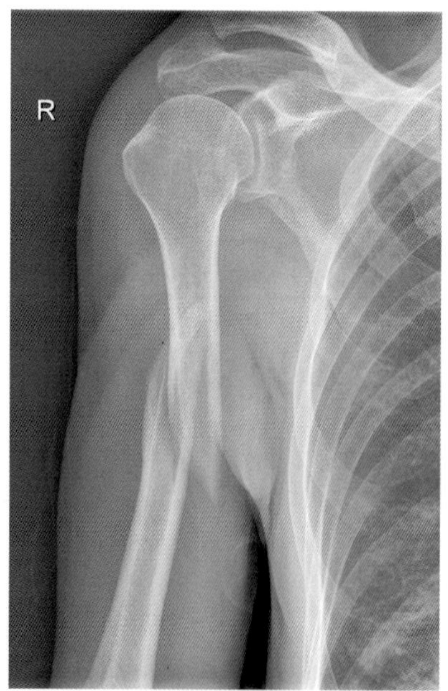

图 4-2-4 右侧肱骨骨干骨折。男,72 岁,患者外伤后疼痛。右侧肱骨干骨皮质断裂,断端呈缩短移位,周围软组织肿胀。

(三) 肱骨髁上骨折 肱骨远端髁上部扁而宽,后有鹰嘴窝,前有喙突窝,两者之间仅有一层菲薄的骨质,在解剖学上是薄弱部位,易发生骨折。尤

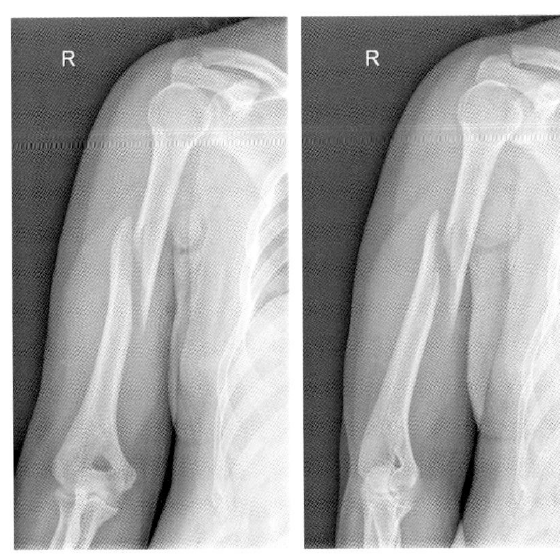

图4-2-5 右侧肱骨骨干骨折。男,35岁,患者外伤后疼痛。X线片正位(A)、侧位(B)示右侧肱骨干骨皮质断裂,断端呈缩短移位并分离,周围软组织肿胀。

易发生于10岁以下的小儿,约占67%,其次为老年人。外伤后肘部肿胀、疼痛和关节活动障碍,髁上部有明显压痛,甚至有异常活动和骨摩擦音。肘关节的等腰三角形解剖关系仍然存在。

根据受伤姿势不同,肱骨髁上骨折可分为伸直型和屈曲型两类。

1. 伸直型　多见于儿童。骨折线位于肱骨下段鹰嘴窝水平或其上方,骨折线的方向为前下至后上,骨折向前成角,远端向后移位。少数髁上骨折为粉碎性,骨折线波及肱骨远端而形成髁间骨折。伸直型骨折近端向前方或侧方移位,可压迫或挫伤肱动脉、正中神经、桡神经。血管损伤后或并发前臂肌肉缺血性痉挛,导致"爪形手"畸形。

2. 屈曲型　多见于老年人。骨折线可为横断,骨折向后成角,远端向前上方移位或无明显移位,肱骨髁上骨折经常有旋转移位。

在正常肘关节侧位像上,肱骨下端前面之透亮的脂肪垫应与肱骨紧密相邻。当肘部受伤,关节内积液或出血时,关节囊膨胀,推移前方的脂肪垫,使之变窄并且远离肱骨下端,称为脂肪垫征阳性。正常肘关节的后脂肪垫因被三角肌压入鹰嘴窝内,在正常肘关节侧位像上并不显影。若因关节内积液、膨胀,后脂肪垫显影,亦称为脂肪垫征阳性。当出现阳性脂肪垫征,则提示有骨折可能。而当骨折合并关节囊破裂时,关节液外溢,进入周围组织内,则不会出现阳性脂肪垫征。

婴幼儿的肱骨远端全骺分离(因分离的骨骺包括了肱骨内上髁、外上髁和滑车等骨骺,故称为全骺),创伤机制和临床症状类似髁上骨折,只是骨折发生的部位略低而已,是一种很少见的创伤。由于婴幼儿的骨骺大部分尚未骨化,X线仅能显示骨骺分离的骨折线通过肱骨远端干骺端时撕下的很小很薄的骨折片,勿误认为少量撕脱性骨折。婴幼儿的肱骨远端全骺分离是肱骨干与肱骨远端骨骺的对位对线关系发生异常,而肱骨远端骨骺与尺桡骨近端的关系仍保持正常,故临床检查肘后三角的正常解剖关系存在。

(四) 肱骨髁部骨折　肱骨髁部骨折为关节内骨折,包括肱骨下端骨骺分离、外髁骨折、内髁骨折、内上髁骨折、肱骨小头骨折、髁间骨折等。外髁骨折多发生于6～10岁小儿;内上髁骨折多见于小儿及青少年;髁间骨折则多见于成人。

1. 肱骨内上髁骨折　肱骨内上髁为前臂屈肌肌腱附着处之一。发生骨折时,常伴前臂屈肌肌腱和尺侧副韧带的损伤,也可发生桡侧副韧带损伤或肘部其他部位的骨折。常由跌倒时前臂屈肌腱的猛烈收缩牵拉或肘部受外翻应力作用引起。无论发生于什么年龄的肱骨内上髁骨折或骨骺分离,一般都有不同程度的分离和移位,并可发生旋转移位。如合并尺侧副韧带撕裂,内侧关节囊裂开或肘关节半脱位时,骨折片可夹在关节间隙内,须仔细辨别。内上髁骨折易损伤尺神经。

5岁以下的小儿,肱骨内上髁骨骺尚未骨化。如临床症状明显,X线平片发现肘内侧软组织肿胀,应考虑肱骨内上髁骨骺分离可能。5～7岁以上儿童肱骨内上髁骨骺已经骨化。肱骨内上髁骨骺分离的X线表现为点状骨骺与肱骨远端骨骺分离较远,并可向下移位,局部软组织肿胀。若骨折线贯穿骨骺或干骺端,X线表现为带有干骺端骨折片的骨骺或骨骺骨折块。成人的肱骨内上髁骨折,损伤程度差异很大。可为整个内上髁骨折,亦可仅为少量骨片撕脱。

2. 肱骨外髁骨折　肱骨外髁骨折或骨骺分离较多见。好发于儿童。是由间接的复合外力所造成,在肘关节伸直时前臂旋后的姿势摔倒而致伤,其中以自下而上的外力起主要作用。患侧肘关节的外侧肿胀、压痛,屈伸活动和前臂旋转障碍。触诊时肘关节外侧可摸到骨折块。

此型骨折的骨折线都通过骨骺,易发生后遗畸形。远侧骨折端常包括外上髁或肱骨小头骨骺、部分肱骨滑车和小部分干骺端骨骺。儿童的肱骨外髁骨骺骨折X线上可见肱骨外髁骨骺或骨骺的骨折部分与肱骨远端分离明显,远侧骨折端因由腕肌牵拉有不同程度的旋转移位，并往往连同从干骺端撕脱的小骨片一起向外有翻转移位。有的翻转后夹于近侧骨折端与桡骨小头之间。部分患者合并有尺骨鹰嘴骨折。

3. 肱骨内髁骨折　肱骨内髁骨折或骨骺分离少见。滑车连同内髁向后内方移位，引起肱桡关节脱位。

4. 肱骨髁间骨折　多见于成人。易损伤肱动脉和正中神经。髁间骨折时肘部肿胀明显，肘关节呈伴伸直位，不敢屈伸活动。分为伸直型和屈曲型。伸直型骨折之近端骨折端向前移位，肱骨下端裂成两部分向后并向侧方移位。屈曲骨折之近端骨折端向背侧移位，远侧骨折端裂成两块向侧向前移位。

四、前臂骨折

前臂骨折包括尺桡骨双骨折、桡骨干单骨折、尺骨干单骨折、Monteggia 骨折、Galeazzi 骨折、儿童前臂青枝骨折等。桡骨干单骨折较少见，因有尺骨支持，骨折端重叠，移位较少，主要发生旋转移位。尺骨干单骨折则极为少见，因有桡骨支持移位不明显，除非合并下尺桡关节脱位。尺桡两骨之间有骨间膜连接。两骨均有旋前肌和旋后肌附着，使前臂产生旋转功能。尺桡骨骨折后，除骨折断端移位、缩短、成角外，骨折上下段还因旋前肌和旋后肌的各自的收缩而发生旋转移位。X 线诊断除需明确骨折部位和类型外，还必须根据尺桡骨的解剖标志，判断上下段各自旋转的方向和角度。

（一）前臂双骨折　为前臂骨折中多见的一种。前臂双骨折以幼儿和青少年多见，发生在 30 岁之前者，占全部的 87.7%。常发生在骨干之中 1/3，下 1/3 次之，发生在上 1/3 者最少见。多为直接暴力致伤，两骨多在同一平面发生骨折，可呈横断、粉碎或多节骨折，可合并严重的软组织损伤（图 4－2－6，图 4－2－7）。

尺桡骨骨折后断端间可发生重叠、旋转、成角及侧方四种移位。移位方式除与暴力大小、方向等因素相关，还与骨折部位有密切关系。

（二）桡骨干骨折　桡骨上 1/2 骨折，骨折线在旋前圆肌止点以上，骨折近段受肱二头肌及旋后肌牵拉呈屈曲、旋后位，远段受旋前圆肌及旋前方肌牵拉而旋后。

桡骨下 1/2 骨折，骨折线在旋前圆肌止点以下，骨折近段因旋后肌和旋前圆肌的牵拉力相抵消而处于中立位，远段受旋前方肌牵拉而旋前。

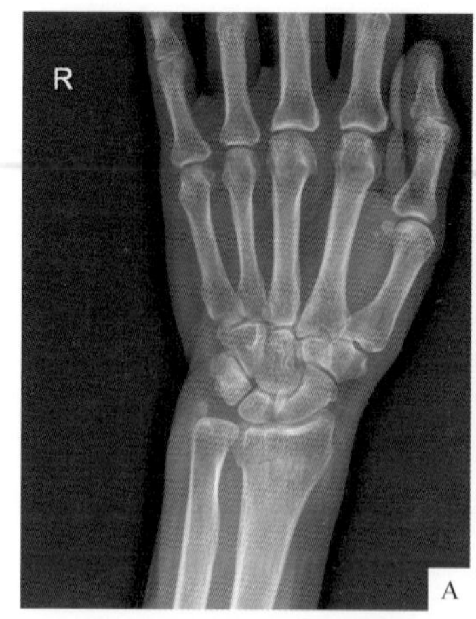

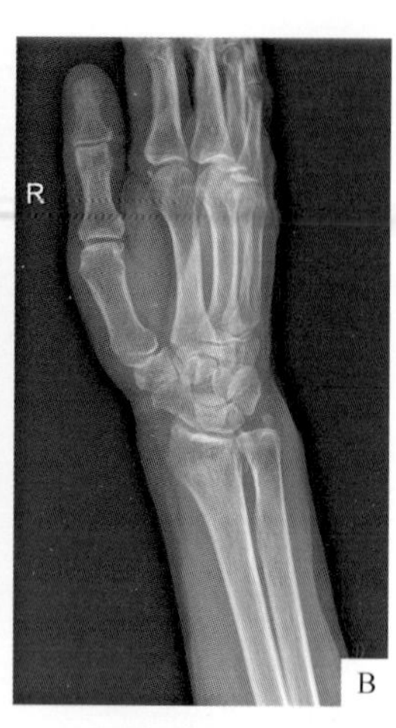

图 4－2－6　右侧桡骨远端及尺骨茎突骨折。男，81 岁，摔伤后疼痛，X 线片正位（A）、侧位（B）示右侧桡骨远端可见横行透亮骨折线影，断端对位对线良好，右侧尺骨茎突撕脱骨折，关节周围软组织肿胀。

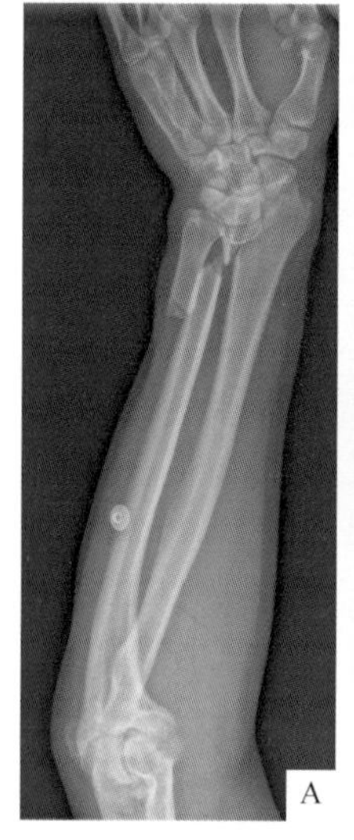

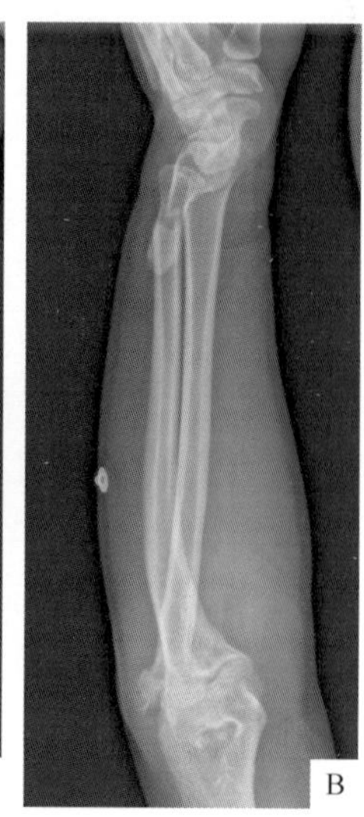

图 4－2－7　左侧前臂骨折。男，52 岁，车祸外伤。X 线片正位（A）、侧位（B）示右侧尺桡骨远段骨皮质中断，尺骨远段断端呈缩短移位，桡骨远端断端分离，关节周围软组织肿胀。

在前臂侧位片上，观察旋前方肌和指伸肌之间的脂肪层位置的改变，有助于判断尺桡骨远端骨折。该脂肪层位于尺桡骨远侧 1/6 处的掌侧，为一线状脂肪透亮影呈略向前凸的曲线，左右两侧对称。当尺骨或桡骨远端骨折，血液进入旋前方肌，或由于脂肪层出血、水肿而造成脂肪层的移位及扩张，使其边缘变得模糊或消失。此征象有助于发现轻微骨折。

（三）Monteggia 骨折　Monteggia 骨折是指尺骨上段骨折合并桡骨头脱位，现已将尺骨骨折合并尺桡上关节脱位也归入 Monteggia 骨折，多见于儿童，成人也可发生。临床出现患侧肘关节和前臂肿胀，肘关节活动受限。尺骨骨折移位明显者，局部成角畸形，可扪及骨摩擦音。有时合并桡、尺神经或血管损伤。根据尺骨骨折部位、移位方向和桡骨小头脱位特点，分为伸展型、屈曲型和内收型。

1. *伸展型* 由于前臂旋前位跌倒的间接暴力，或外力直接打击尺骨背侧所致。尺骨上中1/3骨折，向掌侧成角，伴有桡骨小头向前脱位。多见于儿童。

2. *屈曲型* 由于跌倒时肘关节屈曲、前臂旋前、手掌着地所致。尺骨中段骨折，向背侧成角，伴有桡骨小头向后脱位。主要发生于成人。

3. *内收型* 为肘内侧受直接外力，或伸肘、前臂旋前状态跌倒时，引起尺骨喙突纵行骨折。尺骨干骺端横断纵裂，向桡侧成角，桡骨小头向桡侧脱位。常发生于幼儿。

在临床和X线检查上常常容易忽略桡骨小头脱位。若前臂的一骨骨折伴有成角或重叠，则必定还合并一个桡尺关节的脱位或半脱位。X线平片应包括肱骨下段至腕部。正常在侧位片上，沿桡骨长轴的延长线通过肱骨小头的中心，侧位片上肱骨小头与桡骨头相对应。借此可衡量有无桡骨头脱位。

(四) Galeazzi骨折 Galeazzi骨折是指桡骨下段约在腕关节上方8 cm处骨折合并尺桡下关节脱位。较为少见。大多为前臂极度旋前，手掌触地跌倒所致。外力通过腕关节沿桡骨方向传导，造成三角软骨盘、尺侧副韧带撕裂而发生尺桡下关节脱位，并桡骨干骨折。

桡骨骨折线多为横行或斜行，同时并有尺桡下关节脱位。桡骨远端由旋前圆肌牵拉向尺侧和背侧移位。因尺桡下关节脱位，可发生尺骨茎突撕脱骨折。重者还伴有腕部舟骨和月骨的骨折。儿童的盖氏骨折，多为发生于桡骨下段的青枝骨折，合并尺骨下端骨骺分离。

五、腕部及手部骨折

(一) Colles骨折 Colles骨折是指发生在桡骨远端距关节面2～3 cm处的横断骨折，是腕骨最常见的创伤。成年人和老年人多见。多为间接暴力致伤，当腕关节处于背伸位跌倒时手掌着地所致桡骨远端骨折。临床患侧腕背部肿胀、疼痛，活动受限。典型的Colles骨折腕部出现“银叉”样畸形。

X线诊断要点：桡骨远端距关节面2～3 cm处的横断骨折或粉碎性骨折，骨折线可波及关节面；骨折远端向背侧桡侧移位，背侧骨皮质嵌插，亦可有游离性骨折片存在；骨折向掌侧成角，导致桡骨远端关节面的掌侧倾斜角消失，甚至关节面向后倾斜；桡尺下关节分离脱位，由于下尺桡韧带和三角软骨盘的撕裂所致，常伴有尺骨茎突撕脱骨折，腕背部软组织肿胀血肿形成(图4-2-8，图4-2-9)。儿童由于骨骺尚未闭合，可表现为桡骨远端骨骺分离或骨骺骨折，也可表现为桡骨远端干骺端的横断骨折。骨折成角方向相同。

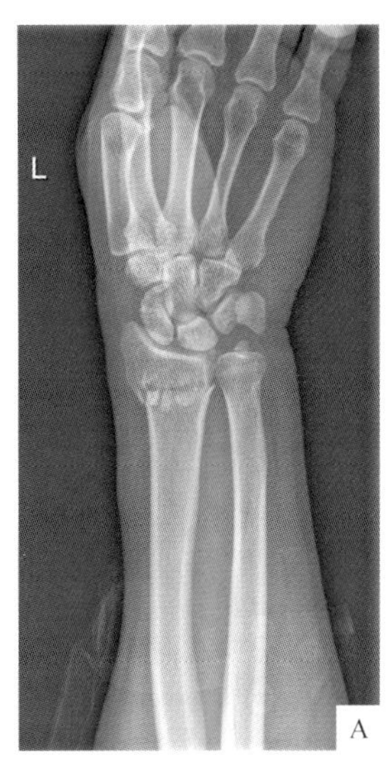

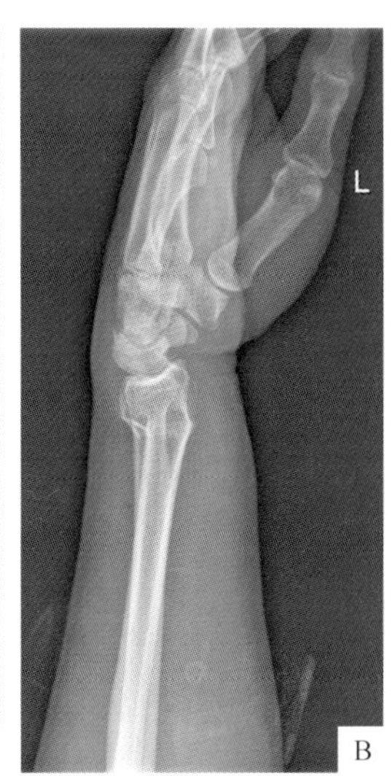

图4-2-8 左腕Colles骨折。男，57岁，左腕部摔伤疼痛。X线片正位(A)、侧位(B)示左侧桡骨远端见横行骨折线影，远侧断端向背侧移位，关节周围软组织肿胀。

如桡骨远端所受暴力与Colles骨折相反，远侧断端向掌侧移位，向背侧成角，则称为Smith骨折。有时可出现拇指伸展功能受限。

(二) 腕骨骨折 易发生于舟骨和豆状骨，其他腕骨的骨折较少见。

1. *舟骨骨折* 舟骨与桡骨及其他四个腕骨相关节，共有五个关节面，因而被骨膜覆盖面积很少，骨折后不易见到骨膜性骨痂。舟骨大部分为骨松质，骨皮质较薄，细小的骨折线容易被漏诊。多为间接暴力致伤。手掌着地跌倒时，暴力冲击舟骨结节，而身体重力传导致舟骨近端，由此产生剪式应力造成舟骨骨折。患侧腕部桡侧肿胀，局部压痛。腕关节向桡侧偏斜时疼痛明显。

按骨折发生的部位分为舟骨中段骨折、近段骨折和结节部骨折。以中段及结节部骨折多见。舟骨中段为舟骨最窄部位，此骨骨折最常见(图4-2-10)。发生于中段的骨折应与先天性二分舟骨相鉴别。

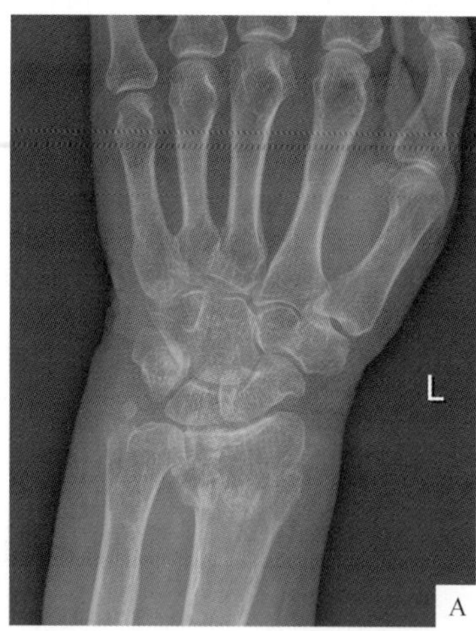

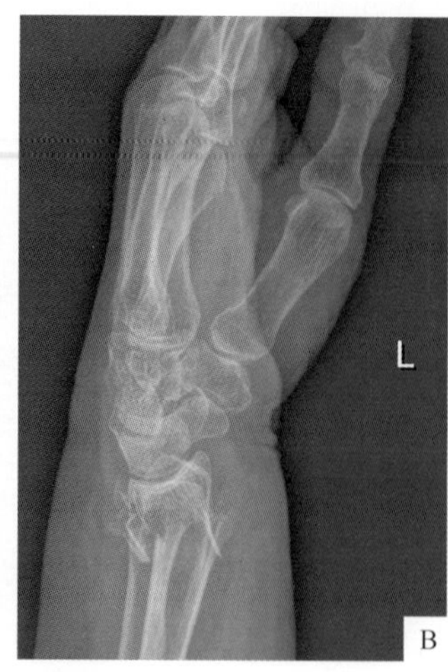

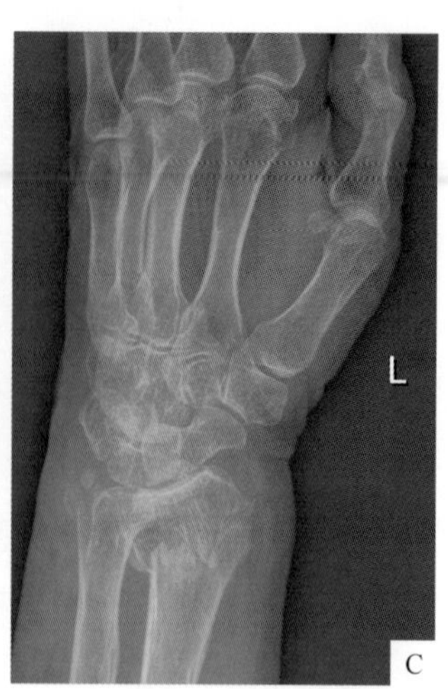

图 4-2-9 左腕 Colles 骨折。女，41 岁，左腕部摔伤疼痛。X 线片正位(A)、侧位(B)、斜位(C)示左侧桡骨远端见横行骨折线影，断端嵌插，桡骨远侧断端向背侧移位，左侧尺骨茎突撕脱骨折，关节周围软组织肿胀。

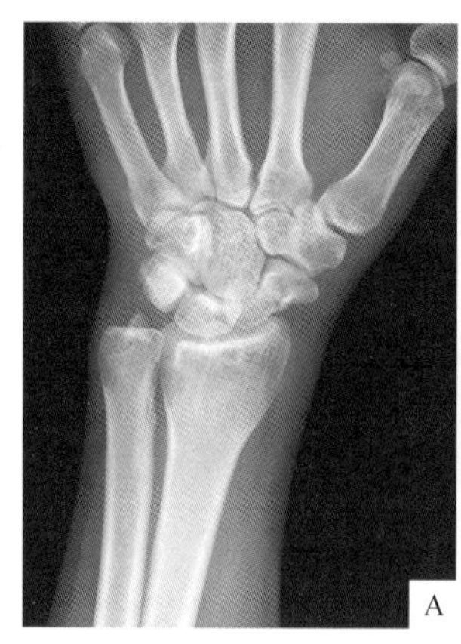

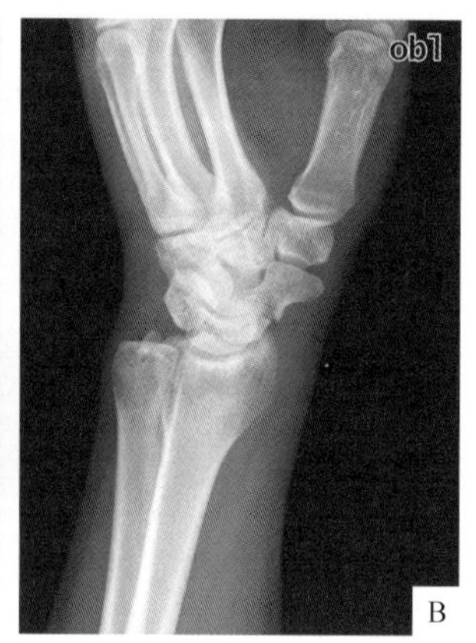

图 4-2-10 左侧舟状骨骨折。男，57 岁，左侧手腕扭伤痛。X 线片正位(A)、侧位(B)示舟状骨中段见透亮骨折线影。

怀疑舟骨骨折时应拍舟骨位。当骨折线错位不明显时，须注意以下可提示诊断的征象：舟骨结节的皮质断裂；舟骨结节部或头舟关节间隙内的小游离骨折片；舟骨一侧或双侧关节面骨皮质出现中断或有垂直于关节面的小裂隙、皱褶、台阶样改变。有时舟骨骨折只有骨小梁断裂而无错位，受伤当时 X 线平片可能没有任何骨折征象。两周后的复查平片上，常因骨折后骨吸收和局部发生骨质疏松，而易于发现骨折线。舟骨位 CT 扫描可清楚显示骨折线，当中段骨折时，可出现“鞠躬”征。

舟骨骨折部位对于治疗及预后有密切关系。舟骨营养血管由其背面沿血管沟从结节部和外侧中部进入，斜行穿出，故结节部血管最好，中段次之，近段则常常几无血供。发生于舟骨近段和中段的骨折，因为血供不好，容易继发缺血性坏死，应定时复查，以便及时处理。

在正位像上，舟骨外侧面软组织内有一三角形或线样透亮影，为舟骨旁脂肪垫的投影。此脂肪垫位于桡侧副韧带、拇长展肌肌腱及拇长伸肌肌腱黏液囊之间，正常时显示率约为 96%。当舟骨、桡骨茎突或第一掌骨近侧骨折时，此脂肪垫影将移位或消失。

2. *月骨骨折* 较常见，可分为撕脱骨折、裂隙骨折和粉碎骨折三型。撕脱骨折为桡月韧带牵拉所致月骨后角骨折。裂隙骨折见于月骨中部。粉碎性骨折少见。月骨的正常变异(如上月骨、下月骨和中心骨)即先天异常(如二分月骨)易误认为骨折碎片或骨折线，须仔细鉴别。

3. *三角骨及豆状骨骨折* 三角骨骨折以背部骨折碎片多见，在侧位像上易于显示。骨折后可能合并三角骨或其他腕骨的囊状变性。三角骨也有二分三角骨的先天变异。豆状骨在正位像上与三角骨重叠，在侧位像上则清晰地显示于三角骨的前方。怀疑豆状骨骨折时，须仔细观察侧位像。

(三) 掌指骨骨折 掌指骨骨折发生率高，单发或多发，可见各种骨折类型，可向各方位错位和(或)成角。第一掌骨基地部骨折或基底部骨折合并掌腕关节脱位，即 Bennett 骨折，较多见。多由传达暴力或握拳打击所致。因第一掌腕关节是鞍形关节，要注意半脱位情况，以免漏诊。其他掌骨的基底部骨折较少见，多为掌骨干或掌骨颈骨折(图 4-2-11)。

指骨因处于较易于接受外伤作用的位置，骨折较为多见。各指骨受累机会无明显差别，但以中、

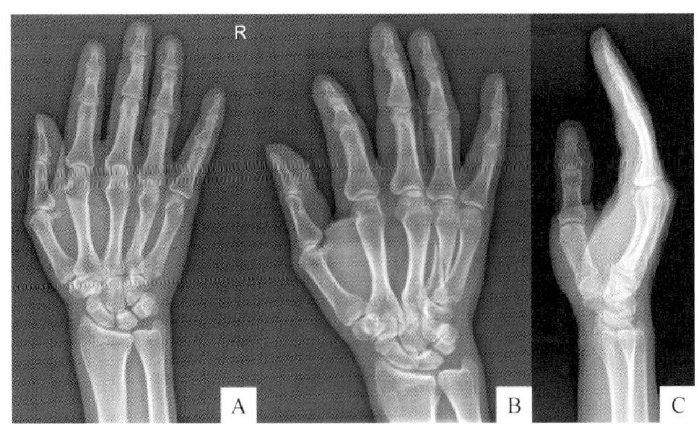

图 4-2-11 右手第四掌骨骨折。男,55 岁,右手外伤后疼痛。X 线片正位(A)、斜位(B)、侧位(C)示右手第四掌骨骨干见透亮骨折线影,断端呈缩短移位。

远节指骨受累机会较多。近节指骨骨折时,常受背侧伸肌的牵拉而形成向掌侧成角畸形。

(李智慧 陆 勇)

第三节 脊柱骨折

脊柱骨折好发在脊柱活动范围较多的区域,如颈椎上段(寰枢椎)和下段,胸腰椎交界部(T11、T12,L1)。大多为强烈的间接暴力所致,如高处坠落或自下而上的冲击伤等。老年人骨质疏松,轻微外伤也可产生压缩性骨折,值得注意。任何类型的骨折均可合并脊椎脱位、韧带撕裂,并可引起脊髓或神经的压迫。

根据脊柱创伤的机制,将脊柱创伤分为屈曲型损伤、后伸型损伤和侧弯型损伤。其中屈曲型损伤最多见,约占 90%以上,主要发生在胸腰椎交界部。还可依据受伤节段将脊柱创伤分为颈椎、胸椎、腰椎和骶尾椎损伤,其中颈、胸段损伤多伴有脊髓神经的损伤。脊椎骨折常发生于椎体部,椎体与附件发生骨折的比例为 4.77∶1。

受伤后对脊柱稳定程度的判断及了解有无进一步发生脊柱骨折移位和脊髓神经损伤的可能性,对指导临床治疗十分重要。Denis 将脊柱纵分为前、中、后“三柱”。前柱由前纵韧带、椎体和椎间盘的前 2/3 构成;中柱由椎体和椎间盘的后 1/3 及后纵韧带构成;后柱由脊柱附件、黄韧带、椎间关节囊和后韧带集合体等构成。中柱是脊柱稳定的解剖学基础,由此将脊柱的不稳定型损伤分为 3 度:Ⅰ度为机械性不稳定,前柱和后柱或中柱和后柱的损伤均可引起,椎体压缩程度较严重,可能发生或加重后凸畸形;Ⅱ度为神经不稳定,中柱损伤,可能发展为继发性椎管狭窄、神经损伤;Ⅲ度包括以上两种情况,三柱均受损伤,病情有加重趋势。

脊柱创伤临床表现为损伤段脊椎局部疼痛,不能坐立和翻身。由于受伤局部肌肉痉挛,出现保护性姿势。如出现骨折平面以下截瘫,肢体感觉和(或)运动障碍,应注意脊髓损伤的可能。最好行 MRI 检查,利于明确脊髓神经受伤的情况。

一、屈曲型脊柱创伤

由于强大的暴力使脊柱向前过度屈曲而致伤。主要损伤是椎体的压缩性骨折,后韧带集合体受到牵连发生断裂或撕裂。

椎体的压缩性骨折易发生在脊柱活动度较大的部位,如 C5～C7、T12～L1 等处。X 线平片显示椎体受压变形呈楔形,前缘压缩明显。椎体前缘和两侧缘骨皮质中断、成角、嵌入或皱褶,椎体内出现骨小梁断裂、嵌插形成的致密骨折线。有时受伤椎体前缘可见到小的碎骨片。椎体压缩性骨折可单椎或连续性多椎体发生(图 4-3-1,图 4-3-2)。压缩明显者脊柱后凸畸形和(或)合并滑脱时常伴有脊髓神经的损伤。椎体压缩大于 50%的骨折需经 CT 检查排除爆裂骨折。

后韧带集合体的损伤表现为脊柱后方的肌肉韧带的损伤和脊柱附件骨折。常见为棘间和棘上韧带的撕裂。X 线平片上仅可见棘突间距离增宽,或伴有棘突的撕脱性骨折片。MRI 具有良好组织分辨率,能直接显示韧带和肌肉软组织挫裂伤和局部血肿。

二、后伸型脊柱损伤

为暴力使脊柱过度后伸而致伤。由于前纵韧带和椎间盘受到强力牵拉发生撕脱和断裂,椎体的前上、下角出现撕脱性骨折,椎体后方的附件由于相互碰撞产生骨折,椎小关节可出现交锁现象。由于脊柱的前柱和后柱都受到损伤,易形成不稳定型脊柱创伤,并发脊髓神经损伤。强大暴力甚至会造成椎体的纵行劈裂或粉碎性骨折。

三、爆裂骨折

爆裂骨折占所有脊柱骨折的 14%,是由沿身体纵轴作用的暴力使椎间盘被压入椎体终板,进入骨松质内而致伤。椎体由中央“爆炸”样裂开将骨折片推向四方,伴有椎体后缘骨折,且有骨折片突入椎管内,椎弓根之间的距离增宽。常合并后方椎板的纵行骨折,前方椎体裂开越大,椎板骨折就越明显。有时仅有椎板骨折,要 CT 扫描才能发现。

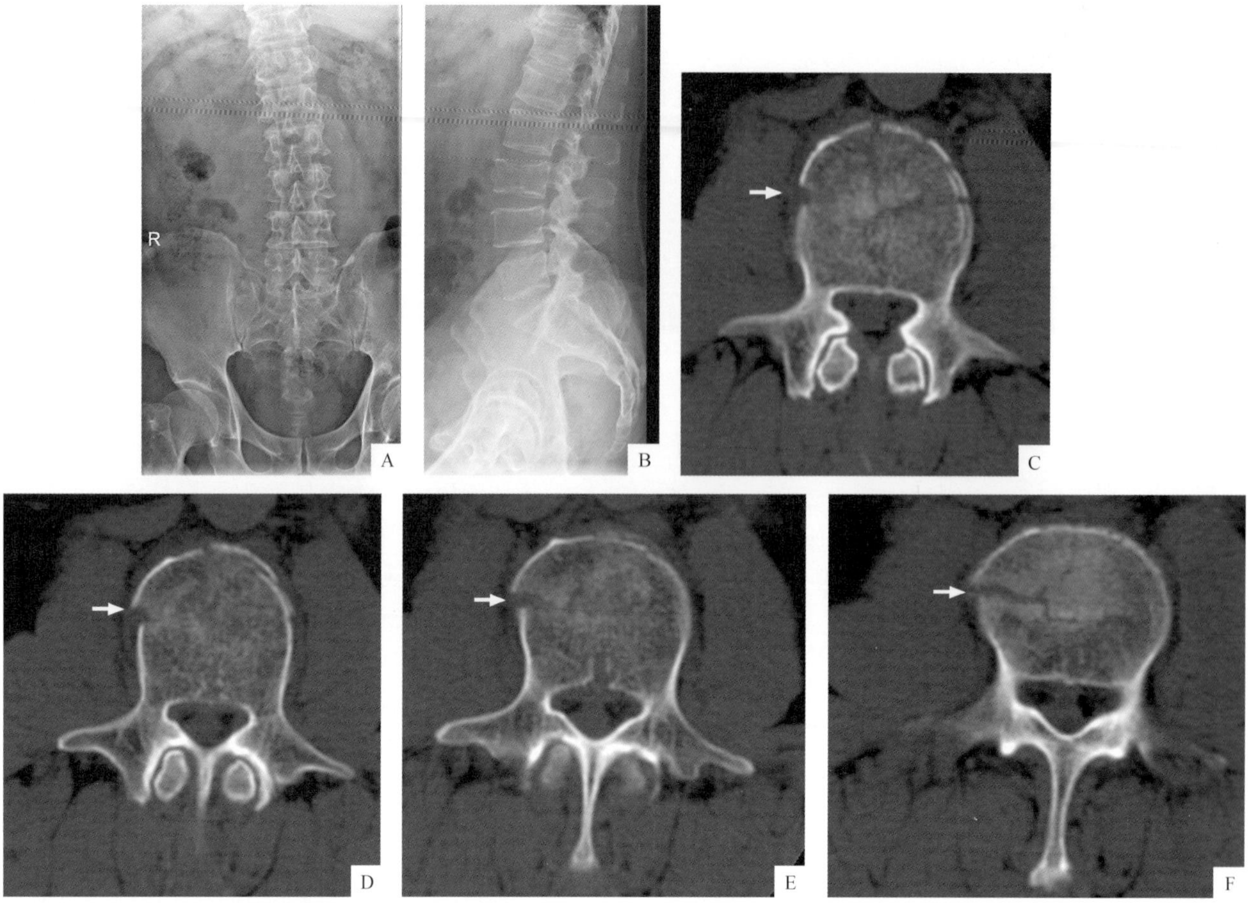

图 4-3-1 L3 椎体压缩性骨折。X 线片正位(A)、侧位(B)示 L3 椎体稍变扁，椎体上下缘骨皮质中断并见透亮骨折线影。CT 横断面(C、D、E、F)示 L3 椎体多发透亮骨折线影，骨折线未累及椎体后缘。

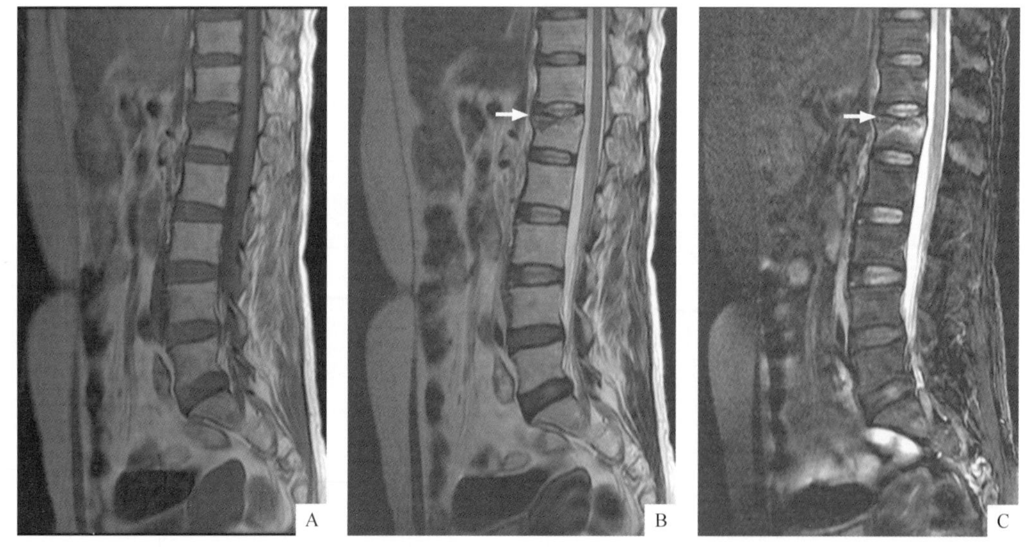

图 4-3-2 L1 椎体压缩性骨折。腰椎 MR 示 L1 椎体变扁，信号异常。A. T1WI 上椎体 L1 呈低信号。B. T2WI 上混杂信号(箭)。C. STIR 上信号增高并见线样高信号影(箭)。

爆裂型骨折又可分成五种：同时有上、下终板损伤，伴有椎体后缘骨折片突入椎管，压迫脊髓，产生神经系统症状；椎体上半部骨折，椎体后方压缩，有骨折片旋转进入椎管内，此型最多见；下方椎体终板损伤；爆裂型合并有旋转骨折，除有爆裂型骨折特征外，还可见旋转棘突偏歪一侧；爆裂型骨折合并侧方压缩骨折，骨折线斜行过椎体，椎弓根距离增宽，椎体两侧高度不一，常伴有多发横突骨折。

此型最不稳定。

爆裂型骨折的主要X线表现为：椎弓根间距增宽，椎体后部压缩，高度变小及椎体横径增宽。几乎所有爆裂型骨折都具有神经系统症状。

四、安全带骨折

也称Chance骨折，多见于车祸，占全部脊柱骨折的5%。以安全带为支点上部躯干前屈，后柱与中柱受到牵张力而断裂，致棘间韧带或棘突水平横断；并可延伸至椎板、椎弓根、椎体水平的骨折。

X线表现为骨折线横行经过棘突、椎板、椎弓与椎体，后部张开；或仅有棘上、棘间与黄韧带断裂，关节突分离，椎间盘后部破裂；或骨折与韧带断裂同时存在。CT扫描需行矢状位重建，以显示骨折的范围。

五、骨折-脱位

占全部脊柱骨折的16%，其中75%可引起神经受损。受伤机制为屈曲加旋转和剪力，三柱都有损伤。X线平片上，主要显示椎体脱位、关节突绞锁，常伴骨折。CT对显示关节突的位置很有价值。矢状面重建能显示椎体脱位及椎管狭窄程度。

六、寰枢椎骨折

（一）寰椎骨折　寰椎为一坚硬的骨环，因为在解剖上处于被保护的位置，很少发生骨折。寰椎骨折仅占全部颈椎骨折的2%～13%，占全部脊椎骨折的1.3%。

致伤机制：① 由于肌肉收缩作用，使头及脊椎固定而出现寰椎受压；② 脊柱后凸的杠杆作用；③ 齿状突对前弓的压迫。

寰椎骨折常并发于颈椎或颅骨的其他损伤，尤易合并于齿状突骨折、枢椎椎体或椎弓骨折。寰椎骨折最常见者为一侧或两侧后弓骨折，骨折线邻近或跨越椎动脉沟。其次为Jefferson崩裂骨折，暴力通过枕骨直达寰椎侧块，侧块向两侧分裂，两侧前弓及后弓的最弱点骨折，寰椎断裂为四块。CT扫描显示最佳。

（二）齿状突骨折　齿状突骨折是常见的高位颈椎损伤，占颈椎损伤的7%～14%。损伤的机制主要是剪式应力和撕脱应力的综合作用，Anderson将齿状突骨折分为三类：1型骨折罕见，表现为齿状突尖部的斜行骨折；2型骨折是三型中最常见的骨折，表现为齿状突基底部的骨折；3型骨折是通过椎体的骨折。

（李智慧　陆　勇）

第四节　下肢骨折

一、股骨骨折

（一）股骨颈骨折　股骨颈骨折是指股骨头下至股骨颈基底部之间的骨折，是髋关节创伤中最常见的类型。常见于老年人，以女性居多，可能与绝经后骨质疏松有关。

损伤机制常为摔伤或轻度创伤，剪力作用于股骨颈产生成角和旋转的应力而导致骨折，并可引起嵌插、旋转和错位。根据骨折发生部位可分为股骨头下、中央部和基底部，前两者属于关节囊内骨折，后者属于关节外骨折。根据骨折的移位程度，Garden分级：Ⅰ型不完全性骨折累及侧方皮质；Ⅱ型完全骨折，无移位；Ⅲ型部分移位；Ⅳ型完全移位（图4-4-1）。其中微小无移位的骨折需要MRI或骨扫描才能确诊。移位的骨折通常在X线有明确显示。移位的关节囊内骨折容易产生骨折不愈合或股骨头缺血坏死。而囊外骨折血供较好，发生并发症的机会较少。

按股骨颈骨折的形态分为嵌入型和错位型。嵌入型又称外展型骨折占10%左右，X线表现为股骨颈变短、局部骨小梁中断，可见模糊的致密骨折线影。致密骨折线影表示骨折断端间骨小梁重叠嵌插。此型较稳定，移位不明显。错位型又称内收型骨折，较常见，X线平片可见透亮骨折线影。骨折两断端上下错位达1 cm以上或断端发生旋转，均易损伤股骨头供血血管而继发股骨头坏死和创伤性关节炎。

股骨颈骨折需行内固定治疗，无明显移位的骨折可予斯氏针固定，有移位的囊内骨折由于缺血坏死风险高，可考虑人工关节置换。

（二）股骨转子骨折　股骨转子骨折分为三种类型：转子间骨折、转子下骨折和撕脱性骨折。

转子间骨折是指股骨颈基底部至小转子水平间的骨折，属于关节囊外骨折。多发生于老年人摔伤后常见。骨折线形态多数自大转子斜向内下至小转子，为稳定性（图4-4-2）；少数骨折线自小转子向外下方到大转子以下，为不稳定型。粉碎性骨折常合并转子分离、移位，骨折线走向难辨，其稳定性亦差。转子下骨折常见于年轻人的高能量创伤，其复位难度较大。撕脱性骨折由于肌肉突然收缩所致，常见于大转子撕脱骨折。

（三）股骨干骨折　股骨干骨折指股骨小转子

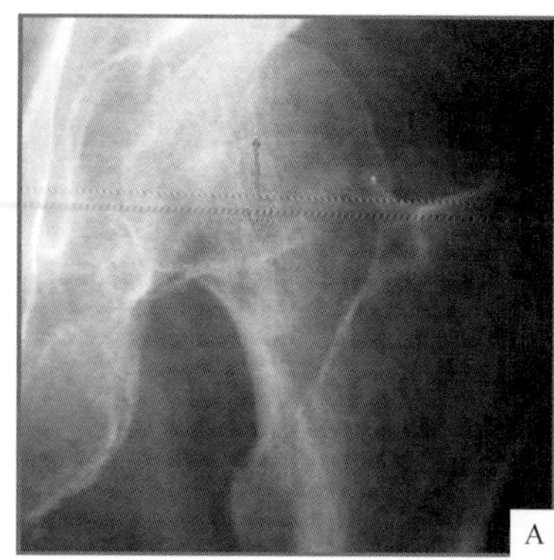
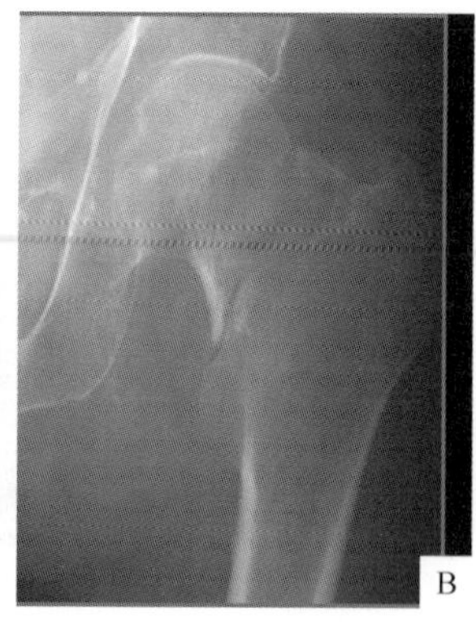
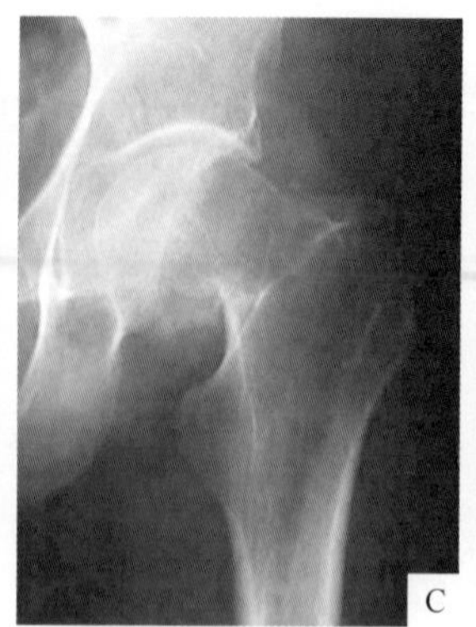
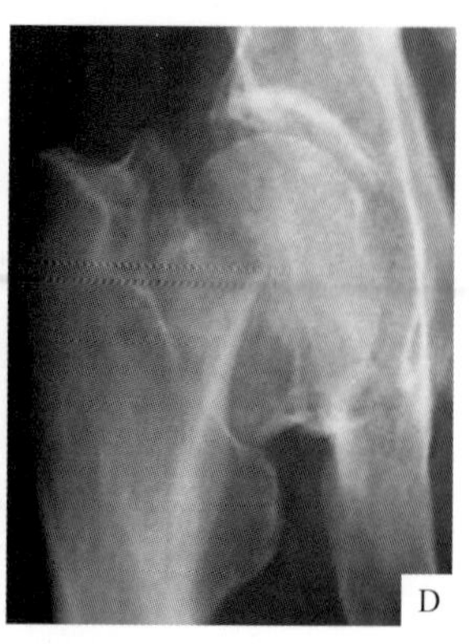

图 4-4-1 股骨颈骨折。A. GardenⅠ。B. GardenⅡ。C. GardenⅢ。D. GardenⅣ。

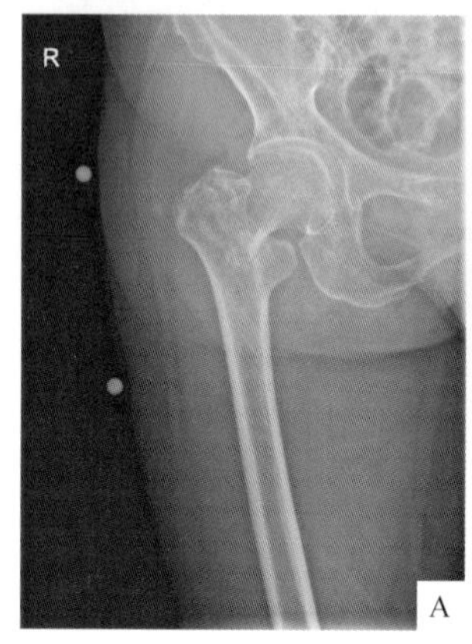
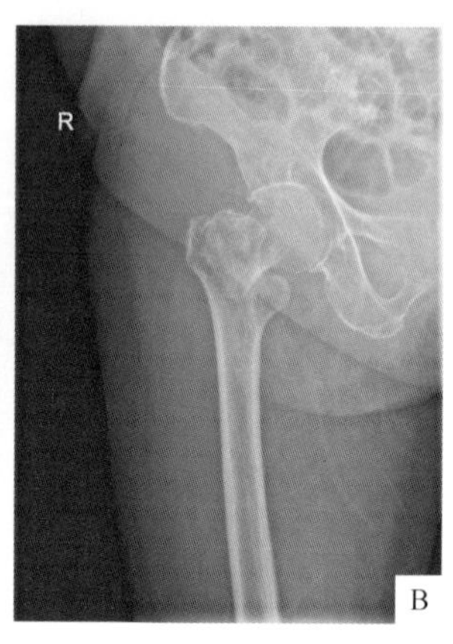

图 4-4-2 右侧股骨转子间骨折。男性，91 岁，摔伤后疼痛。X线片正位(A)、侧位(B)示右侧股骨转之间见透亮骨折线影，断端成角，周围软组织肿胀。

以下 2～5 cm 至股骨髁上 2～5 cm 的股骨骨折。多见于小儿和青壮年，多由强大的直接或间接外力造成。由于骨干坚实，非猛烈外力不足以造成骨折，因此多数股骨干骨折错位、成角、短缩和旋转明显，并可累及周围肌肉、血管损伤和出血。骨折发生部位以股骨干中 1/3 处为常见(图 4-4-3)。股骨干骨折一般 X 线平片即可满足临床治疗要求，对合并肌肉、血管、神经损伤或膝关节损伤者应行 MRI 检查。

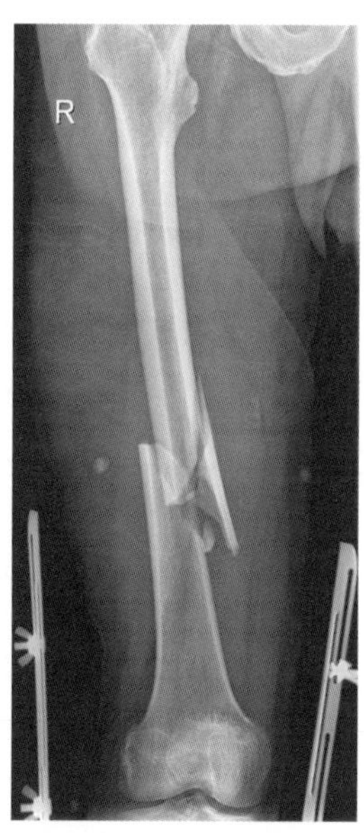

图 4-4-3 右侧股骨骨干骨折。男，80 岁，车祸外伤后。右侧股骨中下段见多发透亮骨折线影，断端呈缩短移位并见游离骨片影，周围软组织肿胀。

(四) 股骨远端骨折

股骨远端骨折包括股骨髁上骨折、股骨髁间骨折、股骨内髁或外髁骨折。

股骨髁上骨折是指骨折线通过股骨下端两髁部或稍高于两髁部的骨折(图 4-4-4)。易发生于小儿。髁间骨折是垂直的直接或间接暴力作用下产生股骨髁间纵行或劈裂骨折。股骨内髁或外髁的单独骨折较少见(图 4-4-5)。根据骨科与创伤协会分型：A 型为关节外，B 型部分关节受损的单髁骨折，C 型整个关节受累的双髁“Y”型骨折或粉碎性骨折。

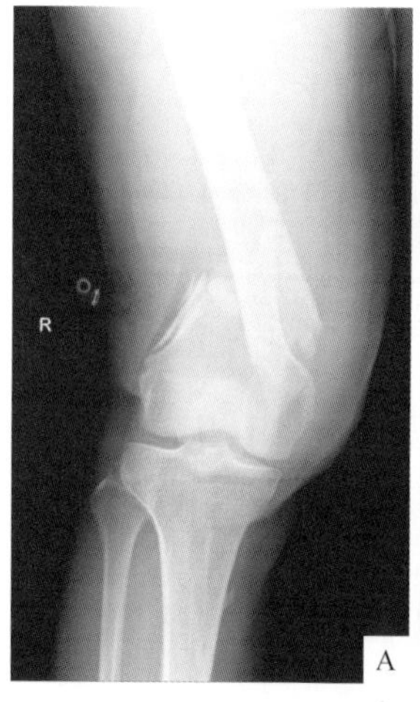
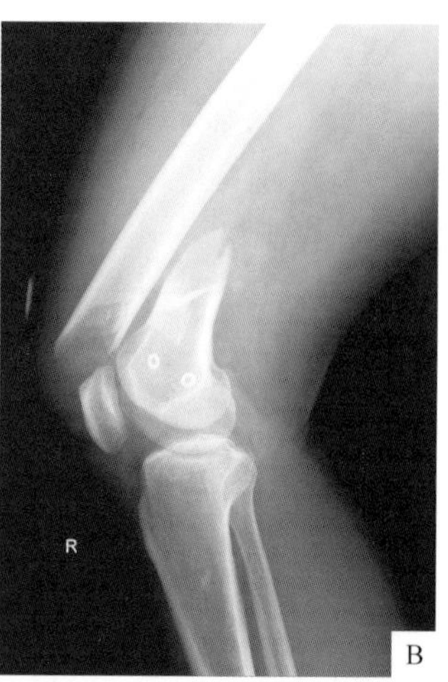

图 4-4-4 右侧股骨远端骨折。男，81 岁，右膝部外伤后，X线片正位(A)、侧位(B)示右侧股骨远段骨皮质中断，断端呈缩短移位，周围软组织肿胀。

二、髌骨骨折

髌骨是位于股四头肌腱内的籽骨，其作用是加强伸膝运动。直接外力所致的骨折常为粉碎性骨折。由于股四头肌突然强烈收缩的间接暴力所致的骨折多为横行骨折或撕脱骨折。髌骨骨折常引起关节内出血。

髌骨骨折在 X 线侧位及轴位片上可清晰显示横行或斜行透亮骨折线(图 4-4-6)。对股四头肌腱没有完全断裂，骨折移位不明显，X 线轴位拍摄有

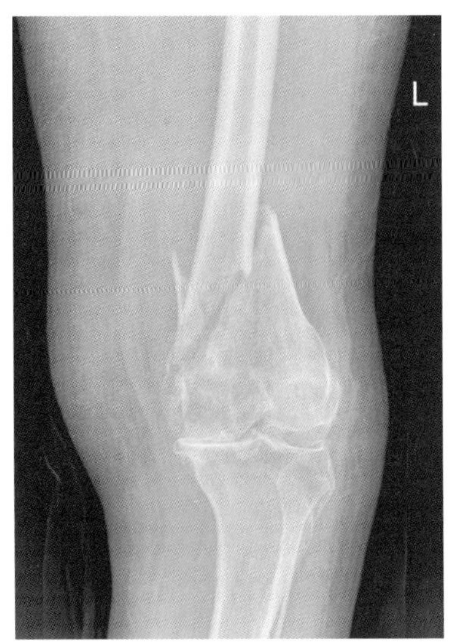

图 4-4-5 左侧股骨远端骨折累及股骨内侧髁。女，88 岁，左下肢摔伤后，X 线平片示左侧股骨远段骨皮质中断，断端缩短移位，骨折线累及股骨内侧髁，周围软组织肿胀。

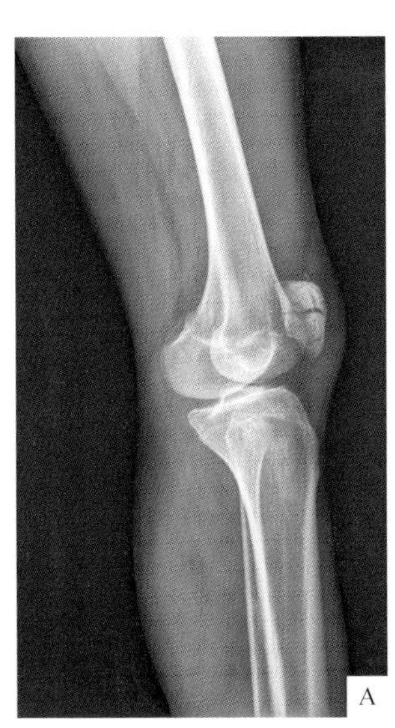

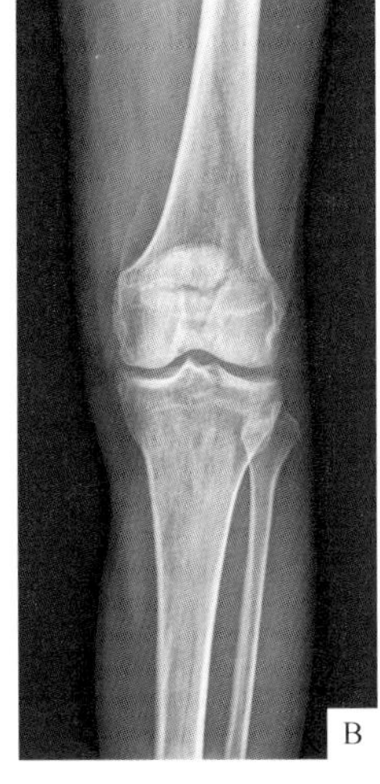

图 4-4-6 左侧髌骨骨折。男，69 岁，左下肢摔伤后疼痛，X 线片正位(A)、侧位(B)示髌骨内见多发横行透亮骨折线影，断端对位对线尚可，周围软组织肿胀。

困难者，CT 检查有助骨折线显示。

三、胫骨骨折

(一) 胫骨平台骨折　胫骨平台骨折约占所有骨折 1%。大部分的平台骨折累及外侧平台。损伤机制包括交通事故或摔倒等垂直压缩或膝关节外翻应力的符合暴力所致。膝关节 X 线正侧位片对移位的骨折良好显示，骨折线可谓横行、倒 T 形或倒 Y 形，亦可表现为多条透亮与致密交错的骨折线(图 4-4-7)。CT 重建及 MRI 常用于评估关节面压缩的程度、碎片分离程度、粉碎的程度、膝关节附属结构及软组织的损伤程度。

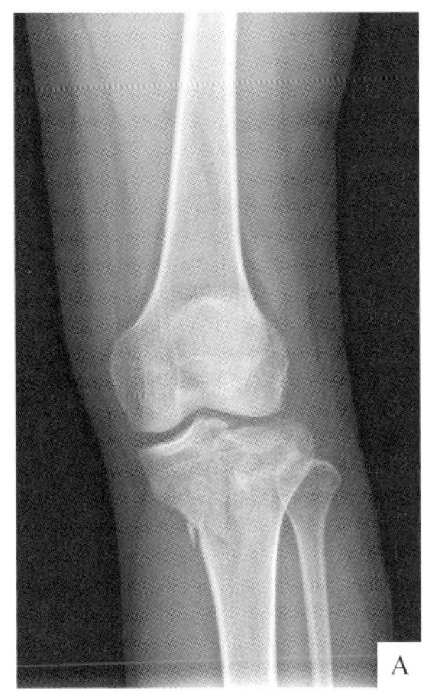

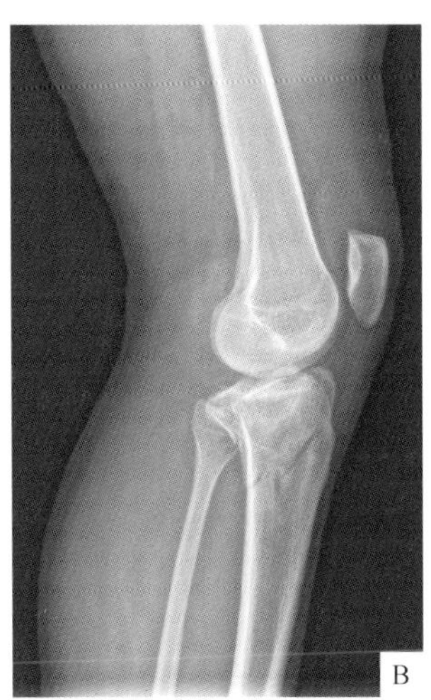

图 4-4-7 左侧胫骨平台骨折。男，38 岁，外伤后疼痛，X 线片正位(A)、侧位(B)示左侧胫骨平台见多发透亮骨折线影，骨折线累及胫股关节面，外侧胫骨平台塌陷，周围软组织肿胀。

(二) 胫腓骨骨干骨折　胫骨骨折有以下特点：胫骨内侧紧贴皮下，直接外伤常引起开放性骨折，易合并感染(图 4-4-8)；此外胫骨滋养血管位于骨干后上方，胫骨下 1/3 无肌肉附着，此处骨折可因骨折部供血不足，发生骨折延迟愈合或不愈合。

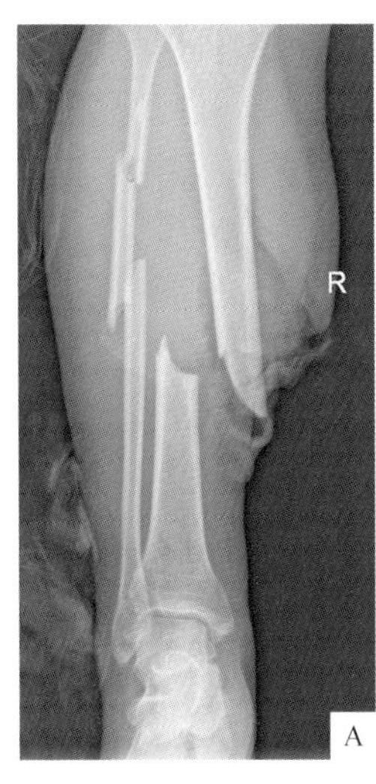

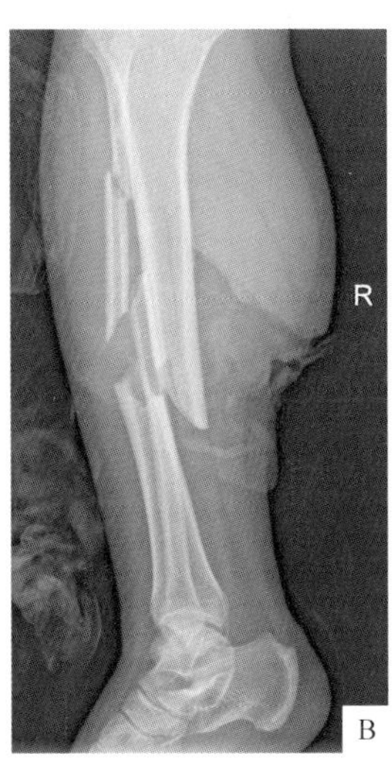

图 4-4-8 右侧胫腓骨骨折。男，41 岁，右侧小腿车祸后。X 线片正位(A)、侧位(B)示右侧胫腓骨多处骨皮质断裂，胫骨近侧断端向后外移位，呈开放骨折，周围软组织肿胀。

胫骨骨折根据骨折线走行分为横行、斜行、螺旋形或粉碎骨折。胫骨下 1/3 骨折时，应注意是否合并胫腓关节脱位、骨折线是否累及关节面。腓骨骨折以腓骨下1/3好发，常常与颈骨骨折同时发生。

四、踝关节骨折

踝关节损伤是最常见损伤之一，多见于青壮年，老年和儿童较少。儿童踝关节骨折特点取决于年龄(骨骺板的发育)、韧带与骨骺的关系以及损伤的机制，干骺端和骨干的骨折通常是不完全骨折，胫腓骨远端的骨折常累及生长板。成人踝关节骨折的损伤机制主要是由于旋后或旋前暴力所致，外展、内收、外旋和垂直压力通常是辅助性的。其中旋后-外旋损伤所致外踝骨折约占踝关节骨折60%，内外踝双骨折约24%，内外后三踝骨折较少(图4-4-9)。X线前后位、侧位和榫眼位可以显示骨折解剖，明确骨折的类型，尤其是踝关节胫骨骨折和跗骨移位的部位与表现，可以确定损伤机制。超过90%骨折伴有韧带损伤。CT检查对观察胫腓下联合分离和该部位撕脱骨折有帮助。MRI检查对胫骨远端隐匿性骨折和周围韧带损伤、关节腔内出血、软组织肿胀显示最佳。

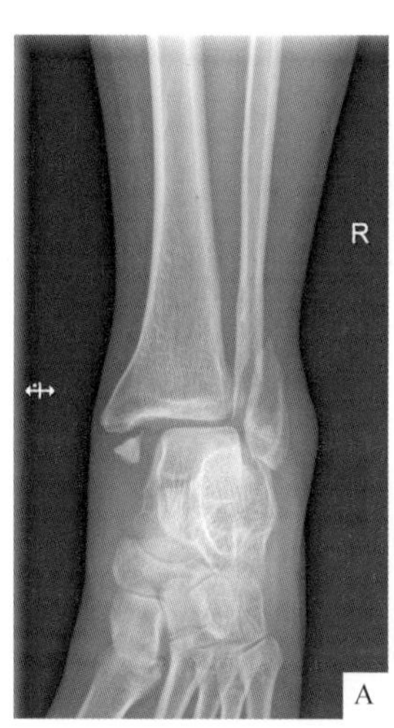

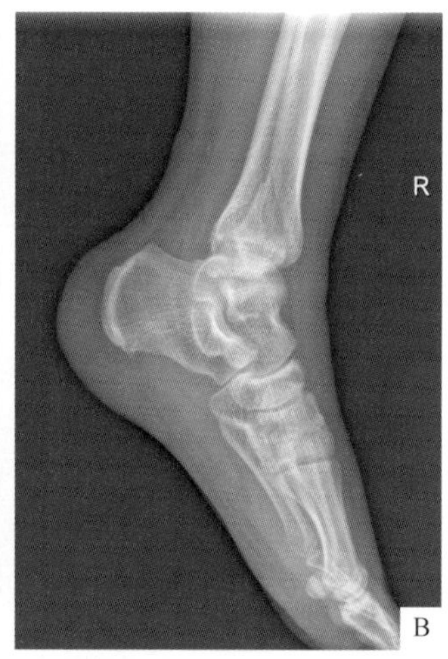

图4-4-9 右侧踝关节骨折。男，45岁，外伤后疼痛，X线片正位(A)、侧位(B)示右侧胫腓骨远端骨皮质断裂，断端分离，周围软组织肿胀。

五、跗骨骨折

距骨骨折较少见。常因高处坠落时，距骨受到胫骨下端及跟骨的挤压而发生。距骨骨折可分为距骨颈骨折、距骨体骨折、距骨头骨折、后突骨折和距骨颈骨折伴距骨体脱位、距下关节脱位等。距骨的血运来自距骨颈内的血管向距骨体分布，当距骨颈骨折时，常切断了营养血管，易导致骨折愈合不良及距骨缺血坏死。距骨外侧突骨折、距骨背侧骨折，X线较难显示，漏诊率较高，CT和MRI能确诊骨折，评估损伤范围及脱位等情况。

跟骨骨折多为高处坠落伤足部落地所致。跟骨压缩骨折包括跟骨体粉碎骨折，载距突骨折和跟骨结节骨折等。按骨折线累及跟距关节面，跟骨骨折分为关节内骨折和关节外骨折。CT冠状面和矢状面重建有助于损伤分类和评估骨折的复杂程度(图4-4-10)。

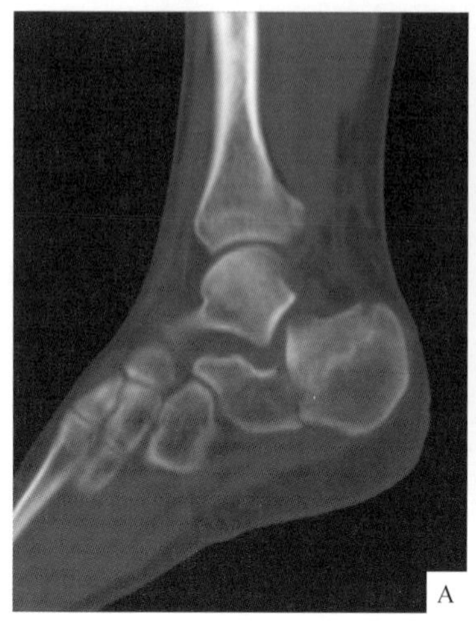

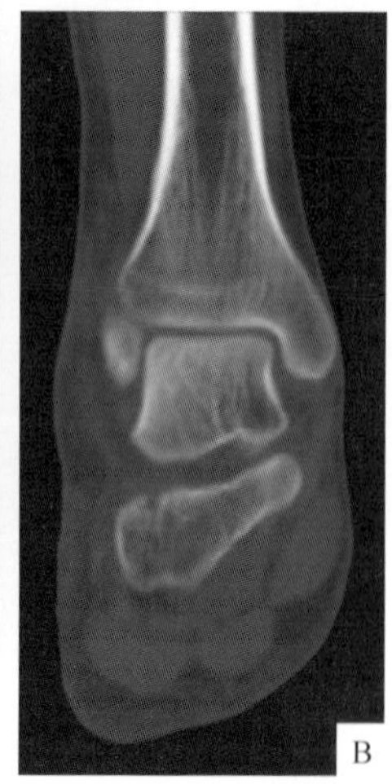

图4-4-10 右侧跟骨多发骨折。CT矢状位(A)、冠状位(B)示右侧跟骨见多处透亮影，断端错位，周围软组织肿胀。

六、跖趾骨骨折

(一) 跖骨骨折　跖骨骨折是最常见的足部骨折，常由直接暴力所致。其中第五跖骨基底部骨折最多、体部次之、颈部最少(图4-4-11)。骨折线显示为横行、斜行。若发生在儿童应与骨骺鉴别，骨骺线多为纵行，必要时可加拍健侧足对照。其他跖跗关节骨折/脱位又称Lisfranc损伤，损伤机制为前足过度跖屈。CT及重建有助于明确损

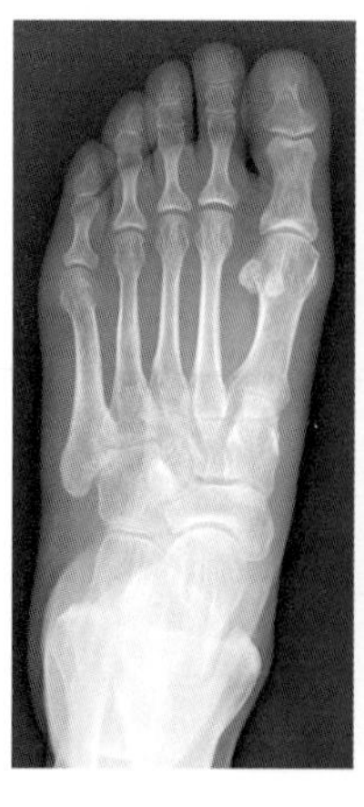
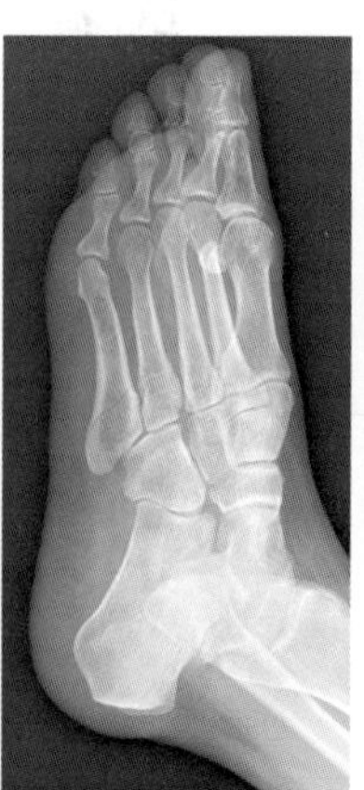
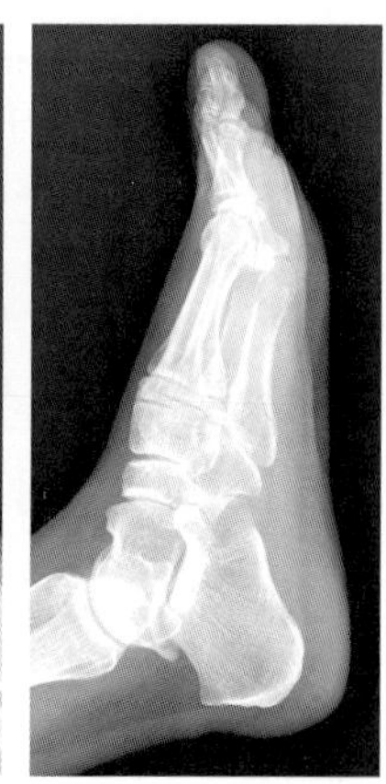

图4-4-11 第五跖骨骨折。第五跖骨近段见透亮骨折线影，断端对位对线良好。

伤范围。

(二) 趾骨骨折 趾骨骨折通常是由于掉落的重物砸伤所致。以第一和第五趾骨为好发部位(图 4-4-12)。远节趾骨较近节骨折机会大。骨折线为横行、斜行或纵行,粉碎性骨折也常发生。

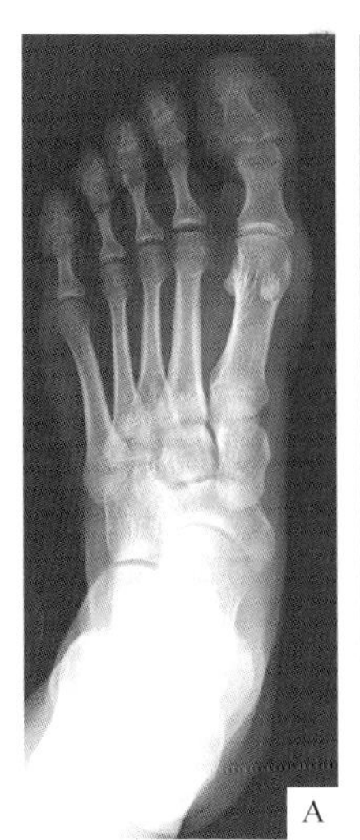

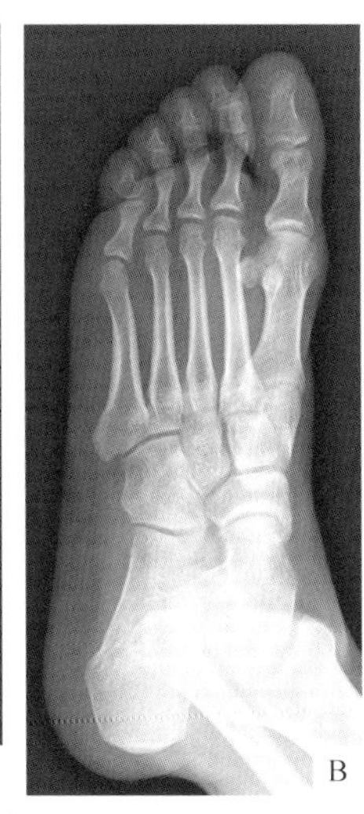

图 4-4-12 左足踇趾远节骨折。男,31岁,左足外伤后,X线片正位(A)、斜位(B)示左足踇趾远节见斜行透亮影,断端对位对线良好,周围软组织肿胀。

(杜联军 李智慧)

第五节 骨盆骨折

骨盆由骶尾椎、髂骨、耻骨和坐骨组成的闭合性骨环状结构。骨盆是连接躯干和下肢间的桥梁。骨盆前部的联结弓包括耻骨上、下支,较为脆弱,易发生骨折。

骨盆骨折常为直接外力和间接外力的复合性暴力致伤,常见于交通意外。骨盆骨折伴有盆腔内脏器损伤时,常发生严重并发症,危及生命。

骨盆骨折根据骨折的范围可分为骨盆边缘骨折和骨盆环骨折。骨盆环骨折又可分为单支和两处以上复杂型骨折。

一、骨盆边缘骨折

骨折并未贯穿骨盆环,仅为骨盆边缘的部分骨折,包括髂前上棘、髂骨下棘撕脱骨折、坐骨结节撕脱骨折、髂骨翼骨折和骶尾椎骨折。多因骨盆或下肢肌肉猛烈收缩所致,临床表现为局部疼痛,与复杂型骨折相比并发症少见。撕脱骨折在X线平片表现为局部骨皮质变薄、模糊不规整,相邻肌肉牵拉移位小骨片。髂骨翼骨折线表现多样,骨折分离可见不规则透亮骨折线(图 4-5-1),骨折重叠嵌入可见致密骨折线,对X线显示不清者,CT可清楚显示骨折线。骶尾椎横行骨折在无明显移位时,容易漏诊,应做CT矢状面或冠状面重建,可明确显示骨折线。

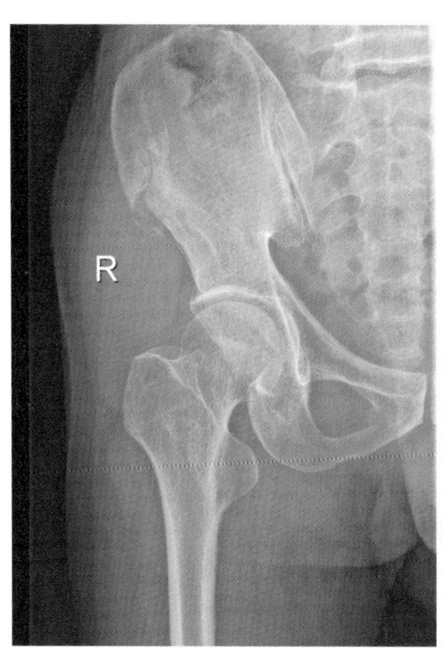

图 4-5-1 右侧髂骨翼骨折。X线正位片示右侧髂骨翼外缘骨皮质断裂并见游离骨片影,周围软组织肿胀。

二、骨盆环骨折

骨折线贯穿骨盆环状结构,使骨盆环中断。可发生单发骨折和多发骨折。

骨盆单发骨折指骨盆环仅一处骨折,多为耻骨支或坐骨骨折,断端移位不明显,仍保持骨盆环形态(图 4-5-2)。X线平片可显示有明显分离的骨折线,若分离不明显,骨折线只能在CT检查时发现。

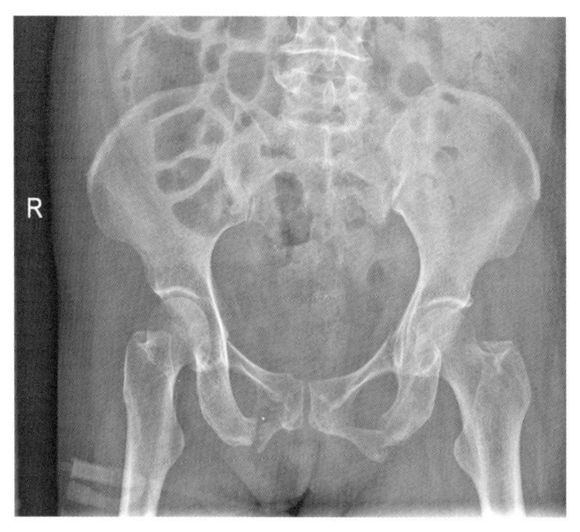

图 4-5-2 双侧耻骨骨折。双侧耻骨上下支骨皮质断裂,断端错位,部分断端呈分离移位。

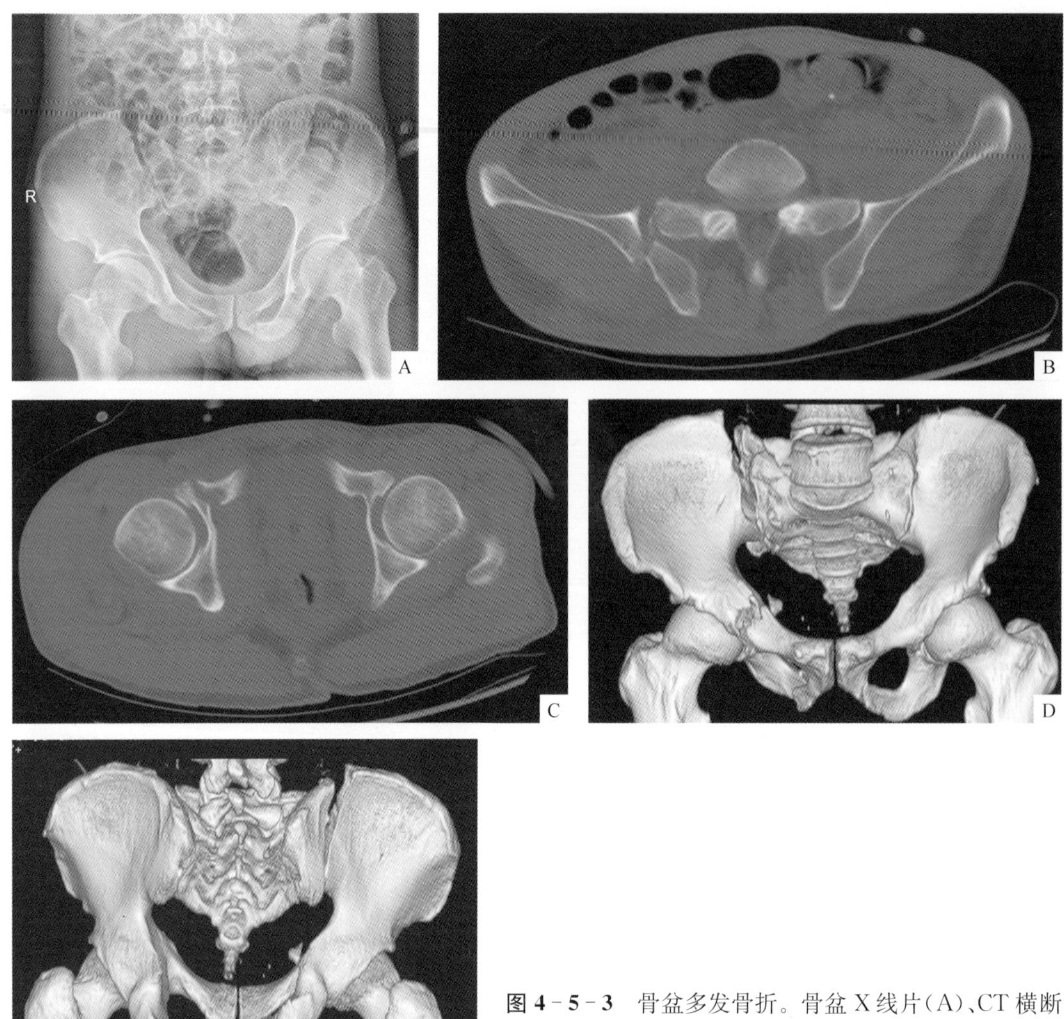

图 4-5-3 骨盆多发骨折。骨盆 X 线片(A)、CT 横断面(B、C)以及三维重建前后观(D)、后前观(E)示右侧髂骨、双侧耻骨多发骨折。

骨盆多发骨折为骨盆环两处以上的损伤，骶髂关节分离或脱位、耻骨联合分离常与前部耻骨支骨折、髂骨骨折等并存，为骨盆严重损伤，多伴有膀胱、尿道、直肠等脏器损伤。影像学检查，特别是 CT 检查是必要的，有助于明确受累范围(图 4-5-3)。

三、髋臼骨折

损伤机制为下肢损伤，暴力作用于股骨头。CT 重组图像有助于评估细微的骨折和关节间隙受累情况。MRI 能较好显示髋臼盂唇的损伤情况。髋臼粉碎性骨折可导致髋臼向骨盆内陷，发生股骨头中心性脱位(图 4-5-4)。复杂型髋臼骨折分为双柱骨折、横行骨折、T 型骨折和后壁骨折等多种类型，冠状面和矢状面重组 CT，以及三维重建 CT 可明确关节及前后柱受累范围，有助于制订治疗计划。

（杜联军　李智慧）

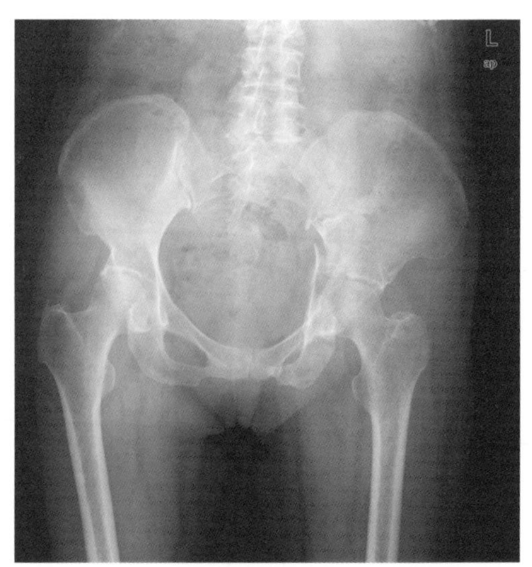

图 4-5-4 左侧髋臼骨折，左侧耻骨下支骨折，左侧髂骨翼骨折。骨盆 X 线片示左侧髂骨体、左侧髋臼及左侧耻骨下支骨皮质中断，断端错位。

参考文献

[1] Weaver MJ, Harris MB, Strom AC, et al. Fracture pattern and fixation type related to loss of reduction in bicondylar tibial plateau fractures [J]. Injury, 2012, 43(6): 864-869.

[2] Xiang G, Zhi Jun P, Qiang Z, et al. Morphological characteristics of posterolateral articular fragments in tibial plateau fractures [J]. Orthopedics, 2013, 36(10): e1256-1261.

[3] Napoli N, Schwartz AV, Palermo L, et al. Risk factors for subtrochanteric and diaphyseal fractures: the study of osteoporotic fractures [J]. J Clin Endocrinol Metab, 2013, 98(2): 659-667.

[4] Ollivier M, Le Corroller T, Blanc G, et al. Radiographic bone texture analysis is correlated with 3D microarchitecture in the femoral head, and improves the estimation of the femoral neck fracture risk when combined with bone mineral density [J]. Eur J Radiol, 2013, 82(9): 1494-1498.

[5] Wijdicks CA, Anavian J, Hill BW, et al. The assessment of scapular radiographs: analysis of anteroposterior radiographs of the shoulder and the effect of rotational offset on the glenopolar angle [J]. Bone Joint J, 2013, 95-B(8): 1114-1120.

[6] Wellmann M, Struck M, Pastor MF, et al. Short and midterm results of reverse shoulder arthroplasty according to the preoperative etiology [J]. Arch Orthop Trauma Surg, 2013, 133(4): 463-471.

[7] Wang JT, Xun BT, Yue ZF. [Treatment strategy for the floating shoulder injury] [J]. Zhongguo Gu Shang, 2013, 26(1): 12-15.

[8] Tucek M, Bartonicek J, Novotny P, et al. Bilateral scapular fractures in adults [J]. Int Orthop, 2013, 37(4): 659-665.

[9] Pizanis A, Tosounidis G, Braun C, et al. The posterior two-portal approach for reconstruction of scapula fractures: results of 39 patients [J]. Injury, 2013, 44(11): 1630-1635.

[10] Otto RJ, Virani NA, Levy JC, et al. Scapular fractures after reverse shoulder arthroplasty: evaluation of risk factors and the reliability of a proposed classification [J]. J Shoulder Elbow Surg, 2013, 22(11): 1514-1521.

[11] Neuhaus V, Bot AG, Guitton TG, et al. Scapula Fractures: Interobserver Reliability of Classification and Treatment [J]. J Orthop Trauma, 2013.

[12] Morioka T, Honma T, Ogawa K. Incomplete Avulsion Fractures of the Scapular Spine Caused by Violent Muscle Contraction [J]. Keio J Med, 2013.

[13] Lambert S, Kellam JF, Jaeger M, et al. Focussed classification of scapula fractures: failure of the lateral scapula suspension system [J]. Injury, 2013, 44(11): 713-715.

[14] Kenny RM, Beiser CW, Patel A. Supraspinatus and infraspinatus compartment syndrome following scapular fracture [J]. Int J Shoulder Surg, 2013, 7(1): 28-31.

[15] Jaeger M, Lambert S, Sudkamp NP, et al. The AO Foundation and Orthopaedic Trauma Association (AO/OTA) scapula fracture classification system: focus on glenoid fossa involvement [J]. J Shoulder Elbow Surg, 2013, 22(4): 512-520.

[16] Dienstknecht T, Horst K, Pishnamaz M, et al. A meta-analysis of operative versus nonoperative treatment in 463 scapular neck fractures [J]. Scand J Surg, 2013, 102(2): 69-76.

[17] Cole PA, Freeman G, Dubin JR. Scapula fractures [J]. Curr Rev Musculoskelet Med, 2013, 6(1): 79-87.

[18] Chochola A, Tucek M, Bartonicek J, et al. [CT diagnostics of scapular fractures] [J]. Rozhl Chir, 2013, 92(7): 385-388.

[19] Patterson JM, Galatz L, Streubel PN, et al. CT evaluation of extra-articular glenoid neck fractures: does the glenoid medialize or does the scapula lateralize [J]. J Orthop Trauma, 2012, 26(6): 360-363.

[20] Nanno M, Sawaizumi T, Ito H. Double clavicular fractures associated with scapular neck and coracoid process fractures [J]. J Orthop Surg (Hong Kong), 2012, 20(2): 246-249.

[21] Harvey E, Audige L, Herscovici D, Jr., et al. Development and validation of the new international classification for scapula fractures [J]. J Orthop Trauma, 2012, 26(6): 364-369.

[22] Carrerra Eda F, Wajnsztejn A, Lenza M, et al. Reproducibility of three classifications of proximal humeral fractures [J]. Einstein (Sao Paulo), 2012, 10(4): 473-479.

[23] Akaraborworn O, Sangthong B, Thongkhao K, et al. Scapular fractures and concomitant injuries [J]. Chin J Traumatol, 2012, 15(5): 297-299.

[24] Sudkamp NP, Jaeger N, Bornebusch L, et al. Fractures of the scapula [J]. Acta Chir Orthop Traumatol Cech, 2011, 78(4): 297-304.

[25] Anavian J, Conflitti JM, Khanna G, et al. A reliable radiographic measurement technique for extra-articular scapular fractures [J]. Clin Orthop Relat Res, 2011, 469(12): 3371-3378.

[26] Tucek M, Bartonicek J. [Associated injuries of the scapula fractures] [J]. Rozhl Chir, 2010, 89(5): 288-292.

[27] Lohse GR, Lee DH. Clavicle fracture with intrathoracic displacement [J]. Orthopedics, 2013, 36(8): e1099-1102.

[28] Su YJ, Tseng SF, Lai YC. Uncommon clavicle fracture that could be easily overlooked [J]. J Emerg Med, 2013, 44(1): e73-74.

[29] Silva SR, Fox J, Speers M, et al. Reliability of measurements of clavicle shaft fracture shortening in adolescents [J]. J Pediatr Orthop, 2013, 33(3): e19-22.

[30] Schulz J, Moor M, Roocroft J, et al. Functional and radiographic outcomes of nonoperative treatment of displaced adolescent clavicle fractures [J]. J Bone Joint Surg Am, 2013, 95(13): 1159-1165.

[31] Ristevski B, Hall JA, Pearce D, et al. The radiographic quantification of scapular malalignment after malunion of displaced clavicular shaft fractures [J]. J Shoulder Elbow Surg, 2013, 22(2): 240-246.

[32] Yurdakul E, Salt O, Uzun E, et al. Traumatic floating clavicle [J]. Am J Emerg Med, 2012, 30(9): 2097 e3-5.

[33] Pandya NK, Namdari S, Hosalkar HS. Displaced clavicle fractures in adolescents: facts, controversies, and current trends [J]. J Am Acad Orthop Surg, 2012, 20(8): 498-505.

[34] Hsu SH, Ahmad CS, Henry PD, et al. How to minimize complications in acromioclavicular joint and clavicle surgery [J]. Instr Course Lect, 2012, 61: 169-183.

[35] Sen RK, Tripahty SK, Goyal T, et al. Coronal shear fracture of the humeral trochlea [J]. J Orthop Surg (Hong Kong), 2013, 21(1): 82-86.

[36] Nandra R, Subbu R, Uppal H, et al. Paediatric fracture dislocation of the forearm: an unusual presentation [J]. BMJ Case Rep, 2013, 114: 671-679.

[37] Canbora MK, Kose O, Polat A, et al. Relationship between the functional outcomes and radiological results of conservatively treated displaced proximal humerus fractures in the elderly: A prospective study [J]. Int J Shoulder Surg, 2013, 7(3): 105-109.

[38] Acklin YP, Stoffel K, Sommer C. A prospective analysis of the functional and radiological outcomes of minimally invasive plating in proximal humerus fractures [J]. Injury, 2013, 44(4): 456-460.

[39] Urda A, Gonzalez A, Colino A, et al. Management of displaced surgical neck fractures of the humerus: health related quality of life, functional and radiographic results [J]. Injury, 2012, 43: 12-19.

[40] Lu X, Kun Wang Y, Zhang J, et al. Management of missed Monteggia fractures with ulnar osteotomy, open reduction, and dual-socket external fixation [J]. J Pediatr Orthop, 2013, 33(4): 398-402.

[41] Wall L, O'Donnell JC, Schoenecker PL, et al. Titanium

elastic nailing radius and ulna fractures in adolescents [J]. J Pediatr Orthop B, 2012, 21(5): 482-488.

[42] Nakamura K, Hirachi K, Uchiyama S, et al. Long-term clinical and radiographic outcomes after open reduction for missed Monteggia fracture-dislocations in children [J]. J Bone Joint Surg Am, 2009, 91(6): 1394-1404.

[43] Ziran BH, Becher SJ. Radiographic predictors of compartment syndrome in tibial plateau fractures [J]. J Orthop Trauma, 2013, 27(11): 612-615.

[44] Schousboe JT, Paudel ML, Taylor BC, et al. Magnitude and consequences of misclassification of incident hip fractures in large cohort studies: the Study of Osteoporotic Fractures and Medicare claims data [J]. Osteoporos Int, 2013, 24(3): 801-810.

[45] Lee S, Kim TN, Kim SH. Knee osteoarthritis is associated with increased prevalence of vertebral fractures despite high systemic bone mineral density: a cross-sectional study in an Asian population [J]. Mod Rheumatol, 2014, 24(1): 172-181.

[46] Mattiassich G, Foltin E, Scheurecker G, et al. Radiographic and clinical results after surgically treated tibial plateau fractures at three and twenty two years postsurgery [J]. Int Orthop, 2013.

[47] Nystrom LM, McKinley TO, Marsh JL. Accuracy in radiographic assessment of pelvic ring fracture deformity: analysis of current methods [J]. J Orthop Trauma, 2013, 27(12): 708-715.

[48] Wendt MC, Adler MA, Trousdale RT, et al. Effectiveness of false profile radiographs in detection of pelvic discontinuity [J]. J Arthroplasty, 2012, 27(7): 1408-1412.

[49] McDowell S, Mullis B, Knight BS, et al. Modified Ollier transtrochanteric approach for the treatment of acetabular fractures [J]. Orthopedics, 2012, 35(2): e132-136.

[50] Lefaivre KA, Slobogean G, Starr AJ, et al. Methodology and interpretation of radiographic outcomes in surgically treated pelvic fractures: a systematic review [J]. J Orthop Trauma, 2012, 26(8): 474-481.

[51] Kurylo JC, Tornetta P, 3rd. Initial management and classification of pelvic fractures [J]. Instr Course Lect, 2012, 61: 3-18.

[52] Lefaivre KA, Blachut PA, Starr AJ, et al. Radiographic Displacement in Pelvic Ring Disruption: Reliability of Three Previously Described Measurement Techniques [J]. J Orthop Trauma, 2013.

[53] Leonard M, Ibrahim M, McKenna P, et al. Paediatric pelvic ring fractures and associated injuries [J]. Injury, 2011, 42(10): 1027-1030.

[54] de Bruin V, de Ridder V, Gautier E. Isolated fractures of the teardrop of the acetabulum [J]. Arch Orthop Trauma Surg, 2011, 131(7): 969-972.

[55] Kirby MW, Spritzer C. Radiographic detection of hip and pelvic fractures in the emergency department [J]. AJR Am J Roentgenol, 2010, 194(4): 1054-1060.

[56] Pourtaheri S, Emami A, Sinha K, et al. The role of Magnetic Resonance Imaging in acute cervical spine fractures in the elderly [J]. Spine J, 2013.

[57] Carberry GA, Pooler BD, Binkley N, et al. Unreported vertebral body compression fractures at abdominal multidetector CT [J]. Radiology, 2013, 268(1): 120-126.

[58] Boehling NS, Grosshans DR, Allen PK, et al. Vertebral compression fracture risk after stereotactic body radiotherapy for spinal metastases [J]. J Neurosurg Spine, 2012, 16(4): 379-386.

第五章　关节损伤与退变性疾病

第一节　肩 关 节

肩关节运动性损伤较为常见，是目前上肢各关节中最常发生的类型。与西方国家相比，我国人群中的肩关节病变发病率较低，但近年来有逐步增加趋势。这一方面是由于全民健身运动的不断推广使运动性损伤的发生概率有所增加，另外，也是人民群众对生活质量的要求不断提高，使因肩关节疼痛不适的就诊率上升。如何选择合理的肩关节影像学检查方法，并充分认识肩关节影像解剖是骨关节病和影像学工作者目前的重要任务之一。

肩关节的影像学检查方法很多。常规X线检查能较好地显示肩关节的骨性结构，如肩峰、肱骨近端骨松质、冈上肌出口等。但X线对肩关节的软组织如旋转肌袖、关节囊及其韧带附着点、肩峰下空间等解剖结构的成像效果较差，因此很难对肩关节损伤性病变做出明确诊断。单纯的肩关节造影只能显示出肌袖的完全撕裂，对显示肌袖撕裂的大小、形态等方面的能力有限，无法判断肌袖断端缩回的程度及肩周肌肉的形态，也不能显示肌袖的部分撕裂。因此目前单纯肩关节造影已较少用于临床(图5-1-1)。

常规的肩关节CT扫描能发现骨性结构的细微异常，对X线表现是较好的补充。CT肩关节造影则通过关节内注入对比剂和(或)气体，能对盂唇和

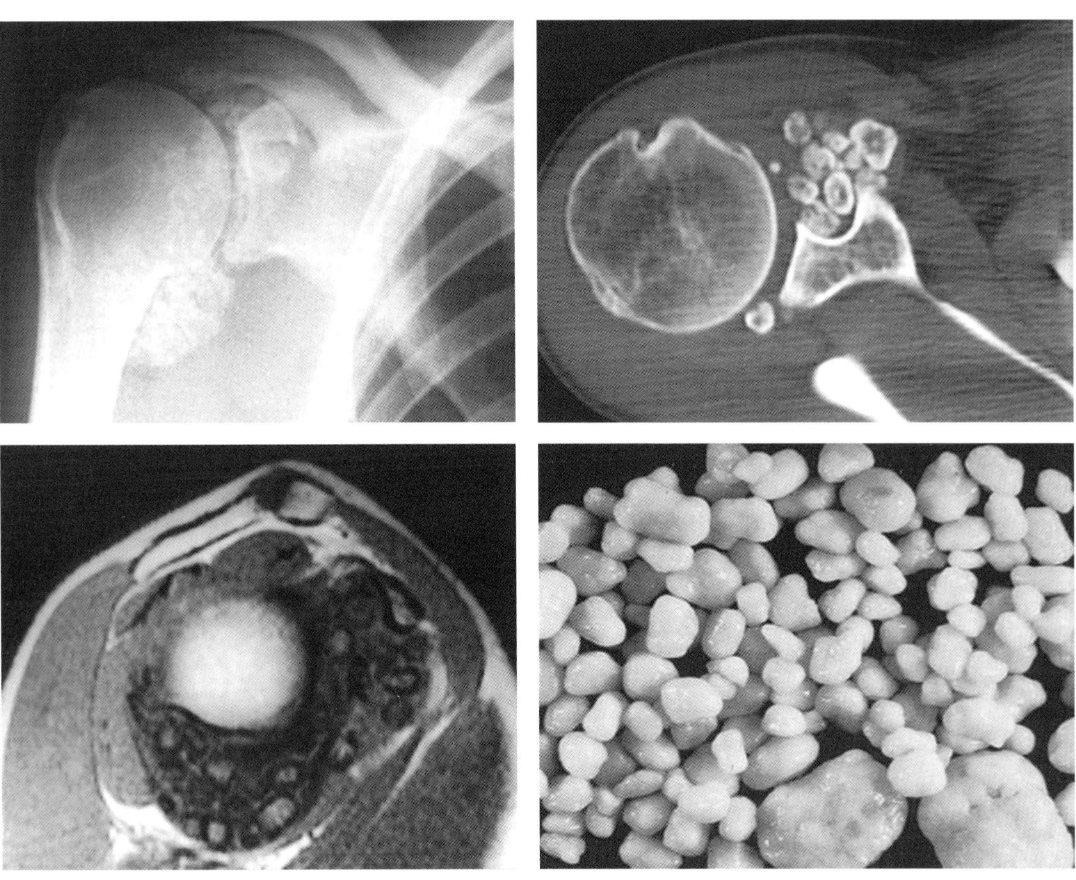

图5-1-1　肩关节滑膜软骨瘤病。X线、CT和MR均清晰地显示关节囊内多发性病灶。影像学所见与病理标本较为相似。

肌袖直接成像，对盂唇撕裂合并骨损伤的病变有较高的诊断价值。但CT造影的软组织对比度差，空间分辨率低，在常规肌袖和肩峰线空间的检查中受到一定的限制，因此不是肩关节病变的常用检查。

肩关节的MRI能较好地显示关节囊及关节盂的解剖形态。根据相应的横断面定位图像，可直接获得平行于冈上肌腱的斜向冠状面图像。适当的斜向矢状面的MRI可显示肩峰的解剖结构及喙肩韧带、喙肱韧带，也能显示出盂唇和关节囊的连接方式(图5-1-2)。GE序列的二维和三维MRI能获得从肩锁关节至盂肱关节各横断面的图像。利用关节内注入Gd-DTPA行MRI增强扫描，增加了对盂唇病变、旋转肌袖部分撕裂、盂肱韧带撕裂、关节软骨裂隙等的敏感性，并能更好地显示盂肱关节囊的解剖结构。无论应用Dd-DTPA与否，MRI扫描均能显示出软组织和骨性结构的病变，而这在常规X线关节造影或CT是做不到的(图5-1-3)。

因此笔者推荐以下的肩关节影像学检查流程：

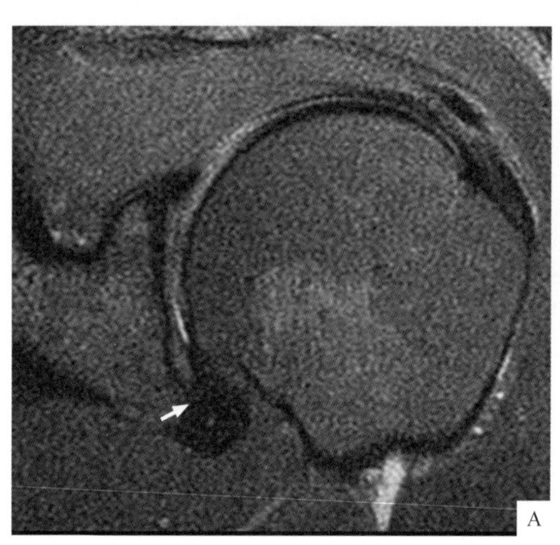

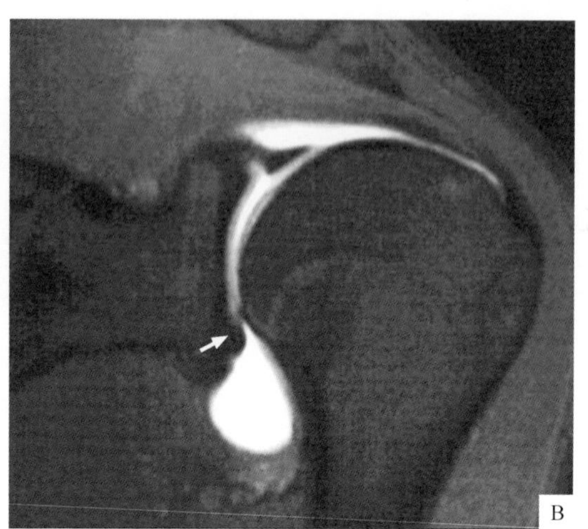

图5-1-2 斜矢状面STIR序列(A)和脂肪抑制T1加权序列(B)：清晰显示肩关节下盂唇软骨边界和形态表现。腋囊形态在关节造影上图像也显示得非常清晰(箭)。

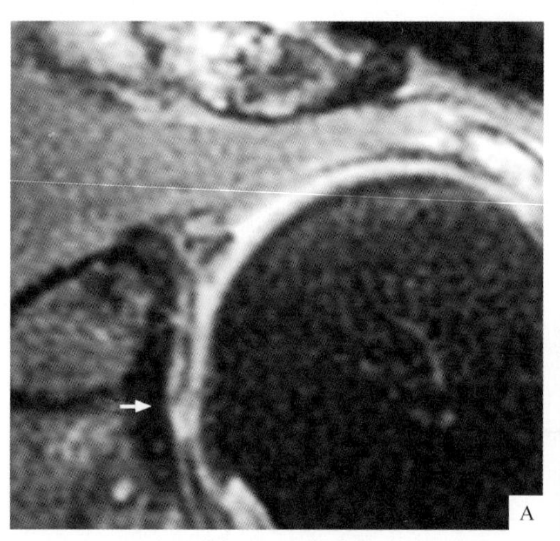

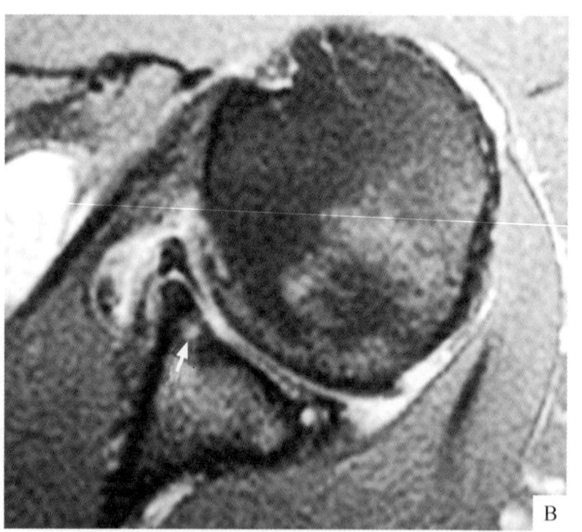

图5-1-3 斜冠状面(A)和横断面(B)肩关节造影图像显示关节退变所致盂唇软骨磨损和局限性缺损(箭)，同时在软骨磨损区出现软骨下骨质水肿。

首先是肩关节X线平片(排除骨折等病变)，如考虑为关节病变，则选择常规MRI。如体检和病史判断存在旋转肌袖或盂唇等结构损伤等，则选择CT和MR肩关节造影一起进行。

一、肩关节的影像学检查方法

(一) 肩关节的X线检查方法 肩关节X线检查常用的方法是肩关节正位摄片和穿胸位摄片。后者相当于肩关节侧位片。正位片能显示肩关节组成骨形态、骨质结构和上臂软组织情况，并能显示关节间隙变化，是目前应用最为广泛的常规摄片体位。在怀疑有关节前或后脱位时，应加拍穿胸位片。肩关节正位片对肩关节部分脱位以及肱骨结节骨折的诊断价值有限(图5-1-4)。

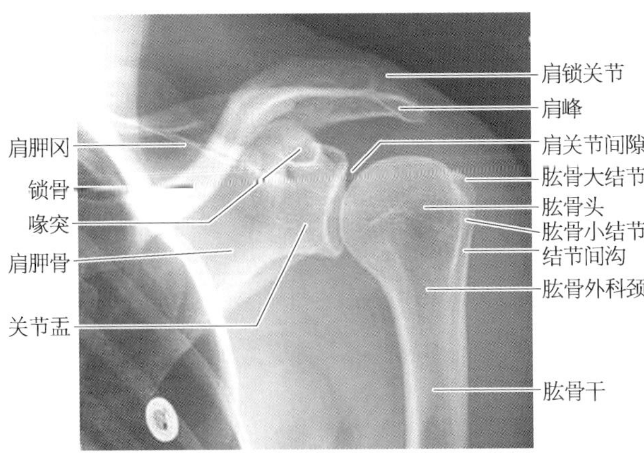

图 5-1-4 肩关节前后位片主要解剖结构。

在肩关节正位片上无法完全显示锁骨，因此锁骨应单独拍摄。如怀疑锁骨前后皮质情况，则可加拍锁骨上下斜位片。

怀疑肩胛骨病变时，需加摄肩胛骨切线位片。肩胛骨正位片虽然能显示部分肩胛骨骨折，但对于无明显移位的骨折和不完全骨折的诊断价值有限。

冈上肌出口位摄片可用于观察肩关节肩袖周围骨赘情况。摄片时，受检者面向暗盒而立，矢状面向患侧倾斜至与暗盒呈 70°夹角，检测手腕置于对侧肩上。患侧上肢自然下垂、掌心向前。中心线向足侧倾斜 15°，经肩锁关节射入。投射中心线通过肩胛骨后缘中点垂直入射。俯面观中心线通过肩胛骨后缘，从肱骨头中央射入。X 线片显示肩胛骨内缘（薄）投影于肩胛骨外缘（厚）中央，与喙突、肩峰一起，组成“Y”形投影，并与肋骨缘完全分离。

冈上肌出口位可清晰显示冈上肌腱出口走行周围锁骨、肩峰、喙突和肩锁关节的骨质情况，发现骨性赘生物和出口狭窄，可作为肩关节造影的有效补充（图 5-1-5）。

（二）肩关节 CT 检查方法 肩关节 CT 可有效补充 X 线摄片空间重叠之不足。CT 扫描图像可清晰观察肩胛骨、锁骨、肩锁关节、盂肱关节等形态结构，发现骨质密度异常，具有较高的密度和空间分辨率。建议肩关节 CT 扫描层厚层距不超过 5 mm，如有条件，可行 2.5～3 mm 斜冠状面和斜矢状面重建。

CT 重建对于观察骨质结构完整性，特别是肩胛骨骨折和肱骨近端复杂骨折具有较好的诊断和治疗评估价值。有资料显示，CT 薄层（小于 3 mm）合并二维重建对肩关节复杂骨折的诊断准确率达到 98.75%，敏感度和特异度都超过了 95%。但在观察不完全骨折或复杂骨折时，可加用旋转重建，以保证能从各个角度显示骨皮质情况。

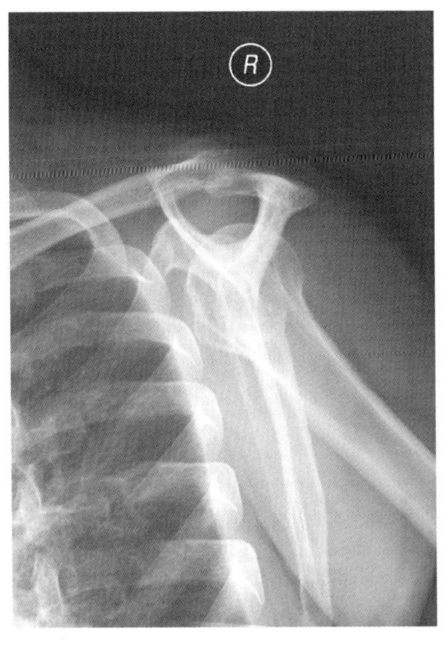

图 5-1-5 正常肩关节冈上肌出口位图像。

相比之下，CT 三维重建在复杂骨折分型和制订手术方案方面具有一定作用。由于现行的骨折 AO 分型较为复杂，其不仅要求对骨折线进行描述，而且对骨端移位情况、关节面累及状况也需要进行观察。因此，CT 阴影遮蔽法（SSD）三维重建直观、类似于解剖表面形态的特点正好能符合骨科医师的要求。但在使用三维重建时，一定要有二维重建和 CT 横断面图像作为依托。因为对于不完全骨折或肩胛骨骨折，表面重建容易忽略一些细小的裂纹，造成漏诊。

（三）肩关节造影 目前，肩关节造影已不单纯是 X 线造影，而是采用稀释的混合对比剂进行关节腔内注射后，进行 X 线、CT 和 MR 造影检查。

MRI 关节造影能够显示关节盂的形态结构，确定旋转肌袖的部分或全层撕裂，并且使关节囊和盂肱韧带在关节扩张时更好地显像。MRI 关节造影包括直接和间接法两种。间接关节造影就是静脉注射对比剂后待弥散至关节囊时进行肩关节扫描。其主要优势是无须穿刺，患者容易接受。但最大缺陷是成像等待时间长，没有将关节囊充分展开的效果，对关节结构的显示不佳。有研究显示，间接法关节造影与常规 MR 在盂唇病变和冈上肌部分撕裂诊断方面的敏感度和特异度无差异。因此目前间接关节造影主要用于病例随访或部分不能接受关节穿刺的病例。直接法 MR 造影是在关节内注入如 Gd-DTPA 顺磁性对比剂或生理盐水后进行成像。其作用在于：① 使关节囊扩张，能较好地暴露盂唇和盂肱韧带；② 增加了液体、旋转肌袖和关节囊之间的对比度；③ 在加入利多卡因等麻醉剂后可进行 ABER 位扫描，提高了前部盂唇病变的诊断准确率；④ 部分关节粘连的患者在造影时加入麻醉剂后可进行被动运动以松解粘连，有一定的治疗作用。

MRI 关节造影在注入 Gd－DTPA 之前需做斜向关状面 FSE 序列 T2 加权和横断面 T2 加权扫描。这两种成像方法可检查出关节囊的表面撕裂或肌袖本身的变形改变。注射前进行 MRI 检查也可查出原先就存在的继发于渗出或出血的关节内液体。关节内液体的存在可以减少注射量或不必行关节内的注射。

进行常规 MRI 关节造影，在注入对比剂后，于三个平面(斜向冠状面、横断面、斜向矢状面)均使用脂肪抑制 T1 加权扫描，层厚 3 mm。脂肪抑制有助于避免将脂肪组织误认为高强度信号的顺磁性对比剂，从而使对比剂充分显像。整个关节盂应能显示在层厚 3 mm 斜向矢状面的一幅图像中，将 Gd－DTPA稀释 4∶1 000 后直接注入肩关节 12～16 ml。生理盐水可经肩关节后路注射。利用生理盐水的 MRI 关节造影需做 T2 加权和 T2* 加权扫描，此时的 T1 加权像对关节内液体不能充分显示。在成像时，利用肩关节的外展使盂肱下韧带及其附着的盂唇紧张，有助于肩关节前向不稳定或多向不稳定的评估。这个方法也可用来检查盂肱下韧带前束的松弛或撕裂。

在横断面图像中，臂丛紧邻锁骨下动脉分布，这可成为其在非中轴位冠状面图像中的定位标志。两上肢的横断面脂肪抑制序列或常规 T2 加权扫描可用于检查发现臂丛的外源性损伤的原因(软组织或骨组织的侵犯)或呈高信号的创伤区域。

(四) 肩关节 MR　随着表面线圈设计技术的发展，现在已能获得旋转肌袖、肩关节及其关节囊的分辨率较高的图像。成像体位包括一般中立位和外展外旋位(abduction and external rotation, ABER)。中立位扫描时，患者呈仰卧位，上肢紧贴身体两侧，上肢相应拇指位于前方或有轻度外旋。上肢内旋会使前部关节囊更加松弛，成像效果差，造成影像学分析上的困难。而肩关节的完全外旋易造成肌肉痉挛，导致移动性伪影，同时也使肱二头肌腱更偏向外侧，更靠近冈上肌腱的附着处，给成像增加了困难。因此中立位是应用最为广泛的成像体位。外展外旋位是患者仰卧后将手掌枕于头下并手心朝上。患者不能忍受时，则可将患侧手臂搁置于额部上方，手心朝上。该体位能模拟前方盂唇和关节囊受力状态，可更好地显示前方盂唇撕裂破口。较多研究证实 ABER 位造影 MR 可显著增加前方盂唇撕裂的敏感度。其最大缺陷是部分病例不能忍受或因疼痛而产生运动伪影。关节内注射利多卡因能部分解决此问题。所以，在肩关节造影时，采用 ABER 位进行扫描是较可行的方法。

常规的盂肱关节检查的初始定位平面是经肩锁关节的横断面 T1 加权像，冠状面的定位要求是平行于冈上肌腱(图 5－1－6)。注意是平行于肌腱而不是冈上肌(冈上肌腱和冈上肌通常有不同的斜度)。斜向矢状面成像的定位一般要求平行于肩胛盂平面(图 5－1－7)。

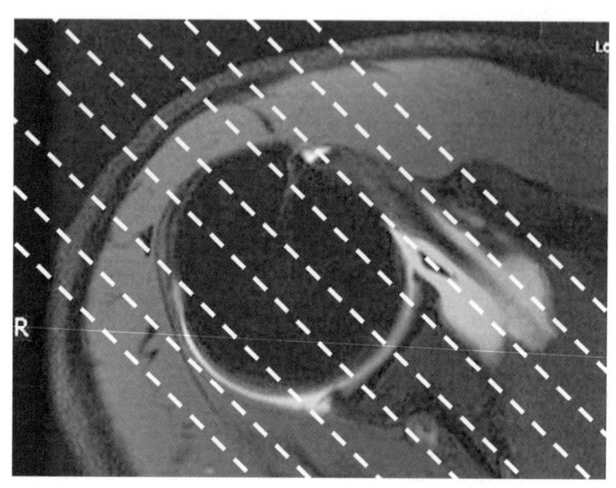

图 5－1－6　肩关节斜向冠状面 MRI 的定位像，冠状面平行于冈上肌腱。

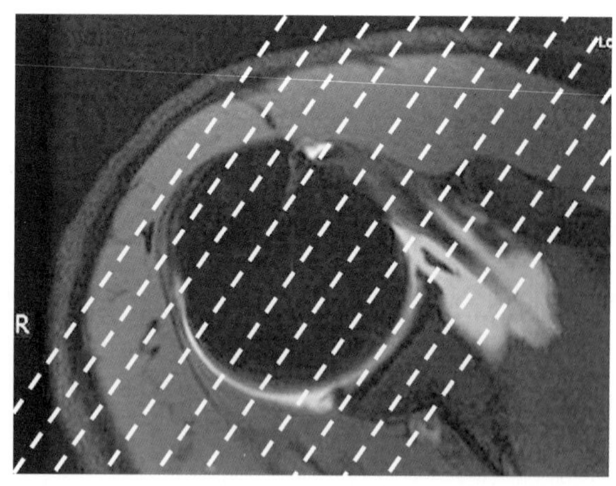

图 5－1－7　肩关节斜向矢状面 MRI 的定位像，要求平行于肩胛盂平面。

斜向冠状面成像需做 T1 加权、T2 加权或脂肪抑制 FSE 序列 T2 加权扫描。层厚 3～4 mm，矩阵大小为 256×256 或 256×192，视野为 12～14 cm。FSE 序列 T2 加权扫描时，采用较短的脉冲序列，且使用分辨率较高的矩阵和较长 TE 可获得更加清晰的图像。在脂肪抑制图像中，为了获得最大的信噪比，TE 为 40～50 ms，TR 为 3 000～4 000 ms（图 5-1-8）。GE 和质子加权密度成像序列也能获得滑囊和肌袖较好的图像，可使液体和呈低信号的关节盂间的对比很明显。不同序列的综合运用是必要的，其能更好地显示肩关节内和周围不同的生理结构。结合各种文献和自身经验，建议：① 多采用脂肪抑制序列。在脂肪抑制后，MR 图像能更好地显示肩峰和肱骨结节区骨松质损伤和骨髓水肿，旋转肌袖的部分撕裂。特别是盂肱韧带周围有较多的脂肪存在，因此常规序列上盂肱韧带撕裂较难判断，而脂肪抑制序列能较好地解决此问题，显著提高诊断敏感度（图 5-1-9）；② 质子密度加权成像对显示骨和关节内结构有较好的效果。质子密度

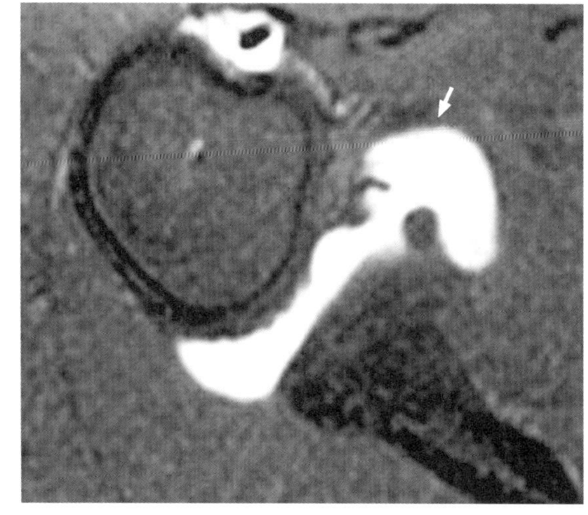

图 5-1-8 采用脂肪抑制序列进行 MR 关节造影扫描，可清晰显示前关节囊破裂外渗和盂肱中韧带撕裂（箭）。

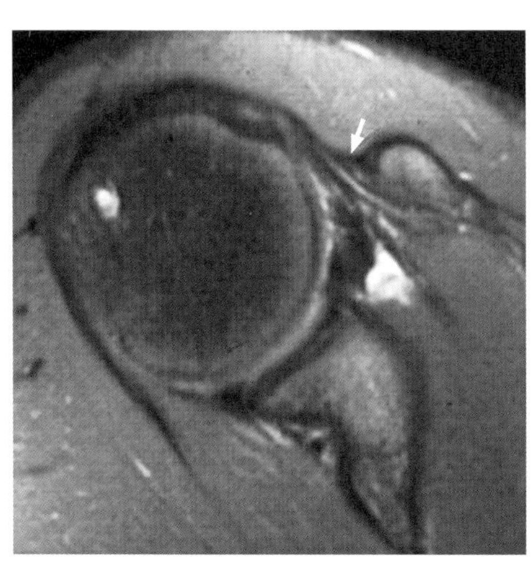

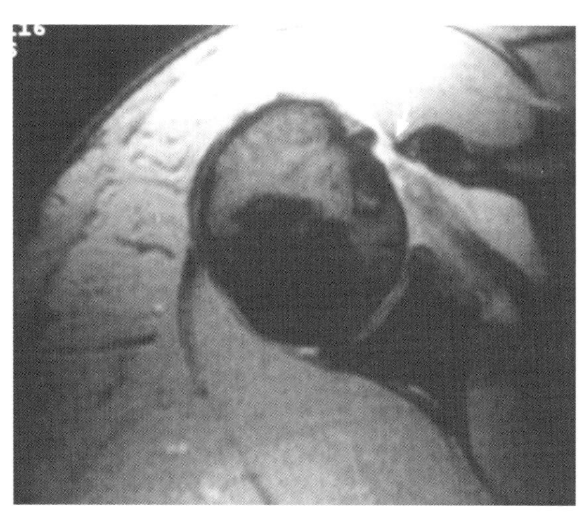

图 5-1-9 横断面质子密度加权图像显示正常喙突与肱骨间保持 11 mm 以上的间距（左）；但喙突骨质增生时喙肱间距减小，对肩胛下肌造成卡压碰撞（箭）。

加权成像时，骨髓为低信号，关节积液为高信号，能较好地衬托出肌腱和韧带信号。因此可作为常规 T1 和 T2 加权像的补充。但质子密度加权图像上较易出现血管搏动伪影，因此适时改变脉冲序列编码方向是减少伪影的合适方法（图 5-1-10）。

肩关节的 MRI 扫描，横断面视野的大小为 10～14 cm。脂肪抑制序列和 FSE 序列 T2 加权扫描能增加对肩峰下液体成像的敏感性，有助于诊断关节盂旁囊肿、冈盂切迹剑鞘囊肿和肌肉的病变。正常的盂唇及其变性、撕裂在 FSE 序列图像中的信号强度几乎均等，但这种成像序列对撕脱的盂唇、软组织及其邻近渗液能够提供充分的对比度。

斜向矢状面常规 T2 加权或 FSE 序列 T2 加权扫描有助于对冈上肌腱和冈下肌腱的联合附着点的评估，对判断在冠状面图像中出现的可疑旋转肌袖撕裂的大小，位置也有着重要作用。喙肩弓，包括旋转肌袖和盂肱关节囊两者的关系，在斜向矢状面中的显示效果也较好。旋转肌袖的撕裂在斜向矢状面 T1 加权像中的特征不够明显。

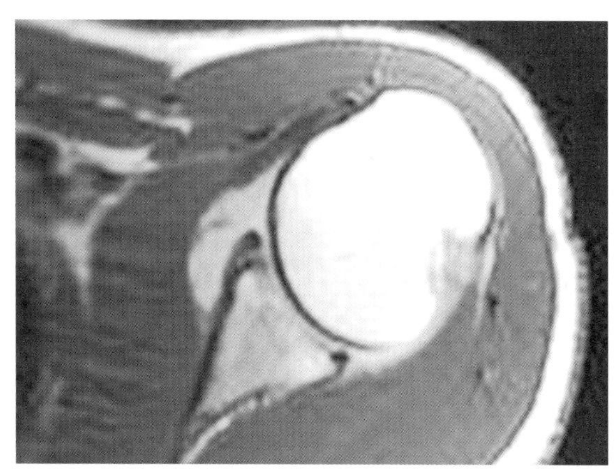

图 5-1-10 肩关节内注入 Gd-DTPA 后冠状面 MRI 图像，关节囊扩张显示肱二头肌腱连于肩胛盂上极。

斜冠状面是显示肩袖肌腱和上下盂唇结构的最佳层面。由于其图像与X线平片较为相近，因此在对照分析肱骨近端骨质异常、肩峰和肩锁关节病变方面非常重要。斜冠状面同样能较好地显示腋囊、三角肌下滑囊等关节腔结构。

MRI关节造影能够显示关节盂的形态结构，确定肩袖的部分或全层撕裂，并且使关节囊和盂肱韧带在关节扩张时更好地显像。MRI关节造影包括直接和间接法两种。间接关节造影就是静脉注射对比剂后待弥散至关节囊时进行肩关节扫描。其主要优势是无须穿刺，患者容易接受。但最大缺陷是成像等待时间长，没有将关节囊充分展开的效果，对关节结构的显示不佳。有研究显示，间接法关节造影与常规MR在盂唇病变和冈上肌部分撕裂诊断方面的敏感度和特异度无差异。因此目前间接关节造影主要用于病例随访或部分不能接受关节穿刺的病例。直接法MR造影是在关节内注入如Gd-DTPA顺磁性对比剂或生理盐水后进行成像。其作用在于：① 使关节囊扩张，能较好地暴露盂唇和盂肱韧带；② 增加了液体、肩袖和关节囊之间的对比度；③ 在加入利多卡因等麻醉剂后可进行ABER位扫描，提高了前部盂唇病变的诊断准确率；④ 部分关节粘连的患者在造影时加入麻醉剂后可进行被动运动以松解粘连，有一定的治疗作用。

MRI关节造影在注入Gd-DTPA之前需做斜向关状面FSE序列T2加权和横断面T2加权扫描。这两种成像方法可检查出关节囊的表面撕裂或肩袖本身的变形改变。注射前进行MRI检查也可查出原先就存在的继发于渗出或出血的关节内液体。关节内液体的存在可以减少注射量或不必行关节内的注射。

进行常规MRI关节造影，在注入对比剂后，三个平面(斜向冠状面、横断面、斜向矢状面)均使用脂肪抑制T1加权扫描，层厚3 mm。脂肪抑制有助于避免将脂肪组织误认为高强度信号的顺磁性对比剂，从而使对比剂充分显像。整个关节盂应能显示在层厚3 mm斜向矢状面的一幅图像中，将Gd-DTPA稀释4∶1 000后直接注入肩关节12～16 ml。生理盐水可经肩关节后路注射。利用生理盐水的MRI关节造影需做T2加权和T2*加权扫描，此时的T1加权像对关节内液体不能充分显示。在成像时，利用肩关节的外展使盂肱下韧带及其附着的盂唇紧张，有助于肩关节前向不稳定或多向不稳定的评估。这个方法也可用来检查盂肱下韧带前束的松弛或撕裂。

在横断面图像中，臂丛紧邻锁骨下动脉分布，这可成为其在非中轴位冠状面图像中的定位标志。两上肢的横断面脂肪抑制序列或常规T2加权扫描可用于检查发现臂丛的外源性损伤的原因(软组织或骨组织的侵犯)或呈高信号的创伤区域。

二、肩关节的正常解剖

肩胛带的连接包括盂肱关节、肩锁关节、胸锁关节和肩胛、胸臂的连接。盂肱关节的肱骨头位于相对较浅的肩胛盂窝内，且肩关节的解剖结构使得它比身体任何其他关节有着更大的活动范围，因此其稳定性依赖于其周围的肌肉、韧带和盂唇的完整性。盂唇横断面呈楔形，以过渡性纤维软骨的组织形态附着于关节盂缘、外观似环形戒指。盂唇组织的存在使关节盂窝加深，从而增大了关节面的接触面积。

(一) 肩的骨骼学　锁骨连接着躯干骨和上肢带骨。外观呈"S"形，内侧部分向前凸，外侧向后凹。外侧端扁平、狭窄，内侧端粗大呈柱形。其内侧与胸骨连接，形成胸锁关节；外侧与肩峰连接，形成肩锁关节。

肩胛骨由肩胛体、肩胛冈、肩胛颈、肩峰、关节盂、喙突组成。肩胛下窝即肩胛骨肋侧的凹面，而其背侧凸面由肩胛冈分成冈上窝、冈下窝。肩胛上神经的走行经过冈上窝上缘的肩胛上切迹和冈盂切迹，因此肩胛上神经易因腱鞘囊肿或神经周围组织的粘连或肩胛上横韧带的增加而发生卡压。喙突起源于肩胛颈的内上方，尖端位于关节盂的前外方。在肩胛骨的外上角为关节盂，其上、下分别为盂上结节、盂下结节。

肱骨头近肩关节处由肱骨头、解剖颈、大结节、小结节组成。结节间沟或称肱二头肌腱沟位于大结节、小结节之间，沿肱骨前部外表面走行。

(二) 盂肱关节和关节囊　盂唇是盂肱韧带和关节囊附着于关节盂缘的纤维性组织。盂唇外观呈卵圆形，与关节盂缘的肾形外观相适应。正常的盂唇高约3 mm、宽4 mm，但其大小、形态和结构都可能发生适当的变异。按照附着形态不同，盂唇可分为两种类型：A型，盂唇游离缘分离悬挂于关节盂软骨面，周边完好附着；B型，盂唇不形成游离缘，完全附着于软骨(图5-1-11)。前部盂唇是盂肱下韧带前束附着于盂唇的主要区域(图5-1-12)。盂肱中韧带的形态变化较多，在向肱二头肌腱方向走行的过程中也发出部分纤维附着于前部盂唇的上端。上关节盂与肱二头肌腱一起对盂肱关节的稳定及其功能起着重要作用，两者的位置紧紧相邻。骺线下方的盂唇与关节软骨相延续，是盂肱下韧带的附着处。盂唇的前上部分在与关节盂连接时经常发生变异(图 5-1-13)。肱二头肌长头肌腱与关节盂可有三种不同的附着方式：肱二头肌长头肌腱牢固地附着于关节盂的上极，关节盂的前上象限无唇下洞隙形成；或肱二头肌长头肌腱附着于关节盂矢状面的内侧几毫米处，使关节盂上极形成一个隐窝，可与唇下洞隙或肩胛下滑囊相交通；或关节盂外观呈类半月板样，因而在关节盂软骨斜上方、盂唇下形成一个较大的隐窝。这些正常的变异不要与肩关节的损害相混淆。

关节囊对关节有着重要的稳定和压缩作用，从而保证了关节面的紧密相贴及其完整性。而盂肱韧带和肱二头肌腱是维持盂肱关节囊稳定的重要

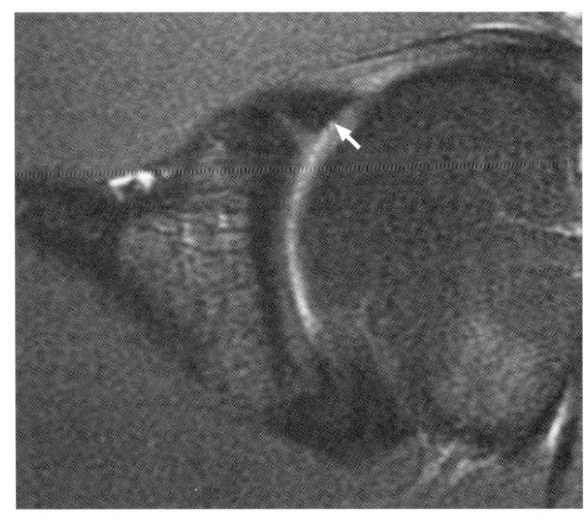

图 5-1-11 斜冠状面图像显示上盂唇的三角形外观，盂唇软骨信号较为均匀。盂唇游离缘分离悬挂于关节盂软骨面，周边完好附着，属 A 型表现(箭)。

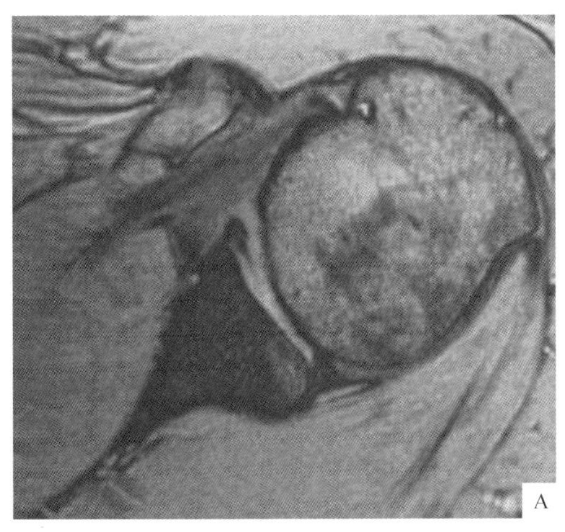

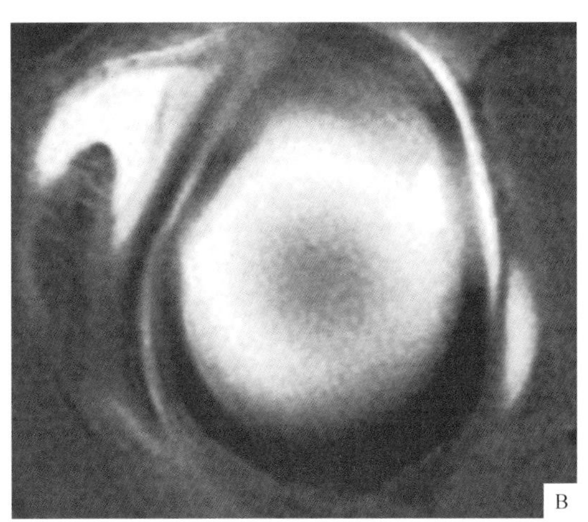

图 5-1-12 盂唇 MRI。A. 横断面 T2* 图像显示前后盂唇为基本对称分布的三角形结构，边界清晰，离关节端与骨性关节盂骨膜相连。B. 斜矢状面脂肪抑制 T1 关节造影像显示前后盂唇在骨性关节盂周围形成较为完整的低信号带，边界清晰，信号均匀。

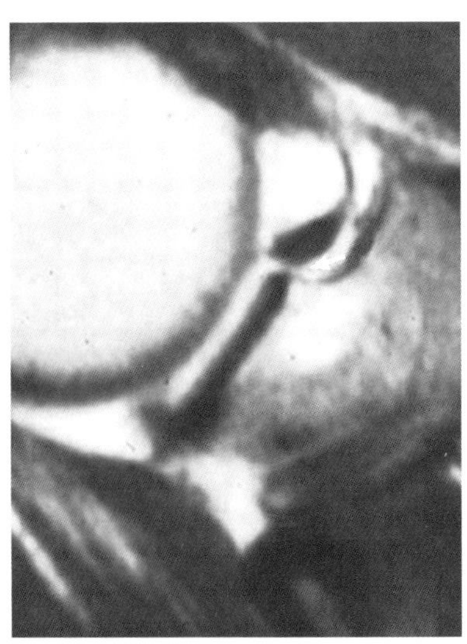

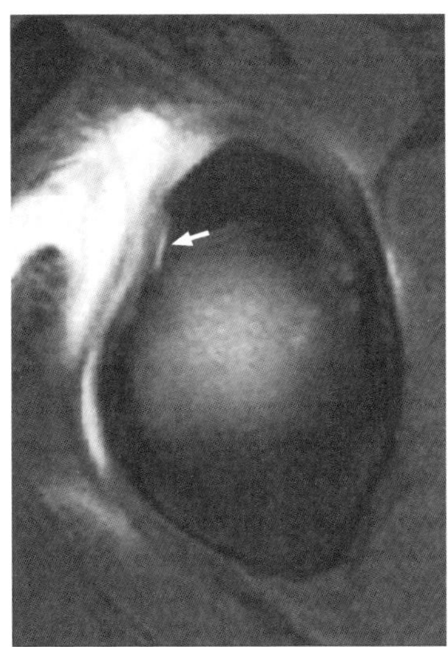

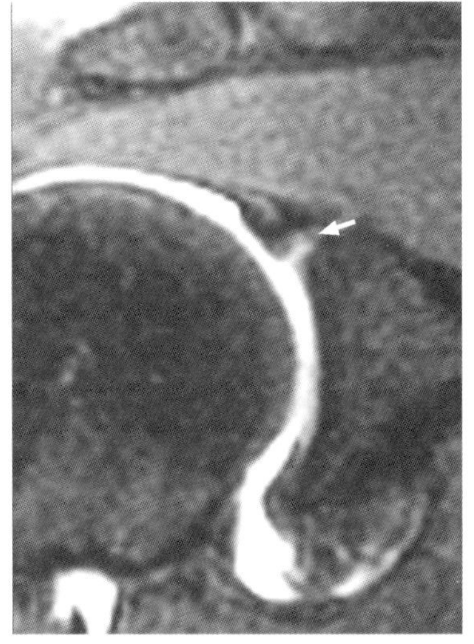

图 5-1-13 盂唇下孔。不同层面的 MR 图像显示上盂唇与骨性关节盂之间存在潜在腔隙，但边界清晰，同时可见有软骨信号进入腔隙内(箭)。这也是区别于盂唇撕裂的特征之一。

结构。从盂肱关节前面观，自上而下依次为喙肱韧带、二头肌腱、盂肱上、中、下韧带。

喙肱韧带起源于喙突根部的外侧，喙肩韧带起源的下方，以水平位或横行附着于肱二头肌腱沟外侧的大结节上。在肩关节的前上方，喙肱韧带跨过盂肱上韧带而位于较浅层，和盂肱上韧带一起在肩关节外展外旋时限制肱骨头的向下移位。后部关节囊是指关节囊肱二头肌长头腱后部及盂肱上韧带后束上方的部分，这是关节囊最薄弱的部分。

肱二头肌长头腱附着于盂上结节，经冈上肌和冈下肌之间的裂孔穿出而定位于结节间沟内。在肩胛盂上极水平，可见肱二头肌腱的四个分离附着点：① 盂上结节；② 后上盂唇；③ 前上盂唇；④ 附着在喙突基底部外侧缘的关节外附着点(图 5－1－14)。肱二头肌与关节盂唇构成复合体，盂唇上端的前部和后部均含有肱二头肌腱发出的纤维，其相当于肩胛盂上 1/3 部分(图 5－1－15)。肱二头肌盂唇复合体与肩胛盂有三种不同的连接方式：Ⅰ型，复合体牢固附着在肩胛盂的上极，在盂唇 12 点至 3 点方向无唇下孔；Ⅱ型，复合体附着在肩胛盂矢状面内侧，肩胛盂透明软骨在盂唇下继续向内侧延伸；Ⅲ型，半月形盂唇并形成沟样结构，在盂唇下发出并越过肩胛盂软骨。肱二头肌腱的腱鞘内滑膜则是由关节腔内滑膜延伸而来(图 5－1－16)。

盂肱韧带(上、中、下)是前部关节囊增厚而形成的带状部分。

盂肱上韧带是关节囊组织中最小的结构，起源于关节盂上极和喙突根部，与盂肱中韧带、肱二头肌腱和关节盂都有相连，并附着于小结节稍上方的肱二头肌腱沟的区域。盂肱上韧带的大小可为细

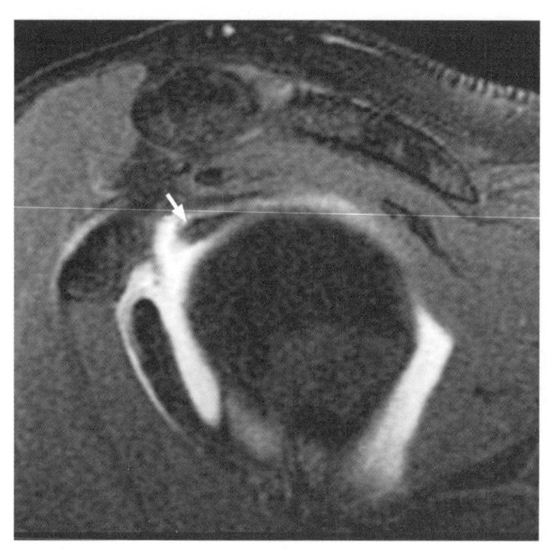
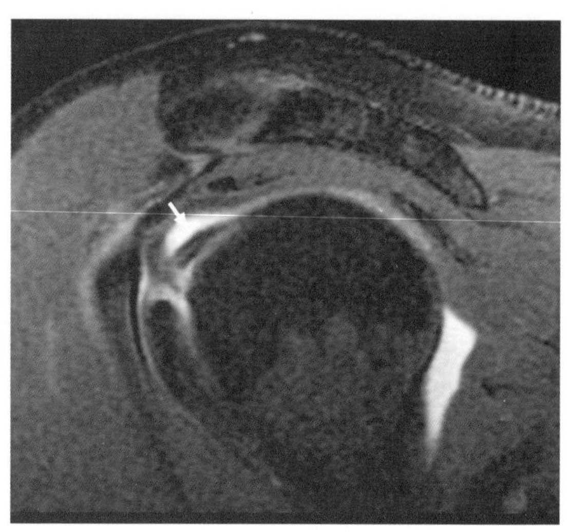

图 5－1－14 正常肱二头肌。在斜矢状面图像上显示为紧贴于肱骨头表面的肌腱信号(箭)。

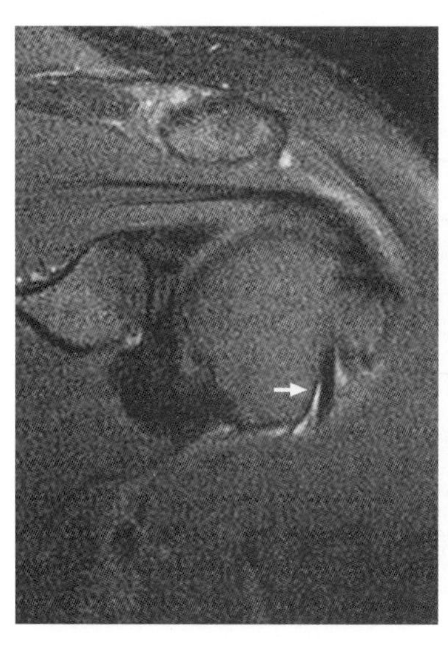
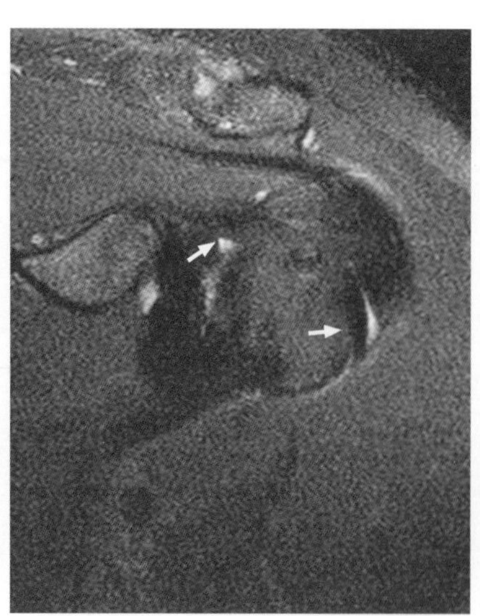
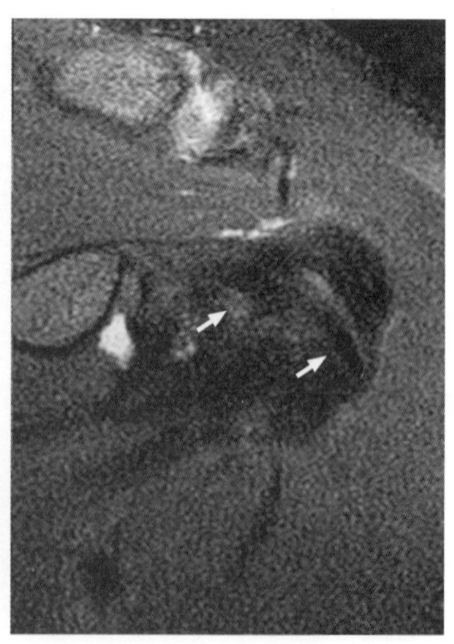

图 5－1－15 正常肱二头肌。二头肌与关节盂唇构成复合体，盂唇上端的前部和后部均含有肱二头肌腱发出的纤维，最后延伸至肱骨结节间沟内(箭)。

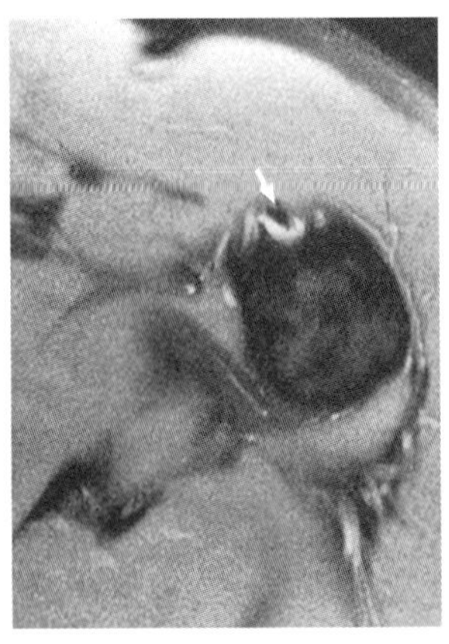
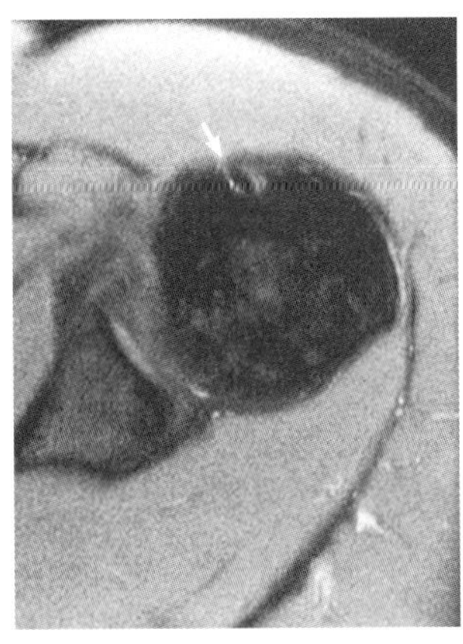

图 5-1-16 正常肱二头肌。肱二头肌腱的腱鞘内滑膜由关节腔内滑膜延伸而来。因此在 MR 关节造影时会显示肌腱周围高信号的对比剂(箭)。

如线样至增厚为牢固的关节囊韧带。盂肱上韧带与关节外的喙肱韧带的关系密切(图 5-1-17)。

盂肱中韧带附着于肱骨解剖颈的前方、小转子的内侧。在关节盂,它以盂唇的形式连于关节盂或附着于肩胛颈(图 5-1-18)。盂肱中韧带位于肩胛下肌腱(或穿过肩胛下肌腱)与前部盂唇或盂肱下韧带前束之间。Weitbrecht 孔(肩胛下黏液囊开口)正处于盂肱上、中韧带之间可与肩胛下软骨相交通。而 Rouviere 孔位于盂肱中、下韧带之间。上述两孔分别位于盂肱中韧带的前、后方。在盂肱韧带中,盂肱中韧带大小、厚度的变化最多,可呈现为薄薄的韧带组织或粗如肱二头肌腱的绳索样表现。后者称为索状盂肱中韧带,如中韧带在二头肌前方与上盂唇直接相连,并有前上盂唇阙如,则形成 Buford 复合体(图 5-1-19,图 5-1-20)。

盂肱下韧带是最大、最重要的盂肱韧带,其前、后束分别附着于前、后盂唇,并参与盂唇的形成。肩关节内收时,盂肱下韧带呈松弛状态;随着肩关

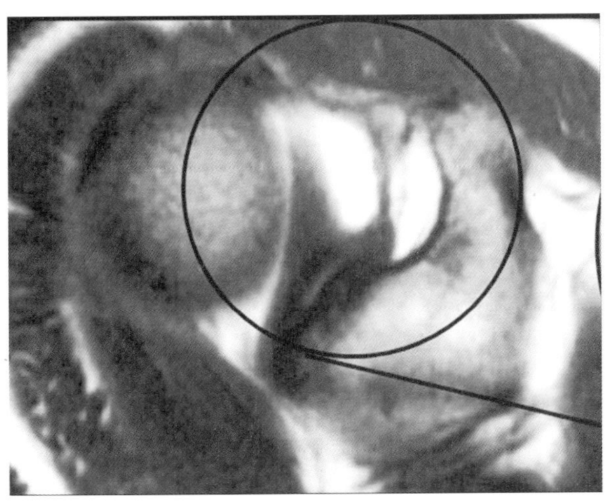
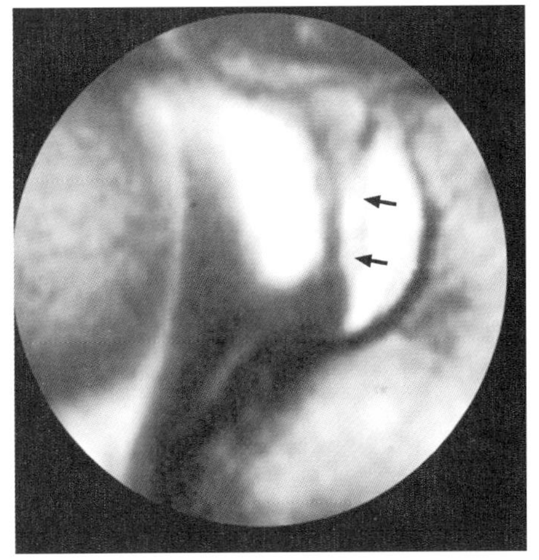

图 5-1-17 横断面 T1 加权关节造影像:显示位于关节盂上极和喙突根部之间的盂肱上韧带,在高信号对比剂衬托下,韧带周边境界清晰(箭)。

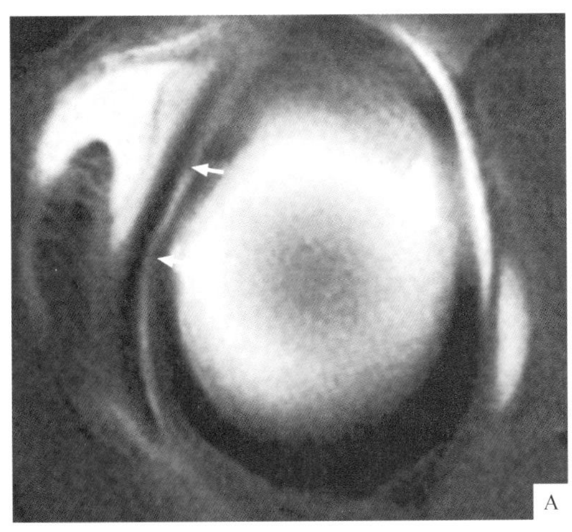

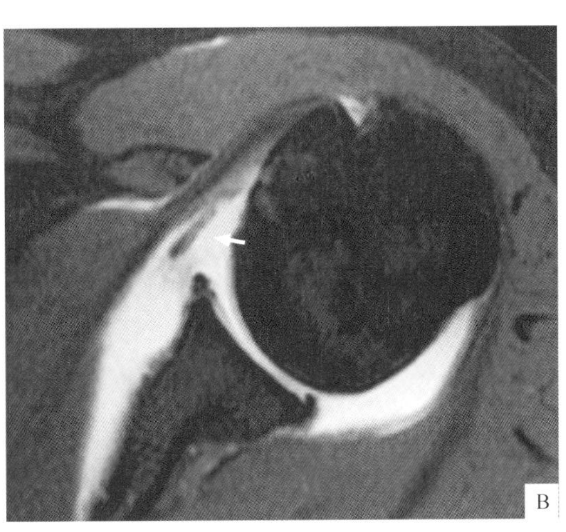

图 5-1-18 关节造影的斜矢状面(A)图像显示盂肱中韧带以盂唇的形式连于关节盂(箭)。横断面图像(B)显示其位于肩胛下肌腱(或穿过肩胛下肌腱)与前部盂唇或盂肱下韧带前束之间(箭)。

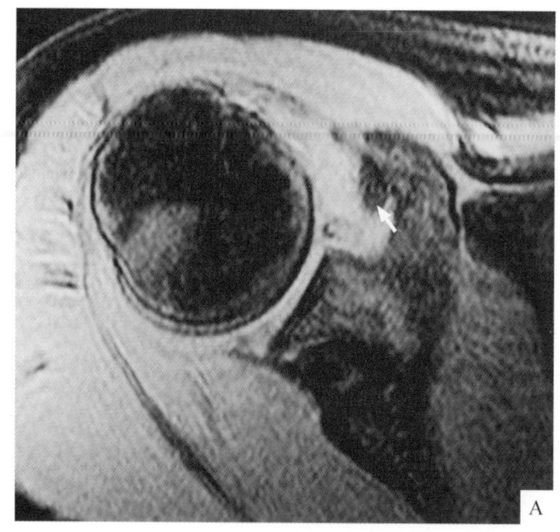

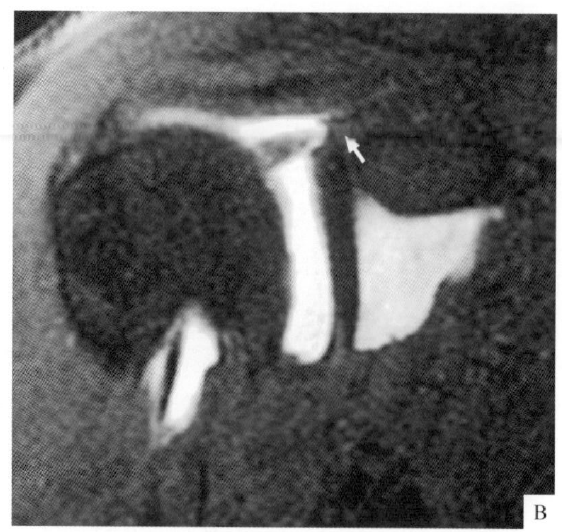

图 5-1-19 Buford 复合体。MR 造影显示索状盂肱中韧带(A),中韧带在肱二头肌前方与上盂唇直接相连(B)。

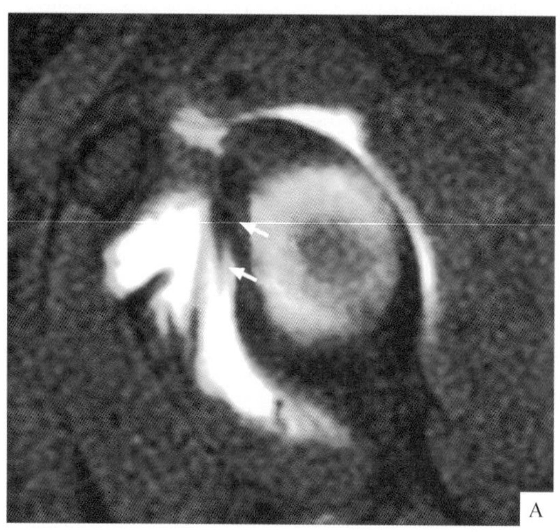

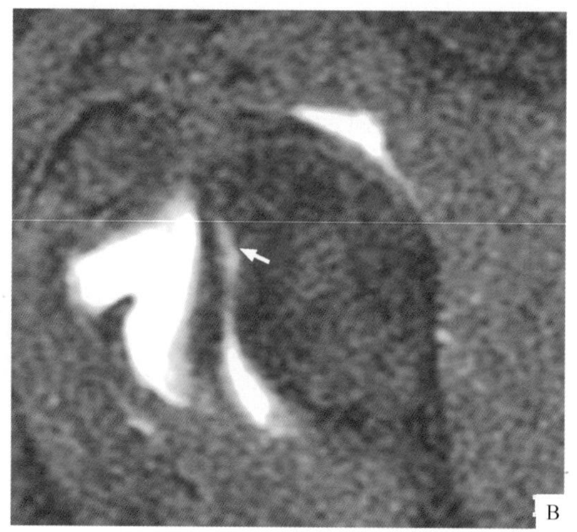

图 5-1-20 Buford 复合体。索状盂肱中韧带直接连于上盂唇(A),斜矢状面图像(B)清晰显示前上盂唇缺如。

节的外展,盂肱下韧带的紧张度增加,其前、后束相对于肱骨头向上移动。盂肱韧带起源于盂唇或肩胛颈,附着于肩关节另一侧的肱骨解剖颈周围。盂肱下韧带前束附着于关节盂,从而形成前部盂唇。同样,盂肱下韧带的后束形成后部盂唇。盂肱下韧带的整体可分别以两种不同形式附着于肱骨的解剖颈——领口样附着或"V"形附着。盂肱下韧带前后束围成腋囊,经盂唇与关节盂周边的下 2/3 部分连接。因此盂肱下韧带盂唇复合体构成了盂唇下缘的紧密结合,起到了稳定关节囊的作用(图 5-1-21)。

(三) 肩袖 肩袖也被称为肩回旋套(rotator cuff)。其由冈上肌、冈下肌、小圆肌、肩胛下肌共同组成。其基本作用是使肱骨头位于中心,在肩关节外展时,限制肱骨头的向上移位。冈上肌腱、冈下肌腱和小圆肌腱附着于大结节,而肩胛下肌腱附着于小结节。肩胛下肌腱位于前部关节囊的前方,而肌腱的上段位于关节内。而肩胛下滑囊位于肩胛下肌腱和肩胛骨之间。旋转肌袖存在一个间隙,位于肩胛下肌腱的上方和下方之间,容纳喙肱韧带和盂肱上韧带。三边孔由大圆肌、小圆肌下缘和肱三头肌长头腱围成,内有旋肩胛血管通过。三边孔外侧的四边孔(内有腋神经和旋肱后动脉通过)由小圆肌的下缘、大圆肌的上缘、肱三头肌的外侧缘和肱肌的内侧缘围成。

(四) 喙肩弓 喙肩韧带是喙肩弓的重要结构,有两束分成三带,起源于喙突的外侧面,分别附着于肩峰的前侧、外侧、下表面。喙肩弓具有稳定肱骨头限制其向上移位的作用。肩峰下滑囊位于肩峰、喙肩韧带和旋转肌袖之间。其外侧,滑囊走行于冈上肌腱和冈下肌腱之上,并向肩峰的前外方延伸,直到三角肌下。这就使滑囊在旋转肌袖和喙肩弓之间成为一个润滑装置。

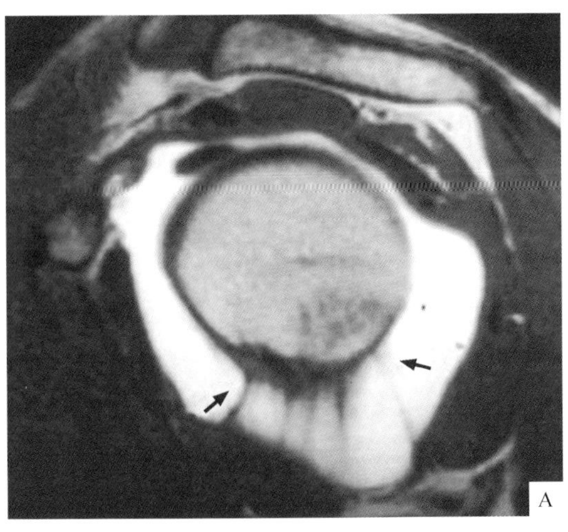

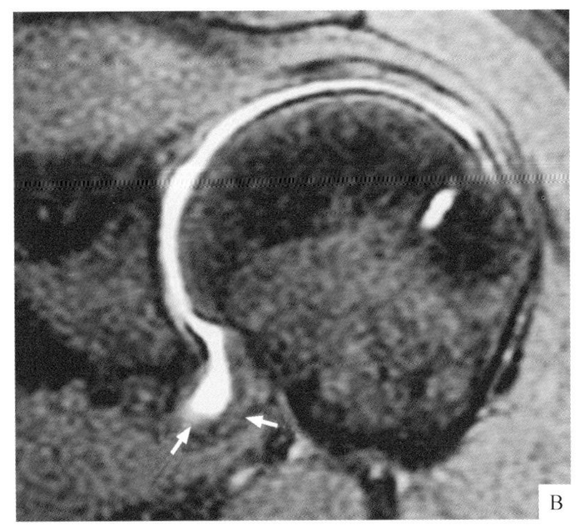

图 5-1-21 盂肱下韧带。该例盂肱下韧带整体以"V"形附着于肱骨解剖颈(A)(箭)。盂肱下韧带的部分纤维形成后部盂唇，并构成下关节囊，在矢状面图像上联结于关节盂(B)(箭)。

肩锁关节与胸锁关节一样，关节面皆是由纤维软骨覆盖的滑膜性关节。关节囊由上肩锁关节韧带、下肩锁关节韧带加强。关节腔被一楔形关节盘分成两个部分。肩锁韧带、锥形韧带、斜方韧带一起对肩锁关节的稳定起着重要作用；喙锁韧带在垂直方向起稳定作用；肩锁韧带则限制锁骨的后移。

三、正常肩关节的MRI表现

（一）横断面　在较高位置的MRI横断面成像中，正常呈斜形走向的冈上肌呈中等信号。冈上肌腱，从肱二头肌长头腱后方的大结节和关节囊的附着处开始，到肩胛骨的冈上窝，皆呈低信号。在T2加权像和脂肪抑制图像中，冈上肌呈等信号，而其肌腱呈低信号。肩峰骨髓呈高信号，位于冈上肌的外侧且与之平行走向。肩关节内收时，冈上肌腱突出于肩峰的外侧。在喙突上方的横断面中，冈下肌的长轴从肩胛骨的后下方起源，在冈上肌的后方穿过盂肱关节，附着于大结节的外侧面。冈下肌接近大结节的后外方时，低信号的冈下肌腱同低信号的肱骨骨皮质一起显示。冈上肌、冈下肌分别位于肩胛冈的两侧，小圆肌位于冈下肌的后外方，它起源于肩胛骨的腋缘，附着于大结节的下面(图5-1-22)。

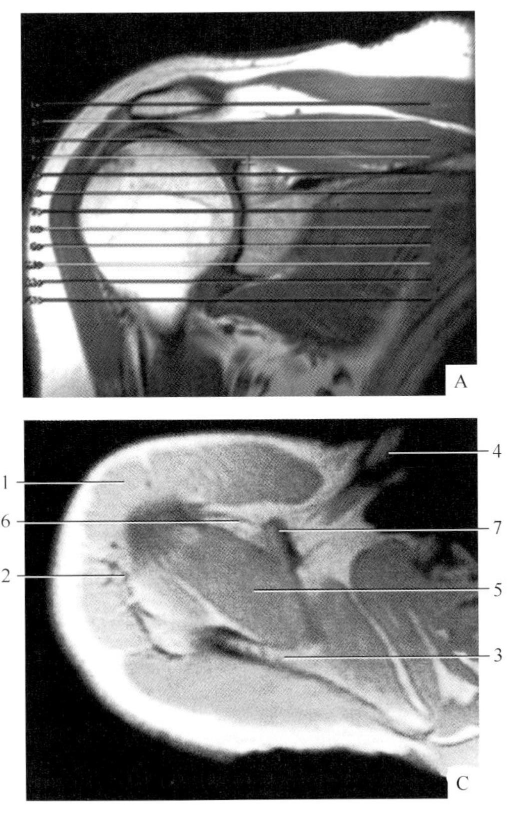

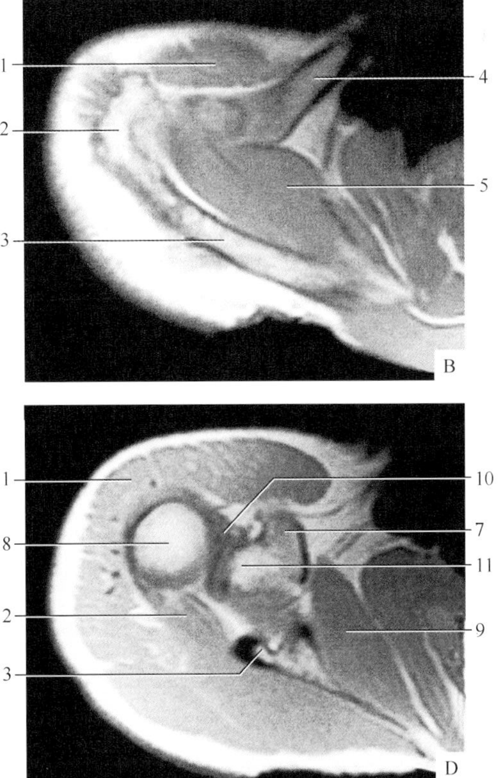

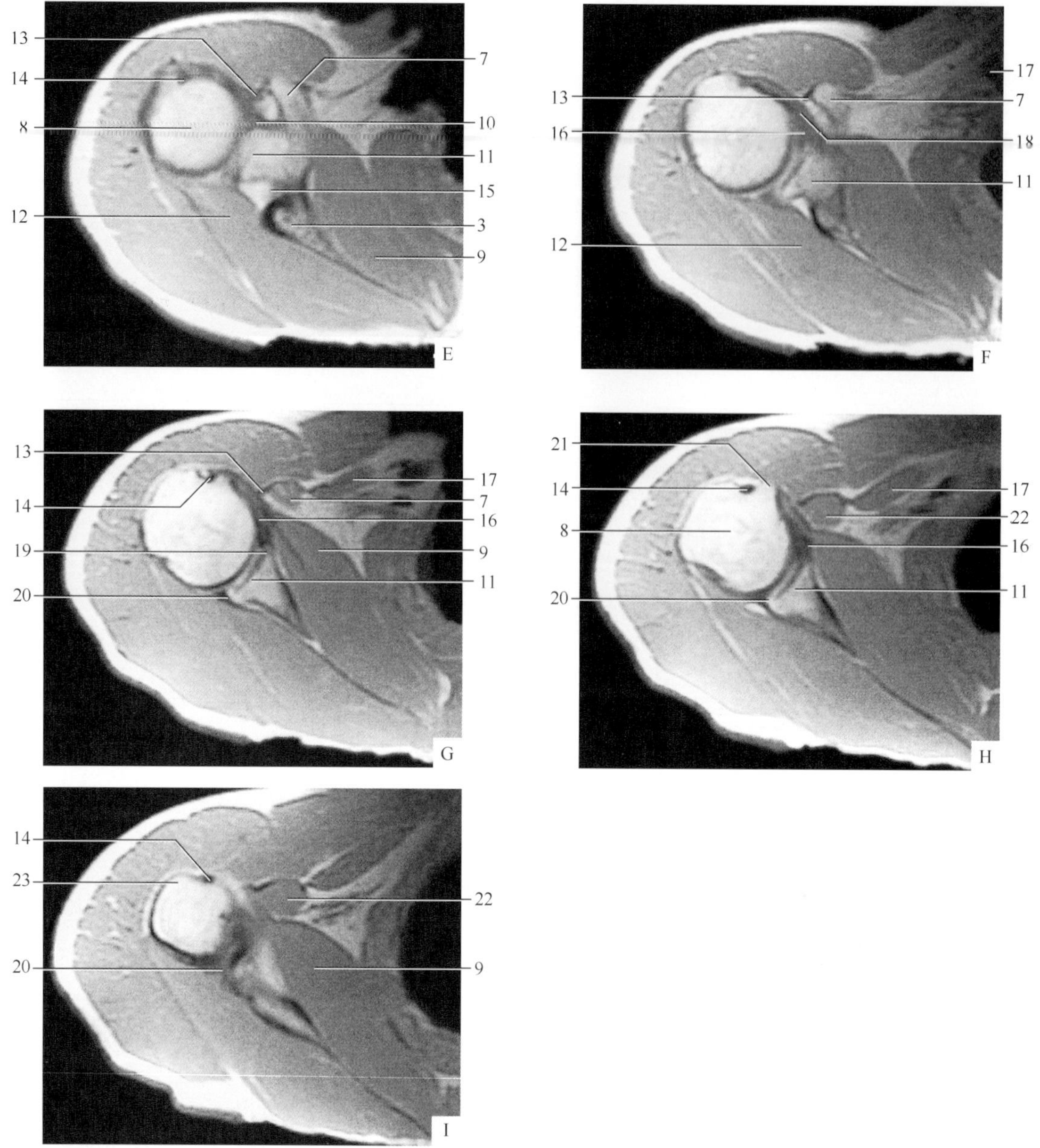

图 5-1-22 肩关节横断面 MRI 图像。1. 三角肌；2. 肩峰；3. 肩胛冈；4. 锁骨；5. 冈上肌；6. 喙肩韧带；7. 喙突；8. 肱骨头；9. 肩胛下肌；10. 盂肱上韧带；11. 肩胛盂；12. 冈下肌；13. 喙肱韧带；14. 肱二头肌长头及其肌腱；15. 肩胛上切迹；16. 盂肱中韧带；17. 胸小肌；18. 肩胛下肌腱；19. 前部关节唇；20. 后部关节唇；21. 小结节；22. 喙肱肌；23. 大结节。

在横断面图像中，肱二头肌长头腱位于结节间沟内呈低信号，有时其周围伴随少量呈高信号的脂肪组织。肩胛上动脉和神经位于肩胛盂上缘的内后方。低信号的盂唇位于喙突下盂肱关节的水平范围内。正常时，前盂唇和后盂唇横断面呈典型的三角形，但后关节盂相对较小、略呈圆形。内旋时，前盂唇显得比后盂唇更大。盂肱关节软骨覆盖整个关节盂窝的凹形面上，在 T1 加权像上呈低信号，而在 T2* 加权像上呈较高信号，因此盂缘的关节软骨也许会被误认为盂唇的撕裂。关节软骨在脂肪抑制图像中可以更好地显示。肩胛下肌在关节盂的前内侧，从肩胛下窝发出，附着于肱骨小结节。肩胛下肌位于前部盂唇尖端的前方，出现于盂肱关节的中上水平范围。盂肱中韧带位于前盂唇前方，呈低信号，为细条带或粗绳索样，也可紧贴于前关节盂的前缘或敷于肩胛下肌腱下缘，在非造影成像时，很难与低信号的肩胛下肌区别开来。盂肱下韧带前束位于前盂唇和肩胛下肌腱之间。盂肱上韧带位于喙突和肱二头肌腱水平。

（二）冠状面　旋转肌袖中，冈上肌腱的解剖结构在冠状面中能够很好显示。在位于前方和正中的斜向冠状面图像中冈上肌及其肌腱可以完整地显示出来，而且能显示出冈上肌腱附着于大结节。肩峰下滑囊位于旋转肌袖和肩峰之间。在肩峰、肩锁关节和滑囊上壁之间，存在着一个纤维脂肪层。

在前方的冠状面中，肩胛下肌纤维和肌腱组织汇合集中附着于小结节上。前方的斜向冠状面，能显示出喙肱韧带和喙肩韧带呈较窄的低信号的组织结构。上肢处于中立位且肱骨头内旋时，斜向冠状面可显示结节间沟内的肱二头肌长头腱。肱二头肌长头腱于冈上肌腱下方进入关节囊，附着于关节盂的上缘。喙锁韧带也可在前方的斜向冠状面中显示。肩锁关节的解剖结构在经冈上肌腱的斜向冠状面图像中显示最佳。当肩锁关节内有液体存在时，可作为无症状性骨性关节炎的一种表现。盂肱下韧带及腋下囊在斜向冠状面可很好地显示。在前方冠状面中，能显示肩胛下肌下滑囊内的液体向关节盂内下方延伸。

在正中冠状面图像上，冈上肌腱越过关节盂向外侧延伸，直至其肌腱进入旋转肌袖的肌肉、肌腱结合部。盂肱下韧带及腋下囊分别在关节盂下极的附着处和肱骨解剖颈，在冠状面图像中均可显示。还能经常看到关节内渗出而潴留在腋下囊内不等量的液体，这往往与骨性关节炎、旋转肌袖的病变有关。从由前至后的经肩关节的斜向冠状面中可以看出腋下囊的大体形态(5-1-23)。

肩关节后半部分的冠状面图像中可见到冈上肌腱与冈下肌腱在肩锁关节后方联合附着于大结节。在更靠后的冠状面中，冈下肌腱易被误认为冈上肌腱，而冈上肌腱并不在此平面内。肱骨头表面的关节软骨在 T1 加权像上呈中等信号，位于冈上肌腱之下，骨皮质之上。旋肱后动脉和腋神经位于喙肱肌、背阔肌、小圆肌及其肌腱的内侧。小圆肌及其肌腱出现在更靠后的斜向冠状面图像中，和肩胛冈处于同一水平，附着于大结节之上。

（三）矢状面　三角肌、冈上肌、冈下肌、小圆肌及大圆肌，这组肌肉群在矢状面图像中可以很好地显示。在中间及靠外侧的矢状面图像中，冈上肌、冈下肌以及它们的联合肌腱位于肩峰和肱骨头的上端关节面之间。在肩关节的矢状面图像中的前方区域，较厚的肌腱为冈上肌腱的组成部分，而呈弓形跨过肱骨头的后半部分较扁平的肌腱则属于冈下肌腱的组成部分。在较外侧的矢状面图像中，

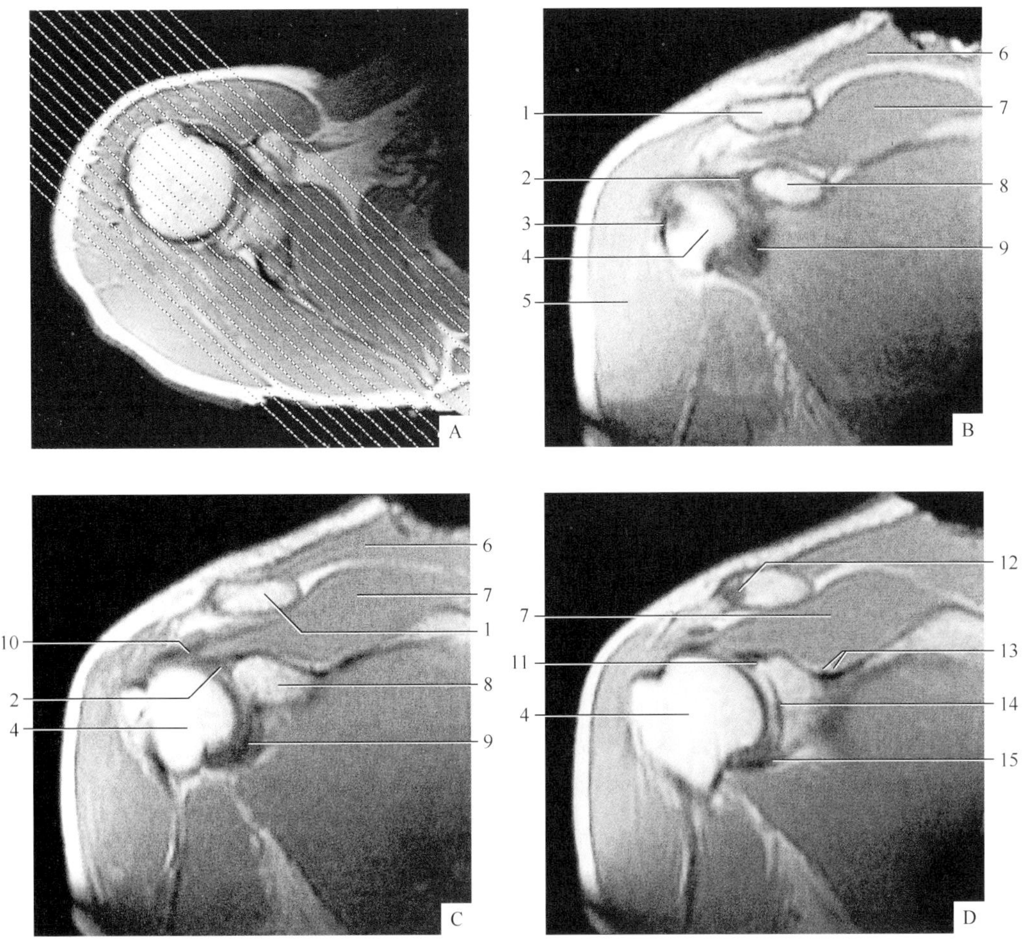

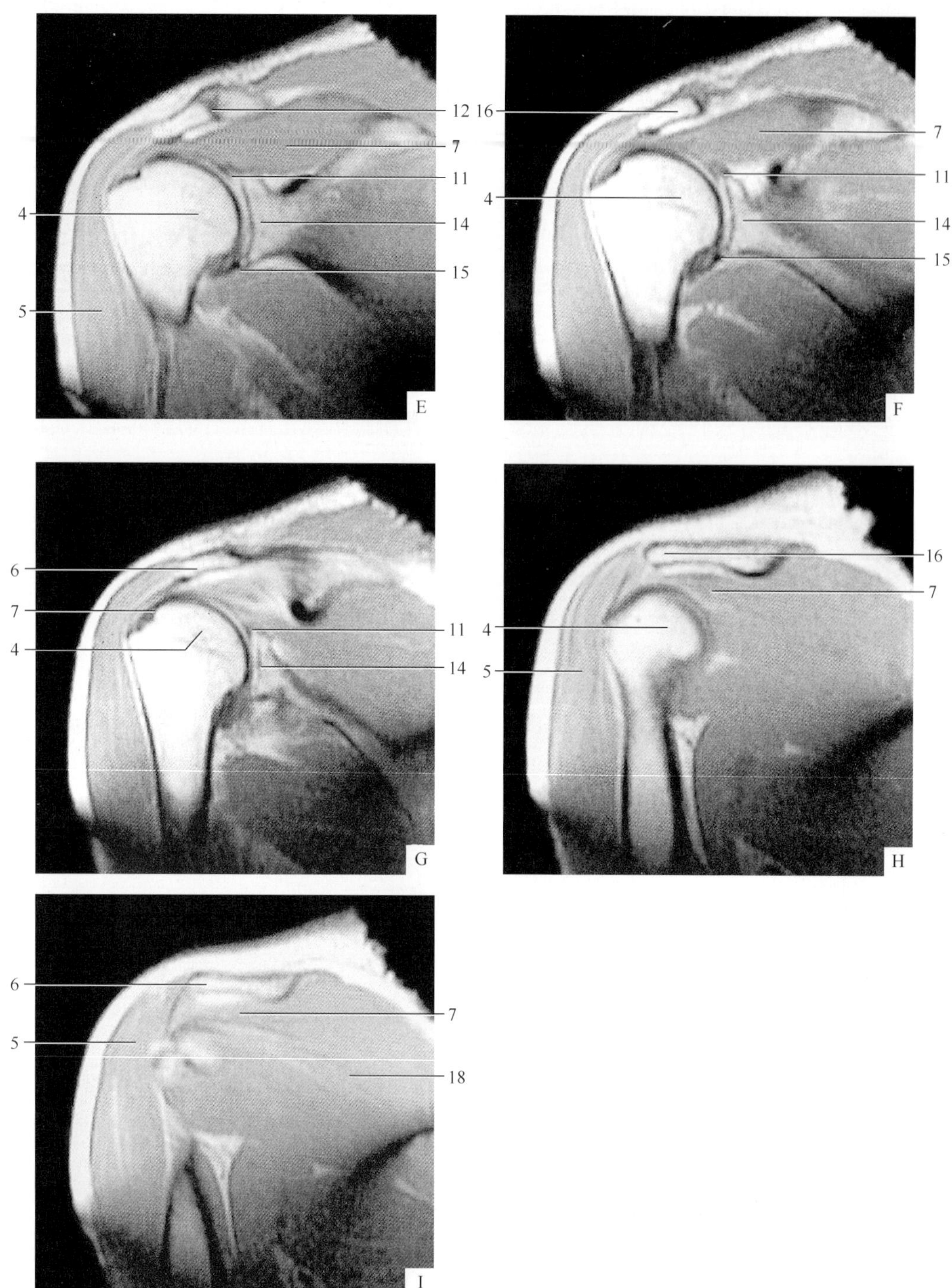

图 5-1-23 肩关节冠状面 MRI 图像。1. 锁骨；2. 喙肱韧带；3. 肱二头肌长头及其肌腱；4. 肱骨头；5. 三角肌；6. 斜方肌；7. 冈上肌；8. 喙突；9. 肩胛下肌腱；10. 冈上肌腱；11. 上关节唇；12. 肩锁关节；13. 肩胛上动脉和神经；14. 肩胛盂；15. 下关节唇；16. 肩峰；17. 冈上肌腱和冈下肌腱；18. 冈下肌。

肱二头肌腱位于冈上肌腱的前下方，并于盂肱关节面附着于关节盂上极。当矢状面图像中出现肩胛盂时，可观察到低信号呈束状的喙肩韧带，从肩峰到喙突，跨过旋转肌袖的前部。内侧的矢状面则从侧面显示锁骨和肩锁关节。在矢状面中也能看到斜形走向的肱骨干。干骺端远端的髓腔内的骨髓呈不均匀性，通常认为是因为红骨髓向黄骨髓转化不完全所致(图 5-1-24)。

在位于肱骨关节平面的矢状面中，能够看到呈低信号的盂唇。盂肱下韧带前束向前上方延伸，直至变成前部盂唇。盂肱中韧带位于前部盂唇的前方，而肩胛下肌又位于盂肱中韧带的前方，这种位置关系比较固定，尽管盂肱中韧带的大小和形状经常发生变化，甚至缺如。

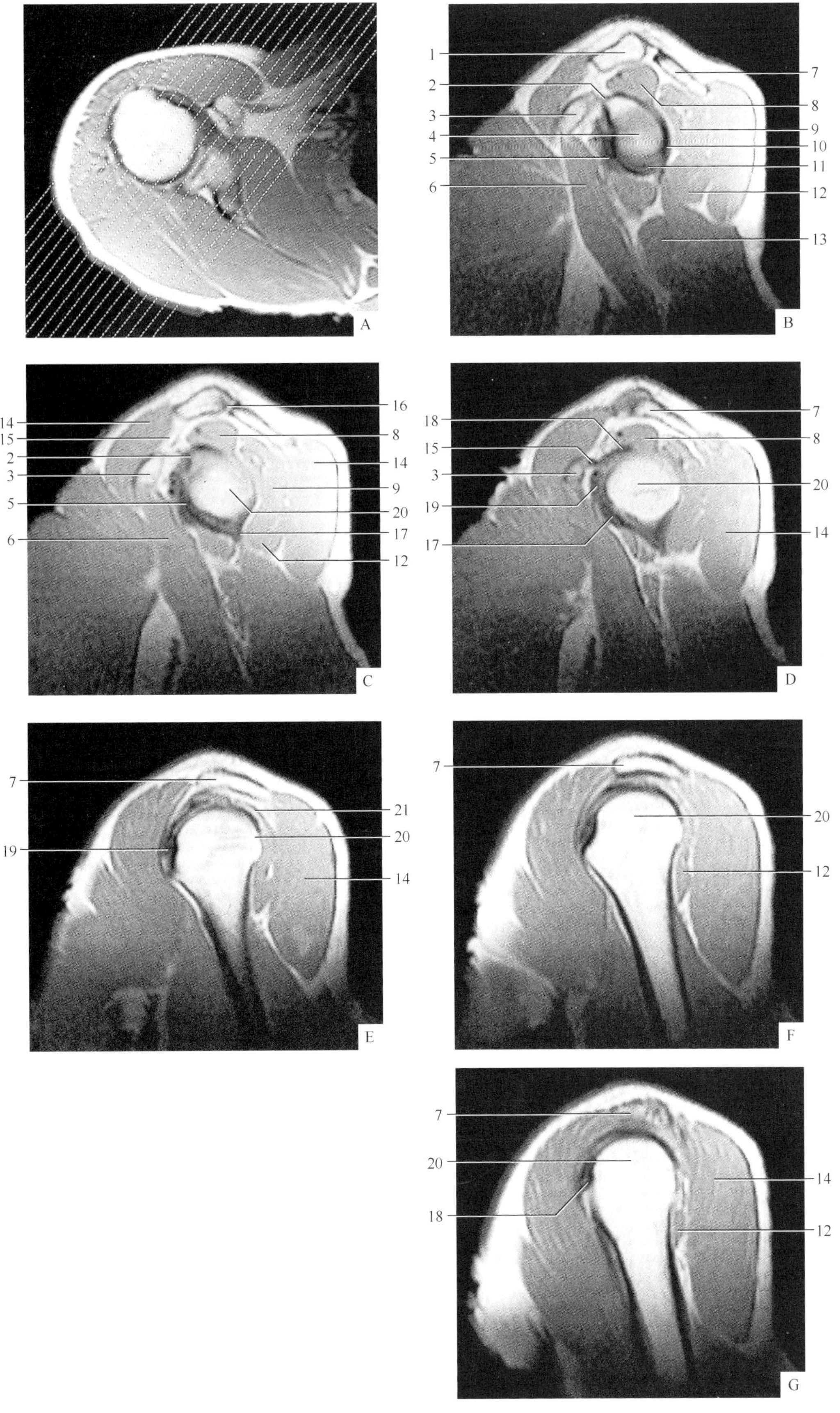

图 5-1-24 肩关节矢状面 MRI 图像。1. 锁骨；2. 喙肱韧带；3. 喙突；4. 肩胛盂；5. 前部关节唇；6. 喙肱肌；7. 肩峰；8. 冈上肌；9. 冈下肌；10. 后部关节唇；11. 下部关节唇；12. 小圆肌；13. 大圆肌；14. 三角肌；15. 喙肩韧带；16. 肩锁关节；17. 盂肱下韧带；18. 肱二头肌长头腱；19. 肩胛下肌腱；20. 肱骨头；21. 冈下肌及其肌腱。

内侧矢状面图像中可显示出肩锁韧带，并能观察到冈上肌位于肩胛下肌的前段。胸小肌及喙肱肌位于喙突的前方。腋动脉、腋静脉、臂丛在冈下肌的前方、胸小肌的深部。冈下肌及其肌腱位于盂肱关节囊的前部。在冈上肌腱的前下方、盂肱关节的上端，肱二头肌长头腱进入关节囊。盂肱上韧带位于肱骨头和肩胛盂的前方、肱二头肌长头腱之下。盂肱中韧带处于肱骨头的内侧或关节盂的外部的前方。下部盂唇较厚，沿着关节盂的下方呈低信号。

四、肩关节病变

(一) 肩碰撞综合征(impinge syndrome)

【病因和病理】正常的盂肱关节，冈上肌腱可在冈上肌出口内自由滑动(冈上肌出口为肱骨头上方和肩峰下方间的一间隙，其下方为肱骨头上表面，后方为肩胛骨的肩胛冈，上方为肩峰的下表面，前方为喙肩韧带)。由一些解剖结构病变引起冈上肌出口狭窄，压迫肩峰下滑囊和(或)冈上肌腱，并引起相应的临床表现，称碰撞综合征(或称肩卡压综合征、肩痛弓综合征)。许多关节结构的病变都可引起碰撞综合征，肩腱袖、肱二头肌长头、肩峰下滑囊、喙肩弓、肩峰和肱骨头六个解剖结构在碰撞综合征中起重要作用。在年轻的患者，卡压常与使用过度或手臂举过头的活动有关(尤其见于一些运动员)。在年龄较大的患者，碰撞常与退行性病变或骨质增生有关。

碰撞综合征的软组织病理改变最常见为肩峰下滑膜囊炎和冈上肌腱退变。冈上肌腱退变好发生于肩腱袖纤维附着于肱骨大结节处，如果卡压严重或持续时间较长，冈上肌腱可被撕裂。周围结构挤压引起的滑囊炎和肌腱炎可引起疼痛和冈上肌、冈下肌的失用性萎缩。慢性压迫和刺激作用可引起喙肩韧带产生突向前方的骨刺，进一步引起肩峰下区的卡压。喙肩韧带以宽带状附着于肩峰下面，正常厚度 2～5.6 mm，喙肩韧带肥厚可引起冈上肌出口狭窄。肩部慢性创伤可引起软组织肿胀和炎症，当软组织水肿时，冈上肌出口的相对间隙进一步缩小。导致骨性冈上肌出口病变的因素包括肩峰前端骨刺、肩峰的特殊外形(肩峰有一个向前的沟或呈鱼嘴样突出)、喙肩弓的骨质增生等。

不归类在冈上肌出口卡压综合征的其他卡压原因还有肱骨大结节骨折后连接不良、肩腱袖撕裂和肱二头肌腱撕裂、关节表面破坏或韧带松弛导致盂肱关节支点功能丧失、斜方肌麻痹或喙肩弓病变导致肩胛骨旋转功能障碍以及肩峰的一些病变，包括肩峰前部骨骺不融合、骨折后连接不良、肩峰下滑膜囊增厚等，但少见。

【临床】肩卡压综合征的临床表现为盂肱关节外展至一定范围即有肩部和上臂疼痛，而在此幅度以外活动时则无疼痛。为明确碰撞综合征的诊断，可在肩峰下间隙注入 1%利多卡因 10 ml，如肩关节疼痛消失并可自由活动，碰撞综合征的诊断即可成立。

【影像学】碰撞综合征需观察肩部许多结构的改变，包括肩腱袖肌腱的外形和信号改变，肩峰、喙肩弓病变，肩峰下滑膜囊炎等。

1. 肩峰下滑膜囊炎　肩峰下滑膜囊炎(亦称三角肌下滑膜囊炎)一般认为是继发于肌腱变性或碰撞综合征。在正常情况下，滑膜囊在 MRI 上不显影或表现为肩峰前端下方薄层脂肪信号，这种脂肪信号来自滑膜内的脂肪及滑膜外周围的脂肪垫。滑膜囊炎使滑膜囊增厚，在 T1 加权像上呈低信号或滑膜周围的脂肪消失；因炎症渗出和滑膜增生，在 T2 加权像上呈高信号，或薄层脂肪信号增宽(图 5-1-25)。肩峰下滑膜囊增厚而在 T1 加权像和 T2

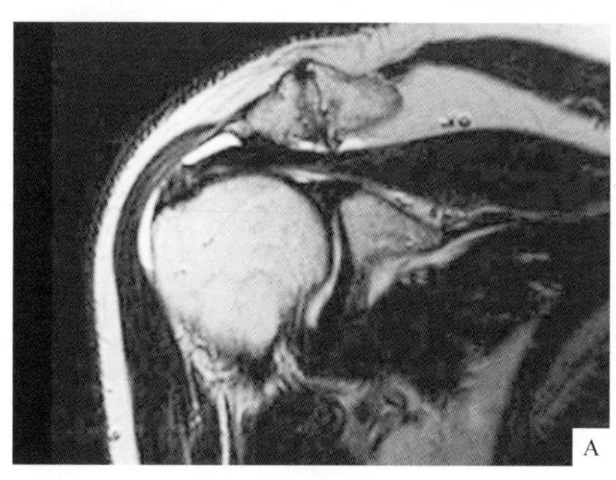

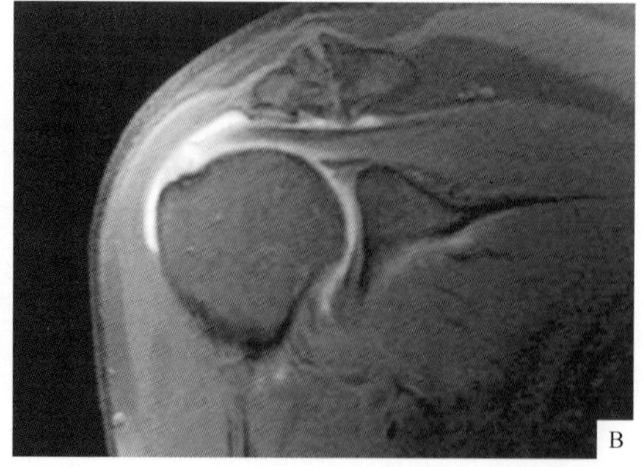

图 5-1-25　肩峰下滑膜囊炎。肩峰向下向外侧方倾斜，导致肩峰下滑囊炎。A. 斜向冠状面 T1 加权像。B. 斜向冠状面 T2* 加权像。

加权像上均呈的信号，提示为慢性滑膜囊炎的增生性改变，在肩肌袖完整时，肩峰下滑膜囊一般无大量积液。如果滑膜囊内有大量积液，应该仔细观察有无肩肌袖撕裂或其他原因引起的滑膜囊炎（如感染性滑膜炎）。

2. *肩腱袖改变* 肩腱袖病变引起卡压病变。斜向冠状面或斜向矢状面成像显示肩腱袖肌腱最理想，横断面起辅助定位作用。正常肩腱袖肌腱在T1加权像、T2加权像及脂肪抑制图像上均呈低信号。肩腱袖肌腱变性在组织学上并没有急性炎症，而是一些瘢痕、纤维化、黏液样变等，在T1加权像和质子密度加权像上呈中等信号带，在重T2加权像上，这些异常信号可减低或保持不变。在无症状的志愿者中，在T1加权像和质子密度加权像上，肩腱袖肌腱（尤其是冈上肌腱远端）可见中等信号带或信号不均区，其原因不明，可能于MRI为应该、部分冈上肌腱纤维排列方向特殊有关。上述伪影和早期肩腱袖肌腱变性有时很难鉴别。

肩腱袖肌腱变性和部分撕裂的MRI表现可类似，判断肌腱病变需注意滑囊和关节表面形态，并结合各种扫描序列。肩腱袖退变时，在T1加权像、质子密度加权像、T2加权像上均呈中等或稍高信号（图5-1-26，图5-1-27）。肩腱袖部分撕裂时，在T1加权像、质子密度加权像和T2加权像上病变信号相对较高。区别较严重的肌腱退变和肩腱袖部分性撕裂时需仔细观察肩腱袖关节面和滑膜囊面的连续性，以及在各种序列中的信号改变。Zlatkins将肩腱袖病变为三级：Ⅰ级，肌腱退变但其外形正常，急性期碰撞综合征的肌腱外形肿大（轮廓正常）亦为此类。Ⅱ级，肌腱炎或退变，但有外形改变（变薄或不规则）。Ⅰ级或Ⅱ级的肩腱袖病变在T1加权像和质子密度加权像上呈中等信号，但在T2加权像上信号强度没有进一步增加。Ⅲ级，同时有外形和信号的改变，其信号在T1加权像和质子密度加权像上呈中等信号，但在T2加权像上呈高信号。Ⅲ级肩腱袖病变即为肩腱袖撕裂。应该注意，肩峰下滑膜囊的少量积液及肩峰下脂肪层信号消失并不是提示肩腱袖退变或肩腱撕裂。

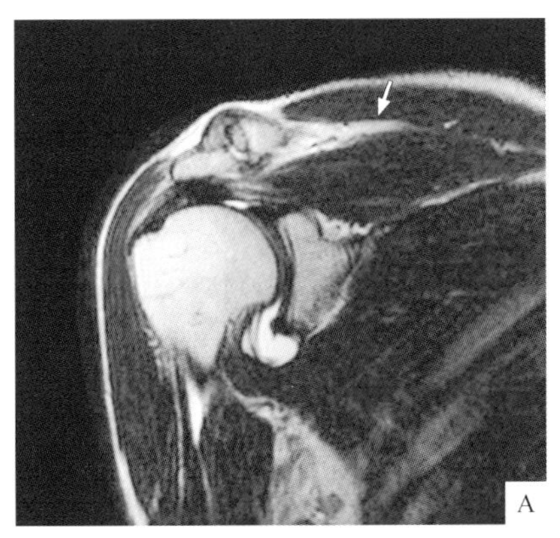

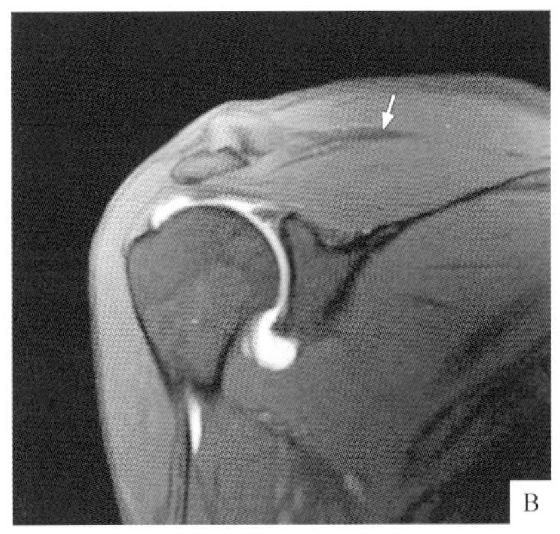

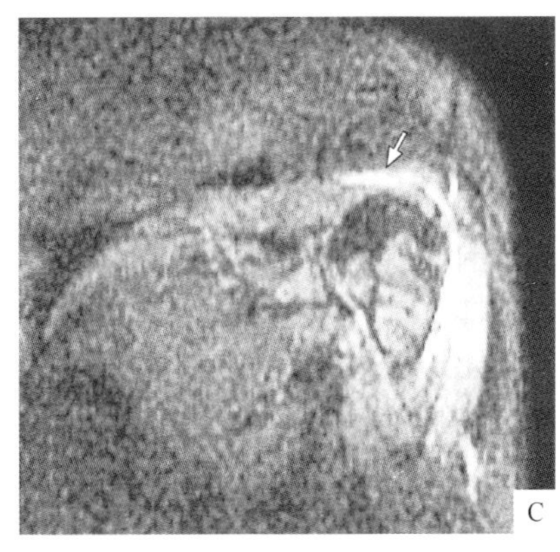

图5-1-26 冈上肌腱损伤。冈上肌腱稍高信号（箭）。A. 冠状面T1加权像。B. 冠状面T2加权像。C. 脂肪抑制图像。

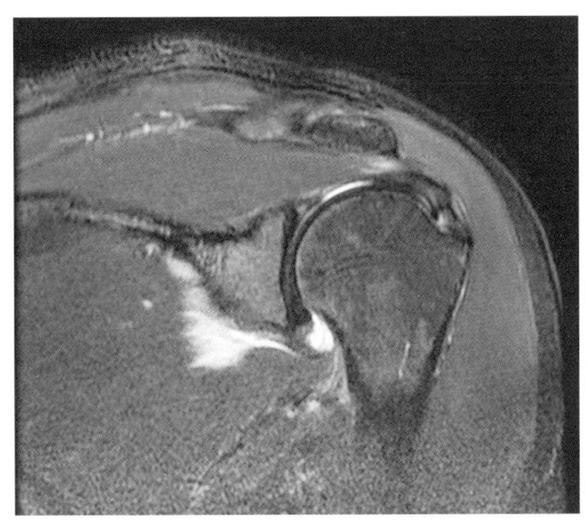

图5-1-27 冈上肌腱损伤，斜冠状面STIR像：冈上肌腱局部稍高信号。

3. *骨结构改变* 碰撞综合征可由一些骨性改变引起，主要为肩峰退行性病变。肩峰前骨刺丛肩峰的前下方向内、向下生长，但注意不要将喙肩韧带或肱三头肌腱附着处误认为骨刺。肩峰骨刺在斜向矢状面上显示最好，骨刺的骨皮质在MRI图像上呈低信号，而内部骨髓呈高信号（图5-1-28，图5-1-29）。肩峰前1/3下表面的不平整，这种改变可在斜向冠状面或矢状面图像上显示。肩峰骨骺永久性不融合亦可能与碰撞综合征、肩腱袖撕裂有关。横断面能最好地显示肩峰未融合部分的大小和外形。部分永久性肩峰骨骺的不稳定性亦与喙肩弓退变有关。

喙肩弓的骨质增生使冈上肌出口处引起卡压。喙肩弓的骨质退变的MRI特征使，低信号骨质硬

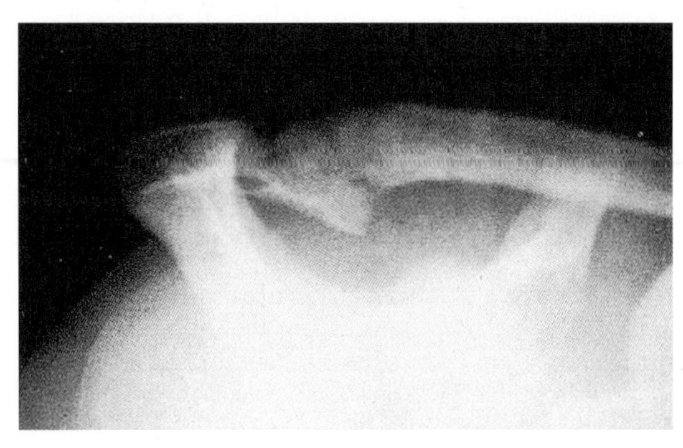

图 5-1-28　X线片示肩峰前骨刺压迫冈上肌出口。

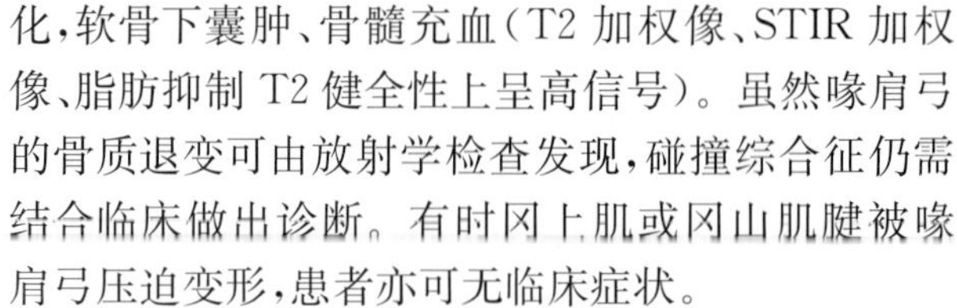

化，软骨下囊肿、骨髓充血(T2 加权像、STIR 加权像、脂肪抑制 T2 健全性上呈高信号)。虽然喙肩弓的骨质退变可由放射学检查发现，碰撞综合征仍需结合临床做出诊断。有时冈上肌或冈山肌腱被喙肩弓压迫变形，患者亦可无临床症状。

肩关节的退变和肩腱袖撕裂是碰撞综合征的晚期。肱骨肩峰间距离缩短也是碰撞综合征的晚期表现。晚期碰撞综合征还可发现肱骨大结节的骨质退变，包括骨质硬化及骨皮质下囊肿。

喙突和肱骨头间距的缩短可引起卡压，这种现象在内旋时最为明显。正常喙突和肱骨小结节的间

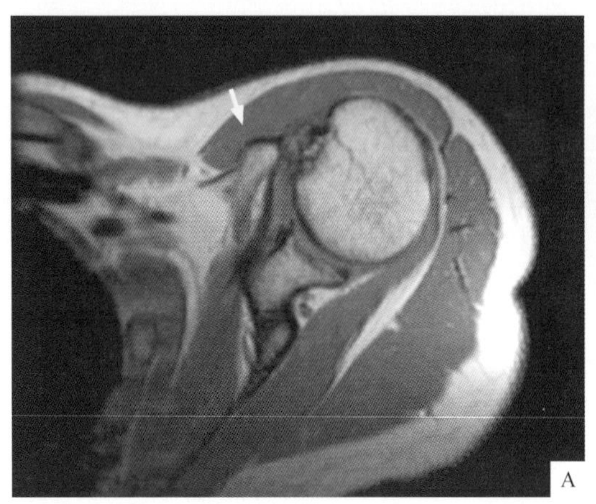

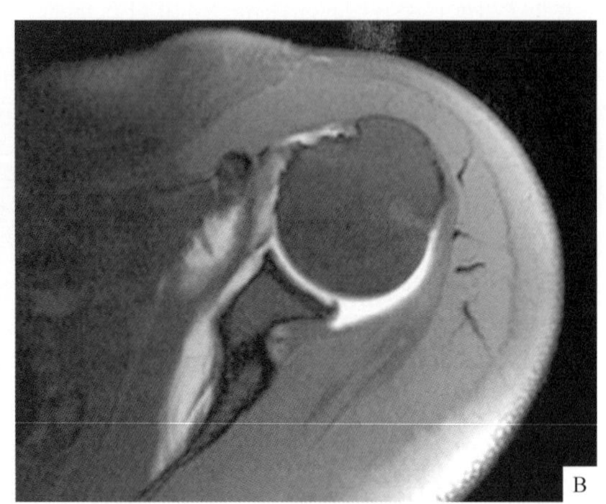

图 5-1-29　肩峰前骨刺压迫冈上肌腱(箭)。A. 横断面 T1 加权像。B. 横断面脂肪抑制质子加权像。

距在横断面内旋时应大于 11 mm。卡压时，喙突肱骨头间距小于 11 mm。MRI 的表现还可有喙突下滑膜囊的信号异常、增厚及积液。

(二) 肩腱袖撕裂　肩腱袖撕裂主要为冈上肌腱撕裂，单独的冈下肌腱撕裂少见，但严重的冈上肌腱撕裂可累及冈下肌或肩胛下肌腱，单独的肩胛下肌腱撕裂不常见，小圆肌撕裂极为罕见。大多数冈上肌的撕裂累及冈上肌附着于肱骨大结节处，并常有一小部分纤维残留附着于肱骨大结节，肩腱袖撕裂可伴有肱骨大结节撕脱。肩腱袖撕裂的病因包括急性外伤、慢性卡压，或两者同时有。大多数的肩腱袖撕裂的病因包括急性外伤、先引起肌腱退变及纤维化，而后肩腱袖滑膜表面部分性撕裂，最后致肩腱袖全层撕裂。冈上肌的退变、变薄、全层撕裂可延伸累及肱二头肌长头和冈下肌腱。因此肩腱袖病变可分为三期：Ⅰ期为肌腱的水肿和出血。Ⅱ期为肌腱退变和纤维化。Ⅲ期的病变可发现部分或完全性肩腱袖撕裂，并可伴有肩峰前端骨刺、肱骨大结节骨质增生和滑膜囊增厚、纤维化等。

肩腱袖撕裂可为部分性和完全性两种。部分性肩腱袖撕裂的发病率比完全性肩腱袖撕裂高出一倍。部分性肩腱袖撕裂表现为不同深度地累及肩腱袖的关节面或滑膜面，撕裂常位于肌腱内，与肌腱表面不相通。完全性肩腱袖撕裂(贯穿肩腱袖全层)时，肩峰下滑膜囊和盂肱关节直接相通。MRI 诊断部分性和完全性肩腱袖撕裂的敏感性分别为 91%和 88%，准确率为 89%。而关节造影可能漏诊部分性肩腱袖撕裂。一般而言，MRI 对检出冈上肌腱全层撕裂很敏感(图 5-1-30，图 5-1-31)，而部分性撕裂检出相对困难。

1. 部分性肩腱袖撕裂　肩腱袖的滑膜面或关节囊面撕裂区的液体是部分性肩腱袖撕裂的特征性表现，关节面撕裂比滑膜囊面撕裂或肌腱内撕裂更常见。部分性撕裂在冠状面 T1 加权像上呈低到中等信号，在质子密度加权像上呈中等到高信号，在 T2 加权像、脂肪抑制图像上呈高信号。脂肪抑制 SE 序列 T2 加权扫描对检出小的部分性肩腱袖撕裂比 T2 加权扫描更为敏感。在 T2 加权像上，边界清晰的肌腱内线样高信号不累及关节面或滑膜囊面，提示肌腱内部分性撕裂。关节内注射 Gd-DTPA 对显示小的关节面方向部分性肩腱袖撕裂颇为有用，尤其以手臂置于外展、外旋位时显示最佳。脂肪抑

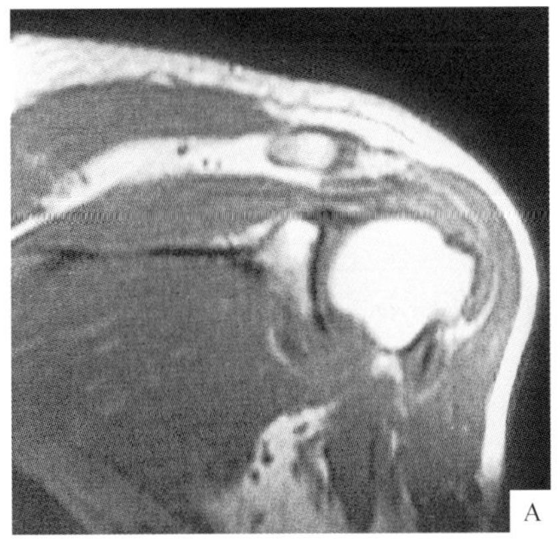

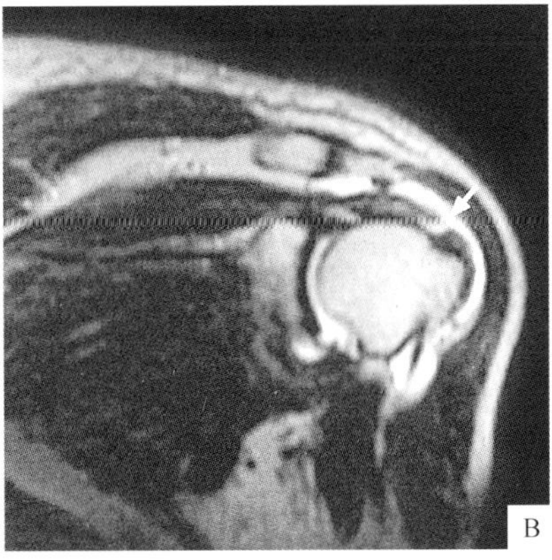

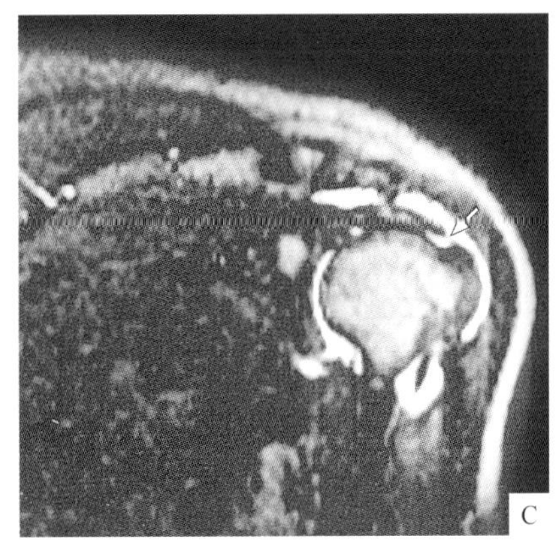

图 5－1－30 冈上肌腱撕裂。撕裂部位在 T1 加权像上显示欠清，在 T2 加权像和脂肪抑制图像上为高信号（箭）。A. T1 加权像。B. T2 加权像。C. 脂肪抑制图像。

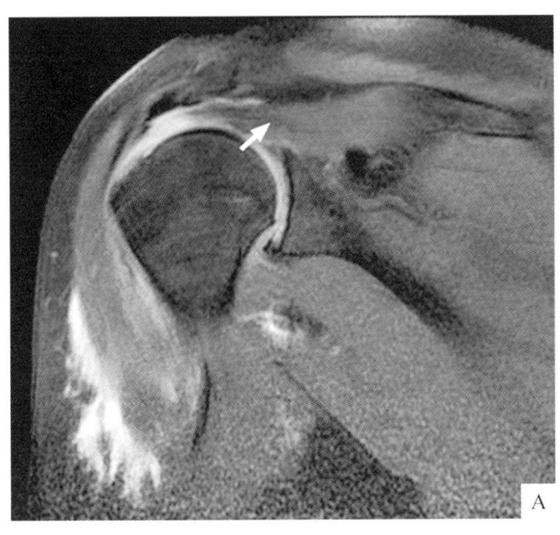

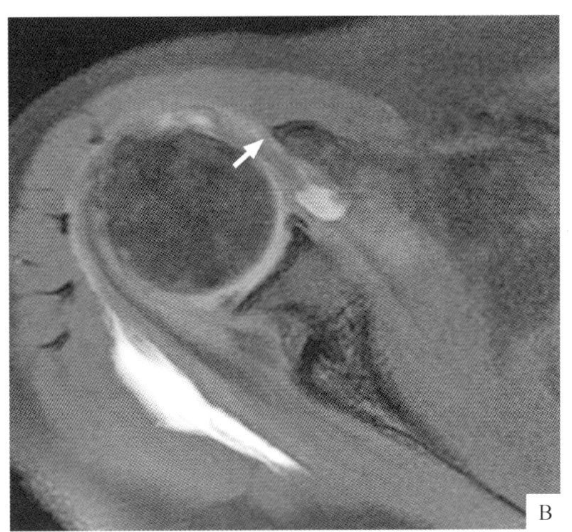

图 5－1－31 冈上肌腱完全性撕裂。冈上肌腱完全性撕裂，肌腱断段回缩至关节盂水平（箭），冈上肌萎缩（箭）。A. 斜冠状面脂肪抑制 T1 加权像。B. 横断面脂肪抑制质子加权像。

制技术可避免将小条状脂肪误认为撕裂。

2. 完全性肩腱袖撕裂 完全性肩腱袖撕裂的 MRI 表现可分为原发性和继发性征象两类。原发性征象是肌腱局部缺如，或盂肱关节和肩胛下滑膜囊相通（线样异常信号越过肩腱袖肌腱，从盂肱关节囊延伸到肩峰下滑膜囊）。关节积液和肉芽组织在 T1 加权像、质子密度加权像上呈中等信号，在 T2 加权像和脂肪抑制图像上呈高信号。T1 加权像对显示小的部分性肌腱撕裂有一定困难，但显示伴发的冈上肌萎缩和啄肩弓骨质增生退变较为有用。在 MRI 图像上，如显示肩腱袖完全缺如，则提示大肌腱断裂，肱骨头可直接和肩峰下表面接触。严重肩腱袖撕裂时可同时有冈上肌腱和冈下肌腱的累及和有关肌腱的回缩。冈上肌腱和冈下肌腱的回缩在冠状面上显示良好，回缩的肩腱袖肌腱可到达骨性关节盂边缘水平。同时，撕裂区其他肌腱可检出退变或部分性撕裂。冈上肌腱大片撕裂时，X 线检查可显示肩峰和肱骨间距离正常，而 MRI 检查发现其间距缩小。这是因为 X 线检查时患者常直立而臂下垂，而 MRI 检查时患者仰卧。有冈上肌腱大片撕裂时，肱骨头可向上半脱位。

完全性肩腱袖撕裂的继发性征象包括：① 肩峰下滑膜囊积液：完全性肩腱袖撕裂常伴有大量渗液。② 冈上肌肌肉、肌腱接合处回缩（正常情况下，冈上肌肌肉、肌腱接合处位于肱骨头上方）。③ 慢性完全性肩腱袖撕裂可伴有冈上肌脂肪变性（在 T1 加权像上可见与冈上肌长轴平行的条状脂肪信号）及肩峰下滑膜囊周围脂肪层被肉芽组织、瘢痕或液体渗出替代。

3. 一些少见部位的撕裂

（1）旋肌间隙撕裂：旋肌间隙是冈上肌和肩胛下肌腱上缘间的间隙，此区没有肌腱，由一些弹力膜性组织构成。一般发生长轴方向的间隙撕裂，常见于大于 40 岁的患者的急性盂肱关节脱位，亦可见于 35 岁以下年轻患者的反复创伤，可同时累及肩胛下肌腱。矢状面 T2 加权像上可显示液性异常信号穿透旋肌间隙。MRI关节造影显示尤佳。

(2) 肩胛下肌腱撕裂：大多数肩胛下肌腱撕裂和冈上肌腱、冈下肌腱撕裂同时发生，偶尔可成为单独的损伤。肩胛下肌腱撕裂以横断面显示最清。部分撕裂可显示位肩胛下肌腱局部增厚和纤维不连续。从股骨小结节上完全脱离，可伴有液性异常信号延伸至回缩的肌腱。

(3) 小圆肌腱撕裂：小圆肌腱撕裂临床上罕见，可伴有小圆肌的水肿和萎缩，同时伴有卡压和腋神经撕脱。

(三) 盂肱关节不稳定(习惯性盂肱关节脱位)

盂肱关节的稳定性取决于关节周围的所有肌腱及韧带，其不稳定可分前部不稳定、后部不稳定和多方位不稳定，尤以前部不稳定多见，好发于年轻人，尤其是投掷运动员。

1. 盂肱关节前部不稳定　盂肱关节不稳定最常见为前部不稳定，多由盂肱下韧带病变引起。盂肱下韧带的前带形成盂唇前部。盂肱下韧带和前盂唇从关节盂边缘撕脱，称为Bankart病变(图5-1-32)。Bankart病变可以没有骨性关节盂的骨折。盂肱韧带亦可在其中部撕裂或在其附着于肱骨处撕裂。盂肱韧带的撕脱有时是肩不稳定的唯一原因。盂肱韧带过长亦可引起肩不稳定。盂肱关节前部不稳定的骨性原因包括Hill-Sachs骨折(肱骨头上端后外侧压缩性骨折)和Bankart骨折(骨性关节盂前部骨折)。后者与一般性Bankart病变一样存在韧带和盂唇复合体撕脱，主要区别为是否有骨折出现。

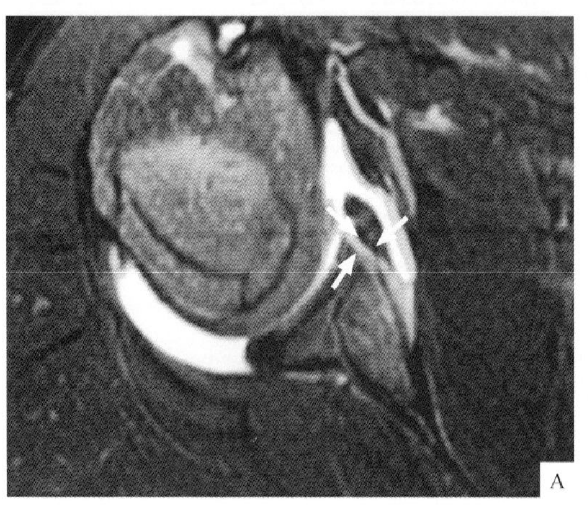

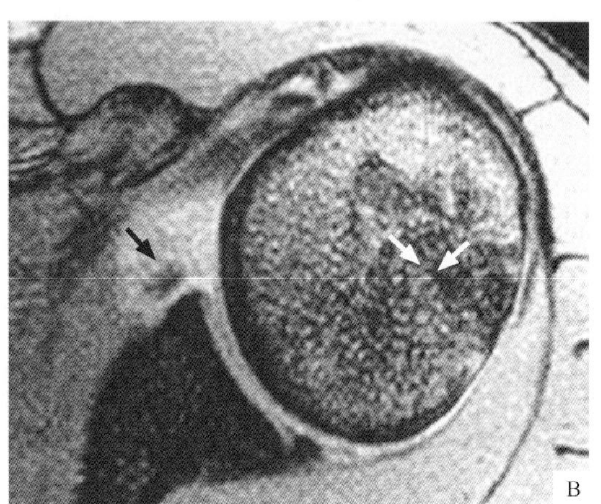

图5-1-32　Bankart病变。A、B. 横断面T2*加权像。A. 前盂唇(白箭)撕脱。B. 前盂唇(黑箭)撕脱，附丽于此处的盂肱中韧带未见显示，同时可见肱骨头后侧缘骨挫伤(白箭)。前盂唇(箭)及盂肱下韧带前带(箭)撕脱。

Bankart病变MRI可以显示前盂唇撕脱和骨性关节盂的骨折。急性期，在T2加权像、脂肪抑制图像上尚可显示软骨下骨质内高信号。在一些运动员常有在慢性Bankart病变的基础上的急性创伤。

前盂唇韧带骨膜袖撕裂(anterior labrolimentous peritoneal sleeve avulsion, ALPSA)即盂肱下韧带前束在前盂唇附着部的撕脱(图5-1-33)。ALPSA病的肩胛骨前部骨膜完整，使前下盂唇结构向内侧和下方移位，在肩胛骨颈下旋转；而在Bankart病变时，肩胛骨前骨膜破裂，导致盂唇及其附着韧带向前移位。这是两者的最大区别(图5-1-34)。在慢性ALPSA病变中，向内侧移位的盂肱下韧带盂唇复合体在盂唇附着部会出现滑膜纤维沉积(图5-1-35)。

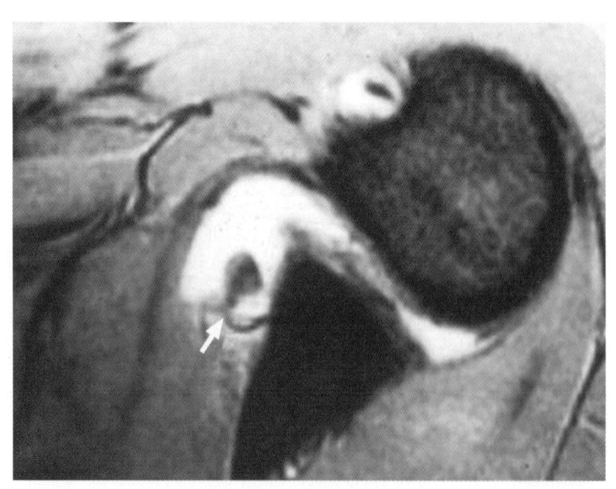

图5-1-33　ALPSA病。盂肱下韧带前束在前盂唇附着部撕脱，前盂唇向内下侧移位，但前部骨膜完整。

盂唇关节面破裂(glenolabral articular disruption, GLAD)是发生在肩部外旋、外展位时外力作用下的内收型损伤，有前下盂唇的撕裂，合并前下关节盂软骨损伤。一般没有肩关节前部不稳定的外科指征。由于该病变主要为前下盂唇的浅表撕裂，因此

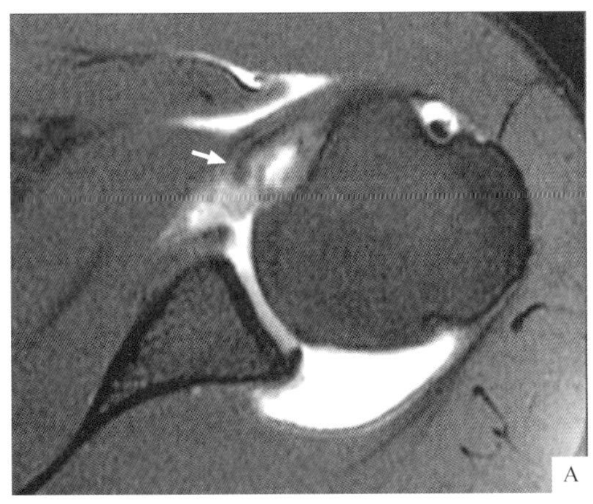

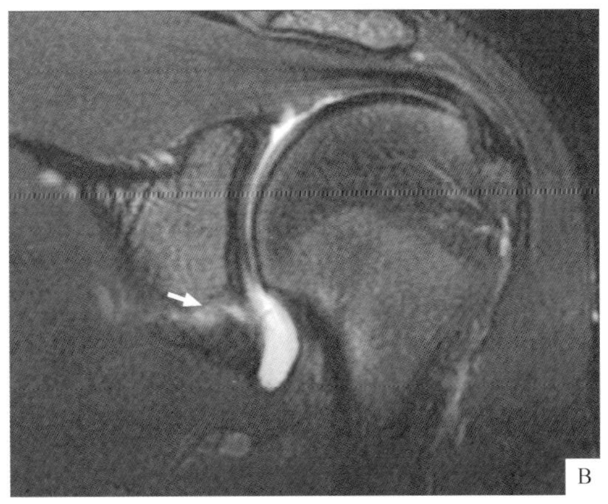

图 5-1-34 ALPSA 病。横断面图像显示盂肱下韧带前束中断，局部回缩形成不规则团块样结构(A)(箭)。斜冠状面上，盂肱下韧带关节盂附着部撕裂(B)(箭)。

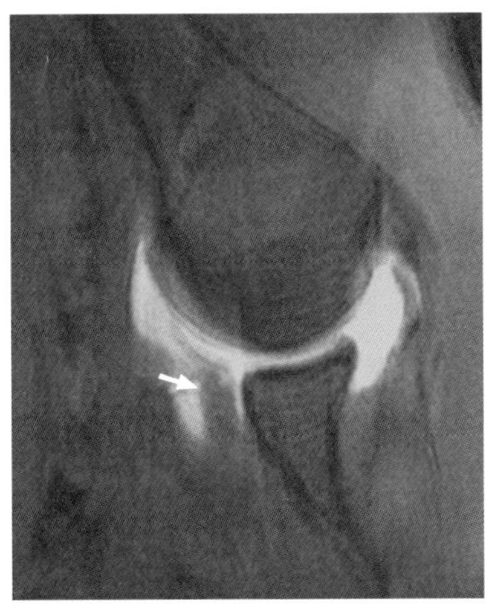

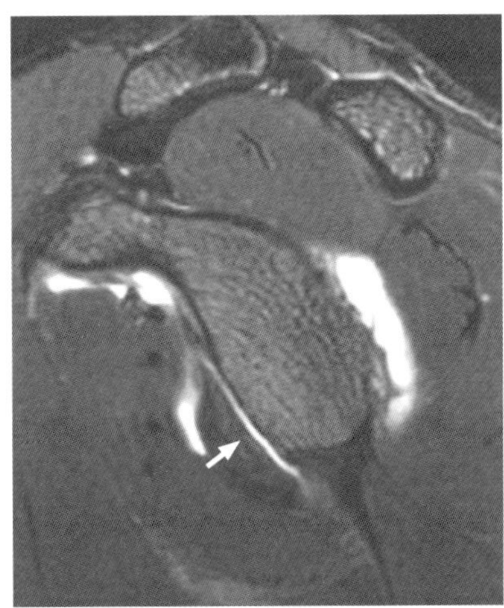

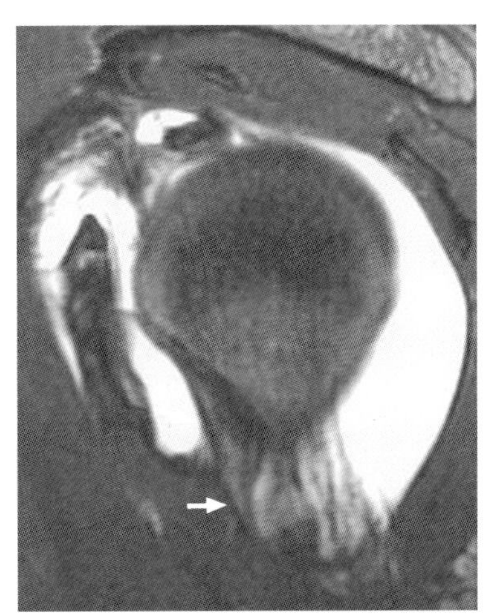

图 5-1-35 慢性 ALPSA 病。向内侧移位的盂肱下韧带在盂唇附着部会出现低信号的滑膜纤维沉积，局部结构边界不清(箭)。

常规的中立位 MR 成像不易显示撕裂部位和程度，因此可在肩关节放置于外旋、外展位后进行成像，而肩关节造影是较好的选择(图 5-1-36)。

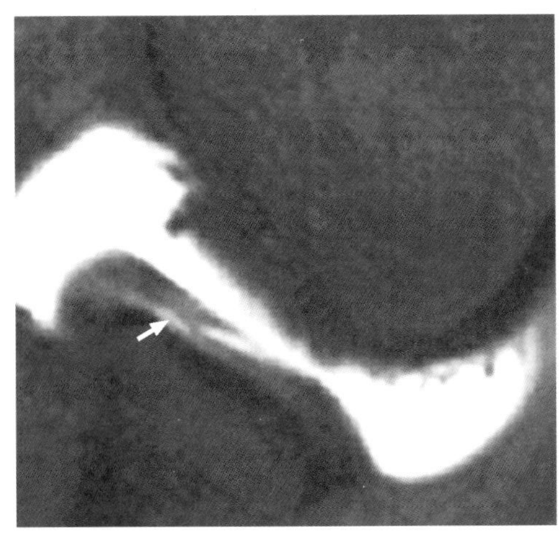

图 5-1-36 GLAD 病。肩关节外旋外展(ABER)位扫描图像显示前下关节盂软骨损伤，关节面破裂(箭)。

盂肱韧带肱骨部撕脱(humeral avulsion of the glenohumeral ligament，HAGL)可引起肩前部不稳定，但远比 Bankart 病变少见，其指盂肱下韧带在肱骨解剖颈附着部的撕脱。HAGL 病变造成韧带肱骨附着部下垂，因此在 MR 冠状面上腋囊呈 J 型移位。其可伴或不伴有关节盂前唇撕裂。常规 MRI 图像较难显示 HAGL 病变，但关节造影有较大的诊断意义(图 5-1-37，图 5-1-38)。

Hill-Sachs 病即肱骨头上端后外侧压缩性凹陷性骨折。主要表现为肱骨后方骨小梁断裂、变形，在 T1 加权像上为片状低信号，T2 加权及 STIR 像上呈高信号表现(图 5-1-39)。

2. 盂肱关节后部不稳定　盂肱下韧带的后带的主要功能是在肩关节 90°外展时防止向后移位，转肌间隙囊(或称前上囊)在限制肩关节向后、向下移位时也很重要。肩关节急性后脱位可继发于内收、屈曲和内旋作用的间接外力。只有在盂肱下韧带后束和旋肌间隙囊联合断离时才可能发生向后

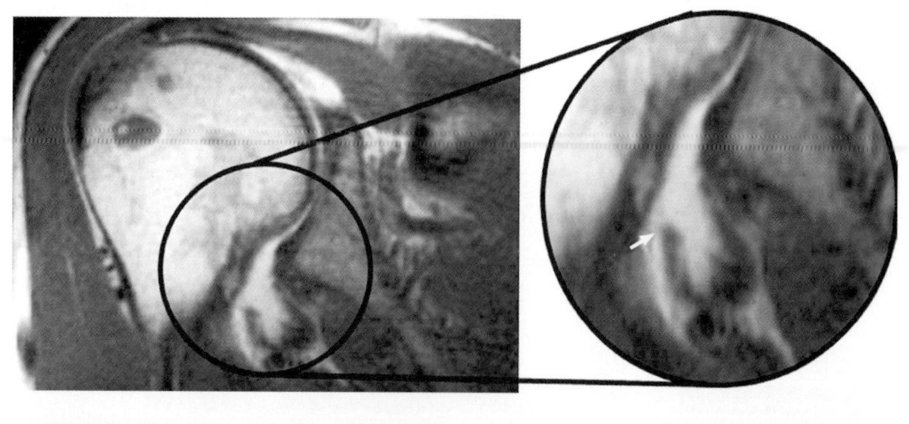

图 5-1-37 HAGL 病。盂肱下韧带在肱骨解剖颈附着部撕脱，在 MR 关节造影的斜冠状面图像上能清晰地得到显示。

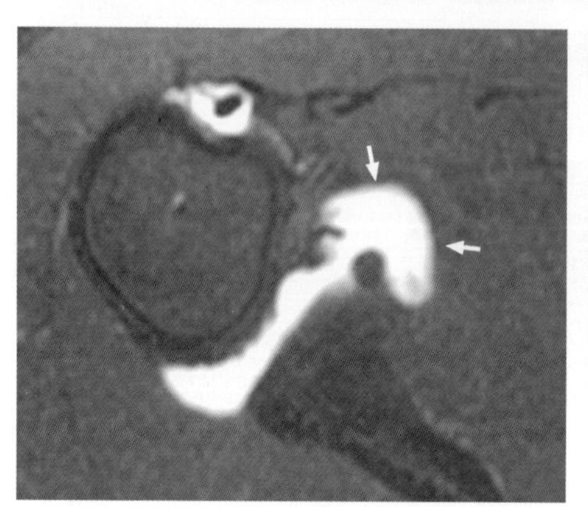

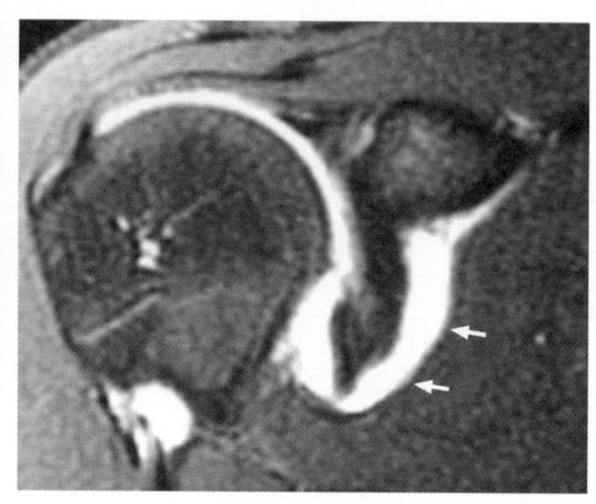

图 5-1-38 HAGL 病。关节造影图像上显示对比剂渗至喙突内侧区域。下关节囊在肱骨止点区域明显不连续。

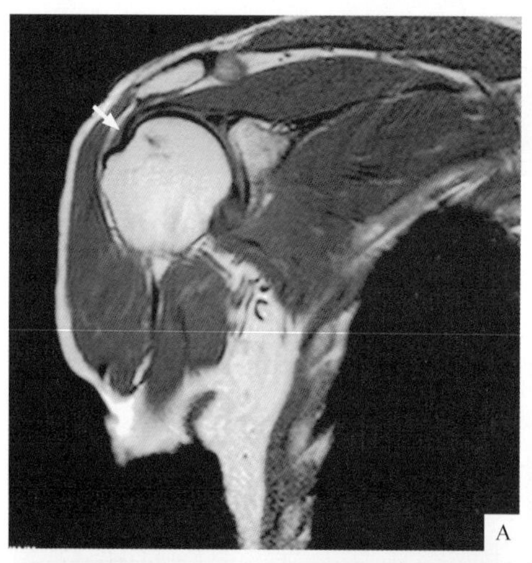

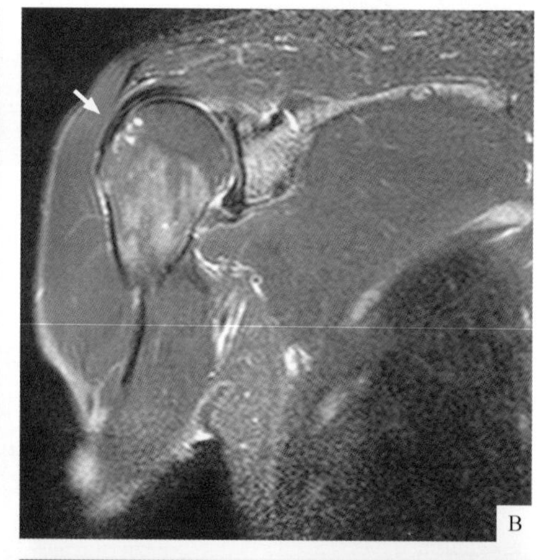

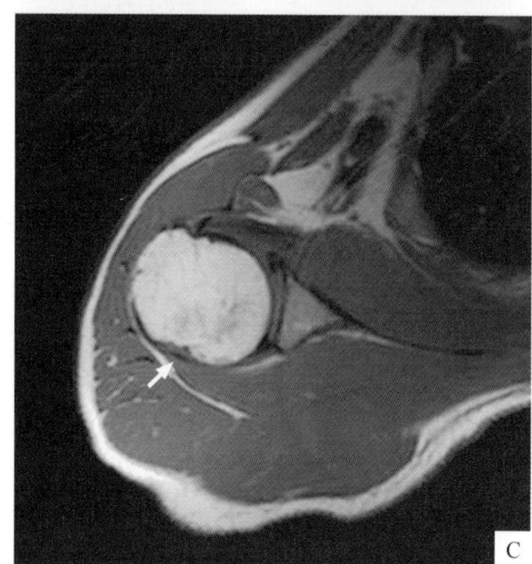

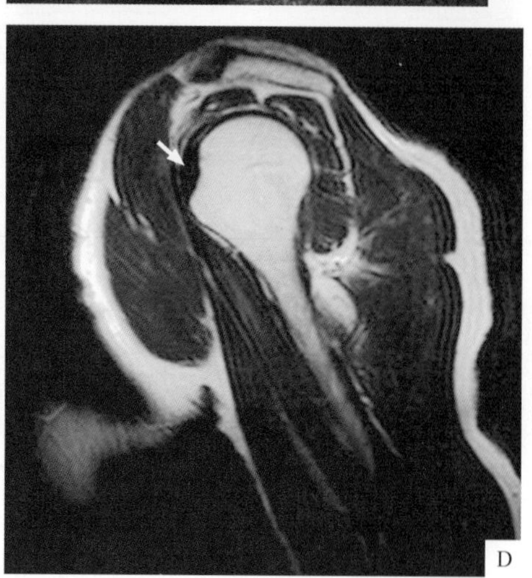

图 5-1-39 Hill-sach 病。肱骨近端后外侧骨质凹陷，骨小梁断裂。A. 斜冠状面 T1 加权像。B. STIR 像。C. 横断面 T1 加权像。D. 斜矢状面 T2 加权像。

移位。肩关节后部不稳定占肩关节不稳定的2%~4%，虽然少见，但在后盂唇发生破裂或粉碎时应考虑到其可能性。麻醉后让患者侧卧，手臂内收、前屈和内旋，有助于发现这种损伤。固定肩胛骨有助于检出向后移位的程度和外展、外旋时肱骨头的位置。在肩关节后部不稳定时，肱骨头常向后半脱位。MRI关节造影可显示对比剂向后方在后盂唇、关节囊和冈下肌间渗出。Bankart病变的反转型，即后盂唇撕裂伴肱骨头向前、向内、向上嵌顿，也可在MRI上显示。后盂唇撕裂在横断面或矢状面上显示。横断面还可显示后盂唇撕裂的积液和显示撕裂后的后囊松弛(图5-1-40)。

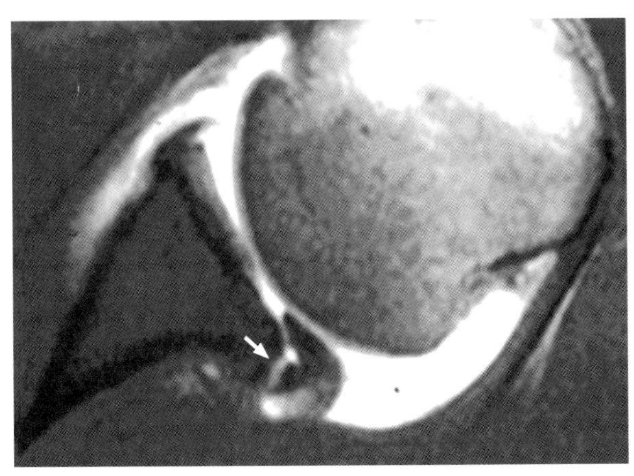

图5-1-40 反向Bankart病。后盂唇撕裂伴肱骨头向前、向内嵌顿(箭)。

3. 盂肱关节多方位不稳定　肩关节多方位不稳定可表现为向前、向下、向后脱位，但多表现为向下半脱位，其原因多为非创伤性，好发于年轻女性，无明显韧带或盂唇损伤。MRI可显示关节韧带松弛及盂唇萎缩。治疗以理疗为主，外科治疗疗效不佳。

(四) 盂唇病变　盂唇约占关节窝深度的50%，同时增加了关节盂的表面积，以更好地容纳肱骨头。盂唇可分为六个部分：① 上唇；② 前上唇；③ 前下唇；④ 下唇；⑤ 后下唇；⑥ 后上唇。盂唇的后下部在肩关节外展时承受90%的外力，因此盂唇的后部结构比较强壮，外形上显三角形。与盂唇的后上部、下部相比，盂唇的上部、前上部的血供相对较少，因此盂唇的上部随年龄增长易发生退变，而且易于发生上盂唇前后向撕裂病变。

盂唇常规在矢状面、横断面和冠状面三个方位上成像，但横断面提供的诊断信息最多。完整的纤维性盂唇在各种序列上均显低信号，环绕着关节盂关节表面，在轴位上常显示为三角形。盂唇的周围部分结合关节囊和关节盂肱骨韧带，组成盂唇关节囊复合体，通常在斜向矢状面上显示较清晰。当用MRI评价盂唇时，应采用与评价膝关节半月板一样的原则，盂唇应仔细观察其大小、形态和内部信号特征。盂唇变小时，可能为磨损(如反复的关节部稳定或骨关节炎)或者撕脱(Bankart病变)(图5-1-41)。盂唇撕裂表现为低信号的盂唇内线样中等信号并达关节表面。虽然盂唇撕裂常伴有肩关节失稳，但盂唇撕裂不一定提示肩关节失稳；反过来，临床上有肩关节失稳时，盂唇不一定有撕裂。

近年来，盂唇病变随着体育健身运动的广泛开展而有一定的增长，特别是与投掷类运动项目有较为密切的关系。运动医学和微创外科的发展也对盂唇形态研究和病变分类标准提出了新的要求。其中研究最为深入，并具有较大临床意义的是对盂唇撕裂的诊断和治疗。

1. 盂唇正常变异

(1) 盂唇孔：盂唇的形态和附着方式有多种变异，最常见正常变异的是前上1/4部骨关节盂处无

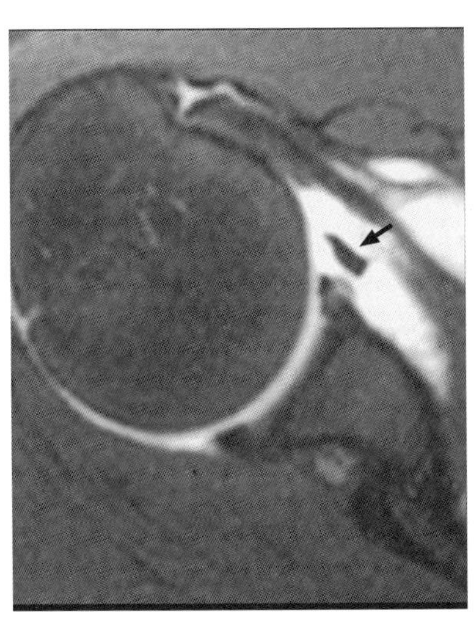
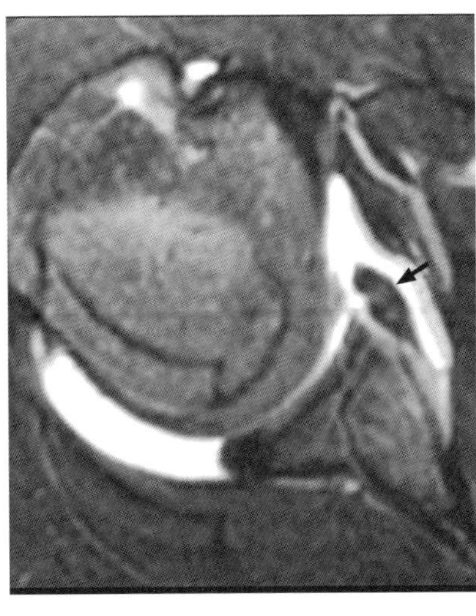
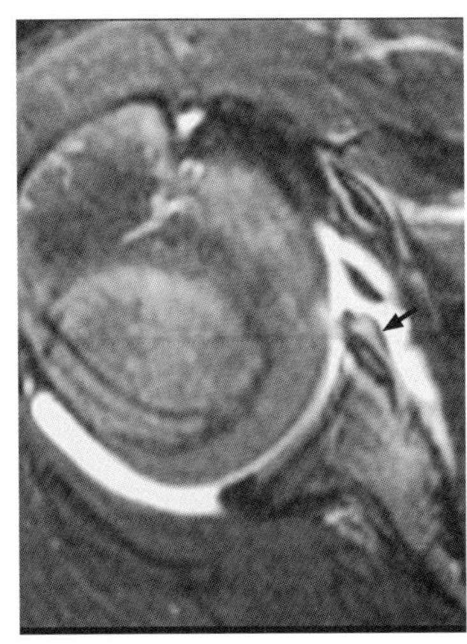

图5-1-41 前盂唇撕裂(Bankart病)。横断面MR肩关节造影图像清晰显示前盂唇部分游离，其内信号不均匀(箭)。

盂唇附着，形成盂唇孔，不要将其误认为盂唇撕裂。正常情况下，盂唇孔不延伸至喙突下水平。

(2) Buford复合体：Buford复合体由三个部分组成：① 索条样盂肱中韧带。② 盂肱中韧带直接附着于肱二头肌前方的上关节盂。③ 缺乏前下盂唇。认识到Buford复合体是一种正常变异，可避免将Buford复合体中的缺乏前下盂唇误认为盂唇撕裂。

(3) 盂唇和关节盂软骨部分离：通常情况下，盂唇牢固地附着于肱骨骨骺线处，并与关节盂的软骨表面相连续。随着年龄的增加而退变，纤维性盂唇可和关节盂软骨部分分离。

(4) 半月板样盂唇：盂唇以其周边部分通过一纤维软骨移行带附着于关节盂，盂唇的中央缘呈半月形游离状。半月板样盂唇常涉及上盂唇。

(5) 索条样盂肱中韧带：人群中约2/3人盂肱韧带表现为前关节盂唇和肩胛下肌腱间关节囊的折叠增厚，呈带状，而人群中1/3人盂肱韧带表现为索条样。少数盂肱中韧带可极薄或先天性缺如。

2. *盂唇病变* 盂唇病变包括退变、瓣状撕裂、纵向撕裂、上盂唇前后向撕裂的，虽然盂唇撕裂可单独发生，但临床上更常见的是盂肱关节囊或韧带盂唇复合体撕裂(图5-1-42)。盂唇从骨性关节盂上撕脱伴关节囊撕裂，可导致肱骨关节盂关节失稳。盂唇退变表现为盂唇磨损，是肱骨关节盂关节退变的一部分。退变的盂唇表面不平整，导致关节摩擦增加及肱骨头软骨软化。如盂肱关节长期失稳或反复脱位，盂唇可被严重磨损，MRI上表现为萎缩。

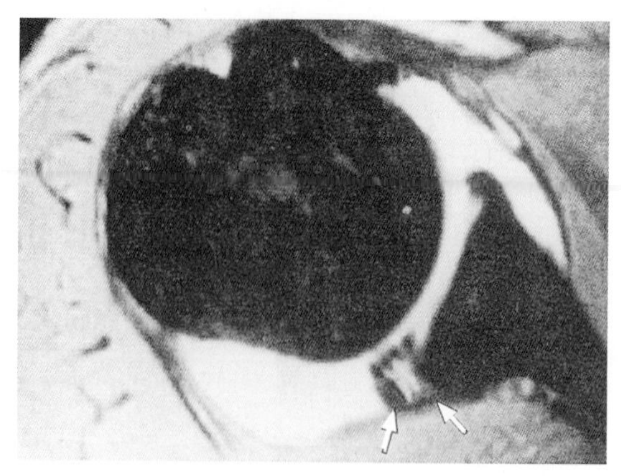

图5-1-42 关节盂后唇撕裂。横断面T2*加权像：后盂唇的多发性条状高信号带提示撕裂(白箭)。

盂唇撕裂可分以下四种：① 瓣状撕裂：瓣状撕裂是盂肱关节急性或亚急性外伤最常见的盂唇撕裂方式，这种撕裂可发生于任何部位，但最常见于盂唇的后上部。盂唇的瓣状撕裂也可见于慢性剪力作用。② 纵向撕裂：纵向撕裂是盂唇撕裂中最少见的，并常伴有移位的碎片。好发于半月板样的盂唇，常见于盂唇上部。③ 前上部盂唇撕裂：前上部盂唇撕裂可伴发盂肱中韧带撕裂，或合并盂唇撕脱及磨损，同时可有肱二头肌腱累及部分性肩腱袖撕裂。④ 上盂唇前后向撕裂(superior labrum from anterior to posterior, SLAP)：这是最常见也是最重要的盂唇撕裂类型。根据撕裂部位和累及结构的不同，SLAP病变有不同的分型标准。目前在关节外科领域最常用的是七型：Ⅰ型，肱二头肌盂唇复合体部磨损伴上盂唇退变，但二头肌在前后盂唇上附着部则保持完整(图5-1-43)；Ⅱ型：上盂唇和肱二头肌上盂唇固定扩展部分(锚部)撕脱。在SLAP病变中，肱二头肌腱长头附着于盂上结节，并无断裂。因此本型主要指肱二头肌与上盂唇相连的薄层纤维撕脱(图5-1-44)。Ⅲ型：上盂唇桶柄状撕裂，但二头肌固定部完整(图5-1-45)。Ⅳ型：上

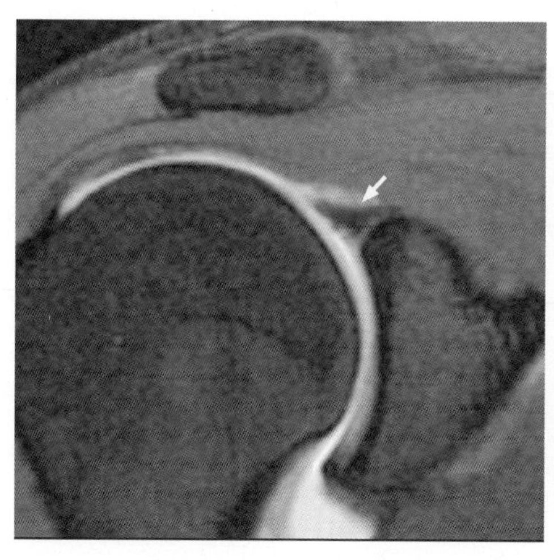

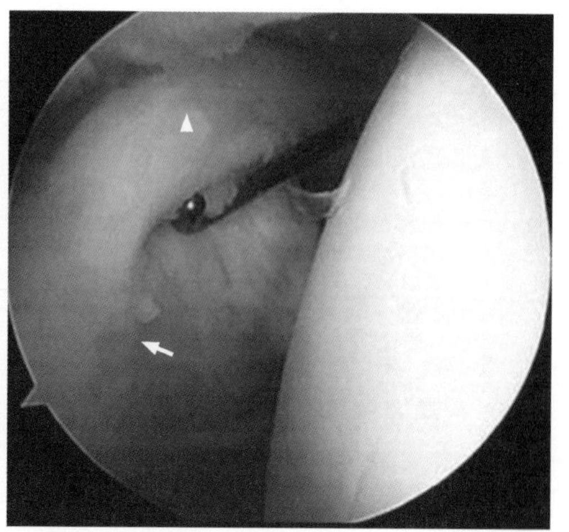

图5-1-43 SLAP Ⅰ型撕裂。MR和关节镜探查均显示上盂唇磨损退变(箭)，肱二头肌在前后盂唇上附着部则保持完整(箭头)。

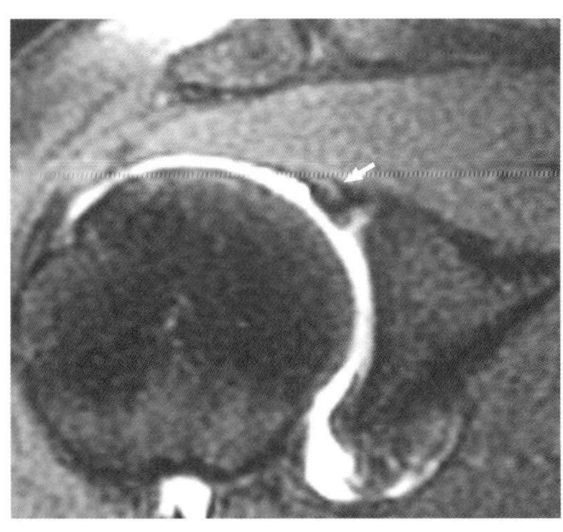
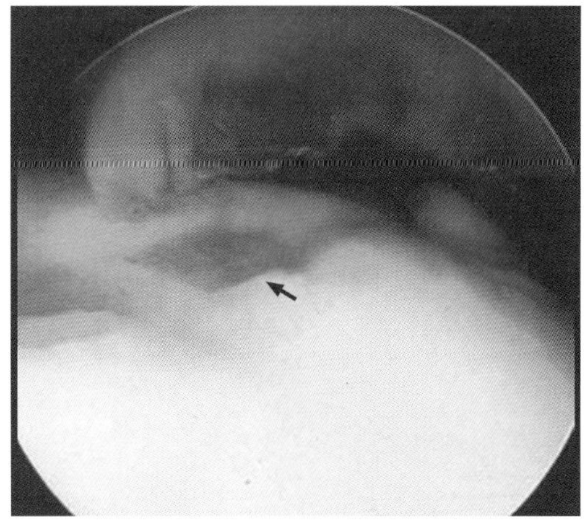

图 5－1－44 SLAP Ⅱ型撕裂。上盂唇和肱二头肌上盂唇固定扩展部分（锚部）撕脱，MR 显示异常信号局限于上盂唇与肱二头肌交界处（白箭），与关节镜表现一致（黑箭）。

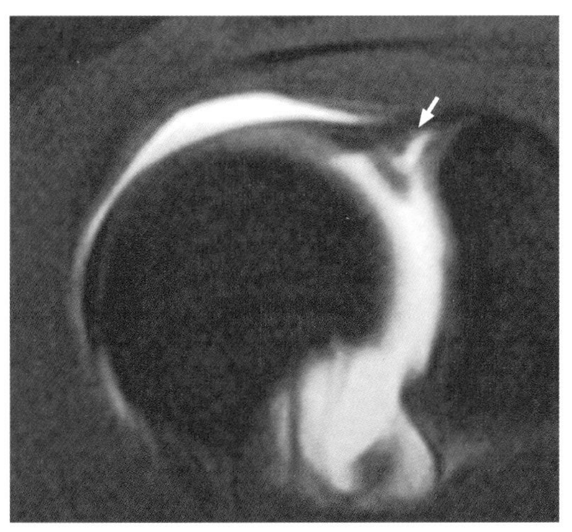
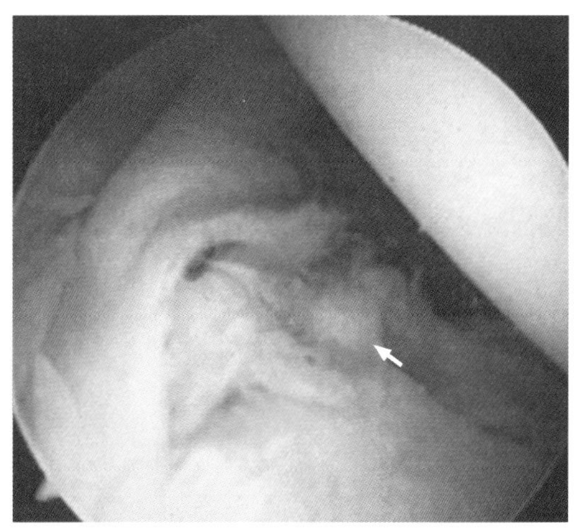

图 5－1－45 SLAP Ⅲ型撕裂。上盂唇桶柄状撕裂（箭），但肱二头肌固定部完整。

盂唇桶柄状撕裂并累及肱二头肌腱（图 5－1－46）。Ⅴ型：前上 Bankart 病变（前上盂唇撕裂及盂肱下韧带撕脱）向上延伸而累及上盂唇，同时伴二头肌腱分离。Ⅵ型：上部前后盂唇撕脱，呈帽边样改变，同时伴肱二头肌腱分离；Ⅶ型：为Ⅱ型 SLAP 的严重类型，向前累及盂肱中韧带。以上分型对于制订外科手术治疗方案有一定帮助。根据现有经验，Ⅰ～Ⅲ型 SLAP 病变可采取肩关节镜进行修补，但Ⅳ型以上的 SLAP 病变一般采用切开手术的方法。因此进行术前影像学评价是必要的。

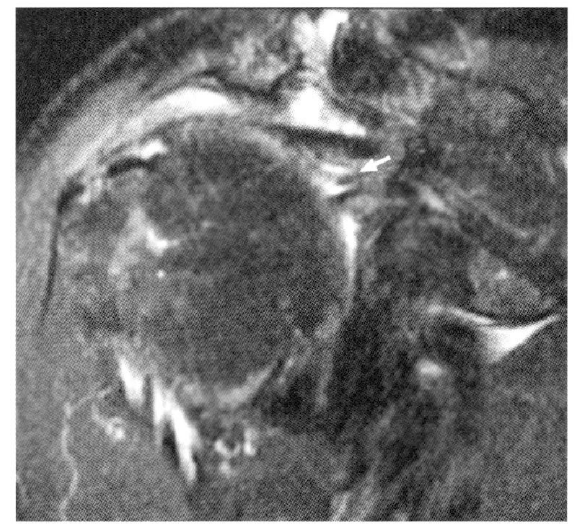

图 5－1－46 SLAP Ⅳ型撕裂。上盂唇形态异常伴肱二头肌腱部分纤维中断，关节造影后对比剂进入肌腱内（箭）。

常规的肩关节 MRI 检查对显示盂唇撕裂具有一定的限度，特别是对 SLAP 病变的判断和分型存在困难。据报道，以关节镜作为对照，普通的中立位肩关节 MRI 对 SLAP 病变诊断的敏感度为 65%，特异度为 45%左右。有 25%～35%的病例无法通过常规扫描确定 SLAP 的分型。其主要原因在于：① 关节盂唇和肱二头肌锚部结构精细。通常情况下，前上盂唇厚度仅 5～7 mm，而锚部纤维仅为 2～3 mm，这对 MRI 图像的分辨率提出了挑战。② 盂唇和肱二头肌附着部变异较多。国外尸检资料显示,25%左右的成年人盂唇结构和肩袖肌腱附着部位存在变异,其中20%与病理性改变具有重叠。③ 盂唇病变类型种类繁多,且没有相对应的典型症状和体征,因此MRI诊断缺乏可供参考的临床依据。④ 盂唇病变可不伴有显著的关节积液。这对造成盂唇及周围结构重叠,影响诊断的准确率。即使在关节镜下,上盂唇游离缘也存在一定的探查盲区。

但MRI作为术前最为重要的影像学检查方法,仍能提供较多的形态学信息以供外科医师参考。作者建议可采用以下方法以提高诊断精确度和分型可靠性。① 直接法肩关节造影:肩关节造影可最大限度地扩张关节囊,减少关节盂唇和周围结构的重叠,更好的显示盂唇形态和病变部位。肱二头肌腱和上盂唇连接部在常规MRI上较难显示,但在造影后可得到较为清晰的显示。这在SLAP病变判断和分型方面具有较大意义。关节内的对比剂能较好地区分关节囊和盂唇、肌腱。在脂肪抑制像上,液性背景可清晰地反衬出关节内结构的外形。另外,含钆对比剂带有负电荷,可渗入关节盂唇软骨的浅小裂隙,显示常规扫描无法发现的早期退变和表浅撕裂。因此,目前直接法肩关节造影是诊断盂唇病变的首选影像学技术。② 外展外伸(ABER)位扫描:该扫描体位减少了盂唇和关节囊之间的重叠,充分扩张了下关节囊,因此能较好地显示关节囊、盂肱下韧带、下盂唇和盂唇软骨等结构。另外该体位模拟肩关节外旋、外展活动时关节结构状态,因此适用于发现GLAD病等在肩部外旋、外展位时外力作用下的内收型损伤,显著提高诊断准确率。国外报道与常规中立位扫描相比,ABER体位扫描对GLAD病等少见肩关节不稳定病变的诊断敏感度提高20%,特异度提高15%。但该体位对MR扫描线圈有一定要求,另外很多关节疼痛患者无法有效耐受检查。因此在病史和体检提示存在盂唇病变而常规扫描未见明确损伤的情况下可选做ABER位扫描。③ 以冠状面和横断面作为基准扫描方向:层厚4 mm及以下的冠状面图像可较好地显示关节盂唇边缘情况,肱二头肌与盂唇的关系和盂肱下韧带形态。冠状面图像也有利于SLAP病变分型。横断面则能清晰显示盂唇游离缘和盂肱中韧带形态,并能显示前后关节囊的附着点。因此冠状面和横断面成像是观察盂唇形态的较好选择(图5-1-47)。

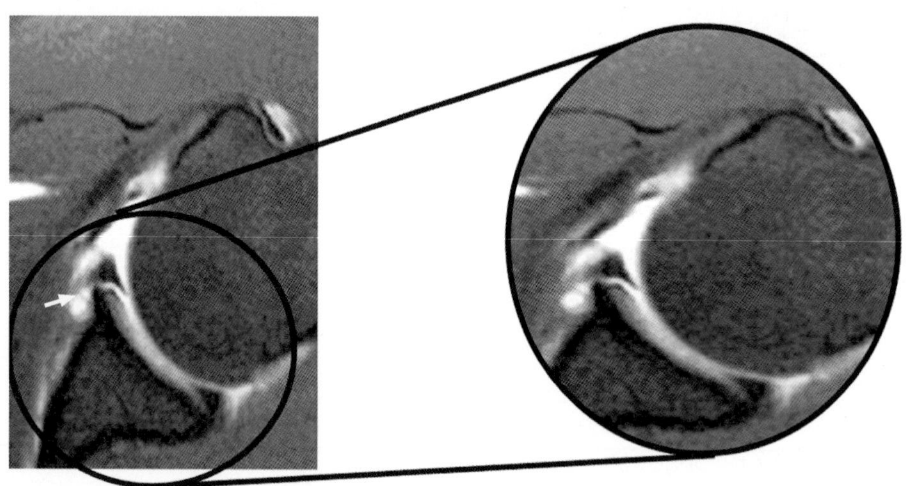

图5-1-47 Perthes病。MR造影显示关节盂骨膜撕脱,但盂唇本身信号均匀,结构完整。

虽然盂唇病变类型多样,表现复杂,但其具有某些共同的MRI征象:① 喙突和肩胛下肌腱水平以下的前盂唇下积液与盂唇撕裂具有较为密切的关系,往往可提示盂唇撕裂;② 后盂唇的线样撕裂和粉碎较少见,主要发生于肩关节后部不稳定和反复向后半脱位的患者;③ 盂唇碎裂和撕脱显示为广泛的盂唇信号异常。在T1加权,T2加权以及脂肪抑制像上,盂唇软骨均为低信号;在发生撕裂时,其可出现局限性或广泛性信号增高或不均匀分布;④ 伴有肱二头肌异常时则出现肌腱松弛,边缘毛糙或游离。肌腱盂唇附着点撕裂则可表现为上盂唇病变区内出现液性信号;⑤ 关节囊撕裂可表现为肩胛下肌或肌腱内的液体信号,或沿肩胛骨前缘的撕裂。

(五) 肱二头肌腱病变 肱二头肌疾病是肩痛的常见原因之一,肱二头肌几乎参与肩部的所有活动,由于其解剖和功能的特点,所以容易损害。肱二头肌的常见病变包括肌腱滑膜炎、肌腱脱位及肌腱断裂(图5-1-48,图5-1-49)。

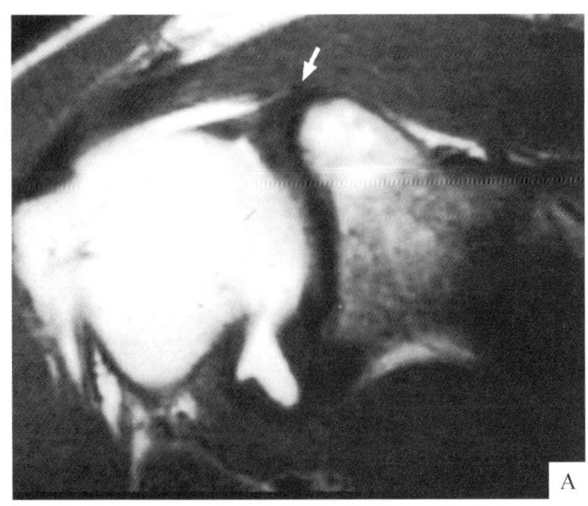

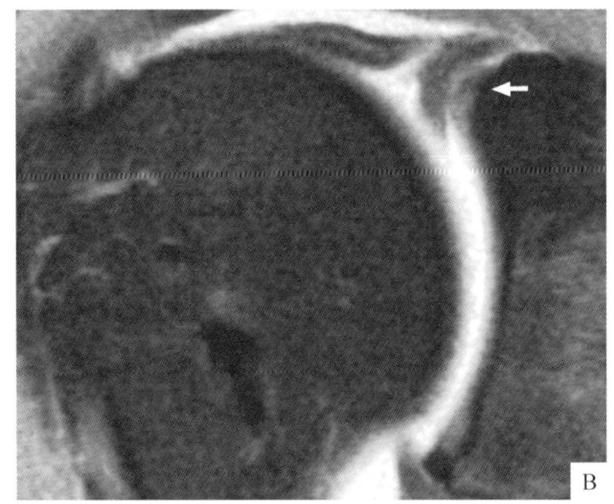

图 5-1-48 肱二头肌盂唇复合体与肩胛盂连接方式(1)。Ⅰ型(A),复合体牢固附着在肩胛盂上极;Ⅱ型(B),复合体附着在肩胛盂矢状面内侧。

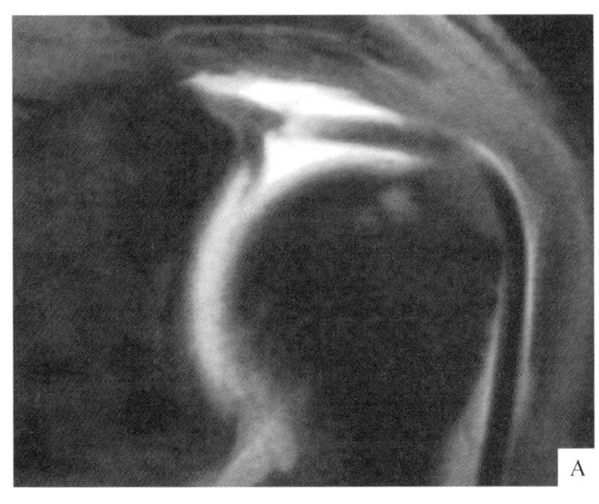

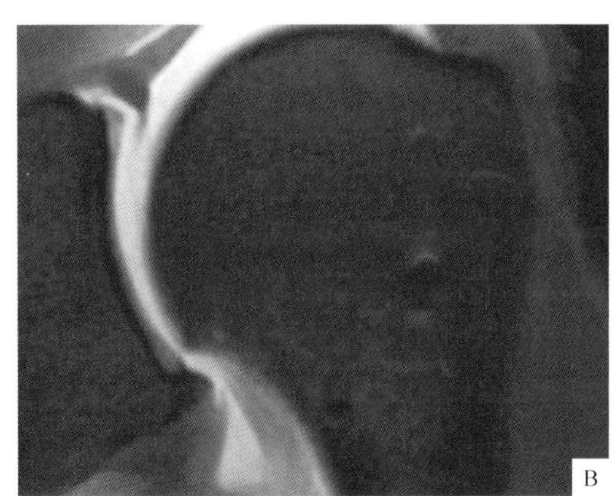

图 5-1-49 肱二头肌盂唇复合体与肩胛盂连接方式(2)。Ⅲ型(A),半月形盂唇并形成沟样结构;肱二头肌盂唇孔(B)。

1. 肱二头肌腱滑膜炎　肱二头肌腱滑膜炎(即肱二头肌腱炎症)通常是一种退行性病变,部分与外伤有关。其病理为腱鞘充血、水肿、纤维化增厚、囊鞘内积液(在 T1 加权像上呈低信号,在 T2 加权像上呈高信号)、肌腱内部异常信号和肌腱增厚。正常情况下,肱二头肌腱滑膜囊鞘和关节囊间存在交通,但在肱二头肌腱滑膜炎时,积液可仅见于肱二头肌腱滑膜囊鞘,而盂肱关节囊内没有积液。肱二头肌腱炎及肱二头肌腱滑膜炎是肱二头肌病变的早期阶段,严重者可导致肱二头肌腱断裂。

2. 肱二头肌腱脱位　肱二头肌长头附着于关节盂上结节,对盂唇的上部和后部有重要的支撑作用。部分肱二头肌长头亦支撑并组成盂唇前部。退行性改变和肱骨头结节间沟先天性较浅为肱二头肌腱脱位的内因,损伤为外因,可见于肌腱袖完整性丧失或肱二头肌腱周围的支撑结构受损,尤其是结节间沟前方肱骨横韧带撕裂,肌腱滑脱于腱沟外。在内旋或外旋位的横断面 MRI 图像上很容易发现肱二头肌脱位。

3. 肱二头肌腱断裂　正常的肱二头肌腱很少发生断裂,年轻人多在缺少准备而强力收缩时使肱二头肌腱发生断裂;中老年人则因原有不同程度的退行性改变,大结节、小结节及结节间沟有粘连,一旦发生强烈收缩而发生撕裂。肱二头肌腱撕裂通常为完全性,偶尔见部分性撕裂(图 5-1-50)。完全性撕裂时,肌腱通常卷曲在结节间沟以下。在 MRI 横断面图像上,肱二头肌长头应在肱骨头结节间沟中看到;如果结节间沟中不能发现肱二头肌长头应提示肌腱断裂或回缩(图 5-1-51)。由于肌腱撕裂常是慢性卡压的结果,肱二头肌腱撕裂做 MRI 检查时,须同时检查冈上肌腱和喙突肱骨弓,观察有无其他卡压的征象和肌腱袖撕裂。注意,肱二头肌腱的先天性纵向分叉可误认为撕裂,但肱二头肌腱的先天性纵向分叉常延伸至关节盂以下,而肱二头肌腱的纵向撕裂常局限于肱二头肌腱的较上方一段(图 5-1-52)。

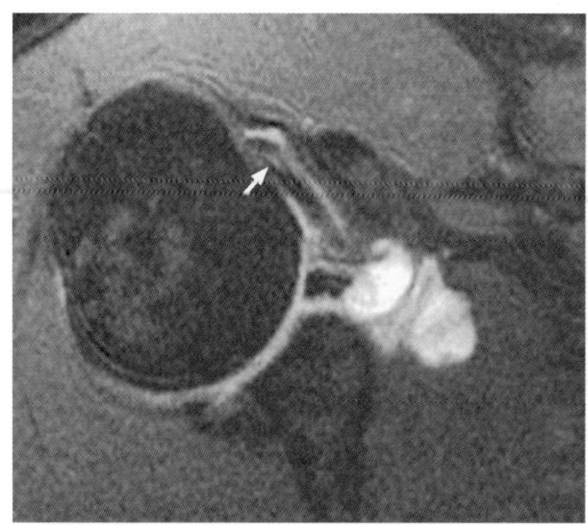
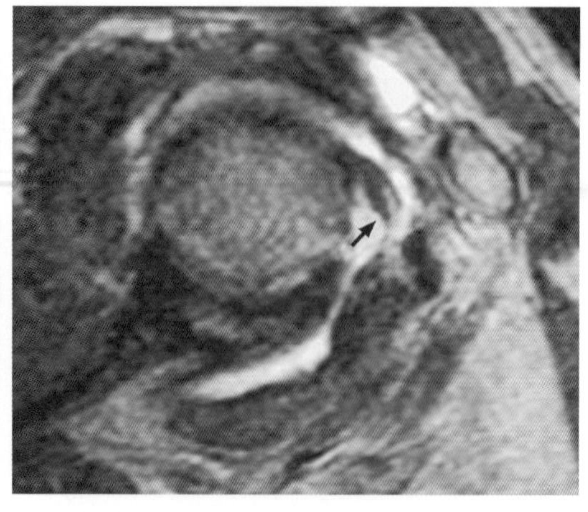

图 5-1-50 肱二头肌部分性撕裂。肌腱内出现与肌腱方向平行的异常信号，未累及肌腱表面(白箭和黑箭)。

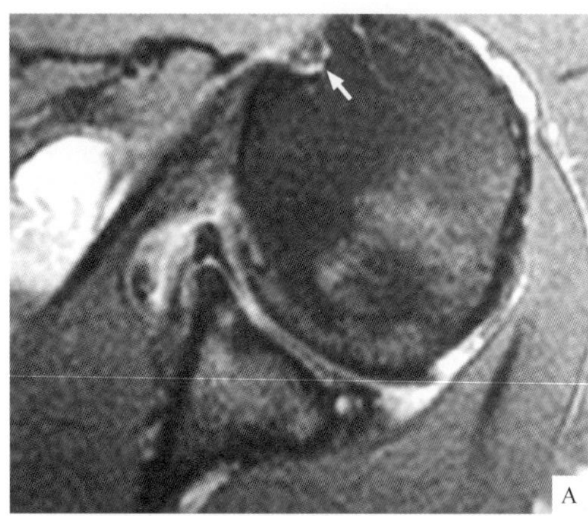
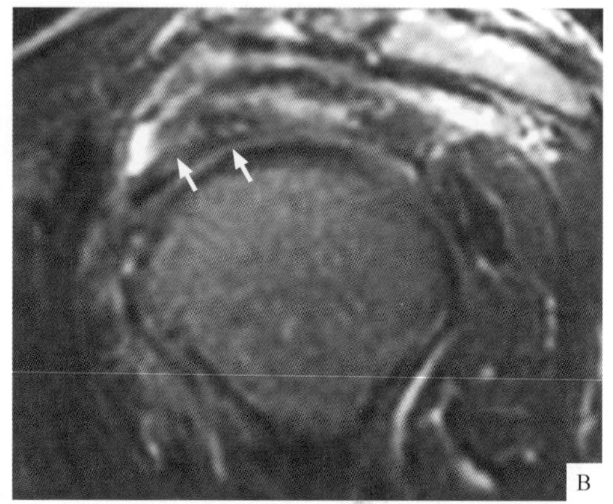

图 5-1-51 肱二头肌完全撕裂。肱骨结节间沟内无肱二头肌长头腱(A)。斜矢状面显示肌腱扭曲纠结(B)。

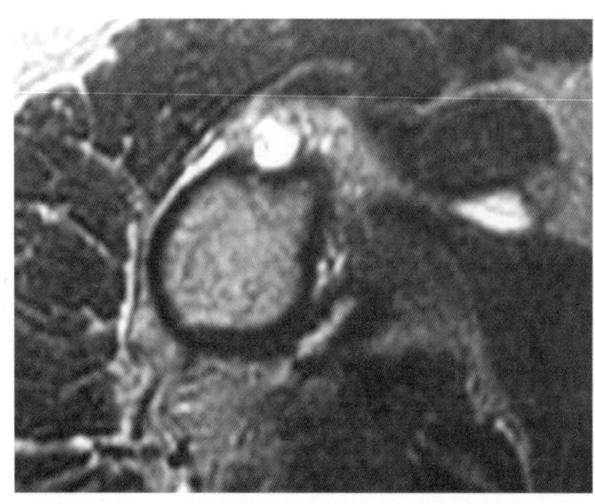
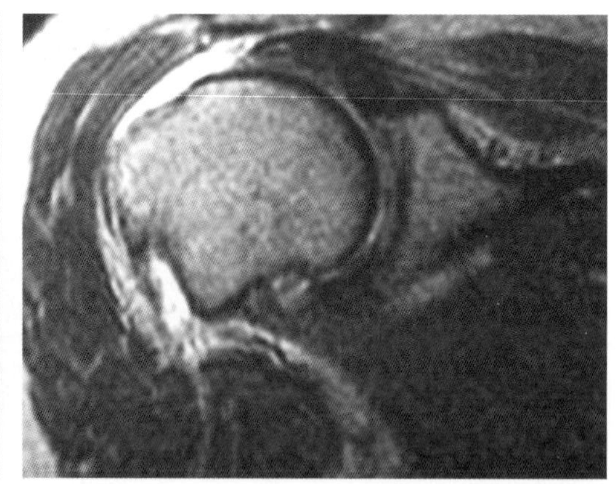

图 5-1-52 肱二头肌完全撕裂。肱骨结节间沟以及肱骨头表面均未见肱二头肌长头腱显示。

(六) 肩部骨结构外伤　诊断肩部骨结构的损伤临床上主要应用X线及CT检查，MRI起辅助作用，可有利于观察伴发的软组织损伤。

1. 肱骨近端骨折　肱骨近端骨折按涉及部位分为四类：① 肱骨解剖颈骨折。② 肱骨大结节骨折。③ 肱骨小结节骨折。④ 肱骨干或外科颈骨折。80%的肱骨近段骨折因肩腱袖、关节囊及骨膜的保护而没有移位或错位极小(错位的定义是骨折两段间间距大于1 cm或成角大于45°)。MRI对常规X线未能检出的没有移位或成角的骨折特别有用。T1加权像可显示骨折的外形及关节软骨表面的连续性中断(图5-1-53)，脂肪抑制图像对检查出血及软骨下骨髓充血比较敏感(图5-1-54，图5-1-55)。

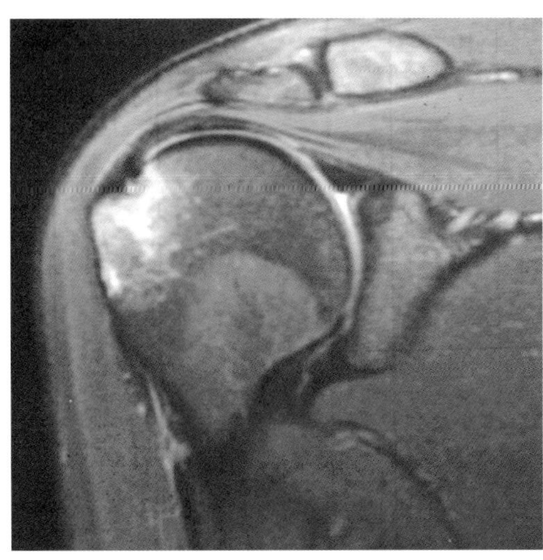
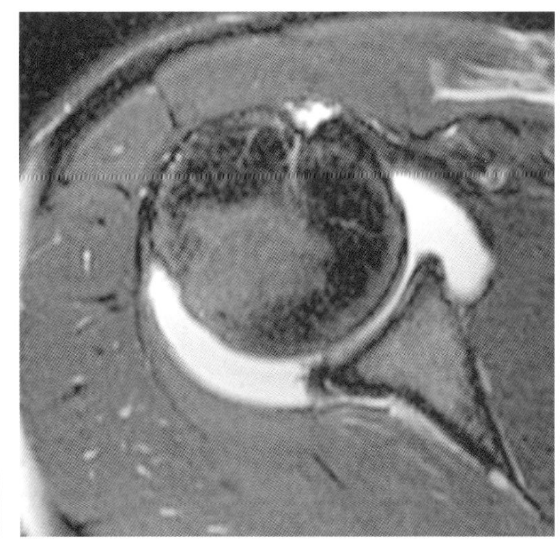

图 5-1-53 肩关节冠状面 T1 加权像显示肱骨大结节及外科颈骨折。

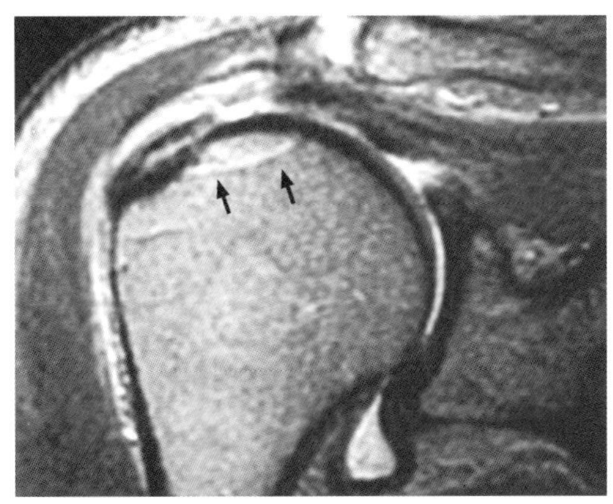
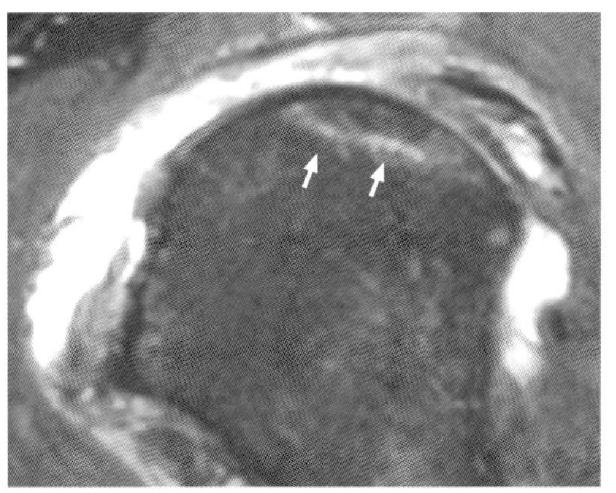

图 5-1-54 肱骨大结节骨折。MR 显示大结节区域骨质中断，可见条带样异常信号表现。其临床症状与肩袖撕裂较为接近(白箭和黑箭)。

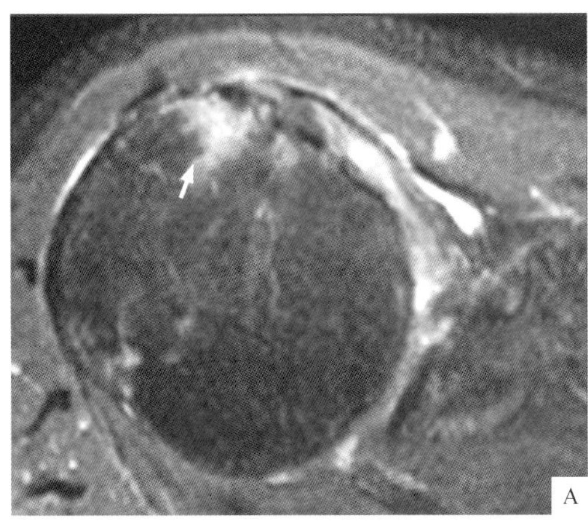

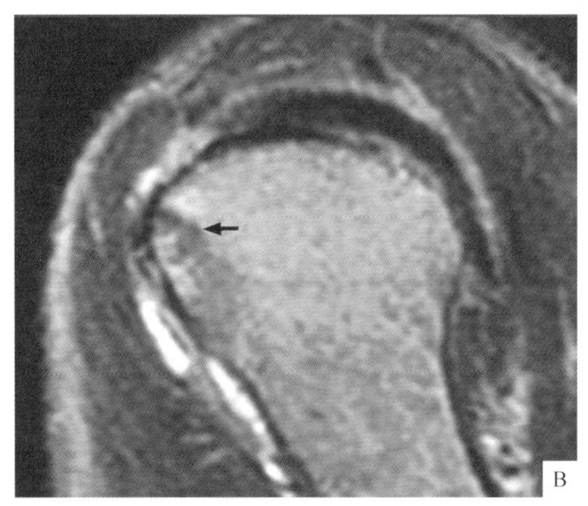

图 5-1-55 肱骨大结节骨折。早期表现为大结节区片状水肿，边界不清(A)(箭)。1 个月后骨质水肿吸收，局部出现硬化表现(B)(箭)。

2. 肩峰锁骨分离　肩峰锁骨分离分三型：Ⅰ型为肩锁关节囊的扭伤或不完全撕裂。Ⅱ型为肩锁关节囊的完全撕裂，但喙锁韧带完整。Ⅲ型为肩锁关节囊和喙锁韧带的完全撕裂。肩锁关节间隙增大至 1.0～1.5 cm 及喙突锁骨间距增加 25%～50%为肩锁关节囊的撕裂和喙锁韧带的扭伤，肩锁关节间隙增大至 1.5 cm 或喙突锁骨间距增加 50%为喙锁韧带断裂。除非伴有肩腱袖或盂唇的损伤，一般不用 MRI 诊断肩峰锁骨分离。

(七) 关节盂旁囊性积液　如同膝关节可发生

囊性积液一样，肩关节也可发生滑膜囊性积液。这些囊性积液可以无症状，也可因其占位效应而产生疼痛、肿块、神经压迫症状。尤其是肩胛上切迹的囊性积液，此区的肩胛上神经可被包裹，囊性积液压迫或包裹神经后可引起相应肌肉萎缩。如冈上神经受压迫或包裹的早期，可出现冈下肌和(或)冈上肌水肿，在 T1 加权像上呈低信号，而在 T2 加权像上呈高信号，以后可引起冈下肌和(或)冈上肌萎缩及脂肪变性。

关节盂旁囊性积液好发生于盂肱关节的后部，常并发盂唇的后上部撕裂。前下方的关节盂旁囊性积液则常并发于盂唇的前下部撕裂。大多数关节盂旁囊性积液和关节盂撕裂相连。关节盂旁囊性积液可局限于肩胛冈关节盂切迹或向前延伸至肩胛上切迹。上部和后部的关节盂旁囊性积液常并发上盂唇前后向撕裂及盂唇撕裂。肩关节周围的囊性积液在 MRI 图像上易于发现，表现为边界清晰的积液信号，有时可和关节相通。磁共振关节造影可更好地显示关节盂旁囊性积液于盂肱关节地直接相通。

(八) 盂肱关节关节炎　由于肩关节不是负重关节，盂肱关节的退行性关节炎较髋关节和膝关节少见。盂肱关节的退行性关节炎好发于中老年患者，但也可见于年轻患者，尤其是因反复脱位而手术治疗的患者。虽然 Babkart 手术及其他关节囊折叠术可防治反复脱位，这些手术也严重地影响关节动力学，使患者易于发生退行性关节炎。年轻患者的患者的退行性关节炎可磨损关节软骨，严重影响关节结构的协调性，引起疼痛和功能障碍。盂肱关节退行性关节炎表现为关节软骨间隙狭窄、骨质增生、关节软骨下囊肿及肩腱袖的软组织退行性改变。

盂肱关节的退行性关节炎在 T1 加权像上表现为关节软骨中等信号病变，骨髓脂肪变性后高信号，以及骨质增生引起的高信号。肩锁关节及盂肱关节也可看到关节软骨下囊肿及滑膜积液(图 5－1－56)。

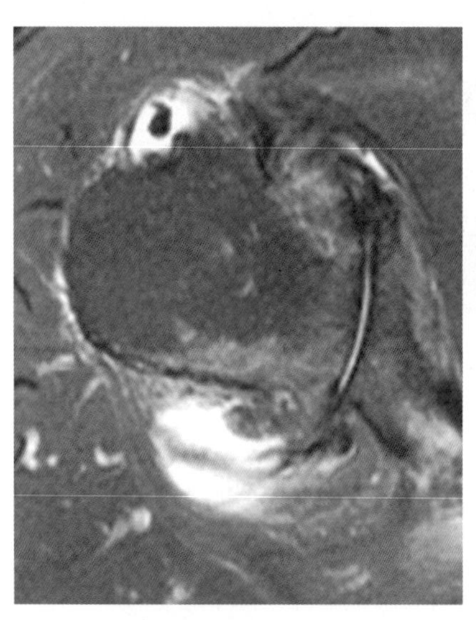
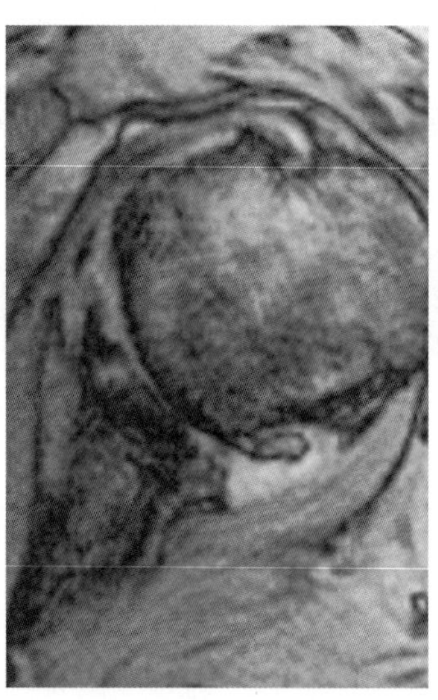
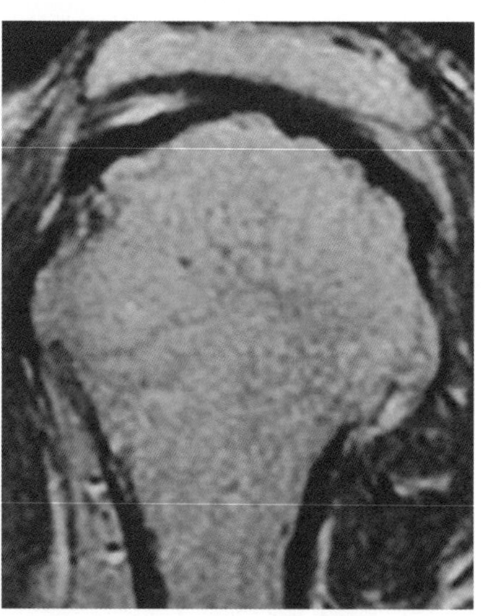

图 5－1－56　肩关节退变。MR 显示关节积液，关节囊增厚，骨质赘生等表现，与其他大关节退变性骨关节炎表现类似。

肩腱袖的肌腱退变性钙化(钙化性肌腱炎)最常发生于冈上肌腱，也可发生于肩腱袖的其他肌腱(图 5－1－57)。钙质沉着可引起疼痛。钙化块增大时可引起肩峰下滑膜囊上抬，严重者可引起滑膜囊破裂(图 5－1－58)。

粘连性关节囊炎继发于关节囊和滑膜的增厚和收缩，有疼痛和严重的关节运动障碍。关节造影时可发现关节腔变小，对比剂注入困难，肩胛下滑膜囊和腋囊变小、增厚。一般认为，腋隐窝水平关节囊和滑膜的增厚大于 4 mm，可提示粘连性关解囊炎(图 5－1－59，图 5－1－60)。

(九) 肱骨头缺血性坏死　肱骨头缺血性坏死较股骨头缺血性坏死少见，其病因与外伤、使用类固醇激素、镰状细胞疾病及酒精中毒有关。如同 MRI 对检出股骨头缺血性坏死高度敏感一样，此种方法对检出股骨头缺血性坏死也非常敏感。

缺血性坏死最早见于肱骨头内侧后部，Neer 将其分为四期：Ⅰ期，无临床症状，常规 X 线检查显示无异常，MRI 可发现软骨下骨髓改变。Ⅱ期，临床表现为疼痛，肱骨头保持其正常外形，关节软骨可有轻度压缩性改变。Ⅲ期，关节软骨表面不规则，关节软骨下骨质有骨折和塌陷。Ⅳ期，肱骨头变形，严重影响关节结构的协调性。与退行性关节炎不同，缺血性坏死的软骨下低信号缺血仅局限于肱骨，不累及关节盂。有关肱骨头缺血性的病理改变

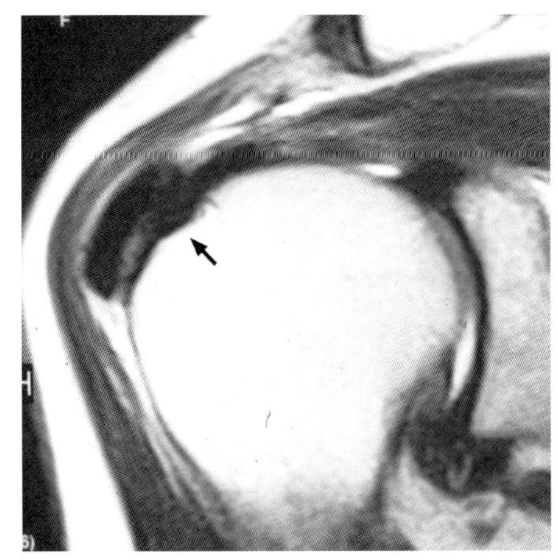

图 5-1-57 钙化性肌腱炎。肩关节造影显示关节囊完整，钙化表现为片状低信号，位于冈上肌腱附丽处(白箭)。

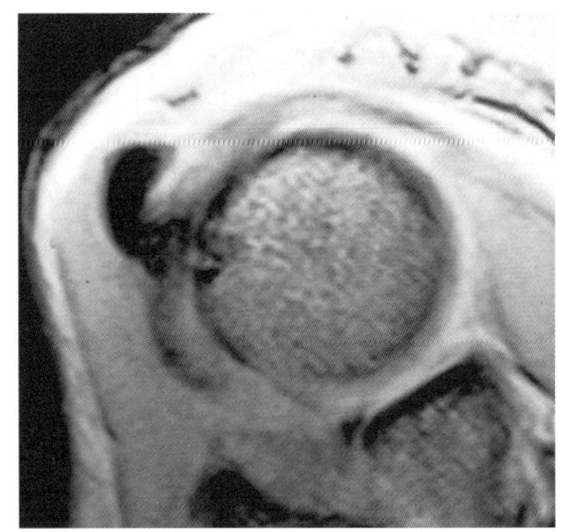

图 5-1-58 钙化性肌腱炎。冈上肌腱肱骨结节止点区域出现大片低信号钙化区，边界清晰。肌腱本身完整，无明显撕裂和回缩表现。

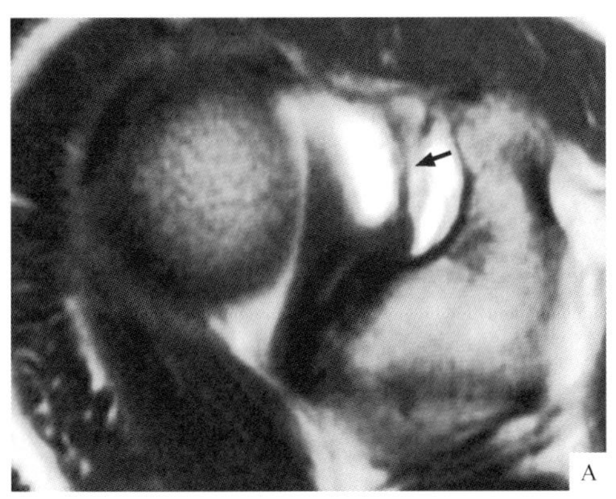

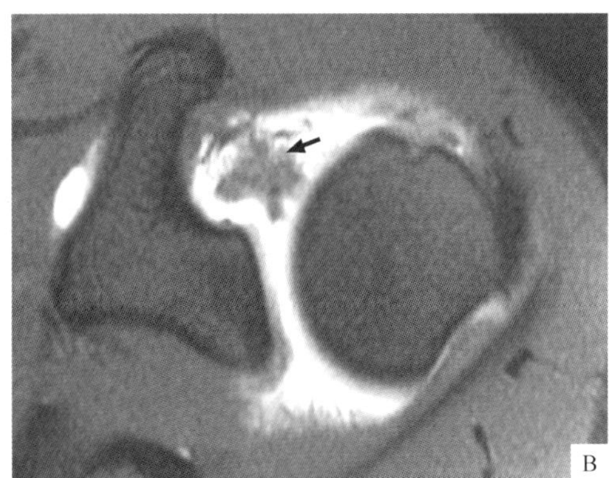

图 5-1-59 正常盂肱上韧带与退变性韧带增厚比较。正常韧带边界清晰，信号均匀(A)。退变韧带明显增厚，呈不规则团块样改变(B)。

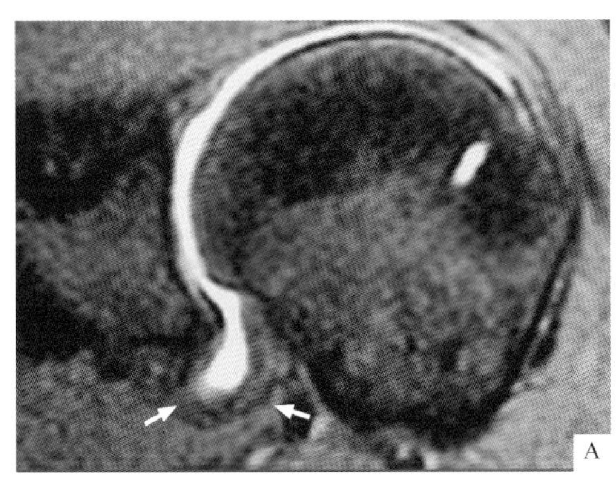

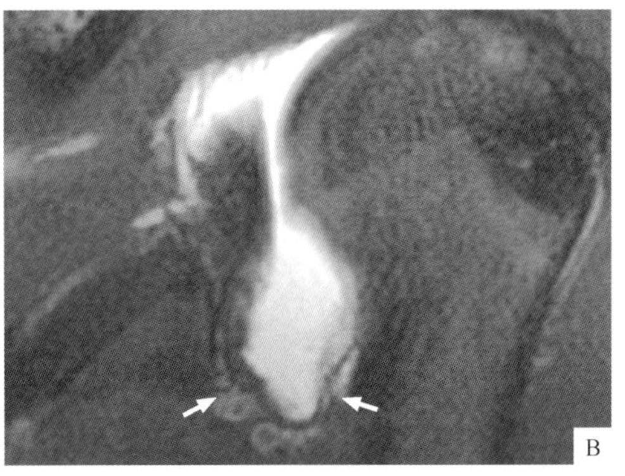

图 5-1-60 正常盂肱下韧带与退变韧带比较。正常韧带边界清晰，信号均匀，关节囊边缘光滑(A)。退变韧带厚度不均，局部可见结节样增厚表现，关节囊松弛，囊壁厚度不均(B)。

见“肱骨头缺血性坏死”。

（陆 勇）

第二节 肘关节

随着 MRI 技术及设备的不断改进和完善，高分辨率表面线圈的使用，使肘关节的成像质量得到了明显的提高。在骨科领域中，肘关节的病变逐步受到了临床医生的重视，尤其是近年来 MRI 越来越多运用于肘关节疾病的诊断，对临床的诊断及治疗带来了很大的帮助。同时，MRI 具有很高的组织分辨力和软组织对比度，因此在显示肘部肌肉、肌腱、神经、血管、骨和软骨结构等方面，MRI 图像明显比常规影像来得清晰。在肘部创伤性疾病的诊断方面，MRI 更具有其独特的优势，利用 MRI 的多参数成像、多层面及多方位扫描技术，其不仅能清晰地显示骨和软组织的病变所在，而且能较精确地描绘出病变的范围。近年来作为一种非侵袭性的诊断方法，MRI 在诊断肘关节病变上正日趋受到临床医生及放射医生的青睐。

一、肘关节的 MRI 检查方法

受检者一般采用仰卧位，肘部伸直自然置于身体的一侧，腕部保持中性的位置。这种体位最能被受检者所接受，扫描时所产生的运动性伪影的机会亦最少。但是，由于受检查窗孔径大小、患者体态及临床所需体位的限制，有时需采用所谓次适度体位检查，例如对体态肥胖的患者或为了观察肱二头肌腱需肘关节屈曲时，此时受检者只能采取侧卧，手臂向头侧伸展姿势，但这种体位易造成受检者的不适，由此而产生的运动性伪影将明显增多，造成图像质量的下降，影响临床诊断。

表面线圈通常使用 12～14 cm 直径大小的环状型表面线圈。若没有这种特定的肘关节表面线圈，可用颈部表面线圈替代。对肘部屈曲而不能伸直的患者，可用肩关节表面线圈来代替。对检查儿童或体型瘦弱的患者，可选用腕部的表面线圈。国外有作者在研究肘关节的微细病理变化需进行双侧对比检查时，采用双表面线圈检查法，这样做大大缩短检查所需的时间。

对肘关节的 MRI 扫描，目前常采用横断面 SE 序列 T1WI(SE 500 ms/20 ms)和 T2WI(SE 2 000 ms/20～30 ms、60～80 ms)扫描。GE 序列、STIR 序列也适用于肘部。

肘关节的 MRI 定位像采用冠状面 SE(200 ms/10～20 ms)序列，层厚 1 mm，视野 32～40 mm，矩阵 256×128，NEX=1。在冠状面定位像上，肱骨及尺骨、桡骨应同时出现，这样有助于横断面的正确定位。换言之，可根据肘的提携角来确定横断面图像的扫描定位。在横断面图像的基础上，按病变的部位、大小及临床所需做 T1 加权(SE 400～500 ms/10～20 ms)横断面、冠状面和矢状面扫描(图 5-2-1)。在某些特殊情况下，还可根据韧带和肌腱的走行方向采取多方位的斜切面扫描方法。参照横断面图像可制定出冠状面和矢状面的扫描方法，冠状面扫描以平行于肱骨内上髁、外上髁连线为基准；矢状面扫描以垂直于肱骨内上髁、外上髁连线为基

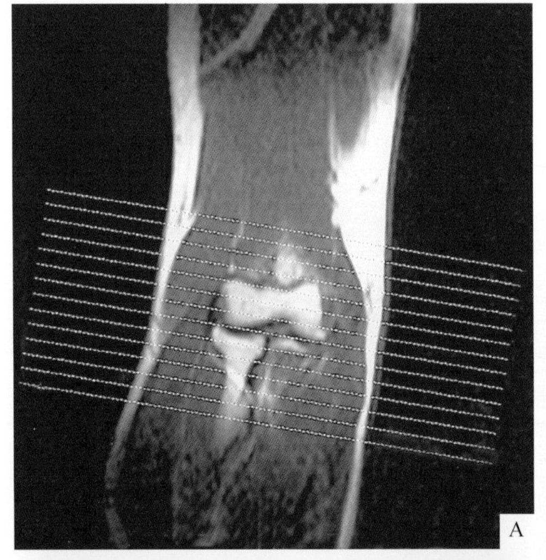

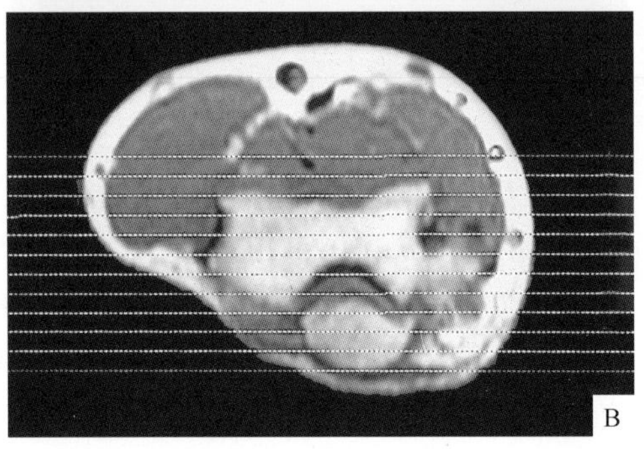

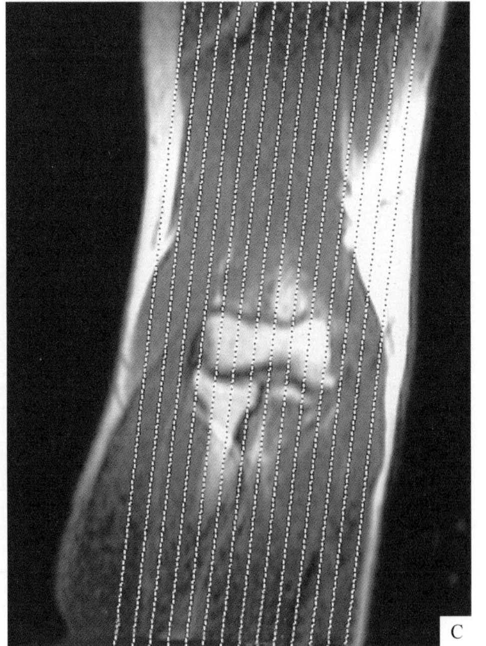

图 5-2-1 肘关节 MRI 的定位像。A. 横断面扫描以平行于肱桡、肱尺关节面为基准。B. 冠状面扫描以平行于肱骨内、外上髁连线为基准。C. 矢状面扫描以垂直于肱骨内、外上髁连线为基准。

准。显示肘关节的韧带及肌腱组织，以双回波序列加权扫描(SE 2 000 ms/20 ms、60 ms 或 2 000 ms/20 ms、80 ms)为最佳选择。对疑有骨质方面的病变时，应加用脂肪抑制序列。GE 序列 T2* WI 能很好地显示关节软骨组织，但对手术后关节内含有微小金属体者，应避免使用 GE 序列。FSE 序列和快速 STIR 序列的扫描时间要比常规 SE 序列和脂肪抑制序列短，对不能忍受较长时间检查的患者或有幽闭恐惧症的患者可采用这种扫描序列方式。若以与常规扫描相同的时间进行 FSE 序列或快速 STIR 序列扫描，所获得的图像分辨率要高于常规序列图像。静脉注射顺磁性对比剂(gadolinium)后行 T1WI 增强扫描，可明显缩短组织的 T1、T2 弛豫时间，有利于对肘关节的肿瘤与非肿瘤病变鉴别，同时对水肿组织及感染性病变也有良好的鉴别能力。

扫描层厚、层距的选择一般以病变的大小为依据，对可触及的较大病灶，可适当增加扫描层厚及层距(层厚可选为 7～10 mm，层距可选为 2～3 mm)，而对微小病灶的扫描宜采用较小的层厚及层距(层厚可选为 3～5 mm，层距可选为 1～2 mm)。视野大小的选择视扫描方位的不同而不同。一般来讲，横断面视野的大小应尽量接近被扫描部位的横断面直径，冠状面及矢状面视野应大于横断面的视野，以最大限度包括肘关节两端的组织结构，有利于同时发现肘关节附近的病变(表 5-2-1)。

表 5-2-1 肘关节的常规 MRI 扫描序列

	脉冲序列(ms)	层厚/层距(mm)	视野(mm)	矩阵	NEX
定位像(冠状面)	SE 200/10～20	10	30～40	128×256	1
横断面(T2 加权)	SE 2 000/20、60～80	5～10/1～3	12～16	256×256	1～2
横断面、冠状面、矢状面(T1 加权)	SE 500/10～20	3～10/1～3	12～24	256×256	1

二、肘关节的正常解剖

(一) 骨与关节　肘关节由肱骨下端和尺骨、桡骨上端的关节面所组成。肱骨内下方的肱骨滑车与尺骨的半月切迹组成肱尺关节，肱骨外下方的肱骨小头与桡骨近端的桡骨头的关节凹构成肱桡关节。另外，桡骨头的环状关节面与尺骨的桡侧切迹形成桡尺近侧关节。所有的关节表面都被覆一层透明软骨，在 SE 序列图像上呈中等信号。肱骨下端略呈扁平，并向内、外侧突起，分别形成内上髁和外上髁。内上髁的内下方有尺神经沟，尺神经由此通过。肱骨滑车关节面以滑车沟为界，分为内侧部和外侧部，滑车的外侧部较小，内侧部较大且低。滑车与肱骨相连接处较薄，其前上方的骨性凹陷为冠突窝，尺骨的冠突在屈肘时与其相吻合。滑车后上方的骨性凹陷为鹰嘴窝，尺骨的鹰嘴在伸肘时与之相吻合。尺骨冠突前下方的粗糙隆起为尺骨粗隆，系肱肌腱的附着点。桡骨头与桡骨体之间较细部分为桡骨颈，桡骨颈、桡骨体连接处的后内侧有骨性隆起为桡骨粗隆，系肱二头肌腱的止点。

(二) 韧带与关节囊　肘部的韧带主要由桡侧副韧带、尺侧副韧带及桡骨环状韧带等组成。

1. *桡侧副韧带*　亦称外侧副韧带。起自肱骨外上髁的前下部，行走于伸肌总腱的深部，与桡骨环状韧带及旋后肌纤维相连，止于尺骨的旋后肌嵴。该韧带起加强肘关节囊外侧壁的作用，防止桡骨头向外侧脱位，并防止肘部的过度内翻。此外，在桡骨颈与尺骨的桡骨切迹下缘之间有一层薄而松弛的韧带，称为方形韧带，其被覆在关节下端的滑膜表面，起着支撑滑膜的作用。桡侧副韧带以冠状面 MRI 图像显示最佳。

2. *尺侧副韧带*　亦称内侧副韧带，呈三角形，相当厚韧。起自肱骨内上髁的前下部，呈放射状向下分为前、中、后三束，前韧带束止于尺骨冠突的内侧缘；中间韧带束止于冠突和鹰嘴之间的骨嵴上；后韧带束止于尺骨鹰嘴的内侧面。尺侧副韧带可防止肘部过度外翻。冠状位 MRI 上可较清晰地显示前韧带束结构。

3. *桡骨环状韧带*　此韧带环绕于桡骨头，起自尺骨的桡骨切迹前缘，止于尺骨的桡骨切迹后缘，同时有部分纤维紧贴桡骨切迹的下方，继续环绕桡骨而形成一完整的纤维环。桡骨环状韧带呈上口大、下口小的外形，可防止因外力造成桡骨头的脱位。显示桡骨环状韧带以横断面 MRI 图像为最佳。

4. *关节囊*　肘关节囊的上界为肱骨下端关节软骨边缘、内上髁和外上髁基底、鹰嘴窝上缘，其下界为桡骨头与尺骨上端关节软骨缘。肘关节的关节囊纤维层在前、后方较薄弱，但其前方尚有肱肌纤维束，后方有肱三头肌腱束，起到一定的加强作用。关节囊的两侧纤维增厚，参与构成桡侧副韧带和尺侧副韧带。正常的关节腔内含有很少量的液体，为3～4 ml。一般情况下，除关节囊内含有较多的渗液或进行关节腔内造影外，MRI上较难显示关节囊腔，同时也难以将肱肌、肱三头肌和关节囊的界限完全区分开来。

5. 滑液囊　肘部的滑液囊分为表浅滑液囊和深层滑液囊。表浅滑液囊有鹰嘴滑液囊、内上髁滑液囊和外上髁滑液囊；深层滑液囊有肱桡滑液囊、旋后肌滑液囊、肱二头肌滑液囊、桡侧腕短伸肌下滑液囊和尺神经滑液囊。鹰嘴滑液囊又可分为三个部分，即鹰嘴皮下滑液囊、腱内滑液囊和腱下滑液囊，前者较为常见。肘部的滑液囊可在横断面及矢状面MRI上观察到，但有时可能会与肘部软组织内的渗出性病变相混淆，需加以区分。深层的滑液囊较难在MRI上发现，但当这些滑液囊因感染而积聚液体时，在T2加权像或T2*加权像上能清晰地看到滑液囊的轮廓结构，并呈现为均匀的高信号改变。

(三) 肌肉与肌腱　肘部的肌肉按部位可分为肘前肌群和肘后肌群。肘后肌群由肱三头肌及肘肌组成；肘前肌群由肱桡肌、肱肌、旋前圆肌、桡侧腕屈肌、掌长肌、尺侧腕屈肌等组成。按各肌肉所司的功能可分为屈肌群、伸肌群、旋前肌群及旋后肌群，详见表5-2-2。

表5-2-2　肘部主要肌肉的起止、功能、血供及神经支配

肌　肉	起　　自	止　　点	功　　能	血　　供	神经及其节段
肱二头肌	长头：肩胛骨关节盂上方	桡骨粗隆	肘关节屈曲及旋后	肱动脉分支	肌皮神经 第五、六颈神经
	短头：喙突	前臂屈肌腱膜			
肱肌	肱骨下2/3前缘	冠突及尺骨粗隆	肘关节屈曲	肱动脉分支	肌皮神经 第五、六颈神经
肱桡肌	肱骨外上髁	桡骨茎突	肘关节屈曲	桡动脉及桡返动脉	桡神经 第五、六颈神经
旋前圆肌	肱骨头：肱骨内上髁及骨间膜	桡骨中部外侧	肘关节旋前	尺动脉及尺返动脉	正中神经 第五、六、七颈神经
	尺骨头：尺骨冠突				
肱三头肌	长头：关节盂下粗隆	尺骨鹰嘴	肘关节伸展	桡动脉	桡神经
	内侧头：肱骨后面桡神经沟以下				
	外侧头：肱骨后面桡神经沟以上				
肘肌	肱骨外上髁后面	尺骨近端及鹰嘴外侧	肘关节伸展	桡返动脉	桡神经
旋后肌	肱骨外上髁、桡侧副韧带及尺骨	桡骨上端外侧	肘关节旋后	桡动脉	正中神经

(四) 血管与神经　肘部的局部血管、神经解剖及它们之间的相互关系，通过MRI可较明确地显现出来。肘部外伤或软组织肿块会造成周围神经血管的受压，从而引起一系列的临床症状。所以，了解肘部的血管、神经在各个肌肉间的位置关系就显得很重要。随着三维成像及磁共振血管造影技术的不断发展，对进一步了解和研究血管、神经的解剖变异及它们与病变之间的关系带来了广阔的前景。

肱动脉在肘窝与正中神经相伴行，并在此分为内侧的尺动脉和外侧的桡动脉，桡动脉在进入前臂后发出浅表支供应拇长屈肌。尺动脉通常与正中神经伴行，并从表浅进入指深屈肌。在横断面MRI上可清晰地看到肱动脉及其分支。

通过肘部的神经为臂丛神经的终末支，可分为皮神经及深层神经。深层神经由正中神经、桡神经和尺神经组成。正中神经行于肱肌和肱二头肌的结合部之间，在喙肱肌的止点处，由原来行走于肱动脉外侧，斜行越过肱动脉的浅面或深面，位于肱动脉的内侧降至肘窝内。尺神经在肘部沿肱三头肌内侧头的前面下降到肘后侧，在肱骨内上髁和尺骨鹰嘴之间，经尺神经沟，穿过尺侧腕屈肌到前臂。桡神经穿过臂外侧肌间隔，至肘前外侧沟下降，在肱肌和肱桡肌之间，即在肱骨髁上的外前方，在此层面的横断面MRI图像上可显示桡神经。当上述神经在前臂分成浅分支和深分支后，在MRI上则难以显示。

三、正常肘关节的MRI表现

（一）横断面（图5-2-2） 肱二头肌及肱肌位于前方，于桡骨粗隆部可见肱二头肌腱，于尺骨粗隆部可见肱肌腱，两者皆呈低信号。肱二头肌腱膜呈条状低信号影，其位于肱二头肌腱联合区与内侧的屈肌、旋前肌组筋膜之间。在内上髁水平的横断面上，肱二头肌腱膜深处有正中神经及肱动脉、肱静脉走行，分别附着于内上髁、外上髁的伸肌与屈肌总腱呈低信号。桡神经位于肱肌与肱桡肌之间，其深层的分支在旋后肌的深头及浅头之间通过。于桡骨头关节软骨表面可见一环形、薄的低信号结构，即为桡骨环状韧带。于桡骨颈平面，尺骨外侧区域可见尺侧副韧带的附着点，其呈低信号影；于此平面的远端，尺侧副韧带前束位于尺骨冠状突的内侧缘、尺神经的前外侧。在横断面的后方区域，经鹰嘴平面处可见呈低信号的肱三头肌腱，鹰嘴的后外侧可见呈中等信号的肘肌；在后内侧可见尺神经及伴行的尺侧返动、静脉后支，其位于肘管支持带的深部（内上髁平面）。尺神经远端行于尺侧腕屈肌的尺骨头深面。在鹰嘴窝平面可较清晰地显示桡尺近侧关节。

（二）矢状面（图5-2-3） 常规肘关节矢状面由内侧向外侧扫描。在经肱骨外上髁平面上可见伸肌总腱，呈中低信号影；在经内上髁平面的矢状面图像上可见屈肌总腱，呈中低信号；沿着内上髁的后缘可见呈中等信号的尺神经由此通过。近中线的旁矢状面图像上可见肱三头肌及其肌腱附着于尺骨鹰嘴上。在鹰嘴的后缘可见正常的皮下脂肪填塞于鹰嘴滑液囊浅表处。在肱骨远端前、后缘呈高信号的前、后脂肪垫清晰显示，在前、后脂肪垫的外缘可见薄的、呈低信号的肘关节囊结构，肘关节囊的前方为肱肌，其远端附着于尺骨粗隆上；于桡骨粗隆处可见肱二头肌腱附着，邻近有低信号的肱肌及尺动脉，需分清它们之间的解剖关系，不能相互混淆。肱桡关节及肱尺关节在矢状面图像上清晰显现，正常尺骨半月切迹中央缺乏软骨成分而呈现为一“裸区”，需与骨、软骨缺损性病变相区别。同样，肱骨小头后缘存在非关节性的表面，需与嵌入性骨折及骨、软骨性缺损性病变相鉴别。

（三）冠状面（图5-2-4） 常规肘关节冠状面取从后向前扫描。在冠状面图像上，尺侧副韧带、桡侧副韧带及其表浅的伸肌总腱、屈肌总腱可清晰显示，尺侧副韧带前束从内上髁下缘伸展至尺骨冠突的前内侧缘；桡侧副韧带的尺侧束沿桡骨近端的后外侧缘止于尺骨的旋后肌的外侧。肱骨滑车与尺骨冠突构成关节，桡尺近侧关节及肱桡关节可清晰地显示。

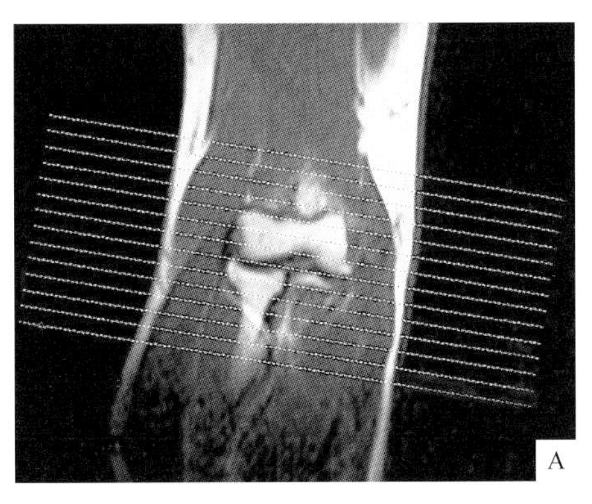

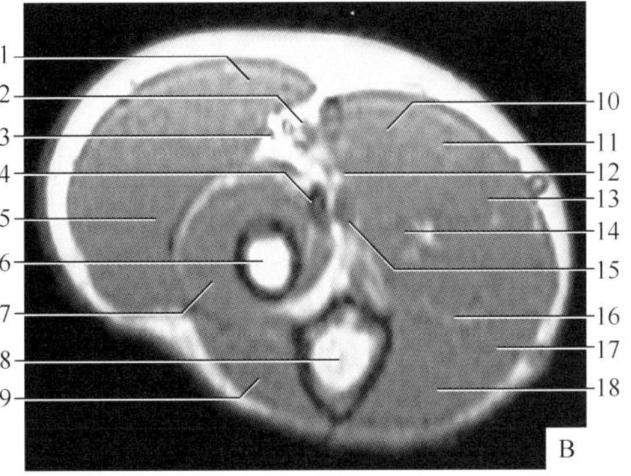

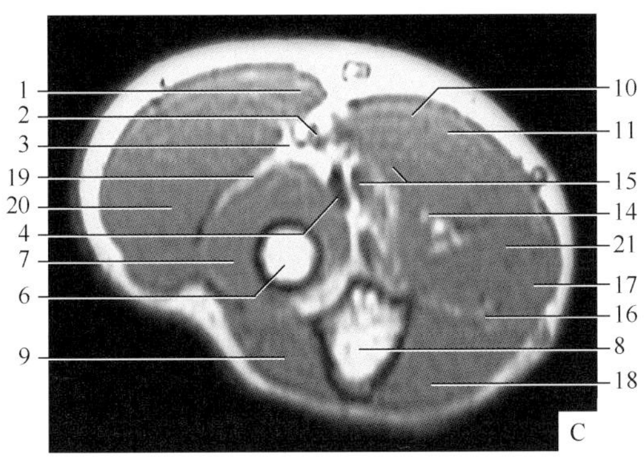

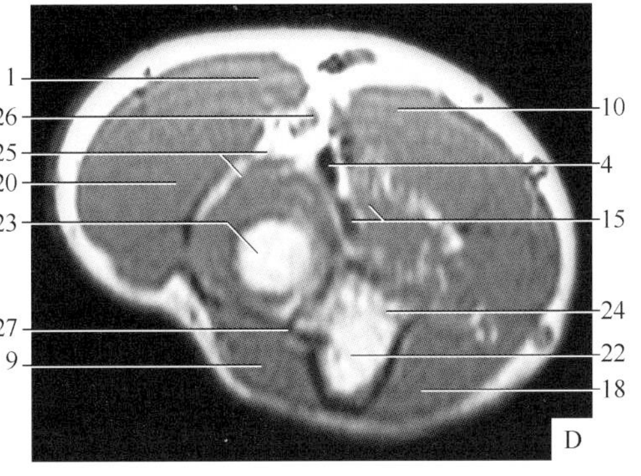

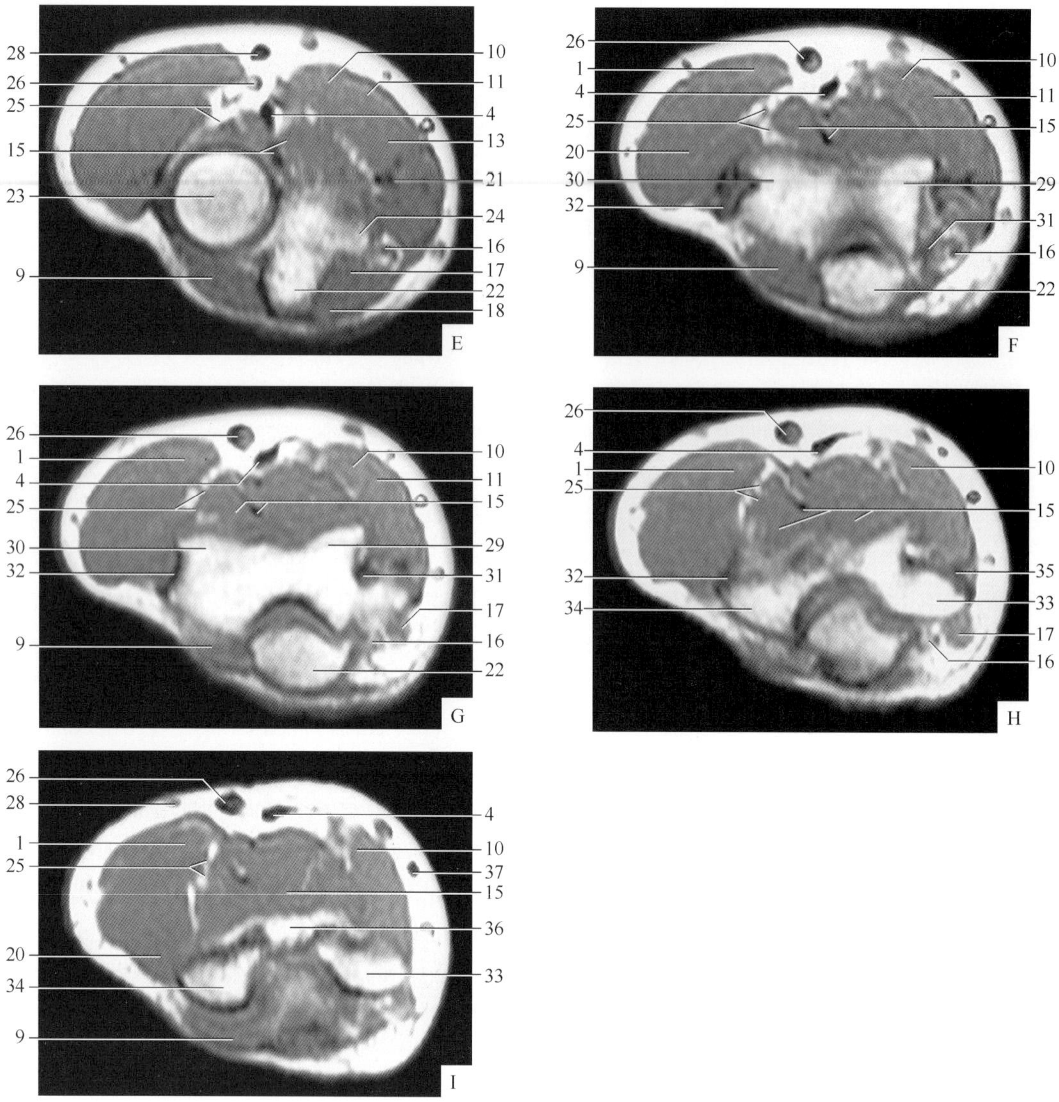

图 5-2-2　肘关节横断面 MRI 图像。1. 肱桡肌；2. 桡动脉；3. 桡神经浅支；4. 肱二头肌腱；5. 桡侧腕短伸肌；6. 桡骨；7. 旋后肌；8. 尺骨；9. 肘肌；10. 旋前圆肌；11. 桡侧腕屈肌；12. 尺动脉；13. 掌长肌；14. 正中神经；15. 肱肌；16. 尺神经；17. 尺侧腕屈肌；18. 指深屈肌；19. 桡神经深支；20. 桡侧腕长伸肌；21. 指浅屈肌；22. 尺骨鹰嘴；23. 桡骨头；24. 冠突；25. 桡神经浅支及深支；26. 肱动脉；27. 环状韧带；28. 头静脉；29. 滑车；30. 肱骨小头；31. 尺侧副韧带；32. 伸肌总腱；33. 内上髁；34. 外上髁；35. 屈肌总腱；36. 前脂肪垫；37. 贵要静脉。

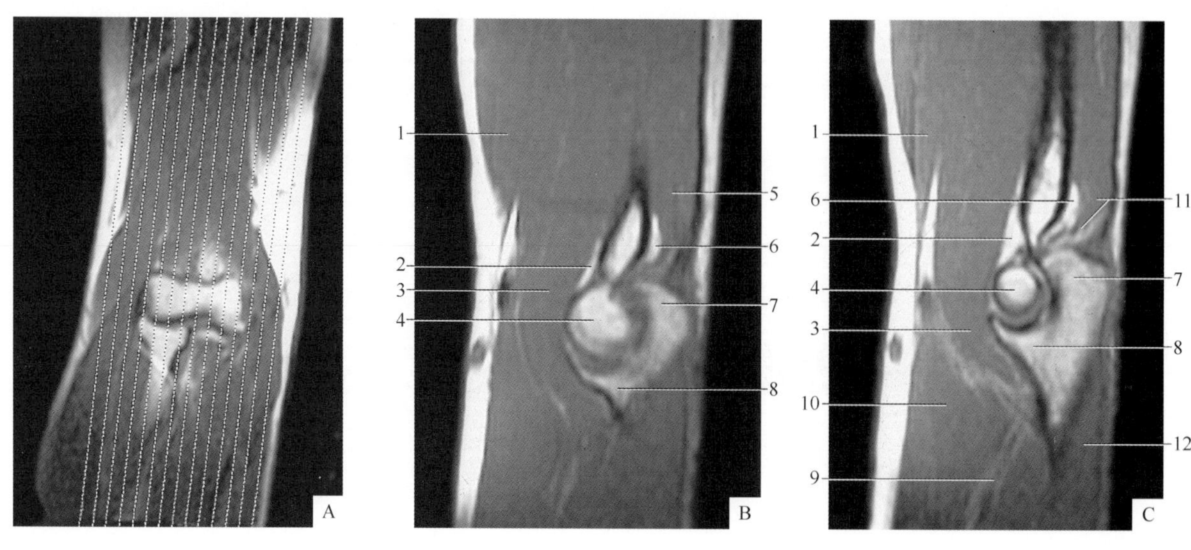

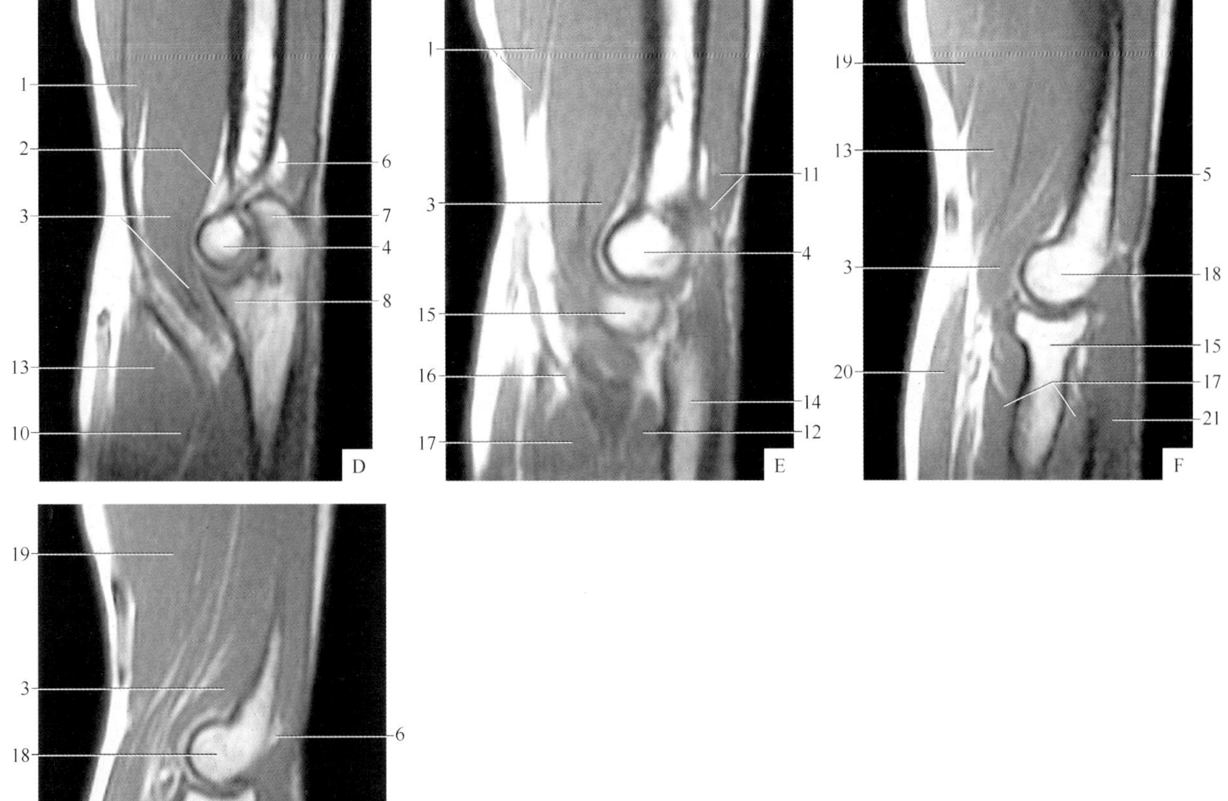

图 5-2-3 肘关节矢状面 MRI 图像。1. 肱二头肌及肌腱；2. 前脂肪垫；3. 肱肌；4. 滑车；5. 肱三头肌；6. 后脂肪垫；7. 尺骨鹰嘴；8. 冠突；9. 尺动脉；10. 旋前圆肌；11. 肱三头肌及肌腱；12. 指深屈肌；13. 肱桡肌；14. 尺骨；15. 桡骨头；16. 桡动脉；17. 旋后肌；18. 肱骨小头；19. 肱二头肌；20. 桡侧腕长伸肌、桡侧腕短伸肌；21. 尺侧腕伸肌；22. 肘肌。

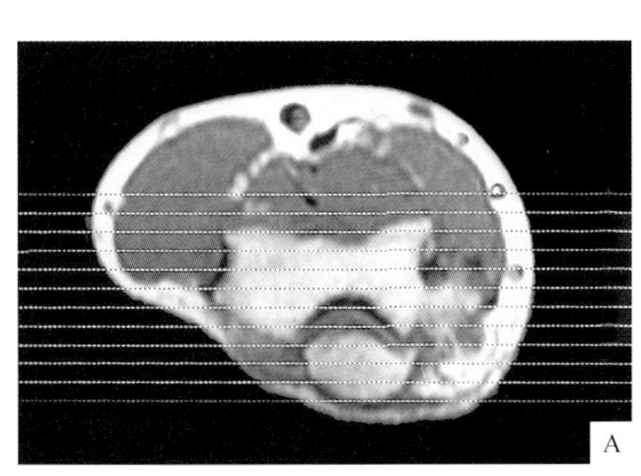

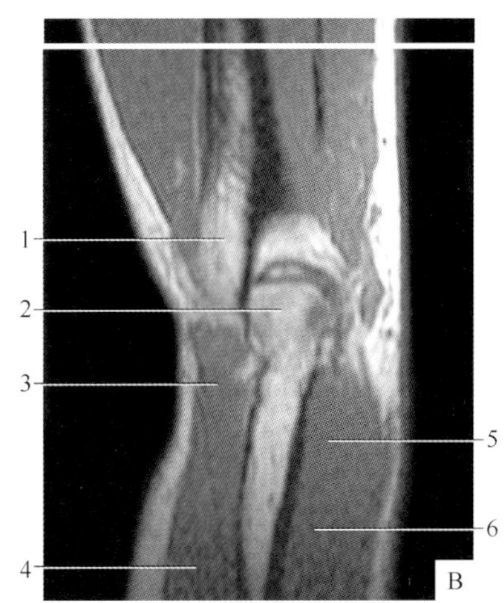

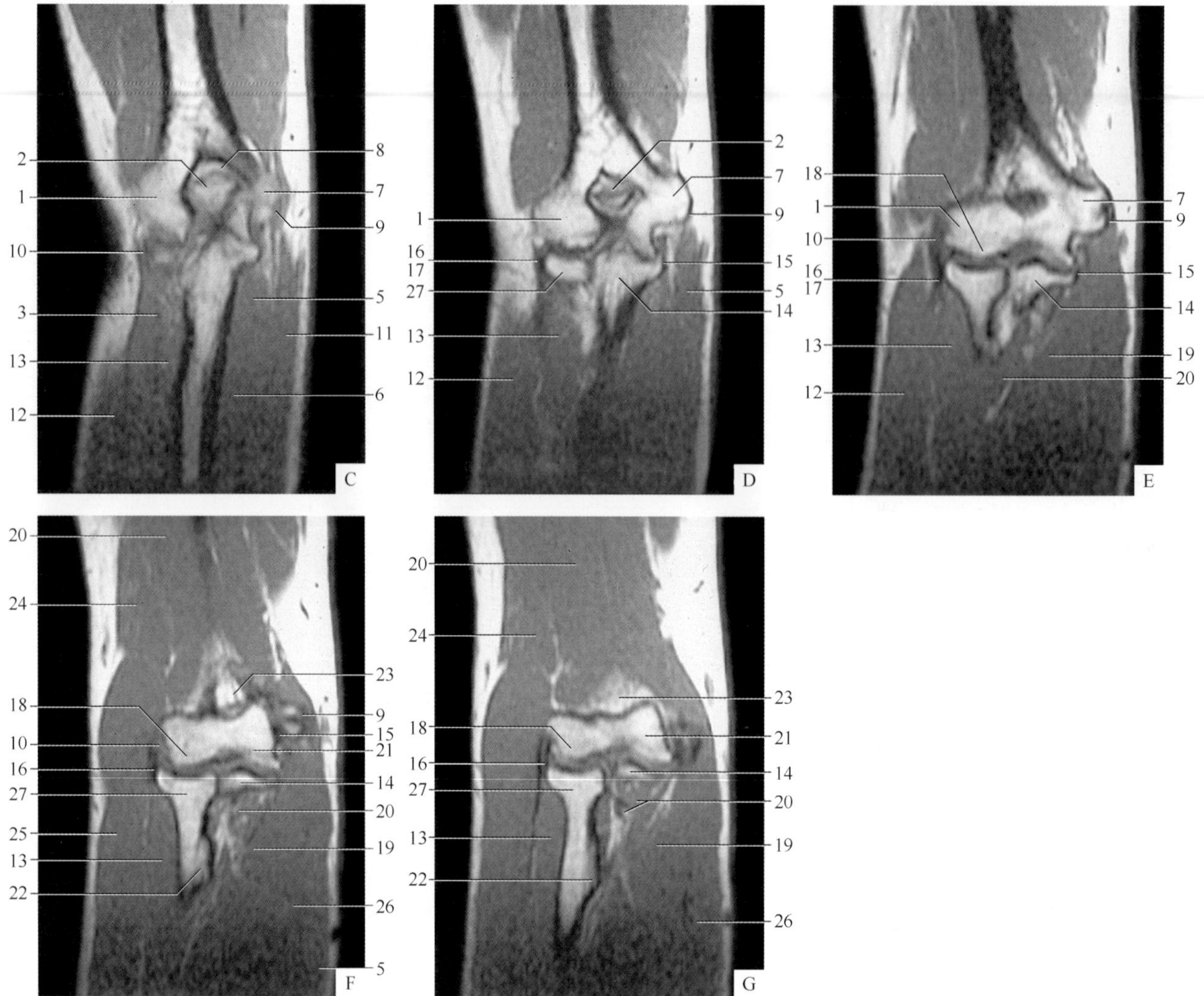

图 5-2-4 肘关节冠状面 MRI 图像。1. 外上髁；2. 尺骨鹰嘴；3. 肘肌；4. 尺侧腕伸肌；5. 指浅屈肌；6. 指深屈肌；7. 内上髁；8. 后脂肪垫；9. 屈肌总腱；10. 伸肌总腱；11. 尺侧腕屈肌；12. 指伸肌；13. 旋后肌；14. 冠突；15. 尺侧副韧带；16. 桡侧副韧带；17. 环状韧带；18. 肱骨小头；19. 旋前圆肌；20. 肱肌；21. 滑车；22. 桡骨粗隆；23. 前脂肪垫；24. 肱桡肌；25. 桡侧腕长伸肌、桡侧腕短伸肌；26. 桡侧腕屈肌；27. 桡骨头。

四、肘关节的病变

（一）骨折　肘关节的骨折一般用常规 X 线或 CT 检查就能做出明确地诊断。但对微小的骨折或损伤，常规检查很难发现，尤其是对骨髓内的隐匿性骨折和生长性骨折，MRI 能早期发现。在 T2WI 和脂肪抑制图像上，骨折碎片呈高信号，而正常的骨皮质呈低信号。骨髓组织的损伤，采用常规 X 线或 CT 检查一般难以做出正确的判断，而 MRI T1WI 可表现为受损伤的骨髓组织呈低信号。另外，MRI 对检测骨折的愈合方面有其独特的优点。当骨折断端之间出现纤维性愈合时，T1WI、T2WI 表现为断端间的信号强度降低；而尚未出现纤维性愈合时，因骨折断端间有组织液存在，所以断端处在 T1WI 上表现为低信号，在 T2WI 上呈高信号。

1. *尺骨冠突骨折*　尺骨冠突骨折是由于暴力造成肘关节向后半脱位或脱位时，肱骨滑车对其直接的剪切作用力而产生的。冠突骨折往往同时伴有尺侧副韧带的撕裂和周围肌腱的损伤，肘关节的前关节囊也有损伤表现，矢状面 T2WI 显示肘关节的后脱位及冠突骨折最清晰。

2. *肱骨髁上骨折*　对临床上高度怀疑的肱骨髁上骨折，而在常规 X 线检查又无法显示骨折的存在时，MRI 可对此做出鉴别，以冠状面 T1WI、T2WI 显示此型骨折最佳。在儿童型的髁上骨骺分离中，MRI 上可见分离的骨骺间存在异常的高信号影。

（二）尺侧副韧带损伤　尺侧副韧带损伤常在肘关节扭伤时合并发生。正常情况下，肘关节完全伸直时，尺侧副韧带前束呈紧张状态，此时做剧烈的肘外翻动作，应力将集中于前束上，导致韧带的损伤或撕裂。尺侧副韧带的损伤可伴有或不伴有屈肌总腱的损伤。

【临床】尺侧副韧带损伤多因跌倒时用手撑地且手臂呈伸直外展位而致。国外报道，本病多见于从事投掷性运动的运动员。临床上多有较明确的外伤史，患者的肘关节内侧有明显压痛，活动受限，并有程度不同的肿胀，以关节内侧为著。

【影像学】MRI 上可清晰显示尺侧副韧带的损伤部位及程度，以冠状面、横断面图像为佳。Conway 等观察了大量从事投掷运动而造成尺侧副韧带撕裂的患者，并就撕裂发生的部位进行了统计，发现损伤的部位多见于韧带中部（占 87%），而撕裂发生于韧带近端和远端者相对较少，分别占 3%和 10%。尺侧副韧带撕裂在 T1WI、T2WI 上分别表现为局限性的低信号和高信号，在脂肪抑制图像上呈高信号。另外，邻近的指浅屈肌起始点往往也同时受累，表现为长 T1 和长 T2 异常信号（图 5-2-5～8）。对于不完全性尺侧副韧带撕裂，尤其是靠近关节腔侧的韧带部分性撕裂，采用常规 MRI 检查方法容易造成假阴性结果。Schwartz 等采用磁共振关节腔造影检查法，发现注射到关节腔内的造影剂可渗漏到韧带的部分撕裂口处，从而提高了对此类型损伤的诊断率。

尺侧副韧带的长期慢性受损可造成韧带的退行性改变，在 MRI 上可表现为韧带增厚、瘢痕形成或出现钙化等，呈相应的信号强度改变，结合临床病史，对此诊断不难。

（三）肱骨外上髁炎　肱骨外上髁炎又称网球肘，为常见的肘部慢性损伤性病变。附着于肱骨外上髁的肌肉颇多，有肱桡肌、旋后肌、桡侧腕长伸肌、桡侧腕短伸肌、尺侧腕伸肌、指总伸肌等。这些

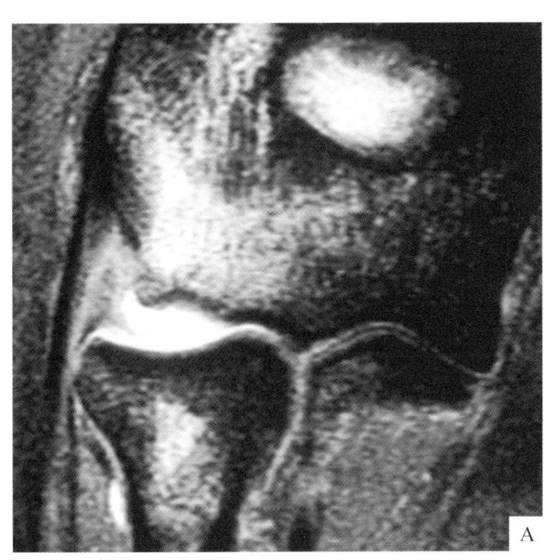

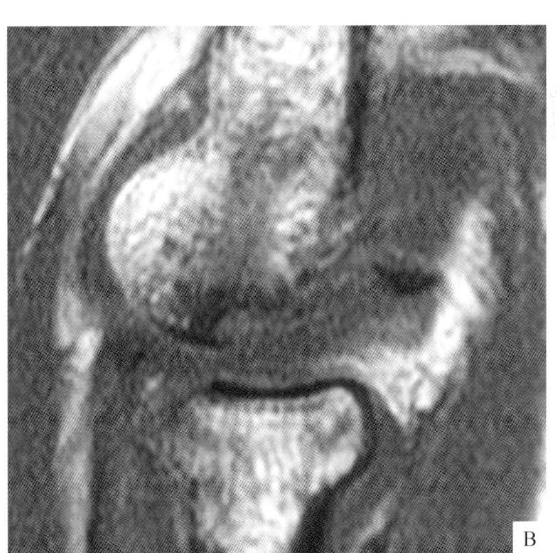

图 5-2-5　肱骨髁上骨折。A. 冠状面 STIR：显示局部骨质水肿高信号表现。肘关节局部积液改变。B. 矢状面 T2 加权像：肱骨髁骨质不连续，并有错位表现。软骨伴随分离。关节腔内积液。

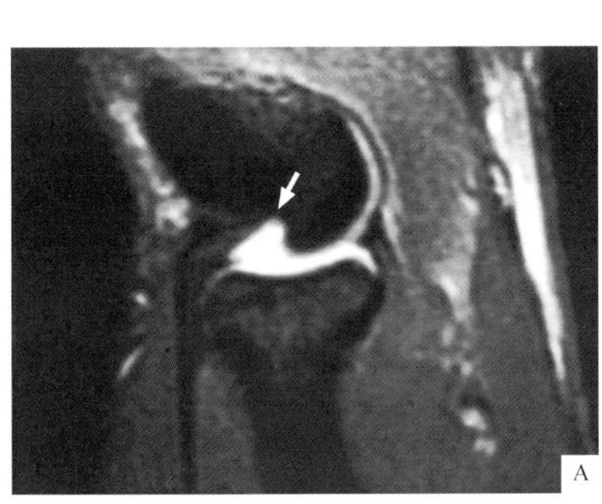

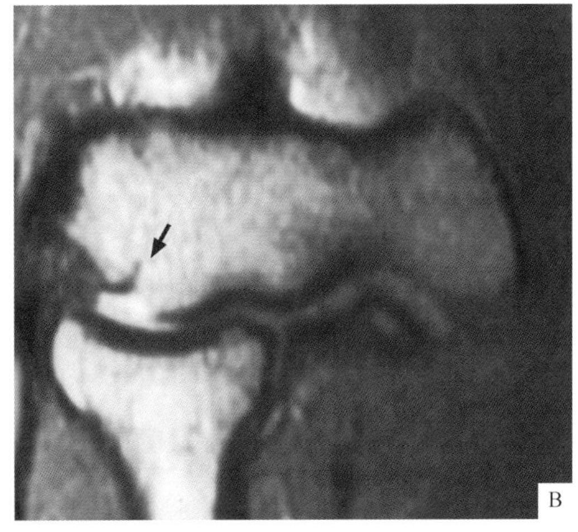

图 5-2-6　肱骨骨软骨骨折。A. 矢状面 STIR：肘关节肱骨关节面局限性缺损，累及骨皮质（白箭）。B. 冠状面 T2 加权像：皮质连续性中断，相邻关节腔局限性积液表现（黑箭）。

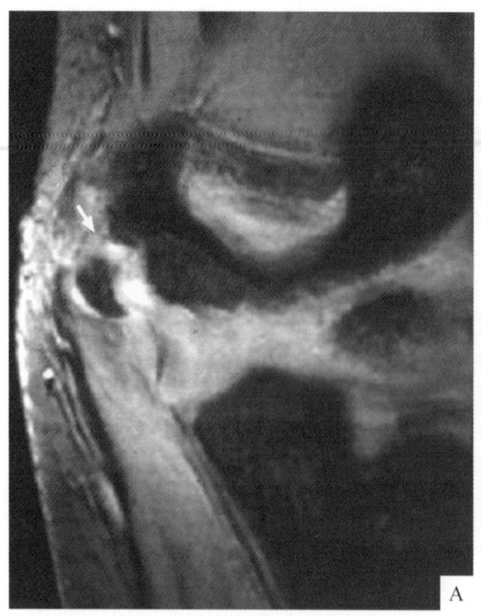

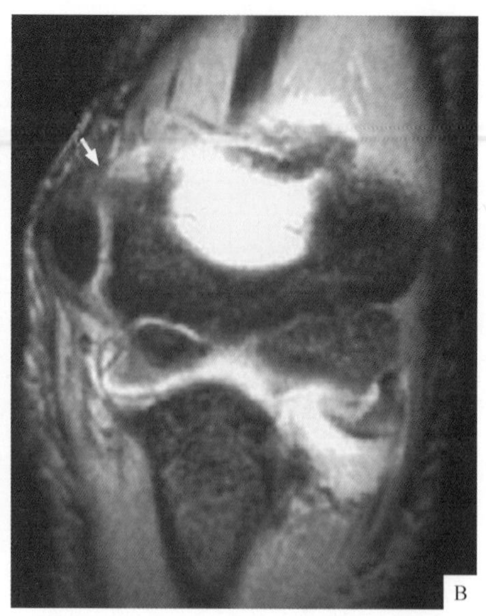

图5-2-7 肱骨髁骨骺分离。A. 冠状面脂肪抑制质子密度加权像：肱骨外上髁骨骺外移，骨骺周围软组织肿胀（箭）。B. 外上髁骨骺肿胀（箭）。

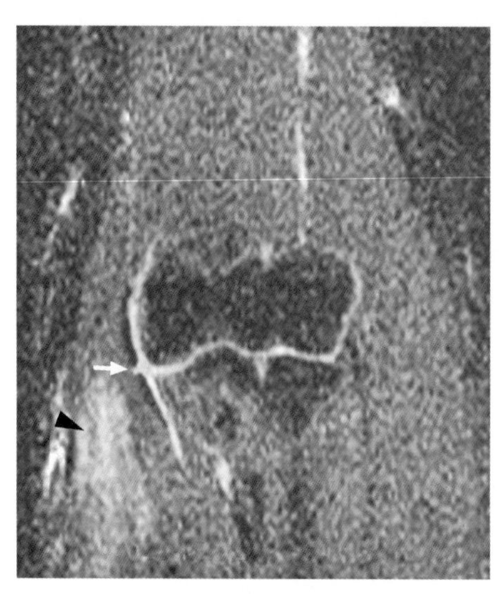

图5-2-8 尺侧副韧带撕裂。冠状面STIR像：呈低信号的尺侧副韧带前束中断，出现高信号影，同时可见相邻的指浅屈肌内呈高信号改变。

肌肉主要起伸腕、伸指及前臂旋后等功能。因此，长期重复这些肌肉运动时，都会使附着于肱骨外上髁的肌腱筋膜受到牵拉，引起肌腱的慢性劳损性损害。

【病理】表现为局部充血、水肿、瘢痕形成及血管成纤维细胞增生，并可有肌腱和筋膜纤维的微小撕裂等。

【临床】本病起病较缓慢，多见于网球运动员及长期从事臂力劳动的患者。一般无明显的肘外伤史，少数可有多次肘外上髁部的损伤。临床上，患侧肘关节外上方有活动性疼痛，疼痛向前臂桡侧放射。体检时，一般在肱骨外上髁处有局限性压痛点，手的握持力下降，前臂旋转运动受限，而肘关节的伸屈运动不受影响。严重者，患侧做手指伸直、伸腕或执笔动作即可引起外上髁部疼痛。

【影像学】正常附着于肱骨外上髁部的伸肌总腱在MRI表现为低信号影，其边界清晰，尤其在冠状面T2WI上显示较清晰。当肱骨外上髁处的肌腱筋膜有损伤或发生部分性撕裂时，在T2WI上可见患处出现不规则的高信号区，在冠状面脂肪抑制图像上呈高信号（图5-2-9）。肱骨外上髁炎往往伴有桡侧副韧带的损伤，因此桡侧副韧带也有类似信号的改变，在冠状面T2WI或脂肪抑制图像上，肌腱在外上髁的附着点与肌腱之间可出现高信号，代表此处有水肿存在（图5-2-10～图5-2-12）。值得

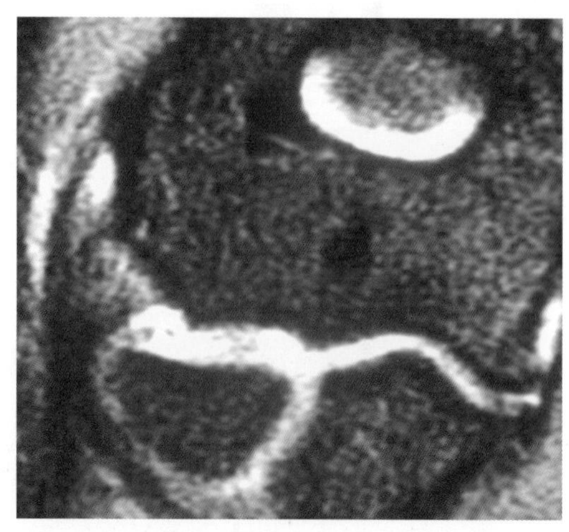

图5-2-9 肱骨外上髁炎。冠状面STIR像：肱骨外上髁周围肌腱肿胀，信号增高，但骨质本身无水肿表现。

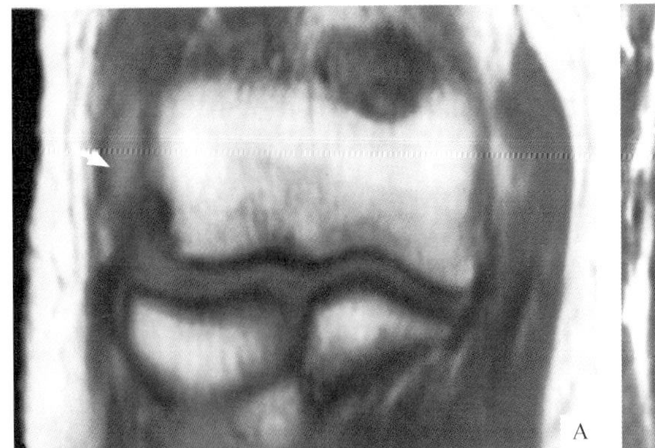

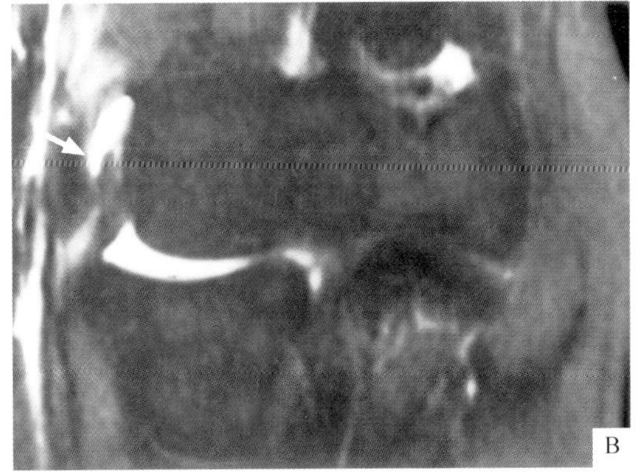

图 5-2-10 肱骨外上髁炎。A. 冠状面 T1 加权像：肱骨外上髁外侧的伸肌总腱局限性信号增高，其下方的桡侧副韧带因部分撕裂而出现中高信号改变。B. 冠状面 STIR 像：上述相应部位呈更高信号。

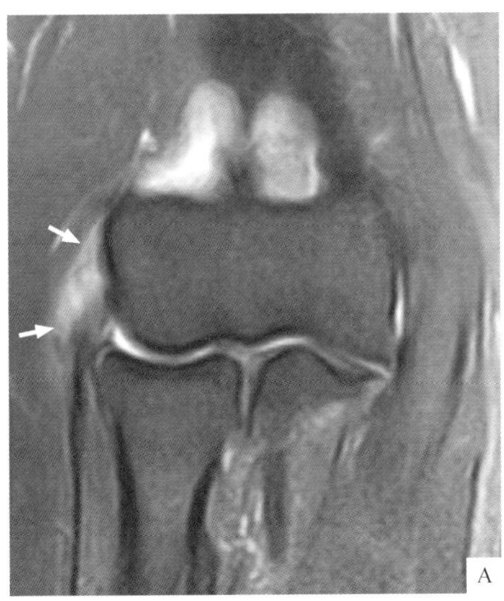

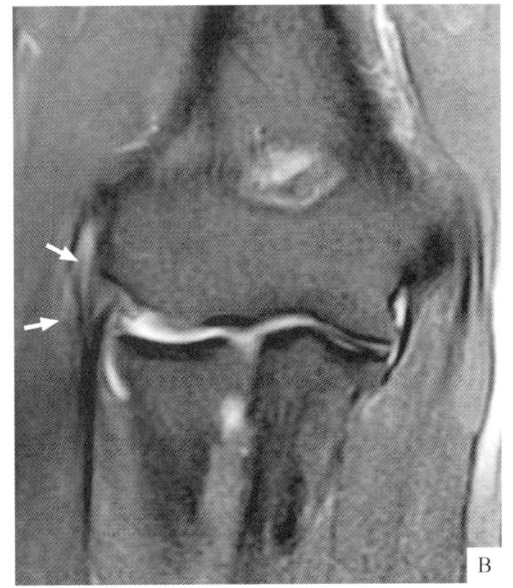

图 5-2-11 肱骨外上髁炎。A. 脂肪抑制质子密度加权像：肱骨外上髁伸肌总腱肿胀，信号增高。B. 冠状面 STIR 像：伸肌总腱部分纤维不连续。

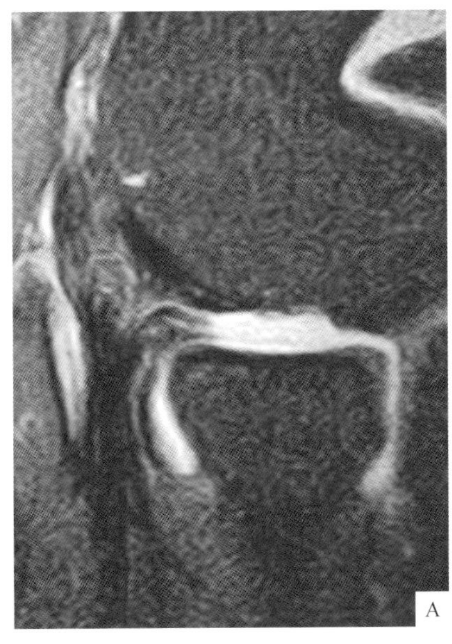

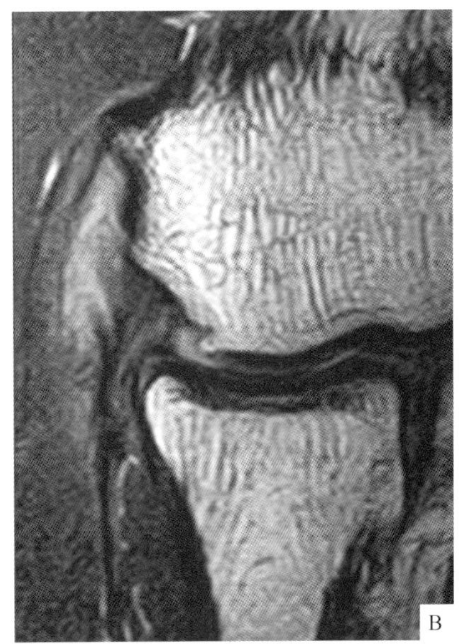

图 5-2-12 肱骨外上髁炎。A. 冠状面 STIR 像：伸肌总腱纤维紊乱，明显增厚肿胀，周围可见少量积液。B. 冠状面脂肪抑制 GRE 像：伸肌总腱部分撕裂表现。

注意的是，当肱骨外上髁局部被注射类固醇激素行封闭治疗后，MRI 上的注射区域也可出现高信号区，易与真正的外上髁炎所表现的高信号影相混淆，需结合临床做出分析与鉴别(图 5-2-13)。

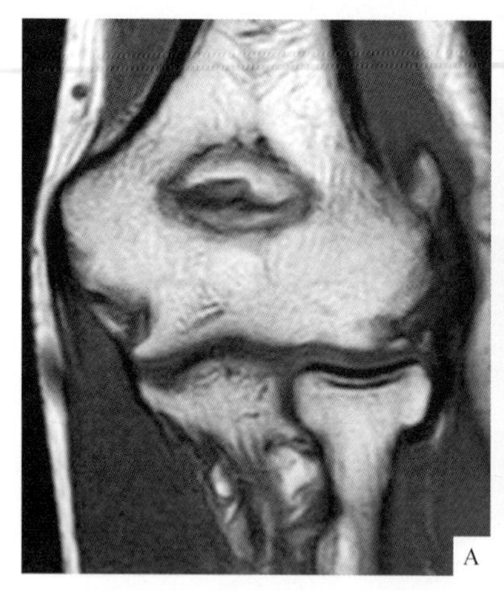
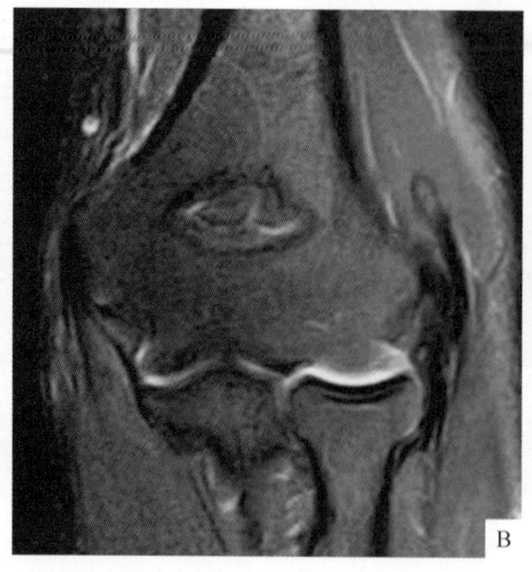
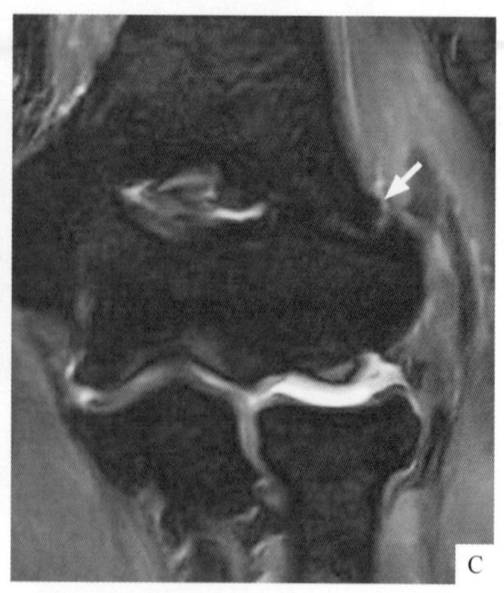

图 5-2-13 伸肌总腱损伤伴外上髁撕脱性骨折。A. 冠状面 T1 加权像。B. 脂肪抑制质子密度加权像。C. STIR 像：伸肌总腱肿胀增粗，中段信号中断，肱骨止点可见撕脱骨片形成。

(四) 肱二头肌远端肌腱损伤　肱二头肌远端肌腱的损伤及撕裂较少见，约占整个肱二头肌腱损伤的 3%～10%。根据 Morrey 统计，肱二头肌远端肌腱损伤多见于中年男性的着力惯用手，占 80%左右。肱二头肌远端肌腱损伤大致分为急性外伤性和慢性退行性。急性损伤多因提携重物时，致肌腱超负荷而撕裂，此类型损伤以举重及健美运动员居多。慢性退行性损伤系肌腱本身的磨损、微小损伤及瘢痕形成，或肌腱附着点附近有滑囊炎、腱鞘囊肿形成，造成肌腱张力的减退。在这种状态下，肌腱遭受外力的作用，可产生撕裂或部分撕裂。

【临床】急性损伤者有患侧肘窝疼痛，局部皮肤出现瘀斑，急性损伤后疼痛可减轻而转为持续性钝痛。体检时，患肘屈肘肌力减退，肘窝有压痛等。当肱二头肌腱膜未受损时，屈肘肌力可能未受影响，临床诊断有一定的困难。但无论上述何种情况下，前臂的旋后肌力必定受影响。另外，在临床上，肱二头肌远端肌腱的完全性撕裂比部分性撕裂多见。

【影像学】以往采用常规 X 线检查很难对肱二头肌远端肌腱损伤做出诊断。往往需要依赖临床检查和肌力检测等方法来确诊。MRI 评价肱二头肌远端肌腱损伤有其独特的价值。其不仅能做出诊断，而且能区分完全性和部分性肌腱撕裂。横断面 SE 序列 T2WI 和 GE 序列 $T2^*$ WI 对显示肱二头肌远端肌腱最佳。为避免诊断遗漏，横断面的扫描范围应包括肌肉、肌腱的交接点及桡骨粗隆部。在经桡骨粗隆的矢状面 T1WI 上可显示肱二头肌远端肌腱及肌腱的附着点，尤其将肘关节做屈曲 45°、前臂做旋前或旋后位时显示的肱二头肌远端肌腱较为满意。肱二头肌远端肌腱部分撕裂在 MRI 上表现为肌腱增厚，肌腱撕裂处在 T2WI 上呈高信号，肌腱周围可见高信号的液体环绕；肱二头肌远端肌腱完全撕裂表现为原来正常低信号的肌腱组织消失，完全被高信号的液体组织所取代，邻近的肌肉组织信号往往也有改变(图 5-2-14)。上述的肱二头肌远端肌腱损伤的 MRI 表现以横断面表现最为直观，显示最清晰。另外，在矢状面 T1WI 及脂肪抑制图像上，可见完全撕裂的肌腱因为松弛而在肌腱撕裂的近端呈扭曲状改变。

MRI 可判断肌腱的撕裂程度，测量出肌腱撕裂的大小及范围，确定肌腱撕裂的部位，对手术方案的制定有指导意义，对愈合的检测及术后的改变可提供可靠的影像学依据。

(五) 肱三头肌远端肌腱损伤　肱三头肌远端肌腱撕裂的发生率很少见，到目前为止文献报道仅 90 多例，而肱三头肌远端肌腱不完全性撕裂的发生率则远远低于完全性撕裂。Anzel 等报道的 856 例上肢肌腱撕裂病例中，仅有 8 例为肱三头肌腱撕裂，占 0.93%。造成肱三头肌远端肌腱撕裂的因素可分为外来暴力作用和肌肉本身的过度收缩。另外，肌腱本身的退行性改变、肌腱附着点处邻近病变的影响或局部滥用类固醇激素等，也是导致肌腱损伤的潜在内因。肱三头肌远端肌腱的撕裂往往伴有尺骨鹰嘴部小骨片撕脱，此时常规 X 线检查也能发现。肱三头肌远端肌腱撕裂多发生于近鹰嘴附着点处的肌腱部，而肌腹部或肌肉、肌腱交接处的撕裂则相当罕见。

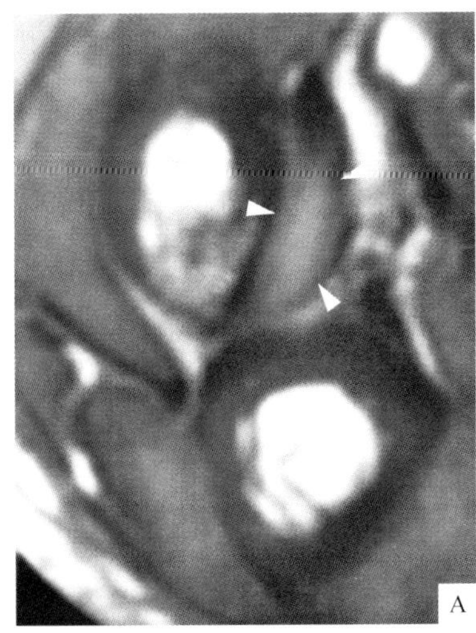
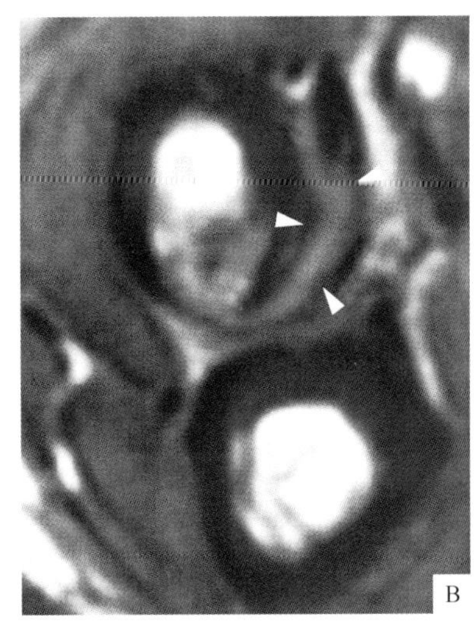

图 5-2-14 肱二头肌远端肌腱完全性撕裂。A. 横断面 T1 加权像：桡骨粗隆旁肱二头肌远端肌腱信号增高（箭头）。B. 横断面 T1 加权增强扫描：肱二头肌腱有强化改变（箭头）。

【临床】肱三头肌远端肌腱损伤在临床上可表现为肘的伸展肌力减退或丧失，患肘的鹰嘴部疼痛和局部出现肿胀。严重的撕裂伤往往限制了临床的体检，MRI 检查可弥补这一缺陷。

【影像学】横断面及矢状面 T2WI、脂肪抑制图像对显示肱三头肌远端肌腱最为理想。完全性肱三头肌远端肌腱撕裂时，在 T2WI 及脂肪抑制图像上表现为尺骨鹰嘴窝后上方的正常肱三头肌腱低信号影消失，被高信号的液体所取代，矢状面图像上可见鹰嘴与肱三头肌腱之间被高信号的渗液或血液成分隔开（图 5-2-15）。部分性肱三头肌远端肌腱撕裂在 T2WI 和脂肪抑制图像上表现为低信号的肌腱内出现高信号影，肌腱撕裂的裂口内被高信号的渗出液或血液充填，周围仍可见呈低信号的

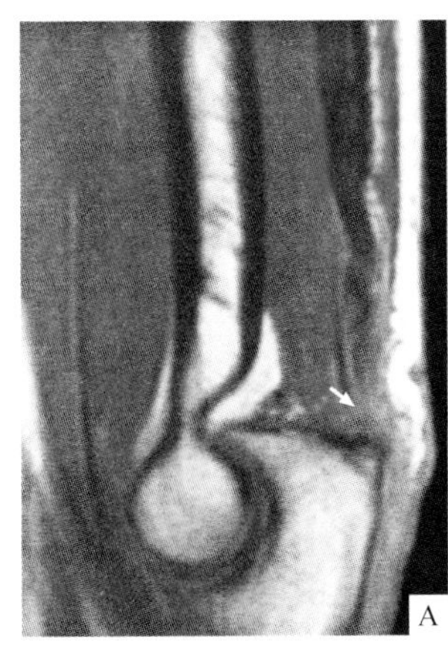
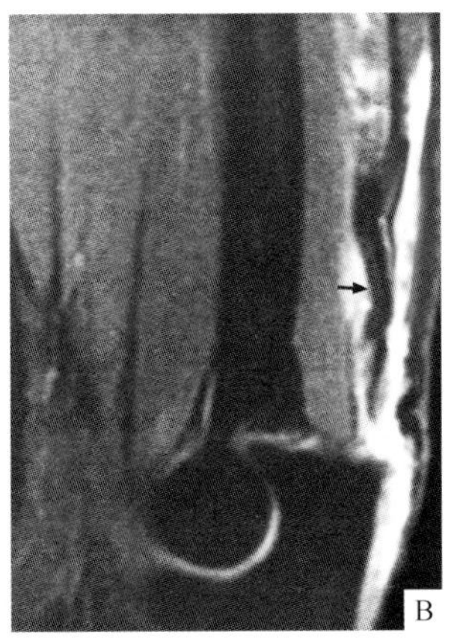

图 5-2-15 肱三头肌远端肌腱撕裂。A. 矢状面 T1 加权像：肱三头肌远端肌腱与尺骨鹰嘴之间被高信号的液体分隔开。B. 矢状面 STIR 像：肱三头肌腱周围出现明显的高信号影，同时见肱三头肌腱卷曲收缩。

正常肌腱存在，在这点表现上与完全撕裂者不同。因此，根据 MRI 的不同表现，MRI 可对完全性和部分性撕裂做出鉴别。临床上，两者的治疗方案迥异，前者必须行手术治疗，而后者可采取保守疗法。所以，MRI 可以对肱三头肌远端肌腱的损伤程度、范围及类型做出判断，指导临床医生选择正确的治疗方案。

（六）肘关节游离体　肘关节游离体的发生率仅次于膝关节，临床上并非少见。游离体为关节内骨或软骨样结节，也可为骨关节炎形成的关节软骨碎片或骨、软骨骨折碎片组成。小的游离体可从关节囊液中汲取营养而逐渐增大。关节内游离体可贴在滑膜壁上，或游离于关节腔内。游离体的大小、形状、数目及部位各异，小的游离体如米粒大小，大者可如蚕豆。数目可为 1 个或者 10 余个不等。

【病理】游离体由透明软骨或骨组成，大部分有退行性变性、软化、纤维化和钙化，并常有坏死。

【临床】本病多见于男性患者，病程缓慢。早期一般无明显症状，当发生游离体嵌入关节间隙内，造成关节伸屈运动受限或关节交锁时，可出现关节疼痛和肿胀，稍事活动后，交锁状态有时可解除。多数游离体位于肘关节的前部，少数较大的游离体可在肘部触及。

【影像学】肘关节内较大的游离体容易在 MRI 上发现，而较小的游离体有时在 MRI 上难与其他类似的信号影相鉴别。如医源性造成关节腔内小气泡形成（近期行关节腔内注射或关节腔内引流术），关节腔内的小气泡影与游离体影在形态上很相似；

但由于小气泡与周围组织的磁化率明显不同，可造成磁化率伪影，因此在表现为信号缺损的小气泡影边缘可见高信号影，而真正的呈低信号的游离体边缘无此征象。显示肘关节内的游离体以 GE 序列 T2* WI 较为理想，尤其是当游离体内出现钙化时，在 GE 序列 T2* WI 上显示更加清晰。关节游离体往往与关节腔内积液同时存在，在 T2WI 上，关节积液呈高信号，低信号的游离体在高信号积液的衬托下表现更为突出。在出现肘关节交锁时，MRI 往往可发现游离体嵌入关节间隙内，如肱尺关节间隙较为多见。

（七）肘部压迫性神经病变　肘部的尺神经、正中神经及桡神经受到其周围异常软组织、骨性突起或肿瘤组织的压迫或解剖变异，造成神经活动过度，引起相应的神经水肿、变性等病理变化，最终造成该神经的麻痹，产生临床一系列症候群。这种病变有时也称为截断性神经病变（entrapment neuropathies）。

【病理】尺神经由臂丛神经的内侧束发出，在通过肱骨内上髁与鹰嘴平面时行于肱骨内上髁后方的肘管内。正常时，肘管支持带由尺侧腕屈肌腱膜部分深层纤维组成，是一层菲薄的纤维组织，其连接于内上髁与鹰嘴之间。当此层纤维组织异常增厚时，可压迫其深层的尺神经，造成后者的损伤。同时，尺侧副韧带的异常增厚、骨化及内上髁骨赘形成，都可造成对尺神经的压迫和摩擦。另外，尺神经周围的关节游离体、移位的骨折碎片、瘢痕、腱鞘囊肿及肿瘤等也可影响到尺神经。

【临床】临床上，受损的尺神经可引起尺神经的麻痹症状，表现为尺神经所支配的前臂和手的尺侧皮肤麻木不适，严重者出现感觉消失。随着病程的延长，手部的肌肉出现萎缩，导致手的功能障碍。

经过肘部的正中神经和桡神经同样也会受到其周围的病理组织或变异的组织结构影响，造成正中神经和桡神经的病变。其病因学与尺神经受损相类似。临场表现与相应的神经支配受累相关，在此不再赘述。

【影像学】压迫性正中神经和桡神经炎的 MRI 表现与压迫性尺神经炎相似。以压迫性尺神经炎为例，受损的尺神经呈增粗、移位或受压变扁（图 5－2－16），经肱骨内上髁、外上髁平面的横断面 T2WI 显示尺神经最佳。在此平面上，内上髁后方的尺神经信号比正常时增高，神经周围有脂肪浸润。受累的神经在 T2WI 上呈等信号。另外，肘管内除尺神经通过外，尚有尺侧返动脉、静脉穿过，在 T2WI 及脂肪抑制图像上，与水肿的尺神经信号相似。因此，在观察肘管内结构时需加以区别。

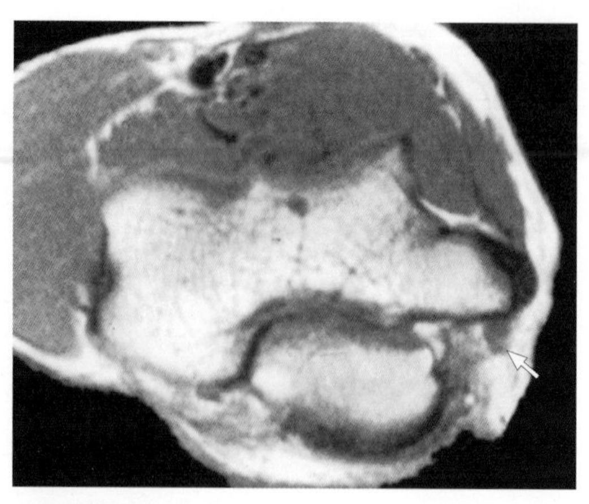

图 5－2－16　外压性尺神经炎。横断面 T1 加权像：肱骨内上髁后方肘管内尺神经明显增粗，并向内侧移位。

（八）肘关节滑膜炎

【病理】肘关节滑膜炎多为创伤性及化脓性病变引起，其次为神经性骨关节病和风湿性疾病。当肘关节滑膜受到各种外伤、炎症或关节内其他损伤的刺激时，引起关节滑膜充血、水肿等一系列反应，导致关节内有多量液体渗出。这些渗出液内含有较多的红细胞、白细胞、巨噬细胞、黏液素和纤维蛋白成分，随着关节内积液的吸收，纤维蛋白出现沉积，而逐渐黏附于关节滑膜表面，造成关节滑膜增生、肥厚、粘连，使关节活动受限。在滑膜炎后期，尤其是慢性滑膜炎，常可引起肘关节强直。

【临床】临床上，肘关节滑膜炎患者都表现为肘关节疼痛、肿胀及关节伸屈功能障碍等。肘部局部皮温可增高，但患者一般无发热症状。伴有肘关节化脓性炎症的滑膜炎患者，可有发热症状。

【影像学】肘关节滑膜炎一般都同时伴有关节囊积液，因此可见关节囊内积液在 T1WI、T2WI 上分别呈低信号及高信号。肘关节滑膜炎可造成关节滑膜的增生、增厚及粘连。由于滑膜周围可产生含铁血黄素沉积、纤维化和（或）游离体，在 T1WI、T2WI 上可出现低信号环影，增厚的滑膜往往较难显示。Camelia 等认为，静脉注射 Gd－DTPA 后行增强扫描，在 T1WI 上可清晰地显示病变的滑膜组织，此时病变的滑膜有强化改变，呈较明显的高信号，并与周围呈低信号的积液分界清晰，而正常的滑膜组织没有强化表现。

（潘自来　杜联军　江　浩　管永靖）

第三节 腕关节和手

手、腕关节的MRI检查曾因手腕部解剖结构较小而受到技术因素的限制。近10年，随着MRI技术的改进，特别是高强度磁场磁共振扫描仪的逐渐普及和小直径表面线圈的应用，MRI对手、腕关节病变的诊断能力已明显提高，尤其是对无菌性坏死的诊断已成为敏感性和特异性最高的首选检查。虽然在大部分检查中心，三腔腕关节造影仍被作为参照检查，但随着MRI新技术的普及，尤其是三维FSE序列超薄层T2加权扫描的应用，MRI已显示出取代单纯性腕关节造影的趋势，越来越受到手、腕外科医生的注意，成为骨关节放射医生新的研究热点。

一、腕关节和手的MRI检查方法

受检者一般采用俯卧位，前臂向前方伸直，手掌面向下。应注意保持腕部处于中立位。桡侧或尺侧的偏斜均会导致腕骨的相应移位而造成某些病理性假象，如桡侧偏斜会使手舟骨趋向水平，月骨向掌侧倾斜；而尺侧偏斜会使手舟骨趋向垂直，月骨向背侧倾斜。两者都会构成腕不稳定症的现象。

目前较为常用的表面线圈是8～15 cm直径的环状接收型。因腕部病变以掌侧为多见，故线圈应置于掌侧，与手腕保持良好的接触。在不具备小直径表面线圈的情况下，也可采用膝关节线圈。应注意将被检查的部位置于线圈中心。

序列及断面的选择应根据所要诊断的病种及所要检查的解剖结构决定。

1. 显示韧带　冠状面T2加权或T2* 加权扫描为最佳选择，尤其能很好显示舟月韧带和月三角韧带。最好选用FSE序列或三维GE序列，视野8 cm，矩阵256×256，层厚1～2 mm。为更好显示三角韧带，还需加用矢状面T2加权扫描。在某些情况下，还应根据韧带的走向选用斜切面。

2. 显示软骨　应首选GE序列T1加权扫描，亦以冠状面为最佳，T2* 加权扫描也能很好显示关节软骨，特别是软骨内病变。视野8 cm，矩阵256×256，层厚1～3 mm。

3. 显示骨结构　SE序列T1加权扫描能很好显示正常骨髓及骨皮质。SE序列T2加权扫描及STIR序列被常用于发现骨髓水肿或充血。脂肪抑制技术加静脉内注射对比剂是显示新生血管及肿瘤组织的最好方法。检查层面以冠状面最为常用，矢状面也是很好的选择。视野8 cm，矩阵192×256，层厚2～4 mm。

4. 显示腕管及肌腱　T2加权扫描或T2* 加权扫描能很好显示腕管，尤其是肌腱病变，横断面为最佳选择，层厚可增加至5 mm以提高信噪比。

二、腕关节和手的正常解剖

（一）骨与关节　腕的骨结构由远端桡骨、尺骨、8块腕骨（手舟骨、月骨、三角骨、豌豆骨、大多角骨、小多角骨、头状骨及钩骨）和所有掌骨的基底部构成。这些骨结构组成了桡尺远侧关节、桡腕关节、腕骨间关节和腕掌关节。前三者之关节腔互不相通，是腕关节三腔造影的解剖基础。

1. 桡尺远侧关节　由桡骨远端内侧面的尺切迹和尺骨头构成，其关节面向远端及尺侧倾斜约20°，以保证前臂的旋转性。此关节在背侧和掌侧均有关节囊韧带加固。另外，三角纤维软骨盘也参与其稳定性。

2. 桡腕关节　由桡骨远端关节面、手舟骨、月骨近端关节面和三角韧带构成。在大多数情况下，尺骨远端关节面在桡月关节处与桡骨远端关节面处于同一水平线，称为尺骨变异征中性（neutral ulnar variance）。此时，尺骨与月骨无直接接触。当尺骨关节面位于桡骨关节面近端时，称为尺骨变异征阴性（negative ulnar variance）。而当其位于桡骨关节面远端时，称尺骨变异征阳性（positive ulnar variance），是尺骨嵌入综合征（ulnar impaction syndrome）的病因。

3. 腕骨间关节　腕骨在解剖上被分为近侧列腕骨（手舟骨、月骨、三角骨、豌豆骨）和远侧列腕骨（大多角骨、小多角骨、头状骨和钩骨）。同侧列腕骨之间有腕骨间关节，两列腕骨之间则有中腕关节。近侧列腕骨除豌豆骨不参与腕关节生物力学外，其余活动性大于远侧列腕骨，尤其在桡侧。这也是为什么大部分腕不稳定症与手舟骨、月骨有关的原因。

（二）韧带　腕部韧带大致可分为三组，由浅及深为：外周韧带、关节囊内韧带及腕骨间韧带。另外，三角韧带也应包括在韧带结构之中。

1. 外周韧带　位于腕关节以外，包括腹侧环状韧带和背侧环状韧带，腕和指的屈、伸肌腱分别穿行其间。故此韧带起着稳定关节和肌腱的双重作用。

2. 关节囊内韧带　亦被称为腕骨外韧带，起着将腕骨连为一体以对应于桡骨、尺骨及掌骨活动的作用，分为掌侧部和背侧部，以前者更为厚韧。

（1）掌侧关节囊内韧带：腕桡侧副韧带起于桡骨茎突尖，止于手舟骨桡关节面及手舟骨腰部。

桡腕掌侧韧带由以下四组韧带构成：① 桡舟头韧带：最为厚韧，起于桡骨茎突尖，一小部分纤维止于手舟骨腰部桡侧面，主干则止于头状骨的头部。② 长桡月韧带：起于桡骨远端掌侧缘，止于月骨掌面桡侧缘。③ 短桡月韧带：起于桡骨远端月关节面，止于月骨掌面，与长桡月韧带的纤维汇合。④ 桡舟月韧带：由桡月韧带（Testut 韧带）和桡舟韧带（Kuentz 韧带）组成。

尺腕韧带由三角纤维软骨复合体构成（图 5-3-1）。其组成如下：① 三角纤维软骨盘：起于桡骨远端月关节面尺侧缘和尺切迹，经桡尺远侧关节后分为远、近两组纤维，止于尺骨茎突尖及基底部。② 桡尺韧带：分掌、背两组，起于桡骨尺切迹掌、背侧骨皮质，覆盖关节软骨掌、背缘，止于尺骨茎突基底部。③ 类半月板：起于桡尺背侧韧带和尺侧腕伸肌腱鞘，向掌侧伸展，在内侧跨过尺骨茎突，止于三角骨。④ 尺月韧带：起于桡尺掌侧韧带，止于月骨尺侧面。⑤ 尺三角韧带：起于桡尺掌侧韧带，止于三角骨尺侧面。

（2）背侧关节囊内韧带：较掌侧韧带为薄弱，出现率亦较不恒定。

桡舟月三角韧带为背侧关节囊的增厚，起于桡骨远端背缘，分别止于手舟骨、月骨和三角骨的背侧面。

舟三角韧带为背侧关节囊的条状增厚，连接手舟骨和三角骨的背侧面。

3. *腕骨间韧带* 位于各腕骨之间的小韧带保证各腕骨的协调联动，在腕骨的生物力学中起着非常重要的作用。

（1）舟月韧带和月三角韧带：是保持近侧列腕骨稳定的重要结构，其意义相当于膝关节中的交叉韧带。两韧带的共同解剖特点是都拥有厚韧的掌侧带，而在腕骨之间的部分只是一层薄膜。另外，掌侧带、背侧带与相应的关节囊滑膜相连结，因而将桡腕关节与腕中关节完全分隔开来。

（2）弓状韧带：为连接近侧列和远侧列腕骨的骨间韧带。主要有两束，尺侧束起于月骨和三角骨掌面，止于头状骨颈部；桡侧束起于头状骨，止于手舟骨远端。两束之间的区域韧带结构薄弱，被称为手舟骨周围薄弱带或 Poirier 间隙。手舟骨或头状骨易从此间隙内脱位而出。

（3）远侧列腕骨间韧带：大多角骨与小多角骨、小多角骨与头状骨、头状骨与钩骨之间均有韧带连结。这些韧带不像近侧列腕骨间韧带那样有与关节囊滑膜相连的掌侧带、背侧带，故腕中关节腔与腕掌关节腔是相通的。

（三）肌腱

1. *屈肌腱* 掌侧环状韧带将腕屈肌腱、指屈肌腱分为三组。

（1）最内侧为 Guyou 管，是屈肌支持带向尺侧延伸的结构，其中有尺神经和尺动脉通过，是尺神经易受压迫的部位。

（2）中间部分即为腕管，内有拇屈肌腱和指屈肌腱通过。在腕管中，中指和环指的浅屈肌腱走行于示指和小指的浅屈肌腱的浅侧。浅屈肌腱止于中节指骨两侧，深屈肌腱止于末节指骨基底。

（3）桡侧腕屈肌腱走行于最外侧的纤维管中。尺侧腕屈肌腱走行于掌侧环状韧带之外，位于其浅侧。

2. *伸肌腱* 背侧环状韧带将屈肌腱在腕背侧分为六组。由外侧向内侧为：① 拇长展肌腱和拇

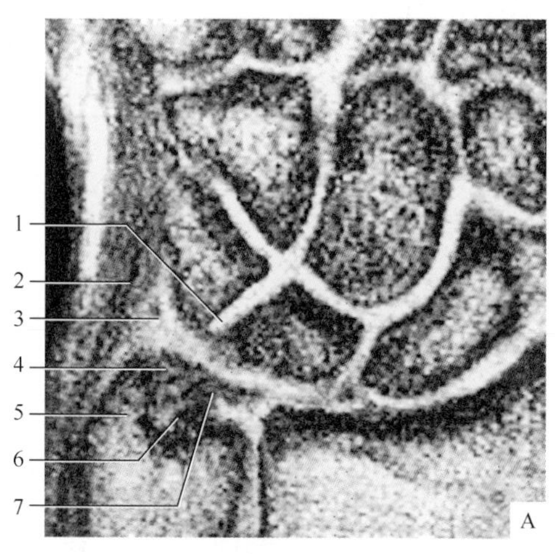

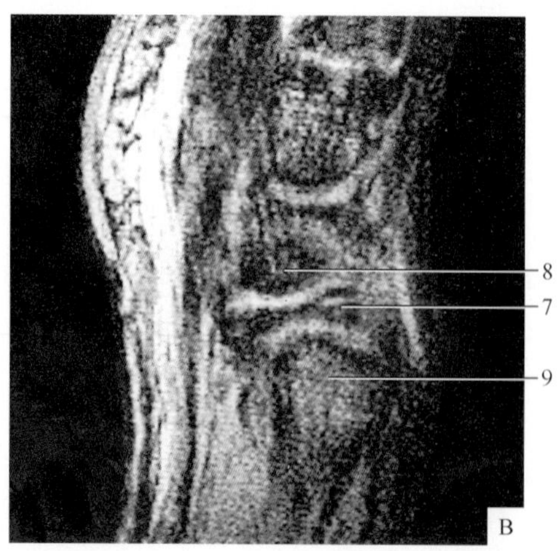

图 5-3-1 三角纤维软骨复合体。A. 冠状面 T2* WI：显示三角韧带的最佳选择。三角韧带分远近两支附着于尺骨茎突。B. 矢状面 T2WI：亦能很好显示三角韧带。1. 月三角韧带；2. 尺侧副韧带；3. 类半月板；4. 三角韧带远支；5. 尺骨茎突；6. 三角韧带近支；7. 三角纤维软骨盘；8. 三角骨；9. 尺骨。

短伸肌腱。② 第一桡伸肌腱、第二桡伸肌腱。③ 拇长伸肌腱。④ 指伸肌腱、示指伸肌腱、小指伸肌腱。⑤ 尺后肌腱，其腱鞘与掌侧环状韧带分离，故可单独脱位。

（四）神经

1. 尺神经　如前述，尺神经在腕部走行于腕管内前侧的 Guyou 管内。

2. 正中神经　在腕部走行于腕管中，位于桡侧浅层，指浅屈肌腱和桡侧腕屈肌腱之间。其在腕管远端分支为指神经。

三、正常腕关节和手的 MRI 表现

（一）横断面　见图 5－3－2。

（二）冠状面　见图 5－3－3。

（三）矢状面　见图 5－3－4。

（四）手指　见图 5－3－5。

（五）正常腕关节软骨　见图 5－3－6。

（六）腕关节造影　见图 5－3－7。

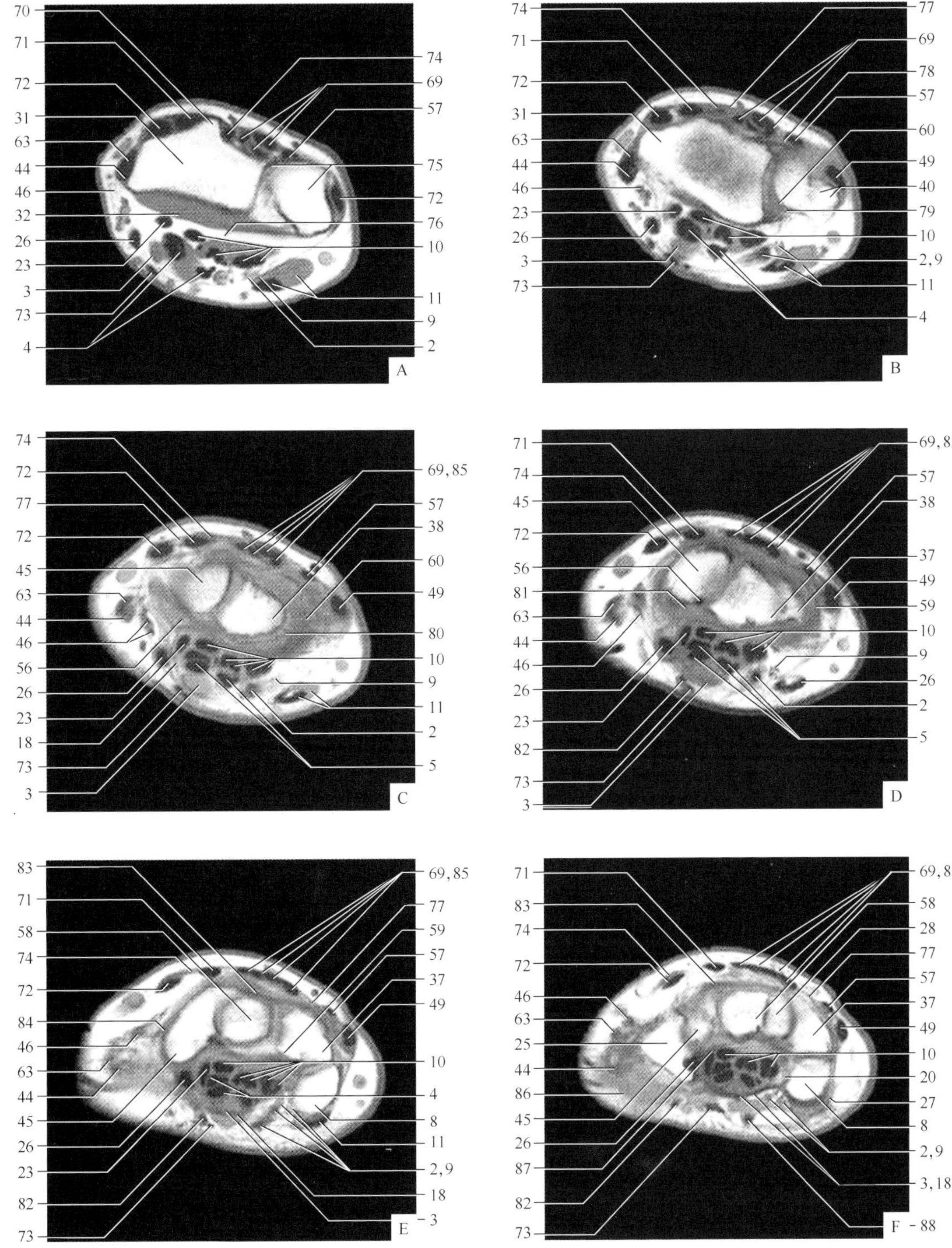

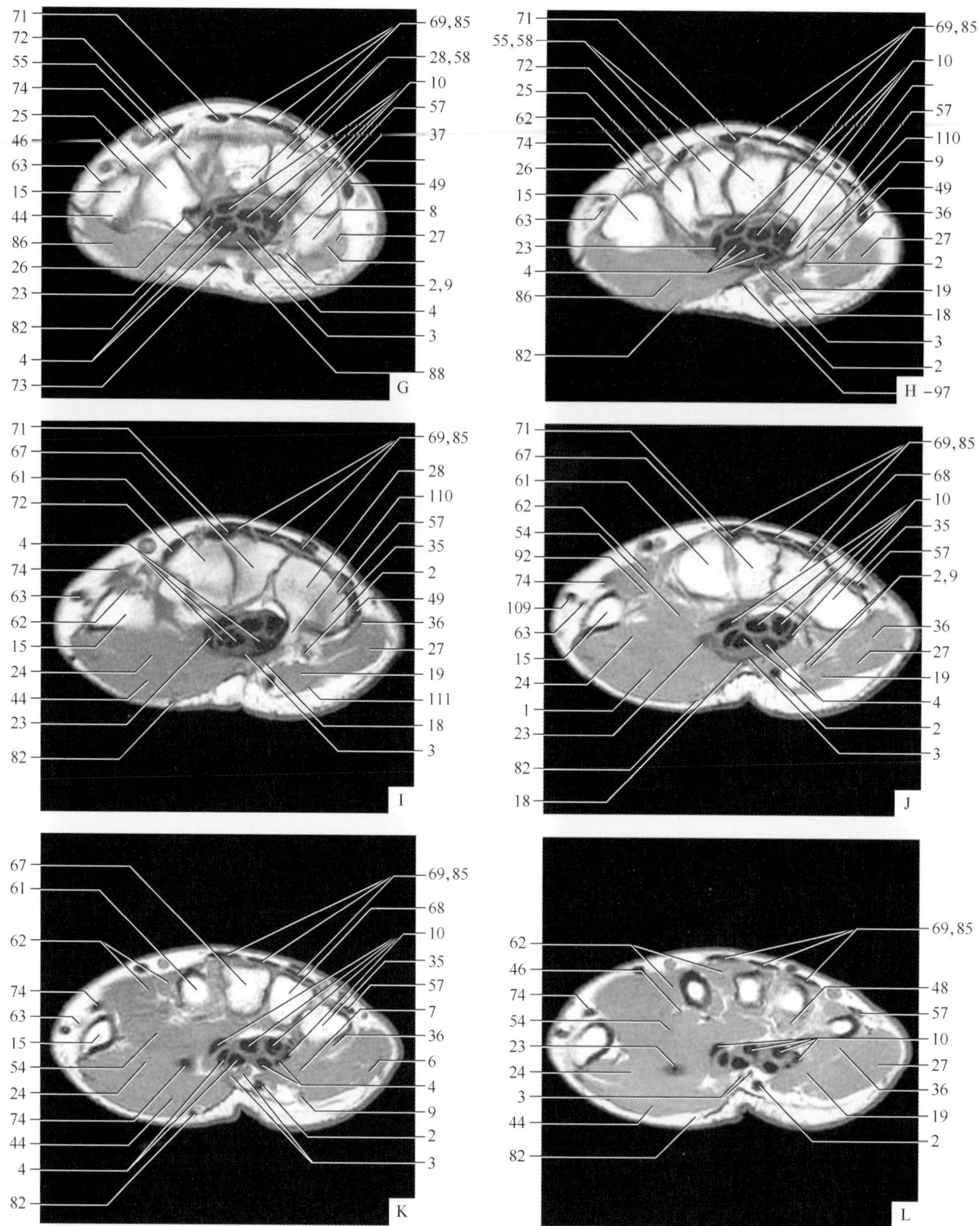

图 5-3-2 腕关节横断面 MRI。1. 拇短展肌；2. 尺动脉；3. 正中神经；4. 指浅屈肌腱；5. 指浅屈肌；6. 小指屈肌；7. 小指短展肌；8. 豌豆骨；9. 尺神经；10. 指深屈肌；11. 尺侧腕屈肌；12. 尺神经背侧皮下支；13. 蚓状肌；14. 正中神经分支；15. 第一掌骨；16. 拇短收肌；17. 拇短屈肌；18. 屈肌支持带；19. 小指短屈肌；20. 尺管；21. 第一近侧指骨；22. 侧副韧带；23. 拇长屈肌腱；24. 拇对掌肌；25. 大多角骨；26. 桡侧腕屈肌腱；27. 小指展肌；28. 钩骨；29. 豆钩韧带；30. 指屈肌腱；31. 桡骨；32. 旋前方肌；33. 籽骨；34. 收肌腱膜；35. 第五掌骨；36. 小指对掌肌；37. 三角骨；38. 月骨；39. 纤维三角软骨；40. 尺骨茎突和小凹；41. 纤维三角软骨桡侧附着部；42. 内侧副韧带及腱膜；43. 外侧副韧带；44. 拇长展肌；45. 舟状骨；46. 桡动脉；47. 第三、四、五掌骨；48. 掌侧骨间肌；49. 尺侧腕伸肌；50. 尺侧半月板复合体；51. 纤维三角软骨茎突附着部；52. 尺桡间隙；53. 尺骨；54. 拇内收肌；55. 小多角骨；56. 舟月韧带；57. 小指伸肌腱；58. 头状骨；59. 三月韧带；60. 纤维三角软骨体部；61. 第二掌骨；62. 背侧骨间肌；63. 拇短伸肌腱；64. 桡舟关节透明软骨；65. 第三、四掌骨；66. 第二掌指关节；67. 第三掌骨；68. 第四掌骨；69. 指伸肌腱；70. 桡骨结节；71. 桡侧腕短伸肌腱；72. 桡侧腕长伸肌腱；73. 掌长肌腱；74. 拇长伸肌腱；75. 尺骨及远侧尺桡关节软骨面；76. 前臂掌侧间隙(Parona 间隙)；77. 伸肌支持带；78. 背侧尺桡韧带；79. 掌侧尺桡韧带；80. 尺月韧带；81. 桡月韧带；82. 掌浅动脉弓桡侧部分；83. 背侧腕骨间韧带；84. 桡侧副韧带；85. 示指伸肌腱；86. 鱼际肌；87. 三角韧带；88. 掌浅动脉弓尺侧部分；89. 掌侧腕掌韧带；90. 桡动脉掌浅支；91. 浅表静脉；92. 桡神经表浅支；93. 桡神经分支；94. 掌动脉；95. 背侧腕掌韧带；96. 桡舟头韧带；97. 掌腱膜；98. 近侧腕管；99. 腕骨间深间隙；100. 背侧桡腕韧带体部；101. 掌深动脉弓；102. 背侧桡腕韧带；103. 头月关节掌侧间隙(poirier 间隙)；104. 腕骨间关节；105. 桡腕关节；106. 腕沟韧带；107. 掌侧关节囊；108. 背侧关节囊；109. 头静脉；110. 钩骨钩部；111. 掌短肌。

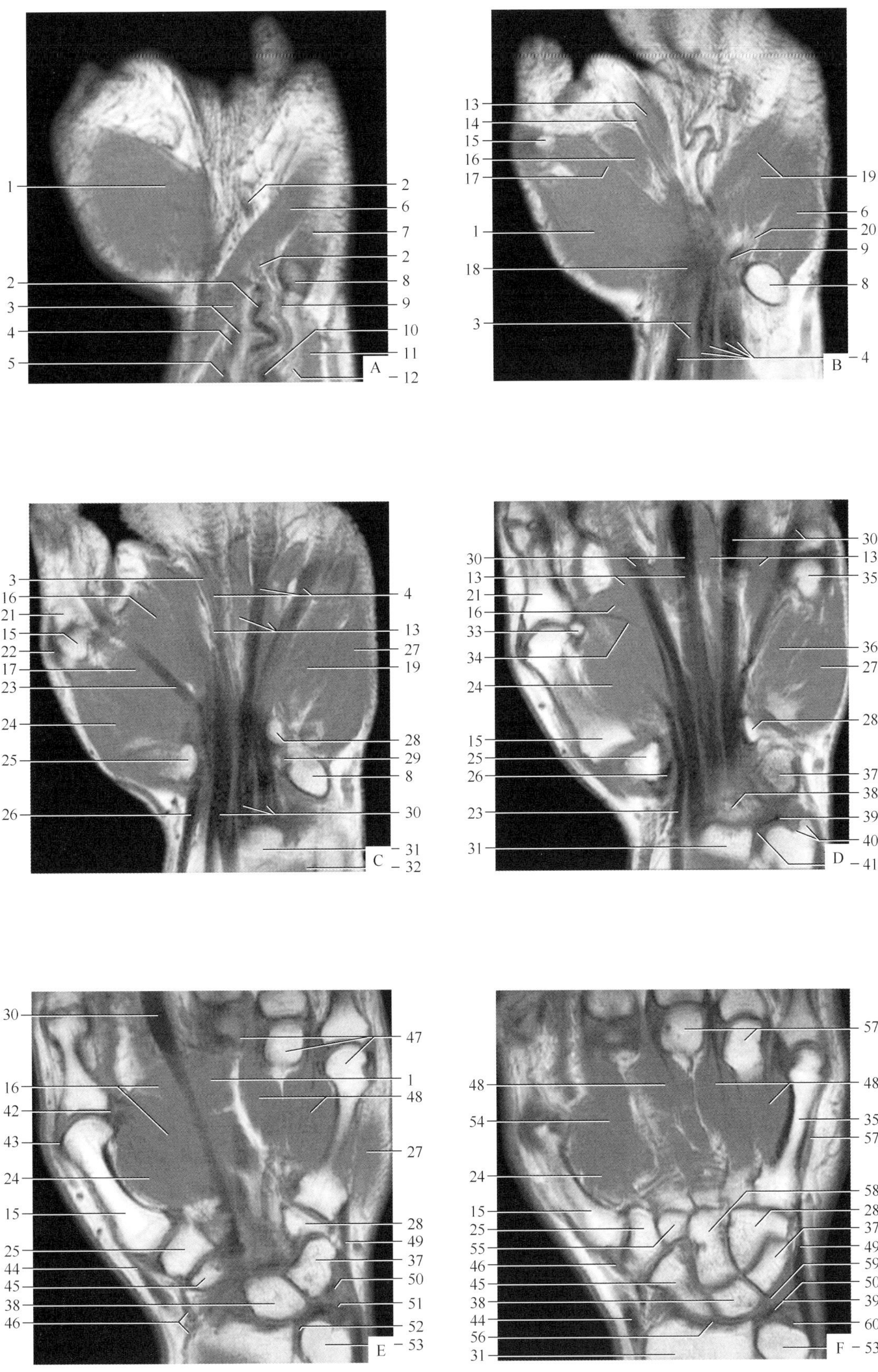
1
2
6
7
2
2
8
3
9
4
10
11
5
A
12
13
14
15
16
17
19
6
1
20
9
18
8
3
B
4
3
16
4
21
15
13
22
27
17
19
23
24
28
25
29
8
26
30
C
31
32
30
30
13
13
35
21
16
33
36
34
27
24
28
15
25
37
26
38
23
39
40
31
D
41
30
47
16
1
42
48
43
27
24
15
28
49
25
37
44
50
45
51
38
46
52
E
53
57
48
48
54
35
57
24
58
15
28
25
37
55
49
46
59
45
50
38
39
44
60
56
31
F
53

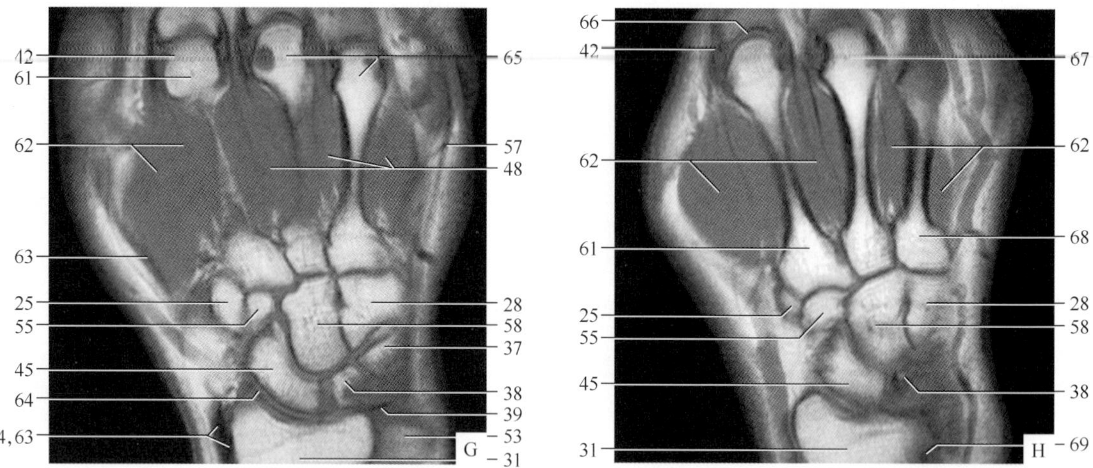

图5-3-3 腕关节冠状面MRI。1. 拇短展肌；2. 尺动脉；3. 正中神经；4. 指浅屈肌腱；5. 指浅屈肌；6. 小指屈肌；7. 小指短展肌；8. 豌豆骨；9. 尺神经；10. 指深屈肌；11. 尺侧腕屈肌；12. 尺神经背侧皮下支；13. 蚓状肌；14. 正中神经分支；15. 第一掌骨；16. 拇短收肌；17. 拇短屈肌；18. 屈肌支持带；19. 小指短屈肌；20. 尺管；21. 第一近侧指骨；22. 侧副韧带；23. 拇长屈肌腱；24. 拇对掌肌；25. 大多角骨；26. 桡侧腕屈肌腱；27. 小指展肌；28. 钩骨；29. 豆钩韧带；30. 指屈肌腱；31. 桡骨；32. 旋前方肌；33. 籽骨；34. 收肌腱膜；35. 第五掌骨；36. 小指对掌肌；37. 三角骨；38. 月骨；39. 纤维三角软骨；40. 尺骨茎突和小凹；41. 纤维三角软骨桡侧附着部；42. 内侧副韧带及腱膜；43. 外侧副韧带；44. 拇长展肌；45. 舟状骨；46. 桡动脉；47. 第三、四、五掌骨；48. 掌侧骨间肌；49. 尺侧腕伸肌；50. 尺侧半月板复合体；51. 纤维三角软骨茎突附着部；52. 尺桡间隙；53. 尺骨；54. 拇内收肌；55. 小多角骨；56. 舟月韧带；57. 小指伸肌腱；58. 头状骨；59. 三月韧带；60. 纤维三角软骨体部；61. 第二掌骨；62. 背侧骨间肌；63. 拇短伸肌腱；64. 桡舟关节透明软骨；65. 第三、四掌骨；66. 第二掌指关节；67. 第三掌骨；68. 第四掌骨；69. 指伸肌腱；70. 桡骨结节；71. 桡侧腕短伸肌腱；72. 桡侧腕长伸肌腱；73. 掌长肌腱；74. 拇长伸肌腱；75. 尺骨及远侧尺桡关节软骨面；76. 前臂掌侧间隙(Parona 间隙)；77. 伸肌支持带；78. 背侧尺桡韧带；79. 掌侧尺桡韧带；80. 尺月韧带；81. 桡月韧带；82. 掌浅动脉弓桡侧部分；83. 背侧腕骨间韧带；84. 桡侧副韧带；85. 示指伸肌腱；86. 鱼际肌；87. 三角韧带；88. 掌浅动脉弓尺侧部分；89. 掌侧腕掌韧带；90. 桡动脉掌浅支；91. 浅表静脉；92. 桡神经表浅支；93. 桡神经分支；94. 掌动脉；95. 背侧腕掌韧带；96. 桡舟头韧带；97. 掌腱膜；98. 近侧腕管；99. 腕骨间深间隙；100. 背侧桡腕韧带体部；101. 掌深动脉弓；102. 背侧桡腕韧带；103. 头月关节掌侧间隙(poirier 间隙)；104. 腕骨间关节；105. 桡腕关节；106. 腕沟韧带；107. 掌侧关节囊；108. 背侧关节囊；109. 头静脉；110. 钩骨钩部；111. 掌短肌。

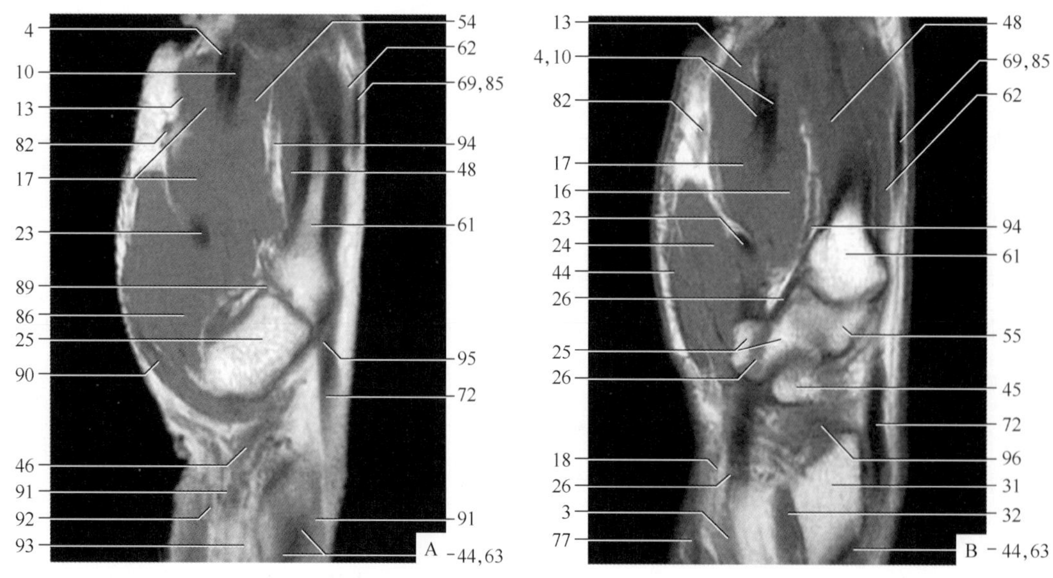

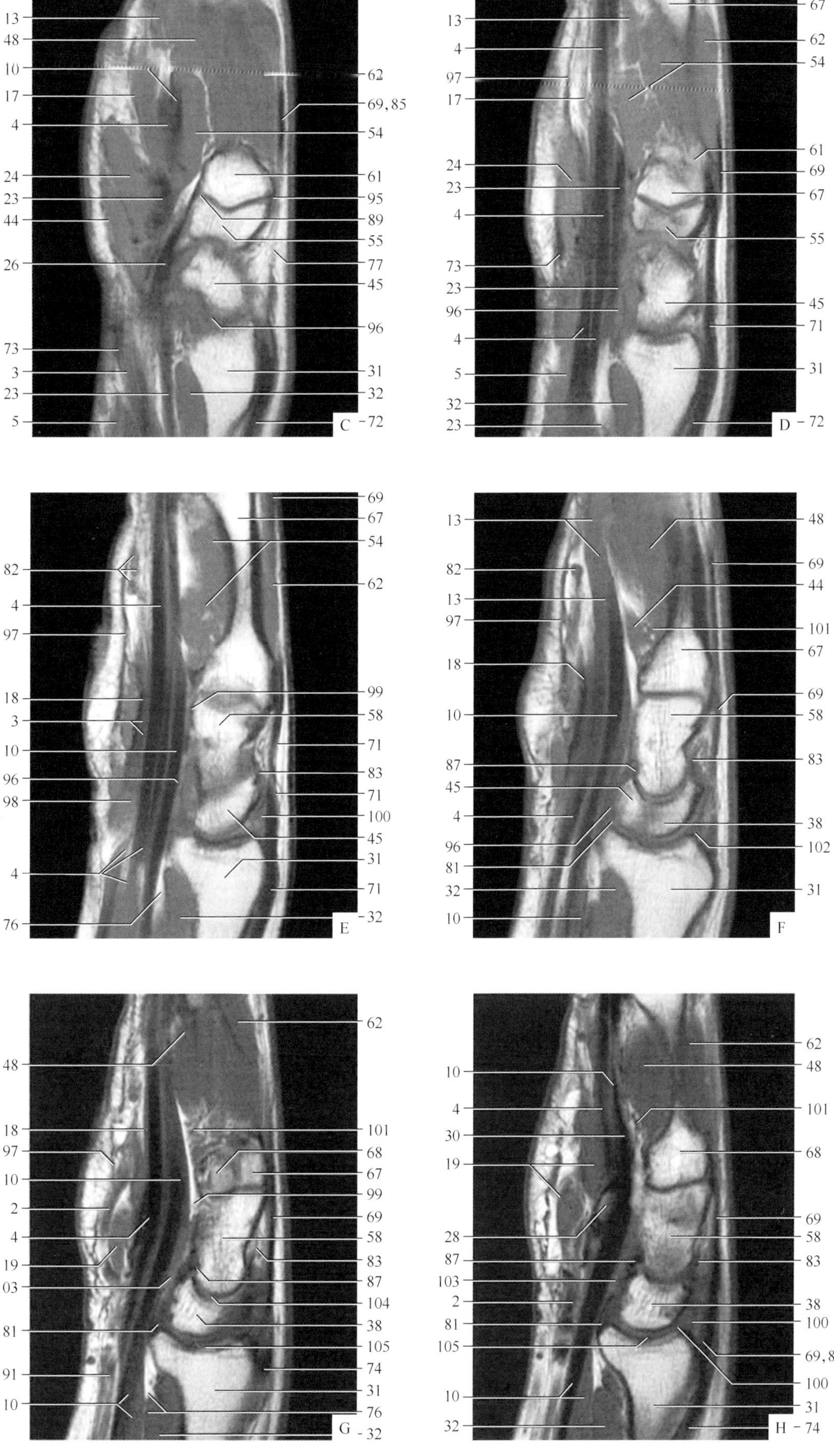
13
48
10
17
4
24
23
44
26
73
3
23
5
62
69, 85
54
61
95
89
55
77
45
96
31
32
C
72
13
4
97
17
24
23
4
73
23
96
4
5
32
23
67
62
54
61
69
67
55
45
71
31
D
72
82
4
97
18
3
10
96
98
4
76
69
67
54
62
99
58
71
83
71
100
45
31
71
E
32
13
82
13
97
18
10
87
45
4
96
81
32
10
48
69
44
101
67
69
58
83
38
102
31
F
48
18
97
10
2
4
19
103
81
91
10
62
101
68
67
99
69
58
83
87
104
38
105
74
31
76
G
32
10
4
30
19
28
87
103
2
81
105
10
32
62
48
101
68
69
58
83
38
100
69, 85
100
31
H
74

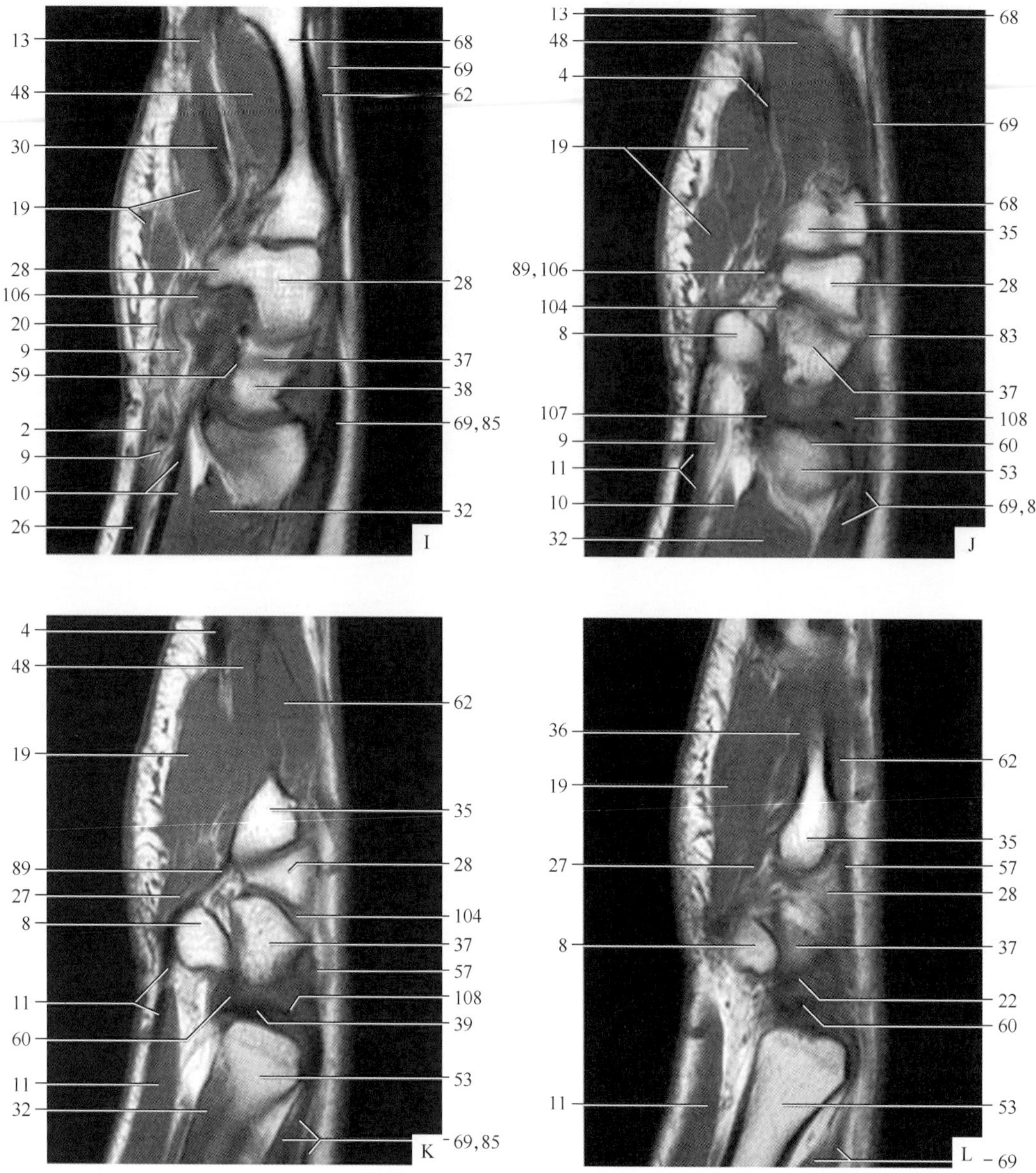

图 5-3-4 腕关节矢状面 MRI。1. 拇短展肌；2. 尺动脉；3. 正中神经；4. 指浅屈肌腱；5. 指浅屈肌；6. 小指屈肌；7. 小指短展肌；8. 豌豆骨；9. 尺神经；10. 指深屈肌；11. 尺侧腕屈肌；12. 尺神经背侧皮下支；13. 蚓状肌；14. 正中神经分支；15. 第一掌骨；16. 拇短收肌；17. 拇短屈肌；18. 屈肌支持带；19. 小指短屈肌；20. 尺管；21. 第一近侧指骨；22. 侧副韧带；23. 拇长屈肌腱；24. 拇对掌肌；25. 大多角骨；26. 桡侧腕屈肌腱；27. 小指展肌；28. 钩骨；29. 豆钩韧带；30. 指屈肌腱；31. 桡骨；32. 旋前方肌；33. 籽骨；34. 收肌腱膜；35. 第五掌骨；36. 小指对掌肌；37. 三角骨；38. 月骨；39. 纤维三角软骨；40. 尺骨茎突和小凹；41. 纤维三角软骨桡侧附着部；42. 内侧副韧带及腱膜；43. 外侧副韧带；44. 拇长展肌；45. 舟状骨；46. 桡动脉；47. 第三、四、五掌骨；48. 掌侧骨间肌；49. 尺侧腕伸肌；50. 尺侧半月板复合体；51. 纤维三角软骨茎突附着部；52. 尺桡间隙；53. 尺骨；54. 拇内收肌；55. 小多角骨；56. 舟月韧带；57. 小指伸肌腱；58. 头状骨；59. 三月韧带；60. 纤维三角软骨体部；61. 第二掌骨；62. 背侧骨间肌；63. 拇短伸肌腱；64. 桡舟关节透明软骨；65. 第三、四掌骨；66. 第二掌指关节；67. 第三掌骨；68. 第四掌骨；69. 指伸肌腱；70. 桡骨结节；71. 桡侧腕短伸肌腱；72. 桡侧腕长伸肌腱；73. 掌长肌腱；74. 拇长伸肌腱；75. 尺骨及远侧尺桡关节软骨面；76. 前臂掌侧间隙(Parona 间隙)；77. 伸肌支持带；78. 背侧尺桡韧带；79. 掌侧尺桡韧带；80. 尺月韧带；81. 桡月韧带；82. 掌浅动脉弓桡侧部分；83. 背侧腕骨间韧带；84. 桡侧副韧带；85. 示指伸肌腱；86. 鱼际肌；87. 三角韧带；88. 掌浅动脉弓尺侧部分；89. 掌侧腕掌韧带；90. 桡动脉掌浅支；91. 浅表静脉；92. 桡神经表浅支；93. 桡神经分支；94. 掌动脉；95. 背侧腕掌韧带；96. 桡舟头韧带；97. 掌腱膜；98. 近侧腕管；99. 腕骨间深间隙；100. 背侧桡腕韧带体部；101. 掌深动脉弓；102. 背侧桡腕韧带；103. 头月关节掌侧间隙(poirier 间隙)；104. 腕骨间关节；105. 桡腕关节；106. 腕沟韧带；107. 掌侧关节囊；108. 背侧关节囊；109. 头静脉；110. 钩骨钩部；111. 掌短肌。

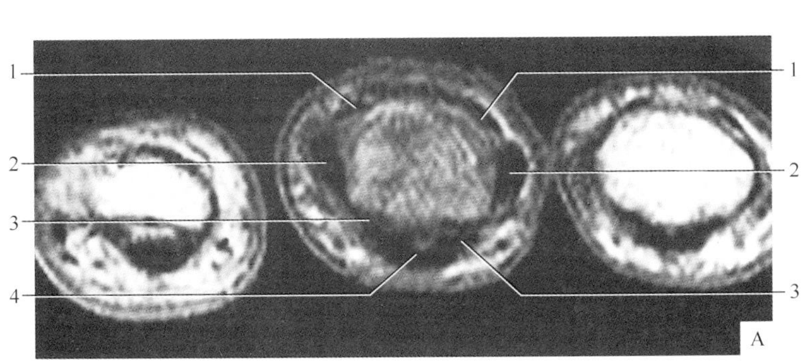

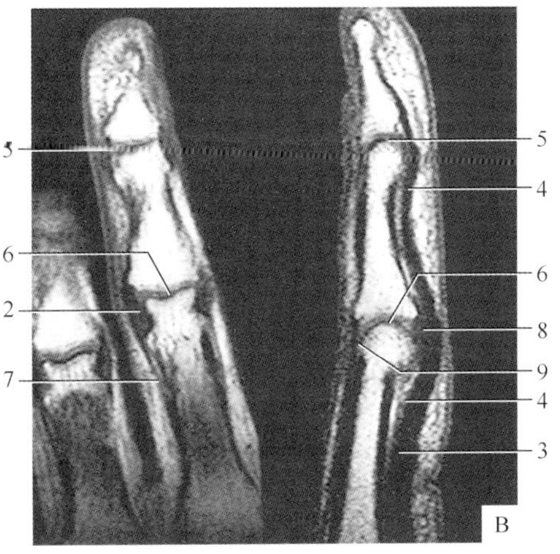

图 5-3-5 手指 MRI。A. 手指横断面。B. 手指冠状面和矢状面。1. 指伸肌腱；2. 侧副韧带；3. 指浅屈肌腱；4. 指深屈肌腱；5. 远端指间关节；6. 近端指间关节；7. 伸肌腱侧支；8. 关节囊；9. 伸肌腱中央支。

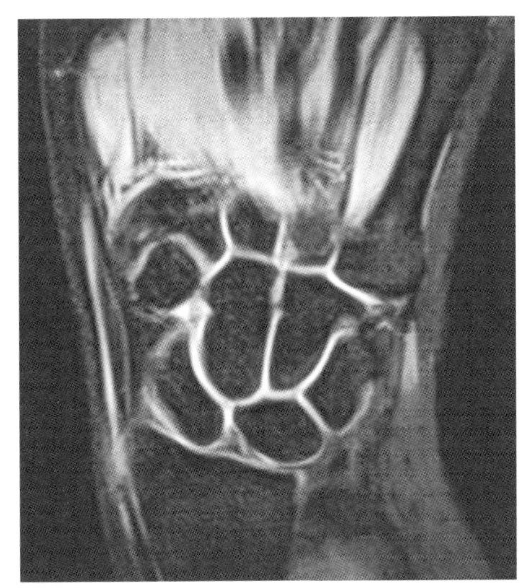

图 5-3-6 正常关节软骨。冠状面脂肪抑制质子密度加权像。桡腕关节以及腕骨间关节表面可见被覆软骨，关节间隙清晰。

四、腕关节和手的病变

(一) 腕不稳定症 腕的稳定性取决于两大因素：腕骨在大小形状上的相互匹配和腕部韧带的完整性。任何能影响此因素的病变都能造成腕的不稳定。

腕的稳定是指腕部各结构在生理活动时能保持互相间的正常空间关系。腕不稳定的定义是某一或某些腕骨在生理活动时脱离其他腕骨或(和)周围结构如桡骨、尺骨及掌骨的正常解剖关系。由于腕关节与髋关节一样，始终处于某种受力状态之中，不稳定现象可以在腕关节静止时恒定存在(静态腕不稳定症或腕骨脱位)，也可以仅在某些腕部活动之后出现(动态腕不稳定症)。

1. 腕生物力学　腕的活动性在很大程度上取决于腕骨间，尤其是近侧列腕骨间的联动性。若将各腕骨人为固定，腕的伸、屈能力将下降一半，尺侧偏斜能力减少 1/2，桡侧偏斜能力则减少 2/3。因而，了解腕骨在生理活动时的正常空间联动时理解腕不稳定症的基础。

在腕部的运动中，侧向运动较伸、屈运动复杂。此时，两侧的腕骨必须变换空间位置以保持整体腕骨高度的恒定。这种空间位置的变换主要发生于近侧列腕骨。尤其以外侧(桡侧)为明显。

(1) 桡侧偏斜：手舟骨趋向于水平以减低腕外侧高度，而三角骨则沿钩骨螺旋面上升以适应腕内侧高度增加的需要。与此同时，由于肘月韧带的牵动，月骨向掌侧倾斜，其背侧关节面裸露于桡尺远端关节面外(由于月三角韧带的紧密连带关系)。三角骨也轻度向掌侧倾斜。

(2) 尺侧偏斜：手舟骨趋向于垂直，以增加腕外侧高度，三角骨则沿钩骨螺旋面下降使腕内侧高度降低。月骨向背侧倾斜，其关节面完全被桡尺远侧关节面覆盖，三角骨也随其向背侧轻度倾斜。

(3) 背伸运动：主要关节活动位于腕中关节，月骨向背侧倾斜，手舟骨趋向垂直，与桡骨长径处于同一轴线。但在任何正常情况下，手舟骨后缘都不与桡骨远端关节后缘接触。

(4) 掌屈运动：月骨向掌侧倾斜，手舟骨趋向于水平，其长轴垂直于桡骨长径，肘月角减小近似 0°。

2. 腕部测量　矢状面上测量各腕骨间及腕骨、桡骨的夹角，在腕不稳定症的诊断中有着重要的作用。

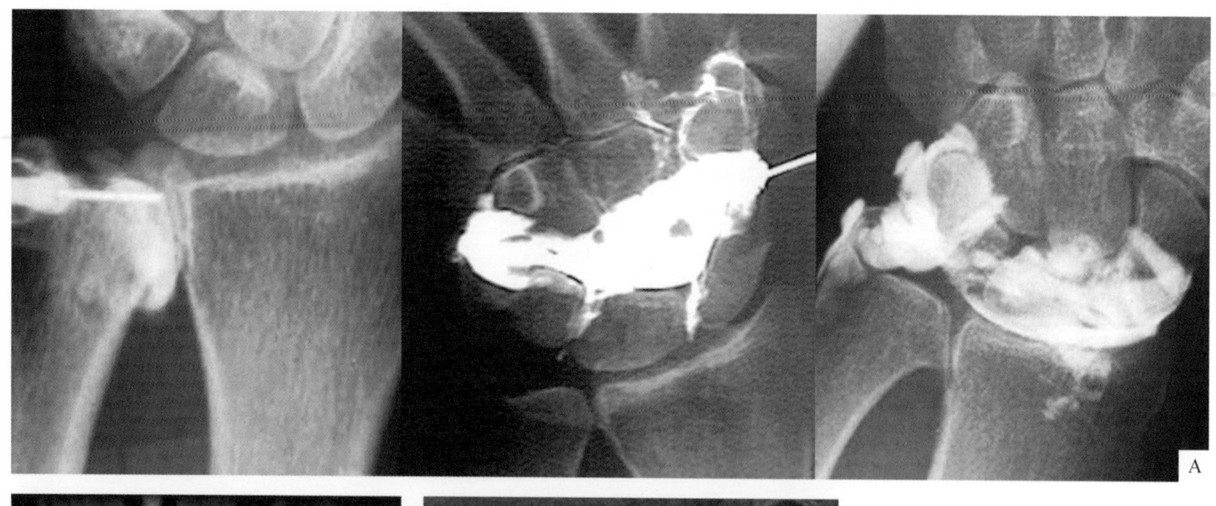

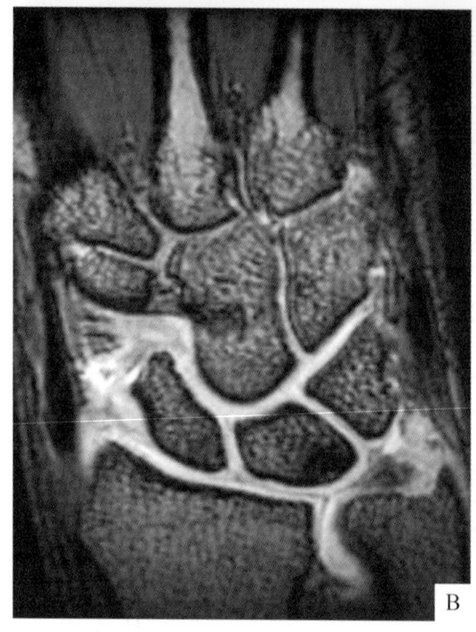

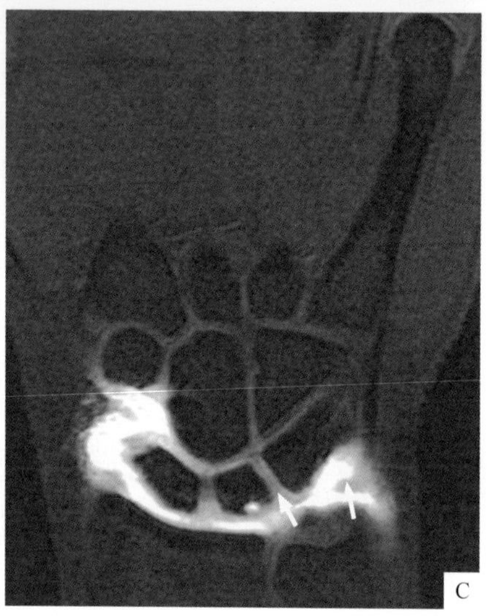

图 5-3-7 腕关节造影。A. X线透视下向腕关节间隙内注射混合性对比剂。远侧尺桡关节、桡腕关节和腕骨间关节可见对比剂充填。B. 冠状面 STIR 像。造影清晰显示腕关节间隙。C. 冠状面脂肪抑制 GRE 序列图像。清晰显示纤维三角软骨和舟月韧带、三月韧带。

(1) 桡月角：桡骨长径与月骨的轴线(月骨前、后角连线的中点的垂直线)间的夹角。正常值小于 15°。

(2) 桡舟角：手舟骨在正常情况下向掌侧倾斜，其长径与桡骨长径的夹角。正常值为小于 58°。

(3) 舟月角：手舟骨长径与月骨轴线的夹角。正常值为 30°～60°(平均值 47°)。

(4) 月头角：月骨轴线与头状骨长径的夹角。正常值为 0°～30°。

(5) 腕高指数：头状骨最远端至月骨最近端的距离与第三指骨长度的比值。正常值为 0.54±0.03。正常情况下，腕的高度不随腕部活动特别是侧向偏斜而变化。

应该指出的是，以上正常值是从 X 线平片上得出的。在 MRI 矢状面上，舟月角、桡月角和头月角均大于 X 线平片的测量值，尤其在腕部向尺侧偏斜时更为明显，可能被误诊为背向移位不稳定(dosal intercaleted segmental instability)。这种差别的可能原因是俯卧、肘关节伸直的 MRI 检查体位与坐位、肘关节 90°弯曲的 X 线检查体位的不同造成的腕部受力的不同，因而影响了腕骨间的相互关系，尤其是头状骨对月骨压力的增大使得月骨尽量将其最薄的后角移向头状骨关节面，以减轻压力而形成背向倾斜的趋势。因此，在 MRI 检查中不应仅仅根据角度测量来诊断背向移位不稳定，在有疑问时应加摄 X 线侧位片来校正测量值。

另外，在 MRI 中，我们不能在同一矢状面图像上显示手舟骨和月骨，所以舟月角的测量要采取图像叠加的方法，将有最佳手舟骨像和最佳月骨像的始终，矢状面图像叠加起来进行测量。

3. 腕不稳定的分类

(1) 比较简单的方法是根据导致不稳定的病因

是骨性还是韧带性来分类。

骨性病变：可导致腕不稳定的骨性病变主要有：① 手舟骨骨折：手舟骨横断骨折时，其近端被月骨向后牵，远端被舟月韧带向前拉，整个手舟骨呈水平向，头状骨对月骨的压力增加，将月骨挤向背侧，形成背向移位不稳定。② 月骨或头状骨的无菌性坏死：在病变后期，由于腕骨形态的改变常造成掌向移位不稳定（volar intercaleted segmental instability）。此类病变因常伴有韧带损伤而使不稳定状态加剧。③ 桡骨茎突骨折：茎突关节面的骨折使桡月关节失去稳定，月骨向掌侧移位，形成掌向移位不稳定。而桡骨远端骨折的不良骨病，几乎总是向背侧倾斜愈合，形成背向移位不稳定。

韧带损伤：近侧列腕骨，没有任何肌肉附着，韧带损伤对其影响最大，其中又以舟月韧带撕裂最为常见，舟月不稳定占全部韧带源性腕不稳定的80%。此外，月三角韧带的损伤可导致月三角不稳定，头三角韧带的撕裂可引起钩三角不稳定。

（2）另一种较常见的方法是Amadio提出的以不稳定的严重程度、腕骨移位方向、病变部位和损伤类型为特性的分类法。

1）严重程度：从轻至重分为动态不稳定、静态半脱位、静态全脱位。

2）移位方向：腕骨移位时可向掌侧脱出，以月骨为多见，也可向背侧脱出，多见于月骨周围诸腕骨。另外，也可向桡侧、尺侧、近侧或远侧移位。

3）病变部位：以月骨不稳定最为多见。

4）损伤类型：大致可分为三类：① 关节囊内韧带和腕骨间韧带损伤导致腕骨移位，称分离性腕不稳定（carpal instabilities dissociative）。② 腕骨间韧带损伤未导致腕骨移位，称未分离性腕不稳定（carpal instabilities non dissociative）。③ 复合型损伤。

4. MRI表现　MRI常用于诊断腕部韧带损伤。正常韧带结构因其极高的胶原含量而极少有运动质子，所以在MRI上不论为何种序列均表现为低信号影。韧带撕裂因其出血而表现为在沿韧带走行方向上中等信号（T1WI和质子密度加权像）或明显高信号影（T2WI）。T2WI高信号也反映了关节液进入撕裂的韧带中。伴随信号强度的变化，亦可见韧带形态的变化如断裂、变薄、边缘不规则等。炎症在T2WI上也表现为高信号，但强度较撕裂时弱，边界也更模糊。应该指出的是，MRI很难将瘢痕性纤维、陈旧性出血的含铁血黄素沉着与正常韧带结构在信号强度上区分开来。

（1）舟月不稳定：是最常见的不稳定类型。舟月韧带撕裂导致手舟骨趋向水平，头状骨对月骨的压力增加。由于月骨的最薄部位为其后角，月骨被挤推向掌侧，其头月关节面转向背侧，舟月关节间隙增大（正常时不超过2 mm），头状骨则滑入此增大的间隙中，致使腕高度减低。舟月韧带完全撕裂时，韧带的正常三角形低信号影（图5-3-8）在冠状面T2加权像上被积液的高信号影取代（图5-3-9～图5-3-11）。正常情况下被舟月韧带所分隔的桡腕关节和腕中关节此时被积液沟通。在矢状面上，头月骨关节面向背侧倾斜，可见舟月角增大（大于70°）、月头角增大（大于30°）及桡月角增大（大于15°），形成背向移位不稳定（图5-3-12）。如上所述，MRI测量值与X线测量值不完全相同，前者的正常值接近于后者的背向移位不稳定的值。所以，在没有韧带病变的情况下，不应单以MRI测量为根据诊断背向移位不稳定（图5-3-13～图5-3-16）。

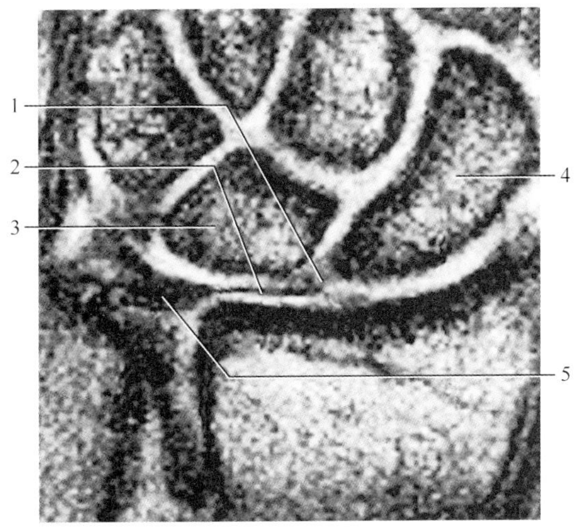

图5-3-8　舟月韧带。冠状面T2*WI：表现为三角形低信号影。月骨桡侧关节面有一层低信号的纤维软骨覆盖。1. 舟月韧带；2. 纤维软骨；3. 月骨；4. 手舟骨；5. 三角纤维软骨盘。

以关节镜为对照标准，MRI对舟月韧带撕裂的诊断准确率为95%，敏感度86%，特异性100%。

（2）月三角不稳定：月三角韧带撕裂时，月骨失去了三角骨的牵制，而随手舟骨向掌侧倾斜，头状骨滑入月骨在背侧留下的空隙，从而形成掌向移位不稳定。冠状面T2WI上可见月三角关节处有高信号积液影，正常低信号韧带图像消失，月三角关节间隙增大，积液沟通正常情况下分隔的桡腕关节和腕中关节，矢状面上可见舟月角减小（小于30°）（图5-3-17～图5-3-20）。

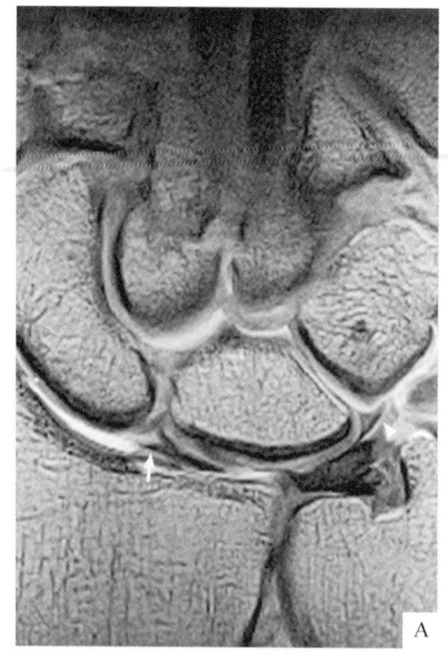

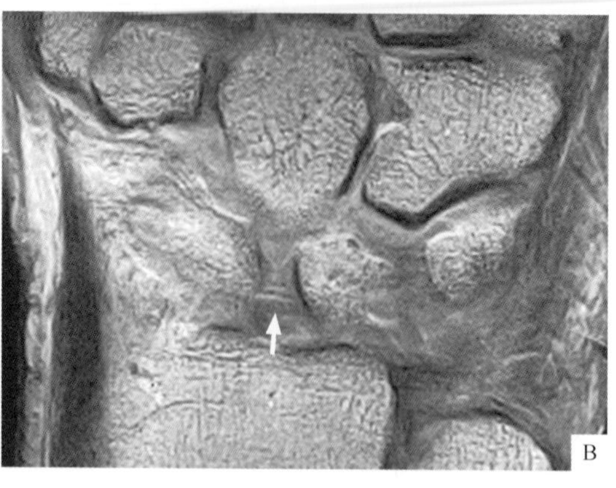

图 5-3-9 正常三月韧带和舟月韧带。冠状面 GRE 序列像：A. 舟月韧带显示为条索状线条样结构(箭)，三月韧带显示为表面呈弧形的三角形结构(箭头)。B. 背侧舟月韧带。呈水平走行联系舟状骨和月骨(箭)。

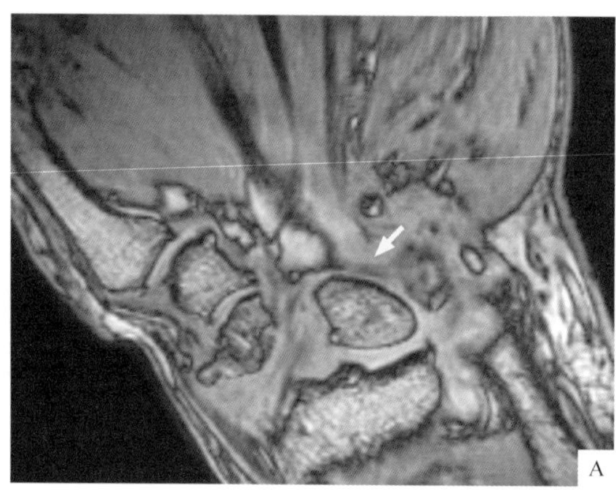

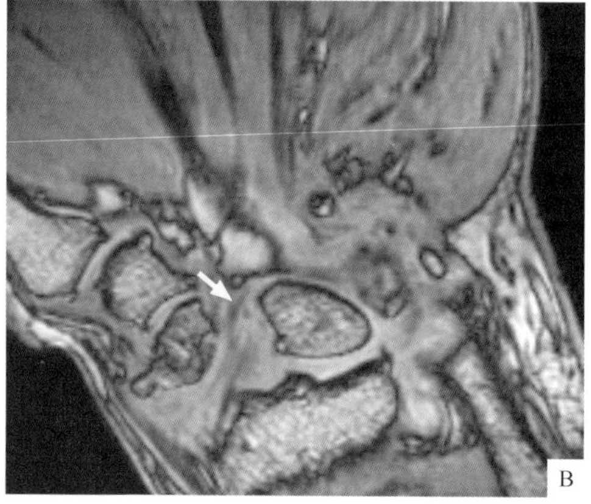

图 5-3-10 正常弓状韧带。冠状面脂肪抑制 GRE 像：A. 正常尺侧弓状韧带，位于头状骨尺侧，为条索样结构，止点位于头状骨上缘。B. 正常桡侧弓状韧带，位于头状骨桡侧，细条索状结构。

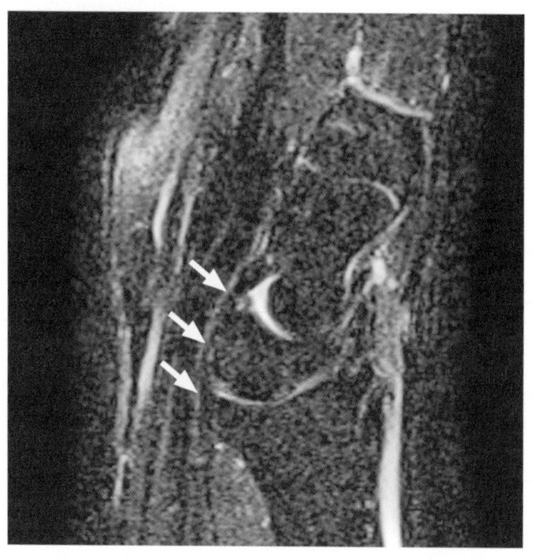

图 5-3-11 正常弓状韧带。正常桡舟月韧带。矢状面 STIR 像：韧带跨越月骨、舟状骨，止于桡骨远端。

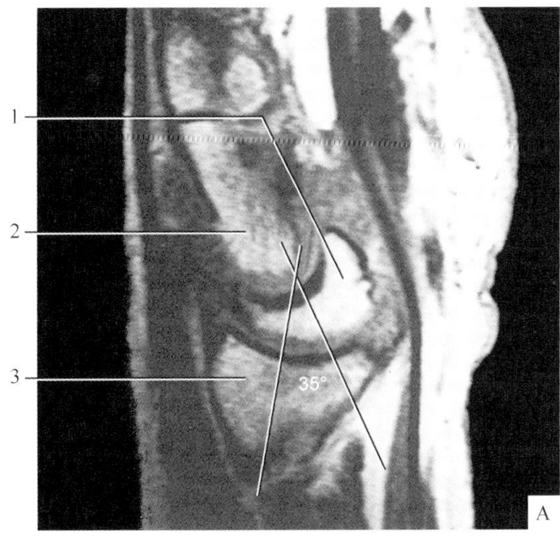

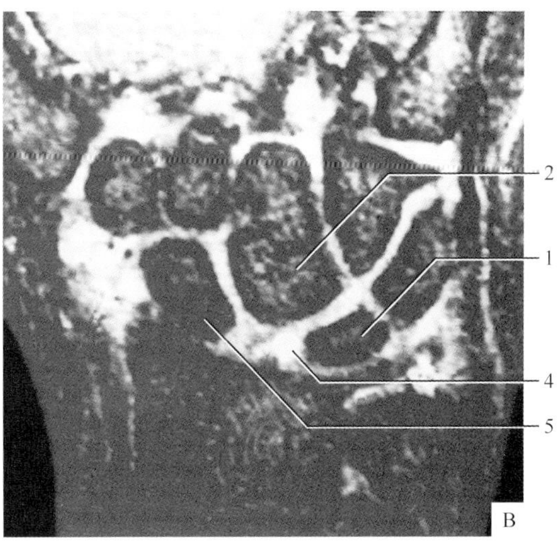

图 5-3-12 舟月不稳定。A. 矢状面 T1WI：月骨向背侧倾斜，桡月角增大至 35°，头状骨向近端移位，形成背向移位不稳定。B. 冠状面 T2* WI：舟月关节间隙增大至 10 mm，舟月韧带的低信号影被积液的高信号影取代。头状骨向近端移位，滑入增大的舟月间隙。另外，腕舟脂肪垫处可见积液的高信号影，提示桡侧副韧带和桡舟头韧带的撕裂。1. 月骨；2. 头状骨；3. 桡骨；4. 舟月关节间隙；5. 手舟骨。

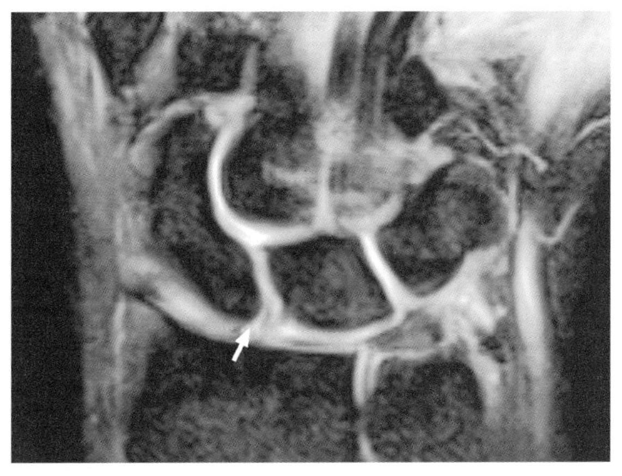

图 5-3-13 舟月韧带撕裂。冠状面 STIR 像：舟月韧带近舟状骨止点附近纤维不连续，边界不清，腕骨间距无明显变化。

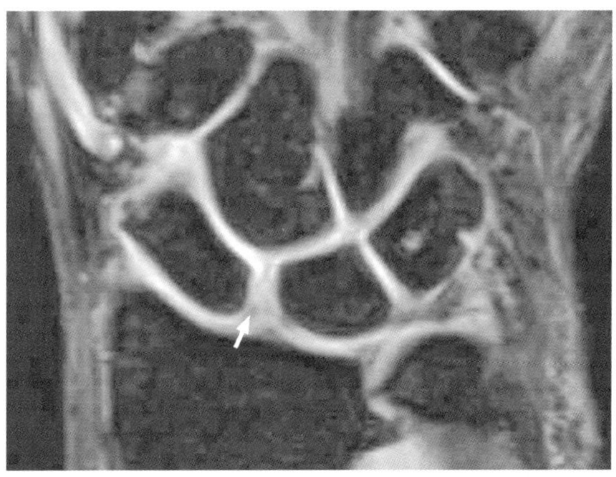

图 5-3-14 舟月韧带撕裂。冠状面脂肪抑制质子密度加权像：舟月韧带不连续，且舟月骨间距超过 3 mm（正常不超过 2 mm）。

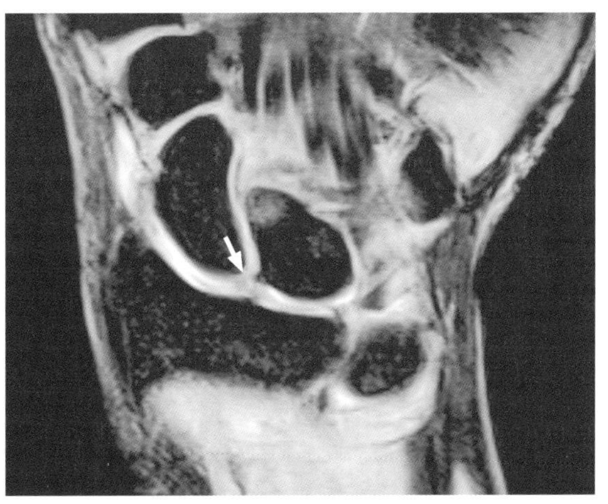

图 5-3-15 中央穿孔型舟月韧带撕裂。冠状面脂肪抑制质子密度加权像：舟月韧带中央部分纤维断裂，失去原有条索样结构。

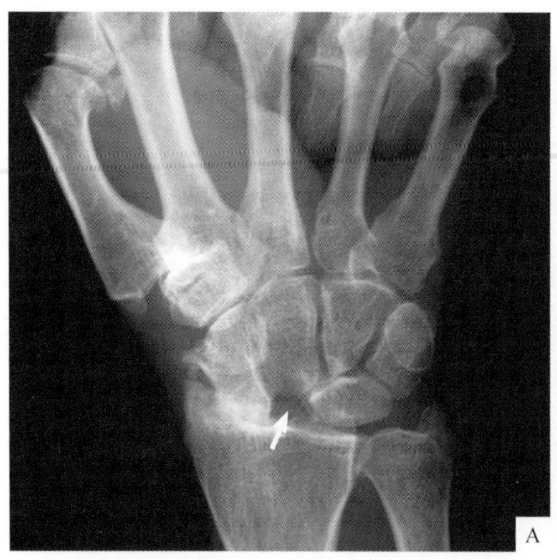

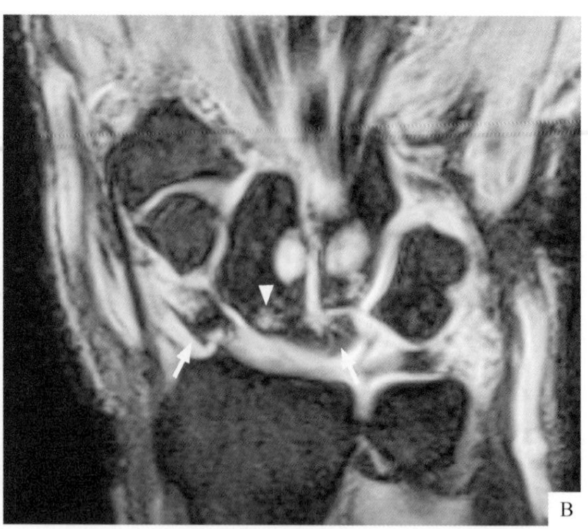

图 5-3-16 进展型舟月不稳定(SLAC)。A. X线显示舟状骨和月骨间隙增宽(箭)。B. 冠状面脂肪抑制质子密度加权像：舟月骨间距明显增宽(白箭)，舟月韧带未见显示，头状骨下移，嵌入舟月骨间隙中。头状骨可见关节面下骨质软化(箭头)。

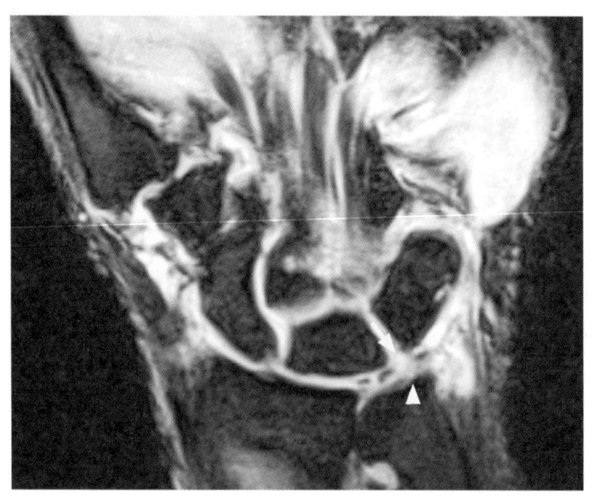

图 5-3-17 月三角不稳定伴继发性纤维三角软骨撕裂。冠状面脂肪抑制质子密度加权像：月三角韧带撕裂(箭)，纤维三角软骨失去正常外观，于中央处撕裂，分为两部(箭头)。

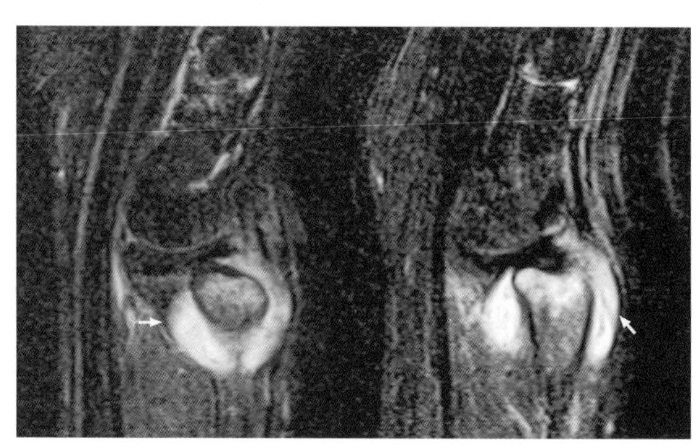

图 5-3-18 远侧尺桡关节不稳定。矢状面 STIR 像：尺骨茎突周围显著积液，尺骨茎突骨髓水肿。

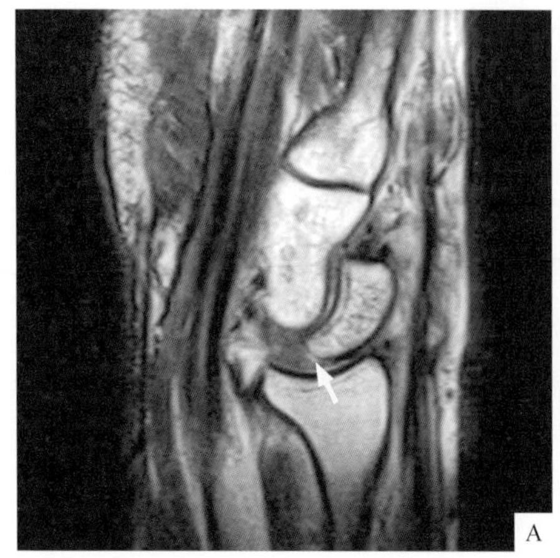

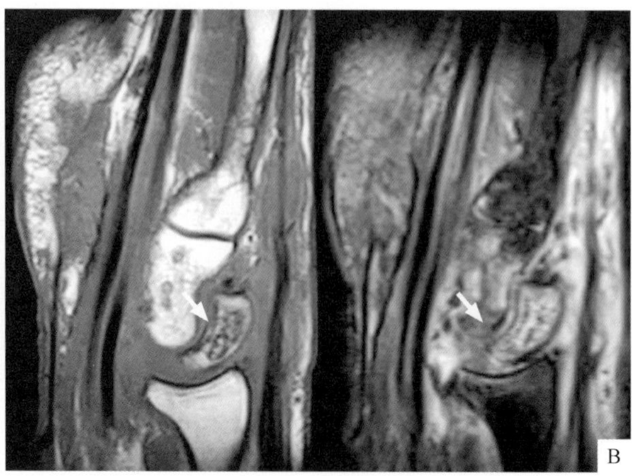

图 5-3-19 月骨脱位。A. 矢状面 T2WI：舟月韧带区域结构紊乱，未见条索样韧带出现(箭)。月骨向背侧移位。B. 矢状面 T1WI 和 STIR 像：月骨内骨髓水肿伴细小裂痕出现(箭)，月骨周围软组织肿胀。

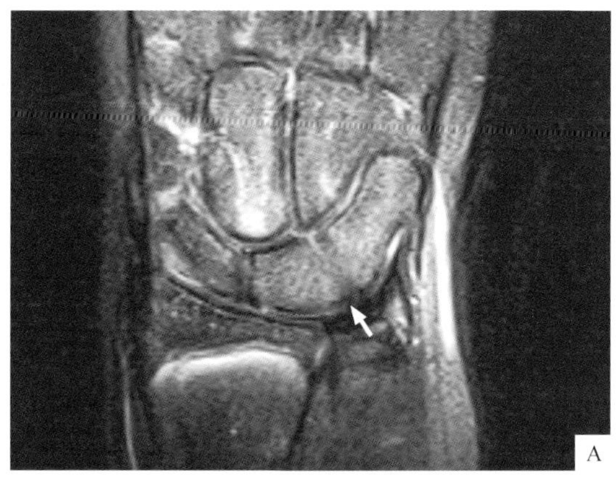

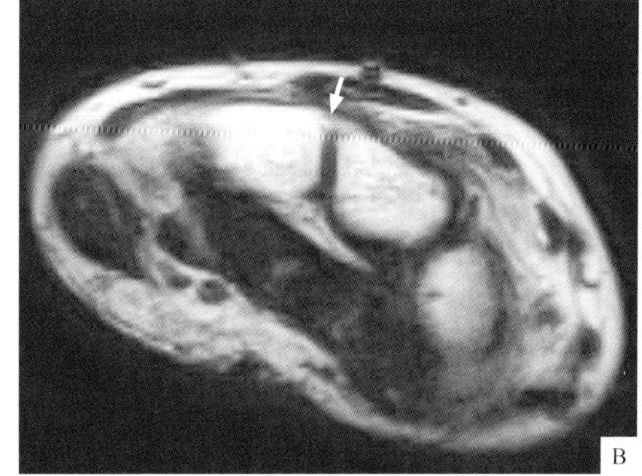

图 5-3-20 舟月骨融合。A. 冠状面 STIR 像。B. 横断面 T2WI。舟状骨和月骨间距消失，骨小梁延续，在月骨与舟状骨之间没有软骨样信号出现(白箭)。

以关节镜为对照标准，MRI 对月三角韧带撕裂的诊断准确率为 80%，敏感度 50%，特异性则高达 100%。

(3) 钩三角不稳定：由头三角韧带的损伤引起。此损伤在矢状面 T2WI 上较易见到，以在头状骨掌侧见带状高信号影为典型表现。同时，月骨向背侧倾斜。此变化在腕部从桡侧偏斜转为尺侧偏斜时更为明显。

(二) 尺骨嵌入综合征 尺骨嵌入综合征(ulnar impaction syndrome)是腕部慢性病痛的常见病因，主要临床表现有腕部尺侧疼痛。此疼痛在腕部向尺侧偏斜的情况下做旋前和旋后动作时加剧，称尺腕压迫征阳性。另外，在月骨、三角骨及尺骨头处有压痛点，关节运动时可有软骨作响。患者可有外伤史。

1. 病因

(1) 尺骨变异征阳性：正常情况下，桡骨长于尺骨，腕部受力只有约 20%经尺骨传递到前臂。尺骨长度的增加会大大增加其所传递的力度，并使尺骨头与尺侧腕骨(月骨尺侧面、三角骨桡侧面)有直接接触的机会，这是尺骨嵌入综合征的主要病因。此综合征亦可发生于尺骨变异征中性患者，但很少发生于尺骨变异征阴性患者。

(2) 使桡骨缩短的病变如桡骨远侧骨折(Colles 骨折)、桡骨头骨折或骨切除、马德隆畸形、创伤所致的骨骺板过早闭锁。

(3) 亦可见于关节固定术后(桡尺远侧关节、肘关节)，但较少见。

2. 病理 尺骨嵌入综合征的病理发展过程缓慢，在各种原因造成尺骨受力增加，尺骨与月骨尺侧面不正常接触后，最初仅有三角纤维软骨复合体水平部分即三角韧带的退行性变，继之以整个复合体的退行性变和尺骨头、月骨尺侧关节面的软骨软化。如病变进一步发展，可发生三角韧带穿孔、撕裂，尺骨头及月骨、三角骨近侧关节面软骨下囊性变及骨硬化，并可伴有月三角韧带撕裂。病程的最终结局是累及桡尺远侧关节的退行性关节病。

3. MRI 表现

(1) 软骨病变：MRI 目前还不能发现最早期的软骨内原纤维形成病变。但 GE 序列能在 T1WI 特别是 T2* WI 上显示软骨软化，表现为软骨层变薄，边缘不规则，软骨内显示有灶性低信号(T1WI)或高信号(T2WI)，晚期则伴有软骨下骨硬化及囊性变。

(2) 骨病变：病程早期的月骨尺侧面、三角骨桡侧面及尺骨头的充血、水肿表现为骨皮质下的灶性低信号(T1WI)或高信号(T2WI)。病变进展期充血、水肿灶转变为坏死、硬化灶，在 T1WI、T2WI 上均表现为低信号影。当有退行性囊性变形成时，可在骨皮质下见边缘较锐利的圆形或类圆形病灶，在 T1WI 上为低信号，在 T2WI 上则为很强的高信号。应该指出的是，这些骨病变均位于月骨尺侧面、三角骨桡侧面或尺骨头远端桡侧面，即这些骨结构之间的异常接触面(图 5-3-21～图 5-3-23)。

(3) 韧带病变：以三角韧带的穿孔和撕裂为主。穿孔表现为连通近侧和远侧关节面的软骨盘内 T1WI、T2WI 高信号病灶，同时在桡尺远侧关节内可见积液，在 T2WI 上为高信号影。撕裂表现为软骨盘的破碎或贯通软骨盘的线状高信号影，并伴有桡尺远侧关节的积液(图 5-3-24)。除了软骨盘病变外，月三角韧带的撕裂也较常见。其直接表现与三角软骨盘撕裂相同，间接表现为沟通腕中关节和桡尺远侧关节的积液。类半月板的撕裂常表现为该部位的积液(图 5-3-25)。

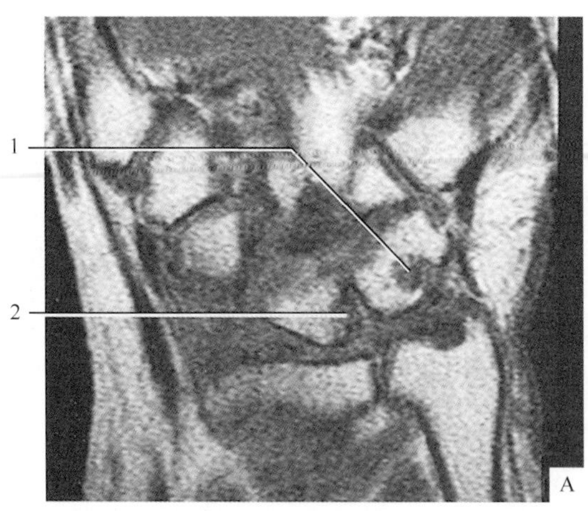

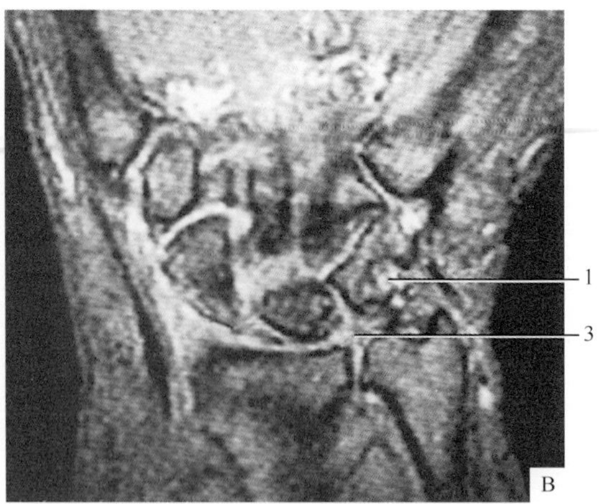

图 5-3-21 尺月嵌入综合征。三角骨尺侧骨皮质下低信号(T1WI)或高信号(T2WI)囊状影。月骨尺侧骨侵蚀。尺骨远端关节面与桡骨远端关节面处于同一水平(尺骨变异征中性)。月三角韧带尚未受损伤。A. 冠状面 T1WI。B. 冠状面 T2WI。1. 三角骨坏死灶;2. 月骨坏死灶;3. 月三角韧带。

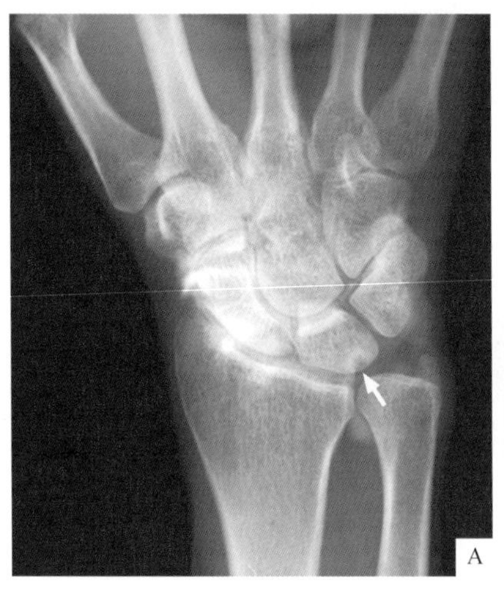

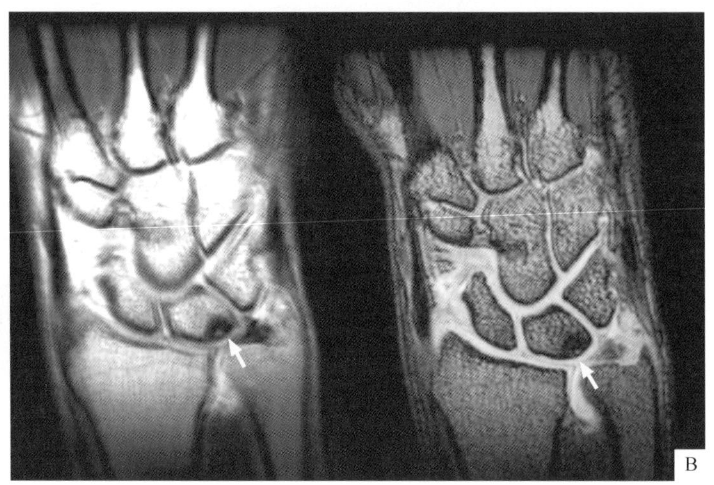

图 5-3-22 尺月嵌入综合征。A. X线图像显示尺骨茎突周围软组织肿胀,月骨基底部可见关节面下骨质囊变合并硬化表现(箭)。B. 冠状面 T1WI 和 STIR 像显示月骨和尺骨远端对应性骨质硬化,月骨可见小囊变表现(箭)。

值得指出的是,三角韧带的穿孔与月三角韧带的撕裂的发生率随着年龄的增大而增大。故而不应单以此类病变的存在而做出尺骨嵌入综合征的诊断。

4. 鉴别诊断

(1) 月骨无菌性坏死:在临床上可有尺侧腕部疼痛,X线平片上亦可见月骨的硬化和囊性变,易与尺骨嵌入综合征混淆。但无菌性坏死多发生于尺骨变异征阴性人群,骨变化较广泛,常累及整个月骨,若病变较局限,也是位于月骨桡侧面。更主要的是无菌性坏死不伴有三角骨和尺骨头的骨病变。

(2) 骨囊肿:单就 MRI 图像来说很难与尺骨嵌入综合征的骨囊性变区别。但无临床症状、尺腕压迫征阴性、无尺骨头及三角骨伴随病变及无韧带病变均有助于鉴别诊断。

(三) 三角纤维软骨复合体病变

三角纤维软骨复合体病变由三角纤维软骨盘、尺桡韧带、类半月板、尺月韧带、尺三角韧带、尺侧副韧带及尺侧腕伸肌腱鞘组成(图 5-3-26,图 5-3-27)。其穿孔与撕裂是腕部尺侧疼痛的重要原因,主要病因有创伤与退行性变。

1. 三角纤维软骨盘病变　三角纤维软骨盘穿孔与撕裂的 MRI 诊断标准与膝关节半月板撕裂的诊断标准类似。创伤性撕裂常位于软骨盘周边部分,而退行性变则导致中央部位穿孔。MRI 具体表现在前一节已有叙述。应该指出的是,由于软骨盘结构细微,应尽可能地采用高分辨率成像(0.3 mm×0.3 mm×1.0 mm,即视野 8 cm,矩阵 256×256,层厚 1.0 mm),以提高诊断准确率。在技术条件有限的情况下,应注意以下在低分辨率图像中易被误为病变的假象(图 5-3-28)。

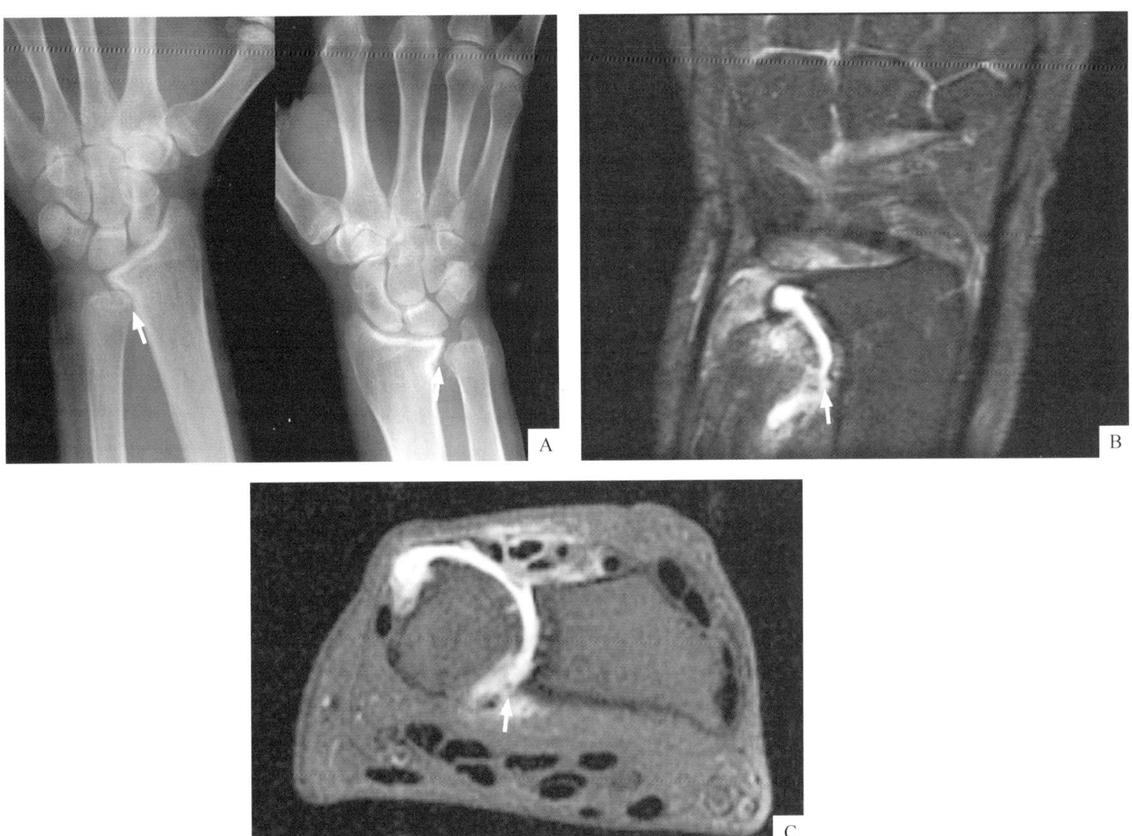

图 5-3-23 尺骨变异征阴性合并骨关节炎。A. X线显示尺骨远端显著短于桡骨，尺桡骨间距减小，远端尺桡关节周围骨赘形成。B. 冠状面 STIR 像：尺骨远端骨质水肿伴骨赘形成，远端尺桡关节积液。C. 横断面 STIR 像：尺桡横韧带损伤（箭）。

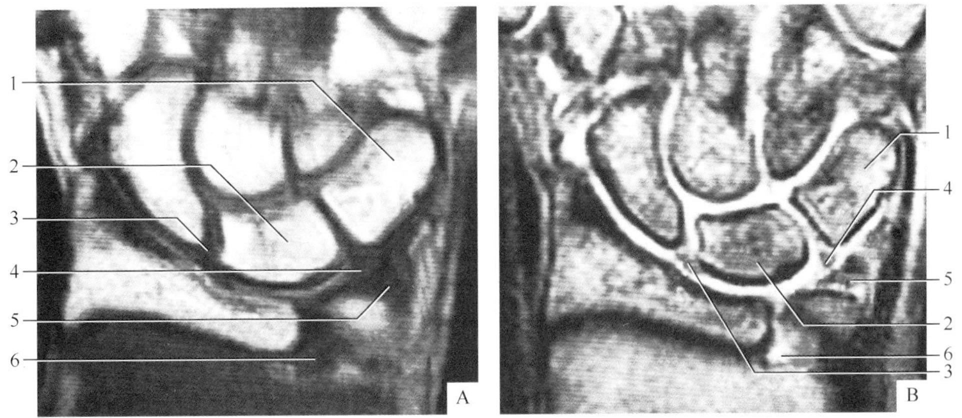

图 5-3-24 三角韧带撕裂。三角韧带盘内可见贯穿表面的水平走向高信号线状影。桡尺远侧关节内可见低信号（T1WI）或高信号（T2* WI）的积液影。A. 冠状面 T1WI 。B. 冠状面 T2* WI。1. 三角骨；2. 月骨；3. 舟月韧带；4. 月三角韧带；5. 高信号线状影；6. 桡尺远侧关节内积液。

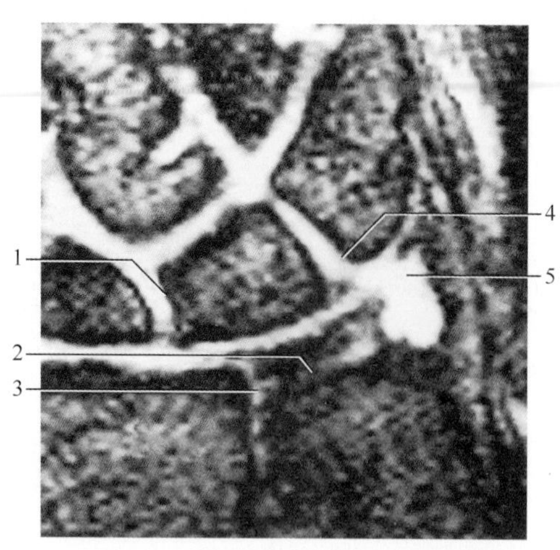

图 5-3-25　类半月板撕裂。冠状面 T2* WI：类半月板处积液，类半月板正常影像消失。1. 舟月韧带；2. 三角纤维软骨盘；3. 桡尺远侧关节；4. 月三角韧带；5. 类半月板处积液。

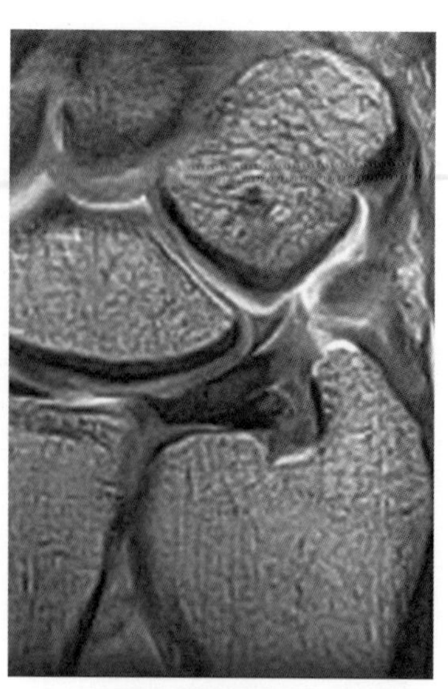

图 5-3-26　正常三角纤维软骨复合体。冠状面 T2* GRE 图像：三角纤维软骨盘为位于正中的三角形低信号结构，边缘清晰。

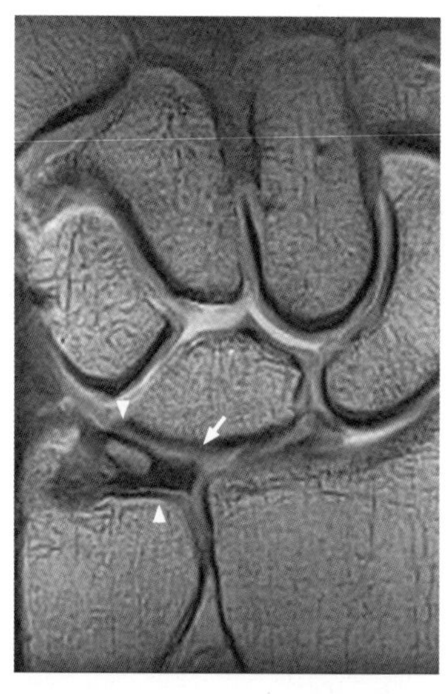

图 5-3-27　正常三角纤维软骨复合体。冠状面 T2* GRE 图像：三角纤维软骨盘（箭）通过尺三角韧带和类半月板（箭头）与三角骨和尺骨茎突联系。

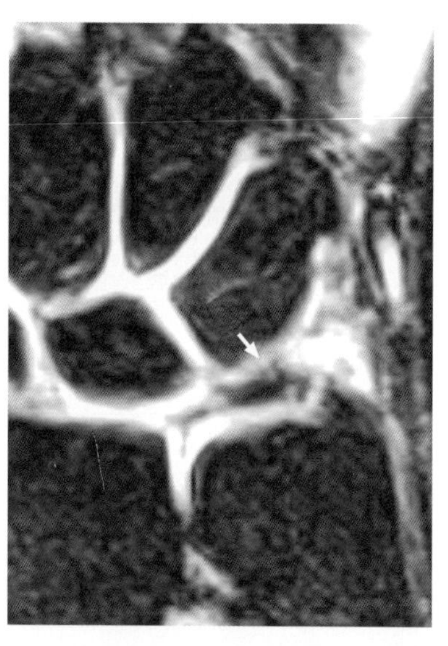

图 5-3-28　纤维三角软骨不完全撕裂。冠状面 STIR 像：三角软骨盘失去正常外形，远侧边缘毛糙，局部变薄（箭）。

（1）三角韧带软骨盘在附着于尺骨茎突处被中等信号强度的疏松结缔组织分隔成远、近两支，分别附着于茎突尖和基部。这层疏松结缔组织在低分辨率图像中可表现为较高强度信号的边缘模糊的带状影，易被误为撕裂。

（2）月骨、三角骨与三角纤维软骨盘相接触的关节软骨表面有一层低信号的胶原质，与月三角韧带融为一体。在低分辨率图像上，这部分低信号结构有可能被视为三角纤维软骨盘的一部分，从而将月骨和三角纤维软骨盘中间的少量正常关节液的高信号影视为撕裂。

（3）在三角纤维软骨盘中央部分非常薄的情况下，这部分低信号的软骨可能在低分辨率图像上被隐去，造成中央穿孔的假象（图 5-3-29）。

（4）三角纤维软骨盘近侧关节面与掌、背侧尺桡韧带皱褶有非常紧密的结合。这些皱褶在高分

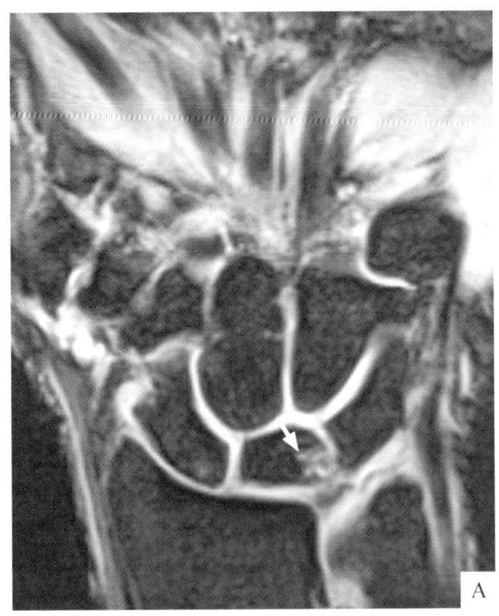

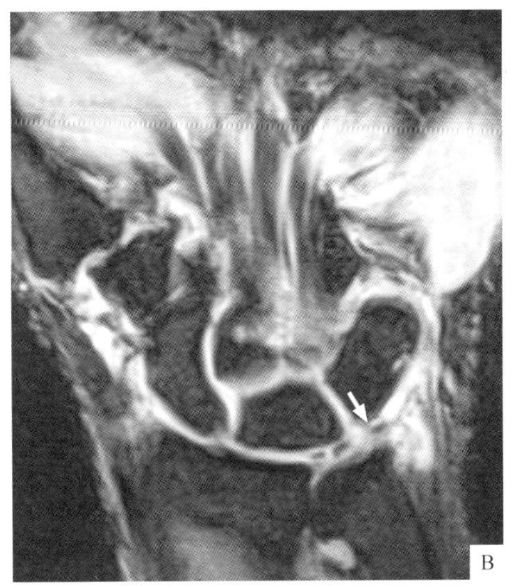

图 5-3-29 尺月嵌入综合征患者的纤维三角软骨完全撕裂合并三角韧带撕裂。冠状面脂肪抑制质子密度加权像：A. 月骨尺侧面出现局部骨质水肿伴硬化(箭)。B. 纤维软骨盘分裂为两部分，中央部分不连续，同时三角韧带未见显示(箭)。

辨率图像上表现为横向的高信号线状影，在低分辨率图像上则易被误认为横向撕裂。

2. 韧带病变 冠状面图像不是显示三角纤维软骨复合体中韧带结构的最佳断面。在技术条件许可时，应采用三维序列以根据韧带走行做重建斜切面图像。发现韧带中有高信号影并伴有形态改变时应考虑撕裂可能。尺桡韧带特别是掌侧支的撕裂可伴有桡尺远侧关节脱位(图 5-3-30)。

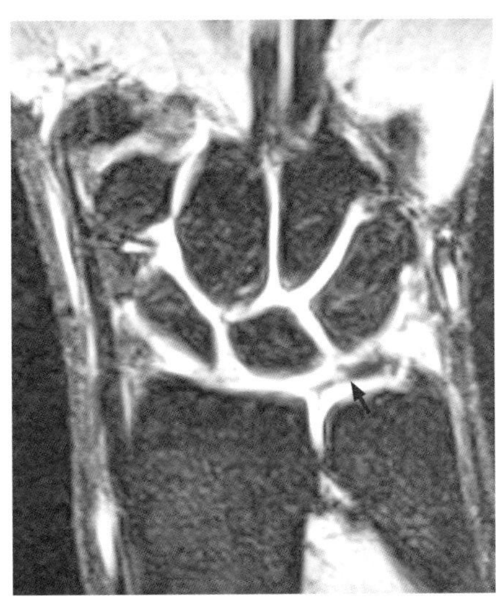

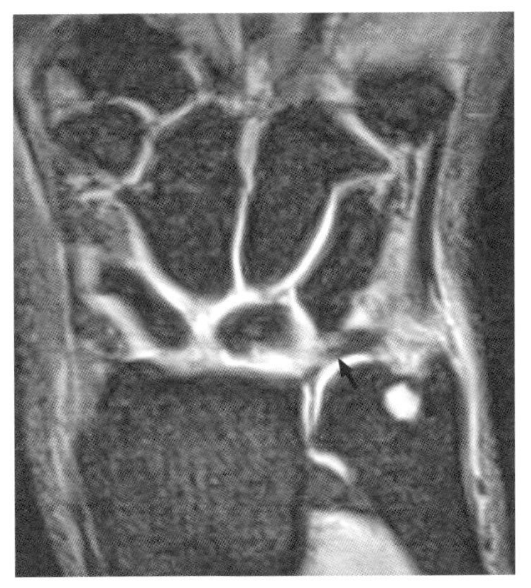

图 5-3-30 急性和慢性纤维三角软骨撕裂比较。急性撕裂表现为边缘清晰锐利的断裂或穿孔(左图箭)，周围骨质无明显骨赘形成；退变基础上的纤维三角软骨撕裂主要表现为边缘毛糙的不完全撕裂，穿孔少见，周围骨质可见皮质下囊变等退变表现(右图箭)。

(四) 手舟骨骨折、无菌性坏死及假关节形成

手舟骨骨折是最常见的腕骨骨折，70%发生于手舟骨腰部，20%于近端，10%于远端。由于手舟骨的血供来自桡动脉分支，骨折时近侧部分的血供明显减少，是造成手舟骨骨折不愈合、假关节病和坏死的主要原因。一般认为，骨折线宽度在 1 mm 以下的为稳定性骨折。不稳定性骨折在保守治疗下有 50%不愈合。在临床实践中，如何区分愈合迟缓与不愈合造成的假关节病是一个棘手的问题，因为前者只需继续进行保守治疗，而后者则必须及时手术治疗以防止无菌性坏死、腕骨塌陷和关节病的发生。

常规 X 线和 CT 检查对明显的假关节形成的诊断没有困难，而疑难病例则 MRI 有较大优势。正在愈合的骨折线在 T1WI 和 T2WI 上为低信号或中等

信号，与周边骨髓的相对高信号形成反差，尤其在T1WI上是如此。注射对比剂后，骨折线附近有增强现象，表示有新生血管和成骨过程存在。假关节病的骨折线在T2WI上呈高信号，骨折近侧部分骨髓的充血、水肿在T2WI上呈高信号影。纤维性假关节的骨折线骨折正在愈合时一样，在T1WI、T2WI上呈低信号或中等信号，但没有对比剂增强现象（图5-3-31，图5-3-32）。

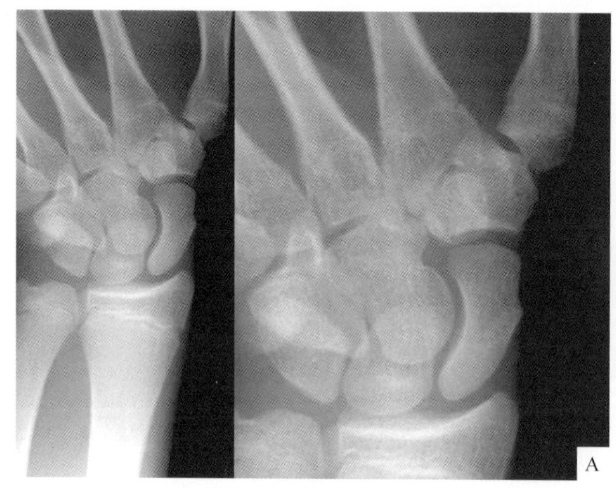

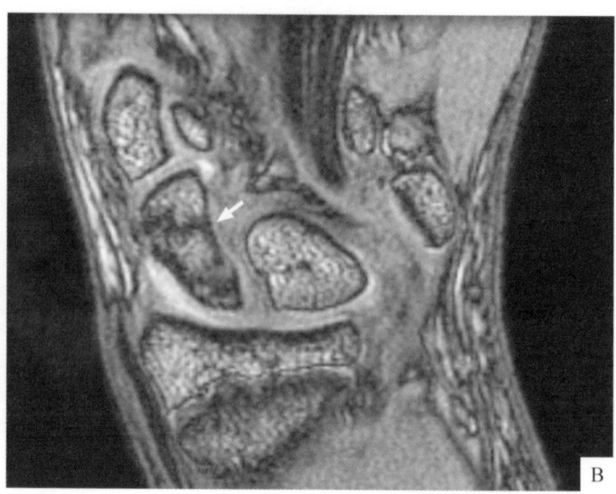

图5-3-31 舟状骨骨折。A. X线仅显示舟状骨体部骨质皱褶样改变，未见明显骨折线。B. 冠状面T2* GRE序列：清晰显示舟状骨体部骨折线及周围关节积液（箭）。

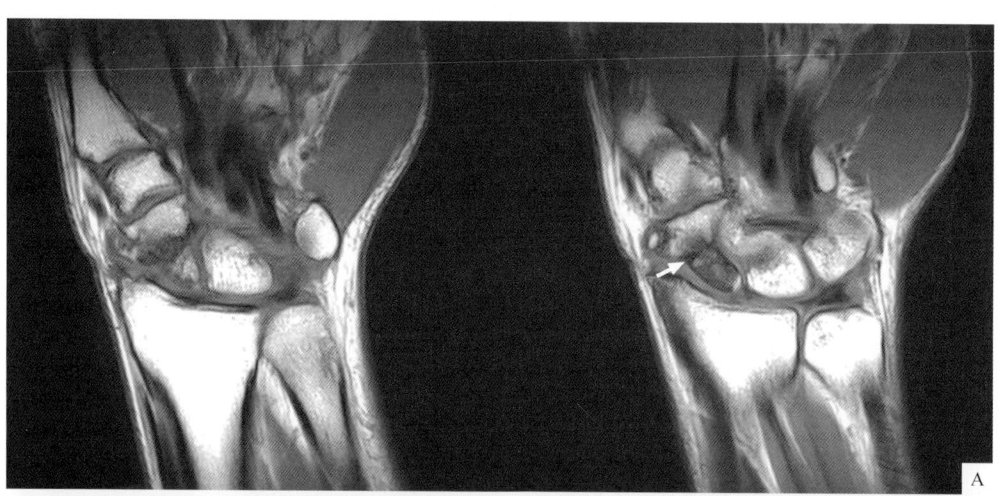

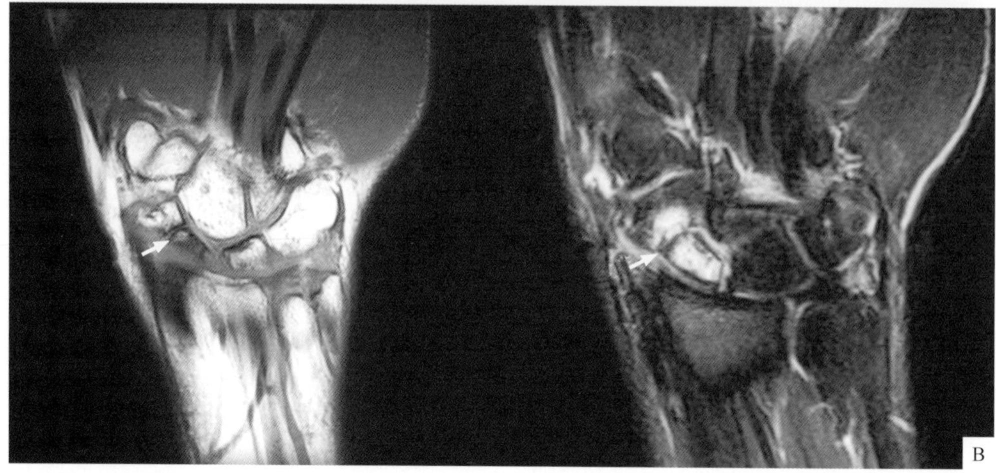

图5-3-32 舟状骨骨折。A. 冠状面T1WI：舟状骨体部骨折线形成，并向周围延伸，片状骨质水肿（箭）。B. 冠状面T2WI和STIR像：骨质水肿和骨膜肿胀更为清晰（箭）。

假关节形成的原因之一是骨折时伴有韧带损伤但未被发现。MRI 的一大优势是在显示骨结构病变的同时发现韧带病变。手舟骨骨折时的韧带损伤主要涉及舟月韧带、桡舟韧带和桡月三角韧带。后两者在矢状面最易显示。当有 T2* WI 高信号影时，应考虑有撕裂存在。

由于手舟骨血供的特点，在手舟骨骨折近端易发生无菌性坏死，尤其在骨折不愈合（假关节形成）的情况下更是如此。其主要表现是骨折近端部分的 T1WI、T2WI 呈低信号影，而在远端部分则可见反应性充血水肿的 T2WI 高信号影。有时在坏死部位可见局限性 T2WI 高信号的积液影像（图 5-3-33）。手舟骨的无菌性坏死也可有在没有骨折的情况下发生，此时称其为 Preiser 病。MRI 表现与月骨无菌性坏死相同（图 5-3-34，图 5-3-35）。

（五）月骨无菌性坏死 月骨无菌性坏死是最常见的腕骨无菌性坏死，其病因尚未确定，可能与尺骨或月骨覆盖不全造成的月骨受力增加及创伤性骨折、反复微创伤疲劳性骨折造成的月骨内外的血供受损有关。临床表现为月骨处压痛点、腕部僵硬、乏力。

1. 临床分期 以 Lichtman 的分类法最为常用，对指导治疗方案有重要作用。

（1）Ⅰ期：X 线平片示正常，在极少数病例可见

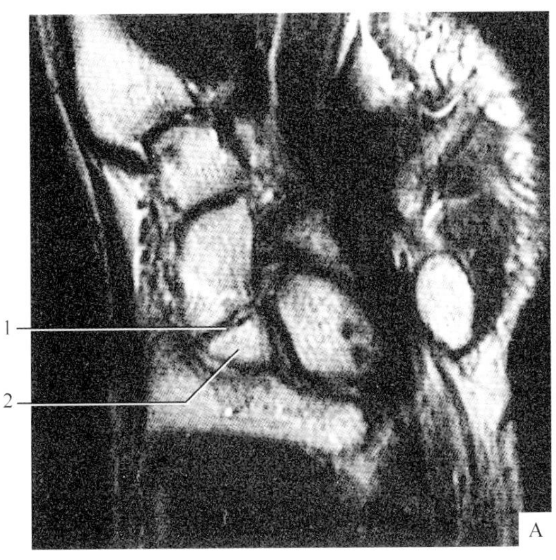

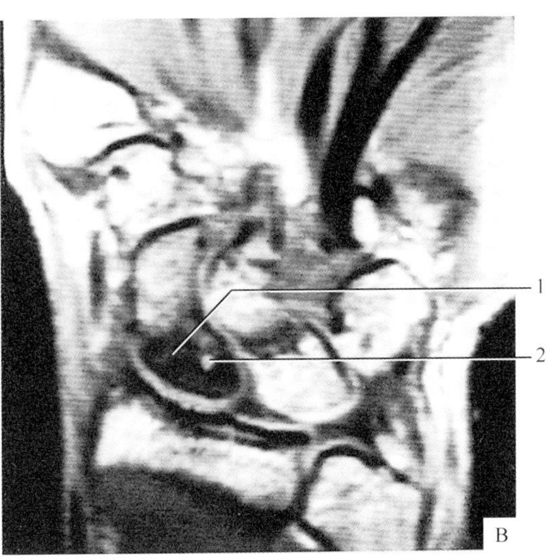

图 5-3-33 手舟骨骨折及近端无菌性坏死。骨折线呈中等信号，表示有愈合可能。骨折线近端见高信号的坏死灶，骨折近端的手舟骨呈弥漫性低信号（T1WI）或高信号（T2WI），表示有骨髓充血、水肿的存在。A. 冠状面 T2WI。B. 冠状面 T1WI 重建图像。1. 骨折线；2. 坏死灶。

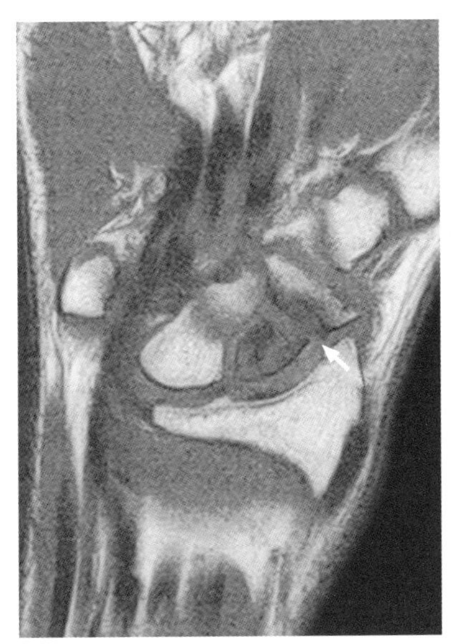

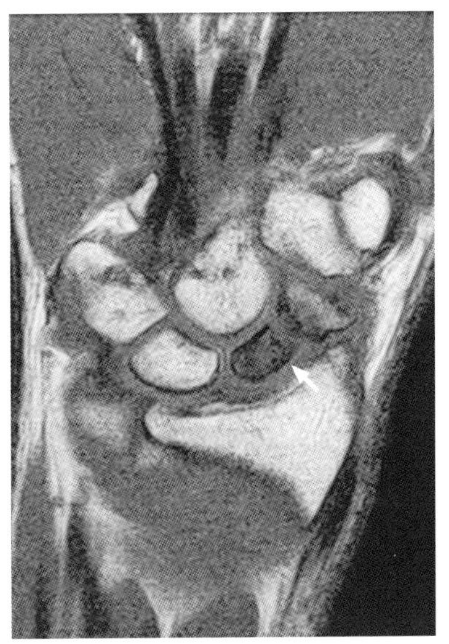

图 5-3-34 舟状骨骨折及无菌性坏死。冠状面 T1WI：手舟骨体部骨折并分离移位，近端弥漫性低信号改变，提示骨质坏死形成。

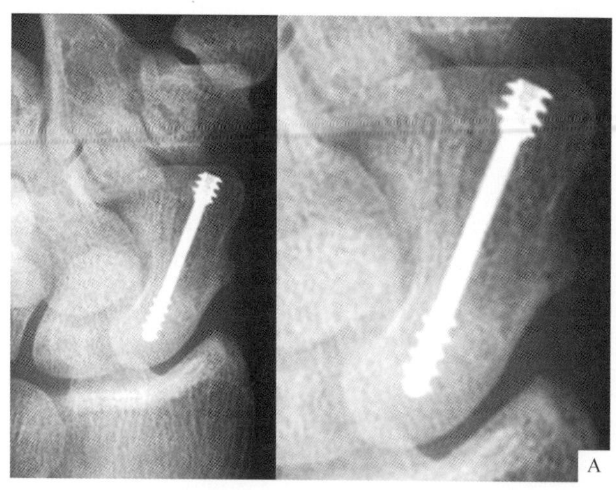

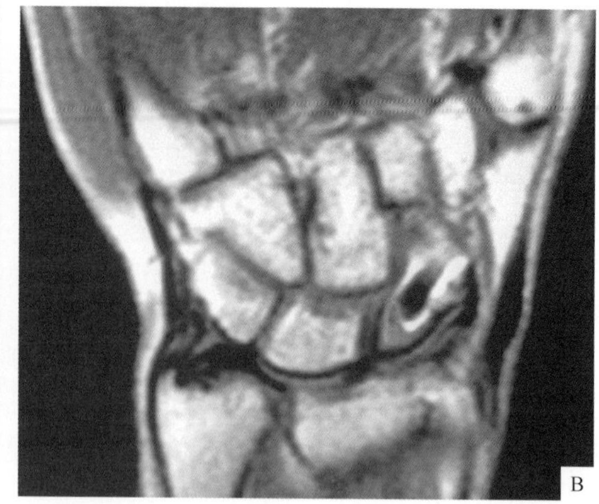

图 5-3-35 舟状骨骨折修复。A. X 线片显示舟状骨骨折内固定修复，骨折线已不明显。B. 冠状面 T1WI：骨折修复良好，已无明显的骨折线显示。内固定周围可见金属伪影，但不影响对骨折修复状况的评估。

线状压缩性骨折影。

(2) Ⅱ期：X 线平片上见月骨密度增高(骨硬化)，但无骨结构改变。可有月骨桡侧面轻度塌陷，无腕不稳定表现。

(3) Ⅲ期：可被分为 A 和 B 两个类型：① Ⅲ期 A：Ⅱ期的所有表现加手舟骨可复性半脱位。② Ⅲ期 B：Ⅱ期的所有表现加手舟骨不可复性半脱位，及由于头状骨向近侧移位造成的腕高度减低。

(4) Ⅳ期：Ⅲ期所有表现加弥漫性、退行性关节炎。

应该指出的是，Ⅲ期 A 和Ⅲ期 B 是治疗上的分水岭。

Ⅲ期 A 以前的治疗以减轻月骨压力、促进血管再生为主要目的，力争使月骨恢复正常功能。可采用保守疗法如腕部固定、抗炎药物治疗。若不奏效，尚可采用手术外固定、桡骨远端骨切除、头状骨部分骨切除等方法减轻月骨压力。在促进血管再生方面常采用骨移植。Ⅲ期 B 以后的治疗方案则基于月骨已丧失其功能，腕不稳定已形成的不可挽回的局面而采取以关节固定术为主的被动治疗方法。

2. MRI 表现

(1) Ⅰ期：在 T1WI 上可见坏死造成的局部或弥漫性低信号区，除了在桡腕关节内有积液的 T2WI 高信号影外，在 T2WI 上尚无异常表现。在得到合理治疗以后，T1WI 上的低信号区可消失，骨髓图像恢复正常。

(2) Ⅱ期：X 线平片上所见的骨硬化在 T1WI 表现为低信号区，在 T2WI 尤其在 STIR 像上则呈高信号影(图 5-3-36)。注射对比剂后若有增强

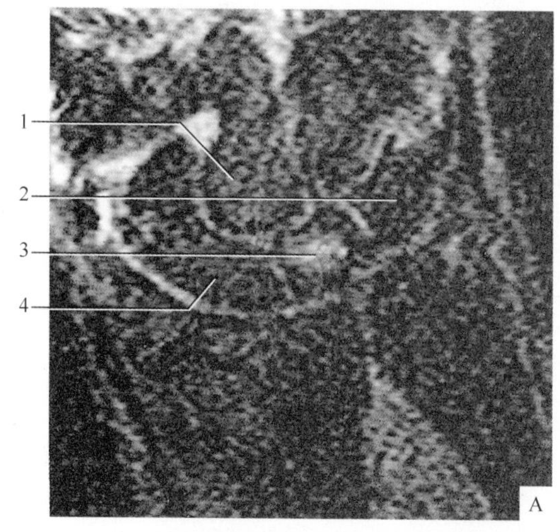

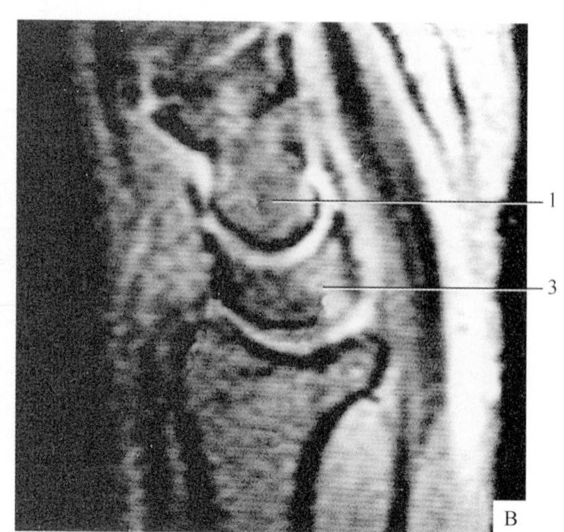

图 5-3-36 月骨无菌性坏死Ⅱ期。A. 冠状面 STIR 像：月骨中央见一高信号小病灶，边缘模糊，月骨形态无变化。B. 矢状面 $T2^*$ WI：高信号病灶位于月骨掌侧，桡月角、头月角在正常范围内。1. 头状骨；2. 三角骨；3. 月骨；4. 手舟骨。

现象，表明有新生血管存在，预后较好。在此期内一般没有月骨形态的改变，但在Ⅱ期末病例可见月骨桡侧端高度下降。

(3) Ⅲ期：在冠状面上可见月骨近、远端间距缩小(腕骨塌陷)，在矢状面上则见月骨前、后间距拉长(图 5-3-37)。同时头状骨向近侧移位。除此之外，在Ⅲ期 B 病例尚可伴有因舟月韧带撕裂而造成的舟月关节间隙增大(大于 2 mm)及手舟骨旋转性半脱位。

(4) Ⅳ期：以月骨和其他腕骨的退行性关节病为特征。坏死病灶呈弥漫性低信号(T1WI、T2WI)，月骨塌陷更明显，有时完全破碎。矢状面上可见由于月骨拉长而造成的指屈肌腱向掌侧凸出，可导致腕管综合征(图 5-3-38)。

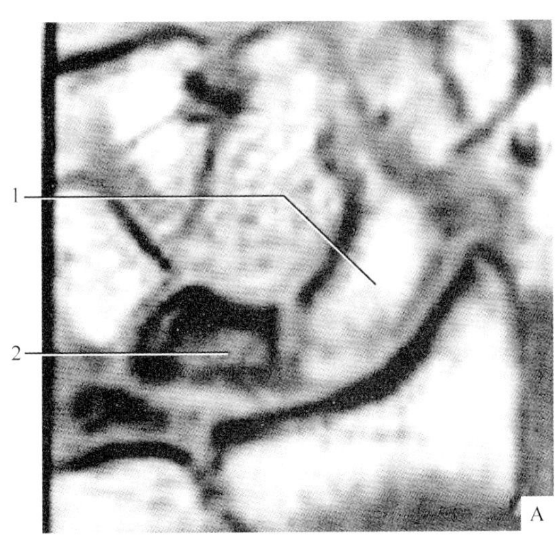

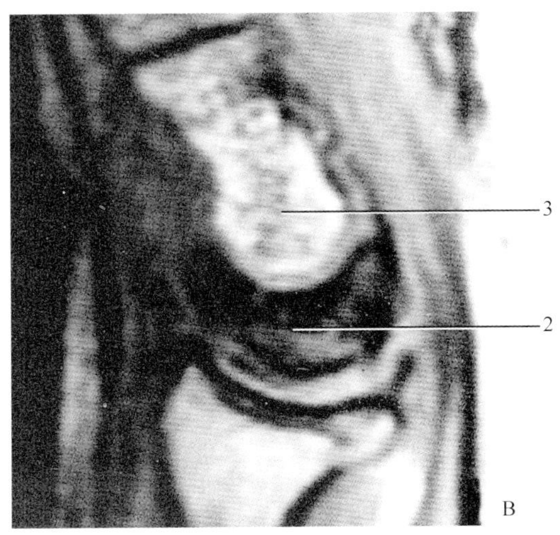

图 5-3-37 月骨无菌性坏死Ⅲ期。A. 冠状面 T1WI 重建图像：整个月骨呈弥漫性不均匀低信号，月骨近、远端间距缩小。B. 矢状面 T1WI 重建图像：月骨前后径明显拉长，背端变扁。1. 手舟骨；2. 月骨；3. 头状骨。

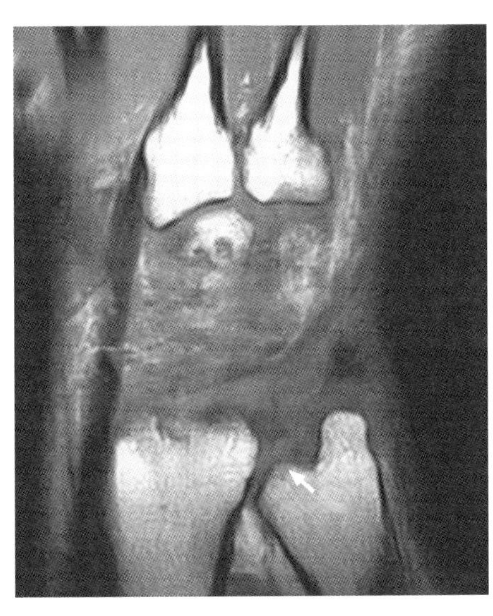
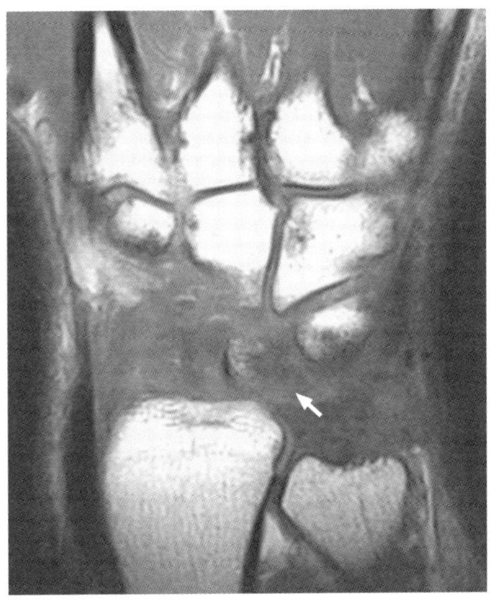

图 5-3-38 月骨坏死合并尺骨短缩。冠状面 T1WI：尺骨远端显著近于桡骨远端，远侧尺桡关节间距减小(左图箭)。月骨呈弥漫性低信号，失去正常外形，边界不清晰，周围软组织肿胀(右图箭)。

(六) 腕管综合征　任何导致腕管体积缩小或腕管内结构体积增大的病变都可使从腕管内通过的正中神经受到压迫，导致其水肿及脱髓鞘变，造成其分布范围内的感觉、运动麻痹。

1. 解剖(图 5-3-39～图 5-3-41)　了解腕管解剖结构尤其是正中神经的走行对腕管综合征的诊断有重要作用。腕管有二列八块腕骨组成的穹顶和在掌侧将其封闭的环状韧带构成，内中有指深屈肌腱、指浅屈肌腱、桡侧腕屈肌腱及正中神经通过。正常腕管体积为 5.84±1.24 ml。

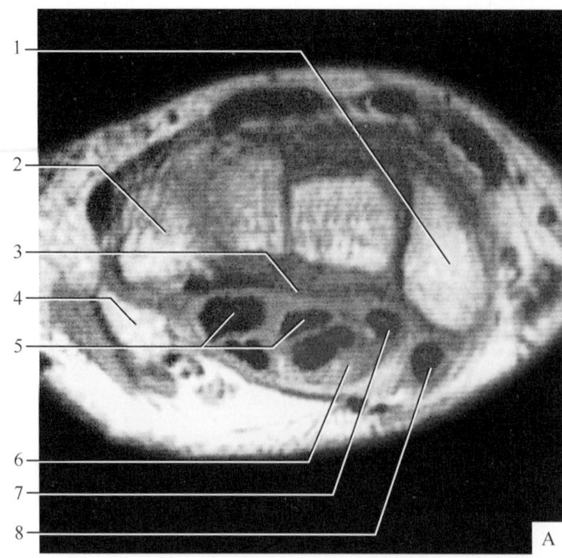

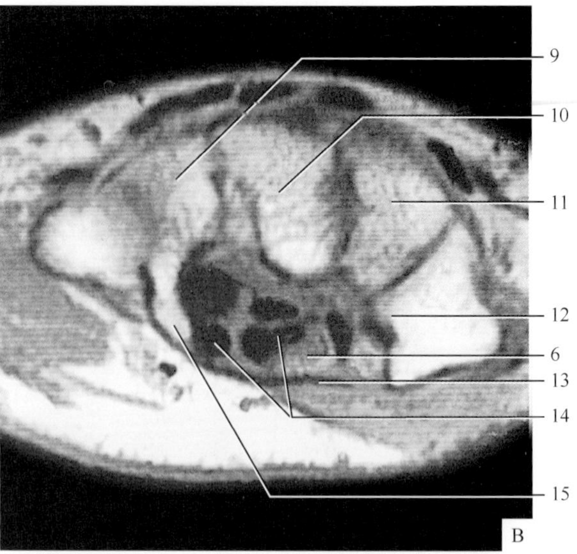

图 5-3-39 腕管解剖。A. 横断面 T1WI(豌豆骨水平)。B. 横断面 T1WI(钩骨钩突水平)。1. 手舟骨;2. 三角骨;3. 弓状韧带;4. 豌豆骨;5. 指深屈肌腱;6. 正中神经;7. 拇长屈肌腱;8. 桡侧腕屈肌腱;9. 钩骨;10. 头状骨;11. 小多角骨;12. 大多角骨;13. 掌侧环状韧带;14. 指浅屈肌腱;15. 钩骨钩突。

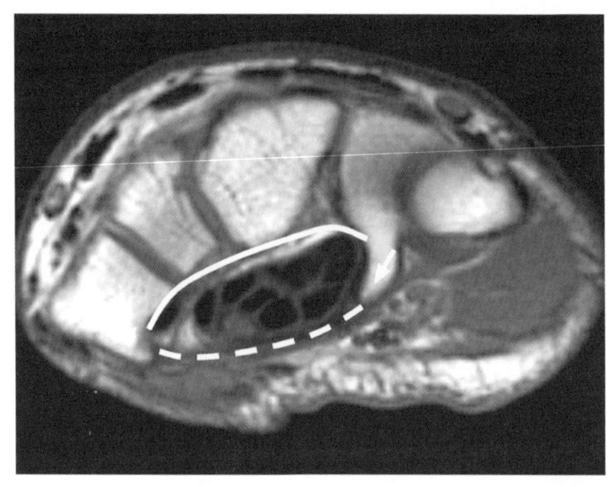

图 5-3-40 正常腕管(钩骨尖层面)。横断面 T1WI。大多角骨尖部和钩骨尖部构成了腕管的内外侧边界。屈肌支持带(虚线)构成了腕管的掌侧境界,大多角骨、小多角骨、头状骨和钩骨掌侧边缘共同构成腕管的背侧境界。

指深屈肌腱、指浅屈肌腱位于同一腱鞘内。指浅屈肌腱可分为两组,中指和环指肌腱位置较靠掌侧,示指和小指肌腱较靠背侧。指深屈肌腱位于同一水平,但示指肌腱与其他肌腱分开。拇指有其单独腱鞘,位于指屈肌腱桡侧。

正中神经位于腕管掌侧,环状韧带深层,介于环指浅屈肌腱和桡侧腕屈肌腱之间。正常时(腕中位),正中神经在横断面上呈圆或椭圆形,在腕管近端(豌豆骨水平)较细,约 4.5 mm×2.0 mm,在腕管远端(钩骨钩突水平)较粗,约 4.9 mm×2.1 mm。掌侧环状韧带在正常情况下呈平直状态(至少有一半呈平直,其余可轻度膨出)。

2. 病因

(1) 造成腕管体积缩小的病变:包括 Colles 骨折,腕骨骨折、移位,腕掌关节骨折、脱位,钩骨钩突

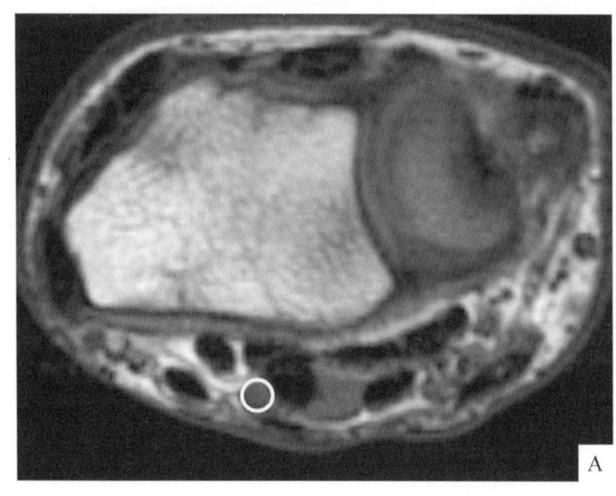

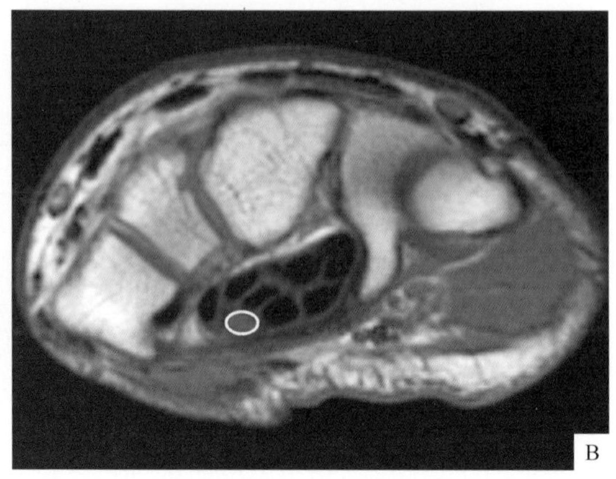

图 5-3-41 正常正中神经。横断面 T1WI:A. 正中神经在桡骨远端层面为圆形(圆圈所示)。B. 在钩骨尖层面为椭圆形(椭圆圈所示)。

先天性肥大，月骨无菌性坏死等。

(2) 造成腕管内容体积增大的病变：有指屈肌腱鞘炎、滑膜囊肿、类风湿关节炎及痛风造成的滑膜增生、创伤后或手术后瘢痕纤维形成。甲状腺功能减退、糖尿病、红斑狼疮等全身疾病亦可引起腕管内软组织水肿。最后还有较少见的指浅屈肌低位嵌入腕管内、正中动脉残留等先天性变异。

3. 临床表现　本病常发生于 30～60 岁劳动群体，女性多于男性 3∶1～6∶1，50％为双侧病变。主要症状有手、腕部疼痛、麻木，尤以夜间为甚；拇指、示指、中指及环指桡侧感觉过敏直至麻木。Phalen 征(被动屈腕运动 1 min 诱发轻度麻木)及 Tinel 征(轻叩正中神经引起轻度麻木)阳性。晚期可有手部肌肉萎缩，功能丧失。

腕管综合征的诊断基于临床表现和肌电图，准确率在 85％～90％。

部分患者在静态情况下没有症状，临床检查和肌电图为阴性，只有在腕部运动以后才有症状出现，称为动态腕管综合征。

4. MRI 表现　在临床和肌电图表现明显时无须做进一步检查，病因常可在手术中发现。MRI 检查主要用于：① 临床与肌电图结果不相符合。② 确定巨大或多发滑膜囊肿的范围。③ 肿瘤可能。④ 术后症状继续存在(环状韧带切除不够，纤维瘢痕包绕正中神经等)。⑤ 术中未发现病因。

本病 MRI 表现以横断面为最佳检查切面。以 T2WI 和 STIR 像最为有效。

(1) 可见因腕管内容物体积增加所致的掌侧环状韧带膨出。

(2) 腱鞘炎表现为腱鞘内有在 T1WI 上呈低信号、在 T2WI 上呈高信号的积液影并有腱鞘膨大。肌腱本身仍保持正常的 T1WI、T2WI 低信号。

(3) 滑膜囊肿表现与其他囊肿类似，为 T1WI 低信号、T2WI 高信号均匀的囊状影，可致周围结构移位。

(4) 正中神经受挤压后引起水肿，在腕管近端常表现为体积增大，水肿指数(正中神经在豌豆骨或钩骨水平切面面积与正中神经在桡骨远端的切面面积之比)可加倍(图 5－3－42)。而在腕管远端则常被挤压成扁平状(图 5－3－43)。同时，在正中神经内有高信号影(T2WI)(图 5－3－44～图 5－3－46)。

(5) 全身性疾病所致的软组织水肿表现为除腕管内肌腱、神经结构以外的在 T2WI 上高信号影。

(6) 屈肌腱鞘的滑膜水肿表现为滑膜增厚超过 2 mm，在 T2WI 上呈高信号影。

(7) 除腕管内病变，MRI 还能显示关节内积液的存在。

对疑为动态腕管综合征的患者，应在普通 MRI 检查后再进行动态 MRI 检查，即在 10 min 的握拳、松掌、捏、抓、拧等各种手部活动后实施同样的检查序列，能发现静态时未表现的病变。

由于腕管综合征有很高的双侧发病率，在对某一 MRI 表现特别是正中神经的水肿有疑问时不应以对侧为正常参照物，而应结合临床和肌电图结果判断。

(七) 类风湿关节炎　MRI 在类风湿关节炎诊断中的作用在于检出 X 线平片上尚无异常的早期病例。类风湿性关节炎的关节损害主要发生于发病后 2 年内，早期诊断是以药物治疗减缓甚至阻止关节损害为先决条件。

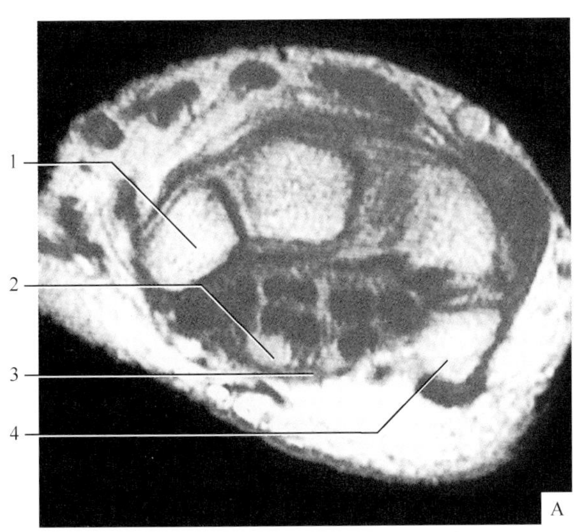

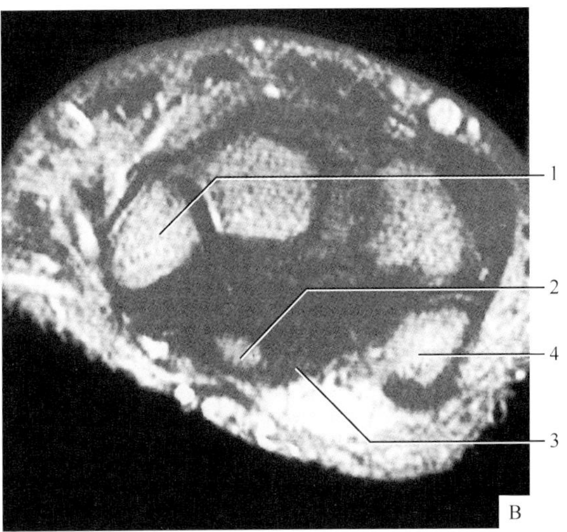

图 5－3－42　腕管综合征。正中神经体积增大。在质子密度加权像和 T2WI 上均呈高信号影，表示有水肿存在。掌侧环状韧带膨出。A. 横断面质子密度加权像(豌豆骨水平)。B. 横断面 T2 加权像(豌豆骨水平)。1. 手舟骨；2. 正中神经；3. 环状韧带；4. 豌豆骨。

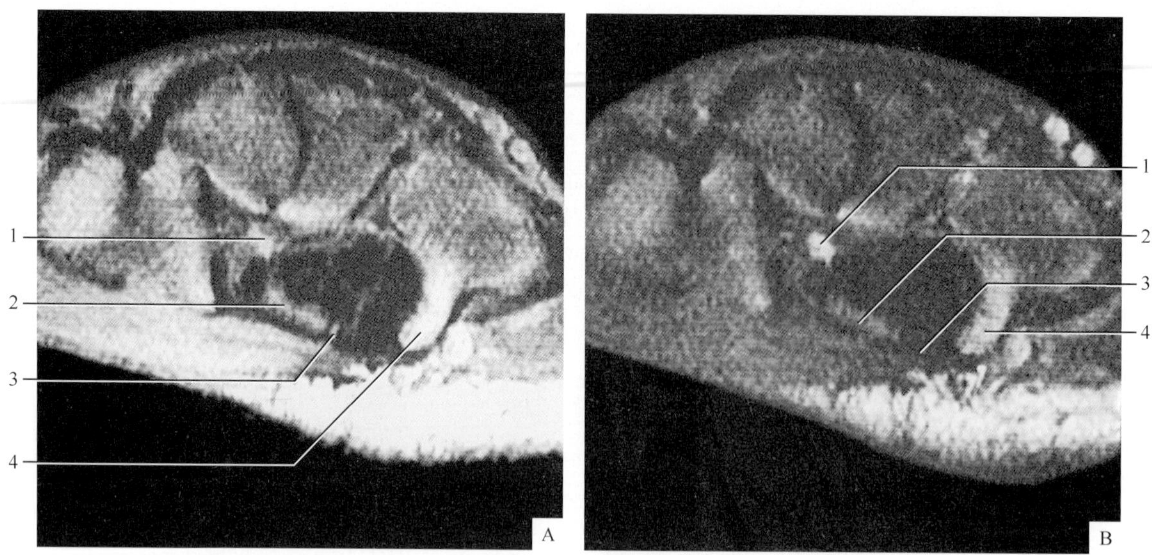

图 5-3-43 腕管综合征。正中神经呈扁平状，高信号。掌侧环状韧带在此水平无明显膨出。在拇长屈肌腱深侧可见局灶性积液的高信号影。A. 横断面质子密度加权像（钩骨水平）。B. 横断面 T2WI（钩骨水平）。1. 拇长屈肌腱深侧积液；2. 正中神经；3. 环状韧带；4. 钩骨钩突。

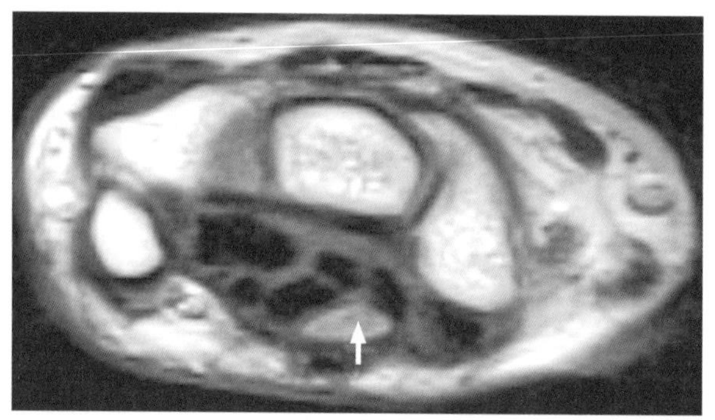

图 5-3-44 腕管综合征。横断面 T2WI：正中神经失去正常椭圆形态，明显肿胀，呈不均匀中高信号（箭）。

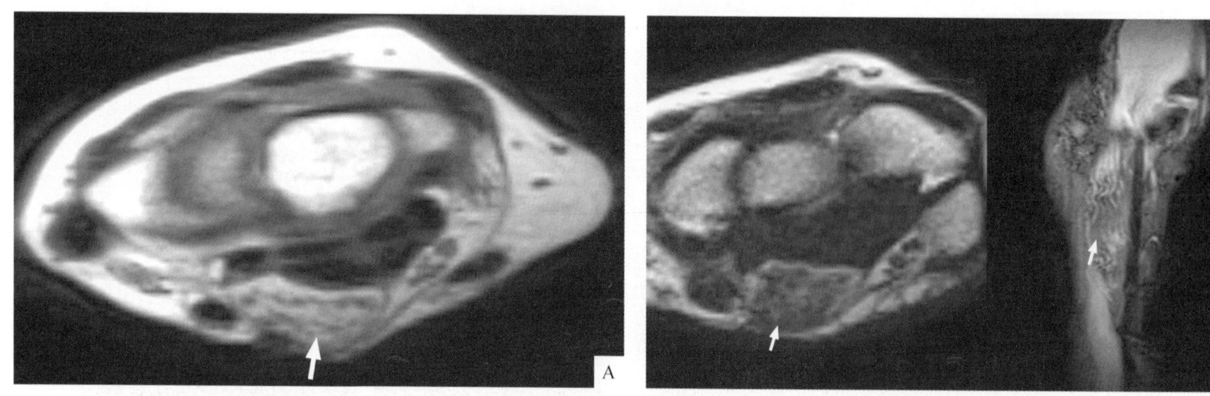

图 5-3-45 纤维脂肪血管瘤压迫正中神经引起腕管综合征。A. 横断面 T1WI。B. 横断面 T2WI 和矢状面 STIR 像。纤维脂肪血管瘤位于屈肌支持带区域，为不规则病灶，T1WI 上呈不均匀中高信号，T2WI 呈不均匀中低信号，STIR 像信号降低，其中可见点状和条索样流空信号（箭）。病灶向背侧压迫正中神经，失去正常形态。

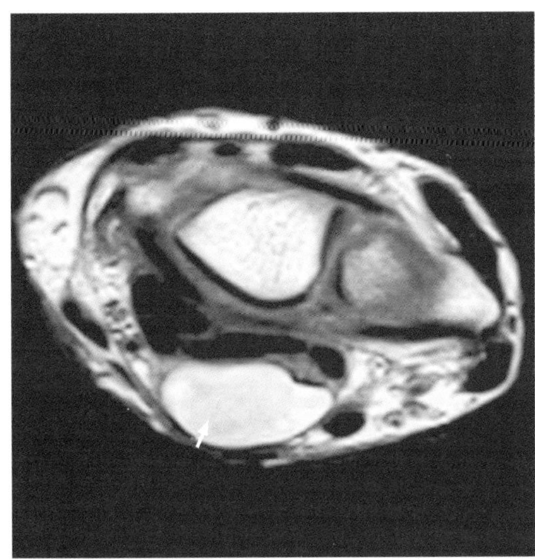
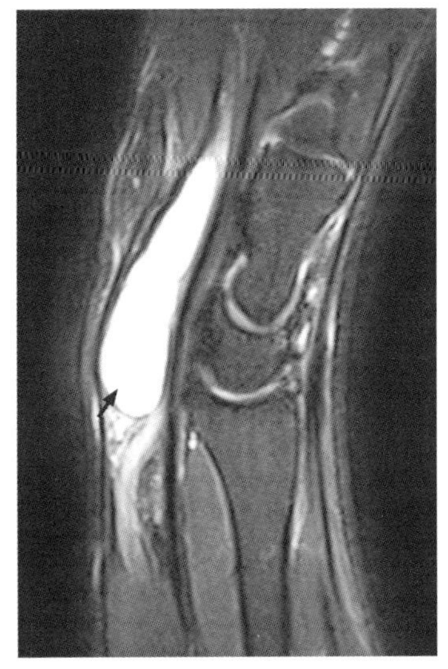

图 5-3-46 脂肪瘤压迫正中神经造成腕管综合征。横断面 T1WI 和矢状面 STIR 像：掌侧脂肪瘤（白箭和黑箭）为高信号改变，边界清晰。肿瘤压迫屈肌支持带，造成该区域腕管减小，正中神经受压移位。

由于手、腕是类风湿关节炎的最好发部位，因而是 MRI 早期诊断类风湿关节炎的最佳检查部位。在检查技术方面，静脉注射对比剂后脂肪抑制 T1 加权扫描是最佳选择，其一方面能很好显示关节周围的炎性组织，另一方面能排出关节周围脂肪对鉴别对比剂增强现象的干扰。检查序列应在静注对比剂后 3～5 min 内完成，以显示最佳增强现象。另外，T2 加权扫描有助于发现关节积液。MRI 表现如下：

（1）炎性血管翳：桡尺远侧关节、尺骨茎突、桡腕关节、腕关节及掌指关节周围软组织信号影，有明显对比剂增强。急性期在 T2WI 上呈高信号影；慢性期由于纤维化，在 T2WI 上呈低信号影。MRI 发现炎性血管翳的敏感性为 100%，特异性为 75%。

（2）关节积液：在 T1WI 上呈低信号，在 T2WI 上呈高信号，伴关节间隙增大。

（3）滑膜增厚：表现为关节内对比剂增强。

（4）肌腱炎：见腱鞘内积液，亦可见肌腱撕裂如拇长伸肌腱撕裂，此时若拇指功能保留，临床诊断较困难。

（5）囊性骨侵蚀：为骨皮质下在 T1WI 上呈低信号、在 T2WI 上呈高信号的多发性小囊性变，以在腕骨为多见。

（6）急性期表现：尚可见在 T1WI 上呈低信号或中等信号、在 T2WI 上呈高信号的皮下组织炎性浸润（图 5-3-47，图 5-3-48）。

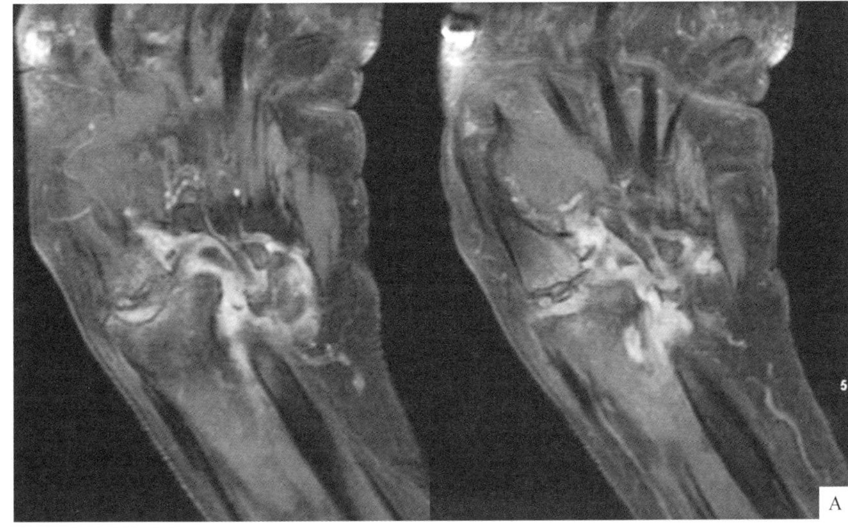

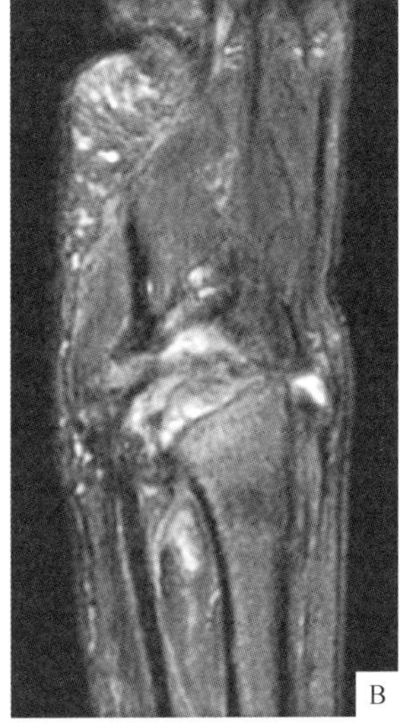

图 5-3-47 腕关节类风湿关节炎。远端尺桡关节周围软组织肿胀伴关节积液，尺桡关节面骨质虫蛀样破坏。A. 冠状面 STIR 像。B. 矢状面 STIR 像。

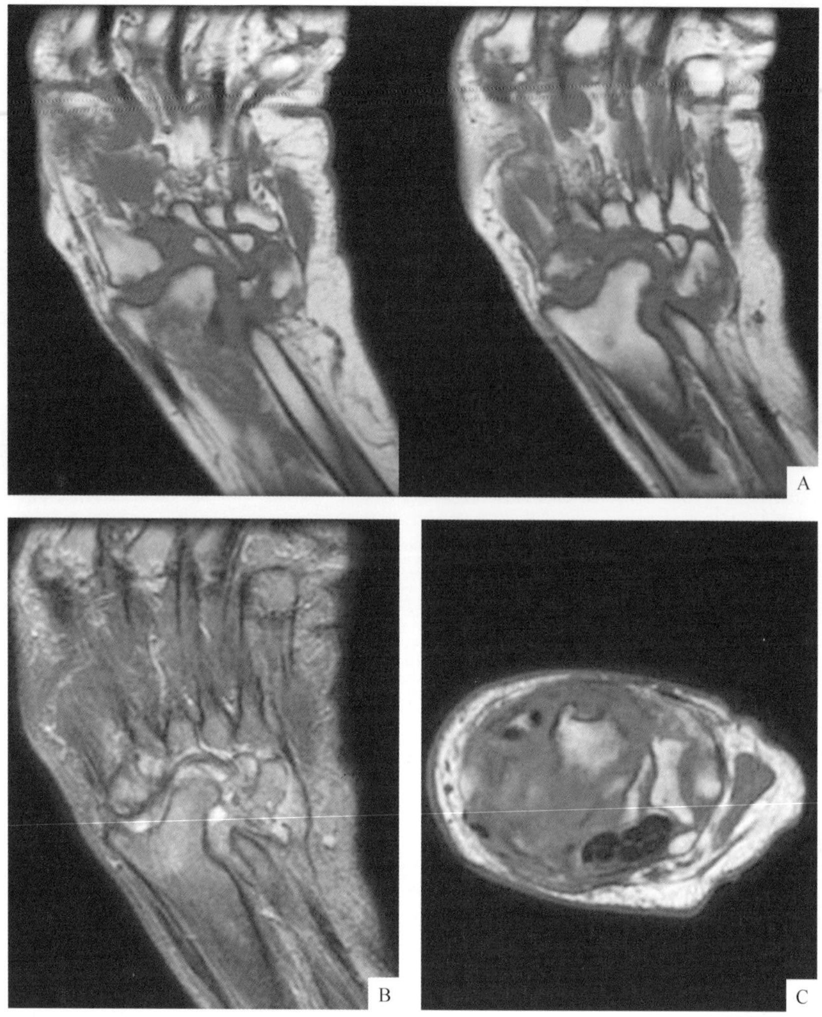

图 5-3-48 腕关节类风湿关节炎。A. 冠状面 T1WI。B. 冠状面 STIR 像。C. 横断面 T1WI。远端尺桡关节面畸形，腕骨多发性破坏，桡骨远端囊性骨侵蚀，周围滑膜增厚。

由于 MRI 的阴性预期率接近 100%，故 MRI 检查阴性基本上可排除类风湿关节炎的可能性。

（八）腱鞘囊肿　腱鞘囊肿是滑膜组织凸出造成的覆盖于关节腱鞘上的囊性水肿。表现为在 T1 加权像上呈低信号、在 T2 加权像上呈高信号的囊状影，内中可有低信号的纤维间隔。囊肿可嵌入关节间隙内而在矢状面上呈哑铃状（图 5-3-49～图 5-3-52）。

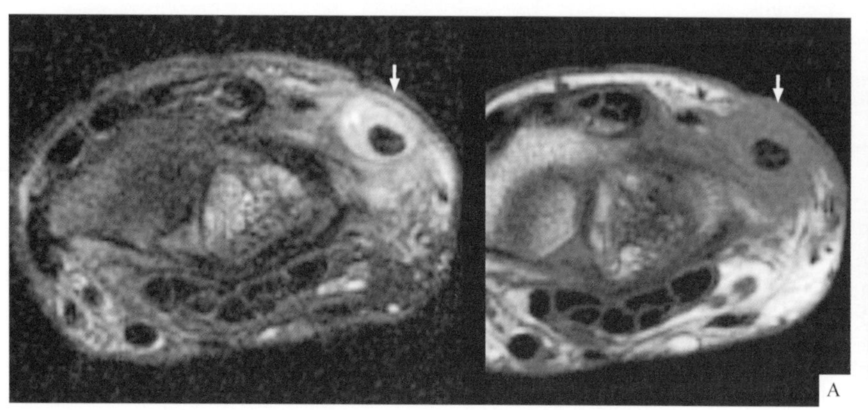

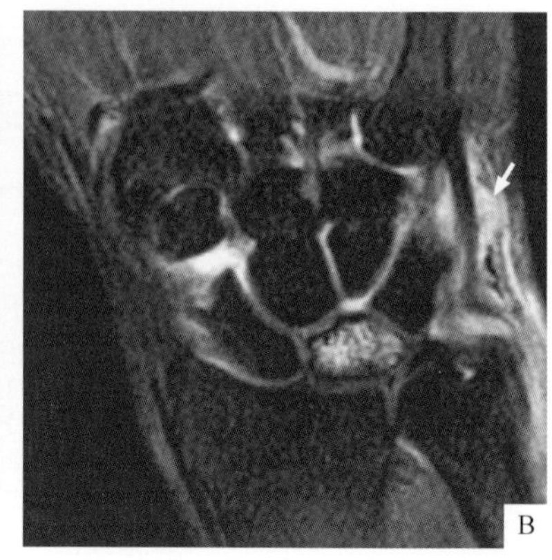

图 5-3-49 尺侧腕伸肌腱鞘滑膜炎。A. 横断面 T1WI 和 T2WI。B. 冠状面 STIR 像。尺侧腕伸肌腱周围出现包裹性异常信号区，为肿胀增厚的腱鞘。冠状面图像清晰显示异常信号带位于肌腱周围，肌腱本身信号正常（箭）。

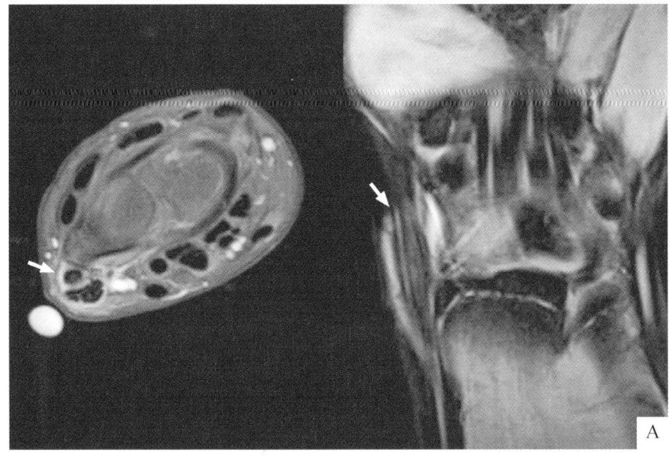

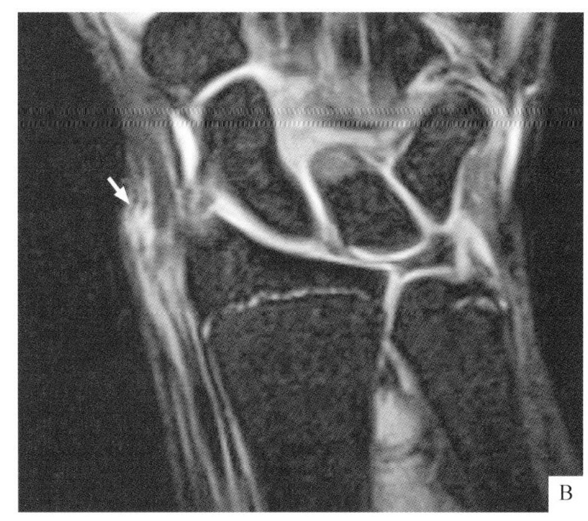

图 5-3-50 桡骨茎突狭窄性腱鞘炎，即 De Quervain 综合征。A. 横断面和冠状面脂肪抑制质子密度加权像。B. 冠状面脂肪抑制扰相梯度回波序列。拇长展肌、拇短伸肌腱周围软组织肿胀、增厚。肌腱本身信号正常，病变部位在桡骨远端尺侧位置，即"鼻烟窝"基底部。

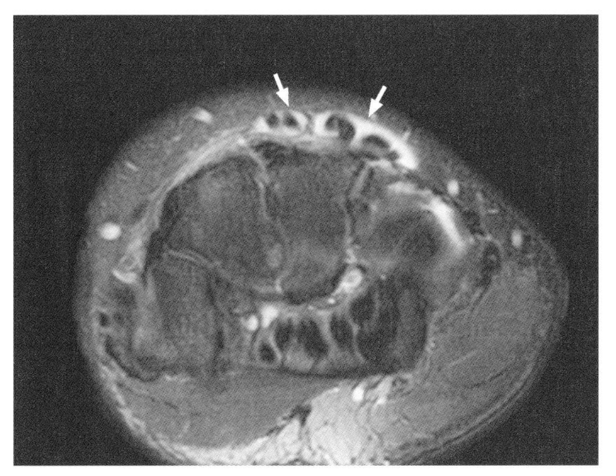

图 5-3-51 背侧伸肌腱鞘炎。背侧腕伸肌腱鞘周围弥漫性液性信号(箭)，边界清晰，肌腱本身信号正常。

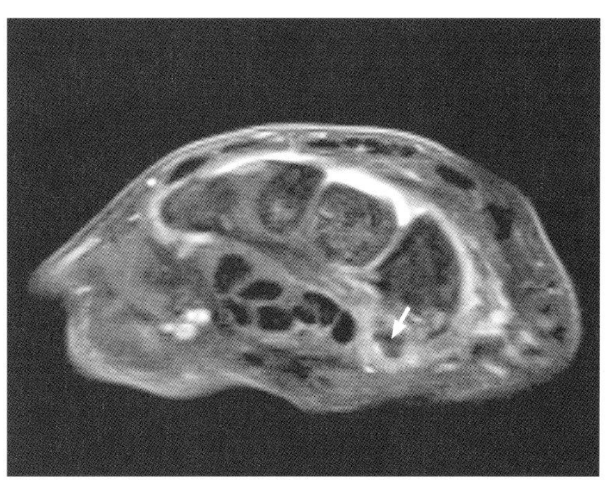

图 5-3-52 桡侧腕屈肌腱部分撕裂伴腱鞘炎。横断面 STIR 像：桡侧腕屈肌边界不清，信号不均。肌腱周围片状中高信号，边界不清，围绕肌腱分布，并延续至腕管及屈肌支持带桡侧部分。

(九) 拇指尺侧副韧带撕裂　本病是常见的滑雪损伤，占全部滑雪损伤的 6%～9.5%，拇指剧烈外展是主要病因。此韧带起于第一掌骨髁内结节，向远侧掌侧斜行，止于拇指近侧指骨基底，是保持拇指稳定的重要因素。此韧带的撕裂常位于远端，若不及时治疗会造成拇指不稳定，将不得不施行关节成形术。MRI 检查可见该韧带水肿、增厚、撕裂及移位。韧带周围有出血，在 T2WI 上呈高信号影。在韧带完全撕裂时，断端可移位于拇指收肌腱膜近端浅层，称 Stener 征，是主要的手术治疗指征，而未移位的撕裂则以保守治疗为主。

(江　浩　陆　勇)

第四节　髋 关 节

髋关节的结构和功能均较复杂，深受学者的重视。迄今为止，大多数疾病经 X 线和 CT 检查已能获得满意的效果。但对软组织、韧带和骨髓等方面的疾病诊断仍有着很大的局限性。MRI 以良好的组织分辨率和新颖的扫描技术弥补了 CT 和 X 线检查的不足之处，因此可早期发现股骨头缺血性坏死、先天性髋关节脱位、关节唇的撕裂和骨关节炎等疾病，从而为早期发现、早期治疗、获得良好的预后奠定了坚实的基础。本节着重叙述髋关节疾病的MRI表现，X线、CT等其他影像学表现不作为重点，包括Legg-Calve-Perthes病、先天性髋关节脱位、股骨头骨骺滑脱症、关节唇撕裂、骨髓水肿综合征、股骨头坏死等。

一、髋关节的影像学检查方法

髋关节的影像学检查方法包括：X线摄影、CT检查、MRI检查、髋关节造影、血管造影等。迄今为止，大多疾病经X线和CT常规检查已能获得比较满意的效果。但对软组织、韧带和骨髓等方面的疾病诊断仍有着很大的局限性。近年来MRI技术改进和发展，为临床诊断提供了大量重要的疾病诊断信息，显示出很大优越性和应用前景。MRI以良好的空间分辨率以及新颖的扫描技术弥补了X线和CT的不足之处，因此可早期发现股骨头缺血性坏死、先天性髋关节脱位、关节唇的撕裂以及骨关节炎等疾病，从而为早期发现、早期治疗，提供良好的预后奠定了坚实的基础。

髋关节X线检查时，患者仰卧于摄影床上。双下肢伸直并内旋，两拇趾接触，足跟分开。被检测髂前上棘-耻骨联合上缘连线的中垂线向外2.5 cm处，为髋关节的定位点，将此点置于胶片中心。双侧髋关节前后位，应将两侧髋关节定位点连线的中点置于胶片中心。双下肢内旋可使股骨颈显示充分。怀疑有股骨颈骨折时，不应使下肢内旋，防止加重损伤。检查先天性髋关节脱位时，一般采用股骨颈蛙形位，患者仰卧于摄影床上，身体正中矢状面对准床面中线，双侧髋部及膝部屈曲，双下肢外旋与床面皆呈约30°角。两侧髋关节定位点连线的中点置于胶片中心。另外检查先天性髋关节脱位位置：双侧髋关节前后位、开排位、劳恩斯坦位、瑞普斯坦位等。

髋关节螺旋CT检查时，患者仰卧位，足尖向上，双脚并拢，骨盆尽可能左右对称。扫描范围：① 发育性髋关节脱位：自髋臼上缘2 cm至股骨小转子水平，部分患者因股骨头头脱位扫描范围相应扩大；② 髋关节骨折、肿瘤等：自髂前上棘至股骨小转子水平，外生殖器防护内裤遮盖。重建方式主要采用3D表面遮盖显示法(shaded surface disply, SSD)、容积显示技术(volume rendering technique, VRT)和多平面重建(multiple planar reformation, MPR)技术。

髋关节造影检查时，需要在透视的引导下，于髋前方股骨头下缘穿刺进入关节，如有积液，尽量抽出关节液，然后注入60%泛影酸钠10 ml于关节腔内。拔针后，做髋关节牵拉、旋转、屈伸活动，立即进行X线髋关节前后位和蛙式位摄影，或螺旋CT薄层扫描、MRI扫描等。关节造影可显示先天性髋脱位程度、盂唇内翻、关节囊胡芦变形狭窄的程度、髋臼底有无软组织充填等，具有很高的诊断价值。

髋关节MRI检查时，患者仰卧位，双腿略内旋，趾相触以确保双侧对称，一般使用体线圈包绕双侧有利于对比。如果对臀后部软组织进行检查，患者需取俯卧位，这样可避免扫描部位受压迫而影响图像质量。一般进行冠状面、矢状面和横断面检查，冠状面做T1加权、T2加权和短时反转恢复序列(short tau inversion-recovery, STIR)、横断面和矢状面做T1W扫描。技术参数：矩阵采用512×256或256×256；FOV32～40 cm；NEX(采集次数)为1/2；层厚3～4 mm做无间距或最小间距扫描，容易产生伪影。所以5 mm是推荐的检查参数。为进一步显示关节内韧带等细微结构，可使用肩关节线圈，缩小视野(FOV)，提高空间分辨率和信噪比，对关节腔内游离体有诊断意义。

常规SE序列的冠状面T1加权、T2加权像对于股骨头缺血性坏死的诊断颇具特异性，其中常规T2W还可用于显示关节炎、感染和肿瘤等病变；层厚为3～5 mm。矢状面可帮助诊断软骨下塌陷，在儿童先天性髋关节脱位的诊断中矢状面T2* 显示了髋臼的覆盖程度以及关节软骨和软骨下骨的破坏情况。STIR抑制正常骨髓和软组织内脂肪的高信号，使长T1和长T2的病变得以显示，适用于诊断股骨头缺血性坏死、关节积液、骨髓病变、创伤以及肌肉出血水肿。另外梯度回波序列和Gd-DTPA增强检查在股骨头缺血性坏死的应用也已日益广泛。横断面T1加权可明确髋关节在前后位上的稳定性，还可以结合冠状面充分显示病变的范围。

二、髋关节的正常解剖

髋关节的结构和功能均较复杂。髋关节由髋臼和股骨头、颈组成。关节周围被三条坚韧的纵行韧带和一个环吊韧带所固定。

(一) 骨骼 髋关节属杵臼关节，构造完善，结构坚固。髋臼呈倒杯状，约占球面60%，为髂骨、坐骨和耻骨之体部构成。在未发育成熟的儿童中三骨由"Y"形软骨连接。髋臼内前、上、后壁有半月形软骨面，为负重区，表面光滑，容纳股骨头。不负重区位于髋臼的内上部分称为髋臼窝，内面中心凹陷，充满脂肪，表面有滑膜覆盖，其中有股骨头圆韧带。

髋臼周围有纤维软骨构成的关节唇，以加深髋臼的深度，其口较小，以后缘及下缘最宽，约 1 cm 左右，可将股骨头牢固地固定于髋臼内。但是有人此关节唇伸入关节腔深部，可能引起骨关节炎。

股骨头为球形，覆盖软骨，表面光滑，下端与股骨颈相连。股骨头中心有一浅窝，为股骨头小凹，为圆韧带附着处。关节镜下该韧带为一带状、圆锥形结构。此处无关节软骨，故称之为“裸区”。股骨头关节软骨厚薄不一，其中最厚处为 3 mm，较薄处仅 0.5 mm。股骨头二次骨化中心出生时不存在，3～6 个月时出现，17～19 岁时闭合。

股骨颈与股骨干交角称为颈干角，约为 120°。股骨颈长为 2～3 cm，有许多滋养血管孔。股骨颈和股骨头的骨小梁结构适应于压力和张力骨小梁朝负重区呈放射状排列。股骨距为其重要结构，其实为股骨体后内侧皮质向松质延伸，上极与股骨颈的后侧皮质融合，下极与小转子下方骨皮质相连。

（二）韧带

1. 髂股韧带　位于关节囊的前方，紧贴股直肌的深面，呈人字形，上端附着于髂前下棘，下端止于转子间线，长而坚韧。此韧带防止髋关节过度后伸，站立时能保持身体稳定，维持直立姿势。

2. 耻股韧带　关节囊的前下壁有耻股韧带，起于髂耻隆起和耻骨上支，斜向下外，止于转子间线，与髂股韧带的两支形成 N 字形，限制外展。

3. 坐股韧带　坐股韧带位于关节囊的后面，较为薄弱，起于髋臼的后下方，移行于关节囊轮匝带，止于大转子根部，加强关节囊的后方。轮匝带为关节囊在股骨颈纤维的环形增厚，能约束股骨头向外脱出。

4. 髋臼横韧带　髋臼横韧带横驾于髋臼切迹之上，短而坚强，和关节唇一起组成了完整的圆形髋臼。

5. 股骨头韧带　关节囊内有股骨头韧带，一端连于髋臼横韧带，另一端附着于股骨头凹，内含营养股骨头的血管，外为滑膜所包绕。

（三）关节囊　关节囊与髋关节韧带交织在一起，甚为坚韧。上端附着于髋臼周围的骨面，下端附着于股骨颈，前方达转子间线，后方包绕股骨颈的内侧 2/3，故股骨颈骨折有囊内和囊外之分。关节囊包绕关节唇及股骨头和股骨颈，内面覆盖滑膜，于附着处向上反褶紧贴股骨颈，成为骨面滑膜。关节囊的前方与髂股韧带紧密相连，厚而坚强。关节囊后下面则较为薄弱。

（四）肌肉　股前区的髂胫束为附于髂嵴前方的纵行纤维，呈带状。伸肌群位于股前区，包括缝匠肌和股四头肌（股直肌、股外侧肌、股内侧肌和股中间肌）。阔筋膜张肌和髂腰肌同属髋前肌群，后者由髂肌和腰肌组成，跨过髋关节，为主要的屈髋肌群。内收肌群有五块：耻骨肌、长收肌、股薄肌、短收肌和大收肌。臀肌浅层为臀大肌，中层为臀中肌、梨状肌、闭孔内肌及股方肌，深层有臀小肌和闭孔外肌。股后肌群又称屈肌群，由股二头肌、半腱肌和半膜肌组成。

（五）血管与神经　腹主动脉于第四腰椎水平分出髂总动脉，后者于骶髂关节分出髂内和髂外动脉。髂内动脉发出臀上和臀下动脉供应臀部肌肉。股动脉是髂外动脉的延续，在髂前上棘与耻骨联合连线的中点，腹股沟韧带的深面进入股三角。股动脉位于股静脉的外侧，逐渐跨到股静脉的前方，发出股深动脉。于股深动脉内侧壁旋股内侧动脉出现，外侧壁发出旋股外侧动脉，营养髋关节及邻近的肌肉。闭孔动脉来自髂内动脉，入股部分为前、后两支，在闭孔外肌和闭孔膜之间绕闭孔行走，营养内收肌和髋关节。

髋关节的神经支配以闭孔神经为主，还接受股神经、臀上神经及坐骨神经分支的支配。闭孔神经和股神经关节支支配髋关节前方，后方由臀上神经和坐骨神经的分支支配。由于闭孔神经同时支配膝关节，故髋部疾病常会引起膝部疼痛的错觉。

三、正常髋关节的 MRI 表现

（一）横断面　横断面能清晰显示股骨头与髋臼之间的关系及软组织的情况。于髋臼顶部层面由于容积效应可见部分股骨头，髋臼内红骨髓使信号不均匀。T1 加权上肌肉呈中等信号，臀中肌位于最外侧，臀小肌在深面，臀大肌在后面。阔筋膜张肌位于臀中肌前缘，前面为脂肪组织。髂腰肌在股骨头的正前缘。缝匠肌位于最前缘。股直肌在阔筋膜张肌和髂腰肌之间，闭孔内肌在髋臼柱的前后方。

坐骨切迹、髂骨、骶结节和坐骨嵴韧带构成坐骨大孔，起源于骶骨前缘和坐骨切迹止于大转子上缘的梨状肌将其分为上下孔。坐骨神经为中等信号位于髋臼柱的后方穿过梨状肌下方。梨状肌的变异和炎症可压迫坐骨神经，该病变于横断面显示为最佳。髂外血管位于髂腰肌的内侧、髋臼的前方，呈低信号。股直肌腱位于髂耻韧带的前方。股骨头层面显示关节软骨为中等信号，包括髋臼前后的关节软骨均可见到。股静脉和股动脉呈低信号，关节唇为三角形位于髋臼最外侧。

在大转子和股骨颈层面，闭孔内肌位于坐骨、耻骨之间；低信号的髂股韧带与股骨颈前缘的皮质相混合。坐骨神经被脂肪包绕，位于坐骨结节外侧，股方肌和臀大肌之间。髂胫束为低信号而外侧面被脂肪包绕；闭孔血管外围高信号脂肪位于耻骨后外侧缘、闭孔内肌和耻骨肌之间。股二头肌的长头附着于坐骨结节处(图 5－4－1)。

（二）矢状面　矢状面上臀中肌及其肌腱附着于大转子上。闭孔外肌位于大转子的前下方。偏

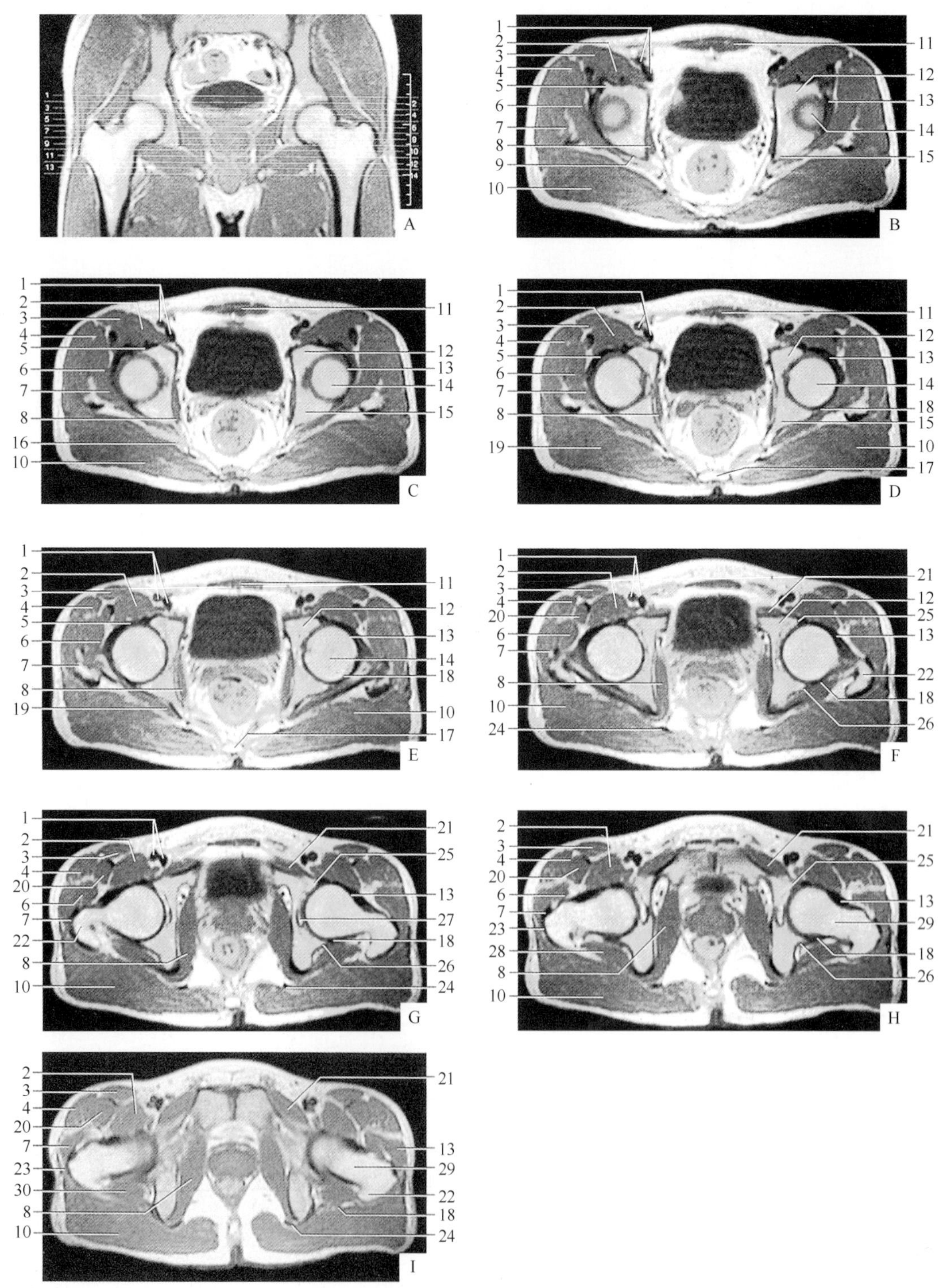

图 5－4－1　髋关节横断面 MRI 图像。1. 股动脉、股静脉；2. 髂腰肌；3. 缝匠肌；4. 阔筋膜张肌；5. 股直肌腱；6. 臀小肌；7. 臀中肌；8. 闭孔内肌；9. 梨状肌；10. 臀大肌；11. 腹直肌；12. 耻骨；13. 髂股韧带；14. 股骨头；15. 坐骨；16. 坐骨神经；17. 骶骨；18. 坐股韧带；19. 上孖肌；20. 股直肌及肌腱；21. 耻骨肌；22. 大转子；23. 髂胫束；24. 骶结节韧带；25. 前髋臼唇；26. 后髋臼唇；27. 圆韧带；28. 下孖肌；29. 股骨颈；30. 股四方肌。

外层面上髂骨、髋臼顶部和股骨头会出现在同一层面上。髂腰肌及其肌腱位于髂股韧带和股骨头前方；坐股韧带位于后上方。骺线表现为一条低信号的水平线。股骨头和髋臼的透明软骨于 T1 加权的矢状面上为中等信号，两层可很清楚地分开。

再往外的层面上股骨前方为股间肌，后方为股二头肌。坐骨神经沿臀大肌和股方肌之间向下垂直走行。低信号的缝匠肌附着于髂嵴前上方。髂腰肌跨过关节前方止于小转子。收肌群位于髂腰肌和耻骨肌的下内方。

在较靠中心的矢状面上，髋臼包绕约 75％的股骨头，低信号的髋臼横韧带横架于髋臼切迹之上。最内侧的层面上显示圆韧带和髋臼窝的下后方有坐骨结节（图 5－4－2）。

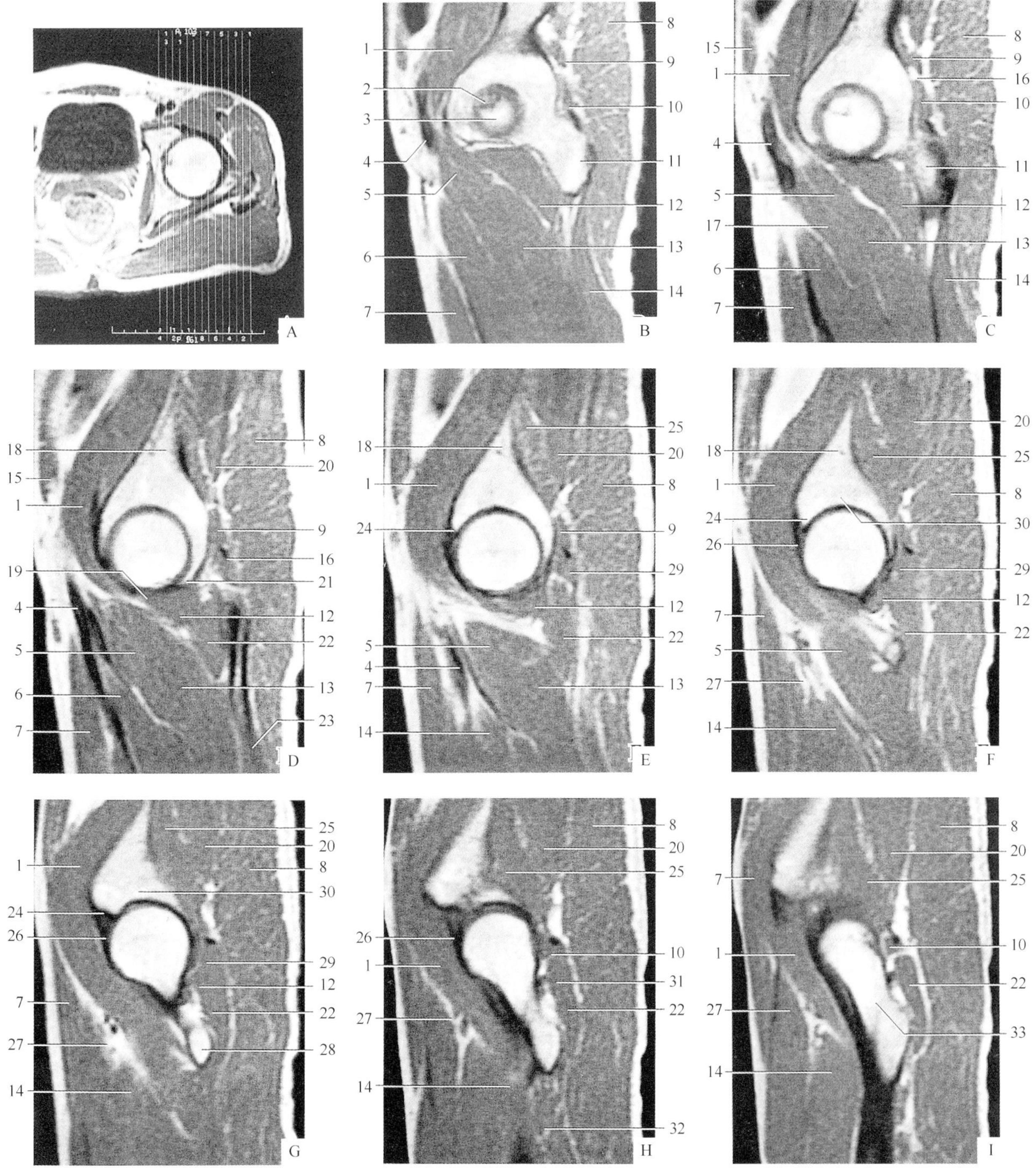

图 5－4－2 髋关节矢状面 MRI 图像。1. 髂腰肌；2. 圆韧带；3. 股骨头；4. 股动脉、股静脉；5. 耻骨肌；6. 长收肌；7. 缝匠肌；8. 臀大肌；9. 梨状肌；10. 下孖肌；11. 坐骨；12. 闭孔外肌；13. 大收肌；14. 股中间肌；15. 腹直肌；16. 坐骨神经；17. 短收肌；18. 髂骨；19. 横韧带；20. 臀中肌；21. 后髋臼唇；22. 股四方肌；23. 半膜肌；24. 前髋臼唇；25. 臀小肌；26. 髂股韧带；27. 股直肌及肌腱；28. 小转子；29. 闭孔内肌；30. 髋臼；31. 闭孔外肌腱；32. 股二头肌；33. 股骨颈。

（三）冠状面　冠状面主要适用于显示髋臼唇、关节间隙、软骨下髋臼和骨髓的情况。髋臼和股骨头的软骨无法似矢状面上如此清晰地区分。位于股骨头外上方和髋臼内下方的髋臼唇，由纤维软骨组成呈低信号。关节囊为围绕股骨颈的低信号，如有关节积液存在时，关节囊扩张，内侧和外侧边缘均发生弯曲。靠前的层面上股直肌腱位于髂股韧带外方。

股直肌和肌腱基本位于股骨头前外侧的位置。低信号的髂股韧带位于股骨颈外侧，大转子附近。上关节唇位于髂股韧带的近端，股骨头的外上缘。

中心层面中轮匝带作为关节囊在股骨颈深层纤维的环状增厚部分，环绕在股骨颈的中部。髋关节内脂肪垫位于髋臼窝内 T1 加权为高信号。在偏后层面中闭孔外肌穿过股骨颈。由于红黄骨髓之间的转换，髋臼、股骨头、坐骨和耻骨显示出不均匀的信号，切勿将此当作病理改变（图 5-4-3）。

（四）MRI 上特殊解剖结构　股骨颈处常会出现圆形异常信号影，被称为“股环”（图 5-4-4）。产生原因为关节囊前缘机械作用力使软组织侵入骨皮质。该发生率约为 5%。其信号多变，T1 加权均为低信号，如其中为纤维结缔组织则 T2 加权为低信号；其中为关节液，则 T2 加权为高信号，此结构一般直径为 1 厘米左右外围有一圈硬化缘，但也会出现分叶状。平片上位于股骨颈外上象限为低密度区。

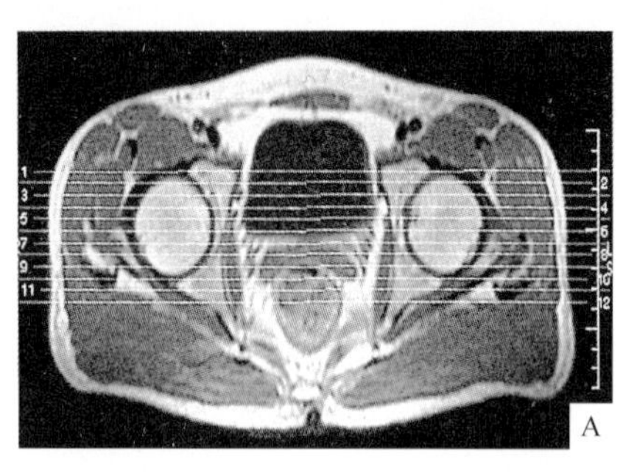

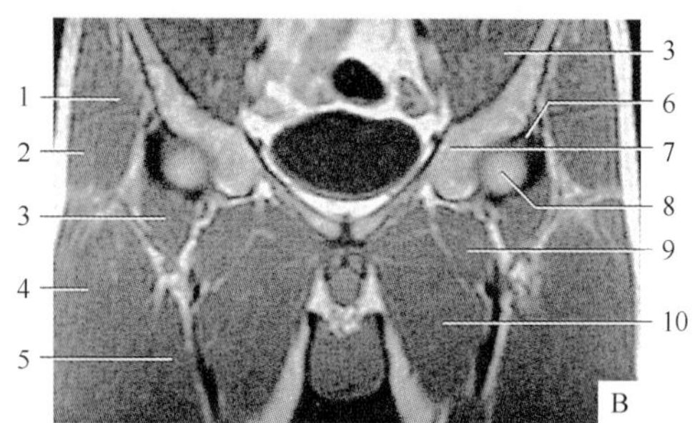

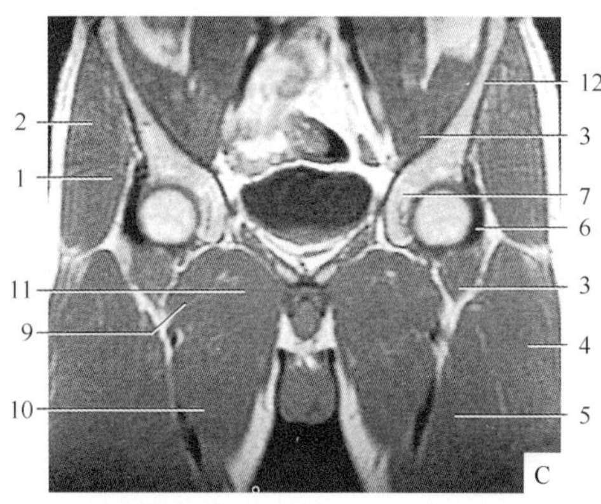

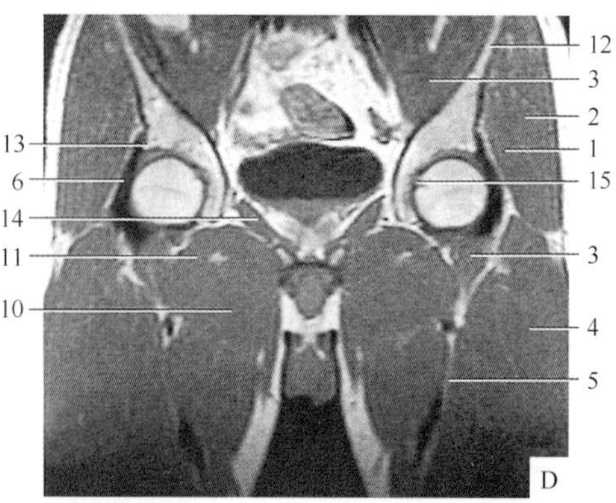

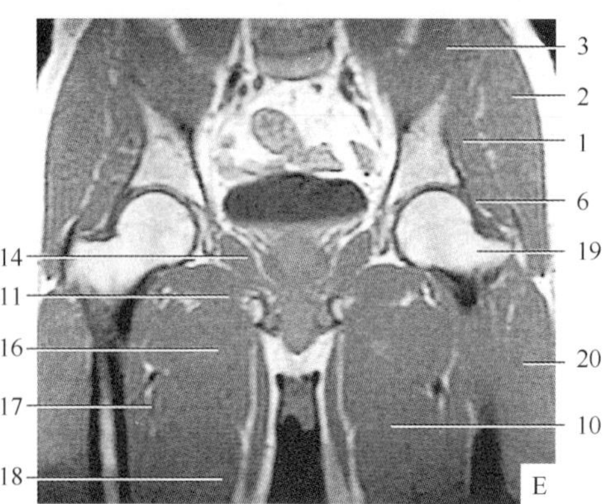

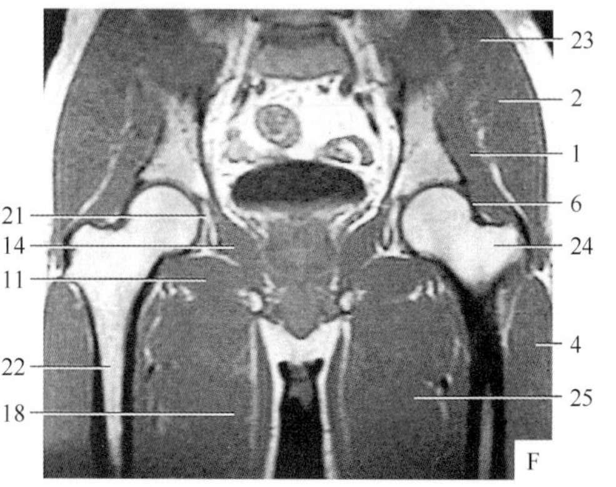

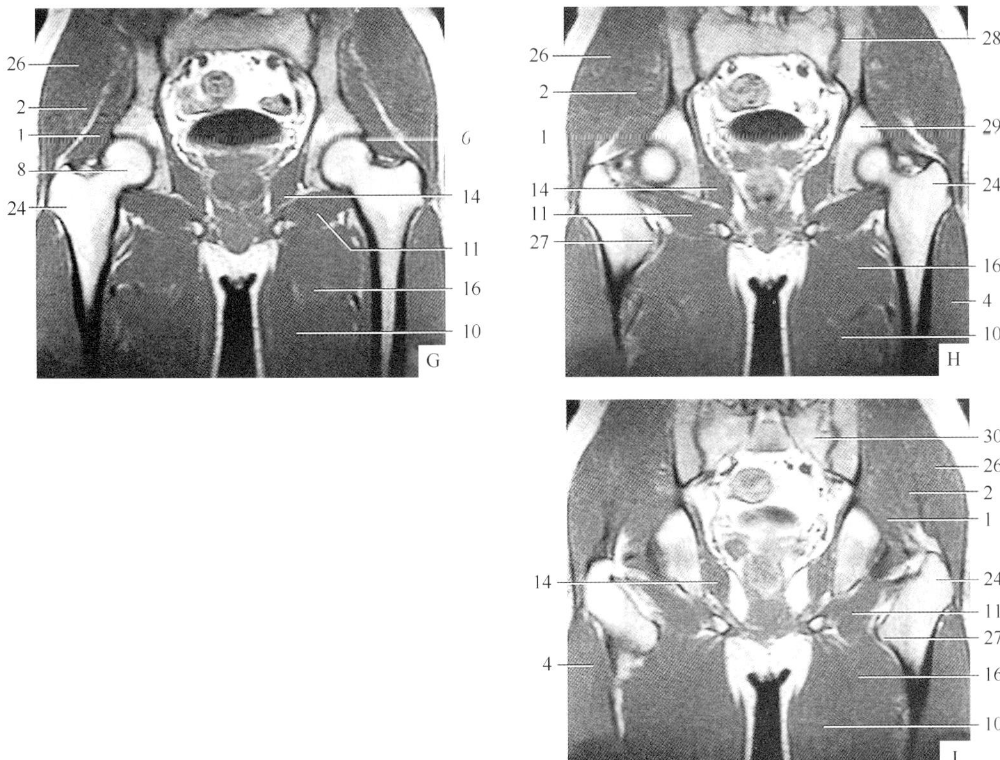

图 5-4-3 髋关节冠状面 MRI 图像。1. 臀小肌；2. 臀中肌；3. 髂腰肌；4. 股外侧肌；5. 股直肌及肌腱；6. 髂股韧带；7. 耻骨；8. 股骨头；9. 耻骨肌；10. 内收肌群；11. 闭孔外肌；12. 髂骨；13. 前髋臼唇；14. 闭孔内肌；15. 圆韧带；16. 股四方肌；17. 阔筋膜张肌；18. 股薄肌；19. 股骨颈；20. 股内旋动脉；21. 髋臼窝内脂肪；22. 股骨干；23. 髂肌；24. 大转子；25. 股内侧肌；26. 臀大肌；27. 小转子；28. 骶髂关节；29. 坐骨；30. 骶骨。

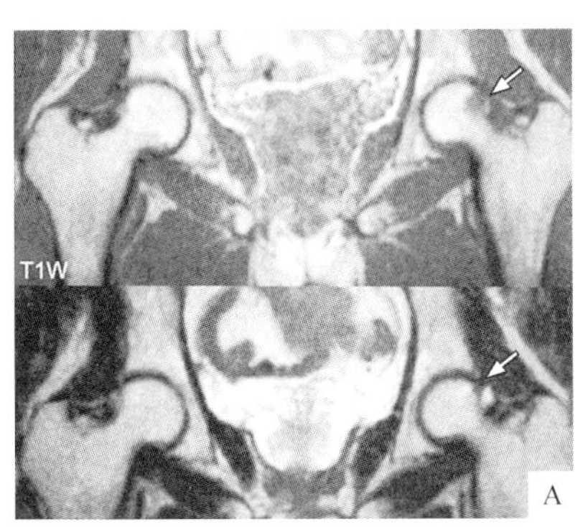

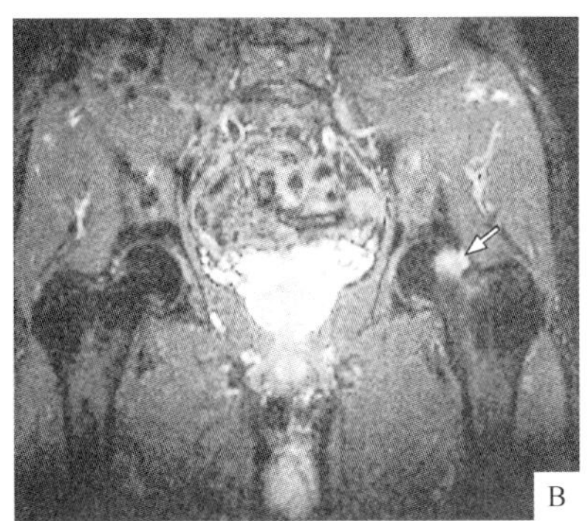

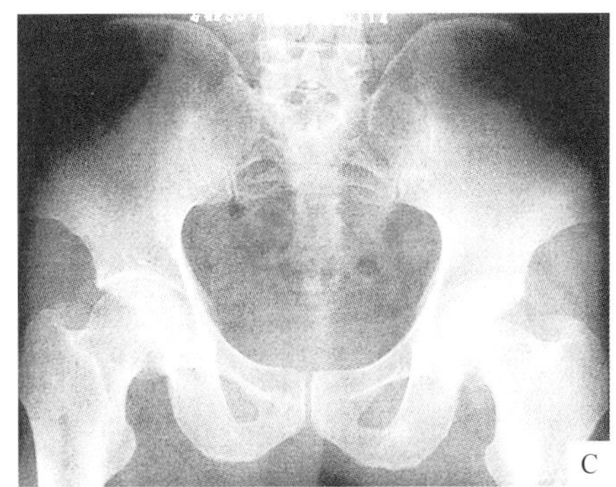

图 5-4-4 股环。A. T1 加权像和 T2 加权像：股骨头外上方见低信号(白箭)(T1 加权像)或高信号(白箭)(T2 加权像)。B. STIR像：高信号。C. X线平片：未见阳性表现。

四、髋关节病变

(一) 股骨头缺血性坏死 股骨头缺血性坏死(avascular necrosis of femoral head)是由于股骨头部分性或完全性缺血导致骨坏死。骨坏死可发生于髋关节局部外伤后，也可在无外伤情况下发生。前者可由股骨颈骨折或髋关节脱位导致股骨头内血供的中断或闭塞所致；非外伤性骨坏死则为多种病因，诸如皮质醇治疗，酗酒和血液病以及某些代谢性疾病导致股骨头缺血及相应的骨和骨髓细胞成分坏死。

非外伤性的股骨头缺血性坏死最常见于 30～60 岁，70%的患者为双侧性。主要临床症状为髋部疼痛，呈慢性钝痛也可以急性疼痛发作，有的向下痛至股部、臀部和膝内侧部，以夜间疼痛最为明显。后期症状加重出现跛行。根据 FICAT 分期，早期患者(1 期和 2 期)常考虑实施髓腔内中心减压等保守治疗，可减轻症状并延缓疾病的发展。一旦症状加重，则需采用创伤较大的手术进行治疗，如关节置换术和关节融合术，且预后不理想。因此临床上早期诊断就显得十分重要。

日前股骨头缺血性坏死的主要检查手段为常规摄片，但其敏感性较差。同位素扫描敏感性高，但特异性差。而MRI对于骨缺血和骨坏死的早期诊断具有很高的敏感度，能早期发现骨坏死，又可准确地描述坏死的形态以及部位。尤其是对于尚未有自觉症状的患者可以做出早期诊断，是早期股骨头缺血性坏死检查方法的重大突破。

【病理】股骨头缺血性坏死的病理演变过程分四期。

1. 第Ⅰ期　骨缺血后6小时，髓腔造血细胞开始坏死。细胞坏死有先后次序：在血流中断后6～12小时，造血细胞最先死亡；12～48小时后，为骨细胞和骨母细胞；1～5天后脂肪细胞死亡。

2. 第Ⅱ期　坏死组织分解，周围出现组织修复。镜下可见各种坏死组织，与周围活骨交界处发生炎性反应，存在反应性充血，局部骨质吸收。早期的修复反应包括少量毛细血管和胶原纤维增生以及新骨对死骨的“爬行性替代”。

3. 第Ⅲ期　修复期。大量新生血管和增生的结缔组织、成纤维细胞、巨噬细胞向坏死区生长，大量新生骨附着在坏死骨小梁的表面，死骨被清除。关节软骨受其修复组织的影响表面不光滑而后出现皱褶。

4. 第Ⅳ期　股骨头塌陷合并退行性骨关节炎改变。修复组织相对比较软弱，无法承受机体的重量而发生塌陷，软骨下骨折更加重了塌陷的程度。坏死组织自软骨撕裂处溢出产生关节炎表现。

【影像学】

1. X线表现

(1) X线病理：骨缺血坏死后X线表现为坏死骨相对密度增高。初期，死骨与活骨连在一起，都含钙质，X线摄片不能区分。1个多月后，周围活骨失用性萎缩，死骨仍保持骨原有结构，骨小梁清晰，骨性关节面光滑，只表现相对骨密度增高。坏死骨被吸收后，X线表现为囊变或骨质吸收带，突出表现是骨密度不均。多数病例可见股骨头中心持重区骨质密度相对增高，周围出现骨质疏松。小片骨坏死X线表现为囊状破坏，囊变区为大量新生血管和肉芽组织。随着囊变区逐渐扩大，囊变周围产生新生骨，形成硬化边，囊变即开始缩小。小的囊变被新生骨充填，大的囊变常引起关节塌陷。随着时间推移，死骨不断被吸收，新生骨越来越多，硬化日益明显，同时可引起关节塌陷，从而导致骨性关节炎，股骨头蘑菇状变形，髋臼盂缘及其周围骨质增生，造成全关节畸形。

(2) X线分期

早期(Ⅰ)：股骨头外形基本正常，头全部或部分区域骨密度相对增高，有模糊的囊样或带状骨小梁吸收区。

中期(Ⅱ)：股骨头密度不均，有单发或多发囊状破坏或股骨头内有不规则骨吸收带，髋臼周围轻微骨质增生。

晚期(Ⅲ)：突出表现为股骨头塌陷、蘑菇状变形或有关关节软骨下壳状骨折片，髋关节骨性关节炎变化。

2. CT表现　股骨头坏死的CT表现是骨坏死后的继发病理改变。初期，CT表现基本正常。随着时间推移，可出现囊状骨破坏，中心有死骨块，周围硬化；股骨头骨性关节面破坏、中断、消失；股骨头断裂、塌陷变形；髋臼边缘骨质增生，盂唇骨化；髋臼底骨皮质增厚等。

3. MRI表现　股骨头由骺板分为上下两部分，上半部为骨骺，下半部与颈部合为干骺端，其信号强度主要取决于骨髓的成分。幼儿股骨头内无骨髓，全部为软骨，儿童股骨头内为红骨髓信号较为均匀，T1WI和T2WI均为中等信号，较成人为低。Ricci于1990年通过对四种类型骨髓的统计，认为随年龄的增长，红骨髓逐渐变为黄骨髓，即脂肪含量逐渐增高，T1弛豫时间由低中(小于肌肉)变为稍高(大于肌肉)，具体信号因人而异。

10～20岁时骨骺愈合，骨骺闭合线呈现低信号曲线，长度形态各异，冠状面上显示最为清晰。骨骺线闭合方式与骨坏死有密切关系，特别是封闭型的骨骺线最易发生骨坏死。这主要是由于股骨头内为黄骨髓而股骨颈内为红骨髓，一旦前者遇到刺激脂肪生成的因子，封闭型的骨骺线限制了脂肪体积的长大，如此髓内压升高，血管受挤压，血供不足，容易造成股骨头缺血性坏死。

30岁时，股骨头在T1加权像上呈不均匀中等信号，和周围组织相比中心信号较低，而与邻近髋臼信号相近。从股骨头至股骨颈有一条细小的低信号区为负重区骨小梁，其低信号产生原因可能是小梁增厚，钙盐沉积增多所致(图5-4-5)。而在横断面则表现为股骨头、股骨颈中央区低信号。另外滋养血管穿入造成T1WI和T2WI均为低信号表现(图5-4-6)。60岁以后的股骨头信号会普遍减低。

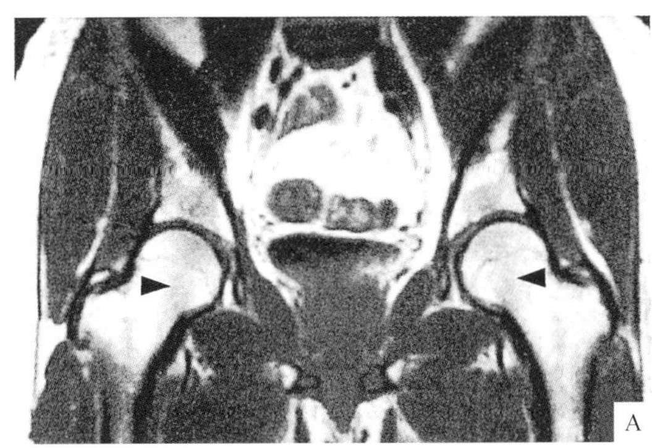

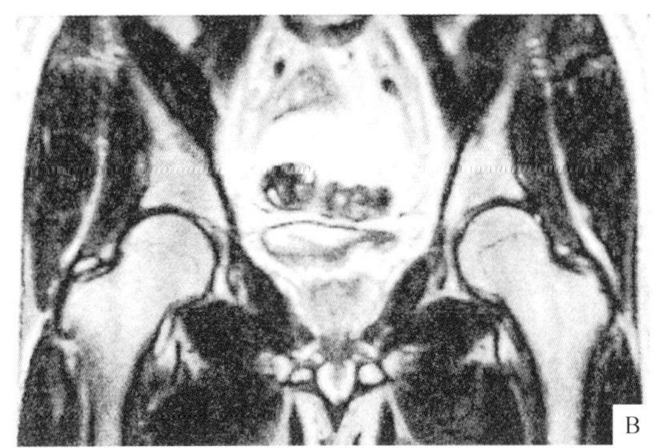

图 5-4-5 正常股骨头。A. 冠状面 T1 加权像：股骨头至股骨颈可见一条细小低信号影（黑箭头）。B. 冠状面 T2 加权像：股骨头至股骨颈仍见细小低信号影，为负重区的骨小梁增厚，钙盐沉积所致。

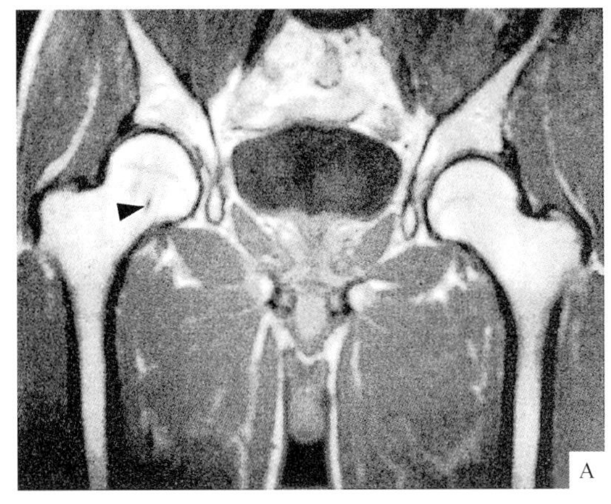

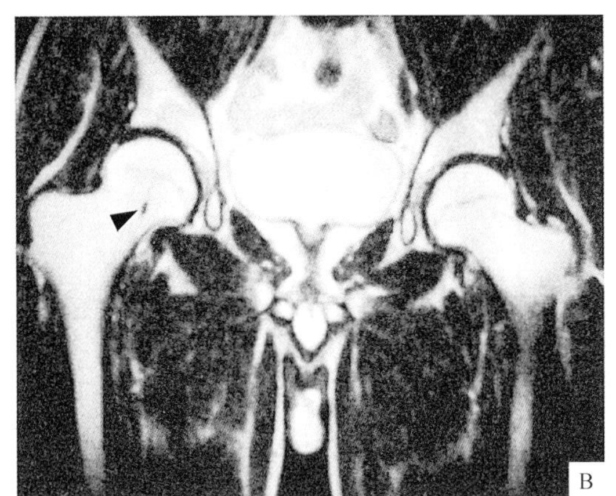

图 5-4-6 正常髋关节。A. 冠状面 T1 加权像和 B. 冠状面 T2 加权像：右侧股骨颈见低信号影，为滋养血管穿入所致（箭头）。

1986 年 Mitshell 对成人干骺端的 MRI 信号进行了分析，结果显示小于 50 岁者中约 69% 干骺端红骨髓占优势，反之大于 50 岁者中 88% 黄骨髓占优势。该现象与 50 岁后生理性供血减少有关。另外股骨头缺血性坏死的年轻患者中转子间红骨髓过早地转变为黄骨髓。

T1 加权像股骨头外缘有一薄层无信号区，这是股骨头皮质和髋臼皮质以及关节液造成的低信号区。覆盖于关节表面的透明软骨于所有自旋回波序列中均表现为中等信号。目前常规的检查方法无法将髋臼软骨和股骨头软骨完全分开，病变显示欠佳。所以在扫描时可使用矢状面梯度回波加用小视野来提高分辨率。

【分期】 对于股骨头缺血性坏死的分期，目前尚未完全统一，其中颇具代表性的 5 期是根据 Ficat 和 Arlet 的临床分期修订而来的，它包括了未出现临床和 X 线表现阴性的情况。

1. 0 期　患者无自觉症状，X 线无异常发现而 MRI 或核素检查有阳性表现，多发生于高危患者检查患侧时无意中发现对侧有病变。典型的表现为 MRIT2 加权上“双线征”，即负重区出现外围低信号环绕内圈高信号，提示坏死区的脂肪仍存在，间质反应区肉芽组织充血水肿成为内圈高信号，外围反应性硬化缘为增生的骨小梁，表现为低信号（图 5-4-7）。

2. Ⅰ期　股骨头不变形，关节间隙正常。Ⅰ期中 T1 加权股骨头负重区显示线样低信号，而在 T2 加权像上该区比正常组织信号强，表现为局限性信号升高或“双线征”（图 5-4-8）。此种表现符合 Turner 所述的股骨头缺血性坏死的病理基础，即血管阻塞，静脉灌注量减少，骨内压增高和髓腔内灌注减少，造成水肿。股骨头髓腔内含氢较多的脂肪组织（黄骨髓）受到侵犯，坏死后造成氢的浓度减低，合并发生修复反应。平片仅显示为骨质疏松表现。

3. Ⅱ期　股骨头不变形，关节间隙正常。在 T1 加权像上，股骨头区有硬化缘围绕较低、新月形不均匀信号强度的坏死区。在 X 线平片上，股骨头内可见高密度的硬化区（图 5-4-9）。

4. Ⅲ期　股骨头开始变形、软骨下塌陷，新月

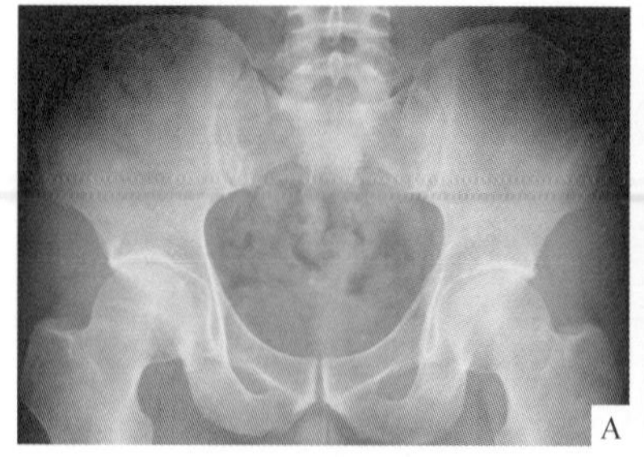
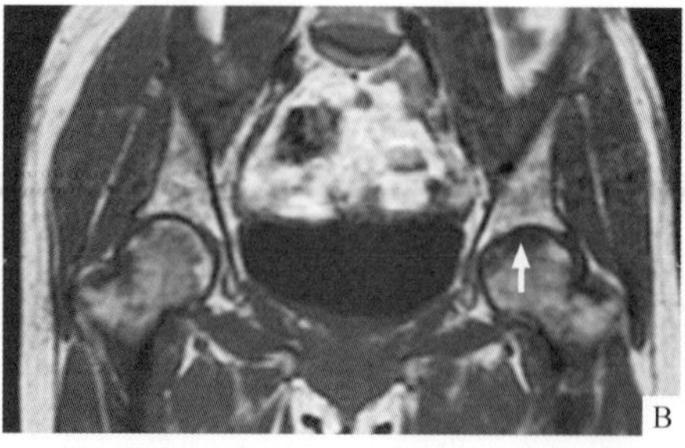
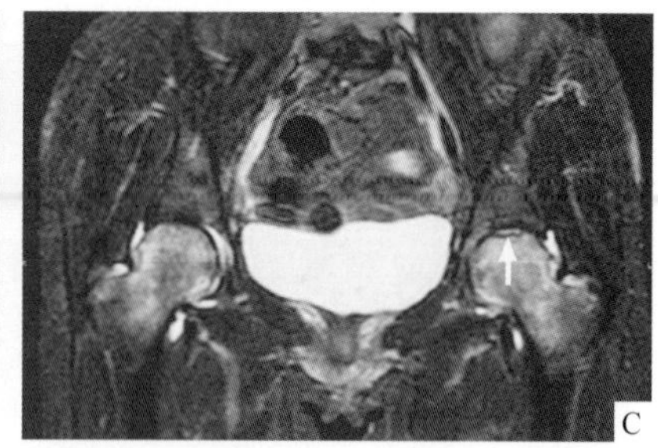

图 5-4-7 股骨头缺血性坏死一期。A. X线平片：双侧股骨头骨质显示正常。B. 冠状面 T1 加权像：股骨头负重区显示低信号。C. 冠状面 STIR 像：股骨头负重区显示线样低信号。

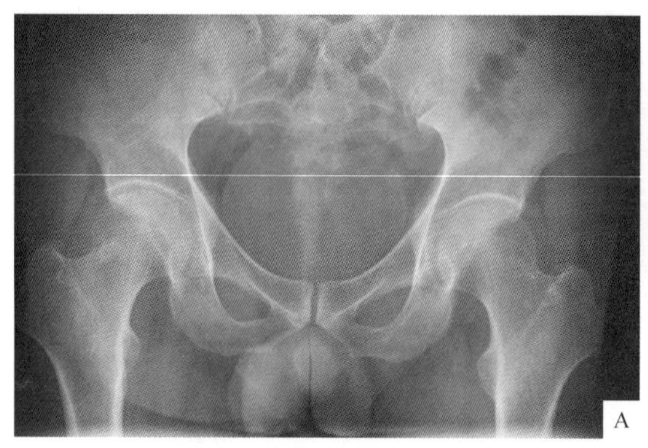
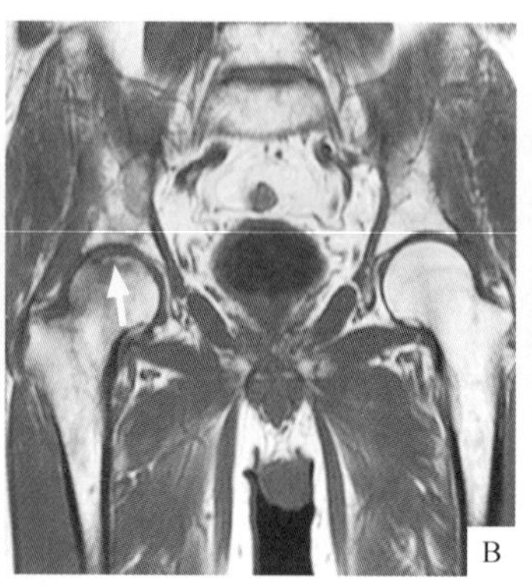
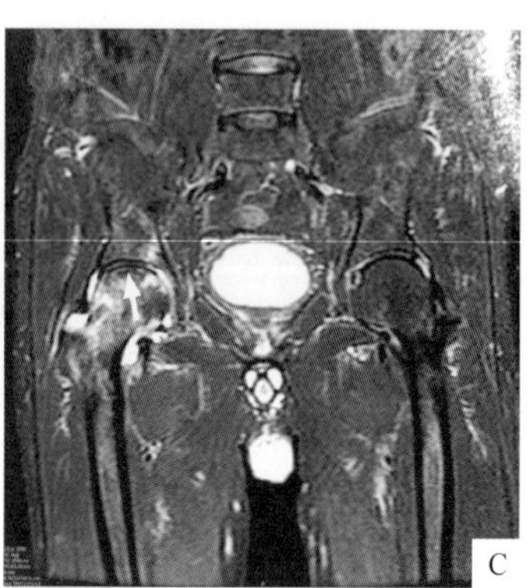

图 5-4-8 股骨头缺血性坏死一期。A. X线平片：股骨头骨质显示正常。B. 冠状面 T1 加权像：右股骨头负重区显示线样低信号。C. 冠状面 T1 加权像：右股骨头负重区显示线样低信号，周围骨髓水肿呈高信号，关节腔积液呈高信号。

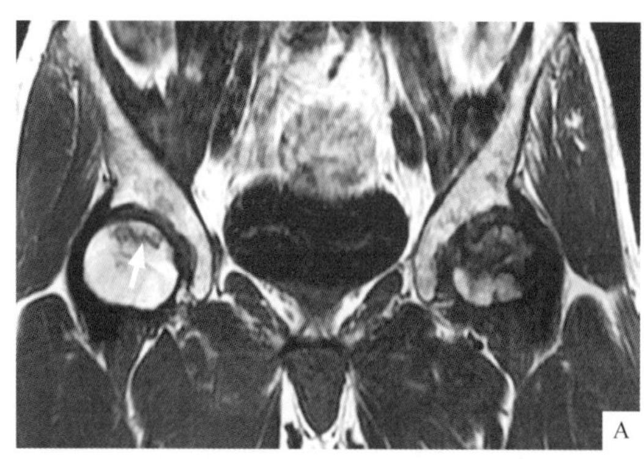
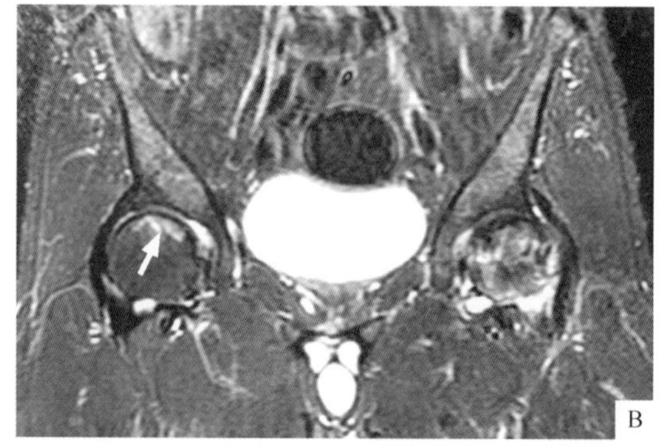

图 5-4-9 股骨头缺血性坏死一和二期。A. 冠状面 T1 加权像：右股骨头负重区显示双线征，左股骨头变扁呈不均匀低信号。B. 冠状面 STIR 像：右股骨头负重区显示高信号，左股骨头变扁呈不均匀高低信号，关节腔积液呈高信号。

体形成，但关节间隙正常；软骨的完整性在一定程度上受到影响。新月体代表无法修复的坏死骨发生应力性骨折。平片上由于矿物质的沉积出现高密度；T1 加权像上为带状低信号区，有时会不明显，T2 加权像由于细胞内渗出或关节液充填骨折线呈高信号（图 5-4-10）。

5. Ⅳ期　关节软骨被彻底破坏，关节间隙狭窄，合并退行性改变（图 5-4-11，表 5-4-1）。

Mitchell 提出的 MRI 分期主要根据骨坏死区信号改变的不同情况，将病灶分为四种类型。A 级病灶在 T1 加权像上呈高信号，T2 加权像上呈中高信号，代表脂肪组织。这时早期 AVN 修复尚未伸入坏死的骨，因此除了反映硬化边缘外，还保留着正常的脂肪信号，也就是 Tottery 认为的“带状型”（图 5-4-12）。B 级 T1、T2 加权像上均为高信号，类似软骨下出血，提示为血液信号，此时炎症发展，血管深入坏死区，或合并有亚急性出血。A 级反映的是早期病变，而 B 级反映的是中期病变（图5-4-13）。C 级在 T1 加权像上表现为低信号，在 T2 加权像上为高信号，代表液体；D 级在 T1 和 T2 加权

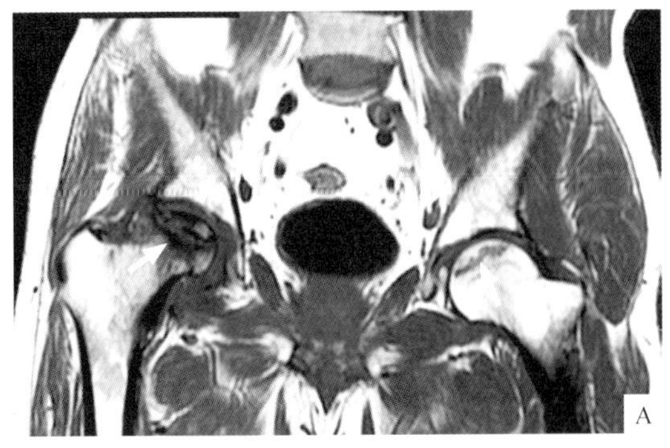
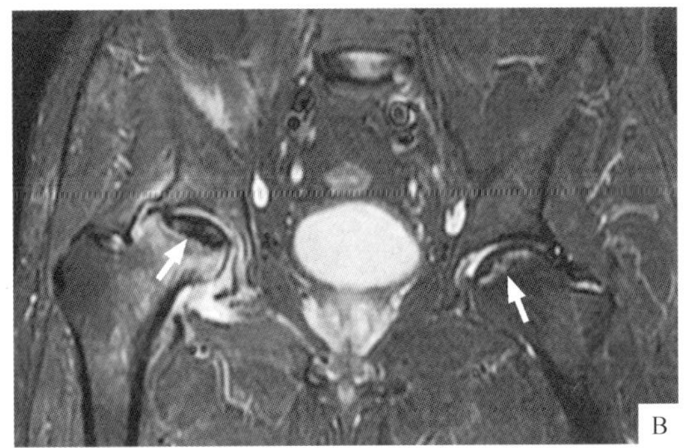

图 5-4-10 股骨头缺血性破坏一期和三期。A. 冠状面 T1 加权像：左股骨头负重区见双线征，右股骨头变扁呈低信号。B. 冠状面 STIR 像：左股骨头负重区呈高信号，右股骨头变扁仍呈低信号，其周围水肿呈高信号(箭)。

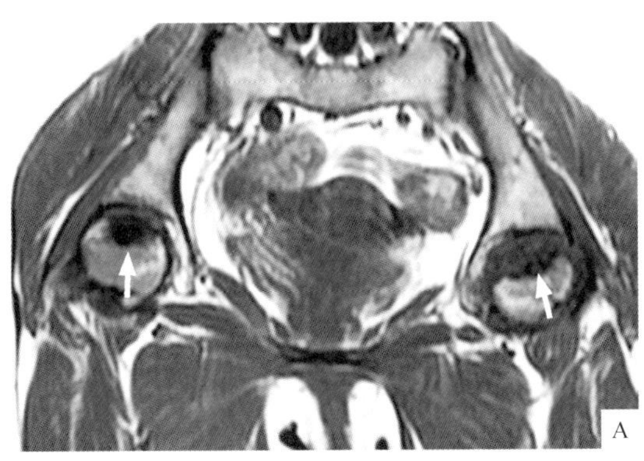
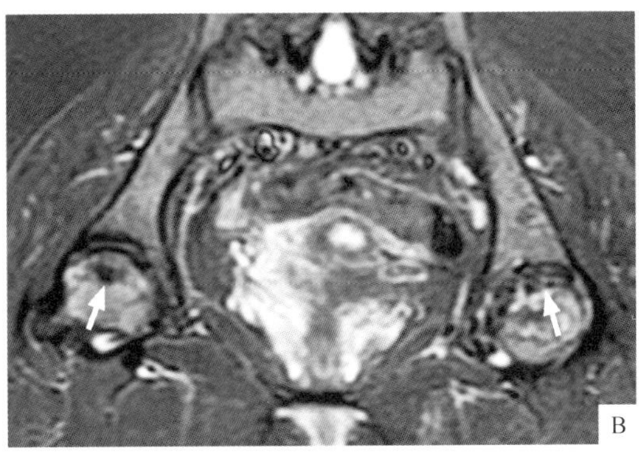

图 5-4-11 股骨头缺血性坏死三、四期。A. 冠状面 T1 加权像：右股骨头负重区呈低信号，左股骨头塌陷变形，关节间隙消失(箭)。B. 冠状面 T1 加权像：右股骨头负重区呈高低混合信号，左股骨头塌陷变形呈高低混合信号，关节间隙消失(箭)。

表 5-4-1 股骨头缺血性坏死各期临床与各影像学模式的比较

分期	临　床	平　片	MRI	病理变化
0	无症状	阴性	水肿区；双线征	造血细胞和脂肪细胞坏死
Ⅰ	轻微不适	阴性或骨质疏松	水肿区；双线征	充血，陷窝形成
Ⅱ	疼痛、僵硬	骨质疏松、硬化、囊变	新月形坏死区	中心坏死，周边纤维化，新骨形成
Ⅲ	僵硬、疼痛发射至膝关节	新月体形成，死骨，皮质塌陷	新月形坏死区，死骨，股骨头塌陷	肉芽组织增生
Ⅳ	疼痛、跛行	Ⅲ加上关节间隙变窄	Ⅲ加上关节间隙变窄	Ⅲ变化加重

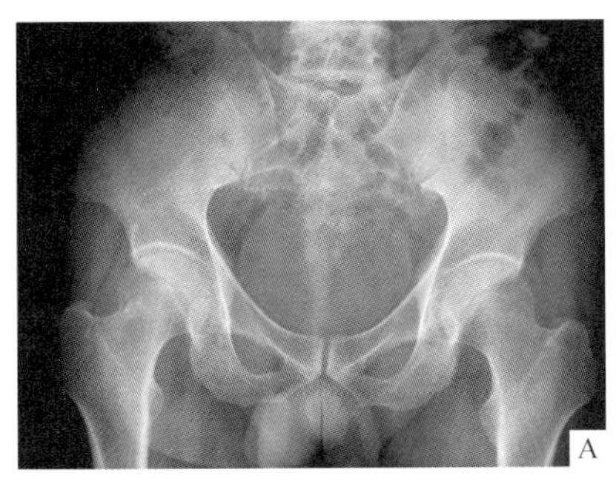
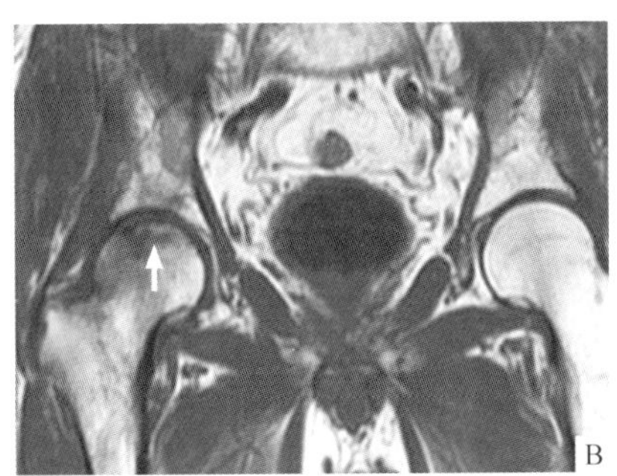
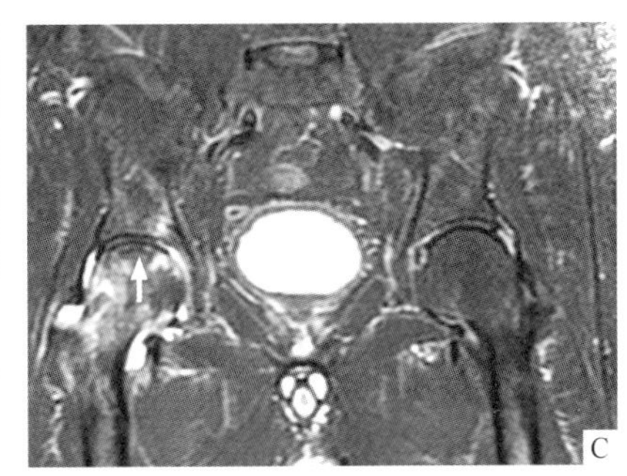

图 5-4-12 右股骨头缺血性破坏 A 级。A. X 线平片：右股骨头骨质正常。B. 冠状面 T1 加权像：右股骨头负重区见环形低信号，其中坏死区仍为高信号(箭)。C. 冠状面 STIR 像：右股骨头负重区见坏死区仍为中高信号(箭)。

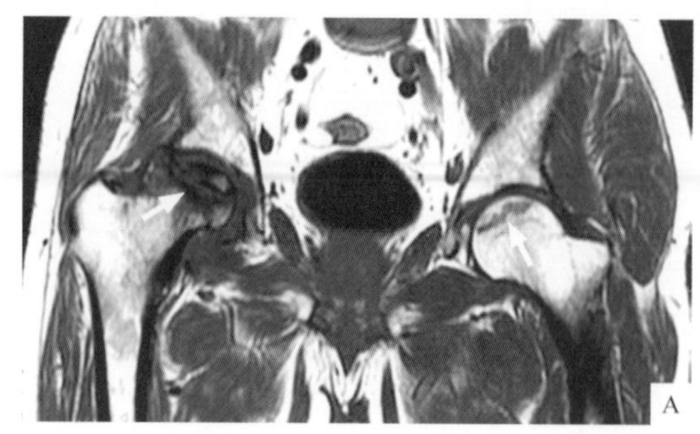

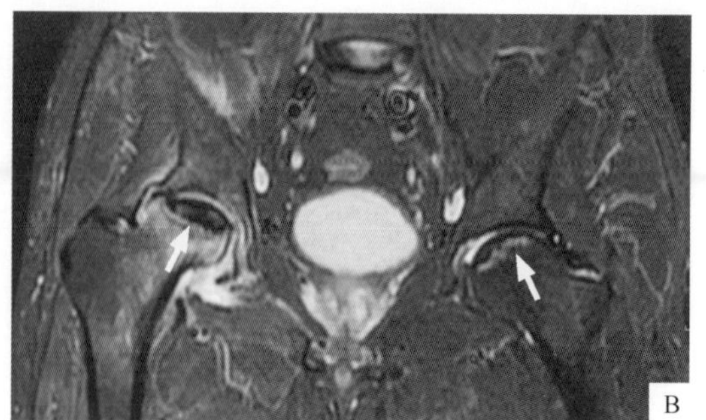

图 5-4-13 股骨头缺血性坏死 B 级和 D 级。A. 冠状面 T1 加权像：左股骨头缺血性坏死 B 级，左侧坏死区内高信号(箭)；在股骨头缺血性坏死 D 级，右侧坏死区内呈低信号(箭)。B. 冠状面 STIR 像：左侧坏死区内高信号(箭)，右侧坏死区内仍呈低信号(箭)代表纤维组织增生明显。

像上均为低信号，代表纤维组织。C 级和 D 级为晚期病变(表 5-4-2)。

表 5-4-2　坏死组织 MRI 信号特征

	信号强度	
	T1W	T2W
正常骨髓	高信号	中高信号
坏死骨髓和细胞碎片	低信号	低信号
间质肉芽组织	低信号	高信号
硬化缘	低信号	低信号

在早期股骨头缺血性坏死中还需注意两点：① 关节积液的存在。平时关节内只有少量的液体，一般围绕在股骨颈周围。关节积液时 T2 加权像上关节腔内可见高信号区，这是由于血管阻塞和水肿造成关节积液的存在，也是早期股骨头缺血性坏死产生疼痛的根本原因。中心减压后症状可减轻，关节积液也会消失。② Turner 曾经报道早期股骨头缺血性坏死的 MRI 表现为股骨头和股骨颈的弥漫性信号异常——T1 加权低信号，T2 加权高信号，代表了骨髓水肿，并经病理证实，而此时平片为阴性或轻度的骨质疏松，其中并无局灶性改变。Turner 所报道的 6 例患者都演变为股骨头缺血性坏死。虽然起初股骨头、颈内的信号表现可能只代表暂时性的骨髓水肿，对股骨头缺血性坏死的诊断不具特异性，但提示有发展为该病的可能，因此具有一定的临床意义(该部分详见“骨髓水肿综合征”)。

MRI 检查中对比剂的使用日益广泛，Gd-DTPA 为离子型对比剂，渗透压很低，属细胞外型，能很快被吸收和清除。特早期非创伤性股骨头缺血性坏死由于充血及细胞渗透压增高，表现为弥漫性造影增强，而在早期股骨头缺血性坏死中对比剂进入缺血区比正常区慢，而且延迟扫描时仍呈强化表现。当 SE 和 STIR 序列上都未显示出病变时，用造影增强脂肪抑制能清楚地显示病变。

【MRI 与其他影像模式的比较】 平片与 MRI 所反映的参数不同，它们的结果并不能完全统一，X 线的成像原理是物体透过射线后的投影，因此要待骨质内的无机物含量发生改变，才会引起成像上的改变；但 MRI 只要组织内分子水平的结构发生了改变即可有变化。很明显 MRI 在诊断股骨头缺血性坏死的敏感性高于平片和 CT。

正常股骨头 CT 显示为圆形股骨头中“星状”排列的骨小梁。星状线向周围带延伸和密集，即为早期股骨头缺血性坏死之 CT 表现，缺乏特异性，敏感性亦较差。但当骨坏死的继发修复改变发生时，死骨周围被肉芽组织吸收发生囊变，CT 表现为股骨头中心星芒线骨小梁呈大网眼，股骨头骨板壳厚薄不均，髋臼底及周围条状增生。

股骨头的血供包括上关节囊动脉(头上支)和下关节囊动脉(头下支)，前者为头部血供的 65%～80%。在病变早期进行旋股内侧动脉造影，可见头上支梗阻或不充盈，静脉淤滞等现象。由于其为创伤性检查，目前临床应用较少。

骨的同位素扫描素来被认为是股骨头缺血性坏死的早期诊断的重要手段。目前常用的示踪剂为同位素锝(^{99m}Tc-MDP)，进入体内 60%～70% 被骨内羟基磷灰石晶体表面吸附。它在平片和 CT 出现征象前可做出诊断。早期的非创伤性骨坏死时，骨扫描图像多显示为“冷区”，提示核素吸收减少或缺如。Miki 将 AVN 分为四型，1 和 2 型为早期即放射性摄取量正常和摄取量减少或缺如。虽然核素的诊断比平片及 CT 敏感，但当双侧发生 AVN 时，则由于缺乏对比性易发生误诊。

Markisz 认为 MRI 诊断股骨头缺血性坏死的敏感性为 94%～100%，比同位素高 10%～20%，特异性为 71%～94%，且它可以准确地描述坏死的部位和程度。Mitchell 用 ROC 曲线分析了 MRI，同位素和 CT 在诊断股骨头缺血性坏死的敏感性，认为 MRI 明显优于后两者。即使是同位素和平片都为阴性时，MRI 诊断股骨头缺血性坏死也有高度敏感性，这在许多文献中有所报道。MRI 所反映的股骨头缺血性坏死更生动直观、准确地反映坏死的部位，且更具有特异性，但是同位素检查时间短临床易推广。综上所述，MRI 诊断股骨头缺血性坏死优于其他的影像学。

总之，股骨头发生坏死后，修复组织不断伸入坏死区上方时，骨髓的变化在组织学上早于骨质的变化，不同的修复阶段出现在两者之间的区域。MRI 在描写股骨头缺血性坏死的骨髓变化上是极具价值的，不同的组织有其不同的信号强度，它可相当准确地反映以上变化，因此只要将信号强度，轮廓和解剖部位进行仔细的分析，MRI 可将股骨头缺血性坏死的部位、程度及各个阶段的表现准确地描述出来。

【治疗】首先应确定病因，外伤性则针对治疗，非外伤性则追查潜在的病因，如放疗、血液系统疾病、结缔组织病变、先天性发育畸形等均可导致股骨头缺血性坏死，其次为对症治疗，重点在于早期发现和尽量延长股骨头的使用时间。下肢避免负重，牵引、中西药物以及高压氧治疗，一般情况下该治疗只能缓解症状，是否具有减缓发病的过程尚需定期随访。

对于早期股骨头缺血性坏死的患者，为降低骨内压，解除疼痛，一般采用核心减压术。原理为通过打开骨质，使管腔开放，骨内压减低，外周阻力也相应减小，循环血量增加。另外肉芽组织沿减压器所留的管腔长入，在一定的程度上也增加了血流量。但有文献报道髓腔减压可缓解患者的症状，对于发生股骨头塌陷的早晚并无很大的影响，效果与保守治疗相似。为了解决这个问题，现在中心减压术的同时，植入带蒂血管束、骨松质或骨皮质加以支撑，但效果仍不理想。目前有人采用介入治疗的方法选择性插管对阻塞血管注入溶栓剂，至于疗效仍有争议。MRI 对于手术后的患者可做较准确的描述。股骨头缺血性坏死晚期的患者只能做人工股骨头置换术、人工全髋关节置换术以及关节融合术。

（二）Legg-Calve-Perthes 病　Legg-Calve-Perthes 病即儿童股骨头骨骺骨化中心缺血性坏死。主要见于 2～12 岁的儿童，4～8 岁为发病高峰期，偶尔见于年龄较大的儿童或青年，16 岁仍有发病者。发病年龄越小则病情越轻，预后越好。男多于女，约 5∶1。大多侵犯单侧股骨，15%可累及双侧。本病有遗传倾向，约 6%患者有家族史，病程一般为 3～4 年。

【病理】本病的病理特征是股骨头发生不同程度的缺血和坏死，同时骨的再生和修复也在进行。本病是自限性疾病，其自然病程大约需要 2～4 年，病变愈合后往往遗留不同程度的畸形和关节功能障碍，并可能发展为早期骨性关节炎。

该病主要病理变化为股骨头骨骺骨化中心缺血性坏死。早期为髋关节滑膜肿胀、充血、关节积液及关节内压增高。骨化中心缺乏正常的血供，因而发生缺血性坏死。继而修复反应发生，髓腔有肉芽组织长入，坏死骨被有活力的骨所替代，该骨软而可塑故易变形。在骨质改建时，有多量的骨质形成并进行改建，但股骨头变形和髋臼变大变浅等畸形将永久存在。

【临床表现】本病的主要症状为疼痛、跛行，早期为钝痛，活动后加剧，休息后减轻，以后逐步加重呈放射痛，甚至可合并软组织萎缩和肌肉痉挛；跛行由防痛步态发展为偏臀步态，成年后继发髋关节炎改变，关节僵硬无法行走。

【分期】根据股骨头骨骺受累程度及干骺端反应性改变的情况，Catterall 将本病分为四期：① Ⅰ期。股骨头骨骺前部少部分受累，无塌陷，无死骨，无软骨下骨折，无干骺端改变。② Ⅱ期。股骨头骨骺前部受累范围大，软骨下骨折位于前半部，尚未伸入股骨头的顶端，有塌陷，稍呈扁平，有死骨。干骺端前外侧有密度减低区。③ Ⅲ期。股骨头骨骺大部分受累，仅后部一小部分未累及，有大片死骨，软骨下骨折线位于其后半部。干骺端骨质疏松波及前后部。④ Ⅳ期。股骨头骨骺全部受累，塌陷，股骨头变扁，干骺端反应广泛。

【影像学】

1. X 线表现　早期，骨发育延缓 6 个月至 3 年，股骨头骨骺骨化中心显示较小。髋关节轻度肿胀及滑膜增厚，使股骨头骨骺向前外侧移位，移位范围多在 2～5 mm，致使关节间隙内侧增宽、泪点与股骨颈间距增大，关节上部间隙亦可增大，称瓦氏征（Waldenstriom），此征为本病的初期 X 线表现。股骨头骨骺边缘及骨骺软骨与骨化中心间有一新月形透光区，也是早期 X 线征象之一。

进展期，骨骺坏死与修复同时进行，以再生修复为主，表现为坏死股骨头骨骺中心部呈不均匀性密度增高，骺核受压变扁。肉芽组织侵入坏死骨质进行修复，骺核解裂成多数小致密骨块，呈现大小不等囊样改变，并在坏死骨周围逐渐出现数量不等的新生骨。骨骺线增宽，附近骨质出现囊样缺损区。有时可见骨骺提前愈合。

晚期，如及时治疗，股骨头骨骺、密度、大小及结构可恢复正常。如治疗不当，股骨头可出现圆帽状畸形，股骨颈粗短或偏斜于前下方，大转子升高，严重者与髋臼外缘相接触。颈干角较小，形成髋内翻。髋臼增大变浅，外形不规则，并有骨赘再生。因髋臼不能容纳全部股骨头，形成髋关节半脱位但一般不影响功能。患者往往提起出现退行性骨关节病的表现。

结合X线平片影像表现，采用Catterall提出的分级方法，将本病分为4级。Ⅰ级：组织学和临床诊断，X线片无异常发现；Ⅱ级：股骨头骨骺骨质密度硬化，有或没有囊性改变，股骨头轮廓和表面保存较完好；Ⅲ级：股骨头失去结构完整性；Ⅳ级：股骨头和髋臼失去结构完整性。

2. CT表现　CT显示股骨头骨骺密度增高，可见骨骺内的囊变。可清楚显示关节内侧间隙增宽及关节积液征象。对同时合并的髋臼骨坏死，CT亦能很好显示。三维重建技术可全面观察股骨头骨骺的空间结构。

3. MR表现　早期Legg-Calve-Perthes病（CatterallⅠ期）的MRI上主要为滑膜炎改变，表现为滑膜增生侵入骨皮质，T1加权和T2加权均为中等信号，T2加权像上为高信号的关节腔积液等；关节软骨的增厚也是早期的表现之一，软骨一般在T2* W上为高信号，显示清晰；继而骨骺中心T1和T2加权像上出现线状或片状的低信号。CatterallⅡ期的患者股骨头内T1加权出现大片的低信号，T2加权上由于骨折和新生骨的形成呈低信号。干骺端前外侧有T1加权为低信号而T2加权为高信号的水肿带，与病变累及的范围相符合（图5-4-14）。

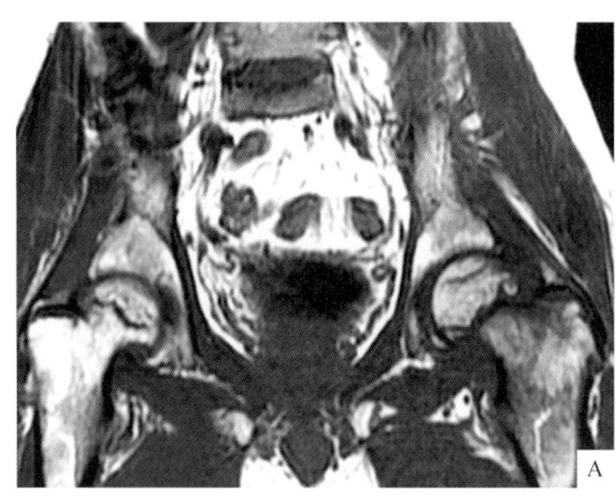

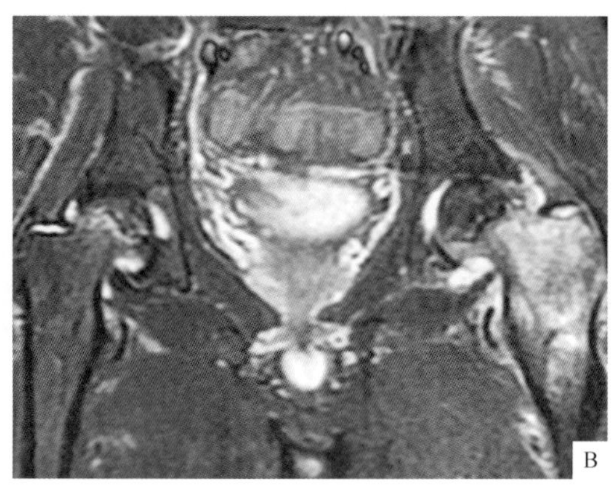

图5-4-14　Legg-Calvé-Perthes病。A. 冠状面T1加权像：左侧股骨头骨骺内低信号。B. 冠状面T2加权像：左侧股骨头内低信号，关节腔内积液，软骨连续。

在Catterall分型中的Ⅲ、Ⅳ期患者中，除在以上改变的基础上病情加重外，骺线表现为增宽、部分消失以及变形，多呈弧形或W形。弧形改变反映组织学上由于骨骺的坏死造成骨干细胞排列发生改变；而W形则代表干骺端的囊变；骺线部分消失说明部分骺板已先期闭合。此时大转子因能正常发育而明显肥大，股骨颈纵向发育迟缓，故其位置显著升高。因此病变仅侵犯骨骺对生长发育并无影响，而当其侵及骨干和干骺端时，正常的生长发育发生改变。即骨骺的坏死影响了骺板的发育，骺线提早闭合，造成股骨颈的发育不良，致使正常骺板的低信号线发生改变。

病变发展至中晚期，矢状面梯度回波在显示软骨上更胜一筹，它同时可以清楚地显示髋臼和股骨头的软骨不规则改变。该病至后期可表现为有症状和无症状两种，前者软骨不连续且不均匀增厚，后者均较连续。两者软骨均比正常侧厚0.5 mm和1.5 mm；关节囊比正常侧厚3.0 mm，提示为疼痛的长期刺激所造成的；另外关节囊内的游离体T1加权和T2加权均为低信号的，该表现在T2加权像上由于高信号的关节液的存在因此更为明显。

Legg-calve-perthes病的治疗目的为防止并发股骨头缺血性坏死（图5-4-15）、骨关节炎，保持股骨头的正常形态。MRI可预测畸形发生的可能性。Shigeno通过对患者周边型和中央型塌陷的研究显示46.8%的周边型和57.4%的中央型患者易发生畸形。股骨头内原来病变处的低信号被高信号的脂肪组织所替代，干骺端病变区信号升高，则表明患者治疗后有好转（表5-4-3）。

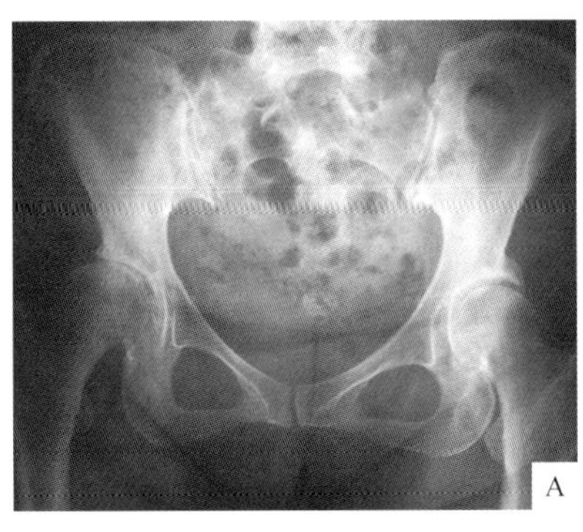
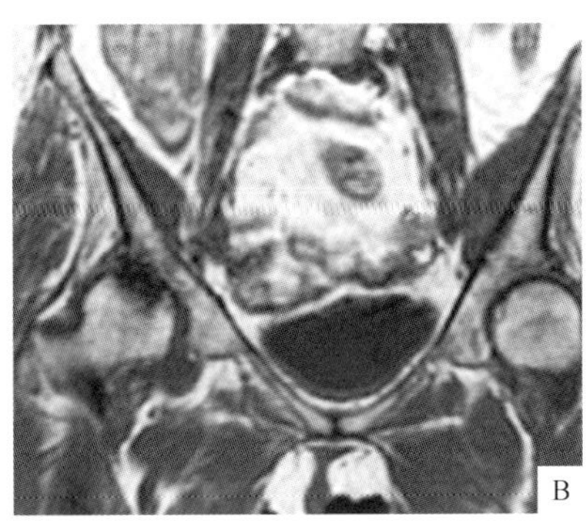
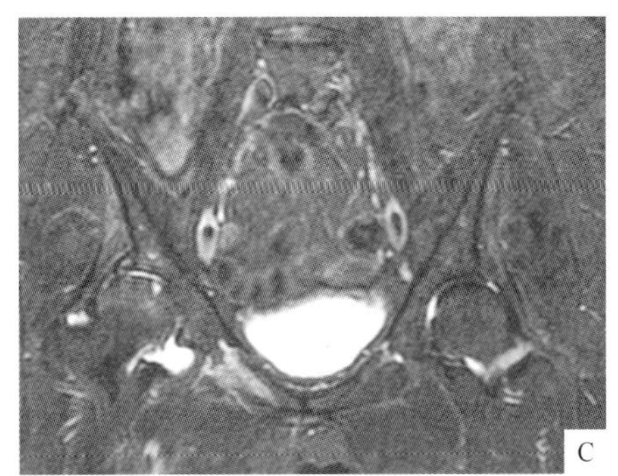

图 5-4-15 Legg-Calvé-Perthes 病。A. X线平片：右侧扁平髋，未见坏死。B. 冠状面 T1 加权像：右侧股骨头 Legg-Calve-Perthes 病后遗症，股骨颈缩短，扁平髋。负重区见低信号，提示股骨头缺血性址坏死。C. 冠状面 TSTIR 像：关节腔积液。

表 5-4-3 Catterall 分期与股骨头缺血性坏死的发生

分 期	坏死发生率
Ⅰ	25
Ⅱ	50～75
Ⅲ	>75
Ⅳ	100

（三）先天性髋关节脱位　先天性髋关节脱位（congenital dysplasia of the hip）包含髋关节不稳及髋臼发育不良两层含义，所以又称髋关节发育异常（development dysplasia of the hip）。新生儿发病率约为 1%，一般以单侧发病居多，约占总数的 3/4，女性多见，男∶女为 7∶1。家族中有该病史者，发病率较高。

【病理】先天性髋关节脱位的病理变化随年龄的不同而改变。新生儿时主要为关节囊松弛，圆韧带特别长。脱臼前期并无髋关节脱位现象，仅表现髋臼、股骨头或关节囊的发育不全。以后随患者走路或负重的开始，发生脱臼，此时主要表现为软组织和骨两方面的变化。

1. 软组织的改变　由于脱位股骨头位置升高，关节囊拉长似葫芦状，嵌于股骨头和髋臼之间，其上方形成一狭口，髂腰肌跨越此上，使其更加狭窄。与股骨长轴平行的肌肉发生挛缩，垂直走行的肌肉多被拉长，其中内收肌及屈膝肌缩短，妨碍了股骨头的复位。

2. 骨组织的改变　先天性髋关节脱位的患者髋臼比正常浅，凹起不够，且常被大量的脂肪组织和肥厚的圆韧带所充填。髋臼周围的盂唇由外翻变成内翻紧贴于髋臼上内缘。患侧股骨头骨骺出现晚，形态不规则，完全脱位的股骨头与髂翼不断摩擦，呈扁平不规则球形。股骨颈与股骨干的前倾斜角增大。

【临床】脱臼前可无症状，仅在检查时发现髋臼的发育异常。已发生脱臼的患者可表现为患肢活动障碍，缩短，跛行，臀部、大腿内侧的皮肤皱褶不对称，皮纹数目增加，女性患者大阴唇加宽。双侧脱臼的患者直立时，臀部后耸，腰背部凹陷。

【分级】根据股骨头与髋臼的关系，Dunn 将先天性髋关节脱位分为三级：Ⅰ级又称先天性髋关节发育不良，髋臼变浅，沈通氏线连续，无明显的脱位只是股骨头略向外移位；Ⅱ级指股骨头向外向上移位，但仍与髋臼外侧缘形成关节，沈通氏线中断，髋臼浅，此级又称先天性髋关节半脱位；Ⅲ级为髋关节完全脱位，股骨头完全位于髋臼之外，关节囊部分被嵌夹于其中，假关节形成。

【影像学】

1. X线表现　X线可见髋臼及股骨头发育异常。表现为髋臼角增大，髋臼变迁。髋臼顶硬化或在髋臼缘形成骨刺。股骨头骨骺出现晚且较小，常常合并股骨头骨骺的缺血坏死。病程长者，脱位的股骨头可在同侧髋臼上缘形成假髋臼。X线平片诊断先天性髋关节脱位有以下要点：① 患侧髋臼发育不良，髋臼变浅，骨骺出现晚。② 骨盆前后位摄片上通过两侧髋臼“Y”形软骨顶端划直线，在髋臼外上缘引一条垂直线，即 Perkin 线，将单侧的髋臼分为四区，正常不脱位的股骨头应位于内下分区。如果超过此区即认为有病变。③ 正常新生儿之髋臼角为 30°，以后逐渐减小，而髋臼发育不良者可达 50°～60°。④ Shenton 线不连续，即股骨颈内侧缘与闭孔上缘的连续弧线中断。以上的诊断均基于脱位已发生的基础上，而早期诊断十分困难。

2. CT 表现　CT 虽然已提高了先天性髋关节脱位患者解剖部位的描述，但对关节软骨和周围软组织（包括肌肉、肌腱、韧带）的显示仍不理想。小于 6 个月的儿童和骨化延迟的患儿由于股骨头内为软骨无法直接在 CT 图像上显示，诊断亦只能依靠间接征象。三维 CT 重建在一定的程度上比平片的诊断完善。

3. MRI 表现　MRI 可显示非骨化和骨化型的股骨头，正常的幼儿股骨头内为软骨成分，呈现中等信号，与周围组织分界清楚，与髋臼的关系明了。当平片诊断脱位不明确时，MRI 不仅可显示股骨头脱位前和脱位后情况，更可对复位方式的选择、复位失败的原因、术后的随访以及软骨和软组织做准确的描述。

由纤维软骨构成的关节盂唇覆盖于股骨头外上部分，加大髋臼的深度，正常时 T1 和 T2 加权像上均呈低信号三角区，与髋臼透明软骨的高信号区分界清楚。在脱位发生时关节盂唇增生、内翻嵌于股骨头和髋臼之间，此时关节唇的信号于 T2 加权上升高，此为手法复位失败的主要原因。Kashiwagi 报道经 MRI 检查与临床对比，发现用 Pavlik 法治疗对关节盂唇发育不良或内翻者即关节唇位于股骨头和髋臼之间者，效果不佳。

圆韧带起始于横韧带，止于股骨头，为低信号。患者圆韧带可增生，充填于髋臼内，勿将其误认为折叠的关节盂唇。位于髋臼中心的滑膜外纤维脂肪垫由于具有纤维组织结构 T1 加权为低信号，脱位发生时其表现为增生，即低信号区增厚。髋臼横韧带穿越髋关节，连接前后关节盂唇，脱位时会发生折叠。髂腰肌肌腱于横断面显示为低信号圆形结构，它嵌顿于股骨头和髋臼之间阻止了复位，此时该结构表现为 T2 加权上高信号，主要是由于外伤后的水肿造成。髋臼周围低信号的关节囊增生，拉长。以上均为复位失败的原因，于 MRI 上可清楚地显现(图 5－4－16)。

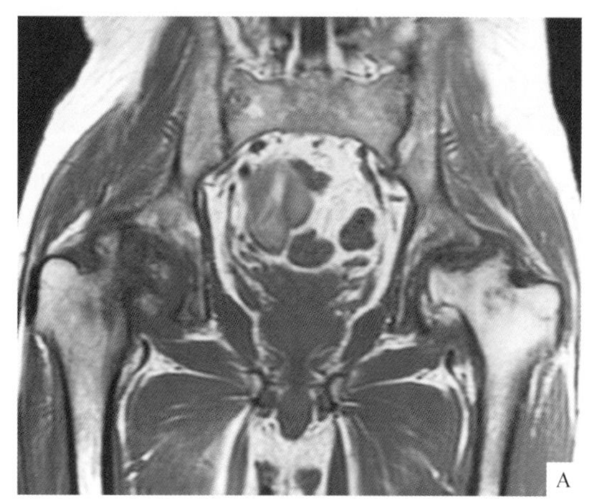

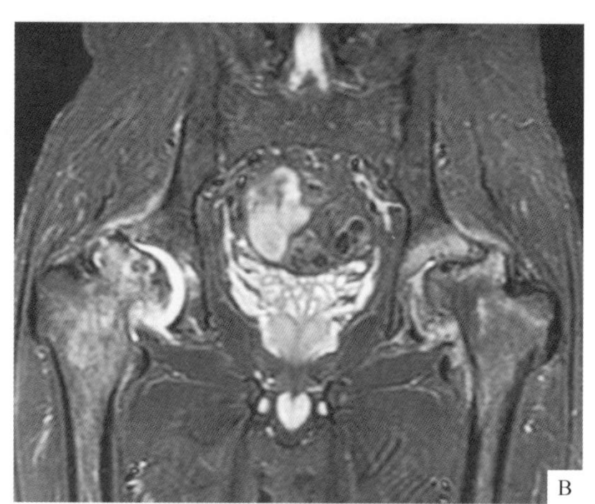

图 5－4－16　双侧先天性髋关节脱位。A、B. 冠状面 T1 加权及 STIR 像：双侧股骨头部分位于髋臼外，双侧股骨头变扁畸形，双侧髋关节腔积液。

MRI 对于手术方案的选择有独到之处。MRI 冠状面显示向外上方脱位，并可见关节盂唇与股骨头的关系；横断面上前后位的脱位以及髋臼发育的情况最为清晰。髋关节脱位时髋臼与股骨头的关系是三维立体的，因此常规的 MRI 两维成像有局限性，目前三维重建的 MRI 图像已出现。它对于手法或手术复位的随访以及髋臼软骨情况的反映十分准确。

同时 MRI 还显示挛缩的肌群以及萎缩的臀大肌。关节软骨于 T1 加权为中等信号，梯度回波扫描时为高信号，该软骨层的不连续提示预后不佳。Mcnally 也认为 MRI 对术后患儿的缓解与复发均十分敏感。

4. 其他影像学方法　超声可诊断 1 岁以内先天性髋关节脱位的患儿，提示髋臼软骨的增厚为早期征象，目前在大龄患者中亦有使用。缺点是不很直观，而且有时脱位的髋关节发生旋转，大转子移位遮住了超声探头的视野，为诊断带来困难。

MRI 由于其非损伤性，多层面成像，无射线伤害以及良好的软组织分辨率已基本取代了关节造影检查。MRI 对于髋臼发育不良的诊断在于股骨头尚未完全发育时，以及大龄儿童中软骨的分析；经研究在复位后 2 年 MRI 和 CT 的作用是相当的，因为此时的重点在于股骨头和髋臼之间关系的显示，但当怀疑有继发性股骨头缺血性坏死发生时，MRI 仍是首选影像学方法。

(四) 股骨头骨骺滑脱症　股骨头骨骺滑脱(slipped capital femoral epiphysis)是指股骨头骨骺向后下方移位。本病好发于 12～16 岁青春期儿童，男∶女约为 4.8∶1，可发生于外伤后，也可为自发性的。后者可继发于败血症，多发性骺发育异常、肾性佝偻病等疾病，但股骨头滑脱可无以上诱因，称之为自然滑脱。

该病的发病原因尚不十分清楚，股骨头的血供障碍可能是重要的致病因素。有学者认为青春发育期儿童的营养不足，造成骺板发育出现缺陷，加之运动量大，易发生滑脱。还有报道认为该病与内分泌的关系密切，如肥胖者、巨人症等。

【病理】股骨头骨骺滑脱症于滑脱前期表现为滑膜炎：滑膜充血、水肿及部分绒毛形成。骨骺板变厚，肥大的软骨细胞柱被纤维格分开。随即股骨头骨骺在靠近预备钙带处渐进性向后下方滑脱。圆韧带被牵拉，下肢向外旋，骨膜逐渐被拉长。如为急性滑脱则骨膜自股骨颈被撕裂，裸露的股骨颈随后由纤维组织覆盖，以后再骨化，形成骨性“驼峰”。至晚期畸形的股骨头不断地磨损最后发生缺血性坏死和退化性改变。

【临床】常见症状包括髋部不适，或膝部疼痛，逐渐加剧。起初呈阵发性可自愈，后来呈持续性，活动受限，特别是内旋和外展并伴有跛行。

【分级】股骨头骨骺滑脱按发病时间分为急慢性两类。急性指入院前3周内髋部发生疼痛，平片证明有滑脱表现，手法复位成功；慢性指症状出现于3周之前或更久，平片显示股骨颈上部骨质吸收，而下部新骨形成，一般复位较困难。

根据股骨头骨骺滑脱的严重程度 Bianco 将其分为轻、中、重三度。轻度指滑脱距离未达到骺板上下径的1/3，也包括滑脱前期，此时骺板增宽且不规则，附近的干骺端骨质疏松，但未发生移位；中度指骨骺移位距离超过骺板上下径的1/3～2/3；重度指移位距离超过2/3。一般根据滑脱程度可确定其是否会继续发展。

【影像学】

1. X线表现　X线正位片显示其干髓端的骨骺盘增宽、模糊、不整齐。沿股骨颈上缘至股骨头方向绘一直线，则不经过头，即 Trethowan 征阳性。在正常情况下，髋臼后缘切过股骨上端骨骺的内角，但滑脱者因股骨头向后下方移位，其全部骨骺可位于髋臼后缘的外侧，即 Capene 征阳性。晚期病例除骨骺已畸形愈合外，股骨头变扁、不规则，股骨颈增宽。股骨干和股骨颈明显向上移位，显示髋内翻。在侧位片上，其畸形更加明显，诊断意义更大。股骨头与颈之间向前成角滑脱越严重者此角越大。因此临床遇有髋关节痛、外旋跛行、有外伤史的少年儿童，应想到此病，做进一步检查。应检查患者内分泌改变肥胖及外生殖器发育不良等。要仔细询问病史，注意有否家族史、在此基础上，依据X线正侧位片，双侧蛙式摄片为好，一般多能确诊。

2. MRI表现　MRI显示股骨头骨骺滑脱症能力有限，主要的表现：滑脱前期和早期患者中，T1加权像上骺板增宽，骨骺稍变薄；T2加权像上骨髓水肿，滑膜增厚；骨骺的滑脱程度；判定继发性骨坏死的发生；冠状面充分显示股骨头和髋臼关节软骨的病变；横断面有利于观察股骨头与髋臼的解剖位置的改变，特别是前后位的异常(图5-4-17)。

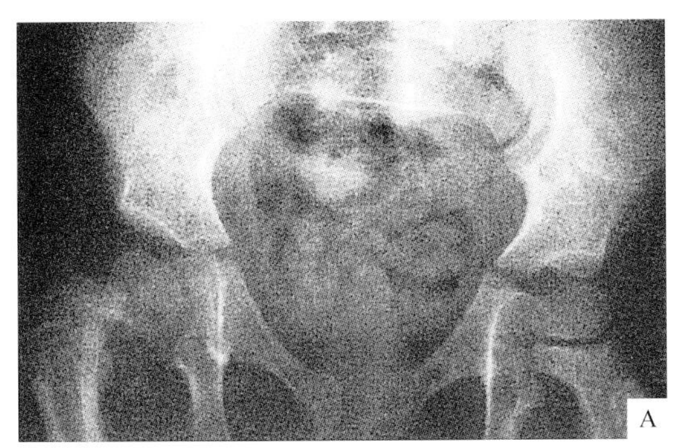

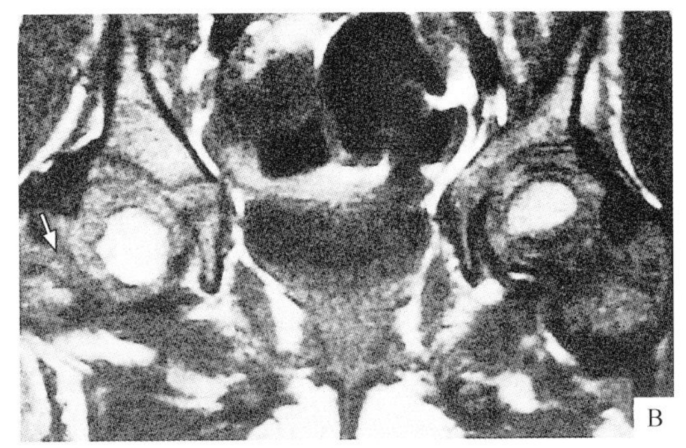

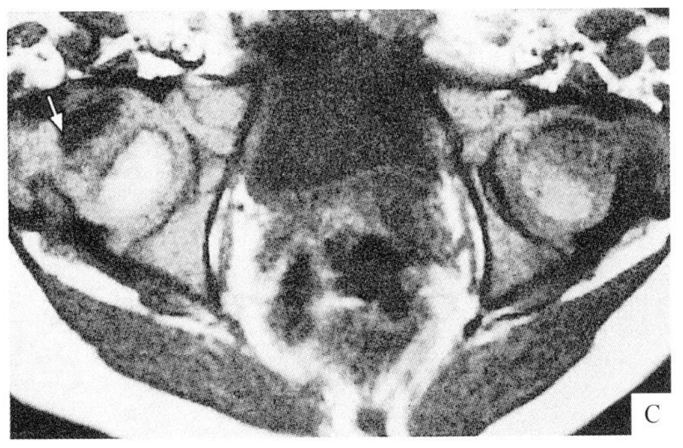

图5-4-17　股骨头骨骺滑脱。A. X线平片：右髋畸形。B. 冠状面T1加权像和C. 横断面T1加权像：证实骨折和畸形(箭)，骨骺信号正常。

3. MRI与其他影像学的比较　儿童髋关节疼痛是儿科常见疾病，股骨头骨骺滑脱症为重要原因之一，其早期误诊、漏诊率很高。Magnano曾报道该病前后位摄片诊断的敏感性为66%；蛙式位摄片为80%；MRI诊断敏感性为88%。Umans将CT、平片和MRI做比较，结果认为MRI可以显示滑脱前期和早期骺板的变化，此时蛙式摄片和CT均为阴性。由此可见MRI对于早期发现和确诊该病均有重要作用。

(五) 股骨和髋臼骨折　MRI在诊断骨盆和髋关节软组织、肌腱损伤方面的作用日益受到重视。然而，急性骨骼系统损伤的患者由于常规X线检查、CT均能做出诊断，因此一般不需要MRI检查。但是股骨和髋臼骨折(fractures of the femur and acetabulum)中不完全性骨折、疲劳骨折等无法为X线检查所显示的骨折类型、MRI检查具有明显的优越性。另外，类型复杂的髋臼骨折和股骨头缺血性坏死等骨折后遗症的诊断均需MRI检查。

股骨疲劳骨折

【发病机制】具有特殊骨小梁系统的股骨上端是受压力和张力最大的部位，此处骨小梁较其余部位密集，它可显示关节受力的大小和方向。在股骨颈的下内方有特别发达的骨板，即为Adams弓和股骨距。髋关节的以上结构适应人体沉着的负荷、负重由轻至重，其分布合理及受力性能极好、骨小梁的排列最大限度地抵抗弯曲。而在股骨头和股骨颈交界处还有密布的滋养血管存在，在一定程度上削弱了抗张力的能力。当以上结构随着年龄、体力、活动情况乃至内分泌情况改变时，导致性能下降，则无法支撑较大的作用力，股骨头、股骨颈交界应力集中处可以先发生疲劳骨折。此为反复发作过程，可加剧亦可缓解。此时若遇见外伤甚至轻微的碰撞都会发生完全骨折。

【临床】该病多发生于老年骨质疏松者、大量服用激素者、孕妇和接受放射治疗的患者。主要表现为髋部不适、膝部疼痛和腰背部活动不利等、无明显畸形表现。

【分型】Blickenstaff和Morris将疲劳骨折分为三型：Ⅰ型，X线平片仅显示骨痂形成并无骨折线；Ⅱ型，骨折线明显；Ⅲ型，骨折并发生移位。Ⅰ型患者仅需要休息减少负重，而后两型患者则需内固定治疗。

【影像学】疲劳骨折是X线平片所不能显示的轻微骨折，MRI显示的是骨髓变化。早期在T1加权像上呈斜行或不规则性骨折线低信号区(图5-4-18)，周围被低信号的出血和水肿所包绕：在T2加权像上，水肿与出血表现为高信号，而骨折线仍为低信号。脂肪抑制技术对提高骨折的诊断率有一定的帮助。但以上表现需与一些正常解剖做鉴别，如容积效应所产生的伪影可用薄层扫描来避免，勿将骺线当做骨折线。

股骨颈骨折

【股骨头和股骨颈正常血供】髋关节血供情况与损伤预后有着密切的关系。股骨头、股骨颈部正常血供主要有三组：① 上关节囊动脉来自旋股内侧动脉，是股骨头血供的主要来源。② 下关节囊动脉来自旋股内侧动脉，供应股骨头内下部分。③ 股骨头韧带血供来自闭孔动脉。这三组动脉于股骨头骨化后互相吻合，形成血管网。所有股骨头、股骨颈部的血管都是有关节囊内滑膜骨面进入股骨头、股骨颈部的。因此，股骨颈骨折或髋关节脱位均可损伤上述血管，造成供血不足，引起相应的改变。

【影像学】一般来说，股骨颈骨折采用X线检查就可以明确诊断。MRI的价值在于早期评价股骨颈骨折和脱位后股骨头的血供情况。如血供良好，则将两骨折端的下部连接即可；反之，如血供完全

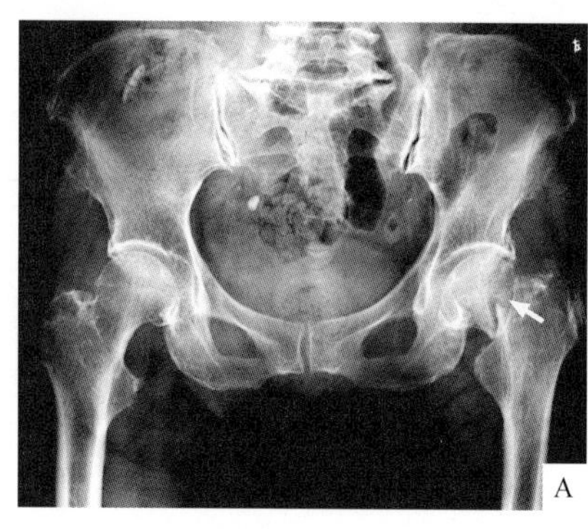

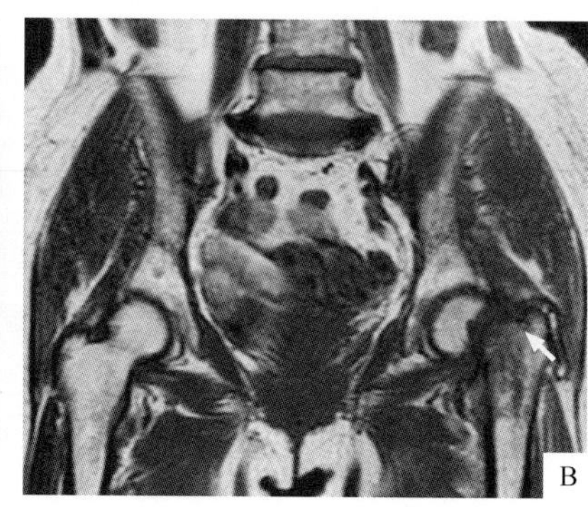

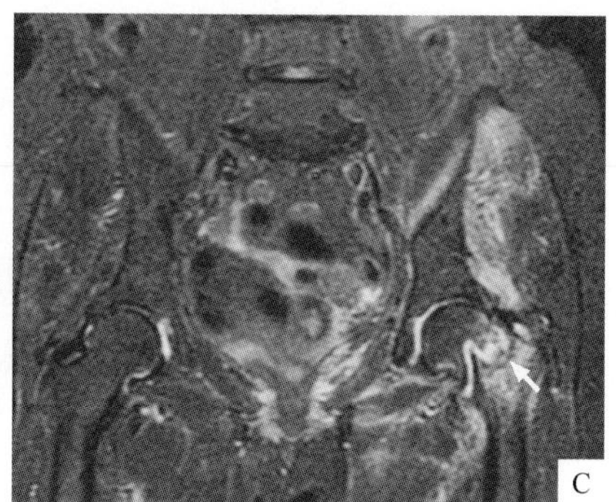

图5-4-18　疲劳骨折。A. X线平片：左股骨颈缩短。B. 冠状面T1加权像：左股骨颈见骨折线。C. 冠状面T1加权像：左股骨颈见骨折线，且粗隆部水肿呈高信号。

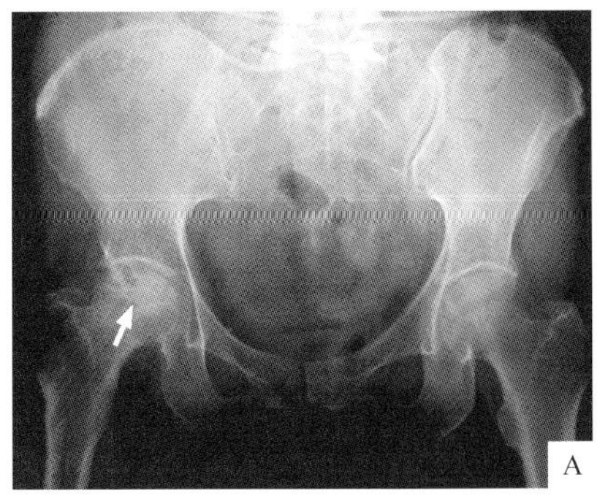
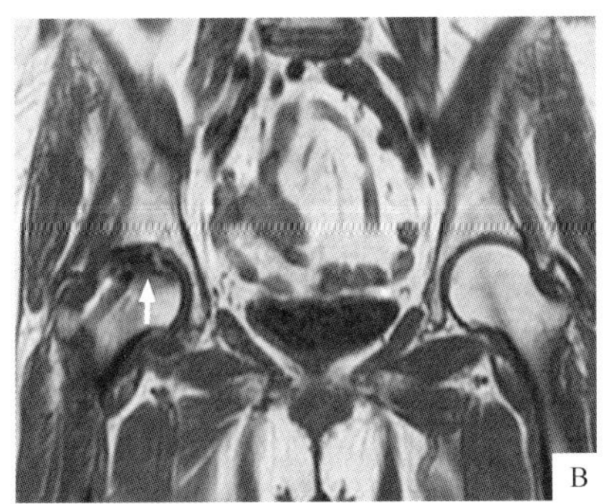
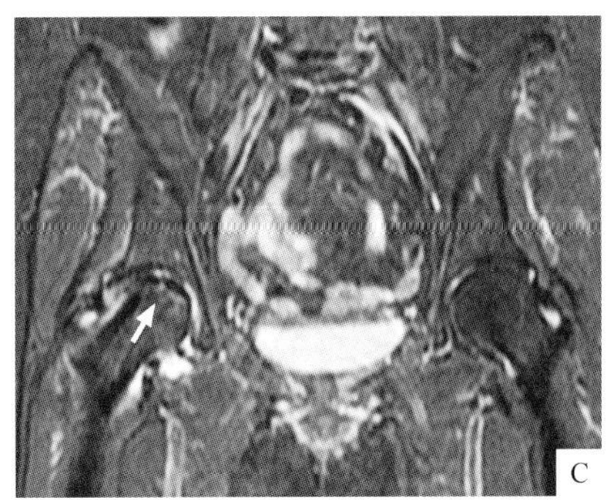

图 5-4-19 骨折术后坏死。A. X线平片：右股头呈扁平，局部密度增高。B. 冠状面 T1 加权像：右股头负重区呈低信号，钢钉残影呈条状低信号。C. 冠状面 STIR 像：右股头负重区呈高低混合信号，关节腔积液。

中断，应进行置换术。由于核素浓聚无法定量，随着每个个体股骨头血液灌注的不同而不同，因此无诊断意义(图 5-4-19)。

Speer 用 MRI 对 15 名股骨颈囊内骨折的患者进行检查以研究股骨头血供的情况。在外伤后 48 小时内，每个患者均进行了常规 MRI 检查，结果发现在 T1 加权像上除了骨折处表现为低信号外，其余股骨头内均未见异常，而骨折处的异常也只能解释为水肿或出血。因此有理由认为常规 MRI 并不足以评价股骨头的血供情况。

Lang 对 10 名股骨颈骨折的患者进行 MRI 增强扫描，并与血供造影进行对比。增强前，股骨头信号均未见异常。增强后，血管未受损伤的股骨头、股骨颈和股骨干比对侧明显强化；若血管受损，则股骨干和远离骨折线的股骨颈处信号升高，而股骨头信号无变化，而较对侧为低。由此可认为 MRI 增强扫描可准确地描述外伤后股骨头血供情况。另外值得注意的是，骨折后血流灌注的改变不仅仅是因为血管的损伤，还由于关节腔内血肿的形成，骨内压增高，压迫血供造成血供不足，一旦穿刺将血肿吸出后，骨内压可降低，血供仍可恢复正常。

髋臼骨折

髋臼骨折是一种严重的关节损伤，常合并有股骨头脱位。其损伤范围可涉及髋臼、髂骨、坐骨和耻骨而直接影响预后和治疗。

【解剖】髋臼由上方的髂骨、前下方的耻骨和后下方的坐骨组成，于髋臼处合并，13 岁时仍以软骨相连接，直至 25 岁时所有骨化中心均合并。髋臼为一半球型凹窝，开口斜向前、向外和向下，半月形的关节面包含在两个粗厚的柱状结构之间，前柱或称髂耻段，后柱或称髂坐段。在髋臼的顶端，于半月形的中间部内侧两壁联合。

【分类】髋臼骨折的分类很多，其中以扎达特的分类最具代表性，它将骨折、脱位与解剖关系联系起来。后壁骨折时，股骨头后脱位，髋臼的后唇最下部位缺失；后上方骨折可包括髋臼的顶部和邻近的后壁；前壁骨折指股骨头向前方脱位，髋臼与髂耻线一致的那部分前壁发生骨折；后柱骨折时，骨折线接近坐骨切迹的顶部进入髋臼顶的后方，下端则经过闭孔及坐骨的耻骨支；前柱骨折指髋骨的前段部分骨折；横形骨折为髋骨自髋臼分为上方的髂骨和下方的坐骨、耻骨。

在很多外伤情况下会发生两种形式以上的髋臼骨折，以横形、后性骨折最为常见。前半横骨折指前壁或前柱骨折，以及与后柱相一致的后半劈下的横形骨折。T 形骨折为横形骨折加上上方髂骨向下垂直劈开下方的耻骨或坐骨，有时甚至可进入坐骨体。双柱骨折可见前骨折线与髋臼唇、髂骨前缘末端平行，也可见骨折线斜向前上，止于髂骨嵴。

【影像学】外伤时，明显的髋臼骨折在三维 CT 重建图像上可清楚显示，包括骨折类型和关节腔内的碎骨片。MRI 的诊断价值在于那些 X 线平片阴性或不明显的骨折。Grangier 报道，对主诉背痛或髋部疼痛的患者进行检查，发现在症状出现的 18 天左右出现水肿带，这是最早的 MRI 表现，在 T1 加权向上，骨折线被低信号的水肿带所掩盖，而在 T2 加权像上，部分病例骨折线可清楚地显现出来；注射对比剂或做脂肪抑制序列后，其余患者也显示出髋臼顶部和骶骨的骨折线。一般在矢状面显示髋臼顶部骨折最为清晰(图 5-4-20)。

髋臼上缘的不完全性骨折与老年人骨质疏松、维生素 D 缺乏症有密切的关系。MRI 显示骨折线大多为与髋臼上缘平行的弧线，少数表现为斜线。

髋臼骨折后常见的并发症为深静脉栓塞。Montgomery 对此进行研究，在手术前将血管造影与磁共振静脉成像进行比较。结果发现，后者在无需对比剂的情况下能显示双侧下肢深、浅静脉中所

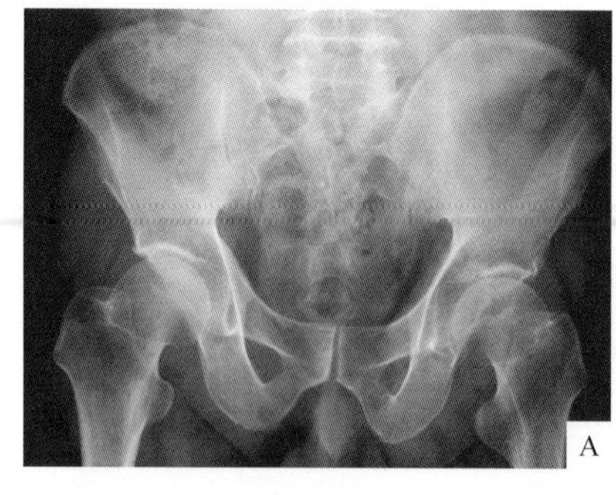
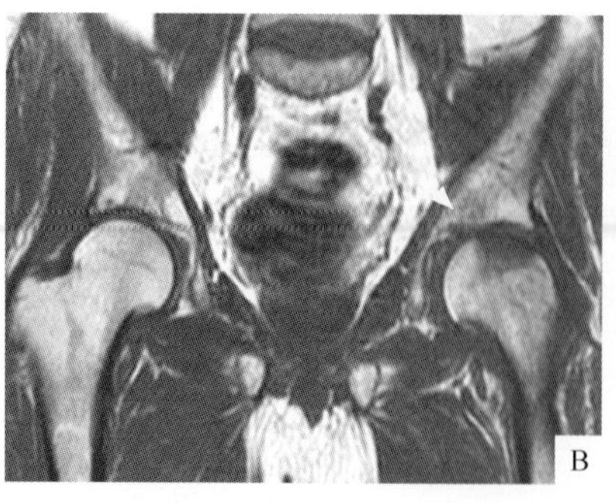
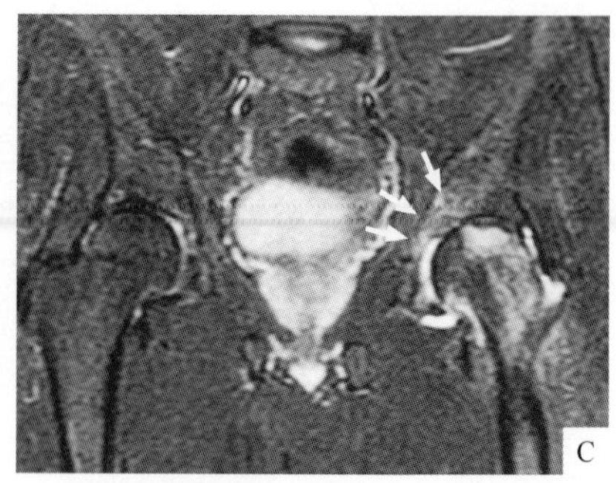

图 5-4-20 髋臼骨折。A. X线平片：骨盆未见骨折征象，见左闭孔肌肿胀。B. 冠状面 T1 加权像：左股骨头负重区呈低信号。C. 冠状面 STIR 像：左髋臼呈高信号，左股骨头负重区呈高信号，关节腔积液呈高信号。

有的栓子，包括髂内静脉中的栓子，而血管造影无法做到，特别是深静脉的栓子常被遗漏。说明磁共振静脉成像在髋臼骨折后发生肺栓塞的高危人群中使用是十分必要的。另一常见并发症为坐骨神经损伤，受伤的坐骨神经在 T2 加权像上呈高信号。

（六）关节唇撕裂　关节唇撕裂（labral tears）多继发于外伤。患者主诉髋部疼痛，活动受限且有咔嗒的声响。常规平片、CT 对此不能明确诊断，单靠关节腔造影这一创伤性的检查也难以满足临床的需要。MRI 诊断关节唇病变上的价值日益受到重视。

关节镜下可见关节唇与髋臼周围透明软骨之间有一条间隔带，有滑膜覆盖于关节唇的周围沟中，除此之外再无血液供应。有的关节唇为内翻有的为外翻，后上方较为坚实，而前下方较为薄弱。髋臼的关节软骨将关节唇与横韧带分隔开。组织学可显示关节唇纤维软骨与髋臼软骨下骨之间不规则的移行带，而髋臼的透明软骨并不伸入其中。

正常的关节唇于横断面 MRI 成像中的表现是多变的，但冠状面 T1 和 T2 加权上基本表现为外侧髋臼和股骨头之间的低信号三角形区域，覆盖在髋臼周边的透明软骨之上。用小视野 MRI 平扫 $T2^*$ 成像显示撕裂的关节唇信号升高或断裂，而髋臼顶软骨下退变和关节唇的慢性破裂有密切关系（图 5-4-21）。

目前 MRI 造影技术可以显示关节唇表面的不规则和基底部的异常，正成为关节唇病变的主要检查技术。关节唇撕裂的标准为：关节唇变钝、消失、移位；实质内有对比剂停留；移行带断裂其中出现对比剂。关节唇退行性改变的诊断标准为：关节唇体积增大、表面不光整、实质内信号升高；梯度回波序列上基底部信号升高。组织学上关节唇的退变可分为嗜酸型、黏蛋白型和类黏蛋白型三种，而 MRI 只能反映形态学的改变，无法明确其类型，这也许是关节唇不同的生长方式以及周围纤维血管束的存在干扰了诊断。

曾有人报道一组患者在持续牵引下进行 MRI

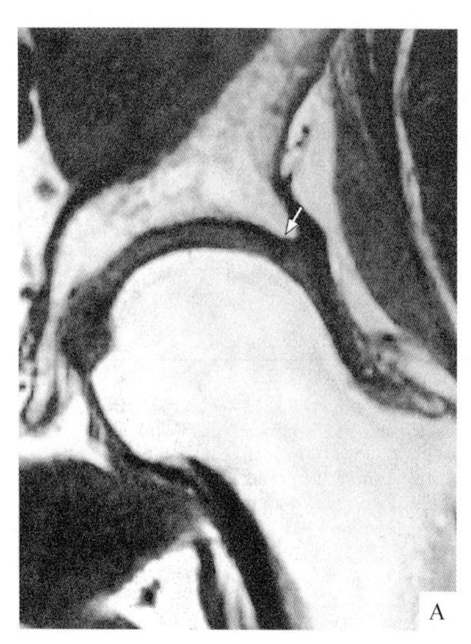
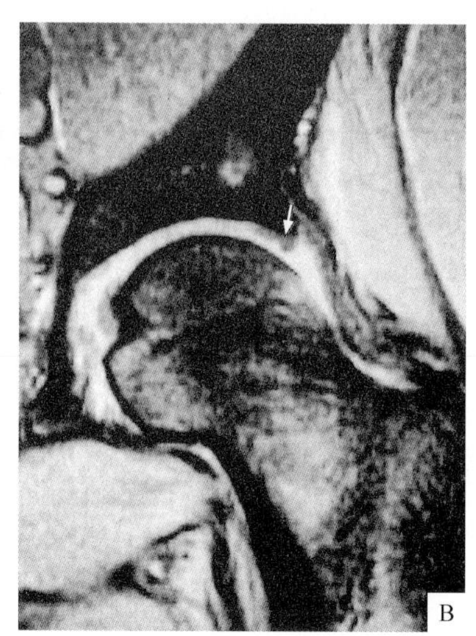

图 5-4-21 关节唇撕裂。原有的三角形低信号消失，代表关节唇的撕裂（箭）。A. 冠状面 T1 加权像。B. 冠状面 $T2^*$ 加权像。

增强扫描，并将结果与常规MRI平扫做对比。结果发现关节积液于增强后30分钟内均强化，关节唇表面显示清晰，并发现了11例患者中有9例关节唇撕裂；比常规MRI平扫多发现了4例。因此牵引下MRI增强扫描作为非损伤型的检查手段对关节唇撕裂有较高的实用价值。

（七）骨性关节病　骨性关节病是一种由于软骨的退变所造成的疾病，发病机制不明，分为原发性和继发性两种。原发性多见于50岁后，女性多于男性；继发性常为先天性髋关节脱位、髋臼发育不良、骨折、脱位和股骨头缺血性坏死。该病的诊断一般依靠X线，但随着髋部疼痛的患者日益增多，原因又较复杂，为进一步明确病因，MRI检查被广泛采用。

【病理】关节软骨首先表现为不光滑、变脆、变薄和虫蚀状缺损。软骨随着病变的发展弯曲消失，露出骨端，不断摩擦暴露的骨面硬化而且光滑，外围部分发生骨质萎缩。由于关节囊内高压、软骨破坏、骨质疏松和积液使关节软骨下形成多个小孔，成为囊状透亮区。软骨退变后修补产生的赘生物于骨端边缘形成骨刺。剥脱的软骨碎片和骨碎片浮动于关节腔内，刺激滑膜渗出，加速关节囊的纤维化和瘢痕形成。

【临床】起病缓慢，开始仅出现关节活动不利，早晨起床或久坐后较为明显，经活动后可消失。活动或负重时间过长又感不适。X线检查表现与患者的自我感觉不成正比。晚期当滑膜皱褶受刺激后可产生持续的疼痛，症状随年龄的增长而加重。

【分期】Li对髋关节的骨性关节病进行了MRI分期：Ⅰ期，高信号的关节软骨，其信号呈不均匀改变（图5-4-22）。Ⅱ期，股骨头和股骨颈的信号降低，骨小梁结构不清晰，关节软骨不连续。Ⅲ期，Ⅱ期改变基础上出现股骨头和髋臼骨皮质形态不规则，髋臼和股骨头之间出现一灰色的区域，股骨头内有低信号环围成的中等信号区。Ⅳ期，股骨头信号和形态较前期变化更明显，关节间隙变窄。

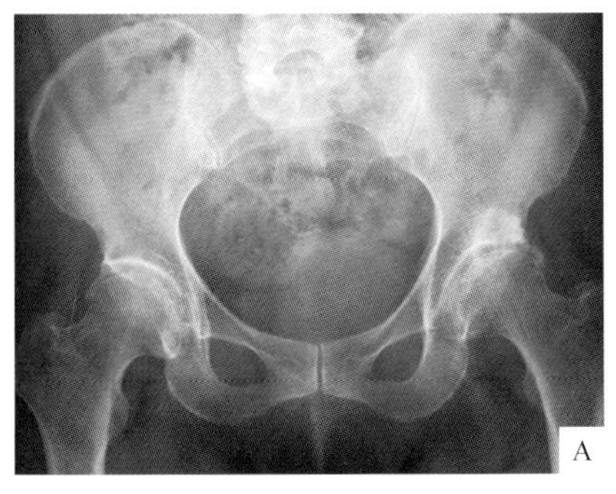

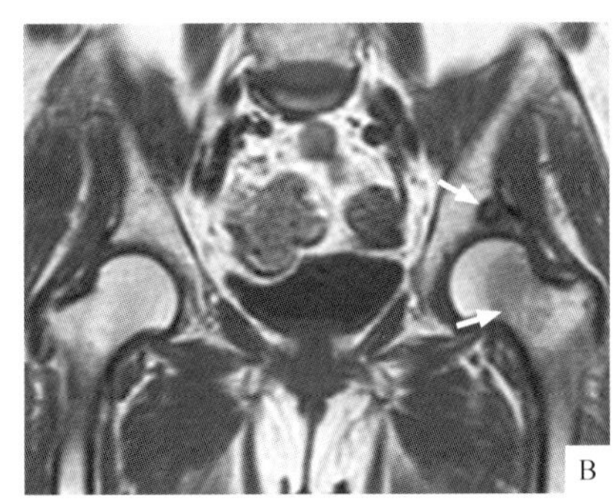

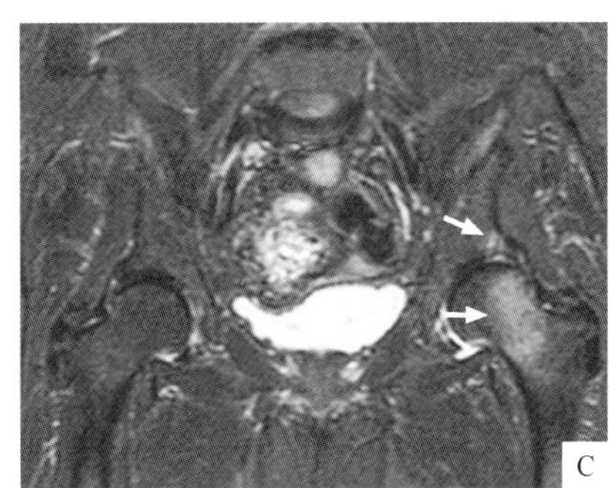

图5-4-22　左髋关节炎。A. X线平片：骨盆未见骨质密度改变。B. 冠状面T1加权像：左股头颈见片状低信号。C. 冠状面STIR像：左股头颈及髋臼见片状高信号，关节腔积液。

【影像学】一般使用T1加权、T2加权、脂肪抑制序列FSE序列T2加权和STIR序列来诊断软骨的早期病变。矢状面和冠状面扫描均可，前者可将股骨头和髋臼的软骨分辨清楚。高分辨率的磁共振扫描仪可显示软骨的三层结构：近关节面的低信号带为组织学上的浅表切线层；深面的移行层为较高信号；最深层为低信号带，表示辐射层、基质钙化层和软骨下骨的混合。软骨的局部变薄，表面不光滑，为软骨退变失水后的早期改变。

继而，髋臼外侧缘出现骨质增生，在T1加权像和T2加权像上均为低信号，骨质增生可长得很大甚至盖住股骨头；股骨头和髋臼软骨下骨内出现硬化带，在T1加权像和T2加权像上均为低信号；进一步发展，髋臼和股骨头内出现软骨下囊肿，在T1加权像上为低信号而在T2加权像上为高信号，其中充填滑液（图5-4-23）；关节腔内的游离体，在T1加权像和T2加权像上均为低信号，该项诊断在CT图像明显，在MRI T2加权像上也颇为明显；最后股骨颈下缘新骨增生，髋关节腔逐渐变窄，甚至出现半脱位（图5-4-24）。

（八）骨髓水肿综合征　骨髓水肿综合征（osteoarthritis）发病机制不明，可能与反射性交感神经营养不良综合征有关。多发生于中年男性或怀孕3个月左右的妇女，双侧均可发生，女性左髋多见。患者在无任何诱因的情况下出现髋部疼痛，并放射至膝关节，几星期内出现活动不利，跛行。该病于6～10个月内可自愈，无后遗症，一般进行保守治疗，包括减轻负重和激素治疗。

实验室检查阴性，滑膜活检无异常或是轻微的慢性炎症改变。骨穿刺示骨更新加快和轻度充血。平片于早期阴性，发病至数星期后，股骨头、股骨颈出现骨质疏松，但该征象出现较晚，且很少累及股

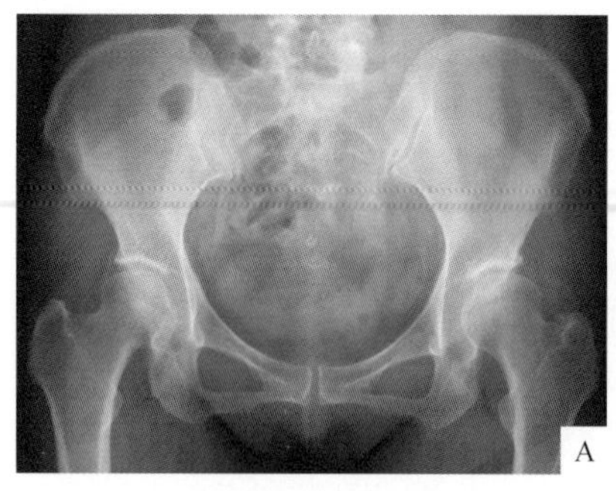
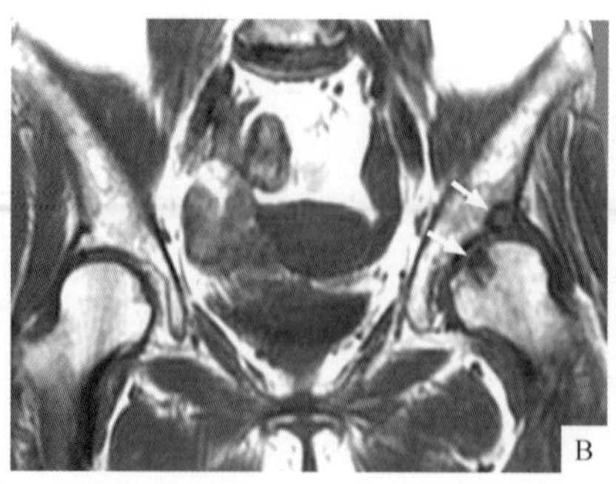
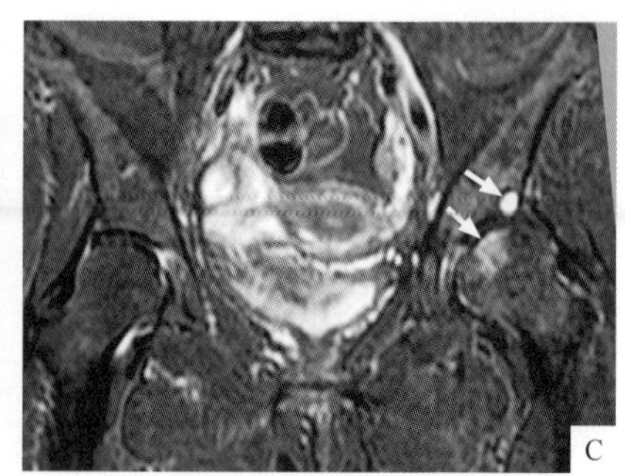

图 5-4-23 左髋骨关节炎。A. X线平片：左股骨头骨质正常。B. 冠状面 T1 加权像：左股骨头及髋臼见圆形低信号。C. 冠状面 STIR 像：病灶呈高信号，左关节间隙狭窄。

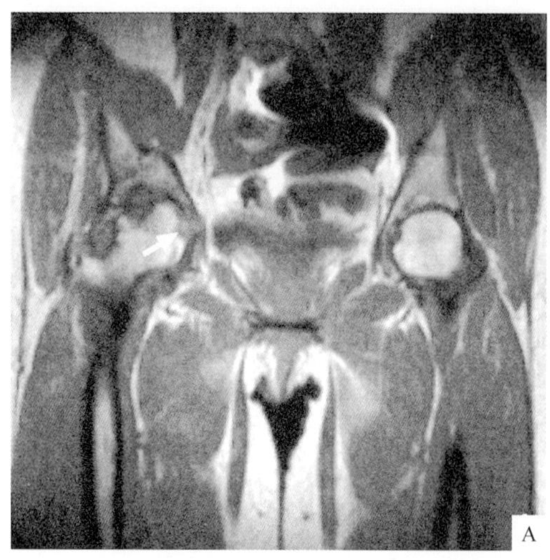
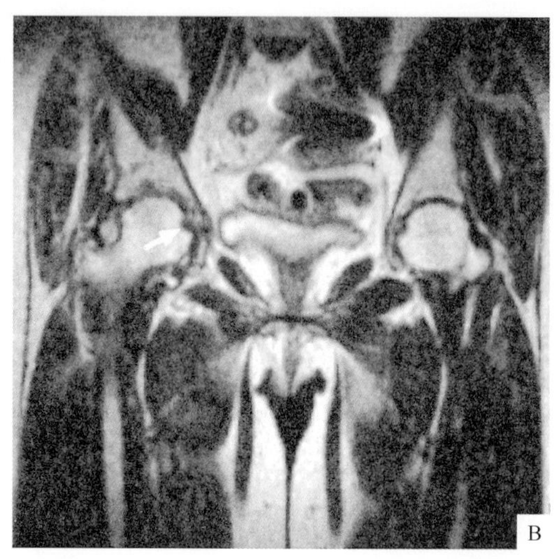

图 5-4-24 脱位后骨关节炎。右侧股骨头韧带信号升高，为外伤所致；关节软骨破坏，间隙变窄。A. 冠状面 T1 加权像。B. 冠状面 T2 加权像。

骨颈和髋臼，关节间隙正常。骨扫描，同位素显示股骨头、颈以及大转子处出现放射性浓集，反映了骨的代谢活跃及炎性改变，但这些没有特异性。

MRI 对显示骨髓异常敏感，可显示病变范围及程度、变化。病变可累及股骨头、股骨颈及股骨粗隆，少数也可累及髋臼。股骨头至转子间线于 T1 加权显示低信号区，T2 加权、STIR 以及脂肪抑制 T2 加权上信号均匀升高，但无局灶性的改变(图 5-4-25)。在冠状面上较早就可显示关节积液。少量积液积聚在上方的髋臼唇隐窝而下方则在靠内侧的横韧带处。小于 2.7 ml 患者并无不适，一般大于 6 ml 的液体量即出现症状。当液体紧贴股骨颈全长，宽度超过 5 mm 时考虑为关节积液，T1 加权为低信号，T2 加权为高信号。大量积液时，内侧和外侧的关节囊均扩张，弯曲，此时矢状面和横断面均能显示。病变一般不累及周围软组织。以上的 MRI 表现也许与骨髓内自由水增多有关。

由于许多疾病开始均表现为骨髓水肿，因此骨髓水肿综合征需与之相鉴别：骨髓炎、肿瘤、化脓性关节炎和股骨头缺血性坏死。在大多数情况下，临床和实验室检查，关节液的培养以及自愈性可帮助鉴别，但是与股骨头缺血性坏死的区分仍很困难，目前这是一个有争议的问题，股骨头真正出现坏死的表现是负重区内局灶性信号改变的出现，但其常为弥漫性病变所掩盖，因此诊断时必须谨慎。

有学者曾将此病命名为“暂时性骨质疏松”，但病理上并未见到符合骨质疏松的改变。1992 年 Hofmann 将之称为“骨髓水肿综合征”，并对十例患者进行中心减压、取病理检查。结果发现股骨头中央骨髓间质水肿，坏死和纤维血管的增生，完全符合早期股骨头缺血性坏死的病理改变。另外许多学者如 Mit-chell 和 Turner 等也提出了相同的见解，即骨髓水肿综合征是极早期可逆转的股骨头缺血性坏死的表现。有些患者股骨头内的修复使坏死停止，如 Arias 跟踪随访骨髓水肿病例三年，通过 MRI 检查发现其自愈；其他则可能发展为缺血性坏死，如 Turner 和 Robinson 曾随访骨髓水肿综合征的患者最后演变为缺血性坏死。总之，MRI 随访在

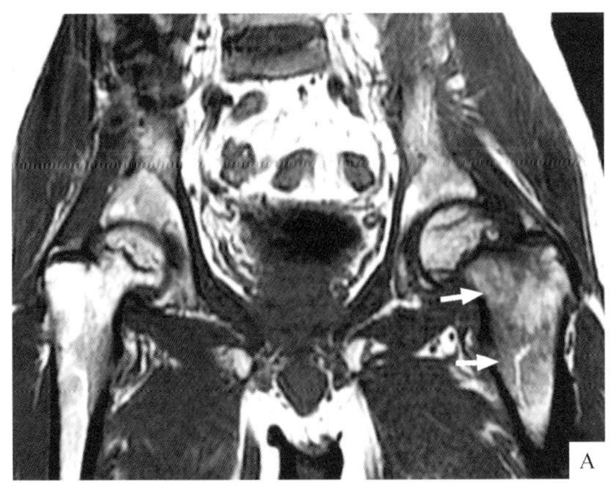

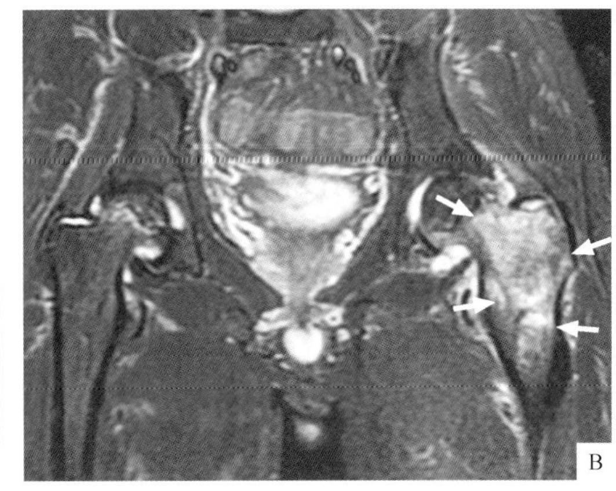

图 5-4-25 骨髓水肿。A. 冠状面 T1 加权像：左股头颈及粗隆见片状低信号(箭)。B. 冠状面 STIR 像：左股头颈及粗隆见片状高信号，关节腔积液(箭)。

该病中十分重要，只有符合暂时性和自愈性者才被称为骨髓水肿综合征。

(张 欢 江 浩 陆 勇 蒋梅花)

第五节 膝关节

作为人体中最重要的负重器官，膝关节一直是骨关节影像学研究的重点。X 线在膝关节成像方面具有得天独厚的优势。负重位摄片直至目前尚不能为其他检查所替代。CT 的应用则能更为精确地显示膝关节形态变化，特别是骨皮质形态的细微差异。自 20 世纪 80 年代起，磁共振(MR)成像技术逐步发展并应用于关节疾病的诊断与治疗评价中。由于其高组织分辨率和无创伤，MR 已成为膝关节疾病的重要影像学检查技术。合理的 MR 序列组合和膝关节 MR 造影能帮助医师对关节内结构异常进行判断；软骨 MR 成像技术能精确地描述膝关节软骨及软骨下病变；而 MR 也是膝关节手术后评价的良好平台；MR 功能成像技术的发展为研究膝关节组织代谢或生理变化提供了可能，代表着膝关节影像学发展的方向。本章节在介绍膝关节影像成像方法、影像解剖的同时，重点介绍膝关节磁共振的应用和进展。

一、膝关节的影像学检查方法

(一) X 线

1. 膝关节摄片操作基本要求

(1) 膝关节正位：患者仰卧或坐于摄影床上，下肢伸直。髌骨下缘位于暗盒(探测器)中心，小腿长轴与暗盒(探测器)长轴平行，上缘包括股骨远端，下缘包括胫骨近端。显示范围应包括膝关节周围全部的软组织。

(2) 膝关节侧位：患者侧卧于摄影床上，被检测膝部稍弯曲、外侧缘靠近床面。对侧下肢向前上方弯曲。髌骨下缘位于暗盒(探测器)中心，暗盒前缘超出皮肤 1 cm。髌骨与暗盒垂直，股骨内外髁相互重叠。显示范围应包括膝关节周围全部的软组织。

球管中心线对准髌骨下缘且垂直暗盒(探测器)，距离 75～100 cm。

影像显示要求能清晰分辨出骨皮质、骨松质、骨髓腔及周围软组织，并有层次感。骨小梁、关节间隙清晰可见。

2. 关节造影 随着磁共振技术的不断发展，膝关节双重造影目前已很少进行。膝关节造影适用于检查半月板病变或交叉韧带撕裂等关节内病变。不过混合型对比剂注射的直接法膝关节造影，配合 CT 和 MR 扫描，对于隐匿性软骨损伤、交叉韧带和半月板的微小损伤有较大的诊断价值。同时关节造影有扩张关节囊的作用，因此对于关节囊肿的鉴别和髌下脂肪垫病变的诊断有一定帮助。

造影方法主要是在髌骨外下缘穿刺，抽吸关节积液后注入含碘对比剂和(或)稀释的磁共振对比剂。一般情况下，含碘对比剂为 1∶1 稀释，磁共振对比剂一般为 0.1 mmol/L。注入对比剂后做屈伸和旋转运动数次，保证药剂能充分弥散。然后用弹性绷带紧扎髌上囊。

X 线成像一般包括膝关节内外侧向上的、脚尖外翻、内翻和中间位不同角度的水平投照，以显示内外侧半月板。另外可以加拍髌骨轴心位摄片。CT 关节造影一般进行 5 mm 层厚层距的扫描，然后可进行 2.5 mm 重建，并进行冠状面和矢状面重建。MR 关节造影后扫描序列一般为脂肪抑制和(或)不抑制的质子加权和T1加权序列扫描。

（二）CT　膝关节CT检查主要是常规放射的补充。大约80%以上的膝关节病变依靠普通X摄片就能得到确诊，特别是90%左右的膝关节周围骨折能得到非常清晰的X线图像而得到解决。而MR在软组织病变诊断方面得天独厚的优势使得关节内病变诊断变得相对容易。因此CT在膝关节诊断方面的重要性次于X线和MR检查。

但CT技术的发展使其在膝关节病变诊疗方面发挥着新的作用。累及关节面的膝关节周围骨折必须要确认关节面的破损程度和骨片位置，以帮助制订合理的诊疗方案。此时二维CT重建和三维SSD重建图像对骨科医师就很有帮助。CT较高的骨质分辨率和对密度值的精确反映能够提供对复杂骨折更为细致的描述。

假体评估一直以来是膝关节影像学的难点。无论是CT还是MR图像上，金属假体伪影都会造成对解剖形态和病变判读困难。但最近能谱CT的发展为减伪影扫描提供了可能。通过能谱扫描方式，可显著减少伪影。一般可以选择螺距为0.984∶1或1.375∶1，机架转速为0.6～0.8 s/转，自动mA。受限重建混合能量图像，层厚/层距为2.5～5 mm，标准算法；然后重建单能量图像，可以选择加用金属伪影减除技术（MARs）。图像分析采用能谱分析浏览器（GSI Viewer），调整能量滚动条，选择伪影较小的能量水平作为基准图像。目前经验认为，能谱CT80～90 keV单能量图像能限制降低金属硬化伪影，可用于观察金属周围软组织以及有无感染病灶存在；70 keV单能量图像结合MARs技术对于观察金属植入物本身及局部骨骼情况有较好效果。

（三）MRI　MRI是应用分子共振效应进行成像的现代影像学方法之一。MR软组织分辨率高，可多层面、无创性成像，目前已成为骨骼肌肉系统诊断和治疗评价不可或缺的影像检查方法。作为人体中最为重要的关节之一，膝关节具有复杂的关节结构和组织层次。MR能直接显示半月板、韧带、关节软骨等结构和周围肌腱及筋膜，使膝关节疾病的早期诊断和精确的治疗评价成为可能。膝关节MR成像技术的发展具有以下趋势：图像信息更为丰富，分辨率更高；由定性分析向定量判断发展；由形态成像向功能成像方面发展。

自从1984年磁共振（MR）成像首次应用于半月板评估以来，膝关节的MR成像已经有了显著进步。作为一种非侵入性检查，MR现在常规用于评估膝关节内部的广泛紊乱和关节紊乱，而且实际上已经取代了传统关节造影术对半月板和交叉韧带的评估，减少了与关节镜检查相关的副作用和成本。除用于临床诊断之外，MR成像对手术治疗方案的选择和术前规划的价值也得到了证实。另外，改善了的医患沟通带来更多有意义的知情同意，降低了的MR膝关节研究成本使得MR检查更易为骨科患者所接受。与CT相比，MR成像对软组织、韧带、纤维软骨和关节软骨的结构和病变显示更为清晰。快速自旋回波（FSE）成像与脂肪抑制（FS）MR技术的联合应用，提高了MR检测关节软骨损伤的敏感度和特异度。三维（3D）技术和薄层二维（2D）图像体现了MR成像评估半月板撕裂的多样性。MR成像的其他优势包括多层面扫描和薄层扫描，以及软骨下骨及骨髓评估。因此，MR成像可部分代替CT用来评估骨挫伤、隐匿性膝关节骨折以及胫骨平台骨折。MR也取代了核显像诊断骨坏死，并可评价关节软骨表面的完整性。

1. 常规膝关节磁共振成像技术要求　评估髌股关节生物力学和膝关节韧带结构正常功能的最好方法是动态MR技术。MR成像在评估半月板内部及表面结构方面有独到之处。普通的关节造影可以显示关节表面解剖结构，但不能显示纤维软骨和软骨下骨。而通过静脉注射钆对比剂，增强MR可以显示关节炎的血管翳区域，而直接关节造影能清晰显示半月板和交叉韧带修复、重建的情况。直接造影时MR对比剂或生理盐水可扩张关节囊，同样提高了对滑膜皱襞结构的显像能力。

（1）基本参数

1）线圈：8通道设计的相控阵下肢线圈提升了整个膝关节成像的信噪比（SNR）。选择图像增强选项可改善磁场均匀性，最大限度减少图像伪影。

2）成像平面：膑股关节的横断面采集图像可作为矢状面和冠状面图像的初始定位像。半月板病变主要在矢状面图像上评估。不过，半月板软骨的形态和信号强度还要在冠状面和横断面图像上评估。半月板根以及附件在后冠状图像上评估较为清晰。交叉韧带在矢状面图像上显示最佳，同时可在冠状面和横断面再次显示和确认病变。补充使用T1或质子加权冠状位图像，可以提升显示前交叉韧带（ACL）扭伤和瘢痕的敏感度。内侧和外侧副韧带（MCL和LCL）在冠状面和横断面图像上显示较为清晰，其也可在矢状面图像上显示。内侧和外侧髁的关节软骨表面在冠状面和矢状面图像上都可显示。髌股关节成像应包括髌骨面和软骨表面的滑车沟，在横断面和矢状面图像上评估。股骨滑车软骨应主要在矢状面图像上评估，以避免部分容积效应与脂肪垫叠加的缺陷（图 5-5-1）。

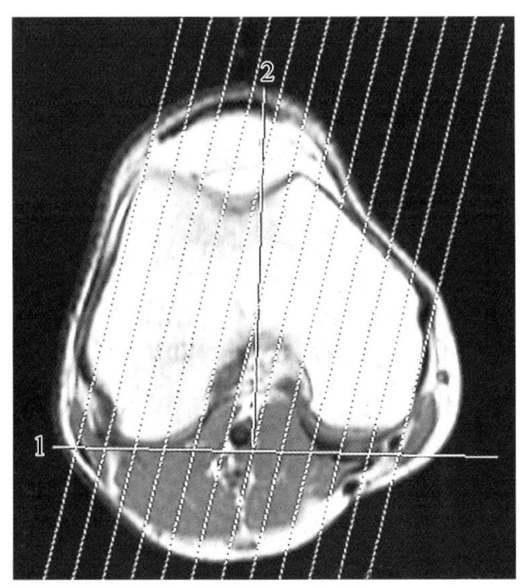

图 5-5-1 线 1 为内、外髁后缘的切线，线 2 为垂直线，其余为右膝的斜矢状面的扫描方向。

3）患者体位：尽管传统膝关节定位需要外旋 10°～15°（定位 ACL 使之相对平行于矢状成像平面），但采用较薄层（≤3 mm）扫描后外旋就没那么重要了。此外，斜矢状位成像允许膝关节正中或离轴定位。膝关节过度外旋可导致股骨髁前后径延伸（尤其是股骨外侧髁），并可能降低半月板解剖显示的准确性，以影响后外侧半月板后方的半月板股骨韧带显示。矢状位图像在平行于外侧股骨髁皮质方向的平面上获取，在内侧和外侧股骨髁连接的位置定位。

4）层厚：横断面和冠状面图像层厚为 4 mm，矢状面图像层厚为 3～4 mm。评价半月板的最大层厚为 4 mm。厚 0.7 mm 的 3D FT GRE 横断面图像可有 6～8 层显示半月板，并可显示周缘撕裂情况（例如纵向或放射状撕裂）。层厚小于 4 mm 的轴向 FS-PD 图像显示的半月板周缘撕裂最为明显。对儿童来说，3 mm 层厚扫描较为可取，此时矢状面图像可显示内-外侧半月板连接部位，冠状面图像可显示半月板前后角连接。

5）径向成像：径向成像时多个平面围绕半月板中心或胫骨中心旋转，可以获得内、外侧半月板剖面图像，这类似于常规的关节 X 线片。尽管径向成像在临床成像中不常规使用，它显示了半月板与滑囊连接处的解剖结构，包括膝关节深囊层半月板股骨端与胫骨端的附件。

6）回波时间（TE）：TE 是指接收器接收信号以完成采样的时间。增加 TE，也就是增加相移效应，相应的 SNR 会降低。不过，因为 k-空间中心移动到最近回波，分辨率有所增加。早期回波以更快速率表现相移，这会增加图像模糊。脂肪抑制 PD FSE 的 TE 一般为 31 ms、47 ms、78 ms。

7）重复时间（TR）：TR 主要是用来控制 T1 效应的饱和量。PD 和 T2 加权像上 TR 必须至少是最长 T1 时间组织的 3～5 倍，否则 T1 作用会改变图像的整体对比度。FS-PD 像上 TR 值＞3 000 ms 可能降低液体和关节软骨之间的对比和信号。

8）接收带宽（RBW）：因为读出梯度幅度减少，RBW 增加时可显著提升图像信噪比（SNR）。不过，RBW 也可能导致图像模糊、流体效益伪影增加。RBWs 低则数据采样时间变长，相同时间内成像的层数减少，同时低 RBW 的 FSE 图像会有模糊，因为回波链（ETL）回波之间的空间增加。另外较短的 RBWs 会增加化学位移，这主要是整个视野采样的频率接收范围较为接近所致。PD 图像的建议带宽为 15～30 kHz，以使图像模糊最小化，此时图像 SNR 较大。

（2）成像序列：常规序列包括横断面、矢状面和冠状面上的 T1 加权、质子加权（PD）、T2 加权。

1）T1 加权序列：对比鉴别慢性硬化、骨折、微梁骨架损伤和水肿的能力是最强的。无论骨髓或软组织，脂肪信号强度的 T1 加权对比图像是正确诊断的关键。T1 加权像对骨髓炎也有很好对比，可以分辨正常和异常骨髓。如果只获得 PD 或 FS PD FSE 图像，感染的骨髓改变可能被低估或完全忽略。因此，建议至少在一个成像平面上使用 T1 加权序列，以在外伤、感染和肿瘤引起的硬化或水肿情况下准确评估骨髓脂肪信号强度变化，并可与 PD 序列联用。

2）质子加权序列（PD）：脂肪抑制质子加权序列（FS-PD）是流体、关节软骨和骨髓敏感序列（TR≥3 000 ms，TE 40～50 ms），应在冠状面，矢状面和横断面执行。T1 或普通 PD-加权的图像不能替代 FS-PD 序列。TE 值为 35～45 ms 可以保持较高的 SNR。如果 FSE 序列 FS 的 TE 值超过 50 ms，SNR 就会降低。在 TR 值小于 3 000 ms 的图像上，关节软骨-关节液面会伴有 SNR 降低。

FS-PD 序列的 TR 为 3 000 至 4 000 ms，TE 为 40～50 ms。这种质子加权序列的 TE 保证在进

行脂肪抑制时有足够的 SNR。FSE 序列需要延长 TE(>120 ms)或类似 PD 的 TE(约 40 ms),来维持脂肪和流体间的合适动态对比。这主要是由于该序列成像时脂肪信号强度比常规 T2 加权自旋回波像上的信号要强。另外,在该序列成像时,FSE 技术的回波链长度(ETL)大于 4 且 TE 序列较短时,可能出现图像模糊或分辨率降低。故,单独的 FS-PD 图像不足以显示细微的半月板退变和撕裂。且若 TR 值小于 2 900 ms,液体-关节软骨连接处会难以鉴别。整体而言,增强或非增强的 FS-PD 序列是观察关节软骨病变的首选。

3) T2 加权序列:常规的 T2 加权像的 TR 一般为 2 000 ms,TE 为 20～80 ms,采集矩阵为 256×192(或 256×256),采集次数(NEX)为 1。FSE 和 STIR(包括 FSE STIR 翻转,或快速反转恢复序列)技术增加了长 TR 程序的常规应用,同时减少了整体成像时间。T2(包括 FS PD FSE)对比有助于在冠状面图像上突显副韧带水肿和出血,或在矢状面图像上突显交叉韧带。FSE 技术加用 FS 可以更好显示关节软骨、积液、水肿和挫伤。关节软骨在 PD FSE 或 FS PD FSE 图像上显示最佳。为了改善 FSE 图像模糊的情况,并准确检测半月板退变和撕裂,代表每个重复时间(TR)内回波数的回波链须相对较短(例如<6)。这样,单独使用 FSE 序列也能诊断半月板撕裂,不过半月板液面和半月板形态在 FSE(FS PD FSE)图像上显示最为清楚。对退行性或炎症性关节炎的患者,矢状面图像提供早期滑液反应(限定 Hoffa 脂肪垫的边缘轮廓)和软骨磨损的信息最多。

4) T2* GRE 序列:T2* 2D GRE 矢状面图像可以代替或作为无脂肪抑制 PD 序列或脂肪抑制常规自旋回波矢状面图像的补充,以评估半月板状况。对于半月板撕裂,T2* GRE 序列图像可以准确识别半月板内信号强度,而无须调节窗宽窗位来提高对比度。T2* GRE 图像对髌骨的肌腱、软骨钙质沉着和含铁血黄素(如出血或色素沉着性绒毛结节性滑膜炎)也很敏感。常规应用的采集矩阵(相位编码数)为 256 或更高,FOV 为 12～14 mm,激励数量(NEX)为 1～2 个。对于儿童,观察野为 12 cm 或以下可以增加空间分辨率。重聚 2D FT GRE 图像可获得有效 T2 或 T2* 对比,常用 TR 为 400～600 ms,TE 为 15～25 ms,翻转角为 20°～30°,采集矩阵为 256 或 512×192。3D FT GRE 容积成像和层厚小于 1 ms 可以减少成像时间。T2 * 梯度回波(GRE)矢状序列通过补偿 FSE 图像采集的低分辨率,提高了检测半月板病变的准确性,FSE MR 图像模糊代表沿相位编码轴的空间分辨率降低,短回波时间(TEs)则空间分辨率降低更严重。

对小梁骨挫伤和骨折的鉴定,STIR 和 FSE-FS PD 加权图像比传统的 T2 或 T2* 加权图像更敏感。T2* GRE 对比检测软骨下骨及骨髓病变价值不大。继发于半月板或 ACL 修复术后的磁化伪影,在 GRE 图像上因为缺少一个 180°的回聚脉冲而显得突出。

虽然小视野(例如 4 cm)高分辨 3D 扰相梯度回波(SPGR)图像增加了解剖细节,但它显示软骨下骨和关节软骨异常并不如 STIR 或者 FS PD FSE 序列敏感,除非与 FS 技术(脂肪抑制 SPGR)联用。

5) 快速反转恢复(STIR)序列:TR 4 000 ms,TE 18 ms,ETL 4。诊断良、恶性肿瘤病变都需要在横断面上联合使用 T1、T2(常规或 FSE)和 STIR 图像。FS-PD FSE 序列常用来代替 STIR,或者使用 T2* 加权图像来显示分隔和神经血管结构。矢状面或冠状面 FS-PD FSE 序列或 STIR 图像可以在一幅完整图像上显示肿瘤近端到远端的范围。虽然脂肪抑制效果消除了脂肪的高信号强度,但 STIR 序列的敏感度依然比不上脂肪饱和技术基础上的 T1 和 T2 图像。使用关节内 MR 对比剂来突显关节面、扩张关节囊,可行 MR 关节造影,得到脂肪饱和 T1 加权像,仍需要流体敏感序列,来评估互不相通的滑膜囊、软骨变性和软骨下水肿。

各种序列较为敏感的病变概括如下:

序列	敏感病变
横断面 T1 或 PD 序列	慢性髌股软骨下硬化
横断面 FS PD 序列	髌股关节软骨
矢状面 FS PD 序列	软骨损伤,韧带(交叉)撕裂和半月板形态(半月板关节液面)
矢状面 T2* GRE 序列	半月板从退变到撕裂的损伤范围、髌尖末端病、软骨钙质沉着 含铁血黄素沉积
矢状面 PD 序列(常用于代替 T2 * GRE)	半月板退变或撕裂。显示半月板内信号相比 FS PD FSE 清晰,但不如 T2 * GRE 或 FS PD 传统自旋回波。
冠状面 T1 或 PD 序列	硬化症、股骨髁磨损、外伤、感染或肿瘤情况下显示软骨下骨髓、ACL 扭伤或瘢痕
冠状面 FS-PD 序列	副韧带、半月板根附件、显示 ACL 在 2 级与 3 级损伤情况下的连续性

2. 膝关节MR成像技术　到目前为止，没有一种单一的MR序列能完整的显示所有的膝关节结构。因此，序列组合和优化是膝关节MR成像的基础。目前临床上常用于膝关节的MR序列包括：①自旋回波（spin-echo或fast spin-echo，SE或FSE）T1加权（T1-weighted，T1W）、T2加权（T2-weighted，T2W）序列；②质子密度加权序列（proton-density Imaging，PD）；③梯度回波序列（gradient echo，GE），包括小角度激励梯度回波序列（turbo FLASH、SPGR和FFE等）；④具有脂肪抑制效果的翻转恢复序列（主要代表为STIR序列）。优良的关节图像由空间分辨率和组织分辨率决定。空间分辨率与图像矩阵、视野以及层厚有关；序列层厚越薄，则空间分辨率就相应增高。组织分辨率定义为图像上不同组织间对比度的差异。尤其在膝关节上，脂肪、纤维、肌肉和关节液相互接近，组织区分度更为重要。综合文献和笔者经验，以下建议可供参考：

（1）脂肪抑制技术十分必要：在最常用的T1W和T2W序列上，膝关节周围和关节内脂肪组织均为高信号，与水和其他组织不易区分，且可形成化学位移伪影，影响诊断效果。采用脂肪饱和等信号抑制手段可有效去除骨松质和关节滑膜内的脂肪信号，更清晰显示骨髓水肿和半月板、韧带异常。其对髌下滑囊炎和急性脂肪垫损伤的诊断也有很好的帮助。另在MR关节造影时，T1加权像上脂肪组织和关节内对比剂均为高信号，因此脂肪抑制T1加权是最常用的造影序列。

（2）PD序列是较好的选择：与T1和T2加权序列相比，脂肪抑制PD序列（FS-PD）对软骨下骨质异常较为敏感，且在此序列上软骨为中等信号，与关节内液体分界清晰，因此适用于骨软骨病变的诊断和治疗评价。与STIR序列相比，后者虽然有脂肪抑制效果，且对骨髓水肿较为敏感，但图像分辨率较低，不易显示半月板和关节内韧带的细微结构。PD序列具有较为平衡的纤维组织、软骨和骨髓对比度。因此其宜作为常规的膝关节成像序列之一。

（3）关节三维（3D）成像的应用：膝关节具有复杂的关节面形态，3D图像可直观地显示关节面形态。常用的二维成像方式的主要缺陷是：①一次扫描仅获得一个方向的切面；②层厚和层间距受梯度场线性、RF脉冲波形及带宽等因素限制，采用1.5 T的MR，如层间距为层厚50%，则最小层厚仅为3 mm；③由于成像信号仅取自成像层面，而背景噪声来源于整个成像容积，因此其信号噪声比（signal noise ratio，SNR）较低。MR 3D成像将成像容积作为整体考虑，其数据可按任意方向重建，不会因为重建方向改变而损失分辨率。而且，3D图像能在层面内和切层间保持同样的分辨率，获得小于1 mm层厚的图像。因此从理论上讲，3D成像没有层厚和层间距的限制，同时可利用各种图像处理技术实现同一分辨率的任意重建。3D成像的最显著缺陷是成像时间长。采用FSPGR序列进行膝关节三维扫描的一般耗时在6～8 s。

3. 膝关节MR功能成像技术　MR功能成像是近年来发展起来的功能影像学技术。其采用特殊的成像序列和对比剂，显示人体内不同器官和组织生理代谢状况、生化组分变化。目前使用最为广泛的领域是神经功能影像和肿瘤功能成像。膝关节MR功能成像技术主要用于发现软骨和软骨下骨质病变状况。其中较为成熟的成像技术包括：延迟动态增强成像、T2地图成像和弥散加权成像。

（1）延迟动态增强MR：蛋白多糖是软骨内固定电荷密度（fixed charge density，FCD）的主要来源，在软骨退变时会逐渐丢失。磁共振对比剂Gd-DTPA可通过软骨表面和软骨下骨渗透入软骨内部。对比剂的平衡浓度与FCD呈反比，而后者又与GAG含量直接相关，因此由Gd-DTPA浓度决定的软骨组织T1值可成为显示GAG含量变化的特异性指标。Gd-DTPA增强后组织T1值对软骨组织相对FCD变化具有较为敏感而特异的显示。正常软骨的T1值很高，骨关节炎软骨GAG崩解，T1值降低。较为常用的延迟动态增强磁共振成像方案是在双倍剂量Gd-DTPA静脉内注射后立即进行主动关节运动，2～3小时后进行多次翻转恢复扰相自旋回波序列成像并建立T1图像曲线，以色阶或灰阶后处理方式产生参数图（T1 map）。其已用于软骨移植物活性评价。

（2）T2 mapping成像：在软骨组织中，水分子分布与胶原纤维排列方向平行，而不同软骨层次的胶原纤维排列不尽相同，这导致了水分子分布的各向异性而产生稳定的磁化矢量夹角，即魔角效应（magic angle effect）。魔角效应是决定软骨T2值的主要因素。软骨复杂的胶原框架导致T2值分布不均并与组织深度有关。测定软骨T2值，能够反映软骨局部组织状态和胶原排列。软骨T2地图成像的常用技术是多回波自旋回波序列。研究者往往对采集数据进行非线性计算和伪彩编码，以得到

T2 地图。有学者研究正常软骨 T2 值的空间分布后发现，T2 值自软骨表面至深层呈逐渐递减趋势。Mosher 等、Hohe 等提出 3 种不同的病理性 T2 表现：① 辐射层局限性 T2 值增高；② 延伸至软骨表面的不均匀 T2 升高；③ 伴有 T2 空间分布改变的局限性软骨撕裂。目前公认，软骨 T2 弛豫时间增加与软骨超微结构破坏具有相关性，因此 T2 地图成像技术的临床应用价值较高。

（3）弥散加权成像：水分子扩散率对物质水合作用非常敏感，因此水的自身弥散作用为测定软骨内水含量提供了可能的途径。在蛋白多糖和胶原崩解时，软骨的表观弥散系数（apparent diffusion coefficient，ADC）会增加，这与人的软骨退变具有相关性。为了得到精确的 ADC 图，必须采用不同的弥散梯度（用 b 值表示）得到一系列图像，以保证弥散信号的均衡和稳定。弥散梯度变化会导致软骨纤维移动，软骨信号缺失，ADC 值降低。细胞外基质的位阻（体积分数，成分）是决定组织扩散率的重要因素，这可以解释病变软骨的 ADC 值何以增加。ADC 图的一个运用是弥散张量图像（即微小各向异性），后者可以估计弥散的各向异性。正常软骨的水分子弥散是呈各向同性，而 Quinn 等的实验证实了软骨基质破坏可能会改变软骨的弥散性质。弥散加权单次激发自旋平面回波成像是目前使用最为广泛的弥散成像技术。

二、膝关节的正常解剖与影像学表现

（一）横断面（图 5-5-2） 除了作为定位像来确定矢状面和冠状面覆盖区域，横断面图像自身在常规膝关节评估中有重要地位。由于走形较为倾斜，内、外侧髌骨面和关节软骨在通过髌股关节的横断面图像上显示最准确。单独在矢状面图像上，髌股疾病（如软骨软化）可能会评估过度或不足。横断面图像同样用于确定半月板周缘撕裂形态，即通过在一个或两个横断面图像位置上，直接显示半月板整个表面和自由边缘。常规横断面图像层厚 4 mm

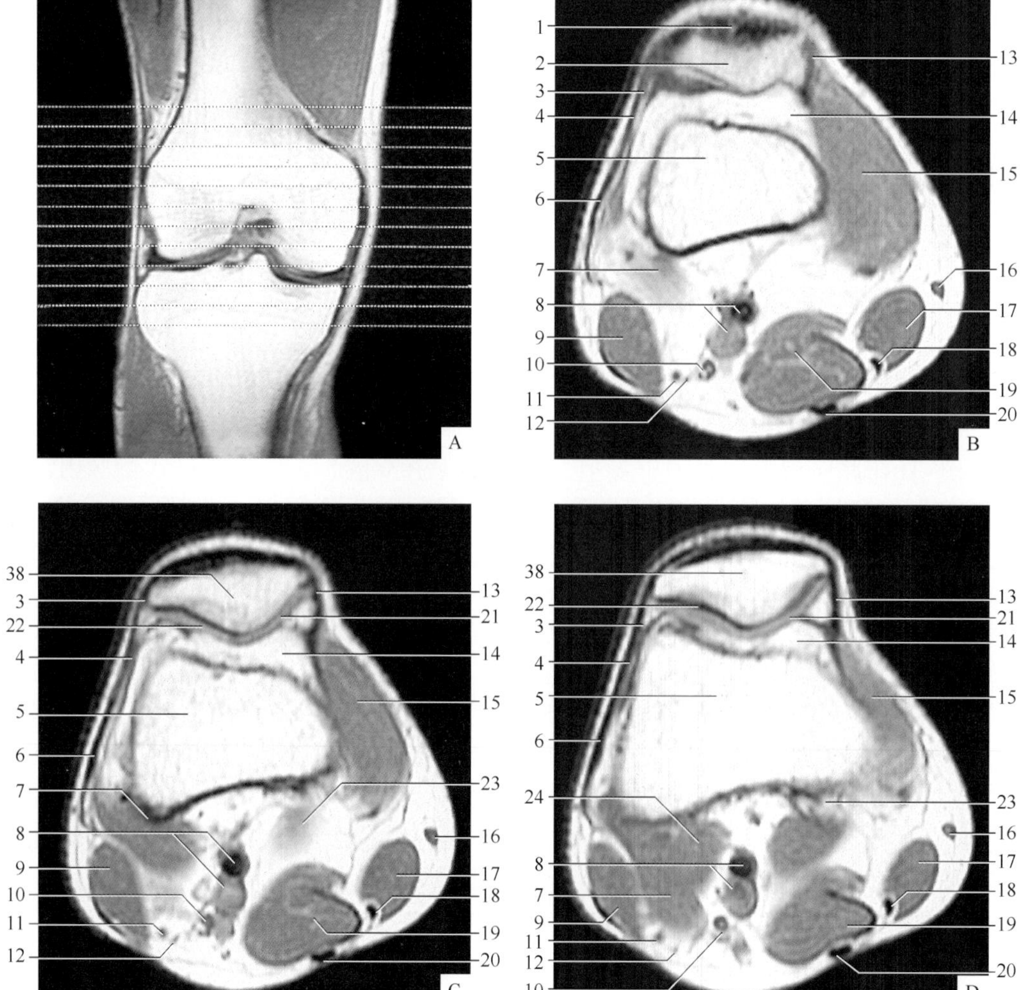

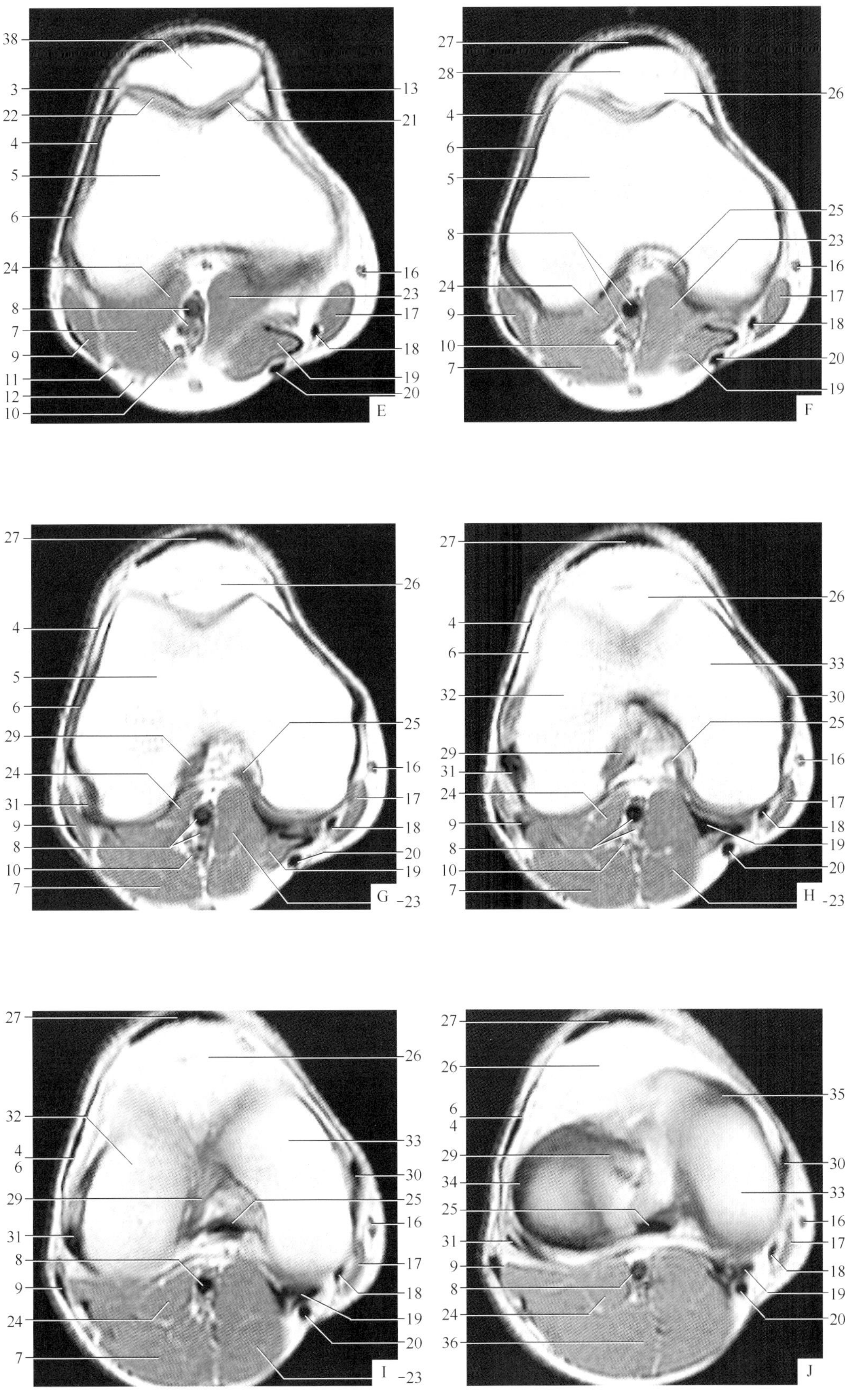
38
3
22
4
5
6
24
8
7
9
11
12
10
13
21
16
23
17
18
19
20
E
27
28
4
6
5
8
24
9
10
7
26
25
23
16
17
18
20
19
F
27
4
5
6
29
24
31
9
8
10
7
26
25
16
17
18
20
19
G
-23
27
4
6
32
29
31
24
9
8
10
7
26
33
30
25
16
17
18
19
20
H
-23
27
32
4
6
29
31
8
9
24
7
26
33
30
25
16
17
18
19
20
I
-23
27
26
6
4
29
34
25
31
9
8
24
36
35
30
33
16
17
18
19
20
J

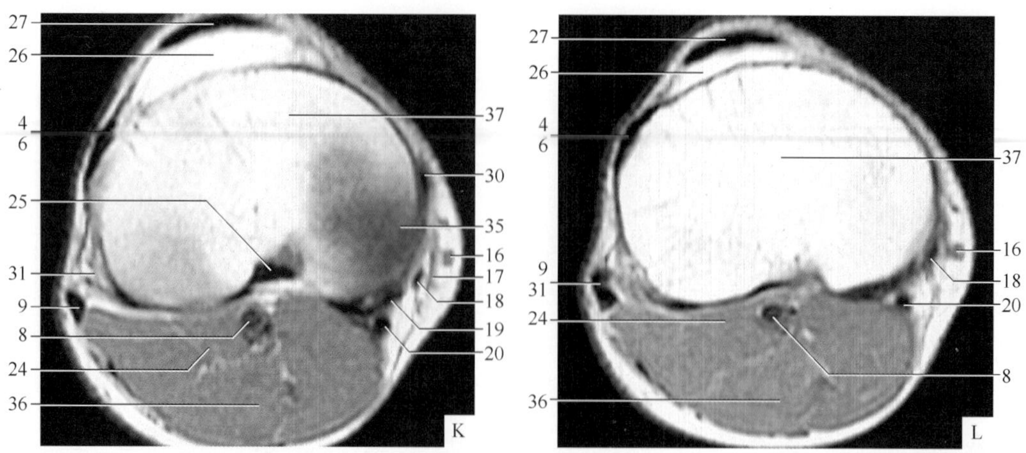

图 5-5-2 膝关节横断面 MRI 图像。1. 股四头肌腱；2. 髌骨上极；3. 外侧支持带；4. 股外侧肌腱；5. 股骨；6. 髂胫束；7. 腓肠肌外侧头和肌腱；8. 腘动脉和腘静脉；9. 股二头肌腱；10. 胫神经；11. 腓总神经；12. 皮神经；13. 内侧支持带；14. 股前脂肪垫；15. 股内侧肌外侧；16. 大隐静脉；17. 缝匠肌；18. 股薄肌；19. 半膜肌腱；20. 半腱肌腱；21. 髌骨外侧面；22. 髌骨内侧面；23. 腓肠肌内侧头和肌腱；24. 腘肌；25. 后交叉韧带；26. 髌下脂肪垫；27. 髌韧带；28. 髌骨下极；29. 前交叉韧带；30. 胫侧副韧带；31. 腓侧副韧带；32. 股骨外侧髁；33. 股骨内侧髁；34. 外侧半月板；35. 内侧半月板；36. 腓肠肌；37. 胫骨；38. 髌骨。

或 5 mm，尽管可以显示半月板结构，但因为太厚而对半月板病变不敏感。由于与半月板表面垂直，矢状面图像对半月板内部解剖和病变显示最佳。

在横断面图像上，主要观察覆盖髌骨关节面（髌骨室）的软骨。其他可以观察的结构包括：滑车沟、半月板、侧副韧带和关节液/积液。横断面图像用于诊断韧带、肌腱、与横断面几乎成 90°走行的肌肉（包括侧副韧带和髌腱）的病变。此外，半月板撕裂的特定形态改变也在横断面图像上诊断。ACL 在股骨外侧髁边壁上的近侧附着点也可直接显示。关节积液和腘窝囊肿在矢状面图像上可以量化及特征化。

1. *骨性结构* 膝关节的解剖特征致使髌骨在完全伸膝运动中向上外侧运动。股骨内侧髁长于外侧髁，当膝关节向前伸展时，内侧髁朝向膝关节外侧面运动。当膝关节前伸至完全伸直的最后角度时，组成锁扣机制的骨性结构引起胫骨外旋，且在股骨内侧髁多于在外侧髁。

滑车沟或表面在髁间窝的下方和后方连续。中间嵴将髌骨面一分为二，外侧面通常大于内侧面。滑车结节代表股骨远端前方的非关节区，膝关节完全伸展时，髌骨松弛于此。外嵴形成股骨远端关节软骨和滑车结节间的明显落差。

在横断面，同样可以看到较大的髌骨外侧面和倾斜的髌骨内侧面。髌骨的厚关节软骨面在 T1 加权和 T2 加权图像上显示为中等信号强度。

2. *半月板和交叉韧带* 外侧半月板的前、后角连于胫骨平台的非关节区，形成其相对圆形的外观。C 形内侧半月板的前角向前与胫骨近端的前面相连，后角向后在后交叉韧带附件上方与胫骨相连。横韧带为纤维带状结构，连接内、外侧半月板前角。Wrisberg 韧带和 Humphrey 韧带（分别为半月板股骨间的前、后韧带）的呈现是可变的，它们从外侧半月板的后角走到髁间窝内侧面。Wrisberg 韧带向后经过后交叉韧带（PCL），Humphrey 韧带则向前经后交叉韧带附着处在胫骨表面后方显示，在横断面表现为低信号强度。在胫腓关节上方水平显示，腘肌位于胫骨后方。在中节水平，内外侧半月板显示为均匀低信号强度。内侧半月板呈开放的 C 形，其前角较窄后角较宽。外侧半月板更偏圆形，宽度较一致。两侧半月板可以在层厚≤3 mm 的横断面图像显示。

膝关节横韧带显示为低信号强度带，与外、内侧半月板前角相连。它在横跨 Hoffa 髌下脂肪垫的地方显示。对比韧带，脂肪垫显示为明亮信号强度。

3. *肌肉* 半膜肌腱和半腱肌腱显示为低信号强度的圆形结构，位于腓肠肌内侧头的外侧、胫骨平台内侧的后方。半膜肌腱看起来比半腱肌腱大。椭圆形的缝匠肌和圆形的薄股肌腱与横跨外关节线的 MCL 在一条线上，且比半膜肌腱和半腱肌腱更靠后内方。股二头肌腱位于腓肠肌外侧头的前外方，靠近其在腓骨头的附着处。

4. *血管* 腘动脉位于腘静脉前方，位于腓肠肌两头之间的前方。由于位于外侧半月板后角的后方，腘动脉在半月板修复时有潜在的损伤风险。

5. 侧副韧带　在横断面上，低信号强度的LCL，即腓侧副韧带，可能被高信号强度的脂肪包绕。ACL和PCL的附着处显示为在髁间窝内。ACL比关节线高，离轴15°～20°，前内侧走向。PCL在横断面显示为圆形。ACL起于股骨外侧髁的内侧面，PCL起于股骨内侧髁的外侧面。Hoffa髌下脂肪垫的外侧为低信号强度的髂胫束（ITB），内侧为内侧支持带，前方为髌腱。

6. 神经　腓总神经位于跖肌外侧，显示为低到中等信号强度，并被脂肪包绕。在股骨髁水平，胫神经位于腘静脉后方，显示为中等信号强度。

7. 髌骨支持带　内、外侧髌骨支持带附件在髌股关节水平可显示，为低信号强度。不能把髌上囊的内、外侧影像误认为支持带附件或皱襞。

8. 髌骨室　横断面图像上的主要结构为髌骨室，可以清晰显示髌骨内侧面、中嵴、髌骨外侧面软骨。在连续横断面图像上可以显示整个髌骨软骨。但在横断面图像上，较难将滑车沟软骨与邻近滑膜及Hoffa脂肪垫区别开来。在横断面图像上，滑车沟与邻近滑膜部分重叠，会显示假性滑车沟裂隙。在横断面图像上，内侧皱襞从内侧室延伸至髌骨内侧面，关节液积聚在皱襞的前后方。从上到下扫描整个髌骨获得连续图像，可以用来评估髌腱和股四头肌腱。髌腱和股四头肌腱纤维走向与横断面图像几乎成90°角。

在髌骨水平之上的上横断面图像上，股内侧和外侧肌腱位于股四头肌腱远端的内外侧。内外、侧支持带与髌骨上面同时开始显示，它们各自起于髌骨内、外侧面，向周围延伸，止于股骨内、外侧髁。确诊髌骨短暂性半脱位后，应仔细检查软骨缺损及相应的游离体。

9. 髁间窝　在通过股骨髁的上横断面图像上，后髁间窝显示为位于股骨内外侧髁后方的U形宽凹沟。ACL起点显示为在髁间窝后方的、细的、沿U形前外侧面倾斜走向的纤维带。因为撕裂通常发生于ACL起点或起点附近，所以在横断面图像上诊断正常ACL起点很重要。由于髁间窝朝前开口，通过髁间窝向下扫描获得的连续图像，显示ACL起点分成许多分离的黑色ACL纤维，通过髁间窝向内向下走行。ACL远端成脚状止于胫骨前外侧。

在显示ACL起点的横断面图像以下的两个图像上，显示PCL起点。PCL起点为宽纤维带，占据了髁间窝后方的U形内侧半。PCL起点与横断面图像平行，在这些图像上显示了其宽的外形。PCL从起点开始向下走行，在接下来的一两幅图像上有90°的转折。在拐点处与横断面图像成垂直角度，向下走行至中后髁间窝，止于胫骨后侧。首先在横断面图像上显示的交叉韧带病变，应在冠状面和矢状面图像上对交叉韧带的三角形做测量，再确认。

（二）矢状面（图5-5-3）　矢状面解剖显示内侧和外侧副韧带组成及其邻近关节囊。髌股关节室、股四头肌和髌腱在正中矢状面显示。髌上囊向下延伸5～7 cm到髌骨上极。内侧断面可显示鹅足肌腱联合（半腱肌、股薄肌、缝匠肌），它们沿着膝关节后内侧面走行。鹅足沿MCL远端表面走行，止于远离关节线的胫骨嵴前内侧。膝关节外侧面显示有外侧副韧带及更靠后的腓肠腓骨韧带（膝关节后外侧结构）。腓肠腓骨韧带和弓状韧带止于胫骨突后侧面，在LCL后方深部。这些韧带靠后表浅走行，与腓肠肌外侧头起始及腘斜韧带起始融合。弓

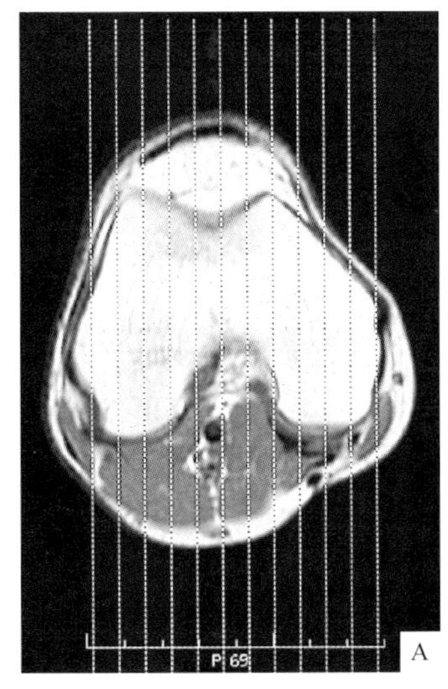

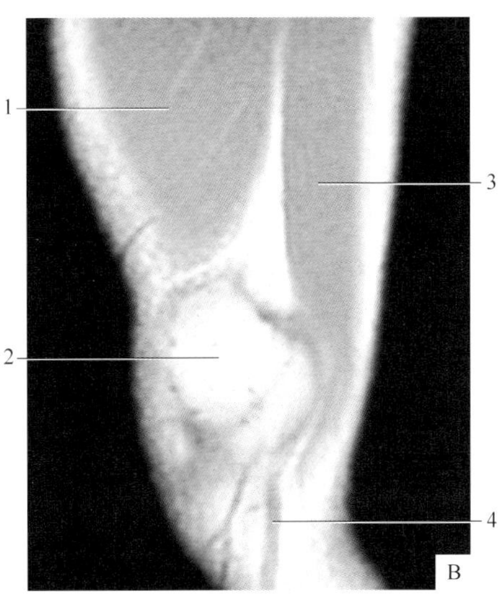

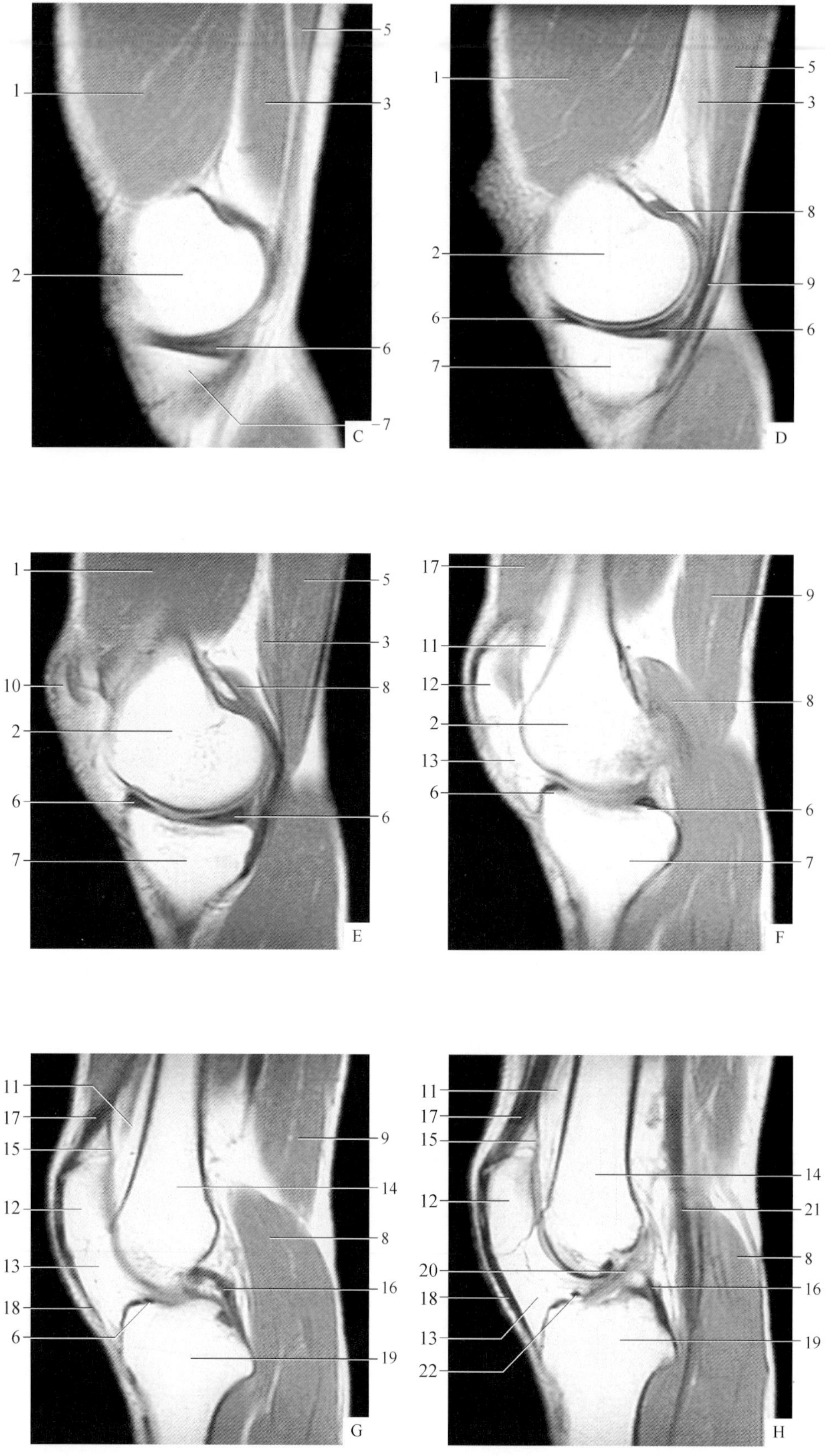
1
5
3
2
6
7
C
1
5
3
8
2
9
6
6
7
D
1
5
3
10
8
2
6
6
7
E
17
9
11
12
8
2
13
6
6
7
F
11
17
9
15
14
12
8
13
16
18
6
19
G
11
17
15
14
12
21
8
20
16
18
13
19
22
H

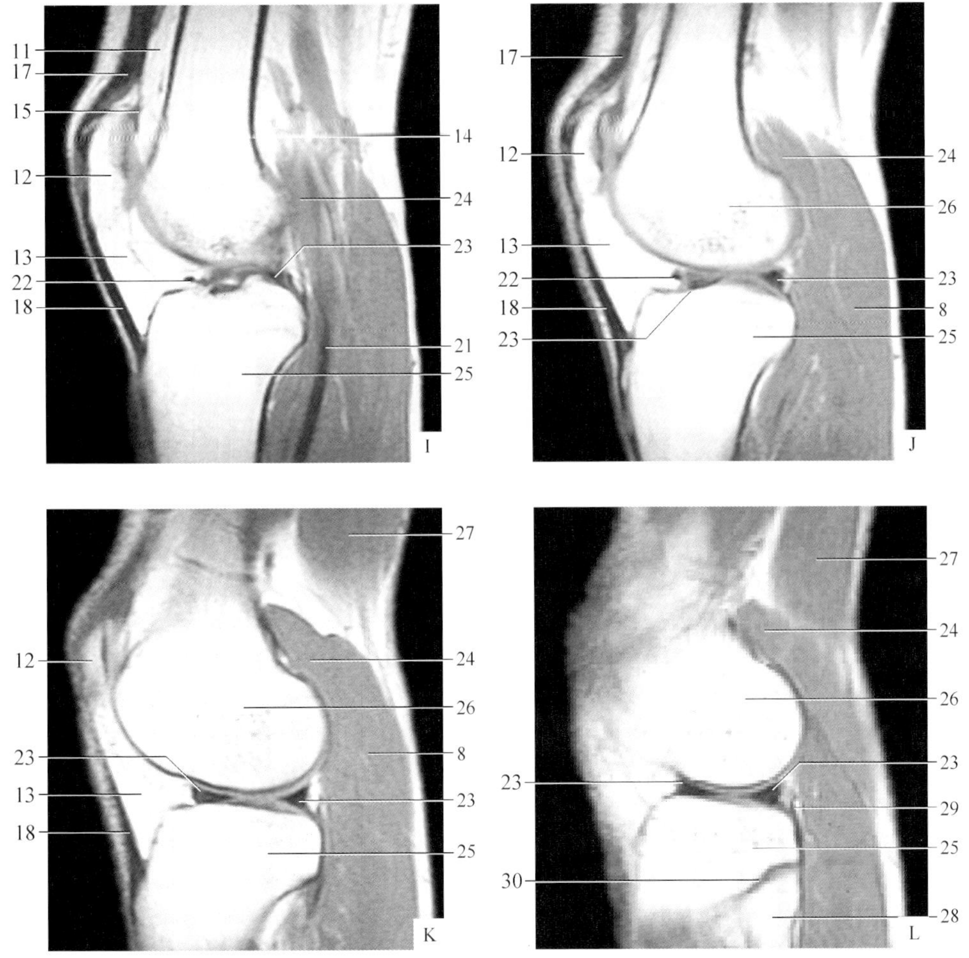

图 5-5-3 膝关节矢状面 MRI 图像。1. 股内侧肌；2. 股骨内侧髁；3. 缝匠肌；4. 股薄肌；5. 半膜肌腱；6. 内侧半月板；7. 胫骨内侧平台；8. 腓肠肌内侧头和肌腱；9. 半腱肌腱；10. 髌骨外侧面；11. 髌上脂肪垫；12. 髌骨；13. 髌下脂肪垫；14. 股骨；15. 髌上囊；16. 后交叉韧带；17. 股四头肌腱；18. 髌韧带；19. 胫骨；20. 前交叉韧带；21. 腘动脉和腘静脉；22. 膝横韧带；23. 外侧半月板；24. 腓肠肌外侧头和肌腱；25. 胫骨外侧平台；26. 股骨外侧髁；27. 股二头肌腱；28. 腓骨；29. 腘肌腱；30. 胫腓关节。

状韧带向腘囊间隙延伸。

ACL 和 PCL 在矢状面图像显示最佳。LCL，即腓侧副韧带，和股二头肌腱同样可以在外围矢状面图像上显示。矢状面图像是评估半月板退变和撕裂解剖改变的关键。MCL 通常部分显示在外内侧矢状面图像上。复杂半月板和桶柄状撕裂，可能需要在冠状面上确认移位的半月板组织或片段。

在内侧矢状面图像后方显示有低信号强度的半膜肌腱和中等信号强度的肌肉。股骨内侧髁前肌肉组织的主体为股内侧肌。在 T1 加权像上，脂肪(即黄)骨髓显示为明亮信号强度，相邻的骨皮质显示为均匀的低信号强度。股骨和胫骨的透明关节软骨，在 T1 和常规 T2 加权像上显示为中等信号强度，在 T2* 加权像上为明亮信号强度，在 FS PD FSE 像上为低到中等信号强度。股骨关节韧带前外侧特别厚，骨关节炎(滑车沟软骨软化)早期磨损或减弱常发生于此。由于化学位移伪影的缘故，胫骨皮质比股骨皮质显得更厚。

内侧半月板由纤维软骨组成，显示为均匀低信号强度。在至少 1～2 个 4～5 mm 层厚的连续矢状面图像上，内侧半月板主体显示为连续的领结状。在接近踝间窝的内侧股骨髁图像上，显示有内侧半月板分离的前、后角。在至少 2～3 个连续的矢状面图像上，半月板角显示为相对三角形。两侧半月板后角根附件总在髁间窝旁显示。内侧半月板后角比对应的前角大。腓肠肌内侧头从起点沿着股骨远端向后走行。在内侧半月板后角和低信号强度的后囊之间显示有一小带高信号强度脂肪，即为滑囊。

从内侧往外侧观察矢状面图像，PCL 先于 ACL

显示。PCL为厚均匀低信号强度，其前外侧起源于股骨内侧髁，止于胫骨后下侧表面，呈弧形走向。膝关节不完全屈曲时，PCL凸弧紧绷，伸展时则PCL前外侧带或束松弛。前、后半月板韧带（分别为Humphrey韧带和Wrisberg韧带）在PCL两边单独或一起显示。在髁间窝的外侧部，ACL起点呈半圆形，从股骨外侧髁后内侧面起，倾斜延伸到止点，止点距胫骨关节面前缘（位于胫骨嵴之间）15 mm。平均来说，PCL通过髁间窝区域的长度有30 mm。

尽管ACL由两个纤维功能带［前内侧带和后内侧带（AMB和PLB）］组成，但其在矢状面图像上无法辨别。与PCL纤维相比，ACL纤维显示为稍高信号强度，两者区别不受股骨外侧髁部分容积效应的影响。通常情况下，准确定位膝关节，或者规定合适的矢状面倾斜角度，则AC L可以在至少一个矢状面图像上显示。ACL纤维束条纹在股骨附件和胫骨附件处突显，特别在倾斜矢状面成像显示附着处时尤为明显。

两个交叉韧带在同一矢状剖面都可以部分显示出来。膝关节过度外旋会引起股骨髁前后径增大。膝关节过度内旋也会妨碍ACL充分显示，除非用矢状面倾斜图像来补偿ACL在正交矢状位的偏离。

在正中矢状剖面，股四头肌腱和髌骨腱显示为低信号强度，分别向前附着于髌骨上、下极。Hoffa髌下脂肪垫在髌骨腱正后方，显示为明亮信号强度。在通过内、外侧髌骨面的剖面上，髌骨关节软骨后侧显示为一个光滑或凸起的弧形。在缺乏关节液的情况下，髌骨囊由于下塌而无法在靠近髌骨上极处显示。

在髁间窝的矢状面图像上可以显示腘血管长轴，腘动脉靠前，腘静脉靠后。

LCL和股二头肌腱联合附着于腓骨头，并在末端矢状面图像显示。腓肠肌外侧头在腓骨后方显示，并从股骨外侧髁远端向下走行于腘肌后方。在解剖位置上，即囊腔和外侧半月板外围之间，腘肌腱显示为低信号强度，腘肌腱鞘显示为中等信号强度。半月板独立的滑模束，或支柱，使腘肌腱得以通过关节内。C形外侧半月板在其中间三分之一处（即其主体）显示为蝴蝶结形。在通过外侧室的更内侧层面上可以看到分离的前、后角，呈三角形，彼此朝向，大小和形状几乎对称。

在矢状面图像上，主要结构有内外侧半月板、内外侧室、软骨表面滑车沟韧带、前后交叉韧带。其他结构有后内、后外侧角、髌骨和股四头肌腱、软骨下骨和骨髓、关节液/积液、Hoffa脂肪垫、皱襞，以及胫腓关节、侧副韧带、外侧肌腱和髌骨面关节软骨。

1. *内外侧半月板*　在通过内、外侧室的图像外围，半月板体显示于股骨髁和胫骨平台之间。主体部分为领结形。若领结形的中间部分有一个小间隙，则表明主体部分的游离缘有径向撕裂。位于领结形一侧的偏心间隙，表面游离缘径向撕裂涉及体部前后角连接处。半月板瓣状撕裂，则显示体部外周面的第一幅矢状面图像，对显示半月板翼状组织移位到冠状凹槽或到半月板股骨凹槽有用。后角根在内外侧室外周面显示，接近髁间窝。通过后角根的径向撕裂显示为“空壳半月板”，即在后角根的位置上半月板信号缺失。“空壳半月板”影像形成原因为，矢状面成像平面直接通过由径向撕裂引起的半月板组织后角间隙。

2. *内外侧室关节软骨*　软骨从前往后覆盖股骨内外侧髁。半月板前角界定了滑车沟软骨（位于前角前方）和股骨髁软骨（位于前角后方）之间的分隔。覆盖股骨髁中等负重面的软骨，向后延伸经过半月板后角水平，向后上覆盖股骨髁后面末端连于腓肠肌腱起点。屈膝时股骨髁后部末端变成负重面。关节表面的软骨异常随处可见。软骨也覆盖胫骨平台内外侧关节面。检查软骨异常后，检查底层软骨下骨以发现反应性骨髓水肿和囊性变，检查关节凹槽发现游离体。

3. *滑车沟软骨*　滑车沟为一V形凹缺口，由股骨髁前内下侧和外侧向内倾斜形成。滑车沟软骨的凹面与髌骨凸面形成关节。矢状面图像上，覆盖半月板前角前方的股骨髁的软骨为滑车沟软骨。解剖上，滑车沟包括内、中、外侧关节面。矢状面图像上显示滑车沟软骨表面内外侧整个范围。软骨覆盖髌骨的三个解剖区。髌骨外侧关节表面为髌骨外侧面，中间部分为中嵴，内侧关节面为内侧面。按惯例，中嵴软骨显示于矢状面图像中线，内侧面软骨显示在中线内侧，外侧面软骨在这些外侧。髌骨半脱位时该惯例不适用。中嵴软骨同样显示在通过髌骨最厚部的前后方向矢状图像上。

4. *前、后交叉韧带*　ACL和PCL的整个走行显示在两到三个中线矢状面图像上。完全急性撕裂特征是涉及起点、近三分之一、中间三分之一或远端附着处。全层撕裂表现为ACL或PCL纤维连续性完全丧失，而扭伤表现为连续性纤维横跨槽口全长，个别纤维显示出松弛，信号强度增强或界线丢失。ACL瘢痕则纤维同样表现为松弛或模糊。

5. *后内侧角和后外侧角* 矢状面图像的另一作用是评估后内侧角结构，包括所有肌腱、韧带，及横跨膝关节后内侧象限的关节囊结构。个别肌腱并不总出现在每幅 MR 图像上。MCL 显示于大多数外围矢状面图像。随后图像显示向胫骨后内侧倾斜走行的缝匠肌、股薄肌和半膜肌腱。半膜肌起点显示于胫骨平台中间的后内侧缘。腓肠肌内侧头起点显示于股骨内侧髁干骺端的后内侧缘。半月板胫骨韧带和半月板股骨韧带（即半月板关节囊韧带）沿后内侧角整个行程显示，远离内侧半月板后角呈扇形展开。半月板关节囊韧带显示为沿前内侧象限延伸，围绕半月板整个行程形成一个完整圆弧。半月板关节囊韧带分离和撕裂，特征为正常低到中等信号被流体信号中断，可以发生在整个韧带行程的任一点。

在大多数通过后外侧角的外围图像上显示有 V 形汇合点，由腓侧副韧带（V 形的前肢）和股二头肌肌腱远端（V 形的后肢）在腓骨近侧的附着点形成。在下一幅图像上显示有腘肌腱沿股骨外侧髁后外侧面的起点。通常情况下，腘腓韧带在这同一幅图像上显示，为黑色纤维带，起于腘肌腱，止于腓骨上端。腘肌腱向后外侧走行，止于外侧半月板后角，故可在后续 4～5 幅图像显示其整个行程。

在矢状面图像上，交叉韧带显示为细黑带，通常位于腘肌腱后方。若腘肌腱后方存在严重水肿，关节液从正常后内侧关节囊结构溢出，则提示交叉韧带撕裂。与内侧半月板关节囊韧带类似，外侧半月板关节囊韧带起于外侧半月板外缘，沿半月板整个弯面延伸。

6. *髌骨和股四头肌腱* 在 5 或 6 幅通过髌骨的连续矢状面图像上，可以显示股四头肌腱远端和髌腱整个走行。由于部分撕裂和肌腱炎通常只涉及肌腱的外缘，故要认真检查所有显示肌腱组织的矢状面图像。股四头肌远端肌腱炎特征显示为其在髌骨上极的附着点增粗、信号增强。髌腱炎通常发生于其在髌骨下极的近端起点。在矢状面图像上，与 Osgood-Schlatter 病相关的髌腱炎显示于髌腱在胫骨结节附着点的远端。在基于髌骨（及髌腱长度）与股骨相对位置的矢状面图像上，可以显示髌骨低位和髌骨高位。

7. *软骨下骨和骨髓* 检查股骨髁、胫骨平台及髌骨的软骨下骨表面和骨髓，以发现水肿、骨折或肿瘤。在软骨软化情况下，软骨显著异常区域的正下方，软骨下骨存在反应性骨髓水肿。在骨折情况下，骨皮质表面移位或者凹陷的角度是量化的，软骨上方的损伤可以显示。

8. *关节液/积液* 在矢状面图像上，关节积液在股骨内外侧髁（分别位于髌骨股骨凹陷的内外侧）前方和髌骨与股骨中线上方（髌上囊）显示最明显。少量关节则液聚积在半月板附近凹槽和交叉韧带附近凹槽。向 Hoffa 脂肪垫后方延伸的关节积液归为少量关节液。向上延伸至髌上囊、位于髌骨之上的为大量关节积液。单纯关节积液被正常的、细的、界限清晰的滑模包绕。滑膜炎时，包绕关节积液的滑模增厚、变粗糙，呈锯齿状发炎。少量关节液可为生理性。应检查所有关节积液，以发现游离骨片或软骨体及软骨碎片。

9. *Hoffa 脂肪垫* 在矢状面图像上，Hoffa 脂肪垫位于胫骨结节下方、半月板前角后方，显示为三角形脂肪带。部分关节液延伸到 Hoffa 脂肪垫后缘，这种异常提示滑膜炎。脂肪垫上外侧面局灶性水肿，提示侧副韧带紧张，这是导致脂肪垫滞留于髌骨外侧面和滑车沟外侧之间，并引起疼痛的原因。局灶性色素沉着绒毛结节性滑膜炎好发于 Hoffa 脂肪垫后面，在 MR 有特征表现和位置，不能将其误诊为肉瘤。术后检查脂肪垫以发现瘢痕。块状瘢痕提示关节纤维炎，术后疼痛限制运动范围。

10. *滑膜皱襞* 常见有三种皱襞，但并非所有患者三种都有。髌下皱襞在中线矢状面图像上显示，为中或低信号 U 形纤维带，起于髁间窝前方（ACL 前方），向下向前延伸入脂肪垫。髌下皱襞在滑车沟软骨软化时显示中断。髌上皱襞在中线矢状面图像上显示，位于髌上囊上方。在连续图像上，从中线到内侧室观察，显示髌上皱襞渐渐与横跨髌股凹的内侧皱襞融合。

（三）冠状面（图 5－5－4） 在冠状面，主要结构有侧副韧带。其他要检查的结构包括：交叉韧带、半月板、关节软骨、骨性结构、髂胫束。

后前位冠状解剖面显示有后囊、腘肌腱、交叉韧带和半月板、侧副韧带和伸肌结构。冠状面图像最常用于评估侧副韧带结构。该平面图像也可显示股骨髁后侧，这是关节磨损最常见的部位。尽管交叉韧带在矢状面图像上显示最佳，它也可在冠状面和横断面图像上显示。腘斜韧带和弓状过韧带限制了后囊。低信号强度的腘血管同样可以在后冠状面图像上显示。

LCL（腓侧副韧带）显示为低信号强度带，附着于腓骨头，并延伸到股骨外上髁。厚腘肌腱将其与外侧半月板分隔。在股骨髁水平，半月板股骨韧带（Wrisberg 韧带和 Humphrey 韧带）显示为细低信

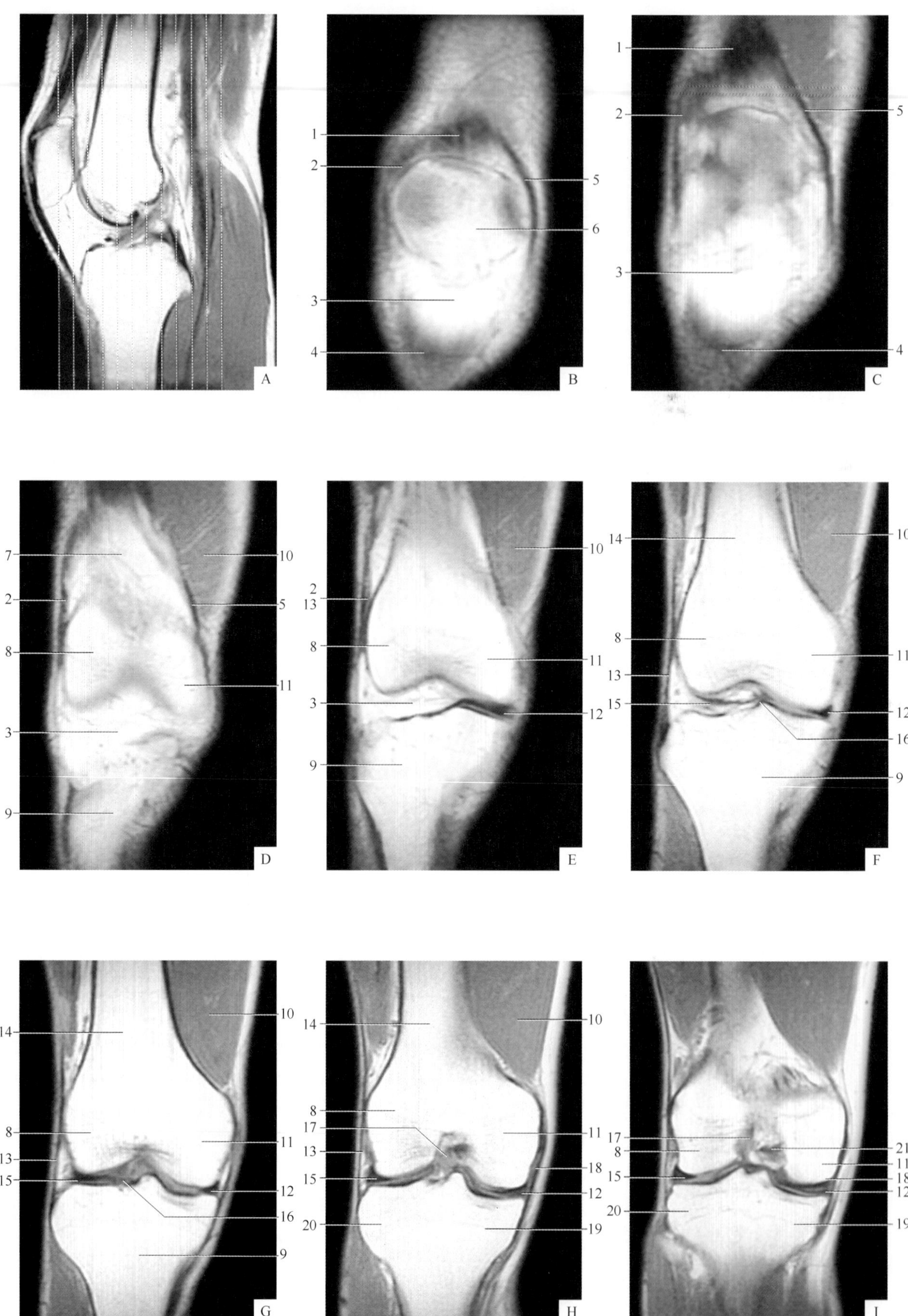
A
1
2
3
4
5
6
B
1
2
3
4
5
C
7
2
8
3
9
10
5
11
D
2
13
8
3
9
10
11
12
E
14
8
13
15
10
11
12
16
9
F
14
8
13
15
10
11
12
16
9
G
14
8
17
13
15
20
10
11
18
12
19
H
17
8
15
20
21
11
18
12
19
I

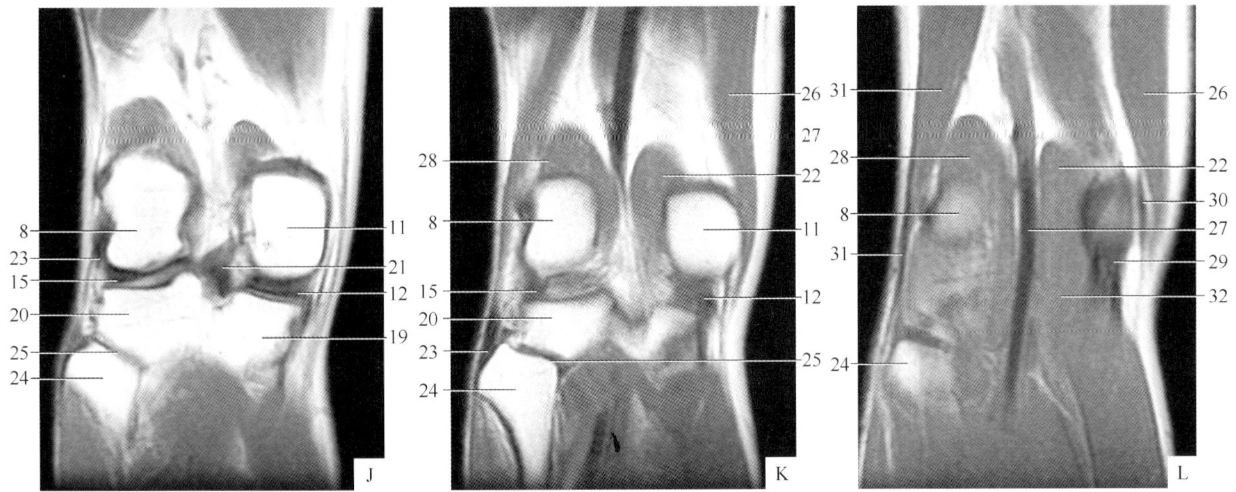

图 5-5-4 膝关节冠状面 MRI 图像。1. 股四头肌腱；2. 外侧支持带；3. 髌下脂肪垫；4. 髌韧带；5. 内侧支持带；6. 髌骨；7. 髌上脂肪垫；8. 股骨外侧髁；9. 胫骨；10. 股内侧肌；11. 股骨内侧髁；12. 内侧半月板；13. 髂胫束；14. 股骨；15. 外侧半月板；16. 膝横韧带；17. 前交叉韧带；18. 胫侧副韧带；19. 胫骨内侧平台；20. 胫骨外侧平台；21. 后交叉韧带；22. 腓肠肌内侧头和肌腱；23. 腓侧副韧带；24. 腓骨；25. 胫腓关节；26. 缝匠肌；27. 腘动脉和腘静脉；28. 腓肠肌外侧头和肌腱；29. 半膜肌腱；30. 半腱肌腱；31. 股二头肌腱；32. 腘肌。

号强度带，从外侧半月板后角延伸到股骨内侧髁外侧面。Hunphrey 韧带大小不固定。尽管在三分之一的膝关节检查中，可能显示一个或另一个半月板股骨韧带分支，但两者共存现象仅仅在 3%的检查中出现。ACL 的 AMB 和 PLB 的功能位置各自显示在前、后冠状面图像上。

在前、中冠状面上，PCL 呈圆形，为均匀低信号强度。在后冠状面图像上，PCL 的三角形附件从股骨内侧髁的外侧面呈扇形发出。MCL，即胫侧副韧带，在中冠状面上显示，前方为股骨髁与远端干骺端的融合处。MCL 显示为带状低信号强度，附着于股骨上髁，并延伸到胫骨内侧髁。它由与内侧半月板外围相接的深、浅层组成。未损伤或完整 MCL 的股骨、胫骨附着处为均匀黑色（低信号强度），与底层的骨皮质无法区别。在股骨后侧髁平面，以 5 mm层面采集且没有间隙，则 MCL 可以在至少两到三个冠状面图像上显示。代表小囊的中等信号强度条纹，把内侧半月板从 MCL 深层分隔开来。

内、外侧半月板的主体和前、后角显示为分离的片段，不像在矢状面图像上显示的那样呈相对三角形。在后冠状面图像上，C 形半月板的后曲线与该层面平行，后角显示为连续的低信号强度带。两个半月板纤维软骨的附着根部，同 PCL 的胫骨远端附着处一起，显示在同一后冠状面图像上。

中冠状面图像显示胫骨前嵴，前冠状面显示膝关节外侧室前方高信号强度的 Hoffa 髌下脂肪垫。在前部，ITB 与髌骨外侧支持带融合，股内侧肌与其内侧髌骨支持带附着处相续。股四头肌纤维和髌腱纤维显示为低信号强度，且同髌骨一样，在大多前冠状面图像上显示。

冠状面各主要结构包括：

1. 侧副韧带　内侧副韧带（MCL）最先显示在股骨内、外侧髁融合的图像上。该图像上，MCL 后侧面显示为低信号纤维带，沿股骨内侧髁和胫骨平台内侧面的外围延伸。MCL 朝前延伸，在下一两幅图像上显示其整个后朝前的走行。显示完整 MCL 后纤维的冠状面图像，可能无法显示局部撕裂，因为这些损伤倾向于发生在前纤维。MCL 起于股骨内侧髁，止于胫骨干骺端近侧，因为撕裂可能发生在行程中任一点，故对其整个行程的检查很重要。

外侧副韧带（LCL）同样最先显示于股骨髁融合的图像上。LCL 起于股骨外侧髁，起点显示在该图像或是后一幅图像上。不同于 MC L 的垂直走行，LCL 向后下方斜行。LCL 走行向后，止于腓骨头尖。在两个图像上显示其全部走行。

2. 交叉韧带（图 5-5-5）　前交叉韧带（ACL）最先显示在股骨髁融合的图像上。ACL 沿着股骨外侧髁的内侧缘发起，向后走行，显示在两到三个图像，继而朝前。ACL 整个后到前的走行显示在后续的五到六张图像上。ACL 斜向下走行，止于胫骨前端。正常 ACL 纤维显示清晰（绷紧、黑色），被中等到高信号强度的正常滑模分隔。瘢痕、退化或者扭伤的 ACL 纤维显示模糊，增厚，信号增强。急性撕裂处，纤维被水肿、血肿或滑膜炎取代。撕裂纤

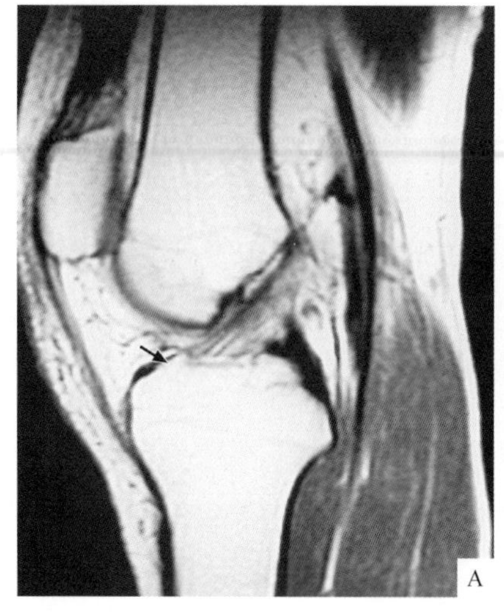
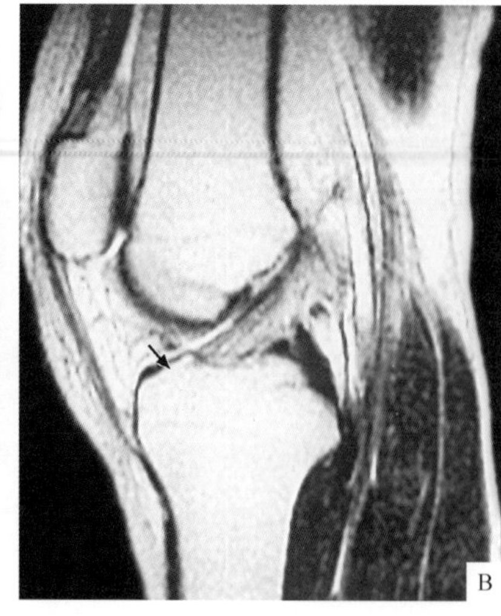
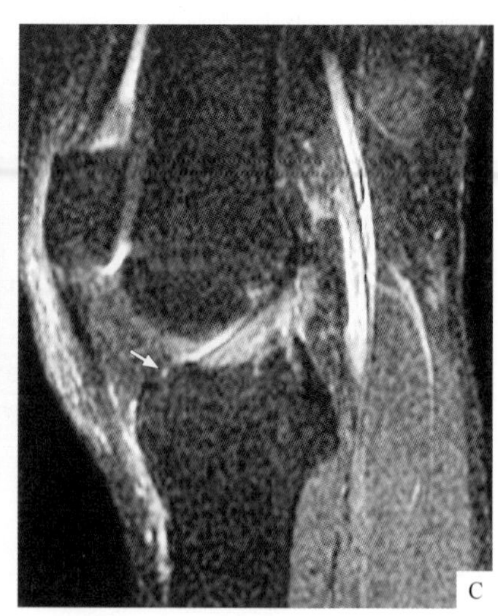

图 5-5-5 前交叉韧带。前交叉韧带中有线样、条纹状的中等至高信号影所分隔(黑箭、白箭)。A. T1 加权像。B. T2 加权像。C. STIR 像。

维的远端和近端呈波浪状,显示为疏松和水肿。

后交叉韧带(PCL)起于股骨内侧髁外侧面前方,在显示 ACL 远端止点的图像或邻近图像上显示。冠状面图像示 PCL 近端纤维的横断面。在四到五幅图像上,PCL 纤维向后走行,显示为渐进的 90°转角,然后垂直向下止于胫骨后方。

3. *半月板* 半月板后角首先显示于腓骨刚出现的冠状面图像。半月板根韧带显示为细短低信号的纤维带,从后角内侧缘集中延伸到胫骨嵴附近。径向撕裂常发生于根部,破坏根部韧带附着点,削弱半月板环状限制纤维,该纤维可使半月板避免因关节负荷而向边缘挤压。

在冠状面图像上,半月板体显示于腓骨水平前方。前角仍向前,显示于胫骨前缘的边缘。在冠状面图像上,正常前角和体部显示为黑色三角形,其尖锐末端代表内侧游离缘。半月板上、下关节面都没有增高的干扰信号。

在冠状面图像上,移位的半月板组织皮瓣显示为半月板突出组织,从体部突出到冠状或半月板股骨凹槽,或从后角突出到胫骨嵴。半月板底面或下页靠近游离缘的三角形缺失组织,是翼状撕裂的特征。应仔细检查冠状凹槽、半月板股骨凹槽和髁间窝,以发现相对应于半月板纤维软骨缺失部位的移位翼状半月板组织。

4. *关节软骨* 软骨覆盖胫骨平台内外侧和股骨远端。在冠状面图像上,半月板前角为软骨室的界标。在前角及其后方,软骨覆盖股骨髁和胫骨平台,且分为内外侧室软骨。在前角前方的图像上,覆盖股骨远端前方的软骨(即滑车沟)被称为"滑车沟"软骨,为髌骨室的一部分。在内外侧室,软骨覆盖胫骨平台和股骨髁的中等重量承受面,两者在伸膝时彼此接触。

软骨表面沿着股骨髁后表面延伸,在屈膝时触及胫骨。从前到后检查整个软骨表面很有必要。如果没有仔细检查软骨后表面,则股骨髁后方的软骨异常很容易被忽视。检查软骨以发现软骨裂缝、磨损、纤维化、变薄、缺损及皮瓣形成。底层的软骨下骨也要检查,以诊断软骨侵蚀区域附近的反应性骨髓水肿或囊性变。

关节软骨表面评估包括检查关节间隙内源于软骨缺损或磨损的游离体。游离体外观多变,显示为微小碎片斑点、游离的细长中等信号强度软骨碎片、附带不定量软骨下骨的软骨体、形状大小不定的主要骨碎片。在冠状面图像上显示,游离体常沿 PCL 和半月板后方的后关节线分布,沿 ACL 前方的前关节线分布,或分布于髌骨和股骨远端之间的髌骨凹槽。

5. *骨结构* 检查骨皮质、软骨下骨、骨小梁,以发现骨折、挫伤、与压力相关的水肿、感染、骨坏死或肿瘤。

6. *髂胫束* 髂胫束远端附着于胫骨平台前外侧缘(Gerdy 结节),肌腱在至少四到五个连续冠状面图像上显示。正常髂胫束显示为绷紧的薄的影像。局灶性增厚表明瘢痕形成,通过适当的临床设置,肌腱深部的高信号强度水肿和滑膜炎表明 TIB 摩擦综合征。

三、膝关节病变

(一) 半月板病变

1. *半月板撕裂* 半月板撕裂可分为以下类型:

(1) 基于 MR 矢状面：分为垂直撕裂和水平撕裂(包括单纯水平分裂型)。

(2) 基于环形或表面解剖：可分为纵行撕裂(相应半月板层面上的垂直撕裂或水平撕裂)、游离撕裂(垂直撕裂或水平撕裂)和放射状撕裂(垂直撕裂)。

(3) 在矢状面图像上，纵行和皮瓣撕裂有一个主要的垂直或水平撕裂模型。稍混乱的是，纵行和皮瓣撕裂之前只归类于垂直撕裂模型。放射状撕裂为垂直撕裂，包括了传统放射状撕裂以及根部撕裂。

主要的诊断要点包括：① 基于 MR 矢状面：诊断垂直撕裂和水平撕裂(包括单纯水平分裂型)；② 基于环形或表面解剖：诊断纵行撕裂(相应半月板层面上的垂直撕裂或水平撕裂)和游离撕裂(垂直撕裂或水平撕裂)；③ 放射状撕裂(垂直撕裂)指在相应矢状面图像上，纵行和皮瓣撕裂有一个主要的垂直或水平撕裂模型。但纵行和皮瓣撕裂之前只归类于垂直撕裂模型；④ 放射状撕裂为垂直撕裂，包括了传统放射状撕裂以及根部撕裂。

根据撕裂与半月板关节面的相对关系，目前的分级系统将半月板撕裂分为 3 级信号强度(图 5-5-6～图 5-5-9)。这种分级系统并不强调各种水平或垂直撕裂模型的解剖，而主要依靠膝关节外科关节镜检查来确定。根据矢状面图像上显示的半月板交叉截面解剖，可以将半月板撕裂分为两种主要撕裂平面，即垂直和水平。由于大多数半月板撕裂并非完全垂直或平行于胫骨平台表面，故垂直或水平撕裂可有次级撕裂模型(即分别为垂直或水平)。例如，大多数水平撕裂延伸到半月板下表面，而并不延伸到半月板顶点，则为裂缝样撕裂。

对撕裂形态和位置的准确描述，有助于选择合

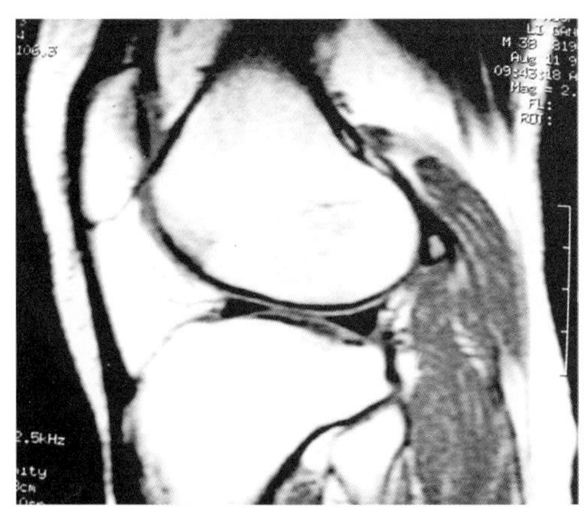

图 5-5-6 0 级。外侧半月板表现为均匀的低信号，形态规则。

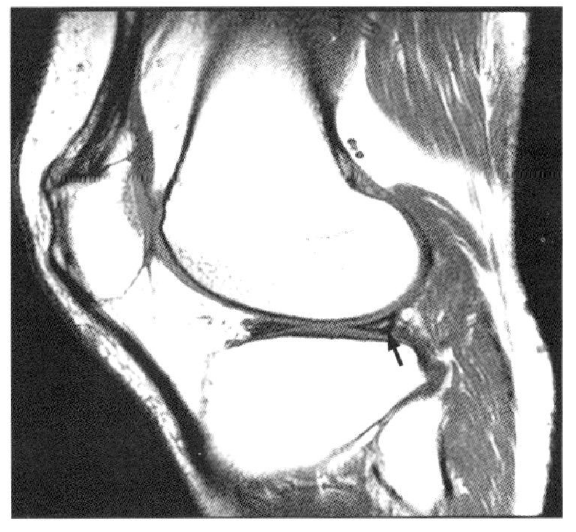

图 5-5-7 Ⅰ级。外侧半月板后角均见有不与半月板关节面相接触的灶性的球状高信号(黑箭)。

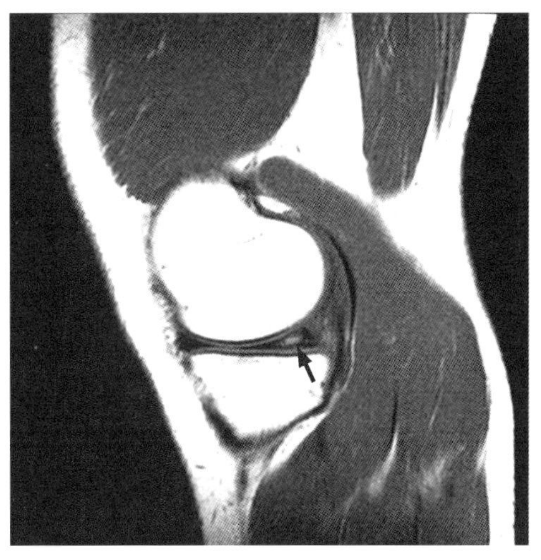

图 5-5-8 Ⅱ级。内侧半月板见有线性的高信号，延伸至半月板的关节囊缘，但未达到半月板的关节面缘(黑箭)。

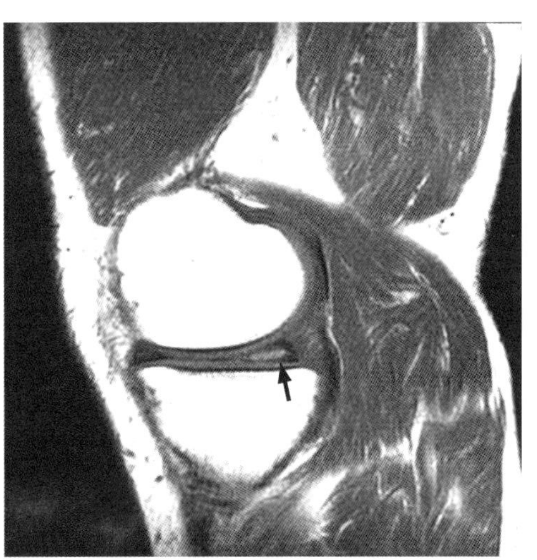

图 5-5-9 Ⅲ级。内侧半月板后角内见线形高信号达到半月板的关节面下缘(箭)。

适的手术方式，是进行半月板修复还是部分半月板切除。垂直或水平撕裂平面向半月板关节面延伸，形成了表面撕裂形式。可根据 MR 上异常信号方向及位置或半月板形态改变来确定表面撕裂形式。在关节镜检查时，从相对其环周的半月板表面观察，可以看到三种撕裂模型：纵行、放射状或横向、皮瓣或倾斜撕裂(图 5－5－10)。

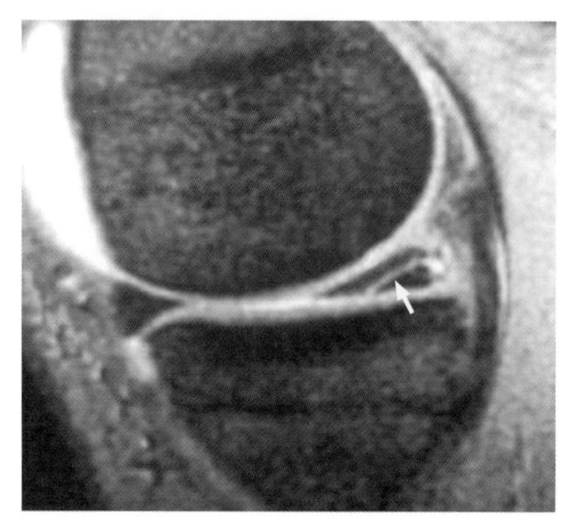

图 5－5－10 半月板斜行撕裂。内侧半月板后角内有一斜形的高信号影，达半月板的下关节面缘(箭)。矢状面 STIR 像。

垂直撕裂延伸到半月板表面则为纵行、放射状或倾斜撕裂。非裂缝水平撕裂显示为纵行或皮瓣表面撕裂模型。中间射孔胶原束平面上的水平撕裂，延伸至半月板顶点，像退变性水平裂缝撕裂一样，带有相同尺寸的上下叶。水平撕裂有时被称为“鱼嘴”撕裂，但这种说法并不确切。具有水平成分的水平裂缝撕裂或皮瓣撕裂，与半月板囊肿关系最密切，治疗底层半月板撕裂会导致囊肿退变。合并有垂直、水平和(或)表面撕裂模型则为复杂撕裂。在相同半月板上，复杂撕裂可能显示为多个环形或表面撕裂形式。例如，放射状和皮瓣撕裂，放射状和水平撕裂，或者水平和皮瓣撕裂，可能存在于半月板的不同位置(如体部和后角)。复杂撕裂可由半月板退变或严重创伤形成。

磁共振能够准确地检出半月板撕裂。比较明确的诊断标准包括：半月板截断或缩短、存在信号异常区累及至少一个以上的关节面、粉末状信号增高。综合有关报道，平均敏感度、特异度和与关节镜结果对照的正确率分别为：82.0%(57%～96%)，90.1%(67%～100%)，87.7%(75%～95%)。也有文献报道磁共振对内侧半月板病变高敏感，对外侧半月板病变高度特异。成像时应进行冠状位和矢状位平面成像以显示病灶。最普遍使用的序列包括冠状面 T1 加权和矢状面 PD 加权，但笔者还推荐在冠状位和矢状位上使用 FS－PD 或 STIR 序列。

部分关节镜下检出的半月板撕裂不能在 MR 上显示。这是因为在半月板撕裂的同时伴有 ACL 的撕裂，后者改变了半月板的位置形态。据报道，当伴有 ACL 撕裂时，内、外侧半月板撕裂的敏感度分别从 0.97 下降至 0.88、0.94 降至 0.69。外侧半月板后角周缘的撕裂较其他部位的撕裂检出的敏感度低。如果存在 ACL 撕裂，那么同时需要仔细地观察双侧半月板的周围有否撕裂尤其是外侧半月板后角。

(1) 水平撕裂(图 5－5－11)：单纯水平裂缝撕裂延伸到半月板顶点，由过大的剪切力形成。从矢状面图像上观察，纵行和皮瓣撕裂走行相对(不纯粹)水平。但是这些撕裂模型仅仅发生于上或下叶延伸时。在中间纤维平面，若水平裂缝撕裂延伸到半月板游离缘，并伴有延伸到关节囊的外围信号退变，则可用“水平撕裂”这个词来形容。换言之，水平撕裂发生在水平面内，切离环状纤维，将半月板纤维软骨分为两个独立的层或叶。

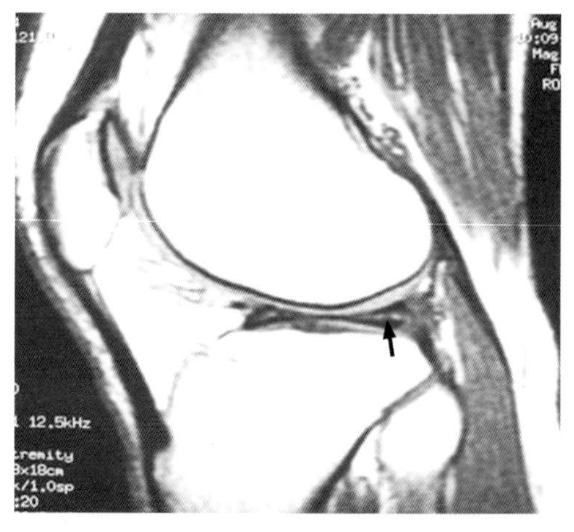

图 5－5－11 水平撕裂。黑箭所示外侧半月板后角水平状撕裂，水平撕裂伴半月板囊肿。

在矢状面图像的半月板交叉截面上，虽然皮瓣撕裂和纵行撕裂可能会具有一个相对水平矢量，或者可能显示为倾斜走向的 3 级信号改变，但这些撕裂不能归为水平撕裂或单纯裂缝撕裂。另外，线性水平走向的 2 级信号强度可能会被误认为完全水平撕裂。

水平撕裂最常见于内侧半月板后角，通常由股骨髁和胫骨平台间的过度剪切力造成。水平撕裂先是涉及游离缘，进而横向发展，涉及更多半月板外周面。在 MR 像上，这些撕裂显示为线性高信号，且延伸到半月板游离缘，并几乎与胫骨平台表面平行（图 5-5-12）。在冠状面和矢状面图像上，水平撕裂的特征同等显著。但由于部分容积效应的缘故，单纯裂缝撕裂在横断面图像上可能难以识别。部分容积效应产生的原因在于，中间射孔胶原束剪切面上的信号强度与横断面及胫骨平台表面平行。不论在冠状面或矢状面图像上，真正的水平裂缝撕裂应该延伸至顶点（图 5-5-13）。

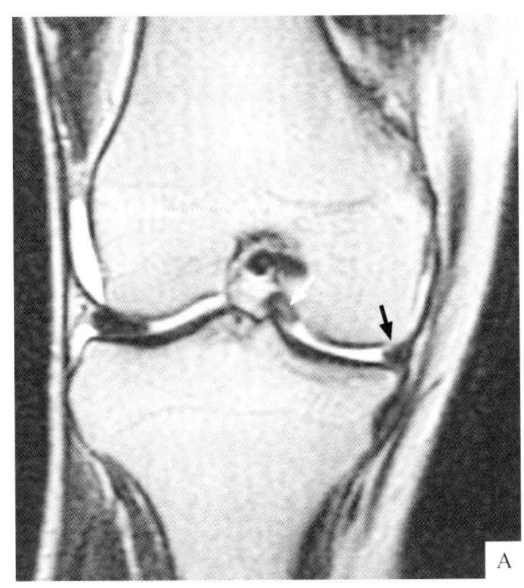

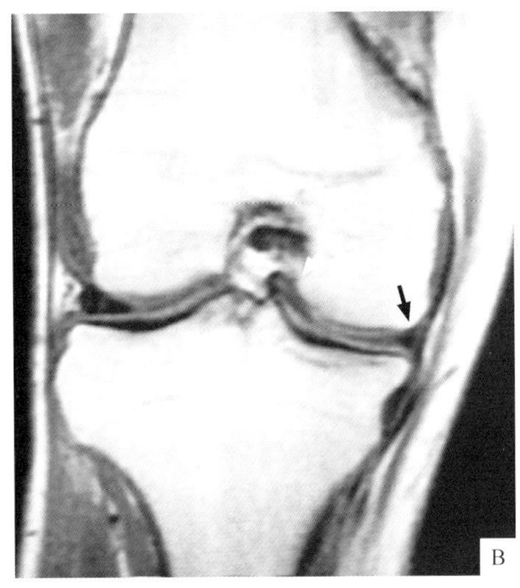

图 5-5-12 半月板宽度减小。内侧半月板体部（黑箭）的宽度减小，见内移的半月板（白箭）位于髁间窝、交叉韧带旁，T2 加权像比 T1 加权像显示更为清楚。A. T2 加权像。B. T1加权像。

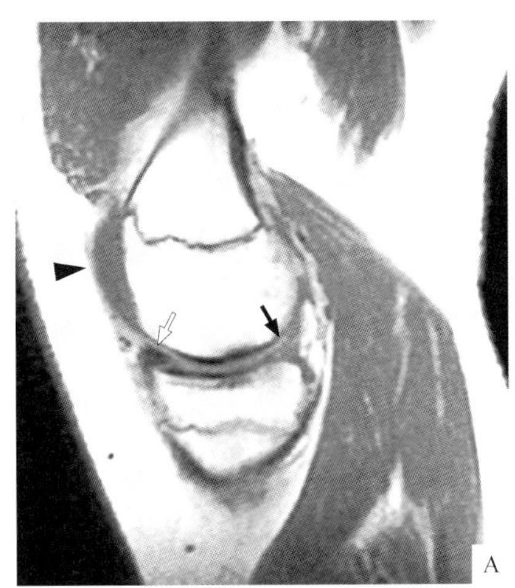

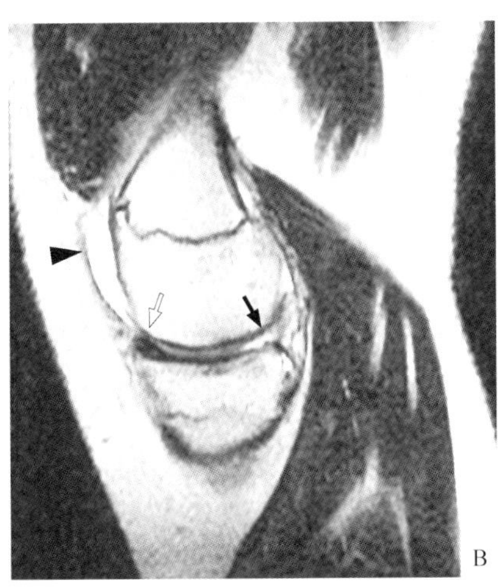

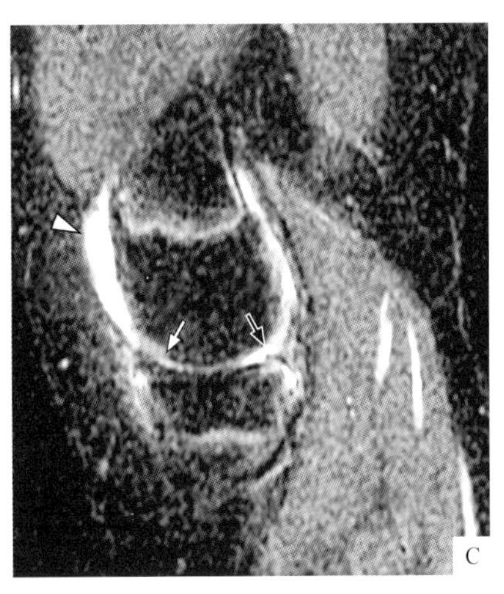

图 5-5-13 半月板后角变小。内侧半月板后角（黑箭）的宽度减小，T2 加权像、STIR 像比 T1 加权像显示更为清楚（白箭示内侧半月板前角，黑箭头、白箭头示关节积液）。A. T2 加权像。B. STIR 像。C. T1 加权像。

半月板囊肿的形成通常与水平撕裂有关。半月板退变时，微小创伤就可引起撕裂。当出现上或下延伸，并导致半月板撕裂方向发生变化（变为非水平面）时，就会发生皮瓣撕裂。皮瓣撕裂也可以由伴继发性纵行成分的放射状撕裂发展而来。

如果撕裂达半月板外周神经支配的血管区域，则在关节线可出现典型压痛。局限于半月板游离缘的水平撕裂可以是无症状性的。通常通过修剪、规整边缘来治疗水平撕裂。切除的退变越多或叶越小，则保留的叶越大。半月板囊肿时，可通过关节镜来修剪半月板并穿刺囊肿。

（2）纵行撕裂：纵行撕裂发生于半月板外周部。在冠状面或矢状面图像上，可通过外周 3 级信号强度来确认纵行撕裂。在横断面图像上，纵行撕裂对应于半月板长轴即纵轴。在矢状面图像上，纵行撕裂并不局限于完全垂直撕裂模型，可呈现为倾斜或水平走向信号（不与胫骨平台平行），并延伸到关节面（图 5-5-14，图 5-5-15）。

据统计，在矢状面图像上，大多数倾斜走向的信号强度与皮瓣撕裂有关，尽管纵行撕裂也可有倾

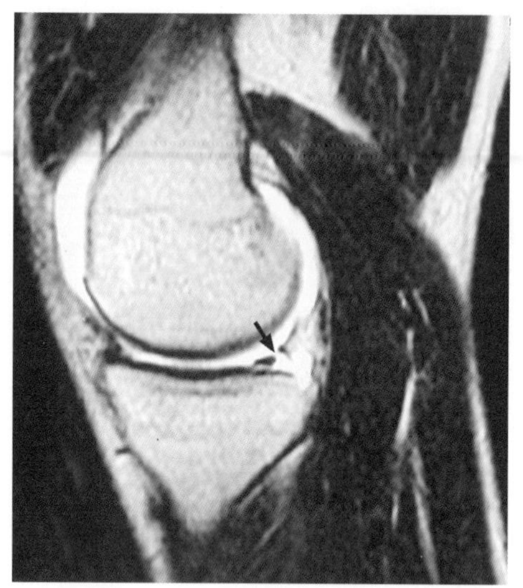

图 5-5-14 半月板后角纵行撕裂。内侧半月板后角(黑箭)内见斜行方向的高信号影。

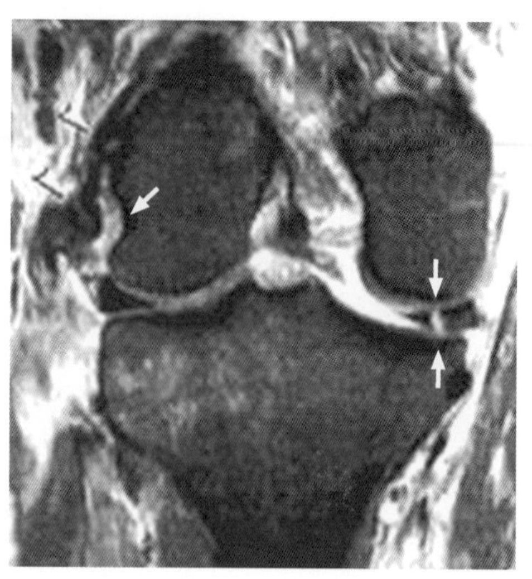

图 5-5-15 半月板体部纵行撕裂。外侧半月板内见不规则的高信号影,胫侧副韧带撕裂(白箭)。

斜 3 级信号强度。因此,"倾斜信号强度"这个词,除非用在特定环形或表面撕裂模型上,否则可能会产生误解。实践中,矫形外科医生将"倾斜"等同于皮瓣撕裂。

在横断面图像上,纵行撕裂为沿半月板纵轴发生的垂直外周撕裂。这种撕裂形式始于后角,并向环形胶原纤维方向发展。从半月板上表面看,似是纵行的撕裂,在相应矢状面图像上的交叉截面上看,其实可能主要为垂直或水平走向。关节镜检查时探查纵行撕裂内部,则可确认其水平或垂直走向。纵行撕裂沿着半月板前后部(与半月板长轴边缘平行)环形延伸。位于半月板外三分之一部的垂直 3 级信号强度,可认为是纵行撕裂。纵行撕裂不一定延伸通过半月板两面,可能只出现在上或下关节面。横断面薄层图像可以显示纵行撕裂的线性信号强度,该信号与半月板长轴平行。若垂直信号强度位于半月板内侧三分之一,则可认为是皮瓣撕裂(图 5-5-16)。

可能被误认为是纵行撕裂的正常解剖结构包括:横向内侧半月板韧带附着点、半月板股骨韧带(Humphrey 韧带和 Wrisberrg 韧带)在外侧半月板后角的附着点。虽然腘肌腱鞘类似于外侧半月板后角的垂直外围撕裂,但值得注意的是垂直纵行撕裂往往与腘肌腱鞘平行。

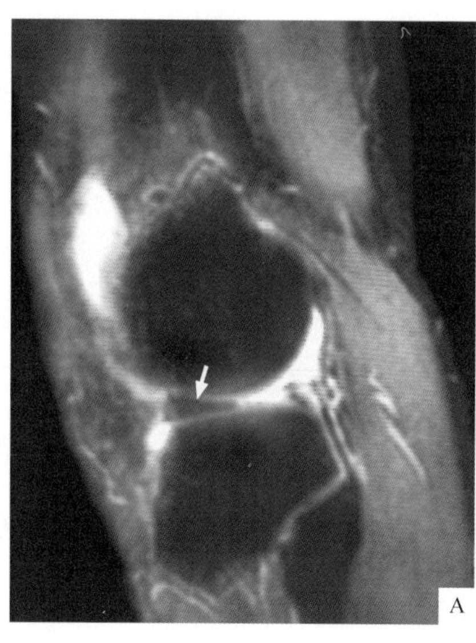

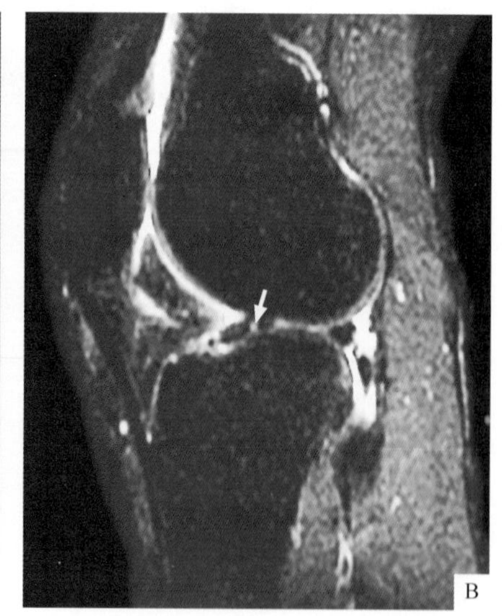

图 5-5-16 半月板前角增宽。A. 外侧半月板前角增宽(白箭)。B. 双外侧半月板前角征,白箭前、后方各见一半月板结构。

纵行撕裂最常发生于急性创伤的年轻患者中，且通常位于半月板外周面。外周面是环形胶原纤维聚积所在，与半月板外周附着处相邻。轴向负荷(压缩力)增加，则半月板产生径向应力，继而发生纵行分裂(在环形胶原纤维之间)。纵行撕裂起始为后角的一小纵行裂口，后来沿环形胶原纤维发展，使得环形胶原纤维沿其长轴被撕裂。在同一半月板上可发生多种纵行撕裂。纵行撕裂与ACL撕裂和(或)MCL撕裂有关，也与ACL阙如膝关节有关。若半月板内有内源性碎片移位，则为桶柄状撕裂或皮瓣撕裂。关节交锁与异常移动碎片有关，通常会引起疼痛和痉挛。

外围垂直撕裂可以通过主要半月板修复成功治疗，延伸进入无血管纤维软骨内的水平撕裂可以通过半月板部分切除治疗。MR 3级信号强度向外围延伸至稳定半月板边缘，并可在关节镜行部分半月板切除时起辅助作用，但在关节镜下不可见。与此一致的是，部分半月板切后，无症状的半月板残留中常显示有MR 3级信号强度。

(3) 桶柄状撕裂：通常发生于年轻创伤患者中，与ACL损伤有关。有不稳定半月板碎片锁入髁间窝，并涉及至少半月板环形的三分之二。在冠状面图像上，半月板组织从后方相对向前移位，方可诊断为桶柄状撕裂。若移位半月板组织局限于后方，则考虑为移位的皮瓣撕裂模型。在矢状面图像上，移位的桶柄状撕裂可有双三角信号和(或)双侧PCL信号。

半月板(通常为内侧半月板)纵行撕裂并有移位，称为桶柄状撕裂，因为分离的中央片段与水桶的手柄相像而得名。半月板剩余的较大外周部分则为水桶状撕裂。

桶柄状撕裂是在膝关节磁共振检查中最常被漏诊的半月板病变之一，也是需要手术的重要撕裂类型。其定义是指发生于半月板后角的垂直或斜向的撕裂沿其纵轴由中间向前延伸至前角。最常累及内侧半月板，其发生率为9%～24%。通常半月板内部的碎片向中间移位至髁间窝。撕裂被漏诊的主要原因是在矢状位图像上撕裂的方向平行于切面，且在冠状位图像上又与关节腔信号相似。

两个诊断桶柄状撕裂的可靠征象是：在冠状位图像上看到移位的半月板片断和在矢状位上看到“双后交叉韧带征”(图5-5-17)，后者具有高特异度但敏感度差，仅在30%～53%病例中能够检出。由于ACL的屏障作用，双后交叉韧带征多见于内侧半月板。向髁间窝移位的半月板片断与PCL处于不同的矢状位平面上。其他桶柄状撕裂的征象有冠状位图像上半月板的缩短截断或消失(图5-5-18，19)。

Helms等报道了另一桶柄状撕裂的重要表现：蝶形领结消失征。蝶形领结是在矢状位图像上，正常半月板体部表现。当采用4～5 mm层厚、1 mm层间距扫描时，发现半月板缺失或仅剩一半半月板体时表示存在桶柄状撕裂可能。正常的半月板体的宽度为9～12 mm。据统计，97%的桶柄状撕裂在矢状位上显示蝶形领结消失征，而在冠状位上检出的仅64%。

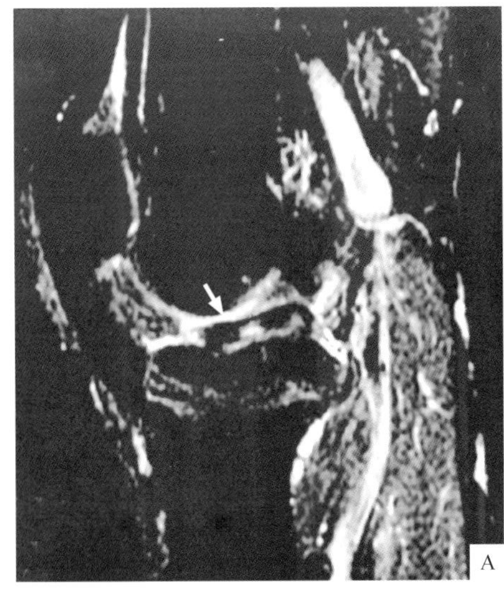

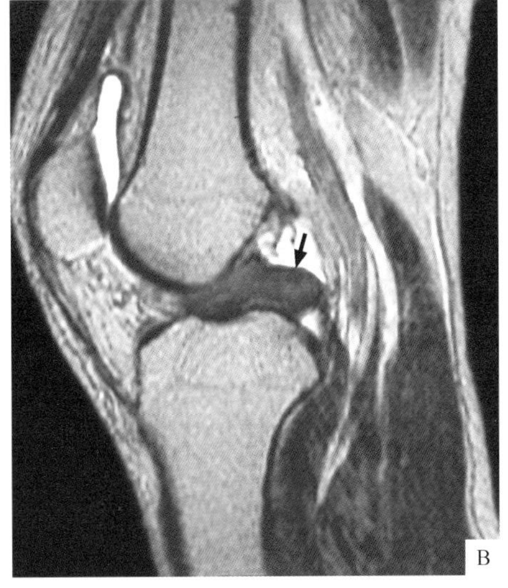

图5-5-17 双前交叉韧带征和双后交叉韧带征。A. STIR像：内移的半月板(白箭)，其表现似前交叉韧带(称双前交叉韧带征)。B. T2加权像：内移的半月板(黑箭)，其表现似后交叉韧带(称双后交叉韧带征)。

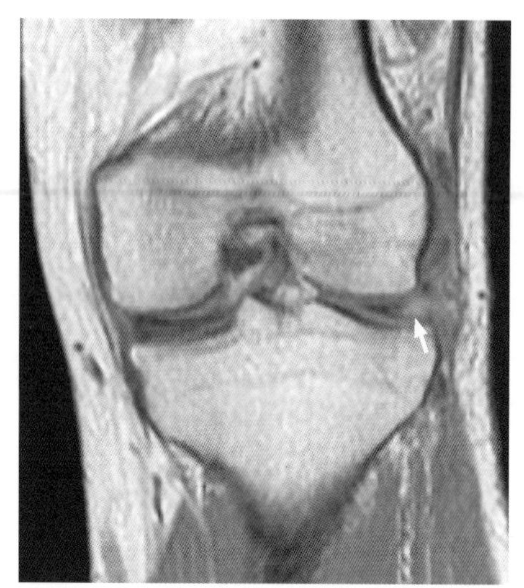

图 5-5-18 半月板体部放射状撕裂。外侧半月板体部见垂直方向的高信号影(白箭)。

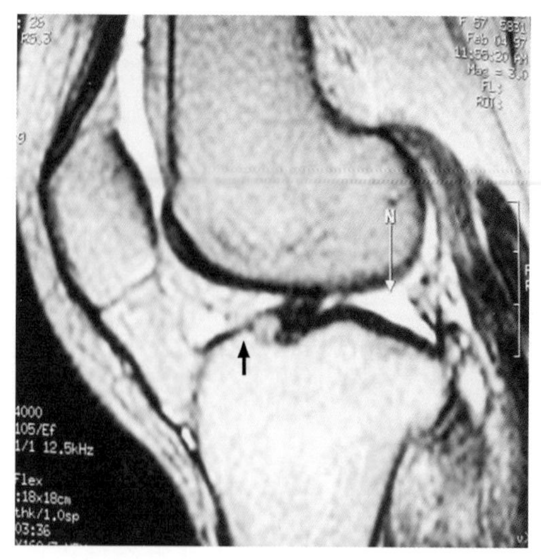

图 5-5-19 半月板前角假性肥大。白箭示增大的外侧半月板前角,同时见后角缺如。手术结果为半月板后角的桶柄状破裂。

半月板撕裂伴移位的病例需要外科手术复位或摘除。移位大致分三型:拍击撕裂伴移位,桶柄状撕裂伴移位,撕裂的半月板游离。第一型占有症状半月板外伤的19%,多见于内侧半月板,向上移位较向下移位常见。

桶柄状撕裂可造成部分半月板片断向前角移位,垂直地重叠于前角,这样前角异常增大(6≥mm),被命名为Flipped半月板。如果移位的半月板片断没有叠置于完整的半月板前角上,而是在同一层面的冠状位图像上显示与其并列,此征象称双前角征。游离的半月板片断移位很罕见,仅占所有有症状性半月板病变的0.2%。

(4) 半月板撕裂诊断时易误诊的情况:由于某些正常的膝关节组织结构在磁共振上与半月板信号形态相似,对它们的认识不足可能导致磁共振假阳性及假阴性的结果。横韧带及侧下或关节膝状动脉可能表现出类似于半月板前角撕裂的裂隙(图 5-5-20~图 5-5-22)。腘韧带可能被误认为是撕裂的外侧半月板后角。半月板外侧缘正常的凹度可能产生容积伪影,该伪影类似与半月板水平撕裂。同样,半月板内的软骨钙质沉着也可能在磁共振图像上被误诊为撕裂灶。另一方面,当撕裂的半月板及从关节囊分离的半月板与扫描层面平行时磁共振很可能漏诊。有三种征象可以帮助我们诊断半月板与关节囊分离:① 半月板与内侧附韧带间存在液体;② 半月板的轮廓不规则;③ 半月板与内侧十字韧带(MCL)间的距离增加(图 5-5-23)。

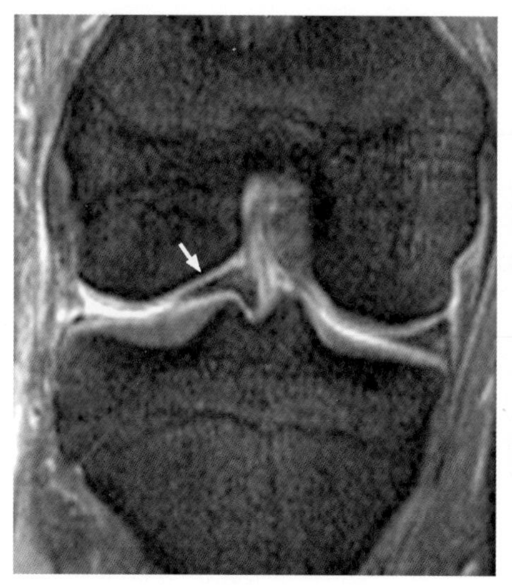

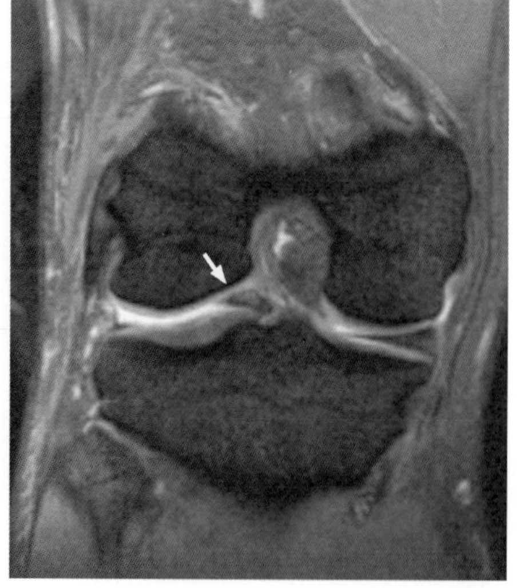

图 5-5-20 半月板完全撕裂伴移位。冠状面 FS-T2* GRE 序列显示外侧半月板连续性中断,内侧部分向髁间凹区域移位(箭)。

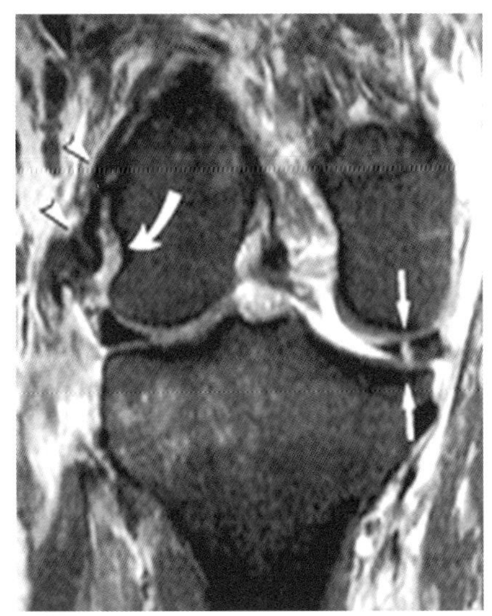

图 5-5-21 膝关节复合型损伤合并半月板纵行完全撕裂。冠状面 FS-T1 序列显示内侧半月板中央纵行撕裂线(直箭),半月板整体向内侧移位。另课件外侧股骨髁骨软骨骨折(弯箭)、外侧副韧带撕裂和胫骨平台骨挫伤。

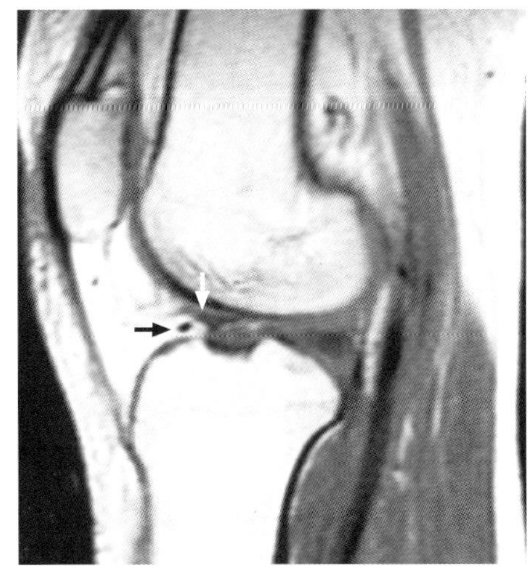

图 5-5-22 膝横韧带。外侧半月板前角(白箭)和前方的膝横韧带(黑箭)间有一线形的高信号影。

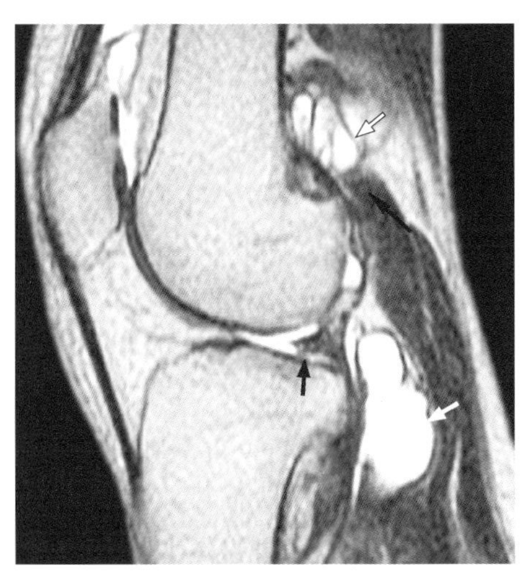

图 5-5-23 半月板纤毛化。黑箭示外侧半月板后角,内有横行的高信号影,类似半月板撕裂信号,手术结果为半月板纤毛化。白箭示腘窝囊肿。

(5) 半月板关节囊分离:半月板关节囊分离或撕裂通常发生于运动较少的内侧半月板上。关节囊较厚的内侧三分之一或内侧关节囊韧带可分为半月板股骨成分和半月板胫骨成分。这些纤维位于 MCL 浅表纤维前方,两者中间由滑囊分隔,并在通过膝关节内侧室的常规 FS-PD FSE 径向图像上显示最佳。内侧半月板后角通过半月板胫骨韧带或冠状韧带固定于胫骨,其关节囊附件特别容易撕裂。即使半月板内无 3 级信号强度,半月板关节囊连接处分离伴疼痛也有临床意义。小的或非移位半月板关节囊撕裂无须外科干预也可愈合。这是由于其发生于半月板外围的血管区,邻近毛细血管。同样由于位于外周,这些损伤的小修复成功率较高。

在矢状面 MR 图像上,胫骨平台关节软骨应该被内侧半月板后角所覆盖,关节软骨表面不暴露。内侧半月板后角移位 5 mm 或以上,暴露的胫骨平台及位于半月板外缘和关节囊之间的液体,预示着外围分离。胫骨平台软骨暴露并非半月板关节囊损伤的特异性征象,测量半月板移位可能并不可靠。此外,在半月板关节囊连接处没有破坏的情况下,半月板上下关节囊凹处也可有液体存在。在矢状面图像上,真正的半月板关节囊分离,特别是伴 ACL 撕裂,可在内侧半月板后角外围部分和关节囊之间显示液体信号。关节囊深层解剖及其与半月板的关系在冠状面和矢状面图像上显示最佳,并可评估半月板股骨韧带和半月板胫骨韧带断裂。

MCL 撕裂也可与半月板关节囊分离有关。若后角外围完全分离,特别是伴 MCL 撕裂时,可认为是游离半月板。在所有矢状面图像上都应明确内侧半月板后角和后内侧囊组织的连接处。液体完全通过连接处或通过半月板胫骨关节囊附件,此为异常表现。在膝关节后内侧面,关节囊向上与腓肠肌腱融合,也附着于股骨髁后方皮质。关节囊和腓肠肌腱之间可形成腓肠肌下滑囊。

综上所述，半月板关节囊韧带由半月板股骨韧带和半月板胫骨韧带组成，位于膝关节囊的第三层。MCL近端撕裂与半月板股骨韧带损伤有关。在浅表MCL和深部MCL后外方，并位于半月板和关节囊之间的液体，代表半月板关节囊撕裂的一种形式，可能与急性ACL损伤时内侧半月板后角撕裂有关。半月板撕脱可发生于内、外侧半月板的半月板胫骨附件。

2. 半月板囊肿　据报道，1%的半月板切除中发现有半月板囊肿（或称腱鞘囊肿，该术语描述性较差且不具特异性）。半月板囊肿可分为三种类型：半月板内囊肿、半月板旁囊肿及滑膜囊肿（图5-5-24～图5-5-26）。半月板内囊肿较少见，显示为与半月板撕裂相连的半月板内液体积聚。半月板旁囊肿较常见，最常显示为位于半月板外围的小腔或单纯液体积聚，在横断面上通常伴发水平分层撕裂。滑膜囊肿罕见，与半月板撕裂无关。显示为关节囊外翻囊肿。

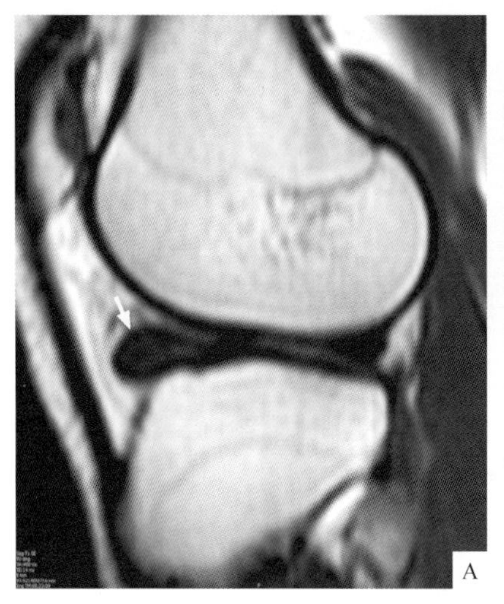
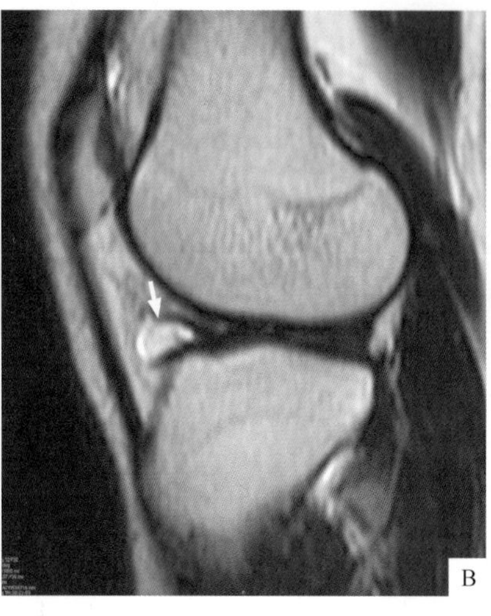
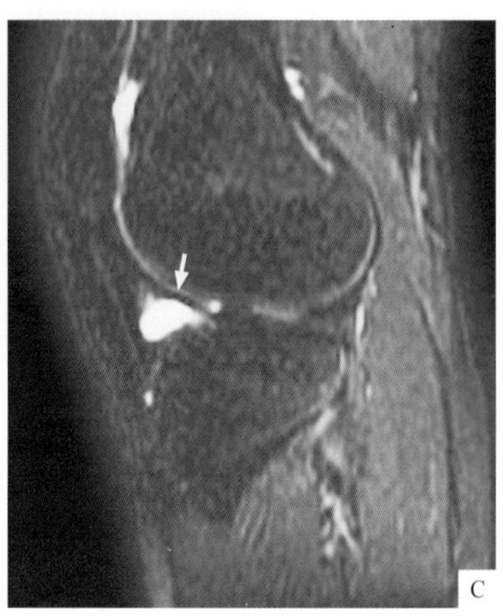

图5-5-24　半月板囊肿。外侧半月板前角前缘见一个直径约1 cm大小的卵圆形低信号（T1加权像）或高信号（T2加权像、STIR像）的半月板囊肿（白箭），同时见合并有外侧半月板前角的水平撕裂。A. T1加权像。B. T2加权像。C. STIR像。

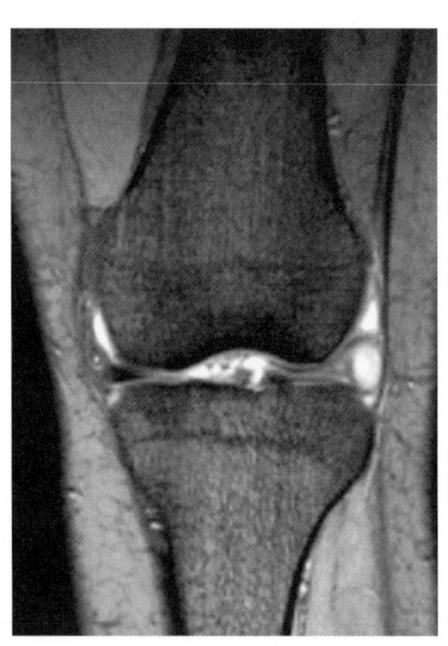

图5-5-25　半月板囊肿。内侧半月板外侧前缘见便捷清晰的圆形高信号区域，与半月板之间无间隔，同时可见内侧半月板内出现不规则撕裂信号。FS-T2* GRE序列。

半月板旁囊肿通常在关节线水平显示，表现为局部肿块或肿胀（图5-5-27）。它们可在外伤或退变时反应发展而来，与半月板切除有关。有理论认为，损伤或外伤产生切向力或压缩力，引起半月板中间外围面坏死，导致黏液变性和囊肿发展。外侧半月板旁囊肿的发生率是内侧半月板旁囊肿的3～7倍，通常发生于半月板外缘的内侧三分之一。内侧半月板囊肿较少引起症状，容易漏诊，故内、外侧半月板囊肿发生率的差异有可能被夸大。内侧半月板囊肿可穿过软组织（如关节囊及MCL），经常发生于半月板撕裂起源以外的其他不同位置。它们通常位于MCL深部，或者位于后侧斜韧带深部的后内角。若黏液性退变向外围延伸，则在相关外侧囊肿存在的情况下，内侧半月板也可完整显示。前交叉半月板囊肿可能起源于内侧半月板后角撕裂，可被误认为后交叉腱鞘囊肿。小的半月板囊肿也可发生于无症状膝关节。内侧半月板囊肿从后角向外延伸至更靠前的位置。在这些情况下通常可观察到与半月板相连的细杆影。水平半月板撕裂、主要带水平成分的折翼状撕裂，或复杂撕裂通常与半月板囊肿相通，使滑液得以减压。

在90%的情况下，外侧半月板囊肿也与水平

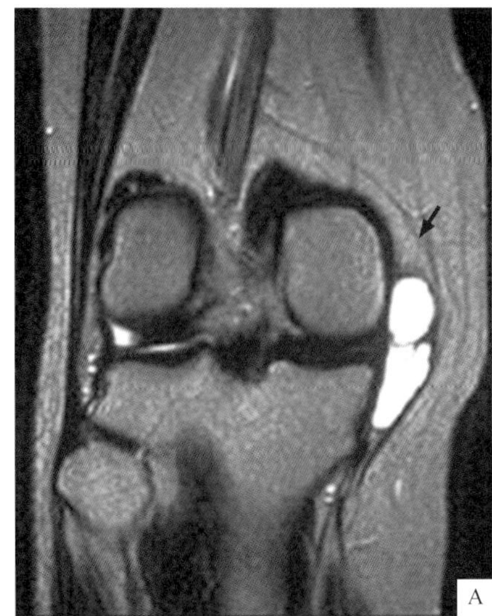

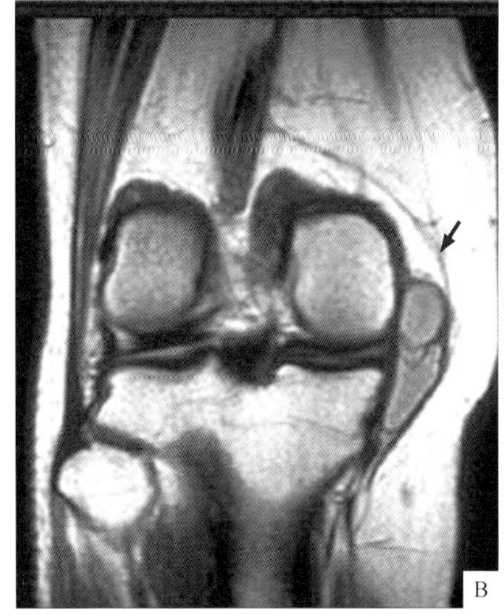

图 5-5-26 半月板旁囊肿。冠状面图像显示内侧半月板内侧缘囊性病灶，边界清晰，紧贴于半月板内侧。A. FS-T2 加权序列显示为高信(箭)。B. T1 加权序列显示中低信号(箭)。

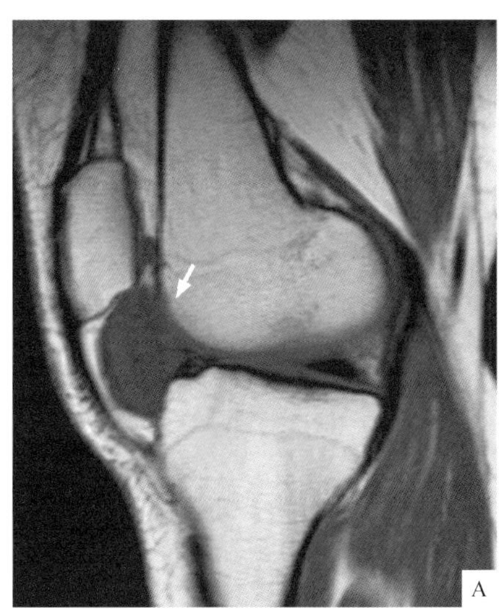

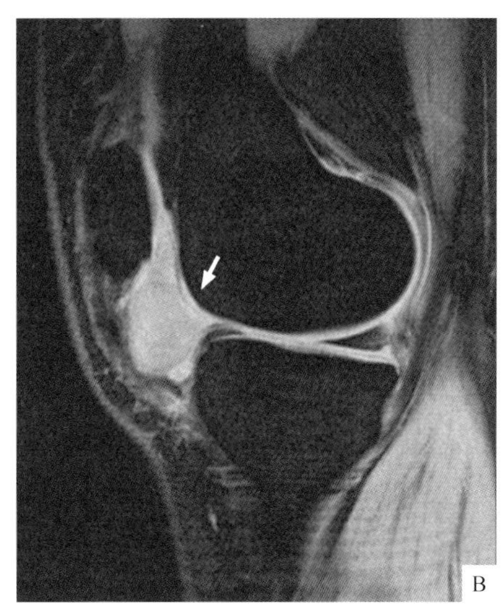

图 5-5-27 矢状面图像显示半月板前角前方较大的囊性病灶，边界清晰。病灶位于原有髌下脂肪垫区域，向前压迫髌下组织前移，髌骨受压向上移位。病灶信号均匀，在 T1 加权像上为低信号(箭)，STIR 序列上为高信号(箭)。A. T1 加权序列。B. STIR 序列。

折翼状撕裂、水平分层撕裂，或带水平和放射状成分的复杂撕裂有关。外侧半月板囊肿通常位于 LCL 前方或位于 LCL 和腘肌腱之间。盘状外侧半月板与纤维软骨的空洞病变(显著 2 级信号)以及半月板旁囊肿的发展有关。大的半月板囊肿通常出现疼痛，在关节线附件可扪及。膝关节屈曲时，可扪及肿块消失，此为 Pisani 征。外侧半月板囊肿通常大于内侧半月板囊肿，因为外侧半月板的约束软组织较内侧的松散。半月板囊肿在 T1 加权图像上为均匀低信号强度，在 FS PD 加权 FSE、T2* GRE 或 STIR 图像上信号增强。由于囊肿也可包含血块或凝胶状液体，蛋白质含量增高，故相对自由滑液的外观和图像特征，其在 T2 类型序列上的信号强度有所变化。半月板囊肿，特别是复杂半月板囊肿内可见小腔或分隔形成，通常发生于从起始位置(半月板撕裂处)向远处移行的囊肿内。

半月板旁囊肿的鉴别诊断包括：骨赘、滑膜囊肿、近端胫腓囊肿、创伤性滑囊炎和各种半月板旁肿块(包括色素沉着绒毛结节性滑膜炎、血管瘤、脂肪粒及滑膜肉瘤)。

虽然侵袭性恶性病变，如滑膜肉瘤，在 T2 加权图像上可出现高信号，不过与滑液信号相比，它们往往显示较低且较不均匀的信号强度。有时，滑膜肉瘤的外观与出血性或高蛋白质含量的液体积聚表现相似。钆对比剂，半月板囊肿外周增强，而软组织肿瘤中心增强。半月板囊肿的治疗为半月板囊肿切除和撕裂修复。

3. 盘状半月板　盘状半月板又称为盘状软骨，其形态呈一个宽的盘状。陈尔瑜报道，外侧半月板呈盘状者占 3.67%。周人厚统计，外侧盘状半月板占总数的 25.3%，内侧占 0.57%。国外报道，盘状半月板的发生率为 1.4%～15.5%。目前均公认，外侧盘状半月板多见，而内侧盘状半月板少见，外侧盘状半月板常好发于双侧，国内发病率要比国外高。

(1) 发病机制：盘状半月板形成的原因至今不明，主要分为两大派学说，即先天性和后天性。主张先天性者的一种观点认为：胚胎早期的半月板均为盘状，在发育过程时其中央部分因受股骨髁的压迫逐渐吸收而成为半月形。如果某种原因使之吸收过程受阻而未吸收或吸收不全，则表现为不同程度的盘状。另一种观点认为：它是一种先天畸形。主张后天性者认为：盘状半月板是增生肥厚的结果。Kaplan 发现，外侧盘状半月板无后角附着点，而是由 Wrisberg 韧带所固定，当膝关节伸直时，盘状软骨被拉向内侧至髁间窝后部，当膝关节屈曲时则又由于附着在其后缘的肌腱和前方的冠状韧带将其拉向外侧。半月板由于长期受这种异常的运动和研磨的影响而增生肥厚，成为盘状。

(2) 分型：Smillie 根据盘状半月板的先天性学说，将其分为三型：原始型、中间型和幼儿型，以此来说明其自然发育过程受到阻碍的阶段。他认为，吸收过程停止愈早，盘状半月板愈完整、愈厚、愈宽、愈大。原始型为最完整的盘形；幼儿型为最接近正常的半月板；中间型介于两者之间。这个分类曾被广泛应用，但由于先天性学说被认为是不可信的，Smillie 又根据盘状半月板的形态分为硕大型、中间型及类正常型。Watanabe 分类法根据盘状半月板的形态、大小分为三型：完全型、不完全型及 Wrisberg 韧带型。完全型的半月板呈一圆盘形；不完全型呈不同程度的增宽；Wrisberg 韧带型的半月板和后关节囊完全不连接。目前在 MRI 图像上尚缺乏统一的分型。

(3) 临床表现：盘状半月板不利于膝关节负荷的传导。压力往往集中于较小的面积上，即使无损伤史，亦可产生症状。症状多在青少年阶段出现，也可在较大年龄时出现，但此时往往合并盘状半月板的撕裂。临床表现主要有弹响、伸屈受限。当合并撕裂时，可出现半月板撕裂的类似症状，如疼痛、腿无力及关节交锁等。

(4) MRI 表现：盘状半月板表现半月板的增宽、增大、增厚。在 MRI 图像上的主要表现：① 矢状面，如果以 5 mm 层厚扫描的话，有 3 层或 3 个以上层面显示半月板前、后角相连，形成蝴蝶结样改变(图 5-5-28)。② 在矢状面图像上见半月板后角增厚显著，形成尖端朝前的楔形。③ 冠状面，示半月板体部的中间层面即半月板体部最窄处的宽度大于 14～15 mm，约占整个胫骨平台的宽度的 20%以上。④ 盘状半月板外侧缘的高度高于对侧 2 mm以上。⑤ 半月板内常出现Ⅱ级或Ⅲ级信号。

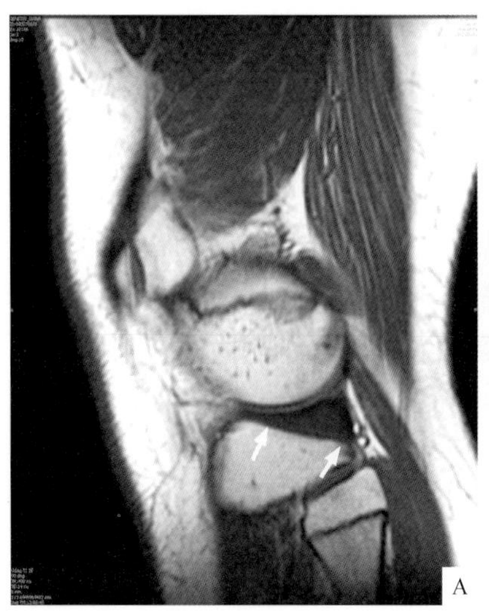

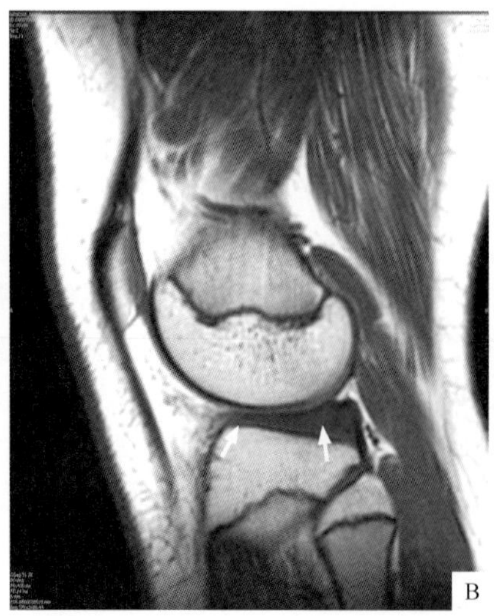

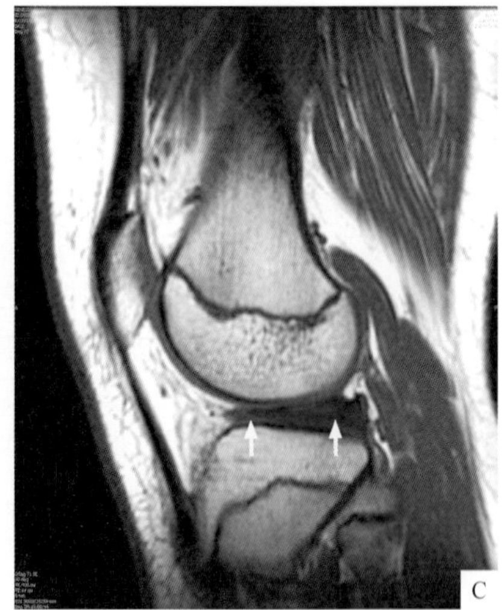

图 5-5-28　盘状半月板。在矢状面上见半月板后角增厚显著，形成尖端朝前的楔形(箭)，其后外缘的高度高于对侧，在 3 个序列中均见有半月板内的Ⅱ级的信号影。A. T1 加权像。B. T2 加权像。C. STIR 像。

⑥ 易发生撕裂和囊变。上述几个表现可以同时存在或单独出现，其中以冠状面图像上半月板的宽度大于 15 mm 最为可靠。最典型的表现是半月板弥漫性的增厚呈板状，伴有和关节面相接触的或不接触的信号增高影。

盘状半月板内常出现Ⅱ级、Ⅲ级信号是由于盘状半月板失去了正常半月板的楔形填充作用。当膝关节伸屈及旋转运动时，盘状半月板的股骨、胫骨面分别受到股骨、胫骨的影响而随之运动，两者方向相反，形成对盘状半月板的剪切力，而使盘状半月板发生退变、损伤。盘状半月板的这种改变在青少年中即可出现。Ⅱ级信号代表着半月板的退变或半月板的撕裂；Ⅲ级信号代表着半月板撕裂。

我们认为，通过常规的矢状面和冠状面检查，根据以上 MRI 表现，对于盘状半月板诊断的准确率较高(达 90%)。其主要的诊断难点是需与半月板的桶柄状撕裂相鉴别。

(二) 交叉韧带病变

1. 前交叉韧带(ACL)损伤

(1) ACL 的主要功能解剖：ACL 为双束韧带，前内束较小，后内束较大(伸展时收紧)。整个 ACL 纤维的功能，要比两个纤维束之一复杂得多。ACL 主要限制胫骨前移，后外束主要抵抗过伸力。

交叉韧带位于关节囊内、滑膜外。ACL 和 PCL 被起于膝关节后髁间区的滑膜所包绕。ACL 近端附着于股骨外侧髁后内侧窝。ACL 起始部直径为 16～24 mm，位于髁间窝后方。ACL 远端向内下延伸至前胫骨髁间区，附着于胫骨前嵴的前、外侧窝，位于半月板前附着点之间。ACL 起始部的中心到后股骨轴和股骨外侧髁近端面连接处(称为顶上位置)的距离为 15 mm。ACL 重建时，顶上位置为确定股骨隧道位置的重要界标。ACL 宽 11 mm，长 31～38 mm。ACL 胫骨附着点(比股骨附着点更宽更长)通过膝横韧带深部。ACL 在其近端三分之一处开始扇出，而 ACL 胫骨附着点始于此处。中间膝动脉的韧带分支形成一个毛细血管丛，供应 PCL 及 ACL(图 5-5-29)。

ACL 被分为两个功能纤维束[前内束和后外束(AMB 和 PLB)]，它们在大体中并非独立结构。AMB 较长且较强，膝关节屈曲时绷紧，而 PLB 较短且较小，膝关节伸直时绷紧。膝关节屈曲时，ACL 股骨附着点呈水平方向，使得 AMB 绷紧而 PLB 放松。屈曲时，前内束纤维在后外束纤维之上，呈扭曲状或波浪状。AMB 和 PLB 之间的动态连续性变化，使得 ACL 的某些部分在屈曲和伸直时都保持紧张状态。ACL 可防止胫骨前移或股骨后移。ACL 和 PCL 同时调节膝关节的锁扣机制。

(2) 损伤机制：首先是轴移损伤。常见于非接触性损伤，例如在滑雪者或橄榄球球员中。往往是由于外翻负荷导致胫骨屈曲及外旋或股骨内旋。可造成 ACL 断裂和外侧室挫伤。其次是仪表盘损伤。膝关节屈曲时，胫骨前近端受力，造成 ACL、PCL 及后关节囊断裂，可同时伴胫前和髌后水肿。第三类是过伸性损伤。前胫骨直接受力、行路者撞击汽车保险杠，使前胫骨直接损伤或者有力踢腿动作所致间接力，均可导致 ACL 损伤。另外，该类损伤也可导致前股骨髁与前胫骨平台吻合挫伤(外翻力所致过伸，使得吻合骨内侧损

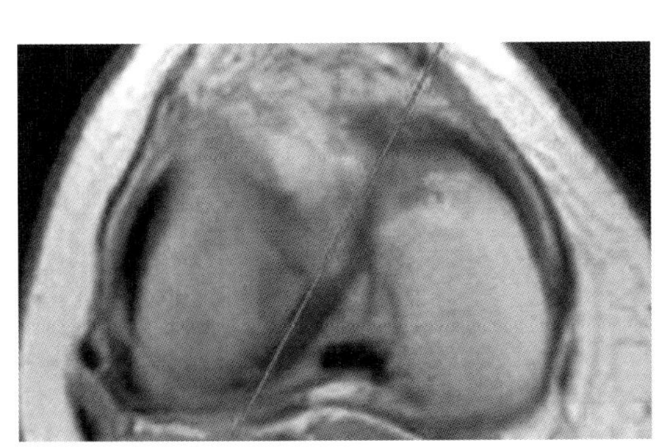

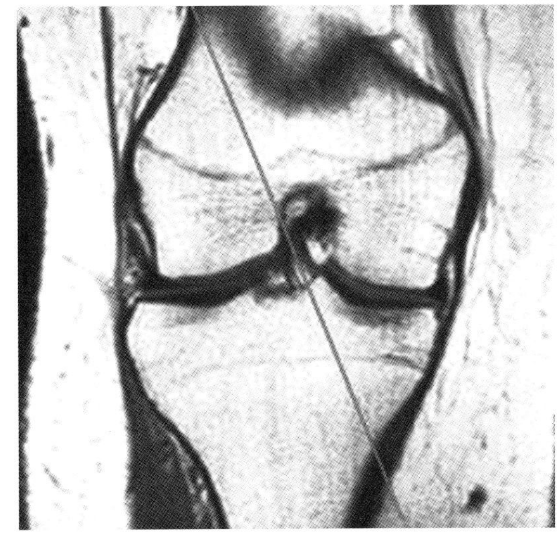

图 5-5-29 正常前交叉韧带走向。

伤）。膝关节脱位，有脱位风险的膝关节结构包括 ACL、PCL、腘窝神经血管胫骨及后外侧复杂损伤。

剪切损伤。膝关节部分弯曲(10°～30°)受到单纯外翻力，所致的直接损伤。见于橄榄球运动员。与 MCL 撕脱力相关的股骨内上髁水肿，直接挤压股骨外侧髁使之挫伤。

(3) 临床评估：ACL 损伤分为三级：Ⅰ级 ACL 损伤表现为韧带内损伤而无韧带长度的改变；Ⅱ级 ACL 损伤表现为韧带内损伤及韧带增长；Ⅲ级 ACL 损伤表现为韧带完全断裂。

损伤时，急性 ACL 撕裂可伴有关节积血(75%)、关节砰响(34%)。多于 70%的患者前几个小时有明显关节积血。ACL 为限制胫骨前移的主要稳定结构，可抵抗的最大负荷高达 2 000 N。膝关节 90°屈曲时，在阳性前抽拉征出现前，ACL 的 AMB 可能已经发生断裂。而前抽拉征通常在伴内侧囊断裂时出现。几乎所有 ACL 断裂的患者，Lachman 测试(屈曲 15°～30°时的前抽拉征)为阳性，正如轴移测试一样。轴移测试为膝关节屈曲外翻。前外侧旋转不稳定性的测试，是为了诱导轴移现象的出现(膝关节 25°屈曲时，胫骨相对股骨的暂时性向前不完全脱位)。不过，在急性损伤膝关节中，疼痛和肌肉痉挛产生自卫反应，使得轴移测试难以进行。单独 ACL 撕裂时，由于内侧胫骨平台和半月板紧靠股骨内髁屈曲，限制胫骨前移，可出现假阴性经典前抽拉征。Lachman 测试诊断这些撕裂效果最佳。

亚急性撕裂时，PCL 上的黏着点或附着点使临床测试的松弛性降低。24%～39%的 ACL 损伤表现为 ACL 撕裂，且通常累及 AMB。损伤最初的撕裂通常在 1 年内发展为完全撕裂、膝关节行 28～40 磅的前负荷测试时，ACL 韧带断裂伴胫骨前移或不完全半脱位，所累及膝关节的前移量或脱位量要比未受累及的高 3 mm。

ACL 自愈能力有限，这可能是由于其胶原纤维或成纤维细胞在滑膜环境中表现不均一。撕裂 ACL 较差的自愈能力可致慢性残疾，包括继发性受限膝关节扭曲、关节软骨破坏及半月板撕裂。经验丰富的临床医生可通过病史及体格检查，诊断大多数 ACL 撕裂。

MR 关节动度测量 (MR arthrometer measurements)通常用于确诊。事实上，MR 主要用于评估伴发损伤，包括 ACL 缺陷膝关节的半月板和软骨损伤。检查结果不明确时，关节镜检查有指示性意义。关节镜检时，若近端仍位于髁间窝且附着于 PCL 上，则 ACL 看起来像是完整的。确定外侧壁和垂直柱空虚征象(收缩韧带纤维垂直走向)时，正确的膝关节摆位有利于显示撕裂韧带。在一个评估 ACL 部分撕裂的动物研究中，MR 显示阳性结果，而关节镜显示正常，这并不一定表示 MR 结果为假阳性。相反，MR 检查可以揭示韧带内撕裂，而这在大体视察和关节镜检查 ACL 时都无法被发现。

(4) X 线摄影和关节造影评估：急性 ACL 损伤的常规 X 线摄影表现为软组织肿胀及关节积液。外侧膝关节 X 线片通常显示 Hoffa 脂肪垫外形不规则，与滑膜炎时 MR 矢状面图像上的不规则脂肪垫信号类似。可通过比较脂肪垫不规则游离缘与邻近液体的密度，来进一步评估。滑膜炎为关节积血时滑膜的刺激性反应。应考虑急性关节积血的其他原因，包括髌骨脱位和骨软骨骨折。前胫骨隆突撕脱、胫骨外侧缘(Segond)骨折、后外侧胫骨平台骨折，以及股骨外侧髁骨软骨骨折等，都可伴发 ACL 损伤，且可在平片上显示。关节镜检只能通过观察滑膜表面的反射空气和对比，来间接评估 ACL，不能直接观察到韧带纤维。外侧 X 线片显示的滑膜前表面缺失或扭曲，在关节造影时显示为 ACL 异常。正常韧带黏液可被误认为完整 ACL。关节镜检所见较微细，需要高水平的技术和经验来正确做关节镜检查，以获得可接受的准确率。

(5) MR 评估：磁共振是最有效的无创诊断 ACL 撕裂技术。常规 MR 检查要求膝关节外旋 10°～15°(使 ACL 走行与矢状层面相适应)，随着扫描层厚的减少(≤4 mm)，成像时膝关节外旋要求可取消。所有矢状序列在相对平行于 ACL 走行的斜矢状面上执行，正如在与连接髁间顶部的骨髁融合水平的股骨外侧髁突壁平行的横断面图像上划定矢状序列一样。

常规使用横断面、矢状面及冠状面图像来评估 ACL。矢状面扫描可在一到两个图像上最佳显示股骨和胫骨附着点，是 ACL 分析的主要平面。横断面和冠状面扫描在显示 ACL 近端附着点与股骨外侧髁内侧面的关系上特别有用。薄层扫描可使部分容积效应降到最低。典型矢状面图像扫描层厚为 3～4 mm。正确的斜矢状面图像在 ACL 重建术后的评估中也很重要。冠状面代替横断面，作为韧带走行的定位像。

TI 和 T2 加权自旋回波或 PD 和 T2 加权自旋

回波图像常用于评估急性和亚急性 ACL 损伤时的信号强度变化。我们通常使用 T2* 加权 GRE MR 图像或 FS PD 加权 FSE 图像来显示 ACL 形态及其信号强度变化。FS PD 加权 FSE 序列显示 ACL 轮廓上特别清晰，特别是显示断裂韧带的轮廓。不过，这些图像无法显示与相应 GRE 图像上程度相同的信号强度。ACL 重建术后成像，PD 加权 FSE 图像上的磁敏感性伪影较相应 T2* 加权图像上的少。PD FSE 金属抑制序列采用较高带宽和回波链，以减少金属伪影。

因此，在膝关节 MR 成像时包括所有三种切面的 T2 加权序列可使检测 ACL 病变的敏感性和特异性最大化。

（6）ACL 撕裂的主要 MR 征象：ACL 撕裂的磁共振征象包括直接和间接征象。直接征象是指纤维束完全性断裂、韧带走行异常（异常 Blumensaat 角）、ACL 外形异常及韧带及周围组织的信号强度异常。

1）ACL 撕裂的直接征象：最重要的 ACL 撕裂直接征象是韧带的连续性丧失，即在冠状位及矢状位上看不到纤维束。这可以是局部的也可是弥散的（图 5－5－30）。信号异常表现为在 T1、STIR 或 FS－PD 图像上信号增高。形态异常表现为在斜矢状位上可见 ACL 的纤维束不规则、波浪状外形、成锐角或失去与髁间线平行的关系（图 5－5－31）。撕裂的韧带纤维通常平行于胫骨平台。

ACL 连续性中断，特别是在矢状面和横断面图像的中断，及 ACL 束与 Blumensaat 线失去平行所形成异常的 Blumensaat 角，都是韧带撕裂的主要及准确征象。Llumensaat 线与髁间窝顶（股骨后侧面）平行走行。Blumensaat 角由 Blumensaat 线和 ACL 边缘线（包括远端部分）构成 172。Blumensaat

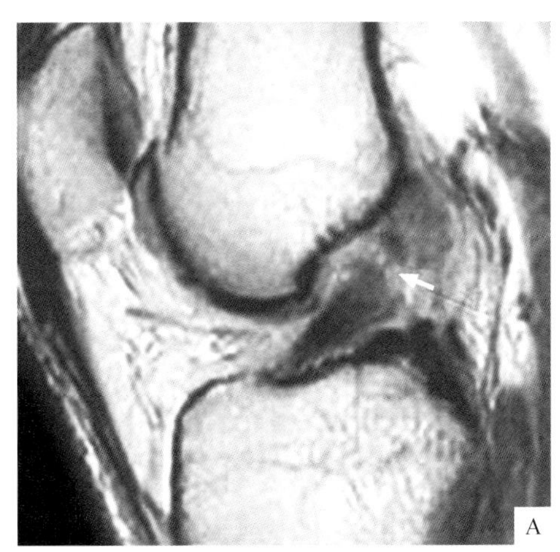

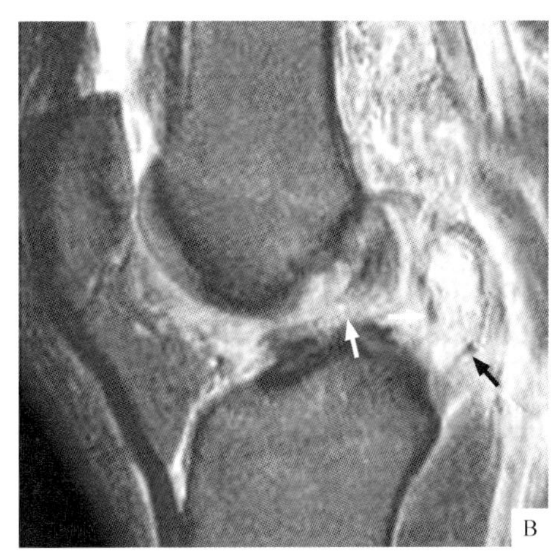

图 5－5－30 前交叉韧带连续性中断（白箭），并见前交叉韧带信号弥漫性增高。A. T1 加权像。B. T2 加权像。

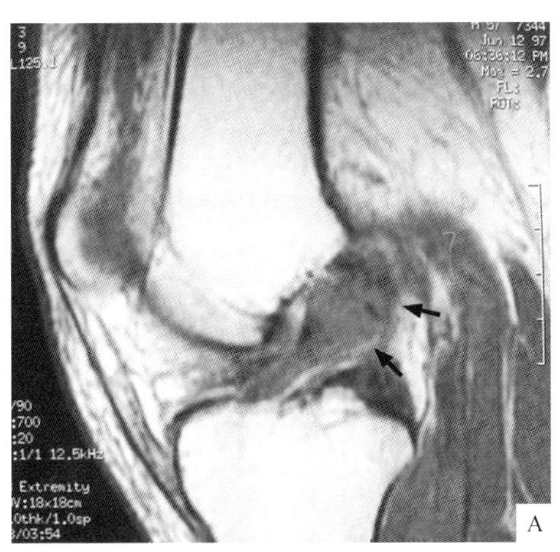

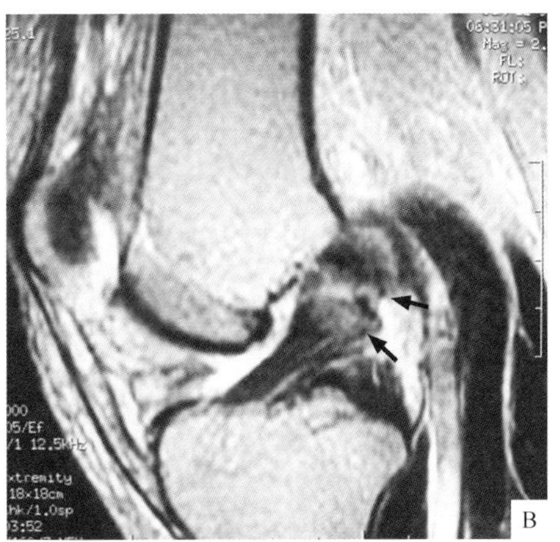

图 5－5－31 前交叉韧带的股骨髁附着点假瘤形成。假瘤在 T1 加权像上呈中等信号（黑箭），T2 加权像上呈弥漫性高信号（黑箭），并且见不到完整的纤维束。A. T1 加权像。B. T2 加权像。

角的顶点朝上为阴性(正常),朝下为阳性(异常)。

PCL 征阳性是指在矢状面图像上,PCL 后方沿线与距股骨远端 5 mm 的髓腔不相交;PCL 角:PCL 的近端线及远端线相交形成 PCL 角,正常为钝角。ACL 撕裂时胫骨前移,PCL 角的角度减少。

股骨后侧线征阳性是指离 Blumensaat 角后上角 45°角处不能画成线,以与近端胫骨表面的平坦部分相交,或与距其后缘 5 mm 处的点相交。

2) ACL 撕裂的间接征象:间接征象则能帮助提示或者进一步确认 ACL 撕裂。主要包括:外侧室骨挫伤(胫骨平台后外侧最具特异性)、胫骨平台后内侧挫伤或骨折、胫骨向前移位(在外侧室外侧面评估)、外侧半月板后角暴露、后交叉韧带弧度和角度变化状面 T1 和 PD FSE 图像显示 ACL 扭曲或完全撕裂的增强信号、包括 MCL 在内的 MCL 后方层面的相应 FS PD FSE 冠状面图像上,没有一副图像显示完整韧带的低信号表现及韧带完整性、慢性 ACL 撕裂显示骨挫伤、积液、滑膜炎和韧带高信号。黏液性退变和 ACL 或髁间窝囊肿,而无 ACL 扭伤或部分撕裂的直接证据(图 5-5-32,图 5-5-33)。

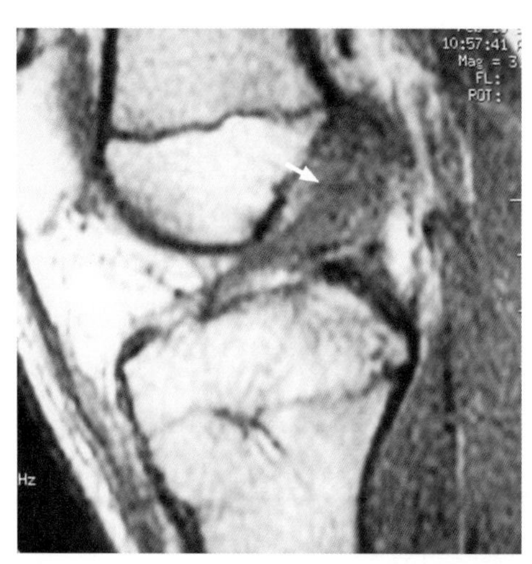

图 5-5-32 前交叉韧带完全撕裂的间接征象。T1 加权像:前交叉韧带(箭)和平台的夹角小于 45°。

如后交叉韧带(PCL)高度卷曲伴曲度改变、胫骨前移、胫骨平台后部骨挫伤、股骨外侧髁切迹骨折、内侧附韧带损伤等。卷曲的定义是指任何一层图像上的后交叉韧带后上缘均向内凹陷。为了定量地测量 PCL 曲度,将胫骨最前点和 PCL 在股骨髁间窝的附着点相连做一直线 A,然后测量从直线 A 到后交叉韧带下缘的最大距离,为直线 B。PCL

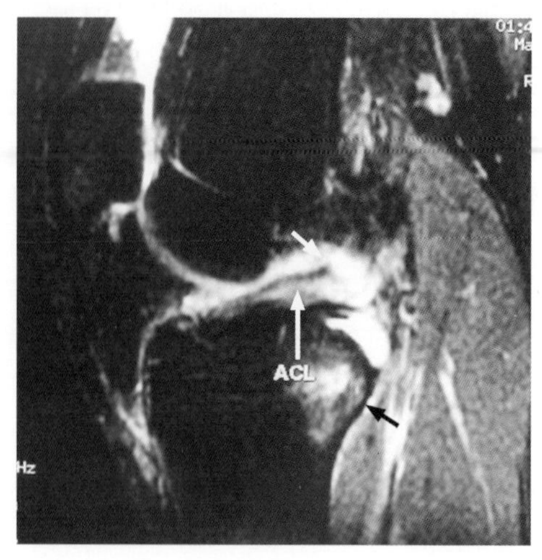

图 5-5-33 前交叉韧带完全撕裂的间接征象。T2 加权像:胫骨外侧平台后部挫伤、骨折(箭)。

曲度被定义为:A 线长度除以 B 线长度的商值。当 ACL 正常的情况下,此值为:0.27±0.06,而当 ACL 撕裂时该值为 0.40±0.12。另一定量的间接征象是测量胫骨前移的距离,在正中矢状位平面上测量胫骨后缘骨皮质与股骨髁后缘两平行线间的距离,当此值超过 5 mm 时为阳性。

当 ACL 撕裂时存在股骨外侧髁骨软骨与外侧半月板前角的直接碰撞,引起特征性的局部骨挫伤改变。另一引起骨挫伤的原因是由于 ACL 撕裂使胫骨向前半脱位,导致股骨外侧髁的中部与胫骨外侧平台后部相碰撞。在 T1 加权的图像上骨挫伤的信号改变并不明显,但在 FS-PD 或 STIR 的图像上则清晰地表现为高信号。当股骨外侧髁切迹加深大于 1.5 mm 或其部位异常,表示可能存在撕脱性骨折。继发性地撕脱骨折还可能存在于外侧胫骨平台缘。

当观察到 ACL 撕裂直接征象时诊断一般时明确的。因为 ACL 由三束纤维组成,在脂肪组织的衬托下 ACL 相对于 PCL 总呈高信号。但有 10%~15%的 ACL 撕裂患者的直接征象并不足以做出诊断,这是就要借助于上述可靠的间接征象。因为所有这些间接征象均是 ACL 完全性撕裂韧带移位造成的结果。

然而,目前磁共振对 ACL 部分撕裂的诊断率并不理想,尤其是对稳定或不稳定性部分撕裂的判断。稳定性的撕裂在横断位上表现为椭圆形的、变薄的或是出现局部的信号增高。不稳定性的撕裂常表现为某一孤立纤维束的形态学改变,消失或云雾状团快。有趣的是,在膝关节多韧带损伤的病例中，磁共振对交叉韧带撕裂的诊断特异性会有一定降低。

在无继发或间接征象的情况下，也不能排除ACL撕裂。在成人和儿童中，ACL撕裂的主要征象和继发征象的特异性都较高。大多数ACL撕裂，需要联合横断面、冠状面和矢状面图像来准确评估。急性ACL撕裂时，韧带连续性中断，并呈波浪状或疏松状，也可表现为ACL前缘后弯或后凹。在矢状面图像上，断裂韧带走向更为水平化。ACL本身在T2、FS PD FSE或T2*加权图像上显示为增强信号强度。FSE或FS FSE技术显示信号强度变化不甚明显。撕裂纤维区可见水肿软组织块。

3）间质撕裂：间质撕裂类型主要表现为整个韧带增宽。在T2加权图像上，间质撕裂表现为不均匀中或高信号。在冠状面T2或FS-PD FSE图像上，ACL股骨附着点显示为信号增高。横断面图像显示纤维韧带近端或ACL撕裂和股骨外侧髁侧壁（内侧面）间的液体较为清晰，有助于评估滑雪损伤。较非滑雪者，滑雪者更常发生ACL近端撕裂。

4）ACL完全撕裂：ACL急性或局部成角畸形通常伴发于纤维连续性中断。冠状面图像在区分ACL损伤级别上特别有用，特别是当矢状面图像只能显示ACL纤维的节段时（图5-5-34）。在T1或PD加权图像上，若正常应为低信号的ACL纤维，显示为中等信号强度，伴或不伴纤维条纹丢失，则ACL异常。这个结果显示于与显示MCL相同的冠状面上，在这个冠状面上，股骨髁融合以连接髁间顶。正常ACL应也可在这个位置后方的至少一个冠状面图像上显示。相应FS PD FSE冠状面图像必须显示有韧带的连续性，以排除3级ACL撕裂。冠状面图像区别部分与完全ACL撕裂的特异性高。5%的患者出现胫骨髁间嵴撕脱。胫骨嵴骨折可出现无移位、前段抬高部分移位或完全移位。由于撕脱碎片移位很小或无移位，故在T1或GRE上应认真评估骨髓信号强度。撕脱碎片发生骨髓水肿通常较轻微。故撕脱损伤在T2或FS PD加权FSE图像上可能会被漏诊。股骨髁骨撕脱较为少见。

在外侧矢状面图像上，胫骨向前半脱位或向前移位，此为前外侧不稳的间接征象（图5-5-35）。前抽拉或Lacnman征，后者更为准确（因为膝关节伸展），取决于膝关节屈曲程度、定位和体线圈设计，由于缺乏对侧膝关节对比，其价值有限。在矢状面图像上，若ACL完整，则与股骨髁后外侧相切的垂线应与胫骨平台后外侧相交。尽管有报道表明ACL撕裂时，胫骨向前不完全脱位可高于7 mm，我们认为这个结果只能用作间接征象。只有当胫骨前移明显时，内侧室才会显示向前不完全脱位。胫骨向前移位可使冠状面图像上LCL更好显示。急性ACL伴发的关节积血，特征为Hoffa髌下脂肪垫游离凹缘不规则的滑膜炎。这种特征最常见于急性ACL完全断裂，不过也可在韧带部分撕裂时出现。韧带水肿或出血可伴发交叉束模糊。液体进入ACL物质内或交叉韧带之间的滑膜外三角空间，这都是损伤的异常表现。

ACL断裂后，急性ACL残端包埋可致膝关节伸展受限。MR显示两种ACL残端包埋类型。Ⅰ型，表现为髁间窝前面的结节肿块影。Ⅱ型，残端

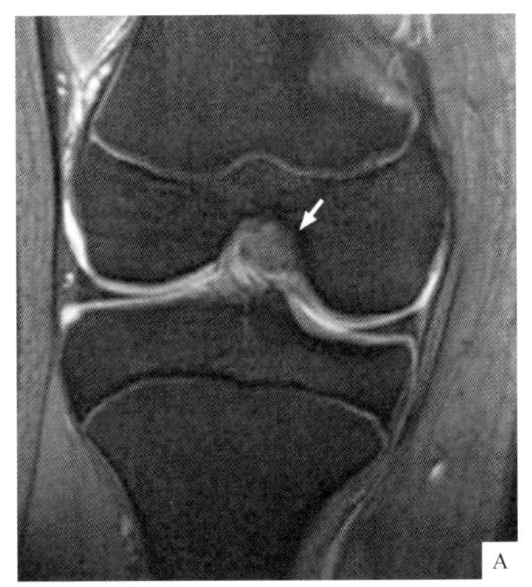

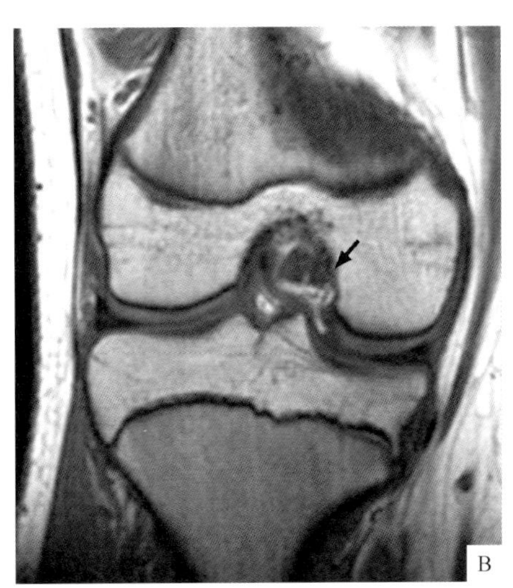

图5-5-34 前交叉韧带完全撕裂。冠状面图像显示韧带挛缩，形成团块状结构，韧带周围为高信号的滑膜组织和液体，未见联系原有止点（箭）。A. FS-T1加权像。B. T2加权像。

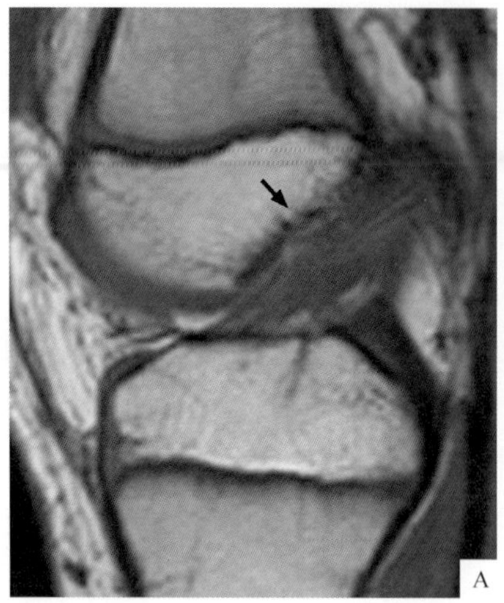

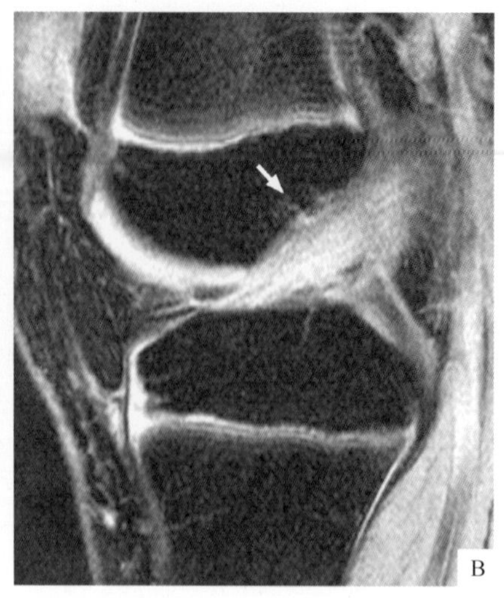

图 5-5-35 前交叉韧带完全撕裂。矢状面图像显示韧带显著增宽，上止点周围韧带断裂，向后外侧延伸(箭)。A. T1WI。B. STIR 序列。

表现为界限清晰的舌样伸展伴成角。残端完全移出髁间窝，在髁间窝前，位于 Hoffa 脂肪垫后方的前关节凹内。Ⅱ型残端由股骨附着点近端撕裂引起，所引起的远端残端较长，易于向前移位、折叠。Ⅰ型残端累及 ACL 近端三分之一，游离端伴纤维炎，形成球根状，易于向前凹陷包埋。"独眼"型病灶代表移位 ACL 残端的最后阶段，表现为 ACL 胫骨附着点连续性完全中断。

5) ACL 部分撕裂：美国医学协会韧带损伤分级系统将部分撕裂归为Ⅱ级韧带损伤(不完全撕裂伴松弛度增加)。关节镜对部分物质内撕裂的敏感性不如 MR(图 5-5-36，图 5-5-37)。

准确评估韧带部分断裂比评估完全断裂难。难以检测 ACL 部分撕裂的原因在于其物质内信号强度的非特异性。其伴随的形态学改变包括 ACL 纤维弯曲或信号降低。韧带扭伤或胶原纤维断裂可单独伴异常信号强度，而关节镜下仍可无异常发现。部分撕裂时 ACL 局部信号上升，在矢状面 FS PD 加权 FSE 图像和补充性冠状面 T1 或 PD 加权加上 FS-PD FSE T2 加权图像上比在只单一依赖异常信号强度的 GRE 图像上显示更加准确。这个发现可以部分解释为什么在 ACL 部分撕裂检查中，一些采用 GRE 序列的 MR 研究与关节镜的关联性较差。

不完全或部分 ACL 撕裂最常累及 AMB(图 5-5-38)。不过，更多具连接功能的 ACL 纤维可限制 AMB 和 PLB 韧带潜在断裂张力之间的差异。膝关节屈曲 30°时，AMB 提供大约 50% 的前抽拉限制力。Lintner 等人在切断这一结构时发现，无论体格检查或关节镜检查，都无法在大体膝关节上检测到临床孤立 ACL 撕裂。因此，临床诊断的部分撕裂可能代表 ACL 完全断裂。事实上，从部分撕裂到症状性不稳这个进程，可能表示损伤开始后 ACL 功能不全的过程。由于临床上难以区分部分撕裂

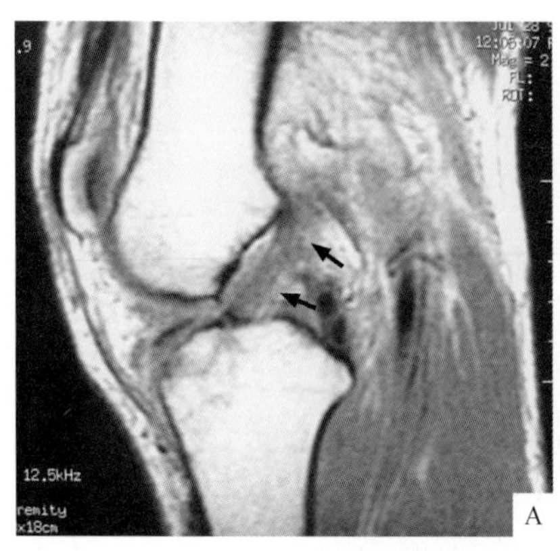

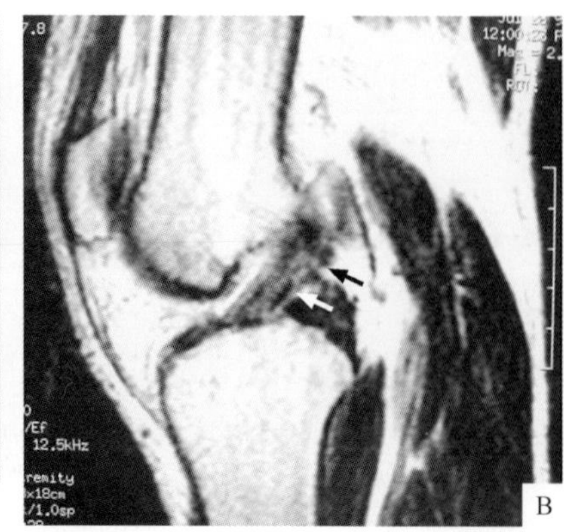

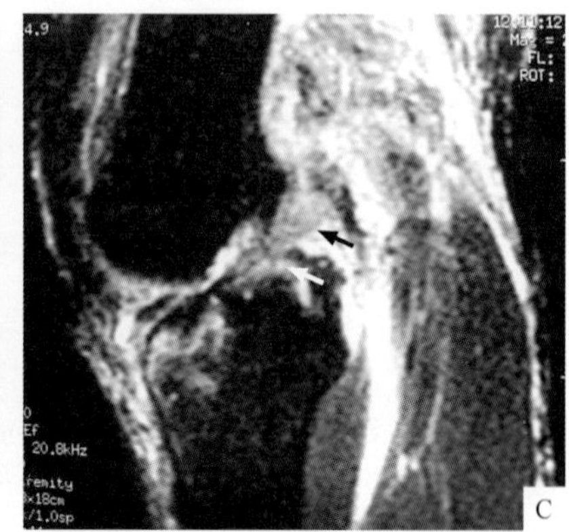

图 5-5-36 前交叉韧带部分撕裂。前交叉韧带在 T1 加权像、T2 加权像、STIR 像上均见信号增高改变，但纤维束连续性仍是完整的，仅见韧带的宽度增大(白箭和黑箭)。A. T1 加权像。B. T2 加权像。C. STIR 像。

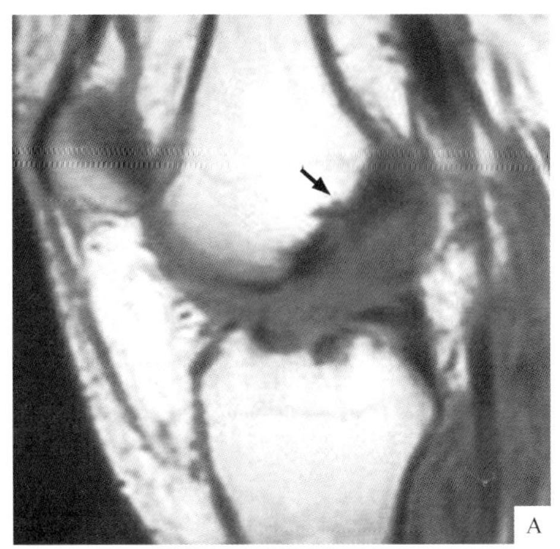

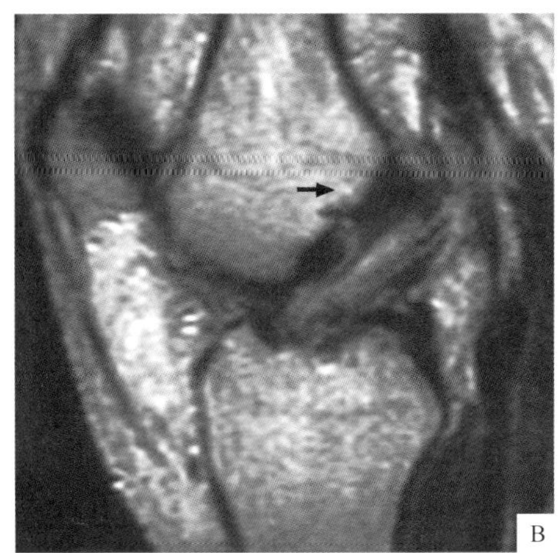

图 5-5-37 前交叉韧带部分撕裂。前交叉韧带在 T1 加权像和 STIR 像上均见信号增高改变，纤维束仍保持连续性，韧带的宽度明显增大，以上止点最为显著（箭）。A. T1 加权像。B. STIR 像。

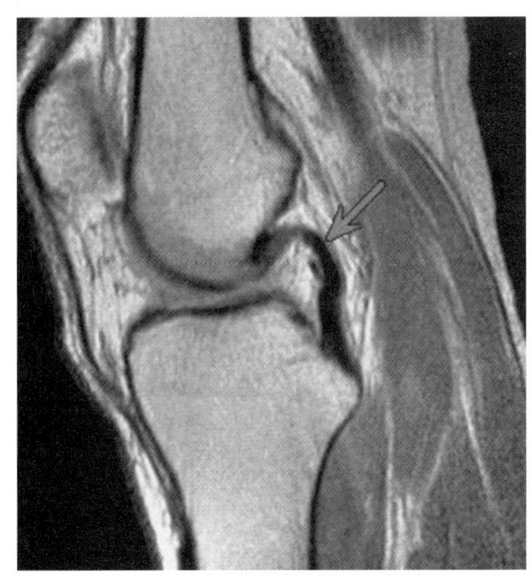

图 5-5-38 前交叉韧带部分撕裂。矢状面 T1 加权像前交叉韧带上止点显示韧带变细，但纤维束走行接近正常，周围结构清晰，无周围滑膜肿胀表现。

和完全撕裂，故 MR 诊断 ACL 部分撕裂的作用格外重要。

初始血肿吸收后变模糊，而亚急性 ACL 撕裂时韧带纤维撕裂的形态则有所清晰。ACL 远端片段位置通常较为水平，或朝向关节处。撕裂位点处韧带间隙里的液体通常显示更为清晰。

6）ACL 撕裂相关骨挫伤：ACL 撕裂相关骨挫伤通常是永久性的，但显示为减低信号强度或累及股骨外侧髁和后外侧胫骨平台的范围缩小。从 Hoffa 脂肪垫的不规则外形可推断滑膜炎。滑膜炎常可在亚急性撕裂中检测到，不过信号强度减低。滑膜炎常伴关节积液，积液信号在损伤以后信号强度也减低。ACL 慢性撕裂通常不出现水肿和滑膜炎。其典型表现是 Hoffa 脂肪垫游离凹面无不规则，但可有少量慢性积液。在矢状面或冠状面图像上，ACL 可不显示。在冠状面 MR 图像上，外侧髁间窝的 ACL 组织缺失可产生空虚窝征（外侧壁空虚）。

7）慢性 ACL 撕裂：慢性 ACL 撕裂在股骨外侧髁近端的附着点可显示为稍垂直走向及不连续或回缩，它常呈水平轴向。慢性撕裂时 ACL 常为蜷缩表现。胫骨相对股骨向前移位，与慢性 ACL 功能障碍有关。急性 ACL 损伤时经常累及的后外侧囊损伤，在 ACL 慢性损伤阶段该区域并不出现液体渗出或水肿。胫骨前移时，外侧半月板后角下表面暴露（外侧半月板暴露征），缩短的 PCL 为屈曲表现。髌腱屈曲或冗长是 ACL 损伤及胫骨前移的又一间接征象。不过膝关节过伸及股四头肌功能障碍时也可见此征象。这些间接征象诊断 ACL 韧带病变范围的特异性较好，敏感性较差。ACL 缺陷患者在仰卧位膝关节成像时，胫骨下沉与股骨在一条中心线上（重力作用）。另一方面，PCL 撕裂时，胫骨容易向后不完全脱位。

8）ACL 神经节囊肿：髁间窝或 ACL 神经节囊肿（交叉囊肿）可起于 ACL 表面或其内。这些囊肿可发生于 ACL 或 PCL 的中间及近端。它们可能代表结缔组织黏液性退变，或代表滑膜组织从关节囊薄弱处形成的疝。囊肿可有分隔，在 FS PD FSE 图像上显示为均匀信号。MR 增强时，囊肿内容物不强化。ACL 的“芹菜茎”表现见于韧带黏液性退变及梭形肿大，可孤立出现，或伴界限清晰的 ACL 囊肿。黏蛋白或黏液性退变及 ACL 囊肿可共存，代表退变和（或）慢性创伤时 ACL 的反应程度。交叉囊肿可引起疼痛或间歇性肿胀症状，可与ACL损伤或其他相关关节内病变有关或偶然出现。膝关节伸展至终点时，患者常出现疼痛和弹响。ACL囊肿可产生压力，侵犯邻近的股骨外侧髁，关节负荷（如跑步）时出现疼痛。关节镜清创术可成功治疗髁间窝囊肿。

9）ACL相关的后外侧角和骨损伤：后外侧角也指后外侧复合体或交叉复合体。包括以下结构：外侧副韧带、腘肌及腘肌腱、交叉韧带、腘腓韧带、腘板束、豆腓韧带、腓肠肌外侧头、股二头肌肌腱及髂胫带。股二头肌腱虽然通常不作为后外侧复合体的成分，但有助于维持膝关节外侧及后外侧的稳定性。ACL在后外侧角区域分为内肢和外肢，内肢走行于腘肌及腘肌腱上方，汇入腘斜韧带；外肢是腓肠肌外侧头髁上止点附件的关节囊融合。

后外侧角单独损伤不常见，通常伴发于急性ACL（或PCL）撕裂。若ACL重建时，没有修复相关后外侧角损伤，则修复后ACL功能障碍。

后外侧角损伤的常见MR结果包括：腘肌腱后方积液、水肿、腘肌撕裂及腘肌-腘肌腱结合部撕裂。在FS PD FSE横断面图像上直接显示弓形韧带断裂。沿腘肌及腘肌腱走行处的液体外渗，是弓形复合体附着点创伤的征象。弓形韧带损伤时，液体积聚于腘肌腱后方、弓形韧带内肢的位置上。腘肌浅表纤维附着于弓形韧带内肢，看似独立，实际与腘肌相连。后外侧角急性修复或重建与ACL重建同时进行。广泛后外侧损伤可能需要对腘肌-腘肌腱及LCL进行主要修复、强化或重建。

2. *后交叉韧带（PCL）损伤*

（1）PCL功能解剖要点：PCL起于股骨内髁外侧面，横跨ACL，附着于胫骨髁间窝后方。PCL平均长38 mm，其中部宽13 mm。从近端到远端附着点，PCL的横截面面积不断减少。PCL胫骨附着点较小，附着于倾斜凹板上，位于关节胫骨平台后下方，股骨起点较大，附着于股骨内髁外侧壁。PCL附着于股骨内髁的平坦上界及凸下界，并与股骨内髁关节面平行。与ACL类似，PCL位于关节内、滑膜外，并被一从后囊反折的折叠滑膜包绕。PCL由前外侧带和后内侧带组成，两者分别在膝关节屈曲和伸展时收紧。膝关节逐渐屈曲，则PCL后内侧束或带向前走行，并位于前外侧束下方。横截面较大的前（前外侧）带在膝关节屈曲时收紧，伸展时放松。横截面较小的后（后内侧）带则在膝关节屈曲时放松，伸展时收紧。PCL中还可见较小的后斜带或束。根据PCL功能及形态特点，将之分为前部和中央部，由韧带主体、后纵和后斜成分组成，后纵和后斜成分构成韧带的10%～15%。PCL被视为膝关节的中央稳定结构，限制胫骨在股骨上向后移位。它可防止关节过度内翻或外翻成角，并抵抗胫骨在股骨上内旋，从而稳定膝关节。PCL单独断裂（罕见）而无相关关节外限制损伤，则对胫骨的旋转松弛或内翻及外翻成角的影响不大。PCL和后外侧（弓形）复合体联合损伤，可致使外翻成角和胫骨外旋显著增加，并在膝关节屈曲90°时达到最大。大部分PCL纤维并不等长，除了位于股骨前端PCL附着点的后上缘的后斜区。

在PCL后方靠近PCL起点处，Wrisberg韧带连接外侧半月板后角和股骨内髁外侧面。Humphrey韧带向前经过PCL。在80%的膝关节标本中，可发现前或后半月板股骨韧带，在6%～88%的膝关节中可同时出现前、后半月板股骨韧带。Humphrey和Wrisberg韧带分别在膝关节屈曲和伸展时收紧。胫骨内旋时，前、后半月板韧带均收紧；因此，后抽屉试验应在中性或胫骨外旋时进行。这些韧带被认为是外侧半月板后角的稳定结构。膝关节屈曲时，半月板股骨韧带在半月板胫骨窝和股骨外髁之间的一致性增加，并可在PCL完全断裂后，继发性地限制胫骨向后移位。

（2）损伤机制：PCL的强度是ACL的两倍，横截面积更大、拉伸强度更高。这些特点使得PCL发生断裂的概率较低。PCL损伤仅占所有膝关节韧带损伤的5%～20%。PCL撕裂最常发生于中部（76%），其次是股骨撕脱（36%～55%），最后是胫骨撕脱（22%～42%）。膝关节弯曲时，若有过度旋转、过伸、关节脱位或直接创伤可引起断裂。汽车事故（仪表板损伤）及身体接触运动损伤，如足球，这是PCL损伤的最常见原因。PCL损伤通常伴有ACL、半月板、侧副韧带或后外结构的撕裂。如关节转动轴线的正常中心向外侧移位，PCL功能不全，则可能导致膝关节内侧室关节软骨退变。在高达60%的病例中，表明胫骨后移的后抽屉征为阳性。

后外侧囊和腘肌复合体限制胫骨后移的作用位列其次，MCL的贡献则较不重要。PCL损伤可伴后外侧不稳；后内侧不稳较少见。直接创伤时，PCL损伤与急性关节积血有关，不过不如在ACL损伤中所看到的那么严重。经常性缺乏软组织肿胀可导致临床诊断延迟。不同于 ACL 缺陷膝关节，PCL 缺陷膝关节中较少见半月板异常。在 30% 的病例中可出现 PCL 单独损伤，这可能与外侧室病变或髌骨关节软骨损伤有关。慢性损伤中，内侧室发生半月板撕裂和关节软骨损伤的可能性较高。如若 PCL 损伤是引起膝关节脱位的复合伤中的一成分，则有必要进行神经血管评估。隐匿性膝关节脱位可能与 ACL 和 PCL 同时断裂或与多韧带损伤有关。

后垂体征见于 PCL 完全撕裂。患者仰卧且膝关节弯曲 90°时，胫骨相对股骨下垂成为后半脱位。其他判断 PCL 损伤的临床测试包括股四头肌活力测试及许多版本的翻转轴移测试。股四头肌活力测试为在股四头肌收缩时，引起胫骨前移的测试。

(3) 临床诊疗：PCL 损伤伴胫骨平台撕脱需进行外科治疗及直接修复。中层及股骨撕脱，需利用有或无血管化的髌腱或半膜肌腱及股薄肌腱作为移植物，或利用同种异体移植物，进行加强或重建。急性单独 PCL 损伤建议使用非手术治疗，症状性慢性 PCL 损伤、急性骨撕脱及急性联合损伤，则需行外科重建。不过，若胫骨向后回落大于 10～15 mm 时，单独 PCL 撕裂要行外科重建。PCL 撕裂伴 ACL 撕裂或广泛关节囊断裂，也要行外科治疗。PCL 重建的严重并发症之一，为准备胫骨隧道时的神经血管损伤。另外，PCL 重建的延迟并发症包括运动丧失、股骨内髁的缺血性坏死以及复发性松弛。PCL 移植物的 MR 成像所显示的血运重建现象与 ACL 移植物的相似，这也许可以解释术后第一年韧带内的增高信号。

(4) MR 表现：正常 PCL 为均匀低信号带。通常在横断面、冠状面和矢状面图像上评估 PCL 形态和信号。矢状面图像上，膝关节定位在中件或最小弯曲时，PCL 呈现弓形外观，并可在 1～2 幅连续矢状面图像上观察其整个长度。膝关节屈曲时 PCL 收紧，过伸时则更为放松。在后冠状面图像上，由于截面于其弧形下坡处，故其走行显示较垂直。中和前冠状面图像上，该韧带截面显示更偏圆形。横断面图像可沿胫骨后方到 PCL 在股骨内髁的宽大附着点处，追踪其断面。在高达 60% 的 MR 检查中，可见前到后的低信号半月板股骨韧带。尽管半月板股骨韧带最常见于矢状面图像上(PCL 中部)，它也可在冠状面或横断面图像上显示。

在 PCL 撕裂伴发水肿和血肿时，PCL 显示更清楚(图 5-5-39～41)。PCL 异常高弧或成团，可能表明 ACL 撕裂，继而胫骨前移。评估 PCL 和 ACL 损伤所用的成像序列一样。在所有三个平面上(横断面、冠状面、矢状面)联合使用 T2 和 FS T2 加权 FSE 图像，可提供足够信息来区分完整韧带、部分撕裂和完全撕裂。MR 显示半月板形态和撕裂的能力甚佳，并被关节镜和关节切开术所证实。在 T1 或 PD 加权图像上，若 PCL 形态正常而信号增高，则还需传统 T2、T2* 或 FS T2 加权 FSE 图像来判断韧带病变位点。PCL 急性损伤中的出血和水肿，在 T2(包括 FSE)和 T2* 加权图像上为明亮信号，其引起的变形或团块效应较 ACL 断裂引起的轻。

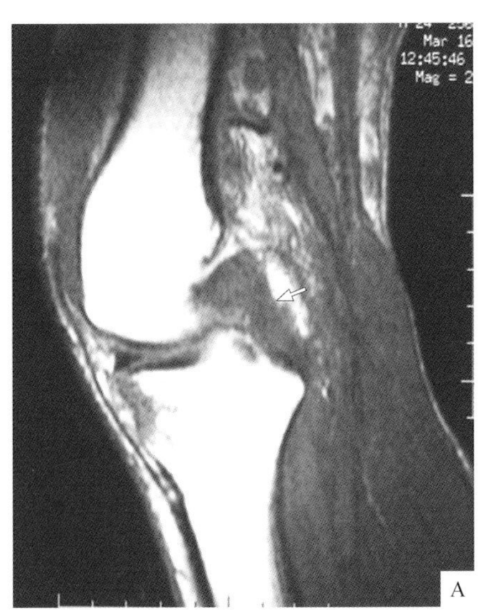

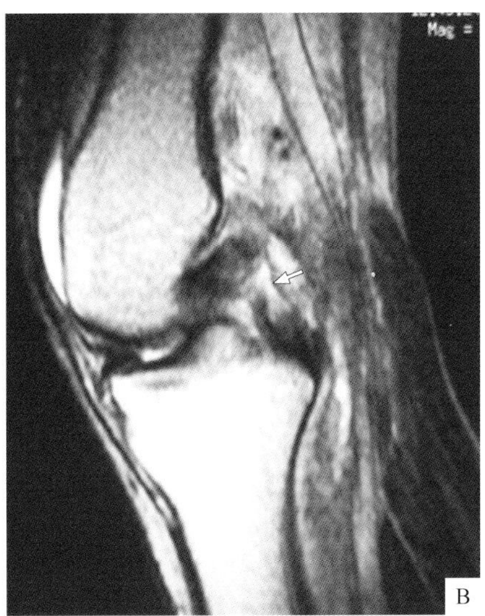

图 5-5-39 后交叉韧带完全撕裂。后交叉韧带连续性中断(箭)，其余的交叉韧带向上退缩并扭曲。A. T1 加权像。B. STIR 像。

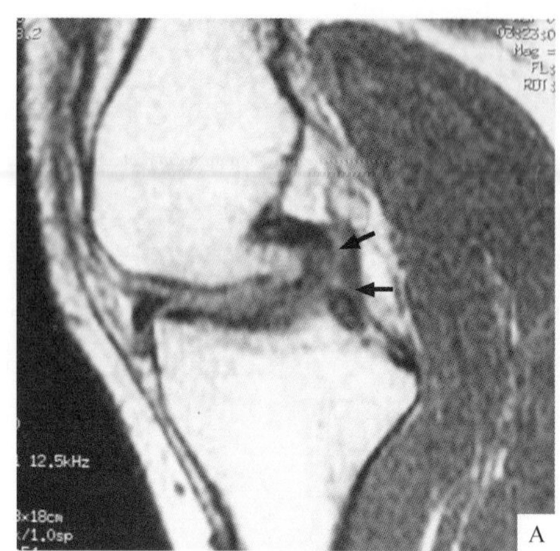
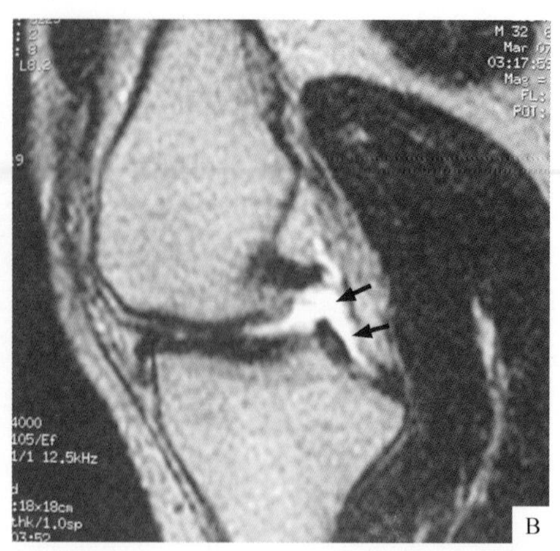

图 5-5-40 后交叉韧带完全撕裂。后交叉韧带下部在 T1 加权像、T2 加权像上呈不规则的高信号(箭),直径增粗,其内未见有连续性完整的纤维条索。A. T1 加权像。B. T2 加权像。

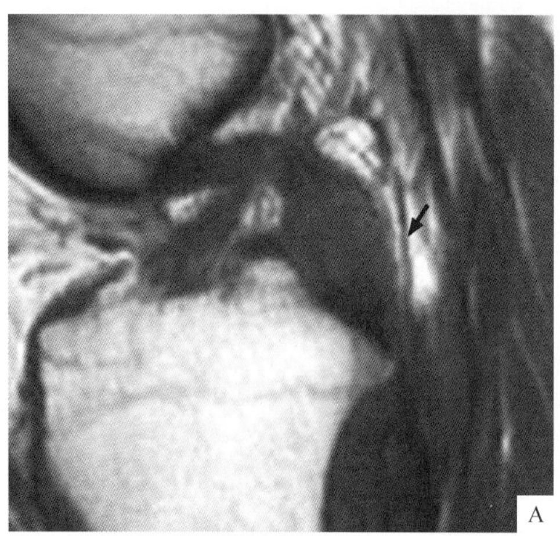
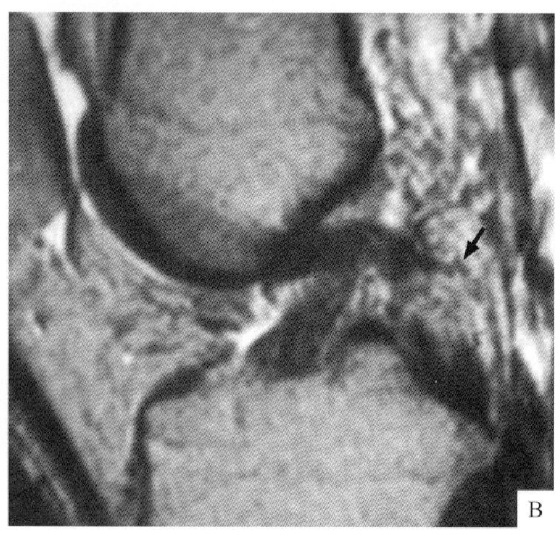

图 5-5-41 后交叉韧带完全撕裂。后交叉韧带显著增粗、肿胀,在 T2 加权像上为中等信号表现,韧带松弛。GRE 序列显示在 T2 加权像上所显示的增粗区域内韧带中断(箭)。A. T2 加权像。B. GRE 像。

在 T1、PD、T2、T2* 或 FS PD 加权图像上,任何 PCL 信号增高都为异常(图 5-5-42)。间质撕裂时,由于信号增高及弥漫性扩大,较难识别整个韧带或长段。长段或间质撕裂可使 PCL 分为几个纤维束。完全撕裂时显示为无定形高信号,且韧带纤维无定形。另外,在撕裂位点可见焦点不连续或可见缺口。部分撕裂显示增高信号,沿韧带走行可分辨纤维。即使临床上后垂征阳性,慢性 PCL 部分撕裂在 MR 上仍难诊断(图 5-5-43,图 5-5-44)。在 FS PD 加权 FSE 图像上比在 GRE 图像上,更容易评估韧带形态,水肿和出血区显示更高信号。膝关节屈曲而胫骨被迫后移时,胫骨前外侧和股骨后外髁的骨挫伤是一致的。过伸损伤可出现前胫骨关节面和股骨髁前面的挫伤。可伴 ACL 断裂。胫骨平台的撕脱撕裂可伴高信号的韧带出血和含有骨髓的骨碎片。撕脱碎片和胫骨之间的软骨下骨髓水肿和出血,通常显示于 FS PD 加权 FSE 和 STIR 图像。

翻转 Segond 骨折为 MCL 深部的内侧胫骨平台内侧面的撕脱骨折碎片。翻转 Segond 见于 PCL 断裂和内侧半月板外围撕裂。半膜肌腱的前内侧囊扩张也可引起损伤,类似于髂胫束后纤维在外侧 Segond 骨折中的作用。

弧形征或后上顶点的腓骨茎突撕脱骨折,具有较高的预测相关 PCL 损伤的价值。这些 PCL 损伤通常为中层或远端胫骨撕脱。应评估后外角损伤和相关 ACL 病变。Sonin 等人回顾了 PCL 损伤的 MR 表现,发现 38%的 PCL 损伤患者为完全撕裂,55%为部分撕裂,63%为中层损伤。所有这些损伤中,20%为近端损伤,3%为远端损伤。24%的患者为单独 PCL 损伤,7%为胫骨止点撕脱损伤。相关发现包括,MCL 比 LCL 更常被累及,内侧半月板比

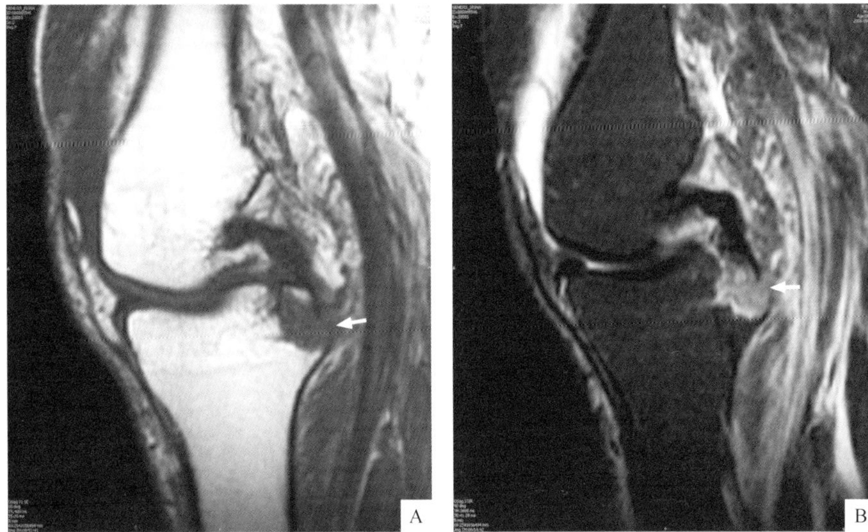

图 5-5-42 后交叉韧带胫骨附着点的撕脱(白箭)。见胫骨平台后部有线形的低信号(T1 加权像)或高信号(T2 加权像、STIR 像)的骨片撕脱且骨髓水肿。后交叉韧带中断,信号增高。A. T1 加权像。B. STIR。

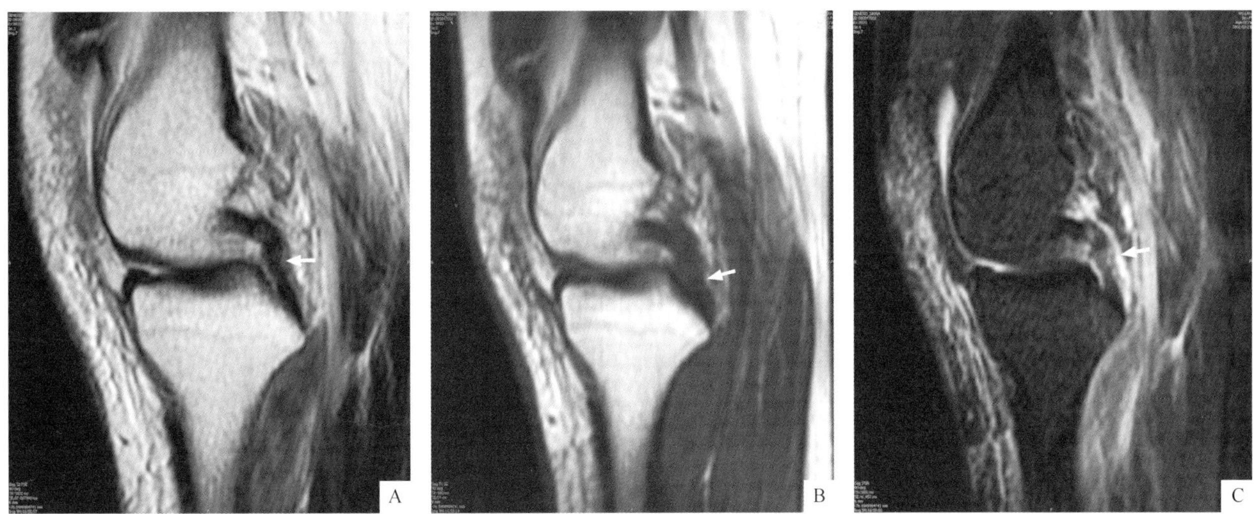

图 5-5-43 后交叉韧带慢性损伤。后交叉韧带的残余(白箭)。A. T1 加权像。B. T2 加权像。C. STIR 像。

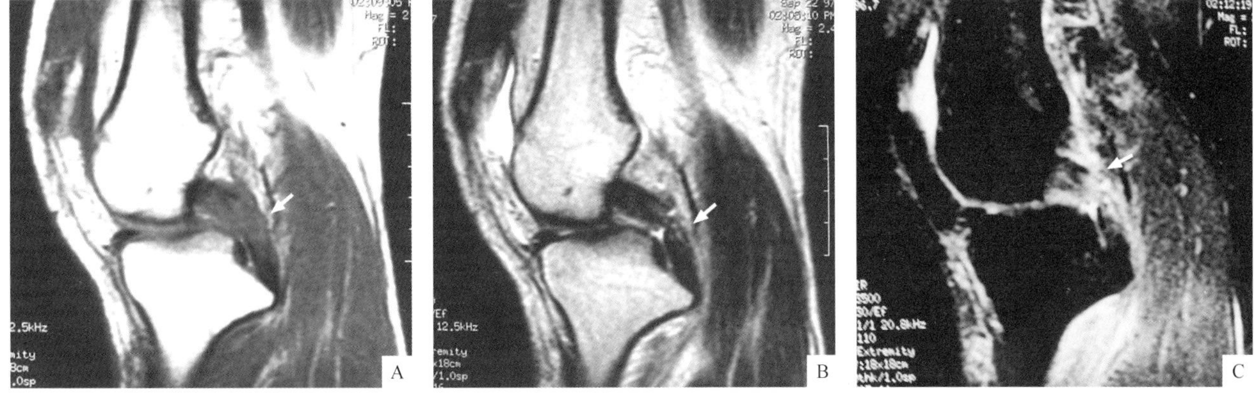

图 5-5-44 后交叉韧带部分撕裂。后交叉韧带内有信号异常改变(箭),在 T1 加权像上为中等信号,在 T2 加权像、STIR 像上为高信号,但后交叉韧带的部分纤维连续性未中断。A. T1 加权像。B. T2 加权像。C. STIR 像。

外侧半月板更常被累及。大多数患者的关节积液相对较小。

在矢状面显示为异常信号的，可在冠状面图像上进行确诊。在通过韧带垂直和水平部的截断面上可显示有线性层内分裂和高信号区。慢性撕裂引起韧带形态异常，在T1和T2加权图像上为中等信号，有时显示为一连续的韧带瘢痕。慢性断裂也可表现为纤维异常松弛，或屈曲时PCL收紧不能。基于PCL相对磁场走向的魔角效应，可使关节镜下正常的PCL显示不均匀信号。

据报道，MR诊断PCL完全撕裂的敏感度和特异度可达100%。严重的后外侧断裂，可有腓骨头或Gerdy结节的撕脱。慢性损伤可见内侧室、外侧室和髌股室的骨关节炎。

（三）侧副韧带损伤

1. *内侧副韧带损伤* 内侧副韧带可分为浅、深两层。浅部是膝关节第二层内的内侧支持结构。第三层由深部MCL（半月板股骨和半月板胫骨附着点）形成，位于表层MCL深部。MCL松弛与远端MCL撕裂有关。MCL愈合可有瘢痕形成，显示为增厚低信号结构。Warren和Marshall将膝关节内侧面分为三层，由浅入深为：深筋膜，前部为Sartorius筋膜，后部为薄筋膜；第二层为表层MCL；第三层为关节囊。内侧副韧带前三分之一：附着于内侧半月板前角，为内侧支持带所增强；中间三分之一为深部MCL或内侧关节囊韧带；后三分之一：后斜韧带由第二层和第三层联合组成。后斜韧带三肢为浅层、胫骨和关节囊。另有腘斜韧带。

（1）功能解剖：MCL即胫骨侧副韧带，长8～11 cm，从内上髁的起点延伸出去，附着于胫骨平台下方5～7 cm处的鹅足止点后方。MCL在胫骨上的止点为鹅足肌肉群所覆盖。MCL由两层组成：深部纤维，对应于第三层，附着于关节囊和内侧半月板外围；较浅层纤维，对应于第二层。

一般来说，“MCL”这个词指的是第二层（浅表MCL）。浅表MCL可进一步分为前部和后部。浅表MCL前纤维在膝关节屈曲70°～105°时收紧。膝关节伸直时，MCL纤维收紧以限制过伸。膝关节屈曲时，MCL提供主要外翻稳定性。膝关节屈曲时MCL保持收紧。滑囊使得底层关节囊韧带和内侧半月板分离，减少膝关节屈曲时的摩擦。膝关节部分屈曲且胫骨外旋（使交叉韧带）时，通过施加外翻力可测试MCL功能。屈曲增加时，因为关节囊后内面更多地被累及，后囊结构变松弛，其限制作用随外翻运动和旋转的增加而减少，因此MCL功能的重要性也随之增加。

内侧囊韧带（第三层）由半月板上的半月板股骨和半月板胫骨附着点组成。与深部关节囊韧带比，浅表MCL提供主要外翻限制力。如果在关节开口10～15 mm处MCL失灵，则交叉韧带成为外翻力的主要限制结构。ACL缺陷膝关节中，浅表MCL和内侧囊为限制胫骨前移的次要功能结构。

（2）损伤机制：MCL通常在屈曲膝关节受到外翻力时发生损伤。部分撕裂或扭曲经常涉及股骨内髁的纤维附着点。MCL完全断裂可伴有后内侧囊、ACL及内侧半月板撕裂。内侧半月板外围撕裂更多见于单独MCL损伤，而实质撕裂则更常见于MCL和ACL联合损伤。外翻损伤时，股骨外髁在外侧胫骨平台上的撞击常可引起挫伤或骨折。

MCL韧带损伤分为3级：1级病变为最小撕裂，无不稳。2级损伤为部分撕裂，不稳增加。3级损伤为完全断裂，明显不稳（图5-5-45～图5-5-47）。

关节腔开口的定量化为另一种分类系统，可运用于部分撕裂或扭曲：1级关节腔开口为1～5 mm；2级关节腔开口为6～10 mm；3级关节腔开口为11～15 mm；4级关节腔开口为16～20 mm。

用肢体线圈进行压力测试，应在膝关节部分屈曲时进行，以产生最大的内侧关节腔开口。若膝关节开放伴外翻力（完全MCL损伤时>10 mm）及膝关节完全伸直，则有第二个韧带损伤，通常累及PCL。膝关节后内侧角为一重要解剖复合体，经常伴发于其他内侧支持结构和内侧半月板损伤。后内侧角受半膜肌腱影响很大，后部韧带由之前提到的膝关节2层和3层结构合并而成，代表半膜肌腱关节囊附着点和浅表MCL斜纤维之间的连接。

半膜肌腱止点的五个分肢为：远离关节线的胫骨后内侧面的附着点；较靠前的浅表MCL深部的胫骨附着点；腱鞘在后内侧关节囊的附着点；腘斜韧带附着点；腘肌束的远端附着点。

功能上，后内侧角在膝关节伸展时抵抗外翻松弛。后内侧角损伤通常涉及内侧半月板（外围面）后角、腘斜韧带和MCL。尽管半膜肌腱并不直接作用于后内侧角，但这个结构的损伤却可以出现后内侧膝关节疼痛。

（3）愈合和治疗：MCL断端直接接触或靠近时，MCL愈合最好。撕裂断端之间的间隙大小影响韧带的愈合能力。张力被证实对韧带愈合有积极

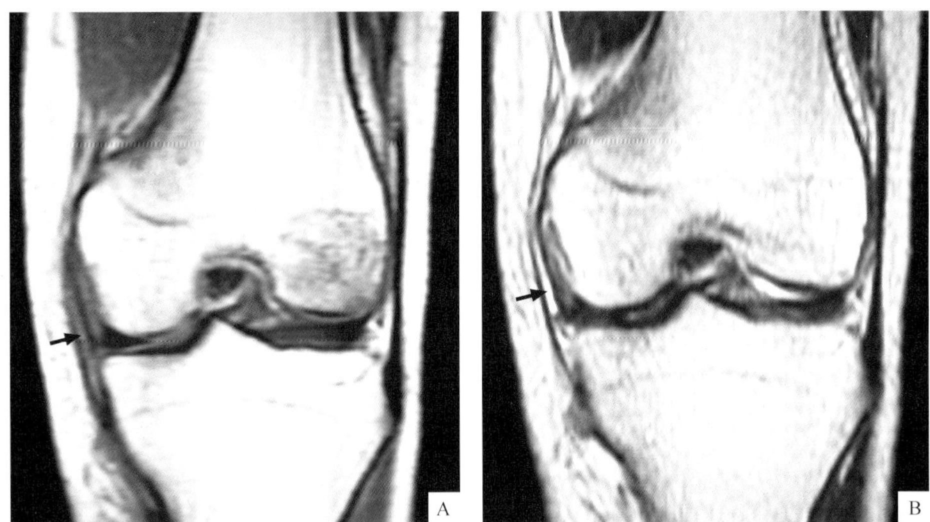

图 5-5-45　胫侧副韧带。Ⅰ级撕裂 在 T1 加权像上表现为皮下的低信号，在 T2 加权像上呈高信号，而胫侧副韧带的形态、信号未见改变，表现为平行于骨皮质的带状低信号影。A. T1 加权像。B. T2 加权像。

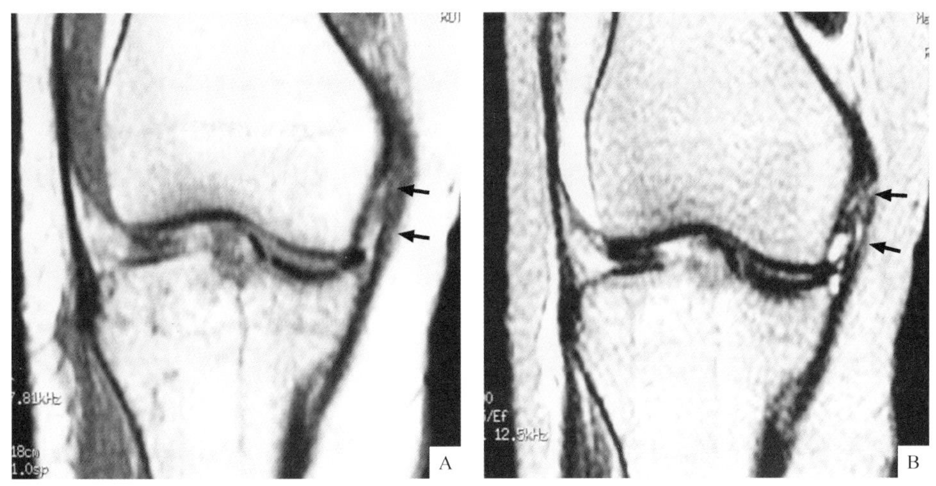

图 5-5-46　胫侧副韧带Ⅱ级撕裂。黑箭示韧带和周围脂肪分界不清，并且韧带有移位，不再平行于骨皮质，呈波浪状改变，部分纤维断裂。A. T1 加权像。B. T2 加权像。

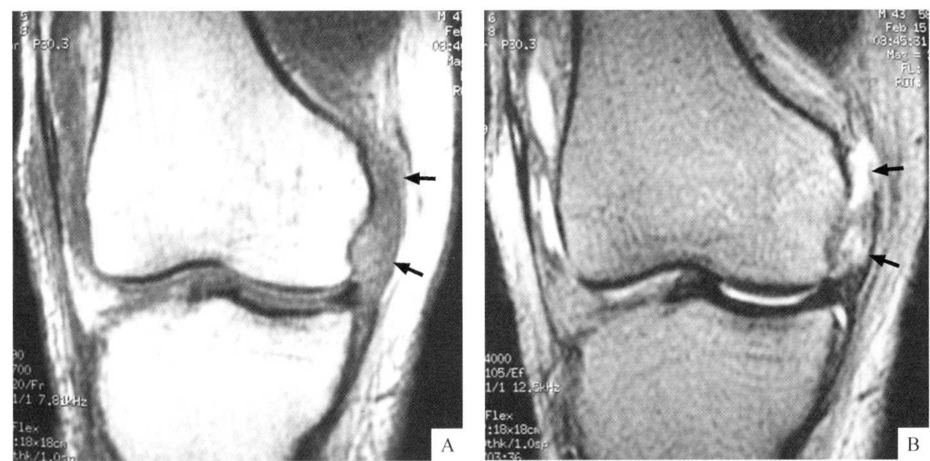

图 5-5-47　胫侧副韧带Ⅲ级撕裂。表现为韧带的连续性中断（箭），韧带增粗、肿胀，在 T1 加权像上呈弥漫性信号增高和周围软组织分界不清。A. 冠状面 T1 加权像。B. 冠状面 T2 加权像。

影响。12个月后，韧带仅恢复其原始模量和拉伸强度的50%。不过因为愈合组织增厚，横截面面积变大，MCL骨复合体的负荷和刚度可正常。MCL损伤，即使为3级断裂，除非伴膝关节其他支持结构损害，都可以愈合。MCL愈合经历三个阶段：阶段1为损伤后3天内，特点为出现炎症，及出现成纤维细胞产物Ⅲ型胶原蛋白。阶段2为损伤后6周内，特点为出现修复和再生，且Ⅲ型胶原蛋白为Ⅰ型胶原蛋白替换。阶段3，或重塑阶段，为损伤后一年或一年以后，50%～70%的韧带弹性和强度已建立。由于细胞结构增多及总胶原蛋白减少，MCL瘢痕(MR图像上为增厚的低信号)在生物力学上次于原始(正常)韧带。

(4) MR表现

1) 撕裂和扭伤：关节造影在检测MCL损伤上较为限制，尤其是在损伤48小时后，对比剂外渗现象不再出现。MR评估这些损伤最好的是在冠状面图像上，显示低信号MCL及其附着点，与低信号骨皮质融合在一起(图5-5-48，图5-5-49)。在FS PD FSE加权图像上，分离的深层和浅表MCL可以被区分。起先被认为是脂肪的中等信号薄带，实际上是第二层和第三层之间的韧带内滑囊，常见于MCL前部分和内侧关节囊韧带复合体之间。这个滑囊可向近端和远端延伸到内侧关节线水平。尽管这条线不代表半月板关节囊分离，半月板水平上方或下方的增强信号可能表示病理改变，特别是见于第二层和第三层融合处后方。

延伸到皮下脂肪的水肿和出血显示为与浅表MCL平行，且发生于急性1级扭伤。MCL厚度正常，与底层骨皮质密切联系。MCL部分撕裂或2级扭伤显示为韧带纤维从邻近骨皮质处移位，伴不同程度的水肿和出血。FS PD FSE和STIR图像上，MCL显示为低信号，其深部或浅表的韧带纤维外周可有高信号水肿、出血，或两者都有。通常，2级损伤中，部分撕裂纤维会有某种程度的韧带衰减，或出现液体分隔。2级或3级扭伤可伴股骨内髁或外

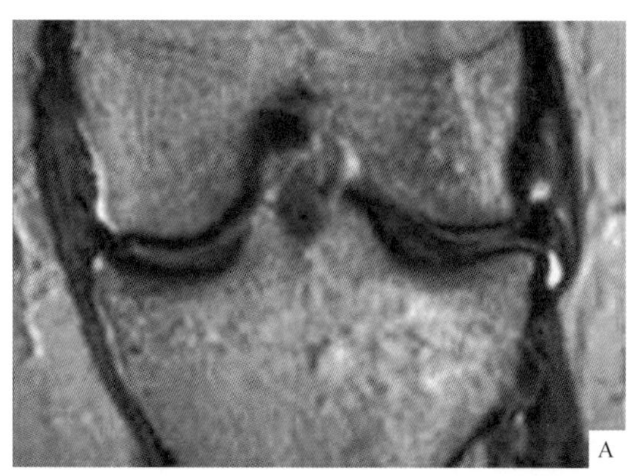

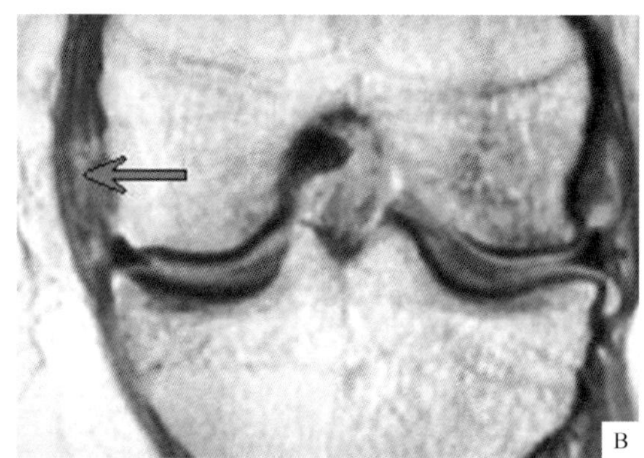

图5-5-48 侧副韧带完全撕裂。冠状面显示侧副韧带连续性中断(箭)，韧带增粗、肿胀，并累及滑膜。髂胫束向外侧移位。A. T1加权图像。B. T2加权像。

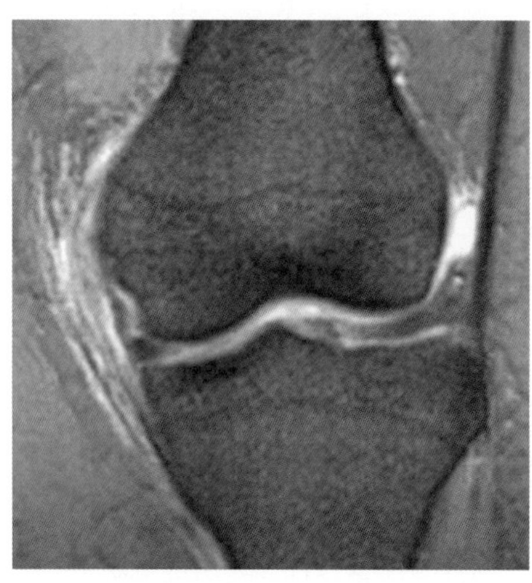
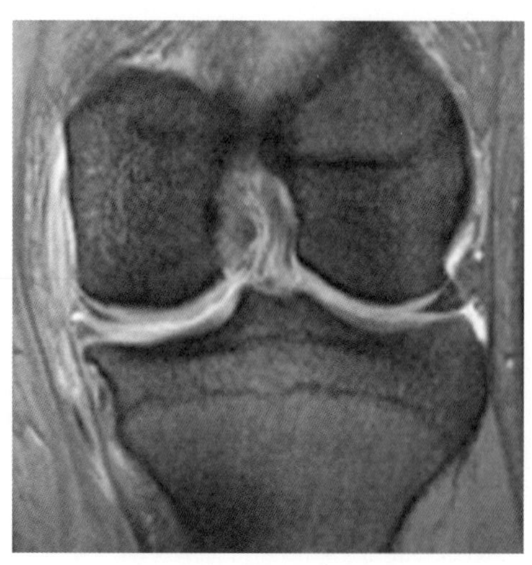

图5-5-49 侧副韧带完全撕裂。冠状面FS-T2* GRE图像显示侧副韧带所在区域滑膜肿胀伴积液，侧副韧带显著增粗、肿胀，中间区域连续性中断。

侧胫骨平台挫伤。冠状面和横断面图像显示韧带内信号增高及增厚。片段或局部韧带增厚可见于2级扭伤中。3级损伤或撕裂中，韧带纤维的连续性完全中断，可有或无延伸到囊层内。不过较难区分MCL高级别部分撕裂和完全撕裂。MCL生物力学上完全失灵与内侧囊层或韧带断裂有关。

Schweitzer等人报道，称筋膜水肿和邻近脂肪的边界缺损是2级MCL损伤的最敏感征象。这个研究发现也说明，MR的MCL损伤分级并不一定高度准确，它缺乏T2加权冠状面图像的相关性和MCL损伤的临床分级的对比。

MCL撕裂可伴有沿韧带纤维走行的广泛关节积液（血肿）和关节液外渗。相关关节囊断裂可导致关节肿胀缩小或消失。完全韧带撕脱时可见股骨上髁附着点局部出血。在这些病例中，邻近骨可有软骨下骨髓充血或出血。亚急性出血在T1和T2加权图像上显示为增高信号。MCL远端或胫骨附着点的撕裂，则韧带轮廓可能为波浪状或匐行性，为韧带松弛的反映。MCL远端撕裂回缩则其匐行性形态更明显，需要外科修复。MCL远端撕裂可伴鹅足腱扭伤。不过，鹅足腱断裂可不发生MCL撕裂。FS PD加权FSE图像在记录间隔愈合及撕裂MCL复位上很有用。MCL再韧带化或愈合过程中，韧带增厚区可出现中等信号。

MCL撕裂伴关节囊断裂可伴发外围半月板撕裂和内侧关节腔增宽。慢性撕裂时，MCL反应性增厚，但不显示增高信号。横断面图像在记录MCL远端纤维从胫骨底层分离上有点作用，在与冠状面图像联用时，也有助于记录浅表MCL前或后部损伤及损伤程度。冠状面图像也用于量化远端MCL损伤的近端回缩或松弛度。

股骨上髁或MCL近端附着点骨化，为慢性创伤结果，被称为Pellegrini-Stieda病。Pellegrini-Stieda病的骨化区可显示骨髓脂肪信号，若硬化则为低信号。钙化在T1WI和T2WI上为低信号。检测钙化或关节周边骨化的同时，也可显示增厚的韧带愈合。骨化可影响MCL或大收肌肌腱，或两者都影响。MCL急性撕脱也可伴低信号的骨皮质折碎片。急性情境中，外侧胫骨平台的非移位压缩骨折，可联合继发于外翻损伤的MCL损伤。这些骨折或骨挫伤在T1加权像上为低信号，在T2加权、FS FSE和STIR像上为增强信号。MR对这些损伤的识别较敏感，即使放射成像检查结果为正常，也可检测出。挫伤也可见于股骨外髁。

内侧关节囊韧带的半月板股骨和半月板胫骨成分分离，常在常规正交冠状面图像上显示。外围矢状面和横断面图像，可在股骨髁远端水平和关节线水平来识别腘斜韧带走行。腘斜韧带显示为低信号线性区，常与弓形韧带复合体在同一水平显示。

2) MCL（胫骨侧副韧带）和鹅足滑囊炎：在出现内侧关节疼痛的患者中，MR图像上可显示滑囊炎。Voshell滑囊受累，则在T2或FSE PD加权扫描中，显示为位于第二层（浅表MCL）和第三层（内侧囊韧带）之间的高信号。在没有相关内侧半月板、关节囊韧带或MCL病变的情况下，也可能观察到一延伸到关节线下方的显著的分界清晰的细长液体积聚。鹅足滑囊炎的特点为出现位于缝匠肌、半腱肌和股薄肌等肌腱联合前方的积液，且在T1加权图像上显示为低信号、在FS PD FSE图像显示为高信号的。滑囊内可有分隔或出血。鹅足滑囊覆盖鹅足腱，位于Voshell滑囊远端。鹅足滑囊炎可能与体育活动或退变性关节炎有关。

2. 外侧副韧带（LCL）损伤　外侧副韧带（LCL）撕裂可伴其他后外侧结构损伤。腘肌或肌腱单位拉紧表现关节外损伤。关节内腘肌撕裂较少见，涉及髁间窝裂隙或腘肌股骨附着点。LCL和股二头肌固着与腓骨头外侧缘而非茎突，因此，与腘腓韧带、豆腓韧带和弓形韧带比，其发生撕脱的可能性较小。膝关节外侧面可分为三个结构层：第一层为最表层，由前端膨胀的髂胫束和后端膨胀的股二头肌浅表部分组成。第二层由前部的股四头肌支持带和后部的两个髌股韧带或支持带组成。第一层和第二层在髌骨外侧面融合。第三层为最深层，由外侧关节囊组成，包括半月板外侧附着点和外侧关节囊韧带的半月板股骨和半月板胫骨成分。LCL位置靠后，位于第三层的浅表和深部分层之间。韧带本身为第二层结构。

(1) 功能解剖：横断面解剖可在股骨外髁和关节线水平，显示LCL和股二头肌和腘肌腱之间的关系。腘肌腱在外侧半月板水平为重要界标，因为它正好位于LCL内侧。后外侧（弓形）复合体包括LCL、腘肌腱、腓肠肌外侧头和弓形韧带。腘肌腱止于股骨外髁的腘窝处，远离近端LCL，并位于其前方（腘肌腱向深部穿过LCL）。后外侧复合体也包括腘腓韧带及豆腓韧带。

弓形韧带（在第三层）跨越后外侧关节，附着于豆腓韧带（如果存在）深处的腓骨头顶。Y形弓形韧带内肢（弓形）在股骨远端水平走行，并从腘肌上的后囊内侧延伸到腘斜韧带。腘斜韧带由半膜肌肌腱反折部分组成，并构成后囊的主要部分。弓形韧带外肢（垂直）从后囊延伸，在腘肌和腘肌腱上方向外插入腓骨后侧面。腘腓韧带也为3层结构，位于弓形韧带外肢深部。这个韧带起于腓骨后侧面（二头肌止点后方），朝腘肌和腘肌腱结合处延伸。在靠近腘肌肌肉肌腱结合处的地方，腘腓韧带汇入腘肌腱。腘腓韧带通过腘肌腱将腓骨连接到股骨。豆腓或短外侧韧带从腓肠豆走行到腓骨，止于股二头肌腱后内方，其走行与LCL平行。若不存在腓肠豆，短外侧韧带可减弱或不存在。若存在腓肠豆，则其位于弓形韧带外肢附近，从腓肠肌外侧头上方的股骨髁走行到腓骨。豆腓韧带和弓形韧带的大小之间可能存在反比关系。存在大的腓肠豆，则豆腓韧带很显著，而弓形韧带减弱或不存在。若存在豆腓韧带，则行使弓形韧带外肢的作用。若伴显著的豆腓韧带，则弓形韧带外肢和内肢都减弱。若不存在豆腓骨，则弓形韧带外肢称为短外侧韧带。矢状面和冠状面MR图像也记录豆腓韧带的存在。腘肌腱向深部走行到LCL，并通过上下腘肌腱半月板束，附着于外侧半月板后角。上、下腘肌腱半月板束各自构成腘肌裂隙的顶和底。股二头肌腱附着于腓骨头，包括股二头肌短头的直接臂和长头的前臂。

（2）损伤机制：弓形韧带和复合体抵抗内翻和外旋，稳定膝关节后外侧面。腿内旋时，施加的内翻力可引起LCL和关节囊损伤。LCL损伤或断裂明显比MCL损伤少见。后外侧角损伤可由导致膝关节过伸或过伸并外旋的直接或非接触力引起。膝关节屈曲或伸展时直接打击胫骨，或扭伤，也可产生后外侧不稳。这些损伤可见于与ACL或PCL损伤的联合损伤中。在最初的临床表现中，后交叉和后外侧囊联合损伤常被忽视。临床表现有后外侧疼痛、承重时过伸皱曲及不稳。交叉和外侧半月板撕裂可伴外侧室韧带撕裂。MR成像可揭示关节腔增宽，腓骨头骨折及Segond骨折，并联合ACL损伤。后外侧不稳可分为三种类型：A型，外旋增加而无内翻不稳（腘腓韧带和腘肌腱损伤）。B型，外旋增加并有中等内翻松弛（腘腓韧带、腘肌腱及LCL损伤）。C型，外旋增加加上完全内翻松弛（腘腓韧带、腘肌腱、LCL、外侧囊及交叉韧带损伤）。

（3）临床诊疗：LCL急性损伤表现为股骨或胫骨或间质韧带损伤的撕脱。撕脱损伤可用缝合修补治疗。LCL间质损伤可通过二头肌腱加强治疗。后外侧角的相关损伤，如急性或慢性后外侧不稳，常伴发于交叉韧带损伤。这些损伤最好用外科重建治疗，初步解决交叉韧带损伤，然后集中在后外侧结构的手术修复上。LCL、胫骨上腘肌附着点及腘腓韧带为重要后外侧静态稳定结构，在急性后外侧损伤时应对其行解剖修复或重建。

若伴急性ACL损伤时，则LCL外科修复很有必要。当主要（如LCL）和次要（如后外侧或弓形复合体）限制结构损伤时，不伴ACL撕裂的3级撕裂也可用外科手段治疗。急性后外侧不稳的外科重建结果，比慢性后外侧不稳治疗方法的效果更好。

（4）MR表现：LCL在冠状面图像上显示最佳，为低信号带。LCL位于腘肌腱和外侧半月板水平，从近端开始，走行到腘窝和其在腓骨头外侧面的远端附着点。外围矢状面图像在腓骨头水平显示LCL解剖。常规方案至少在一个矢状面图像上对LCL成像。

尽管水肿和出血在这个位置较少见，在T2或FSE PD加权图像（与FS）上显示为韧带增厚、信号增高（图5-5-50，图5-5-51）。水肿和出血也可在外围矢状面图像上进行确认。LCL损伤的信号不如MCL断裂的信号高，可能是因为LCL正常关节囊分离，排除了关节液外渗的积聚。完全断裂时LCL显示为波浪状或匐行性外形，韧带连续性丧失。从腓骨附着点撕脱的韧带可向近端移位。可伴发股二头肌和LCL损伤，并可在冠状面或矢状面图像上评估。腘腓韧带或腘腓韧带、豆腓韧带及弓形韧带的联合撕脱更常伴发于腓骨撕脱骨折。当整个LCL走行不能在冠状面图上显示时，FS PD

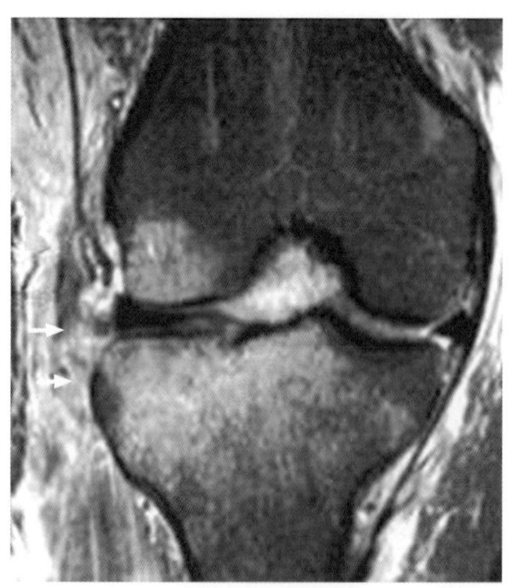

图5-5-50 腓侧副韧带损伤。白箭示韧带Ⅲ级撕裂。

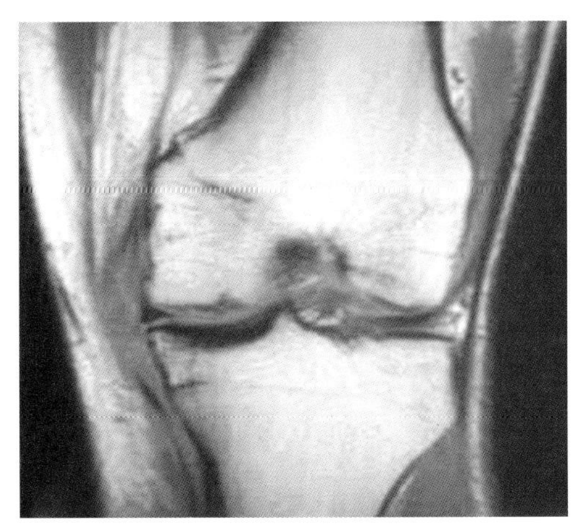

图 5-5-51 腓侧副韧带完全撕裂。冠状面 T1 加权图像显示韧带连续性中断，局部明显肿胀、增粗，周围滑膜水肿。

FSE 横断面图像在诊断韧带撕裂上则很重要。LCL 损伤分级系统与 MCL 损伤的相似。

伴发的内侧平台压缩骨折也可在 MR 扫描上检测到，常见明显的内翻或轴向损伤。ITB 损伤也可伴发 LCL 断裂。LCL 撕裂、腘肌腱断裂（腘窝处）及髂胫束断裂之间存在关联。在前冠状面图像上包含 ITB 十分重要，除非它被用于 LCL 重建。ITB 提供外侧室支持，显示为低信号细带，与股骨平行，在 Gerdy 结节上有其前外侧止点。ITB 摩擦综合征由 ITB 和股骨外髁的异常接触引起。患者可出现大腿和膝关节外侧面的疼痛，特别是在膝关节屈曲 30°时。股二头肌作为外侧稳定结构，起着重要作用。

腘肌及其相关后外侧损伤在 FS PD 加权 FSE 或 STIR 矢状面和横断面图像上显示最佳。肌肉水肿和出血区可在这些层面上评估。腘肌局部增大可能继发于肌肉纤维的出血或撕裂。ACL 和后外侧角联合损伤时，在矢状面图像上，肌肉-肌腱结合处可显示增高信号。腘肌和腘肌腱伴发对后外侧复合体的损伤。单独腘肌腱断裂虽然罕见，不过也有报道。正常情况下，腘肌腱在静态和动态下都抵抗胫骨外旋。应评估腓肠肌内侧头是否有深静脉血栓形成，因为这是 ACL/后外侧角创伤的明显创伤后并发症。

(四) 支持带损伤 内、外侧支持带分别为股内侧和外侧肌群的延伸束。支持带加强肌肉并维持髌骨正常走行。在前冠状面图像上，支持带附着处显示为会聚于髌骨内外束的低信号结构，不过，通过髌股关节的横断面图像显示最佳(图 5-5-52)。

内侧支持带通常在髌骨脱位后撕裂，伴有 MPFL 股骨附着点断裂。横断面 MR 图像可显示无髌骨附着点的游离支持带，也可显示支持带纤维压缩撕裂或软骨骨折引起的团块样效应。相关水肿和出血在 T2、FS PD 加权 FSE 或 STIR 图像上为高信号。除了髌骨脱位，支持带撕裂也可伴有髌腱近端部分或股四头肌腱远端严重撕裂。这些支持带断裂可涉及内侧或外侧支持带纤维。外翻过伸应力损伤也可导致支持带断裂以及 MCL 撕裂。

外侧支持带有两层组成：浅表层（浅表斜支持带），由斜纤维带组成；深层，有三个独立结构（髁上髌骨带、深横支持带及髌骨胫骨带）组成。绷紧外侧支持带（即过大外侧力综合征）使髌骨向外侧倾斜，可伴有髌骨半脱位。ELPS 慢性髌骨外侧倾斜产生超负荷，负荷被转移到髌骨外侧面和外侧滑车。髁间外侧髌骨面和股骨前外侧髁的软骨退变，以及 Hoffa 脂肪垫近端外侧面水肿。相关髌股对线不齐有髌骨倾斜或半脱位。行支持带松解术以使外侧面退行性疾病的发展最小化。MR 可评估松解后支持带分离位点。

(五) 膝关节骨关节炎 MR 关节软骨成像可以增强对膝关节炎严重程度、进展以及治疗反应的评估，包括成人和幼年型慢性关节炎（之前成为幼年型类风湿关节炎）。关节积液、滑膜反应、腘窝囊

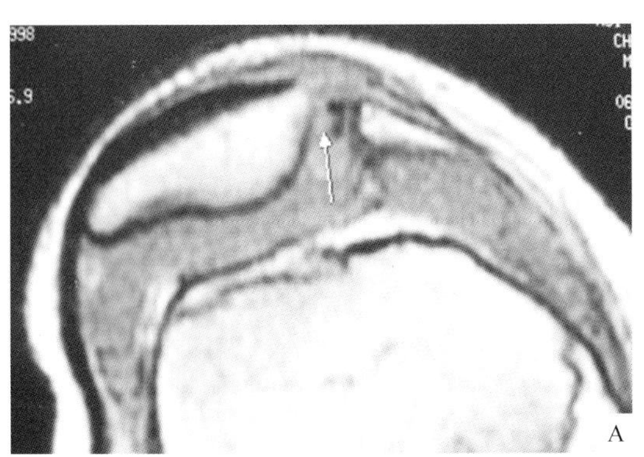

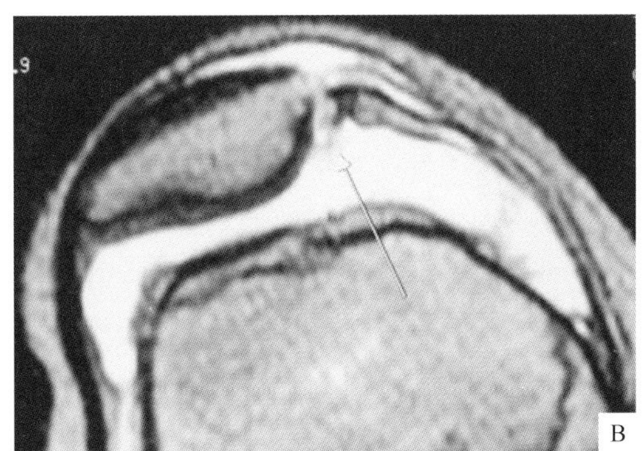

图 5-5-52 内侧支持带撕裂。横断面图像显示髌骨外移，内侧支持带附着缘附近中断，关节积液明显。A. T1 加权像。B. T2 加权像。

肿以及骨坏死可用 MR 检查显示和评估，即使患者的传统平片表现阴性。

关节软骨细胞外基质主要由 2 型胶原、蛋白多糖聚集蛋白聚糖、非胶原基质蛋白和水组成。2 型胶原蛋白在上层或浅表层溶度最高，这里的软骨超微结构为平行排列的胶原纤维。糖胺聚糖，尤其是 chondrotin 和硫酸角质素，伴有蛋白聚糖聚集体肿胀和水吸收的性质，并在软骨更深层的分布增加。骨关节炎相关软骨退变的早期改变可能起于软骨更深层，而非浅表层。FS PD FSE 和 PD FSE 为评估关节软骨病变的常规形态成像技术。T2* GRE 不是软骨敏感成像技术。生理成像技术如 T2 mapping 或对比增强图像不能替代标准形态学软骨成像技术。

1. *软骨基本结构*　关节软骨的功能是协助分散压力以减少软骨下骨的压力。它由软骨细胞和细胞外基质组成。关节软骨内没有神经细胞或血管。软骨细胞由通过基质扩散的营养物质和代谢产物供给营养，基质由含水的大分子构成。大分子结构包括胶原、蛋白多糖和非胶原蛋白。蛋白聚糖聚集体由透明质烷、链路蛋白和聚集蛋白聚糖成分组成，为存在于细胞外基质的功能结构。纤维状小梁的胶原蛋白提供关节软骨的拉伸强度和形式。关节软骨胶原蛋白主要(90%～95%)为 2 型胶原蛋白。9 型(表面结合型)和 11 型(内形成部核心)胶原蛋白有助于组织和稳定 2 型胶原蛋白。

关节软骨可分为四层：最浅表为滑动层，形成关节的软骨表面。扁平或椭圆形软骨细胞和胶原纤维与软骨表面平行，位于基质覆盖在一个无细胞薄层深部。位于浅表层深部的为过渡层，这一层的胶原纤维分布随机性更大。关节软骨的最大区域为辐射层，这一层的细胞排列或对线成短列。放射层的胶原纤维最大、蛋白多糖含量最高、水含量最低。薄的钙化层(最深层)将关节软骨从底层软骨下骨分离开来(包括软骨下骨板和更深的骨松质)。

潮线或钙化线，划定软骨放射层和钙化层的分界。尽管在无症状患者中，正常年龄相关的增强 T2 值可见于深部放射层到外侧过渡层，这些改变不同于软骨磨损中所见的局部 T2 值增加。

2. *病理*　原发性骨关节炎表现为渐进的慢性微创伤后的破坏和再生过程。继发性骨关节炎是一种非炎症性退行性骨关节病，诱发事件如创伤、先天畸形、感染或代谢紊乱。骨关节炎的特点是关节软骨缺损伴新骨形成和关节囊纤维化。

骨关节炎早期，受损软骨溶胀而体积增大。这个现象与胶原蛋白网拉伸性能下降有关。胶原蛋白网通常可以抵抗由蛋白聚糖渗透性引起的溶胀。骨关节炎早期也可有聚集蛋白聚糖数量减少和蛋白聚糖碎片释放入滑液。这些基质大分子的改变，可导致软骨寡聚基质蛋白(COMP)和关节软骨深层的软骨中间层蛋白(CILP)合成减少。表面退变也可见于早期骨关节炎，这可能由连接胶原蛋白纤维分子退变而致。机械损伤胶原蛋白网在机械负荷时容易发生表面断裂。基质分子结构断裂导致水含量增加、蛋白多糖含量减少。因此，基质通透性增加而刚度减少。这些改变可使关节软骨更容易进一步损伤。随着关节软骨裂隙发展，原纤维软骨小片撕裂。软骨碎片释放和基质酶促降解导致软骨整体厚度和容量下降。

同时，增加的细胞因子刺激基质大分子产生和软骨细胞增殖，并试图修复软骨退变。不成功的修复反应最终导致关节软骨退变末期出现，包括软骨下骨暴露、硬化、软骨下囊肿、关节腔狭窄和骨赘。

3. *关节软骨成像*　髌骨、股骨和胫骨关节软骨表面通常可在 MR 图像上观察到。正常透明软骨由于其水含量高，在 T1、PD 和 FS PD FES 图像上显示为中等信号，与低信号的皮质和纤维软骨半月板形成对比。软骨信号的改变被认为与水结合蛋白多糖分子的丢失有关。在传统 T2 加权图像上，透明软骨也显示为中等信号。有关节积液的时候，FS PD FSE 和 T2 加权图像上会出现关节造影般的效果，高信号滑液提高了较薄软骨表面的显示(如内外侧室)。不过与 FS PD FSE 图像比，传统 T2 加权图像上关节软骨和软骨下骨的对比较差，如果没有关节积液，那么软骨表面或外形的不规则可能不能被分辨。运用 GRE、化学位移和快速低角度拍摄技术，透明软骨可显示高信号。虽然＜3 mm 的关节软骨缺陷可在 T2* 图像上识别，不过一般来说，关节软骨退变在这些图像上会被漏诊，因为难以准确区分高信号的液体和高信号的关节软骨。关节软骨表面裂隙和早期关节软骨软化在 T2* 加权图像上可能会被忽视，因此不建议使用该序列作为软骨成像的常规程序方案。T2* 加权回波技术可以显示液体-软骨交界处的界面，因为液体比邻近软骨表面产生更高信号。不过这些图像对软骨退变范围不敏感。

许多序列可以准确评估关节软骨。整体方法包括形态学成像技术、快速 T2 mapping 序列和快速的延迟钆增强图像。

3D 序列具有薄层扫描和多平面重建能力。FS

3D SPGR 技术在评估关节内注射盐水的尸体髌股关节软骨缺陷中，显示出 95%的准确率（96%敏感度和 95%特异度）。FS 3D SPGR 序列也可以显示关节软骨和邻近结构的阳性对比。不过 SPGR 无 FS 可能对关节软骨病变的信号改变不敏感。

用 STIR 图像对比可以从中等到高信号的关节软骨中区分出信号更加明亮的液体。这个系列显示覆盖关节软骨损伤区域的软骨下骨早期改变也很有效。关节软骨裂隙和碎片内的液体也可以在 STIR 图像上显示，不过软骨-液体界面和关节软骨软化早期改变可能不会像在 FS T2 加权 FSE 序列上显示的那样清楚。

传统 T1 自旋回波序列联合 FS 并使用钆对比剂，可用于关节内 MR 关节造影。这种关节内对比剂检查可能比关节内盐水检查能识别更小的软骨病变。不过钆检查（与 FS PD 加权 FSE 序列比较）在深层或基底层关节软骨内部改变的检测上不是很有用。关节内 MR 造影似乎对关节软骨表面改变更加敏感，但不能准确反映退变关节软骨内水成分的内部改变。

磁化转移对比对水分子之间的相互作用较敏感，提高了 GRE 序列的对比（如 SPGR）。磁化转移对比技术在常规关节软骨显示方面，尚未被证明比 FS T2 加权 FSE 对比更优越。

软骨形态成像技术包括驱动平衡傅立叶变换（DEFT）成像和稳态自由进动（SSFP）。DEFT 成像技术紧接着自旋回波链使用一个尖脉冲（90°），使磁化回到 Z 轴。长 T1 值组织，包括滑液，在短回波和重复时间时显示增强信号（改善软骨-液体界面）。与传统 T1 或 T2 加权图像比，DEFT 对比度依赖于 T1 与 T2 组织对比度的比率。SSFP 成像得到高 SNR 3D 图像。波动平衡 MR（FEMR）为变异 SSFP，每个相位编码步骤重复两次，并重构脂肪和水图像。FEMR 和 SSFP 技术都受共振伪影敏感的限制。高分辨率 Dixon SSFP 成像用于 FS，作为 FS 3D 饱和 GRE 成像的替代。

径向方式 K-空间这种新方法，也显示出用相对较短的成像时间，产生 FS PD FSE 样对比获得的 3D 高分辨率图像的潜能。

生理成像技术包括 T2 mapping 技术（反映损伤软骨中水含量）、钠 MR 成像（识别糖胺聚糖崩解区）、弥散加权成像（退变软骨水弥散功能）以及对比增强成像（延迟对比增强 MR 软骨基质评估，以描绘出糖胺聚糖或 GAG 崩解分布）。

在儿童中，关节软骨较厚，因此检查其局部磨损和软骨变薄上较敏感。婴儿中，关节软骨见于股骨远端和胫骨近端骨化中心形成之前，并比邻近骨髓显示出更高信号。对于幼年型慢性骨关节炎、血友病或退行性关节病的患者而言，在平片发现任何关节腔狭窄证据之前，可在 MR 检查中发现关节软骨局部磨损和均匀减弱。

硬化症患者中，也可见与初始软骨丢失有关的软骨下信号丢失。软骨下硬化的可疑区，可在 FS PD 加权 FSE 或 STIR 图像上显示为高信号区。骨内部囊肿和出血在 T2 加权图像上显示增强信号，可能是在透明软骨裸露位点发展起来的。

4. *膝关节骨关节炎 MR 表现*　退变性关节炎的 MR 表现可从显示骨髓明亮信号的增生骨赘，到关节室塌陷、关节软骨裸露、半月板纤维软骨退变撕裂以及软骨下硬化区骨髓信号减少。FS PD 加权 FSE 和 STIR 图像通常显示高信号软骨下骨区，对应于 T1 加权图像上的减弱骨髓信号。这些骨重塑区域伴有关节软骨退变，表示软骨下硬化、软骨下囊腔（黏液样、纤维样或软骨组织）、软骨再生和新骨层形成（图 5-5-53）。

Broderick 等人对关节镜和 FS T2 加权 FSE MR 成像对骨关节炎关节软骨异常的严重性的评估进行了比较。准确评估透明软骨表面的能力，使得在制定骨关节炎患者关节置换术前计划上，尤其是单髁置换术，MR 成像比平片更有优势。不过，双膝后前位屈曲站立的 X 线片可以准确评估膝关节胫股室的剩余关节软骨。

软骨碎片（中等信号）和游离体（骨髓脂肪的高信号）可伴有更晚期的退变性疾病。膝关节中心骨赘伴有高级别的全层软骨磨损。为提高含骨髓脂肪的游离体的识别能力，至少要在一个平面上使用 T1 加权序列，这很重要。单独用 FS 类型序列可引起脂肪区和含骨髓游离体之间的混淆。骨软骨碎片的脂肪骨髓对比在 $T2^*$ 加权、FS PD 加权 FSE 和 STIR 图像上减弱。除了膝关节髌股、内外侧室，胫腓关节也收到退变性关节炎、神经节或创伤的影响。

在滑膜软骨瘤病中，多发滑膜软骨碎片显示为低到中等信号。骨碎片可有硬化（低信号）及中等信号软骨。原发性软骨瘤病中，化生碎片大小通常都类似，而在继发性软骨瘤病则大小多变。炎症性骨关节炎滑膜炎中的不规则波浪状脂肪垫表面，可能与多发游离体混淆。

（六）膝关节其他关节炎

1. *剥脱性骨软骨炎*　剥脱性骨软骨炎是指局部关节面软骨受软骨下骨水肿影响而逐步剥脱直

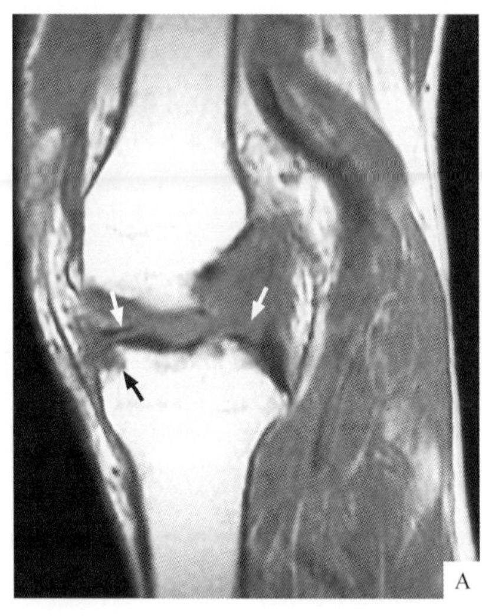

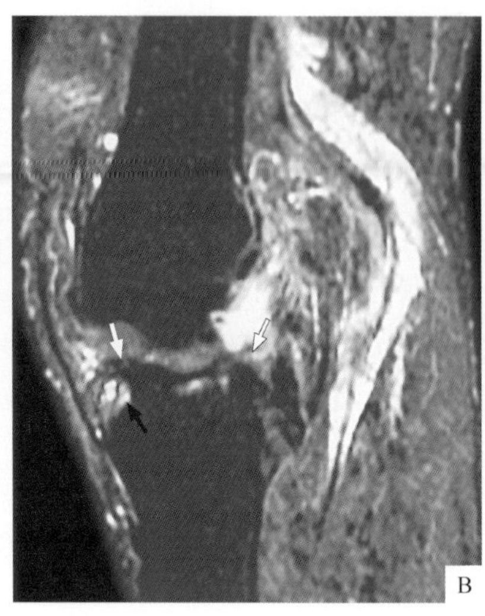

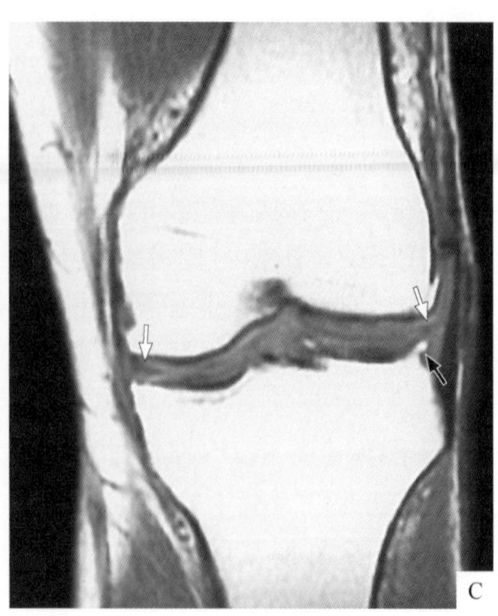

图 5-5-53 膝关节骨关节炎。A. 矢状面 T1 加权像和 B. 矢状面 STIR 像：表现为滑膜增厚、关节积液、半月板退变（白箭）、骨的异常和软骨下骨的异常（黑箭）。C. 冠状面 T1 加权像：半月板退变（白箭）和骨赘（黑箭）。

至完全分离。其病因可能为反复的外伤、缺血、异常的骨化及遗传性因素。Mitsuoka 等报道该病可伴有与机械应激相关的盘状半月板。通常病变由膝关节开始而后发展至踝关节，累及股骨内侧髁的髁间窝侧及距骨圆顶内侧面。剥脱性骨软骨炎多见于青少年及青年，表现为非特异性疼痛、肿胀或关节绞索。治疗的主要目的在于保存或重置关节的协调性，改善局部血供，并将分离的关节软骨片断稳固地固定于软骨下骨质。

磁共振对剥脱性骨软骨炎分期标准种类繁多，有一部分是经关节镜分级校正的，例如 Clanton&DeLee 分类法。两个决定性的阳性诊断因素是：关节软骨的完整性和骨软骨片断相对于软骨下骨质的稳定性。小部分的关节面软骨能够摄取对比剂，代表该部分组织仍具增殖能力，当病症出现时尚未闭合的骺板会自发地修复治疗。

根据治疗决策分期，Ⅰ期指软骨下信号异常但未见剥离线。Ⅱ期时在 T1、T2 像上均见低信号线，代表存在部分软骨的剥离但尚未完全分离。Ⅲ期时剥离线在 T2 像上表现为高信号，不过目前尚存争论。Ⅳ期、Ⅴ期时软骨完全剥离，部分或全部脱入关节腔内，并显示出关节面的缺损，常见伴随有不稳定性的囊性病灶。磁共振增强扫描可有助于鉴别血管性肉芽组织与滑液，当存在强化时预示着痊愈的可能性。磁共振对近 50% 的病例（Ⅱ～Ⅳ期）有辅助诊断作用。除此之外，也有偶然地检出无症状的Ⅰ期患者。推荐使用增强的磁共振检查对剥脱性骨软骨炎的患者进行随访。

关节软骨的退化是类风湿性疾病及关节炎发展的一个重要表现。新的治疗理念，诸如软骨细胞培育、软骨和软骨细胞的移植正不断地进展，同时关节置换术也日益普及。因此，随着影像技术对精细度的提高，磁共振成为对关节软骨对治疗分期、评估治疗后的效果新兴手段。

然而，由于完整及缺损的关节软骨在磁共振信号上表现复杂，目前尚在探究阶段。一方面涉及软骨的形态：它是特殊的区域源自成胶纤维和包含蛋白多糖和水的区域。另一方面，磁化、化学位移及截断伪影，磁角现象，部分容积效应及脉冲序列技术影响了软骨的显示。磁共振可显示关节软骨的层状结构，但常由于空间分辨率不够或截断伪影的干扰不能清晰显示。用于显示关节软骨的序列很多，但迄今为止没有达成一致。

为了有效地估计病变的大小，高空间分辨率是关键，目前推荐采用 $3\times0.62\ mm^3$ 的分辨率。而对于 1.5 T 场强的磁共振，采用 T1 加权、三维脂肪饱和的梯度回波序列（3D FS GRE）能够提供 $1.5\times0.32\ mm^3$ 高空间分辨率，同时又不失高质量的信噪比。由于较短的 T1 弛豫时间及较大的脂肪抑制动态范围，关节软骨内的水的高信号、软骨轮廓的连续性、关节液及软骨下的骨皮质都能得到呈现。只有通过磁共振增强才能分辨风湿性血管翳和滑膜增生。软骨病变时软骨关节面形态及信号发生改变并且相应的关节液能够渗入病灶处。FS-T2 图像能够呈现类似于关节腔造影的效果，清晰显示软骨的连续性及间接显示软骨的缺损和裂隙。但该序列缺乏软骨与软骨下骨皮质的对比度，这时就需要结合 T1 图像来综合判断。

临床磁共振对关节软骨的诊断标准是依据其厚度和信号改变进行评估的。当软骨厚度小于正常的50%,或软骨下骨质暴露,或显示一定深度大小的局限性软骨病灶,就可以诊断其为软骨病变。大多数的分级都是依据关节镜分级标准制定。包含于完整软骨内的异常信号区代表了软化区及部分分裂的胶质网状结构、水分的增多及蛋白多糖的减少。磁共振能在软骨炎的早期及外伤后检出这些改变,呈现长T1长T2的表现。另外,层状结构的变形也可作为局灶性软骨病变的诊断标准之一。

与关节镜及组织学检查结果对照,采用T1 FatSat GRE和T2 FatSat FSE序列对关节软骨早期的小病灶及进展期的破坏性病灶的检出正确率分别为:30%和100%。

2. *类风湿关节炎* 类风湿关节炎是一种全身性炎症性关节炎状况。以下七个标准中必须有四项存在大于6周时间才能诊断:晨僵;三个或更多关节或几个关节组的少或多关节炎;腕关节、掌指关节或近端指间关节的关节炎;对称性关节炎;类风湿性结节(关节旁或骨突上或伸肌表面)。

X线片改变包括磨损和关节旁脱矿质改变。类风湿关节炎的MR成像征象包括软组织肿胀以及直接显示的低信号血管翳组织、关节旁骨质疏松症(骨髓异质性)、软骨下骨板缺失、磨损、软骨下囊肿和关节腔狭窄。FS PD FSE图像显示软骨下骨髓水肿和滑膜增厚。

类风湿关节炎首先累及滑膜,然后影响软骨和骨骼,使之破坏性改变并导致畸形。传统X线片检查结果包括骨质疏松、关节周围磨损、对称性关节间隙变窄、积液,以及伴或不伴囊肿形成和后期疾病破坏的软组织肿胀。通过股骨胫骨室和髌股关节的MR图像显示双房和三房疾病。

在股骨内外侧关节面上,边缘和软骨下磨损以及透明软骨弥散性缺损较为明显。大的关节积液伴腘窝囊肿较常见,在T2、FS PD加权FSE和T2*加权图像上显示为均匀高信号。软骨下骨髓水肿伴磨损和骨髓异质性骨质疏松可在FS PD FSE图像上识别。

较少见的是,退变性关节炎伴有骨质增生和软骨下硬化在MR图像上显示低信号。不规则脂肪垫可能见于该病较活跃的阶段。增厚滑膜肿块在T1和T2加权图像上保持中等信号。增厚滑膜可能使关节囊成直线,或表现为更加弥散和不规则的绒毛肥大体。慢性阶段可见有炎症沉降和纤维性骨关节强直发展。

MR增强图像在识别类风湿关节炎关节软骨表面的血管翳或肉芽组织上很有用。血管翳或增生的炎性滑膜可以延伸到关节缘,也可以伴有肌腱腱鞘累及(肌腱肌肉)。血管翳组织可侵袭软骨和骨组织。在区分液体和邻近血管翳组织上,MR增强比常规T1、T2、FS PD加权FSE、T2*或STIR图像有效得多。若没有MR增强,则血管翳组织可能会被忽视。对于严重炎症性关节炎患者,映射出血管翳的能力对考虑全关节置换之前的滑膜切除术是很有用的。

类风湿性患者中的骨坏死和梗死,在出现明显相应X线表现之前,就可在MR图像上识别。

3. *血友病性关节炎* 膝关节内复发性出血经常见于血友病关节炎,其特点是不规则髌内脂肪垫征及增厚滑膜反折区内的低信号含铁血黄素沉积。

血友病关节病患者的MR检查中,由于反复关节内出血形成的含铁血黄素和纤维组织,在T1和T2加权图像上显示为低信号。关节内出血时,滑膜的最初反应为滑膜增厚、吞噬细胞内含铁血黄素沉积、血管周围炎症细胞浸润以及滑膜下层纤维化。滑膜血管增生也可导致进一步出血。在疾病后期,关节软骨损伤从纤维化进展为磨损。不像类风湿性疾病,本病的血管翳形成是较局限的。血友病的关节软骨破坏是由毒性或化学因素导致的,包括水解酶。Hoffa脂肪垫不规则外形和显著增厚、滑膜反折区充满含铁血黄素并显示低信号,这些都是常见表现。尽管该病早期阶段在传统X线片上显示正常,但在MR扫描中可发现关节软骨不规则和磨损。

软骨下和骨内囊肿或出血可在冠状面或矢状面MR图像上被识别。充满液体的囊肿在T2加权图像上产生高信号。纤维组织区在T1、T2和T2*加权图像上仍为低信号,低信号滑膜积液可与邻近含铁血黄素和纤维沉积可在T2加权图像上被区别开来。股骨髁和胫骨表面的关节和软骨下异常相对较常见,可见于75%~85%病例中。

4. *幼年型慢性关节炎*(juvenile chronic arthritis) 幼年型慢性关节炎可分为少关节性、多关节性和全身性类型。关节积液、滑膜炎(不规则脂肪垫征)以及低到中等信号滑膜增厚可见于疾病早期。

(1) 临床表现:根据发病类型可分为三型:Still病(全身性)、多发性关节炎和少发性关节炎。在没有其他风湿性疾病的情况下,少发性关节炎为最常见亚型。女幼儿通常表现出跛行或膝关节活动范围减小症状。累及髋部或肩部的罕见。高达

20%的少发性幼年型慢性关节炎儿童患者中，伴有明显葡萄膜炎（虹膜睫状体炎）。虽然葡萄膜炎可无症状，但可能导致永久性视力损害。

多发性幼年型慢性关节炎较少见，虽然同少发性幼年型慢性关节炎一样，好发于女性，但发生在相对较大年龄群中。对称性关节炎累及膝盖、手腕以及手肘。该病最初 6 个月内可累及 5 个或者更多关节。在女性患者群体中，她们的发病在儿童晚期或青少年时期，且类风湿因子阳性。这些患者成年后患类风湿关节炎的风险加大。

Still 病（全身性幼年型关节炎）是幼年型慢性关节炎最常见的形式，伴有高峰发热、红斑性黄斑皮疹和内脏受累，包括肝脾肿大、淋巴结肿大和心包炎。

其他小儿风湿性疾病，包括血清阴性脊柱关节病[青少年强直性脊柱炎病、银屑病关节炎、关节炎与发炎性肠道疾病、胶原血管疾病（系统性红斑狼疮）]。滑膜炎的炎症可继发关节肿胀但为自限性，不表示慢性关节炎。

（2）影像学表现：幼年型慢性关节炎初始阶段的 MR 检查显示滑膜炎伴不规则 Hoffa 髌内脂肪垫。关节软骨磨损和滑膜肥厚可先于平片上关节腔出现明显狭窄之前被识别。相关股薄肌腘窝后囊肿和半膜肌滑囊在 T1 加权图像上显示为低信号，在 FS PD FSE 图像上显示为均匀高信号。虽然滑膜更多的显示为中等信号，髌上滑囊滑膜增厚在 T1 和 T2 加权图像上可显示为低信号。在对比增强检查中滑膜显示增强。骨髓信号异常反映骨髓水肿或充血先于骨骺过度生长发展。

在疾病后期，MR 检查显示关节下囊肿、软骨下囊肿和股骨和胫骨表面骨坏死。在传统 X 线片上，这些变化往往并不明显。在幼年型慢性关节炎患者的 MR 检查中，也可观察到半月板发育不良，前后角和体部较小。这个表现可能与影响软骨正常发展的滑液液体组成的改变有关。半月板发育不良也与滑膜量增加有关。骨骺增大、髁间窝增宽以及髌骨下缘变方，这些传统 X 线片检查结果也可在 MR 上检测到。随着越来越多的更加积极的治疗方案被采用，包括药物如甲氨蝶呤，MR 评估疾病进展征象，如血管翳组织改变，可能会是一个监测这些治疗效果的成本-效益方式。MR 检查也可替代或补充系列 X 线检查，评估幼年型慢性关节炎患者的功能状态。

5. *Lyme 关节炎*　通过受累膝关节内有不规则脂肪垫而无血管翳形成可识别 Lyme 关节炎。Lyme 病及所得关节炎是由硬蜱传播的 Borrelia 螺旋体引起的。其特点是迟发性单或多关节炎症性关节炎表现。

膝关节最常被累及，伴有炎症性滑膜积液、滑膜肥大、髌内脂肪垫水肿等发展，且严重慢性病例中还可出现软骨磨损。在暴露于带菌蜱虫后，可出现与圆形红斑移行性皮疹有关的膝关节肿、热、痛，以及头痛和不适。

尽管 MR 对滑膜炎的关节改变敏感，但确诊还是需要有 IgM 和抗螺旋体 IgG 抗体滴度升高作为指标。在一个被蜱虫咬过 3 个月后的患者中，MR 扫描可显示广泛关节积液和不规则、波浪状 Hoffa 髌内脂肪垫。MR 检查后，对比剂注射到关节内以确定滑膜扇状征，这是滑膜炎的特点，且在 MR 图像上最早被识别。该病没有看到软骨磨损。另外，Lyme 关节炎患者中，不规则脂肪垫伴有腘窝囊肿可存在多年。25%的慢性 Lyme 关节炎患者中出现关节软骨缺损。该病需要用新霉素或四环素等抗生素治疗。

6. *色素沉着绒毛结节性滑膜炎（pigmented villonodular synovitis，PVNS）*　色素沉着绒毛结节性滑膜炎是位于 Hoffa 脂肪垫后方的一个局灶性或结节状类型肿块，或是通过关节凹分布的弥散类型。局灶性或结节状 PVNS 也称局限性结节性滑膜炎，突出其与弥漫性 PVNS 比，涉及髌内脂肪垫的共同位置，缺少滑膜弥散叶状突起，以及含铁血黄素沉积减少。相比局限性或结节性 PVNS，T2* GRE 对弥漫性 PVNS 增加的含铁血黄素含量的磁敏感性更大。

（1）临床表现：作为一种单关节的滑膜增生紊乱，PVNS 有弥漫型和结节型两种形式。PVNS 常表现为一个无痛的软组织肿块。膝关节为常见受累部位，尤其是弥漫性 PVNS。局限性或结节性 PVNS 也称为局限性结节性滑膜炎。

1）结节性滑膜炎：结节性滑膜炎缺乏弥散性 PVNS 中可见的弥散叶状滑膜突起和大量含铁血黄素。病变界限清晰，小叶状，直径通常<4 mm。脂肪和含铁血黄素结合体，在大体切面检查中显示为白色、黄色、灰色和棕色区。相应组织学检查包括致命胶原囊、纤维瘢痕、多核巨细胞、单核细胞、黄色瘤细胞、组织成纤维细胞增生和含铁血黄素沉积（虽然比弥散性 PVNS 的少）。

2）弥漫性 PVNS：弥漫性 PVNS 中，吞噬含铁血黄素的巨噬细胞常沉着于增生滑膜肿块，并且可伴有硬化骨病变。在大体检查中，它的特点是多个柔软的海绵状病变。该组织可以是棕色的、黄色的或铁锈色(依赖于含铁血黄素含量),没有界限清晰的胶原囊。弥散 PVNS 显微特点包括巨噬细胞内含铁血黄素、绒毛状增生的滑膜内膜、毛细血管增生、大片多态性圆形细胞以及透明基质胶原。与局限性 PVNS 相比,多核巨细胞较多见。

(2) MR 表现:有报道指出 PVNS 的 MR 检查结果与外科证实的病理改变相一致。由于铁的顺磁效应,含铁血黄素渗透的滑膜肿块在 T1、T2、FS PD 加权 FSE 和 T2* 加权图像上显示为低信号(图 5-5-54)。不过邻近的滑液在 T2 加权图像上可显示为增强信号。含可见铁血黄素沉积于增厚的 Hoffa 髌内脂肪垫上方。髁突磨损可伴有滑膜肿块和纤维组织。在更为局灶性的结节状 PVNS 中,可在 Hoffa 髌内脂肪垫内或后方,或者较为少见的,在膝关节后囊内,看到显示清晰的肿块(图 5-5-55,图 5-5-56)。弥散性 PVNS 可见于与关节相通的任何凹内,包括腘肌腱腱鞘、冠状(半月板胫骨)和半月板股骨凹、髌上囊、腘窝囊肿以及髁间窝。静脉内注射钆对比剂在区别 PVNS 患者血管翳组织和含铁血黄素沉积和关节积液上很有效。这种区别在确定活动性受累位点,包括髌上囊、内外侧室和腘窝囊肿上特别有效。直接与髌腱相关的中等信号软组织样肿块见于慢性沙砾性痛风,这可能会跟 PVNS 混淆。不过痛风石往往倾向于沉积在伸肌腱如股四头肌腱和髌腱上。

(七) 膝关节骨相关病变

1. *骨坏死* 骨坏死可为自发性或与医疗情况相关,如类固醇的使用、肾移植、酗酒、血红蛋白病、Gaucher 病、Caisson 减压病和系统性全身性红斑狼疮。类固醇引起的骨坏死病变往往较自发性骨坏死大,可能是由于相关骨梗死类型的频繁发展。膝

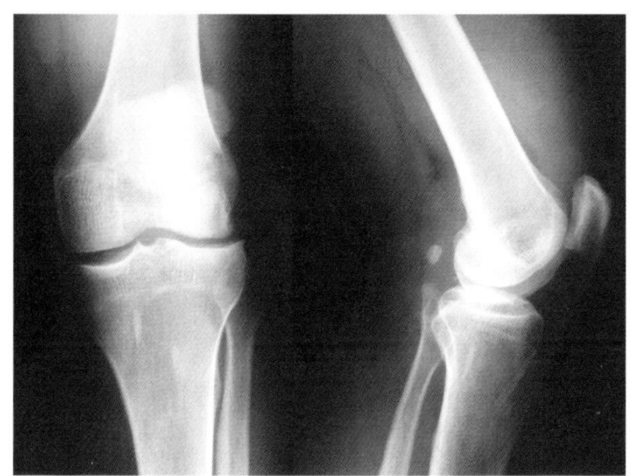
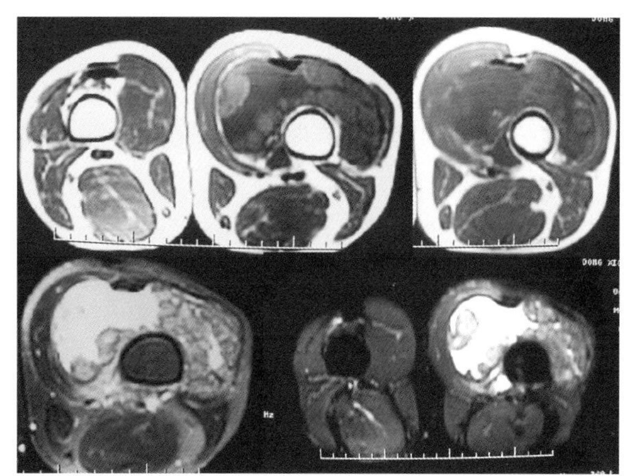

图 5-5-54 绒毛结节性滑膜炎。

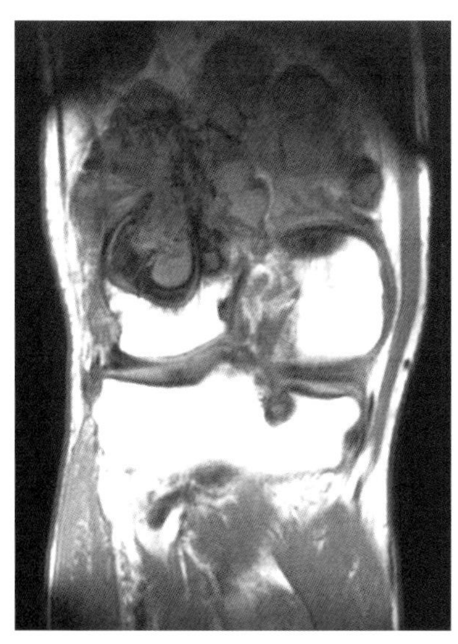
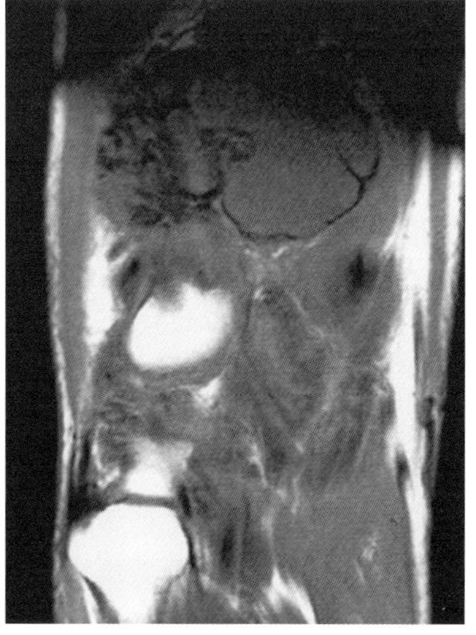

图 5-5-55 绒毛结节性滑膜炎。冠状面 T1 加权像显示膝关节内和周围多发结节样滑膜增生,部分融合,骨皮质未见明显累及,周围滑膜增生较为明显。

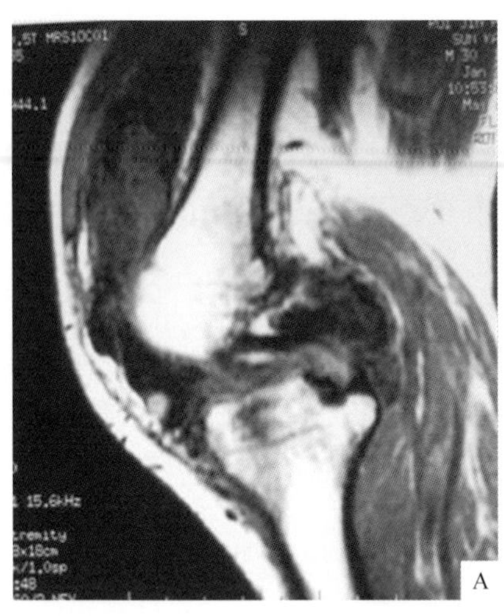
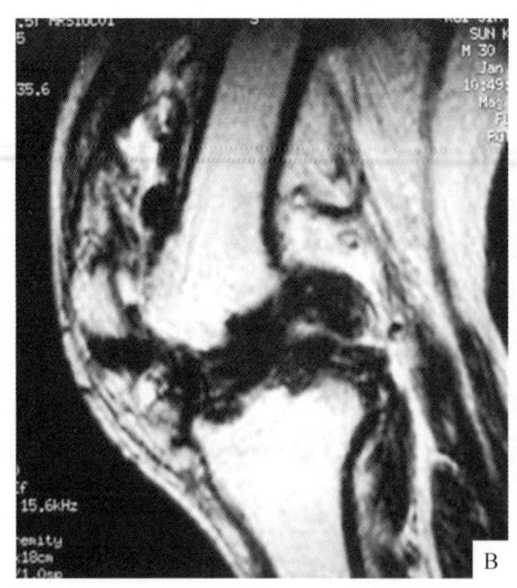
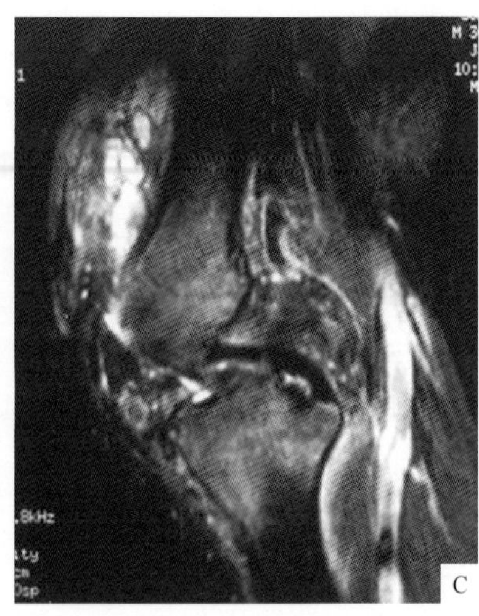

图 5-5-56 绒毛结节性滑膜炎。在各个序列上增生的滑膜结节表现为混杂信号，边界不清，有融合表现，并侵犯相邻区域关节面下骨皮质，造成关节面骨质缺损。整个关节滑膜显著增生，关节积液明显。A. T1 加权像。B. T2 加权像。C. STIR 像。

关节是继髋关节后第二大易受累的关节，尤其是自发性的骨坏死。病变多位于膝关节的承重部位：股骨内侧髁。患者多为中老年，常因自发性的疼痛就诊。

膝关节自发性(特发性)骨坏死(SONK)通常影响老年、特别是有急性内侧膝关节疼痛的女性患者；不过，内、外侧胫骨平台和股骨外髁也可受累。若累及胫骨，承重面可有或无受累。胫骨平台骨坏死类似于股骨髁骨坏死。大多数累及股骨内髁的自发性骨坏死病例先于功能不全骨折发生，并有两种发病机制学说，血管化和创伤性。血管化模型中，血栓性静脉阻塞导致股骨髁微循环中断，造成水肿和骨内压增高，这反过来又可导致骨组织缺血、缺氧、坏死。再血管化时新血管长入，可能削弱剩余骨结构，导致软骨塌陷和关节破坏。如果血运重建成功，则不会导致正在愈合的坏死片段断裂。创伤性模型中，功能不全骨折发生于骨质疏松患者发生轻微创伤之后。软骨下骨有坏死风险。通过损伤关节软骨的继发性滑液回流，导致骨内压增高，从而压迫软骨下骨的血供。目前，创伤性理论较广为接受。

骨坏死的临床史通常包括持续 2～3 个月的剧痛，疼痛消散要 12～15 个月。随后问题与骨坏死发展有关。>50%股骨髁面积及直径为 5 cm 或更大的病变，归为大病变，且通常进展到 X 线片上显示的塌陷。小病变(<50%受累髁面积)可能会随时间而好转，在 X 线片上有轻微后遗症。无骨质疏松的软骨下应力骨折年轻患者较不易发生缺血和随后的坏死。

软骨下骨折伴有显著弥散性髁突骨髓水肿，这是邻近微骨梁骨折区域强度最大的。功能不全骨折多与软骨下骨板平行且直接相邻，而主要为缺血的坏死可能发生在更深的软骨下位置，可能没有直接与软骨下骨板接触，也可能显示为更大的上-下长度和凸的或不规则外形且较深。

半月板撕裂通常伴有自发性骨坏死和功能不全骨折。骨坏死的鉴别诊断包括剥脱性骨软骨炎、骨关节炎、半月板撕裂、应力骨折和鹅足滑囊炎。

传统 X 线片对发生硬化和骨塌陷之前的骨坏死性灶点不敏感。X 线片的骨坏死分类由 5 个阶段组成：阶段 1，X 线片正常；阶段 2，股骨髁承重面出现轻微扁平；阶段 3，X 线片显示透亮区且有病变远端硬化；阶段 4，透亮区为硬化环包绕。塌陷软骨下骨显示为钙化骨板；阶段 5，可见继发性退变和磨损且有股骨和胫骨软骨下硬化。

磁共振能够显示早期非特异性的骨髓水肿。有报道采用动态灌注增强磁共振检查有助于精细地评估髋关节的异常灌注区。随着疾病的进程，T1 像上出现低信号分界带，相应的在 FS-PD 或 STIR 上呈现"双线"征，病灶中央呈低信号，相邻的骨组织呈高信号，分别代表了坏死的骨组织及周围新生的肉芽组织。T1 像上经常可见不均匀斑片状低信号，它们在 STIR 上呈低高信号混杂，高信号代表梗死或液化区，低信号代表硬化区。坏死区内骨质坍陷伴随关节面变扁平。

若没有坏死的分界线或梗死灶，要鉴别早期的骨坏死和一过性的骨骺病变很困难。骨髓水肿的范围对诊断帮助不大，但当 FS-PD 或 STIR 像上显示软骨下局灶性低信号范围达 4 mm×14 mm 以上，伴随局限性关节面轮廓下陷时要高度怀疑骨坏死。通常需要进行 3 个月的磁共振随访。

在 MR 图像上可见多种自发性骨坏死类型。有时骨坏死灶点伴有邻近骨骨髓水肿，类似于暂时性髋关节骨质疏松的表现。在这种模型中，坏死灶点在 T1 和 T2 加权图像上为低信号。不过，邻近软骨下骨在 T2、FS PD 加权 FSE 或 STIR 图像上可显示高信号。T2* 加权图像对相关骨髓水肿或充血较不敏感。另外，软骨下硬化可 T2* 加权图像上可被掩盖。邻近骨髓水肿区不应被用来测量坏死性病变的大小。

所述骨髓改变可能反映增大骨内压和再血管化早期改变，因为随访检查显示骨髓充血类型好转且残余坏死灶边界清晰。坏死灶累及股骨髁承重面，也可同时累及两个髁突。低信号坏死灶的离散形态和股骨内髁位置，有助于区别这种骨坏死模式和由创伤造性骨小梁损伤引起的骨坏死，后者在 T2、FS PD 加权 FSE 或 STIR 图像上显示高信号。自发性骨坏死所见软骨下骨骨髓高信号区，可能要比通常预期的股骨髁局限性创伤区的大得多且深得多。

不伴有相关骨髓改变的骨坏死灶点可在 MR 图像上检测。该病的早期阶段，坏死灶本身在重度加权 T2、FS PD 加权 FSE 或 STIR 图像上可为某些程度的高信号。即使 X 线片结果阴性的患者，在 T1 和 T2 加权 MR 图像上也可检测处骨坏死区的低信号改变。

覆盖关节软骨和半月板软骨的状态也可在 T1 和 T2 加权图像上进行评估。有报道称关节镜下重建交叉韧带后以及激光辅助关节镜手术后可发生骨坏死。骨坏死改变也可见于关节镜下内侧半月板切除术报道。

自发性骨坏死最初行保守治疗包括保护承重面。骨坏死后期阶段可能需要外科干预，包括关节镜清理术、髓芯减压术、胫骨高位截骨术、有或无钻孔的骨移植、骨软骨移植、单髁置换术和全膝置换。

2. *骨折和骨挫伤* 膝关节骨折可涉及股骨髁、胫骨平台或髌骨。胫骨平台骨折最常见，主要累及外侧平台(图 5-5-57)。最常见原因为外翻机械损伤中的股骨外髁前部分损伤。轴向负荷或单纯压缩力可产生平台损伤或压缩骨折，而单纯外翻力导致撕裂状髁突骨折。外翻压缩力是外侧胫骨髁突平台骨折及内侧半月板、ACL 和 MCL 撕裂的原因。急性或慢性膝关节疼痛且传统 X 线片上无阳性结果的患者，可在 MR 图像上显示膝关节骨折。在显示骨折形态上，MR 图像也等效于或优于 2D CT 重建。后续的平片常显示骨折位点的硬化或骨骺反应区，这在最初的 MR 检查中已被检测到。骨折最常见的 MR 表现为股骨远端或胫骨近端的尖锐、界限清晰的线性片段，信号减弱。

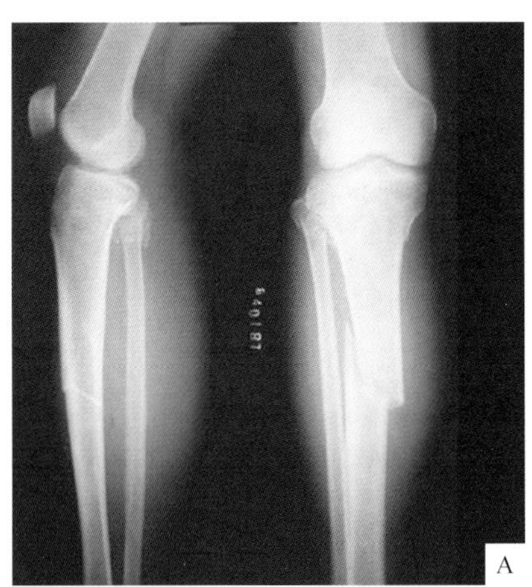

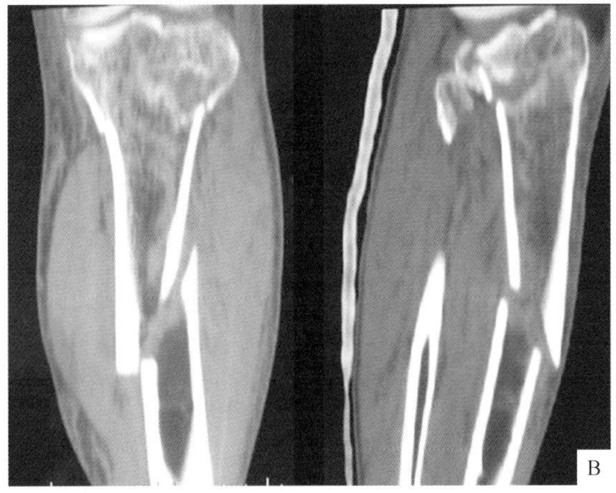

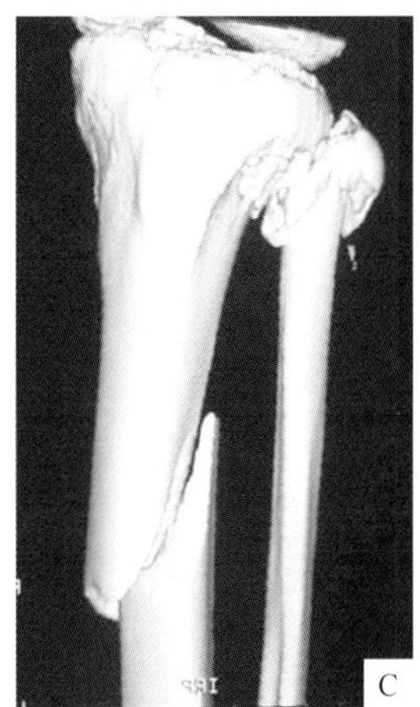

图 5-5-57 胫骨平台骨折、中段斜形骨折合并腓骨小头骨折。X 线平片显示胫骨骨皮质中断，腓骨小头骨折，对胫骨平台骨折显示并不清晰。CT 二维重建更清晰的显示骨折线走形，特别是能清晰显示胫骨平台累及状况。CT 表面重建(SSD)更为直观，但对复杂骨折线形态描述不及二维重建。A. 胫腓骨 X 线平片。B. CT 二维重建。C. CT 表面重建(SSD)。

急性骨折中，相关积液或出血在传统 T2、FS PD 加权 FSE 和 STIR 图像上显示为增强信号(图 5-5-58)。GRE T2 对比图像也可显示急性骨折中的高信号。在 T2 加权图像上显示有相关低信号弥漫区的骨折，用长 TR 和 TE 设置则可显示为增强信号。这反映了增长 T2 值显示骨髓水肿和出血的价值。在识别亚急性骨折伴相关骨髓水肿方面，STIR 图像比 GRE T2* 加权和传统 T2 加权图像更加敏感。不过，当广泛骨髓出血使得 T1 加权或 STIR 图像上细节模糊时，T2* 加权对比可能在显示急性骨折形态上较有用。不论 TR 和 TE 参数怎么变化，慢性骨折仍为低信号。

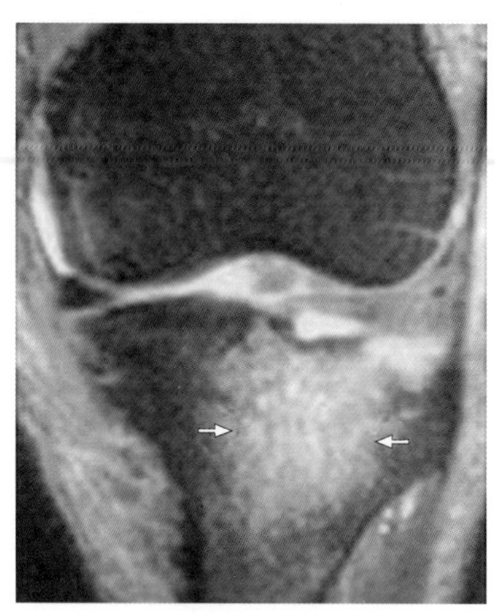

图 5-5-58 胫骨外侧平台骨折。T1 加权像：胫骨外侧平台骨折（箭）。

在动物模型中，创伤后生长骨板异常，包括软骨改变、横骨骺血管化和骨桥形成，可用 MR 图像进行检测。骨骺干骺端和骨干交界处不应被误认为是横向线性骨折。骨骺不连续可见于创伤或骺骨板固定术后。成人中，骨骺线或瘢痕在 T2 加权图像上不显示高信号。儿童中，骨骺线平行处可显示明亮信号的化学位移伪影。

MR 成像也用于区分通常位于胫骨近端的应力性骨折和肿瘤。膝关节应力性骨折的线性片段通常伴有骨髓水肿。缺乏软组织肿块、皮质破坏和特征性骨髓延伸，这些都可以在鉴别诊断中将肿瘤排除。罕见的是，在 MR 上，应力性骨折被反应性水肿所掩盖，这时需要高分辨率和薄层 CT 来识别。病理性骨折并发非骨化纤维瘤可发生于青少年中，较常见于股骨远端骨骺处。

T1 加权图像上出现弥漫性或局灶性低信号，而无界限清晰骨折，这可见于微创伤或小梁骨嵌塞的骨囊肿或挫伤。潜在软骨下骨折的识别很重要，因为可能会发展为明显软骨损伤的骨软骨后遗症。急性或亚急性骨折在平片出现硬化表现之前，就可在 T2、FS PD 加权 FSE 或 STIR 图像上可出现增强信号。正常干骺端-骨骺的红骨髓不均匀性低信号不能被误认为是挫伤。这种骨髓类型常见于女性患者，不应该横跨骨骺线进入软骨下骨。黄到红骨髓的再转化与造血作用的增加需求有关，也可能见于镰状细胞或地中海贫血相关溶血性贫血和骨髓增生或替换异常。在 T1 加权图像上骨髓替换紊乱通常显示与肌肉相当或更低的信号。STIR 图像或重度 T2 加权图像（传统 T2 为 3 000 ms，FS PD 加权 FSE 图像为 5 000 ms）可显示不同程度的增强信号。

基于 T1 或中等加权图像的表现，骨挫伤的形态特点分为三类：1 型病变表现包括干骺端和骨骺区的弥散性减弱信号。2 型病变低信号皮质线损伤中断。3 型病变中有软骨下骨局灶性信号增强（图 5-5-59～图 5-5-62）。

1 和 2 型病变在 X 线片和关节造影中难以区分，通常伴有 ACL 和对侧副韧带撕裂。病理性骨折可能会并发内部出血，这会掩盖底层病变。

Hohl 将胫骨平台骨折分为轻度移位（如压缩或移位 4 mm）或移位。移位骨折可进一步分为局部

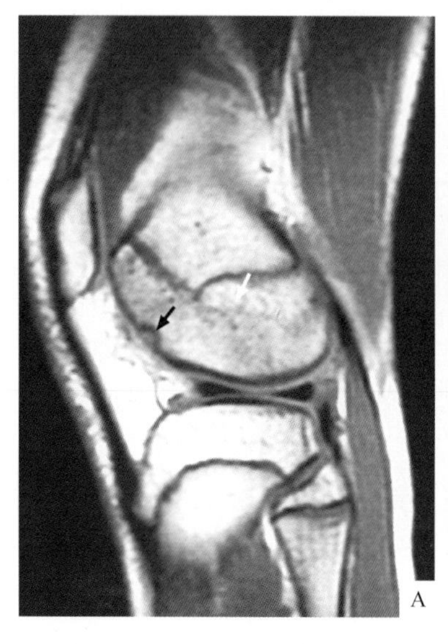

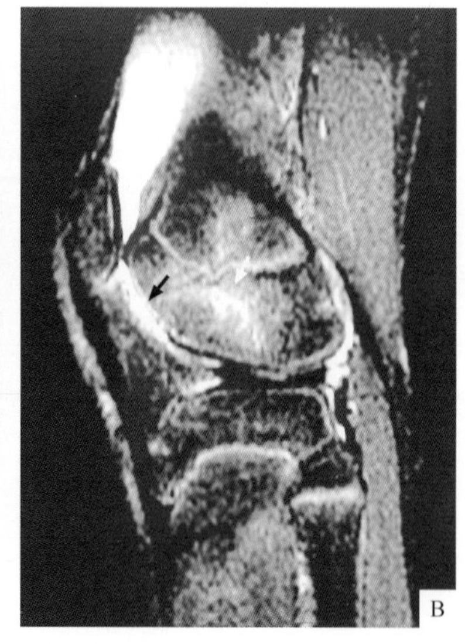

图 5-5-59 骨挫伤。股骨外侧髁（白箭）在 T1 加权像上呈地图样的低信号，在 STIR 像上呈高信号，软骨内见到的局限性的信号改变区（黑箭）。A. T1加权像。B. STIR 像。

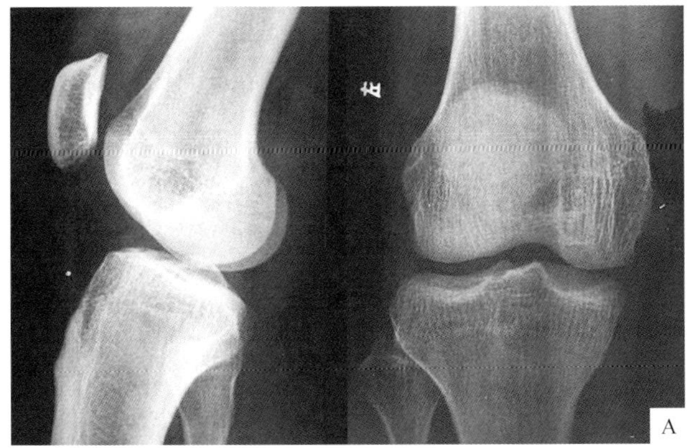

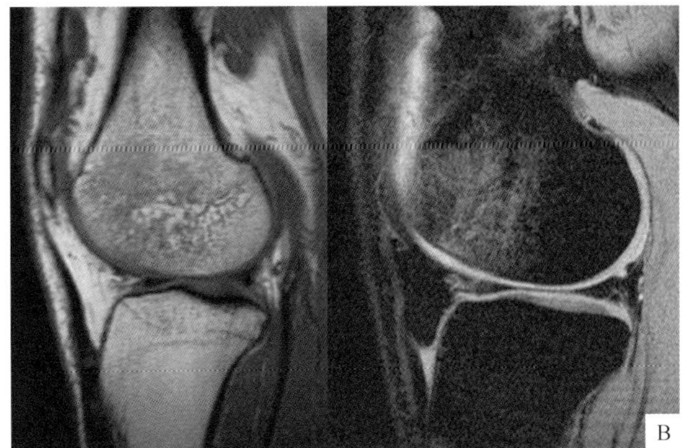

图 5-5-60 骨挫伤。膝关节X线片阴性表现，未见明显骨折表现。矢状面T1加权像(A)显示股骨髁片状中低信号区，无明显边界，但骨小梁未见中断。FS-SPGR序列(B)清晰显示骨挫伤区域，另髌下可见积液。

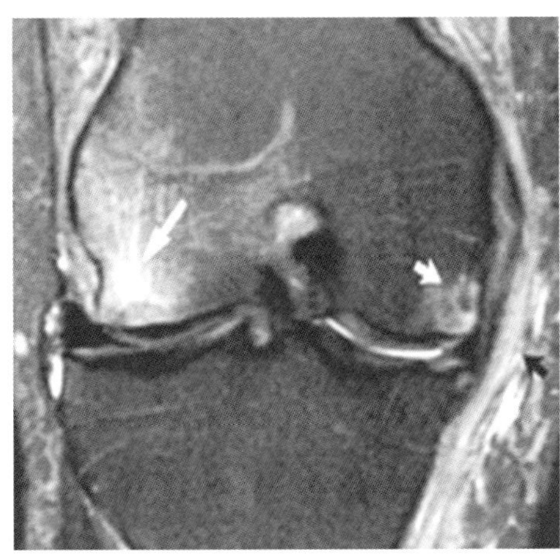

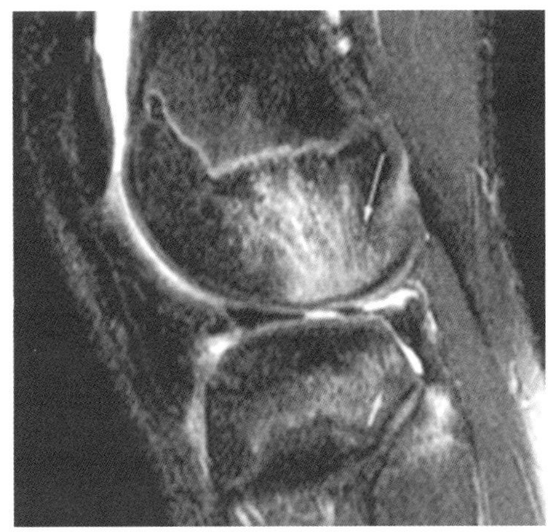

图 5-5-61 骨挫伤。冠状面和矢状面STIR序列显示股骨外侧髁片状高信号区，骨小梁未见中断(长箭)。股骨内侧髁区域同样可见片状高信号区域(短箭)。另可见髌上囊显著积液。

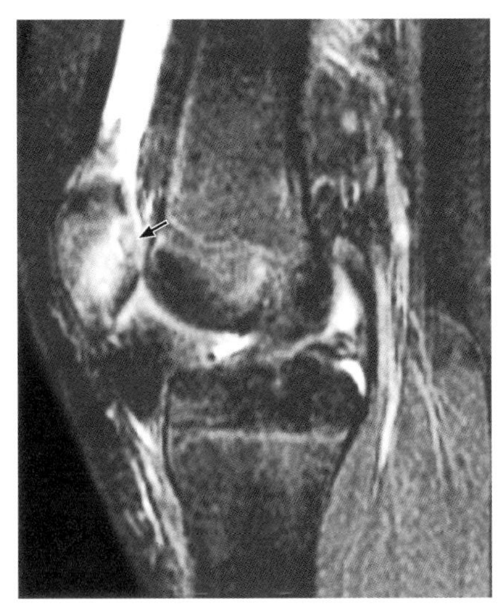

图 5-5-62 软骨骨折STIR像。见髌骨后软骨缺损(黑箭)，而软骨下骨及骨髓呈高信号(水肿)。

压缩、分割压缩、整髁压缩、边缘分离和双髁骨折。MR可显示多片面骨折和关节软骨特点，这是CT做不到的。

股骨远端骨折分为髁上、髁突或髁间骨折，及非移位、损伤和移位或粉碎。髌骨骨折必须与双髌骨形态区别开来。髌骨骨折可以是垂直的、横向的或粉碎性的。双髌骨是发育变异，涉及外上缘的附件骨化，并非骨折。MR也可显示髌骨下极撕脱骨折，这在初始X线片和临床检查中可被忽视(图5-5-63～图5-5-67)。

关节积脂血病可在骨折中出现，累及髌骨、股骨或胫骨。T1和FS PD FSE图像在识别液-液平上较有用。

骨间膜室综合征为创伤的并发症，包括骨折，可在MR图像上通过局限于特定肌肉群中的水肿来识别。慢性去神经化后，水肿可被萎缩脂肪代替。

复合体区疼痛综合征(也称Sudeck萎缩或反射性交感神经营养不良)可为骨折并发症。复合体区疼痛综合征为交感神经系统的慢性疼痛紊乱，通常由创伤或手术并发症、感染、投掷或夹板固定引起。

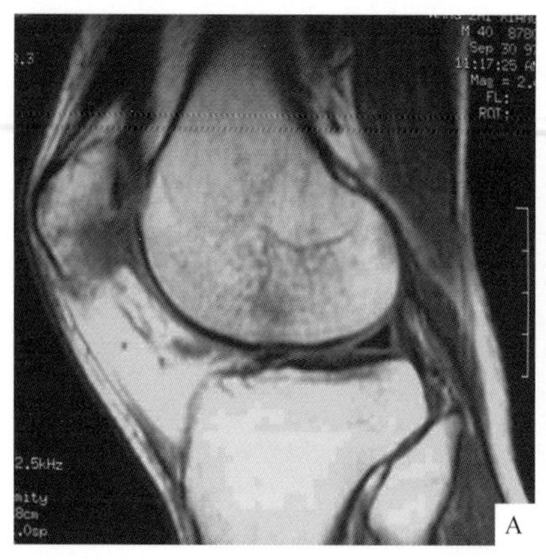

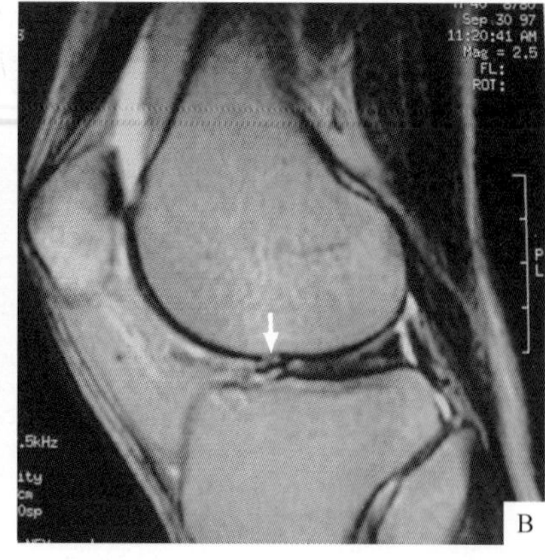

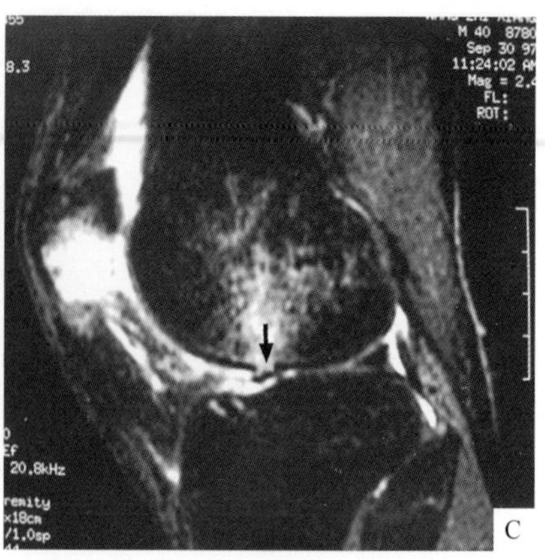

图 5-5-63 骨软骨骨折。股骨外侧髁软骨下骨皮质的连续性中断(箭),其中骨折线均为低信号,周围的水肿区表现为低信号(T1 加权像)或高信号(T2 加权像、STIR 像)。A. T1 加权像。B. T2 加权像。C. STIR 像。

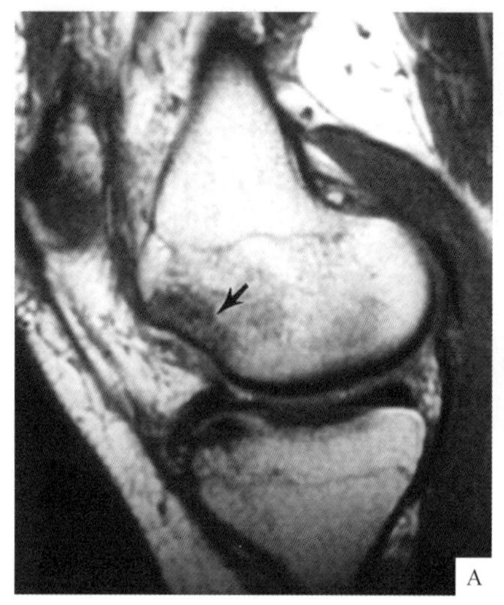

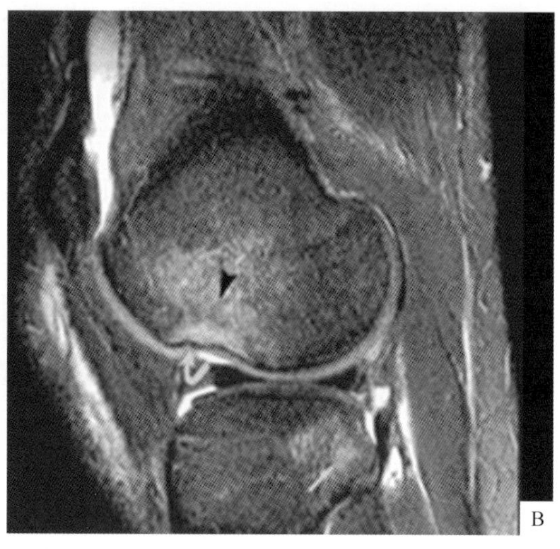

图 5-5-64 骨软骨骨折。股骨外侧髁连续性中断(黑箭),骨折线在两个序列上均为低信号。股骨髁局部区域可见凹陷。股骨髁骨挫伤范围较为广泛。A. T1 加权像。B. STIR像。

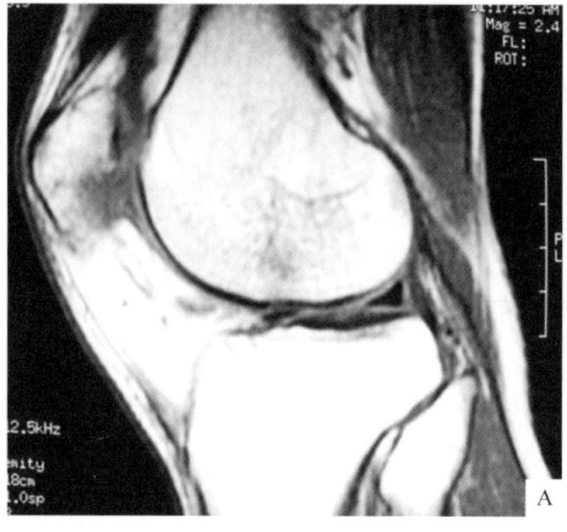

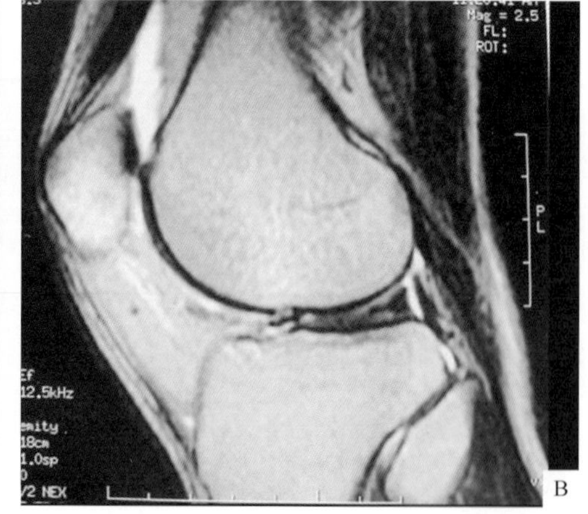

图 5-5-65 骨软骨骨折。髌骨体部骨挫伤,局部骨小梁模糊消失,对应区域髌软骨全层缺失。A. T1加权像。B. T2 加权像。

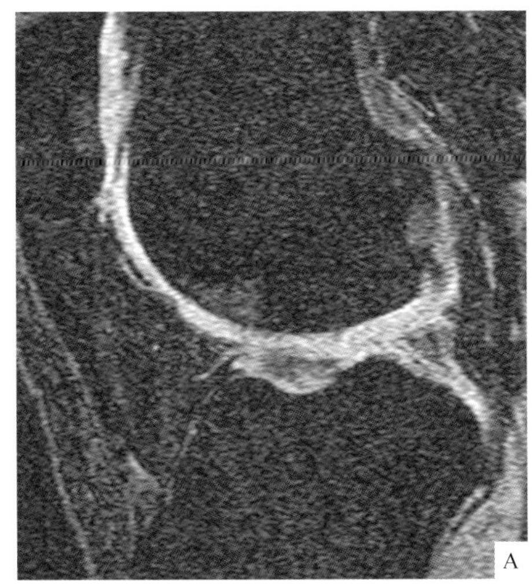

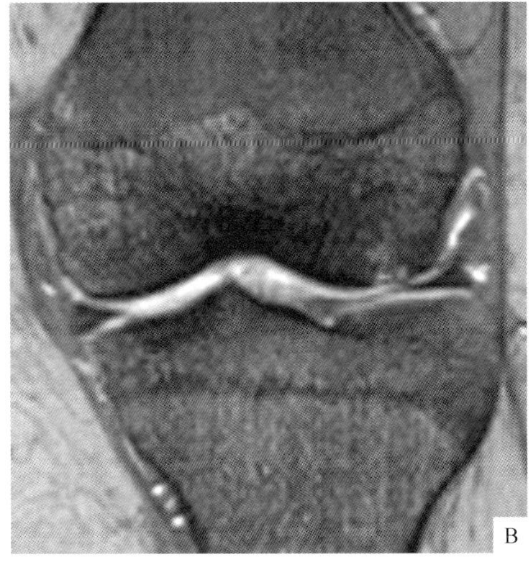

图 5-5-66 骨软骨骨折。股骨髁局部软骨缺损，累及软骨全层，同一区域软骨下骨水肿，骨小梁中断。A. 矢状面 STIR 像。B. 冠状面 FS-T2* GRE 像。

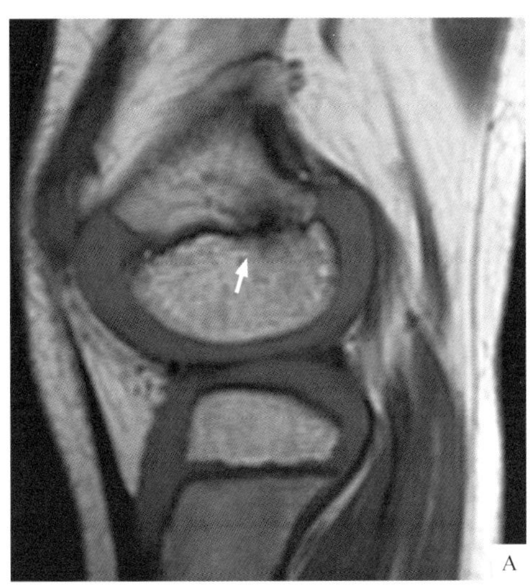

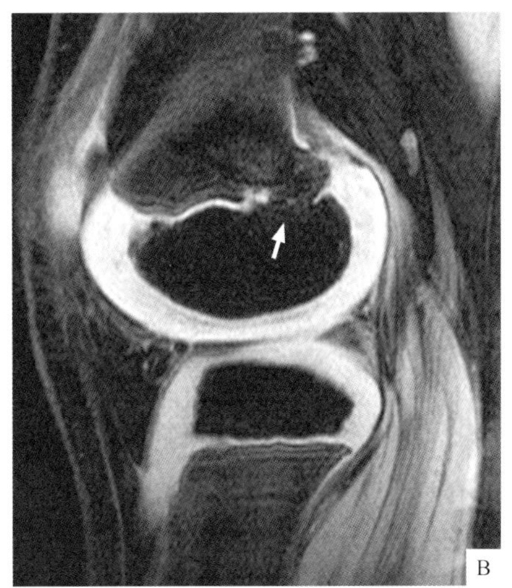

图 5-5-67 骨骺损伤。临时钙化带失去连续性，T1 加权像上显示为局部低信号表现，STIR 像上显示为中高信号，累及干骺端和二次骨化中心（箭）。A. T1 加权像。B. STIR 像。

复合体区疼痛综合征有两种类型。“1 型”这个词指的是“反射性交感神经营养不良”，2 型指的是“灼痛”。而神经损伤不总是 1 型复合体区疼痛综合征的原因，2 型发生于神经损伤后，尽管其表现不仅局限于损伤神经的分布区。

T2 加权图像上的弥漫性关节旁低信号不是渐进性骨质疏松，可伴或不伴相关骨折。在 STIR 和 FS PD FSE 图像上，复合体区疼痛综合征显示次于充血性骨髓水肿的增强信号。STIR 成像序列对在 T2 或 T2* 加权图像上结果为阴性患者较敏感，可显示界限清晰增强信号充血骨区（图 5-5-67，图5-5-68）。

3. 骨损伤与其他关节结构损伤的关系　许多骨损伤与 ACL 撕裂有关。最常见的为外侧室骨损伤，累及股骨外侧髁承重段及后外侧胫骨平台。胫骨后侧挫伤通常与非移位性骨小梁骨折并存。同时在冠状面和矢状面图像上进行认真评估，可以提高骨折诊断的特异性。Murphy 等人发现，后外侧胫骨平台（94%）和股骨外侧髁（91%）软骨下骨损伤为急性 ACL 撕裂的特异性征象。股骨外侧髁初始旋转半脱位或反冲时，撞击胫骨后侧，产生损害，造成骨小梁挫伤。外侧胫骨平台向前半脱位并结合外翻力，在股骨外侧髁承重面或中间部分上形成冲击力，这个冲击力与内侧半月板前角相对。

FS-PD FSE 及 STIR 图像，是显示这些相关骨挫伤的软骨下增强信号的最敏感技术。这些损伤随时间推移而被吸收，在损伤的第 9 周或以后就不常见了。不过，继发于永久性或持续性骨撞击的

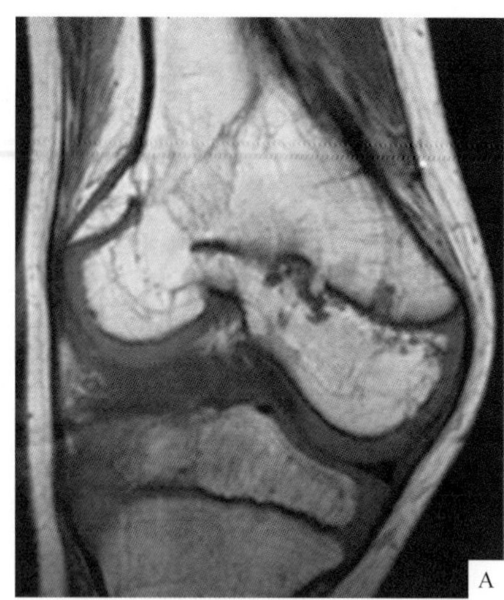

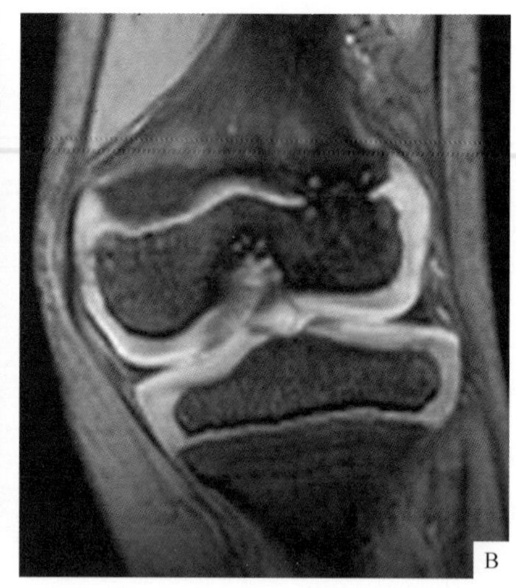

图 5-5-68 骨骺损伤。临时钙化带连续性中断，骺板边缘毛糙，并累及二次骨化中心。A. T1 加权像。B. STIR 像。

慢性 ACL 撕裂、初始损伤，或继发于 ACL 缺陷的相关胫骨暂时性半脱位再损伤所引起的创伤，这些都可伴有骨挫伤。在这些骨小梁嵌塞的恢复阶段，可显示为软骨下骨信号减弱及面积减少。

综上所述，后内侧胫骨平台挫伤或骨折表示对冲伤，对冲伤可伴随 ACL 断裂及外侧室骨嵌塞。内侧半月板外围后侧撕裂和半月板关节囊分离时，可伴有后内侧胫骨平台损伤。Segond 骨折可在通过半月板胫骨韧带外侧的前冠状面图像上显示，它由髂胫束后侧纤维直接产生的撕脱力引发。弧形征(与后外侧角损伤有关)表示腓骨茎凸撕脱性骨折过程，可能累及腘腓韧带或弓形韧带和胫腓韧带。腓骨头撕脱性骨折与 PCL 撕裂有关。

ACL 损伤时，可见股骨外侧髁切迹或软骨下平台凹窝，它们独立于正常终端沟。外侧窝征象，显示为位于髁髌沟的凹窝或髁缺口，深度>1.5 mm。在软骨下骨髓水肿区域，皮质下骨在 T1 加权图像上为低信号，在 FS PD 加权 FSE 或 STIR 图像上为高信号。后外侧胫骨平台相关“吻合嵌塞”骨折常见，应予以诊断。这种情况多见于过伸损伤中。在急性 ACL 断裂中，外侧胫骨平台骨挫伤或嵌塞可单独出现，或可与股骨外侧髁挫伤同时出现。单独出现则确定 ACL 损伤的特异性较高。屈曲的生物力学机制可引发股骨外侧挫伤。

从前认为，Segond 骨折表示发生于外侧关节囊韧带内三分之一处的半月板胫骨部分的骨韧带撕脱。现在认为它是髂胫束后侧纤维或 LCL 前斜带撕脱损伤。且在 75%～100% 的病例中，可伴发 ACL 断裂。MR 扫描可以发现胫骨近端外侧面 LCL 止点的小的垂直撕脱。在冠状面图像上，骨折位点处可见椭圆形骨折碎片。急性或亚急性损伤时，骨折碎片在 T1 或 PD 加权图像上显示为低信号，在 FS T2 加权 FSE 或 STIR 图像上显示为高信号。慢性损伤时，随着骨折的愈合，皮质移位的骨折碎片可显示为正常黄骨髓信号。Segond 骨折常发生于滑雪、篮球及棒球损伤中，伴过度内旋及内翻力，显示为膝关节前外旋不稳。LCL 的前斜带止于胫骨外侧缘，髂胫束后侧纤维为 Segond 骨折病变中的重要外侧支持结构。胫骨嵴撕脱不常见，但可特异性诊断 ACL 损伤。ACL 远端的损伤常伴撕脱损伤，因为 ACL 远端纤维较邻近骨强韧。在成人，仅 5%的 ACL 损伤为撕脱撕裂，被认为主要是撕脱损伤的 ACL 损伤，更像是 ACL 韧带内或完全撕裂。

Kaplan 等人准确地将胫骨平台内侧后唇的骨挫伤与对冲损伤联系起来。ACL 断裂后，胫骨缩短，可发生对冲损伤。股骨内旋时，可出现与之对齐的补偿性内翻，而胫骨仍向前移位，这样胫骨后内侧面和股骨内髁就会发生撞击。由于对冲机制的存在，股骨内髁及胫骨平台后外侧损伤，相比内侧室挫伤而言，较大且较常出现。外侧室嵌塞发生之后，嵌塞力通常就会消失，除非损伤发生时用力过大，典型如运动相关外伤。单独内侧室挫伤发生机制不同：主要力为内翻力而非外翻力。胫骨相对股骨半脱位而股骨同时旋转时，可产生剪切力，引起内侧半月板后角相关外围撕裂及后内侧半月板关节囊分离。这些内侧半月板外围撕裂，包括后下角撕裂和(或)半月板关节囊分离，也可在对冲损伤时，由后内侧直接挤压导致的损伤直接引起。

腓骨头撕脱骨折为弧形征，伴发于 PCL 及后外侧韧带损伤。茎突骨折的椭圆形碎片为腘腓韧带、弓形韧带及豆腓韧带的附着点。LCL 和股二头肌撕脱骨折较少见。

在对由 3 000 例 MR 检查提示的 242 例关节镜检查的回顾中发现，MR 成像诊断 ACL 病变的准确率为 95%。当成像方案中包含 T2 加权序列时，其准确率、敏感度及特异度均提高。Lee 等人报道说，MR 的敏感性为 94%，而前抽拉测试的为 89%，Lachman-S 测试的为 89%。此外，MR 成像检测 ACL 失稳的特异度达 100%。检测 ACL 损伤时，与正交图像比，非正交（斜矢状面）图像的准确率从 61%上升到 66%，敏感度从 70%上升到 100%，而特异度保持在 100%。在判断 ACL 状况时，除冠状面和横断面图像外，补充使用矢状面图像，可使 MR 的敏感度和特异度分别达 98%和 73%。

ACL 部分和完全损伤时，都可发现外侧室骨挫伤或其他表现。尽管许多部分撕裂最终导致不稳和 ACL 功能不足，它们在损伤之初并没有手术指征。使用 T1、PD 和 FS PD FSE 冠状面图像显示 ACL 损伤并确定韧带完整性，可使 ACL 部分撕裂的评估更加准确。ACL 缺陷也可导致半月板物质内退变和撕裂，最可能的原因是，在 ACL 缺陷膝关节中，半月板有助于稳定胫骨前移。

4. 一过性骨质疏松　一过性骨质疏松的病因不明。通常自发性疼痛产生于负重关节并有自限性。妊娠期妇女患该病的危险度增高，中年妇女发病率较高。患者的实验室检查结构均正常。骨质疏松可累及髋关节股骨头、膝关节髁、跗骨关节（尤其是距骨）及踝关节。该病的初始期平片表现正常，而后可见骨密度减低进一步可发展为软骨下骨皮质缺损。

磁共振 T1 加权像上表现为弥漫性的信号减低。但与感染性或肿瘤性病灶相反，骨质疏松发生时仍可见部分残留的黄骨髓。在 FS－PD 或 STIR 上表现为明显增高的异常信号区，不伴有骨坏死时典型的线样异常信号。偶见局灶性新月形异常信号区，伴有低信号缘。此时，低信号带并不代表骨坏死的界限，而是中度和重度的骨髓水肿造成的化学位移伪影。注射对比剂后，水肿带强化，低信号带消失（不同于骨坏死）。关节腔积液较常见。也有的一过性骨质疏松患者病程呈局灶游走性，一处自愈后可在其他关节复发。

5. 骨梗死　骨梗死通常位于干骺端，但也可见于骨骺和骨干。它们可能与化疗方案中的类固醇治疗有关。

骨梗死的 MR 表现的特点是，反应骨边界为匐行性低信号，中央黄或脂肪骨髓部分为高信号。在 T2 加权图像上，化学位移伪影可显示为与梗死轮廓平行的高信号线。静脉注射钆后，骨梗死也可显示为轻度对比增强区。发生钙化时，骨梗死在 T1 和 T2 加权图像上显示低信号。梗死愈合界面的纤维化反应组织在中度 T2 加权、FS PD 加权 FS 和 STIR 图像上显示高信号。骨骺骨髓或紧靠软骨下表面的梗死可削弱软骨下骨板，导致微骨折和关节面塌陷。在 MR 上可区分骨梗死和内生软骨瘤。后者缺乏匐行性边界，且 T1 加权图像上有一个低信号中央区并随 T2 加权加重而增强。

（八）髌股关节紊乱　髌骨内侧面为凸关节面，而髌骨外侧面为凹关节面。髌骨内层面分为内侧奇面和外侧中间面。因此中间面位于髌骨外侧面和奇面之间。过大外侧力综合征与外侧髌骨面软骨软化和 Hoffa 脂肪垫后侧面近端水肿有关。在影像学上，需要用横断面图像来显示髌股关节解剖结构。在髌骨软骨、股骨或滑车沟及支持带附着点可在通过膑股关节的横断面图像上显示。股四头肌及其肌腱可在矢状面或横断面图像上显示。髌腱在冠状面图像上显示连接面。在矢状面图像上显示侧面，在横断面图像上显示横截面。

1. 髌股紊乱的分类　Insall 分类法中，根据是否有关节软骨损害对髌股紊乱进行分组。软骨关节软骨、骨关节炎、骨软骨骨折和剥脱性骨软骨等，全与软骨相关并组合在一起。Malalignment 综合征和滑膜皱襞特点为多变的软骨损伤。髌前滑囊炎、肌腱炎、过度使用综合征、反射性交感神经萎缩症及髌骨异常，这些并不常影响软骨。髌股紊乱的 Merchant 分类基于五大类：创伤后条件、髌股关节发育不良、特发性软骨软化、剥脱性骨软骨炎及滑膜皱襞。

2. 髌骨走行（patellar tracking）　髌股关节紊乱为前膝关节疼痛的主要原因，其发生频率与半月板损伤的频率相似。髌骨排列不齐及异常走行，为髌骨和股骨滑车沟之间不一致的典型产物，可引起髌股关节不稳。排列不齐和走行不正常可产生显著剪切力及过度接触力，导致关节软骨损伤及最终退变。即使在不存在可检测软骨缺损的情况下，慢性髌骨不齐可改变负荷在膑股关节上的分布，并引起临床症状。尽管前膝关节疼痛的其他原因不多见，但在反射性交感神经萎缩症、滑囊炎、滑膜皱襞综合征、髌周脂肪垫增生和滑膜炎的鉴别诊断中，应该考虑。

单独利用体格检查检测膑股关节异常并不可

靠。不仅临床表现与其他膝关节内部紊乱的表现相似，而且共存异常也很常见。另外，髌骨调整手术后，患者出现持续临床症状，这也是诊断的挑战。在这些情况下，髌骨排列和走行异常的正确分类，对做出最适当治疗的最佳决定很关键。

髌骨对线和走行的异常情况在关节运动范围内的最早部分呈现，髌骨进入股骨滑车并与之作用。随着关节屈曲程度增加，髌骨深入到股骨滑车沟内。在这一点上，因为股骨滑车沟的作用是支撑和稳定髌骨，所以髌骨不太可能发生移位。

因为髌股不一致最常发生在髌股关节屈曲初始时，故诊断成像技术显示这一部分运动范围的髌股关节，可以最好诊断异常。髌股关节在屈曲 25°或更多时成像，通常会导致临床重要信息被忽视。许多研究显示，屈曲角度>30°时，关节成像技术（如大多数平片技术）显示髌骨排列不齐和异常走行不一致，并非真正异常。

3. 髌股关节解剖　因为膝关节屈曲时，髌骨与股骨滑车相关节，髌骨和股骨滑车沟的形状的一致性对髌股关节正常功能的发挥很重要。在髌股关节不稳中，很常见发育异常的骨解剖和（或）软组织结构异常联合。对髌骨和股骨滑车沟形状认真观察，常可获得其他髌股关节紊乱存在的相关证据。不过，即使髌骨形态异常，其对线和走行也可能正常。

评估髌股关节解剖特点，最好的是在膝关节伸展定位时获得连续横断面图像。此外，关节伸展时获得的横断面图像，对确定髌骨下极相对股骨滑车沟的位置，判断高位髌骨和低位髌骨很有用。

（1）髌骨解剖：髌骨是股四头肌内的一个籽骨。它既可以保护股骨关节面，也可以通过支点效应提高股四头肌的效率。髌骨宽（51～57 mm）和高（57～58 mm）是恒定的，而在中间层面测量其厚度可变。正常前髌骨面在各个方向上是凸的，显示为粗糙筛状面以为股四头肌腱在其上三分之一处提供附着点。下三分之一止于一 V 形点，并被髌腱所包绕。髌骨后面可分为两部分，下部通常是非关节面，几乎占总高度的 25%。上四分之三被透明软骨覆盖，透明软骨在髌骨中部比在其他关节处厚（5～6 mm）。

髌骨关节面大致为椭圆形，被沿髌骨长轴走向的垂直嵴分为内侧面和外侧面。外侧面通常较显著，不过两个面大小也可能一样。内侧面解剖变异相当大。它被一小的垂直嵴（第二嵴）沿内侧缘细分为适当的内侧面和小的奇面。第二嵴纵斜走行，靠近中线近端而非远端。奇面可凸可平坦，可与内侧面在同一层面上，也可与之成高达 60°角。内侧面通常为平坦或凸的，覆盖厚度不同的关节软骨。外侧面比内侧面既长且宽，在垂直面和横向面上均为凹形。两个横向嵴将髌骨分为上、中和下三部分。最为恒定的是将外侧面的中和下三分之分隔。Wiberg 提出一个三部分分类方案来描述大多数髌骨面的结构。这个系统基于传统 X 线切面上显示的髌骨面软骨下骨：Wiberg 1 型结构，两个面均轻微下凹，对称且大小几乎一样。2 型结构中，内侧面小于外侧面，仍下凹。外侧面平坦或外凸。2 型结构最常见，高达髌骨的 65%。1 型和 2 型髌骨之间的差异是连续的，可能是微妙的。3 型结构中，内侧面明显变小，外侧面明显变大。这个结构占髌骨的 25%。

发育异常的髌骨形状有许多不常见的结构，通常可见联合髌股关节炎、软骨软化、复发性脱位及髌股关节不稳。利用 CT 和 MR 断层成像能力进行的一些最近研究显示，从一个层面位置到另一个层面位置，髌骨结构有明显变化。这个发现使人对髌骨形状的这种或类似分类系统的价值产生怀疑。不过骨科文化仍常用 Wiberg 髌骨形状分类方案。

Ficat 和 Hungerford 提出另一种分类方案，该方案基于传统平片中显示的两个主要面所成的角度。所谓鹅卵石形髌骨的特点为角度>140°。角度为 90°～100°则最接近于 Wiberg 3 型髌骨。阿尔卑斯猎人帽畸形的特点为，髌骨成 90°接近一个单关节面。通常这种单关节面的侧偏髌骨结构，可在关节外侧面不稳的患者中观察到，并伴股内侧肌发育不良、股骨滑车沟深度下降。半月形髌骨特点为单一关节面的锐角。

（2）股骨滑车沟解剖：股骨滑车沟提供了机械限制以稳定髌骨，并为髌骨做导向，因为关节屈曲时髌骨与该解剖位点相关节。正常股骨滑车沟有一个很深的沟，内侧面和外侧面分界清晰，大小相近，或外侧面稍大。滑车形状最重要的方面是，它可以适应髌骨的形状以正确关节。股骨滑车沟形状有多种变异，包括内侧面或外侧面的发育不全或发育不良。浅或扁平的股骨滑车沟可能与髌股关节不稳有关。

（3）高位髌骨和低位髌骨：髌骨相对股骨滑车沟的高度对髌股关节发挥正常功能，有其生物力学重要性。如果髌骨位置太高或过低，那么膝关节屈曲时，髌骨和股骨滑车沟软骨面之间的接触点会发生急剧变化。髌骨高度异常可能是髌骨排列不齐和走行异常的部分原因。

当髌骨下极位于股骨滑车沟上表面时，髌骨高度被认为是正常的。膝关节伸展时，髌骨下极位于股骨滑车沟上表面之上，则诊断为髌骨异常高位，即高位髌骨。高位髌骨与许多髌股问题有关，包括髌股关节不稳、髌骨脱位及髌骨软骨软化，且女性比男性更常出现高位髌骨。膝关节伸展时，髌骨位于股骨滑车沟之内或之下，则诊断为髌骨异常低位，即低位髌骨。低位髌骨常见于Osgood-Schlatter病的年轻成年运动员(青少年发育时期胫骨粗隆创伤性紊乱)。低位髌骨也可见涉及髌骨重新定位或缩短髌腱或韧带的髌骨调整过程中。

4. 髌股关节的MR运动成像(kinematic MR imaging) 为了判断髌骨对线和走行，并大致评估髌股关节的运动学方面，应在屈曲初始期间，在通过股骨滑车沟或股骨滑车(根据髌骨位置和髌骨与股骨滑车沟或股骨滑车相关节的位置)的3～4幅不同层面位置上进行评估。髌股关节运动时的MR检查所获得的横断面图像，可以单独或像电影循环(如通过对在一个给定层面位置上获得的6～7幅横断面图像进行电影循环)那样对其进行定性分析。电影循环显示所获得图像，以便于观察在不同位置上获得的多幅图像。

(1) 正常运动成像表现：髌股关节伸展期间，髌骨上基本没有力的作用，因此髌骨可以相对股骨滑车沟位于内侧、外侧或中间位置。膝关节伸展时，髌骨“伪半脱位”被认为是正常变异，因为它可见于以上任何位置中。髌股关节伸展时获得的图像，有助于确定进入股骨滑车沟内的髌骨的位置，这对判断高位或低位髌骨是很有必要的，同时也有助于评估髌骨和股骨滑车沟的解剖结构。

髌股关节屈曲时，各个来源的力作用于髌骨上。屈曲时，髌骨正常对线和走行依赖于动态稳定结构(主要是四头肌)、静态稳定结构(髌腱、外侧髌股韧带、外侧髌韧带、内侧支持带、外侧支持带和阔筋膜)、骨结构(髌骨和股骨滑车沟形状之间的一致性)及股骨和胫骨韧带之间的相互作用。这些因素中的一个或多个断裂，可典型引起髌股关节功能障碍。

正常髌骨对线和走行中，髌骨嵴直接位于股骨滑车沟中心，且在整个关节屈曲早期和晚期保持该走行，而髌骨在垂直平面内移动。关节屈曲5°或更多时，在一个或多个切面显示从这个髌骨运动正常模式的偏离，则髌骨对线和走行异常在运动学MR成像研究中很明显。

(2) 运动成像异常：髌骨外侧半脱位是髌骨排列不齐的一种形式。髌骨排列不齐，可以是髌骨嵴相对股骨滑车沟或股骨滑车最中心部分外侧移位，或者是髌骨外侧面与股骨滑车沟外侧面重叠。髌骨外侧半脱位是髌骨对线不齐和走行异常的最常见形式，且具不同的严重程度。外侧软组织结构的不平衡力，可能伴内侧软组织结构制衡力不足，这是髌骨外侧半脱位的最典型原因。髌股关节不稳的部分原因也可能是髌骨发育不良、股骨滑车沟发育不良和(或)高位髌骨。

在髌骨外侧半脱位的一些病例中，可出现外侧支持带冗长。这一现象可被运动学的MR成像技术轻易识别并具有重要意义，因为它表明半脱位髌骨不是由外侧支持带的过大的力造成，外科手术释放外侧支持带(试图重新调整外侧脱位髌骨的常用方法)不是这种类型的髌骨对线不齐和走行异常的正确治疗方法。

5. 髌骨外侧倾斜或外侧压力过大综合征(lateral patellar tilt or excessive lateral pressure syndrome) Ficat和Hungerford第一次描述了髌骨外侧倾斜或外侧压力过大综合征。这种形式的髌骨对线不齐是一个临床放射学上的疾病，临床特点为膝前疼痛，放射学上特点为髌骨倾斜伴功能性髌骨侧偏，通常倾斜到显著外侧面上。髌骨小范围的外侧移位，在关节屈曲中可能出现或不出现，因为从一个或更多过于绷紧的软组织结构逐渐增加的张力，使得髌骨以外侧方式发生倾斜。有几个理由认为，这种异常的主要病理成分是外侧支持带的过大的力。因为髌骨倾斜伴过大外侧力综合征，可能是暂时的(关节屈曲时髌骨对线不齐的集中或纠正)或渐进的(随着关节屈曲度数增加而更加倾斜)，运动学MR成像技术在判断和显示这种异常上特别有用。应该指出的是，髌骨倾斜到股骨滑车沟外侧常使髌骨嵴向内侧移位，这可能会导致髌骨内侧半脱位而不是过大外侧力综合征。

过大外侧力综合征底层的超高压可以显著破坏关节软骨。过大外侧力可导致外侧关节线狭窄，这是软骨厚度减小，甚至是沿髌骨中嵴和外侧面的总的软骨退变的结果。髌骨和(或)股骨滑车沟发育不良常与过大外侧力综合征有关。如果在髌股关节生长发育过程中出现过大外侧力综合征，则特别容易发生髌骨和(或)股骨滑车沟发育不良，因为髌骨和股骨滑车的形状是在使用中被典型塑造的。手术松解外侧支持带通常是治疗过大外侧力综合征的有效方法。

6. 髌骨内侧半脱位(Adentro 髌骨) 髌骨内侧半脱位涉及髌骨嵴相对股骨滑车沟或股骨滑车沟最中央部分的内侧移位。临床和诊断性成像技术已经对髌骨内侧半脱位进行了特征化和广泛研究。这种类型的髌骨对线不齐和走行异常,通常出现于过度补偿髌股关节外侧圈和或稳定机制的外科髌骨重新调整手术后的症状性患者中。例如,在外侧支持带松解手术中,髌股关节外侧软组织结构可能被过度松解,从而导致原本外侧半脱位的髌骨变为内侧移位。

髌骨内侧半脱位也可发现于未行髌骨调整手术的患者中。许多因素单独或联合作用,可能导致这种类型的髌骨排列和走行异常,包括内侧支持带过度紧缩、外侧支持带不足、髌骨关节解剖结构异常及股四头肌不平衡。髌骨内侧半脱位的患者常出现下肢过度内旋和股外侧肌萎缩。识别髌骨内侧半脱位,以及区别这种髌骨对线不齐和走行异常的特别形式与外侧半脱位,对选择和应用适当的康复治疗或手术治疗很关键。

7. 髌骨外-内侧半脱位(lateral-to-medial subluxation of the patella) 髌骨外-内侧半脱位是髌骨对线和走行异常的一种形式,在这种情况下,关节屈曲初始增加期间(如 5°~10°),髌骨处于轻微外侧半脱位,随着屈曲增加,髌骨进入并越过股骨滑车沟或股骨滑车,在屈曲达最高增量时则向内侧移位。这种相对少见的异常,通常伴有高位髌骨和(或)骨解剖发育不良,缺乏股骨滑车沟提供的稳定作用。另外,髌骨外-内侧半脱位可能发生于试图进行髌骨调整但失败了的髌股关节手术中。

(九) 髌骨脱位 髌骨半脱位指的是在膝关节屈曲早期,髌骨部分外移。可能与髌骨倾斜有关。髌骨外侧半脱位包括:复发性半脱位(伴有髌股不一致、脱位或高位髌骨);习惯性半脱位(发生在膝关节所有运动中);永久性外侧半脱位;伸展时半脱位(不常见)。

髌骨内侧半脱位可继发于过度矫正的伸膝机制再调整手术,包括外侧松解术。髌骨脱位可为:永久性(髌骨和股骨远端关节软骨之间无接触);先天性;内侧脱位(罕见,可能由过度矫正的外侧脱位手术引起)和创伤性。

髌骨沟或凹平均深度为 5.2 mm。四头肌角或 Q 角限定了作用于并通过髌骨的近-远的力,它由连接髌骨中心和前上髂嵴的一条线(接近股四头肌拉伸线)与连接髌骨中心和胫骨结节的第二条线(髌腱方向)相交而成。正常 Q 角为 14°~15°;任何大于这个范围的值均为异常。

韧带松弛可出现复发性和习惯性半脱位或脱位。ITB 和股外侧肌附着异常可能会产生髌骨外拉力。固有肌肉异常及软组织损害,包括髌骨内侧支持带损伤,也可导致复发性脱位,股骨沟和股骨外侧髁发育不良也可以。髌骨形状变异(Wiberg 型),特别是髌骨内侧面小而外凸(Wiberg 3 型),倾向于发生经常性脱位。我们通过 MR 判断,没有内侧面或中嵴的发育不良髌骨,伴股骨沟较浅或发育不良,为外侧半脱位的原因。这种情况归为 Wiberg 5 型(Jagerhut)髌骨。其他髌骨类型可在横断面图像上显示。高位髌骨失去股骨外髁的支持作用,是髌骨半脱位或脱位的一个公认原因。

X 线片测量髌骨一致性,包括一致角、外侧髌股角和髌股指数。这些测量可用于 MR 成像,以评估髌骨和滑车沟之间的对线:沟角(滑车深度)由髁和沟形成,平均值为 138°,标准差为 6°。沟角增加表明发育异常,更可能的是不稳引起的对线不齐和复发性脱位。一致角为髌骨半脱位的角度,取决于髌骨关节嵴和平分沟角的基准线之间的前间距。一致角平均为−6°,标准差为 6°。髌股外侧角由髁间线和外侧面之间的角度形成。这个角度应朝外开口,如果两条线变平行或朝内侧开口,则测量半脱位的倾斜度。髌股指数通过比较外侧面和内侧面间最小距离,来测量倾斜和半脱位,并求其比率。正常比为 1∶6 或更小。

髌骨对线不齐类型包括髌骨倾斜,伴或不伴半脱位。慢性髌骨倾斜可导致过大外侧力综合征。在已有对线不齐情况下发生的外伤,可导致脱位或半脱位。永久性脱位常与先天性或创伤性伸膝装置和滑车发育不良有关。

运动学和动力学的 MR 研究有时被用作 CT 评估髌骨轨迹的补充研究。复发性髌骨半脱位时,MR 特别有助于评估膝关节屈曲前 30°期间的髌股关节位置。Laurin 等人描述了另一个检测髌骨半脱位的方法,即用 25°时髌股关节的轴向 X 线片进行评估。从经髁线到股骨内髁顶点画一条垂线。正常膝关节内侧面这条线为 0~2 mm。电影 MR 成像(运动触发的电影 MR)在评估髌骨对线不齐的髌骨轨迹上特别有用,运动学 MR 可用于评估髌骨调整支架对抗髌骨半脱位的效用。复发性髌骨脱位和髌骨不稳的治疗,集中于包括髌骨在内的伸膝装置的再调整和稳定上。

髌骨外伤性脱位时,FS-PD FSE 横断面图像显示内收肌结节或内侧支持带等内侧髌股韧带从内侧髌骨面中断撕裂。除了股内侧斜肌紧张、MCL扭伤和内侧髌股韧带断裂外，还可见髌骨内侧面和股骨外髁的骨软骨损伤。外伤性髌骨脱位发生于外侧。

创伤包括膝关节撞击后的非接触式(间接)损伤和直接损伤。损伤机制包括：扭伤；外翻力(胫骨被迫外旋，膝关节受内旋和外翻力)；膝关节直接撞击，较少见，可导致罕见的关节内脱位(限制在关节内)及髌骨上脱位；继发于再调整操作；浅滑车沟；韧带松弛；ITB和股外侧肌附着点异常，产生髌骨外拉力；Wiberg 3 型(内侧髌骨面小而外凸)及 5 型(Jagerhut 或猎人帽)髌骨。

急性髌骨脱位的外科检查发现包括关节积血、内侧支持带和内侧髌股韧带断裂、髌骨内侧缘骨折、髌骨关节内骨折、股骨外髁软骨或骨骨折，以及髌腱部分松动。相关关节软骨损伤可引起迟发性创伤后关节炎。

内侧髌股韧带(MPFL)为膝关节内侧第二层的一个独立纤维集合体。MPFL纤维横向走行，从髌骨内侧缘的上三分之二缘开始走行，止于股骨内上髁前方。MPFL上部纤维与股内侧肌远端的深筋膜汇合在一起。MPFL起髌骨外侧移位的静态稳定作用，而股内侧斜肌(VMO)远端起动态稳定作用。内侧支持带由1、2层纤维汇合而成，从髌骨内侧缘开始延伸，与VMO筋膜相连续。髌骨内侧支持带向前与包括MPFL的2层纤维以及1层纤维汇合，从而形成双层形态。

MR是一个很好的显示髌骨脱位表现群的工具。通常情况下，在MR检查之前并不考虑髌骨脱位。MR表现包括：内侧支持带在髌骨附着点或层内的损伤；MPFE在其股骨起点(内收肌结节和内上髁之间)处的损伤；髌骨外侧倾斜或半脱位；股骨外髁挫伤；骨软骨损伤关节积液。

脱位也可伴有主要韧带或半月板损伤。在横断面、冠状面和矢状面上，联合T1和FS PD FSE或T1和STIR的图像可以显示急性髌骨脱位特有的骨和软组织改变。通常情况下，单独横断面图像可显示所有表现，包括：股骨外髁外侧面挫伤；内侧面挫伤(伴或不伴关节软骨损伤)；内侧支持带撕裂；关节积液；髌骨外侧半脱位。

髌骨急性脱位的其他MR检查结果包括内收肌结节水平的内侧髌股韧带撕裂，以及VMO肌腹远端撕裂引起的水肿。VMO肌肉断裂通常为间质性。若有插入性断裂则可用外科修复。严重脱位往往伴有内侧支持带和MPFL附着点完全缺失。

局部软骨缺损可伴有股骨前髁挫伤。这种病变在矢状面图像上可能会被忽视，需在冠状面和横断面图像上仔细检查才能识别。内侧支持带也可在内侧面受损，MPFL可在内收肌结节附着点处受损。邻近浅表MCL与内侧支持带相连续，通常显示为1级扭伤。

内侧支持带和MPFL损伤范围为扭伤到完全断裂或撕脱。FS PD加权FSE图像显示髌骨关节软骨断裂或缺损区域。MR图像上显示的挫伤类型，由股骨外髁外侧面上的髌骨内侧面撞击引起。伸展时，髌骨自发地向后退入滑车沟内。FS PD FSE横断面、冠状面和矢状面图像上，应仔细检查骨软骨碎片和松散体，包括软骨和骨碎片。内侧支持带部分撕裂常显示不佳，并可能与支持带完全断裂难以区分。MPFL的股骨起点也要检查。MPFL的损伤包括深层撕裂(股骨附着点撕脱类型撕裂)和股骨附着点邻近的MPFL完全断裂。内侧支持带和MPFL可能显示较差，呈波浪状纤维外观。由于断裂纤维内液体犬牙交错，故内侧支持带整体加厚。连续性纤维可显示为细或薄束状。髌骨关节损伤通常发生于急性脱位时，但也可发生于髌骨回缩后期。

非手术治疗急性髌骨脱位患者很重要。损伤后膝关节伸展，髌骨自发回缩入滑车沟，石膏固定和康复治疗是历史悠久的保守方法。不过最近已经认识到早期恢复运动和力量训练的重要性。运用动态髌骨支撑和一系列运动训练及股四头肌康复训练，可降低发生骨关节炎的风险。

关节镜用于诊断和治疗软骨损伤和松散体(发生率＞50％)，以改变髌骨走行和关节内病变，并进行选择性外侧支持带松解术。不过，如果没有底层对线不齐或明显髌骨倾斜，就不行外侧支持带松解术。撕裂MPFL(特别是股骨内上髁撕裂)及VMO止点上的缺损，使得髌骨容易发生复发性脱位。再脱位治疗更积极。MPFL撕裂中，撕裂端游离、清创，然后用缝合锚再固定。完整但松弛的MPFL边缘重叠可呈背带裤样。MPFL再固定于内上髁后，可用内收肌腱增强。

(十) 股四头肌撕裂　股四头肌腱炎或撕裂在通过伸膝装置的上矢状面图像上显示最佳。撕裂通常发生于髌骨止点或股四头肌腱膨胀处近端，可延伸通过股中间肌。髌骨和髌腱下缘不连续、肌腱间隙之间有出血，这是肌腱完全断裂的常见表现。

1. 临床表现　股四头肌组由股直肌和止于髌

骨基底的股中间肌组成，股外侧肌和股内侧肌分别止于髌骨外侧和内侧面。

继发于暴发性伸展、加速、减速、跳跃以及着陆力的反复性轻微创伤可能引起股四头肌在髌骨上极止点处或邻近处的退变。慢性肌腱病可发展为明显断裂。

股四头肌撕裂或断裂由受力肌肉压缩或直接创伤引起，常发生于年轻运动员，比髌腱断裂发生的年龄大。伸展膝关节急性屈曲伴有肌腱炎史、慢性反复性轻微创伤史或偏向肌肉压缩史，可导致肌腱失灵。撕裂始于中心并向外围发展。浅表和深部撕裂较少涉及同一水平上的三层肌腱。

与血管化减少有关的诱发因素包括可的松注射、糖尿病、慢性肾功能衰竭、甲状腺功能亢进以及痛风。股四头肌腱炎和部分撕裂中没有炎症细胞。愈合的纤维特点包括神经血管化和肌腱炎相关的成血管细胞增生。骨化性肌炎可能是损伤的后遗症，特别当涉及股内侧肌时。急性股四头肌腱断裂治疗为直接外科修复，伴或不伴肌腱增强，可能包括穿过髌骨的横向钻孔以缝合固定。

2. *MR 表现*　股四头肌腱伸肌损伤和撕裂的MR评估用到一系列冠状面或矢状面图像，以下是肌肉受累部分的纵行范围。横断面图像用于识别所累及的精确肌肉群及其邻近解剖关系。横断面图像也可用于区分肌肉完全撕裂脱离和部分撕裂伴萎缩。萎缩在T1加权FSE或STIR图像上显示最佳。GRE图像可用于显示慢性出血的含铁血黄素沉积。MR图像对伸肌撕裂的急性和慢性出血都较敏感。继发于高铁血红蛋白区域的顺磁性效应，亚急性出血在T1加权图像上可显示为增强信号。慢性出血区显示为低信号，特别是在GRE图像上。

这些信号差异在区分可疑出血和其他软组织肿块如滑膜肉瘤上很有用。如果出血区特点不清楚，静脉注射钆有助于鉴别诊断。对比剂注射后，出血显示外围增强而无中心高信号，而恶性肿瘤，如滑膜肉瘤，显示为病变中心钆摄入增加。受累肌肉的水肿和磨损区在T1加权图像上显示为中等信号，在T2、STIR和FS PD加权FSE图像上显示为增强信号。肌肉萎缩和脂肪浸润在T1加权图像上显示为增强信号区。回缩的近端或远端肌肉束可能被认定为是软组织肿块，信号比原始肌肉高。

股四头肌腱内任何增强信号均为异常。增强范围从退变或肌腱炎的层内信号到肌腱部分或完全撕脱或断裂的出血或水肿的高信号。在部分股四头肌腱断裂的情况下，单独肌肉群应该被识别，因为股四头肌剩余部分仍为连续的。MR图像也用于记录伴有皮下水肿或出血的浅表损伤的完整股四头肌腱。股四头肌脂肪垫扩大或信号增高也是膝关节前方疼痛的鉴别诊断。股四头肌不足的继发征象包括髌骨倾斜和髌腱冗余、松弛或回缩。

（十一）伸膝结构异常

1. *髌腱炎*　髌腱炎最常影响髌腱近端后（深）纤维，MRI表现群包括内侧或中央肌腱纤维增厚或扩张，邻近近端髌内脂肪垫和髌骨下极的肌腱显示高信号，T2* GRE矢状面图像识别髌腱胶原蛋白变性的敏感性和特异性较高。

（1）临床表现：慢性髌腱炎也称跳高膝，通常发生在成人，影响髌腱近端止点。伸膝装置对线不齐、跳跃运动中产生的力引起的不稳以及过度使用，所有这些都可导致炎症改变。检查发现包括肌腱组织轻微撕裂、肌腱失活以及邻近骨-腱止插入点的局部退变。拟议的与运动水平疼痛症状相关的临床分型有四个阶段：阶段1，活动后疼痛。阶段2，活动时疼痛或不适。阶段3，活动时与活动后疼痛，干扰活动。阶段4，肌腱完全断裂。

组织学上，髌腱有胶原蛋白变性而无炎性细胞大量涌入。其他显微特点包括内皮细胞发育不良的血管生成，胶原蛋白结构失常。轻微撕裂伴有胶原纤维分离。关节和间质部分撕裂比滑囊侧边病变更常见。受影响的肌腱组织内环氧合酶2（COX-2）增加，这会影响炎症后前列腺素（PGE2）的产生。

（2）MR表现：髌腱炎最早的MR改变为正常肌腱纤维腱鞘水肿（图5-5-69）。随后，横断面和矢状面图像显示髌腱近端三分之一处局部增厚。髌腱内侧靠中央部分最常被累及，在横断面图像上显示最佳，为肌腱外凸伴局部肌腱增厚。严重亚急性和慢性髌腱炎中，病变可伴有更弥散的肌腱增厚或扩大。T1和PD加权图像上，受累区为低到中等信号，而在T2、FS PD FSE、T2*和STIR图像上为增强信号。不过在撕裂相关炎症和坏死发展之前，与可比较的FSE图像上显示的肌腱信号比，T2*加权和STIR序列往往显示更高的肌腱信号。肌腱在T1和T2加权图像上可保持低信号或等信号。增厚水平的肌腱后缘显示不清，而肌腱前缘则可显示。信号增强区对应于肌腱细胞增生、内皮发育不良的血管增生以及胶原纤维分离的轻微撕裂。玻璃样变性的程度与患者出现症状的时间有关。髌

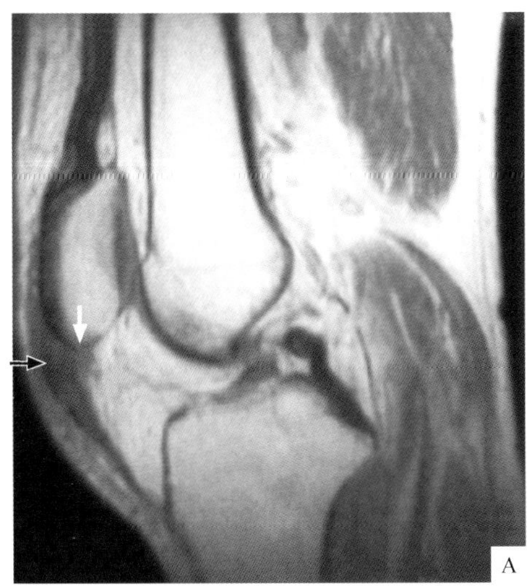

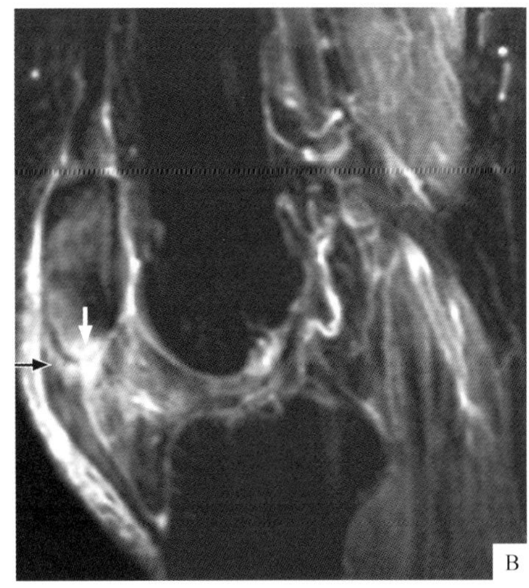

图 5-5-69 髌腱炎Ⅰ级。髌骨下极的韧带内有一在 T1 加权像上呈中等信号、在 STIR 像上为高信号的区域(黑箭),同时伴有髌骨下极的撕脱(白箭)及周围结构的水肿。A. T1 加权像。B. STIR 像。

腱炎较高阶段或慢性阶段的表现群包括:近端肌腱部分撕裂呈高信号;髌骨下极水肿呈高信号和近端脂肪垫邻近的反应性水肿/积液(图 5-5-70)。

McLoughlin 等人利用钆增强 MR 图像来对髌腱炎分级,基于近端髌腱填补区的纤维血管修复。若没有 Osggd-Schlatter 病,跳高膝远端的病理生理和临床表现与更近端的相似。

急性髌腱炎(症状<2 周)的 MR 改变包括腱鞘区信号异常,肌腱层内无明显信号或形态改变。如上所述,慢性髌腱炎(症状>6 周)在发展为慢性撕裂前,改变为肌腱内低信号增大。慢性髌腱炎并发症有慢性撕裂发展、炎症和坏死,它的高信号 MR 表现与急性部分层内髌腱撕裂在 T2 加权序列上的表现类似。不过,皮下水肿也常见于急性部分撕裂中。

2. 髌腱撕裂　髌腱撕裂比股四头肌断裂较少见。虽然肌腱纤维退变为断裂的易感因素,髌腱的拉伸强度和黏弹性在年轻和老年人群中相对较稳定。水肿和出血在 FS PD FSE 图像上显示最佳,而底层胶原纤维退变在 T2* GRE 图像上显示最佳。

髌腱撕裂引起弹性丢失,导致高骑髌骨,可伴胫骨结节或髌腱下极撕脱损伤。大多髌腱撕裂发生于近端髌腱在下极髌骨的交界处。中层断裂不常见,与严重创伤伴膝关节被迫屈曲对抗收缩股四头肌有关。靠近较下极的远端撕裂见于年轻患者。急性撕裂通常发生于 40 岁以下患者。患病史包括类风湿关节炎和糖尿病。肌腱纤维退变和恶化是肌腱断裂的易感因素。完全撕裂导致不稳并延伸

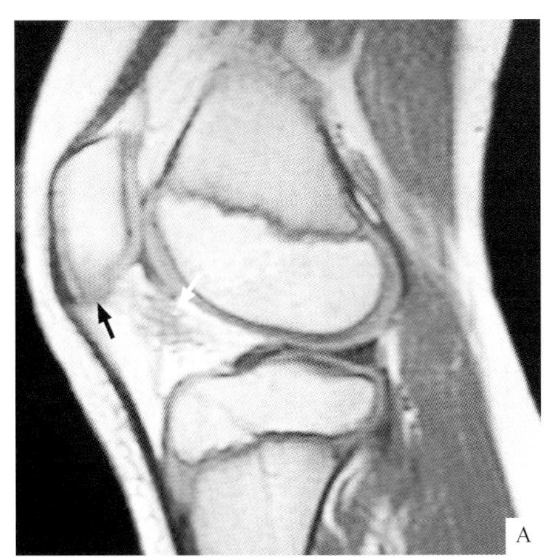

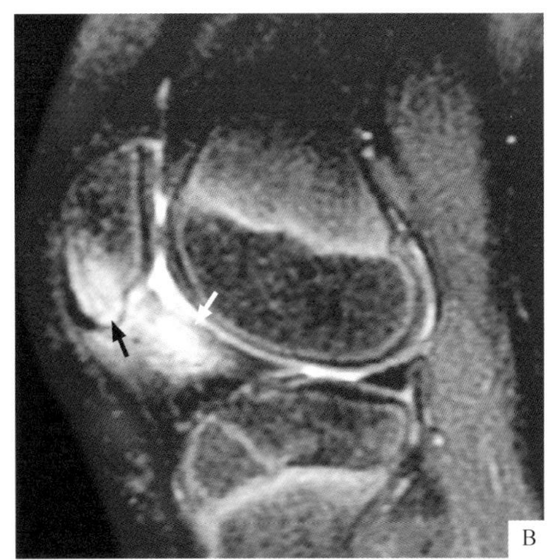

图 5-5-70 髌腱炎Ⅱ级。髌下极的韧带内有一在 T1 加权像上呈中等信号、在 STIR 像上为高信号的区域(黑箭)无髌骨下极的撕脱,同时见髌下脂肪垫及髌骨内水肿(白箭)。A. T1 加权像。B. STIR 像。

到膝关节，而部分撕裂伴有膝关节伸展不全及运动受限。

MR图像显示肌腱正常低信号以及连续性中断或丢失。向上回缩或高位髌骨可伴有完全撕裂。继发于水肿和出血液体涌入的断裂区在T2、FS PD加权FSE和STIR图像上通常显示为高信号。通常情况下，髌腱的松弛或波浪状外形可使之具有一定程度的回缩功能。整个肌腱可显示增厚，特别是在存在底层或诱发性肌腱炎时。带或不带骨髓的骨折都可在矢状面MR图像上识别。T2加权矢状面图像对小的撕脱骨折片较敏感，而这在T1或传统T2加权图像上可能会被忽视(图5-5-71)。

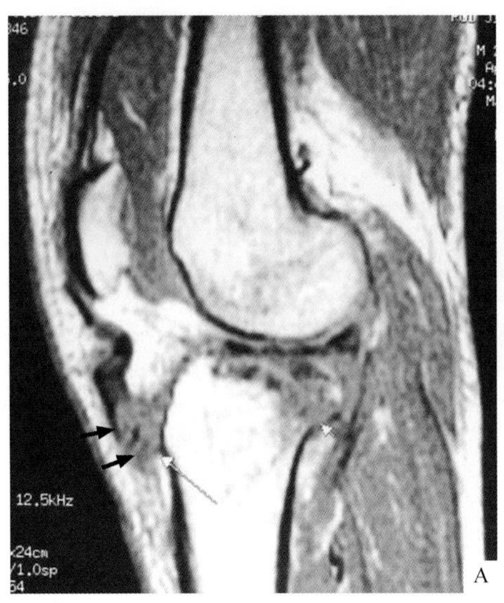

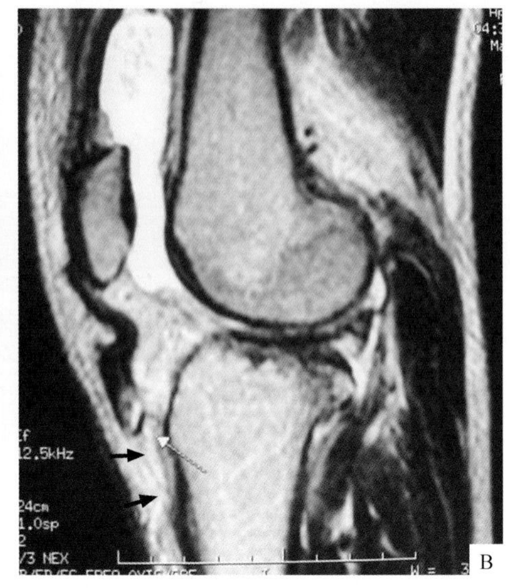

图5-5-71 髌韧带部分撕裂。髌韧带信号增高，在T1加权像上由低信号变为中等信号(黑箭)，在T2加权像上为高信号(白箭)，而纤维的连续性未见中断。A. T1加权像。B. T2加权像。

髌腱部分撕裂通常涉及近端纤维并伴有肌腱增厚。急性部分撕裂中，增厚肌腱可正常，可出现髌腱前方皮下组织水肿，或近端髌腱深处的Hoffa脂肪垫邻近部分水肿。通常情况下，这些部分撕裂涉及近端髌腱后纤维。关节镜检查后髌腱也可显示增厚。髌腱断裂的治疗包括直接肌腱修复、半膜肌肌腱重建或骨复置术。修复后可能发生的并发症包括再断裂、功能障碍以及慢性疼痛(图5-5-72)。

3. 高位髌骨和低位髌骨　髌骨和髌腱长度不相等时的髌腱-髌骨比率被认为是异常的(当髌骨与髌腱长度比超过1∶2)。高位髌骨(髌骨位置高)和低位髌骨(髌骨位置低)可在直接显示整个髌腱长度和髌骨上-下维度的矢状面图像上判断。高位髌骨伴有半脱位、软骨软化，Sinding-Larsen-Johansson综合征、脑性麻痹以及股四头肌萎缩。低位髌骨最常见于ACL外科手术或外侧支持带松解术的术后

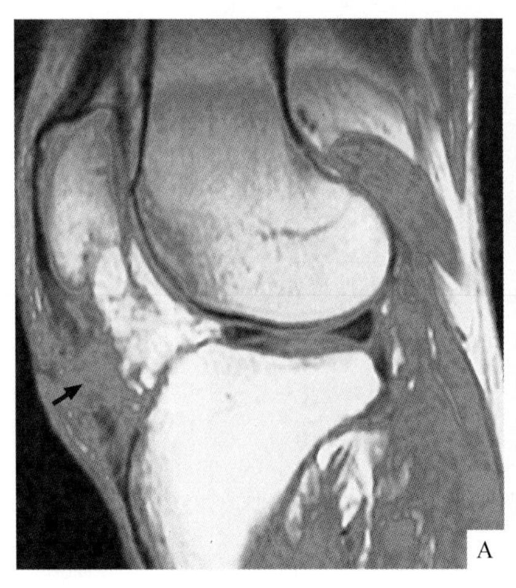

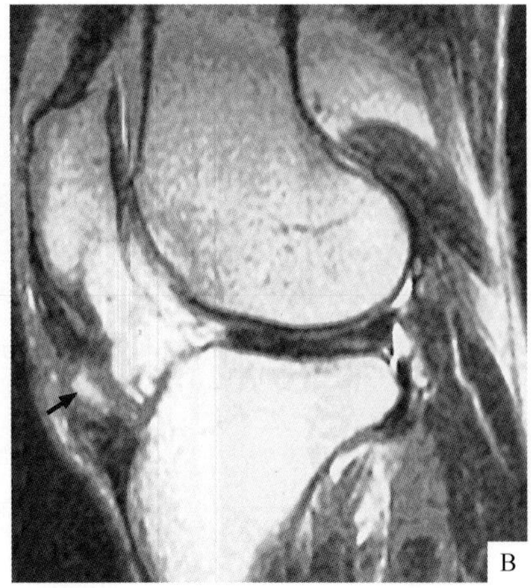

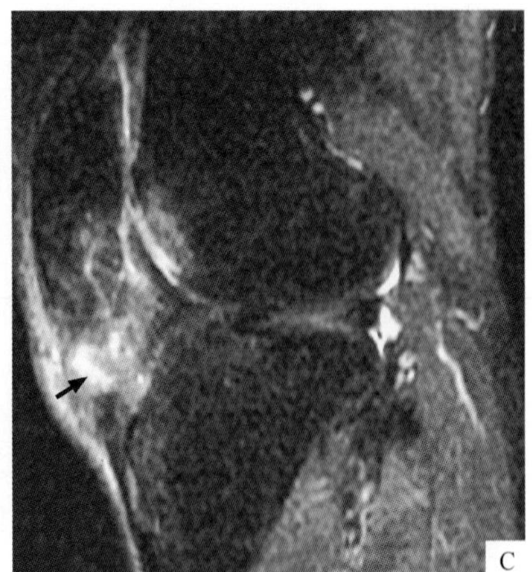

图5-5-72 髌韧带完全性撕裂(黑箭)。纤维的连续性完全中断，断端间区在T1加权像上呈中等信号，在T2加权像、STIR像上呈弥漫性高信号。A. T1加权像。B. T2加权像。C. STIR像。

并发症中。它也可伴有脊髓灰质炎、软骨发育不良以及青少年慢性骨关节炎(之前成为青少年类风湿关节炎)。

4. Osgood-Schlatter 病　正常胫骨结节表现出不同的组织学发展阶段：软骨、隆起、骨骺以及最后的骨并入胫骨。Osgood-Schlatter 疾病中，胫骨结节发展中的骨软骨病(骨突)被认为是继发于青少年时期的反复性轻微撕裂。患者通常是青春前期或青春期的少年，表现出与活动相关的疼痛和(或)胫骨结节周围肿胀，有时出现髌腱和髌前软组织临床肿胀及压痛。Osgood-Schlatter 疾病的 X 线改变包括胫骨结节前软组织肿胀和胫骨结节骨化中心撕脱和骨折。

MR 表现包括髌腱远端不规则，以及在 T2、FS PD 加权 FSE、STIR 和 GRE 图像上的局部高信号。Hoffa 脂肪垫邻近可有水肿，或者髌腱胫骨结节和 Hoffa 脂肪垫下面之间有液体存在。另外，胫骨结节前方的多个小骨或单个碎片，在 T1 加权图像上显示为位于高信号骨髓脂肪之间，在 T2* 或 FS PD 加权 FSE 图像上为低信号。也可见髌骨增厚以及底层软骨下层硬化。近端髌腱炎可与 Osgood-Schlatter 疾病共存。Osgood-Schlatter 疾病的组织学特点包括局部肌腱胶原蛋白变性、肌腱轻微撕裂、软组织周围涌入大量炎症细胞、滑囊和滑膜肥厚以及炎症浸润和异位骨形成和(或)碎片。

5. Sinding-Larsen-Johansson 综合征　在 Sinding-Larsen-Johansson 综合征中，骨软骨炎涉及髌腱止点处的髌骨远端极点。髌骨下极软骨交界处的持续牵拉(创伤性起源)被认为是其原因。与 Osgood-Schlatter 疾病类似，Sinding-Larsen-Johansson 综合征通常发生在青春前期或十几岁的少年中，且男孩的发病率高。鉴别诊断包括髌骨应力骨折、髌骨套筒断裂(通过软骨连接处)以及 1 型二分裂髌骨。在 Sinding-Larsen-Johansson 综合征中，矢状面的 T1 加权图像系数低信号区，而其 GRE 或 FS PD 加权 FSE 图像显示高信号。髌骨下极骨折也可伴有近端脂肪垫或近端髌腱邻近的信号改变。髌骨远极骨折明显移位不常见。

6. 髌前滑囊炎　髌前滑膜炎("主妇膝")可能涉及一个髌骨之上、髌腱之前的前皮下滑囊。髌前有三种可能的滑囊空间。髌前滑囊是这三种中的最浅表的，位于皮肤和弓形筋膜之间。弓形筋膜由横纤维组成，横纤维部分起于髂胫束并越过髌腱而延伸。在较浅表的弓形层和较深处的股直肌纵行纤维之间为中间斜层。中间斜层远端增强且变得更加脆弱。滑囊空间位于弓形和中间斜层之间以及位于中间斜层和股直肌纵行纤维之间。股直肌纵行纤维与髌骨顶端延续而为髌腱。股直肌和中间斜层之间的血管环为髌骨提供血运(图 5-5-73)。

7. 髌内滑囊炎　髌内滑囊炎(牧师膝)涉及浅表或皮下髌内滑囊。这个结构位于皮肤和胫骨结节之间。深部髌内滑囊的边界为远端髌腱、胫骨结节以及 Hoffa 脂肪垫下部。深部髌内滑囊是伸膝装置不可或缺的一部分。瘢痕(在 T1、PD 和 FS PD FSE 图像上为低信号)或髌腱粘连伴有滑车沟软骨异常。深部髌内滑囊、Hoffa 脂肪垫和胫骨结节功能是在膝关节完全屈曲时，防止髌腱和胫骨冲击。

红肿时，深部髌内滑囊内可见增多的均匀信号液体，而皮下髌内滑囊显示为水肿或更局限的液体积聚。髌前滑囊表现跨度为水肿、单纯液体积聚，到更为复杂的分隔型液体积聚，其中可能包含有出血和蛋白凝结。与底层滑膜相关的长时间的压力或炎症，例如类风湿关节炎，可使髌骨滑囊易于发炎(滑囊炎)。伴液体的炎症在 T1 加权图像上显示为低信号，在 T2、FS PD 加权 FSE 和 STIR 图像上为高信号。更为复杂的液体积聚，包括出现，可显示磁敏感区，或在 T2 加权图像上的中等信号改变区混合有高信号区。

(十二) 腘窝囊肿　传统上，起源于股薄肌-半膜肌滑囊的腘窝囊肿(也称 Baker 囊肿)位于股薄肌内侧头和更内侧的半膜肌腱之间。这些囊肿在 T1 加权图像显示为低信号，在 T2 加权图像及 FS PD 加权 FSE 图像上显示为均匀增强信号(图 5-5-74)。也可见将囊肿分为几个腔室的分隔，特别是起源于非典型位置的囊肿。连接囊肿和关节的狭窄颈部通常在横断面图像上识别，正好位于股薄肌内侧头近端附着点下方。横断面图像在识别股薄肌内侧头和半腱肌及其半膜肌腱之间的关系上特别有用(图 5-5-75)。腘窝囊肿可发生于任何引起关节内滑液增多的情况下，它们通常伴发于内侧半月板后角撕裂。在连续矢状面图像上可见关节内沟通及其相关病变。腘窝后囊肿还可观察到出血性关节积液，囊肿内出现液-液平面，游离体可积聚于其内。由于存在血液，腘窝囊肿离断或断裂伴亚急性出血，在 T1 加权和 FS PD FSE 图像上显示增强信号。不过，血液显示为不均匀中等信号区。亚急性和慢性出血在 GRE 图像的磁敏感伪影显示为低信号区(图 5-5-76)。

其他囊肿的非典型位置包括胫腓关节和股薄肌外侧头和股二头肌之间的滑囊。胫腓囊肿需分

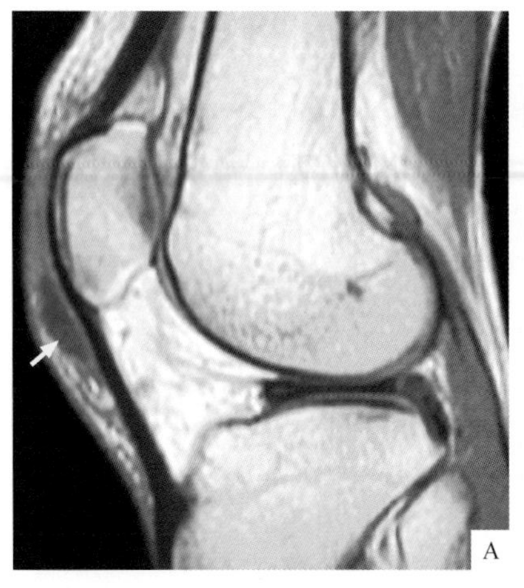
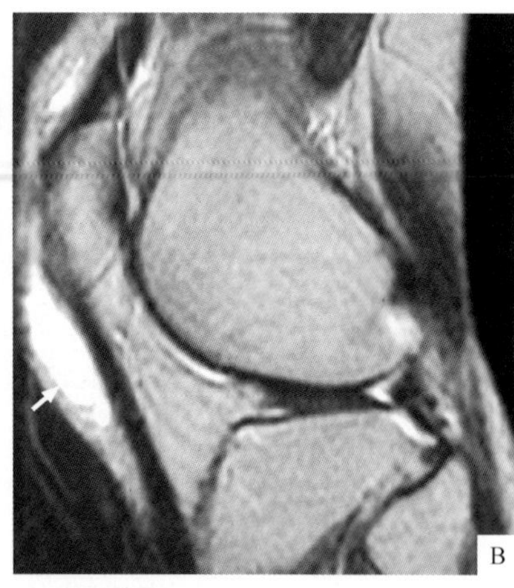
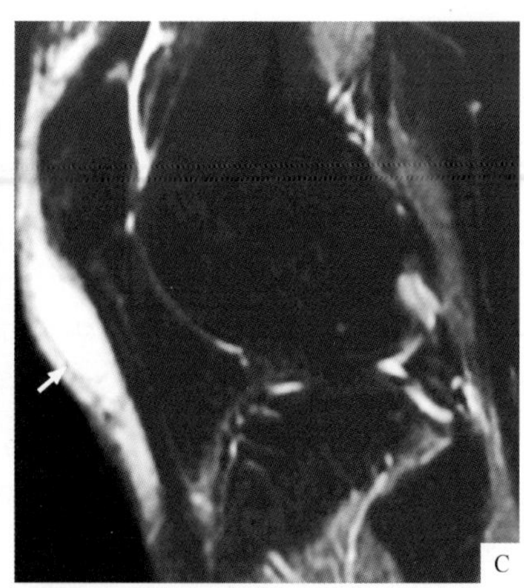

图 5－5－73 髌前滑囊炎慢性期。液体积聚髌韧带前方(箭),在 T1 加权像上呈边缘清楚的低信号,在 T2 加权像和 STIR 像上呈高信号。A. T1 加权像。B. T2 加权像。C. STIR 像。

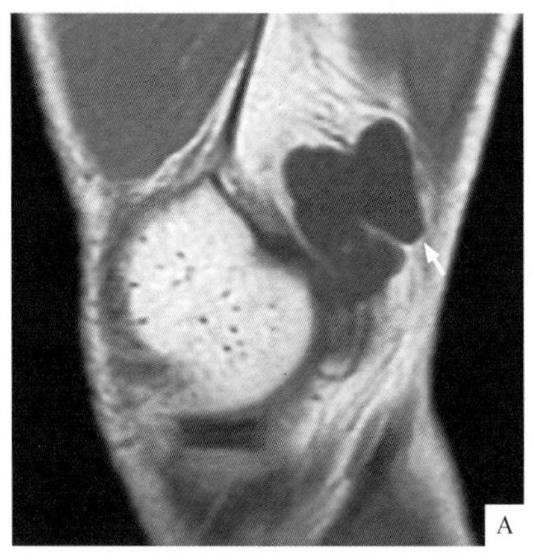
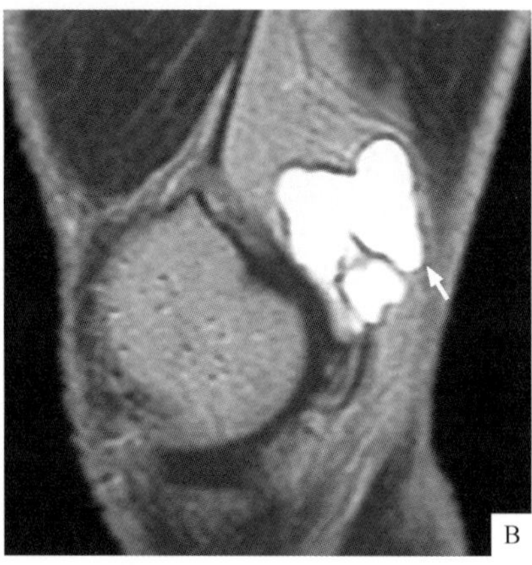
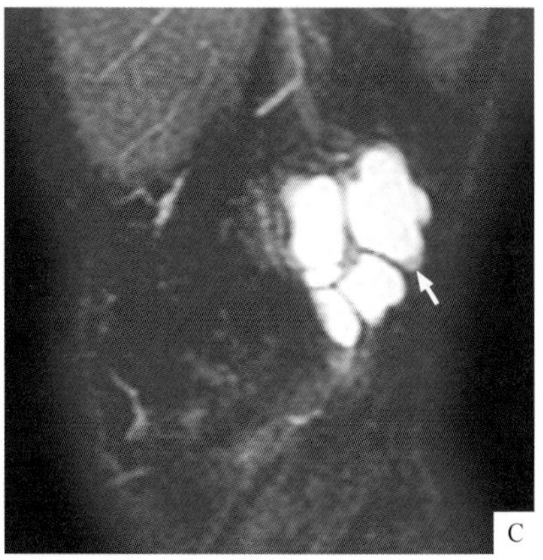

图 5－5－74 腘窝囊肿。腘窝囊肿位于腓肠肌内侧头附近(箭),在 T1 加权像上呈低信号,在 T2 加权像和 STIR 像上呈高信号,边缘光滑,内有分房表现。A. T1 加权像。B. T2 加权像。C. STIR 像。

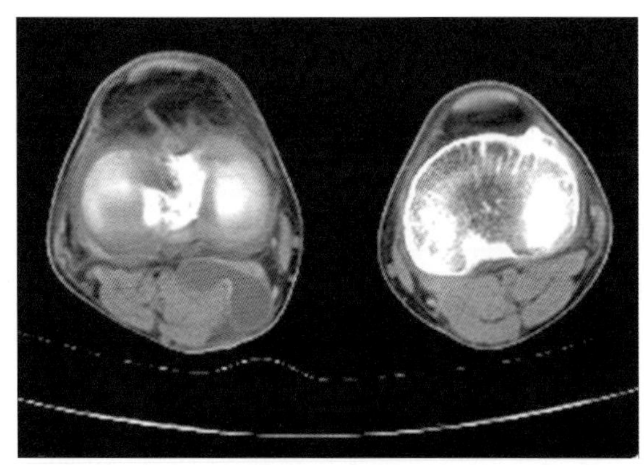

图 5－5－75 腘窝囊肿。CT 扫描显示腘窝区域囊性病灶,边界清晰,股后肌群受压移位。注意囊肿前缘与关节滑膜之间有明显的脂肪间隔,故为关节腔外囊肿。

为神经内或神经外。神经内囊肿可能会导致腓深神经功能缺陷,因为关节支神经外膜囊肿好发于腓总神经的腓深神经成分近端处。这些囊肿也可显示为腘窝近端和远端的软组织肿块。在无其他并发关节内病变的年幼的儿童中,腘窝囊肿可能为重要伴随病变之一。囊肿通常见于幼年型慢性关节炎或成人类风湿关节炎患者中。MR 检查可以区分囊肿和腘动脉瘤以及静脉畸形,这些疾病的临床表现相似。

腘动脉外膜囊肿疾病可表现为腘窝软组织肿块,在 MR 图像上显示清晰。多囊肿块也起源于腘动脉壁。腘动脉压迫综合征可能与结构异常有关,也可被误认为腘窝后肿块。MR 成像在评估腘窝和关节内病变上也有其优势,而超声或传统 X 线片在这些区域的诊断准确性有限。MR 增强扫描可显示边界模糊的不增强腘窝囊肿。通常情况下,腘窝囊肿显示外围或壁增强,这是正常表现。罕见的是用关节内钆－DTPA 或传统关节造影来记录关节内沟通。底层关节病变的治疗常可引起囊肿消失。若可疑软组织肿块显示中央或不规则钆增强,则鉴别诊断必须包括软组织肿瘤(如滑膜肉瘤)。

与腘窝囊肿相比,神经节囊肿为富含透明质酸

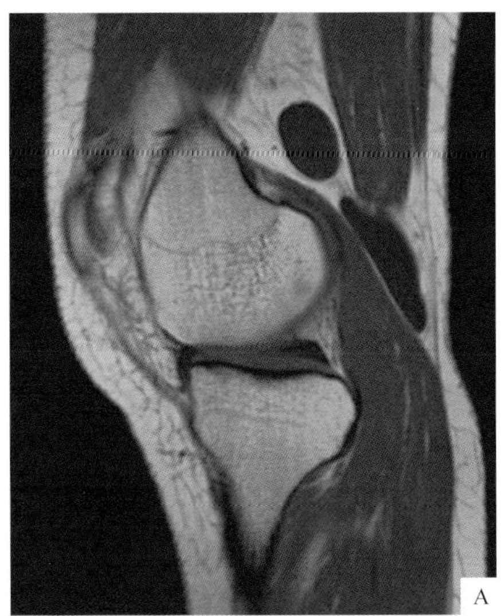

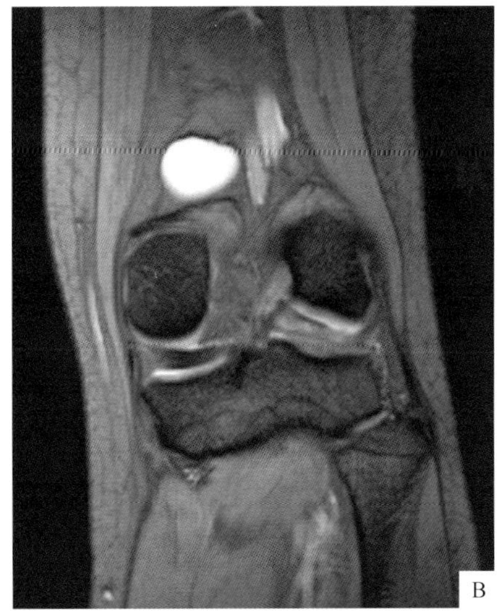

图 5-5-76 腘窝囊肿。病灶位于膝关节后上方脂肪间隙内，与关节腔和关节滑膜不相邻。T1 加权像上为低信号，FS-T2* GRE 序列上显示为高信号。囊肿边界清晰，信号均匀。A. T1 加权像。B. FS-T2* GRE 像。

和黏多糖的黏液性滑膜肿块。这些囊肿的位置可为关节内或关节外(关节囊、鹅足腱以及 Hoffa 脂肪垫)。通常存在一个起自关节的连接或茎突。神经节囊肿的分隔常见。除非伴有出血，否则神经节囊肿在 T1 加权图像上显示为低信号，在 T2 加权图像上为高信号。

下肢深静脉血栓形成的可能表现为高信号，以及股薄肌内侧头的突出静脉侧枝，可出现临床小腿肚或腘窝疼痛。

(十三) 关节腔内及骨内腱鞘囊肿 膝关节内的腱鞘囊肿可起源于交叉韧带、半月板或骨内囊肿。骨内腱鞘囊肿仅占 0.2%～1.3%。关节内腱鞘囊肿多数发生于外侧半月板前角，也可位于髌下脂肪垫，或者与 ACL 或 PCL 相邻和其内部。骨内腱鞘囊肿位于胫骨平台邻近交叉韧带的起始点，偶尔它们会起自髂胫索。

疼痛是腱鞘囊肿的主要症状，通常在活动后加重，呈慢性过程可持续数年。磁共振上表现为边界清晰的椭圆形病灶，常呈分叶状或多叶状。仅 22% 的患者表现出膝关节功能紊乱。囊肿在 T1 加权的图像上信号强度与水一致，呈均匀的低信号，FS-PD 或 STIR 上呈高信号。

关节内或骨内的腱鞘囊肿的病因尚未明确。可能的学说包括滑膜疝入邻近组织、在胚胎发育过程中滑膜组织以异位、结缔组织退行性变、多能造血干间质细胞增生。

(十四) 膝关节滑膜皱襞 滑膜皱襞为膝前疼痛的众多鉴别诊断之一。皱襞综合征可能包括膝前疼痛或弹响、捕捉或膝关节交锁。滑膜皱襞是胚胎残余的膝关节三个关节室的中隔部。常见皱襞包括髌上、内侧髌骨和髌内皱襞，在略多于 20% 的膝关节中，这些皱襞可表现为大的隔板。内侧髌骨皱襞为正常变异，可见于高达 60% 的成人膝关节中。内侧髌骨和髌内皱襞在横断面图像上显示最佳，而髌上皱襞在矢状面图像上显示且横跨髌上囊。在矢状面图像上，髌内皱襞最常位于 ACL 前方且与之平行。不完全髌内皱襞或韧带黏液，最常见皱襞，在关节造影中易于 ACL 混淆。皱襞组织在所有脉冲序列上显示为低信号。

1. 髌内皱襞 髌内皱襞由于有一垂直中隔，因此被归为 ACL 的一分离结构，分裂的或双层的或穿孔的。尽管髌内皱襞在髁间窝前面的股骨起点较狭窄，它在通过关节腔时增宽，最厚部位于髁间窝处。髌内皱襞通过 Hoffa 脂肪垫走到髌骨下极，口径越来越小。

髌内皱襞不能被误认为是 ACL。在横断面图像上，髌内皱襞相对 ACL 位置靠前，这是其特征。滑车沟软骨软化与髌内皱襞有关。

2. 髌上皱襞 出现髌上软组织肿块的患者，MR 检查可能可以揭示持久性皱襞的存在，该皱襞将髌上囊分为两个含出血性滑膜积液和碎片的关节室。髌上皱襞有好几种类型，包括内上和外上型。髌上皱襞也可以呈带状或膜状(带或不带穿孔)。Zidorn 分类法中，髌上皱襞基于其形态被分为四组。1 型或完全隔膜型，将髌上囊和膝关节完全分开。2 型或穿孔隔膜型，隔膜上有一个或多个

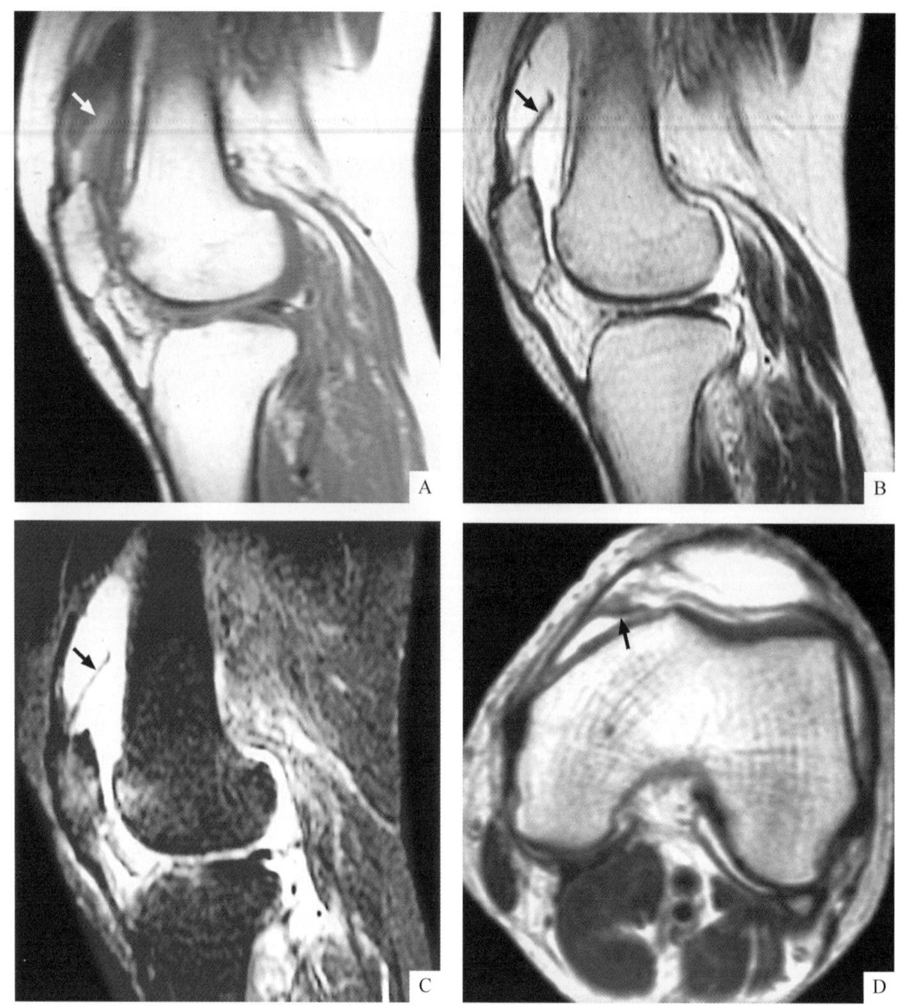

图 5-5-77 髌上滑膜襞。A. T1 加权像：呈稍高信号。B. T2 加权像和 C. STIR 像：为位于高信号滑液中的低信号、带状、边缘清楚的线条样改变。D. 横断面 T2 加权像：为高信号滑液中的低信号带状结构(黑箭)。

开口。开口或穿孔使关节液得以在髌上囊和膝关节中流通，并被为门。3 型或隔膜残留型，可有残余折叠，通常位于内侧。4 型或隔膜废弃型，隔膜更为复杂(图 5-5-77)。

3. *内侧髌骨皱襞* 内侧髌骨皱襞发炎增厚，可干扰股四头肌正常功能和髌股关节连接。皱襞失去其弹性和滑动性后，可发生股骨髁或髌骨关节软骨糜烂或磨损。

内侧皱襞的 Sakakibara 关节镜分类包括：A 型(滑膜壁索状抬高)；B 型(层状，股骨内髁前方无覆盖)；C 型(大且为层状，覆盖股骨内髁前方)；D 型(中央缺陷或穿孔)。

膝关节屈曲时，层状内侧皱襞干扰髌骨内侧面关节软骨，或伸展时干扰股骨内髁软骨面，则可发生症状性撞击(C 和 D 型)。在横断面 MR 图像上，异常内侧髌骨皱襞可显示为低信号增厚带，伴有底层内侧髌骨面软骨表面不规则。通过膝关节内侧室的矢状面图像显示内侧皱襞的纵行走向，并延伸到 Hoffa 髌内脂肪垫，位于内侧半月板前角前方。尽管皱襞厚度没有定量测量，但可见继发于慢性刺激的纤维性肥大，且当膝关节屈曲时股骨内髁发生碰撞，则可出现临床症状。

4. *外侧髌骨皱襞* 增厚外侧髌骨皱襞不常见，位于外侧支持带深部的外侧凹。外侧皱襞在腘肌裂隙和横韧带之上走行，止于髌内脂肪垫附着处。冠状面图像可很好显示其走行角度。外侧翼状折叠是外侧沟的另一种结构，从外侧髌骨皱襞分离出去。

(十五) 关节积液 膝关节积液的特点为在 T1 加权图像上显示低信号，在相应传统 T2、FS PD 加权 FSE、GRE T2* 和 STIR 图像上显示为明亮信号。膝关节部分外旋时，膝关节外侧室的积液可更突显，有浮球感。在创伤膝关节中，液体优先积聚在髌上凹和关节中央部分。抽吸后，髌上液体积聚处可显示脂肪-液体、液体-液体和气体-液体分层。

关节镜检查后行MR检查，可见对比剂覆盖关节软骨并延伸入髌上凹。在FS PD FSE图像上，最初局限于半月板表面的液体显示为明亮信号界面，并不干扰半月板纤维软骨的评估。MR扫描可以检测关节内低至1 ml的液体。正常膝关节含有4 ml或以下滑液。

炎症性积液的MR表现可能与非炎症性积液表现没什么区别。不过，炎症和感染通常伴有滑膜增厚或肥大，这可以通过在工作站上调节窗宽窗位来轻易识别。滑膜炎也可通过静脉注射对比剂来增强血管翳，从而定量反映滑膜炎。在冠状面图像上，内外侧沟内分布的液体延伸到髌上囊，显示为马鞍袋表现。温和或简单关节积液（不伴有出血或滑膜炎）不会引起Hoffa脂肪垫边缘不规则游离。出血性滑液伴有不规则脂肪垫，并且在亚急性出血性积液中可能出现血清沉积面。关节积脂血病中的脂肪-血清沉积面通常与严重骨挫伤和骨折有关。低信号伪影可出现在膝关节抽吸后或继发于MR关节造影。

关节造影效应可能由静脉注射后钆在关节内扩散产生。膝关节固定情况下，对比剂注射后10分钟出现增强信号，在30分钟时达峰值。这项技术可用于改善对半月板表面和许多撕裂类型的识别。

（十六）髂胫索摩擦综合征 髂胫索（ITB）摩擦综合征是发生在长跑运动员和那些长期从事需要反复屈膝工作的人群中，属于疲劳性损伤。

1. *临床表现* 当膝关节屈伸时，髂胫索与股骨外上髁产生摩擦。髂胫索摩擦综合征表现为股骨外侧髁的疼痛，有局限性压痛，当膝关节屈曲30°时ITB受股骨髁压迫，疼痛为最明显症状。

髂胫束（ITT）或ITB从外侧支持带分出，表示阔筋膜的远端肌腱。膝关节完全伸展时，ITB位于股骨外上髁前方，屈曲时则越过外上髁。靠近其在胫骨前外侧（胫骨结节）止点处的慢性炎症成为ITB摩擦综合征。ITB综合征的原因可以是外在的（与锻炼方法有关）或内在的（与患者解剖对位有关）。在任一情况下，ITT和股骨前外侧髁之间的摩擦和炎症，被认为是该综合征的根本原因。

髂胫索摩擦综合征最常见于长跑运动员，也可发生在其他体育运动员，诸如滑雪、举重、自行车及跳高运动员。

临床评估包括Ober试验，用于评估ITB紧张性，以及Noble试验。Ober试验中，患者髋关节外展和过伸，患侧膝关节屈曲90°。如果有紧张度，那么腿将保持太高，而ITT缩短。Noble试验中，患者仰卧，膝关节屈曲90°。膝关节伸展时，在屈曲30°～40°时对ITB施加压力，若出现疼痛则认为是阳性Noble试验。ITB综合征行保守治疗，解决刺激运动中止相关的症状。将类固醇注射到疼痛点并使用矫形器，往往可以消除摩擦创伤。

2. *MR表现* 磁共振脂肪抑制序列可见ITB境界不清的高信号灶。在T1图像上显示ITB与股骨外侧髁间的信号降低。异常信号可以局限于股骨髁也可以自股骨上髁向下沿及关节囊水平。高信号的组织代表了在较重的病患中存在反应性炎症及肉芽纤维组织增生，并导致ITB增厚。对于诊断脂肪抑制序列是必需的，因为ITB的信号改变在T1上往往被忽略。FS PD FSE图像显示ITB深部、股骨外髁外侧的高信号。也可见浅表软组织水肿，ITB本身可变厚，显示为内部异质性信号。ITB远端增厚且邻近软组织和骨组织反应性炎症，较为少见。与ITT（ITB）深部脂肪组织模糊的信号改变相比，局限性或囊性液体积聚较为少见。

外侧滑膜凹为滑膜囊延伸出去的外膜囊，位于ITT深部、股骨外髁浅表处。这个滑膜凹在关节镜下可见，在ITB综合征时只显示炎症或肿胀伴有积液。不过关于ITB综合征炎症的原因，最新的理论认为炎症来源于膝关节屈曲时的动态改变，不主要是滑囊发炎，因而更常见的表现为ITT深处边缘模糊的水肿。

（十七）焦磷酸钙脱水沉积病（CPPD） 焦磷酸钙脱水沉积病（CPPD）的焦磷酸钙晶体沉积于透明软骨、滑膜组织、关节囊和（或）半月板内。CPPD表现症状与临床独立但相关，主要包括：假性痛风，不含尿酸（真性痛风含尿酸）。沙砾性假性痛风，产生假瘤。家族性CPPD，膝关节中罕见，早发。焦磷酸关节病，包括骨关节炎和神经性病变。软骨钙质沉着，常常无症状。

通常用传统X线摄影技术确定软骨钙质沉着的半月板钙化。对焦磷酸钙沉积患者，MR可以将局灶性的、低信号强度的钙化与邻近低信号强度的半月板区分开来。在T2* GRE图像上，焦磷酸钙沉积灶周围有局部磁敏感性伪影，使之更容易识别。不过由于局部磁敏感的缘故，半月板或关节软骨内的焦磷酸钙晶体沉积病可削弱半月板退变和撕裂的信号强度，使得本应在相应T1-或PD-加权图像上显示的3级信号强度，错误地变为2级信号强度。因此，在非GRE序列图像上更难诊断软骨钙质沉着。相反，在GRE序列图像上，直接由软骨钙质沉着引起增强信号强度，也可产生假阳性撕裂现象，降低 MR 诊断的准确性。

该病主要的鉴别诊断包括：二水磷酸氢钙、羟基磷灰石和草酸沉积。以上这些物质也与软骨钙质沉着有关，影像学上其周围磁敏感伪影不如 CPPD 明显。半月板小体（meniscal ossicle）较大，在没有外伤史的无症状患者上表现为独立的灶点。在 MR 图像上，内侧半月板后角可见包含骨髓的骨皮质。

综上所述，推荐使用 T2* GRE 图像检查点状低信号的 GPPD 晶体沉积。高对比度 MR 图像参数设置有助于评估半月板病变组织。受晶体沉积局部敏感性效应的影响，T2* GRE 图像上半月板退变和撕裂可能被漏诊。

（十八）膝关节感染与骨髓炎　感染关节在 MR 图像上可表现出关节囊分离和关节积液，但不是特异性表现。感染关节可进一步表现为关节内碎片和血行传播的滑膜炎。关节积液的异质性和不规则脂肪垫征伴增强增厚滑膜见于感染关节早期阶段。软骨下改变过程为从发炎滑膜邻近的充血到骨髓炎。后膝关节感染、类固醇注射直接污染以及穿通伤，这些都是成人骨髓炎的原因。

未成熟骨骼的骨髓炎中，可在股骨或胫骨骨骺中心看到一斑驳的黄骨髓区。这种表现不能与 Paget 病的小梁增粗混淆。干骺端在儿童中是骨形成的活动点，而在骨髓炎病例中可显示局限于该区的异常信号（在 T1 上为低信号，在 T2 或 STIR 上为明亮信号）。

感染通道或含液通道可与病理性或应力性骨折或梗死混淆，当伴有广泛包绕水肿时可与肿瘤混淆。感染通道也可伴有邻近肌肉水肿，患者实际上表现与骨间膜室综合征的表现类似。在多灶性骨髓炎患者中，股骨远端和肱骨近端的传播可在 MR 图像上识别，显示为高信号骨髓及低信号钙化死骨的中央病灶。骨髓炎的骨髓浸润和软组织扩张可在 STIR 和 FS T2 加权 FSE 图像上显示。T2* 加权图像显示骨髓炎区的反应性骨髓改变不够敏感。蜂窝组织炎在 STIR 或 FS T2 加权 FSE 图像上显示最佳。不过，对在 T2 加权图像上显示正常骨髓信号的无反应性感染，STIR 序列可能对其反应性骨髓改变敏感。

低信号边缘征用于描述创伤引起的慢性感染。纤维组织边或反应性骨在 T1、T2 和 STIR 加权图像上显示低信号，并围绕在反应性骨病区周围。

MR 也用于评估亚急性骨髓炎，包括 Brodie 脓肿。Brodie 脓肿中，骨髓炎病灶在 STIR 和 FS PD 加权 FSE 图像上为高信号。硬化边在所有脉冲序列上显示低信号，中心感染病灶有液体沟通。Brodie 脓肿的鉴别诊断通常包括骨样骨瘤和应力性骨折。骨髓炎邻近或伴发的死骨或骨坏死在 MR 图像上显示为低信号片段。水肿或液体区可能与死骨有关。选择性肌肉去神经化或肌炎可能与感染混淆。相反的，肌肉发育不良可产生肌群脂肪浸润伴局限性肌肉不足。在这种紊乱中，不规则骨化和不对称的干骺端肿大，可能会被误认为是关节破坏。

值得指出的是，膝关节脓毒血症的继发征象包括中等信号滑膜增厚和不规则脂肪垫征，伴或不伴脂肪垫水肿。骨髓水肿可能在骨延伸和（或）软组织束发展起来后才显示。尽管 GRE 图像对骨髓水肿不敏感，无外伤情况下，T2* GRE 上的软骨下骨高信号与关节脓毒血肿下的骨髓炎有关。

（十九）软骨软化　膝关节软骨软化通常伴发于髌股过度负荷或对线不齐中。FS PD FSE 图像可以识别软骨基底、层内和表面的缺陷。髌骨面在横断面图像上评估，而滑车沟关节软骨在矢状面图像上评估。髌骨软骨下硬化与慢性软骨损伤有关。

1. 临床表现　髌骨软骨软化的特点是髌股关节（如髌后）疼痛，且在膝关节屈曲时加重，并伴相关捻发音。伴相关退行性改变的关节软骨的软化正是这些所见变化的原因。软骨软化最常影响青少年和年轻成年人，可能是原发和特发性的，或继发于髌骨创伤。

高位髌骨的外翻角度增大及股骨髁发育不全，这可能会使患者髌骨内侧面和外侧面易发生软骨改变。软骨下骨硬化或充血可伴有关节软骨改变，包括软化、水肿和裂纹。在某些情况下，软骨软化的症状与半月板病变的相似。继发于骨关节炎的退行性软骨软化，根据其发生的根本原因可能会影响髌骨内侧面或外侧面。

急性软骨软化的原因包括不稳、直接外伤及骨折。慢性软骨软化的原因包括半脱位、股四头肌角度增加（Q 角）、股四头肌不平衡、创伤后对线不齐、过大外侧力综合征、直接创伤或压力的迟发效应以及 PCL 损伤。慢性软骨软化也可由炎症性关节炎、滑膜炎和感染引起。疼痛软骨软化可归因于：过度机械负荷、髌骨骨内压力增大、短暂性静脉流出受阻（膝关节长期屈曲时疼痛）、机械力过大的负荷筛分和转移的对线不齐，以及慢性疼痛触发产生细胞因子。

2. MR 表现　Outerbridge 将软骨软化分为 5 个关节镜等级。

0 级软骨软化，关节软骨正常（图 5-5-78）。

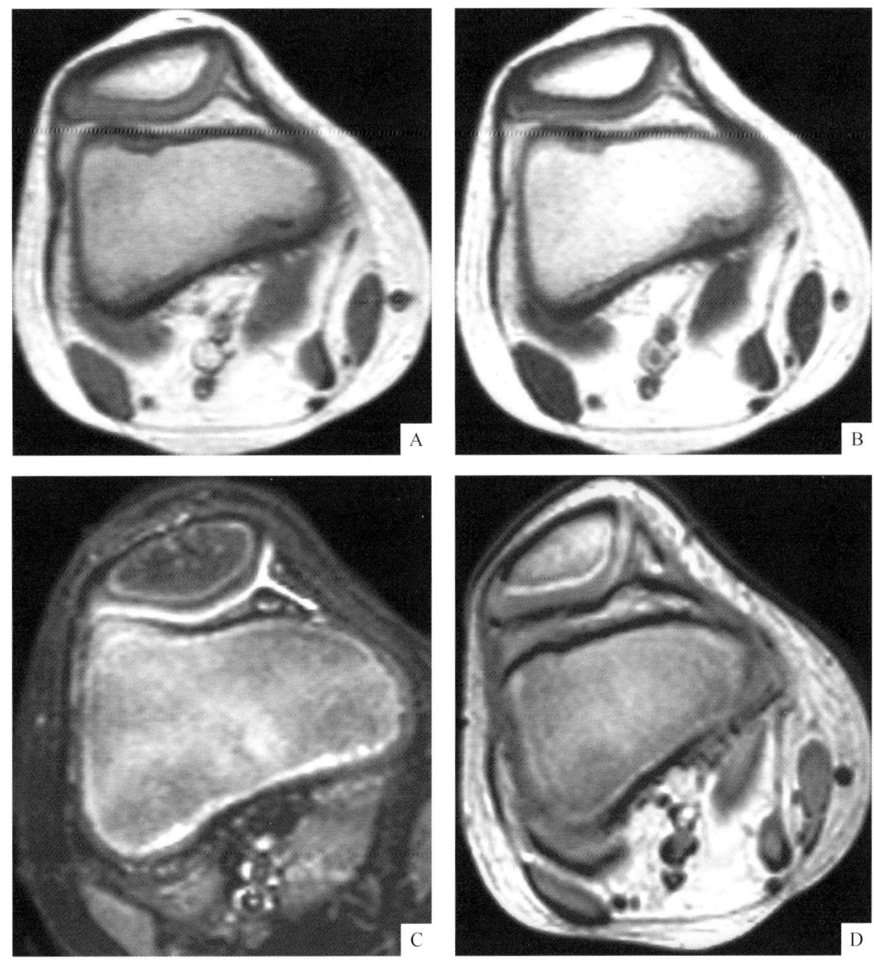

图 5-5-78 正常髌骨 MRI 表现。正常的髌骨软骨在常规的 SE 序列 T1 加权像和 T2 加权像上呈单层的均匀的中等信号，和其下的软骨下骨质有明显的对比。在 STIR 像上呈单层的均匀的中等偏低信号。在 FGE 序列 T1 加权像上分为高、中、高信号三层。A. SE 序列 T1 加权像。B. SE 序列 T2 加权像。C. STIR 像。D. FGE 序列 T1 加权像。

1 级软骨软化，关节软骨变色，有时伴有水疱，通常没有破碎或开裂。水疱表示关节软骨表层分离。局部软化、肿胀及纤维性颤动被限制在直径为 0.5 cm 或更小的区域里（图 5-5-79）。

2 级软骨软化，关节软骨软化区的裂隙和纤维性颤动，深可达 1～2 mm，直径可达 1.3 cm 或更少（图 5-5-80）。

3 级软骨软化，裂隙和颤动累及关节软骨厚度多于一半，累及直径大于 1.3 cm。关节软骨表面类似于蟹肉，有多个连接到软骨下骨底层的软骨碎片束。不过并不累及软骨下骨（图 5-5-81）。

4 级软骨软化（即末期）软骨软化，关节软骨表面完全缺失或磨损，导致软骨下骨暴露（图 5-5-82）。

老年性髌股关节病（关节炎）和末期软骨软化可能有相似表现，不过，软骨磨损或囊肿形成归为髌股关节炎会更好。

软骨软化也可出现基底或表面退行性变类型。基底退变影响年轻患者，伴发有基底胶原创伤后断裂。这种情况导致软骨软化，随后形成水疱、溃疡和碎片。髌骨关节软骨表面退变类型发生于老年患者中，始于基底物质或软骨基质缺失，从而导致开裂、破碎，最终暴露软骨下骨。尽管这种退变类型被认为在上述两种年龄组里较常见，但任何一种类型在年轻和老年患者中均可见。软骨软化的主要异常是基底物质中硫酸化黏多糖减少。这种减少导致胶原蛋白结构不稳。

另一种关节镜下分级系统由 Shahriaree 等人提出，把创伤性和非创伤性软骨软化类型合在一起。在这个四部分分类法中，1 级软骨软化若由创伤引起，则表现为软化，若为非创伤性软骨软化则显示为颤动。2 级软骨软化，关节软骨浅层出现水疱病变并与深层分离。3 级软骨软化可有大面积软骨溃

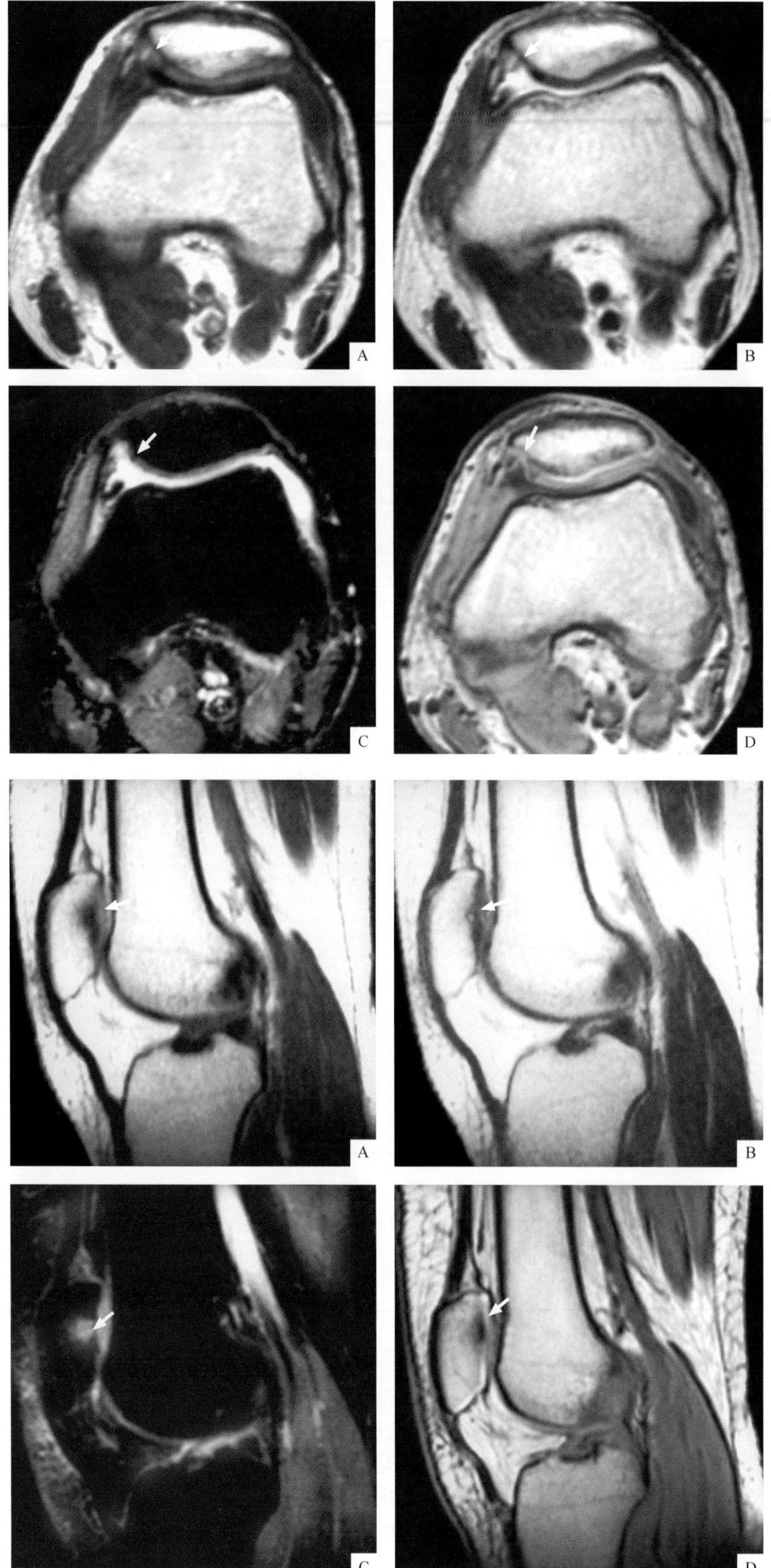

图 5－5－79 Ⅰ级髌骨软骨软化。A. T1 加权像和 D. FGE 序列 T1 加权像：表现为局灶性低信号。B. T2 加权像和 C. STIR 像：也表现为局灶性低信号，但不如在图 A、图 D 中明显。

图 5－5－80 Ⅱ级髌骨软骨软化。A. T1 加权像：因软骨与水的信号差较小，其轮廓改变不明显。B. T2 加权像和 C. STIR 像：可以显示轻度的轮廓不规则。D. FGE 序列 T1 加权像：正常三层表现不清，第 3 层信号也降低，轮廓不规则。

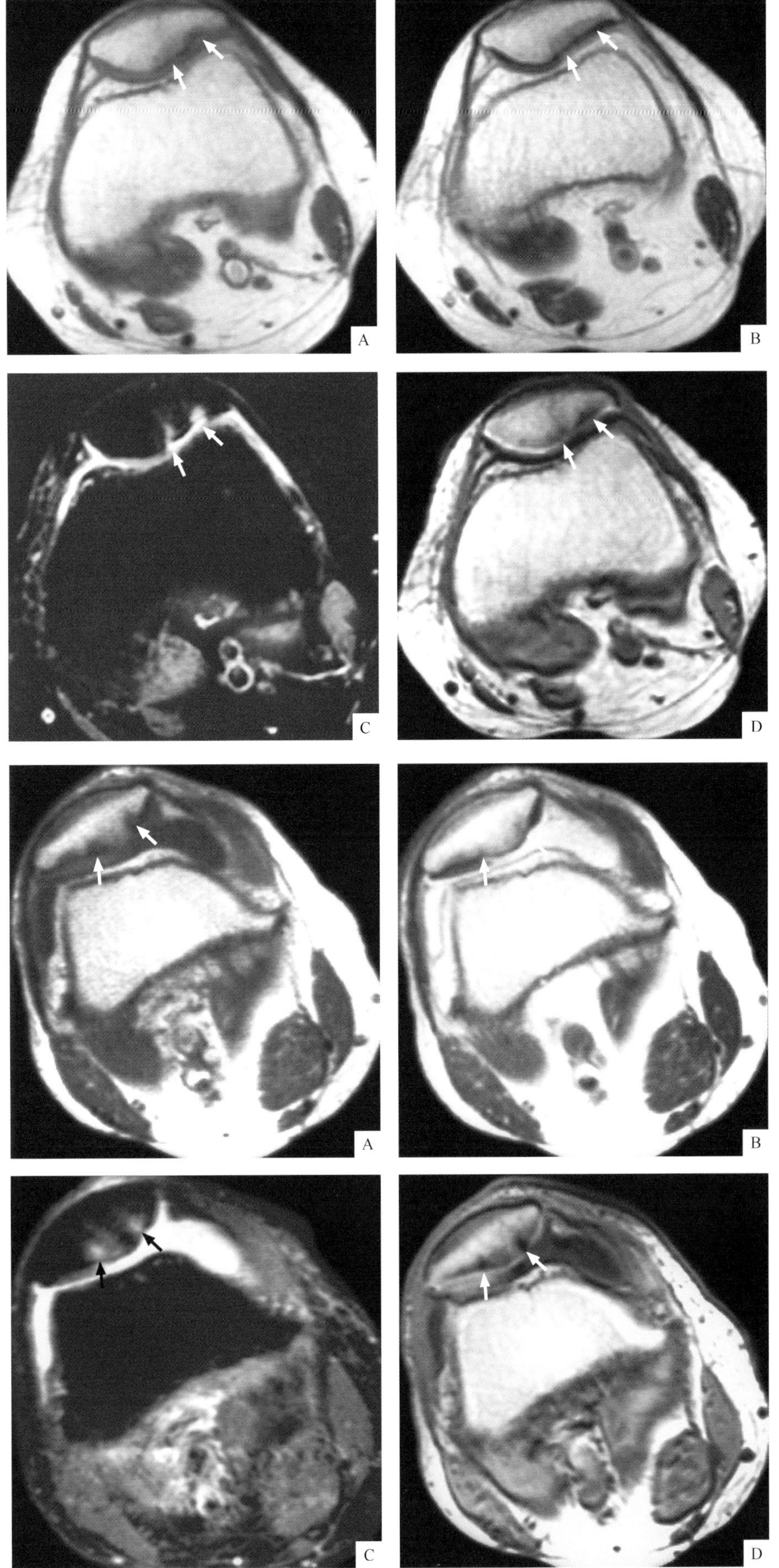

图 5－5－81 Ⅲ级髌骨软骨软化。A. T1 加权像：因软骨与水的信号差较小，其轮廓改变不明显。B. T2 加权像和 C. STIR 像：可以显示明显的轮廓不规则和软骨的囊变。D. FGE 序列 T1 加权像：第 1、2 层消失，第 3 层信号也降低，轮廓明显不规则。

图 5－5－82 Ⅳ级髌骨软骨软化。软骨全层缺如，软骨下骨暴露，范围大于 1 cm。其中在 T1 加权像上所显示的轮廓改变不如其余 3 个序列。A. T1 加权像。B. T2 加权像。C. STIR 像。D. FGE序列 T1 加权像。

疡、碎裂和软骨颤动。4级软骨软化中，软骨出现明显溃疡，暴露骨呈火山口样，并进而累及软骨下骨。软骨软化和早期水疱形成常一起发生，因此在描述MR征象时Outerbridge分类法更为实用。

3. *MR成像序列的应用* 以下序列推荐用于评估髌股关节软骨软化。

FS PD加权FSE图像(常规)或MR关节造影(可选)用于评估和界定液体-软骨界面。PD FSE无FS对软骨下骨改变较不敏感，但可用于评估关节软骨损伤。传统T2加权图像可能得到假阳性诊断，该序列区分关节软骨和骨皮质的对比度不够。SPGR技术带脂肪抑制不常用，虽然它对关节软骨损害区域的液体较敏感。SPGR无FS对软骨退变不敏感，因此对颤动或骨折区中的液体检测不敏感。STIR序列可用于从中等信号关节软骨中区分出高信号滑膜液，其敏感性较高。软骨退变伴有T2值增高，这和软骨水含量增加和T2相对于水的矩阵收缩效应减少有关。水含量和移动性增加与蛋白多糖尺寸减小和葡糖胺聚糖(GAG)含量减少以及胶原含量的改变有关。T2 mapping技术可以描绘这些效应，并可在明显软骨磨损发展之前做出诊断。3D关节脉冲序列显示T2和FS PD一样，随着它的不断发展，要求它对软骨软化和骨关节炎的早期软骨退变进行量化。软骨延迟钆增强MRI(dGEMRIC)技术可通过评估软骨内GAG数量来识别早期软骨损伤。由于GAG拥有大量带负电荷的羧基和硫酸酯基，因此对比剂在GAG含量低的区域浓度高，并不深入富含GAG的区域。关节内注射对比剂的MR关节造影作用比较有限，主要用于评估软骨表面退变。

$T2^*$ GRE图像不用于评估关节软骨病变，因为关节软骨为高信号，这样就没有足够的对比度来成功检测关节软骨软化和不均匀区域。吸收滑液的小裂隙在GRE技术获得的图像上可能会被忽略。在FS横断面或STIR图像上，滑车沟前方的脂肪信号可能会被误认为是关节软骨不规整。相应的T1或PD加权横断面或矢状面图像可更好显示关节软骨形态。矢状面图像对软骨磨损较不敏感，当从侧面看时，软骨通常表现出的凸弧可能会变直或消失。软骨下低信号代表硬化，可伴有表面不规则磨损。髌骨囊肿可出现于髌骨软化早期，先于软骨磨损发生。在T1或PD加权横断面图像上，髌骨面关节软骨表面显示为均匀中等信号。不过，通常难以区分底层关节软骨表面和之上覆盖的一层薄薄液体。单独T1加权图像，不能像关节镜大体分类的那样，准确显示关节软骨改变的范围和进展。

4. *髌骨关节软骨的评估* 正常髌骨关节软骨是同质的且外形光滑，在PD和常规T2加权图像上显示低信号。在抑制脂肪或饱和脂肪的SPGR图像上，关节软骨显示为均匀明亮信号，与黑色的骨和骨髓脂肪形成对比。在FS PD加权FSE图像上，它显示为低到中等信号或灰色，与在STIR序列上看到的类似。高分辨率的T2加权图像(层内分辨率为80 μm)显示对应于胶原结构的关节软骨条纹或区域。认为关节软骨有四个区：浅表区，或滑动区，形成关节的关节面；较大的过渡带，位于浅表区深部；放射区，或深部区，为关节软骨的最大层；薄的钙化区(最深层)，将关节软骨与底层软骨下骨分开(包括软骨下骨板和更深处的骨松质)。

在MR图像上，纵向结构的特点是明亮信号浅表区以及相对低信号的深层区。这种两层外观可能是由于关节软骨浅表层的含水量比深层的要高，或者可能是由于胶原纤维排列方式具有各向异性，而这被认为可以在MR上产生不同分区。

(1) 浅表区：比起其他深层区，软骨最浅表层或具有较高的胶原蛋白-蛋白多糖比及较高的水含量。这一层在中间加权图像上显示为低信号带。在T1 MR关节平片上，关节软骨的浅表层具有一个双层或分层的外观，为浅灰或中等信号。

(2) 过渡层：过渡层位于浅表层和深部放射层之间，胶原纤维形成弓形组织，但在高放大倍率下观察，则其走行可显示出更多随意性。与放射层比，过渡层蛋白多糖含量较高，水含量和胶原蛋白含量较少。在PD或FS PD加权图像上，过渡层并没有表现出T2各向异性(依赖于B0方向的T2测量)，显示出相对增强信号(与深部放射层比)。

(3) 放射层：放射层的胶原纤维优先垂直于软骨下骨板排列。这种各向异性排列是关节软骨魔角效应的理论基础。Mosehr等人认为，有关胶原纤维取向，软骨最浅表的20%在T2上变化最大，而并非放射层显示出最小的走向依赖性。因此，魔角效应没有考虑到关节软骨信号在不同区域的差异。在FS PD FSE图像上，与过渡层比，放射层信号相对较低。

5. *软骨软化的软骨改变* 在评估软骨基本改变方面，FS PD加权FSE图像可能比MR关节造影更加敏感。关节造影检测关节软骨表面不规整较好。关节积液通常伴发于髌骨软骨软化，在T1加权图像上显示为低信号，在T2、FS PD FSE和STIR图像上显示为外围明亮信号。软骨磨损处可能是松散体的来源和位点。作为相关病变，相关的关节软骨变薄或滑车沟关节软骨发生软骨软化，包括股骨前外侧髁和股骨前内侧髁，以及滑车沟软骨下硬化，都应该被评估。

上述的软骨软化的关节镜分级与 MR 图像上的结果一致。不过，早期描述主要依赖于 T1 加权图像，而不用 FS PD 加权 FSE、STIR 技术或 MR 关节镜。MR 与标本病理的一致性，也显示出其在显示软骨形态，特别是显示软骨表面溃疡上的能力上，MR 能精确描述。

(1) 1 级：关节镜 1 级软骨软化中，T1 加权图像显示局部信号降低，且不延伸到软骨表面或软骨下骨。FS PD 加权 FSE 图像显示局部高信号，而无任何光滑浅表软骨外形的不连续。早期也可观察到水疱形成伴局部软骨外凸。我们认为水疱病变是 1 级软骨软化和肿胀的一部分。在 FS PD 加权 FSE 图像上，可见关节软骨表面的小的不规则(<1 mm)。这些不规则为关节软骨软化和肿胀的最早期改变。在 FS PD FSE 图像上，软骨软化通常为高信号，而 1 级软骨软化出现的更慢性或稳定的软骨内改变可能为低信号。关节软骨软化的组织学改变(接近软骨软化)发生于过渡层，位于关节软骨浅表层深部。胶原基质的变化包括胶原纤维再定向为坍塌断片，伴有基质蛋白聚糖较少。在 T1、传统 T2 或 GRE $T2^*$ 加权图像上不常显示的软化早期改变，通常可在 FS PD 加权 FSE 对比图像上显示。局部基底或深层高信号也可见于早期阶段。

(2) 2 级：2 级软骨软化，除了水疱样肿胀，还有局限于一个小区域(通常<1.3 cm)的裂隙和破裂。FS PD 加权 FSE 图像显示高信号的深或浅裂隙。软骨内高信号也可见于浅表和局部表面不规则。

(3) 3 级：在 T1 加权图像上，关节镜 3 级病变所见的表面不规则和减弱，直接与局部信号较弱区相关，这与髌骨和滑车表面之间的尖锐关节边缘缺失有关。在 FS PD 加权 FSE 图像上，关节软骨表面缺陷处吸收的液体显示为高信号位点。横断面或矢状面 FS PD FSE 扫描也有助于识别局部溃疡和"蟹肉样"病变。3 级的基底退变可伴有表面纤维性颤动。在相同髌骨上可看到多级别的软骨缺损。

(4) 4 级：关节镜 4 级所见的溃疡和软骨下骨暴露，在 MR 图像上显示为明显关节软骨缺损、软骨下骨暴露和底层积液。在 T1 加权图像上，髌骨内侧面和外侧面的软骨下骨有低信号改变。而这些区域在 FS PD 加权 FSE 或 STIR 图像上可为高信号。GRE 对比对底层软骨下信号改变较不敏感。关节软骨裂隙或溃疡的精确深度，最好的是在 FS PD 加权 FSE 图像上确定。MR 矢状面图像常显示股骨滑车和髌骨面软骨下骨的相互改变。

6. 髌骨背侧缺陷　髌骨背侧缺陷涉及髌骨关节软骨上外侧面。这个界限清晰的良性病变有一个完整覆盖关节软骨表面的硬化边。它通常为圆形，直径约为 1 cm，在传统平片上为透亮区。其病因尚不清楚，但可能与髌骨骨化过程中股外侧肌的牵拉损伤有关，与二分裂髌骨的病理生理相似。50%的髌骨背侧缺陷病例是无症状的。组织学发现包括骨和纤维组织坏死。在 T1 加权图像上，这个病变为低到中等信号，并可能有中央增强信号区。在一些病例中，关节镜下所见软骨表面穿孔可被识别。髌骨背侧缺陷的鉴别诊断包括 Brodie 脓肿、剥脱性骨软骨炎及骨肿瘤病变。

7. 髌骨附件骨化　髌骨附件骨化中心被 Saupe 分为三种类型。1 型涉及髌骨下极，2 型涉及外侧缘，3 型涉及上外极。二分裂髌骨表示二次骨化中心融合失败，不应该被误认是急性骨折。若继发于创伤的软骨结合处出现水肿，那么这种现象尤为明显。症状性二分裂髌骨可用外科切除或外侧支持带松解术治疗。三分或多分髌骨更罕见。

(二十) 膝关节病变治疗后评估　目前 MR 常用于半月板部分切除、半月板修补、ACL 重建和软骨移植等手术的评价。

1. 半月板治疗评估　MR 对半月板病变判断的敏感度、特异度和准确度可达到 85%～90%。但术后评价面临更多的问题。当半月板切除超过 25%时，半月板会缩短乃至无法在 MR 图像上被发现。残余半月板边缘不光整并可出现异常信号延伸至内部。另外术后关节积液和半月板术后移位也会影响对图像的判断。因此 MR 对半月板术后撕裂的敏感度和特异度为 60%～80%。提高诊断准确率的主要方法是关节造影。其优势在于：① 关节内液压能将半月板与其他关节内结构分离，且对比剂能接触半月板表面并渗入裂隙中；② 脂肪抑制 T1 加权图像和稀释对比剂可较好地区分再撕裂和肉芽组织或纤维血管瘢痕。

稳定的已愈合的术后半月板可出现Ⅲ级信号改变。在关节造影图像上，半月板术后撕裂的诊断标准是出现碎裂、T1 加权像或 T2 加权像上出现与关节液体类似的异常高信号并延伸至表面。也有人将不规则的半月板外形也作为术后复发撕裂的标准之一。但 Smith 和 Totty 等发现 30%的半月板大部切除后会出现信号不均匀、表面不规则，但其关节镜表现正常。因此，手术前后比较是必要的。如需再提高诊断准确率，则可在造影前行 T1 脂肪抑制成像以比较造影前后半月板残余体的信号强度，以排除对比剂渗入的可能。

(1) 半月板切除手术后 MR 表现：即使不发生再撕裂，残余半月板上仍可显示残余 3 级信号强度，也称半月板内信号转换。FS PD FSE 或 T2* GRE 图像可用于观察半月板中直接渗入撕裂层的液体。这个发现比短 TE 或 T1-加权图像上的 3 级信号强度特异性更高。半月板囊肿可能与不稳定半月板、症状性残余半月板或修复后半月板有关。半月板顶点变尖、变钝或外科截断伴缩短，这些现象常见于部分半月板切除。不过半月板组织可呈波浪状，这样残余半月板不会显得太钝。如若撕裂的一叶或两叶都被移除，则也可出现残余信号表现。MR 图像可以准确显示部分半月板切除的程度，从少于 25%～75%，甚至更多。国外学者成功运用 FS PD-加权 FSE 图像来显示术后半月板形态，与 GRE 技术相比，减少了磁化伪影。正确认识 FSE 技术在准确诊断半月板内信号强度方面的限制很重要，它应与 FS-PD 或 GRE 图像联合运用。

MR 图像也可观察邻近半月板切除区的术后半月板碎片，特别是运用与 FS 或传统 T2 自旋-回波图像联用的 FSE 技术。半月板切除后，股骨和胫骨之间增加的接触力和弹力使得关节软骨易于损伤，且残余半月板将负荷分散到膝关节更大区域的效果较差。

半月板完全切除后则无半月板组织；纤维软骨移除后留下的关节间隙可被液体填充。其他部分或半月板完全切除后，MR 的检查发现包括关节间隙渐进性狭窄伴关节软骨丢失，以及所累及侧室在平片出现硬化症之前表现的软骨下低信号强度。部分或完全半月板切除后，外侧室特别容易出现关节病。反应性充血阶段，软骨下改变在 T1 或 PD FSE 图像上可显示为低信号强度，在相应 STIR 或 FS PD FSE 图像上为高信号强度。股骨髁变平或后凸、胫骨轻微骨刺形成或硬化(表明之前有半月板切除史)，均为慢性表现。

Smith 等人将部分切除后半月板的 MR 特征分为三组。组 1：半月板长度接近正常，没有骨关节炎。组 2：半月板显著缩短，但不显示骨关节炎。组 3：半月板可为任意长度，但显示骨关节炎的发展。碎片研究中，40%的碎片与组 2 半月板的不规则外形相似；因此这个研究中没有建立明确标准，以诊断部分半月板切除后不规则外形半月板片段的撕裂。由纤维组织再生的半月板组织(即边缘)，比正常的小，且在 T1、PD、T2 或 T2* 加权图像上显示为低到中等信号强度。原始撕裂模式与半月板切除程度的准确关联，可以提高 3 级信号强度预测再撕裂的有用性。部分半月板切除术后，放射状撕裂的发病率升高，这是由于半月板切除后半月板环形机制发生改变的缘故。

可通过 MR 关节造影来提高 MR 诊断半月板术后复发性撕裂的准确性。MR 关节造影对半月板切除面积大于 25%且膝关节内关节液未进入半月板的患者很有用。微小半月板切除(<25%)患者没必要行 MR 关节造影。

(2) 半月板修复手术后 MR 表现：主要修复后半月板的 MR 图像上可显示 1 级、2 级或持续性 3 级信号强度。关节镜再次检查表明，半月板修复愈合后可显示 3 级信号强度，这使得主要修复术后的特征难以确定。不过，主要半月板修复后再撕裂的标准与部分半月板切除后残余半月板的再撕裂标准相似。再撕裂信号包括：FS PD 或 T2 加权图像上，修复位点显示高信号；半月板碎片移位；修复相关的新位点或新位置信号增强。

MR 关节造影有助于诊断主要修复后再撕裂半月板内吸收的滑液。同样，使用长 TE 或 T2 加权图像可以提高诊断直接进入撕裂层面内液体的准确性。静脉和关节内钆注射都可用于显示复发性撕裂和半月板表面。

主要修复后半月板的 MR 检查结果与关节镜再次检查结果相关，表明 3 级信号强度可以转变为更低级别的信号强度，且主要出现在纤维血管愈合区，这个区域对应于肉芽或瘢痕组织向正常软骨转变的区域。这个过程需要几个月时间。Arnoczky 等人在狗身上评估愈合半月板 MR 信号，他们发现全层半月板放射状撕裂后，正常纤维血管瘢痕组织或修复组织在 MR 上产生持续 26 周的增强信号强度，即使这些纤维血管组织已经从瘢痕组织转变为纤维软骨，也是如此。愈合半月板的纤维血管修复组织及其向纤维软骨转变时，都可显示持续 3 级信号强度，这个观察得到上述研究的支持。Deustch 等人发现，术后出现的持续信号强度长达 27 个月，这个发现表明纤维血管组织向纤维软骨转变的过程是长期的，甚至是慢性的。完整半月板纤维血管瘢痕组织在 FS PD FSE 图像上为中等信号强度，且在相应 MR 关节造影中，由于没有关节内钆剂渗入，仍保持中等信号强度。

2. 前交叉韧带(ACL)治疗后评估

(1) ACL损伤的治疗：ACL损伤的特定治疗方案的选择，往往取决于是否伴发半月板损伤或其他韧带损伤。伴发的半月板损伤、副韧带损伤或髌股不稳，是ACL重建的指征。ACL股骨或胫骨附着点的撕脱骨折行主要修复治疗最成功。不伴软骨下骨髓成分的低信号骨皮质撕脱，较难在T1加权对比图像上显示。骨皮质和骨小梁的显示可能要用到GRE序列。骨皮质撕裂的患者不适合行ACL修复。

据报道，ACL缺陷膝关节容易患骨关节炎、关节软骨退变和继发性半月板撕裂。这种继发性半月板撕裂继发于半月板退行性磨损，发生率可达到20%。由于存在潜在的长期不稳及进行性恶化，故ACL治疗旨在通过修复或重建来恢复ACL的功能。ACL损伤的保守治疗在老年人或运动不多的患者中可得到较满意结果。他们愿意接受膝关节不稳和半月板撕裂的风险。影响急性ACL损伤行保守或手术治疗方案的决定因素包括：是否存在半月板撕裂；患者年龄、职业及运动活动和韧带松弛程度。

较从前报道，ACL损伤的业余运动员采用积极的康复和功能支撑治疗后，在X线片上出现的退行性变化的概率变小。ACL断裂的中年患者非手术治疗结果也较理想(83%)。若ACL相对平行于髁间窝顶，其近端纤维靠近股骨外侧髁近端，那么可用愈合反应技术来治疗ACL近端撕裂。这个区域的愈合可能与靠近股骨外侧髁的纤维血供增加有关。ACL近端部分撕裂功能不全，也可通过微骨折诱导产生血凝块，引起愈合反应，从而得以治疗。不过，若联合不稳且希望恢复体育活动，则最好进行手术重建。

(2) ACL修复手术相关概念：ACL重建是最常用的膝关节修复技术之一。ACL重建的临床评价较为困难，因此MR在评价ACL移植体和诊断并发症方面有重要意义。其适应证包括：评价移植物和手术通道的完整性；术后半月板和软骨状况；术后屈曲性挛缩时找寻碰撞区和关节纤维化可能；翻修术前评价半月板、软骨状态和通道位置、大小。

完整的ACL移植物在短TE图像上表现为低或中等信号。在T2加权图像上表现为等信号，但不应有横跨韧带的液性信号出现。许多研究证实短TE图像上的ACL高信号将随着时间延长而逐渐降低。其可能为韧带周围组织血管化、移植物血管再生引起。

无诱因的ACL移植体撕裂少见。T2加权图像有助于发现断裂。其主要征象包括韧带纤维消失和信号异常增高。部分撕裂时显示为局部信号增高，但仍可见完整的韧带纤维。伸展或屈曲挛缩是移植物碰撞或局部前关节纤维化所致的常见并发症。临床上两者较难区分，但其MR表现不同。MR可直接显示ACL移植体与Blumensaat线及髁间隆起的关系。移植物碰撞时，髁间隆起与髁间隆起前缘相接触，或呈弓状。移植物远端2/3区和移植体碰撞区在短回波序列上可显示为局部高信号改变。局部切除可用于治疗移植体碰撞，但在12周内MR仍能显示局部信号异常。

ACL远端骨撕脱可由直接骨-骨连接成功治疗。因为ACL中层撕裂主要修复常不成功，故不推荐。Feagin和Sherman各自进行了研究，对修复后疼痛、僵硬和不稳的患者进行了5年随访研究。轴移测试、关节动度测试及活动水平评估表明，ACL主要修复和关节内增强的效果比单独ACL修复好。轴移测试及恢复到损伤前运动水平评估表明，ACL修复和综合增强(关节内聚酯韧带增强或LAD装置)差。

ACL重建的主要影像学评估指标包括韧带等长和股骨隧道位置。矢状面图像上，恰当的隧道位置应该是在后侧股骨皮质和股骨远端骨骺瘢痕后侧面的交点处。股骨隧道的位置应分别位于左、右膝关节的1点钟和11点钟位置。成功修复后ACL移植物在屈曲和伸展中长度和张力不变。股骨隧道偏前可伴发移植物增长及不稳。

ACL重建的目的在于形成足够的等长张力，使胫骨和股骨附着点的距离在膝关节屈曲0°～90°时，变化大于2～3 mm。外科重建分为关节外、关节内或联合关节内和关节外重建。

1) 关节外ACL重建：关节外方法(如MacIntosh、Lllison和Andrews方法)包括鹅足移植，以及许多使用髂胫束限制外侧胫骨平台前半脱位的其他技术。这些步骤的成功率不一，可伴有持续性胫骨前移(如鹅足移植)。

2) 关节内ACL重建：使用骨-髌腱-骨的关节内重建比关节外重建效果好。有些重建方法中，ITB可以在外侧过顶重建中转移至关节内。其他技术使用半膜肌腱和股薄肌腱双重或股薄肌四重。

急性及慢性ACL损伤的重建可以使用自体、异体、异种及合成组织移植物。异体组织包括髌腱和Achilles腱；合成异体材料包括碳纤维、涤纶针织和编织聚丙烯。使用膨胀性聚四氟乙烯(Gore-

Tex)材料可伴发移植物减弱、断裂及拉伸。骨-髌腱-骨移植物仍为最常见和最成功的ACL重建方法,它使用的是髌腱中央(中间)三分之一部分。使用该方法可获得90%ACL重建理想结果,其判断为轴移试验阴性和临床稳定。由于内侧腘绳肌腱、半腱肌和股薄肌不如髌腱强韧,故作为移植物用时采用游离双层(折叠)法。

骨-髌腱-骨自体移植物中,骨栓取自胫骨结节和髌骨,髌腱中央三分之一作为游离移植物。这个移植物的强度是原来ACL强度的1.5倍,可在关节镜下放置。骨栓和介入螺钉可以稳定地固定于骨髓道。这个方法优势在于移植物骨-骨愈合,及可在关节镜下轻松得到髌腱中央三分之一。并发症包括髌骨骨折、肌腱断裂或肌腱炎、股四头肌无力和髌骨关节疼痛。

大小及外形适当的骨栓和移植物置于10 mm的骨隧道内。胫骨隧道通常位于胫骨ACL形成中点的后方,以减少伸展时的冲击,减少渐进性移植的发生。等长点位于顶上位置前方5 mm处的股骨上。右膝关节股骨上的等长点对应于11点钟位置,左膝的则为1点钟位置。为了减少移植物对髁间窝前外侧面的冲击,特别是膝关节伸展时,通常采用髁间窝移植术。等长点确定后,通过股骨外侧和胫骨前侧建立平行骨隧道。移植物放置及位置不当,可引起松弛即紧张过度和拉伸,使松弛度增加。等长是相对的,因为在膝关节屈曲时,所有移植物纤维不能保持等长关系。因为选择股骨移植物附着点更加依赖于纤维长度,故选择胫骨附着点对等长关系的影响较小。如果股骨隧道太靠前,则膝关节屈曲时可能产生过度应力。移植物的股骨附着点后方或远端可产生类似于膝关节伸展时的应力或变长。

移植物骨冲击可发生于髁间窝顶或壁上,或在骨隧道的关节内出口处。冲击可致拉伸、磨损、纤维软骨重塑或移植物撕裂,产生更大的压缩力。类似的,髁间窝先天性狭窄可导致原始ACL发生冲击。膝关节完全伸展时,正常ACL位于髁间窝顶。正常ACL前远端纤维绕髁间窝和滑车沟连接处弯曲,继而止于胫骨。由于远端纤维的曲率靠近胫骨止点,这在移植物中是没有的,所以移植物放置于ACL胫骨附着点前缘,可在膝关节弯曲伸展时冲击髁间窝顶,除非进行足够精良的髁间窝移植术。无论是移植物撞击或关节纤维位置靠前,都可引起屈曲挛缩时张力丢失。髁间窝侧壁撞击与髁间窝形状、移植物大小及骨赘有关。

关节内隧道撞击可由膝关节屈曲及移植物弯曲引起,使骨隧道出口受到摩擦或磨损。骨隧道出口倒角,及通过胫骨隧道的股骨隧道的钻孔和对线,可尽量减少这种潜在的撞击。

(3) ACL移植物的血运重建:原始ACL的愈合差,显著区别于关节外韧带的反应性愈合,如MCL。动物模型中,关节内移植两周后,自体髌腱移植物出现坏死,缺乏血管或滑膜附着物。移植4周后,移植物肿胀至原来尺寸的2～3倍。第六周时,膨胀移植物有所缩小,出现滑膜包绕,在30周以后,总体就没有进一步变化了。"韧带化"这个词用来形容ACL重建后,髌腱移植物融合的病理阶段。髌腱移植物经历四个转型阶段:缺血性坏死(阶段1);血运重建(阶段2);细胞增殖(阶段3);重塑(阶段4)。

重塑(阶段4)后,ACL移植物的形态和组织学特点酷似原始ACL。有证据表明,移植物的进一步成熟发生于第一年。

成纤维细胞愈合应发生于滑膜。这种愈合并非髌腱移植物所固有。髌腱移植物血运重建发生于ACL移植物骨隧道内的滑膜皱襞和骨膜血管。移植物血运重建在第20周完成,从术后第6周的血管滑膜覆盖,到第6～10周固有血管形成,不断进展。髌腱自体移植物与异体移植物相比,异体移植物的血管化较为延迟。Abe等人证实,通过关节镜和光学显微镜评估,ACL重建的自体髌腱移植物在术后早期发生血运重建,术后一年与原始ACL类似。不过电子显微镜超微结构研究表明,移植物在术后1年仍未成熟,因为与正常ACL比,移植物的反应性成纤维细胞的质-核比较高。这一发现表明,可能有必要重新检查积极康复治疗,强调早期恢复完全运动。

移植后,髌腱自体移植物的机械性能同样随时间推移而发生改变。ACL重建的犬模型研究发现,手术4周后,ACL移植物限制胫骨前移的能力下降。术后6周,尽管移植物能力有改善,但与对照组比,其强度丧失。与长期制动治疗的患者相比,术后立即运动的患者表现出更大的活动度,但移植物的机械性能并不受活动影响。

(4) ACL重建的MR评估:MR可从以下方面评估ACL重建:移植是否失败;是否放置了移植物;是否存在撞击;有无关节纤维化("独眼"病变);是否存在ACL移植物神经节(与移植物隧道有关)。值得注意的是,骨-髌腱-骨结构重建后1～2年,ACL移植物可有信号增高表现;手术2年后移植物一般显示为均匀低信号。

推荐使用薄层(≤3 mm)矢状面或斜矢状面MR扫描，在冠状面图像上，平行于ACL移植物走行进行评估可准确显示新生韧带的走行。传统T2或FS-PD加权FSE图像较GRE图像，磁敏感伪影较少，且可显示信号增强的液体及水肿区。根据斜矢状面图像采用的倾角，可能需要一个单独的矢状正交平面，来防止变形并协助诊断半月板病变。

(5) ACL修复：ACL单纯修补的手术成功率不高，主要因为ACL愈合较差。除了局部磁敏感伪影外，成功缝合的ACL韧带维持低信号改变。新近修复的ACL可伴水肿及液体积聚。主要修复走向应恢复与髁间窝顶的平行关系，如原始韧带那样。

1) 关节外ACL重建：使用ITB片段的ACL关节外重建，在前冠状面图像上，远端髂胫带供体位点显示增厚、微金属或铁磁伪影。

2) 关节内ACL重建：关节内ACL重建的MR评估包括隧道位置和有否存在移植物撞击及断裂。MR评估ACL移植物隧道位置的标准，由传统X线检查标准推断而来。等长主要由股骨髁隧道位置控制，而移植物髁间窝顶撞击反映于胫骨隧道位置。股骨隧道的位置，不能超过髁间窝外侧壁上的ACL解剖起源前方或下方2～3 mm，不能违背等长原则。

在矢状面图像上，股骨后侧皮质线与髁间窝后侧顶的交点，为关节内股骨隧道的参考点。髁间窝顶后上缘密切对应于骨骺瘢痕后缘。与股骨隧道小的等长区相比，胫骨上的等长较大，且对移植物-胫骨骨着点位置的敏感性较低。

在冠状面图像上，股骨隧道开口位于11点钟(右膝)或1点钟(左膝)位置。股骨隧道位置太靠前，则膝关节屈曲时移植物拉紧，伸展时松弛度增加。移植物位于过顶位置可致伸展时张力增加。

MR评估移植物失败包括：金属错位，例如介入螺钉和(或)针错位；骨隧道位置不佳；植入物脱出等。移植物放置达2年后，由于血管长入，正常移植物可显示高信号。

(6) 移植物撞击：移植物的潜在位置包括髁间窝顶、髁间窝侧壁和关节内骨隧道出口。

髁间窝顶撞击主要是由于胫骨隧道位置靠外或过靠前(胫骨隧道位置靠后或股骨隧道位置靠前，可致不稳)。在矢状面图像上，胫骨隧道位置平行且位于Blumensaat线后方(髁间窝顶斜坡)，以免窝顶撞击。在冠状面图像上，胫骨隧道开口与髁间隆起。移植物显示中等信号的原因，为韧带周围组织血管化、移植物血管重建(见于移植物放置2年后)或移植物撞击。

Howell和Taylor运用MR扫描发现，将胫骨隧道中心定在ACL止点中心内侧及前方5 mm处，以及将胫骨隧道定在ACL止点处，可加大移植物撞击风险。不过将胫骨隧道中心定于ACL止点中心后方2～3 mm处，可降低窝顶撞击的发生概率。隧道位置过度靠外也可引起撞击。胫骨隧道远端开口于胫骨结节下方，且向平坦胫骨后上方延伸，紧挨胫骨前嵴前方，这样可使撞击发生概率最小。正确放置的胫骨隧道中心离胫骨平台前面的矢状面距离为42%。股骨平台前-后距离仅为30%的移植物，可发生窝顶撞击。

Howell和Taylor表示，如果胫骨隧道整个关节开口位于髁间窝顶斜坡的前方(见于X线横断面图像或MR矢状面图像)，则移植物发生严重窝顶撞击。若胫骨隧道关节开口部分位于髁间窝顶前方，则发生中等强度的窝顶撞击。如胫骨隧道整个关节开口位于髁间窝顶斜坡后方，则不会发生窝顶撞击。因为膝关节屈曲时，髁间窝顶斜坡可发生改变，故建议在膝关节完全是伸展时，将胫骨隧道与髁间窝顶斜坡平行放置。在冠状面图像上，正确放置于关节内的胫骨隧道开口于髁间嵴上，出口位点与ACL重建所用的介入螺钉、U形钉或骨栓的位置并不相关。

研究表明，若ACL移植物没有发生撞击，则其在移植后长达2年的时间内，没有明显血液供应。不过，韧带周围软组织在一个月内可发生血管化(MR对比检查显示增强信号)并包绕移植物。因此滑膜扩散和无血运重建在非撞击ACL移植物的活力中更为重要。在T1、PD和T2(包括FSE T2)图像上，非撞击移植物为低信号。除了供体位点的MR改变，骨-髌腱-骨移植物、腘绳肌腱和跟腱进行的非撞击和撞击ACL重建，其图像特点都类似。

术后正常低血管化的ACL移植物为低信号，与邻近PCL类似。骨隧道内移植物部分也显示为低信号。10%正常或稳定移植物可临床评估为中等信号。在缺乏相关撞击征象的时候，中等信号不代表移植物再撕裂。

Rak等人研究了MR评估ACL移植物重建的准确性。他们用3 mm层厚评估髌腱移植物，发现MR检查与临床检查一致性很好(92%)。他们同时还发现，对用髌骨-腱-胫骨自体移植物的ACL重建，MR检查和关节镜再检查一致性为100%。在这些病例中，PCL 皱曲与 ACL 松弛有关。Oeser 等人回顾了用 ITB 筋膜所行的 ACL 重建和 MacIntosh 外侧替代物过顶修复，发现 MR 结果较不理想。Fezoulidis 等人研究的 84% 中，MR 扫描可准确显示关节内和关节外移植物的 ACL 碳纤维韧带。

Maywood 等人证实，MR 有助于诊断 ACL 移植物完整、部分撕裂及完全撕裂，其结果与临床检查结果及关节镜检查结果向一致。ACL 自体移植物在其解剖层面成像，有必要用 T2 加权来判断移植物完整性，以区分部分和完全撕裂。韧带化的过程包括滑膜包绕形成，在这个过程中，某些序列检查可见暂时性的增强信号改变。不过，这些改变也可为窝顶撞击的最早期隐匿征象。这些改变在 T1 或 PD 加权图像上显示最清楚。在儿童中，用腘绳肌腱进行 ACL 重建，尽管临床上是稳定的，MR 评估却也显示移植物信号增强。

(7) 窝顶撞击：提示窝顶撞击的临床表现包括膝关节积液、伸展不能、经常性不稳等。其 MR 表现包括：移植物远端三分之二局部信号增强；由移植物和髁间窝顶直接接触引起的移植物后弯；膝关节完全伸展时，胫骨隧道部分位于髁间窝顶斜坡前方，证实了 X 线片诊断。

伴发于窝顶撞击的移植物损伤在关节镜下的表现类型包括：ACL 移植物远端三分之一的纤维软骨结节或独眼病变的发展。移植物束断裂。髁间窝入口处纤维截断。移植物纤维(疏松束)平行碎裂。移植物受髁间窝远端的挤压或变形；骨移植物脱落。

ACL 重建后局部纤维软骨结节或独眼病变可限制膝关节伸展。独眼病变，根据其沿股骨髁向前延伸的程度，可显示为 1 级、2 级或 3 级信号。纤维软骨组织在 T1、T2 和 FES 图像上显示为低到中等信号，在髌下脂肪垫和 ACL 移植物远端末缘之间的矢状面图像上显示最佳。

据报道，移植物前部分的束断裂为移植物撞击的最常见损伤，这个报道与髁间窝顶撞击在伸展前影响移植物前表面，从而损伤后纤维，是一致的，这与不稳膝关节中所见的中等或严重撞击一样。MR 扫描可区分前束断裂和撞击后完整的后纤维束。移植物断裂后，移植物断裂部分的撞击位点移动，故断裂部分与剩下的中等信号撞击纤维比，显示为较低信号。

骨植入物脱位的判断可能需要用到 T1、PD 或 GRE 对比增强，以改善低信号的骨成分或断裂 ACL 移植物骨端点的显示，脱落骨栓可能位于髁间窝内或髁间窝前方。

移植物撞击除了显示信号增强外，还可伴发由撞击窝顶所致的移植物成角及变长。移植术后，ACL 移植物远端三分之二的增强信号可持续 1～3 年。窝顶增大可减轻移植物撞击的征象，包括回归到正常低信号表现(12 周以内)。窝顶撞击的 ACL 移植物可出现信号增强，但没有临床不稳的初步证据，那么随后重获完全伸展的移植物撞击患者，可变为临床不稳。窝顶撞击后移植物逐渐变长，且早于不稳的发展。

(8) 侧壁撞击：在冠状面图像上，移植物在股骨外侧髁内侧面上弯曲可提示侧壁撞击。侧壁撞击可与髁间窝内股骨隧道开口低位有关。关节镜下侧壁撞击表现明显。

钆对比增强扫描，不仅能确定滑膜包绕血管化，还可以通过增强移植物相对其滑膜包绕的前后边界，来提高 ACL 移植物的能见度。ACL 移植物韧带内增强代表隐匿性或未被识别的窝顶撞击，这在正常未撞击移植物中不显示。撞击移植物增强可能与固有血运重建(未撞击移植物不发生此现象)或损伤的移植物组织被血管化的韧带周围组织替代有关。

(9) ACL 重建失败：ACL 重建失败的最常见原因，在于股骨隧道位置靠前，这使非等长移植物在膝关节屈曲时变长。移植物失败显示为纤维不连续或移植物功能障碍(胫骨相对股骨过度向前移位，且>7 mm)。MR 关节镜为评估 ACL 移植物完整性的另一技术。瘢痕组织纤维化可在矢状面图像上评估，并可累及髌腱及 Hoffa-s 脂肪垫。

ACL 重建后髌腱 MR 改变立即可见。最初，髌腱在 T1 或 PD 及 FS PD FSE 图像上显示为增强信号，在前后层面上可见增厚。在 12 月末，无伴发症的供体位点显示低信号，或有时在移植位点显示一与髌腱平行的较高信号残留线。也可有剩余腱增厚。在 12 月后，症状性髌腱前后径大于 10 mm。继发于相关粘连和纤维化的低位髌骨，可在术后前 6 个月出现。髌腱供体位点伴发症包括髌骨骨折、肌腱炎、肌腱断裂、髌骨截留及反射性交感神经营养不良。这些变化都可由 MR 进行评估。

(10) "独眼"结节(Cyclops 结节)：Cyclops 结节是 ACL 术后前关节纤维化的特殊类型。其在 1%～10%的 ACL 重建病例中可发生，是引起膝关节伸直障碍的常见原因。在 MR 图像上，病变组织表现为边界清晰的结节样病灶，在 T1WI 上为低信号，T2WI 上为中等信号。结节位于髁间隆起区，移植体胫骨附着点以前和髌下脂肪垫之后。应注意鉴别关节纤维化和纤维瘢痕。纤维瘢痕表现为水平状线样改变，而弥散性关节纤维化表现为团块样改变。但有时术后髌下脂肪垫内信号很低，且与 ACL 贴近，因此易误诊为 ACL 撕裂。髌下脂肪垫病变(Hoffa's disease)在 ACL 重建的病例中也不少见，其与髌下脂肪垫损伤或继发感染有关。在脂肪抑制 T2 或 STIR 序列上，肥大或水肿的脂肪体表现为与关节液相类似的高信号。其有别于 cyclops 病的低信号纤维组织表现。

3. *髌股关节外科手术后评估* 髌骨切除术用于治疗伴严重疼痛的难以控制的软骨软化和髌骨粉碎性骨折。这个方法通常是留给那些不适用髌股置换或 Mquet 方法的患者。髌骨切除后，矢状面 MR 图像显示髌骨阙如、股四头肌腱和髌腱连续性中断。剩余骨片或钙化仍可见于股四头肌膨胀处。

髌骨调整手术，包括外侧松解、近端调整和胫骨结节转移(远端调整)。外侧松解指正包括疼痛、外侧支持带紧绷、外侧压痛和无髌骨半脱位的外侧走行。近端调整(外侧松解加上 VMO 内侧迭盖)指征为 Q 角(内上髂嵴到髌骨中部到胫骨结节，正常≤15°)正常的疼痛外侧半脱位，以及外侧松解标准。远端调整指征为症状性外侧半脱位、反复性脱位、异常 Q 角、异常屈曲 Q 角以及一致角增加。Maqute 方法即前胫骨结节抬高，通过抬高髌腱止点来降低髌股关节之间的负荷力。虽然不作为髌骨对线不齐的主要治疗，它是老年性髌股关节炎的救治手段。Elmslie-Trilla 方法即胫骨结节中线化，是外侧半脱位或反复性髌骨脱位的常见治疗方法。Fulkerson 截骨术(斜截骨术)不仅能使胫骨结节中线化，而且通过截骨使之抬高。

4. *软骨移植评价* 软骨自体移植已开始应用于承重关节软骨病变的治疗。移植评价手段包括临床评分、关节镜检查和 MR 检查。近期来已有采用 MR 对有症状的软骨移植病例进行评价的报道。

总体上看，软骨自体移植更容易形成透明软骨。用关节镜评价移植体的组织成分具有局限性：只能评价关节表面。而 MR 提供了能评价所有关节结构的非侵入性方法，但其无法对组织成分进行分析。MR 能评价移植体和其周围骨以及软骨。高场强成像设备的应用提高了空间分辨率和组织对比，并缩短了成像时间。

MR 无法判断软骨自体移植的组织成分。后者与信号强度，厚度，过度生长和表面平滑程度、邻近软骨的完整度、骨髓信号改变或被覆骨的外形无关。但在接受移植的关节内，软骨肥大(Overgrowth)和软骨下骨髓信号改变较为常见。

(丁晓毅　陆　勇　蒋梅花　李智慧　沈　浮)

第六节　踝关节和足

踝关节的 X 线检查需做前后位、侧位和切线位摄片，足部创伤还需加摄斜位片。关节造影和体层摄影的方法常用来显示有无韧带撕裂和关节软骨缺损。对于跗骨联合体和支持性的创伤，CT 能显示跟距关节、跗骨之间的横向关节和踝关节胫距部的解剖。但是，CT 在显示一些特殊的断面(即横断面或成角度的冠状面)时也有局限性，它依赖于重建图像来显示其他一些互相垂直的平面，而 MRI 能较好地显示复杂的软组织解剖(如肌肉、韧带、肌腱和纤维联合体)。此外，骨髓和骨皮质的清晰分界可提高诊断骨折、囊肿、感染性疾病及创伤的敏感性。MRI 是唯一能够直接显示透明关节软骨的图像，这一特点使 MRI 在估价关节炎和骨软骨损害以及识别关节内的疏松组织方面显得很有价值。

一、踝关节和足的 MRI 检查方法

踝关节和足的 MRI 是通过一个专用的肢端表面线圈(90°相位差或平行相位设计)来获得的。使用 12～14 cm 的视野和 512×256 或 256×256 图像采集矩阵。常规的横断面、矢状面和冠状面 T1WI，TR 500～600 ms，TE 15～20 ms。薄层扫描(即 3 mm)可以在扫描层与层之间不设间距或仅设 0.5 mm间距。横断面还可使用常规 T2 加权或脂肪抑制技术。应用薄层扫描的三维 FSE 序列可用于检查内侧或外侧的韧带结构。STIR 序列可在诊断骨软骨损伤、骨挫伤和肌腱炎中提供更好的对比度。

在进行前足部成像时，患者所放置的位置要适合与足的长轴相互垂直的横断面成像或与跖骨和楔骨长轴相平行的斜面成像。

将双下肢放入圆环形的肢端线圈内，可同时获得双侧踝和足的对照图像。检查单侧踝时，可用小一些的视野并重新放置表面线圈。薄层扫描(3 mm 或更薄)的冠状面 T1WI 或 STIR 像通常最有价值。在冠状面上显示踝关节的内翻和外翻，在矢状面上显示跖屈和背屈，以及在冠状面或横断面上显示内

旋和外旋。但是,这些即使并非常规使用,而且这些运动的方式也不是生理性的。运动学检查的应用仅对于关节活动范围受限、韧带不稳定和肌腱半脱位等情况来说是必需的。

二、踝和足的正常解剖

(一) 小腿的组成　腿后肌间膜和小腿骨间膜将小腿分为三个主要的部分。小腿的前部由胫骨前肌、踇长伸肌、趾长伸肌腱和第三腓骨肌组成。神经、血管主要有腓深神经和胫前动脉。小腿后部被深横筋膜分为浅层和深层。浅层由腓肠肌、跖肌和比目鱼肌组成,深层则包含有腘肌、踇长屈肌和胫骨后肌,神经支配、血管供养则由胫神经和胫后动脉所提供。前外侧部包含有腓骨长肌和腓骨短肌,神经支配、血管供应则来自腓浅神经和腓动脉的分支。

(二) 远端胫腓关节　远端胫腓关节是一种韧带联合,它是由延续自小腿骨间膜的骨间韧带来牢固连接的。胫腓骨间韧带位于腓骨远端的内侧凸面与相应的胫骨远端的外侧凹面之间,并因此得名。胫腓前韧带、胫腓后韧带则在骨间韧带的前面和后面增强了胫腓关节。胫腓前韧带斜向走行,自外踝前缘向上、向内达内踝前外侧上方。呈四边形的胫腓后韧带小于胫腓前韧带,它起自外踝后方,附着于胫骨下关节面的后侧达内踝。胫腓横韧带的后缘向下突出,因而加深了踝关节胫距部的胫骨关节面。胫腓横韧带与距骨关节软骨面的后外侧相接触。胫腓横韧带还可防止胫骨、腓骨沿距骨上面向前脱位。

(三) 踝关节　踝关节是由远端胫骨、腓骨和距骨滑车形成的滑膜关节。通常认为,距骨和踝穴间的关节为屈戌关节。但是踝关节旋转的顶点并不是固定的,而一般简单的屈戌关节则都是固定的。事实上,在极度跖屈和背屈的时候,旋转的顶点会发生变化。胫距部的关节面由透明软骨所覆盖。纤维囊附着于胫骨、腓骨和距骨的关节面边缘,并向前延伸至距骨颈。该纤维囊前后壁都比较薄弱,由牢固的并行韧带加强。踝关节的关节窝由胫骨下关节面、内踝关节面及外踝关节面所构成。它的前部较后部宽,其后壁是由胫腓横韧带所形成的。滑膜附着于整个关节边缘,并覆盖于距骨颈的囊内部分。

(四) 踝韧带

1. 内侧韧带　即三角韧带,是一种牢固的纤维束,它的顶端附着于内踝的边缘,由浅层和深层的纤维组成。内侧韧带的三角形浅层部分由胫舟纤维、胫跟纤维(浅层内侧韧带最为牢固的部分)和胫距纤维所构成。在舟骨粗隆后方胫舟纤维与跟舟足底韧带(即跳跃韧带)的内缘相混合。胫舟纤维束嵌入跟舟韧带的上缘。内侧韧带的矩形深层部分由较小的前部(胫距前韧带)和牢固的后部(胫距后韧带)组成。而胫距后韧带是整个内侧韧带复合体中最为牢固的部分。内侧韧带的深部位于关节内,为滑膜所覆盖。

2. 外侧韧带　由 3 根清晰的纤维束组成较为薄弱的踝关节外侧韧带。这些韧带束分别是胫腓前韧带、跟腓韧带和距腓后韧带。胫腓后韧带位于水平走行的距腓后韧带之上。足背屈时,距腓后韧带和胫腓后韧带就如剪刀的两刃般叉开;而足跖屈时,它们的一侧边缘相互并拢。距腓前韧带是一条扁平且相对比较牢固的韧带,它可以分为两束,该韧带在足跖屈时绷紧。跟腓韧带是外侧附属韧带中最大的韧带,呈牢固的带状结构。它深入腓骨肌腱和腱鞘,自外踝远端前缘向下、向后延伸并附着于跟骨外侧面的上部。距腓后韧带是外侧韧带中最牢固和最深的部分。它位于关节囊内滑膜外。距腓后韧带附着于胫骨后面和内踝的后侧面,并与胫腓横韧带互相融合。胫骨的滑动依赖于这些韧带。

(五) 踝支持带

1. 支持带　伸肌和屈肌的支持带是由深筋膜加厚形成,并在长肌腱越过踝关节时维持其位置。伸肌上支持带附着于腓骨和胫骨远端前部,并在内侧包埋胫骨前肌腱。呈"Y"形的伸肌下支持带附着于跟骨前外侧部并延伸至内踝(上支)和内侧足底筋膜(下支)。胫骨前肌、踇长伸肌、趾长伸肌和第三腓骨肌腱将支持带的上支分为浅层和深层。屈肌支持带自内踝向下、向后延伸至跟骨内侧面。小腿后深部肌肉(趾长屈肌、踇长屈肌和胫骨后肌)的肌腱和后部的神经血管结构在进入足部前于屈肌支持带的下方通过。腓骨上支持带自外踝向下、向后延伸至跟骨外侧面,有固定腓骨长肌和腓骨短肌腱于外踝后下方的作用。而腓骨下支持带在腓骨肌腱上方和下方附着于腓骨滑车和跟骨。

2. 前部结构　隐神经、大隐静脉及腓浅神经的内、外侧分支由内向外走行,自前面越过伸肌支持带。胫骨前肌腱、踇长伸肌腱、胫前动脉及伴行静脉、腓深神经、趾长伸肌腱和第三腓骨肌由内向外走行,自什么越过或穿过伸肌支持带。

3. 后部结构　胫骨后筋膜、趾长屈肌、胫骨后动脉及伴行静脉、胫神经和踇长屈肌由内向外方向穿出，位于内踝后面和屈肌支持带的深面。腓肠神经和小隐静脉于外踝后方，胫骨上支持带的浅面经过。腓骨长肌和腓骨短肌的肌腱于外踝的后方腓骨上支持带的深面穿过。跟前脂肪垫和跟腱位于踝关节后部。跖肌腱则位于跟腱的内侧并于距骨下关节水平加入跟腱的前内侧面。

(六) 跗骨关节

1. *距下关节* 距下关节(即距跟关节)是距骨与跟骨之间的后关节联合。从功能上来说，距下关节还包括距跟舟关节的距跟部分。牢固的距跟骨间韧带附着于距骨沟和跟骨沟。关节囊由内侧和外侧的距跟韧带所加固。

2. *距跟舟关节* 距跟舟关节是由包括距骨头在内形成三个水平面的距骨前下关节面、足舟骨后凹面、跟骨中央和前部的距骨面以及跟舟足底韧带的上部纤维软骨关节面之间形成的一个多平面关节联合。分歧韧带的跟舟部分、跟舟足底韧带和距舟韧带支持了该关节的骨性结构。

3. *跟骰关节* 跟骰关节是一个独立的关节，它在跟骨前部与骰骨的后关节面之间有其自身的关节囊。距跟舟关节中的跟骰关节部分和距舟关节部分形成了跗骨间关节。由纤维关节囊、分歧韧带的跟骰部分、足底长韧带及跟骰足底韧带(即足底短韧带)来提供关节的支持。分歧韧带是位于跟骨前背侧面的牢固而呈“Y”形的韧带，其近端附着于跟骨前背侧面，而远端附着于骰骨的背内侧面和足舟骨的背外侧面。足底长韧带沿足底面分布，亦为牢固的韧带。腓骨长肌肌管在骰骨的足底面桥接肌腱沟而形成。跟骰足底韧带是短而短的纤维束，附着于跟骨足底的前结节和骰骨的邻近面。

4. *其他跗骨关节* 楔舟滑膜关节是由足舟骨和三块楔骨形成的。骰舟关节是纤维关节。而楔骨间关节和楔骰关节则是滑膜关节，延续自楔舟关节腔。

(七) 足部

1. *足底部肌肉* 在跖腱膜的深面，足底部的肌肉由浅到深可分为四层。第 1 层由踇展肌、趾短屈肌和小趾展肌组成。第 2 层由足底方肌、蚓状肌、趾长屈肌腱和踇长屈肌腱组成。第 3 层包括踇短屈肌、踇收肌和小趾短屈肌。第 4 层则由骨间足底肌、腓骨长肌腱和胫骨后肌腱构成。

2. *足弓* 足弓为双足的运动和前进提供了支持。内侧和外侧的纵向足弓由跗骨和跖骨构成。形成足背的上部内缘足弓由跟骨、距骨、足舟骨、三块楔骨和内侧三块跖骨组成。跟舟足底韧带有助于支持距骨头在前部和足舟骨形成关节和在后部与载距突形成关节。外侧足弓则由跟骨、骰骨和外侧两块跖骨组成。身体的重量通过足弓的前部和后部的承重点得以传递。内侧和外侧足弓后部的承重点为跟骨下侧面的结节。而内侧和外侧足弓前部的承重点则由它们各自的跖骨头部构成。横向足弓由五块跖骨及其相邻的骰骨和楔骨组成。

3. *足部的跖趾关节和趾间关节* 跖趾关节是位于跖骨头、近侧跖骨基底部及足底纤维软骨盘之间的球窝关节。而趾间关节则是只有伸屈功能的滑车关节(即屈戌关节)。

三、正常踝关节和足的 MRI 表现

(一) 横断面(图 5-6-1) 胫腓前下韧带和胫腓后下韧带的低信号显示与胫骨远端关节面水平。伸肌下支持带位于内踝前缘并附着于内踝，它形成了深筋膜“Y”形纤维带的上支。在通过胫距关节的横断面中，胫骨前肌腱、踇长伸肌腱、趾长伸肌腱和第三腓骨肌腱分别位于内、外侧的前部。胫骨短肌及其肌腱和更外侧的腓骨长肌腱位于外踝后侧。胫骨后肌腱、趾长屈肌腱和踇长屈肌腱在后部显示，自内踝后面的内侧部走行至胫骨远端关节面和距骨头圆顶后面的外侧部。在大隐静脉的后面和内侧，内侧韧带的胫舟纤维和内踝前表面的低信号骨皮质相混合。

跟腱在横断面上呈后面凸起、前面平坦的低信号的厚实结构。跟腱的后部由腓肠肌、跖肌和比目鱼即会聚而成。比目鱼肌群于胫骨远端水平可显示，而在胫距关节水平则未能显示。通过外踝远端水平可显示距腓前、后韧带。在该水平的内侧还可显示内侧韧带的胫舟部和胫跟部。腓骨肌支持带可见于外踝的内后侧。距跟骨间韧带位于跟骨前部和距骨头部的后外侧之间。跟舟足底韧带则位于外踝下面的距骨外侧和胫骨后肌腱之间。

跟腓韧带在足部跖屈 40°时显示最佳；在中间横断面中，它可在距骨后下部的外侧和腓骨短肌腱的前内侧显示。呈中等信号的腓肠神经位于腓骨短肌的后内侧。胫神经位于踇长屈肌腱的内侧并向远侧延续形成内侧和外侧的足底伸肌。屈肌支持带位于踝关节内侧深部肌肉的肌腱的浅面。在第一跖骨和楔骨的后侧可显示踇短屈肌腱和踇长屈肌腱。纵向走行的足底方肌和踇展肌位于跟骨和骰骨的内侧。属足底肌肉第 4 层的腓骨长肌腱经过外踝的后面进入足部，并呈斜行越过足部达其第

一跖骨基底部和内侧楔骨上的附着点。

由胫前动脉、胫前静脉和腓深神经组成的前神经血管束位于伸肌腱后侧，而由胫后动脉、胫后静脉和胫神经组成的后神经血管束位于趾长屈肌腱和䠀长屈肌腱的后侧。

（二）矢状面（图5-6-2）　通过足关节的肌腱长轴可在矢状面图像中得以显示。

1. 内侧矢状面　在内踝平面，胫骨后肌腱和趾长屈肌腱直接位于内踝的后侧。胫骨后肌腱经过屈肌支持带的深面和载距突的上方进入足部达其位于舟骨粗隆上的附着点。趾长屈肌腱也在经过内踝的后方和屈肌支持带的深面后进入足部，该肌腱在越过䠀长屈肌腱后可分为四个节段，而䠀长屈肌腱发出分支加入其内侧的两个部分。这些节段

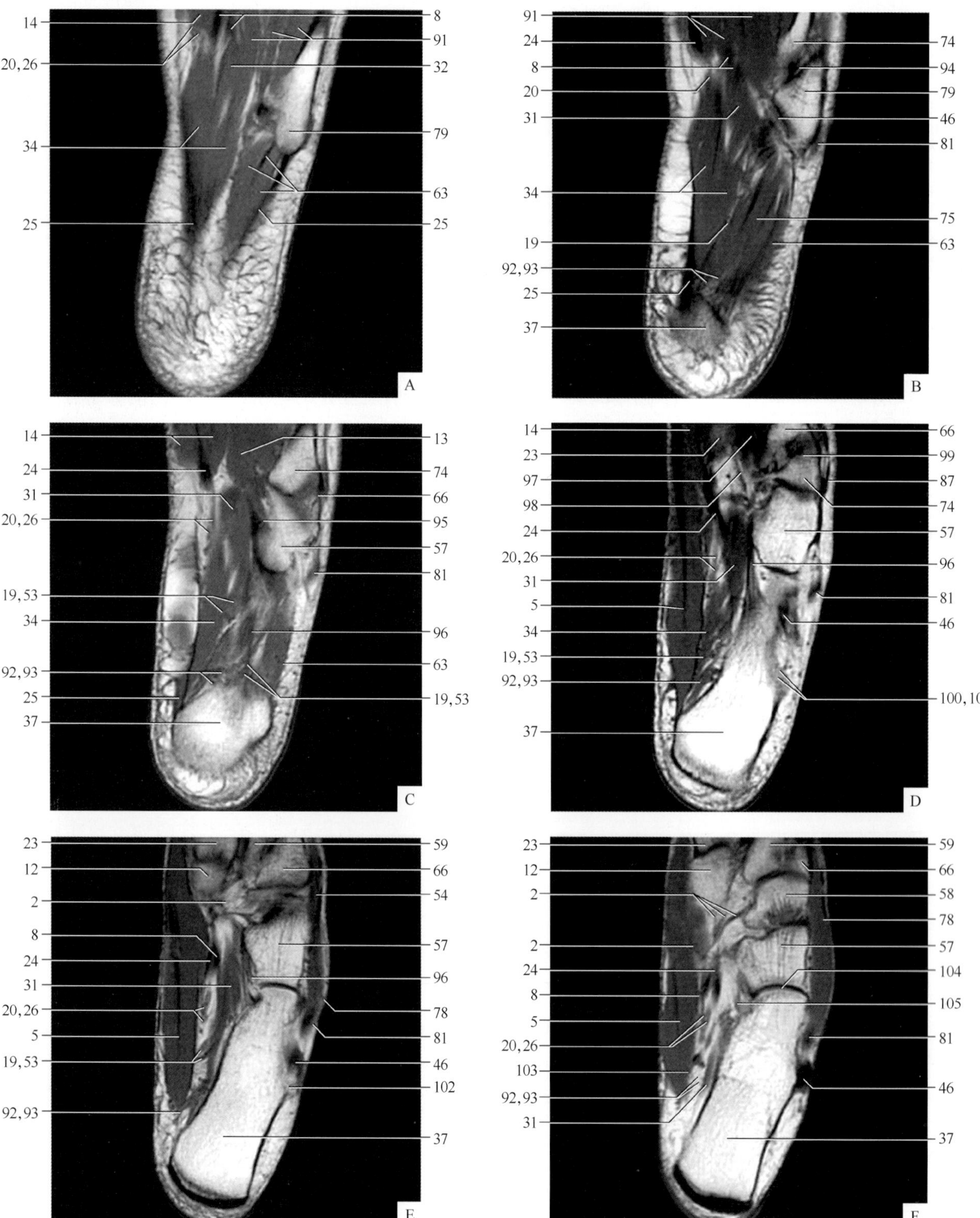

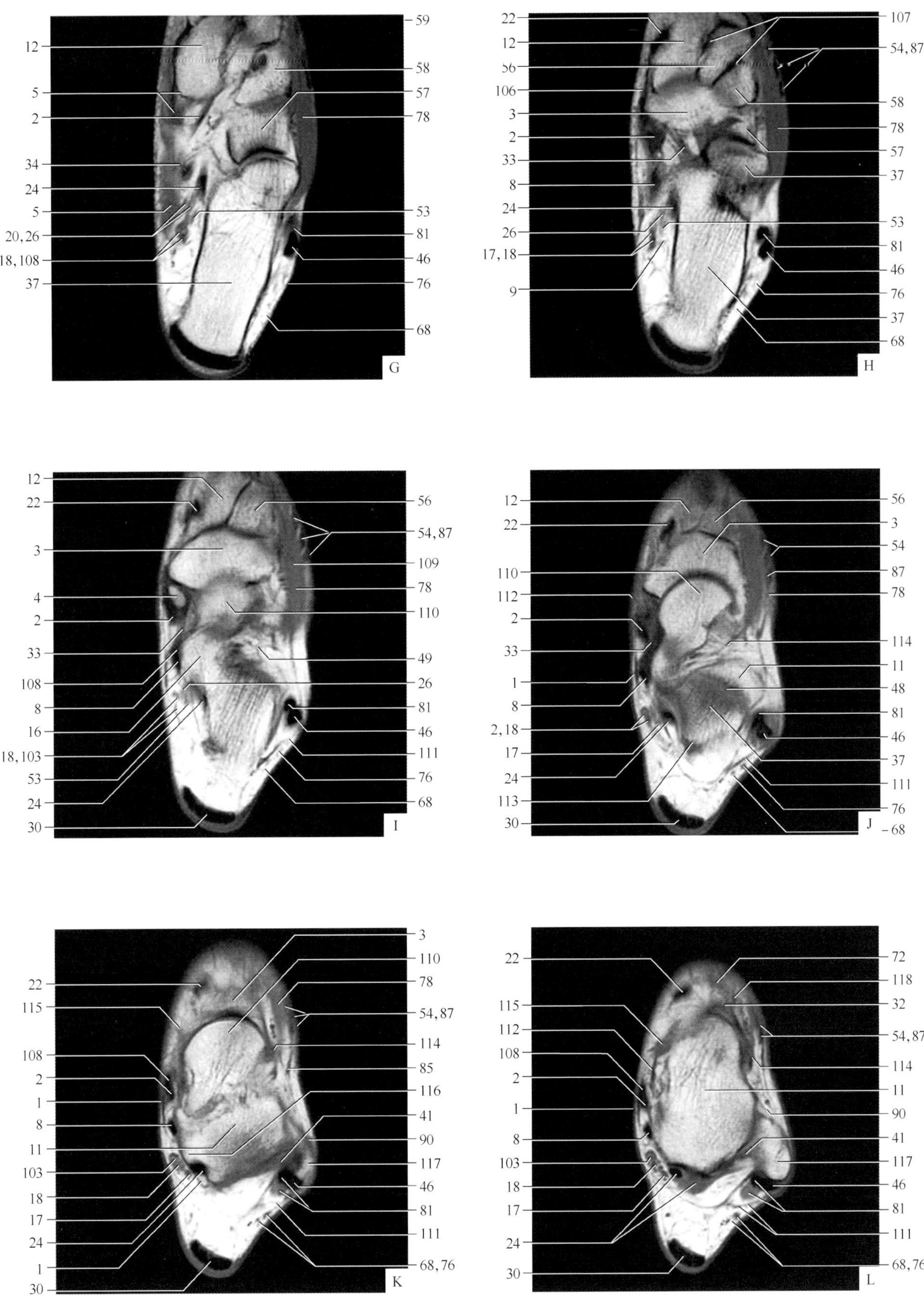

12
5
2
34
24
5
20,26
18,108
37
59
58
57
78
53
81
46
76
68
G
22
12
56
106
3
2
33
8
24
26
17,18
9
107
54,87
58
78
57
37
53
81
46
76
37
68
H
12
22
3
4
2
33
108
8
16
18,103
53
24
30
56
54,87
109
78
110
49
26
81
46
111
76
68
I
12
22
110
112
2
33
1
8
2,18
17
24
113
30
56
3
54
87
78
114
11
48
81
46
37
111
76
68
J
22
115
108
2
1
8
11
103
18
17
24
1
30
3
110
78
54,87
114
85
116
41
90
117
46
81
111
68,76
K
22
115
112
108
2
1
8
103
18
17
24
30
72
118
32
54,87
114
11
90
41
117
46
81
111
68,76
L

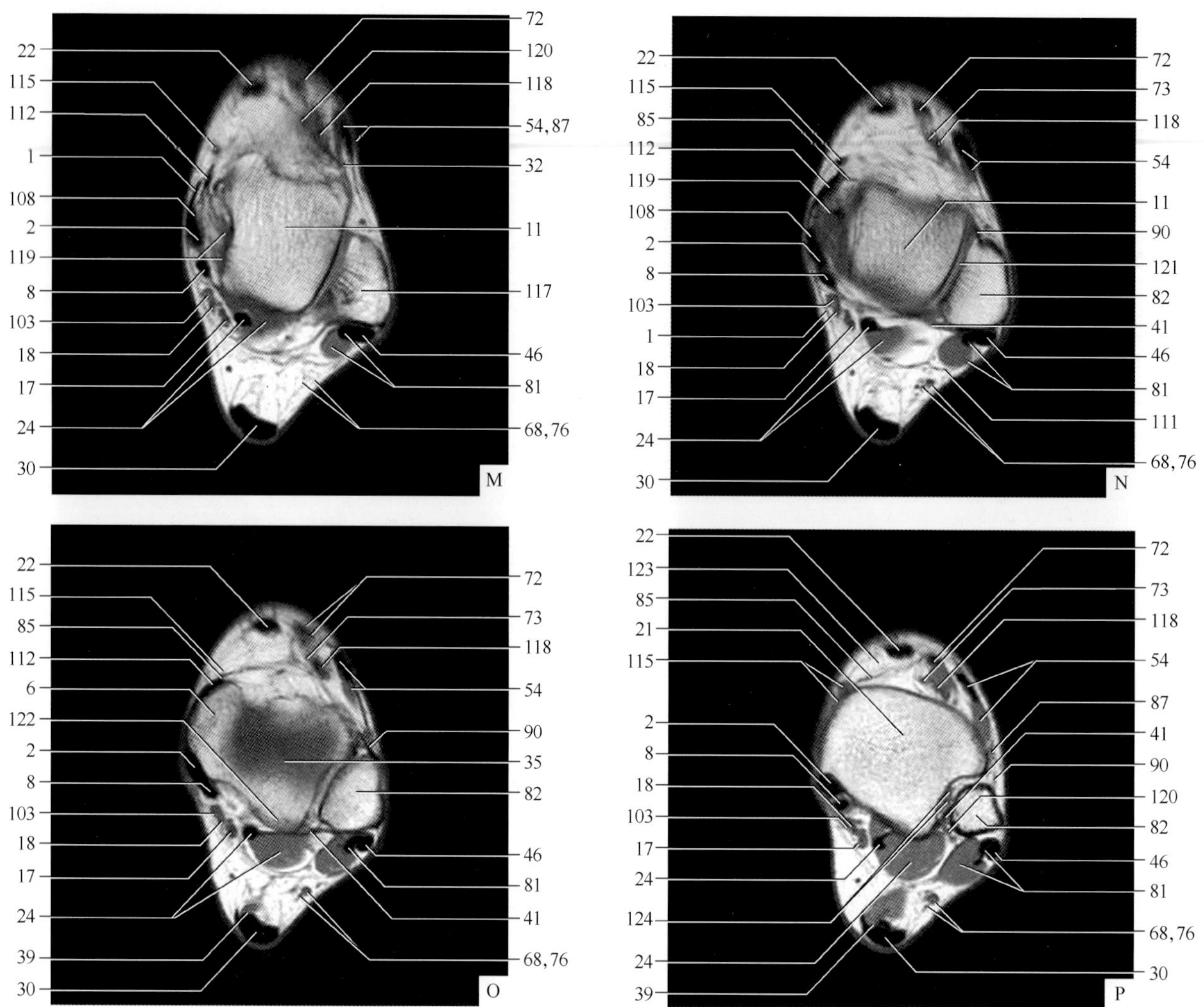

图 5-6-1 踝关节横断面图像。1. 屈肌支持带；2. 胫后肌腱；3. 足舟骨；4. 籽骨；5. 跗外展肌；6. 胫骨内踝；7. 三角韧带；8. 趾长屈肌；9. 跗管；10. 胫距前韧带；11. 距骨；12. 内侧楔骨；13. 跗收肌腱；14. 跗短屈肌；15. 胫距后韧带；16. 跟骨载距突；17. 胫后神经；18. 胫后动脉；19. 外侧足底动静脉；20. 内侧足底动脉；21. 胫骨；22. 胫前肌腱；23. 第一跖骨；24. 跗长屈肌；25. 足底筋膜；26. 内侧足底神经；27. 距骨顶部；28. 距骨颈部；29. 跟距骨间韧带；30. 跟腱；31. 足底方肌；32. 背侧舟距韧带；33. 足底跟舟韧带(跳跃韧带)；34. 趾短屈肌；35. 胫距关节；36. 胫腓后韧带；37. 跟骨；38. 跖骰舟韧带；39. 比目鱼肌；40. 胫腓后下韧带；41. 距腓后韧带；42. 距骨后突；43. 跟上三角；44. 前距骨面关节；45. 跖深动脉；46. 腓长肌腱；47. 后关节囊；48. 后距骨面关节；49. 跗骨窦；50. 中距骨面关节；51. 跟舟韧带；52. 跟骨粗隆；53. 外侧足底神经；54. 趾长伸肌；55. 距骨体部；56. 中间楔骨；57. 骰骨；58. 外侧楔骨；59. 第二跖骨；60. 跟骨角；61. 跟骰跖韧带短头；62. 跟骰跖韧带长头；63. 小趾展肌；64. 足背动脉；65. 楔骰骨间韧带；66. 第三跖骨；67. 骨间肌；68. 腓肠神经；69. 外侧跟距韧带；70. 骰舟韧带；71. 跟跖韧带；72. 跗长伸肌；73. 腓深神经；74. 第四跖骨；75. 小趾屈肌；76. 小隐静脉；77. 跗短伸肌；78. 趾短伸肌；79. 第五跖骨；80. 小趾短伸肌；81. 腓短肌；82. 腓骨；83. 胫腓前下韧带；84. 下腓侧支持带；85. 伸肌支持带；86. 跖长韧带；87. 第三腓骨肌；88. 腓骨槽；89. 腓肠肌腱沟；90. 距腓前韧带；91. 蚓状肌；92. 内侧跟动脉；93. 内侧跟神经；94. 足底韧带；95. 骰楔韧带；96. 跟跖足底韧带；97. 跖骨间肌；98. 骰跖韧带；99. 内侧跖韧带；100. 外侧跟静脉；101. 外侧跟动脉；102. 腓跟结节；103. 胫后静脉；104. 跟骰关节；105. 跟骰足底韧带；106. 足底楔舟韧带；107. 背侧楔间韧带；108. 胫跟三角韧带；109. 背侧楔舟韧带；110. 距骨头部；111. 腓侧副韧带；112. 胫舟三角韧带；113. 距骨外侧突；114. 骨间距跟韧带；115. 大隐静脉；116. 距骨内侧突；117. 腓骨外踝；118. 胫前动脉；119. 胫距三角韧带；120. 腓神经；121. 距腓关节；122. 胫骨后踝；123. 内前踝动脉；124. 腓穿动静脉。

各自附着于远节趾骨的基底部。足底方肌于趾长屈肌腱分叉处嵌入四条肌腱，每条肌腱的远侧均为蚓状肌的起始部。

由胫跟韧带、胫舟韧带、胫距前韧带和胫距后韧带组成的内侧韧带呈一条低信号的宽带，自胫骨的内踝放射至舟骨粗隆和载距突。跗长屈肌腱位于胫骨后肌腱和趾长屈肌的后方，经过内踝的后面、屈肌支持带的深面，其呈低信号的肌腱紧贴距骨后突和载距突下面走行至其位于踇趾远节趾骨基底部的附着点。

足底趾短屈肌(足底部肌肉第 1 层)和足底方肌(足底部肌肉第 2 层)可在内侧矢状面图像中得以显

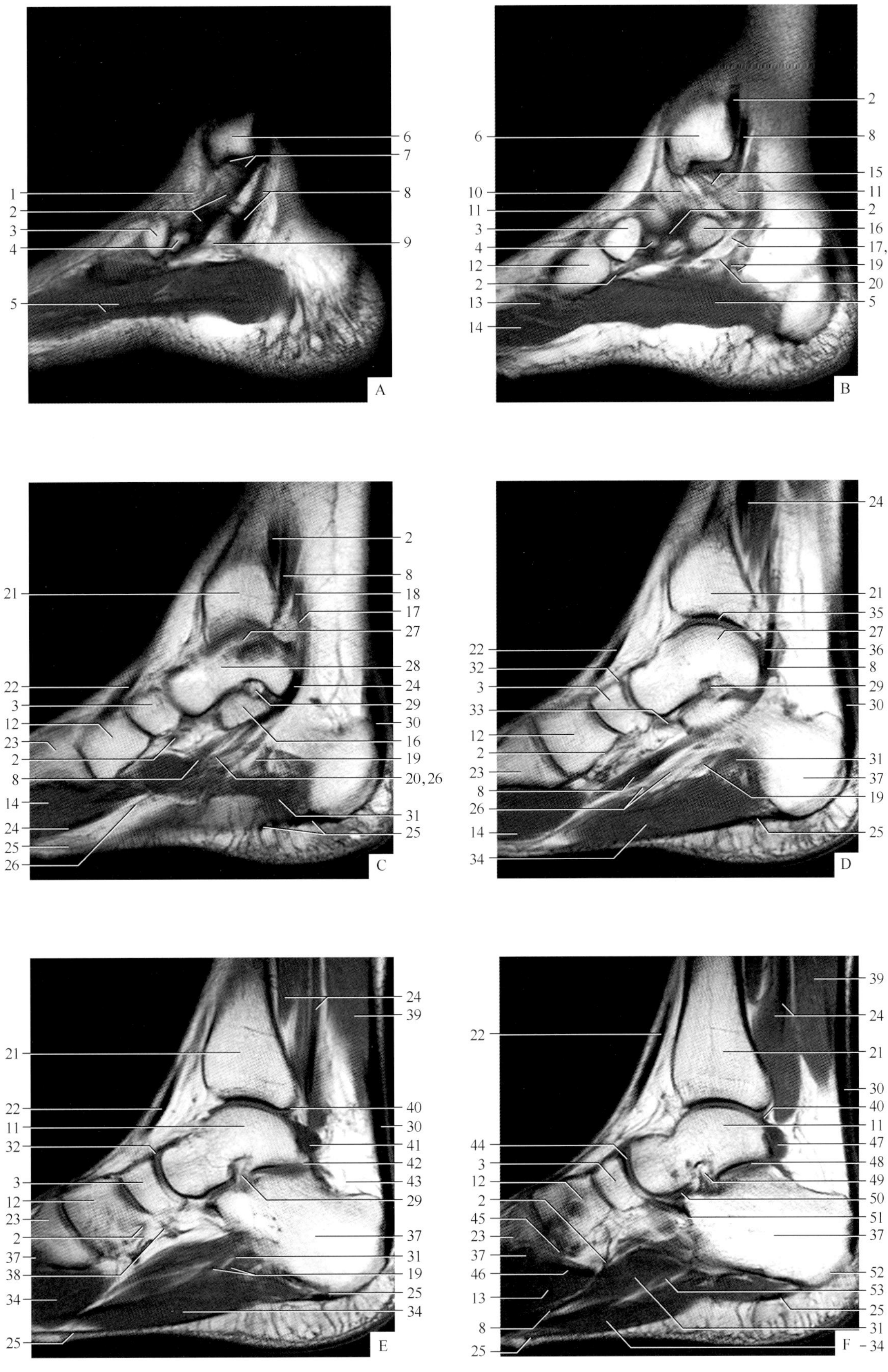
A
6
7
1
2
8
3
4
9
5
B
2
6
8
15
10
11
11
2
3
16
4
17,18
12
19
2
20
13
5
14
C
2
21
8
18
17
27
28
22
24
3
29
12
30
23
16
2
19
8
20,26
14
31
24
25
25
26
D
24
21
35
27
22
36
32
8
3
29
33
30
12
2
31
23
37
8
19
26
14
25
34
E
24
39
21
22
40
11
30
32
41
42
3
43
12
29
23
2
37
37
31
38
19
34
25
34
25
F
39
24
22
21
30
40
11
47
44
48
3
12
49
2
50
51
45
23
37
37
52
46
53
13
25
8
31
25
34

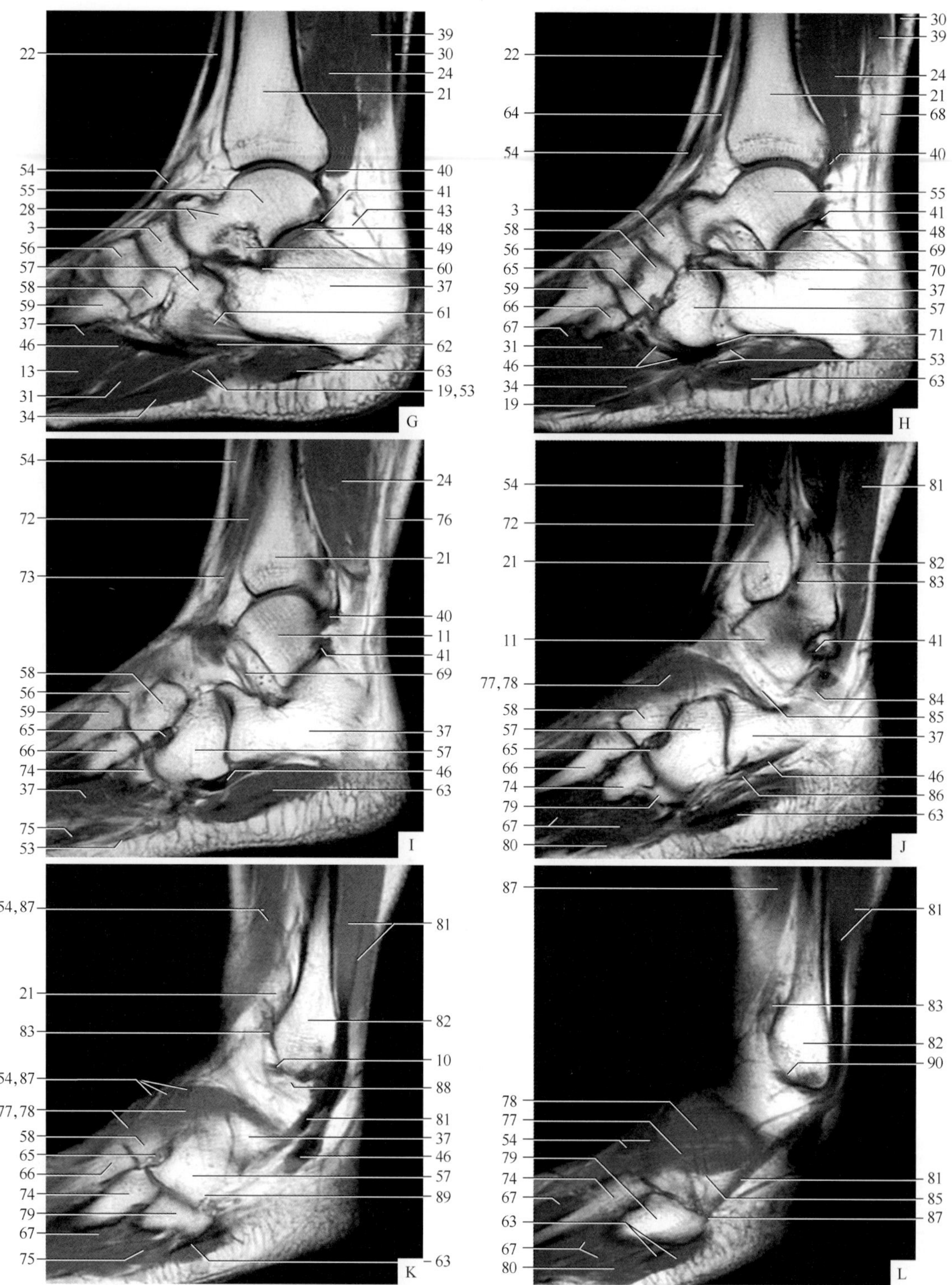

图 5-6-2 踝关节矢状面图像。1. 屈肌支持带；2. 胫后肌腱；3. 足舟骨；4. 籽骨；5. 踇外展肌；6. 胫骨内踝；7. 三角韧带；8. 趾长屈肌；9. 跗管；10. 胫距前韧带；11. 距骨；12. 内侧楔骨；13. 踇收肌腱；14. 踇短屈肌；15. 胫距后韧带；16. 跟骨载距突；17. 胫后神经；18. 胫后动脉；19. 外侧足底动静脉；20. 内侧足底动脉；21. 胫骨；22. 胫前肌腱；23. 第一跖骨；24. 踇长屈肌；25. 足底筋膜；26. 内侧足底神经；27. 距骨顶部；28. 距骨颈部；29. 跟距骨间韧带；30. 跟腱；31. 足底方肌；32. 背侧舟距韧带；33. 足底跟舟韧带(跳跃韧带)；34. 趾短屈肌；35. 胫距关节；36. 胫腓后韧带；37. 跟骨；38. 跖骰舟韧带；39. 比目鱼肌；40. 胫腓后下韧带；41. 距腓后韧带；42. 距骨后突；43. 跟上三角；44. 前距骨面关节；45. 跖深动脉；46. 腓长肌腱；47. 后关节囊；48. 后距骨面关节；49. 跗骨窦；50. 中距骨面关节；51. 跟舟韧带；52. 跟骨粗隆；53. 外侧足底神经；54. 趾长伸肌；55. 距骨体部；56. 中间楔骨；57. 骰骨；58. 外侧楔骨；59. 第二跖骨；60. 跟骨角；61. 跟骰跖韧带短头；62. 跟骰跖韧带长头；63. 小趾展肌；64. 足背动脉；65. 楔骰骨间韧带；66. 第三跖骨；67. 骨间肌；68. 腓肠神经；69. 外侧跟距韧带；70. 骰舟韧带；71. 跟跖韧带；72. 踇长伸肌；73. 腓深神经；74. 第四跖骨；75. 小趾屈肌；76. 小隐静脉；77. 踇短伸肌；78. 趾短伸肌；79. 第五跖骨；80. 小趾短伸肌；81. 腓短肌；82. 腓骨；83. 胫腓前下韧带；84. 下腓侧支持带；85. 伸肌支持带；86. 跖长韧带；87. 第三腓骨肌；88. 腓骨槽；89. 腓肠肌腱沟。

示。踇收肌(第 3 层肌肉)附着于踇趾近节趾骨内侧,在内侧矢状面图像中于第一跖骨、第二跖骨间可显示。胫骨前肌腱越过距骨背面而后附着于内侧楔骨和第一跖骨。

2. *中间矢状面* 中距下关节、跗骨窦和后距下关节的内侧在矢状面图像中可显示。前距下关节在骰骨和跟骰关节平面可显示。腓骨长肌位于腓骨结节下方,沿着跟骨外下面向前延伸,于骰骨外下缘进入足部。踇长伸肌腱沿足背走行并附着于踇趾远节趾骨。距跟骨间韧带及其伴行的高信号脂肪向后与跟骨前突相邻,向前则与距骨外突相邻。T1 加权像高信号的跟前脂肪垫直接位于低信号的跟腱前面。

3. *外侧矢状面* 在腓骨平面,腓骨短肌腱和腓骨长肌腱经过外踝的后方。腓骨短肌位于腓骨长肌腱的前方,并直接与外踝相接触。腓骨短肌继续延续达其位于第五跖骨基底部的附着点。腓骨长肌腱于腓骨短肌腱下内侧小时并进入骰骨沟,因而在外侧矢状面图像中,它显得比腓骨短肌腱短。

(三) 冠状面(图 5-6-3)

1. *后冠状面* 厚实而呈低信号的跟腱在后冠状面图像中显示清楚。其跟骨粗隆上的附着点在这些图像上也可显示。比目鱼肌的倒"V"形,起自胫骨的比目鱼肌线和腓骨后面,发出纤维加入跟腱,与腓肠肌和跖肌并行。腓骨短肌和踇长屈肌位于比目鱼肌的外侧,而腓骨肌腱位于外踝下方。趾长屈肌及其肌腱由内向外从浅面越过小腿后部远端到达胫骨后面。胫骨后肌腱位于内踝的后侧。距腓后韧带和胫腓下韧带在后踝和距骨后突水平的冠状面图像中可显示。足底腱膜在趾短屈肌的

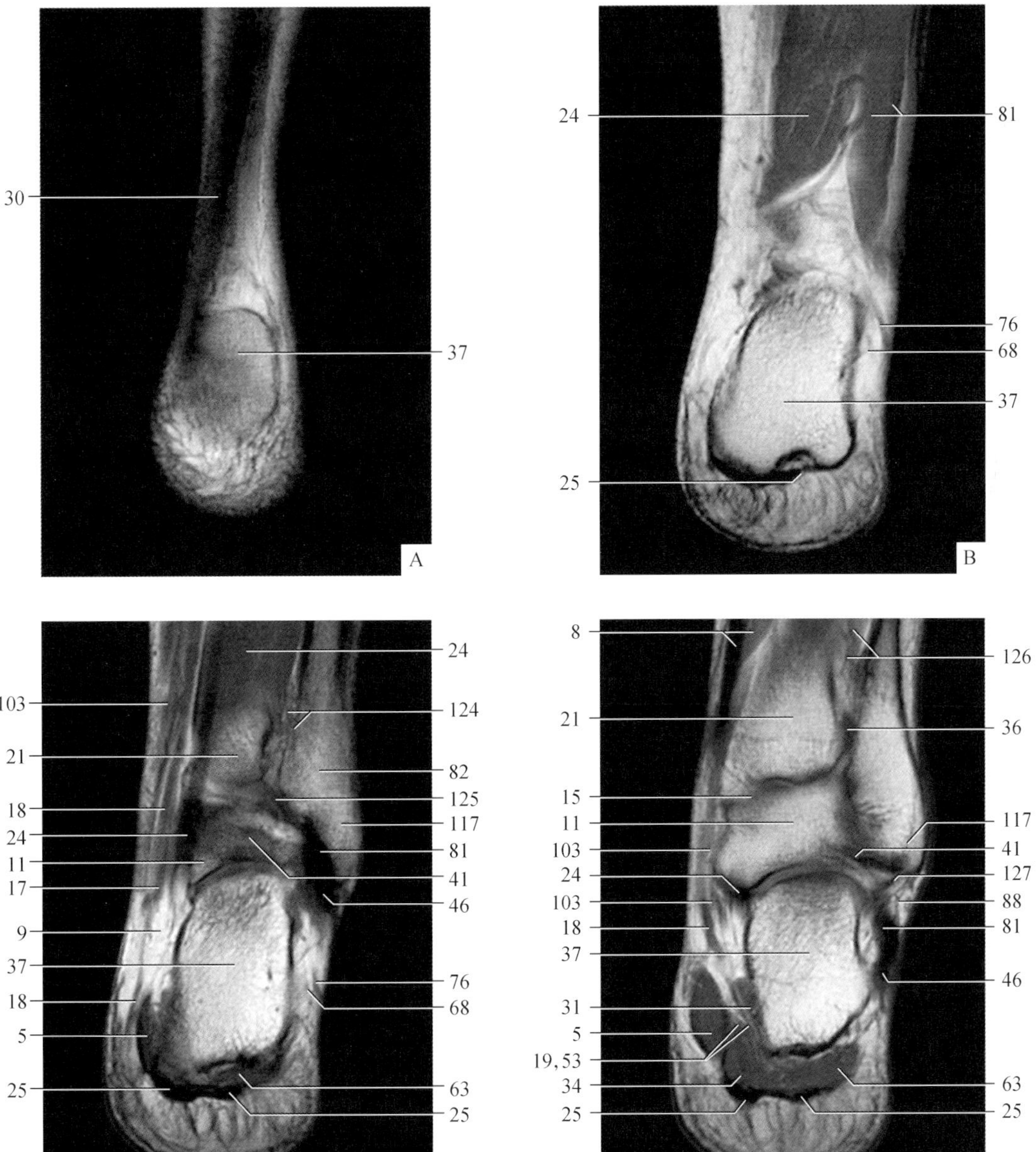

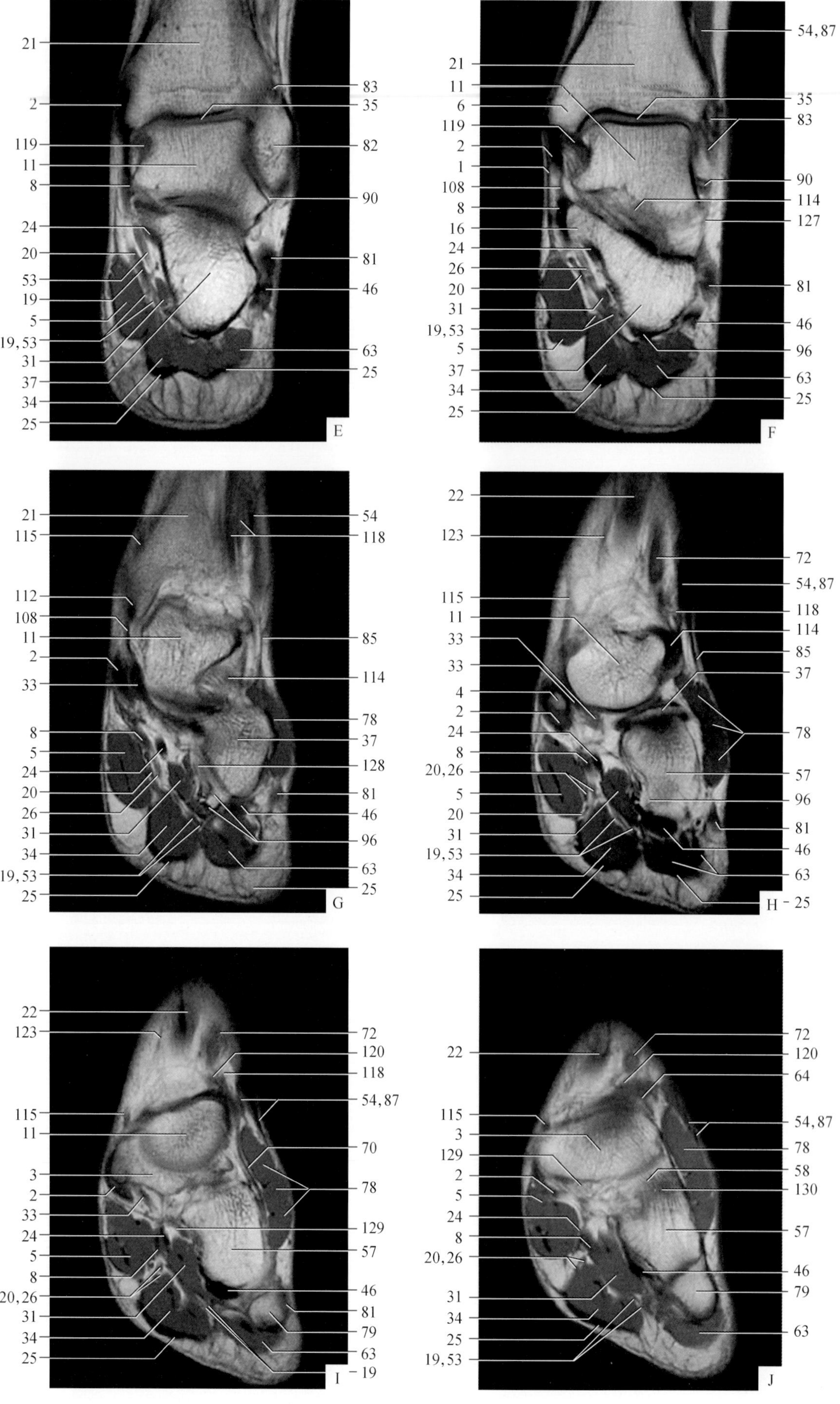
21
2
119
11
8
24
20
53
19
5
19,53
31
37
34
25
83
35
82
90
81
46
63
25
E
54,87
21
11
6
119
2
1
108
8
16
24
26
20
31
19,53
5
37
34
25
35
83
90
114
127
81
46
96
63
25
F
21
115
112
108
11
2
33
8
5
24
20
26
31
34
19,53
25
54
118
85
114
78
37
128
81
46
96
63
25
G
22
123
115
11
33
33
4
2
24
8
20,26
5
20
31
19,53
34
25
72
54,87
118
114
85
37
78
57
96
81
46
63
H
25
22
123
115
11
3
2
33
24
5
8
20,26
31
34
25
72
120
118
54,87
70
78
129
57
46
81
79
63
I
19
22
115
3
129
2
5
24
8
20,26
31
34
25
19,53
72
120
64
54,87
78
58
130
57
46
79
63
J

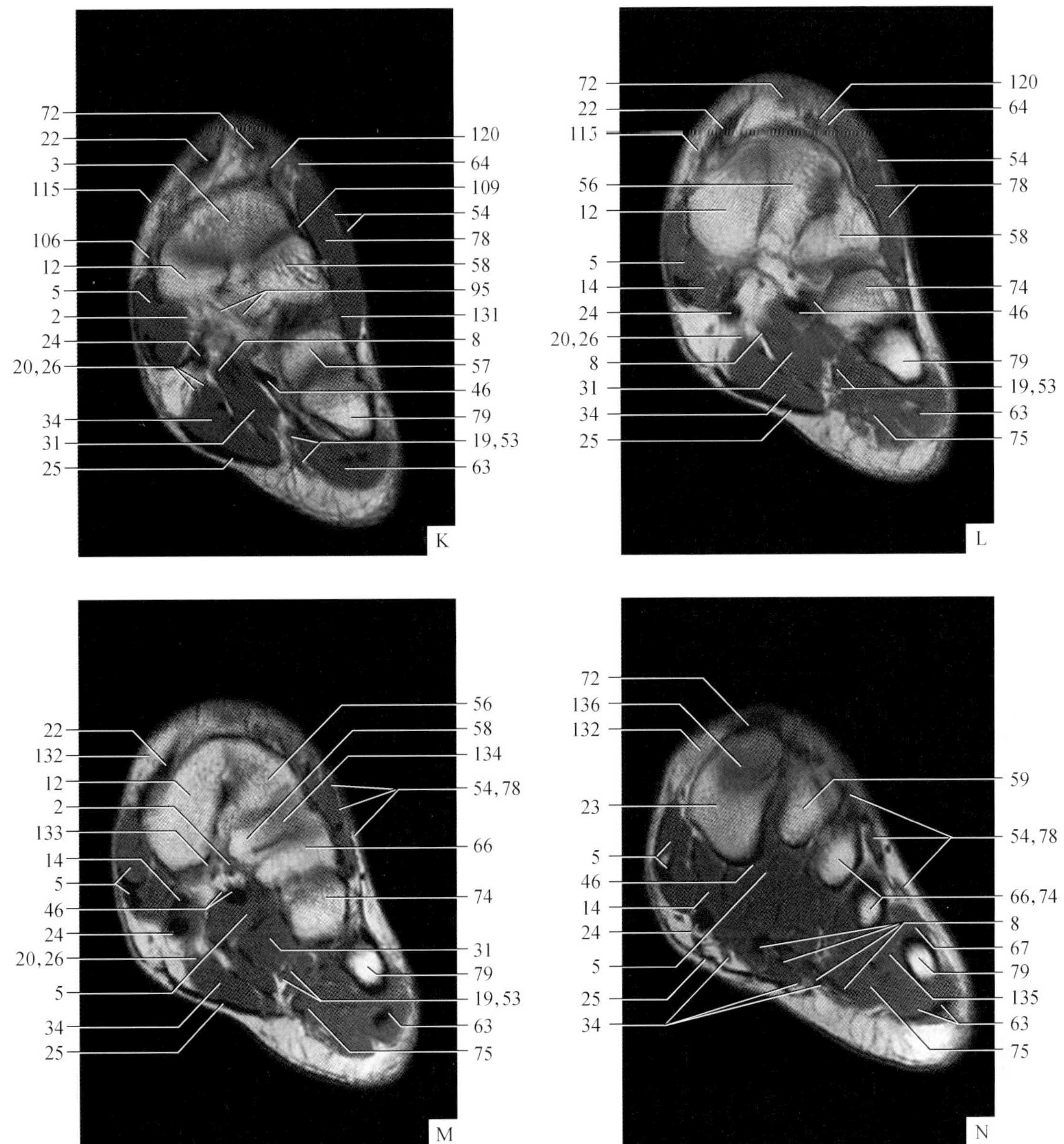

图 5-6-3 踝关节冠状面图像。1. 屈肌支持带;2. 胫后肌腱;3. 足舟骨;4. 籽骨;5. 踇外展肌;6. 胫骨内踝;7. 三角韧带;8. 趾长屈肌;9. 跗管;10. 胫距前韧带;11. 距骨;12. 内侧楔骨;13. 踇收肌腱;14. 踇短屈肌;15. 胫距后韧带;16. 跟骨载距突;17. 胫后神经;18. 胫后动脉;19. 外侧足底动静脉;20. 内侧足底动脉;21. 胫骨;22. 胫前肌腱;23. 第一跖骨;24. 踇长屈肌;25. 足底筋膜;26. 内侧足底神经;27. 距骨顶部;28. 距骨颈部;29. 跟距骨间韧带;30. 跟腱;31. 足底方肌;32. 背侧舟距韧带;33. 足底跟舟韧带(跳跃韧带);34. 趾短屈肌;35. 胫距关节;36. 胫腓后韧带;37. 跟骨;38. 跖骰舟韧带;39. 比目鱼肌;40. 胫腓后下韧带;41. 距腓后韧带;42. 距骨后突;43. 跟上三角;44. 前距骨面关节;45. 跖深动脉;46. 腓长肌腱;47. 后关节囊;48. 后距骨面关节;49. 跗骨窦;50. 中距骨面关节;51. 跟舟韧带;52. 跟骨粗隆;53. 外侧足底神经;54. 趾长伸肌;55. 距骨体部;56. 中间楔骨;57. 骰骨;58. 外侧楔骨;59. 第二跖骨;60. 跟骨角;61. 跟骰跖韧带短头;62. 跟骰跖韧带长头;63. 小趾展肌;64. 足背动脉;65. 楔骰骨间韧带;66. 第三跖骨;67. 骨间肌;68. 腓肠神经;69. 外侧跟距韧带;70. 骰舟韧带;71. 跟跖韧带;72. 踇长伸肌;73. 腓深神经;74. 第四跖骨;75. 小趾屈肌;76. 小隐静脉;77. 踇短伸肌;78. 趾短伸肌;79. 第五跖骨;80. 小趾短伸肌;81. 腓短肌;82. 腓骨;83. 胫腓前下韧带;84. 下腓侧支持带;85. 伸肌支持带;86. 跖长韧带;87. 第三腓骨肌;88. 腓骨槽;89. 腓肠肌腱沟;90. 距腓前韧带;91. 蚓状肌;92. 内侧跟动脉;93. 内侧跟神经;94. 足底韧带;95. 骰楔韧带;96. 跟跖足底韧带;97. 跖骨间肌;98. 骰跖韧带;99. 内侧跖韧带;100. 外侧跟静脉;101. 外侧跟动脉;102. 腓跟结节;103. 胫后静脉;104. 跟骰关节;105. 跟骰足底韧带;106. 足底楔舟韧带;107. 背侧楔间韧带;108. 胫跟三角韧带;109. 背侧楔舟韧带;110. 距骨头部;111. 腓侧副韧带;112. 胫舟三角韧带;113. 距骨外侧突;114. 骨间距跟韧带;115. 大隐静脉;116. 距骨内侧突;117. 腓骨外踝;118. 胫前动脉;119. 胫距三角韧带;120. 腓神经;121. 距腓关节;122. 胫骨后踝;123. 内前踝动脉;124. 腓穿动静脉;125. 胫腓横韧带;126. 腓深动静脉;127. 跟腓韧带;128. 足底跟楔韧带;129. 足底骰舟韧带;130. 外侧骰楔关节;131. 背侧骰楔韧带;132. 足背静脉;133. 足底跖动脉;134. 第三跗跖关节;135. 足底骨间肌;136. 第一跗跖关节。

浅面，而足底方肌则位于该肌的深面。

2. 中冠状面　跟腓韧带在后距下关节和外踝水平显示最佳。距骨外突作为前外踝在同一断面上可显示。中距下关节由载距突和距下内关节面构成。这是检查距跟骨关节联合的最佳平面。腓骨短肌腱和腓骨长肌腱从外侧经过，分别位于跟骨、腓骨肌沟的上部和下部。

3. 前冠状面　内侧韧带的胫距纤维和胫跟纤维分别斜向延伸至距骨和垂直延伸至载距突。胫骨后肌腱位于内侧韧带的内侧和载距突的上方，可作为界标，趾长屈肌腱由内向外自浅面越过相互平行的胫骨后肌腱和踇长屈肌腱而进入足部。趾长屈肌腱位于载距突的内侧。前部的肌腱（胫骨前肌、踇长伸肌、趾长伸肌）在胫骨远端前面的内侧和外侧可显示。内侧韧带的胫距前纤维在胫骨前平面也可显示。

(四) 解剖变异　在 MRI 图像中，踝关节的许多正常解剖变异可能造成误诊。在无症状人群的研究中，这已成为一项特征。在胫距后关节低信号的骨皮质不规则可酷似骨坏死表现。在中间矢状面图像中，胫腓后韧带可被误认为是后关节囊中的游离体。完整的距腓后韧带偶尔也可成像为一条信号不均匀的纤细结构。更为少见的是，腓骨肌腱鞘中的液体可被误认为纵向肌腱撕裂。足底横断面图像优势可显示胫骨短肌及其肌腱呈显著的不对称和肥大。副比目鱼肌也可表现为小腿后部远端或踝关节内侧的一个团块。小腿筋膜张肌为不规则的肌肉和肌腱，起自半腱肌，并发出纤维加入跟腱。它可被误认为大腿后部、腘窝、小腿或跟腱的肿块或损伤。MRI 图像显示了肌肉或肌腱的成像特征。第四腓骨肌在 13%～22%的个体可显示。该解剖变异起自腓骨短肌，并附着于跟骨的腓结节。

与主磁场相应的肌腱方向可影响其 MRI 表现。当发现接近“神奇”的 55°时，胶原蛋白可失去正常的组织弛豫时间特性。神奇角度效应在短 TE 的 SE 序列或 GE 序列图像中较为显著。T2 加权像将神奇角度效应减至最小。在矢状面图像中，腓骨长肌腱和踇长屈肌腱受到影响，并通常在它们的中间部分出现信号改变。改变踝关节的位置即改变肌腱与主磁场相应的方向，可进一步证实肌腱是正常的。

大多数的踝关节韧带，包括距腓前韧带、跟腓韧带和浅层内侧韧带，在所有的脉冲序列中都显示均匀低信号。但在距腓后韧带、胫腓后下韧带、深层内侧韧带和距跟骨间韧带中亦可见混合或条纹状高信号。

正常情况下，在 T1 加权像上，腓骨长肌或胫骨后肌远端里面的籽骨显示高信号。不要把这一情况误认为是肌腱变形或撕裂。副骨包括外胫侧骨（足舟骨内侧的副舟骨）和三角骨（位于距骨后方，发生率仅为 10%），通常代表了可见的第二骨化中心。这些正常变异可能被误认为是骨折或游离体。在无症状个体中，踝关节包括胫距关节、距下关节和踝关节腱鞘中可见的少量液体积聚。在正常无症状和有症状患者中，这些液体的量在体积个分布上大致相仿。但较大量的液体通常与踇长屈肌腱相关。液体在伸肌腱中不常见。

四、踝关节和足的病变

(一) 骨软骨病变

【病因】关节软骨有强大的负重能力，通常能承受 10 倍于自身的重量，而且具有低摩擦力界面，正常软骨的摩擦系数(0.005～0.02)比冰在 0℃时的摩擦系数(0.01～0.1)还小。距骨的骨软骨损害常见于下列疾病，如通过软骨的骨折、骨软骨骨折、距骨穹顶的骨折和骨软骨炎。外伤史距状软骨损伤的最主要原因，如强力内翻和背屈产生外侧损伤（距骨顶部的外侧缘和腓骨茎突之间的撞击），这种情况通常出现在距骨顶部的中前关节面；强力内翻和伴胫骨外旋的跖屈会引起内侧的损伤（胫骨的中后部和距骨的内侧边缘的挤压撞击）。距骨顶内、外侧损伤约占距骨损伤的 60%和 40%。内侧损伤常呈杯状或较深，外侧损伤常呈片状、内侧软骨的损伤常无外伤史。关节炎症性疾病如退行性关节病变、类风湿关节炎、关节结核、化脓性关节炎等都可引起关节软骨的破坏。

创伤除直接损伤关节软骨外，还由于对创伤处理不当（如没有及时固定），继发引起关节软骨的损伤。直接的创伤或反复轻微的创伤可使患者的这种软骨损伤不断发展，易于产生距骨顶部的缺血性坏死。骨坏死的不断进展导致了软骨下骨折和缺陷。滑膜液体流入骨折处，同时增加了关节内的压力，可以延缓创伤愈合过程。

【分期】骨软骨损伤后的不同时期，有不同的治疗措施。

按照普通 X 线平片可把距骨的骨软骨的损伤分为四期：Ⅰ期，软骨下距骨有压缩性骨折，但无韧带损伤，X 线平片阴性，这个时期的损伤可以是无痛性的。Ⅱ期，具有部分脱落的骨软骨碎片，部分仍与关节软骨相连接。Ⅲ期，在骨创口处可见完全分离但未移位的骨片。Ⅳ期，见到脱落移位的骨软骨碎片。Ⅱ～Ⅳ期中，软骨骨折本身不引起疼痛。随着关节镜技术的出现和发展，Pritsch 和其同事制定了距骨软骨损伤的关节镜的分类，根据关节软骨的表面情况分为三级：Ⅰ级，完整、坚固、润滑的关节软骨。Ⅱ级，完整的但较软的关节软骨。Ⅲ级，被磨损的关节软骨。

陈氏等制定了另一种关节镜分类。根据关节镜内关节软骨情况的外科分级见表 5-6-1。

表 5-6-1 外科分级

级别	关节镜表现
A	光滑、完整但质软，或冲击触诊可触到的
B	粗糙的表面
C	纤维化形成或裂隙
D	出现片瓣或骨裸露
E	脱落，无移位的碎片
F	移位的碎片

Ferkel 和 Sgalione 根据 CT 检查做了分类，采用层厚 1.5 mm 的横断面和冠状面 CT 检查，同时做矢状面重建。分为四期：Ⅰ期，顶部可见有囊变，但顶壁完整。ⅡA 期，可见囊变，且与距骨顶面相通；ⅡB 期，损伤处与关节面相通，该处碎片无移位。Ⅲ期，病变部存有透亮区，但无移位。Ⅳ期，碎片出现移位。

【MRI 表现】MRI 具有较高的软组织分辨率，其成像参数多，可做横断面、冠状面、矢状面、斜面等多方位的检查，可发现普通 X 线及 CT 检查不能发现的病变，但其空间分辨率较低。

正常的骨、软骨在 MRI 上有一个特征的“区带状”，它反映了软骨的结构及生化特征。正常软骨在短 TE 像上最多能显示四层，呈中等信号与低信号交替改变，其与软骨的组织学结构松散有关：① 低信号的表层带与表浅正切带相关。② 其下的中等信号带主要与全部过渡带区及放射带区的上部相关。③ 在上部放射带内有一个低信号带。④ 其下的中等信号带与放射带的深部和钙化带相关联（尽管有钙化，但深部的钙化带显示足够的短 T1 和常 T2，使其在短 TE 像中能显示出来）。

由于外伤、炎症或退变造成的软骨内胶原的丢失而增加了信号强度，主要有以下两种原因：① 增加了软骨内的水分。② 胶原的短 T2 作用的减少。这些是软骨损伤的信号改变显示在软骨出现形态变化之前。在 T2WI 上，损伤部分一般呈高信号。

距骨的软骨病变早期在 X 线平片上为阴性，直到出现局部坏死病灶时，X 线片上才有阳性征象。坏死性的特征是密度相对较高，这是由于血管增生引起的病灶周围脱矿物质所致。

距骨顶的透明关节软骨在 T1WI、T2WI 上显示为中等信号，在脂肪抑制 FSE 序列 T2WI 上为低到中等信号，在脂肪抑制三维 FGE 序列 T1WI 上为高信号。另一方面，分离的骨皮质碎片仍为低信号。邻近的透明关节软骨、修复的纤维关节软骨和相关的纤维组织显示为中低的信号强度。距骨的骨质缺损在 T1WI 上呈低或中等信号。产生的滑膜液体成分在 T2WI 上能增强信号强度。在 T1WI、T2WI 上，软骨下骨内的低信号周边区与在 X 线平片显示的反应性骨硬化相关。邻近软骨下距骨的骨髓水肿或充血在脂肪抑制图像上呈明显的高信号，而在 T1WI 上呈低信号。与距骨缺血性坏死相比，骨软骨损害相关的骨髓充血通常范围较小，并且直接由损伤辐射而来。在早期缺血性坏死的距骨，可见到整个距骨头体部的弥漫充血或水肿。

关节表面的异常形态包括：软骨变薄、弓形、结节形成及中断。在关节软骨表面或其下面出现高信号的关节积液聚集，表明软骨有小的裂隙或断裂。

在矢状面或冠状面上，可见到覆盖在骨质缺损区上的透明关节软骨向上弓出。这种关节软骨变形成为弓状而无断裂，在手术中通常显示为软化。术后的纤维关节软骨瘢痕显示为低信号，可呈局灶性增厚，桥接的关节软骨缺失。T2 加权扫描对检出小面积的关节软骨中断是有用的，脂肪抑制 T2 加权和 STIR 序列更加敏感。当剪切力大于骨和软骨的最大应力时，会损伤关节软骨及软骨下骨。MRI 能同时显示下面的积液和移位的碎片。穿越关节表面的积液和软骨下骨水肿能在脂肪抑制 T2WI 和 STIR 像上显示出来，STIR 像比 T2WI 敏感。De Smet 和同事们已经说明了 T2WI 显示骨及软骨碎片的稳定性。部分连接的碎片中，于距骨界面之间能发现不规则的高信号区，然而在未连接的碎片中可出现环绕损害区的完整的液体信号环。在碎片和软骨下骨界面之间的肉芽组织也可以产生高信号带，这种情况不应认为是关节软骨的分离。

静注 Gd-DTPA 可以评估距骨关节软骨表面的完整性和增强后软骨下充血、滑膜组织肥大的异常信号改变。磁共振关节内造影同时加脂肪抑制技术被用来直接评估在距骨关节软骨面液体的增强改变。这种方法对于确定不稳定和游离碎片是有用的。

骨软骨损伤的 MRI 分期：① Ⅰ期，见软骨下骨小梁压缩，并可见到骨髓水肿。② ⅡA 期，可见软骨下囊肿（图 5-6-4）；ⅡB 期，见不完全碎片分离。③ Ⅲ期，在未分离及无移位的碎片周围见液体围绕（图 5-6-5）。④ Ⅳ期，可见碎片移位。

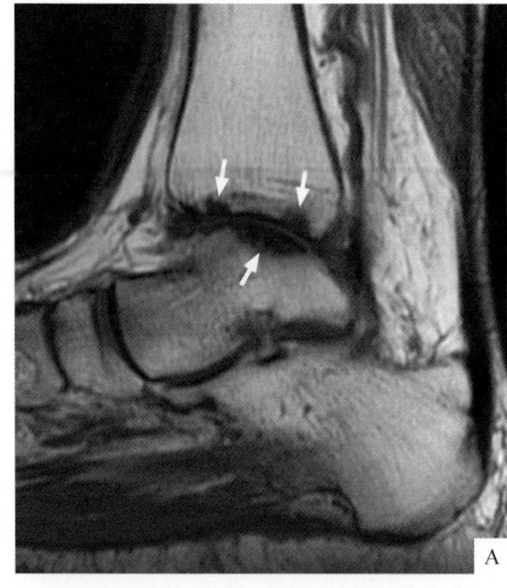

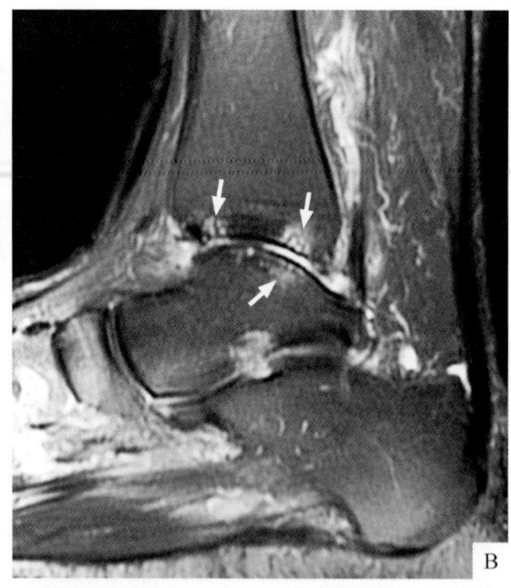

图 5-6-4 胫骨远端及距骨穹窿软骨损伤ⅡA 期。A. 矢状面 T1 加权像：胫骨远端及距骨穹窿软骨面见局部缺损变薄，软骨下骨斑片状骨髓水肿伴局部小囊变，呈低信号(箭)。B. 矢状面 STIR 像：病灶呈高信号(箭)。

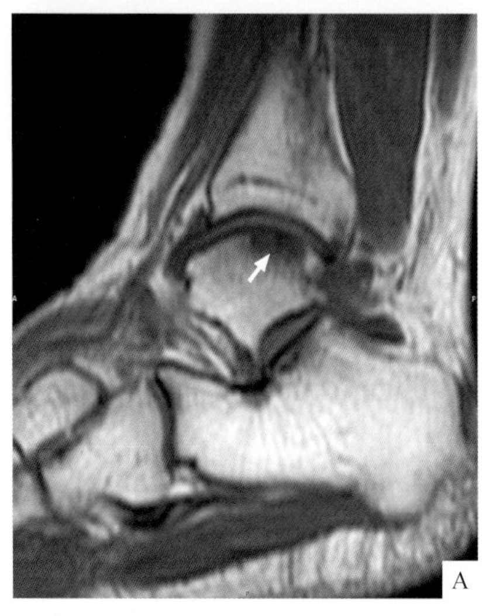

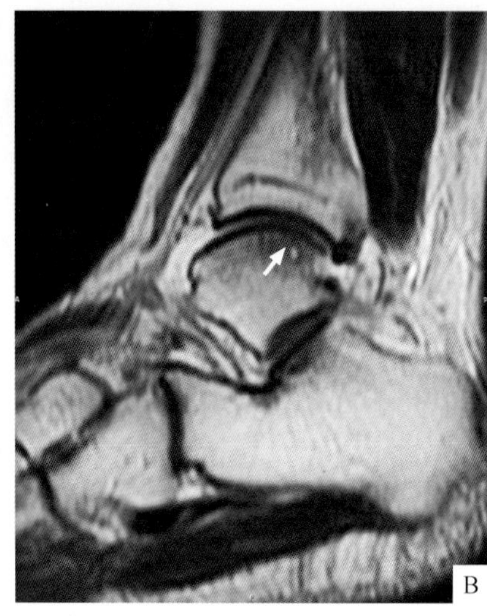

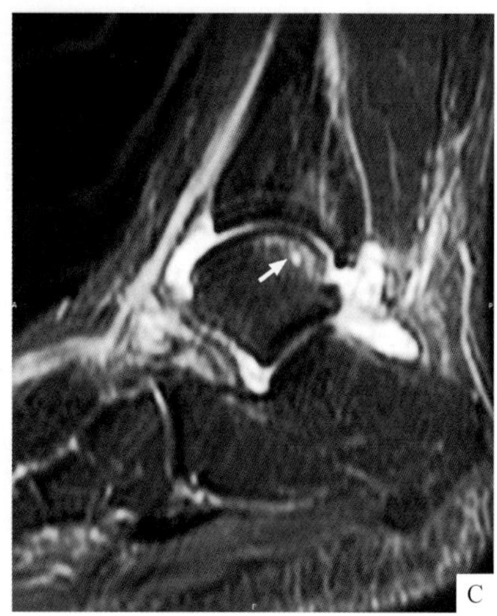

图 5-6-5 距骨穹窿软骨损伤Ⅲ期。A. 矢状面 T1 加权像：可见距骨穹窿后侧软骨面中断伴周围液体积聚，并见局部软骨下骨小囊变，呈低信号(箭)。B、C. 矢状面 T2 加权及 STIR 像：见距骨穹窿后侧软骨面中断，软骨下骨小囊变及关节腔积液均呈高信号。

(二) 踝内、外侧韧带损伤　踝损伤为青年人的常见病，多数发生在外侧韧带，表现为踝关节肿胀、疼痛及活动受限。如果诊断、治疗不及时，可造成习惯性的崴脚。

外侧副韧带损伤

【病因】单纯的踝关节韧带损伤，常发生在外侧韧带。因为外踝比内踝长，踝部内侧韧带较坚韧，在一定程度上起到防止踝关节外翻移位的作用。

踝关节外侧韧带损伤多因踝关节过度内翻所致，严重时可并发踝部骨折、脱位。踝部内翻损伤是踝关节外侧韧带损伤的直接原因，是使距骨发生内收、内旋或跖屈的暴力所致。本病多发生在青壮年，由于走凹凸不平的地面、下台阶、下楼梯或跳跃等不慎使足内翻而损伤。

陈旧性的踝关节外侧副韧带断裂可引起习惯性的崴脚，多数为急性期损伤后就诊时仅按软组织扭伤治疗，致使断裂的韧带未能愈合，此后又缺乏明确的诊断，早期得不到正确的治疗。

【分级】由于受力大小的不同而造成的踝关节韧带损伤可分为扭伤或韧带断裂，一般依软组织肿胀和压痛的程度不同分为：Ⅰ度(轻度)损伤，前距腓韧带损伤。Ⅱ度(中度)损伤，前距腓韧带和跟腓韧带损伤。Ⅲ度(重度)损伤，距腓前、后韧带和跟腓韧带均损伤。

【X线检查】踝关节内翻应力位摄正位片，距骨倾斜角正常在 5°～23°。若伤侧角度比健侧大 1～1.2 倍，且无距骨内角移位，则可诊断为距腓前韧带断裂；若伤侧角度比健侧大 2.2～3.2 倍，并有不同程度的距骨内角移位，则可诊断为距腓前、后韧带断裂；若伤侧角度比健侧大 5 倍，并有距骨内角离开踝穴显著外移者，则可诊断为距腓前、后韧带和跟腓韧带断裂。单独跟腓韧带断裂较少见，多数合并腓骨尖部撕脱骨折。

【踝关节造影】如对比剂从关节内侧漏到皮下，说明距腓前韧带撕裂。也可采用应力位肌腱造影，阳性说明跟腓韧带断裂。因跟腓韧带位于腓骨肌腱深面，当该韧带断裂时，常伴有腓骨肌腱鞘撕裂，使对比剂漏出，关节内无对比剂者为阴性。

【MRI 表现】MRI 可直接显示踝部的韧带，这相对于常规 X 线或 CT 检查来说具有巨大的优势。通常情况下，临床对韧带的评价较困难，因为同时还伴有软组织肿胀和关节渗液。MRI 在评价胫骨平台和距骨穹窿方面特别有价值，距骨上穹窿处的关节损伤可能由于距腓前韧带损伤并发踝关节脱位引起。

距腓前韧带的正常解剖和病理改变在横断面或斜向 T2 加权、脂肪抑制 T2 加权和磁共振关节造影时显示较佳；横断面三维成像薄层扫描无须足背屈（用于显示胫腓韧带和距腓韧带）和足跖屈（用于显示横断面的跟腓韧带）。在外侧副韧带远端水平，距腓前韧带是一个显著的低信号带，2～3 mm 宽，位于内前方，延伸至距骨附着点。与距舟关节垂直的斜向横断面成像可用于显示距腓前韧带，且更平行于所切平面。急性撕裂伤可伴有部分韧带撕裂、韧带松弛或完全韧带缺如。T2WI 及脂肪抑制图像能明确地显示高信号的液体或出血的部位，距腓前韧带的撕裂常伴有关节囊的撕裂和关节液流入前外侧软组织内。损伤的扭伤机制可通过观察急性期距腓前韧带撕裂时内侧距骨的连续性来确定。距腓前韧带撕脱可伴有软组织嵌入距骨和腓骨的损伤很少报道。慢性和愈合的韧带撕裂显示韧带普遍增厚。磁共振关节造影在诊断距腓前韧带损伤中比磁共振平扫或应力摄片造影更为正确和敏感（图 5－6－6，图 5－6－7）。

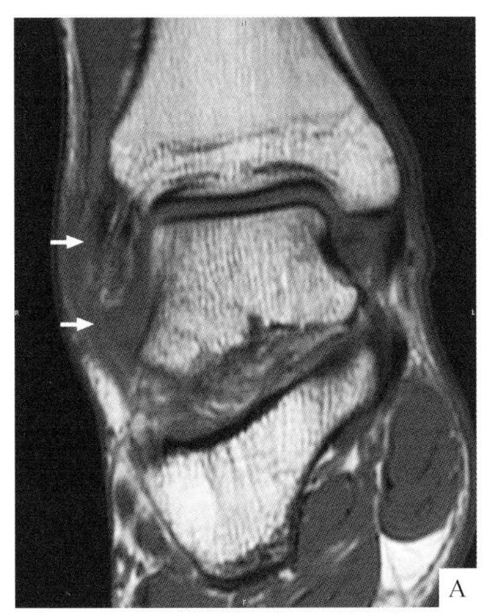
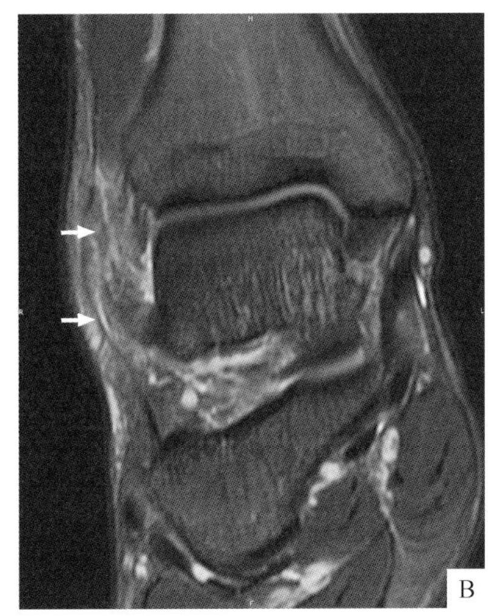
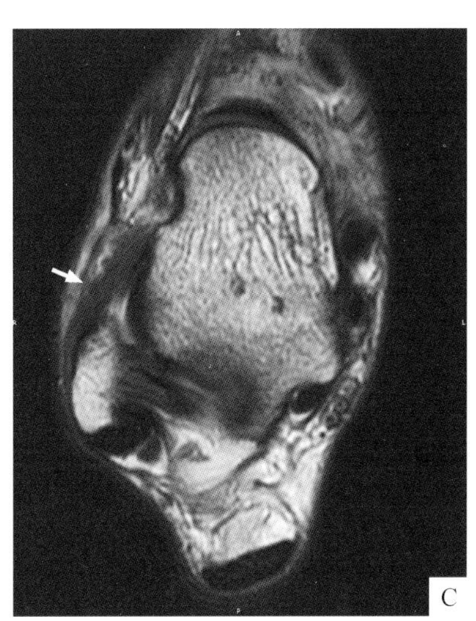

图 5－6－6 右踝外侧副韧带-距腓前韧带不全撕裂。A. 冠状面 T1 加权像：右踝外侧副韧带-距腓前韧带形态肿胀、结构模糊，信号不均匀升高。B. 冠状面 STIR 像：右踝外侧副韧带-距腓前韧带及其周围软组织信号增高。C. 横断面 T2 加权像：距腓前韧带形态肿胀，边缘毛糙伴信号略增高。

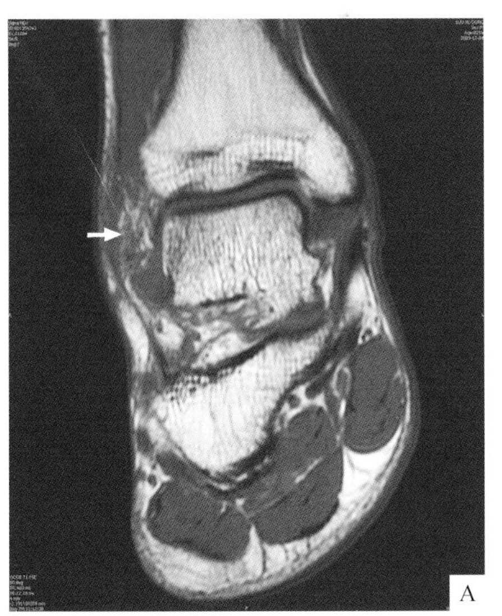
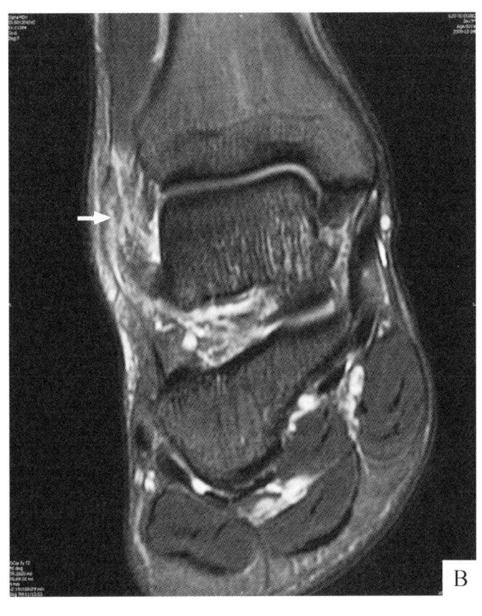

图 5－6－7 右踝外侧副韧带-距腓前韧带不全撕裂伴出血。A. 冠状面 T1 加权像：右踝外侧副韧带-距腓前韧带形态肿胀、结构不清伴信号不均匀增高，其内呈斑片高信号出血灶。B. 冠状面 STIR 像：韧带及周围软组织肿胀呈高信号。

跟腓韧带撕裂合并距腓前韧带损伤，在外踝的远端或通过该平面的冠状面或横断面的成像显示最佳。后斜向(前上后下)横断面成像或跖屈横断面成像也能显示跟腓韧带。横断面显示跟腓韧带在腓侧肌腱和跟骨外侧面之间(前内至腓侧肌腱)。正常的跟腓韧带厚 2～3 mm，表现为带或索状的低信号。MRI 基本能诊断跟腓韧带撕裂伴局部肿胀、腓侧支持带增厚、腱鞘炎和肌腱半脱位。磁共振关节造影在观察距腓前韧带和跟腓韧带撕裂时非常敏感，分别达 100%和 90%。跟腓韧带的撕裂可导致踝关节和腓侧肌腱鞘相通。

内侧副韧带损伤 踝关节内侧韧带比较坚韧，一般不易引起损伤。外翻损伤时，可引起胫腓下韧带撕裂。直接的外力打击，除韧带损伤外，多合并踝关节骨折和脱位。损伤后在内踝前下方肿胀，压痛明显。若将足部做外翻动作时，则内踝前下方发生剧痛。常规 X 线检查，胫腓下韧带断裂，可提示内侧踝间距增宽。

【MRI 表现】内侧韧带的浅表部和深部可在横断面图像上较好显示。在这些图像中，内侧韧带的损伤常表现为炎症或肿胀，而没有韧带撕裂。冠状面成像常能明确是否合并内侧韧带撕脱，并与胫距韧带和胫跟韧带区分开来。

正常的胫距韧带表现为分散的纤维索中间填充脂肪组织，在 T1WI 上不能将这一表现误认为是韧带撕裂。大多数内侧韧带的损伤为韧带的扭伤，在 T2WI 或 STIR 像上呈不定型的高信号。单独的内侧韧带损伤较少见，多数内侧韧带损伤伴有外侧韧带病变，腓骨骨折和(或)韧带联合损伤。踝关节的运动和应力位摄片对显示韧带撕裂、变薄、变长有意义(图 5-6-8)。

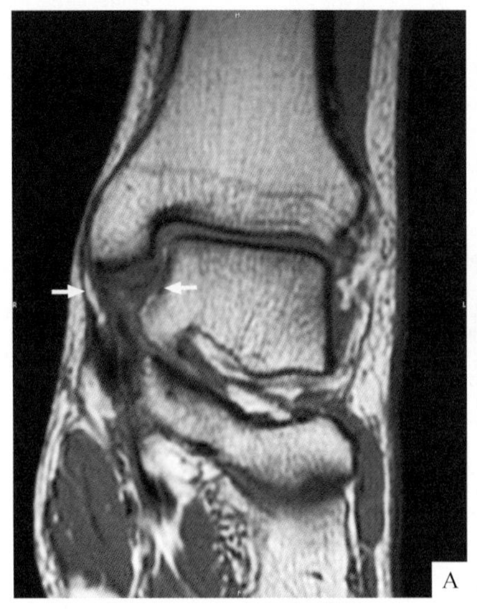

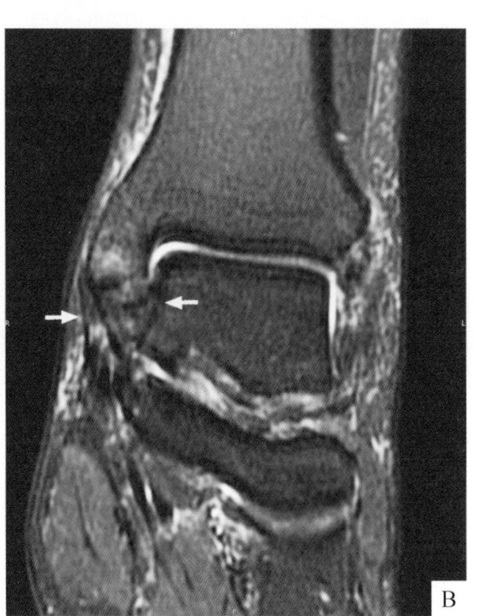

图 5-6-8 左侧内踝骨挫伤伴胫距后韧带不全撕裂。A. 冠状面 T1 加权像：韧带形态肿胀、结构模糊伴信号略增高。B. 冠状面 STIR 像：内踝骨挫伤呈高信号，韧带呈信号不均匀升高。

(三) 跟腱损伤

完全撕裂 跟腱是由小腿后群浅层腓肠肌和比目鱼肌的肌腱组成。跟腱是人体最强的肌腱。它的主要功能是在站立时固定踝关节，防止身体前倾。同时对负重、奔跑、跳跃等活动均起一定的作用。因此，当跟腱损伤时，下肢活动及其功能均受到明显的影响。

【病因】直接暴力大多是利器损伤。间接暴力损伤多发生在中年人，由于猛力牵拉如球类运动、短跑比赛、搬运重物等动作，负重用力过猛，跟腱受到过度牵拉，引起跟腱纤维的部分撕裂或完全撕裂。少数患者有腱周炎和慢性损伤史，因而可发生在突然收缩跟腱的暴力时。跟腱断裂部位常发生在跟腱附着点上 3～4 cm，此为跟腱最狭窄处，其次为肌腱交界处和跟骨附着处，少数还有靠近肌肉处的断裂。

【临床表现】跖屈力显著减弱，Thompson 腓肠肌抓捏试验阳性，Brien 针刺试验阳性。

【MRI 表现】跟腱可在矢状面、横断面和薄层冠状面上显示。常规扫描，视野约 14～16 cm，层厚 3～4 mm。T1 加权扫描多用于通过跟腱的矢状面。矢状面脂肪抑制 T2 加权或 STIR 序列用来显示肌腱内和肌腱周围软组织的出血和水肿；横断面脂肪抑制 T2 加权和 STIR 序列用来显示积液、出血或跟腱的炎症变化，评价其他肌腱和踝关节支持带的完整性；薄层(3 mm)冠状面成像可显示跟腱的宽度和跟腱纤维的断裂情况。

正常的跟腱在 T1WI、T2WI 上均呈低信号。横断面显示跟腱的前部较平，后部较后凸。在打石膏前后都可用 MRI 来评价跟腱的损伤。跟腱完全断裂时，在断裂面处可见高信号的脂肪影，使其连续性中断，跟腱的磨碎或扭曲通常说明近段肌腱的回抽(图 5-6-9，图 5-6-10)。肌腱周围的出血也可在横断面或矢状面上显示，亚急性出血在 T1WI 上呈高信号。水肿或炎症在 T2WI 或 STIR 像上呈高信号。

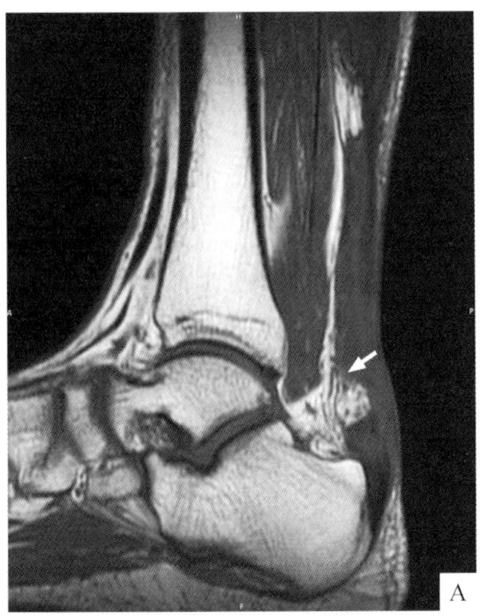
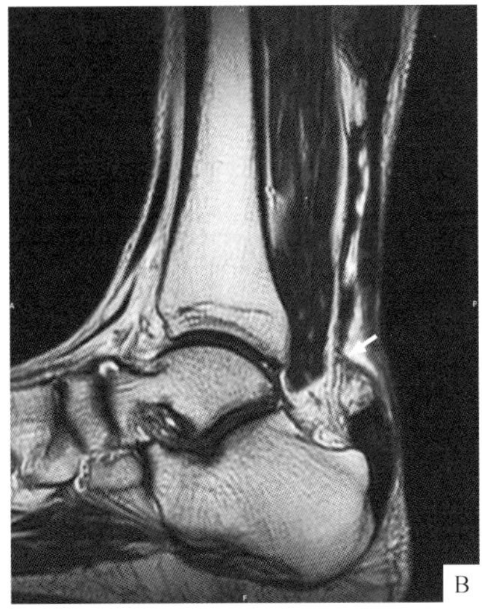
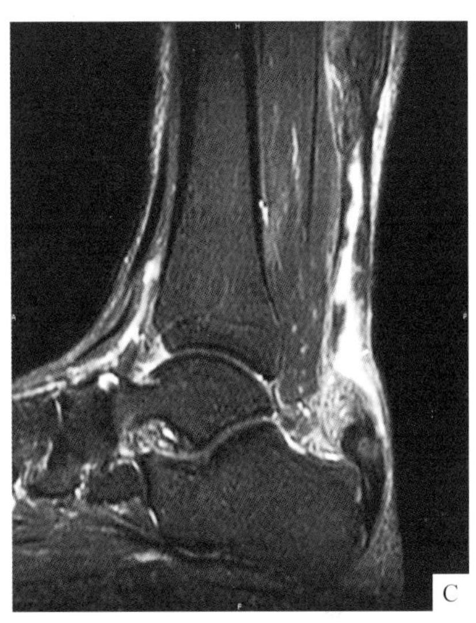

图 5-6-9 右跟腱完全撕裂伴局部积液。A. 矢状面 T1 加权像：右跟腱跟骨附着点上 2 cm 处完全中断，近端回缩扭曲，局部积液呈低信号。B、C. 矢状面 T2 加权及 STIR 像：跟腱连续性中断，断端回缩变形，局部软组织水肿与积液呈高信号。

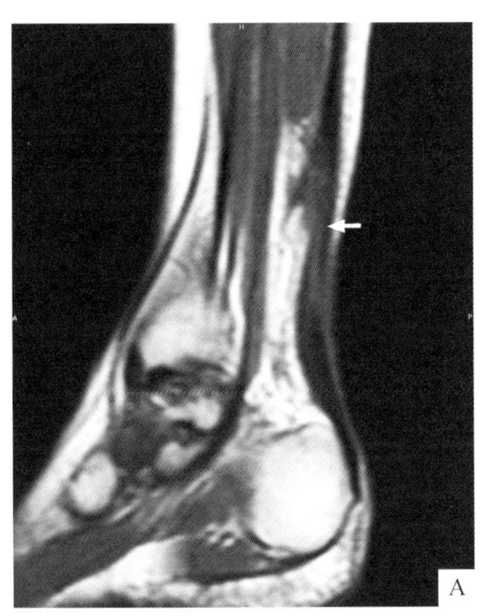
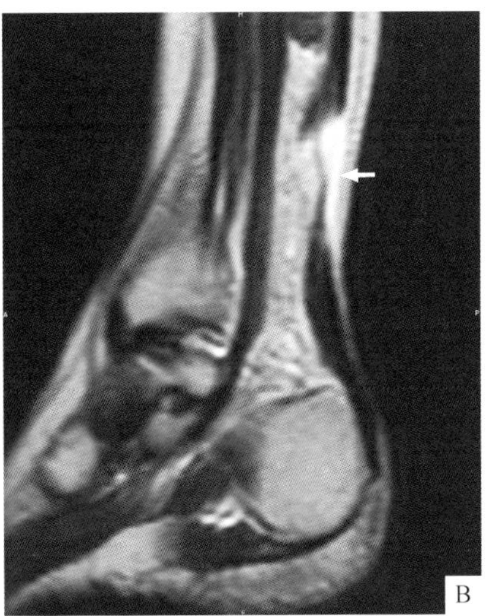
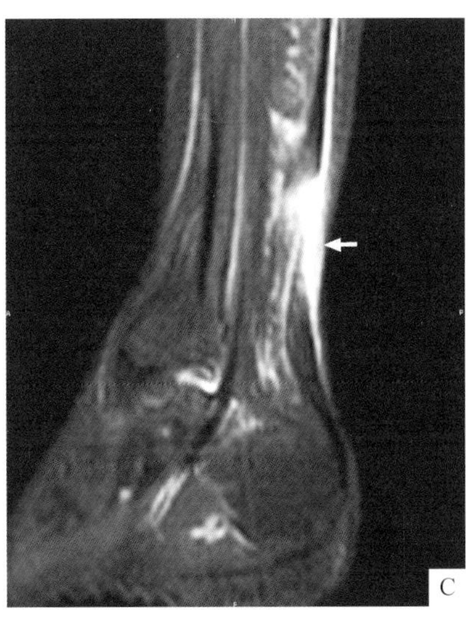

图 5-6-10 跟腱完全撕裂。A. 矢状面 T1 加权像和 B. 矢状面 T2 加权像：左跟腱跟骨附着点上 5 cm 处连续性完全中断，近端跟腱回抽增粗，中断处为脂肪及挫伤的软组织充填，而跟腱内均为低信号(箭)。C. 矢状面 STIR 像：中断处及跟前脂肪垫内见高信号影，为软组织挫伤改变(箭)。

部分撕裂 部分跟腱的撕裂可在 MRI 矢状面和横断面上显示，表现为线状或局灶的高信号和局灶的纤维增厚疼痛(图 5-6-11)。非感染性的肌腱炎可表现为肌腱联合处的增厚。不完全撕裂至少在一个矢状面上显示肌腱的连续性；慢性肌腱炎中出现的纵行裂隙多是在急性肌腱损伤后出现，正在 T2WI 中表现为低到中等信号。而急性肌腱损伤在 T2WI 上为高信号。

跟腱炎和跟腱滑囊炎

【*病因*】该病起因多为急性损伤，如跑跳或由高处跳下，足前部先着地，小腿三头肌骤然收缩，使跟腱及周围组织突然牵拉产生损伤，使部分纤维断裂，结缔组织发生炎症、变性；也有因长期行走等小腿三头肌劳损过度，使局部发生慢性炎症

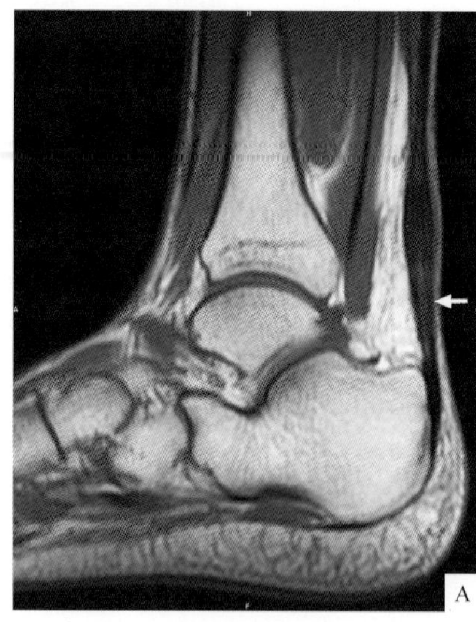
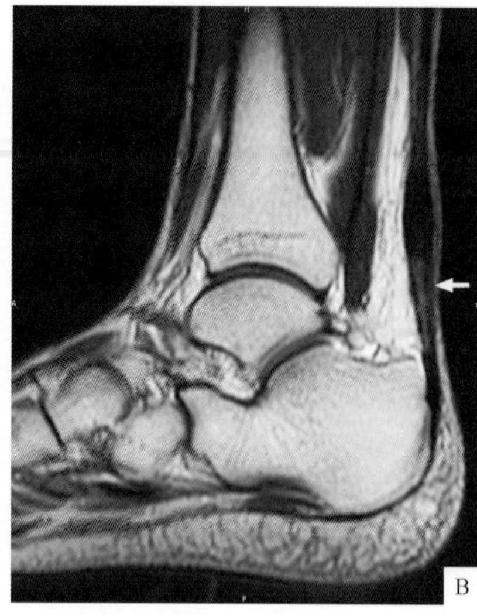
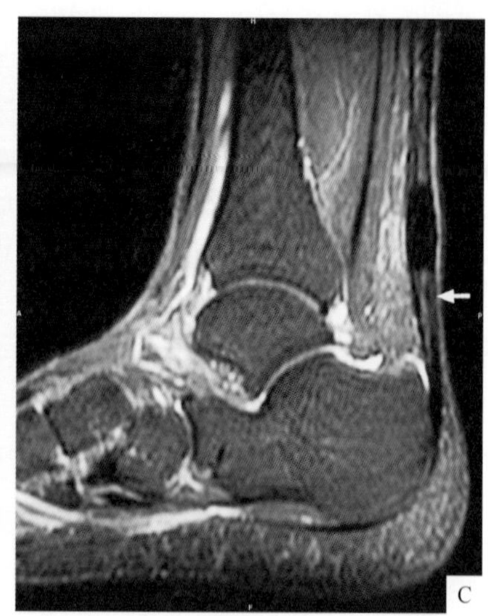

图 5-6-11 跟腱部分撕裂。A. 矢状面 T1 加权像：左跟腱跟骨附着点上 8 cm 处跟腱不规则增粗呈中等信号。B、C. 矢状面 T2 加权和 STIR 像：跟腱不规则增粗呈中等信号，内见条状高信号。

或跟腱退行性变、增生、钙化，刺激周围滑囊而致炎症。

【临床表现】本病发生于爱好跑跳运动的患者，其跟腱及其周围肿胀疼痛，当站立或行走时，患者只能前角掌着地，足跟不能着地。跟腱两侧膨隆，局部皮肤颜色正常或潮红，皮温多增高，触之有波动感，压痛明显。慢性炎症时，跟腱两侧可触及痉挛僵硬的肿块，患者跛行步态，踝背伸时疼痛加剧。

【MRI 表现】跟腱局部或弥漫的增厚，在 T2WI 或 STIR 像上呈弥漫的或线状的低到中等信号。肌腱退变处，在 T2WI 上表现为相对高的信号。炎症变化可与黏蛋白沉着或黏液样退变共存，它们在 T2WI 上呈中等信号或高信号。增生的肌腱前面突出及跟腱内的近段积液也可在矢状面上被显示(图 5-6-12)。在 T2WI 或 STIR 像上鉴别慢性跟腱炎和不明显的跟腱撕裂较为困难。慢性跟腱炎表现为跟腱的增粗及轮廓异常，这是慢性跟腱炎局灶或弥漫的跟周粘连所致。治愈的跟腱撕裂表现为不增加信号强度的跟腱增厚。如果制动治疗不成功，应进行剥离术和切除跟腱周围的胶原增厚部分。类固醇的使用可以使肌腱强度减弱而断裂。痛风石的沉积可导致跟腱海绵状改变、肌腱增厚和软组织肿块，软组织肿块在 T2WI 和 STIR 像上呈不均匀的高信号。

（四）跖管综合征　跖管综合征是指胫神经在胫骨内踝后下方的跖管内被压的综合征和体征。可通过手法治疗或手术治疗使症状好转。内踝后下方的骨纤维管称为跖管，由后上向前下方走行。

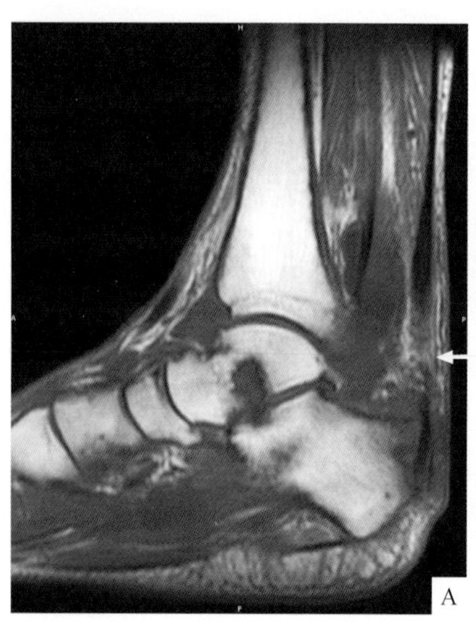
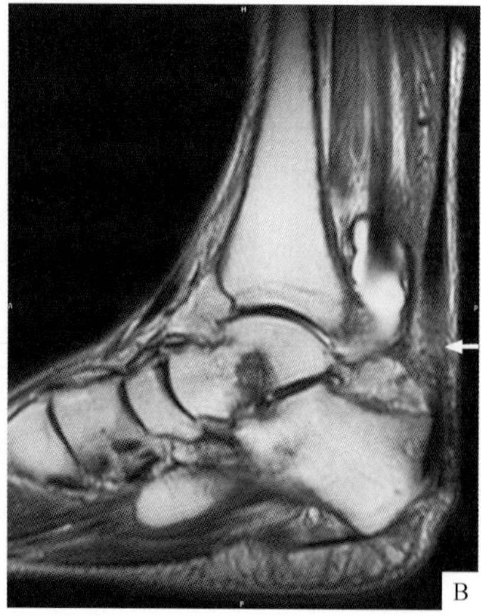
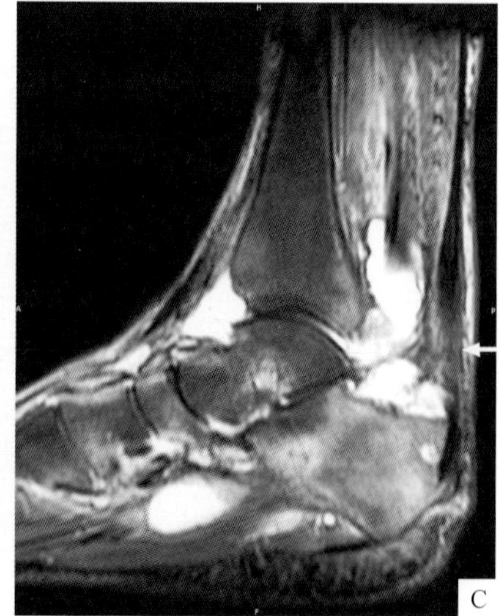

图 5-6-12 右踝滑膜炎侵犯骨质伴多发腱鞘积液、跟腱慢性炎症。A. 矢状面 T1 加权像：右踝关节周围结构模糊呈低信号，跟腱增粗呈高低混合信号。B、C. 矢状面 T2 加权及 STIR 像：右踝关节腔积液呈高信号，跟腱增粗呈高低混合信号。

跖管由屈肌支持带和距骨、跟骨的内侧面形成。前者也称内侧环状韧带，附着于内踝和跟骨。因此跖管也是一个坚韧的韧带-骨隧道。屈肌支持带的深面有几条纤维隔帘在跟骨骨膜上。跖管内的血管神经束就附着在纤维隔上，它的活动度不大，因此容易在此产生神经、血管压迫征象。

【临床表现】多发生于青壮年体力劳动者，常有内踝扭伤史。主要有胫后神经受压症状。初期是劳累后有局部不适感，患者易疲劳，局部疼痛麻木。严重患者胫后神经支配区局部皮肤干燥、发热、脱毛，甚至肌肉萎缩。

【MRI 表现】可见脂肪瘤、静脉曲张、神经节瘤、神经鞘膜瘤、瘢痕、腱鞘炎的异常信号及形态（图 5-6-13，图 5-6-14）。

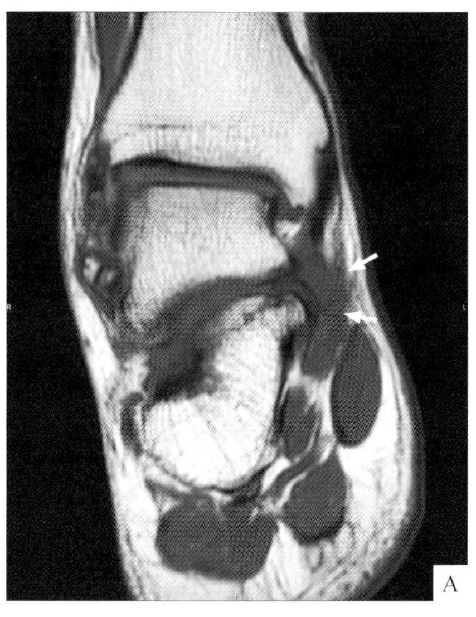

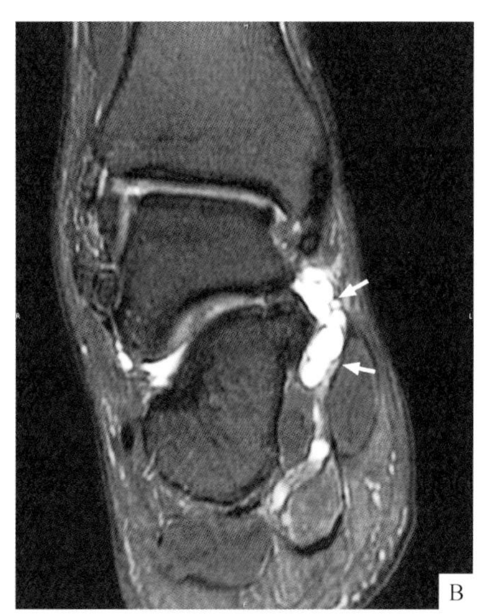

图 5-6-13 右长屈肌腱腱鞘囊肿伴跖管综合征。A. 矢冠状面 T1 加权像：长屈肌腱腱鞘处见多发圆形低信号。B. 冠状面 STIR 像：病灶呈多发圆形高信号。

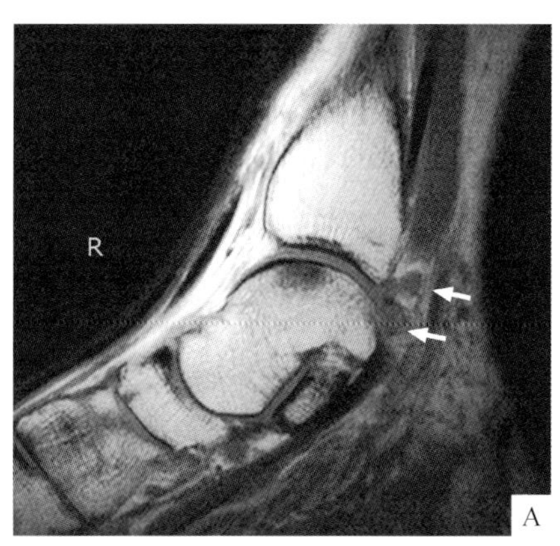

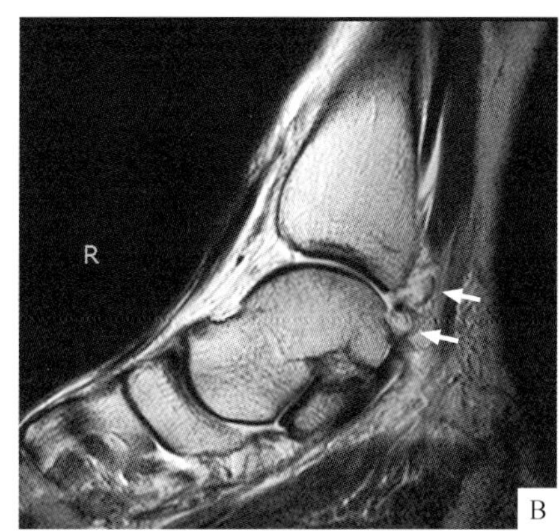

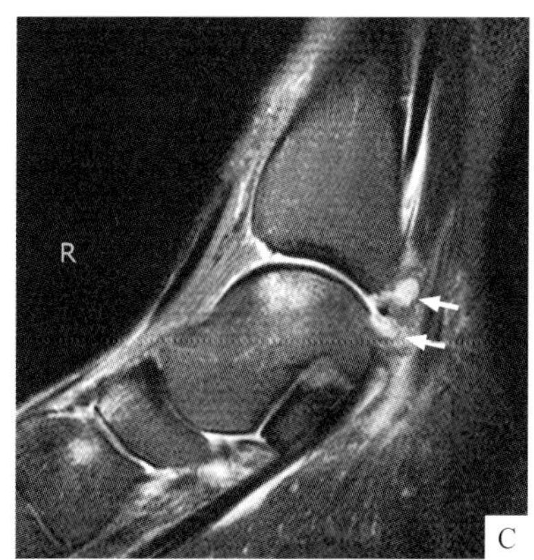

图 5-6-14 跖管综合征。A. 矢状面 T1 加权像：长屈肌腱腱鞘处见两个圆形低信号。B、C. 矢状面 T2 加权及 STIR 像：病灶呈高信号。

（五）跖痛症　跖骨头挤压跖神经所引起的跖部疼痛症，又可称为跖骨痛，多发生在第二、三或第三、四趾蹼间，可形成趾神经瘤，使疼痛加重。

【病因】经常穿高跟鞋、紧鞋使足前部负重增大，或常在坚硬的地面行舟，或持续站立工作，或是本身性结构异常（如第一跖骨短小内收，足横弓扁平等），都可以产生长期反复机械性压迫摩擦作用，致使足内侧肌劳损萎缩，韧带松弛，足横弓塌陷，使第二、三趾下垂，挤压第二、三趾或第二、三趾足底神经，引起疼痛。

【临床表现】多见于中老年体弱的妇女或慢性消耗性疾病之后的患者。足底相当于第二、三、四跖骨头跖面痛和感觉异常，走路及站立时出现，路面不平时加剧，尤以穿不合适鞋时为甚。合并神经痛时，疼痛可放射到趾，相应的感觉减退。足弓变浅，前足变宽，第二、三、四跖骨头跖侧常伴胼胝，局部压痛。

【MRI 表现】组织学发现，跖痛症是由于神经压迫产生的嗜伊红组织沉积和神经组织退行性变而引起的。通常不能扪及肿块，MRI 冠状面或矢状面 T1 加权、T2 加权扫描可较好地显示这些病变。前足成像可用小视野(8～10 cm)以提高肌肉、肌腱的神经、血管的分辨率。在 T1WI 和 T2WI 上可见一个低到中等信号的肿块从病变的跖骨头突起。神经外膜和神经束膜在 SE 序列图像上信号强度较高，故较典型的神经瘤和神经纤维瘤在 T2WI 上呈明亮的高信号(图 5－6－15)。脂肪抑制增强扫描是最敏感的方法，可使神经瘤与周围组织产生较强的对比，这种方法是在传统 T2 加权扫描不能显示损伤或显示不清时加以应用，它可显示出较高信号的病灶。

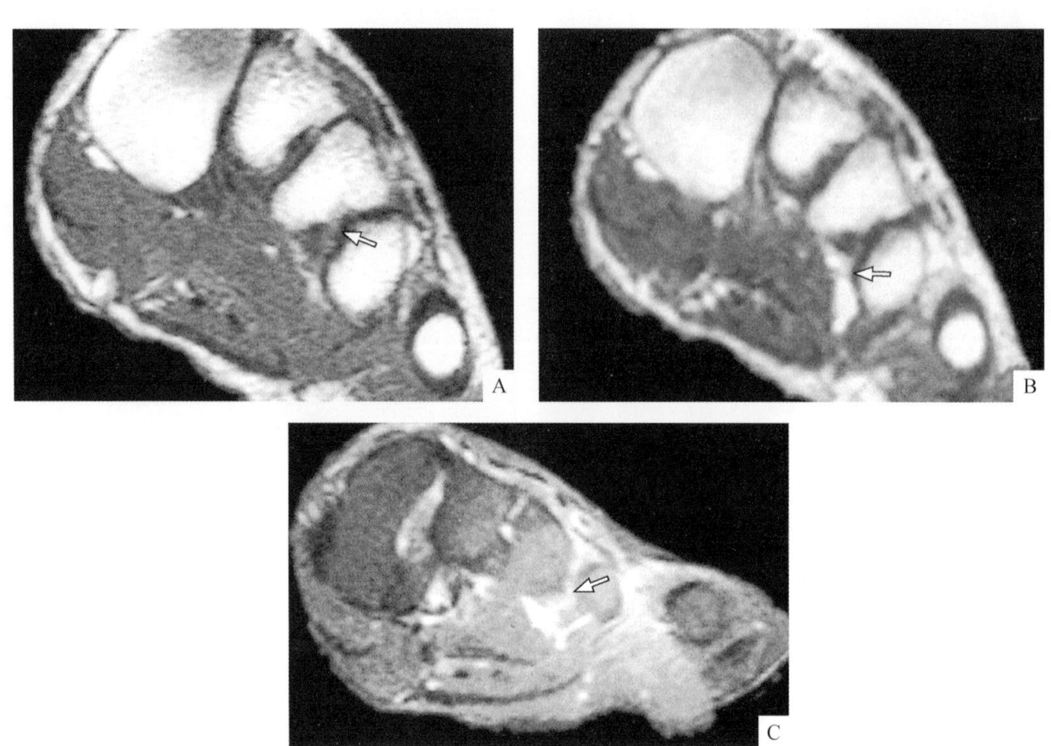

图 5－6－15 Mortons 神经瘤。A. 冠状面 T1 加权像。B. 冠状面 T2 加权像：第三、四跖骨近基底部前下软组织内有一类圆形异常信号灶，在 T1 加权像上呈低信号(箭)，在 T2 加权像上呈明显的高信号(箭)。C. 冠状面脂肪抑制 T2 加权像：该病灶显示最清晰，呈明显的高信号(箭)。

(六) 跗骨窦综合征　跗骨窦由距骨沟和跟骨沟组成。距骨沟位于距骨跖面的中、后跟骨关节面之间，由内后斜向前外侧。跟骨沟位于跟骨上面的前内放。跗骨窦口位于外踝的前下方，窦内含有距跟骨间韧带、脂肪垫和距跟关节滑膜，并有一滑囊(跗骨窦滑囊)，位于距跟骨间韧带与距跟前韧带之间。距跟骨间韧带起于距骨沟，止于跟骨沟，连接于距骨颈下外侧和跟骨上面之间，在足内翻时紧张，可防止足过度内翻。跗骨窦综合征被认为是距下关节的轻度不稳定所致，其病理改变包括窦内软组织瘢痕和退行性变。

【临床表现】踝部内翻扭伤后，继发跗骨窦处疼痛及压痛，常有小腿感觉异常，如小腿发凉、发热、沉困、乏力等。偶尔有明显跛行。疼痛向足趾放射，小腿不自主地抖动。跗骨窦封闭可使疼痛缓解。

【MRI 表现】常规 X 线检查应力位摄片呈阴性结果。跗骨窦综合征在距下关节造影时显示骨间韧带和距骨颈韧带处的正常距下关节隐窝的消失，与骨间韧带的对比减小。但这些表现在跗骨窦 MRI 检查时无意义。在 MRI 图像上，距下关节的前间隙消失可能为正常表现。Klein、Spreltzer 发现并报道，跗骨窦病变包括跗骨窦和管韧带撕裂，合并外侧副韧带撕裂的异常 MRI 表现。其他跗骨窦综合征的表现包括弥漫的纤维化改变、滑膜炎的弥漫浸润(T1 加权像呈高信号)和多发性滑膜囊积液(T2 加权像上呈高信号)。胫后韧带撕裂也可见于跗骨窦综合征。Klein 和 Sprentzer 还报道，36％跗骨窦异常的患者临床诊断有跗骨窦综合征(图 5－6－16)。

(七) 筋膜间室综合征　急性筋膜间室综合征与骨折、严重的创伤有关。慢性筋膜间室综合征是由肌肉、神经缺血引起的间隔内压升高所致。筋膜间隔缺乏顺应性、肌肉容积增大(由于收缩和细胞内液体增多)和肌肉回缩撕裂，以及静脉、淋巴管等因素都能使间室内压力增高。慢性筋膜间室综

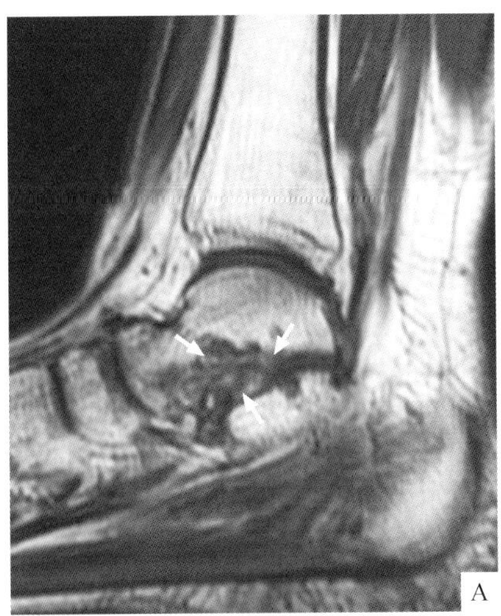
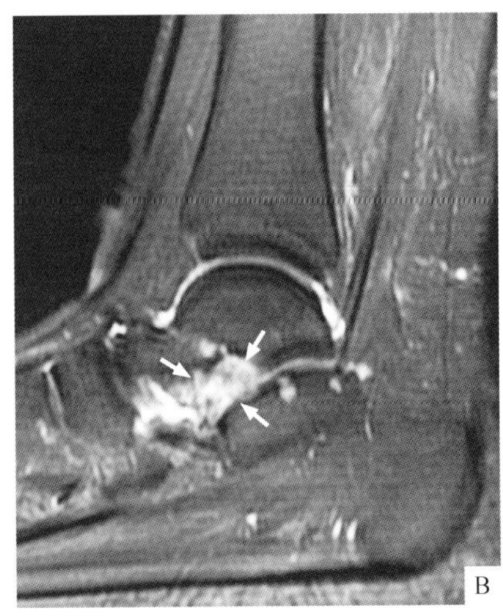
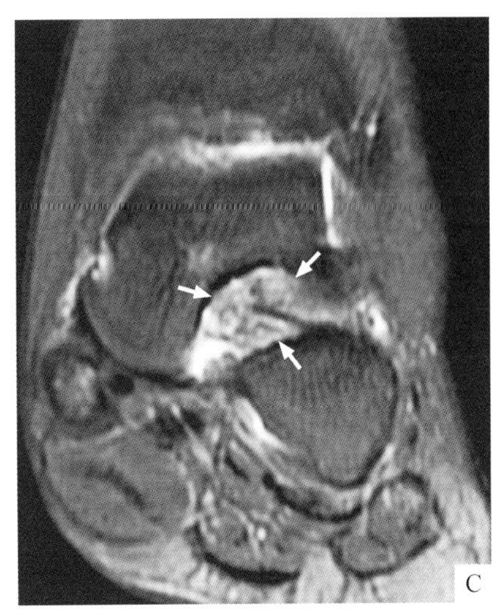

图 5-6-16 跗骨窦水肿。A. 矢状面 T1 加权像：距骨沟与跟骨沟结构紊乱呈低信号。B、C. 矢状面及冠状面 STIR 像：距骨沟与跟骨沟结构紊乱呈高信号。

合征常见于训练过程中有疼痛或缺乏神经体征的长跑者，双侧和不对称的累及常见。前方和后方深部的筋膜室综合征较突出也会引起腿痛。运动后肌肉从筋膜缺损处突出即可做出明确诊断，若 Wick 导管检测显示运动前间隔压大于或等于 2.0 kPa(15 mmHg)，运动后 1 分钟大于或等于 4.0 kPa(30 mmHg)，5 分钟后大于或等于 2.7 kPa (20 mmHg)也可提示诊断。MRI 横断面 STIR 序列或 T2 加权扫描对肌间隔早期改变较敏感，其表现为浸润或羽毛状高信号。筋膜附近也可见到肿胀的高信号。

（八）距骨的缺血性坏死（无菌性坏死） 距骨体的缺血性坏死多见于距骨的颈部骨折伴距下关节的撕裂。距骨主要的血供来自跗骨管动脉及胫后动脉的分支，穿过跗骨管内侧面。跗骨管动脉、足背动脉及腓动脉的分支存在吻合，这些动脉经跗骨管的外侧面在跗骨窦底部形成一个丰富的血管网，供应距骨体。40%～50%的距骨损伤伴距下移位病例有距骨无菌性坏死。在复位过程中，手术保护跗骨管近端小的跗骨管动脉三角分支可减少无菌性坏死的发生率。

【MRI 表现】距骨无创伤性无菌性坏死的 MRI 表现类似于股骨头的无菌性坏死，在疾病早期可在距骨穹窿上方见到坏死病灶，在 T1WI 上呈局灶性小低信号灶，但它通常被整个距骨的弥漫性骨髓水肿低信号所掩盖。充血或骨髓水肿在 T1WI 上表现为低信号，在脂肪抑制 T2WI 或 STIR 像上表现为高信号(图 5-6-17)。必须注意的是，勿将其与感

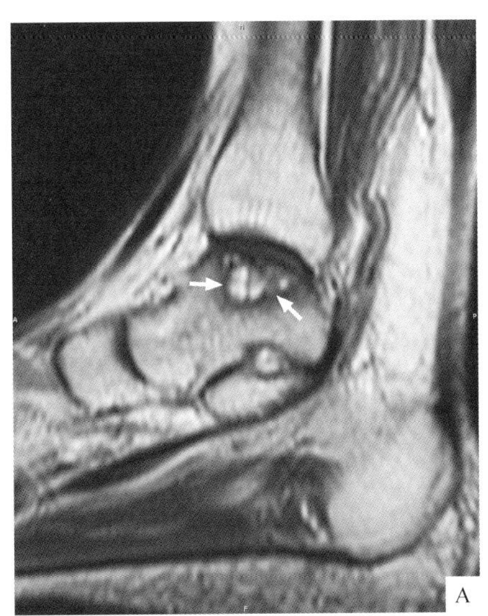
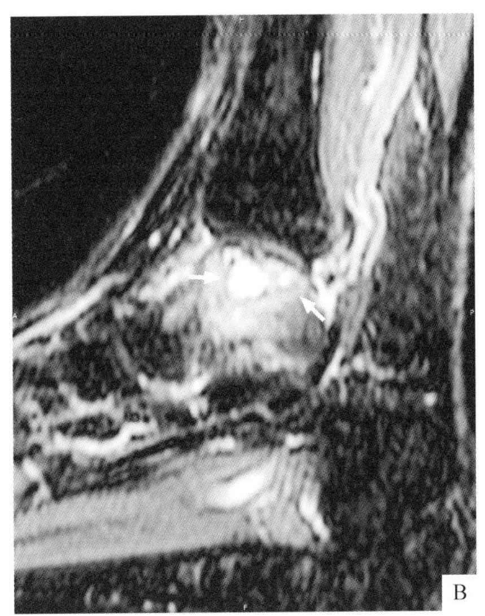

图 5-6-17 距骨无菌坏死。A. 矢状面 T1 加权像：距骨穹窿处见 2 枚小囊状高信号，为病灶内出血所致。B. 矢状面 STIR 像：距骨穹窿处仍见 2 枚小囊状高信号，病灶周围水肿呈高信号。

染、肿瘤或交感反射性的营养障碍所致的骨髓病变混淆。距骨无菌性坏死的骨髓水肿一般在 12 个月内部分缓解，遗留下一个持久的明显的坏死灶。广泛的距骨骨髓肿胀伴有局灶的无菌性坏死。早期无菌性坏死无明显的边界，其水肿信号比其他病变所致的骨髓肿胀的消退略早，后 12 个月内可用 MRI 随访骨髓肿胀消退的情况进行鉴别。承重能力下降常被认为是早期症状之一。

（九）反射性交感神经营养不良　反射性交感神经营养不良使用脂肪抑制 T2 加权、脂肪抑制对比增强和 STIR 序列可提高显示软组织和骨组织异常的敏感度。Sthweitzer 和同事们指出，反射性交感神经营养不良Ⅰ期可表现骨皮质增厚及软组织水肿；反射性交感神经营养不良Ⅱ期，骨皮质增厚或变薄，无软组织水肿；反射性交感神经营养不良Ⅲ期，肌肉萎缩。我们可用 STIR 序列和脂肪抑制 T2 加权扫描作为主要手段来明确有否关节下破坏或更典型的弥漫点状高信号的软骨下水肿，相应的 CT 变化为骨质疏松和局部透明区。T1 加权和传统的 T2 加权技术对反射性交感神经营养不良的骨髓水肿的显示不敏感。

（十）腱鞘囊肿　腱鞘囊肿从跟腱鞘、胫距关节下或距下关节发出。它们可有也可无分隔，在 T1WI 上表现为均匀的低信号，在 T2WI、T2* WI 和 STIR 像上表现为高信号(图 5－6－18，图 5－6－19)。后距下关节腱鞘囊肿可被误认为关节肿块，并有低信号的含铁血黄素的沉积。这些增生有较明显的血供，在磁共振动态增强成像上有较明显的增强。

（十一）关节炎　MRI 对于诊断骨关节炎、创伤性关节炎、感染性关节炎和血友病关节炎较为成熟。

骨关节炎中包括创伤性关节炎，能在冠状面或矢状面中显示胫距关节和距下关节透明软骨部分变薄。明确骨松质要求用 T2 加权扫描，其与周围

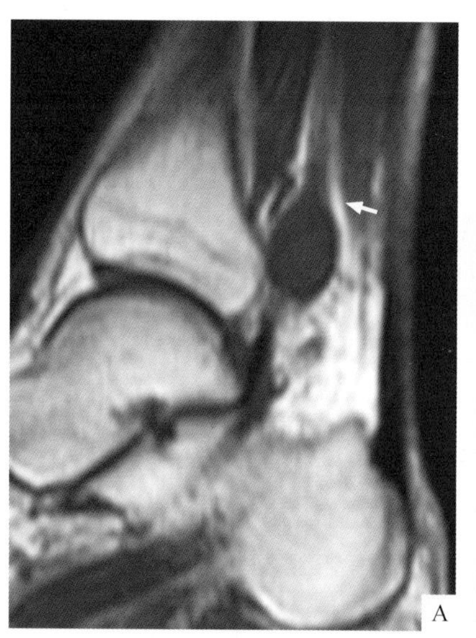

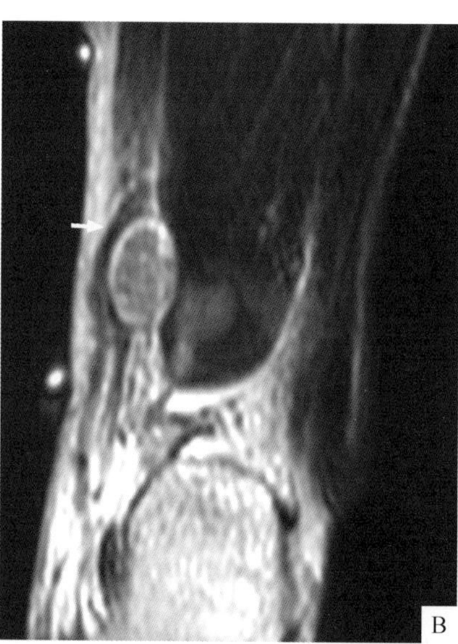

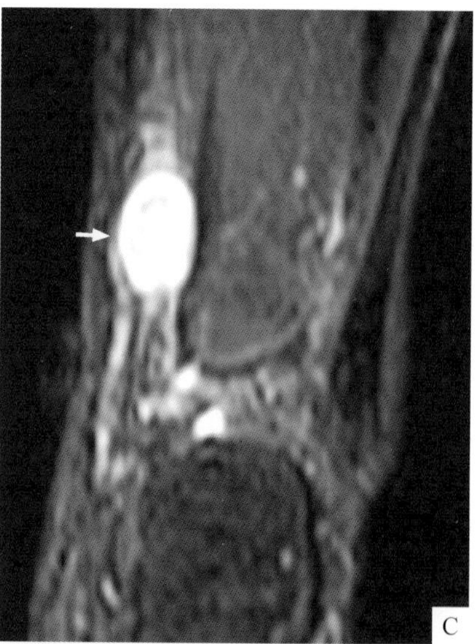

图 5－6－18　腱鞘囊肿。A. 矢状面 T1 加权像：左长屈肌腱鞘处见椭圆形低信号。B、C. 冠状面 T2 加权及 STIR 像：病灶呈高信号。

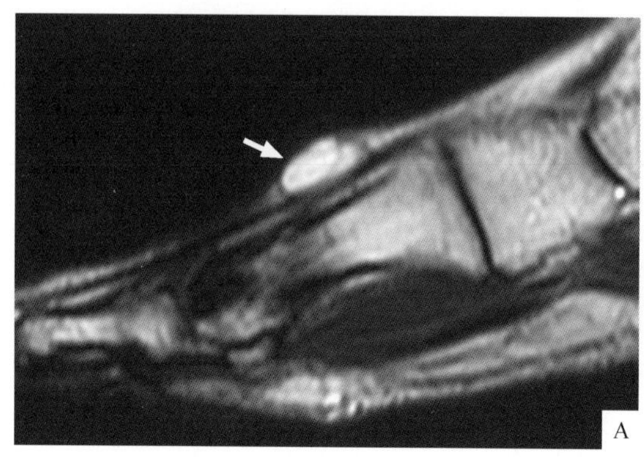

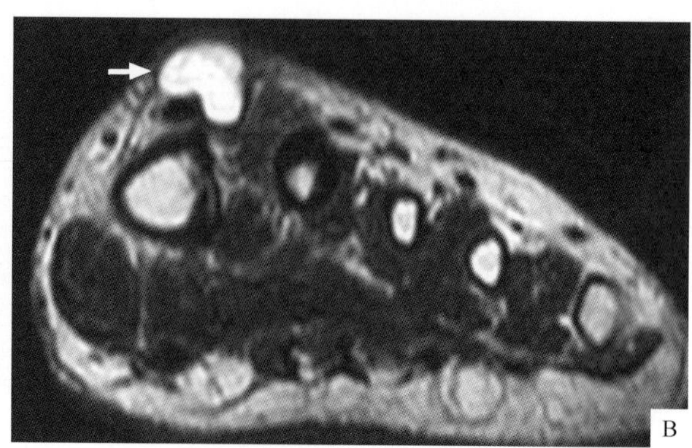

图 5－6－19　足背腱鞘囊肿。A、B. 矢状面及冠状面 T2 加权像：长伸肌腱鞘处见椭圆形高信号影。

滑膜液在T2WI上产生较明显的对比，含骨髓内容物的骨干骨刺显示为明亮的信号，并有一个低信号的骨皮质边缘。骨皮质和软骨下不规则也可与剥脱关节软骨同时显示。跟骨的肌与肌腱附着处的创伤性炎症并伴有附近软骨下骨髓肿胀时在患者的血清检查时可有阳性指标提示。

急、慢性关节渗液在T1WI上呈低信号。软骨下或关节内囊肿产生凝胶样的关节渗液，在T2WI中为高信号。MRI分别在前、中、后平面显像对评价距下关节特别有价值。软骨下和干骺端梗死可与关节腔狭窄、关节炎并存，STIR序列对显示软骨下液体通过关节软骨间流动而产生的对比度比T2加权扫描更敏感。

血友病性关节炎在MRI可由中等信号的滑膜增生和含铁血黄素沉积的信号做出诊断提示。透明软骨在GE序列图像中一旦出现更低信号灶就说明关节软骨存在异常。

（十二）感染　骨髓炎和关节脓毒血肿的早期发现和早期治疗的目的是保护关节的功能。所谓早期发现是指先于软骨的破坏和局部或血性播散前发现。传统的X线检查早期无特异性发现，渗出和软组织平面撕脱是唯一的征象。如广泛累及到骨髓，但没有出现骨皮质破坏的征象时，可能已是最初感染后的10～14天，而MRI能早期发现肌肉、骨骼感染。

感染能引起自由水和结合水的比例改变，能延长T1、T2弛豫时间。因此，感染组织在T1WI上呈低信号，在T2WI上呈高信号。尽管这提高了诊断的敏感性，但与肿瘤T1、T2弛豫时间变化相似，所以异常信号的部位、分布和形态在提高诊断特异性上起了一个重要作用。

早期骨髓炎在T1WI上呈低信号，在T2WI或STIR像上呈高信号。急性和慢性的骨髓炎可发生于跟骨、骰骨、跖骨、胫骨远端和腓骨。急性或亚急性骨髓炎在T2WI上呈弥漫性或斑片状高信号。低信号区边缘表示反应性骨，随着时间的推移，信号强度可逐渐发生变化，这是由于骨皮质侵犯、骨膜反应、软组织肿块和死骨形成等病理变化所致（图5-6-20）。

在胫骨干骺部的金黄色葡萄球菌性骨髓炎，表现为一个星形信号异常区，在MRI中表现酷似疲劳性骨折。髓管内的感染物质在T2WI上呈匐行性的线性高信号。在诊断骨髓炎时，脂肪抑制增强扫描比闪烁扫描更敏感，比未增强扫描更具有特异性。

（十三）糖尿病神经病性足　神经源性关节痛是继发于神经系统病变后的一个渐进性演变过程。通常，糖尿病使关节软骨反复的微小损伤，最终导致关节软骨和骨撕裂，使受累关节退变、脱位、新骨形成。糖尿病神经病性足常累及踝和足，包括跖趾关节和跗关节。临床上应与继发感染等鉴别诊断。如果所有的跗中关节都渐渐受累，原因可能为糖尿病性神经病变所致。糖尿病的软组织变化包括腱膜下水肿、蜂窝织炎、窦道形成、溃疡和腱鞘炎（急、慢性）。足部有中央间隔液，可能合并有通过第三跖骨头至第四跖骨头的感染。内侧或外侧裂可能合并有中央和相应的外侧、内侧间隔液聚集。MRI对下方的踝关节、距下关节、跗中关节和跖趾关节骨髓充血敏感，该部位可在T1WI上显示为弥漫性或斑点状低信号，在T2WI上为高信号，在$T2^{*}$WI和脂肪抑制FSE序列T2WI、STIR像上也是高信号。早期破坏性改变，如关节微骨折和软组织反应，MRI常有显示。跖骨在足的负重轴上的萎缩通常伴有神经性关节病变所致的形态异常。更为局限性或局灶性的软骨下或髓质信号升高，可提示伴有骨髓炎。在糖尿病神经病性足，骨髓信号的改变更靠近关节面。STIR增强可用来显示特异的骨髓高信号。

Yeb和同事们研究了糖尿病患者中的骨髓炎，报道了MRI比^{99m}Tc骨扫描更敏感、更特异。Wang等采用T1加权和STIR序列，发现其敏感性为99%，特异性81%，准确性99%。跖筋膜的疼痛（跟骨下痛综合征）与跖筋膜附着处邻近的微小损伤引起的修复、慢性炎症有关。内侧跟神经和（或）由外侧跖神经分出支配第五趾外展的神经压迫和激惹，也常被认为是疼痛的原因。跟骨骨刺（跖跟肌与肌腱连接处的创伤性炎症）存在于50%的跖筋膜炎患者中。

（十四）骨折

1. 踝部骨折　踝部骨折的Laige-Hesen系统分类是以足的位置和外力方向为基础，分为四种类型：① 旋后-外展损伤。② 旋后-内收损伤。③ 旋前-内收损伤。④ 旋前-外展损伤。

磁共振弥补了传统的X线和CT检查在显示这些损伤方面的缺陷，对骨小梁和软组织韧带损伤有较高的特异性。例如，传统的X线检查以来踝关节渗液的阳性预测值来提示隐匿性骨折（渗液大于13 mm，阳性率82%）。但在MRI上可直接看到。损伤常见的机制是旋后-外展机制，可分为四个阶段：① 前下胫腓韧带撕裂。② 外踝斜旋性骨折。③ 胫骨后缘撕脱性骨折。④ 内侧撕脱性骨折或内

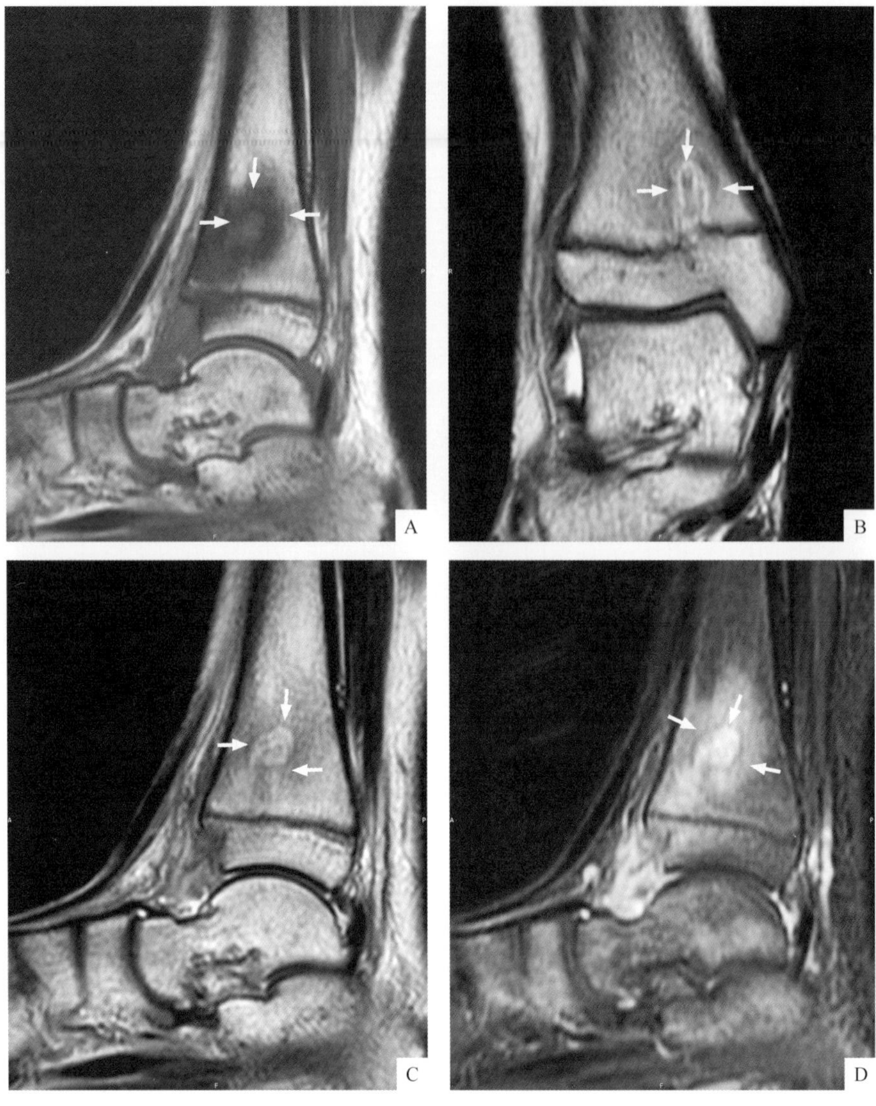

图 5-6-20 右胫骨远段骨脓肿累及右踝。A. 矢状面 T1 加权像：右胫骨远端见边缘模糊的低信号区，其内见圆形中等信号，累及关节。B、C、D. 冠状面及矢状面 T2 加权及 STIR 像：病灶呈高信号区，病灶及关节周围水肿呈高信号区。

侧韧带撕裂。旋前-外展损伤使内踝骨折，损伤沿顺时针渐进性累及，与旋后-外展骨折线相似。在旋前-外展伤时，腓骨骨折常发生在距腓骨远端 2～5 cm内。在旋前-内收外伤时，骨折通常发生在距外踝 8～9 cm 处(距踝关节 2～5 cm 以上)。内收力常导致外侧冠状横行骨折及内侧的垂直性骨折。反之，外展力常导致内侧横行骨折和腓骨远端骨折。

胫骨平台骨折继发于垂直负重的外力作用及胫骨平台上方的压缩性骨折和远端胫骨稳定的联合骨折伴腓骨骨折。胫骨平台骨折延伸到胫距关节，关节面的不平可能导致创伤后关节炎的晚期并发症，MRI 对这些骨折及并发症的显示有巨大的优越性(图 5-6-21)。

Lefort 骨折为远端腓骨孤立性垂直骨折。这些撕脱性骨折伴有下胫腓前韧带的插入。外旋力是损伤的机制，尽管 X 线检查令人满意，但 MRI 可以被用来鉴别下距前韧带撕脱性损伤和距腓前韧带附着处的外踝撕脱性的损伤。

2. *骨骺骨折*　正常的远端胫腓骨骨骺化和干骺端骨骺闭合的图像由 Ching 和 Jarounillo 报道过。这对了解长骨和骨骺损伤非常重要。例如，正常胫骨骨骺未闭合前表现为前内方的波浪形改变，可能被误认为骨骺提前关闭。另外，在 T2WI 中，软骨骨骺比长骨生长部信号更低。在骨骺完全骨化前，T2 加权扫描对鉴别骨骺和长骨关节软骨有意义。骨化中心在 T2WI 上明显呈由相对高信号的软骨包围的低信号区。在 T2WI 或脂肪抑制图像上显示最佳。尤其骨骺接近骨化完全时，远端骨骺骨化和长骨生长未闭合前，骨化由前内侧开始，较腓骨为平。

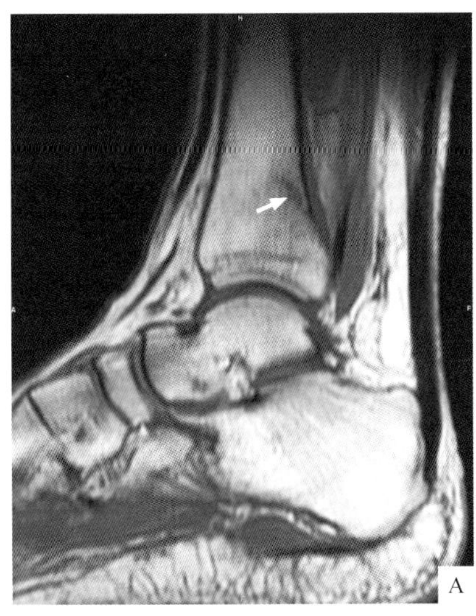
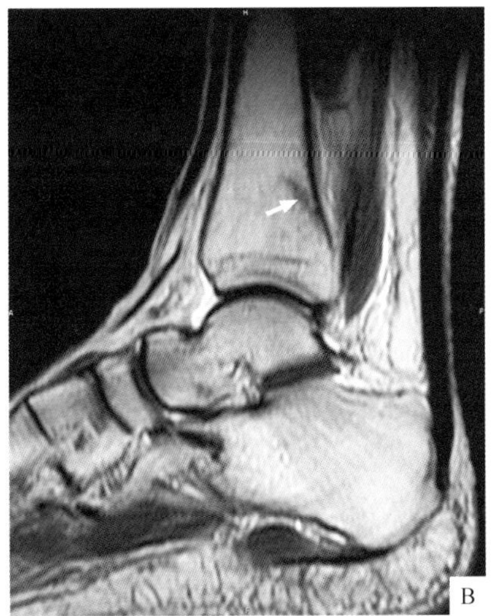
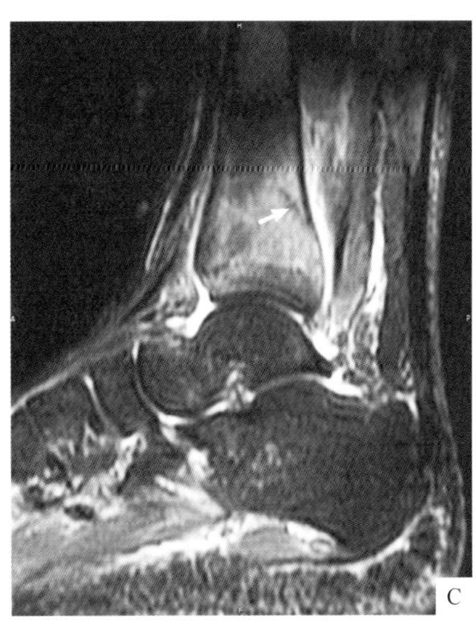

图 5-6-21 胫骨远端隐匿性骨折。A. 矢状面 T1 及 T2 加权像：胫骨远端见模糊低信号线。B. 矢状面 STIR 像：胫骨远端广泛骨髓水肿呈高信号，隐约可见低信号骨折线。

骨骺损伤的特殊模式，SH 分类按生长部(生长平面)损伤分类。最常见的骨骺损伤是：① 外踝 SH1 型骨折，通过生长平面。② SH2 型骨折，通过长骨生长区和干骺端。③ SH3 型胫骨骨骺骨折伴有腓骨青枝骨折，发生于外翻和外旋损伤；SH3 型骨折经长骨生长区延伸到干骺端。④ SH4 型骨折，包括长骨生长区干骺端和骨骺。在四型骨折中，长骨生长区压缩性骨折、内侧骨折常委 SH3 型或 SH4 型，伴有生长障碍。

Tillanx 骨折是由于外旋力撕脱骨骺的前外侧，产生 SH3 型损伤，通常引起踝关节旋转不稳定。

三面骨折为远端胫骨复合性骨折，其特征为冠状面内侧的 SH4 型、冠状面外侧 SH2 型、垂直面外侧 SH2 型损伤。

3. 足部的骨折

(1) 跟骨骨折：跟骨骨折可按骨折延伸范围分为关节内和关节外。关节外骨折不涉及距下关节，包括结节骨折、前突骨折、距下支持带或体部骨折。关节内骨折较常见。Esswris 按原发或斜行骨折相关的继发骨折像分为两类：舌形损伤和压迫损伤。舌形损伤是横行的延伸到结节后方。压迫性骨折是继发骨折，骨折线从跟骨体部直接至距下关节后方，MRI 和 CT 都能显示关节排列、碎片错位和距下关节损伤。关节外骨折不累及距下关节，故预后好。MRI 对跟骨暴力骨折的充血、形态和位置显示敏感，在 STIR 像和脂肪抑制 T2WI 上，这些部位呈高信号，在 T1WI 上可能不显示或呈低信号。

(2) 距骨骨折：踝关节保护距骨避免直接损伤。距骨骨折通常由传导力引起。距骨骨折可影响其颈部、体部、头部后侧及外侧部分。距骨外侧骨折近来被认为是滑板合并症，MRI 可评价邻近骨髓的信号和显示有无错位形态，还可以用来明确距骨隐性骨折。MRI 除了显示常见部位的距骨暴力骨折(距骨颈部水平平行于距舟关节平面)，还可提示骨折部位。这些骨折包括距骨后下侧面的垂直、水平隐匿骨折和平行于胫距关节的距骨体的横行、水平骨折。

(3) 足舟骨和楔骨骨折：足舟骨骨折以韧带未撕脱和结节、体部的骨折为特征。CT 对明确足舟骨暴力损伤的程度和决定是否进一步检查有意义。大多数的暴力骨折是以局部和线状为特征。在没有愈合时，骨折线可长期被看到。在骨折愈合后，髓质囊肿和骨皮质损伤仍存在。垂直位 MRI 对明确累及一处或内、外骨皮质的骨折特别有用。横断面扫描可用来显示平行于垂直平面的骨折线。当肿胀存在时，髓腔在 STIR 像或脂肪抑制 T2WI 上呈弥漫的高信号，而在无菌性坏死中少见，MRI 对显示软骨下硬化比 X 线上的高密度表现更具有特异性(图 5-6-22)。足舟骨暴力性骨折可根据症状与距骨、舟骨的附属骨区分。在内侧距骨、舟骨副骨正常变异的患者也可引起舟骨结节处局灶性疼痛，在脂肪抑制 T2WI 上表现为骨髓水肿。水肿、肿胀与慢性压迫或骨坏死相关，可见软骨结合附近弥漫性无边界的高信号。有报道，4%～21%的人足舟骨副骨位于跗舟骨内侧结节的后方。骨髓水肿仅在不典型患者中见到。楔骨骨折较少见且伴有直接损伤。

(4) 跗骨、跖骨骨折：同侧倾斜的 Lisfranc 骨

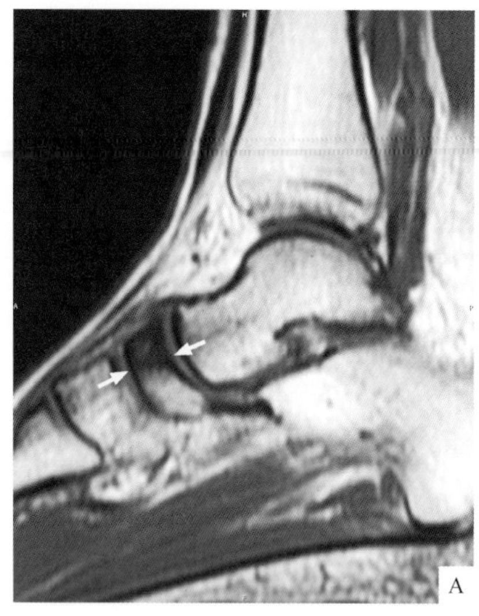
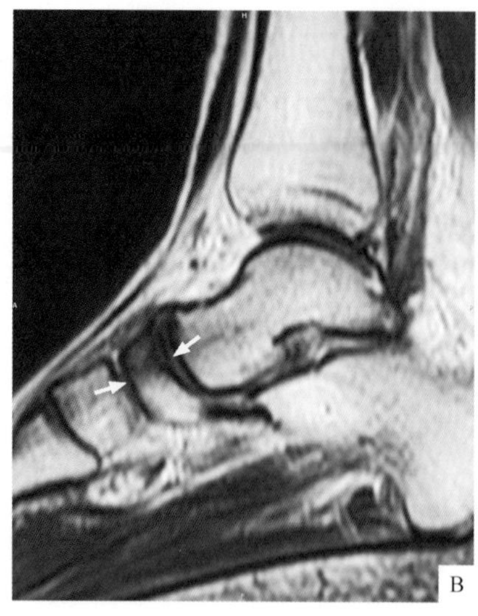
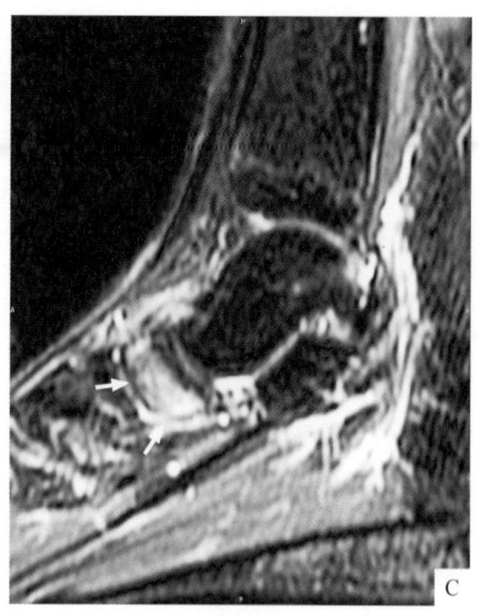

图 5-6-22 右足舟骨隐匿骨折伴距舟背侧韧带不全撕裂。A、B. 矢状面 T1 及 T2 加权像：右足舟骨压缩呈低信号，距舟背侧韧带不全中断。C. 矢状面 STIR 像：右足舟骨压缩呈高信号，距舟背侧韧带不全中断呈高信号。

折在标准 X 线或 1.5 mmCT 冠状面重建图像上显示最佳。中间楔骨的内侧边界和内侧楔骨的外侧边界应与跖骨一致。有些损伤在 X 线或 CT 检查时为阴性，如某些软组织损伤和囊性病变，但在 MRI 上可得到清晰显示。在 Lisfranc 骨折时，MRI 在明确损伤后骨髓水肿和所累及跗骨数目比 CT 更敏感，但薄层 CT 检查（1.5 mm）在冠状面和横断面上对明确楔骨和跖骨底部小骨角或碎片更准确。

（5）跖骨压迫性骨折和籽骨骨折：MRI 和 CT 层被用作诊断早期跖骨压迫性骨折，由于传统的 X 线检查。芭蕾舞演员尤其易在第二、三跖骨处受到进行性减重的损伤。Harrington 和同事们描述了过度疲劳所致第二跖骨颈底部和附近 Lisfranc 关节的芭蕾损伤。MRI 可以鉴别 Lisfranc 骨膜炎和第二跖骨颈底部疲劳性骨折。我们也可对 X 线片示阴性的患者进行 MRI 检查，看到有退行性变。跟骰关节炎和第一跖趾关节炎在 T1WI 和 T2WI 上呈低信号，提示硬化。尽管有的患者为阳性表现，但在 ^{99m}Tc 闪烁扫描时，其表现与退行性关节炎相反，特异性差。反复性损伤在 X 线或 CT 诊断阴性时，在 STIR 和脂肪抑制快速 T2WI 上显示有骨髓水肿。活动不利和不能承重、有明显疼痛的舞者有必要进行 MRI 检查。另外，足底面异常（从远端跖骨颈延伸至近侧跖骨底部水平）和跖籽骨也能在 MRI 上显示，并有特征性表现。籽骨骨折通常为横行骨折，涉及胫籽骨。骨折位置不规则，可能并发软组织水肿。

（柴维敏　陆　勇　李智慧）

第七节　颞下颌关节

20 世纪 80 年代中期，MRI 开始应用于颞下颌关节（temporomandibular joint，TMJ）疾病的评价和诊断。随着技术的不断发展和进步，目前其已成为颞下颌关节影像检查中不可或缺的方法之一。由于 MRI 技术具有无创和无电离辐射等危害受检者的因素存在，且兼有多平面和多序列成像的特点，故在世界上许多国家和地区的医院和医学研究中心中已将 MRI 列为颞下颌关节疾病的首选检查方法。和以往诸多影像检查相比（如 X 线平片、体层摄影、曲面体层摄影、颞下颌关节造影和 CT），MRI 检查技术的最大特点是其对颞下颌关节区软组织显示的直接性，即 MRI 能直接显示颞下颌关节内的软组织结构，如关节盘、关节盘附着和关节囊等。

在颞下颌关节影像学检查的历史发展过程中，各种影像学成像技术在表现颞下颌关节方面都显示了不同的特点。由于影像学检查方法繁多，且在显示颞下颌关节影像特点上相互重叠，以致造成应用上的混乱。为解决此问题，1997 年美国口腔颌面放射学会发表了一份关于颞下颌关节各种影像成像应用的权威性建议报告。该报告认为 MRI 不仅能显示包括颞下颌关节软、硬组织在内的大多数病损，且也适宜于评价颞下颌关节紊乱病和累及颞下颌关节区的肿瘤性病变。此外，部分研究还提示颞下颌关节疾病治疗后的情况也可应用 MRI 进行评价。

一、颞下颌关节解剖、功能和正常 MRI 表现

（一）颞下颌关节解剖　颞下颌关节由骨骼和软组织两部分组成。骨性结构包括下颌髁突和颞骨鳞部关节面。软组织结构主要由关节盘、关节囊和关节韧带构成。矢状面解剖上，下颌髁突的顶部有横嵴将其分为前、后两个斜面，其中前斜面较小，是颞下颌关节的功能面和主要负重区之一。颞骨鳞部关节面也包括两部分：关节窝的凹面和关节结节突起。关节结节突起状结构也由前、后两个斜面组成。和下颌髁突前斜面一样，关节结节后斜面亦为颞下颌关节的功能面和主要负重区之一。

颞下颌关节的关节盘由胶原纤维和弹力纤维组成，位于关节窝和下颌髁突之间，从前至后大致有四个分区：关节盘前带、中间带、后带和双板区。关节盘侧面观示其厚薄不均，呈双凹形或蝶结状，关节盘后带最厚，中间带最薄，前带厚度介于中间带和后带之间。双板区分上下两层，上层称颞后附着，止于颞骨鳞骨裂；下层称下颌后附着，止于下颌髁突后斜面。两层附着之间为富含脂肪、神经和血管的疏松结缔组织。关节盘前带的前方也有两个附着，即颞前附着和下颌前附着，分别止于关节结节前斜面和下颌髁突前斜面的前端，两附着之间为翼外肌上头肌腱，三者合称为关节盘的前伸部。关节囊由韧性较强的纤维结缔组织组成。关节盘四周与关节囊相连，并将颞骨关节面和下颌髁突之间的关节间隙分为两个互不相通的腔隙，即关节上腔和关节下腔。关节上腔大而松，能让关节盘和髁突做滑动运动；关节下腔小而紧，仅允许髁突在盘下做转动运动。在每侧颞下颌关节，各有 3 条关节韧带，即颞下颌韧带，蝶下颌韧带和茎突下颌韧带，其功能主要是限制下颌运动，以免超出正常范围之外。

（二）颞下颌关节运动和功能　下颌有开闭、前后和侧向三种基本功能运动。这些运动都是通过颞下颌关节的滑动和转动这两种运动方式来完成的。开闭运动中的开颌运动又可分为小开颌运动、大开颌运动和最大开颌运动三个阶段。小开颌运动时，下颌下降在 2 cm 以内，主要是发生在关节下腔的转动；大开颌运动时下颌下降在 2 cm 以上，包含关节的滑动和转动；最大开颌运动时，下颌髁突在关节下腔内仅有转动。

在正中闭颌状态下，下颌髁突横嵴上方 12 点位置对应的解剖结构是关节盘后带，而髁突前斜面与关节盘的中间带相对应。大开颌开口运动后，关节盘随髁突向前运动，但因盘后双板区的牵制作用，关节盘向前移动的距离小于下颌髁突向前移动的距离。此时，髁突横嵴上方对应的解剖结构是关节盘中间带。

（三）正常颞下颌关节 MRI 表现　常规 SE 序列检查中，颞骨关节结节和下颌髁突的骨髓组织在 T1、PD 和 T2 加权像上均为高信号表现；覆盖于骨髓高信号表面的骨皮质则表现为一层均匀光滑而连续的低信号区。组织学上，关节盘由纤维或纤维软骨组织组成，故关节盘在 T1、PD 和 T2 加权像上均呈低信号表现。关节盘位于颞下颌关节上腔和下腔之间。关节腔内含有少量辅助关节运动的滑液。在 T1 或 PD 加权像上，滑液信号高于关节盘信号，呈中等信号表现；在 T2 加权像上，滑液为高信号。一般认为，此滑液信号如在 2 个连续的矢状面上出现则可视为异常。在 T1、PD 和 T2 加权像上，关节囊为中等信号表现。由于关节囊与关节滑液的信号强度在 T1 和 PD 加权像上相似，故难以将两者进行区分。关节盘后带后方的盘后附着区（双板区）因富含脂肪、神经和血管组织，故在 T1、PD 和 T2 加权像上其多呈不均匀信号表现（中等信号与高信号混合）。迄今为止，MRI 是唯一能显示关节盘后带与盘后附着区之间影像差异（主要是信号差异）的成像方法。此外，在下颌髁突前方有一线状低信号影位于关节盘的下方。此线状低信号区是翼外肌上头和下头之间的薄层纤维带。在发生关节盘内移或外移时，此翼外肌纤维带是位于下颌髁突前方的唯一低信号结构，极易被误认为关节盘。

闭口矢状面 MRI 上，下颌髁突位于颞骨关节窝内。与上述正常解剖描述相一致，关节盘后带覆盖于下颌髁突横嵴顶部，相当于 11～12 点方位；关节盘中间带则与下颌髁突前斜面和颞骨关节结节后斜面相对应（图 5-7-1A）。关节盘中间带对应于髁突嵴顶的情况相对少见。开口后，随着下颌髁突和关节盘的向前运动，盘-髁关系也随之发生变化。开口矢状面 MRI 上，可见关节盘后带位于下颌髁突的后方，并与下颌髁突的后斜面相对应（图 5-7-1B）。下颌髁突顶部所对应的关节盘区域为其中间带或前带。下颌髁突通常向前运动于颞骨关节结节的下方或前下方。

冠状面 MRI 上，关节盘呈新月形。关节盘的内侧附着于髁突内侧下方和关节囊的内侧部分；关节盘的外侧附着于髁突外侧下方和关节囊的外侧部分。正常情况下，关节囊的内侧和外侧部分均可显

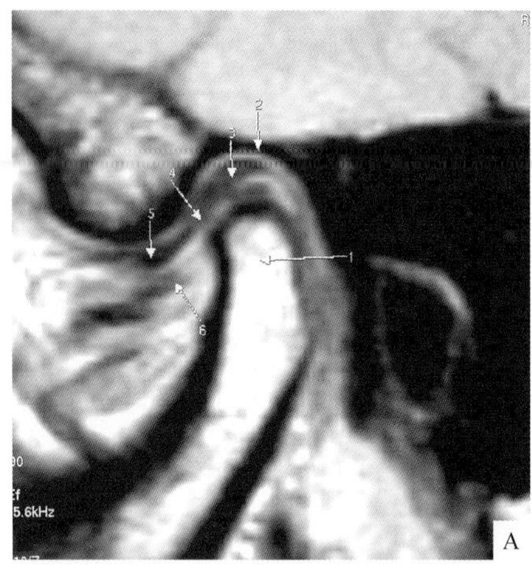
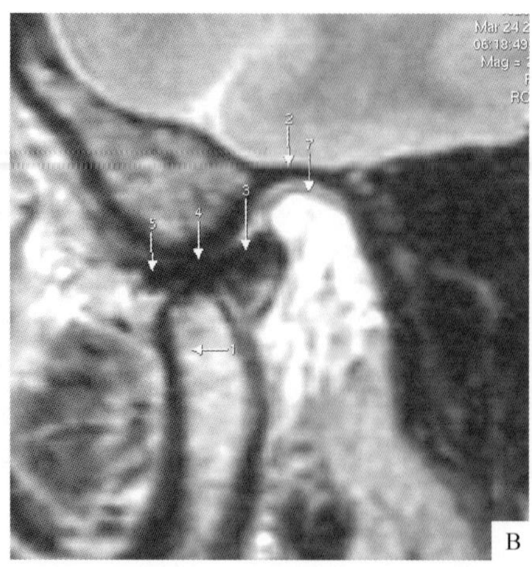
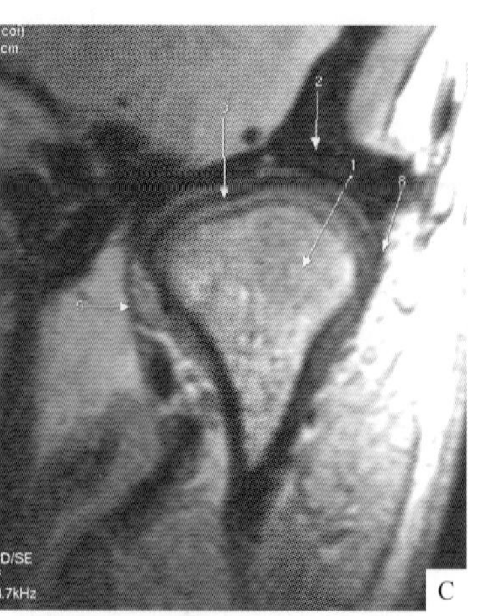

图 5-7-1 正常颞下颌关节 MRI。A. 矢状面闭口 PD 像。B. 矢状面开口 PD 像。C. 冠状面闭口 PD 像：1. 下颌髁突；2. 颞骨关节面(关节窝)；3. 关节盘后带；4. 关节盘中带；5. 关节盘前带；6. 翼外肌上头和下头之间的纤维带；7. 关节盘后附着；8. 外侧关节囊；9. 内侧关节囊。

示。关节囊一般不会向外膨隆。闭口位上，可见下颌髁突顶部有关节盘后带位于其上方(图 5-7-1C)。

二、颞下颌关节 MRI 检查方法

(一) 常规 MRI 检查方法 常规颞下颌关节 MRI 检查是由一系列矢状面和冠状面成像组合而成。MRI 检查方法一般包括：成像方位和步骤；表面线圈和 MRI 扫描参数选择。

1. *MRI 方位和步骤* 目前普遍认同的颞下颌关节 MRI 检查方位和步骤为：① 横断面定位扫描，通常采用 T1 加权像；② 闭口斜矢状面成像(扫描线垂直于下颌髁突的内外径长轴，图 5-7-2A)，通常采用 PD 加权像；③ 开口斜矢状面成像，通常可选用 PD 或 T2 加权像；④ 闭口斜冠状面成像(扫描线平行于下颌髁突的内外径长轴，图 5-7-2B)，通常采用 PD 或 T2 加权像。

研究表明，斜矢状面结合斜冠状面 MRI 检查可以避免部分假阴性诊断，故不能忽略颞下颌关节斜冠状面检查。作者经验提示，T2 加权像在诊断颞下颌关节异常上甚为重要和关键，故在上述斜矢状面检查中应包括 T2 加权像(通常选择斜矢状面开口位)。

2. *MRI 扫描线圈和参数* 表面线圈对获取高质量颞下颌关节图像而言甚为关键。虽然直径范围为 6～12 cm 的表面线圈均能提供较佳的信噪比图像，但在条件许可的情况下多采用省时的双表面线圈进行颞下颌关节的 MRI 检查。由于两侧颞下颌关节具有联动作用，且 60%初始出现单侧颞下颌关节疼痛和功能异常者可在以后阶段出现对侧颞下颌关节异常，故一次检查包括双侧颞下颌关节甚

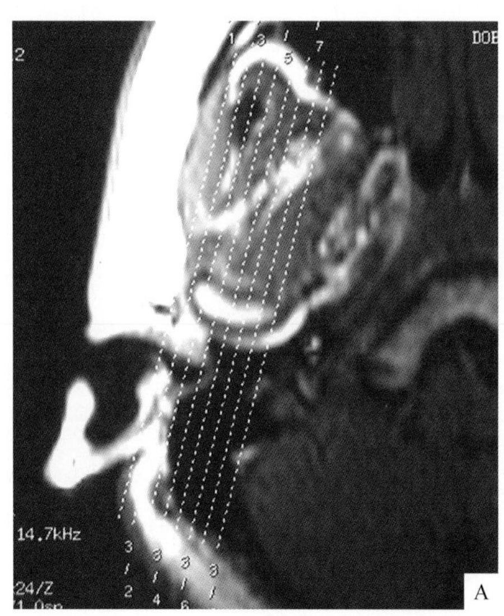
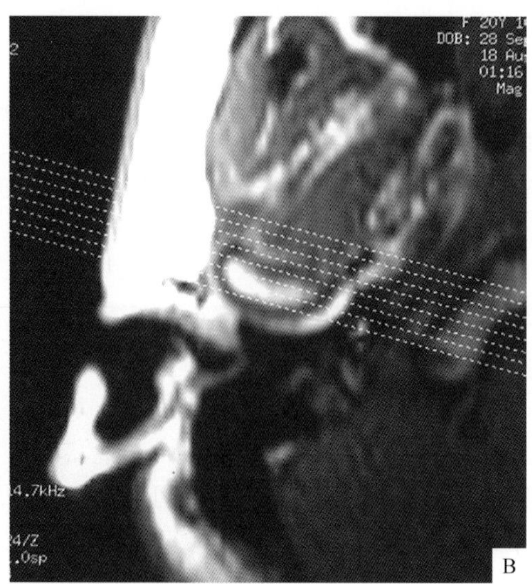

图 5-7-2A 颞下颌关节矢状面 MRI 定位图。**图 5-7-2B** 颞下颌关节冠状面 MRI 定位图。

为重要。

一般应用经验提示：在显示颞下颌关节轮廓和形态变化上，PD加权像优于T1加权像。作者经验提示T2加权像能较PD加权像更清晰地显示某些颞下颌关节异常，如关节腔异常积液和关节盘穿孔等。此外，压脂T2加权像上还可显示颞下颌关节骨髓结构的异常变化。

颞下颌关节MRI检查的扫描序列和相关参数大致如下：PD加权像的扫描参数为：TR(重复时间)/TE(回波时间)＝1 500～2 200 ms/20～30 ms；T2加权像的扫描参数为：TR/TE＝2 000～3 000 ms/70～80 ms。斜矢状面上，扫描层厚为2 mm，层隔为1 mm。斜冠状面上，扫描层厚为1.5 mm，层隔为0.5 mm。扫描视野(FOV)为10～12 cm。斜矢状面成像矩阵：256 ×192；斜冠状面成像矩阵：256×160。激励次数：2～4次。

(二) 特殊MRI检查方法 近年来，不少研究者还尝试应用其他MRI方法对颞下颌关节进行检查。这些方法主要有：增强MRI、MR关节造影和颞下颌关节动态成像(包括假动态和近似真动态成像)。

一般情况下，增强MRI检查用于炎症、肿瘤和瘤样病变的显示。尽管有研究显示静脉内注入钆对比剂能更清晰颞下颌关节的解剖结构，但迄今为止仍少有人将其列入常规检查。

MR颞下颌关节造影的设计主要是基于解决常规MRI检查所不能诊断的关节盘穿孔和关节盘附着撕裂问题。和普通颞下颌关节X线造影一样，MR颞下颌关节造影系将顺磁性对比剂(通常为钆剂)注入颞下颌关节上腔或下腔，然后进行斜矢状面T1或PD加权像扫描以观察对比剂在关节腔内的分布。如果发现注入单腔的对比剂流入另一关节腔隙，则多提示有关节盘穿孔或关节附着撕裂。作者认为不采用注入钆剂于关节腔的方法也能对关节盘穿孔或撕裂做出诊断。首先，平扫T2加权像可清晰显示异常渗出的液体在关节上下腔内的分布状况，进而能帮助诊断者对关节盘穿孔和盘后附着撕裂的可能性进行判断。其次，如遇关节腔内无积液状况，则也可通过注入生理盐水(不必是钆剂)后行T2加权像检查对关节盘穿孔和盘后附着撕裂进行诊断。

颞下颌关节动态成像包括假动态和近似真动态两种。假动态系采用快速梯度回波序列(GRE)，通过使用一种特殊开口装置，使开口或闭口以1～3 mm的间距逐渐增大或减小，同时对每个开口或闭口位置进行快速GRE序列成像，然后将各开口和闭口时的颞下颌关节图像通过计算机软件进行整合，以接近电影播放的速度进行颞下颌关节的电影动态成像。该方法的优点是：① 可以显示下颌髁突和关节盘在开口和闭口时的运动状况；② 可以显示开口或闭口运动时关节盘形态的变化，如关节盘卡位时的形态变化等。该方法的缺点是：成像过程中采用外部装置辅助开口和闭口活动，并非受检者自主的肌肉运动，故不能真实体现受检者的生理和病理变化。同样，颞下颌关节的假动态成像只是对各运动时相进行的人为组合，并非真实的颞下颌关节动态成像，故只能视之为一种模拟，不能视其为完全真实情况的反映。随着MR扫描速度不断加快，近似真动态的颞下颌关节成像也已逐渐应用于临床。近似真动态MR成像系采用SE－EPI18和FISP19或FIESTA20序列，在被检者连续缓慢张口和闭口过程中对其颞下颌关节进行成像的过程。由于近似真动态的MR成像速度有限(目前为：1.5 s/幅左右)，故在检查时对患者的张口速度有较为特殊要求(完成1次张闭口动态成像为20～30 s)。相对于颞下颌关节假动态MRI而言，近似真动态MRI技术基本上能比较真实地反映受检者颞下颌关节的生理和病理运动变化。相信随着MR成像速度的不断加快，更为真实地反映颞下颌关节运动状况的MRI检查技术能为诊断提供更为可靠的依据。

三、颞下颌关节紊乱病

颞下颌关节紊乱病(temporomandibular disorders，TMDs)是累及颞下颌关节及(或)咀嚼肌的一组疾病的总称。早在20世纪初就有人描述与“颞下颌关节紊乱病”相对应的临床和病理表现，但迄今为止国际上对此疾病尚无统一命名。从20世纪30～60年代，曾先后有人命名其为“耳及鼻窦综合征”(Costen综合征)、“颞下颌关节疼痛-功能紊乱综合征”、“肌筋膜疼痛-功能紊乱综合征”、“颞下颌关节紊乱综合征”和“下颌压力综合征”等。1998年，国内学者经讨论后普遍采用至今的颞下颌关节紊乱病的分类：第Ⅰ类咀嚼肌紊乱疾病(masticatary muscular disorders)，包括肌筋膜疼痛、肌炎、肌痉挛、不能分类的局部性肌痛和肌纤维变性挛缩等；第Ⅱ类结构紊乱(internal derangement)，包括关节盘位置和形态异常、关节囊和关节盘附着异常等；第Ⅲ类炎性病变，包括滑膜炎(synovitis)和(或)关节囊炎(articular capsulitis)；第Ⅳ类骨关节病(osteoarthrosis)。精神心理问题和咬合关系紊乱是本病的两个主要致病因素。组织病理上，本病的关节盘和骨质结构异常多呈现为典型的退行性改变，故其实质上当属于继发性骨关节病。

颞下颌关节紊乱病是临床上最为常见的颞下颌关节疾病。该病可见于任何年龄，但以青壮年最为多见，女性明显多于男性。临床症状主要有颞下颌关节区疼痛、关节运动障碍、关节区弹响或杂音和头痛等。关节运动障碍包括张口过大或张口受限，张口偏斜或扭曲等。关节内弹响多因下颌髁突在运动中撞击关节盘的不同位置所致，而关节内杂音则和关节盘穿孔或下颌髁突表面骨性结构的异常（如骨赘形成）改变密切相关。

与以往颞下颌关节影像成像技术相比，MRI 在直接显示颞下颌关节内软组织结构、形态和位置方面的特点十分突出，故目前已公认其为颞下颌关节紊乱病的首选影像检查方法，并视其为诊断颞下颌关节形态和结构异常的“金标准”。MRI 能清晰显示颞下颌关节紊乱病的主要异常改变有：① 关节盘位置异常；② 关节盘形态异常；③ 关节盘粘连；④ 关节盘穿孔或盘附着撕裂；⑤ 关节腔积液；⑥ 关节骨性结构的异常改变。

（一）关节盘移位和变形　所谓关节盘移位是指关节盘位置的异常。根据关节盘移位的方向，可大致分其为关节盘前后移位；关节盘侧向移位和关节盘旋转移位。

1. 关节盘前移位　关节盘前移位是各种关节盘移位中最常见的一种移位。此类移位有完全性和不完全性之分。所谓完全性前移位系指关节盘的内侧和外侧均处在前移位置；所谓不完全性前移位系指仅有关节盘的内侧或外侧处在前移位置。不完全性前移位中，较为常见的是：关节盘外侧部分前移，内侧部分保持正常。根据关节盘和下颌髁突运动后的变化，又可分关节盘前移位为可复性盘前移和不可复性盘前移。

可复性盘前移的临床主要表现为弹响。它是指闭口位时关节盘后带位置位于下颌髁突横嵴顶的前方；张口时，髁突向前移动撞击关节盘后带发生弹响，关节盘向后反跳，随后恢复到正常盘-髁关系。可复性盘前移位的 MRI 表现特点为：矢状面闭口位上（图 5-7-3A），低信号的关节盘位于下颌髁突横嵴顶 12 点位的前方，关节盘双板区与后带之间的界限较为模糊；矢状面张口位上（图 5-7-3B），盘-髁关系恢复正常。即下颌髁突横嵴顶 12 点位的上方是关节盘中间带，关节盘后带位于下颌髁突的后方。大多数情况下，可复性盘前移位时的关节盘外形少有形态上的异常改变。不完全性关节盘移位多为可复性盘移位。

不可复性盘前移位的主要临床表现为髁突活动受限。它是指闭口位时，关节盘位于下颌髁突横嵴顶的前方；张口时，随着下颌髁突向前移动，撞击关节盘后带，迫使其进一步向前移动。关节盘不能向后反跳越过髁突，因此也就不能恢复正常的盘-髁关系。不可复性盘前移位的 MRI 表现特点为：矢状面闭口位上（图 5-7-4A），低信号的关节盘明显位于髁突横嵴顶 12 点位的前方，关节盘后双板区被明显牵拉变长，并移位于髁突横嵴顶 12 点位的前方；矢状面张口位上（图 5-7-4B），关节盘双板区因拉伸而变直，关节盘仍位于下颌髁突的前方，不能恢复正常的盘-髁关系。

关节盘变形主要出现在不可复性盘移位中。

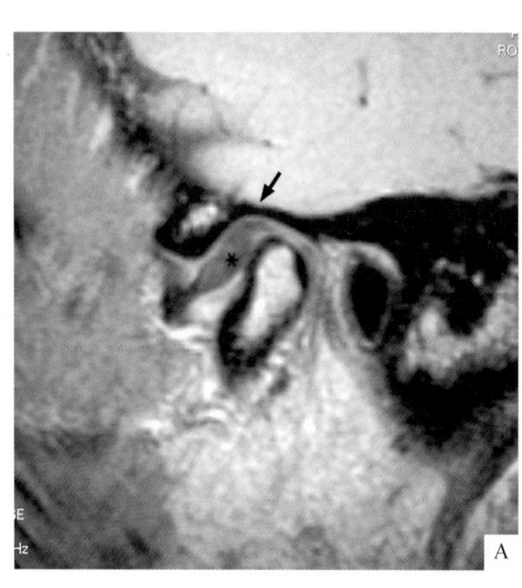

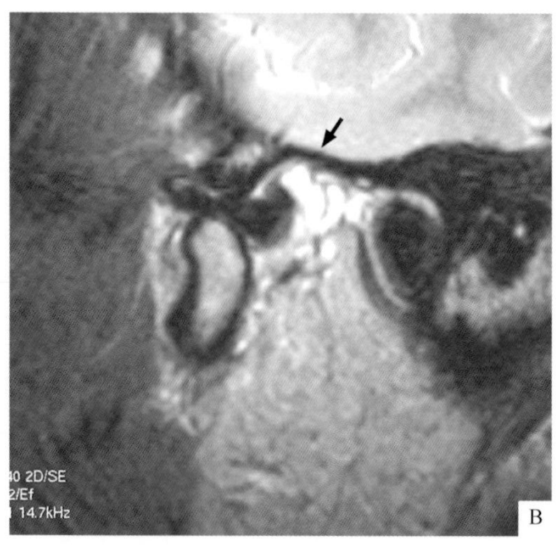

图 5-7-3　可复性关节盘前移。A. 矢状面闭口 PD 加权像示：关节盘后带（箭）位于下颌髁突前方。B. 矢状面开口 T2 加权像示：盘-髁关系恢复正常。关节上腔内有少量积液（箭）。

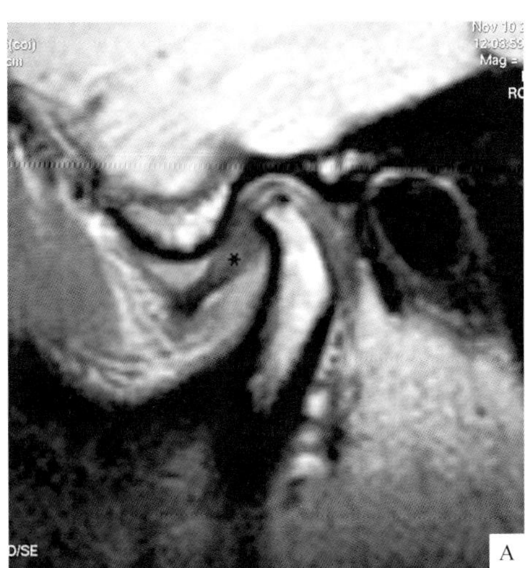
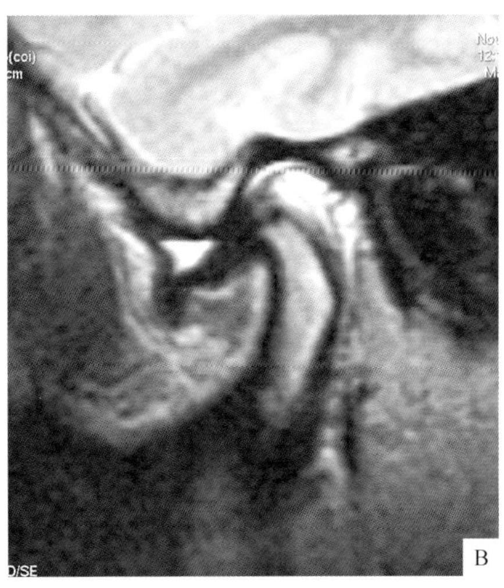

图 5-7-4 不可复性关节盘前移。A. 矢状面闭口 PD 加权像示：关节盘后带(箭)位于髁突前方。B. 矢状面开口 T2 加权像示：关节盘随下颌髁突前移，仍位于其前方。关节盘无变形，盘后附着相对拉长。关节上腔内有中量积液。下颌髁突活动度小(箭)。

变形的关节盘可以出现在闭口位上，也可以出现在张口之后。张口时的关节盘变形明显多见，主要是关节盘受向前运动之下颌髁突挤压所致。MRI 上，变形的关节盘失去正常时双凹形或蝶结状轮廓，可以呈多样性表现，如关节盘前带弯曲折叠，关节盘后带增厚，盘后双板区纤维化和伴有盘中带缩短的盘后带增大等。由于下颌髁突在张口前移时受到前方关节盘的阻挡，故在 MRI 上常能显示下颌髁突活动受限。此时，下颌髁突之大部仍位于颞骨关节窝内，不能到达关节结节的下方或前下方(图 5-7-5)。

假关节盘形成是另一种继发于盘变形的组织改变。MRI 上，假关节盘表现为带状低信号结构取代了正常盘后附着之高信号区。组织学上，盘后双板区的纤维化改变是下颌髁突对盘后疏松结缔组织压迫后所产生的一种反应。有研究者注意到在关节盘移位时，部分关节盘的信号可发生相应变化：即关节盘后带和双板区的信号相对低于关节盘前带和中间带。这种信号变化常见于盘移位的后期。另有作者发现盘后区在 T2 加权像上可呈高信号改变，这种高信号变化和关节疼痛的程度呈对应关系，即关节疼痛愈甚，其 T2 信号强度越高。

2. 关节盘侧向移位　关节盘侧向移位是指关节盘在内外方向上的异常位置变化，包括关节盘内侧移位与关节盘外侧移位两种。最初的颞下颌关节 MRI 检查显示：关节盘内移比关节盘外移多见。

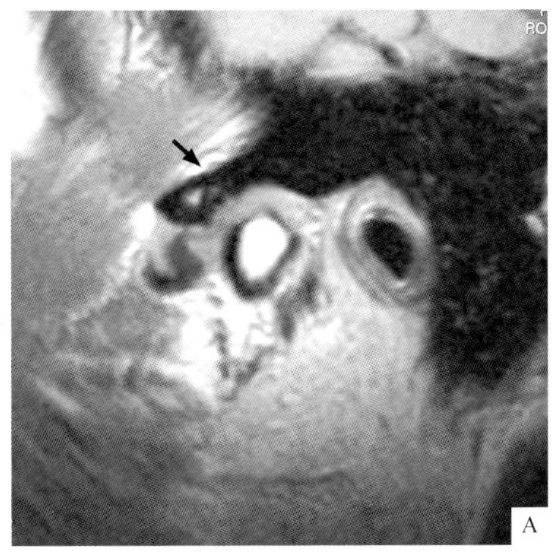
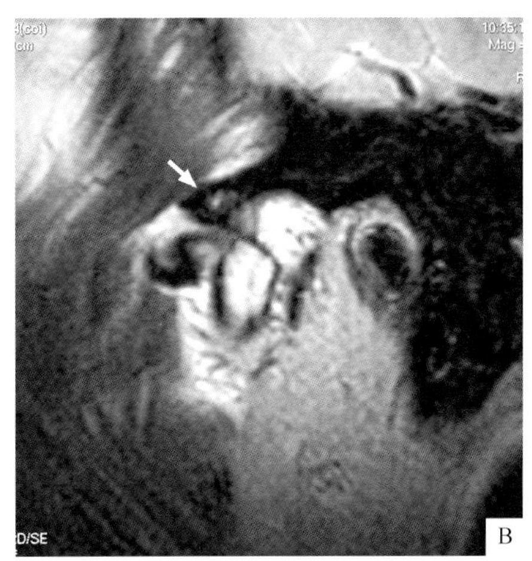

图 5-7-5 不可复性关节盘前移伴盘变形。A. 矢状面闭口 PD 加权像示：关节盘后带(箭)位于下颌髁突前方。B. 矢状面开口 T2 加权像示：关节盘随下颌髁突前移，仍位于其前方。开闭口位上均见关节盘呈变形改变：关节盘前带弯曲折叠，关节盘后带相对增厚。下颌髁突活动度小(箭)。

然而采用斜冠状面成像之后，两者的发生概率几乎相近。这说明 MR 扫描的技术因素对诊断影响十分重要。

判断有否关节盘侧向移位主要根据冠状面 MRI。大多数情况下，MRI 矢状面能显示外移或内移之关节盘移位的前部，MRI 冠状面能显示关节盘移位的内侧部分或外侧部分。约 10%的颞下颌关节紊乱病患者有完全性盘外移或完全性盘内移。此时，矢状面上并不能显示关节盘的影像。此外，如在 MRI 矢状面上未见关节窝内有关节盘影，则往往提示有关节盘侧向移位的可能，此征象被称为"空窝"征（图 5－7－6A）。

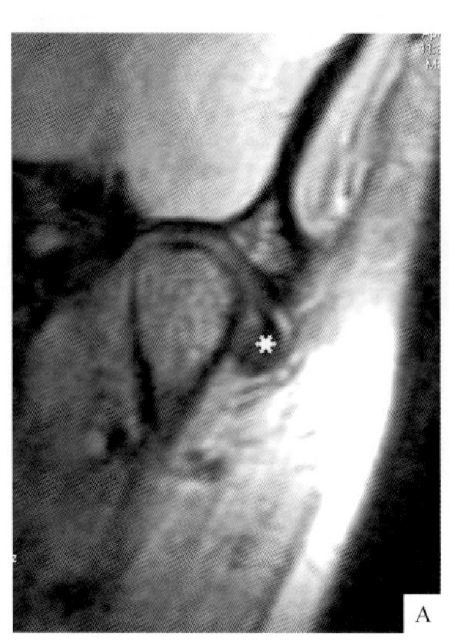

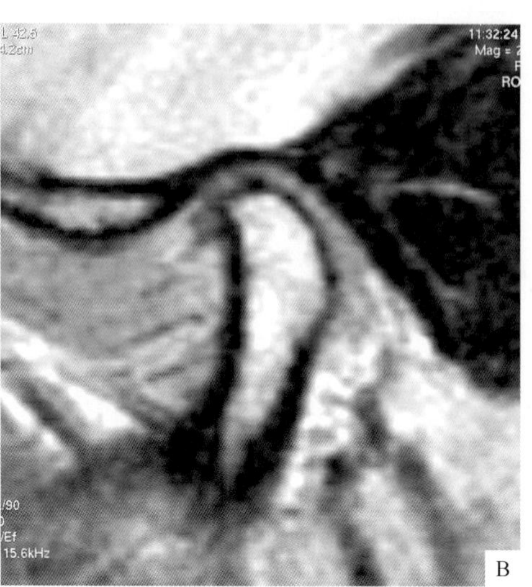

图 5－7－6 关节盘外移。A. 矢状面闭口 PD 加权像示：关节窝内未见关节盘（空窝征）。B. 冠状面闭口 PD 加权像示：关节盘位于下颌髁突外缘外侧（白星）。

在冠状面 MRI 上，如若发现关节盘明显位于髁突外缘的外方，则可做出为关节盘外侧移位的判断（图 5－7－6B）；若发现关节盘明显位于髁突内缘的内方，则可诊断为关节盘内侧移位（图 5－7－7）。

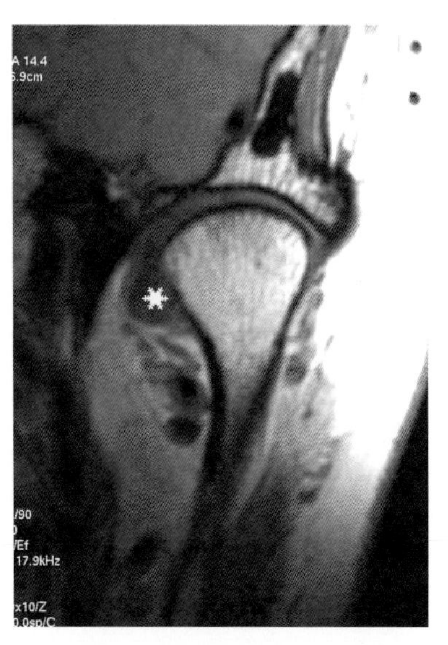

图 5－7－7 关节盘内移。冠状面闭口 PD 加权像示：关节盘（白星）位于下颌髁突内缘内侧。

3. *关节盘旋转移位* Katzberg 等对关节盘旋转移位的定义是：关节盘前移的同时合并有关节盘侧向移位。由此可知，关节盘旋转移位包括关节盘前内侧旋转移位和关节盘前外侧旋转移位两种。两者的 MRI 表现特点为：在矢状面闭口位上，关节盘位于下颌髁突的前方；在冠状面闭口位上，若关节盘同时还位于下颌髁突的内缘内侧则称之为关节盘前内侧旋转移位（图 5－7－8）；若关节盘同时还位于下颌髁突之外缘外侧则称之为关节盘前外侧旋转移位（图 5－7－9）。

4. *关节盘后移位* 关节盘后移位是指关节盘的一部分位于下颌髁突之后。盘后移极为罕见。Westesson 等统计显示其发生率约为 1%。大约 50%的关节盘后移伴有关节盘旋转移位。部分患者尚可合并关节盘穿孔。MRI 上，如发现关节盘后带位于下颌髁突的后方则可诊断为关节盘后移位（图 5－7－10）。

5. *锁颌* 锁颌指患者不能完全开口或闭口。一般最常见情况是患者不能完全开口，其主要病因是关节盘不可复性前移。开口后暂时或长时间不能闭口者并不常见。通常认为开口后锁颌的原因有二：一是下颌髁突的脱位或半脱位。在此情况下，下颌髁突行于关节结节之前。闭口时，关节结节阻止下颌髁突回复到关节窝。二是下颌髁突向前滑动到关节盘前带之前。闭口时，关节盘阻止下

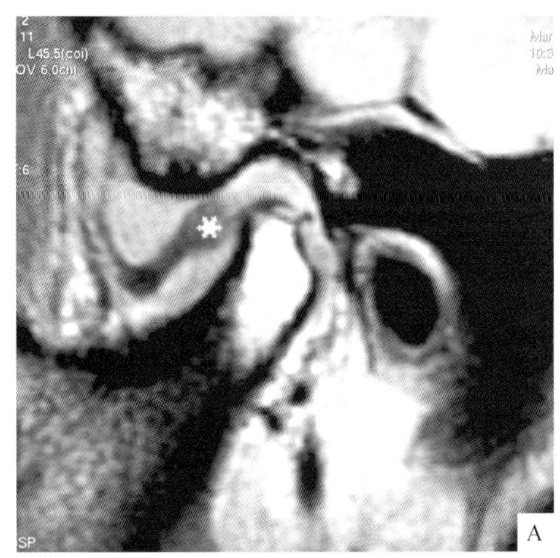

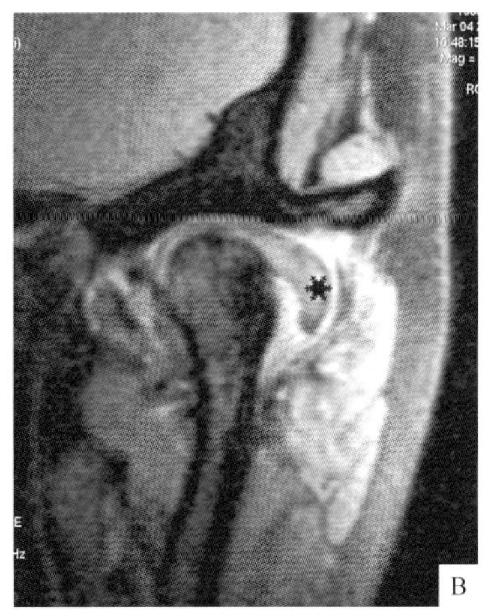

图 5-7-8 关节盘旋转移位(前外移位)。A. 矢状面闭口 PD 加权像示：关节盘后带(黑星)位于下颌髁突前方。B. 冠状面压脂 PD 加权像示：关节盘位于下颌髁突的外侧(黑星)。关节上下腔内有液体积聚。关节囊向外膨隆。

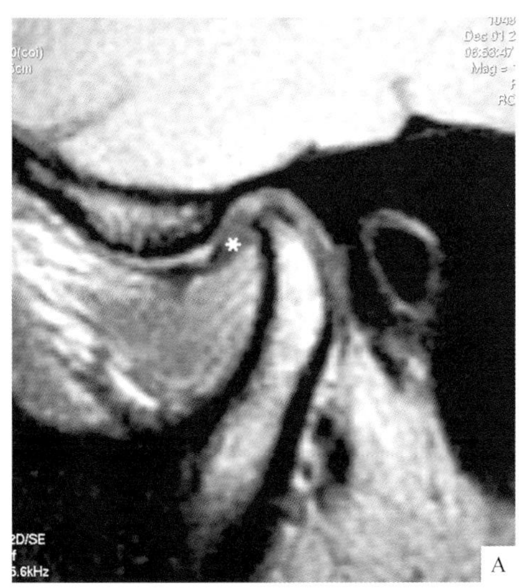

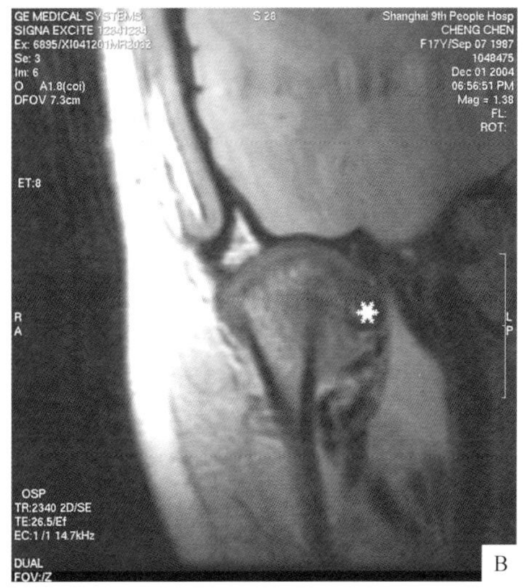

图 5-7-9 关节盘旋转移位(前内移位)。A. 矢状面闭口 PD 加权像示：关节盘后带(白星)位于下颌髁突前方。B. 冠状面 PD 加权像示：关节盘(白星)位于下颌髁突的内侧。

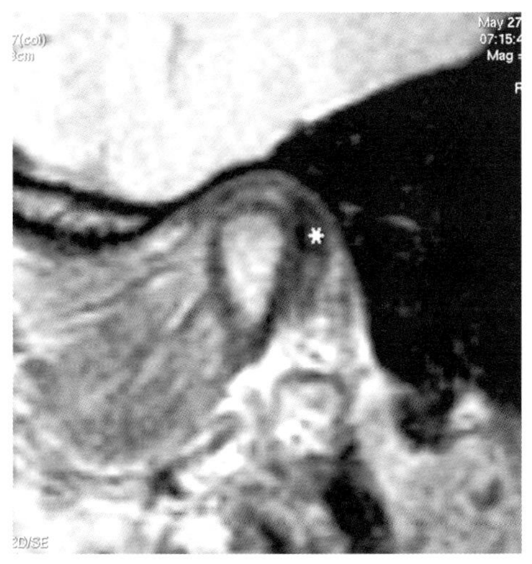

图 5-7-10 关节盘后移。矢状面闭口 PD 加权像示：关节盘后带(白星)位于下颌髁突后方。

颌髁突回复到关节窝。MRI 上，可见关节盘折叠于下颌髁突的后方。判断锁颌的原因对指导临床治疗十分有益。MRI 检查能帮助明确锁颌的病因。

6. **关节盘移位的分类** Tasaki 等 27 将关节盘移位分为 8 类：① 关节盘前移位；② 不完全性关节盘前外移位；③ 不完全性关节盘前内移位；④ 关节盘前外旋转移位；⑤ 关节盘前内旋转移位；⑥ 关节盘外移位；⑦ 关节盘内移位；⑧ 关节盘后移位。

另有研究者将关节盘移位分为急性、亚急性和慢性三类。急性期关节盘移位以张口时关节盘恢复到正常位置为特点，并且没有关节盘大小和形态的异常。亚急性期关节盘移位以张口位时盘不能恢复到正常位置为特点，并有关节盘变形，如关节盘折叠或盘前带扭曲变小和盘后带增厚等。慢性期关节盘移位，关节盘可以出现穿孔、粘连和纤维化。

在大多数研究中，一些学者把研究观察的重点放在关节盘的位置变化而非关节盘的运动上，为弥补此不足，Rao 等提出一种融合了关节盘运动的颞下颌关节内紊乱分类：① 关节盘位置和运动正常；② 关节盘位置正常但有粘连；③ 无粘连关节盘的可复性移位；④ 无粘连关节盘的不可复性移位；⑤ 有粘连关节盘的可复性移位；⑥ 有粘连关节盘的不可复性移位；⑦ "冻"关节，关节盘位置正常；⑧ "冻"关节，关节盘移位。

（二）关节盘粘连和穿孔　关节盘粘连系关节滑液的化学变化导致关节内压力改变所形成的一种病损。关节盘粘连最直接可靠的诊断可通过关节镜检查做出，并且通过关节镜还可对关节盘粘连进行治疗。关节盘粘连可分为滑膜粘连和纤维粘连两种。大而粗的纤维粘连可直接影响关节盘和关节的整体运动；小而薄的蛛网状粘连则能潜在地阻碍关节盘活动。Rao 等通过对关节盘粘连的 MRI 影像观察分析后认为：相对于关节窝和关节结节等骨性标志而言，关节盘粘连是指在开口和闭口过程中，关节盘始终保持在固定的位置，即粘连的关节盘在下颌开颌运动中没有位置变化。约 20％的盘粘连出现在关节盘位置正常的情况下，其他则多发生在已有移位的关节盘。事实上，MRI 并不能直接显示关节盘的粘连，只能对关节盘粘连间接提示，即间接征象（图 5－7－11）。

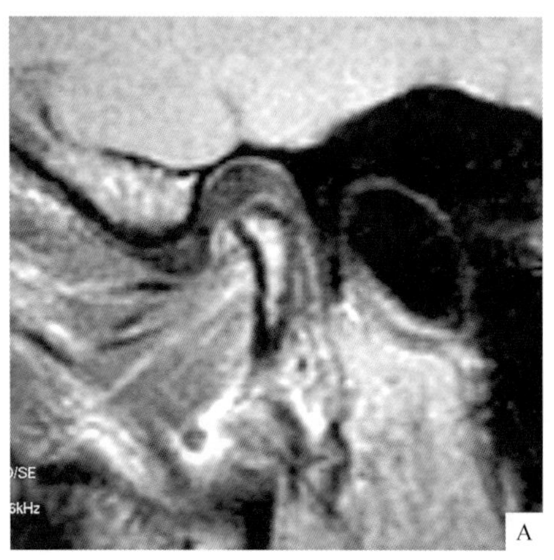

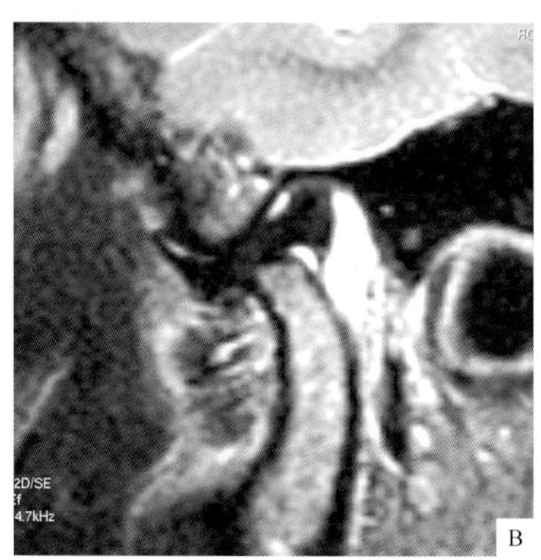

图 5－7－11　关节盘粘连。A. 矢状面闭口 PD 加权像示：盘-髁关系正常。B. 矢状面开口 T2 加权像示：下颌髁突向前移动，关节盘无明显移动。关节上、下腔内见高信号液体。

迄今为止，诊断关节盘穿孔和盘附着撕裂可靠影像学检查方法仍是颞下颌关节 X 线造影。这和大多数关节盘穿孔和盘附着撕裂很难在 MRI 图像上直接显示密切相关（空间分辨率低）。尽管如此，仍有研究显示 MRI 能直接显示严重的关节盘附着撕裂。多数关节盘穿孔和盘附着撕裂和关节盘移位，尤其是不可复性关节盘移位有关。此外，关节腔积液的显示对诊断关节盘穿孔（图 5－7－12）或盘附着撕裂（图 5－7－13）有重要的辅助作用，故 T2 加权像在颞下颌关节 MRI 检查中不可或缺。

（三）关节腔积液　关节腔积液实为关节滑膜受损后滑液异常分泌和渗出积聚于关节腔的结果。颞下颌关节之关节腔积液可见于许多疾病，如颞下颌关节紊乱病、颞下颌关节感染或炎症、创伤和颞下颌关节区肿瘤性病变等。颞下颌关节紊乱病患者常伴有关节腔积液征象。与关节腔积液所关联的临床症状主要是疼痛。此征象也是在应用 MRI

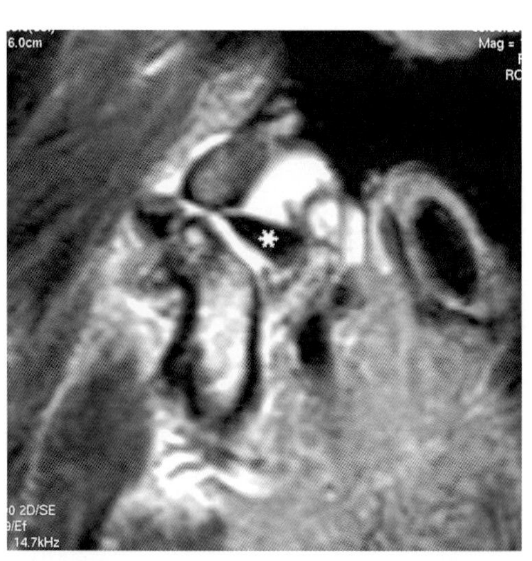

图 5－7－12　关节盘穿孔。矢状面开口 T2 加权像示：关节盘（白星）中间带处连续性中断，关节盘前带和后带之间呈分离状改变。关节上、下腔内有大量液体积聚。下颌髁突前斜面骨皮质毛糙，骨髓信号异常。

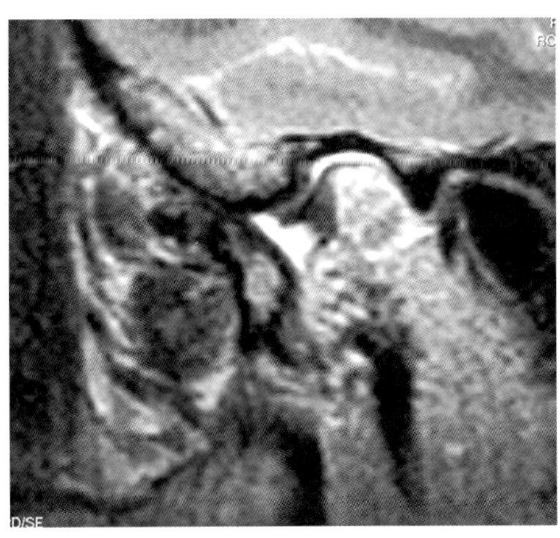

图 5-7-13 关节盘后附着撕裂。矢状面开口 T2 加权像示：关节盘位于下颌髁突前方，呈变形改变。盘后附着呈中断拉长改变。关节上、下腔内有液体积聚。

检查之后才逐步为人们所认识和肯定的。通过 MRI 检查进行关节腔积液的诊断方法简单易行。在 T2 加权像上，关节腔积液表现为高信号，其形态表现类似于颞下颌关节 X 线造影。通过对 411 侧颞下颌关节紊乱病之 MRI 检查观察，作者发现关节腔积液的发生率为 87.6%（360 侧），其中单纯关节上腔异常积液最为多见（272 侧；75.6%）；关节上、下腔同时积液（图 5-7-14）其次（81 侧；22.5%）；单纯关节下腔积液（图 5-7-15）最少见（7 侧；1.9%）。作者认为这种现象可能和关节上下腔各自所承担的关节运动形式不同有关。关节腔积液的 MRI 征象可以单独出现在颞下颌关节紊乱病而不伴其他 MRI 表现异常。

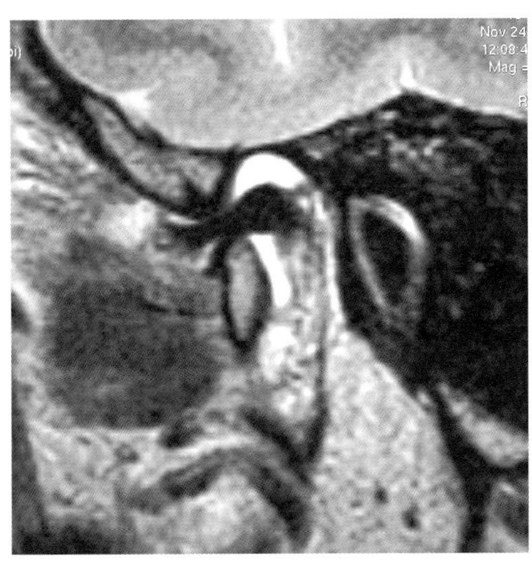

图 5-7-14 颞下颌关节上、下腔积液。矢状面开口 T2 加权像示：关节上、下腔均有液体积聚。关节盘和盘附着无中断表现。

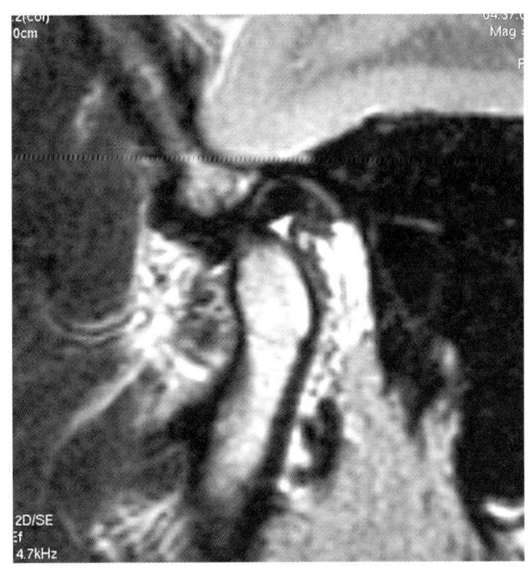

图 5-7-15 颞下颌关节下腔积液。矢状面开口 T2 加权像示：关节下腔内有液体积聚。下颌髁突活动度略小。

由于通过积液的关节腔可以更清晰地显示关节盘和盘附着的形态，故关节腔积液对诊断其他异常亦有一定的辅助作用。作者认为关节腔积液的出现对判断关节盘穿孔或关节盘附着撕裂有一定的间接提示意义：如果液体仅积聚于单一关节腔而不见于另一关节腔，则可排除关节盘穿孔或撕裂；如果关节上下腔均有液体积聚，则应考虑有关节盘穿孔或撕裂的可能。

四、关节骨结构异常

部分颞下颌关节紊乱病的患者可发生关节骨质结构的异常，这种异常在病理上属于骨退行性改变。关节骨结构的异常改变实质上是一种因反复、持续的关节内微小创伤所致的继发性骨关节病。本病骨质结构的异常改变主要发生在颞下颌关节的功能面，如下颌髁突的前斜面和关节结节的后斜面。比较而言，骨损伤改变在下颌髁突的前斜面更为多见，关节结节和关节窝则相对少见。一般情况下，采用普通 X 线检查（包括各种平片的体层摄影检查）即可，但有研究显示 MRI 在评价和诊断颞下颌关节骨结构异常改变方面并不逊于普通 X 线检查，其准确率为 93%。作者的经验也提示 MRI 检查能显示普通 X 线平片所不能显示颞下颌关节骨质结构异常。颞下颌关节骨损伤破坏的形式表现多样，可以分为骨质结构异常改变和骨髓信号异常。

骨质结构异常改变主要有下颌髁突和关节结节骨质硬化和骨质增生；下颌髁突前斜面骨皮质边缘模糊、变平和缺损等。MRI 上，下颌髁突和关节结节表面骨质硬化主要表现为骨皮质低信号带明显增厚(图 5－7－16)；骨质增生主要表现为下颌髁突前斜面有低信号骨赘形成(图 5－7－17)或关节结节和下颌髁突内正常的高信号骨髓为低信号的骨质增生所取代；下颌髁突前斜面骨皮质边缘缺损主要表现为低信号骨皮质边缘模糊，部分骨皮质的连续性中断(图 5－7－18)，部分尚可形成小囊状改变(图 5－7－19)。

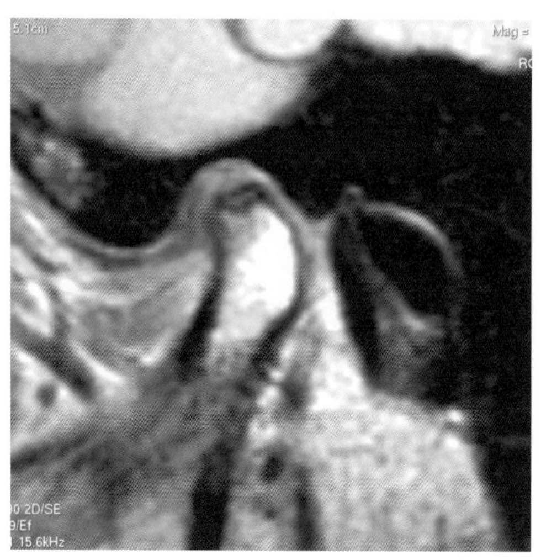

图 5－7－16 下颌髁突前斜面骨增生。矢状面闭口 PD 加权像示：下颌髁突前斜面骨皮质增厚。

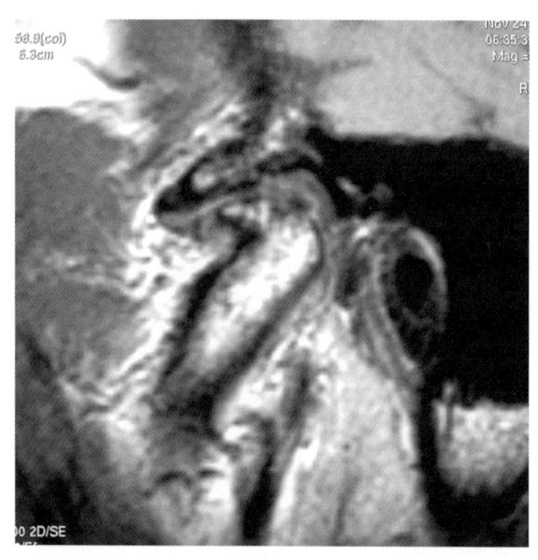

图 5－7－17 下颌髁突骨赘。矢状面闭口 PD 加权像示：下颌髁突前斜面形态异常，骨赘形成呈喙样改变。

骨髓信号异常改变主要包括骨髓水肿和骨坏死。研究表明下颌髁突区可以出现类似于股骨头缺血性坏死的 MRI 表现。尽管骨髓水肿可能是骨坏死的先兆表现，但活检表明下颌髁突骨髓水肿中并无骨坏死的证据。MRI 上，骨髓水肿在 T1 加权像上呈中等信号，在压脂质子密度像和 T2 加权像上呈高信号(图 5－7－20)。

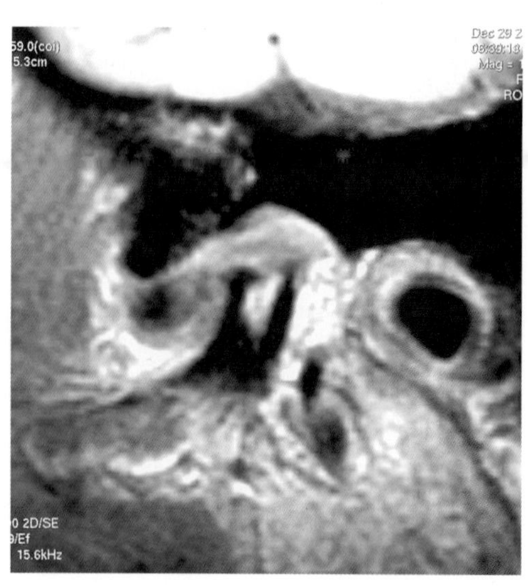

图 5－7－18 下颌髁突前斜面磨损。矢状面闭口 PD 加权像示：下颌髁突前斜面骨皮质呈缺损改变。

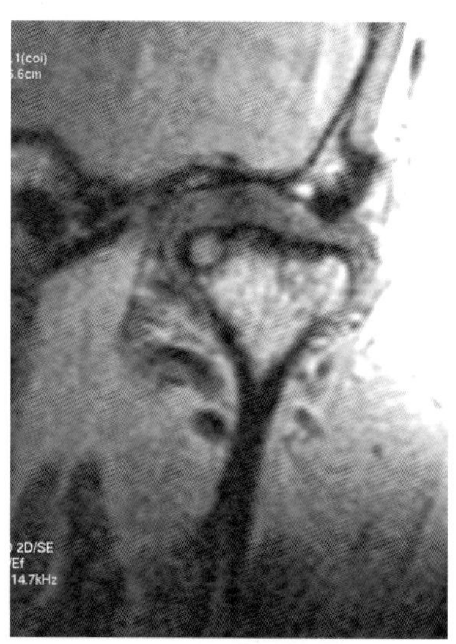

图 5－7－19 下颌髁突小囊状骨改变。冠状面闭口 PD 加权像示：下颌髁突内侧骨髓呈小囊状异常改变。骨皮质尚完整。

五、颞下颌关节区囊肿、肿瘤和瘤样病变

在颞下颌关节疾病中，颞下颌关节区的囊肿、肿瘤和瘤样病变虽属少见疾病，但对疾病的早期诊断和早期治疗而言却十分重要。临床上，颞下颌关节区的囊肿、肿瘤和瘤样病变极易同颞下颌关节紊乱病相混淆。影像学检查，尤其是 CT 和 MRI 检查对解决这种混淆常能起到至关重要的作用。因此，有必要对临床上可疑的颞下颌关节区囊肿、肿瘤和瘤样病变进行

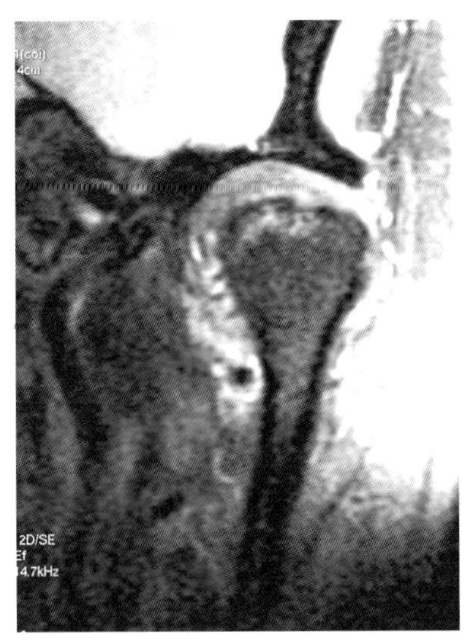

图 5-7-20 下颌髁突骨髓水肿。冠状面闭口压脂 PD 加权像示：下颌髁突表面毛糙不光整。髁突局部骨髓呈异常不规则高信号改变。

及时的 CT 和 MRI 检查，以便及早发现这些病损。比较而言，CT 和 MRI 对颞下颌关节区的囊肿、肿瘤和瘤样病变的诊断作用各有所长。CT 对于关节骨皮质区发生的微小变化和病变内钙化灶的显示明显优于 MRI；而 MRI 在以下几方面明显优于 CT：① 关节内和关节周围软组织形态和结构变化；② 病变与周围正常组织的关系；③ 病变所导致的骨髓侵犯和反应性改变；④ 病变对颅底与颅内的侵犯。

根据颞下颌关节区囊肿、肿瘤和瘤样病变的病变范围，可对颞下颌关节区囊肿、肿瘤和瘤样病变做如下分类以有助于诊疗：① 病变实质仅累及关节软组织者，包括滑膜囊肿和腱鞘囊肿。② 病变主要累及关节骨组织者，包括骨软骨瘤、纤维结构不良、骨瘤、骨样骨瘤、单纯性骨囊肿、动脉瘤样骨囊肿和成骨细胞瘤等。③ 病变可同时累及软组织和骨组织者，包括滑膜软骨瘤病、巨细胞瘤或巨细胞肉芽肿、色素性绒毛结节性滑膜炎、骨嗜酸性肉芽肿、骨转移性肿瘤、骨肉瘤、软骨肉瘤和滑膜肉瘤等。

由于颞下颌关节区囊肿、肿瘤和瘤样病变属于少见和罕见疾病，迄今为止，对其 MRI 表现的研究多局限于个案报道。作者将结合自己的经验和文献报道对其中部分相对常见病变的 MRI 表现做简单叙述。

（一）颞下颌关节区囊肿 颞下颌关节区囊肿包括软组织囊肿和骨囊肿两类。关节软组织囊肿主要有滑膜囊肿和腱鞘囊肿。关节骨囊肿主要有单纯性骨囊肿和动脉瘤样骨囊肿。MRI 上，两类囊肿的位置和范围差异分明，易于准确判断。

滑膜囊肿（synovial cyst）是指滑膜组织通过关节囊向外异常延伸或疝出。腱鞘囊肿（ganglion cyst）亦为发生于关节旁软组织的囊性病变，但该囊肿不一定与邻近关节相连或相通。少数囊肿可发生于颞下颌关节内，可与关节盘相邻，表现类似于膝关节内的交叉韧带囊肿。MRI 上，发生于颞下颌关节区的滑膜囊肿和腱鞘囊肿多较小，其直径一般不超过 2 cm。囊肿边缘光滑，囊壁薄，为低信号或中等信号表现。囊肿内容物在 T1 加权像上呈低信号表现（图 5-7-21A）；在 T2 加权像上呈均匀高信号表现（图 5-7-21B）。

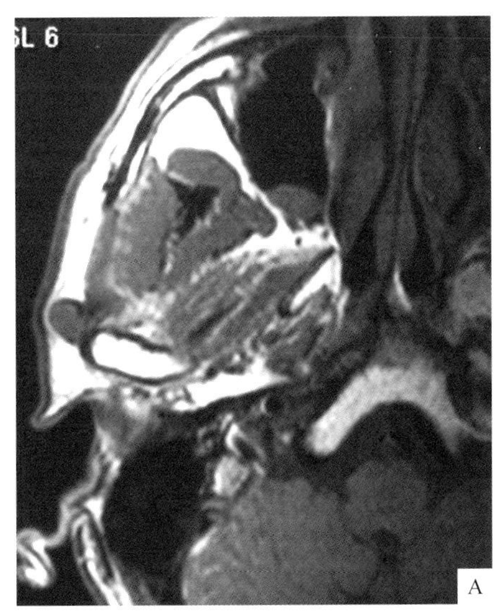

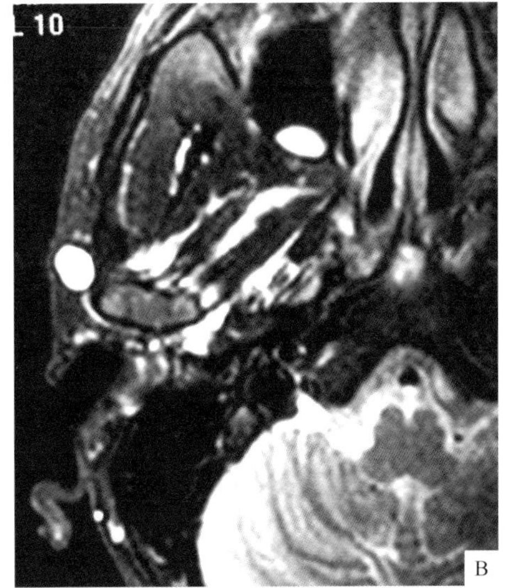

图 5-7-21 右颞下颌关节区腱鞘囊肿。横断面 T1 加权像（A）和 T2 加权像（B）示：右侧下颌髁突外侧有小圆形异常占位，T1 加权像上呈中等信号；T2 加权像呈均匀高信号改变。病变边界清晰，可见低信号包膜。

颞下颌关节骨囊肿主要发生在下颌髁突。骨内囊肿性病变可致下颌髁突外形膨大，髁突表缘的骨皮质变薄。病变在 T1 加权像上多呈低信号；在 T2 或压脂 T2 加权像上可呈均匀高信号。部分动脉瘤样骨囊肿因内部有陈旧性出血存在而在 T2 加权像上表现为特征性的液-液平面征。通常，骨内囊性病变的高信号与周围正常骨髓组织分界清晰，且极少侵犯周围软组织。

（二）颞下颌关节区良性肿瘤和瘤样病变 颞下颌关节区良性肿瘤和瘤样病变包括滑膜软骨瘤病、骨软骨瘤、色素绒毛结节性滑膜炎、骨样骨瘤、软骨钙质沉积病（假痛风）、巨细胞瘤、巨细胞肉芽肿、骨嗜酸性肉芽肿、成骨细胞瘤、骨瘤和纤维结构不良等。其中滑膜软骨瘤病和骨软骨瘤相对多见。前者主要累及关节区软组织；后者为关节骨病变。

1. 滑膜软骨瘤病 滑膜软骨瘤病（synovial chondromatosis）又称滑膜软骨化生（synovial chondrometaplasia），是一种发生于关节滑膜的软骨化生性病变。该病变以滑膜化生形成许多软骨结节为特点。如这些软骨结节发生骨化，则称其为滑膜骨化性软骨瘤病（synovial osteochondromatosis）。滑膜软骨瘤病通常发生于全身大关节，如膝关节、髋关节和肩关节等。发生于颞下颌关节者相对罕见。本病的发病者多为青年人，年龄在 20～40 岁。有报道显示女性颞下颌关节区滑膜软骨瘤病略多于男性。大体病理上，可见病变区的滑膜组织明显增厚，灰蓝色软骨结节既可嵌于增厚的滑膜组织中，也可游离于滑膜组织外（但在关节腔内）。Milgram 将本病分为 3 类：① 病变仅有滑膜化生，无游离钙化小体存在；② 病变内滑膜化生和游离钙化小体并存；③ 病变内有游离钙化小体而无滑膜化生。临床上，患者多有颞下颌关节区肿胀，疼痛和张口运动障碍等主诉。由于滑膜软骨瘤病的临床表现和颞下颌关节紊乱病相似，故对其早期诊断的准确率并不高。

大多数颞下颌关节区滑膜软骨瘤病发生于关节上腔。本病以颞下颌关节区多发性“珍珠样”游离钙化小体的出现为特征。MRI 上，滑膜软骨瘤病的内部信号主要由 3 部分组成：关节腔异常积液、增厚的滑膜化生组织和游离的软骨样小体。异常积液主要发生于关节上腔，关节下腔积液偶尔可见。积液在 T1 加权像上为低等信号表现；在 PD 和 T2 加权像上为高信号（图 5－7－21）表现。增厚的滑膜化生组织在 T1WI 呈中等信号表现；在 T2 加权像上多呈中等或略高信号（与其周围肌肉组织相比），但明显低于水液。PD 和 T2 加权像上可见其呈片状衬映于高信号的关节腔积液内。游离的软骨结节多呈低信号，有时也可见其边缘呈环形低信号，中央呈等信号（图 5－7－21）。根据观察，我们认为 T2 加权像检查对颞下颌关节滑膜软骨瘤病的诊断至为重要。因为低信号的游离软骨结节能在高信号液体的衬托下获得良好的显示。此外，滑膜软骨瘤病具有局部侵袭性，可以侵蚀关节骨质结构，甚至可破坏颅底，侵入颅内。

2. 骨软骨瘤 骨软骨瘤为骨的错构瘤，来源于迷走生长软骨骨膜下的胚芽。该肿瘤主要在骨增长期生长，并随正常软骨内骨化而成熟。由于肿瘤的生长与骨的生长相伴随，故多数患者在 10～18 岁期间开始出现临床症状和体征。病理上，典型的骨软骨瘤由 3 层结构组成：瘤体、软骨帽和纤维包膜。瘤体由成熟的骨松质和骨密质组成，其基底与患骨相连。软骨帽由透明软骨构成。颞下颌关节区骨软骨瘤主要发生在下颌髁突。临床上，患者主要表现为张口运动障碍和面部轮廓不对称。

骨软骨瘤的 X 线和 CT 表现十分典型。由于肿瘤内部结构主要是成熟无用的骨松质，故其内部的骨应力线分布与正常骨明显不同，呈不整齐和不规则形排列。MRI 上，可见骨软骨瘤的基底和下颌髁突相连。肿瘤形态多不规则，或呈菜花状和分叶状。肿瘤的瘤体部分含有骨的各种成分，骨髓者则在 T1 和 T2 加权像上均为高信号表现；瘤内钙化或骨化结构则均为低信号表现（图 5－7－22）。软骨帽在 T1 加权像上呈低信号；在压脂 T2 加权像上呈高信号。有时，压脂 T2 加权像上的软骨帽信号并不十分显著。这是因为与肿瘤相邻的关节腔内有液体积聚，液体信号与软骨帽信号相似（均为高信号），不易被识别。

3. 巨细胞瘤和巨细胞肉芽肿 两种疾病同属于巨细胞病变。颞下颌关节区的巨细胞瘤或巨细胞肉芽肿主要发生在颞骨关节面，罕见于下颌髁突。巨细胞肉芽肿好发于青年女性。巨细胞瘤则好发于中年人，无明显性别差异。MRI 上，病变信号表现多样。T1 加权像上，病变多呈低或中等信号（图 5－7－23A）；T2 加权像上，病变可以是低信号或中等信号（图 5－7－23B），也可呈不均匀高信号。病变内低信号区可能和出血后含铁血黄素沉着或钙化组织形成有关。肿瘤大小不一，多无清晰边界。部分巨细胞瘤或巨细胞肉芽肿可向上侵犯大脑颞叶；向下累及下颌髁突、颌面部肌肉组织和软组织间隙。

4. 色素性绒毛结节性滑膜炎 色素性绒毛结

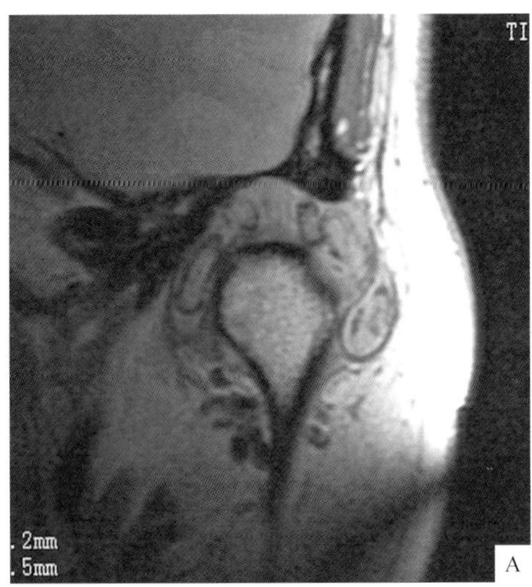

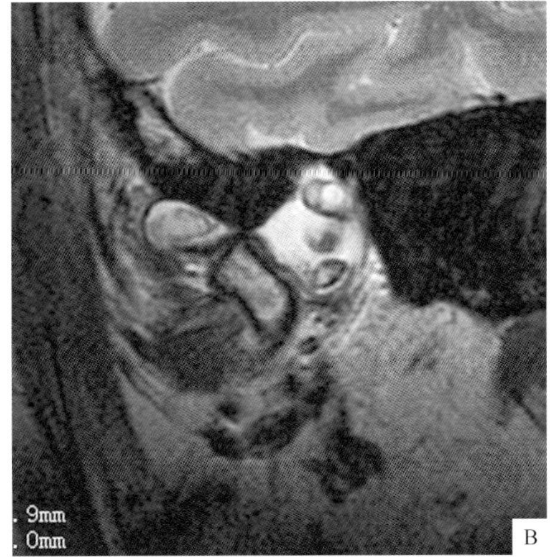

图 5-7-22 左颞下颌关节区滑膜软骨瘤病。冠状面 PD 加权像(A) 和矢状面 T2 加权像(B) 示：左侧关节区软组织明显肿大异常。关节囊膨胀明显。关节上腔积液呈略高信号区，伴多个类圆形低、等信号游离钙化小体。

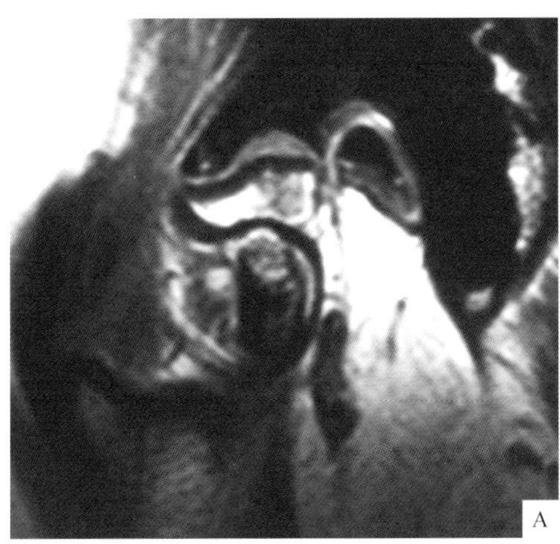

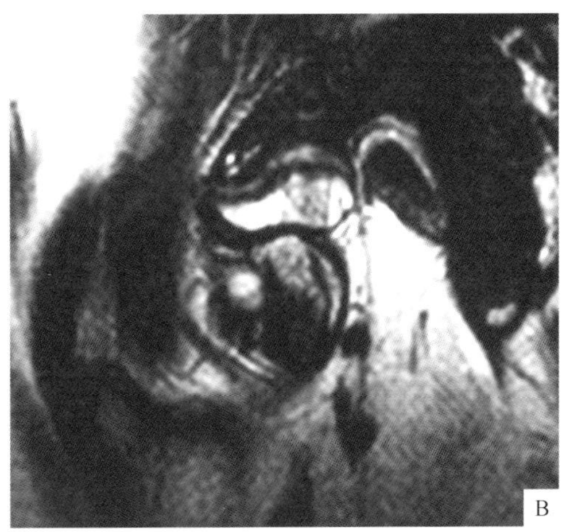

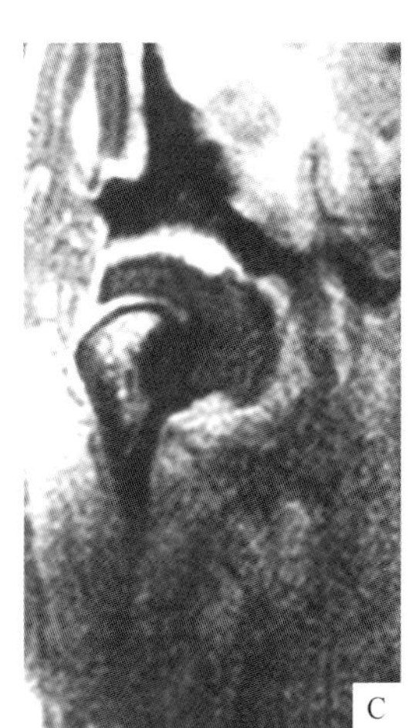

图 5-7-23 下颌髁突骨软骨瘤。矢状面 T1 加权像(A) 和 T2 加权像(B) 示：下颌髁突顶部有不规则形异常肿物与之相连。T1 和 T2 加权像上均以高信号表现为主。冠状面 STIR(C)示：病变呈低信号表现。

节性滑膜炎(pigmented villonodular synovitis, PVNS)又称弥漫性腱鞘滑膜巨细胞瘤(diffuse tenosynovial giant cell tumor)，是一种累及单侧关节、韧带和关节囊的滑膜或腱鞘增生性病变。根据该病变累及关节的范围可将其分为局限型和弥漫型两类。局限型系病变于关节内局限生长，亦名色素结节性滑膜炎(pigmented nodular synovitis)；弥漫型系病变于关节内弥漫生长，既是 PVNS。大体病理上，可见病变区有增厚的滑膜组织，呈褐色或黄色，表面有绒毛状结构。关节腔内可有积血。镜下见：滑膜绒毛肥大、滑膜细胞增生明显，增生的细胞呈小圆形或卵圆形，细胞核类似于咖啡豆。病变内尚有良性巨细胞散布。临床上，色素性绒毛结节性滑膜炎主要表现为颞下颌关节区疼痛性肿块，咬合关系紊乱和张口受限。文献报道该病变的临床表现因缺乏特征而易被误诊为腮腺区肿块和颞下颌关节紊乱病。此病罕见于颞下颌关节。

MRI 上，色素性绒毛结节性滑膜炎呈规则或不规则肿块表现，病变多有清晰的边缘。平扫 MRI 上，因该病变内部有丰富的含铁血黄素沉积而在 T1 和 T2 加权像上表现为特征性的低信号；T2 加权像上，病变多为多囊状高信号表现。此多囊表现或为病变囊性变所致；或为增生的滑膜组织分隔关节腔积液所致。增强 MRI 上，病变边缘区域可呈强化表现。下颌髁突和颞骨关节面可以被病变侵蚀。有时，大范围的铁沉积还能产生磁敏性伪影，在 T2 加权像上，这种伪影尤其显著。

(三) 颞下颌关节区恶性肿瘤　颞下颌关节区恶性肿瘤主要有转移性肿瘤、骨肉瘤、软骨肉瘤和滑膜肉瘤等。骨转移性肿瘤可能是最为常见的颞下颌关节区恶性肿瘤。转移性肿瘤可以累及下颌髁突和颞骨关节面。骨肉瘤和软骨肉瘤主要发生在下颌髁突，软骨肉瘤尚可源于颞骨关节面。上述恶性肿瘤中，除部分骨转移性肿瘤可以局限于骨内外，其他恶性肿瘤多可有软组织和骨组织的同时侵犯。

MRI 上，颞下颌关节区恶性肿瘤因肿瘤内部的成分不同而表现各异。T1 加权像上，肿瘤多为中等信号表现(图 5－7－24A；图 5－7－25A)；T2 加权像上，肿瘤可以是低或中等信号(图 5－7－24B)，也可以是不均匀混合高信号或高信号(图 5－7－25B)。Gd－DTPA 注入后，恶性肿瘤的实质部分多有强化表现(图 5－7－24C)。大多数恶性肿瘤没有清晰边缘，对邻近正常组织有侵犯表现。部分恶性肿瘤尚可破坏颅底，侵犯大脑颞叶(图 5－7－26)。

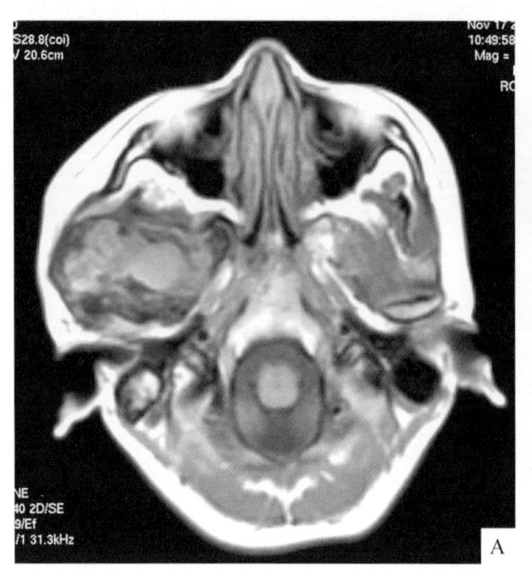

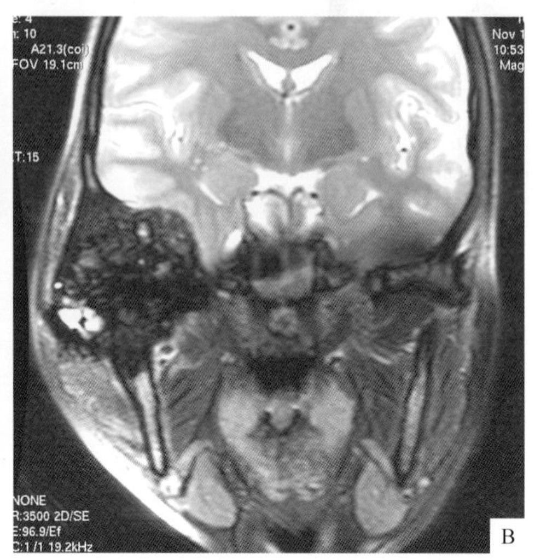

图 5－7－24 右颞下颌关节区巨细胞肉芽肿。横断面 T1 加权像(A)和冠状面压脂 T2 加权像示：右侧颞骨关节面和下颌髁突正常形态消失，为肿块状异常信号所取代。T1 加权像上病变呈中等信号；压脂 T2 加权像上病变以低信号改变为主，局部可见多囊状高信号区。病变向上突入颅内，脑质信号尚无明显异常。

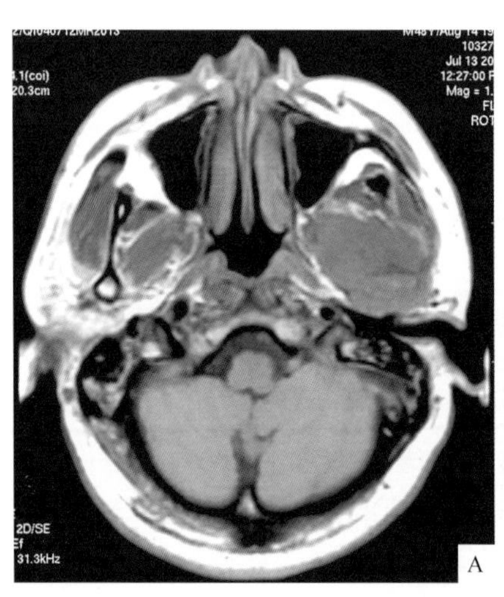

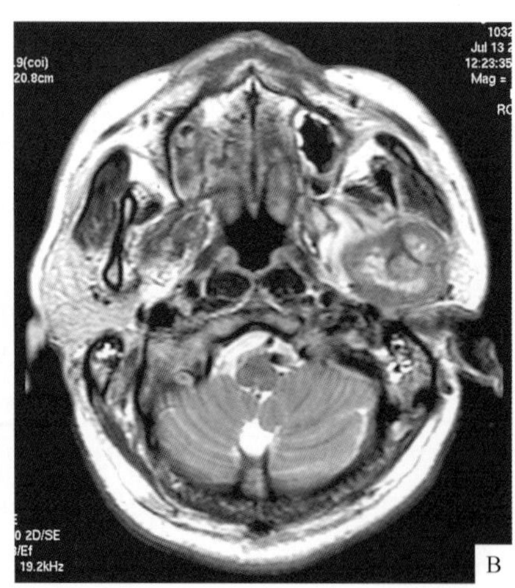

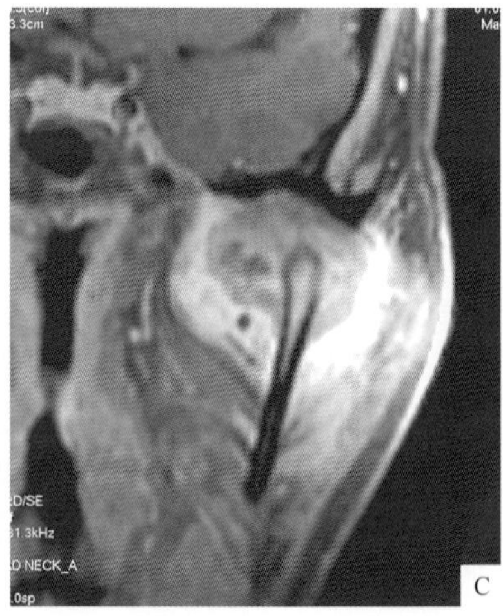

图 5－7－25 左下颌髁突转移性肿瘤(腺癌)。横断面 T1 加权像(A)和 T2 加权像(B)示：左下颌髁突区有肿块状异常信号区，T1 加权像上呈中等信号；T2 加权像上呈不均匀高信号。左下颌髁突呈破坏改变，病变边界模糊。冠状面增强(Gd－DTPA)压脂 T1 加权像(C)示：病变呈轻度强化表现。左颞骨关节面呈轻度受压改变。颅内无受侵征象。

六、颞下颌关节创伤和炎症

(一) 颞下颌关节区创伤 下颌骨受创后，多伴有颞下颌关节的损伤。以往对颞下颌关节创伤的影像学评价主要依靠 X 线平片、X 线曲面体层摄影和 CT。这些影像学检查方法主要用于显示关节骨损伤的状况。近年来，有关应用 MRI 技术评价颞下颌关节创伤的报道渐趋增多。应用 MRI 检查颞下颌关节创伤的目的在于观察关节软组织损伤状况，并能弥补其他影像学方法对此显示的不足。事实

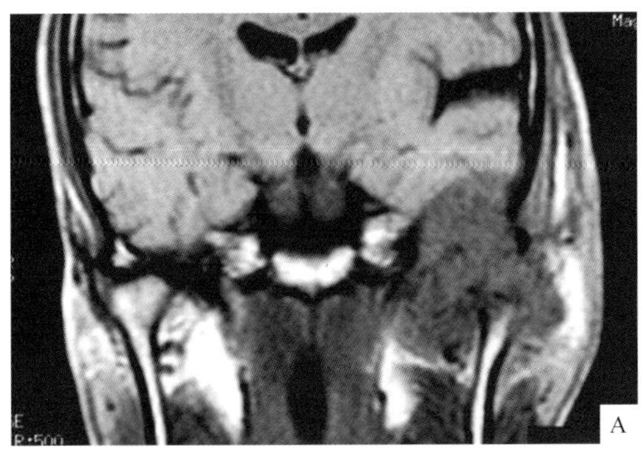
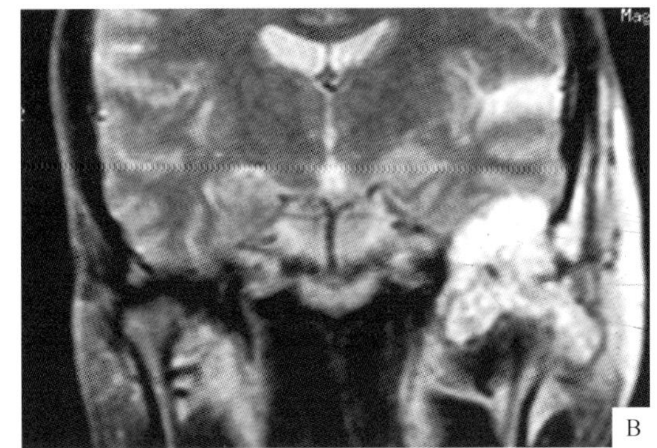

图 5-7-26 左颞下颌关节区软骨肉瘤。冠状面 T1 加权像(A)和 T2 加权像(B)示：左侧颞下颌关节区有肿块状异常信号：T1 加权像上呈中等信号；T2 加权像上呈高信号。病变破坏吸收左侧颞骨关节面和下颌髁突，并突入大脑颞叶区，边界不清。

上，MRI 的检查能力不只局限于关节软组织，其对关节骨损伤变化的显示上并不逊于其他影像学检查方法。

颞下颌关节创伤包括骨创伤和软组织创伤两部分。骨创伤主要表现为骨折，包括下颌髁突骨折和颞骨关节面骨折。关节软组织损伤主要涉及关节囊、关节盘及其盘附着、关节区的神经和血管组织等。任何部位的下颌骨创伤均可导致下颌髁突的创伤。骨折是这类创伤中较为严重的结果。比较而言，下颌髁突骨折远多于颞骨关节面骨折。在下颌骨骨折中，下颌髁突骨折也是最为常见者。下颌髁突骨折的分类繁多，主要有囊内和囊外之分；脱位与移位之分；高、中、低位骨折之分。下颌髁突骨折常伴有骨折片脱位或移位，其脱位或移位方向与翼外肌牵拉密切相关。此外，髁突骨折的移位方向还与外伤时暴力的方向有关。

颞下颌关节创伤后的 MRI 检查能显示颞下颌关节骨折及其脱位或移位、关节囊损伤、关节腔内异常渗出或出血、关节盘位置和形态变化等。

颞下颌关节创伤后的骨折主要发生在下颌髁突。颞骨关节面骨折相对少见。MRI 上，骨折的表现主要是骨折线形成、骨髓信号异常和骨折片脱位或移位。骨折线可以累及骨皮质和骨髓，表现为骨皮质连续性中断和骨髓信号异常。导致骨髓信号异常的主要原因是骨髓撕裂后的出血和水肿反应。由于存在信号对比上的差异，骨折后骨髓信号的异常通常在压脂 PD 加权像和压脂 T2 加权像上更易被显示。骨折线多为线状或片状高信号表现。下颌髁突骨折后的移位方向主要表现为向前、向内和向下，此改变和翼外肌的牵拉密切相关。MRI 矢状面上，骨折后脱位或移位的下颌髁突通常位于颞骨关节结节的下方或前下方。同时，在 MRI 冠状面上，移位的髁突多位于下颌支的内侧。文献曾报道移位的下颌髁突可以突入颅底，但这种情况十分少见。

颞下颌关节创伤后的关节囊和关节腔的异常改变主要表现为关节囊撕裂和关节腔内液体或血液的异常积聚。MRI 上，在 T1 和 T2 加权像上均呈中等信号的关节囊之连续性可以呈中断或表现为轮廓模糊。颞下颌关节的上腔、下腔或所有上下腔内有异常液体积聚。积聚的液体如果是来源于关节滑膜的渗出液，则其在 T1 和 PD 加权像上呈中等或略高信号；在 T2 加权像上呈高信号。如果液体来源于血管破裂后的出血，则其可在 T1、PD 和 T2 加权像上均呈高信号改变。

下颌髁突骨折后，其盘-髁关系也可随骨折的断片的脱位或移位而发生变化。MRI 上，可将此盘-髁关系变化的状况概括如下：① 下颌髁突骨折不伴有脱位或移位者(图 5-7-27A)，其关节盘可表现为前移位(图 5-7-27B)或盘-髁关系正常；② 下颌髁突骨折伴前脱位或移位者(图 5-7-28A 和图 5-7-29A)，其关节盘多随骨折断片向前移位至关节结节的下方或前下方。此时的盘-髁关系与正常开口位时的盘-髁关系基本相似，下颌髁突的顶部与关节盘的中间带或前带在同一平面上(图 5-7-28B 和图 5-7-29B)。作者曾将髁突脱位骨折(骨折片脱出于关节窝之外)和非脱位骨折(骨折片局限于关节窝内)后的关节软组织损伤状况进行比较。结果提示：非脱位髁突骨折后的关节软组织损伤程度较轻；脱位髁突骨折后的关节软组织损伤程度较重。具体表现为脱位髁突骨折者的关节盘移位、关节腔积液量和关节附着损伤或撕裂表现均多于或严重于非脱位髁突骨折。

通过研究观察我们曾得出以下结论：① MRI

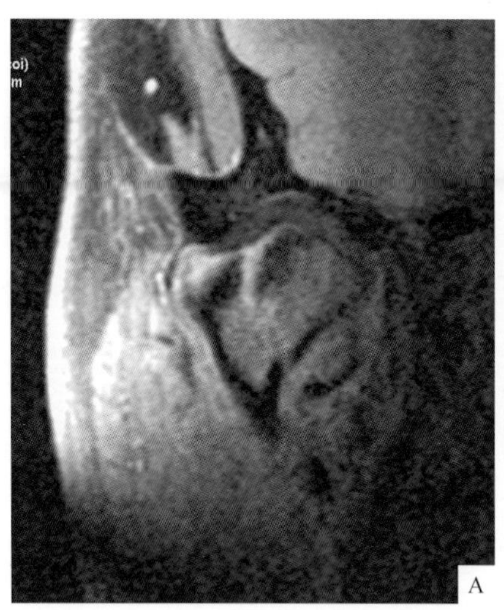

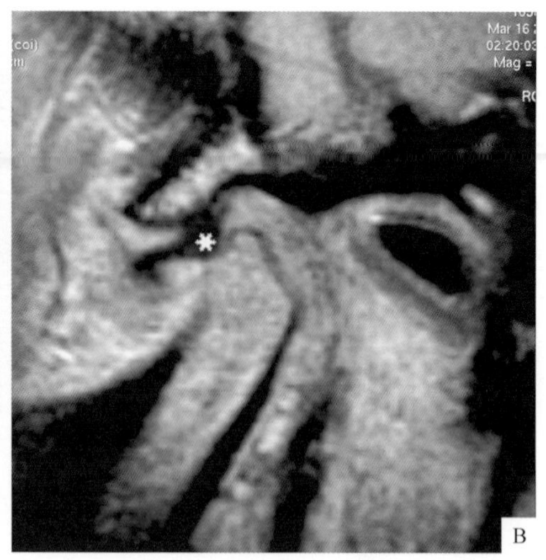

图 5-7-27 右下颌髁突骨折(无脱位髁突骨折)。冠状面 PD 加权像(A)示：右侧下颌髁突骨皮质呈中断改变，但仍位于关节窝内，无明显移位。矢状面 PD 加权像(B)示：关节盘后带(白星)位于下颌髁突前方。

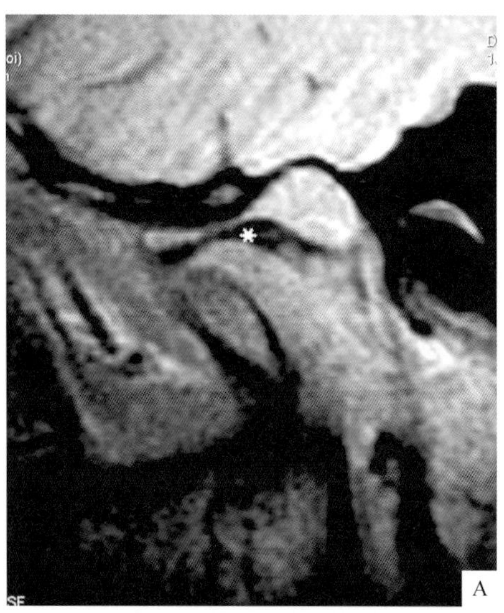

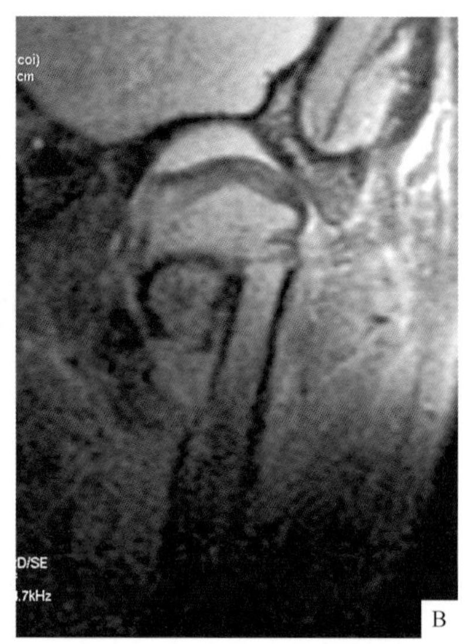

图 5-7-28 左下颌脱位髁突骨折。冠状面 PD 加权像(A)示：左侧下颌髁突断片位于下颌支内侧。矢状面 PD 加权像(B)示：关节盘(白星)随断裂的下颌髁突向前移动，类似于正常开口位时的盘-髁关系。关节腔内有大量略高信号液体。

检查能用于评价颞下颌关节软、硬组织创伤，尤其适宜于对关节软组织损伤状况的评价。② MRI上，多数下颌髁突骨折的骨折断片呈向前下脱位表现，与此同时，关节盘亦随之向前下移位。此表现颇类似于正常开口位时的盘-髁关系。③ 多数下颌髁突骨折伴有关节腔异常积液，且以关节上腔积液为主。若以信号变化为诊断依据，则显示关节腔积血者相对少见。④ 下颌髁突骨折伴颞骨骨折者相对少见。

(二) 颞下颌关节炎症　X线平片和X线曲面体层摄影曾是检查颞下颌关节炎症性病变的主要影像学方法。MRI出现以后，研究显示其对诊断颞下颌关节炎症，尤其是明确关节软组织炎症的范围具有重要作用。累及颞下颌关节区的炎症性病变主要有类风湿关节炎和感染性关节炎。根据报道，约45%的类风湿关节炎患者可以累及颞下颌关节。

类风湿关节炎是一种累及多个关节的全身性疾患。关节的滑膜首先受累，继而出现关节内渗出，滑膜肉芽组织形成，并增生形成血管翳覆盖于关节的表面。关节软骨因营养障碍而导致溶解变性和破坏。病变进而向骨面蔓延，破坏骨质，最后可形成关节强直。MRI上，类风湿关节炎以滑膜血管翳异常增生和关节骨结构受侵蚀为特点。MRI在辨别滑膜血管翳组织方面明显优于常规X线检

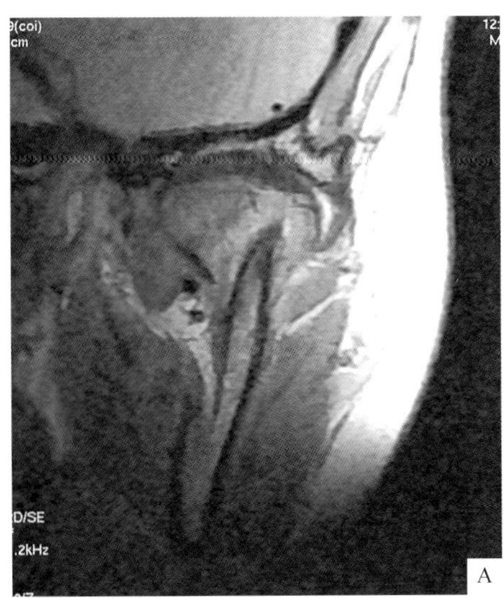

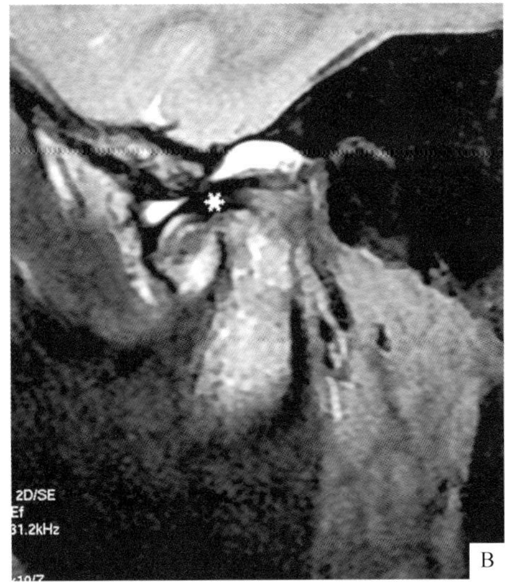

图 5-7-29 左下颌脱位髁突骨折。冠状面 PD 加权像(A)示：左侧下颌髁突断片位于下颌支内侧。矢状面 T2 加权像(B)示：关节盘(白星)随断裂的下颌髁突向前移位。关节腔内有大量高信号液体。

查和 CT。通常，增生的滑膜血管翳组织在 T2 加权像上呈中等信号改变。静脉注入 Gd-DTPA 后，该滑膜组织可以呈明显强化表现。除滑膜改变外，类风湿关节炎所导致的骨侵蚀改变也能在 MRI 上获得清晰显示。骨侵蚀改变可以同时发生在下颌髁突和颞骨鳞部的关节结节，但以前者受累较为多见。类风湿关节炎的骨侵蚀可呈圆形或不规则形。T1 和 T2 加权像上，病变信号明显低于正常骨髓信号，边界模糊。

感染性关节炎有化脓性和非化脓性之分，且以前者较为多见。致病菌侵入颞下颌关节后，首先出现滑膜浆液异常渗出，若未及时治疗控制，则病变可进一步引起滑膜面的坏死，并引起脓性渗出，进而破坏关节的软骨和骨组织结构，最后导致关节强直。颞下颌关节的化脓性炎症多可伴有颌面部软组织间隙的感染。后者的扩散可能是引起颞下颌关节化脓性炎症的主要原因之一。

通常，在关节炎性的活动期，一般会出现关节腔内渗出液的异常增多。MRI 上，异常增多的渗出液在 T2 加权像上表现为均匀高信号。当关节炎症引起关节骨发生改变时，可以在 MRI 上显示有形态和信号上的异常变化，如髁突外形变平和骨质硬化等。MRI 上，关节软骨和骨硬化改变在 T1 和 T2 加权像上均呈低信号表现。

虽然痛风极少累及颞下颌关节，但影响颞下颌关节时该病可引起髁突骨破坏和邻近软组织肿大。痛风导致的颅底骨侵蚀极为罕见。

（余　强）

参考文献

[1] Conway WF, Totty WG, McEnery KW. CT and MR Imaging of the Hip[J]. Radiology, 1996, 198: 297-299.
[2] Stoller DW, Genant HK. Magnetic Resonance Imaging of the Knee and Hip[J]. Arthritis Rheum, 1990, 33: 441-443.
[3] Wrazidlo W, Schneider S, et al. Imaging of the Hip Joint Hyaline Cartilage with MR Tomography Using a Gradient Echo Sequence with Fat-water Phase Coherence[J]. ROFO, 1990, 152: 56-60.
[4] Porter BA. Low Field STIR Imaging of Avascular Necrosis, Marrow Edema and Infarction[J]. Radiology, 1987, 165: 83-87.
[5] Shields AF, Porter BA, Churchley S, et al. The Detection of Bone Marrow Involvement by Lymphoma Using Magnetic Resonance Imaging[J]. J Clin Oncol, 1987, 5: 225-230.
[6] Nokes SR, Volger JB, Spriter CE. Herniation Pits of the Femoral Neck: Appearance at MR Imaging[J]. Radiology, 1989, 172: 231-234.
[7] Rizzo PF, Gould ES, Lyden JP, et al. Diagnosis of Occult Fractuers about the Hips. The Journal of Bone and Joint Surgery, 1993, 75-A: 37-42.
[8] Langer R, Langer A, Scholz A, et al. Femoral Head Perfusion in Patients with Femoral Fracture and Femoral Head Necrosis[J]. JBRBTR, 1993, 76(3): 46-49.
[9] Beverly MG, Michael RW, Richard WH, et al. Early Osteonecrosis of the Femoral Head: Detection in High-risk Patients with MR Imaging[J]. Radiology, 1988, 168: 521-524.
[10] Kopecky KK, Braunstein EM, Brandt KD, et al. Apparent Avascular Necrosis of the Hip: Appearance and Spontaneous Resolution of MR Findings in Renal Allograft Recipients[J]. Radiology, 1991, 179: 523-527.
[11] Siffiqui AR, Kopecky KK, Wellman HN, et al. Prospective Study of MRI and SPE Bone Scans in Renal Allograft Recipients: Evisence for a Self Limited Subclinical Abnormality of the Hip[J]. J Nucl Med, 1993, 34: 381-386.
[12] Chan TW, Dalinka MK, Steiberg ME, et al. MRI Appearance of the Femoral Head Osteonecrosis Following Core Decompression and Bone Grafting[J]. Skeletal Radiol, 12: 102-107.
[13] Jiang CE, Shih TTF. Epiphyseal Scar of the Femoral Head: Risk Factor of Osteonecrosis[J]. Radiology, 1994, 191: 409-412.

[14] 刘子君. 骨关节病理学[M]. 北京：人民卫生出版社，1992：76-78.

[15] Ricci C, Cova M, Kang YS, et al. Normal Age-related Patterns of Cellular and Fatty Bone Marrow Distribution in Axial Skeleton: MR Imaging Study[J]. Radiology, 1990, 177: 83-88.

[16] Moore SG, Dawson KL. Red and Yellow Marrow in the Femur: Age Related Changes in Appearance at MR Imaging [J]. Radiology, 1990, 175: 219-223.

[17] Jiangce A, Shih TF. Epiphyseal Scar of the Femoral Head: Risk Factor of Osteonecrosis[J]. Radiology, 1994, 191: 409-412.

[18] Mitchell DG, Rao VM, Dalinka M, et al. Hematopoietic and Fatty Bone Marrow Distribution in the Normal and Ischemic Hip: New Observations with 1.5-T MR Imaging[J]. Radiology, 1986, 161: 199-208.

[19] Thickman DE, Axel L, Kressel HY. Magnetic Resonance Imaging of Avascular Necrosis of the Femoral Head[J]. Skeletal Radiol, 1993, 15: 133-140.

[20] Fordy MJF, Solomon L. Early Detection of Avascular Necrosis of the Femoral Head by MRI[J]. J Bone Joint Surg[Br], 1993, 75-B: 365-367.

[21] Duda SH, Micheal Lanado, Fritz Schick. The Double Line Sign of Osteonecrosis: Evaluation on Chemical Shift MR Images[J]. European Journal of Radiology, 1987, 162: 233-238.

[22] Mitchell DG, Joseph PM, Michael Fallon. Chemical Shift MR Imaging of the Femoral Head: An in Vitro Study of Normal Hips and Hips with Avascular Necrosis[J]. AJR, 1987, 148: 1159-1164.

[23] Javier Beltran, Herman LJ Bur JM. Femoral Head Avascular Necrosis: MR Imaging with Clinical Pathologic and Radionuclide Correlation[J]. Radiology, 1988, 166: 215-220.

[24] Turner DA, Templeton AL, Selzer PM. Femoral Capital Ostenecrosis: MR Finding of Diffuse Marrow Abnormalities without Focal Lesions[J]. Radiology, 1989, 171: 135-140.

[25] Javier Beltran, Herman LJ Bur JM. Femoral Head Avascular Necrosis: MR Imaging with Clinical Pathologic and Radionuclide Correlation[J]. Radiology, 1988, 166: 215-220.

[26] Mitchell DG, Rao VM, Dalinka MK, et al. Femoral Head Avascular Necrosis: Correlation of MR Imaging, Radiography Staging, Radionuclide Imaging and Clinical Findings[J]. Radiology, 1987, 162: 709-715.

[27] Totty WG, Murphy WA, Granz WI, et al. Magnetic Resonance Imaging of the Normal and Ischemic Femoral Head[J]. AJR, 1984, 143: 1273-1280.

[28] Mitchell DG. Using MR Imagimg to Probe the Pathophysiology of Osteonecrosis[J]. Radiology, 1989, 171: 25-26.

[29] Nadel SN, Debatin JF, Richardson WJ, et al. Detection of Acute Avascular Necrosis of the Femoral Head in Dogs: Dynamic Contrast-enhanced MRI vs Spin-echo and STIR Sequences[J]. AJR, 1992, 159: 1255-1261.

[30] Brody AS, Strong M, Babikian G. Avascular Necrosis: Early MRI and Histologic Findings in a Canine Model[J]. AJR, 1987, 157: 341-345.

[31] Cova Maria, Kang YS, Tsukamoto H, et al. Bone Marrow Perfusion Evaluated with Gadolinium Enhanced Dynamic Fast MRI in a Dog Model[J]. Radiology, 1991, 179: 535-539.

[32] Takaoka K, Yoshika T, Hosoya T, et al. The Repaire Process in Experimentally Induced Avascular Necrosis of the Femoral Head in Dogs[J]. Arch Orthop Traumat Surg, 1981, 99: 109-115.

[33] Mitchell DG, Steinberg ME, Dalinka MK, et al. Magnetic Resonance Imaging of the Femoral Head Alterations within the Osteonecrotic, Viable, and Reactive Zone[J]. Clinical Orthopaedics and Related Research, 1989, 244: 60-77.

[34] Thurman Gillespy Ⅲ. Magnetic Resonance Imaging of Osteonecrosis[J]. Radiologic Clinics of North America, 1986, 24: 193-207.

[35] Pierre L, Eric D, Christophe C, et al. Early-stage Avascular Necrosis of the Femoral Head: MR Imaging for Prognosis in 31 Cases with at Least 2 Years of Follow-up[J]. Radiology, 1993, 187: 199-204.

[36] Koh S, Moriya, Akaita, et al. Prediction of Collapse with Magnetic Resonance Imaging of Avascular Necrosis of the Femoral Head[J]. The Journal of Bone and Joint Surgery, 1994, 76-A: 215-224.

[37] Mitchell DG, Kressel HY, Arger P, et al. Avascular Necrosis of Femoral Head: Morphologic Assessment by MR Imaging with CT Correlation[J]. Radiology, 1986, 161: 739-742.

[38] Mitchell DG, Kundel HL, Steinberg ME, et al. Avascular Necrosis of the Hip: Comparisn of MR, CT and Scintigraphy [J]. AJR, 1986, 147: 67-71.

[39] Markisz JA, Knowles RJR, Altchek DW, et al. Segmental Patterns of Avascular Necrosis of the Femoral Heads: Early Detection with MR Imaging[J]. Radiology, 1987, 162: 717-720.

[40] Ficat RP. Idiopathic Bone Necrosis of the Femoral Head: Early Diagnosis and Treatment[J]. J Bone Joint Surg[Br], 1985, 67: 59-61.

[41] Eckerwall G, Hochbergs P, Simesen K, et al. Metaphyseal Histology and Magnetic Resonance Imaging in Legg-Calve-Perthes Disease[J]. J Pediater Orthop, 1997, 17(5): 659-662.

[42] Catterall A, Pringle H, Byers PD, et al. A Review of the Morphology of Perthes Disease[J]. J Bone Joint Surg, 1982, 64: 269-271.

[43] Lahdes VT, Lamminen AE, Merikanto EO. et al. Growth Plate in Primary Osteocjondritis Dissecans of the Hip: A Prospective Study With MRI [J]. Rev-Chir-Orthop-Reparatrice-Appar-Mot, 1995, 81(5): 395-403.

[44] Lahdes VT, Lamminen AE, Marttinen EJ, et al. MRI in Late Sequelae of Perthes Disease: Imaging Findings and Symptomatology in Ten Hips[J]. Pediatr-Radiol, 1996, 26(9): 640-645.

[45] Sebag G, Ducou L, Pointe H, et al. Dynamic Gadolinium-enhanced Subtraction MR Imaging — A Simple Technique for the Early Diagnosis of Legg-Calve-Perthes Disease: Preliminary Results[J]. Pediatri Radiol, 1997, 27(3): 216-220.

[46] Jaramillo D, Kasser JR, Villegas-Medina OL, et al. Cartilaginous Abnormalities and Growth Disturbances in Legg-Calve-Perthes Disease: Evaluation with MR Imaging[J]. Radiology, 1995, 197(3): 767-773.

[47] Shigeno Y, Evans GA. Revised Arthrographic Index of Deformity for Perthes Disease[J]. J Pediatr Orthop, B, 1996, 5(1): 44-47.

[48] Exner-Gu, Frey-E. Hip Dysplasia in Infancy. Proton Spin Tomography and Computerized Tomography[J]. Orthopade, 1997, 26(1): 59-66.

[49] Johnson ND, Wood BP, Jackman KV, et al. Complex Infantile and Congenital Hip Dislocation: Assessment with MR Imaging[J]. Radiology, 1988, 168: 151-156.

[50] Mcnally EG, Tasker A, Benson MK, et al. MRI after Operative Reduction for Developmental Dysplasia of the Hip [J]. J Bone Joint Surg[Br], 1997, 79(5): 724-726.

[51] Kashiwagi N, Suzuki S, Kasahara Y, et al. Prediction of Reduction in Developmental Dysplasia of the Hip by Magnetic Resonance Imaging[J]. J Pediatr Orthop, 1996, 16(2): 254-258.

[52] Skaggs DL, Kaminsky CK, Eskandr-Richards E, et al. Psoas over the Brim Lenbthenings[J]. Anatomic Invesstigation and Surgical Technique. Clin Orthop, 1997, 339: 174-179.

[53] Hubbard AM, Dormans JP. Evaluation of Developmental Dysplasia, Perthes Disease, and Neuromuscular Dysplasia of the Hip in Children before and after Surgery: An Imaging Update[J]. AJR, 1995, 164(5): 1067-1073.

[54] Haake M, Wirth T, Griss P. False-positive Sonographic Hip

Examination in Newborns with Congenital Varus Deformity of the Proximal Femur[J]. Arch Orthop Trauma Surg, 1995, 114: 274-277.

[55] Doaldson JS, Feinstein KA. Imaging of Gevelopmental Dysplasia of the Hip[J]. Pediatr Clin North Am, 1997, 44(3): 591-614.

[56] Kruczynski J, Ziemianski A, Borkowski W, et al. Changes in the Subcapital Growth Plate Due to Avascular Necrosis after Treatment for Congenital Dislocation in Radiologic, Tomographic and MR Examinations[J]. Chir Naradow Ruchu Orthop Pol, 1995, 60(5): 377-383.

[57] Feydy A, Carlier RY, Mompoint D, et al. Bilateral Slipped Capital Femoral Epiphysis Occuring in an Adult with Acromegalic Gigantism[J]. Skeletal Radiol, 1997, 26(3): 188-190.

[58] Magnano GM, Lucigrai G, De Filippi C, et al. Diagnostic Imaging of the Early Slipped Capital Femoral Epiphysis[J]. Radiol Med, 1998, 95(1): 16-20.

[59] Umans H, Leibling MS, Moy L, et al. Slipped Capital Famoral Epiphysis: A Physeal Lesion Diagnosed by MRI, with Radiographic and CT Correlation[J]. Skeletal Radiol, 1998, 27(3): 139-144.

[60] Pere P, Grignon B, Pourel J, et al. Supra-Acetabular Insufficiency Fractures: Role of Fluride Treatment and Vitamin D Deficiency[J]. Br J Rhematol, 1997, 36(5): 603-605.

[61] Pandey R, McNally E, Ali A, et al. The Role of MRI in the Diagnosis of Occult Hip Fractures[J]. Injury, 1998, 29(1): 61-63.

[62] Blum A, Pere P, Grigon B, et al. Insufficiency Fractures of the Ilium[J]. Rev Rhum Engl Ed, 1997, 64(10): 542-548.

[63] Blickenstaff LD, Morris JM. Fatigue Fracture of the Femoral Neck[J]. J Bone Joint Surg(Am), 1996, 48: 1031.

[64] Deutsch AL. Occult Fractures of Proximal Femur: MR Imaging[J]. Radiology, 1989, 170: 113.

[65] Bogost GA, Lizerbram EK, Crues JV. MR Imaging in Evaluation of Suspected Hip Fracture: Frequency of Unsuspected Bone and Soft Tissue Injury[J]. Radiology, 1995, 197: 263.

[66] Quinn SF, McCarthy JL. Prospective Evaluation of Patients with Suspected Hip Fracture and 276 Indeterminate Radiographs: Use of T1 - weighted MR Images[J]. Radiology, 1993, 187: 469.

[67] Speer KP, Spritzer CE, Harrelson JM, et al. MRI of the Femoral Head after Acute Intracapsular Fracture of the Femoral Neck[J]. J Bone Joint Surg, 1990, 72: 98-103.

[68] Lang P, Mauz M, Schorner W, et al. Acute Fracture of the Femoral Neck: Assessment of Femoral Head Perfusion Using Gd - DTPA Enhanced MR Imaging[J]. AJR, 1993, 160: 335-341.

[69] Grangier C, Garcia J, Howarth NR, et al. Role of MRI in the Diagnosis of Insufficiency Fractures of the Sacrum and Acetabular Roof[J]. Skeletal Radiol, 1997, 26(9): 517-524.

[70] May DA, Purins JL, Smith DK. MR Imaging of Occult Traumatic Fractures and Muscular Injuries of the Hip and Pelvis in Elderly Patients[J]. AJR, 1996, 166(5): 1075-1078.

[71] Montgomery KD, Potter HG, Helfet DL. MR Venography to Evaluate the Deep Venous System of the Pelvis in Patients who Have an Acetabular Fracture[J]. J Bone Joint Surg, 1995, 77(11): 1639-1649.

[72] Hodler J, Yu JS, Goodwin D, et al. MR Arthrography of the Hip: Improved Imaging of the Acetabular Labrum with Histologic Correlation in Cadavers[J]. AJR, 1995, 165: 887.

[73] Petersilge CA, Haque MA, Petersilge WJ, et al. Acetabular Labral Tears: Evaluation with MR Arthrography[J]. Radiology, 1996, 200(1): 231-235.

[74] Czerry C, Hoffmann S, Neuhold A, et al. Lesions of the Acetabular Labrum: Accuracy of MRI and MR Arthrography in Detection and Staging[J]. Radiology, 1996, 200: 225.

[75] Nishii T, Nakanshi K, Sugano N, et al. Acetabular Labral Tears: Contrast-enhanced MRI under Continous Leg Traction[J]. Skeletal Radiology, 1996, 25(4): 349-356.

[76] Li KG, Higgs J, Aisen AM, et al. MRI in Osteoarthritis of the Hip: Gradations of Severity[J]. Magn Reson Imaging, 1988, 6: 229-236.

[77] Modl JM, Sether LA. Articular Cartilage: Correlation of Histologic Zones with Signal Intensity at MRI[J]. Radiology, 1991, 181: 853-855.

[78] Arias C, Putz-P. Transient Osteoporosis of the Hip and Magnetic Nuclear Resonance[J]. Acta-Orthop-Belg, 1996, 62(4): 225-228.

[79] Johan LB. Transient Osteoporosis of the Hip: MR Imaging[J]. Radiology, 1988, 167: 753-755.

[80] Moss SG, Schweitzer ME, Jacobson JA. Hip Joint Fluid: Detection and Distribution at MR Imaging and US with Cadaveric Correlation[J]. Radiology, 1998, 208(1): 43-48.

[81] Tamburrini O, Sessa M, Della SM, et al. Transient Osteoporosis of the Hip in Magnetic Resonance Imaging[J]. Radiol-Med-Torino, 1995, 90(3): 187-193.

[82] Hofmann S, Engel A, Neuhold A, et al. Bone-marrow Oedema Syndrome and Transient Osteoporosis of the Hip[J]. J Bone Joint Surg, 1993, 75-B: 210-216.

[83] Jakobsen RB, Engebretsen L, Slauterbeck JR. An analysis of the quality of cartilage repair studies. J Bone Joint Surg Am, 2005, 87(10): 2232-2239.

[84] Hattori K, Takakura Y, Ishimura M, et al. Differential acoustic properties of early cartilage lesions in living human knee and ankle joints. Arthritis Rheum, 2005, 52(10): 3125-3131.

[85] Gudas R, Kalesinskas RJ, Kimtys V, et al. A prospective randomized clinical study of mosaic osteochondral autologous transplantation versus microfracture for the treatment of osteochondral defects in the knee joint in young athletes. Arthroscopy, 2005, 21(9): 1066-1075.

[86] Marks PH, Donaldson ML. Inflammatory cytokine profiles associated with chondral damage in the anterior cruciate ligament-deficient knee. Arthroscopy, 2005, 21(11): 1342-1347.

[87] Zanetti M, Pfirrmann CW, Schmid MR, et al. Clinical course of knees with asymptomatic meniscal abnormalities: findings at 2 - year follow-up after MR imaging-based diagnosis. Radiology, 2005, 237(3): 993-997.

[88] Recht MP, Goodwin DW, Winalski CS, et al. MRI of articular cartilage: revisiting current status and future directions. AJR Am J Roentgenol, 2005, 185(4): 899-914.

[89] Harper KW, Helms CA, Lambert HS 3rd, et al. Radial meniscal tears: significance, incidence, and MR appearance. AJR, 2005, 185(6): 1429-1434.

[90] Plank CM, Kubin K, Weber M, et al. Contrast-enhanced high-resolution magnetic resonance imaging of autologous cartilage implants of the knee joint. Magn Reson Imaging, 2005, 23(6): 739-744.

[91] Boxheimer L, Lutz AM, Zanetti M, et al. Characteristics of displaceable and nondisplaceable meniscal tears at kinematic MR imaging of the knee. Radiology, 2006, 238(1): 221-231.

[92] Felson DT. Osteoarthritis. Rheum Dis Clin North Am, 1990, 16(3): 499-512.

[93] Spector TD, Hart DJ, Huskisson EC. The use of radiographs in assessing the severity of knee osteoarthritis. J Rheumatol Suppl, 1991, 27: 38-39.

[94] McCauley TR, Disler DG. MR imaging of articular cartilage. Radiology, 1998, 209(3): 629-640.

[95] Shindle MK, Foo LF, Kelly BT, et al. Magnetic resonance imaging of cartilage in the athlete: current techniques and spectrum of disease. J Bone Joint Surg Am, 2006, 88(Suppl 4): 27-46.

[96] Duc SR, Koch P, Schmid MR, et al. Diagnosis of articular

cartilage abnormalities of the knee: prospective clinical evaluation of a 3D water-excitation true FISP sequence. Radiology JT, 2007, 243(2): 475-482.

[97] Williams RJ 3rd, Ranawat AS, Potter HG, et al. Fresh stored allografts for the treatment of osteochondral defects of the knee. J Bone Joint Surg Am, 2007, 89(4): 718-726.

[98] Tins BJ, McCall IW, Takahashi T, et al. Autologous chondrocyte implantation in knee joint: MR imaging and histologic features at 1-year follow-up. Radiology, 2005, 234(2): 501-508.

[99] Chung CB, Isaza IL, Angulo M, et al. MR arthrography of the knee: how, why, when. Radiol Clin North Am, 2005, 43(4): 733-746.

[100] Kim HS, Yun DH, Chon J, et al. Syringomyelia coexisting with guillain-barre syndrome. Ann Rehabil Med, 2013, 37(5): 745-749.

[101] Fiorentino NM, Lin JS, Ridder KB, et al. Rectus femoris knee muscle moment arms measured in vivo during dynamic motion with real-time magnetic resonance imaging. J Biomech Eng, 2013, 135(4): 044501. doi: 10. 1115/1. 4023523.

[102] Van Landeghem A, Arys B, Heyse C, et al. Lipoma arborescens. JBR-BTR, 2013, 96(4): 254-255.

[103] Burge AJ, Gold SL, Kuong S, et al. High-resolution magnetic resonance imaging of the lower extremity nerves. Neuroimaging Clin N Am, 2014, 24(1): 151-170.

[104] Lanzetti RM, Vadalà A, Morelli F, et al. Bilateral quadriceps rupture: results with and without platelet-rich plasma. Orthopedics. 2013, 36(11): 1474-1478.

[105] Kumar D, Subburaj K, Lin W, et al. Quadriceps and hamstrings morphology is related to walking mechanics and knee cartilage MRI relaxation times in young adults. J Orthop Sports Phys Ther, 2013, 43(12): 881-890.

[106] Kopkow C, Freiberg A, Kirschner S, et al. Physical examination tests for the diagnosis of posterior cruciate ligament rupture: a systematic review. J Orthop Sports Phys Ther, 2013, 43(11): 804-813.

[107] Mansfield CJ, Beaumont J, Tarnay L, et al. Popliteus strain with concurrent deltoid ligament sprain in an elite soccer athlete: a case report. Int J Sports Phys Ther, 2013, 8(4): 452-461.

[108] Buck RJ, Wirth W, Dreher D, et al. Frequency and spatial distribution of cartilage thickness change in knee osteoarthritis and its relation to clinical and radiographic covariates — data from the osteoarthritis initiative. Osteoarthritis Cartilage, 2013, 21(1): 102-109.

[109] Rupreht M, Jevtič V, Serša I, et al. Evaluation of the tibial tunnel after intraoperatively administered platelet-rich plasma gel during anterior cruciate ligament reconstruction using diffusion weighted and dynamic contrast-enhanced MRI. J Magn Reson Imaging, 2013, 37(4): 928-935.

[110] Freedman BR, Sheehan FT. Predicting three-dimensional patellofemoral kinematics from static imaging-based alignment measures. J Orthop Res, 2013, 31(3): 441-447.

[111] Park SY, Park JS, Jin W, et al. Diagnosis of acetabular labral tears: comparison of three-dimensional intermediate-weighted fast spin-echo MR arthrography with two-dimensional MR arthrography at 3. 0 T. Acta Radiol, 2013, 54(1): 75-82.

[112] Malliaropoulos N, Kiritsi O, Tsitas K, et al. Low-level laser therapy in meniscal pathology: a double-blinded placebo-controlled trial. Lasers Med Sci, 2013, 28(4): 1183-1188.

[113] Schneider E, Nessaiver M. The Osteoarthritis Initiative (OAI) magnetic resonance imaging quality assurance update. Osteoarthritis Cartilage, 2013, 21(1): 110-116.

[114] Culvenor AG, Cook JL, Collins NJ, et al. Is patellofemoral joint osteoarthritis an under-recognised outcome of anterior cruciate ligament reconstruction? A narrative literature review. Br J Sports Med. 2013, 47(2): 66-70.

[115] Kazakia GJ, Kuo D, Schooler J, et al. Bone and cartilage demonstrate changes localized to bone marrow edema-like lesions within osteoarthritic knees. Osteoarthritis Cartilage, 2013, 21(1): 94-101.

[116] Li J, Ju Y, Bouta EM, et al. Efficacy of B cell depletion therapy for murine joint arthritis flare is associated with increased lymphatic flow. Arthritis Rheum, 2013, 65(1): 130-138.

[117] Knoop J, Dekker J, Klein JP, et al. Biomechanical factors and physical examination findings in osteoarthritis of the knee: associations with tissue abnormalities assessed by conventional radiography and high-resolution 3.0 Tesla magnetic resonance imaging. Arthritis Res Ther, 2012, 14(5): R212.

[118] Callaghan MJ, McKie S. Effects of Patellar Taping on Brain Activity During Knee Joint Proprioception Tests Using Functional Magnetic Resonance Imaging. Phys Ther, 2012, 92(6): 821-830.

[119] Wang YY, Wluka AE, Jones G, et al. Use magnetic resonance imaging to assess articular cartilage. Ther Adv Musculoskelet Dis, 2012, 4(2): 77-97.

[120] Messier SP, Legault C, Loeser RF, et al. Does high weight loss in older adults with knee osteoarthritis affect bone-on-bone joint loads and muscle forces during walking? Osteoarthritis Cartilage, 2011, 19(3): 272-280.

[121] Jensen LK, Rytter S, Bonde JP. Symptomatic knee disorders in floor layers and graphic designers. A cross-sectional study. BMC Musculoskelet Disord, 2012, 13: 188.

[122] Heijink A, Gomoll AH, Madry H, et al. Biomechanical considerations in the pathogenesis of osteoarthritis of the knee. Knee Surg Sports Traumatol Arthrosc, 2012, 20(3): 423-435.

[123] Guermazi A, Niu JB, Hayashi D, et al. Prevalence of abnormalities in knees detected by MRI in adults without knee osteoarthritis: population based observational study. BMJ, 2012, 345: e5339.

[124] Brooks SL, Brand JW, Gibbs SJ, et al. Imaging of the temporomandibular joint: a position paper of the American Academy of Oral and Maxillofacial Radiology. Oral Surg Oral Med Oral Pathol Oral Radiol Endod, 1997, 83: 609-618.

[125] Katzberg RW. Temporomandibular joint imaging. Radiology, 1989, 170: 297-307.

[126] Hansson LG, Eriksson L, Westesson PL. Temporomandibular joint: magnetic resonance evaluation after diskectomy. Oral Surg Oral Med Oral Pathol, 1992, 74: 801-810.

[127] Westesson PL, Brooks SL. Temporomandibular joint: relation between MR evidence of effusion and the presence of pain and disk displacement. AJR, 1992, 159: 559-563.

[128] Tasaki MM, Westesson PL. Temporomandibular joint: diagnostic accuracy with sagittal and coronal MRI imaging. Radiology, 1993, 186: 723-729.

[129] Hardy CJ, Katzberg RW, Frey RL, et al. Switched surface coil system for bilateral MR imaging. Radiology, 1988, 167: 835-838.

[130] Shellock FG, Pressman BD. Dual-surface-coil MR imaging of bilateral temporomandibular joint: improvements in imaging protocol. AJNR, 1989, 10: 595-598.

[131] Isberg A, Stenstrom B, Isacsson G. Frequency of bilateral temporomandibular joint disk displacement in patients with unilateral symptoms: a 5-year follow-up of the asymptomatic joint. A clinical and arthrotomographic study. Dentomaxillofac Radiol, 1991, 20: 73-76.

[132] Sanchey-Woodworth RE, Tallents RH, Katzberg RW, et al. Bilateral internal derangements of temporomandibular joint: evaluation by magnetic resonance imaging. Oral Surg Oral Med Oral Pathol, 1988, 65: 281-285.

[133] Suenga A, Abiyama K, Noikura T. Gadolinium-enhanced MR imaging of temporomandibular disorders: improved lesion detection of posterior disk attachment on T1-weighted images obtained with fat suppression. AJR, 1999,

171：511－517.

[134] Takebayashi S，Takarma T，Okada S，et al. MRI of the TMJ disk with intravenous administration of gadopentetate dimeglumine. J Comput Assist Tomogr，1997，21：209－215.

[135] Toyama M，Kurita K，Koga K，et al. Magnetic resonance arthrography of the temporomandibular joint. J Oral Maxillofac Surg，2000，58：978－983.

[136] Behr M，Held P，Leibrock A，et al. Diagnostic potential of pseudo-dynamic MRI（cine mode）for evaluation of internal derangement of the TMJ. Eur J Radiol，1996，28：212－215.

[137] Benito C，Casares G，Benito C. TMJ static disk：correlation between clinical findings and pseudodynamic magnetic resonance images. Cranio，1998，16：242－251.

[138] Burnett K，Davis CL，Read J. Dynamic display of the TMJ meniscus by using "fast-scan" MRI. AJR，987，149：959－962.

[139] Dorsay TA，Youngberg RA. Cine MRI of the TMJ：need for critical closed mouth images without the Burnett device. J Comput Assist Tomogr，1995，19：163－164.

[140] Roditi GH，Duncan KA，Needham G，et al. Temporomandibular joint MRI：a 2－D gradient-echo technique. Clin Radiol，1997，52：441－444.

[141] Chen YJ，Gallo LM，Meier D，et al. Dynamic magnetic resonance imaging technique for the study of the temporomandibluar joint. J Orofac Pain，2000，14：65－73.

[142] Abolmaali ND，Schmitt J，Toll DE，et al. Visualization of the articular disk of the temporomandibular joint in near-real-time MRI：feasibility study. Eur Radiol，2004，14：1889－1894.

[143] 孙琦，余强，董敏俊等. MR FIESTA 技术在 TMJ 动态成像中的应用. 中国医学计算机成像杂志，2009，15：119－122.

[144] 马绪臣主编. 口腔颌面医学影像学. 北京：北京大学医学出版社，2007：243－283.

[145] 马绪臣，张震康. 颞下颌关节紊乱综合征的命名和诊断分类. 中华口腔医学杂志，1998，33：238－240.

[146] Westesson PL，Paesani D，Rochester NY，et al. MRI imaging of the TMJ：decreased signal from the retrodiskal tissue. Oral Surg Oral Med Oral Pathol 1，993，76：631－635.

[147] Sano T，Westesson PL. Magnetic resonance imaging of the temporomandibular joint：increased T2 signal in the retrodiskal tissue of painful joints. Oral Surg Oral Med Oral Pathol Oral Radiol Endod，1995，79：511－516.

[148] Katzberg RW，Westesson PL，Tallents RH，et al. Temporomandibular joint：MRI assessment of rotational and sideways disk displacements. Radiology，1988，169：741－748.

[149] Westesson PL，Larheim TA，Tanaka H. Posterior disk displacement in the temporomandibular joint. J Oral Maxillofac Surg，1998，56：1266－1273.

[150] Tasaki MM，Westesson PL，Isberg AM，et al. Classification and prevalence of temporomandibular joint disk replacement in patients and sympotom-free volunteers. Am J Orthodont Dentofac Orthop，1996，109：249－262.

[151] Hasso AN，Christianser EL，Alder ME. The temporomandibular joint. Radiol Clin North Am，1989，27：301－314.

[152] Rao VM，Liem MD，Farole A，et al. Elusive "stuck" disk in the temporomandibular joint：diagnosis with MRI imaging. Radiology，1993，189：823－827.

[153] Larheim TA，Katzberg RW，Westesson PL et al. MR evidence of temporomandibular joint fluid and condyle marrow alterations：occurrence in asymptomatic volunteers and symptomatic patients. Int J Oral Maxillofac Surg，2001，30：113－117.

[154] Schellhas KP，Wilkes CH，Omlie MR，et al. The diagnosis of temporomandibular joint disease：two-compartment arthrography and MR. AJR，1988，151：341－350.

[155] Schellhas KP. Internal derangement of the temporomandibular joint：radiologic staging with clinical，surgical，and pathologic correlation. Magn Reson Imaging，1989，7：495－515.

[156] Schellhas KP，Wilkes CH. Temporomandibular joint inflammation：comparison of MR fast scanning with T1－and T2－weighted imaging techniques. AJR，1989，153：93－98.

[157] Schellhas KP，Wilkes CH，Fritts HM，et al. MR of osteochondritis dissecans and avascular necrosis of the mandibular condyle. AJR，1989，152：551－560.

[158] Schellhas KP. Temporomandibular joint injuries. Radiology，1989，173：211－216.

[159] Larheim TA，Westesson PL，Hicks DG，et al. Osteonecrosis of the temporomandibular joint：correlation of magnetic resonance imaging and histology. J Oral Maxillofac Surg，1999，57：888－898.

[160] Bui-Mansfield LT，Youngberg RA. Intraarticular ganglia of the knee：prevalence，presentation，etiology，and management. AJR，199，168：123－127.

[161] Yu Q，Yang J，Wang P，et al. CT features of chondromatosis in the temporomandibular joint. Oral Surg Oral Med Oral Pathol Oral Radiol Endod，2004，97：524－528.

[162] Milgram JW. The classification of loose bodies in human joint. Clin Orthop，1977，124：282－291.

[163] Nokes SR，King PS，Garcia R，et al. Temporomandibular joint chondromatosis with intracranial extension：MR and CT contributions. AJR，1987，148：1173－1174.

[164] Heo MS，An BM，Lee SS，et al. Use of advanced imaging modalities for the differential diagnosis of pathoses mimicking temporomandibular disorders. Oral Surg Oral Med Oral Pathol Oral Radiol Endod，2003，96：630－638.

[165] Stryjakowska KK，Martel M，Sasaki CT. Pigmented villonodular synovitis of the temporomandibular joint：differential diagnosis of the parotid mass. Auris Nasus Larynx，2005，32：309－314.

[166] Song MY，Heo MS，Lee SS，et al. Diagnostic imaging of pigmented villonodular synovitis of the temporomandibular joint associated with condylar expansion. Dentomaxillofac Radiol，1999，28：386－390.

[167] Bemporad JA，Chaloupka JC，Putman CM，et al. Pigmented villonodular synovitis of the temporomandibular joint：diagnostic imaging and endovascular therapeutic embolization of a rare head and neck tumor. AJNR，1999，20：159－162.

[168] Klenoff JR，Lowlicht RA，Lesnik T，et al. Mandibular and temporomandibular joint arthropathy in the differential diagnosis of the parotid mass. Laryngoscope，2001，111：2162－2165.

[169] Llauger J，Palmer J，Roson N，et al. Pigmented villonodular synovitis and gaint cell tumors of the tendon sheath radiologic and pathologic fetures. AJR，1999，172：1087－1091.

[170] Kim KW，Han MH，Park SW，et al. Pigmented villonodular synovitis of the temporomandibular joint：MR findings in four cases. Eur J Radiol，2004，49：229－234.

[171] Wang P，Yang J，Yu Q. MR imaging assessment of temporomandibular joint soft tissue injuries in dislocated and nondislocated mandibular condylar fractures. AJNR，2009，30：59－63.

[172] Schellhas KP. Temporomandibular joint injuries. Radiology，1989，173：211－216.

[173] Bergman H，Andersson F，Isberg A. Incidence of temporomandibular joint changes after whiplash trauma：a prospective study using MR imaging. AJR，1998，171：1237－1243.

[174] Sullivan SM，Banghart PR，Anderson Q. Magnetic resonance imaging assessment of acute soft tissue injuries to the temporomandibular joint. J Oral Maxillofac Surg，1995，53：763－766.

[175] Takahashi T，Ohtani M，Sano T，et al. Magnetic resonance evidence of joint effusion of the temporomandibular joint after fractures of the mandibular condyle：a preliminary

report. Cranio, 2004, 22: 124-131.

[176] Gerhard S, Ennemoser T, Rudisch A, et al. Condylar injury: magnetic resonance imaging findings of temporomandibular joint soft-tissue changes. Int J Oral Maxillofac Surg, 2007, 36: 214-218.

[177] Choi BH, Yi CK, Yoo JH. MRI examination of the TMJ after surgical treatment of condylar fractures. Int J Oral Maxillofac Surg, 2001, 30: 296-299.

[178] Oezmen Y, Mischkowski RA, Lenzen J, et al. MRI examination of the TMJ and functional results after conservative and surgical treatment of mandibular condyle fractures. Int J Oral Maxillofac Surg, 1998, 27: 33-37.

[179] Smith HJ, Larheim TA, Aspestrand F. Rheumatic and nonrheumatic disease in the temporomandibular joint: gadolinium-enhanced MR imaging. Radiology, 1992, 185: 229-234.

[180] Celiher R, Gokce-Kutsal Y, Eryilmaz M. Temporomandibular joint involvement in rheumatoid arthritis. Scand J Rheumatol, 1995, 24: 22-25.

[181] Stoller. DW, Jacobson. RL. The Temporomandibular joint magnetic resonance imaging in orthopaedics sports medicine [M]. Second Edition. Philadelphia: Lippincott-Raven Publishers, 1997: 995-1021.

[182] Westesson PL. MRI of the temporomandibular joint. Imaging Decisions-Clinical and Economic Initiatives, 1994, 1: 2-14.

[183] Barthelemy I, Karanas Y, Sannajust JP, et al. Gout of the temporomandibular joint: pitfalls in diagnosis. J Craniomaxillofac Surg, 2001, 29: 307-310.

第六章 骨与关节感染性疾病

第一节 化脓性骨髓炎

化脓性骨髓炎(ppyogenic myelitis)是指由化脓性细菌引起的骨组织感染性疾病。致病菌主要为金黄色葡萄球菌。感染途径包括血源性感染、损伤后感染或附近软组织内病灶直接蔓延等，一般以血源性感染最为常见。可表现为急性化脓性骨髓炎、慢性骨髓炎及化脓性骨关节炎。化脓性骨髓炎大多发生在10岁以下儿童或婴幼儿，男孩较女孩多见。发病因素除与病原菌的种类和毒力大小有关外，也与机体的抗感染能力有着密切的关系。

一、急性化脓性骨髓炎

【临床与病理】急性化脓性骨髓炎一般起病急骤，高热、寒战，体温可达40℃，可引起全身中毒症状。早期感染局限于骨内时，局部压痛可不明显。若感染蔓延至骨膜下，局部红、肿、热、痛症状显著，附近关节可有积液。血白细胞计数明显增高，中性多形核白细胞分类常在90%以上，血细菌培养多为阳性。

临床病程与病理密切相关，分为三期：① 骨膜下脓肿前期，发病后第2～3天，骨髓腔内只有炎性浸润和极少量脓血，未形成骨膜下脓肿；临床表现除有全身感染症状外，患肢局部肿胀，压痛明显但较局限，局部穿刺无或有少量血性液体。此期以抗生素为主的保守治疗为宜。② 骨膜下脓肿期，发病后第3～4天，患肢弥漫性肿胀，局部穿刺可抽出脓液。此时如能及时手术切开引流排脓，骨内血运可免于进一步破坏，预后较佳。③ 骨膜破坏期，发病后第5～6天，患肢广泛肿胀、压痛，患处有明显波动感；如化脓性病变广泛，将发生严重骨质破坏，形成大小不等的死骨。这时虽然切开引流排脓，也必将转为慢性骨髓炎甚至造成永久性畸形。

急性化脓性骨髓炎(acute suppurative osteomyelitis)多发生在长骨干骺端，以下肢多见，易累及胫骨上、下端，股骨下端及肱骨上端等处。长骨干骺端血供较丰富，毛细血管呈弯曲状排列，细菌容易停留进而发生血源性感染。病变常同时累及骨密质、骨松质、哈佛管和骨膜，是一种具有破坏性的全骨炎。发病后，其病理表现可分为三期：① 骨膜下脓肿前期，发病后第2～3天，骨髓内广泛炎性浸润，静脉窦被破坏，有少量脓血；② 骨膜下脓肿期，发病后第3～4天，骨髓腔内形成较多的脓液，经骨皮质哈佛管达骨膜下，形成骨膜下脓肿。骨膜被剥离，骨膜血管进入骨内的分支完全中断；③ 骨膜破坏期，发病后第5～6天，骨膜破裂，脓液蔓延。此时不仅可发生广泛的骨与软组织坏死，还极易引起脓毒败血症。急性化脓性骨髓炎病情发展较迅速，哪里有脓肿，哪里就发生骨破坏，哪里必发生骨坏死，这是早期能够较确切估计预后的病理基础。

骨骺板对感染有一定的屏障作用，可以阻止炎症扩散，故感染不易侵犯骨骺和关节，偶可发生骨骺分离。童年期长管状骨的骨干和干骺端的血供由骨干滋养动脉供应，而骨骺则由来源于关节的动脉供应，即骨干和骨骺有各自独立的滋养动脉系统，所以当致病菌经骨干滋养动脉侵入时，病变常局限于骨干，而不累及骨骺。但当患骨的干骺端位于关节囊内，或致病菌毒力较强、机体抵抗力较弱时，感染灶亦可穿过骺板而侵入骨骺和关节。成人的骨髓炎靠近骨端时，可破坏关节囊或韧带附着处的骨皮质而侵入关节，少数也可由骨端直接破坏软骨而累及关节。

【影像学】

1. X线表现　在化脓性骨关节炎的诊断中，X线平片通常为首选的影像学诊断方法，对于确诊、复查、术后随访都起着重要作用。其表现主要包括：

(1) 软组织肿胀：骨髓炎早期，发病后7～10天内，X线平片骨质改变常不明显，只能发现部位软组织肿胀。X线表现为脓肿所在部位软组织密度相对增高,肌肉间隙模糊消失,皮下组织与肌肉间的分界不清,皮下脂肪层内出现致密的条纹状和网状阴影;肌间脂肪可被推移或消失,其深部往往即为脓肿所在。

(2) 骨质破坏：早期长骨干骺端由于血液循环增加而出现轻微的局部脱钙。约在发病半个月后,由于骨质吸收,骨小梁可变模糊,甚至可消失或破坏,并迅速向周围扩散。病灶范围广泛者可累及骨干的大部甚至全部,但很少跨过骺板累及骨骺,或穿过关节软骨而侵入关节(图 6-1-1)。

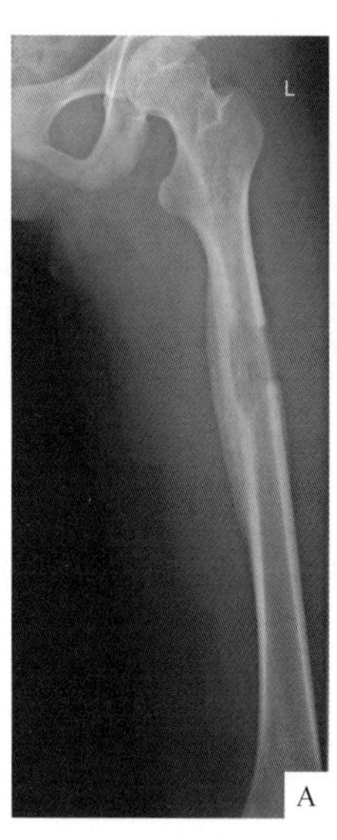

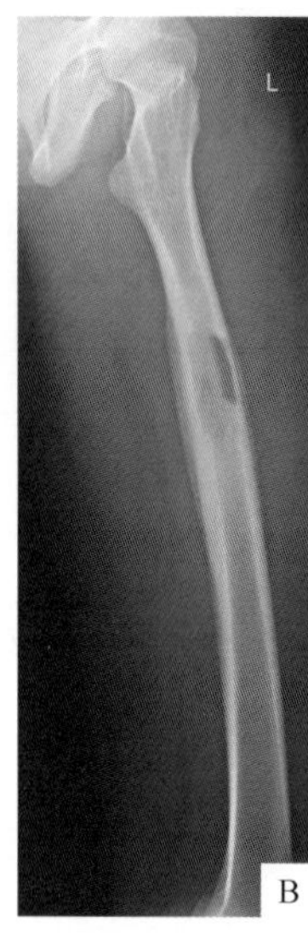

图 6-1-1 左侧股骨急性骨髓炎。左侧股骨正侧位 X 线片示左侧股骨中上段骨皮质不连续(A),骨髓腔内可见片状低密度影(B),形态不规则,边界清楚。病理示急性化脓性骨髓炎。

(3) 死骨：病变累及皮质时,由于骨膜被剥离,营养中断,血管栓塞,以及脓液的压迫,骨皮质的血供中断而成为死骨。X 线平片表现为高密度致密阴影,这是因为死骨周围的骨质疏松,而死骨本身不被吸收且易受压缩,因此对比之下其阴影更为密实。死骨的形态和范围大小不一,可呈小片或长条状。范围广泛者全部骨干均可成为死骨,而且常发生病理性骨折。

(4) 骨膜增生：在髓腔脓肿穿破骨皮质形成骨膜下脓肿的同时,骨膜由于受到刺激而出现增生,形成葱皮状、花边状或放射状等密度不均、边缘不整的致密新生骨。浓密的骨膜新生骨围绕骨干的全部或大部,即形成包壳。包壳再次被脓肿穿破,可出现边缘不整的瘘孔,并有死骨排出。急性期骨髓炎以骨破坏为主,骨膜增生较少。随着病情发展,病程越长,骨膜增生越显著。

部分化脓性病变可直接破坏骨骺软骨板而累及骨骺,或穿过关节软骨侵入关节。关节软骨破坏表现为关节间隙变窄及骨性关节面消失。骺板软骨破坏表现为干骺端先期钙化带消失。骨髓炎继续发展,病变可侵及软组织而形成窦道,并可见有小死骨排出。

骨髓炎经抗生素治疗后,临床症状恢复较快,但 X 线平片表现改变比较缓慢。往往临床感染症状已经消失数周,而 X 线平片改变仍在继续进行。

2. CT 表现　多数化脓性骨髓炎根据临床表现及 X 线检查已可做出诊断,但 CT 在显示骨内脓腔、死骨及窦道等方面具有优势。CT 有助于确定髓腔、骨松质、骨皮质和周围软组织内的隐匿性病变,可明确显示早期脓肿的部位和蔓延范围。对于小的骨内侵蚀破坏或不明显的骨周软组织肿胀,CT 亦可清晰显示。但其空间分辨率低于 X 线平片,对急性骨髓炎早期所出现的细小骨膜反应,CT 常难以发现。

(1) 软组织感染：软组织感染有三种形式：浅层蜂窝织炎、深部蜂窝织炎和软组织脓肿。① 浅层蜂窝织炎：为软组织的浅层炎症。CT 表现为细网状的软组织密度影,与低密度的皮下脂肪影形成对比。皮肤因水肿而增厚,与肌肉束之间脂肪层和筋膜间隙的界限消失。② 深部蜂窝织炎：为深部软组织感染的早期表现。CT 表现为边界模糊的软组织肿块,以及周围结构的移位。肌肉束和皮下脂肪间的界限消失,相互间被"蓬松毛发状"的软组织密度影所代替。病灶内可含有小气泡。③ 软组织脓肿：CT 典型表现为病灶中心低密度的脓腔,脓肿壁由炎性肉芽组织及纤维组织构成,表现为脓腔周围高密度环状影。CT 增强扫描后,脓肿壁因充血而表现环状强化,窦道壁也可强化,因而可清晰显示软组织窦道及其与周围组织的关系。软组织内含气影是脓肿的重要表现,呈数个散在的小气泡,或积聚成大的气泡影,位于低密度网状影和脓肿之间。

(2) 骨质破坏：骨质破坏最早见于成骨干骺端的骨松质;CT 表现为局限的骨密度减低区,边缘不规则,病灶内可见低密度的脓液影。死骨表现为密度增高的斑块状影。骨皮质的破坏表现为骨皮质中断,常与髓腔内的破坏灶相邻。骨髓腔破坏的 CT 表现因发病部位的不同而异。在骨干,水肿、脓液和肉芽组织,其 CT 值比正常的黄骨髓高;在干骺端则低于骨松质。

(3) 骨质增生硬化：为机体的代偿反应,表现为骨皮质增厚和骨髓腔密度增高，骨小梁增粗和增多。

(4) 骨内气体：在血源性骨髓炎很少见，多为产气细菌感染，表现为骨髓腔内有气体积聚。

(5) 脂肪-液平面：在长骨干骺端和骨骺感染时可出现。发病机制为骨髓内细胞壁坏死，脂肪从细胞中溢出并进入骨髓腔内。

3. MRI 表现 MRI 具有良好的软组织分辨率，对于化脓性骨髓炎可清楚地区分骨内的病变和骨旁软组织内的病变，并清晰显示正常和异常的骨髓。

病灶内正常骨髓被炎性渗出、水肿、充血和坏死组织所代替，T1WI 呈低信号，T2WI 和 STIR 序列为高信号。骨髓脓腔和骨膜下脓肿在 T2WI 上为高信号。骨膜反应呈与骨皮质平行的低信号线样结构。STIR 序列显示脓肿、炎性反应和肌间水肿更为明显(图 6-1-2)。Gd-DTPA 增强后，脓肿周围的肉芽组织强化呈高信号，而坏死液化区仍呈低信号。增强检查对显示窦道很有帮助，窦道区域可见明显的强化表现。

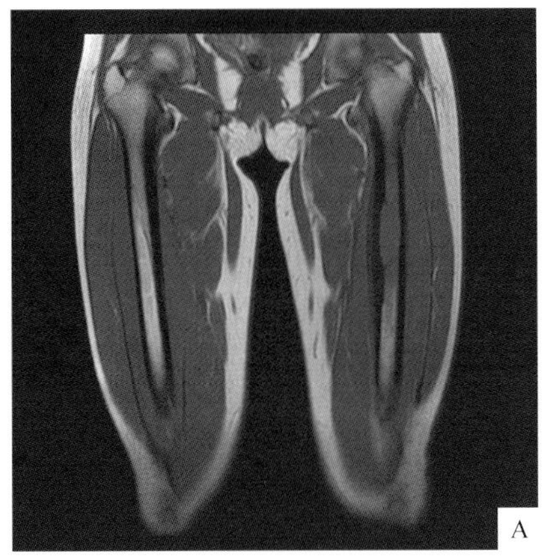

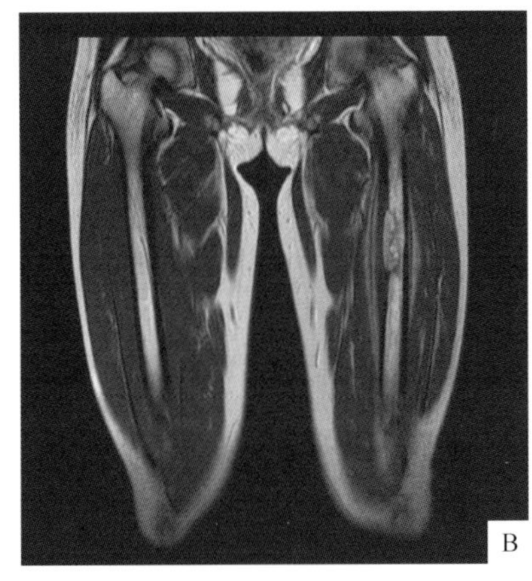

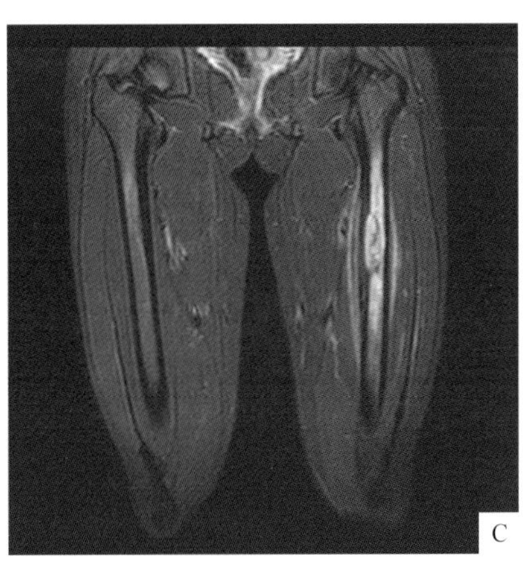

图 6-1-2 左侧股骨急性骨髓炎。患者，女，13 岁，左大腿疼痛不适 2 个月。MRI 示：左侧股骨中上段骨髓腔内异常团块影，T1WI(A)上呈低信号，T2WI(B)上呈不均匀混杂信号，STIR(C)上信号未被抑制，周围软组织肿胀呈高信号。病理证实为急性骨髓炎。

MRI 可以帮助区分急性化脓性骨髓炎和慢性化脓性骨髓炎。急性化脓性骨髓炎时，正常骨髓、软组织与病变累及的骨髓、软组织界限模糊，骨皮质的增厚也常不明显。在慢性化脓性骨髓炎，正常骨髓、软组织与病变累及区的界限相当清楚，并可见有明显的骨皮质增厚。MRI 还可判断治疗的效果，T2WI 可由高信号逐渐变为等信号，最后变为低信号，反映了脓肿逐渐被纤维组织所代替的过程。

二、慢性化脓性骨髓炎

急性骨髓炎若治疗不彻底可转化为慢性骨髓炎(chronic osteomyelitis)，死骨存留及感染性骨腔是造成慢性化脓性骨髓炎的常见原因。致病菌存留在死骨内，抗生素常不能奏效。如骨内病灶处于相对稳定状态，则全身症状轻微；但是，一旦身体抵抗力低下，炎症化脓仍可发展，再次引起急性发作。临床上，局部肿疼，或发生窦道，脓腔流脓，时好时坏，久治不愈。

【临床与病理】慢性化脓性骨髓炎一般无明显的全身症状。主要表现为患肢的局部肿胀、酸痛或溃破流脓，病变反复发作。有的患者则主要表现为经久不愈的窦道或瘘管。

在慢性期，由于骨膜下脓肿扩大，骨膜掀起而使长骨骨干血供发生障碍，造成长骨大片骨质坏死。同时出现骨质增生过程，骨内及骨膜下成骨细胞活跃，出现大量纤维性骨，可形成骨性包壳。骨性包壳由于脓液侵蚀可形成瘘孔，与皮肤相通形成瘘道。小的死骨可经瘘道排出，而大的死骨通常难以排出或完全吸收。随着骨质增生和骨膜增生，骨干可变得粗大，边缘不规则，髓腔消失。

经过适当治疗，骨髓炎可逐渐痊愈。表现为死腔消失，死骨吸收，骨皮质恢复光整，骨小梁变得清晰，髓腔重新出现，骨干重新塑形。

【影像学】

1. X 线表现

(1) 软组织肿胀：慢性骨髓炎急性发作时，软组织改变以炎性浸润为主。X 线表现为软组织局限性肿胀，皮下脂肪层出现网状结构。慢性期，则以软组织增生修复为主。在骨膜破裂严重部位，骨膜下脓肿吸收机化后，形成局限性软组织肿块，边缘比较清楚。在随访过程中，这些软组织肿块逐渐缩小。

(2) 骨质破坏：可显示出两种不同的病理改变。脓液对骨的溶解破坏，边缘模糊，为活动性病变；肉芽组织对死骨的吸收，呈虫蚀样破坏，为修复性改变。

(3) 死骨：死骨呈大片或长条状，密度增高，骨结构不清，周围可见透亮带。

(4) 骨质疏松：慢性骨髓炎急性发作时，因废用而发生骨质疏松。X线平片表现为骨密度减低，骨小梁纤细变少甚至模糊，可出现斑片状骨小梁缺损区，骨皮质变薄。慢性期则骨小梁增粗，骨结构呈粗网状疏松的骨纹理。

(5) 骨质增生硬化：骨干增粗，边缘不规则，骨小梁不整齐、粗大，髓腔变小或在某些部位出现闭塞(图6-1-3)。X线平片对骨质增生硬化的显示提示不同的病理改变。均匀、无骨小梁结构的骨硬化，表明骨硬化中心必有活动性病灶。相反，有骨小梁结构的骨硬化则表明炎症已经吸收，新生骨在改建中。

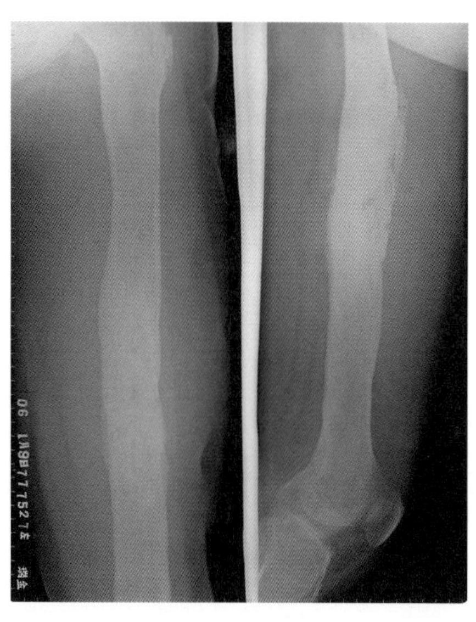

图6-1-3 慢性骨髓炎。患者男，40岁，右股肿痛、压痛伴多处窦道形成。股骨X线平片示：右侧股骨弯曲变形，骨干增粗，边缘欠光整，股骨中段骨皮质密度增高，髓腔消失，周围软组织肿胀。

(6) 骨膜反应、骨包壳：骨膜反应与骨包壳都是由于骨破坏所引起的骨膜新生骨。骨膜反应明显，可厚达1～2 cm，是在存活的骨皮质外面形成的，与残存的骨皮质融合在一起。在骨髓炎治疗修复过程中，可逐渐吸收消失。有时因大片的死骨存在，不易被吸收。骨膜下新生骨不断形成，可将死骨包裹起来，在死骨外面形成骨包壳。骨包壳可被脓液侵蚀，形成瘘孔，表现为边界清楚的类圆形透亮区，并可显示延伸至软组织内的透亮瘘道影。

(7) 残存病灶：如何寻找慢性骨髓炎中的残留病灶，是慢性骨髓炎X线诊断的主要问题。对每例慢性骨髓炎的X线片，都应明确指出哪里有活动性病灶。可以从5个方面观察：骨增生硬化区内无骨纹理结构；骨硬化中有无破坏区；破坏区内有无死骨；病灶周围有无骨膜反应；病灶附近软组织有无肿胀。

(8) 转归：慢性骨髓炎趋向愈合时，其X线表现为大量骨质增生与骨皮质融合。患骨增粗，密度增高；骨内膜及骨髓腔的骨质增生硬化，坏死空腔变小。病变继续好转，骨小梁逐渐趋向清晰，骨髓腔又重新出现；骨皮质外形亦渐趋变平，厚度亦渐趋正常，但骨的畸形可持续存在一个较长的时期。

2. CT表现　CT显示小的脓腔和死骨相当清晰。脓腔表现为类圆形低密度区，周围有密度增高的硬化边；死骨表现为孤立的斑块状高密度影，周围可见低密度的透亮区(图6-1-4)。

3. MRI表现　MRI可帮助区分急性化脓性骨髓炎和慢性化脓性骨髓炎。慢性化脓性骨髓炎中，正常骨髓、软组织与病变累及区的界限相当清楚，纤维组织、水肿、炎性病变、肉芽组织和脓液T1WI均为低信号，T2WI上呈高信号。MRI可显示明显的骨皮质增厚，在T1WI和T2WI均呈低信号。Gd-DTPA增强后，肉芽组织强化呈高信号；坏死和脓液不强化，仍呈低信号。因此MRI对慢性骨髓炎中的活动性病灶和残留炎性病变显示最佳。有时可显示从髓腔向软组织内延伸的窦道，呈线状或弧线状，在T2WI表现为高信号(图6-1-5)。

4. 影像检查的选择　慢性骨髓炎各种检查方法，都有各自的诊断价值。影像诊断医生必须弄清以下几个问题：① 观察病变部位有无软组织肿胀；② 在软组织肿胀部位有无骨膜反应；③ 观察骨增生硬化的结构；④ 在骨硬化中寻找破坏区；⑤ 在破坏区内寻找有无死骨。诊断目的是寻找慢性骨髓炎的残留活动病灶；化脓感染可侵犯骺板软骨，慢性期骺板受侵可发生成骨障碍。对慢性骨髓炎的诊断，X线平片特别是高电压摄片具有很高的诊断价值。CT显示骨皮质破坏及气体方面优于MRI。MRI比CT扫描对活动性病变的显示更佳。Tang等在17例慢性骨髓炎患者中寻找残留的活动病灶中发现，MRI对于残存活动病灶的显示比外科介入更具有优势。

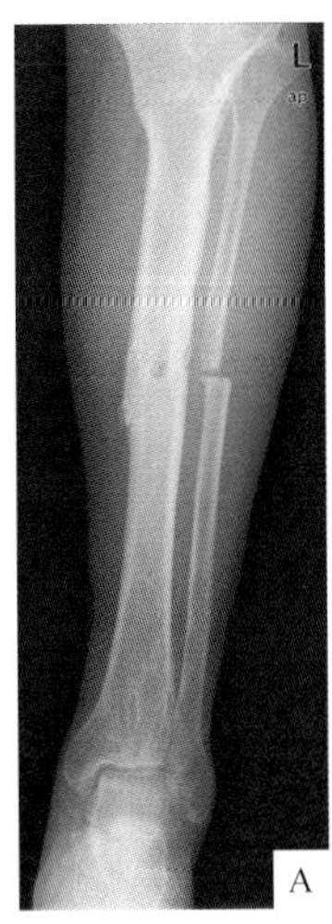
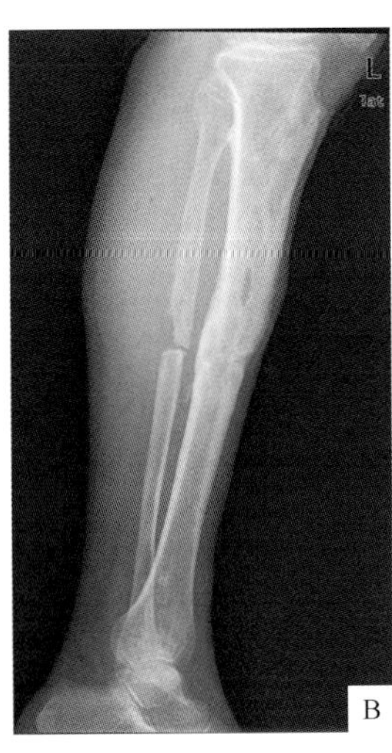
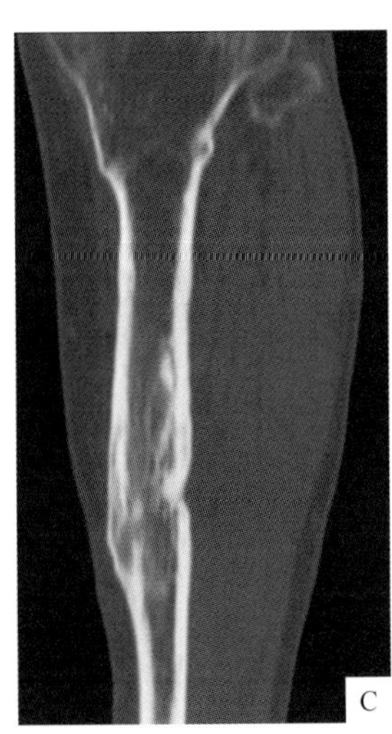
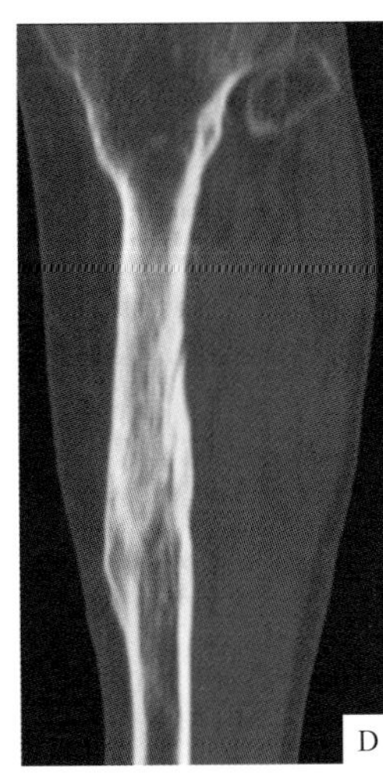
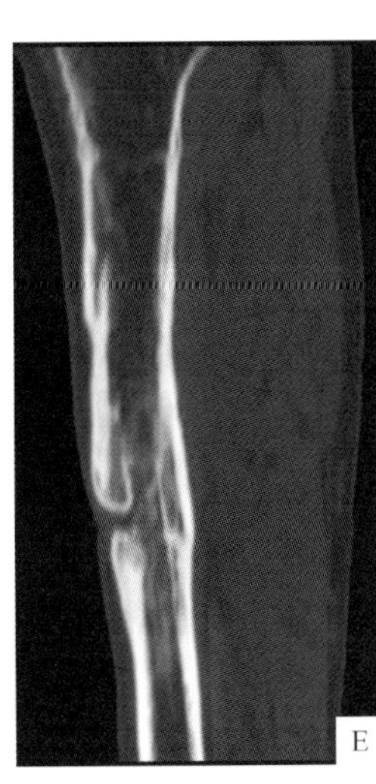

图 6-1-4 左侧胫骨慢性骨髓炎。X 线平片(A、B)示左侧胫骨中上段骨质增生、硬化,骨皮质明显增厚,内见窦道形成,左侧腓骨骨折,骨不连。CT 矢状位和冠状位重建(C、D、E)示左侧胫骨中上段骨皮质明显增厚,骨髓腔密度增高,窦道形成。

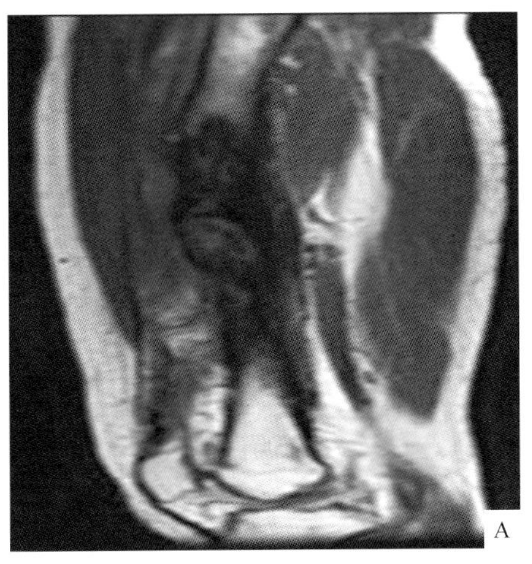
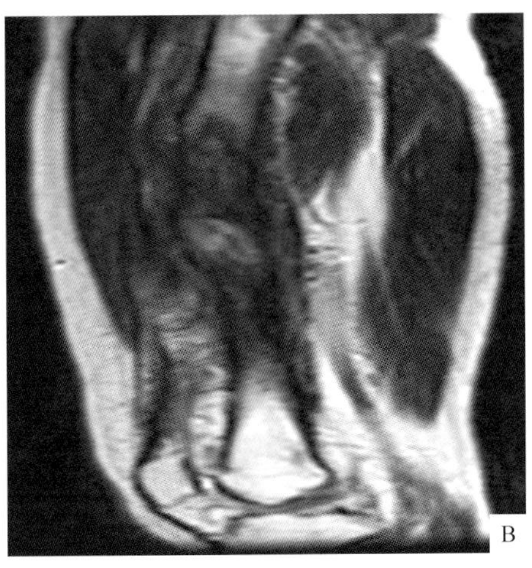
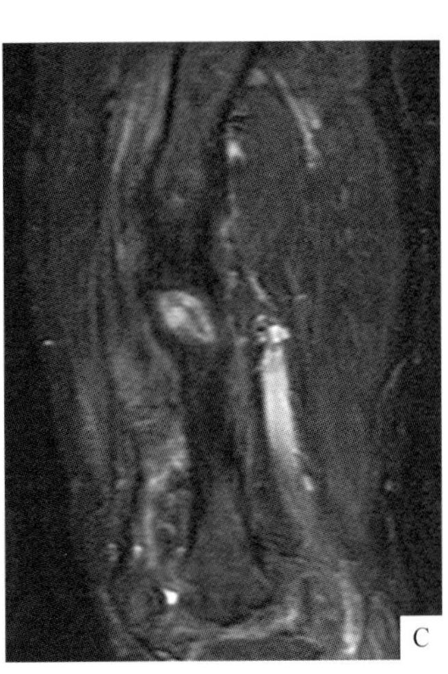

图 6-1-5 慢性化脓性骨髓炎。患者男,40 岁,右股肿痛、压痛伴多处窦道形成。右股骨中段骨髓腔内可见一团片影,形态不规则,边界欠清楚,病灶与周围软组织相通,T1WI 呈低信号(A),T2WI 呈混杂信号(B),STIR 上部分信号未被抑制呈高信号(C)。

三、慢性硬化性骨髓炎

慢性硬化性骨髓炎(Chronic sclerosing osteomyelitis Garré)为低毒性感染所致。外伤与发病也有一定关系,挫伤后骨膜下出血是发病的重要诱因。本病好发于抵抗力较强的青年人,男多于女;多发生于长骨骨干,如胫骨、腓骨、尺骨和跖骨等处。主要表现为骨质硬化为主的骨髓炎。病灶中一般不能培养出细菌。

【临床】患者一般无全身症状,主要表现为局部软组织肿胀及疼痛,夜间加重,有时可见皮下静脉曲张。症状反复发作为其特征。

【影像学】

1. X 线、CT 表现 本病的主要 X 线表现为骨膜增生,骨皮质增厚;髓腔狭窄或消失;骨密度增高,呈局限或广泛的骨质硬化。长骨骨干多呈梭形增粗,边缘通常较光整。在骨质硬化区一般无或有极轻微的不规则斑点状骨质破坏,一般无死骨形成。病变一般较局限,软组织一般无肿胀。CT 可见明显的骨皮质增厚,骨小梁增粗,髓腔常变小(图 6-1-6)。

2. MRI 表现 MRI 显示骨干增粗、骨皮质增厚,在 T1WI 和 T2WI 均呈低信号;髓腔变小或消失,以冠状面或矢状面图像显示较好。

【鉴别诊断】

1. 畸形性骨炎 系全身性骨疾患,老年人多见,病变范围广而多发。主要表现为骨皮质增厚且分层,骨小梁粗疏,血清碱性磷酸酶明显增加。

2. 硬化型骨梅毒 梅毒性骨膜炎以病变广泛、多发、硬化为其特征,偶尔也伴有骨破坏。任何年龄均可发病。血清康瓦反应阳性。

3. 骨肿瘤 骨样骨瘤、尤文肉瘤及骨肉瘤的 X 线表现有时与本病类似,鉴别有一定困难。须结合临床及其他检查材料,进行综合分析确定。

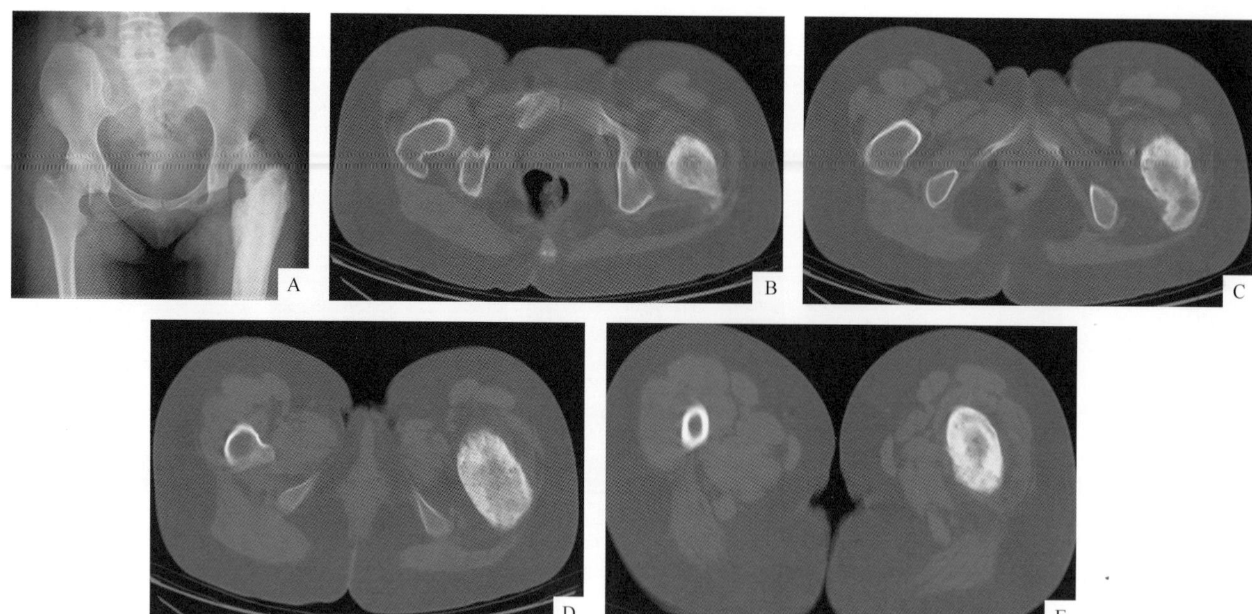

图 6-1-6 左侧股骨近段慢性硬化性骨髓炎。骨盆 X 线平片(A)及 CT 图像(B、C、D、E)示左侧股骨头及髋臼变形，股骨头位于髋臼外上方，左侧股骨上段及股骨颈管径增粗，并可见密度增高，边缘毛糙、模糊，髓腔消失，周围软组织肿胀。

四、慢性局限性骨脓肿

慢性局限性骨脓肿(Brodie 脓肿)为慢性骨髓炎的一种特殊类型，是相对静止的局限性感染性病灶。一般认为是感染细菌毒力较低而机体抵抗力较强所致。本病多见于青年儿童；常局限于干骺端，如胫骨下端、腓骨下端、股骨下端、肱骨下端的干骺区。病变早期，破坏区内充满化脓性渗出液，周围绕以由骨松质构成的硬化区；以后逐步为肉芽组织代替。肉芽组织周围发生胶原化而形成纤维囊壁；肉芽组织内可逐渐出现纤维组织；纤维组织也可被骨组织代替而痊愈。

【临床】临床症状一般比较轻微。主要表现为患者局部疼痛及压痛，夜间加重，常伴有邻近关节的肿胀和疼痛。症状持续时间较短。

【影像学】因慢性局限性骨脓肿的表现不具有特异性，与一些常见的原发性骨肿瘤的表现有相类似之处，因此熟悉其典型的影像学特征，运用合适的影像学征象去鉴别就显得极其重要。

1. X 线、CT 表现　在长骨干骺端中央或略偏一侧，可见局限性髓腔破坏；其中心区骨质可完全消失，表现为圆形或卵圆形透光区；周围有反应性骨硬化区环绕，边界清楚，边缘整齐。如骨脓肿位于骨的边缘部，则可见局限性骨皮质增厚与增生。骨外形可略增粗，骨膜炎与死骨均少见。普通 X 线平片的典型表现是蛇纹征(serpentine sign)。

青少年患者，在骨脓肿愈合后的一定时期内，干骺端可显示一纵行的沟状骨缺损；自骺线开始，并垂直向骨干蔓延，此处先期钙化带中断。该沟状骨缺损为骺软骨板的血管受破坏，软骨生发细胞失去增生功能，不能进行软骨内化骨所致。除见到类圆形低密度区外，周围常显示明显的硬化现象。

2. MRI 表现　慢性局限性骨脓肿在 T1WI 表现为低信号，在 T2WI 表现为高信号。脓肿壁在 T1WI 表现为中高信号，Gd-DTPA 增强后有不同程度的强化。MRI 还可以显示脓肿周围的骨髓信号改变，在 T1WI 可见信号降低。MRI 典型表现是半暗带 (penumbra sign) (图 6-1-7)。

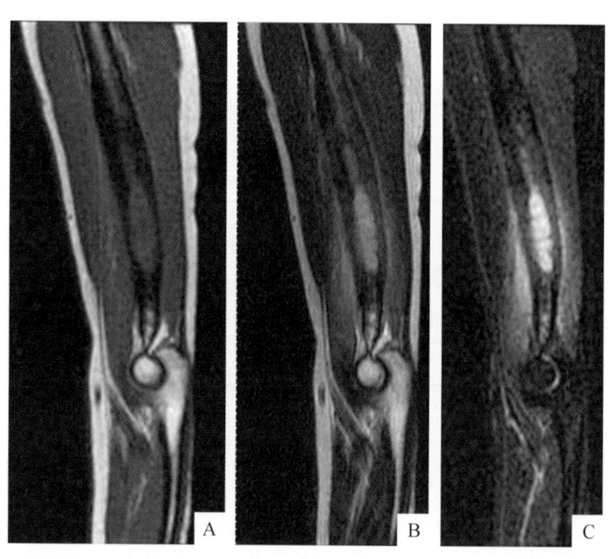

图 6-1-7 慢性局限性骨脓肿。女，40 岁，左上臂疼痛 10 余日。MRI 示左侧肱骨下段骨髓腔内见团块影，形态不规则，边界较清，T1WI(A)呈低信号，T2WI(B)呈高信号，STIR(C)上呈高信号。

最近几年，随着影像学技术的不断发展，CT 导向下的射频消融术在治疗 Brodie 脓肿中也起到了很大的作用。

（孙 琨 李智慧）

第二节 化脓性关节炎

一、化脓性关节炎

化脓性关节炎（pyogenic arthritis）多发生于婴幼儿和儿童。成人化脓性关节炎多自幼发生，或关节外伤直接感染所致。可发生于任何关节，但以四肢的承重关节如膝、髋关节最为常见。病变多为单发，在儿童时期可累及多个关节。病变多无对称趋势。常见的致病菌为金黄色葡萄球菌、链球菌，其次为脑膜炎双球菌、肺炎双球菌、淋病球菌等。可经血行、附近软组织感染或骨髓炎直接蔓延，亦可因局部开放性创伤，细菌直接进入关节所致。

【临床与病理】起病急，关节部软组织出现严重的红、肿、热、痛；关节部有波动感，运动受限，渗液严重时可致关节半脱位。膝关节受累时浮髌试验阳性。临床上常有严重的全身症状，如畏寒、高热、血白细胞数增高、血沉加速等。关节内注射是目前治疗关节炎的方式之一，已被临床广泛应用，但是国外有一些文献报道，关节内注射也会出现化脓性关节炎等并发症。疾病开始表现为滑膜充血、水肿，继而关节内渗液，渗液由浆液性变为脓性。由于脓液中被破坏的多核粒细胞释放出大量蛋白溶解酶，使关节软骨受侵蚀；进而发生软骨下骨质侵蚀，导致关节间隙早期狭窄和关节面破坏。上述改变最早出现于关节面的承重部位。感染严重时可引起干骺端骨髓炎和关节病理性脱位。愈合时，骨质破坏处出现修复，滑膜的肉芽组织伸入关节腔，可发生纤维化和骨化，最后导致关节纤维性强直或骨性强直。如感染被及时控制，仅有滑膜充血、肿胀和关节腔内浆液性渗液，而软骨未受侵犯或受累不甚严重时，则在炎症消退后，关节可以完全恢复或保持其一定的间隙和功能。

【影像学】

1. X 线、CT 表现 早期有关节囊和关节周围软组织肿胀，少数肿胀的软组织内可出现气体。X 线平片显示局部软组织密度增加，关节间隙增宽。关节内渗液严重时可出现关节半脱位，尤以婴幼儿的髋关节和肩关节最易出现。关节附近骨质呈充血性骨质疏松改变，往往在发病第一周内即可出现。一般起病越急骤，局部骨质出现脱钙现象也越早。有时关节骨皮质密度尚无改变，而在关节骨皮质下可见线状稀疏带，该处骨小梁结构消失。在某些淋球菌引起的化脓性关节炎中，在软骨破坏之前，这种皮质下透明带特别明显；虽然这不作为淋病性关节炎的特征性表现，但有诊断价值。

关节软骨被破坏后，早期可出现关节间隙狭窄，继而出现骨性关节面的骨质糜烂破坏和周围不规则硬化；两者均以关节承重区、软骨破坏严重处最为明显。感染严重时可出现广泛的干骺端骨髓炎，并形成死骨；关节可出现病理性脱位。在儿童急性髋关节化脓性感染时，可出现股骨头骨骺干骺分离。

在恢复期，骨质破坏区边缘的不规则骨质硬化表现更为明显，严重时可形成骨性强直。此时，关节周围骨质的密度和骨小梁结构可恢复正常。如感染被及时控制，可仅遗留关节间隙轻度变窄，但可继发退行性骨关节病。

化脓性关节炎的 X 线表现，不仅取决于致病菌的毒性和个体对感染的抵抗力，而且亦因致病菌种类的不同而略有差异。如葡萄球菌感染，病变可局限于关节局部；链球菌感染则可蔓延至附近骨骼而发生骨髓炎；淋球菌感染则有骨质疏松和软骨下骨质稀疏区，甚似结核。

婴儿和儿童期的化脓性关节炎好发于髋关节，其早期 X 线征象为：① 软组织改变：约 90%以上病例在 3 天至 1 周内出现局部软组织肿胀，主要表现为闭孔外肌征（坐骨支下缘闭孔外肌肿胀显影，正常时与坐骨支重叠而不显影）、闭孔内肌征（髋臼内侧闭孔内肌影宽度超过 0.8 cm，正常小儿为 0.2～0.8 cm，两侧基本相等），关节囊外脂肪层向两侧膨隆，髂腰肌肿胀。② 病变发展快，早期即出现骨质破坏，最早可在 8 天后出现，一般在 2 周后出现。③ 关节脱位，甚至可早于骨质破坏。

幼儿或儿童发生化脓性关节炎后，由于关节软骨被破坏，可影响骨端软骨的生长。感染亦可通过骨骺与干骺端的交通血管支而蔓延至干骺端。骺软骨内的血管破坏后，可发生以血管为中心的生长、骨化障碍。在化脓性关节炎治愈若干年后，可产生各种不同的骨、关节后遗畸形，表现为不同程度的外形异常，骨化不匀，结构紊乱，骨端缺损，甚至可失去骨端的正常结构（图 6-2-1）。

2. MRI 表现 MRI 表现是非特异性的。在 MRI 图像上可见关节周围软组织肿胀和关节内积液，并可显示骨髓腔受累的范围，急性期滑膜增厚、水肿，关节渗液，T2WI 上呈高信号，并可早期显示

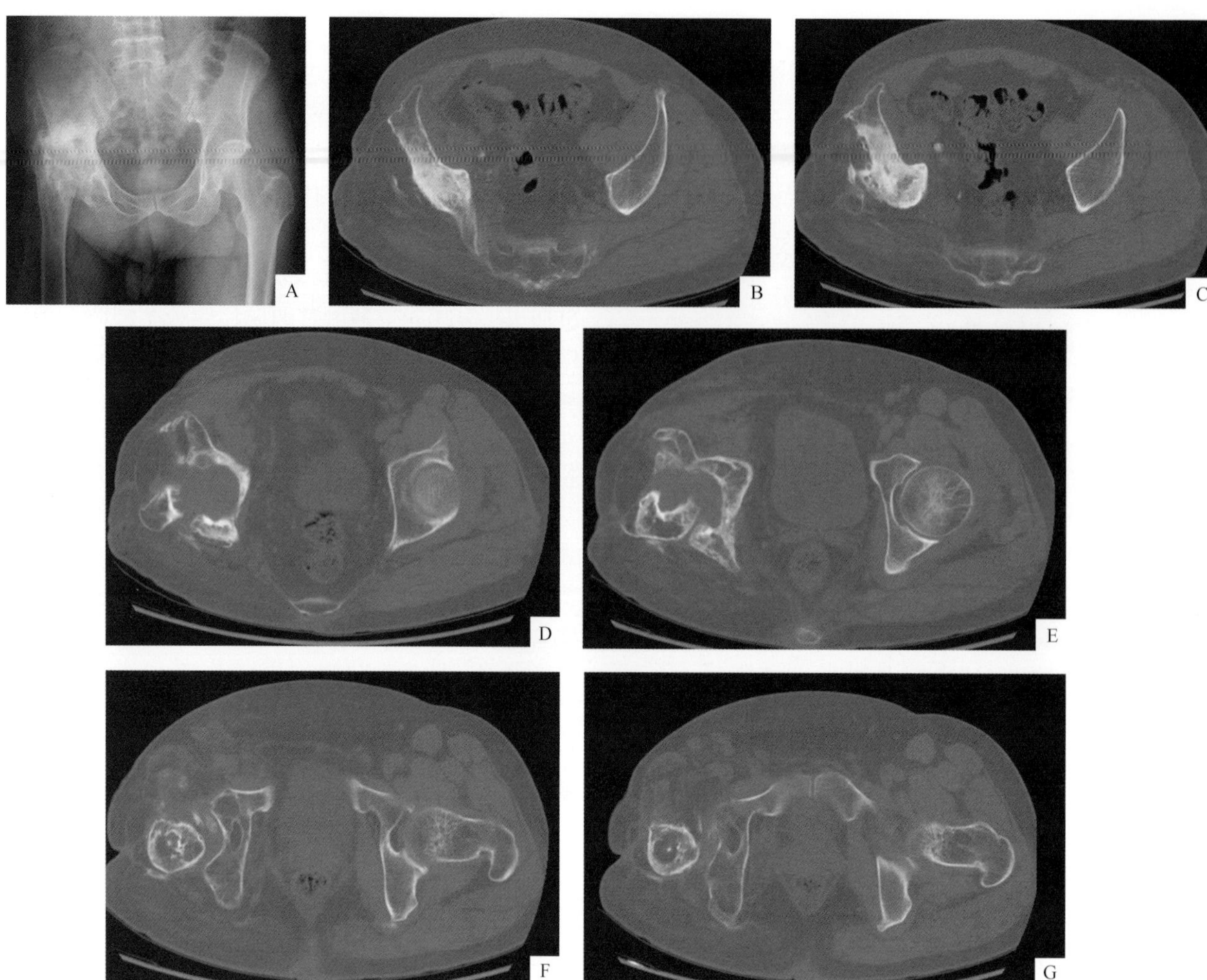

图 6-2-1 右侧化脓性髋关节炎。骨盆 X 线平片(A)及 CT 图(B、C、D、E、F、G)示右股骨头颈消失，右股骨上段与右髋臼融合，股骨头形态失常，右股骨头及右侧骼骨面多发囊样透亮影，关节间隙消失，右髋关节周围软组织肿胀，右侧盆底肌肉萎缩。

关节软骨破坏(图 6-2-2)。

【鉴别诊断】主要应与滑膜型关节结核相鉴别，如表 6-2-1 所示。

表 6-2-1 化脓性关节炎与滑膜型关节结核鉴别要点

化脓性关节炎	滑膜型关节结核
起病急骤，病变进展快，数日内附近骨骼即出现骨质疏松脱钙	起病缓慢，病情发展慢，数周后才出现骨质脱钙萎缩
短期内即出现软骨破坏，关节间隙早期变窄	关节软骨破坏较慢，关节间隙可长期保持
关节软骨破坏以关节承重区最为明显	软骨破坏一般局限于关节边缘，关节承重区软骨最后受累
关节附近肌肉很少萎缩	肌肉明显萎缩
伴有高热、白细胞增多和急性关节肿胀、疼痛等症状	关节呈慢性进行性肿胀，有低热，淋巴细胞相对增高
往往引起关节骨性强直	关节骨性强直较少见

【影像检查的选择】X 线平片为首选检查方法，但早期不能做出确切诊断。CT 扫描虽可显示脓肿，但不如 MR 成像的诊断价值高。关节抽脓造影不仅可确切地显示关节内外脓肿，而且还可进行介入治疗，是急性化脓性关节炎最佳的诊断和治疗的方法和手段。

二、常见部位化脓性关节炎

(一) 肩关节化脓性关节炎

【临床与病理】肩关节化脓性关节炎(pyogenic arthritis of shoulder)的发病率较下肢关节低。多为血源性感染，好发于婴幼儿和儿童。发病突然，高烧寒战，极易引起脓毒败血症。肩关节周围红肿热痛，活动受限，易发生关节脱位。肩关节化脓性关节炎按其感染过程，可分为原发于肩关节滑膜和原发性骨髓炎侵犯到关节两种类型。亦有滑膜和骨髓同时发生的血源性感染。原发于滑膜的化脓

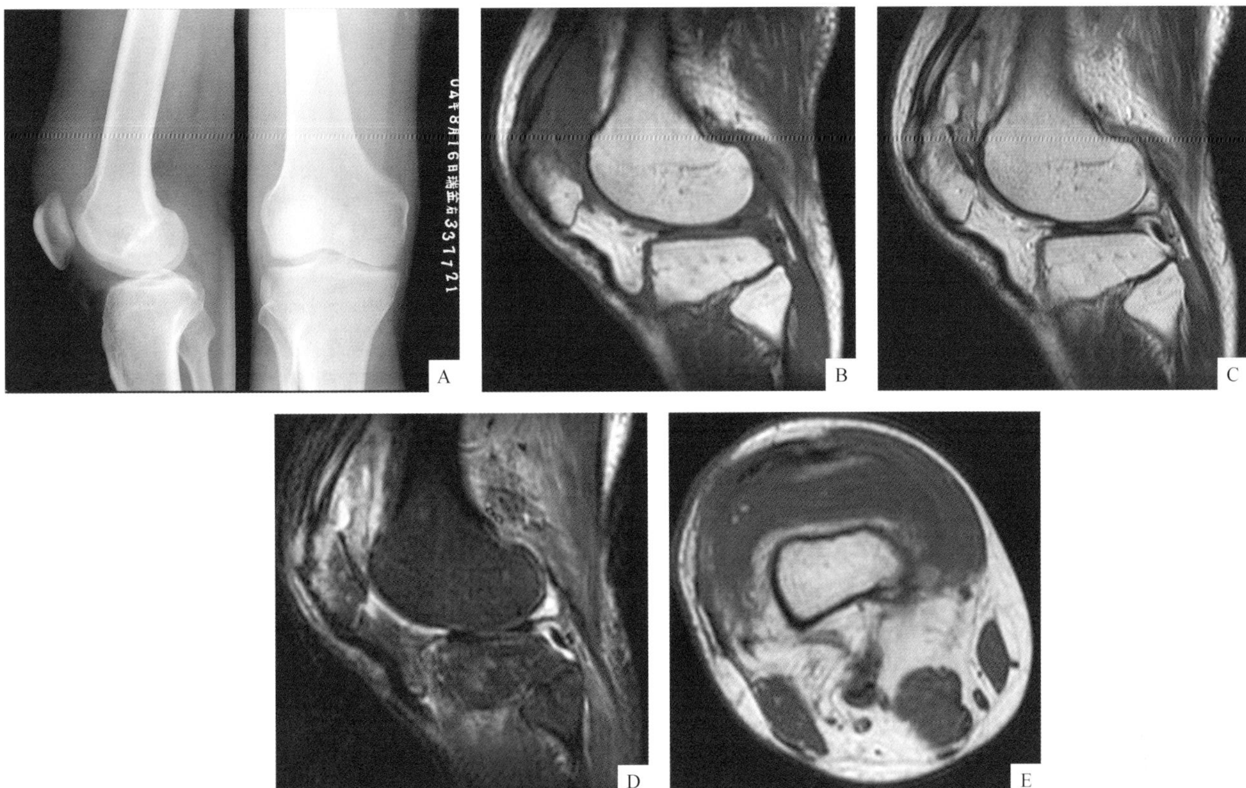

图 6-2-2 右侧膝关节化脓性关节炎。膝关节正侧位 X 线平片(A)示右侧膝关节软组织肿胀明显。MRI(B、C、D、E)示膝关节滑膜明显增厚，关节腔内见少量积液影，关节周围软组织肿胀明显。

性关节炎，2～3 天内，关节腔内即可充满脓液，肩部红肿热痛，活动受限，并迅速破坏关节囊，脓液外溢。化脓病变还可从关节囊附着处侵入骨内，在肱骨头形成脓肿。原发于肱骨近侧干骺端的血源性骨髓炎，脓液可从解剖颈侵入关节；或干骺端化脓病变穿过骺板，侵入肱骨头，再从关节囊附着处扩展到关节腔。不管哪种感染方式，如化脓病变和脓液直接破坏关节囊的血管，可发生肱骨头坏死。如破坏邻近关节的肌支动脉，即可发生肌肉坏死。脓液蔓延亦可破坏肩关节周围的所有组织，包括肩峰和肩锁关节。如不早期治疗清除脓液，则整个肩部的骨与关节遭到破坏，造成不可挽回的肩部功能障碍。

【影像学】

1. X 线、CT 表现　表现为软组织肿胀、层次消失，密度均匀增高。实际上关节腔内已充满脓液，并引起关节周围软组织水肿。

2. 关节穿刺抽脓造影（contrast examination by joint aspiration of pus）　是化脓性关节炎早期诊断最准确的方法。发病 3～5 天内关节穿刺，如果抽出脓液，立即确诊。尽可能将脓液大部抽出，然后在关节腔内注入等量的碘水对比剂（60%泛影葡胺），进行 X 线摄片。关节抽脓造影可显示关节囊破裂的部位，及脓液蔓延的范围。如果化脓病变侵入肱骨头，对比剂还可进入肱骨头使骨内脓肿显影。对比剂到达的区域，则提示有脓肿，即有骨与软组织破坏的发生。因此，化脓性关节炎关节抽脓造影可准确的估计预后，判断即将发生骨质破坏，或软组织损害的区域，具有很高的诊断价值。

关节抽脓造影后，可立即进行介入治疗。将注入关节内的对比剂尽量抽出，然后再注入生理盐水于关节内，反复冲洗。最后再注入抗生素于关节内，即可防止感染的蔓延，收到良好的治疗效果。一旦超过发病 5～7 天以后延误治疗，将造成不可挽回的关节损害。

3. MRI 表现　可显示关节周围软组织水肿，关节内外积脓，化脓性病变是否侵及关节软骨下骨质，及骨髓内炎性浸润和脓肿的大小和部位。化脓性病变 T1WI 呈低信号，T2WI 呈高信号，因此对肩部化脓性关节炎而言，MR 成像检查是最敏感的检查手段。

（二）腕关节化脓性关节炎

【临床与病理】腕关节是关节结核和类风湿关

节炎的好发部位，化脓性关节炎较少见，多见于儿童。发病急，关节肿痛，皮肤发亮，红肿热痛，常有严重的全身症状，此与关节结核和类风湿关节炎不同。

腕关节由多骨组成，肌腱腱鞘多，关节软骨面多。急性化脓性关节感染，极易造成各个腕骨关节软骨破坏；脓液侵入肌腱内，沿腱鞘蔓延，将造成不可挽回的关节粘连或骨性融合。从病理大切片中观察，腕关节急性化脓性感染中，早期软组织肿胀是一个非常严重的病理改变。肿胀不是一般性炎性反应和水肿，而是关节内化脓、脓液的蔓延和软组织脓肿的形成。脓液可破坏关节囊、掌、背侧韧带、尺桡侧副韧带、各腕骨的骨间韧带、关节囊的血管(腕骨可失去血运，形成骨坏死。)及周围肌腱和腱鞘。炎性病变还可从关节囊附着处侵入骨内，在骨内形成脓肿。进入亚急性期，则发生广泛的骨质破坏。进入慢性期，出现骨质增生、关节粘连，骨性融合。

【影像学】

1. X线表现　腕关节化脓性关节炎，早期在未发生骨质破坏前，X线平片只能显示软组织肿胀的范围和程度，不能显示感染后的病理变化。亚急性期，主要征象依赖于腕骨的破坏程度。关节软骨坏死表现为骨性关节面模糊、中断、消失。腕骨之间的骨间韧带被破坏，表现为腕骨分离、松散。如关节软骨完全坏死脱落，则关节间隙变窄。慢性期，骨质增生硬化，或骨性融合，关节软组织挛缩。

2. CT表现　在急性期可显示关节内、外脓肿，在亚急性期对显示破坏和死骨较敏感，但不如X线平片显示全面，清晰度亦较差，故可以不用CT扫描。

3. MRI表现　对早期、亚急性期的腕关节化脓性关节炎具有很高的诊断价值。特别是冠状位MRI几乎可以显示化脓性关节炎的整体病理解剖改变。T1WI可显示关节内和软组织脓肿的范围，骨髓的炎性浸润和化脓病变均呈低信号。T2WI或梯度回波，可显示关节内外、骨内外脓肿，呈高信号强度。Gd-DTPA加强后，脓液呈低信号强度，而肉芽组织及新生血管有明显强化，呈高信号强度。慢性期，MRI可显示骨内的残留活动病灶，T2WI呈高信号强度。特别是增强后可显示病灶内有无脓液和死骨。

4. 关节抽脓造影检查　在急性期显示脓肿和蔓延情况最为准确，可在穿刺抽脓造影后进行彻底引流脓液，且在诊断价值上不比MRI差，故对于急性化脓性关节炎而言，穿刺抽脓造影检查，确实是一种高效率、低费用、高质量的早期诊断和早期治疗的好方法。

(三) 髋关节化脓性关节炎

【临床与病理】髋关节化脓性感染多为血源性感染，急性感染最多见于儿童。发病常较突然。常于外伤、跌倒、摔伤后第2天出现局部疼痛、高热、髋部肿胀疼痛、压痛，髋关节不能伸直。严重患儿，呈半昏迷状态，烦躁不安，常同时有其他部位感染。急性症状可持续2周。成人患者多为慢性外伤后骨髓炎。

髋关节是人体最大的持重关节。关节囊宽阔，活动度大，股骨头颈很长一段在关节囊内。血管进入关节内，沿着股骨颈骨面滑膜下行走，分布到股骨头内。髋关节化脓感染后48小时即可化脓，产生脓液。关节囊极易被破坏，发生病理性脱位。脓液穿破关节囊向关节外软组织蔓延，形成脓肿。脓液破坏关节囊血管，导致股骨头坏死。脓液还可穿破髋臼底进入盆腔。化脓病变沿着关节囊附着处侵入骨内形成脓肿。急性期，如不及时彻底引流脓液，进入亚急性期，股骨头颈及髋臼很快发生广泛骨质破坏。步入慢性期时，将不可避免地发生关节粘连，或骨性融合造成残疾。

【影像学】

1. X线表现　对于早期诊断不敏感，在出现发热后10～14天后才可见X线异常表现。急性期，髋关节软组织肿胀。在骨质尚未破坏以前，关节内脓液可穿破髋臼底，进入盆腔内。脓液沿着闭孔内肌蔓延出现“闭孔内肌征”。在髋臼下方沿着闭孔外肌蔓延，出现“闭孔外肌征”。关节腔积液可表现为受累关节间隙增宽。进入亚急性期，X线表现股骨头骨性关节面破坏、变模糊，关节间隙变窄；或发生病理性骨折；股骨头可发生不同程度的骨质破坏，股骨头缩小，变为不规则形状；可发生股骨头坏死，表现相对密度增高。如果发现股骨头疏松，则表明股骨头血运未遭到破坏，预后较好。还可见股骨上端骨髓炎，股骨颈干骺端破坏，股骨头向内下方脱位，股骨颈向外上方脱位，均可造成严重的骨发育障碍。晚期，滑膜增生，关节囊肥厚，形成大量纤维组织，关节粘连或骨性融合。髋臼和股骨头骨质硬化，或股骨头缺损，软组织挛缩，关节内遗留骨碎片或软骨片，最终导致关节畸形(图6-2-1)。

2. CT表现　可清楚显示早期骨质破坏，评估皮质及骨小梁的细节，显示骨膜掀起及皮质破坏，及骨髓内脓肿蔓延的部位和范围及窦道形成。关

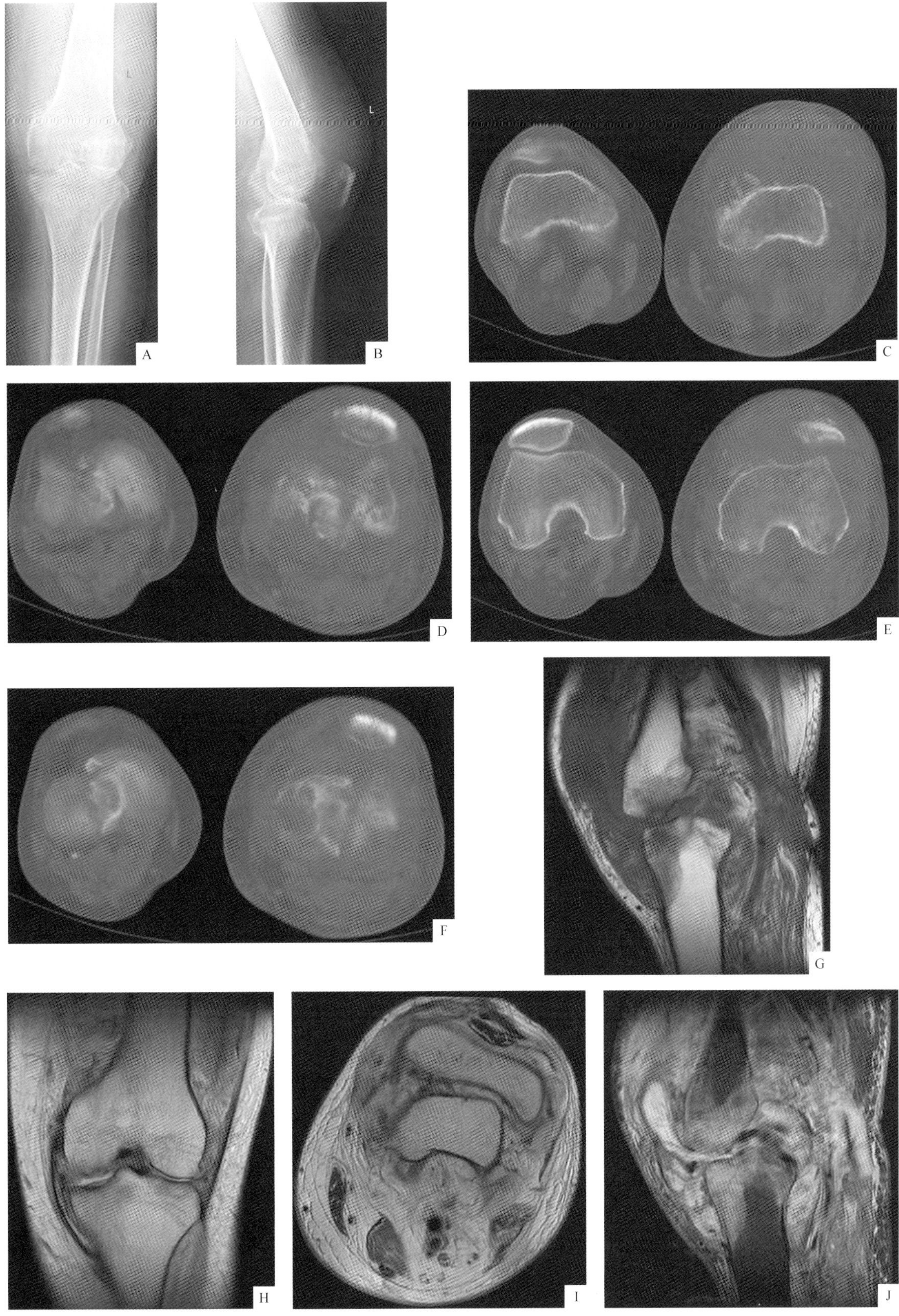

图 6-2-3 左侧膝关节化脓性关节炎。膝关节正侧位 X 线片(A、B)及 CT 图(C、D、E、F)示左侧股骨下端内外侧髁、胫骨平台及髌骨边缘骨质增生改变,胫骨髁间隆凸变尖,髌股及胫股关节面毛糙,胫股关节间隙变窄,髌股关节间隙增宽,关节周围软组织内见多发小斑块状高密度影,关节周围软组织肿胀。MRI 示左侧膝关节髌骨及股骨关节软骨表面毛糙,局部关节软骨缺损变薄,股骨远段、胫股近段片状异常信号,T1WI(G)呈等和稍高信号,T2WI(H、I)及 STIR(J)上呈高低混杂信号,边界不规则欠清晰。胫股及髌股关节面边缘骨质增生。髌上囊及关节腔内见大量长 T1 长 T2 信号积液,滑膜增厚,周围软组织明显肿胀。

节腔内积液显示为低密度。增强后可见关节感染区域强化，脓肿周边强化及窦道强化等。CT 对于早期诊断，指导关节穿刺抽脓引流，具有很高的诊断价值。

3. MRI 表现　可清晰显示软组织肿胀、骨髓水肿、骨皮质破坏、关节腔积液及窦道形成等。可以显示脓液蔓延的范围，T1WI 呈低信号，T2WI 脓液与水肿呈高信号。Gd－DTPA 增强可显示脓液分布的部位不强化，环形强化代表着脓肿周围肉芽组织吸收的程度。窦道可呈周边强化。动态对比增强 MRI 对于鉴别髋关节化脓性关节炎以及滑膜炎有着重要作用，Kim 等人研究发现，区别两种病变的最好 MR 增强时间窗是 3.5 分钟。

4. 关节抽脓造影　急性化脓性关节感染中，最好于发病 4～5 天就进行关节穿刺抽脓，尽量抽出脓液，并注入等量碘水对比剂。X 线照片可见造影剂环绕股骨颈基底关节囊附着处、髋臼盂唇周围和髋臼间隙内。如关节囊被脓液穿破，造影剂可蔓延至髋臼周围软组织内。常见于髋臼下方呈团块分布，边缘不整齐。脓液穿破髋臼底可见造影剂沿着髂骨弓状线骨皮质内面分布。脓液侵入股骨头或股骨颈内亦可见有对比剂分布。

影像诊断的选择，关节抽脓造影的诊断价值最好；MR 对于诊断骨髓水肿及软组织受累最为敏感。

(四) 膝关节化脓性关节炎(pyogenic arthritis of knee)

【临床与病理】膝关节化脓性关节炎起病突然，高热寒战，急躁不安。膝关节红肿热痛，屈曲，不敢移动。

膝关节由股骨远端、胫骨近端和髌骨组成。膝关节化脓感染途径除开放性损伤感染外，其他均为血源性感染。后者或原发于骨，或原发于滑膜，或两者同时感染。股骨远端或(和)胫骨近端急性骨髓炎易破坏关节软骨侵及关节。髌骨化脓性骨髓炎更易侵犯关节，亦有原发于胫骨近侧干骺端化脓感染，穿过骺板侵入胫骨远端骨骺。后者发生于少年，为局限性骨髓炎，可无明显全身中毒症状。

【影像学】

1. X 线表现　髌骨化脓性骨髓炎(suppurative osteomyelitis of patella)早期只见软组织肿胀，髌上囊膨隆。如及时引流脓液，则预后较好；如延误治疗，化脓病变可穿破软骨引起全关节炎，股骨髁和胫骨平台将不可避免地发生关节软骨坏死，而且还会发生骨质破坏。X 线表现膝关节诸骨骨性关节面模糊、中断、破坏消失，并发生软骨下囊状破坏。少数患者关节内脓液穿破滑膜、关节囊、皮肤，形成窦道，长期不能愈合。

2. 关节抽脓造影　最好于感染发病后 4～5 天关节穿刺，尽量抽出脓液。髌上囊较为宽润，积脓较多，可抽出 20 ml 脓液后，注入 10～15 ml 对比剂，即可显示髌上囊是否有对比剂外溢。造影后立即进行 X 线摄片，然后再抽出对比剂和脓液，反复抽脓后注入生理盐水进行冲洗介入治疗。最后注入抗生素治疗。

3. MRI 表现　髌骨急性化脓性骨髓炎，在急性或亚急性期，T1WI 髌骨骨髓和髌上囊呈低信号，T2WI 呈高信号强度。因关节囊肥厚滑膜增生，有大量新生血管生成，Gd－DTPA 增强后可了解关节囊肥厚的程度。

股骨远端和胫骨近端骨髓炎，在急性或亚急性期，MRI T1WI 上骨髓腔呈斑片状不均匀低信号强度，提示骨髓内有脓液和炎性浸润；股骨髁和胫骨平台骨性关节面变薄，呈断续不连的低信号线，证明关节软骨坏死脱落。T2WI 上骨髓和髌上囊呈不均匀高信号强度。Gd－DTPA 增强后，骨髓腔内出现许多强化环，中心为低信号灶，表明中心为脓液或死骨，外围为肉芽组织修复带(图 6－2－3)。MRI 对慢性期骨内残留感染灶有较高的诊断价值。

胫骨近端干骺骨髓炎(osteomyelitis of proximal metaphysis of tibia)在青少年时期常为局限性骨感染，并可侵犯骺板软骨，蔓延至骨骺。MRI 表现为干骺端骺板下出现“陷阱”样非骨化沟，T1WI 呈低信号，T2WI 呈高信号，其中可见死骨。

4. 影像检查的选择　膝关节急性化脓性关节炎在急性期，行 X 线平片和关节穿刺抽脓造影即可满足诊断和治疗的要求。亚急性期和慢性期以 MRI 检查为佳，因 MRI 可明确显示残留的化脓性病灶。

(五) 踝关节化脓性关节炎

【临床与病理】常于外伤后第 2 天出现踝关节肿胀疼痛，3～4 天肿胀扩展到小腿上段至足部。内踝或外踝可有波动感。足背动脉不能触及。

踝关节由胫、腓骨远端内、外踝构成，距骨体嵌在其中。踝关节周围韧带多，前踝有伸肌腱及腱鞘通过，胫骨内踝后面有胫骨后肌腱、屈趾长肌腱和屈拇长肌腱通过，外踝有腓长、腓短肌腱通过。踝关节和距下关节后部仅有一薄层纤维膜相隔，因此，踝关节化脓性感染，在早期时，炎症和脓液极易侵犯距下关节，并进入腱鞘向足底蔓延。脓液还可向后蔓延，跟腱被侵蚀而发生断裂。踝关节化脓感染分为胫骨下端骨髓炎向下侵犯关节，或跟骨骨髓炎向上侵犯关节，或滑膜感染直接形成化脓性关节炎。CT、MRI可清晰显示上述病理改变。

【影像学】

1. X线表现　急性期，X线只表现踝关节软组织肿胀。踝部组织薄，化脓性病变容易穿破关节囊，在皮下形成脓肿。X线表现该部软组织膨隆，均匀密度稍高。感染向足底蔓延时，足部软组织肿胀。在发病4～5天内，如及时抽脓引流，预后较好，可恢复良好功能。延误治疗，进入亚急性期，X线平片表现，踝关节膨隆，特别是后关节囊膨隆，跟腱前方脂肪垫受压或变为混浊；并可出现骨性关节面模糊，破坏消失，囊状破坏。如踝关节和距下关节同时感染遭到破坏，必将造成关节粘连或骨性融合。

2. 关节抽脓造影　踝关节化脓性感染穿破关节囊在皮下形成脓肿时，可以从脓肿穿刺抽脓，然后注入对比剂。在踝关节间隙内有对比剂分布，且距下关节、胫后肌腱腱鞘内亦有对比剂，并向足底蔓延。有时还见到对比剂从关节囊后方外溢，并向上沿胫腓骨间韧带蔓延。凡是有对比剂分布的部位，均提示为脓液蔓延的范围。造影后立即摄X线照片，再抽出对比剂和脓液，用生理盐水反复抽吸引流冲洗，最后注入抗生素治疗。

3. MRI表现　胫骨下端干骺部骨髓炎病灶于T1WI呈低信号，T2WI呈中高信号。Gd-DTPA增强后，病灶有所强化。

（六）化脓性脊柱炎

化脓性脊柱炎(pyogenic spondilitis)比较少见，占骨关节化脓性炎症的5%左右。本病可发生于任何年龄，以青壮年男性多见。发病部位以腰椎最多见(50%)，其次为胸椎(35%)、颈椎以及骶椎；最常累及一个椎体节段，包括两个椎体和间隔的椎间盘。病变大多发生于椎体，其次为棘突和椎弓，首先侵及横突者极少见，而病变发生于附件的概率远比结核性脊柱炎高。

本病主要为血源性感染。致病菌以金黄色葡萄球菌(60%)或大肠杆菌多见，其他尚有链球菌、铜绿假单胞菌、变形杆菌、大肠埃希菌、帚形菌属等。病原菌来源于其他部位的化脓性病灶，如疖肿、龋齿、伤口感染或全身性感染。血源性病原体可经两条途径达到脊柱，一为顺血流到达椎体营养小动脉，另一途径为通过椎旁Batson静脉丛逆行至脊柱。感染通常发生于动脉血供丰富的椎体前部，然后延骨髓扩散至剩余椎体。椎间盘常受累，并可继发累及相邻椎体。近年来由于脊椎及椎间盘手术的广泛开展，术后感染、化脓性椎间盘炎的发病率有所增加。其感染途径最常见于腰椎穿刺，或椎间盘造影、手术椎间盘摘除术后感染。致病菌也以金黄色葡萄球菌或大肠杆菌多见。发病常于术后2～3天，出现局部剧痛，体温升高，腰椎不敢活动；也可出现后腹膜刺激症状，小肠胀气，麻痹性肠淤张等。2～3周后可见椎体破坏，并可侵犯椎小关节。椎间盘化脓极易进入椎管，压迫脊髓，引起脊髓压迫症状。晚期，破坏周围出现骨质增生硬化。此外，亦可因局部外伤、火器伤及邻近化脓性感染的直接蔓延而引起。阴茎背静脉与前列腺静脉丛和脊椎静脉系统相通，故泌尿系感染亦可能与本病有关。

【临床与病理】分急性、亚急性和慢性三种类型，以急性者为常见。

1. 急性型　发病急骤，症状明显。常有恶寒、持续性高热、神志模糊、颈项强直、谵妄，甚至昏迷。此外，因背部剧痛，常被迫卧床；背肌痉挛，脊柱活动受限，并有局限性棘突叩击痛。有时还可出现腹膜刺激症状，腹痛、腹胀或放射性疼痛，腹部膨隆，肠管充气等。实验室检查可见血白细胞计数升高，血培养阳性等。

2. 亚急性型　可出现于急性期后，亦可刚开始即为亚急性。全身中毒症状较轻，有局部压痛，活动受限。

3. 慢性或潜伏型　发病缓慢，全身反应不明显。仅偶有低热，局部疼痛，活动受限，与结核症状相仿。化脓性椎间盘炎慢性期可产生腰腿痛，腰活动受限，出现坐骨神经压迫症状。

脊椎骨髓炎可发生脓肿、窦道、病理性骨折或脱位，以及截瘫与神经根受压等并发症。脊髓受压可为病变早期(2周至2个月)的突出症状。发病于颈椎、胸椎处易发生截瘫；附件病变更易早期引起截瘫(1周左右)。发生于腰椎的病变常有神经根痛。脓液可引流至咽喉后壁、纵隔、腹膜后，产生椎旁脓肿、腰部或髂窝脓肿；向后可形成硬脊膜外脓肿压迫脊髓，或引起蛛网膜炎。本病的病程约1年，常遗留脊柱强直、活动受限等，这也是和脊柱结核的区别点。

由于椎体骨松质内有窦样静脉系统存在，细菌易在此停留、生长，形成化脓性病灶和骨质破坏。骨破坏可只累及骨松质及骨皮质小部分，或累及全椎体，还可累及横突或棘突等附件。早期病灶常位于椎体前方，邻近椎间盘充血水肿；见大量中性粒细胞浸润，骨小梁溶解，病灶边界模糊。炎症进一步发展可破坏椎间盘，引起椎间盘炎，并可侵及邻近椎体。在感染早期，于骨坏死、溶解的同时，即出现成骨反应，这是和脊柱结核所不同的。化脓性椎间盘炎最常见于腰穿或椎间盘摘除术后感染，主要侵犯椎间盘及相邻的椎体。

化脓性病变可向邻近软组织扩展，但不如结核明显。病变向邻近椎体扩展是经过椎间盘直接侵袭，而结核多为韧带下积脓对邻近椎体直接侵蚀。

【影像学】

1. X 线、CT 表现　病变早期多无明显 X 线征象。发病 2 周内，椎体化脓性感染广泛者，X 线表现椎旁软组织肿。颈椎感染咽后壁增厚；胸椎感染椎旁可见梭形软组织增厚；腰椎感染可见腰大肌肿胀。发病 2～4 周，才可见椎体骨质破坏。故早期 X 线检查阴性并不能排除该病变，应短期复查随访。本病的 X 线特点为骨质破坏伴有明显的骨质增生和硬化。依发病部位，X 线表现可分为四型：

(1) 椎间型(边缘弥漫型)：病变起始于相邻椎体的软骨下骨质。早期呈骨质疏松和斑点状、虫噬样骨质破坏(2～4 周)，并逐步向椎体中心发展，但一般不超过椎体的一半。同时，病变可破坏椎间盘，致椎间隙逐渐变窄(2 周至 2 个月)。随后可出现明显的椎体骨质硬化，并可在椎旁或前缘形成特征性的粗大骨桥。少数病例在软骨下骨质中可形成弧形局限性破坏，其边缘硬化(边缘局限型)，类似许莫结节。

(2) 椎体型：病变多局限于一个椎体。起病于椎体中心的骨松质，并渐向周围蔓延。早期仅见骨质疏松，椎间隙仍保持正常。当椎体骨质逐渐被破坏，发展至相当程度时，可发生病理性压缩骨折；椎间盘向前方或侧方膨出，X 线侧位片可显示因压缩而裂开的前后两半椎体，呈尖端相对的楔形硬化骨块，此征象具有特征性。椎体破坏压缩虽较明显，但很快可出现骨质增生和硬化；紧邻病变椎体的上、下椎间隙可长期保持正常或仅表现轻度狭窄。

(3) 骨膜下型：起病于椎体前缘的骨膜下。椎体骨皮质增厚，前纵韧带和椎旁韧带呈现骨化，椎体边缘有骨赘和骨桥形成，而骨松质与椎间隙可无改变。病变亦可由附近化脓性病灶直接蔓延，引起骨膜与骨皮质的反应性增生。

(4) 附件型：起病于椎体附件。早期表现为，骨质呈现不规则疏松或破坏，边缘模糊。晚期表现为，边缘锐利的骨质缺损和不规则囊性透光区，周围骨质增生硬化。病变可累及小关节，引起骨性融合。

化脓性椎间盘炎，在发病 10 天内，即可显示受感染椎间盘的椎体上下面终板破坏，断续不连。2 周以后即发生溶骨性破坏，椎间隙变窄，椎旁软组织肿。晚期发生椎体骨性融合。CT 对骨质破坏、反应性骨质增生和脓液的显示具有很大优势，尤其是死骨显示较清晰。

2. MRI 表现　MRI 可以显示化脓性脊柱炎各期的病理变化。急性期，受累的椎间盘和相邻的椎体在 T1WI 呈广泛、融合的低信号，椎间盘、终板和邻近椎体界限不清；T2WI 呈高低混杂信号，异常的椎间盘形态多样，形态可显示不清仅隐约见轮廓，或呈不均匀的线状，或表现为正常椎间盘形态，即 T2WI 上椎间盘中央的低信号裂隙影未消失，这种改变在结核性脊柱炎中较少见。受累的椎间隙，在 T1WI、T2WI 图像上均可见液体样信号影。亚急性期及慢性期，椎体骨质破坏与周围骨质增生在 T1WI 上呈低信号，T2WI 上，残留病灶中的脓液呈高信号。Gd-DTPA 增强可显示病灶内的肉芽组织明显强化，而脓液和死骨不强化。受累椎间盘大部可呈均匀强化、片状强化，或厚或薄的周边强化等。感染的骨髓也弥漫增强，增强压脂 MR 图像对于显示骨髓异常十分有用。

化脓性脊柱炎常可伴有椎旁软组织肿块。以病灶为中心，肿块较弥散，界限不清。增强扫描时，软组织肿块呈斑片状强化，很少伴脓肿形成。

化脓性脊柱炎还常合并脊髓炎。表现为在 T2WI 脊髓内异常高信号，范围往往较广，大于椎体病变的范围。这种改变在结核性脊柱炎中不常见。

据文献报道，35%～50%的病例可合并硬膜感染，其最多见的部位是在颈椎。MR 较其他检查方法可更好地显示炎症进展范围、脊髓受压及硬膜囊情况。化脓性脊柱炎累及椎旁和硬膜外时，可表现为蜂窝织炎或形成脓肿，T1WI、T2WI 均呈混杂信号。与脊髓信号相比，上述化脓性病变通常显示 T1W 等或低信号，T2W 高信号。增强后椎旁或硬膜外的软组织病灶呈弥漫或环形强化。硬膜脓肿是造成患者神经症状和截瘫的原因。MRI 是目前显示硬膜脓肿的范围和大小的最佳检查方法。硬膜脓肿在矢状面 T1WI、T2WI 和 STIR 像上较易显示。硬膜脓肿往往位于前硬膜腔，多以感染的椎间盘为中心，同时可见高信号的病灶向头或尾侧扩展；脓肿的边界往往较清，在 T2WI 可以清晰显示硬膜囊受压的情况。MR 影像还可用于监测治疗反应。在随访 MR 图像上，软组织病变吸收、骨髓中出现脂肪沉积是可靠的愈合征象。但有时尽管临床症状改善，骨和椎间盘的改变仍可进展。

3. 影像检查的选择 急性期，X线平片常不能显示化脓性脊柱感染的病理变化。MRI是早期诊断化脓性脊柱炎最敏感、最准确的方法之一。文献报道MRI诊断的敏感性为96%，特异性为92%，准确性为94%，明显优于X线平片。MRI不但能观察病变的范围和部位，还可以显示髓内的改变，如脊髓炎。另外，MRI在监测病情的转归方面也有重要的价值。

【鉴别诊断】不典型的化脓性脊柱炎主要需与结核、退行性变及椎体转移性病变鉴别。一般而言，MRI对于化脓性脊柱炎与退行性变、转移性病变的鉴别优于核素和X线检查。与脊椎结核的鉴别要点见表6-2-2。

表6-2-2 脊椎结核与脊椎化脓性骨髓炎的鉴别

	脊椎结核	脊椎化脓性骨髓炎
发病与病程	一般发病缓慢，病程长，以月、年计算	发病急，病程以日或周计算
病变特征	以慢性进行性局限性骨质破坏为主，增生、硬化少见。骨桥形成少见，出现轻且晚	骨质破坏及硬化，以增生硬化为主，可形成大而粗的骨桥
椎体	常侵犯数个椎体。椎体破坏后脊柱成角畸形	常侵犯一个或数个椎体，可跳跃式侵犯数个椎体。可见尖端相对之楔形硬化碎骨块
附件	很少侵犯	附件受累较结核多见
椎间盘	常破坏，但不易发生骨性融合	可不受破坏，破坏后易发生骨性融合，但仍保持原有两椎体之高度
死骨	常有沙砾样死骨及干酪样物钙化	死骨少见
椎旁脓肿	多见，前纵韧带下脓肿常引起相应椎体前缘骨破坏	少见，尚未见此现象

在X线平片和核素骨扫描图像上，部分脊柱退行性变的表现与化脓性脊柱炎相似。MRI椎间盘信号改变的特点在鉴别诊断方面起重要作用。退行性变在T1WI上，椎间盘与椎体的终板界限清晰，在T2WI上椎间盘呈低信号改变，这与化脓性脊椎炎截然不同。

椎体转移性病变一般不累及椎间盘，只有少数文献报道转移性病变累及椎间盘，这是脊柱良恶性病变的鉴别点。

此外，一些少见的感染性病变，如布氏杆菌性脊椎炎，其X线表现与化脓性脊柱炎相似，依靠职业史、病畜接触史以及细菌学检查，可资鉴别。伤寒性脊椎炎根据典型病史、血液和局部穿刺脓液培养、肥达反应阳性等临床表现亦可鉴别。

（孙 琨 李智慧）

第三节 软组织化脓性炎症

一、软组织炎症

【临床与病理】软组织炎症（soft tissue inflammation）可因软组织本身各种感染所致，或因骨、关节感染引起，也见于结缔组织病如皮肌炎、多发性肌炎等。病理上为软组织炎症充血、水肿、渗出，可以呈局限性，也可呈弥漫性。

【影像学】

1. X线表现 病变局限或弥漫性肿胀，肌间隙模糊消失，皮下组织与肌肉之间的界限模糊不清；皮下脂肪层内出现条索样密度增高影，近肌肉侧呈纵行，皮下侧则呈横行交叉状、网状，这是结缔组织中网质小梁增厚的表现。

2. CT表现 急性炎症平扫可见炎症组织肿胀，皮下脂肪层密度增高，肌肉厚度增加，密度减低，肌间脂肪变薄、移位。

3. MRI表现 除显示组织肿胀外，T1WI示皮下或肌肉炎症组织信号强度减低，T2WI病灶信号强度增高，边界不清。

4. 诊断及鉴别诊断 与软组织水肿相似，影像学检查无特征性。诊断应结合临床，必要时随访复查。

X线平片用于排除骨关节疾病；CT检查优于X线平片，对显示病变范围有重要作用；MRI发现病变信号强度变化较CT敏感。

二、肌肉组织脓肿

【临床】肌肉组织脓肿（muscle abscess）的病因可因特异性感染和非特异性感染所致。特异性感染多为骨或椎体结核引起；非特异性者可因局部软组织感染未能及时控制而形成，也可因全身疾患、机体抵抗力低下、急性细菌性感染如金黄色葡萄球菌等所致。临床上结核脓肿常表现为腹、盆、髂窝肿块，而其他炎症脓肿表现为发热、局部肿痛、皮温增高、功能障碍、白细胞增高等。

【影像学】

1. X线表现 结核脓肿表现为腰大肌肿胀，边缘不清，并可发现椎体骨质破坏。炎症性脓肿发生于腰大肌者也可见其肿胀，发生于四肢者呈局部肿胀、肌间隙不清。慢性脓肿可致病变局部密度增高。

2. CT表现　平扫见炎症脓肿局部肌肉组织肿胀，境界不清。脓肿病灶呈圆形或类圆形，亦可呈分叶状，边界较清。脓肿壁稍低于肌肉密度，脓液呈低密度。CT增强见脓肿壁呈中等不规则强化。结核脓肿的CT平扫见受累肌肉肿胀，境界较清，脓肿壁较规则，脓液呈低密度囊状。CT增强扫描示脓肿壁有轻微强化。

3. MRI表现　T1WI示脓肿呈不均匀低信号强度，脓肿壁稍高于脓液信号强度。T2WI示脓液、脓肿壁信号强度明显增高。病灶边缘常可见一低信号圈环绕，病理基础可能为慢性炎症长期刺激引起的组织纤维化，边界较光整，厚薄均匀。周围软组织可见水肿，T2WI信号强度亦有所增高。

【诊断及鉴别诊断】肌肉组织肿胀，CT扫描显示规则或不规则低密度脓液区者，结合临床，诊断可确立。鉴别诊断应区分结核性脓肿和炎症性脓肿。前者常合并有明确的椎体破坏。位于腰大肌、髂腰肌的脓肿应与肌肉组织或腹膜后肿瘤鉴别。位于四肢肌肉组织内者应与肌肉组织肿瘤如横纹肌肉瘤、恶性纤维组织细胞瘤等鉴别。

X线检查主要应用于骨骼结构的病变显示。CT和MRI对脓肿的显示优于X线平片检查，对病变的定位和定性有基本相同的作用。应首选CT检查。

三、软组织积气

【临床】炎症所见软组织积气多由产气菌感染所致，常见于气性坏疽的病例。发病特点是受伤的当时并无气体出现，数日后出现气体。所以为了及时确诊，应连续多次摄片，必要时每间隔2～4小时重复1次。而摄片的电压不宜过高，以便观察软组织结构的变化。

【影像学】

1. X线表现　患肢明显肿胀和增粗，软组织内串珠样的小气泡影可逐渐增加或向肌肉间隙逐渐扩大。积气可呈圆形和带状，气泡大小多不一致，可相互融合并变换位置，偶尔气泡内出现液面。这种软组织气肿每隔数小时摄片观察气量有增无减，为气性坏疽X线诊断的重要依据。

2. CT表现　软组织厚度增加，其内有圆形、类圆形或不规则的气体样密度区，大小不等，CT值<-150 HU。当气体进入肌肉之间时，则肌间隙增宽，气体分布与肌束长轴一致。

（孙　琨　李智慧）

第四节　骨与关节结核

骨与关节结核(tuberculosis of bone and joint)仅占所有结核病例的1%～3%。但是，其所导致的骨与关节破坏可造成严重的后果，脊柱受累还可产生严重的神经后遗症。骨与关节结核可发生于各年龄患者，1岁以内新生儿少见。最常累及脊柱，骨盆，髋关节及膝关节。绝大多数继发于体内其他部位的结核病变，约有80%以上原发病灶来源于肺结核。骨与关节结核诊断常较困难。患者可有结核接触或暴露史，少于50%的患者同时伴有活动性结核。另外，结核皮试阳性可帮助支持诊断，而皮试阴性不能被认为是排除诊断的依据。据报道，结核皮试可出现14%的假阴性率。病理分析与组织培养可帮助确定诊断。尽管骨关节结核没有十分特征性影像学诊断标准，熟悉其影像学表现对于尽早获得诊断还是十分重要的。

骨与关节结核是一种慢性疾病。病变过程进行缓慢，往往以月或年计算。在临床上，各种病征均较轻微。全身症状有低热、血沉加快等。早期的局部症状有疼痛、肿胀和功能障碍等，无明显发红、发热。后期可有冷脓肿产生，穿破后形成窦道，并引起继发的化脓性感染。长期病变可导致发育障碍、骨与关节的畸形和严重的功能障碍。

体内原发病灶经血行播散的结核菌，最易侵犯血供丰富的骨松质，如椎体、长骨的干骺端及骨骺等，偶可累及长骨或短骨的骨干，以及扁骨如胸骨、肋骨和颅骨等。在椎体和长骨骨骺及干骺端的病灶常进展、侵及附近的关节。少许病例中结核菌亦可先侵犯滑膜或关节周围的软组织，然后再侵及关节内的覆盖软骨和骨端。

骨结核最易侵犯血供丰富的骨松质，如椎体、长骨的干骺端及骨骺等。骨结核通常是以骨质破坏为主，为发展较缓慢的一种病变。停留在骨松质内的结核菌初期可引起非特异性反应，随后产生结核性肉芽组织，即结核结节形成。结核结节是由类上皮细胞、淋巴细胞和巨细胞组成。开始，结核结节大多细小而分散，随着结节的增大，其中心产生干酪样坏死，并逐渐相互融合。随着病变的发展，骨髓逐步遭受破坏，为结核性肉芽组织和坏死所替代；后者液化进而形成脓肿。根据病菌的数量、毒力与人体抵抗力等相互因素，有些病变破坏区以结核性肉芽组织增生为主(称为增殖型)，另一些病变中以坏死为主(称为渗出型)，但由于两者常同时存在，不易明确划分。破坏区内有时可有死骨形成，但死骨片多较细小，可以被完全吸收。结核性病变也可以引起反应性充血，附近软组织发生肿胀。随着坏死后大量脓液的产生，形成冷脓肿。如经皮肤破溃即成窦道，随后可有继发感染。骨结核病灶可经纤维化和钙化而逐渐静止，最后愈合。

关节结核多发生在持重大关节，如髋关节和膝关节，一般为单发。感染从滑膜或邻近的骨骼开始，亦可同时发生。滑膜感染后开始产生充血、肿胀和关节囊内渗出液增多，随后出现结核性肉芽组织。日久滑液变为混浊，含有多量纤维素和淋巴细胞，如在关节内沉淀，成为大小不等的白色“米粒体”。滑膜结核可以较长时间不伴发明显的骨质破坏。局部充血在儿童中，可促使附近骨骼的增生或早期骨化。随着病变发展，从邻近关节面的边缘开始破坏逐渐覆盖软骨，进而破坏关节面及其下方的骨骼，亦可侵入周围组织。在有些病变中，可以伴发脓肿，并形成窦道和继发感染。病变好转时，关节的肿胀逐渐减轻，发生纤维化，残留的改变可使关节面不规则。在四肢关节中，除非合并继发感染，一般不产生骨性强直。关节结核亦可从邻近关节的骨骼病变蔓延而来。在四肢的大关节中，开始发生在骨骼与干骺端的病灶均易侵及关节。与一般化脓性感染不同，软骨对结核无阻挡作用，因而骨骺的病变可穿过覆盖软骨直接侵入关节。干骺端的病变穿过软骨板后亦可侵及关节。在脊柱中，椎体的结核通常累及附近的椎间盘，使相邻的椎体发生融合。

一、长骨结核

(一) 骨骺与干骺端结核

【临床】好发于股骨上端、尺骨近端及桡骨远端，其次为胫骨上端、肱骨远端及股骨远端。以青少年多见，多由血行播散而来。发病初期，局部酸痛不适，邻近关节活动受限。病变可向邻近关节发展形成关节结核。骨骺、干骺端结核分为中心型和边缘型。

【影像学】

1. X 线、CT 表现

(1) 中心型：病变位于骨骺、干骺端内。早期表现为局限性骨质疏松，随后出现弥散的点状骨质吸收，逐渐扩大并相互融合，形成圆形、椭圆形或不规则形骨质破坏区。病灶边缘多较清晰，邻近无明显骨质增生现象。骨膜反应亦较轻微，这与化脓性骨髓炎不同。病灶内可见沙粒状死骨，密度不高，边缘模糊。病灶常穿过骺板，此系骨骺、干骺端结核的特点，有助于与化脓性感染鉴别。

(2) 边缘型：病灶多见于骺板愈合后的干骺端，特别是长管状骨的骨突处(如股骨大转子处)。早期表现为局部骨质糜烂。病灶进展，则形成不规则形的骨质缺损，可伴有薄层硬化边缘，周围软组织肿胀。CT 表现基本同 X 线，但更有助于显示病灶内死骨。

2. MRI 表现　早期单纯渗出性病变多表现为长 T1、长 T2 信号，信号较混杂。以肉芽肿为主的病变，T1WI 呈低信号，T2WI 呈混杂信号，病灶周围常环绕薄层长 T1、长 T2 信号的水肿带。以干酪坏死为主的病变，T1WI 亦呈低信号，T2WI 呈较明显的高信号。有时干酪性脓疡和肉芽组织同时形成，T2WI 出现同心圆形(即靶征)的典型 MRI 征象：中心为均匀高信号的干酪性脓疡，大小不等，形态不规则，其外层为薄层低信号的纤维组织带，最外层为高信号、宽窄不等的水肿带。MRI 对于病变部位、形态及周围软组织改变显示较好，可较早发现骨膜下冷脓肿和软组织肿胀。Gd－DTPA 增强后，结核肉芽组织可呈明显不均一强化，水肿部分及干酪性脓疡无明显对比增强。

【诊断与鉴别诊断】常需与累及骺板的肿瘤或肿瘤样病变鉴别，如成软骨细胞瘤、骨囊肿等。成软骨细胞瘤发生于骨骺，病灶边缘基本上都有一薄的硬化边，而没有骨质疏松和软组织的冷脓肿。骨囊肿多位于干骺端，为卵圆形透亮区，边缘清晰锐利，其内无死骨，CT 和 MRI 表现为典型的含液囊性病变。

(二) 骨干结核

【临床】此病较少见，多见于儿童与少年，好发于少或无肌肉附着的前臂骨或小腿骨。通常为单发，亦可多发。本病起病较急，可有结核中毒症状，体温升高，局部肿痛，少数可破溃形成瘘管。

【影像学】

1. X 线、CT 表现　表现为骨干髓腔内单个或多个圆形或类圆形骨质破坏区，边界清晰，常无周边硬化表现，其内可见沙粒样死骨。若累及皮质，病骨可膨胀，可见层状骨膜反应，骨干呈梭形增粗。CT 对于骨质破坏的显示较清楚，同时更有助于显示病灶内死骨。

2. MRI 表现　表现在骨干髓腔内圆形或类圆形长 T1、较长 T2 信号，周围常呈低信号环。

【诊断与鉴别诊断】骨干结核影像学表现不典型，常需骨穿、活检证实。本病需与嗜酸性肉芽肿鉴别，后者发生在长骨，以股骨头或股骨颈多见，病变内无死骨。

（三）股骨大转子结核

【临床】较少见，多发生于青少年，常单侧发病。病灶常位于大转子的外侧面，往往伴有附近滑囊病变，骨骼病变大多继发于滑囊感染。临床上表现为大转子处局部肿胀和轻度疼痛。

【影像学】X线表现为在大转子外侧有不同程度的骨质破坏，呈轮廓不甚清晰的透亮区域，周围无甚增密现象；骨皮质常有侵蚀样破坏，特别是沿着外缘和上缘改变明显。在早期，附近滑囊区出现软组织肿胀，骨骼改变可不明显或仅有轻度破坏。至晚期，除大转子外侧的骨骼不规则破坏改变外，可在附近滑囊区内见到钙质沉积。CT、MRI对显示病变内部结构及周围软组织改变有较大优势。

二、短骨结核

【临床】短骨结核也称骨气臌，包括指和趾骨、掌和跖骨。指和趾骨、掌和跖骨是儿童中最常见的类型，多见于5岁以下的儿童。病变常为双侧多发，好发于近节指(趾)骨，以第二、三掌指骨、拇指(趾)骨及第1跖骨尤为多见。局部软组织呈梭形肿胀，多无痛感及压痛。

【影像学】明显的梭形软组织肿胀，伴或不伴有骨膜炎是最常见的表现。骨膜炎提示累及骨膜下骨，其他骨膜下骨受累改变包括骨小梁粗大及肢端骨质溶解，可伴有反应性硬化和关节受累。早期仅见软组织肿胀，局部骨质疏松。随病程发展骨内出现圆形、卵圆形骨质破坏，但死骨少见。病骨周围可见层状骨膜反应或骨皮质增厚。修复期，软组织肿胀消退，破坏区逐渐缩小并趋硬化。小儿的短管骨结核愈后可不留任何痕迹。有时仅遗留有轻微骨结构异常，如骨小梁紊乱粗大。如感染未经治疗，可形成窦道。

【诊断与鉴别诊断】需与化脓性或霉菌性感染、白血病、结节病、血红蛋白病、甲旁亢及梅毒相鉴别。与化脓性骨髓炎相鉴别有时相当困难。有时还需与内生软骨瘤鉴别，后者病灶内有斑点状化，无骨膜反应及软组织肿胀。

三、扁骨结核

（一）颅骨结核

【临床】多见于儿童，成人亦可发生。多由身体其他部位的结核病灶，经血行扩散至颅骨所致。常为多发，亦可单发。病变从板障开始，有干酪样坏死及肉芽组织形成，可向内侵及内板或硬膜，向外破坏外板而至软组织。有时有死骨形成。临床上起病较缓慢，无急性过程，头皮局部有肿胀，可继发出现冷脓肿或瘘管。局部有压痛，有时患者可出现头痛等症状。

【影像学】

1. X线表现　多见于额顶骨，以颅缝附近好发，少数见于颅底。按照骨质改变，形态上可分为局限型和广泛浸润型。

局限型：早期仅显示为小片状骨质吸收脱钙，脱钙区逐步扩大并发生骨质破坏，呈单个或多个圆形、卵圆形或带有波浪状的骨质缺损，边缘及周围骨质密度可不规则增高，病程长者增高较显著。病灶内若出现死骨，多较细小，偶在单发病灶中可见含有一个“纽扣样”死骨。

广泛浸润型：骨质破坏呈匍匐状向四周浸润蔓延，范围广而不规则，往往伴有骨质增生。病变一般在颅缝附近更为严重。在儿童，骨破坏并不受颅缝限制，此点与化脓性感染不同。

2. CT、MRI表现　对显示病变内部结构及周围软组织改变有较多帮助。MR有助于较早发现结核性脑膜炎。

【诊断与鉴别诊断】颅骨结核病程缓慢，X线、CT表现以骨质破坏为主，结合MRI脑内表现，诊断不难。本病主要与下列疾病鉴别：① 颅骨骨髓炎，有急性病程，临床症状较重，进展快，骨质改变硬化多于破坏，死骨形成较多，且在儿童病变不能跨过颅缝侵及邻近骨。② 嗜酸性肉芽肿，病变边界清晰，呈穿凿样骨质破坏，周围硬化不明显或轻微，且无死骨形成。③ 颅骨血管瘤，呈圆形或卵圆形或花瓣样骨质破坏区，外板破坏较内板严重，边缘整齐硬化，肿瘤区常呈蜂房样改变，切线位时可见自内向外放射状的骨针，MRI表现为长T1、长T2信号。

（二）髂骨结核

【临床】较少见，多发生于青少年，好发于髂骨翼和髂嵴，不累及骶髂关节或髋关节。临床症状较轻微，可有胀痛感。如有脓肿形成，可向后发展刺激臀肌，向前发展刺激髂肌，进而影响髋关节活动。脓肿亦可向下流注而在股上部出现。

【影像学】

1. X线表现　病灶多由髂窝开始，多为单发而局限，呈圆形或不规则骨质破坏，少见死骨。髋臼上缘附近的髋臼结核，可呈囊样或蜂窝状破坏，有膨胀性改变，同时伴有增生硬化，与正常骨组织分界不清。易形成寒性脓肿，可引流到下腹部、腹股沟及大腿上部。

2. CT、MRI 表现　可明确脓肿的部位、大小及形态。若软组织内有片状钙化，有助于结核的诊断。

【诊断与鉴别诊断】本病主要与慢性化脓性病变如慢性骨脓肿区别，后者的边界比较清晰，周围骨质增密比较明显，可有死骨形成。如病灶位于髂骨下部，应多考虑化脓性病灶。

四、关节结核

关节结核多见于少年和儿童，典型为单关节受累，大多累及持重的大关节，以髋关节和膝关节最为常见，其次为骶髂关节、肘关节、腕和踝关节。影像学表现无特异性，类似于其他关节感染或炎症性病变。影像学表现包括骨质疏松，滑膜炎，软组织肿胀，骨边缘侵蚀，不同程度软骨破坏等。关节间隙变窄出现时间各不相同，通常延迟出现。在慢性感染中，滑膜受累在青少年患者中可导致关节充血及骺板过度生长，常见于膝关节。如病情进展，可引起骨后遗症、窦道形成，最终可导致关节纤维性强直。

关节结核根据发病部位分为骨型和滑膜型关节结核。前者先为骨骺、干骺端结核，进而蔓延及关节，侵犯滑膜及关节软骨。后者是结核菌经血行先侵犯滑膜，病变往往持续数月至 1 年，再波及关节软骨及骨端。以骨型关节结核多见。在晚期，关节组织和骨质均有明显改变时，则无法分型，此时称为全关节结核。需与感染性或霉菌性关节炎鉴别。如发病隐匿，硬化少，骨膜反应及骨质增生相对缺乏，在早期阶段关节间隙的相对保留可提示结核感染可能。

（一）肩关节结核　较为少见，病变大多自肱骨头部开始，从滑膜开始者很少见。

【临床与病理】肩关节周围有很多厚的肌肉附着，关节盂很浅，整个肱骨头位于滑膜囊内，与周围肌肉有密切联系，因此肩关节不易被结核菌侵犯，且病灶形成后的自愈倾向很大。此外，肱骨头的结核病灶以肉芽组织增生为主，很少渗液，无脓肿形成，所以曾被称为“干性骨疡”。病变发展缓慢，少数可扩展而破坏肩胛盂。来自肩峰的结核可在其附近产生脓肿和窦道，并有继发感染。

局限于肱骨头的结核多无明显症状，如侵及关节则有活动限制，三角肌萎缩，有时有窦道形成。

【影像学】

1. X 线表现　表现为深浅不一的溶骨性破坏，呈圆形或半圆形透光区，随病变进展，肱骨头关节面下可形成大块死骨。由于关节软骨破坏、关节囊萎缩、纤维性粘连以及三角肌挛缩，可致关节间隙狭窄或消失。

2. CT、MRI 表现　对于显示较小的骨质破坏、滑膜改变及周围软组织有较大价值。

（二）肘关节结核

【临床与病理】病灶多从鹰嘴突和肱骨内、外髁骨组织开始，桡骨小头少见。首先累及滑膜者少见。多数病例在就诊时已累及关节的骨和骨膜，易形成脓肿，穿破皮肤而产生窦道，合并继发感染。

如病变局限于骨内，仅有局部软组织肿胀，多在鹰嘴突和外髁之间。待侵入滑膜时，表现为肘关节弥漫性肿胀，轻度疼痛和活动受限。晚期有肌肉萎缩和窦道形成。

较为多见，在上肢结核中占首位，半数见于成人，10 岁以下患者较少见。

【影像学】早期骨质破坏多见于尺骨喙状突和鹰嘴突，其次为肱骨内、外髁。在鹰嘴突和肱骨外髁之间可见局限的软组织肿胀。多数病例在初次做 X 线检查时，已侵及滑膜，并破坏关节面。X 线片上显示为除骨内改变外，关节周围有梭形软组织肿胀，间隙变窄和关节面模糊不规则，病骨周围可见骨膜反应。邻近关节的骨骼可有骨质疏松。

（三）腕关节结核

【临床与病理】单纯滑膜结核少见，以同时累及骨骼和滑膜者多见。病变多从桡骨下端或腕骨开始而侵及关节。腕关节较为复杂，近端有桡骨和尺骨下端，远端有各掌骨基底部，中间有八块腕骨相互连成关节，故一旦受到结核侵蚀，很容易涉及整个关节，而且腕骨血供较差，骨质易坏死。

临床表现可见局部软组织肿胀而皮肤颜色并无改变，因关节囊薄弱，很容易侵及腱鞘而影响手指活动，也容易形成窦道。

包括桡（尺）腕、掌腕和腕骨间关节结核，以男性比女性为多见，并多发生于儿童。

【影像学】单纯滑膜型结核可仅表现为软组织肿胀和骨质疏松。骨型关节结核则能见到某一腕骨或桡（尺）骨下端的骨质破坏。骨破坏常在桡骨下端的腕关节面、舟骨、大多角骨及头骨，表现为不规则形的骨缺损，以后可累及第 2、3 掌骨基底部，后者可伴有骨膜增生。开始时关节边缘模糊，随后出现骨质缺损，关节间隙狭窄并逐步消失，使许多小腕骨融合在一起。诸腕骨轮廓不清，密度不均匀，有时可出现死骨。

（四）髋关节结核

【临床与病理】病变多起自股骨头、颈部，亦可从髋臼上方开始而侵入关节。骨型较滑膜型多见。骨骼病灶多从股骨头骨骺、骨骺板下方或颈部开始，可直接侵及滑膜，或穿过骨骺而进入髋关节，再将髋臼破坏。严重的病变可使股骨头和髋臼产生广泛破坏并引起髋关节脱位。滑膜结核引起滑膜充血增厚和结核性肉芽组织增生。开始关节软骨和下方骨质多无变化，仅在关节边缘与滑膜连接处可有少许破坏，其后即可侵及髋臼和股骨头的关节软骨以至骨质。

初期可无甚症状，仅在疲劳后偶有患侧跛行，髋或膝关节微痛，伸直运动受限。严重时局部可有显著肿胀，但疼痛可较轻，从大腿向膝部放射，系肌痉挛所引起。

发病率仅次于脊柱结核，在四肢关节结核中最为常见，好发于儿童和少年，常单侧发病。

【影像学】

1. X线、CT表现　骨型结核表现为在骨骺与干骺端结核的基础上，又出现关节周围软组织肿胀，关节骨质破坏及关节间隙不对称狭窄等，容易诊断。滑膜型结核，患者虽有症状出现，但X线往往无阳性发现，因此最好与健侧对照，并结合病史短期随访检查。滑膜结核早期，可仅见关节囊阴影肿胀。如周围软组织侵及，则关节囊的境界消失。髋关节间隙有时因关节囊内积液而增宽。随着结核性肉芽组织将关节软骨和软骨下骨质侵蚀破坏，髋关节间隙逐渐变窄，股骨头关节面和髋臼模糊不规则。上述演变过程一般比较缓慢，邻近的骨骼可出现疏松现象。在小儿髋关节结核由于股骨头骨骺充血，骨骺较对侧发育大。

晚期，无论起源于滑膜或者骨骼，均可表现为关节间隙的明显狭窄。股骨上端和髋臼有不同程度骨质破坏，后者以起源于骨骼的为著。有时髋臼的破坏显著扩大而股骨头的破坏小，在重力作用下可使股骨缩短；有时导致脱位或半脱位。邻近的骨骼萎缩，股骨的生长可因受障碍而骨干变细。

髋关节周围的脓肿可向下流注到大腿部，甚至可达到膝部，并产生窦道。结核性脓肿的钙化可见于髋部、小骨盆和大腿等。

2. MRI表现　MRI显示股骨头及髋臼在T1WI为广泛低信号，T2WI为中等高信号（图6-4-1）。当关节腔内有大量脓液时，T1WI为中等低信号，T2WI为明显高信号，与化脓性关节炎不易区别，只有依靠临床症状。MRI的优点为证明关节积液的有无或多少。

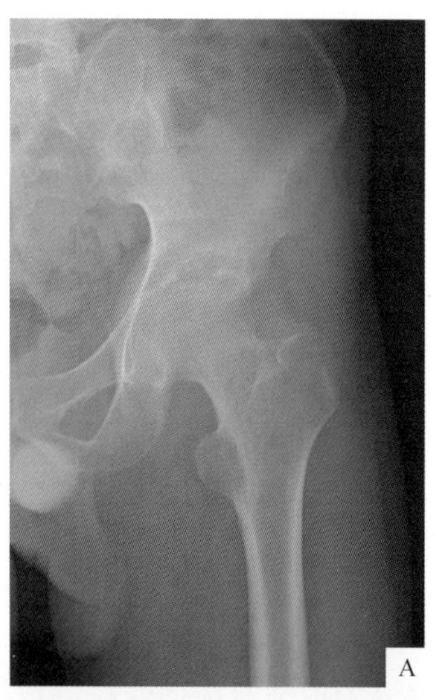
A

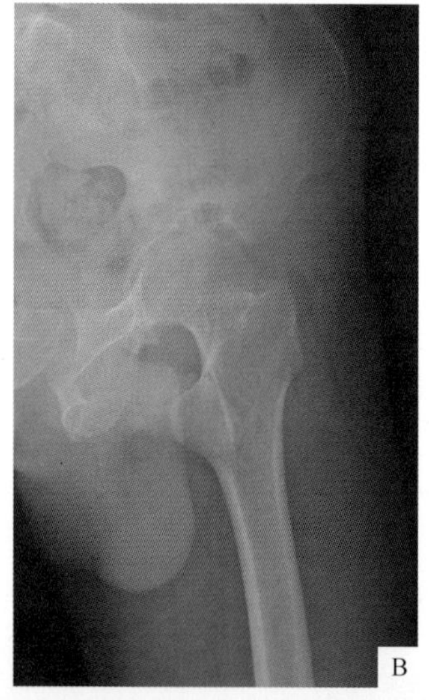
B

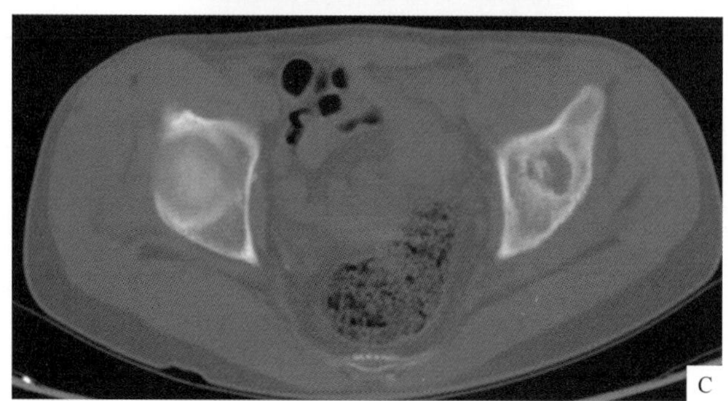
C

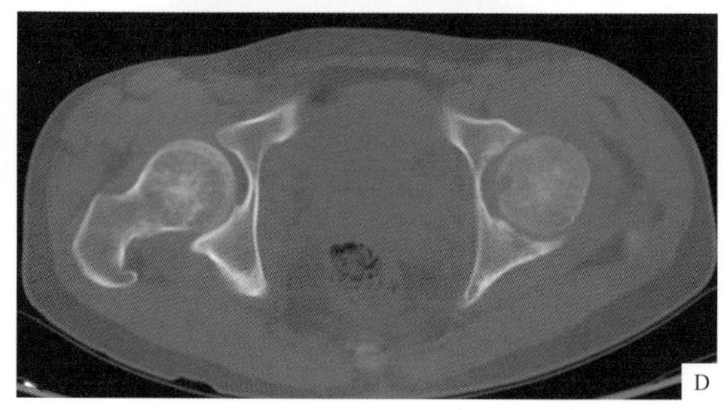
D

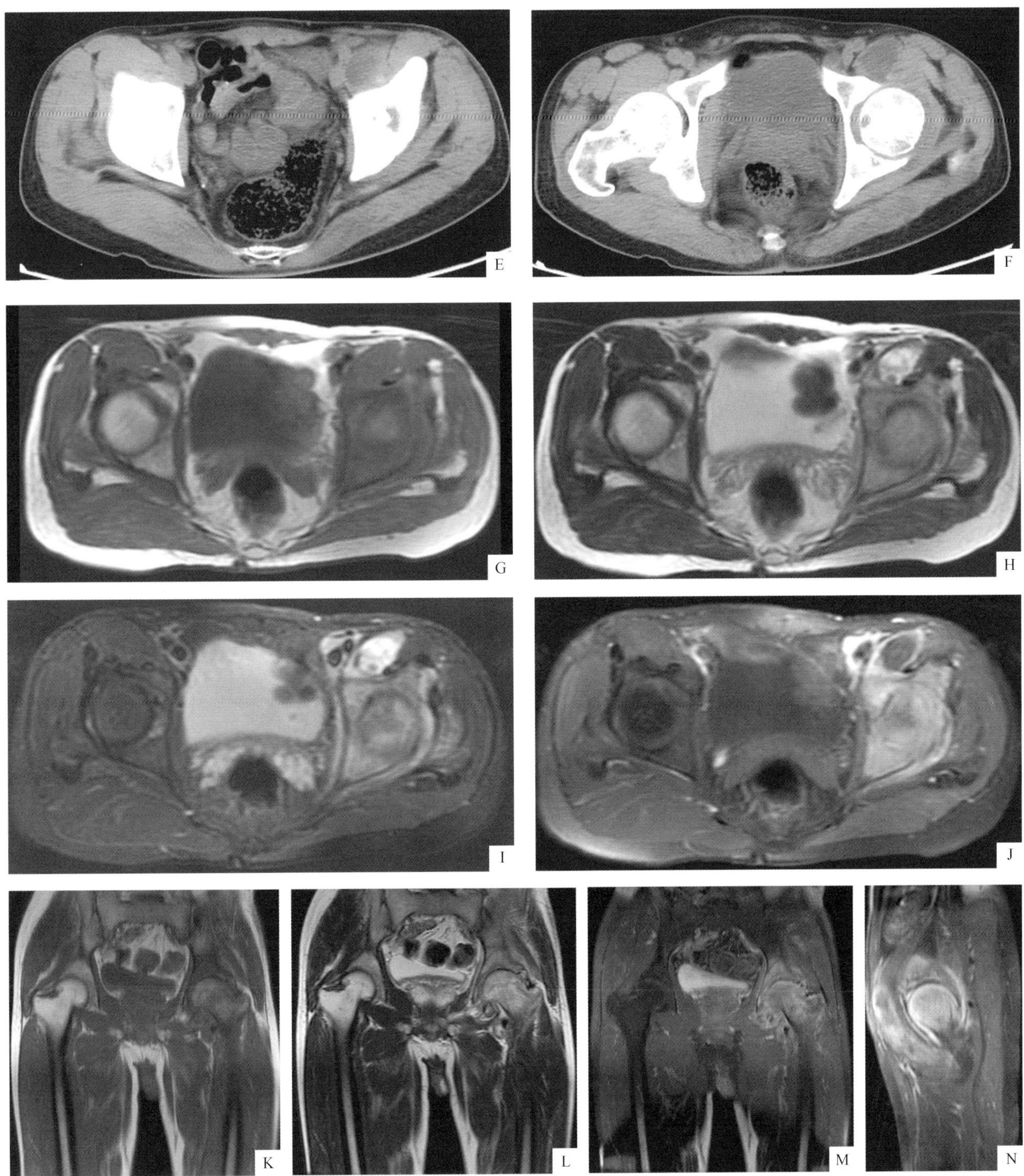

图 6-4-1 左侧髋关节结核。左侧髋关节正侧位 X 线片(A、B)示左侧股骨头密度不均匀降低,左髋关节面毛糙伴关节间隙变窄,左髋臼关节面下见不规则囊状透亮区,关节囊软组织密度增高。CT 图(C、D、E、F)示左侧髋臼关节面毛糙,见骨质缺损灶,直径约为 2 cm,内部见死骨影,左侧股骨头骨质疏松,关节面下低密度影,左髋关节囊积液。(GHIJ)MRI 横断面示 T1WI(G)示左侧髋臼及左侧股骨头呈低信号,T2WI(H)上呈高信号,STIR(I)上高信号未被抑制,T1WI(J)增强上呈异常强化,周围滑膜呈环状强化,周围软组织肿胀。MRI 冠状位和矢状位示左侧髋臼及左侧股骨头骨质信号异常,T1WI(K)上呈等低信号,T2WI(L)上呈高信号,T1WI 增强上(M、N)呈高信号,滑膜呈环状强化,周围软组织强化呈高信号。

病变的好转愈合首先表现为骨质破坏停止进展,破坏区的边缘变得清楚、增密,破坏区内逐渐产生骨质增生硬化现象,邻近的骨骼疏松恢复正常。关节如已经严重破坏,需经纤维性强直而愈合。

【鉴别诊断】

1. 化脓性关节炎　发病急,进展快。早期可见关节面破坏和周围骨质疏松现象，但很快即有骨质增生硬化现象，髋关节强直亦较快形成，且往往呈外展位。

2. 股骨头无菌性坏死　与起源于股骨头的结核相比较，无菌性坏死主要表现为股骨头变扁、骨质密度增高以至碎裂，关节间隙无明显狭窄，有时可增宽，髋臼无明显破坏现象；MRI 还可显示坏死区和包绕坏死区的低信号带。小儿股骨头骨骺缺血坏死与髋关节结核股骨头骨骺改变相反，呈股骨头变小和密度高、碎裂的改变，T1WI 和 T2WI 显示股骨头骨骺内出现低信号，为特殊征象，可以和髋关节结核鉴别。

(五) 膝关节结核

【临床与病理】膝关节是滑膜最丰富的关节，故结核大多从滑膜开始(占 80%)，起源于骨者仅占 20%。前者为滑膜型，后者为骨型。一般膝关节结核的发展过程比较缓慢，特别是滑膜型结核可长期局限于软组织内，仅在后期结核性肉芽组织才破坏关节软骨和软骨下骨质。骨质破坏多从非承重面即关节边缘开始。骨型结核的原发病灶多见于股骨下端或胫骨上端的骨骺或干骺端，原发于髌骨者非常少见。病变进展时可发生严重破坏，甚至引起部分脱位。在膝关节周围多有脓肿形成，由于缺少肌肉保护，容易发生窦道和合并感染。如破坏严重，愈合时可出现纤维性强直。

临床上最早的症状为局部肿胀、疼痛和功能障碍，逐渐发生屈肌痉挛和屈曲畸形。患肢可由于长期废用而萎缩。晚期由于韧带和关节囊的破坏，关节可发生半脱位或形成窦道。

发病率仅次于髋部，男性多见，5～15 岁多发。在 30 岁以后发病率较髋关节为高。

【影像学】

1. X 线表现　滑膜型结核，最早出现关节内积液和浮髌现象，关节四周软组织肿胀，关节间隙增宽，骨质可无异常发现或仅有轻度疏松现象。X 线早期诊断较困难。滑膜型结核一般要经过半年甚至数年后才在关节面出现骨质破坏，且多发生在关节非承重面，呈虫噬样或鼠咬样改变，边缘模糊，关节上下多对称受累，死骨少见。关节间隙狭窄出现也较晚，常为不匀称性狭窄(图 6-4-2)。虽然 X 线表现远远较临床症状出现为迟，但对骨质疏松、骨小梁模糊和可疑的关节间隙变窄必须予以重视。此外，骨骺的骨化提早或骨骺比健侧增大，骨小梁增粗紊乱，为儿童膝关节结核较为常见的现象。

骨型结核表现为在骨骺与干骺结核的基础上，又出现关节周围软组织肿胀，关节骨质破坏及关节间隙不对称狭窄等，容易诊断。严重的骨质破坏及关节的炎性改变可引起关节的半脱位，甚至发生畸形。

长期的膝关节结核，不论滑膜型或骨型，都引起膝关节周围脓肿形成，脓肿向外穿破后产生窦道，并可引起继发感染。继发感染严重者可有明显骨膜增生及病变区的骨质硬化。

病变愈合时破坏区边缘逐渐清晰，边缘骨质增生硬化，成深白的线条围绕病变区。根据关节破坏的程度不同，可引起纤维性或骨性强直。

2. CT、MRI 表现　CT、MRI 对于显示较小的骨质破坏、滑膜改变及周围软组织有较大价值。

【鉴别诊断】

1. 化脓性关节炎　发病急，进展快，软骨破坏迅速，骨质破坏以承重面为主。

2. 色素沉着绒毛结节状滑膜炎　软组织肿胀内有结节或分叶状密度增高区，多无骨质疏松或死骨形成，MRI 表现较典型，增厚的滑膜因有铁血黄素沉着在 T2WI 上呈低信号。

3. 类风湿关节炎　常双侧多发，类风湿因子阳性。

(六) 踝关节结核

【临床与病理】比较少见，多在儿童和青少年发生，以儿童尤为多见。

病理上滑膜型结核较骨型结核多见。骨结核病灶多发生于胫骨下端，外踝和距骨。临床上早期症状为肿胀、疼痛和跛行，约三分之一的患者有足下垂和内翻或外翻畸形。晚期有窦道形成。

【影像学】X 线表现　单纯滑膜型结核早期仅表现为骨质疏松及关节囊肿胀，关节间隙可先宽后窄，软骨下板模糊和边缘性骨质破坏。骨型结核呈圆形或不规则骨破坏，无硬化，可见死骨。

五、脊椎结核

【临床与病理】脊椎结核是骨关节结核中最常见的，约占骨结核的 50%。好发于儿童和青年。发病部位以下胸椎和上腰椎节段最多见，颈椎最少。病变常累及两个以上椎体，亦可间隔分段发病。儿童发病以胸椎最多，常累及数个椎体。成人好发于腰椎，常仅侵犯邻近两个椎体。约 90%的脊椎结核病变仅在椎体，单纯附件结核少见。

脊椎结核被认为是通过 Batson 静脉丛的血行感染而产生。感染病灶大多在椎体，且多在其前部发生，接近终板。终板继发脱钙导致其边界模糊不

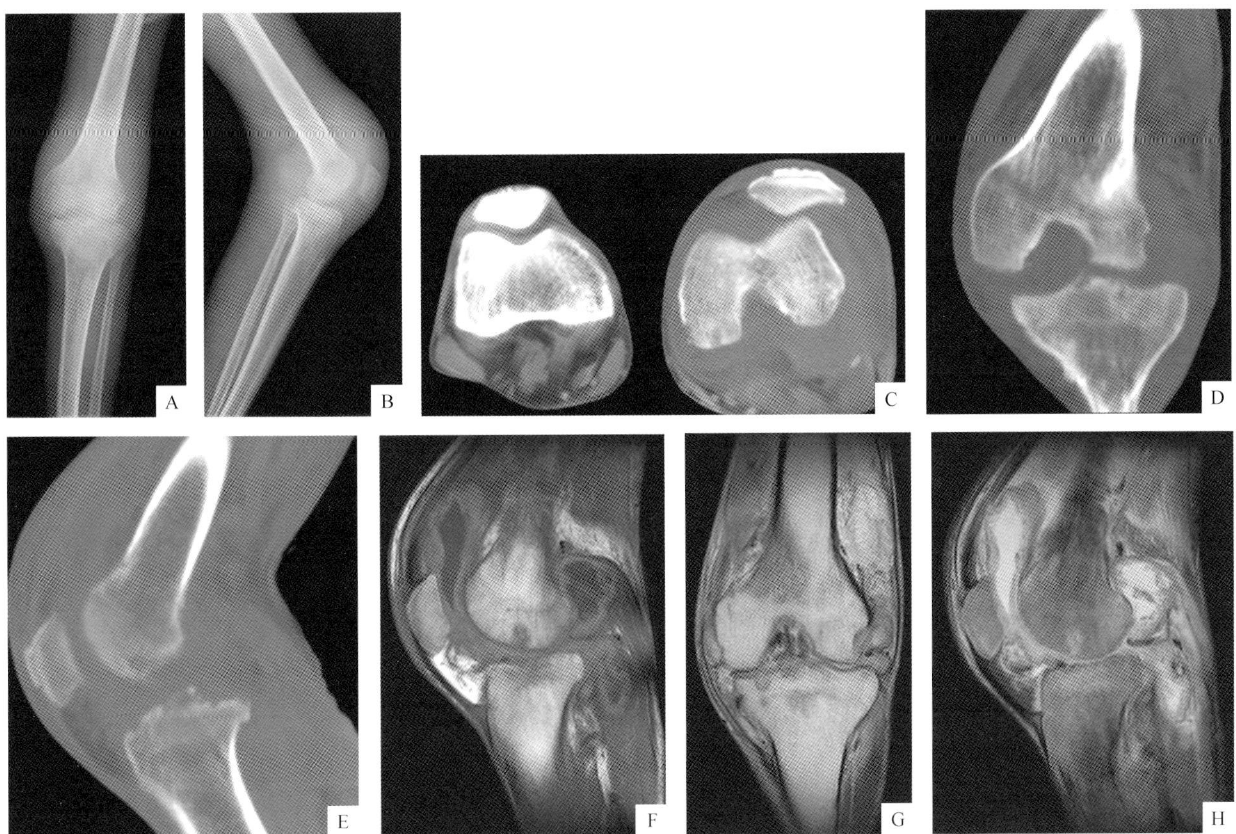

图 6-4-2 左侧膝关节结核。左侧膝关节 X 线正侧位片(A、B)示左侧股骨下端内外侧髁、胫骨平台及髌骨边缘骨质增生并毛糙，髌股及胫股关节面欠光整，关节间隙局部狭窄。关节周围软组织肿胀。CT 图(C、D、E)示左股骨下端及胫腓骨上段骨质破坏，关节面下见多发类圆形透亮区，髌上囊及关节腔积液，周围软组织肿胀，肌群受累，内可见点状钙化影。MRI 示左膝关节间隙狭窄，膝关节腔内大量积液，髌股关节及膝关节内、腘窝内大量滑膜增厚、模糊，T1WI(F)呈不规则软组织肿块影，以低信号为主，T2WI(G)高等混杂信号；STIR(H)上膝关节组成骨及关节周围软组织呈高信号。

清。终板的改变可使感染扩散至相邻椎间盘。椎间盘内部较为松散的结构可使感染广泛播散至其他椎体节段，导致多个椎体及椎间盘受累的经典感染模式。感染可侵入椎旁组织，形成椎旁脓肿(pott abscess)。在腰椎，腰大肌脓肿可延伸至腹股沟及大腿上部。脓肿内出现钙化对于结核有诊断意义。如未获得治疗，则导致椎体塌陷，向前楔形改变，导致脊柱后凸畸形。如病变愈合，出现椎体强直性改变伴椎间隙消失。

开始累及棘突、横突、椎板等附件者甚少见。根据病灶的发生部位，可将脊椎结核分为椎体结核和附件结核两类；而椎体结核又可分为中心型、边缘型和韧带下型三种。

1. 椎体结核

(1) 中心型：多见于 10 岁以下儿童，以在胸椎多见。在儿童中供应椎体的主要血管为后脊椎动脉的一个分支，从后壁进入椎体的中央部分，此时椎体周围尚有一层较厚的软骨，因此病灶一般在椎体中央近前方开始。以骨质破坏为主的病灶可发展较快，使椎体破坏和塌陷。并可穿破上下的椎间盘而侵及邻近的椎体，从而累及相邻的好几个椎体。椎体旁有脓肿形成。

(2) 边缘型：多见于成人，以在腰椎多见。成年时供应椎体的主要血管为肋间动脉和腰动脉，从前方进入，沿着骨膜下分支，所以病灶多在椎体前缘、骨膜下以及前纵韧带下的椎间盘开始。病灶有较长时间局限于一个椎间盘的趋势，亦可沿着骨膜下和前纵韧带下向上、下进展而累及邻近的椎体，但大多只限于两个椎体，累及三个以上椎体的少见。椎体的破坏和塌陷一般不如中心型明显。椎旁多有脓肿形成。

(3) 韧带下型：是一种较为特殊的脊椎结核，并且少见。病灶主要累及椎旁韧带，椎体和椎间盘改变很少，但常有椎旁脓肿形成。当有大量脓液积聚于前纵韧带下时，可使多个椎体的前缘产生凹形骨质侵蚀，而其间的椎间盘则多无明显破坏。如病变持久存在，最后可侵及椎间盘并使椎体产生较广泛的破坏。此时与边缘型晚期由于椎旁脓肿沿前纵韧带下向上、下蔓延而引起的邻近椎体前缘侵蚀不易区别。

2. 附件结核　附件结核甚少见，多在成人发生。可在棘突、横突、椎板和椎弓根等处产生，相连的椎板、椎弓根和关节突往往同时累及并可穿过小关节。附近亦有脓肿形成，但一般不明显。

3. 临床表现

(1) 疼痛：病变处局部疼痛是最早出现的症状，可为钝痛或酸痛，持续性或间断性，常在劳累后加重。胸椎以下的结核，疼痛可放射到大腿根部。

(2) 脊椎运动障碍：由于肌肉痉挛引起脊椎运动障碍，不能弯腰、低头和转颈等。功能性强直，亦是早期症状。

(3) 脊椎弯曲畸形：在椎体明显破坏时，由于承重而致脊椎后突畸形，严重时后突可呈明显的锐角。侧突较少见。

(4) 冷脓肿或窦道形成：冷脓肿形成后可突出于体表形成软组织肿胀。有时胸腰部冷脓肿可流注到大腿，形成腿部脓肿。脓液可穿破肌肉、皮肤形成窦道或者瘘管。

(5) 脊髓受累现象 由于脓肿或肉芽肿侵蚀或压迫脊髓可导致脊髓压迫症，发生行动无力，以至截瘫；在颈椎或胸椎上段者可发生四肢瘫痪。同时还伴有其他神经压迫症状，如尿潴留、大小便失禁等，这些现象以儿童多见。

【影像学】

1. X线表现　在脊柱结核的影像学诊断方法中，X线平片目前仍是首选的检查方式，MRI对于周围软组织改变的显示具有优势。

(1) 椎体结核

1) 中心型：早期多表现为在一个椎体或两个邻近的椎体中央骨松质中出现骨质破坏透亮区，边缘模糊。周围一般无明显骨质增生现象。随着病变发展，可见破坏区逐渐扩大，可均等地向上、下两方扩展，或者以向一个方向破坏为主。如破坏严重，可使椎体产生相应的塌陷变扁。当结核病灶累及附近的椎间盘时使椎间隙变窄。如穿过椎间盘而侵及邻近的椎体时，可见累及的一面骨质破坏。由于中心型结核大多发生在儿童，椎体较软而松，皮质分化程度差，所以很容易向上下两方扩展，可连续地累及多个椎体和椎间盘。在儿童中，这种病变多发生在胸椎的中、上部，椎体的塌陷可引起脊椎后突。在椎旁可见明显和广泛的脓肿阴影。

2) 边缘型：多见于成人，以腰椎和胸椎下部多见。早期表现为椎体前缘、上缘或下缘的骨质破坏。病变一般发展较慢，有局限于两个椎体的倾向，中间的椎间隙可明显狭窄。腰椎旁可见突出于两旁的腰大肌脓肿阴影，有时可以一侧明显。有些晚期病例中，由于椎旁脓肿可沿前纵韧带下向上、下扩展，可在上、下方的多个椎体前缘产生凹形(扇贝样)骨质缺损，其间的椎间隙保持正常。

3) 韧带下型：较典型的表现为在一到两个椎体旁有明显的脓肿形成。椎体无明显破坏，仅椎体周围与脓肿相邻部位边缘不清，或不甚规则。椎间盘保持正常。当病变沿着韧带下向上、下蔓延时，脓肿的范围延长，可累及数个椎体。椎体前缘糜烂性或凹陷性破坏，椎间盘保持完整。晚期，椎体及椎间盘可逐渐被累及、破坏，椎间隙变窄。

(2) 附件结核：局限于椎弓、棘突和横突，表现为受累部分的骨质破坏，在附近可出现软组织肿胀阴影。椎体和椎间盘无明显改变。

2. CT与MRI表现　CT对于发现骨质破坏、死骨及软组织脓肿及钙化优于X线平片。MRI对显示脓肿大小、位置，与周围大血管、组织器官的关系，及椎管受累情况有较大的优势，对显示钙化不敏感(图6-4-2，图6-4-3，图6-4-4)。

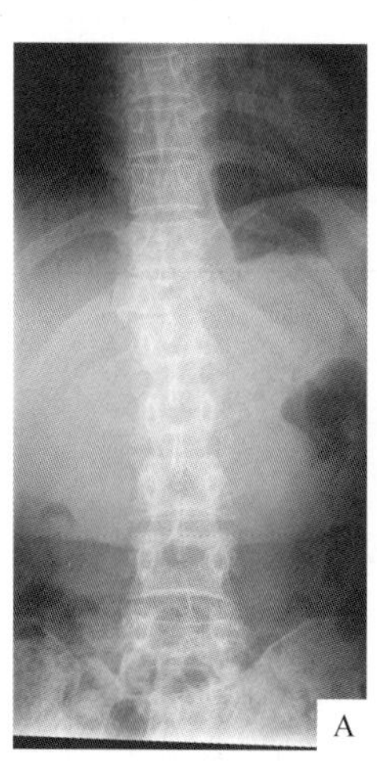

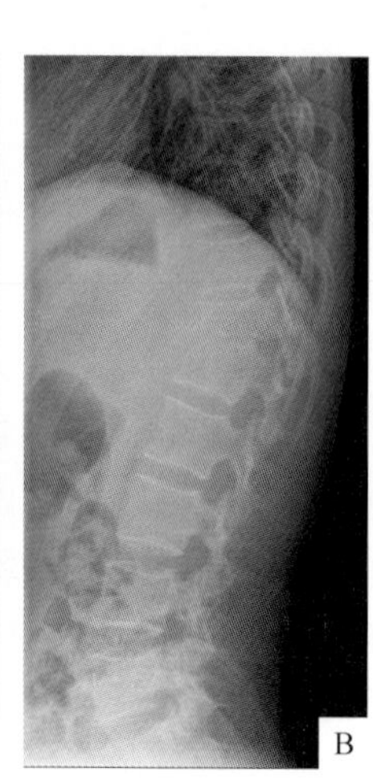

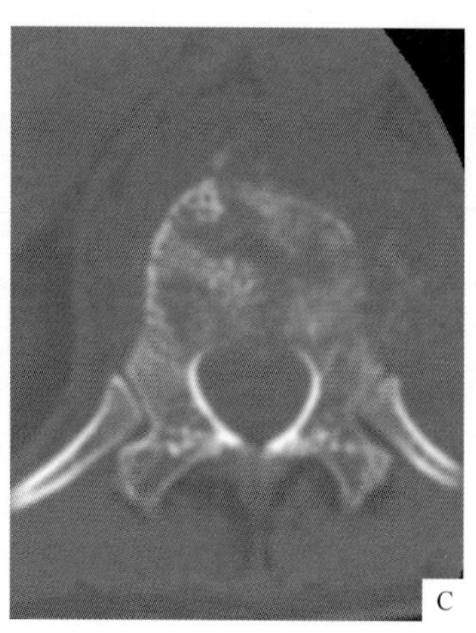

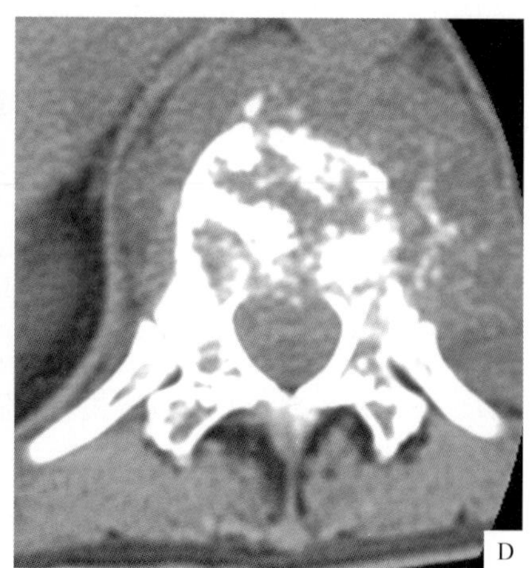

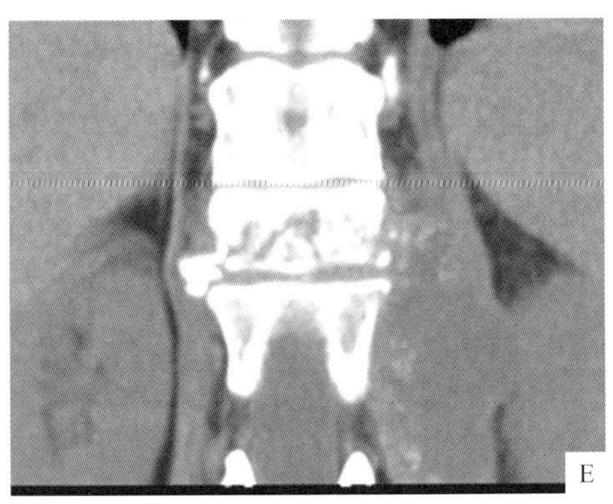
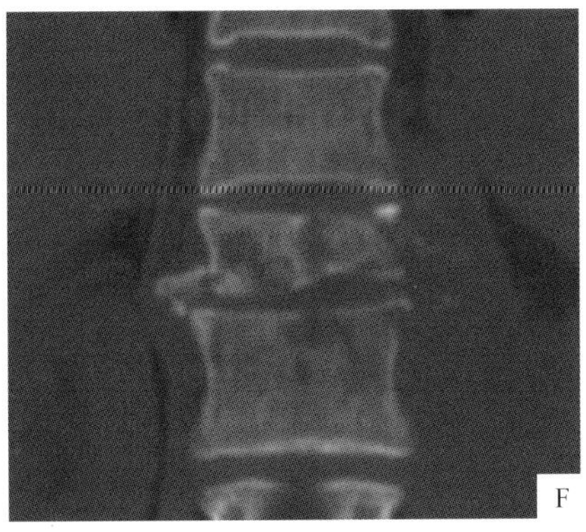
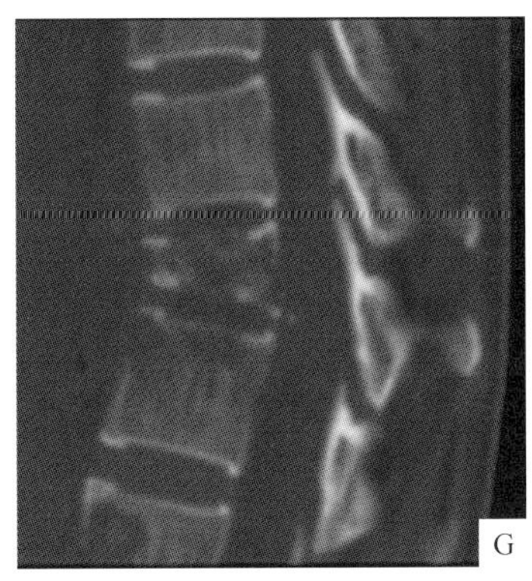

图 6-4-3 胸椎椎体结核伴椎旁及左侧腰大肌脓肿形成。胸腰椎 X 线正侧位片(A、B)示 T12 椎体成楔形样变，椎体密度不均匀，T12～L1 椎间隙略变窄，两侧腰大肌显示不清。CT 横断面、冠状面及矢状面(C、D、E、F、G)示 T12 呈楔形改变；T12/L1/L2 可见程度不等溶骨性破坏、T12 骨碎裂，伴死骨及钙化形成；T12～L1 椎间隙变窄、椎间盘破坏，左侧椎体前方及左侧腰大肌肿胀，并可见钙化。T12/L1/L2 椎体结核伴椎旁及左侧腰大肌脓肿形成。

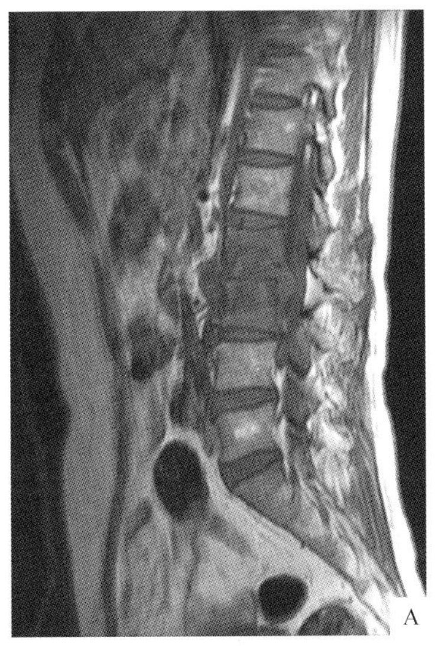
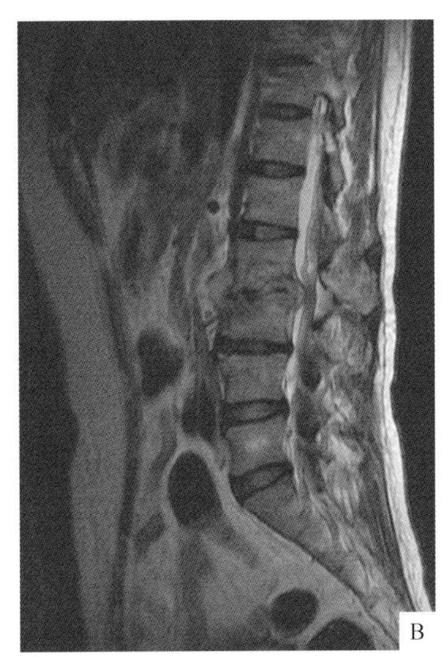
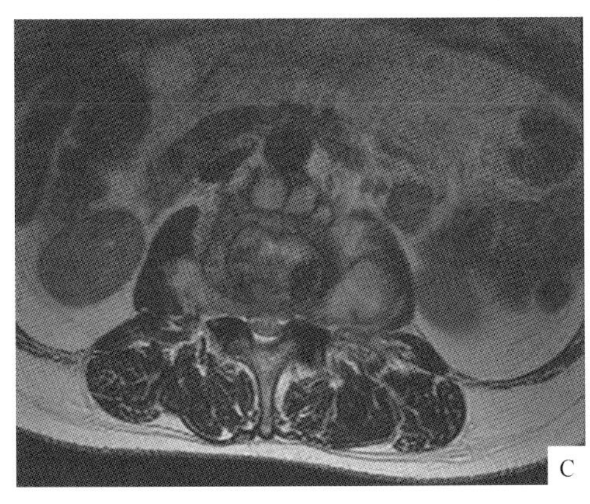
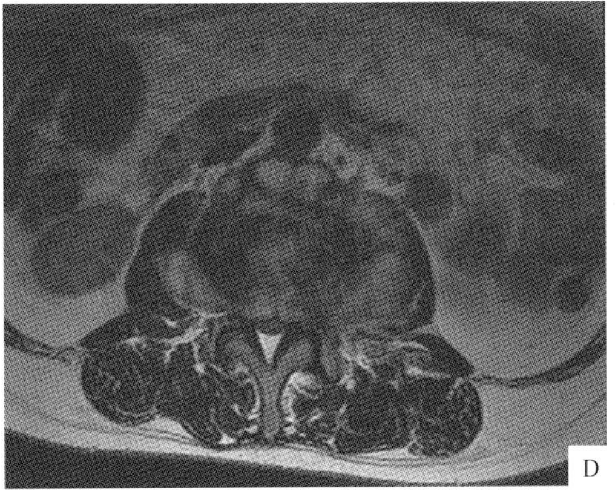
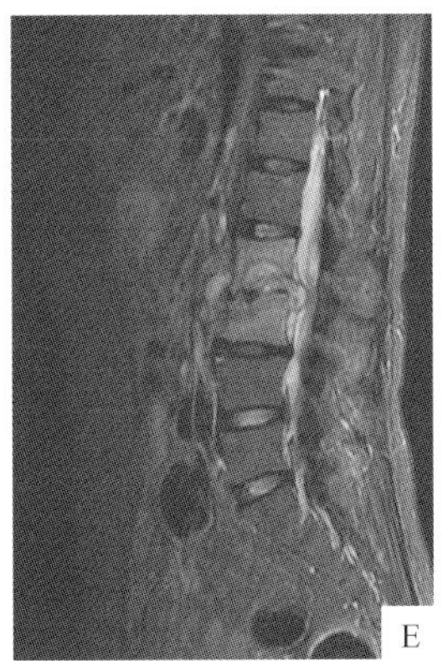

图 6-4-4 腰椎结核。L2、L3 椎体结核伴冷脓肿形成 MRI 示腰椎序列正常，生理性曲度变直，L2、L3 椎间隙狭窄，L2、L3 椎体楔形变，L2、L3 椎体及附件信号异常，T1WI(A)呈低信号，T2W(B、C、D)呈中等偏高信号，STIR(E)上呈高信号，椎旁软组织增厚，部分侵入椎管，相应平面椎管狭窄，邻近两侧腰大肌内缘不清。

【诊断与鉴别诊断】具有椎体、椎间盘改变并伴有椎旁脓肿的脊椎结核诊断较易，但有些情况下需与下列病变鉴别。

1. 脊椎化脓性骨髓炎　多为单节或双节椎体发病，破坏进展快，骨质增生明显，常有骨赘或骨桥形成。MR 对于鉴别诊断十分有帮助。如椎旁出现边界清晰的异常信号，脓肿壁薄、光滑，韧带下播散累及三个或更多的椎体节段，多发椎体或整个椎体受累则更提示脊柱结核的诊断。出现跳跃性病变，大的椎旁冷脓肿同样提示脊柱结核可能。在结核中，感染很少穿过前纵韧带，因而不会出现椎前侧蜂窝织炎或在胸椎结核中不会出现脓肿包绕肋间动脉的情况。另外，结核病变中，很少或不出现反应性硬化或局部骨膜反应，可帮助与脊柱化脓性感染鉴别。

2. *溶骨性转移瘤* 可连续或跳跃累及多个椎体，常伴有椎弓根破坏，椎间盘较少累及，椎旁软组织肿块多较局限。

3. *先天性椎体融合* 颈椎、胸椎、腰椎均可发生，表现为相邻椎体相互融合，椎间隙可完全消失，但融椎高度与健椎高度相似，融椎所属的附件亦有不同程度的融合。

4. *滑膜肉瘤* 亦可有椎体破坏、椎间隙狭窄和椎旁软组织肿块影等表现。病变多位于椎体一侧，椎体破坏偏于一侧边缘，椎旁软组织影一般比较局限。

（孙 琨 李智慧）

第五节 其他类型的骨关节感染

一、沙门菌性骨关节炎

沙门菌属感染可引起胃肠炎、伤寒、败血症及肠外灶性感染等多种症候群，是一种全身性疾病。沙门菌属肠道杆菌科的埃希菌族，其中只有伤寒杆菌和甲、乙、丙型副伤寒对人有致病力。伤寒发病率比副伤寒高。副伤寒中，乙型副伤寒杆菌感染最多，丙型中猪霍乱沙门菌感染亦常见。沙门菌性关节炎很少见，多为沙门菌感染后引起继发性关节炎。因为婴幼儿沙门菌感染较为普遍，故沙门菌性关节炎多见于儿童及婴幼儿，成人则少见。尤易见于镰状细胞性贫血或其他全身疾病导致的免疫抑制时，继发沙门菌感染并致多关节骨关节感染。

【临床】患者多有高热、乏力、红疹、肝脾肿大、白细胞减少等中毒症状。典型病例发病的第1～2周，皮肤出现玫瑰疹，皮疹内含有细菌，血细菌培养阳性率可达80%，自第3周起逐渐减低。骨髓中致病菌存留时间较久，培养阳性率可达90%。粪内致病菌从第2周起阳性。

致病菌经消化道或口腔黏膜侵入，进入血液累及关节，可引起多发骨关节感染。急性期可产生持续性，休息不能缓解的腰背痛、四肢关节肿胀、疼痛及功能障碍。慢性期病菌长期潜留在病灶，数年、数十年后仍可急性发作，局部肿痛、破溃流脓，造成混合感染，久治不愈。膝关节发病较其他各大关节为多，有统计达79.2%。受累膝关节肿胀，可呈紫蓝色，伴疼痛，但局部皮温不高。当关节滑膜受累时，膝关节会出现积液的特征。关节穿刺抽吸液为稀薄脓性，近似寒性脓肿，脓液内较易分离出沙门菌。2周以上，脓液侵蚀关节软骨面致其破坏。

【影像学】沙门菌骨关节感染病变常为多发，分布广泛。四肢长骨与关节、手、足、腕、踝等小关节、脊柱骨与椎间盘均可同时发病。主要是以骨内大小脓肿的方式出现，邻近关节部位的病灶可侵犯关节，可对称性分布。单关节感染偶见于副伤寒菌血症者，X线可见骨质破坏，有时可呈侵蚀性、破坏性改变，关节周围软组织肿胀。手术病灶清除，可见关节囊肥厚、滑膜增生水肿，关节腔内充满肉芽组织，瘢痕组织中残留慢性炎症和脓液。多发关节感染，初期关节软组织肿胀，关节软骨破坏后出现关节间隙狭窄，骨性关节面侵蚀表现为关节面模糊、中断消失。晚期广泛关节软骨破坏和骨质破坏可引起关节骨性融合。MRI可显示滑膜、关节软骨、软骨下骨质及骨髓内改变。T2WI常可清楚显示骨髓内病变，伴有骨皮质破坏及边界不清的软组织肿块，可类似恶性病变。

【鉴别诊断】沙门菌骨关节感染常为多发，甚至对称多发，关节广泛受侵，同时伴有多发骨质破坏。骨内多发小脓肿与单骨单关节发病的化脓性感染及骨关节结核不同。有时沙门菌骨关节炎可表现侵蚀性、破坏性改变，伴有骨膜新生骨形成，在平片及MR上均可类似恶性病变表现，此时全面了解患者病史是十分重要的。如在儿童或青年患者，有镰状细胞病、其他疾病，如肿瘤导致免疫抑制，或由于感染血行播散导致多部位病灶病史，均可提示骨髓炎改变可能。

二、骨关节梅毒

骨关节梅毒(syphilis of bone and joint)是由梅毒螺旋体感染引起的。可分为先天性及后天性感染。先天性梅毒为母体血液中的螺旋体直接穿过胎盘进入胎儿全身骨骼中，软骨膜、骨膜、软骨、骨及骨髓均可受累。梅毒螺旋体随血循环至骨组织，滞留于干骺端，产生非化脓性炎性病变。后天性梅毒于接触感染后1～2个月可发生螺旋体败血症，引起全身扩散，螺旋体进入骨膜深层血管，引起血管周围炎性浸润，并扩展至皮质哈弗管、骨和骨髓，引起骨髓感染、骨皮质破坏及骨膜增生。若机体抵抗力强，则病原体可被消灭，炎症消失，否则组织可进一步被破坏，产生树胶样肿改变。骨质破坏可以刺激骨膜增厚产生新骨，也可穿破组织产生瘘管并继发感染。关节受累可出现无痛性、对称性关节炎或树胶肿性关节性等表现。

【临床与病理】骨梅毒可分为先天性早期骨梅毒、先天性晚期骨梅毒和后天性骨梅毒。

1. 先天性早期骨梅毒　出生前妊娠后期发病。早者在出生后 2～3 周，晚者出生后 6～7 个月内出现临床症状。先天性梅毒婴儿中 70%～80%可合并骨软骨炎。因病变多围绕在骨骺的附近，所以称为骨骺炎更为符合。常见于长骨干骺端，骨骺附近有大量的炎性细胞浸润及肉芽组织形成，致骨化过程受阻，骨骺变宽，骺线不齐。

2. 先天性晚期骨梅毒　可以发生于任何年龄，但以 5～15 岁多见。主要表现为骨膜炎、骨炎、骨髓炎。病理改变与后天性梅毒的第三期相似。主要特征为胫骨、股骨及颅骨明显的成骨性改变。严重的骨膜下感染可侵犯骨皮质，但树胶肿性骨髓炎较少见。病变局部有肿胀、压痛，有时自觉疼痛明显，呈钻刺样骨痛。全身无发烧，白细胞计数正常。

3. 后天性骨梅毒　骨关节的病理改变发生在梅毒的第二、三期。第二期可累及骨膜、骨皮质、松质骨和滑膜。其中以骨膜炎为多见，约占三分之二。好发于胫骨、尺骨、桡骨、腓骨、股骨、肱骨等。常在成年人梅毒发疹期发生。双侧对称性骨膜增生是梅毒性骨膜炎、骨炎的重要诊断依据。早发后天性骨梅毒发生骨炎和骨髓炎可引起广泛骨质破坏。如造成颅骨溶骨性破坏的颅骨梅毒，累及管状骨时也可出现溶骨性破坏，形成死骨及广泛骨膜新生骨。晚发性后天骨梅毒，潜伏期可达数十年。病理分为树胶肿样与非树胶肿样炎。树胶肿样病变在骨内可分散或融合存在，内为坏死组织。镜下检查为梅毒性肉芽组织，有大量新生血管、结缔组织伸入，中心为干酪坏死，周围有淋巴细胞及上皮样细胞浸润和 Langhans 巨细胞。梅毒性树胶肿的炎性反应可造成骨皮质吸收，称为“干性骨疡”，即骨结构的腐蚀或坏死，骨变软、变色和多孔，可引起骨膜和周围组织的慢性炎症。如坏死区域扩大，分散到周围组织，称为“坏死骨疡”，其中充满干酪样坏死物和恶臭脓液，甚至在软组织内形成瘘道，皮质骨的死骨可游离脱落至树胶肿之中。当干酪性坏死物逐渐被纤维组织所包裹，最终由致密结缔组织瘢痕代替而愈合。非树胶肿样骨病一般较为局限，表现为梅毒性骨膜炎、骨炎或骨髓炎，可引起中小动脉内膜增厚及淋巴细胞浸润，引起大量骨膜新生骨形成，并伴有大量新生血管和结缔组织增生。

骨梅毒，临床上主要表现是疼痛，轻重不一，重时剧烈如钻刺，常为间歇性，活动后减轻，休息及夜间加重，影响睡眠。有时疼痛较轻。病变局部皮肤有肿胀、压痛，常出现溃疡及瘘管。

梅毒侵犯关节较为少见。先天性晚期骨梅毒和后天性第二、三期梅毒累及关节较常见，先天性早期骨梅毒者少见，多侵犯四肢大关节，发生于膝关节为最多。病理上可分为梅毒肿性损害和非梅毒肿性损害。前者通常伴有骨端、关节旁的肌腱、腱鞘的梅毒肿性病变，即骨内或关节旁深层软组织内的梅毒肿，发生退变坏死，并扩展突破关节滑囊，进入关节。坏死物呈干酪样，滑膜增生、肥厚、充血，滑膜表面假膜覆盖，绒毛形成，绒毛上有粟粒样梅毒瘤沉积。大的梅毒瘤呈蒂状，突入关节内将引起关节软骨坏死。非梅毒肿性损害主要表现为滑膜炎征象，见于晚发先天性梅毒。主要表现为滑膜增厚、苍白，表面有坏死灶，亦可见绒毛形成。关节内可见血管翳，伸入关节软骨内引起软骨破坏，同时还可累及骺板软骨，先期钙化带增厚，呈锯齿状。

关节梅毒临床表现无特征性，与其他原因引起的感染性关节炎相类似。可表现为轻痛，疼痛可时发时消；关节运动无明显障碍或仅轻度受限；关节急性炎症期肿痛明显，但无红、热；全身情况较好；关节炎有自愈倾向。少数梅毒瘤可破溃形成瘘管。

【影像学】

1. 先天性早期骨梅毒　多见于新生儿或 6 个月以内的婴儿，可侵犯全身骨骼，以全身四肢长骨广泛性骨膜反应和干骺端骨质破坏为特征。可累及胫骨、腓骨、股骨、肱骨、尺骨、桡骨等。X 线主要表现为骨软骨炎、骨髓炎及骨膜炎相应改变，多双侧对称性出现。骨干可见对称性骨膜反应、骨膜下吸收，骨皮质表面模糊，病变严重者整个骨干周围均可出现薄层骨膜反应；此后随访观察可见骨干骨皮质增厚，髓腔变窄。干骺端可呈小斑片状或大片溶骨性破坏，破坏区可见模糊的小死骨片，局部软组织肿胀或肿块形成，严重者可伴有骨骺分离。同时可见先期钙化带断续不连或破坏消失。中重度期，在双侧胫骨近端对称性骨质破坏时，称为 Wimberger 征。病变如累及肩胛骨、锁骨可出现骨髓炎伴骨膜增生改变，双侧锁骨远侧干骺端有透亮带，肩胛盂下骨质破坏，肩峰干骺端有疏松带，重者肩胛冈可出现斑片状溶骨性破坏，并有碎骨片。总之，先天性早期骨梅毒，四肢长骨均可同时出现上述各种破坏及增生征象。尤其是在中重度患者中，骨软骨炎、骨髓炎及骨膜炎这三种病理改变常混合出现，X线表面很难严格区分。另外累及肋骨时表现为广泛骨膜增生，很少见骨质破坏。骨盆及双侧髂骨体及耻坐骨均可见小斑片状骨质破坏区。

先天性骨梅毒经抗生素治疗后，梅毒性破坏组织很快被肉芽组织所取代，干骺端软骨内成骨可以很快恢复，但干骺端骨质缺损仍可保留相当长的时间，虽然经过改建与塑型，仍可留有痕迹。如未经治疗或治疗不彻底，潜伏在骨内的小病灶可转变为慢性梅毒性骨髓炎。

2. *先天性晚期骨梅毒*　可以发生于任何年龄，但以5～15岁多见。主要表现为骨膜炎、骨炎、骨髓炎。X线表现与后天性梅毒的第三期相似。主要特征为胫骨、股骨及颅骨明显的成骨改变。

3. *后天性骨梅毒*　颅骨梅毒性骨髓炎、骨炎可发生于额骨、顶骨和枕骨。X线表现有多种征象。可表现为颅骨内外板破坏、中断，周围板障骨质增生硬化；或颅骨内外板多发大小不等的斑片状或筛孔状骨质破坏，破坏周围广泛骨质增生硬化，破坏区内可见小死骨片；还可见颅骨大片溶骨性骨破坏，颅内外板完全消失，破坏中心可见多个条片状死骨，破坏周围有不同程度骨质增生硬化，俗称为头颅骨"开天窗"。

四肢骨干梅毒树胶肿表现为局部骨皮质破坏、缺损，髓腔硬化，产生大量反应性新生骨。骨皮质缺损处骨膜新生骨亦可遭到破坏伴周围软组织肿胀。长骨梅毒性骨膜炎，最常见于胫骨，如胫骨中段前侧可出现对称性骨膜显著增生改变，皮质增厚，向前呈弓形弯曲，因外观形如军刀状，故谓"军刀胫"或"马刀胫"。

另外发生于鼻骨、锁骨、肋骨、跖趾骨时，均可见溶骨性骨质破坏，可见死骨及不同程度骨膜反应，骨质增生硬化等。经过治疗，骨质破坏修复很快，数月后，可由破坏为主转为骨质增生硬化为主。受侵的关节可发生部分骨融合。

4. *关节梅毒*　早期梅毒首先累及关节滑膜，表现为关节肿胀积液，关节间隙增宽。当病变累及关节软骨及破坏关节软骨下骨质后，可造成关节间隙变窄，骨性关节面模糊、中断、消失。MRI检查可以发现滑膜和关节软骨的改变。

(1) Parrot梅毒性骨软骨炎：是先天性梅毒性关节炎最常见的类型，常见于生后3周之内。婴儿肢体不能自主移动，被移动时疼痛剧烈，关节肿胀，桡腕和膝关节常受累。抗梅毒治疗后症状可迅速消失，血清康瓦反应有50%阳性。X线平片可见关节间隙增宽、骺线不规则，骨膜增厚，骨质疏松，干骺端呈杯口状凹陷硬化，可发生骨骺分离。

(2) Clutton关节：是先天性梅毒的另一种表现，常发生于梅毒晚期，好发年龄为6～16岁。最常见于膝关节，表现为对称性膝关节滑膜炎，其次为肘关节。病理为非梅毒肿样改变。表现为急性或亚急性过程，关节肿胀，轻微触痛。抗梅毒治疗后，积液迅速消失。

(3) 骨内梅毒肿性关节炎：通常发生于后天性梅毒第三期，为最常见的关节梅毒类型。滑膜旁组织、软骨、骨端骨松质内都有梅毒瘤沉积。骨和关节破坏明显。关节轻度疼痛，夜间加剧，可出现肌肉痉挛、萎缩和运动受限。X线可见骨内梅毒肿样骨破坏，骨性关节面凹凸不平，骨硬化，关节间隙狭窄，肌间透亮线增宽。

(4) 梅毒性脊柱炎：可累及脊柱任何位置，好发于颈椎，单个椎体或多个椎体受累。大多发生于梅毒晚期。夜间疼痛明显，局部触痛，脊柱呈强直状。X线可见椎体的骨质破坏，压缩性骨折，反应性新骨形成，偶尔出现象牙质样致密骨，韧带骨化，骨刺形成。

(5) 夏科关节：为梅毒侵犯神经系统所致，好发于晚期梅毒，下腰段脊柱多见，也可见于四肢大关节。临床表现为关节局限性肿胀变性，运动不受限，疼痛轻微。X线平片呈不规则骨质破坏，广泛骨质硬化，关节间隙增宽或狭窄，刀削样骨碎片，常合并关节半脱位。

【诊断与鉴别诊断】发生于婴儿、儿童的梅毒性骨关节炎的诊断，对治疗有重大意义。诊断应包括：梅毒感染史及梅毒感染的骨关节症状；其他梅毒症状及体征；骨、关节梅毒的X线征象；血清、滑膜液或脑脊液的梅毒试验阳性。

1. *与骨骺、关节结核鉴别*　骨骺、关节结核多伴发骨质疏松，骨质破坏呈囊肿样，边界清晰，但无骨质增生和骨膜反应。

2. *与化脓性骨髓炎鉴别*　急性骨髓炎发病迅速，出现全身中毒症状，骨质破坏明显，常有大片死骨。慢性骨髓炎骨质破坏与骨质增生同时存在，但极少对称发作或多发。

3. *维生素C缺乏病*　在早期先天性骨梅毒中，2个月婴儿即见股骨远端干骺端先期钙化带下有不规则透亮带，类似维生素C缺乏的坏血病带，但是前者股骨远端骨骺密度并不减低，干骺端骨松质硬化，并间有骨质破坏，还有局部软组织肿胀等，均与维生素C缺乏病有明显区别。

三、布氏杆菌性关节炎

布氏杆菌感染是一种世界性分布的，由布氏杆菌所引起的寄生性感染。布氏杆菌为小的、革兰染色阴性的多形杆菌。人类感染途径多为接触受污染的动物制品，或饮用或食入未经巴氏消毒的牛奶及其制品。与其他年龄组相比，10岁以下儿童发病率较低。女性常病情较重。有文献报道布氏杆菌感染骨关节系统累及约占23.9%，其中女性较男性患者关节受累多见(34.5%vs8.1%)，儿童较少见；关节受累中周围关节炎约54.5%，单侧骶髂关节炎23%，混合关节炎4.5%，脊柱炎约9.1%，后者仅见于老年患者慢性布氏杆菌感染。

一般认为本病为布氏杆菌自皮肤或黏膜侵入人体后被吞噬细胞吞噬，随淋巴液进入局部淋巴结，并在吞噬细胞中生长繁殖。当吞噬细胞破裂，病菌进入血流，可导致布氏杆菌病急性发作。病菌在血流中继续生长，遂产生菌血症和毒血症。病菌将随吞噬细胞进入各器官，形成感染灶或迁徙性病灶。当病灶中病菌生长繁殖到一定程度，又可导致菌血症并出现发热，故本病常呈波浪式发病。

【临床】急性期出现发热、多汗、关节炎、乏力、睾丸肿痛。发热多呈波浪状热，较具特征性。睾丸肿痛为睾丸炎及附睾炎所致，是本病的特征性症状之一。布氏杆菌补体结合试验或凝集反应阳性。慢性期表现多样。骨关节损害以大关节为多，可局限于一个或多个关节，持续性钝痛，反复发作，以滑囊炎和腱鞘炎常见。

【影像学】急性期X线上仅表现为关节及其周围软组织肿胀，慢性期多侵及脊柱和大关节。发病2～3个月后，形成局限性骨质破坏。早而广泛的骨修复反应是本病的特点，表现为软骨下和破坏灶周围弥漫性骨质硬化，关节间隙变窄甚至骨性强直，及肌腱韧带附着处骨化。

脊柱为老年慢性感染患者最常受累部位。诊断布氏杆菌性脊柱炎较为困难，但对于确保正确治疗却是十分重要的。病变好发于下腰椎。X线平片和CT显示病变早期呈多椎体，多灶性、不规则虫蚀样破坏。后期有增生硬化，形成骨刺，呈鸟嘴样向外或邻近椎体缘伸展，形成骨桥。椎体中心亦可被破坏，并迅速硬化，不形成深部骨质破坏，一般无椎体压缩征象。布氏杆菌性脊柱炎典型的MR表现包括好发于下腰椎，尽管出现弥漫性椎体骨髓炎改变但脊柱结构相对完整，椎间盘信号在T2WI上明显增高，增强后也明显显著强化，同时还可出现小关节受累。需要与其他感染病变鉴别，尤其是结核性脊柱炎。在布氏杆菌性脊柱中，驼背畸形十分罕见，椎旁脓肿也较结核性脊柱炎椎旁脓肿小。

骶髂关节炎表现关节间隙变窄，出现不规则骨质破坏，周围常有硬化反应。髋、膝关节表现为表浅小囊状骨破坏，周围增生硬化，关节面不规则破坏及关节面硬化等。肩关节在肌腱、滑囊、韧带附着处的骨骼，呈局限表浅性的小囊状骨破坏。肌腱和滑囊可发生钙化。

四、病毒性肝炎关节炎

病毒性肝炎目前已分离出五种不同病毒，分别为甲型(A)、乙型(B)、丙型(C)、丁型(D)、戊型(E)。其中以乙型常见。病毒感染肝细胞，10%～15%病例出现关节症状。

【临床与病理】据文献报道合并有关节症状者见于13～72岁患者，少见于婴幼儿，女性较多见。关节症状多见于急性期，黄疸出现前数日至数周。发病关节可出现皮疹，如荨麻疹、斑丘疹，常见于下肢，有时见非血栓性紫斑、瘀斑、血管神经性水肿。关节症状发展迅速，疼痛明显，常为对称性，也可呈附加性或游走性，或呈多关节性。常见于手掌指和近指间关节、膝关节，也可见于腕、踝、肩、肘等关节，少见于其他大关节。关节症状平均持续1～3周，黄疸出现后症状缓解，5%病例可与黄疸同时存在，慢性活动期肝炎病毒性乙型肝炎患者合并关节症状者因病毒感染滑膜、关节液、淋巴细胞，以及交叉反应、抗体复合物沉积等，可引起滑膜血管淤血，滑液中白细胞增多，色黄，较黏稠。

关节症状可存在或间断复发。

【影像学】急性期关节症状明显者可见受累关节软组织肿胀，可合并关节积液。关节症状经过休息、限制运动和对症治疗后缓解消失，不产生持续性关节损害和慢性关节病。

【诊断与鉴别诊断】临床病史及实验室检查证实为急性或慢性活动性乙型肝炎，突发关节痛、肿胀，X线检查除软组织肿胀外，无其他明显异常。关节症状有自限性。鉴别诊断主要依靠病史、症状及实验室检查。

五、真菌性关节炎

真菌性关节炎最常见的四种病原菌是白念珠菌、酯厌球孢子菌、皮炎芽生菌和申克孢子丝菌。少见病原菌有新型隐球菌、荚膜组织胞质菌、曲真菌等。人类真菌感染分浅表、皮下和深部（或全身性）三种，深部真菌感染多发生于易感人群或免疫抑制者，如糖尿病、结核病、肝硬化、恶性肿瘤、粒细胞减少症、骨髓增生及艾滋病等。大量或长期使用激素、广谱抗生素及静脉内插管、慢性酒精中毒等，也可患深度真菌感染。在免疫力正常人中非常罕见。真菌性关节炎属深部真菌感染，绝大多数经呼吸道感染。上述病菌多生存于土壤中及腐败的有机物上，其孢子可随尘埃被人吸入。孢子进入肺部后可进一步发育和繁殖，产生原发性肺感染。病原菌大量繁殖并进入血循环形成真菌血症，则产生全身性真菌感染。若进入关节滑膜或骨的干骺端，即可引起真菌性关节炎。皮肤念珠菌及波氏真菌样真菌则是经创伤直接进入皮下组织或直达关节腔，产生孤立性真菌性关节炎，见于反复关节穿刺及腔内注射皮质激素者。主要病理表现为关节滑膜慢性肉芽肿性炎症反应，带有不同程度的坏死和脓疡形成，部分病例可有关节软骨破坏及类风湿样血管翳形成。

【临床】多为中年男性，女性少见。大多为单关节发病，主要为持重的关节，其中以膝关节最常见，踝、髋、肘及腕关节少见。少数病例可累及多个关节，包括胸、腰椎及手、足小关节，多见于申克孢子丝菌关节炎。关节炎可为全身感染的唯一表现，病情可急可缓。大多数病例起病隐匿，进展缓慢，仅有慢性关节疼痛及肿胀，到后期可有活动受限或关节畸形，病程可长达 20 年。少数病例起病急，呈急性化脓性关节炎表现，关节穿刺可抽出脓性液体，偶可见关节周围瘘管或窦道形成。部分病例有原发性肺部感染的症状。另外，还可有全身多脏器感染的表现。患者还有系统性疾病，如糖尿病、结核病或其他情况致免疫力低下等各种临床表现。实验室检查直接涂片不能检出病原菌，但在沙氏培养基上培养，大多能培养出各种病原性真菌落。血清学检查常见补体结合反应抗体效价（CF）升高，但无特异性。

【影像学】

1. X 线表现　无特异性表现，多数病例仅有关节积液的征象，X 线表现为关节囊或关节周围软组织肿胀。部分病例可有关节软骨破坏及关节间隙狭窄。新生儿白色念珠菌关节炎常无骨质疏松，此为与化脓性关节炎区别之一。多数病例可见邻近骨的感染病灶，表现为溶骨性骨质破坏，无硬化边及成骨反应，骨膜反应亦少见。

2. MRI 表现　有文献报道曲菌性脊柱炎影像学表现类似化脓性脊柱炎改变。在曲菌感染中，与其他常见非结核性脊柱骨髓炎不同的是，MR T2W 图像上椎间盘常缺乏高信号，在反转恢复图像上反转时间较短。导致 T2W 图像上椎间盘高信号缺乏的原因可能是在真菌中存在有顺磁性和铁磁性物质，与真菌性鼻窦炎在 T2W 图像上出现低信号的改变类似。另外，曲菌感染性脊柱炎中，髓核嵴（nuclear cleft）可被保留，这在化脓性脊柱炎中并不常见。曲菌性脊柱炎可类似结核性脊柱炎，可见韧带下脓肿蔓延及至多节段受累。在曲菌感染中，感染或炎性改变可不累及椎间盘。

【诊断与鉴别诊断】真菌性关节炎少见，且临床、影像学表现均无特异性，诊断较困难。确诊必须依靠关节液培养出病原性真菌或病理检查发现病原菌才能成立。

六、麻风

麻风（leprosy）是由麻风杆菌引起的一种全身性慢性传染病，主要侵犯皮肤和骨关节系统、周围神经及单核-吞噬细胞系统，可导致肢体残疾，晚期可累及内脏器官。感染途径主要通过接触，也可通过乳汁、精液、脐带和胎盘传染。麻风杆菌进入人体后是否发病，主要取决于被感染者的免疫状态。

【临床与病理】麻风以“5 级分类”为基础。

1. 结核样（TT）　此型麻风的免疫力强，皮肤损害较局限，病情稳定，典型的损害是大的红色斑块。

2. 界限类偏结核样型（BT）　常见皮肤有斑疹或斑块。

3. 中间界限类麻风（BB）　此型皮肤变厚，可有斑疹、斑块等浸润性损害，面部皮损呈展翅的蝙蝠状。

4. 界限类偏瘤型（BL）　皮损类似瘤型麻风，不同的是皮损虽多但不对称。

5. 瘤型（LL）　晚期以弥漫性浸润或结节为主，面部形成“狮面”。

麻风病变侵犯神经组织后，神经增粗变硬，神经纤维化，髓鞘变性。麻风肉芽肿性病变侵犯骨组织，可产生多发囊性麻风骨炎和骨膜炎。麻风侵犯营养动脉，可产生动脉炎，使动脉壁增厚，管腔狭窄，导致骨的缺血坏死。

【影像学】可分为特异性和非特异性两类。特异性改变是由麻风分枝杆菌产生的肉芽肿性病变，直接侵犯骨组织，常见于指和足趾。Paterson 又将骨改变分为反应期，正在愈合期和已愈合期三型。① 反应期：表现为边界不清的疏松区，网格状骨小梁、小圆形溶骨性缺损，病变往往位于指、趾骨远端中央，形成所谓多发性囊性麻风骨炎，酷似结核性指骨炎。② 正在愈合期：小溶骨性损害区边界趋于清晰，边缘无硬化。③ 已愈合期：小溶骨性损害可完全消退，大的损害可残留溶骨性病变，周围有硬化边围绕，骨内膜增生，髓腔闭塞。

非特异性改变是由于神经营养性改变和感觉丧失而反复受外伤，肢体的挛缩废用，及继发的局部感染等因素所致。如指逐渐变尖呈笔尖状，远节指骨可大部消失，残余部分呈"按扣"状，进而可侵犯中节和近节指骨。足骨吸收常自远节趾骨和跖趾关节开始，其改变与手骨吸收情况相似。反复损伤或感染，软组织肿胀，可发生骨折、深溃疡或骨髓炎。

瘤型麻风早期以骨囊变、营养血管孔扩大和骨质稀疏为多见。结核样型早期以爪状畸形、关节改变、骨萎缩吸收和溶骨性残缺破坏较多见。

【鉴别诊断】应与结节病、结节性红斑、进行性间质性神经炎及类风湿关节炎、脊髓空洞症、进行性肌营养不良症、周围神经外伤相鉴别。一般结合临床、化验及病理、X线检查不难区分。

七、雅司病

是由雅司螺旋体引起的一种接触性传染病，仅累及皮肤和骨骼。雅司螺旋体形态与梅毒螺旋体相似，在第一和第二期损害的渗出物中可大量查见。本病为热带地区常见病，病原体一般不能侵入健康皮肤。本病常因皮肤擦伤、创伤等，接触了雅司病(Yaws)者皮肤损害的渗出物或污染物而感染。

【临床】潜伏期为2～6周，临床上分为3期。第一期多见于儿童，入侵处发生浸润性丘疹，脱痂后，呈草莓样糜烂或为浅溃疡。第二期为雅司疹，分布于全身躯干和四肢，或有脓液结痂。第三期即晚期雅司，在感染5～10年后部分患者进入晚期，主要累及皮肤和骨骼，皮肤常发生树胶样肿。骨骼损害主要为增生性骨膜炎和骨髓炎，造成骨膜增生、骨质疏松和骨质破坏，多见于上肢长骨，也可累及颅骨和短管状骨。雅司病能自然痊愈，亦可发生晚期隐性雅司，除华康反应阳性外，无任何症状。

【影像学】第一期不累及骨骼，第二期可引起骨膜炎，常多骨受累，可蔓延至整个骨干，产生广泛的骨膜下新生骨，使骨干增粗，但无骨质破坏。这种广泛多发的骨膜炎改变为第2期雅司病的典型表现。第三期常伴有骨质破坏，累及颈骨、额骨和顶骨，次为锁骨和肱骨，表现为局限性骨皮质侵蚀，并逐渐蔓延至骨松质，偶可见广泛性骨炎和骨膜炎。颅骨病变多呈囊状破坏，周围有带状硬化区环绕，颇似慢性骨髓炎。少数病变可累及关节，产生关节软骨破坏。

【诊断与鉴别诊断】本病影像学表现并不特异，需结合临床表现诊断。第三期雅司病骨损害与骨梅毒表现相似。但雅司病的骨膜增生不及梅毒性骨炎和骨膜炎广泛而显著，且雅司病发病年龄小，多为儿童直接接触感染，鉴别不难。

八、艾滋病

感染人类免疫缺陷病毒(human immunodeficiency virus, HIV)及有获得性免疫缺陷综合征(acquired immunodeficiency syndrome, AIDS)的患者较易出现一系列骨骼肌肉系统的并发症。这些并发症可是感染性、炎症、肿瘤性或以其他形式出现。感染性并发症可包括蜂窝织炎、坏死性筋膜炎、软组织脓肿、化脓性肌炎、骨髓炎、化脓性关节炎等。导致骨骼肌肉系统并发症的原因还不明显，被认为是有多种因素可能，包括患者处于免疫抑制状态、病毒自身及其他免疫、环境及基因等方面因素。HIV感染将使T淋巴细胞反应障碍，从而减低身体防御机制，后者将导致患者对各种机遇性感染、免疫相关性肿瘤及炎性病变易感。尽管HIV感染和AIDS患者出现骨骼肌肉系统并发症概率不如肺及神经系统并发症概率高，在临床上也可遇到。

AIDS中骨骼肌肉系统最常见并发症即为感染。患者免疫抑制，对于各种可累及皮肤、软组织、骨骼和关节的机遇性感染及非机遇性感染易感。软组织感染包括浅表和深部蜂窝织炎、坏死性和非坏死性筋膜炎、软组织脓肿及化脓性肌炎。骨关节感染则引起骨髓炎和化脓性关节炎。最常见的病原菌为金色葡萄球菌，但其他病原体也有报道。

AIDS患者可因血源性播散，邻近组织感染侵犯或细菌直接种植出现骨髓炎并发症。最常见的病原菌为金色葡萄球菌，但其他常见的机会性病原菌包括沙门菌属、淋病奈瑟菌、大肠杆菌、结核分枝杆菌、嗜血杆菌等。结核感染和杆菌性血管瘤病是发生于HIV感染的AIDS患者中两种特殊类型的骨髓炎，且发病率有增高的趋势。

目前有理论认为，在一般人群中结核感染复燃扩大与AIDS流行趋势有关。HIV感染累及骨骼肌肉系统中，3%以上的患者为结核性。胸腰椎为最常受累部位，其他常见部位为膝关节和髋关节。骨结核常源于血源性播散。感染常开始于椎体前部,可累及椎间盘及韧带下区域及邻近软组织。较严重病例,可出现硬膜外受累。

杆菌性血管瘤病是一种不常见的骨髓炎,常特异性发生于 HIV 感染人群中。病原菌包括巴尔通菌等。与金葡菌骨髓炎相比少见。

【临床】可表现为疼痛,浅表软组织发红,实验室检查血沉升高等。最常受累的骨为胫骨、腕骨、股骨头、肋骨及胸腰椎。早期诊断和治疗可减少严重后遗症的风险。结核性感染中临床表现可多样、无特异性,疼痛为常见主诉。

杆菌性血管瘤病表现特征为患者皮肤、淋巴结、骨及内脏器官的血管内皮增生。患者可出现发热、腹部症状、贫血、肝或脾长大。查体常可发现皮肤及皮下病变。溶骨性病变也较为常见,并可帮助与卡波西肉瘤相鉴别。另外嗜血杆菌感染中,也可出现溶骨性病变并伴有皮肤病变。活检经病理学检查 Warthin-Starry 染色,可显示典型的多形性杆菌体。

【影像学】

1. X线表现　X线平片对于发现早期骨髓炎不敏感,至感染 10～14 天后才可显示骨膜反应及溶骨性病变。结核性感染中,平片可见椎体前部侵蚀伴变形,可见邻近软组织肿块。杆菌性血管瘤病中,X线平片表现各异,可见边界清晰的皮质溶骨性病灶,或边界不清的骨皮质弥漫性破坏,骨髓侵蚀,骨膜反应等。

2. CT表现　CT 可显示软组织肿胀、骨膜反应、骨髓异常及局部皮质破坏侵蚀或小梁增粗。结核感染中,CT 对于显示椎体皮质破坏性改变及椎旁脓肿很有帮助,椎旁脓肿可表现为椎旁软组织中局限性液体积聚,其中可见钙化。杆菌性血管瘤病中,CT 可显示边界清晰不伴有硬化的溶骨性病变。

3. MRI表现　据报道 MR 诊断骨髓炎的敏感性和特异性分别为 82%～100%和 53%～94%。T1WI 显示受累骨为低信号,T2WI 相应区域变为高信号。静脉注射钆对比剂后可更全面显示骨及软组织感染的范围,还可帮助确认坏死组织。

MRI 对于显示椎体病变十分有利,尤其是在脊柱结核中。MR 可清晰显示骨髓水肿、软组织及硬膜外感染侵犯等。硬膜外侵犯可表现为胸椎硬膜囊向后移位、胸髓变形等。蛛网膜炎表现为神经根增粗,注射对比剂后强化等。

杆菌性血管瘤病中,MR 显示边界清晰的溶骨性病变,分别呈长 T1、长 T2 信号。

骨髓炎的影像学表现并不特异,也可见于骨折、肿瘤及代谢性疾病。鉴别诊断时密切结合患者病史是十分重要的。骨细针活检可明确诊断。

九、感染性关节炎

【临床与病理】关节感染可源于血源性播散,或邻近软组织或骨髓炎直接侵犯。关节感染更多见于静脉内使用毒品患者。患者受累关节可出现红肿热痛,关节活动受限等。金色葡萄球菌、淋球菌、念珠菌、结核分枝杆菌是最常见的致病菌,但在免疫抑制患者中也可见其他霉菌或不常见的致病菌。

【影像学】X线平片可显示关节积液、骨侵蚀、骨质疏松、关节面模糊伴有关节间隙狭窄等。MR 对于发现早期改变较为敏感,可显示骨髓及软组织信号异常,均为类似于水肿样异常信号。在免疫缺陷患者中发生鹰嘴、髌前、三角肌下感染性滑囊炎也有报道。

临床处理包括关节穿刺和关节液的培养,确定病原菌后使用敏感抗生素进行治疗。

(孙　琨　李智慧)

参考文献

[1] Restrepo CS, Gimenez CR, McCarthy K. Imaging of osteomyelitis and musculoskeletal soft tissue infections: current concepts[J]. *Rheumatic diseases clinics of North America*, 2003, 29: 89.

[2] Fayad LM, Carrino JA, Fishman EK. Musculoskeletal infection: role of CT in the emergency department[J]. *Radiographics: a review publication of the Radiological Society of North America, Inc*, 2007, 27: 1723.

[3] Ma LD, Frassica FJ, Bluemke DA, et al. CT and MRI evaluation of musculoskeletal infection[J]. *Critical Reviews in Diagnostic Imaging*, 1997, 38: 535.

[4] Pineda C, Espinosa R, Pena A. Radiographic imaging in osteomyelitis: the role of plain radiography, computed tomography, ultrasonography, magnetic resonance imaging, and scintigraphy[J]. *Seminars in Plastic Surgery*, 2009, 23: 80.

[5] Tang JS, Gold RH, Bassett LW, et al. Musculoskeletal infection of the extremities: evaluation with MR imaging[J]. *Radiology*, 1988, 166: 205.

[6] Liess G, Wesirow G, Leyda H. X-ray diagnosis for chronic osteomyelitis (author's transl)[J]. *Zentralblatt fur Chirurgie*, 1977, 102: 1291.

[7] Collert S, Isacson J. Chronic sclerosing osteomyelitis (Garre) [J]. *Clinical Orthopaedics and Related Research*, 1982, 136: 127.

[8] Viejo-Fuertes D. Primary chronic sclerosing osteomyelitis — a case-report[J]. *Joint, Bone, Spine: Revue du Rhumatisme*, 2005, 72: 73.

[9] Vienne P, Exner GU. Garre sclerosing osteomyelitis[J]. *Der Orthopade*, 1997, 26, 902.

[10] Suma R, Vinay C, Shashikanth MC, et al. Garre's sclerosing osteomyelitis[J]. *Journal of the Indian Society of Pedodontics and Preventive Dentistry*, 2007, 25: S30.

[11] Kornaat PR, Camerlinck M, Vanhoenacker FM, et al. Brodie's abscess revisited[J]. *JBR-BTR: organe de la Societe royale belge de radiologie (SRBR) = orgaan van de Koninklijke Belgische Vereniging voor Radiologie (KBVR)*, 2010, 93: 81.

[12] Abbas A, Idriz S, Thakker M, et al. Brodie's abscess[J]. *Emergency Medicine Journal*, 2012, 29: 27.

[13] Nakayama T. Usefulness of the calculated apparent diffusion coefficient value in the differential diagnosis of retroperitoneal masses[J]. *JMRI*, 2004, 20: 735 (Oct).

[14] Lury K, Smith JK, Castillo M. Imaging of spinal infections[J]. *Seminars in Roentgenology*, 2006, 41: 363.

[15] Cheung WY, Luk KD. Pyogenic spondylitis[J]. *International Orthopaedics*, 2012, 36: 397.

[16] RodiekS O. Diagnostic methods in spinal infections[J]. *Der Radiologe*, 2001, 41: 976.

[17] Cusmano F, Calabrese G, Bassi S, et al. Radiologic diagnosis of spondylodiscitis: role of magnetic resonance[J]. *La Radiologia Medica*, 2000, 100: 112.

[18] Hendrix RW, Fisher MR. Imaging of septic arthritis[J]. *Clinics in Rheumatic Diseases*, 1986, 12: 459.

[19] Shemesh S, Heller S, Salai M, et al. Septic arthritis of the knee following intraarticular injections in elderly patients: report of six patients[J]. *IMAJ*, 2011, 13: 757.

[20] Hong SH. Tuberculous versus pyogenic arthritis: MR imaging evaluation[J]. *Radiology*, 2001, 218: 848.

[21] Kim EY, Kwack KS, Cho JH, et al. Usefulness of dynamic contrast-enhanced MRI in differentiating between septic arthritis and transient synovitis in the hip joint[J]. *AJR*, 2012, 198: 428.

[22] Rahmouni A, Chosidow O. Differentiation of necrotizing infectious fasciitis from nonnecrotizing infectious fasciitis with MR imaging[J]. *Radiology*, 2012, 262: 732.

[23] Beltran J. MR imaging of soft-tissue infection[J]. *Magnetic Resonance Imaging Clinics of North America*, 1995, 3: 743.

[24] Loh NN, Chen IY, Cheung LP, et al. Deep fascial hyperintensity in soft-tissue abnormalities as revealed by T2-weighted MR imaging[J]. *AJR. American Journal of Roentgenology*, 1997, 168: 1301.

[25] Al-Qattan MM, Al-Namla A, Al-Thunayan A, et al. Tuberculosis of the hand[J]. *The Journal of Hand Surgery*, 2011, 36: 1413.

[26] Ramlakan RJ, Govender S. Sacroiliac joint tuberculosis[J]. *International Orthopaedics*, 2007, 31: 121.

[27] Ferrer MF, Torres LG, Ramirez OA, et al. Tuberculosis of the spine. A systematic review of case series[J]. *International Orthopaedics*, 2012, 36: 221.

第七章　骨软骨缺血坏死

骨软骨缺血坏死又称骨软骨病，泛指骨和骨髓组织的坏死。本病多发生于管状骨的骨骺部或骨突部，亦可发生于腕跗骨、脊椎椎体、坐骨结节和耻骨联合。发生于骨骺或软骨下骨质的坏死通常称缺血坏死，干骺端或骨干的坏死则称为骨梗死。发病原因包括解剖结构上的先天性缺陷、血管病变、骨营养不良、内分泌疾病和创伤等，当上述病变造成骨的供血血管血流受阻时，可导致骨坏死。

第一节　腕骨缺血性坏死

一、腕月骨缺血坏死

腕月骨缺血坏死(avascular necrosis of lunate bone)又称 Kienbok 病、月骨骨软化症、月骨无菌性坏死等，为上肢骨中最常见的缺血坏死。本病主要是由掌腕前韧带内的血管受损伤所致，腕部创伤亦可直接导致附着于月骨的关节囊和韧带剥离，引起血供中断。

【临床】本病好发于 20～30 岁的洗衣工、熨烫工、纺织工等手工劳动者，亦常见于腕部急性创伤和月骨骨折脱位后。男性多见，多单侧发病，以右侧常见。早期腕部疼痛、无力，持续数日或数周后缓解，数月后可复发并逐渐加重。晚期腕部疼痛剧烈而持续，活动障碍，局部有压痛和肿胀。本病可自愈，发病数年后月骨大小和结构可恢复正常。

【影像学】

1. X 线、CT　病变早期，月骨皮质下可见软组织密度裂隙，进而月骨密度增高，正常骨小梁结构模糊或消失，可伴有裂隙样及囊状软组织密度区。月骨小，外形异常，上下缘趋于平行。周围相邻关节间隙常增宽。腕区出现退行性骨关节病改变(图 7-1-1，图 7-1-2)。

2. MRI 表现(图 7-1-3，图 7-1-4)　早期可见月骨内局限性或弥漫性长 T1、稍长 T2 信号。同时伴有月骨内点状长 T1、长 T2 信号。增强扫描，月骨呈中等均匀强化。病变进展可见月骨内点状长 T1、长 T2 信号，同时伴有月骨塌陷或节裂。增强扫描出现周边部点状弥散分布的强化灶。晚期呈弥漫性长 T1、短 T2 信号，塌陷明显，甚至碎

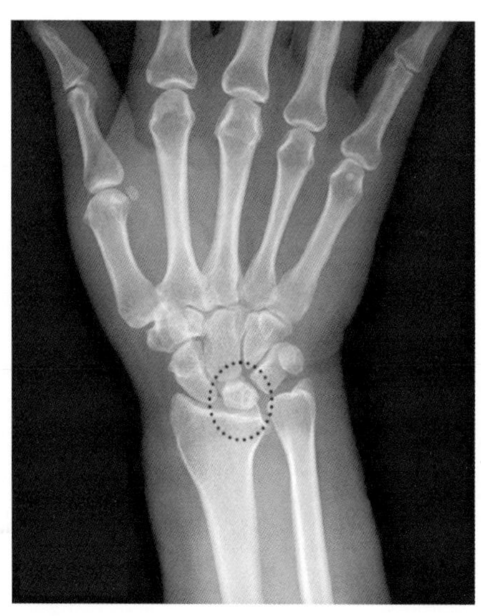

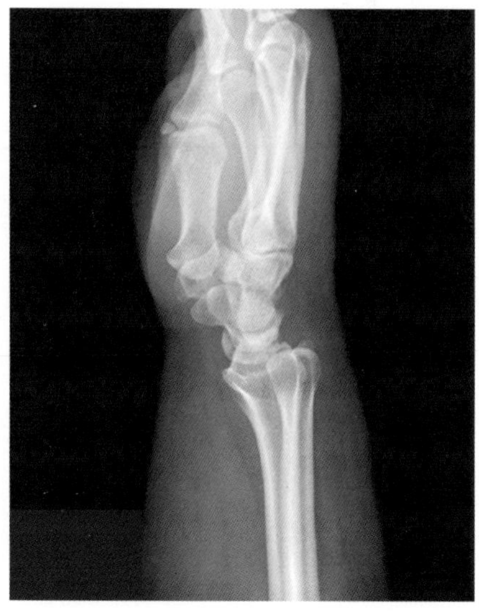

图 7-1-1　右手 X 线正侧位示月骨密度不均匀，稍高于周围腕关节各构成骨，月桡关节间隙变窄，关节面欠光整。

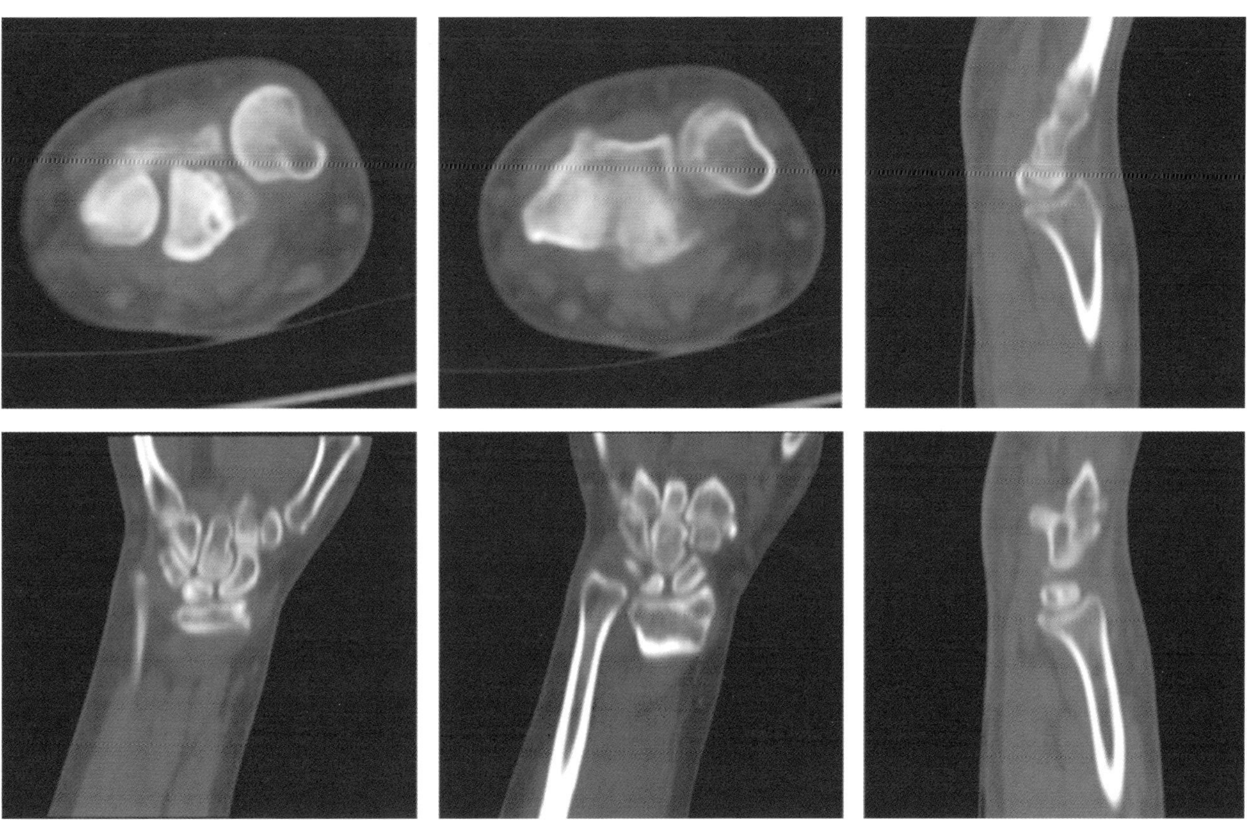

图 7-1-2 右手月骨部分坏死。CT 示月骨骨皮质下囊样低密度影，桡月关节对位欠佳，月骨轻度前移。

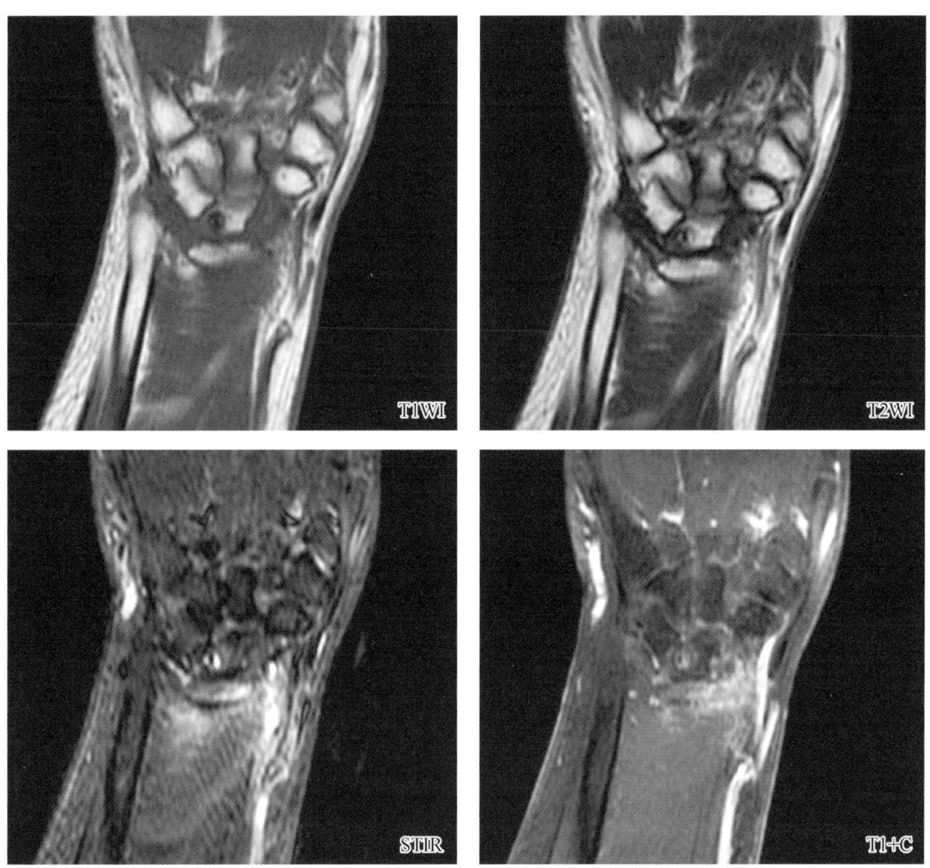

图 7-1-3 右手月骨部分坏死。MRI 示右腕月骨局部异常信号影，T1WI 呈低信号、T2WI 为等低信号，STIR 高信号未被抑制，增强后局部可见强化。

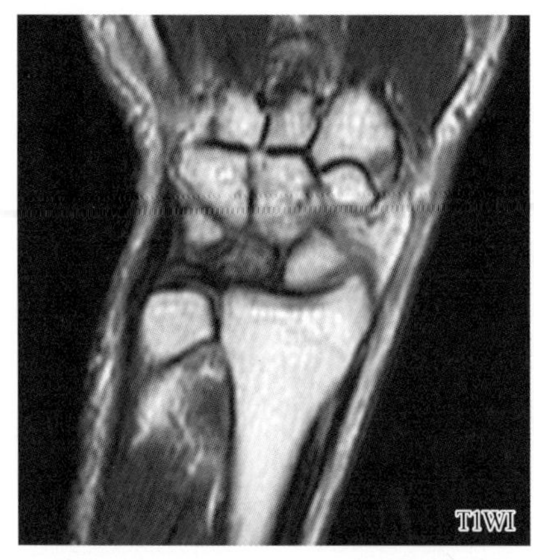

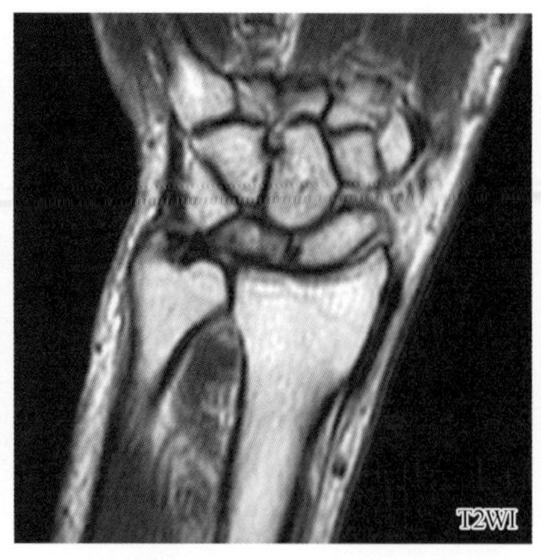

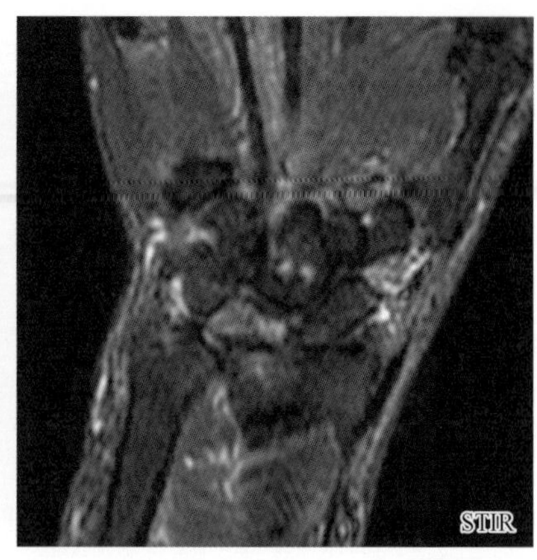

图 7-1-4 患者男性，55 岁，右月骨坏死。MRI 示右侧月骨正常形态消失，T1WI 呈低信号，在 T2WI 信号减低，STIR 呈高信号。

裂；矢状面上可见由于月骨拉长而造成的指屈肌腱向掌侧凸出，可导致腕管综合征。

Lichtman 将月骨缺血坏死分为 4 期：Ⅰ期为早期，X 线表现阴性，极少数病例可见线状压缩性骨折影；在 MRI 图像上，T1WI、T2WI 呈低信号，早期坏死亦可引起腕骨间水肿充血，T2WI 呈高信号。Ⅱ期 X 线表现为骨囊变、硬化，但无骨结构改变。可有月骨桡侧面轻度塌陷，无腕关节不稳定表现。ⅢA 期为Ⅱ期表现加手舟骨可复性半脱位；ⅢB 期为Ⅱ期表现加手舟骨不可复性半脱位，及由于头状骨向近侧移位造成的腕高度减低。Ⅳ期为弥漫性桡腕关节退行性变、囊变，腕关节不稳。

【鉴别诊断】

1. 月骨结核　单纯月骨结核极少见，常同时侵犯其他腕骨，并伴有关节间隙变窄，而本病多表现为关节间隙增宽。

2. 二分月骨　正常变异，多为双侧对称发生，无任何症状，两骨块边缘光整锐利，并有皮质围绕，密度和信号均正常。

二、腕舟状骨缺血坏死

腕舟状骨缺血坏死（avascular necrosis of carpal scaphoid）又称 Preiser 病。大多继发于舟状骨骨折。舟状骨的血供来自远端，当舟骨腰部发生骨折，近端因失去来自远端的血供而发生坏死。临床表现为腕部疼痛，“鼻咽窝”压痛。

【影像学】

1. X 线、CT 表现（图 7-1-5）　病变早期表现为坏死区密度略增高。病变初期，坏死区内一般不发生骨重建，其内可出现密度减低区。病变表现为小的紧密相邻的透光区，随后出现骨质硬化、软骨下骨折，最终可发生骨的碎裂，周围关节间隙增宽。

2. MRI 表现　怀疑腕舟状骨缺血坏死时，可进行 MRI 检查。通常表现为 T1WI、T2WI 图像上

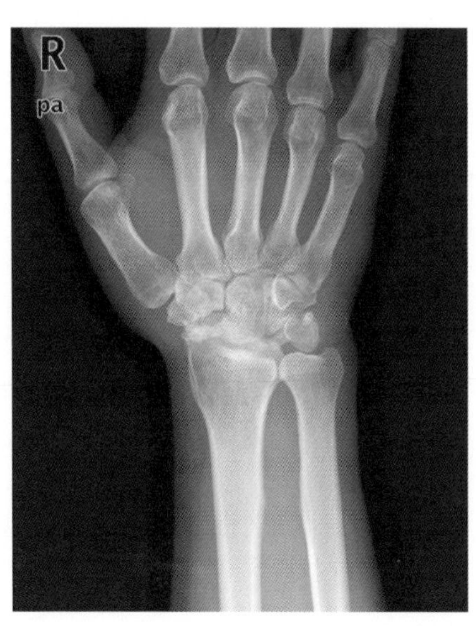

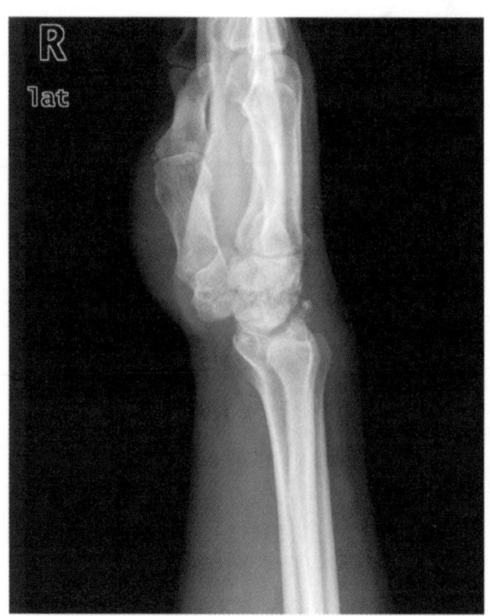

图 7-1-5 患者男性，51 岁，右腕舟状骨坏死。X 线示右腕关节舟状骨及月骨形态变小，密度增高，右腕关节间隙变窄。

骨折近侧部呈均匀低信号，而远侧部因反应性充血水肿，T1WI 呈低信号，而 T2WI 呈高信号。

【鉴别诊断】主要与二分舟状骨变异和单纯舟状骨骨折相鉴别。

（孙　琨）

第二节　肱骨头缺血性坏死

肱骨头是继股骨头之后第二大最常见出现缺血坏死的部位。但因肱盂关节与髋关节不同，不是持重关节；且即使肱盂关节已经出现明显畸形，关节的受限程度也可较轻，胸部运动的增加可进行代偿；加上肱骨近段有广泛的吻合动脉供血，所以外科医生应谨慎，不能盲目将股骨头缺血坏死的治疗方案应用于肱骨头缺血坏死。肱骨头缺血坏死按其致病原因可分为创伤性和非创伤性，并导致流入动脉或流出静脉受损破坏，进一步引起骨细胞死亡。近段肱骨三四处骨折时，出现肱骨头坏死概率为 15%～30%；如进行肱骨开放减压或内部固定，伴发肱骨头坏死概率会有所增加，可能因为肱骨头剩余的血管受到医源性破坏所致。非创伤性原因包括长期使用激素、镰状细胞血红蛋白病、酗酒，多种系统性疾病包括 SLE、风湿性关节炎及库欣综合征等。非创伤性原因中，肱骨头缺血坏死可与其他部位缺血坏死伴发出现。肱盂关节的解剖及功能与髋关节有较大不同，导致肱骨头缺血坏死较晚出现症状或获得正确诊断。肱骨头的上中心部是早期病变最常累及的部位，常出现塌陷或变平。

【临床】最初的症状及体征可较轻微，可仅表现为肩部隐痛。患者可主诉肩部弥漫性疼痛，入睡困难等。随着病情进展，疼痛可加重。密切结合病史，确定有无引起肱骨头缺血坏死的危险因素对于早期诊断是十分重要的。Hernigou 等的研究中显示在与使用皮质激素相关的肩关节坏死患者中，开始使用皮质激素治疗到诊断肱骨头坏死时的平均间隔时间为 15 个月（6～24 个月）。另外出现症状的患者比骨关节炎患者相对年轻，也可提示该病的可能。

【影像学】根据影像学表现可对肱骨头缺血坏死进行分期，并指导治疗。Ⅰ期，X 线平片无异常发现，而 MRI 或骨扫描可发现骨髓信号异常。Ⅱ期，典型表现为在肱骨头上部出现硬化。硬化可局限或弥漫，是软骨下出现微骨折而不伴有关节面塌陷，组织学上可见细胞坏死但没有明显吸收或愈合的证据。Ⅲ期，此期典型的影像学征象为“半月征”，代表软骨下骨塌陷。肱骨头关节面轮廓尚能维持，但可欠光整。肩关节外旋位片可最有效显示异常征象。Ⅳ期，肱骨头塌陷进一步加重，出现游离体或退行性改变，肩关节盂相对没有受累。Ⅴ期，肱盂关节的两侧关节面均出现退行性改变，典型表现包括肱骨头变形、骨赘形成、关节间隙狭窄及囊变等（图 7-2-1）。

【诊断与鉴别诊断】首先可选择肩关节 X 线平片，包括前后位、肩胛位及侧位等。肱骨头内出现高密度或低密度透亮区时，其他可能包括感染、良恶性肿瘤或囊肿等都应被考虑。当仍怀疑肱骨头缺血坏死可能，或患者有发热、寒战或明显体重减轻等全身症状时，应进一步进行实验室及其他影像学检查。平片表现阴性时，可进一步进行 MRI 或核医学检查。在非创伤性病因中，应加照骨盆平片以排除股骨头缺血坏死可能。

（孙　琨）

第三节　股骨缺血性坏死

一、股骨头骨骺缺血坏死

股骨头骨骺缺血坏死（avascular necrosis of femoral head epiphysis）又称股骨头骨骺炎、扁平髋或 Legg-Calve-Perthes 病。本病为较常见的骨软骨缺血性坏死，发病多与外伤及血循环障碍有关。有本病家族史的儿童发病率高，但无明显遗传规律。

本病好发于 3～14 岁的男孩，尤以 5～9 岁最多见。多单侧受累，亦可两侧先后发病。本病进展缓慢，从发病至完全恢复大致需要 1～3 年。主要症状为髋部疼痛、乏力和跛行，可有间歇性缓解。疼痛常向膝内侧和腰部放射。患侧下肢稍短、轻度屈曲或并有内收畸形，外展与内旋稍受限，晚期患肢肌肉轻度萎缩。

【病理】本病大多是与慢性劳损或急性损伤影响股骨头骨骺血供，而引起股骨头骨骺坏死，与进入骨骺软骨板边缘的网状血管受损中断有关。由于血供障碍可影响股骨头的营养，发生变性。关节周围软组织水肿、充血，并见淋巴细胞和浆细胞浸润。骨干端骨质可因充血和废用而发生脱钙、疏松，可持续数星期至半年。病变继续发展，坏死骨质可渐被吸收，新骨逐渐形成，骨骺重新修复，此过程可达 1～3 年。若治疗及时，股骨头可完全修复正常；如治疗不当或未加治疗，3～4 年后常遗留永久性畸形。如股骨头变形，随后髋臼窝发生继发性改变，形成扁平髋。本病亦可并发于其他疾病，如先天性髋关节脱位、佝偻

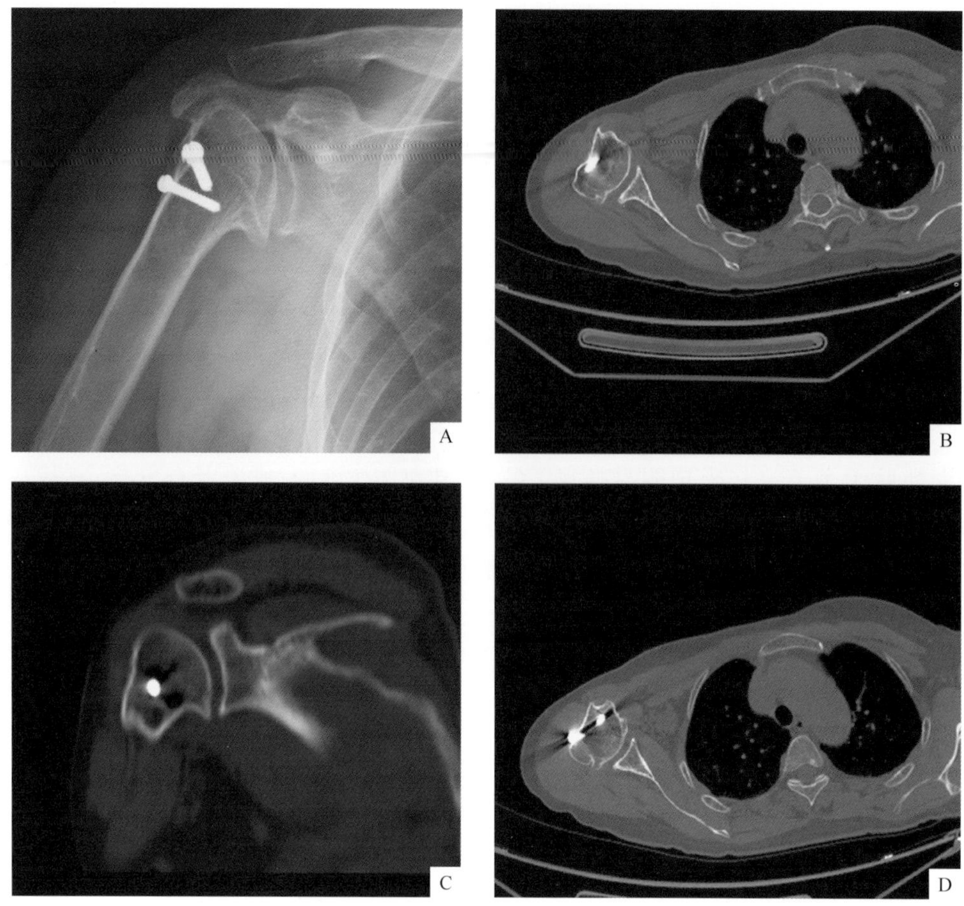

图 7-2-1 患者女性，58 岁，右肱骨外科颈骨折内固定术后，肱骨头缺血性坏死。X 线(A)示右侧肱骨头形态变扁，局部变尖，内见金属固定物影；CT(B～D)示右侧肱骨头边缘见骨赘形成，周边硬化，边缘密度增高。

病、软骨发育不全、甲状腺功能低下等。

【影像学】

1. X 线、CT 表现　病变初期，关节周围软组织肿胀、膨出，尤以外侧为著。CT 可显示少量关节积液和关节内滑膜肥厚，骺软骨较正常侧变厚。修复期因重力作用，骨骺前上方或全部受压变扁，内部可出现骨折线，表现为新月形低密度透光区(新月征)。干骺端邻骺线处可见囊样低密度区，周边多有高密度硬化缘。股骨颈粗短，骨质疏松。随病程进展，高密度骨骺内出现多发大小不等的囊样、条带状或不规则软组织低密度区，可使骨骺节裂成多个高密度硬化骨块。软组织样低密度透光区周围多伴有高密度硬化缘。干骺部粗短，局限性骨密度下降和囊状软组织低密度区更明显。骺线不规则增宽，有时可见骨骺干骺端早期闭合。晚期，股骨头骨骺可逐渐恢复正常，或遗留各种畸形。常见的为股骨头变扁呈蕈样或圆帽状，颈干角缩小而致髋内翻，髋臼增大、不规则，髋关节半脱位。继发性关节退行性变可出现骨质增生和关节间隙变窄。

2. MRI 表现　是早期诊断股骨头骨骺缺血性坏死最有效的影像学检查方法。早期主要为滑膜炎和少量关节积液，位于头臼关节软骨之间和骺软骨及干骺与关节囊之间，T1WI、T2WI 上均为中等信号，关节积液 T2WI 为高信号。骺软骨及骺板软骨增厚，在 T2WI 上为高信号。随病变进展，骨骺变扁，并呈长 T1、短 T2 信号改变，或同时出现条带状、结节状及不规则形长 T1、长(短)T2 信号区。干骺端近骺板处出现类圆形长 T1、长 T2 信号结节，伴长 T1、短 T2 信号缘，或(和)干骺端大部呈长 T1、等长 T2 信号区。病变中晚期骺线不均匀变窄或提早消失、变形，骨骺信号可逐渐恢复正常，但变扁平，关节囊增厚 3 mm 左右。

【鉴别诊断】

1. 股骨头骨骺滑脱　本病好发于青春期，可有创伤史，亦可为特发性。股骨头骺多向后滑脱，X 线表现股骨头骺变小变扁呈“月牙状”，但其密度和结构正常。

2. 髋关节结核　早期若仅为关节囊肿胀时两者较难鉴别。然而髋关节结核大多由股骨颈结核发展而来，因而侵犯股骨头引起骨骺破坏和死骨形成，多由股骨颈骨质破坏，并较早涉及髋臼缘，引起髋臼缘的侵蚀和关节间隙的显著狭窄。反之股骨头骨骺缺血坏死大多没有股骨颈及髋臼的破坏，仅引起骨质疏松、囊性变或变形，关节间隙除愈合期继发退行性关节病而狭窄外，一般相对变宽或为正常。

3. 髋关节短暂性滑膜炎　小儿常见病，发病较急，髋关节活动轻度受限。X线改变可有骨盆倾斜。经短期治疗可痊愈。

二、成人股骨头缺血坏死

成熟股骨头是相对缺乏血供的部位，其主要血供来源于股旋内动脉。另外，股骨头内的黄骨髓区域较红骨髓区域而言，更易发生骨梗死；而正常情况下，股骨头是最早发生红骨髓转化成黄骨髓的部位之一，因此成人股骨头缺血坏死是临床常见的髋关节疾病，居各类骨坏死之首。发病隐匿，致残率高。髋部外伤(包括股骨颈骨折或髋关节脱位)、服用皮质激素和酗酒是三大危险因素，另外还可见于镰状细胞性贫血、Gaucher 病，放疗后等，部分患者无明确上述相关因素(称特发性成人 FHN)。尽管病因各异，损伤及相应骨反应的方式是类似的。

【临床】典型症状为腹股沟区或股骨头大转子区疼痛，疼痛为间歇性并进行性加重。体征有“4”字征阳性和股骨头研磨试验阳性，髋关节活动受限。

【病理】分为四期：Ⅰ期，骨缺血后 6 小时。髓腔造血细胞开始坏死。细胞坏死有先后次序，约在血流中断后 6～12 小时，造血细胞最先死亡；12～48 小时后，为骨细胞和骨母细胞死亡；1～5 天后为脂肪细胞死亡。Ⅱ期，坏死组织分解，周围出现组织修复。镜下可见各种坏死组织，与周围活骨交界处发生炎性反应，存在反应性充血，局部骨质吸收。早期的修复反应包括少量毛细血管、胶原纤维增生，以及新骨对死骨的“爬行性”替代。Ⅲ期，为修复期。大量新生血管和增生的结缔组织、成纤维细胞、巨噬细胞向坏死区生长、大量新生骨附着在坏死的骨小梁的表面，死骨被清除。关节软骨受其修复组织的影响，表面不光滑，而后出现皱褶。Ⅳ期，股骨头塌陷合并退行性骨关节炎改变。修复组织相对比较软弱，无法承受机体的重量而发生塌陷，软骨下骨折更加重可塌陷的程度。坏死组织自软骨撕裂处溢出，产生关节炎表现。

【影像学】

1. X线、CT 表现(图 7-3-1)　根据股骨头和关节间隙改变，大致分为三期。早期，股骨头外形

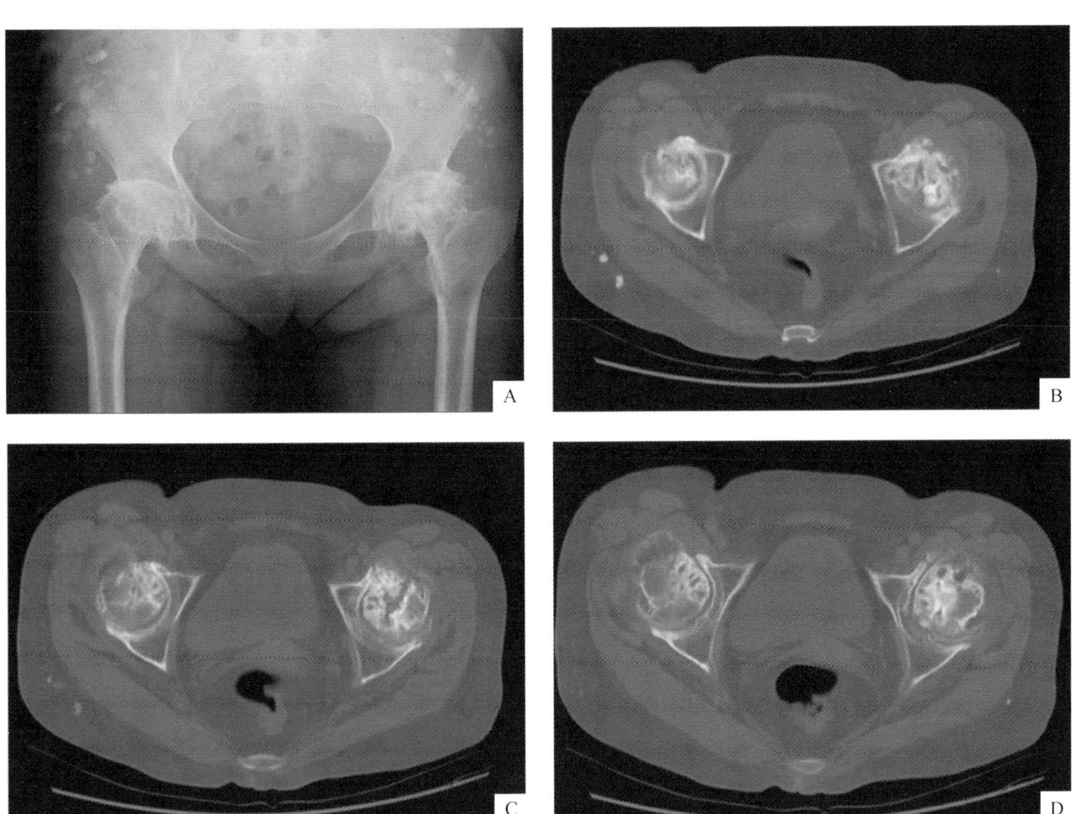

图 7-3-1　患者女性，50 岁，双侧股骨头无菌性坏死。X线(A)示双侧股骨头增大变形，内见小透亮影，髋关节间隙狭窄，关节边缘骨质增生；CT(B～D)示双侧髋关节组成骨骨质增生，髋臼边缘变尖，骨质疏松，双侧股骨头可见囊状低密度，其内骨质硬化。

和关节间隙正常。股骨头内散在斑片状或条带状密度增高区。中期，股骨头轻度塌陷，关节间隙无变窄。股骨头内斑片状致密硬化区为主，伴囊状透光区；少数仍可呈单纯致密硬化改变。此期可出现“新月征”（软骨下骨折呈新月状透亮影）、“双边征”（坏死股骨头外缘出现的两条平行的皮质线影和皮质成角征）。晚期股骨头塌陷加重，关节间隙变窄。股骨头内硬化及透光区混杂存在，可见“台阶征”（股骨头皮质塌陷断开呈台阶样）。股骨颈粗短，髋臼关节面骨质增生硬化，常伴有（半）脱位。

股骨颈骨折引起的股骨头缺血性坏死，表现为在随访过程中缺血部分骨密度不改变，因周围正常骨质密度减低反而相对密度增高。

2. *核素骨扫描* 坏死早期既无血运又无骨代谢，出现放射性缺损（无症状或1月内），即“冷区”。中期，坏死区放射性缺损而周围因骨细胞代谢活跃呈环状或新月状放射性浓集反应区（8个月至2.5年内）；其中股骨头中央呈放射性稀疏或缺损区，周围呈放射性浓集，即为“炸面圈”征。晚期，股骨头呈弥漫性放射性浓集（4年以上）即“热区”。

Mitchell等曾将平片及核素骨扫描的改变结合起来对股骨头坏死的出现及严重程度进行评估（表7-3-1）。

表7-3-1 股骨头坏死分期

分期	X线表现	核素骨扫描表现
0	正常	正常
Ⅰ	正常	摄取减低
Ⅱ	硬化增加	摄取增加
Ⅲa	硬化增加，软骨下骨折不伴有塌陷	摄取增加
Ⅲb	硬化增加，软骨下骨折伴有塌陷	摄取增加
Ⅳ	硬化增加，软骨下骨折伴塌陷，继发骨关节炎改变	摄取增加

3. *MRI表现*（图7-3-2，图7-3-3） 股骨头内地图样或半月形异常信号，坏死区周边呈线样T1WI低信号、T2WI或T2W压脂像高信号，称为

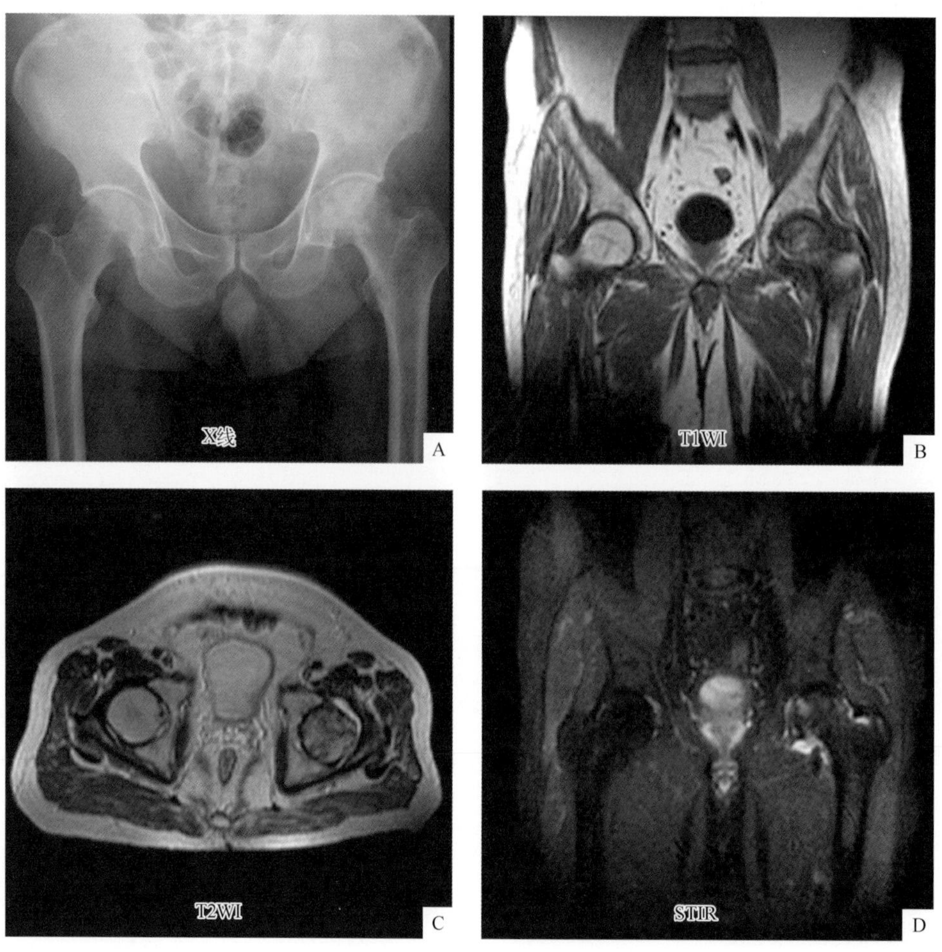

图7-3-2 患者男性，66岁，左侧股骨头坏死。X线（A）示左侧股骨头边缘欠光整，密度不均，其间可见小囊状透亮区；MRI（B、C）示左侧股骨头关节面不光整，其内信号异常，T1WI呈低信号，T2WI呈混杂高低信号。STIR（D）扫描异常信号影不被抑制，其关节腔内见少量积液。

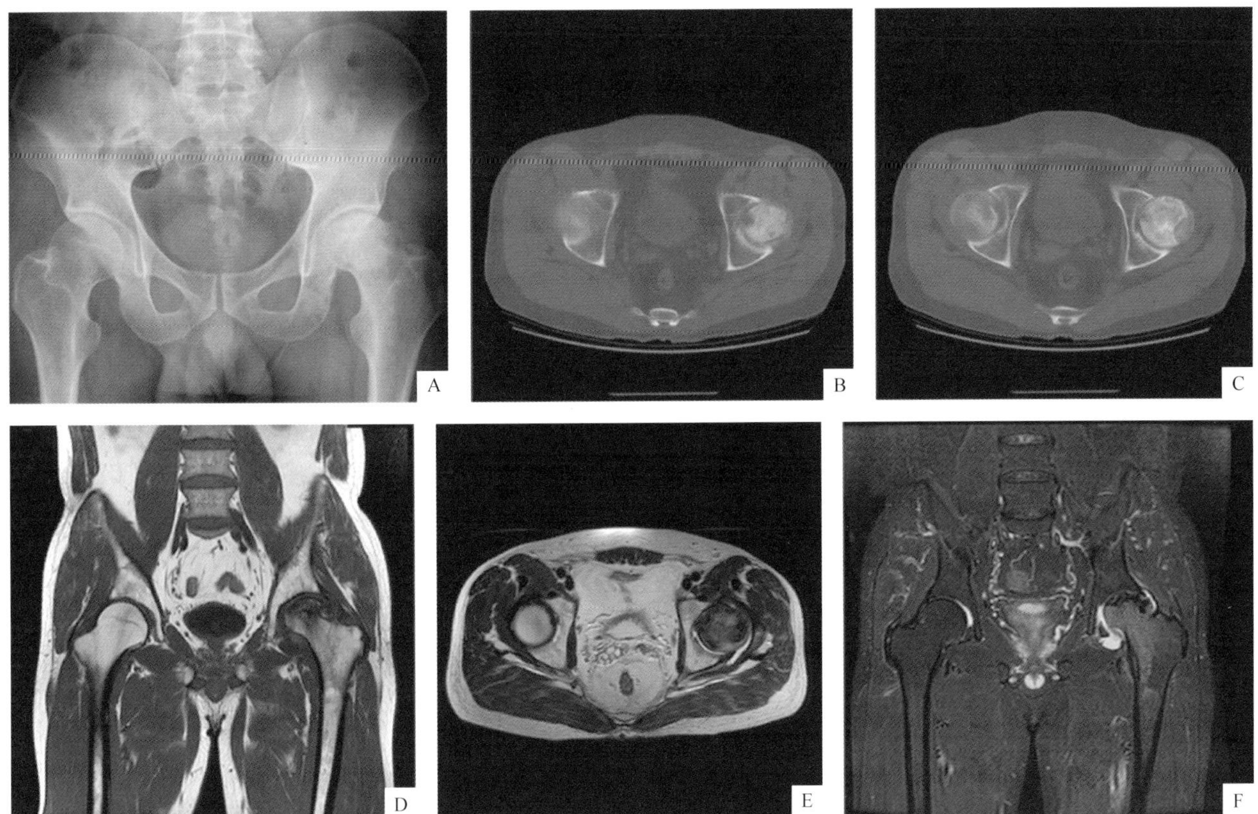

图 7-3-3 患者男性，40 岁，左侧股骨头坏死。X 线(A)示左侧股骨头变扁，关节面欠光整，关节面密度增高，关节间隙略变窄；CT(B、C)示左侧股骨头密度不均匀增高，形态欠规则，关节面不整；MRI 示左侧股骨头信号异常，T1W(D)、T2W(E)均呈高、低混杂信号，STIR(F)异常信号影不被抑制。

“线样征”。有时在 T2WI 上可见低信号带内侧出现并行的高信号带即呈“双线征”。“线样征”和“双线征”是骨缺血性坏死的特异性表现。“线样征”包绕的骨坏死区信号表现为单纯脂肪样信号和脂肪肉芽组织样混杂信号。“线样征”的外围区可见骨髓水肿，呈弥漫性异常信号改变，在 T1WI 上为等或稍低信号，在 T2WI 上为等或稍高信号，T2W 脂肪抑制序列像上为高信号。“双线征”是由代表充血的高信号线，与代表硬化骨的低信号线紧邻所形成。髋关节常伴有积液征象。

Mitchell 等提出的 MRI 分期主要根据骨坏死区信号改变的不同情况，分为四种类型(表 7-3-2)。A 级在 T1WI 上呈高信号，在 T2WI 上呈中等高信号，代表脂肪组织。这时早期股骨头缺血性坏死修复尚未伸入坏死的骨，因此除了反应的硬化边缘外，还保留着正常的脂肪信号，也就是 Tottery 认为的“带状型”。B 级在 T1WI、T2WI 上均为高信号，类似软骨下出血，提示为血液信号，此时炎症发展，血管深入坏死区，或合并有亚急性出血。A 级为早期病变，而 B 级反映的是中期病变。C 级在 T1WI 图像上表现为低信号，T2WI 图像上为高信号，代表液体。D 级在 T1WI、T2WI 图像上均为低信号，代表纤维组织。C 级和 D 级为晚期病变。

表 7-3-2 股骨头坏死分级：组织病理学与 MR 影像相关

分　级	信号强度		组织类型
	T1WI	T2WI	
A	高	中等	脂肪
B	高	高	血液
C	低	高	液体
D	低	低	纤维化

有研究显示股骨头缺血坏死的预后及治疗效果与病变体积有关。在 Zhao 等的病例中，绝大多数的患者(80 例)经 5 年随访，病变体积缩小超过 15%，只有少数病例(4 例)体积略增大，没有明显减小。MRI 上所观察到的病变体积的减小是缓慢、不连续、依赖时间性的过程。Lee 等还使用 MR 动态增强扫描来进行股骨头灌注研究，认为通过灌注曲线可对骨关节炎和股骨头缺血坏死进行鉴别。

【鉴别诊断】

1. 成人髋臼发育不良性髋关节病　多见于女性，髋臼浅小而陡峭，髋臼外缘骑跨在股骨头上，应力改变导致髋臼和股骨头增生硬化、囊变，股骨头斧头样变形，持重部位关节间隙变窄。在关节间隙变窄不明显时在承重区软骨下已可见多个簇聚集一起的囊变。依据股骨头塌陷与关节间隙变窄的程度不同，及股骨头内硬化线或线样征的有无，可区别两者。

2. 强直性脊柱炎累及髋关节　多见于15～35岁男性，股骨头边缘毛糙，关节间隙一致性狭窄，髋臼或股骨头有小囊状低密度，伴有骶髂关节病变。

（孙　琨）

第四节　胫骨缺血性坏死

一、胫骨结节缺血性坏死

胫骨结节缺血性坏死（osteochondrosis of tibial tuberosity）即Osgood-Schlatter病，又称胫骨结节骨软骨炎，胫骨结节骨骺炎。为Osgood于1903年首先报道。关于病因有3种意见：① 骨坏死说：认为胫骨结节缺血坏死，发生碎裂，出现碎骨片和临床症状；② 骨折说：认为部分病例有外伤史，碎骨片是从胫骨结节撕脱而来，手术时可见新鲜骨折面，术后可见骨痂生长；③ 肌腱炎说：认为病变主要是髌韧带炎引起的骨化。部分病例的碎骨片不是来自胫骨结节，而是髌韧带中的骨化结节，因而不是真碎骨片。

【临床】本病好发于10～13岁青少年，男性多见。多单侧发病。多数有运动创伤史，局部轻度疼痛，股四头肌用力收缩时疼痛加剧。大多有局部肿胀，髌韧带部增厚，胫骨结节明显突出，髌韧带胫骨结节附着处压痛显著。

【影像学】

1. X线、CT表现　髌韧带增粗，髌韧带下可见多个游离的圆形、卵圆形或三角形钙质样高密度影。胫骨结节骨骺不规则增大，密度不均，或节裂成多个骨块并常向上方移位。病变修复后，胫骨结节骨质可恢复。正常移位的骨骺可因软骨化骨而继续长大，并与胫骨结节愈合而形成较大的骨性密度隆起，亦可长期游离于髌韧带或下方。

2. MRI表现　早期可见胫骨结节表面不光滑，局部凹陷，其内示片状长T1、长T2异常信号，髌韧带附着点增粗。

【鉴别诊断】

1. 正常发育的胫骨结节骨化中心　可表现为数个骨块，但排列规整，胫骨结节前无软组织肿胀。

2. 胫骨结节撕脱性骨折　有明显的外伤史和剧痛，游离骨块部分边缘毛糙不整并明显移位。

3. 髌韧带附着处骨质增生　呈连续的鸡冠状沿髌腱走行，而非多发性骨块，多伴有明显的膝关节退变。

二、胫骨内髁缺血性坏死

胫骨内髁缺血性坏死（osteochondrosis of medial condyles of tibia）又称Blount病，多发生于婴儿或儿童期，是一种胫骨近端骨骺内侧面的发育紊乱，也常累及到相邻骨骺或干骺。婴儿多双侧发病，改变较轻。儿童多在6岁后发病，常为单侧，肢体可残留畸形。

【影像学】X线示胫骨内髁增大、变形并向内、下、后方倾斜伸展而呈鸟嘴状，干骺端内侧下陷，向内尖角状突出。骺线邻近骨质呈斑点状或不规则钙化硬化。

（孙　琨）

第五节　髌骨缺血性坏死

髌骨缺血性坏死（osteochondrosis of patella）非常少见，多由外伤引起。发生于原发骨化中心者称Kohler病；发生于继发骨化中心下极者称为Sinding-Larsen-Johansson病。好发于7～14岁儿童，男性多于女性，单侧或双侧发病，常有疼痛、跛行和局部压痛。本病多自限，一般4～6个月后自愈。

【影像学】

1. X线、CT表现　表现为骨骺外形塌陷，密度不均匀增高，间有条带状、类圆形或不规则形软组织密度透光区。骨骺周围软骨不规则变薄或增厚。晚期，病变区附近可见贝壳状骨碎片，可永久存在。侵犯下极继发骨化中心时，骨质改变主要在下极。

2. MRI表现　MRI可见骨骺信号减低，以及圆形、类圆形、条带状或不规则形长T1、长T2信号影。

（孙　琨）

第六节　足踝骨缺血性坏死

一、跗舟骨缺血性坏死

跗舟骨缺血性坏死（osteochondrosis of tarsal navicular）主要见于儿童，尤以5～6岁瘦小男孩多见，约占2/3，本病预后良好，有人认为系舟骨不规则化骨，属正常变异。成人发病多有外伤史。主要症状为足背内缘疼痛、肿胀和跛行，足舟骨压痛。

【影像学】早期表现为骨密度不均匀增高，正常骨骨松质纹消失。随后，舟骨变小，可呈盘状，厚度仅为正常的 1/4，亦可出现裂隙样软组织密度透光区。相邻关节间隙正常或增宽。

二、楔骨缺血性坏死

楔骨缺血性坏死(osteochondrosis of cuneiform bone)少见，成人发病，多有外伤史。主要症状为局部肿痛或触痛。

【影像学】早期为骨密度增高。随后，楔骨变小和(或)外形不规则。致密死骨被环形或半环形软组织密度条带状所包绕，颇具诊断特征。相邻关节间隙正常或增宽(图 7-6-1)。

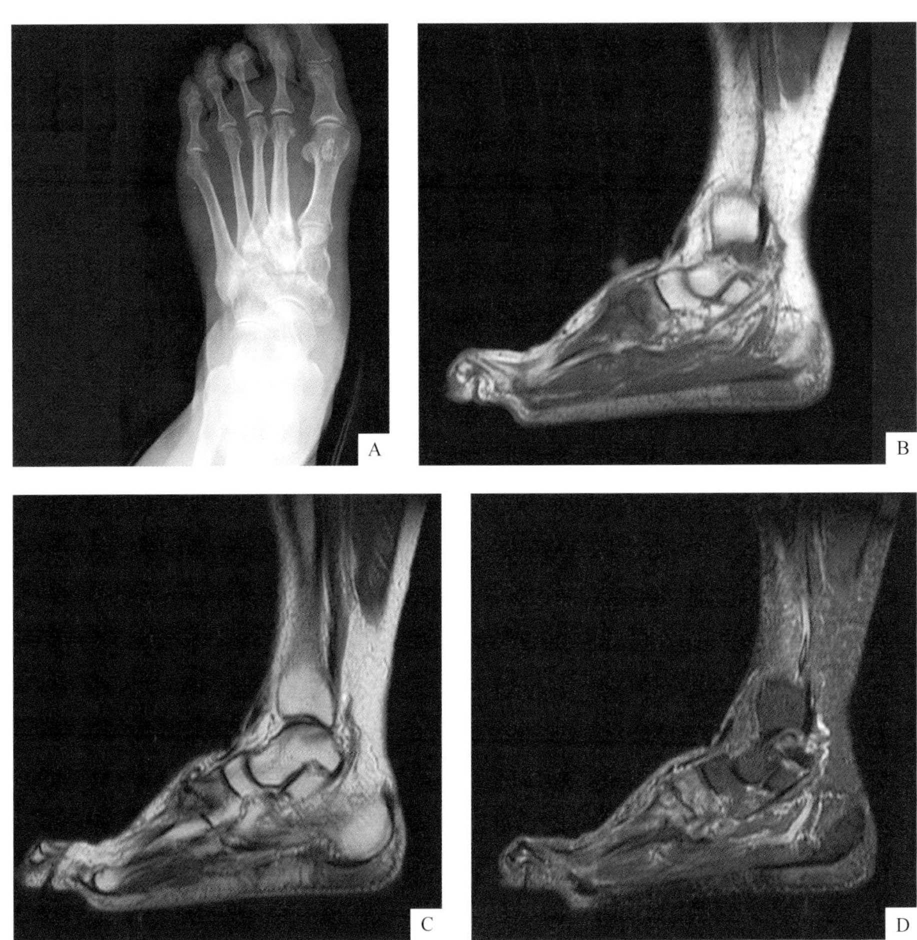

图 7-6-1 左足第二楔骨缺血性坏死。X 线(A)示左足第二楔骨骨密度增高，楔骨形态不规则；MRI 示左足第二楔骨骨质信号异常，T1WI(B)呈低信号，T2WI(C)、STIR(D)高信号，病灶周围软组织肿胀。

三、跖骨头缺血性坏死

跖骨头缺血性坏死(osteochondrosis of metatarsal head)又称 Freiberg 病，好发于第二跖骨的远端。本病多见于纺织工人、柜台服务员、护士等。好发年龄为 13～20 岁，女性居多，单侧多见。局部疼痛、压痛，常有明显的足趾纵向撞击痛，局部症状多在发病 1～2.5 年后逐渐消失，遗留病趾短而粗大。

【影像学】早期跖骨头远端外形正常或略增粗，密度增高。随病变进展，跖骨头增大，骨密度增高并伴有斑点状、类圆形软组织密度区。关节面平直、凹陷，或不规则。病变区与正常骨交界处模糊或存有高密度硬化带。跖趾关节间隙不规则增宽，相对的趾骨关节面可呈不同程度边缘增生和肥大。晚期，病变可进展为退行性骨关节病(图 7-6-2，图 7-6-3)。

【鉴别诊断】

1. 退行性骨关节病　早期即可出现关节间隙变窄和关节边缘骨赘形成，无明显跖骨变短。

2. 类风湿性骨关节病　多见于 20～45 岁(年龄偏大)的女性，最常见侵犯近端指间关节，呈对称性分布，跖趾关节较少受累且少有骨质硬化改变，类风湿因子多为阳性。

3. 痛风　最好发部位为第一跖趾关节，受累关

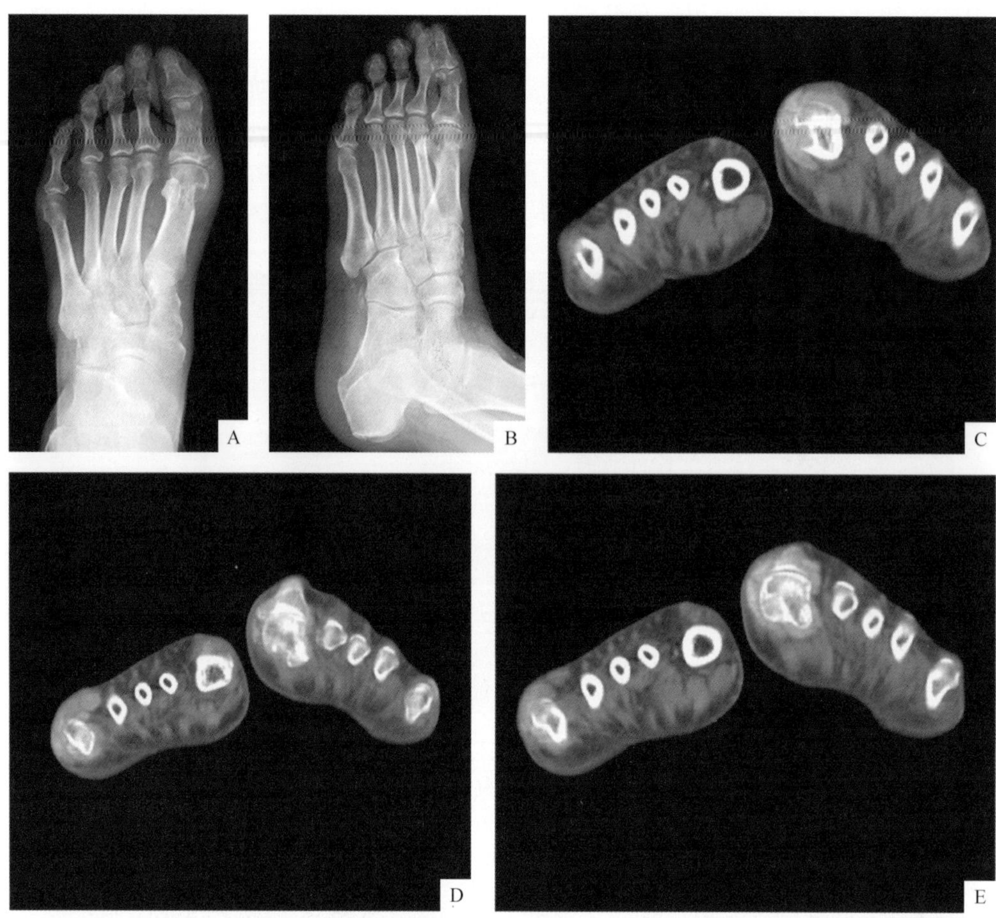

图 7-6-2 患者男性，45 岁，左足第一跖骨头缺血性坏死。X 线正斜位（A、B）示左足第一跖趾关节下骨质吸收破坏，左足内侧楔形骨局部骨质毛糙，蹈趾软组织影肿胀；CT（C～E）示左侧第一跖骨头骨质吸收破坏伴局部硬化，蹈趾关节周围软组织肿胀。

节呈非对称性肿胀，可伴有软组织痛风结节，骨端为边界锐利穿凿样骨破坏。

四、距骨缺血坏死

距骨是第二大跗骨，有着独特的结构以支撑和分布人体的重量。距骨无肌肉或肌腱附着，大约60％的表面为软骨覆盖，因此，距骨表面仅有少量区域可允许穿通血管进入，加上营养血管较小，骨内吻合血管变异，及缺少侧支循环等因素，使距骨在血供受限时易发生缺血坏死。距骨缺血坏死 X 线平片有特征性表现，通常表现为距骨顶部密度增高或硬化，病变可延伸至距骨体部；关节面可出现塌陷，严重者可见距骨顶和体部节裂。

引起距骨缺血坏死的原因可分为外伤性或非外伤性。可能的非外伤性的原因包括使用皮质激素、酗酒、系统性红斑狼疮、肾移植、镰状细胞贫血、高脂血症、放疗等。外伤性原因常见距骨骨折及距骨颈脱位（距骨最易损伤部位之一）。可使用 Hawkins 分级系统对距骨损伤程度进行评估以判定发生距骨坏死的风险度。出现血管受损及随之发生骨坏死与否取决于损伤中移位和脱位的幅度。Hawkins Ⅰ型是无移位的距骨颈骨折，缺血坏死风险为 0～15％。Hawkins Ⅱ型为距骨颈骨折有移位，同时伴有距下关节脱位，缺血坏死风险为 20％～50％。Hawkins Ⅲ型为距骨颈骨折有移位，同时伴有距下关节及踝关节脱位，缺血坏死风险接近100％。Hawkins Ⅳ型为骨折移位，伴距下、胫距、距舟关节脱位，缺血坏死风险为 100％。损伤后 6～8 周，可出现 Hawkins 征，即距骨关节面下骨质吸收出现的废用性骨质减少区，X 线片表现为沿全部或部分距骨顶走行的骨性关节面下的薄层透亮带，该征象提示仍有足够的血供到达距骨体部。而部分 Hawkins 征可提示出现部分距骨缺血坏死可能，后者倾向于发生于距骨的外侧部。

距骨血管网（包括动脉、毛细血管、血窦及静脉）的任一部分出现中断都可导致距骨坏死。供血不足、供氧受限，进而导致距骨缺血坏死；此后机体的反应是试图通过再骨化、再血管化及坏死骨吸收

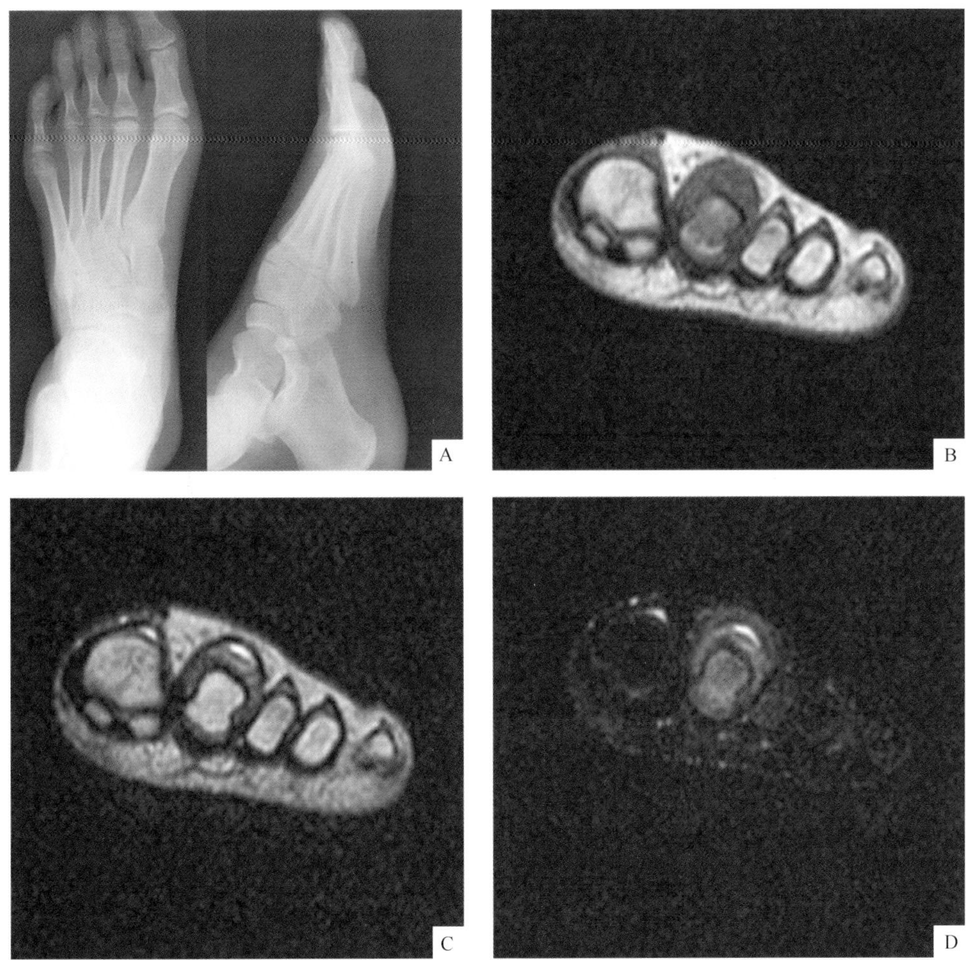

图 7-6-3 患者女性,48 岁,左足第二跖骨头缺血性坏死。X 线正侧位(A)示左足第二跖骨头骨密度增高,关节面略显毛糙;MRI 示左第二跖骨远端信号异常,T1WI(B)呈低信号,T2WI(C)呈高信号,STIR(D)信号未被抑制,周围软组织明显肿胀。

来进行修复,即形成影像学出现异常的病理基础。

【影像学】距骨坏死早期,因坏死骨与存活骨密度一致,X 线平片可漏诊。进而随着健康骨被吸收,局部可出现骨量减少;而坏死骨因无血供,不会被吸收,相对于周围骨量减少的健康骨,反而呈相对高密度影(图 7-6-4)。当再骨化发生时,坏死骨小梁上新骨沉积,将使坏死骨密度进一步增加,形成距骨坏死中典型的骨质硬化表现。当坏死骨周围发生再血管化及骨吸收时,在坏死区周围即出现明显的透亮环。CT 对距骨行冠状面扫描可用以观

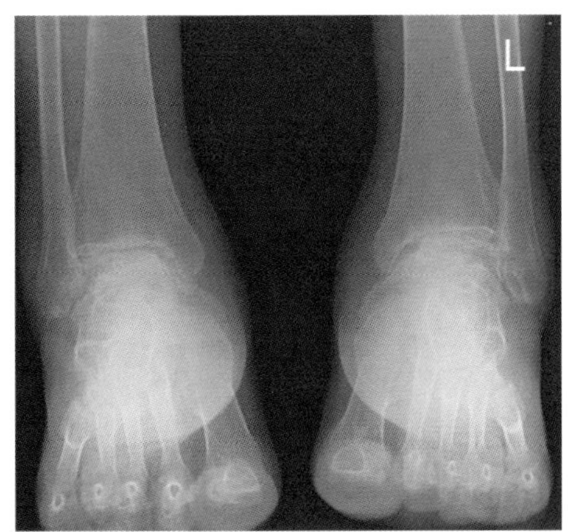

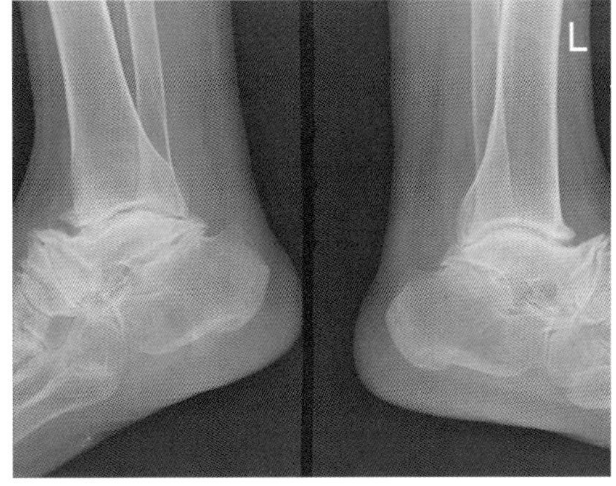

图 7-6-4 患者男性,53 岁,两侧距骨缺血坏死。X 线示双侧距骨压缩变扁,密度增高模糊,正常关节间隙结构消失,周围软组织肿胀。

察距骨顶的关节面的情况，以排除轻微压限、塌陷或节裂。MRI是发现距骨缺血坏死最敏感的检查方法，尤其在早期阶段，平片表现正常而临床高度坏死该病时。

（孙 琨）

第七节 椎体缺血性坏死

一、椎体原发骨化中心缺血性坏死

椎体原发骨化中心缺血性坏死（vertebral osteochondrosis of primary ossification center）又称扁平椎、Calve病和椎体骨软骨炎，为椎体原发骨化中心缺血坏死。多见于2～15岁儿童，好发于下胸椎，大多累及一个椎体。常见症状为背痛、局部压痛、脊柱后突和活动受限。症状多逐渐减轻而趋消失。

【影像学】早期表现为受累椎体边缘毛糙、不规则，椎体密度增高。随后椎体上下缘塌陷变形，以椎体前半变扁明显，或呈厚薄一致的扁盘状。椎体前后径及横径增大，超出相邻椎体。有时病椎旁可有小碎骨块。椎间隙正常或稍增宽。

【鉴别诊断】

1. 椎体结核 骨密度降低，内有斑点状钙化或死骨，椎旁异常软组织影广泛，其内可有脓肿和钙化。

2. 嗜酸性肉芽肿 可有相同的CT表现，确诊有赖于组织学检查。

3. 儿童椎体病理性骨折 椎体变扁，密度相对增高，椎间隙正常，椎体或附件有原发病所致的骨破坏征象。

二、椎体骺板缺血坏死

椎体骺板缺血坏死（centrum epiphyseal plate osteochondrosis）又称青年性脊柱后弯，Scheuermann病、青年驼背症等，是一种常见的缺血坏死。好发于10～18岁青少年，男性居多。主要症状为腰背疲劳感和疼痛，下胸段脊柱呈典型的圆驼状。本病预后较好，但脊柱畸形难以恢复。

【影像学】

1. X线、CT表现 下胸段及上腰段多个椎体二次骨骺出现迟缓，密度增高或不均，形态不规则或呈分节状。骨骺与椎体间匀称透明线不规则增宽。椎体前窄后宽呈楔形。椎体前部上下缘可局限性凹陷呈阶梯状变形。椎体前缘亦可不整齐。脊柱胸段呈圆驼状后突。椎间隙正常或前部加宽，椎体上下缘常可见椎间盘疝入之压迹（Schmorl结节），多位于前中部，边缘硬化。成年后遗留多个椎体楔状变形和脊柱后突。

2. MRI表现 MRI Schmorl结节多呈长T1、长T2信号，亦可为长T1、短T2信号，边缘有更长T1、更短T2信号线围绕。

【鉴别诊断】

1. 椎体缺血坏死 胸腰段椎体均可受累，常只累及一个椎体，最初椎体呈楔形变，随后塌陷变扁成板状。

2. 脊柱结核 有骨质破坏，椎间隙变窄，并伴有椎旁软组织脓肿。

三、成人椎体缺血坏死

成人椎体缺血坏死（osteonecrosis of the vertebral body in adult）又称Kummell-Verneuil病。发生于成年人，常见于骨质疏松和使用皮质激素的患者，也可为椎体压缩骨折的并发症。其发病机制可能与创伤有关。受累椎体出现迟发型缺血性塌陷，并可形成含液体或（和）气体的空腔。病变部位疼痛，时轻时重。

【影像学】

1. X线、CT表现 多仅显示椎体压缩变扁，难以与骨质疏松压缩骨折相鉴别。CT上，椎体前中部可见液性或（和）含气空洞，周围边硬化。液性空洞CT值15～35 HU，含气者多在−700 HU以下。

2. MRI表现 MRI上空洞呈类圆或横行条状，液性呈明显长T1、长T2信号，含气空洞呈类似骨皮质的短T1、短T2信号。脊椎后方手术固定后或俯卧位时，压缩椎体上下缘可分开。液体和气体同时存在时，两者位置可随扫描时患者的体位变化而变化。

【鉴别诊断】典型病史结合影像学表现，不难做出诊断。影像学上主要与病理性椎体骨折相鉴别，后者骨破坏区分布无规律，同时可见软组织密度或信号。

（孙 琨）

第八节 耻骨联合骨软骨炎

耻骨联合骨软骨炎（osteochondritis of pubic symphysis）又称非化脓性耻骨骨炎、耻骨骨软骨炎。本病多发生于妊娠后期和产后妇女，少数可见于男性下泌尿系手术后或骨盆外伤后。主要症状为单侧或双侧耻骨部剧烈疼痛伴下肢活动障碍，局部压痛明显。一般皮肤无改变，病程长短不一，多在数月或数年后自愈自限。

【影像学】最早出现的X线改变为耻骨联合间隙呈不同程度增宽，间隙内偶可见中心性或偏心性纵行带状气体透亮间隙，呈长条状、分叉状或水滴状（图7-8-1）。随后，一侧或双侧耻骨出现虫蚀状或鼠咬状骨质破坏，及轻度局限性骨质硬化，多开始于一侧或双侧耻骨上、下缘或耻骨联合处。严重者在其边缘呈多弧形切迹，边缘锐利，可有碎裂骨块或死骨形成。MRI上可见耻骨联合间隙增宽，局部骨髓水肿，耻骨间纤维软骨板可突出于耻骨联合外。本症影像学表现与临床表现并不一定相应一致，症状出现和消失均早于骨破坏或修复。

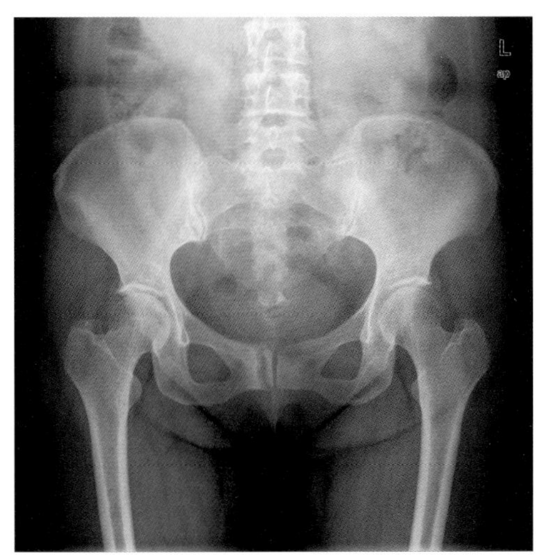

图7-8-1 耻骨联合骨软骨炎。X线示右耻骨联合处可见条形密度减低影，边缘可见部分硬化之较高密度影，左耻骨联合处也可见局部密度稍增高。

【鉴别诊断】

1. 耻骨联合结核　破坏多呈囊状，并轻度膨胀，破坏区内可见沙砾状死骨；周围骨质疏松，易形成脓肿或瘘管。

2. 耻骨化脓性骨髓炎　常累及单侧耻骨，较少超越耻骨联合蔓延至对侧；骨增生与破坏较广泛，并有明显骨膜增生，易形成瘘道；临床上局部红肿热痛明显。

（孙　琨）

第九节　剥脱性骨软骨炎

剥脱性骨软骨炎（osteochondritis dissecans, OCD）又称骨软骨缺损、骨软骨骨折、骨软骨损伤等，为关节软骨下骨质的局限性缺血坏死。好发于16～40岁青壮年，男性居多。病因不明，感染、栓塞、内分泌障碍等学说较多，但因好发于喜好运动的男性青少年，故考虑在一定程度上与挤压、碰撞性外伤有关。多发于股骨内、外侧髁，其次为股骨头、髌骨、肱骨小头、桡骨小头、距骨滑车、跖骨及足舟骨等处，多为单侧发病。可有关节疼痛，症状的轻重取决于游离体大小和病程长短。游离体进入关节内，可出现关节作响、绞锁、肿胀和运动障碍。

【病理】病理上坏死的骨被周围的肉芽组织清除及修复，使坏死的骨块与其上覆盖的关节软骨一起脱落，变成骨性游离体。游离体在关节内可以变小、消失，也可被滑膜包绕并供血再生而增大和光滑。缺损的关节面由纤维软骨填充。但死骨周围被清除，由纤维结缔组织相连时，死骨块并不与骨巢脱离，形成一个不游离的、但X线影像上为“游离”的骨片。

【影像学】

1. X线、CT表现　病灶位于关节软骨下，呈圆形或卵圆形等或高密度骨块，长径数毫米至数厘米大小，周围骨密度下降。随病程进展，骨块可呈混杂密度影，周围环绕软组织密度透光带，透光带外围骨质硬化。骨块脱落可形成局限性软组织或液性密度的凹陷缺损，边缘硬化。关节内可见游离体。

2. MRI表现　MRI是早期诊断剥脱性骨软骨炎的有效方法。病灶T1WI呈低信号、混杂信号或正常骨髓信号，T2WI信号强度不均匀增高或仍与正常骨髓信号相似。周围为并行的肉芽组织带和（或）骨增生硬化带。前者呈更长T1、长T2信号，增强扫描呈条带状强化；后者在T1WI、T2WI上均呈类皮质样低信号，其外围可有片条长T1、长T2骨髓水肿信号区（图7-9-1，图7-9-2）。坏死病灶表面软骨可变薄、翘起或中断分离。关节腔内通常伴有少量积液。MRI关节造影示滑液和对比剂可渗透到坏死骨片和宿主骨之间。

【鉴别诊断】

1. 关节结核　骨质破坏区以关节面的边缘部位为主，常同时有关节间隙变窄和关节囊肿胀，不难鉴别。

2. 肱骨小头缺血坏死　多发病于5～10岁，在T1WI图像上，肱骨小头大部信号减低并碎裂。

3. 外伤性游离体　于外伤后立即出现。

4. 退行性骨关节病　无外伤史，多见于老年人，不形成游离骨块。

（孙　琨）

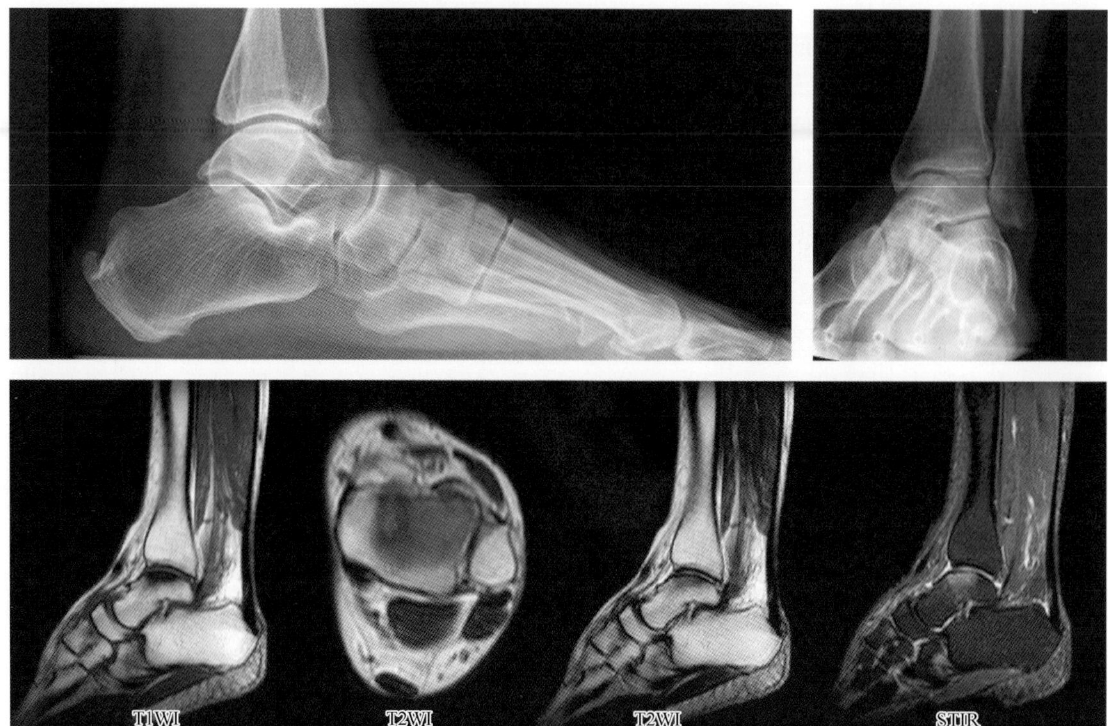

图 7-9-1 患者男性，49 岁，左侧距骨剥脱性骨软骨炎。X 线示左侧距骨上缘小条状透亮影；MRI 示距骨穹窿内侧软骨缺损，软骨下片状异常信号，呈 T1WI 低，T2WI 较高，STIR 高信号。

第十节 软骨坏死

各种疾病引起的软骨损害分为原发和继发病理改变。软骨细胞萎缩、变形、坏死为原发性病变。坏死软骨物质被吸收和修复为继发性病理改变。原发软骨变性、坏死，X 线表现为阴性，MRI 检查则有异常信号变化。继发病理改变包括坏死组织被吸收、移除、机化、钙化、骨化。儿童可发生成骨障碍，成人则引起关节异常。X 线摄片可以根据继发病理改变做出明确诊断，而且可反映其早、中、晚期改变。

软骨细胞萎缩、成熟障碍见于多种疾患，如先天性骨软骨发育障碍、软骨发育不全、黏多糖病等，都因软骨细胞萎缩、成熟障碍，软骨基质不能钙化，而致骨形成缺欠、成骨凹陷或关节软骨萎缩、关节间隙变窄、骺板软骨萎缩、骺线变窄。

骨发育期，骺板软骨萎缩，先期钙化带下出现横骨梁，即在干骺端形成生长"障碍"线。不规则骨发生软骨细胞萎缩，则在骨内形成环形生长线。后天性由于各种病因引起的软骨细胞萎缩，骨形成障碍多是暂时的，不造成骨发育障碍，如骨折、畸形骨关节感染或其他重病，都可引起一过性成骨障碍。待治愈后，骨继续生长，因此称生长线，取消障碍二字。营养不良或重病不能治愈则可发生多层生长线，都不会发生永久性骨发育障碍、畸形。

儿童期发生骨质疏松的影像学表现为干骺端骨小梁细少，如大量应用激素可造成骺板肥大细胞萎缩、成熟障碍，初级骨小梁形成少，因而表现为骨质疏松。但停药后，仍可恢复正常软骨内成骨。有很多重病期，发生骨形成少，而治愈后恢复了正常成骨，则在骨内遗留一个小透亮骨，称为骨中骨。先天性骨软骨发育障碍，则不能恢复正常软骨内成骨。

儿童发育期如发生骨端软骨、关节软骨、骺软骨萎缩或变性、坏死，都会不同程度遗留骨变形，不能恢复正常。因此关节软骨、骨端软骨和骺软骨的细胞没有不断增殖的能力，不同于骺板软骨，因而都会发生不同程度的后遗症改变。

骨发育期，局部软骨细胞萎缩、成熟障碍和局部软骨细胞坏死，将产生不同的病理变化。如单纯局部软骨细胞萎缩、成熟障碍时，只发生成骨凹陷而无硬化反应，及不产生反应性骨增生；相反，如局部软骨细胞坏死，不仅发生成骨凹陷障碍，而且还出现反应性骨增生。因为坏死物要被肉芽组织吸收、移除，而后发生病理性钙化、骨化，因而局部软骨萎缩与局部软骨坏死产生不同的影像，即成骨凹

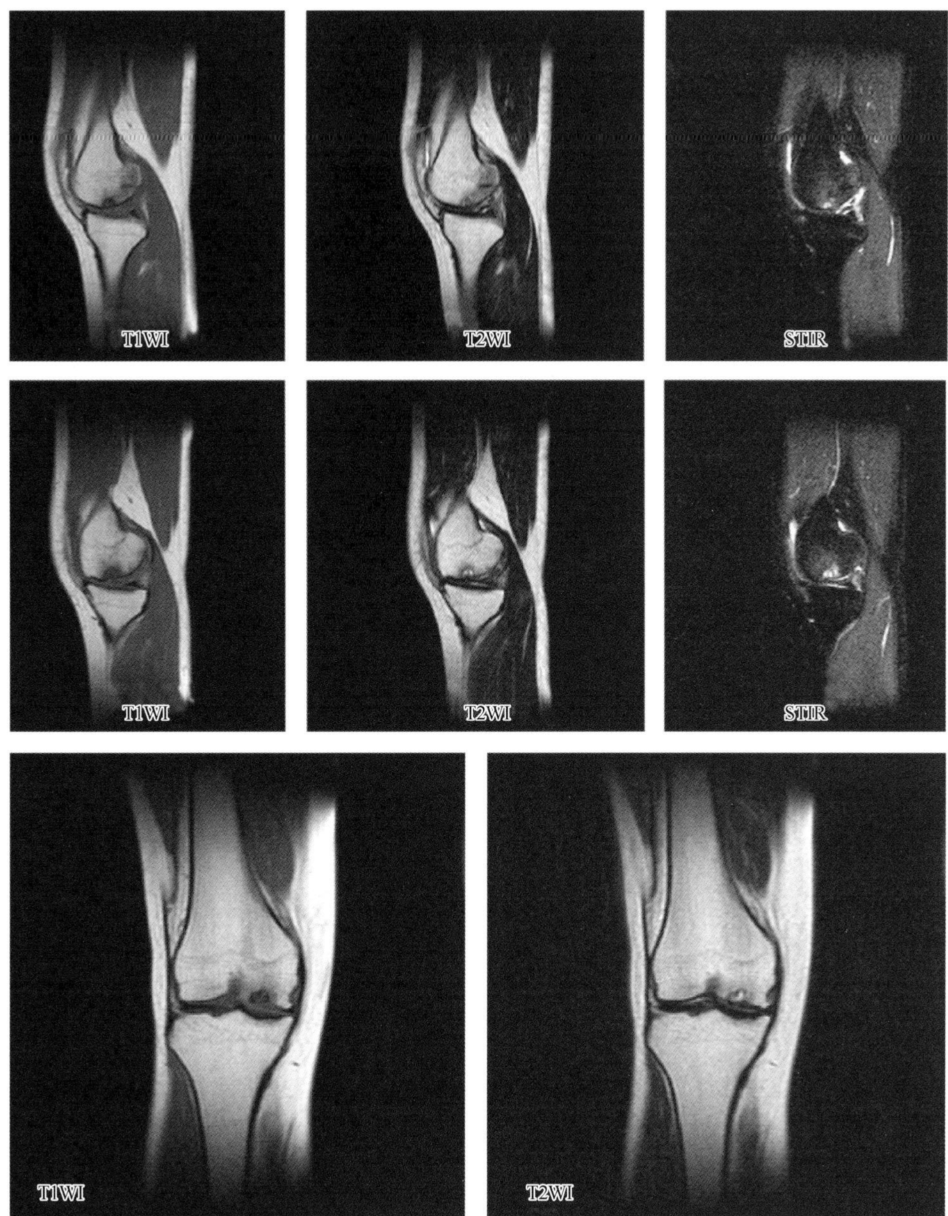

图 7-9-2 患者女性，29 岁，左股骨下端剥脱性骨软骨炎。MRI 示股骨髁扁平伴软骨面缺损，股骨髁见多发异常信号，T1WI 低信号，T2WI 高信号，位于软骨下。

陷无硬化为软骨萎缩，而成骨凹陷加硬化，则为软骨坏死。X 线、CT、MRI 检查都可做出明确诊断。

成人关节软骨坏死，影像学表现：早期表现为骨性关节面变薄、模糊、中断或消失；中期出现关节面凹陷、缺损；晚期则表现为骨性关节面硬化。关节软骨坏死，可继发滑膜增生形成血管翳，滑膜嵌入关节软骨下囊变，关节面凹凸不平，骨端增生变形。

（孙 琨）

参考文献

[1] Rodrigues-Pinto R. Clinical and radiological results following radial osteotomy in patients with Kienbock's disease: four-to 18-year follow-up. The Journal of bone and joint surgery. British Volume, 2012, 94: 222.

[2] Kadono M. Osteonecrosis of the humeral head. International Journal of Hematology, 2011, 94: 222.

[3] Davidson D, Ghag A, Beauchamp RD, et al. Inter-observer and intra-observer agreement in the radiographic diagnosis of avascular necrosis of the femoral head following slipped capital femoral epiphysis. Journal of Children's Orthopaedics, 2010, 4: 327.

[4] 徐爱德，王世山，主编. 骨关节软组织疾病影像鉴别诊断. 北京：中国协和医科大学出版社，2010.

[5] 江浩主编. 骨与关节 MRI. 上海：上海科学技术出版社，2005.

[6] 王云钊，屈辉，孟悛非，等主编. 骨关节影像学(第二版). 北京：科学出版社，2010.

[7] Gruson KI, Kwon YW. Atraumatic osteonecrosis of the humeral head. Bulletin of the NYU Hospital for Joint Disease, 2009, 67(1): 6-14.

[8] Hernigou P, Flouzat-Lachaniette CH, Roussignol X, et al. The natural progression of shoulder osteonecrosis related to

corticosteroid treatment. Clin Orthop Relat Res, 2010, 468: 1809 - 1816.

[9] Sarris I, Weiser R, Sotereanos DG. Pathogenesis and treatment of osteonecrosis of the shoulder. Orthop Clin North Am, 2004, 35: 397 - 404.

[10] Manaster BJ. Adult chronic hip pain: Radiographic Evaluation. Radiographics, 2000, 20: S3 - S25.

[11] Boles CA, Khoury GY. Slipped capital femoral epiphysis. Radiographics, 1997, 17: 809 - 823.

[12] Andrews CL. Evaluation of the marrow space in the adult hip. Radiographics, 2000, 20: S20 - S42.

[13] Ficat RP. Idiopathic bone necrosis of the femoral head: early diagnosis and treatment. J Bone Joint Surg Br, 1985, 67: 3 - 9.

[14] Mitchell DG, Rao VM, Dalinka MK, et al. Femoral head avascular necrosis: correlation of MR imaging, radiographic staging, radionuclide imaging and clinical findings. Radiology, 1987, 162: 709 - 715.

[15] Mitchell DG, Kressel HY, Rao VM, et al. The unique MRI appearance after the reaction interface in avascular necrosis: the double line sign (abstract). Magn Reson Imaging, 1987, 5(Suppl 1): 41.

[16] Petrigliano FA, Lieberman JR. Osteonecrosis of the hip: novel approaches to evaluation and treatment. Clin Opthop Relat Res, 2007, 465: 53 - 62.

[17] Lee JH, Dylce JP, Ballon D, et al. Assessment of bone perfusion with contrast-enhanced magnetic resonance imaging: imaging of bone marrow edema associated with osteoarthritis and avacular necrosis. Orthop Clin North Am, 2009, 40: 249 - 257.

[18] Zhao FC, Li ZR, Zhang NF, et al. Lesion size changes in osteonecrosis of the femoral head: a long term prospective study using MRI. International Orthopaedics, 2010, 34: 799 -804.

[19] Pearce DH, Mongiardi CN, Fornasier VL, et al. Avascular necrosis of the talus: a pictorial essay. Radiographics, 2005, 25: 399 - 410.

[20] Tehranzaden J, Stuffman E, Ross SD. Partial Hawkins signs in fractures of the talus: a report of three cases. AJR, 2003, 181: 1559 - 1563.

[21] Albtoush OM, Esmadi M, Al-Omari MH. Cystic avascular necrosis of the triquetrum. Clin Imaging, 2013, 37(2): 393 - 397.

[22] Stahl S, Lotter O, Santos Stahl A, et al. 100 years after Kienbock's description: review of the etiology of Kienbock's disease from a historical perspective. Orthopade, 2012, 41(1): 66 - 72.

[23] Mazis GA, Sakellariou VI, Kokkalis ZT. Avascular necrosis of the hamate treated with capitohamate and lunatohamate intercarpal fusion [J]. Orthopedics, 2012, 35(3): e444 - 447.

[24] Bhardwaj P, Sharma C, Sabapathy SR. Concomitant avascular necrosis of the scaphoid and lunate [J]. Hand Surg, 2012, 17(2): 239 - 41.

[25] Yamada S, Eriguchi R, Toyonaga J, et al. Kienbock's disease: unusual cause of acute onset wrist pain in a dialysis patient [J]. Intern Med, 2011, 50(5): 467 - 469.

[26] Pegoli L, Ghezzi A, Cavalli E, et al. Arthroscopic assisted bone grafting for early stages of Kienbock's disease [J]. Hand Surg, 2011, 16(2): 127 - 131.

[27] De Smet L, Sciot R, Degreef I. Avascular necrosis of the scaphoid after three-ligament tenodesis for scapholunate dissociation: case report [J]. J Hand Surg Am, 2011, 36(4): 587 - 590.

[28] Bain GI, Durrant A. An articular-based approach to Kienbock avascular necrosis of the lunate [J]. Tech Hand Up Extrem Surg, 2011, 15(1): 41 - 47.

[29] Park IJ, Lee SU, Kim HM. Coexisting avascular necrosis of the scaphoid and lunate [J]. J Plast Surg Hand Surg, 2010, 44(4 - 5): 252 - 256.

[30] Salem KH, Brockert AK, Mertens R, et al. Avascular necrosis after chemotherapy for haematological malignancy in childhood [J]. Bone Joint J, 2013, 95 - B(12): 1708 - 1713.

[31] Guan JJ, Zhang CQ. Comment on Slipped capital femoral epiphysis: reduction as a risk factor for avascular necrosis [J]. J Pediatr Orthop B, 2013, 22(1): 81.

[32] Axe JM, Paull JO, Smith E. Total hip arthroplasty as treatment for avascular necrosis secondary to slipped capital femoral epiphysis in a pre-teen [J]. Del Med J, 2013, 85(8): 237 - 240.

[33] Larson AN, McIntosh AL, Trousdale RT, et al. Avascular necrosis most common indication for hip arthroplasty in patients with slipped capital femoral epiphysis [J]. J Pediatr Orthop, 2010, 30(8): 767 - 773.

[34] Woelfle JV, Reichel H, Javaheripour-Otto K, et al. Clinical outcome and magnetic resonance imaging after osteochondral autologous transplantation in osteochondritis dissecans of the talus [J]. Foot Ankle Int, 2013, 34(2): 173 - 179.

[35] Thawait SK, Thawait GK, Frassica FJ, et al. A systematic approach to magnetic resonance imaging evaluation of epiphyseal lesions [J]. Magn Reson Imaging, 2013, 31(3): 418 - 431.

[36] Shea KG, Jacobs JC, Jr., Grimm NL, et al. Osteochondritis dissecans development after bone contusion of the knee in the skeletally immature: a case series [J]. Knee Surg Sports Traumatol Arthrosc, 2013, 21(2): 403 - 407.

[37] Schulz JF, Chambers HG. Juvenile osteochondritis dissecans of the knee: current concepts in diagnosis and management [J]. Instr Course Lect, 2013, 62: 455 - 467.

[38] van Weeren PR, Jeffcott LB. Problems and pointers in osteochondrosis: Twenty years on [J]. Vet J, 2013, 197(1): 96 - 102.

第八章　关节软骨和软骨病

关节软骨是一种独特的、重要的运动功能组织。关节软骨不仅能在人们运动时承受相当于百十倍以上的人体重力，吸收机械性的冲击和震荡，让负荷传递给其下方的骨组织，而且在两个非平行的关节面之间有非常低的摩擦力，以保持关节的正常活动。

软骨本身没有血管、神经纤维和淋巴组织，但是却具有自然界里最良好的耐负荷功能。作为几乎唯一的直立行走动物，人的膝关节软骨需要承受10倍体重负载，提供低摩擦光滑表面，保持数十年的使用寿命。以上功能的实现归功于关节软骨本身复杂而独特的生理结构和组织成分。软骨的代谢受到力学和体液因素的双重调节，如在良好的保健情况下，关节软骨在关节内可终身发挥作用，以保证人体的正常生理活动。但关节软骨也可由外伤、骨关节炎和其他炎性病变引起病损和破坏。软骨还能发生免疫反应，而且软骨的免疫反应可能是关节炎时软骨损伤的重要原因。软骨在过去被认为是缺少生物活性的组织，然而近年来的科学研究证明，软骨和人体内任何其他组织一样具有生物活性。

第一节　软骨成像技术

包括骨关节炎在内的许多炎症性、非炎症性关节病变都会导致关节软骨组织成分异常和结构破坏。关节软骨病变处于关节疾病的核心地位，其程度直接决定了关节疾病的发生和发展过程。近年来，随着软骨修复药物和外科技术的不断发展，各种关节疾病治疗手段的不断丰富，对关节软骨进行精确、无创伤性和可重复的评价需求日益增加。

关节镜目前仍是诊断关节破坏和修复评价的金标准。但是关节镜的缺陷显而易见：仅能观察软骨表面，潜在缺损需进行物理探查；有创伤，不适合进行随访；费用高昂，推广性不强。X线平片简单易行，可长期随访，但其无法直接显示软骨，缺乏精确评价手段。CT作为一种可精确显示骨性结构的断层扫描设备，已广泛应用于骨关节疾病的诊疗与手术评估。但与X线类似，CT也无法直接显示软骨，更不能对软骨的内部结构进行分析。

CT关节造影可显示大关节软骨轮廓，在进行高分辨率扫描时，可显示软骨表层裂隙和缺损。有文献报道，CT直接关节造影对膝关节股骨髁软骨大于10 mm的缺损显示敏感度达到95.7%，特异度为89.6%，但小于5 mm的软骨缺损显示敏感度和特异度分别为46.8%与32.1%。因此考虑到CT关节造影本身有一定损伤，故目前在临床开展不多（图8-1-1，图8-1-2）。

同步辐射是近年来兴起的一种新的成像方式。同步辐射是速度接近光速的带电粒子在磁场中沿弧形轨道运动时放出的电磁辐射。由于它最初是在同步加速器上首次被观察到，便被称为“同步辐射”。同步辐射光源作为新一代光源，具有一系列其他人工光源无法比拟的优良特性，也是继电光源、X光源和激光光源后对人类生活和科学研究产生革命性影响的第四种人工光源。同步X射线与传统的显像模式有很大的不同（图8-1-3）。首先，同步X射线来自同步辐射装置而非X线球管电压和管电流。大体而言，前者的亮度要比后者高5～6个数量级，而应用了“扭摆器”（wiggler）等高级插入件后的第三代光源的亮度更是高达到12个数量级以上。其次，同步辐射可以产生一个连续范围的光谱。从红外线、可见光到X线，横跨4～5个数量级，并且可用单色器（monochromatic）选择任意所需波段，调出光谱适用的波长的光进行生物品分析。单色光在穿透人体组织时没有能谱的改变，只有强度改变，可以消除医学成像中常常遇到的光束硬化问题。此外，同步X射线高度相干，其衍射和干扰现象可被用来显像；具有时间结构的脉冲性也可在时间分辨技术中应用。这些特性都能通过特殊的复杂的方式使物体显像，可以实现许多普通光

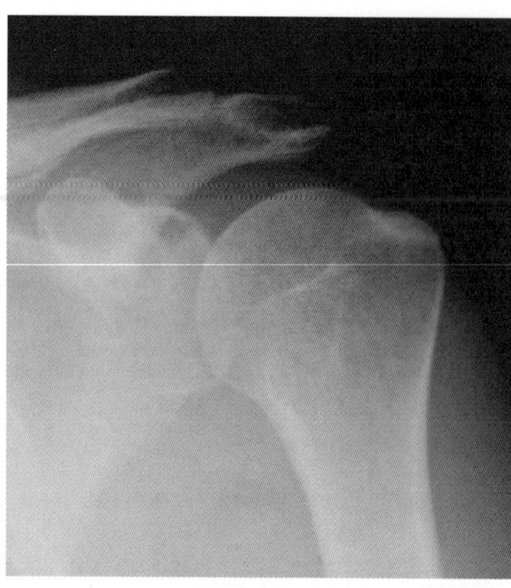

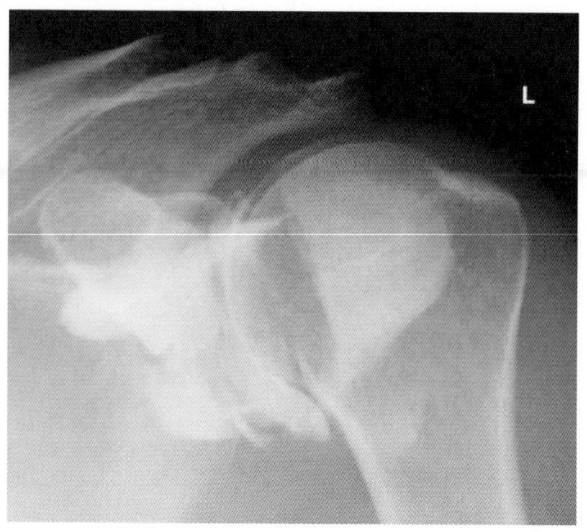

图 8-1-1 X线关节造影。关节造影能间接显示软骨大致形态，但无法直接显示软骨形态和内部结构。

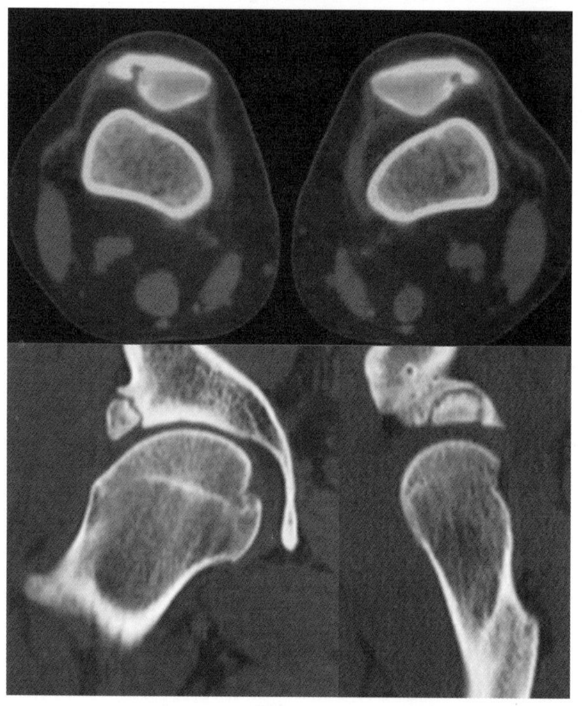

图 8-1-2 髌骨和髋臼软骨软化。CT清晰显示软骨下骨质局部缺损，优于X线，但CT也无法直接显示软骨病变。

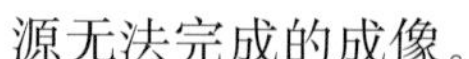

源无法完成的成像。

近年来，同步辐射也逐步应用于软骨结构研究中。首先是吸收衬度成像。由于生物体的密度、组成以及厚度的不同导致对X线的吸收能力各不相同，同步辐射光的高强度和天然准直使得晶体单色器能产生一条短波长的条带用以吸收衬度并进而成像。现有研究证实，同步辐射衬度成像能直接显示软骨，对软骨表层裂隙具有非常高的敏感度，甚至能发现直径在μm的病灶(图8-1-4，图8-1-5)。

其次是衍射增强成像(diffraction enhanced imaging，DEI)。DEI成像主要是利用了同步辐射光源的单色性和高度相干性。通过置于样品与探测器之间的分析硅晶体，研究者能分离出投射、折射和散射光对目标成像的贡献，再滤除小角散射，从而显著提高成像衬度和空间分辨率。国外报道应用DEI成像显示软骨内部基质结构和胶原纤维束排列，并进一步研究软骨力学特性和生物力学变化，收到了良好的效果(图8-1-6)。

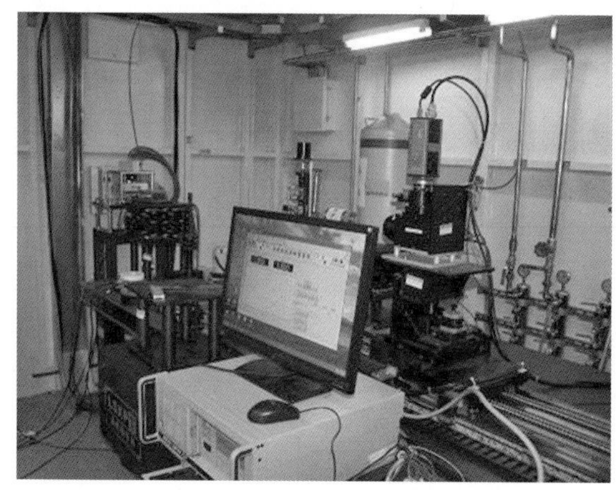

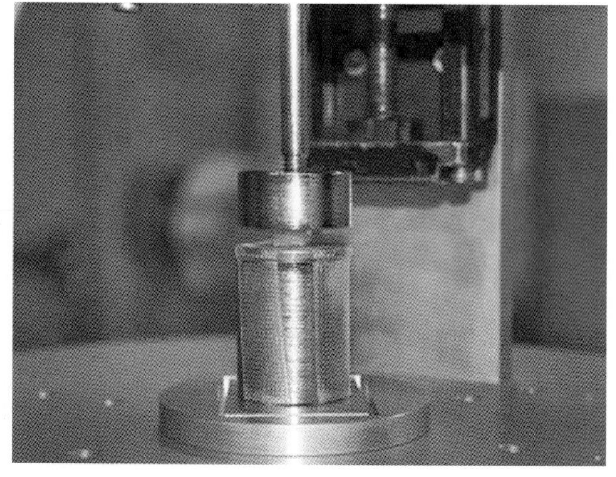

图 8-1-3 同步辐射软骨成像。在生物线站上，依托小样本成像装置，选择合适的光通量和像距，就可进行软骨相衬成像。配合力学负荷装置，可进一步开展软骨力学成像研究(上海光源BL13W线站)。

图 8-1-4 软骨同步辐射 X 线相衬像。临床所用的 X 线无法直接显示软骨。但同步辐射光源所产生的 X 线光通量高、相干性强，可直接显示软骨表层形态和内部结构，分辨率可达到 3 μm。同样，X 线相衬像也可显示软骨下骨质结构。

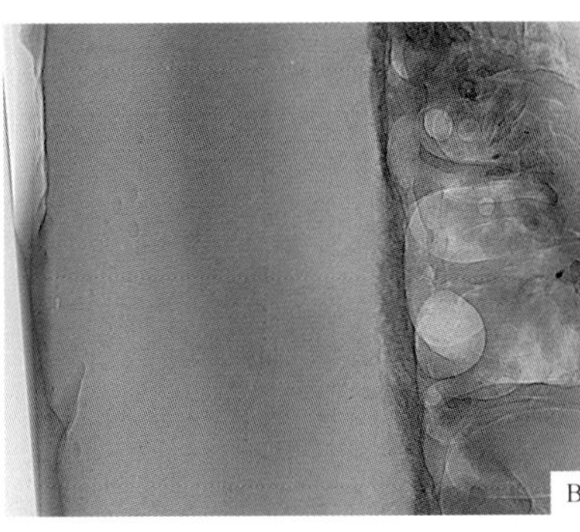

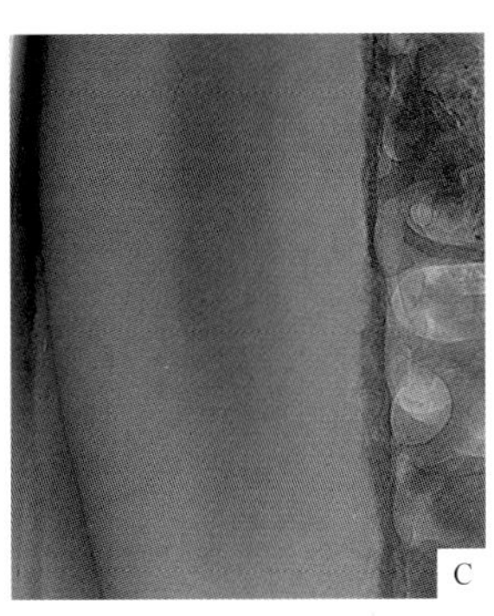

图 8-1-5 经对比剂预处理的软骨同步辐射 X 线相衬像。经对比剂单向渗透 3 小时后，软骨中层出现高密度条带状分布，对比剂将软骨表层衬托的非常清晰，软骨下骨质层次也更为清晰。渗透 5 小时后，条带分布基本处于稳定，而软骨表层细微结构更为明确。与普通软骨相比，对比剂预处理软骨形态更为清晰，对于表层和基质内部结构观察更为精确。A. 普通软骨同步辐射成像。B. 对比剂单向渗透预处理 3 小时的同步辐射像。C. 对比剂预处理 5 小时的同步辐射像。

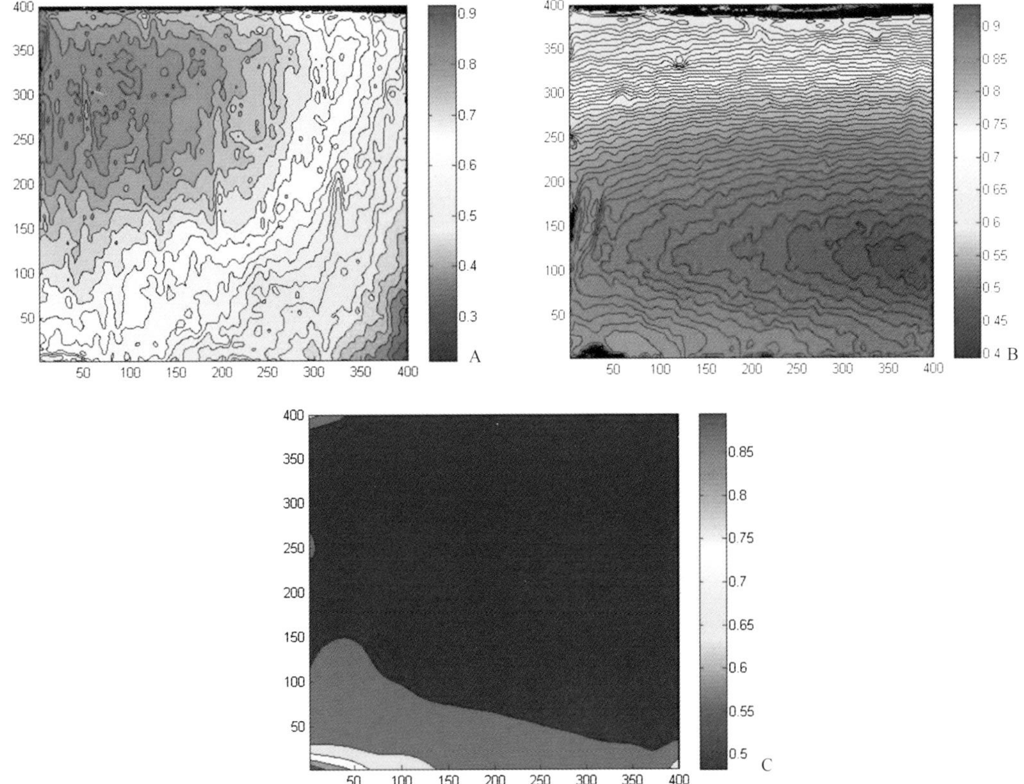

图 8-1-6 经同步辐射图像分析所得的软骨基质内对比剂渗透情况。在软骨表面添加对比剂 1 小时后，对比剂渗透主要集聚在表层(红色区域)。3 小时后对比剂集聚区移行至软骨辐射层。6 小时后对比剂基本渗透至软骨下骨。A. 渗透 1 小时软骨基质内对比剂渗透率参数图。B. 3 小时参数图。C. 6 小时参数图。

同步辐射软骨成像开拓了软骨影像学研究新的领域，为研究软骨微观结构提供了新的影像学平台(图 8-1-7)。但同步辐射能量非常高，辐射源稀少，仅适合于离体样本，不能应用于人体，无法在临床开展工作。

与以上技术手段相比，磁共振成像(MRI)检查没有创伤，且具有多平面、高组织分辨率成像的特点，目前已广泛应用于关节疾病的临床诊疗中。MR 软骨成像不仅能够发现软骨病变，评价软骨修复状况，也可以通过特殊的敏感序列获得软骨内生化成分的细节信息，实现早期诊断。因此 MRI 现已成为目前软骨影像学评价的首选(图 8-1-8)。

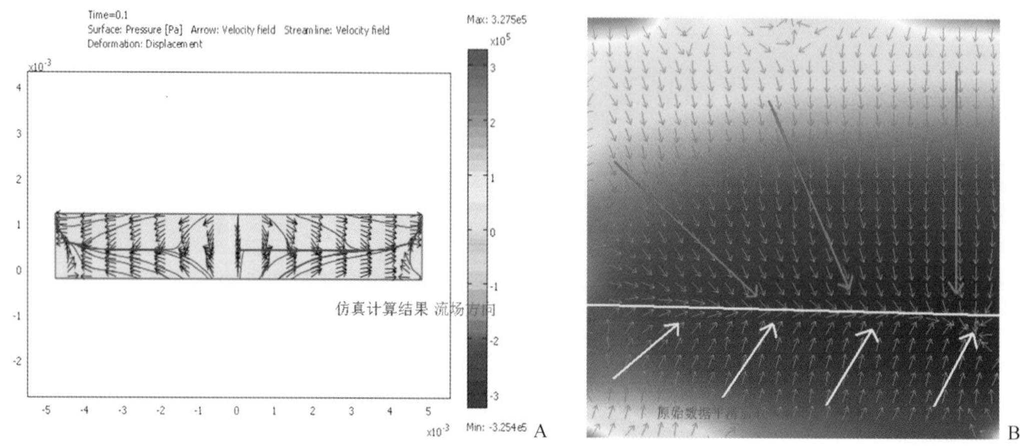

图 8-1-7 基于同步辐射计算的定负荷下软骨基质间隙流动结果与理论对照。在软骨生物力学二相流动模型中，软骨基质内游离水会随着所受负荷方向和压强而做有规律的流动。通过对定负荷下软骨同步辐射图像的定量分析，发现成像实验所采集的软骨基质内对比剂流动方向与理论模拟吻合。这既证实了原有理论模型的正确性，也说明了软骨同步辐射成像在基础研究中的重要平台作用。A. 负荷下软骨基质间隙流动模式图。B. 对软骨同步辐射图像进行叠加处理和数据换算后所得到的软骨基质间隙流动参数图。

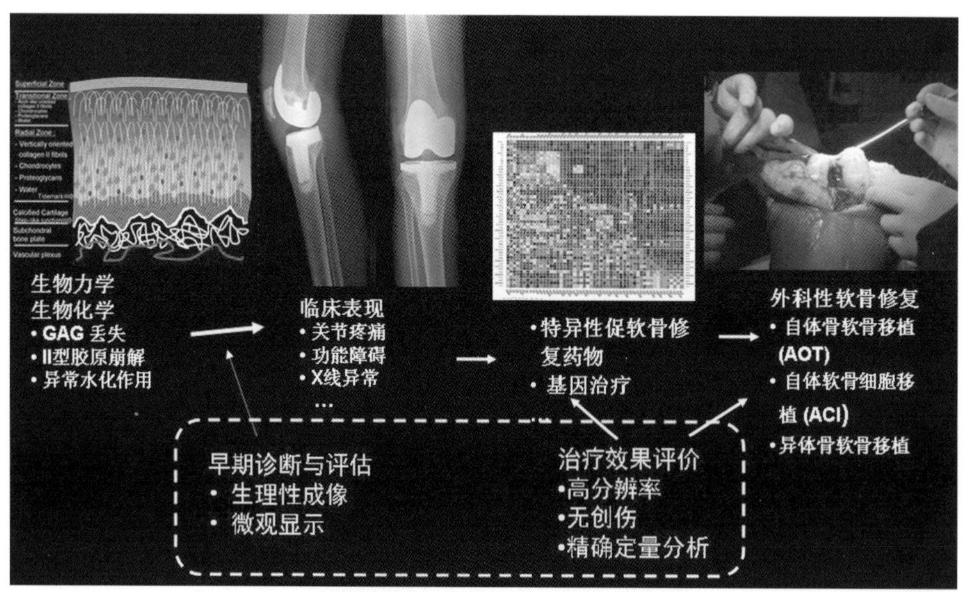

图 8-1-8 磁共振软骨成像在骨关节炎诊疗中的作用。磁共振软骨成像作为重要的影像学技术，在骨关节炎诊疗中主要发挥两大作用：① 早期诊断。磁共振能早期发现软骨基质成分变化和微小缺损，在出现临床症状前及时显示软骨病变，为骨关节炎相关药物的研发提供可靠的影像平台。② 治疗评估。磁共振能对软骨缺损修复情况、软骨内异常信号变化等进行精确评估，且由于其无创性，因此可适合进行纵向观察和对照研究。

(陆 勇 尚 鹏 李智慧 周海宇)

第二节 关节软骨的组织学结构

一、关节软骨的组成

关节软骨属于透明软骨，主要由细胞外基质和软骨细胞组成。透明软骨的组织学特殊性主要表现在：① 关节软骨没有血管、神经纤维和淋巴组织，完全依靠关节液的弥散提供营养；② 具有自然界里最良好的耐负荷功能。在日常的活动中，人的关节软骨可最多承受相当于 10 倍体重的负载。它还提供无与伦比的低摩擦表面：正常关节软骨的摩擦系数(0.005～0.02)，比 0℃时冰块之间的摩擦系数(0.01～0.1)还低，在静息时则比在关节运动时更低。模拟这种多孔黏弹性物质的特殊负荷耐受性能，一直是科学家们多年来的追求；③ 超长的使用寿命。正常的关节软骨可耐受 70～80 年的重负而不产生显著的损耗。关节软骨是一种有生命的组织，机械磨损由生物合成及修复来弥补，从而得以维持其特殊的生理性质。

软骨细胞高度分化，增生能力差，其作用是产生和保持细胞外基质。细胞外基质主要由水、胶原和蛋白糖原聚合物组成。水约占关节软骨重量的 80%，且接近表层含量最丰富，向深层含水量逐渐减少。关节面负重时水从软骨基质被挤压出，润滑关节面，减少关节活动时的摩擦；胶原约占细胞外基质干重的 60%，构成整个软骨结构的框架并覆盖软骨的表面。透明软骨内的胶原成分主要是Ⅱ型胶原，不含Ⅰ型胶原。后者是纤维软骨、肌腱、韧带的主要成分。Ⅱ型胶原结合稳固，能对抗紧张力和剪切力。

关节软骨由少量的软骨细胞和大量的细胞外基质所组成。基质的主要成分为水、大分子胶原及蛋白多糖等。从物理形态上可分为两部分：一部分是固态物质，包括软骨细胞、胶原、蛋白多糖和其他的糖蛋白；另一部分是液态物质，包括水和离子。

透明软骨内的胶原主要是Ⅱ型胶原，也有少量Ⅴ、Ⅵ、Ⅸ、Ⅹ、Ⅺ型胶原。其约占软骨湿重的 15.5%，干重的 50%，但在浅层软骨中占软骨的绝大部分。胶原是组成软骨框架的主要成分，胶原分子的交互作用创造了能够抵御外来张力的稳定框架结构。正常情况下胶原降解速度很慢。

蛋白多糖占软骨干重的 25%。胶原的含量随深度增加而下降，而蛋白多糖的含量随深度的增加而增加。蛋白多糖占软骨重量的 5%。它是一类大分子蛋白多肽，由中央的核心蛋白和与之结合的硫酸黏多糖(glycosaminoglycan，GAG)组成。GAG 主干是线性长链的透明质酸分子，结合了许多蛋白质链，后者再结合硫酸软骨素和硫酸角质素，形成在电镜下观察到的洗瓶刷样或羽毛分支样结构。该结合有大量的水，使蛋白多糖膨胀形成膨胀压。该压力与胶原纤维的回缩力达到平衡而维持软骨的正常形态并产生良好的抗震功能。

除了以上组成成分以外，软骨组织中还存在这大量的离子。这些离子主要来源于滑液和软骨细胞。其与蛋白多糖等大分子聚合体一起形成了软骨内恒定的负电荷环境。这对保持软骨机械力学特性和组织结构稳定具有重要意义。

关节软骨是活的生理性承重结构。其主要功能依靠软骨基质实现，软骨基质成分依靠软骨细胞分泌和调节。这其中复杂而又精确的机制目前尚不明确。当骨关节炎发生时，软骨组织降解和修复的动态平衡状态被打破，出现代谢异常，并继而发生以后一系列的变化。

二、关节软骨主要结构

软骨表面的胶原呈平行、致密排列，胶原纤维间的有效孔隙很小，约 6 nm，相当于一个血红蛋白的直径。这样的滤过口径防止了基质大分子的移出和关节滑液中大分子(如免疫球蛋白)的进入，同时又给水、电解质等物质提供了自由出入的通道。软骨表面致密呈水平排列的胶原对软骨有保护作用，它的结构紊乱常常是关节炎的前奏。软骨中层近表层和深层近钙化层的胶原排列方向较不规则，大致呈拱形。

软骨的组织学结构反映了它所承受的张力、压力和切变力。软骨表层中的软骨细胞是扁平的。这一层中的软骨组织承受着关节中最强的切变力、压力和张力。表层是薄的胶原纤维层，胶原直径较细，互相平行呈致密排列，方向与关节面平行，水基本上不能透过这一层，这是关节产生液压负重机制的基础。中层又称过渡层，为厚的胶原纤维层，胶原纤维排列不规则，具有较多斜行方向的纤维可以抵抗关节表面的剪切力。深层，又称辐射层或辐散层，该层的胶原纤维多呈垂直平行壮的排列，较少交叉，含水量很少，蛋白多糖含量最高，软骨细胞常聚成团。最深层又称钙化层，含有丰富的羟磷灰石盐，胶原纤维通过钙化层牢固地固定于其下的骨组织(图 8-2-1)。

形成网络的胶原纤维构成了关节软骨的支架，

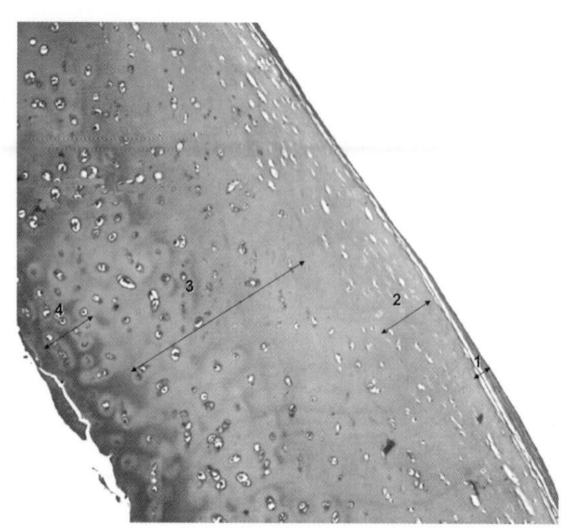

图8-2-1 软骨组织学分层(甲苯胺蓝染色)。在光镜下,软骨组织可分为四层。由浅入深分别是:表层;过渡层;辐射层;深层(含潮线和钙化软骨)。

大量的折叠的糖蛋白分子嵌在这种复杂的胶原网内,糖蛋白中带负电的阴离子 SO_3^{2-} 和 COO^- 互相排斥并吸引阳离子(主要是 Na^+),从而产生渗透压,使水进入软骨内。软骨内的静电斥力、Donnan 平衡渗透压力所产生的"扩张压"、水和胶原纤维网所产生的摩擦阻力之间的平衡,决定了胶原蛋白分子的压缩程度、负电荷暴露的数量和关节软骨内水分的含量。水在关节表面含量最多,由软骨表层至深层逐渐减少,而蛋白多糖的程度却渐渐增加。

软骨胶原纤维排列是组织分化和应力相互作用的结果。电镜下,钙化层胶原以精细网状结构排列,向上形成层状或板状结构并垂直于软骨钙化区。在近表面处,胶原层状变薄并拱起,从而在关节表面形成致密的水平板状结构。以往认为表面切线层与深层之间存在胶原联结,但最近研究显示两者之间没有必然联系,而是保持基本独立。

胶原复合纤维网络与聚合糖蛋白分子和水共同作用并承重应力负荷。SO_3^- 及 COO^- 等负离子均匀分布于糖蛋白的葡糖氨基中,它们互相排斥并吸引相应的离子(主要为 Na^+),从而带动水分子渗透入软骨。静电斥力与 Donnar 渗透压共同作用,产生"膨胀压",使软骨即便在压力作用下也能保持膨胀状态。膨胀压与胶原网络结构产生的相应抵抗力之间的平衡决定了糖蛋白分子的聚合程度、负离子的暴露数量,由此最终决定了软骨的水化作用程度。在软骨表层水含量丰富,并向软骨深层递减,而糖蛋白聚合程度正好相反。作用于软骨的应力使纤维间隙内的水在多孔的固态基质内横向流动。硫酸软骨素等聚合糖蛋白分子使水的流动受到很大的阻力,产生对抗应力的强大液压。这种由软骨分层结构所形成的液压机制是维持软骨压缩强度及强大负载能力的生物力学基础。

软骨中的水因渗透压的作用,主要存在于胶原网眼间的空隙内。因软骨表层平行带是不透水的,软骨所承受的压力引起间质中的水在多孔固态基质(蛋白多糖和胶原)内,沿水平方向流动。然而水流动的摩擦阻力主要是由硫酸软骨素产生的,水就是在这种情况下具有主要的承重作用的。这种液压机制是关节软骨的硬度和承重能力的基础。

胶原网架的断裂可使积聚的蛋白多糖分散展开,并暴露出更多的阴离子,故而增加了软骨内水的含量,可引起轻度的软骨肿胀。当蛋白多糖丢失时,残存的蛋白多糖就具有更大的伸展空间,也可增加水的含量。又因蛋白多糖的丢失则减少了水的流动阻力,故而降低了其液压机制的作用,使软骨表面的硬度及负重能力下降,造成更多的重力压迫在已受损的软骨固体机制上,以至于水肿的关节软骨更易受机械损伤,最终可使软骨发生碎裂脱落或修复。

尽管软骨基质丢失和软骨内的水分增加是骨关节炎、类风湿关节炎和外伤后软骨损伤的共同特征,但各自的病理过程是不同的。在骨关节炎早期,关节表层中的Ⅱ型胶原首先出现退变,增加了关节表面的摩擦作用和对水的通透性。软骨内的水分在承重作用下迅速流出网架损伤和蛋白多糖的丢失,都将严重削弱软骨的液压机制作用,可降低其负重能力。在类风湿关节炎患者中,病变开始于深层软骨细胞周围的基质内,表明异常的软骨反应是由于细胞因子所引起的。在类风湿关节炎中,软骨表面的轻度退变可能是由于滑膜液中的多形核细胞作用所致。急性外伤可引起深部钙化层的断裂或钙化层与软骨下骨组织分离,大多是由于承重时横向剪切力所致。这种形式的钙化层断裂于分离可能是软骨退变的机制之一。

三、关节软骨的主要功能

主要包括:① 承受巨大的负荷,把力均匀分布传递到软骨下组织。② 为关节活动提供了无摩擦的表面。③ 使溶质和营养物质弥散到关节软骨内的软骨细胞。

四、关节软骨的生物力学特点

在活体,关节软骨的负重区暴露在强度为 0~20 MPa、频率为 0.1~10 Hz 的接触压力下,作用于关节的力通过在其接触面的对应区域产生压力而进行传导。在日常活动中(如行走、奔跑),关节的接触面在其表面的某些区域快速掠过,相互触碰部位的压强可以在数分钟内从0上升到一个很大的值,然后再回到0。由间歇负重而施加于关节的力,在软骨的组织间液中产生了一个非常高的静水压,实现了压力的传导。

除压力外,关节的旋转性运动还施加了一个与接触面区域外软骨表面相切的张力。可以说软骨内的液体成分抵抗了压缩力,而胶原网络结构抵抗了张力和剪切力。运动时,随着关节负重的反复进行,软骨基质不断地固缩,表面层的整个厚度也在减少。随着生理活动的减少,关节负重的减轻,软骨内产生流体静水压的张力,这种张力导致水被吸收回组织内,软骨厚度得以恢复正常。MRI已被用于评估由不同生理运动产生的软骨容量及厚度的变化。总之,关节软骨的生物力学作用减少了其接触面的摩擦力和压力,使作用于关节的力以一种高效能的方式均匀传导到软骨下的骨组织,抵抗了可能在软骨中产生的张力和剪切力,防止了关节软骨的过渡磨损和破坏。

(陆 勇 尚 鹏 李智慧 周海宇)

第二节 正常关节软骨的MRI表现

由于关节软骨层相当薄,用MRI来评估关节软骨的细微变化常受到空间分辨率的限制,但近年来由于新的扫描序列的开发及各种关节表面线圈的改进,使MRI在关节软骨病变的检测方面已具有相当重要的作用。随着技术的改进,MRI在软骨病变检查方面的优势和潜力已越来越明显。

一、常用的软骨磁共振序列

(一) 自旋回波(spin echo,SE)序列(图8-3-1) T1WI和T2WI是应用最普遍的脉冲序列。T1WI具有良好的解剖结构显示能力,关节软骨与软骨下骨质在T1WI上可形成较好的信号对比,但软骨与关节液体间对比显示不佳,对软骨缺损的显示亦不敏感。T2WI上软骨呈低信号,在呈高信号

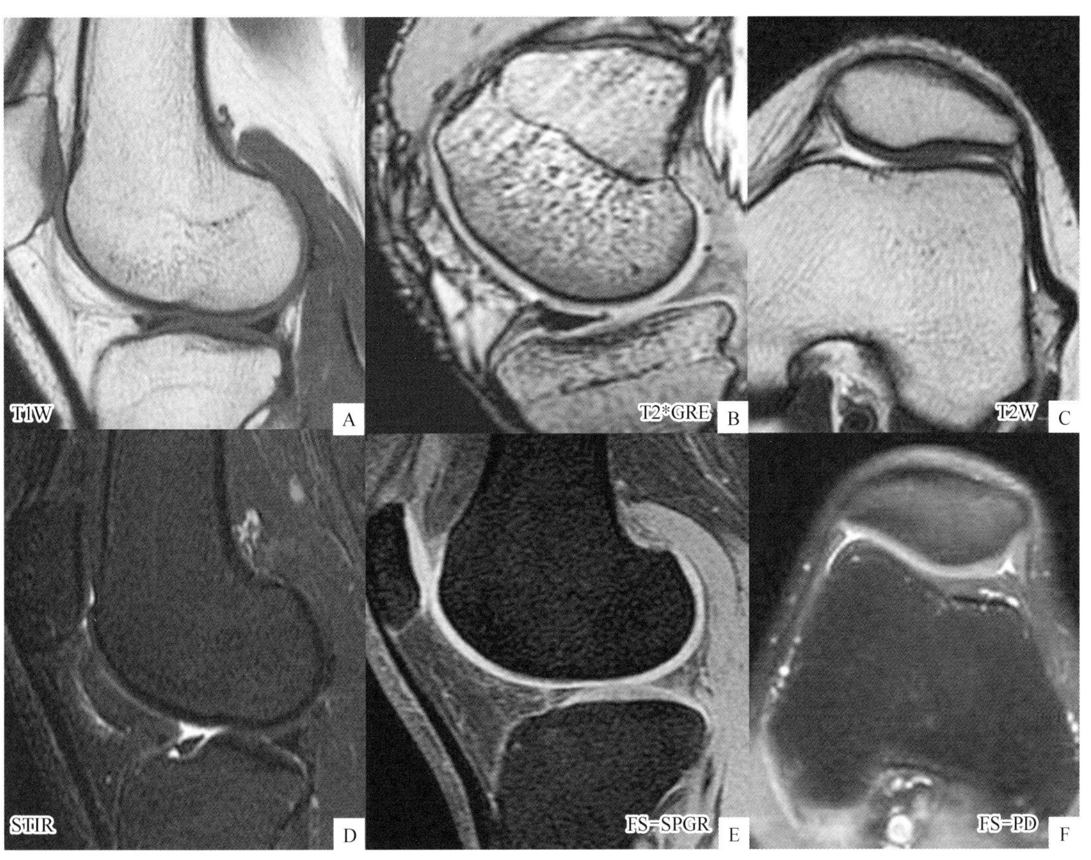

图8-3-1 各种常规磁共振序列上软骨表现。A. T1加权序列:软骨表现为单层中等信号带。B. T2*梯度回波(GRE)序列:表现为中-高信号带,可分为2层。C. T2加权序列:表现为中-低信号带。D. STIR序列:表现为低信号带,与软骨下骨质无法区分。E. 脂肪饱和扰相梯度回波序列(FS-SPGR):表现为3层高信号带,与半月板等边界明确。F. 脂肪抑制质子加权序列(FS-PD):软骨为2层中-高信号带。

的关节液的对比下可出现类似造影的效果;当有关节液渗出时对软骨表层缺损的病变显示较好,但过低的信噪比无法得到足够高的空间分辨力。长回波时间选择性丢失软骨深层信号,使软骨与软骨下骨的交界变得模糊不清(图 8-3-2)。

(二) 快速自旋回波(fast spin echo,FSE)序列 由于采用了多重聚焦脉冲,增加了信噪比并减少了成像时间,有效地提高了影像的清晰度。多重聚焦脉冲也使软骨内产生了磁化转移效应,有助于显示软骨异常。T2W—FSE 序列影像信噪比好,空间分辨力高,临床常用于探查软骨表面的异常,关节软骨为低信号,而关节液体和关节下骨显示为高信号,两者间对比明显,软骨病变显示为软骨轮廓的缺损或软骨内信号强度的增高。FSE 是二维成像,与三维快速扰相梯度回波(three-mensional fast spoiled gradient echo,3D SPGR)相比具有潜在的模糊伪影。

(三) 梯度回波(gradient recall echo,GRE)序列 可进行连续薄层扫描和多层面重组,获得较高的信噪比。3D SPGR 序列中,组织对比除依赖 TR、TE 外,还与翻转角有关。它与脂肪抑制技术结合,明显提高了软骨与关节液和关节下骨的对比噪声比(contrast-noise ratio,CNR),能较准确获得软骨的厚度、形态、接触面积及表面曲率等信息。关节软骨在 STIR 上表现为中等信号,与高信号的滑液有明显的对比,因此能清楚地显示软骨退变。抑脂三维扰相梯度回波序列已被认为是评价软骨病变最有价值的序列。

(四) 脂肪抑制技术(fat suppress,FS) 它与所有序列兼容,可以减少化学位移伪影和磁敏感伪影。常用的脂肪抑制技术为短 T。反转恢复(short-T inversion recovery,STIR),关节软骨在 STIR 上表现为中等信号,与高信号的滑液有明显对比,能清楚显示软骨退变。许多研究认为 SE、FSE、SPGR 与 FS 结合能更清晰显示软骨层次,对软骨表面缺损或软骨内信号改变敏感,各种干扰相对少。脂肪饱和是使用频率选择脉冲使脂肪中氢质子被激发,且在成像前使之去相位而不产生信号,软骨病变表现为低信号(图 8-3-3)。

综上所述,三维扰相梯度回波脂肪抑制(3D-FS-SPGR)序列和快速自旋回波(FSE)序列是目前用于临床诊断关节软骨病损的两个重要序列,针对此二序列的对比研究显示,两序列诊断关节软骨病损的差异无统计学意义,但对软骨表面病损,3D-FS-SPGR 序列由于其良好的对比度而优于 FSE 序列;对软骨内部病变,FSE 序列显示较好;3D-FS-SPGR 序列较 FSE 序列扫描时间长,并较易产生伪影,故可将两者联合使用,做出全面评估(图 8-3-4)。

二、软骨磁共振信号特点

目前在关节软骨成像方面,除了常规作 SE 序列 T1 加权和 T2 加权扫描外,采用关节表面线圈和 GE 序列,以及薄层、小视野、高梯度场及具有三维信息的成像技术等,可增加软骨成像的空间分辨率和对病变显示的敏感性(图 8-3-5)。

关节软骨的磁共振信号特征反映了软骨的结构和生物化学特征。早期研究认为,水化的蛋白多糖分子和多方向排列的胶原的含量及分布的不同,

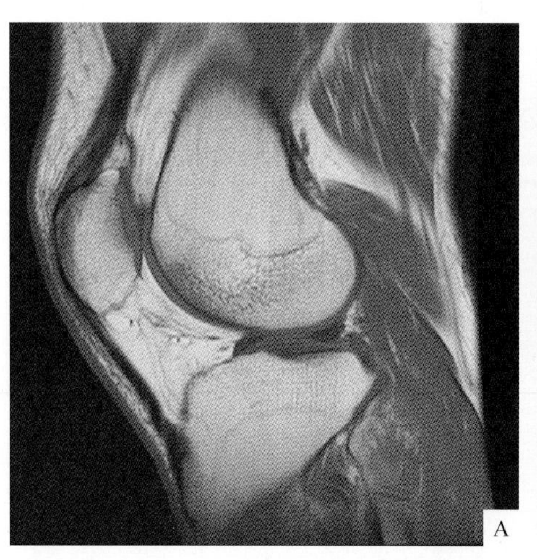

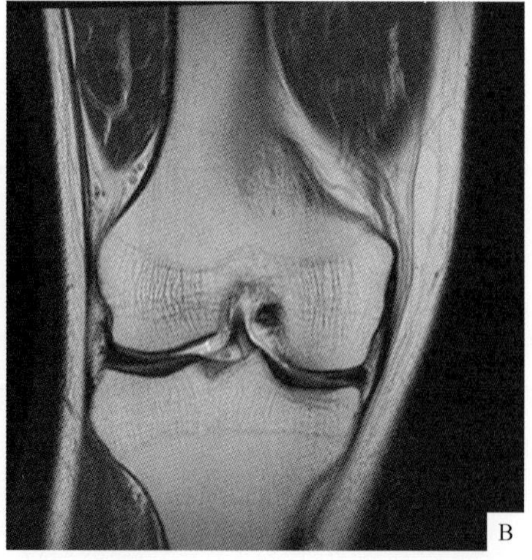

图 8-3-2 自旋回波序列上正常软骨表现。矢状面图像上,软骨覆盖在髌骨和股骨髁表面,表现为连续的中等信号带。软骨下骨为细的低信号带状影,与软骨信号带边界清晰。但自旋回波序列上无法区分软骨下骨和软骨钙化层。半月板为低信号表现,与软骨之间对比明显。冠状面上,软骨与半月板、脂肪组织、滑膜组织信号差异较大。A. 矢状面。B. 冠状面。

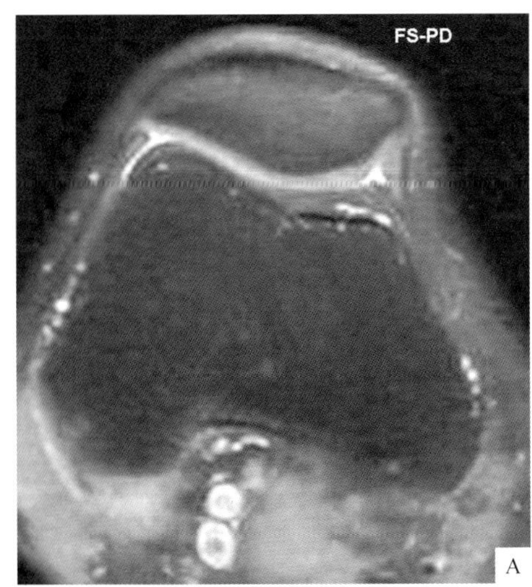

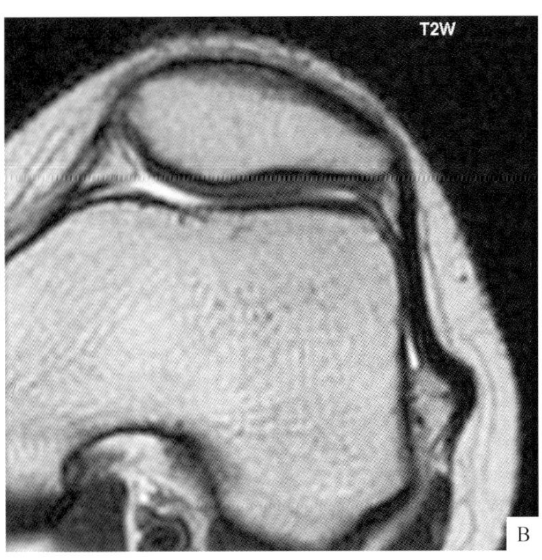

图 8-3-3 脂肪抑制质子加权与 T2 加权序列上软骨信号差异。脂肪抑制技术使膝关节皮下脂肪得到很好抑制，减少了高信号的脂肪信号对观察软骨细微信号变化的影响。质子加权像上，软骨呈现为 2 层的中高信号带，与软骨下骨有较为明显的区别。另外脂肪抑制质子加权序列对软骨下骨病变较为敏感。T2 加权像上，软骨与软骨下骨不易区分。其主要的优势在于腘血管搏动伪影不如质子加权像明显。A. 横断面脂肪抑制质子加权序列。B. 横断面 T2 加权序列。

序列名	FSE T2W	FS-PD	FS-SPGR
切层方向	矢状面横断面	横断面	矢状面
TR(ms)	3 000	2 500	50
TE(ms)	100	最小	4
翻转角(°)	90	90	60
视野(cm)	18	16	16
矩阵	256×224	256×224	256×192
激励次数	2	4	2
带宽(mm)	15.6	15.6	15.6
层厚(mm)	4	4	1.5
层距(mm)	1	1	0
扫描时间	1′06″	2′24″	8′42″

图 8-3-4 常用磁共振序列成像参数。

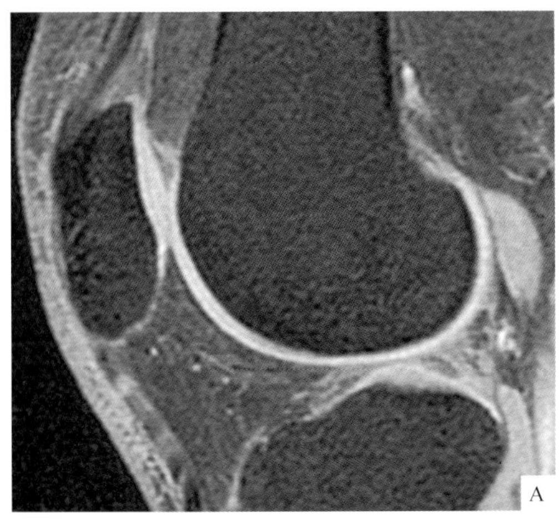

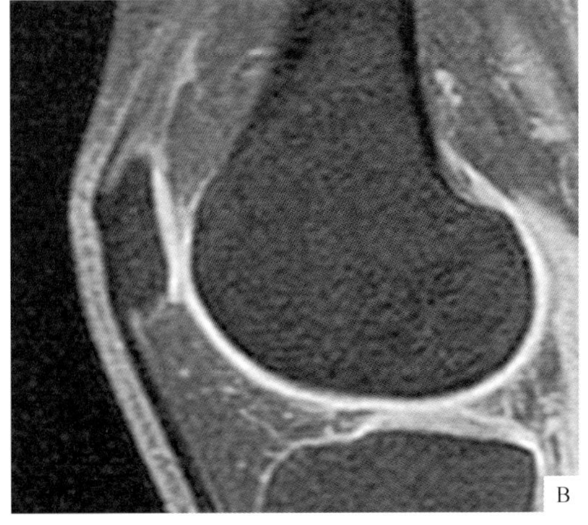

图 8-3-5 1.5 T 和 3.0 T 磁共振图像上软骨分层比较。在 1.5 T 矢状面 FS-SPGR 序列上，软骨表现为 2 层表现，其中下层与软骨下骨质无法区分。分层现象以股骨髁最为明显。3.0 T 图像显示，同样层面、同样成像序列上股骨髁软骨可分为 3 层，髌软骨也有分层表现。股骨髁软骨分层表现与魔角效应有关。A. 3.0 T 矢状面 FS-SPGR 序列图像。B. 1.5 T 矢状面 FS-SPGR 序列图像。

不仅影响软骨内水的含量(质子密度),而且还影响其运动状态(T2),可使软骨在 MRI 图像上呈特征性带状表现。随着 TE 的增加,软骨的信号从深部开始衰减,主要是深部辐射层有较快的 T2 衰减及软骨、骨交界处的磁敏感效应的共同作用所致。

软骨的 T2 较短,一般在短 TE 图像上软骨显示较清楚。在软骨深层上部的区带中有一条 T2 弛豫特别快的区带,所以在正常关节软骨的中部可见一条低信号的窄带。该带非常薄,部分容积效应及软骨非常轻微的弯曲都能使其模糊,也可以被磁角度作用所模糊,所以它通常出现在现在矢状面图像的中间层面上。在此低信号窄带表层的软骨部分(包括中层中不规则排列的胶原纤维)中有一条较长的 T2 弛豫带,在 T2 加权像上呈中等信号。软骨表层是致密平行切线状排列的胶原纤维,虽然其含水量较多,但显示较快的 T2 弛豫,所以软骨表面在长 TE 图像上显示为薄的低信号周边带,与周围的关节积液形成清晰的对比。

在短 TE 图像上,正常的关节软骨可显示为四层,由浅入深呈低信号与中等信号交替排列。这些层次特征可与软骨的组织学结构大致相对应:① 低信号的浅层带对应表层。② 浅层带下的中等信号对应表层深部、中层全层和深层最上部分。③ 在深层中可出现一条低信号带。④ 最下部的中等信号带对应深层辐射带的深部和钙化带。但磁敏感效应和化学移位伪影有时可过度夸大软骨下皮质的厚度。

相对较薄、信号强度较低的表层和中层上部可以被关节软骨弯曲和倾斜处的部分容积效应所模糊。软骨表面的胶原纤维随着部位不同其排列方向也不同,在这个区带中,部分胶原纤维的走行方向与主磁场方向成 55°,表层也可显示 T2 角度折射现象。所以在某些条件下,一些区带可以不显示。另外,当背景为黑色时,表层也可不显示(如含有较多关节滑液的膝关节,在脂肪抑制 GE 序列 T1 加权像中,关节滑液与软骨的表层均为低信号,两者之间缺乏对比度)。

随着 TE 的延长,软骨信号从深层开始衰减。软骨表现为三层结构:第 1 层,低信号的表层;第 2 层,中等信号的中层和深层上部;第 3 层,深层低信号层带,包括深层的部分结构和钙化层。在重度 T2 加权像上,中层的信号也可降低,使关节软骨基本上表现为均匀一致的低信号(图 8-3-6)。

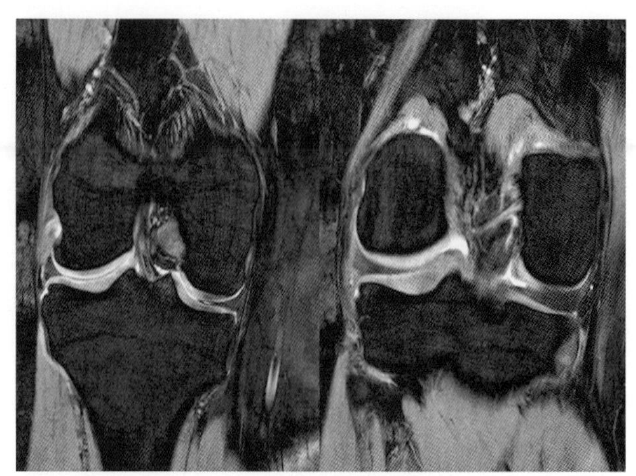

图 8-3-6 3.0 T 高分辨率膝关节软骨成像。用缩小 FOV,增加采集次数(NEX)等方法可提升软骨的图像分辨率。

三、软骨磁共振三维成像

人体大关节具有非常复杂的关节面形态,关节软骨的分布同样复杂而精细。MR 三维图像能够准确直观地显示软骨形态,因此也是常用的软骨 MR 序列表现形式。大部分 MR 序列均采用二维成像方式。它是使用选择性激励技术将被检体分割为成像层而采集信号,其具有成像速度快和容易实现的优点。其主要缺陷是:① 仅限于面对层面观察,一次扫描仅获得一个方向的切面;② 层厚和层间距受限制。两者至少受到梯度场线性、RF 脉冲波形及带宽等因素限制。在 1.5 T 场强设备中,如层间距为 50%的情况下,最小层厚仅为 3 mm;③ 由于成像信号仅取自成像层面,而背景噪声来源于整个成像容积,因此其 SNR 较低。而三维成像(three-dimensional imaging,3D)是将成像容积作为整体考虑,其数据可按任意方向重建,不会因为重建方向改变而损失分辨率。而且,3D 图像能在层面内和切层间保持同样的分辨率,获得小于 1 mm 层厚的图像。因此从理论上讲,3D 成像没有层厚和层间距的限制,同时可利用各种图像处理技术实现同一分辨率的任意重建。3D 成像的缺陷是高耗时(图 8-3-7)。

四、常规软骨磁共振成像序列的选择

软骨 MR 成像的基础与前提就是既能充分反映软骨变化又具有最高效价比的 MR 序列组合。实现这一目的的途径是:① 序列参数优化以提高图像质量;② 不同序列之间比较以获得最佳序列组合(图 8-3-8)。

MR 序列参数十分复杂,一般可分为初级参数和导出参数。在一般情况下,软骨 MR 研究均以各序列基本初级参数为基础,以 SNR、CNR 两个导出参数为衡量标准,适当改变翻转角、层厚、带宽、脉

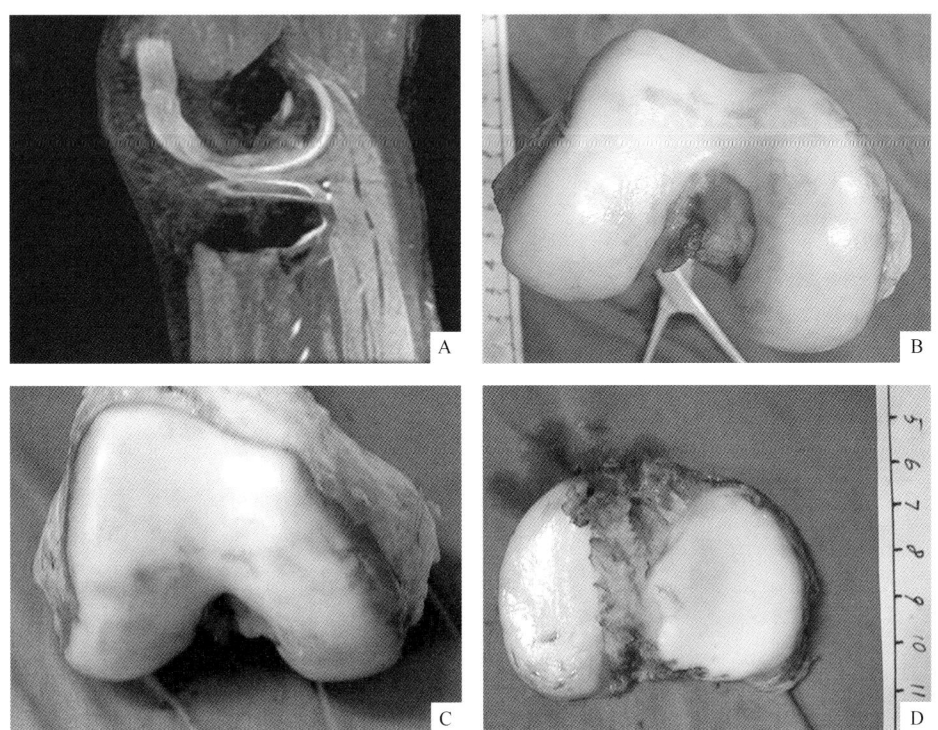

图 8-3-7 软骨磁共振三维成像与标本对照。软骨大体标本表现为表面光滑和富有光泽的白色组织，与磁共振 FS-SGPR 序列三维成像所显示的信号表现十分吻合。A. 软骨磁共振三维成像。B～D. 软骨大体样本。

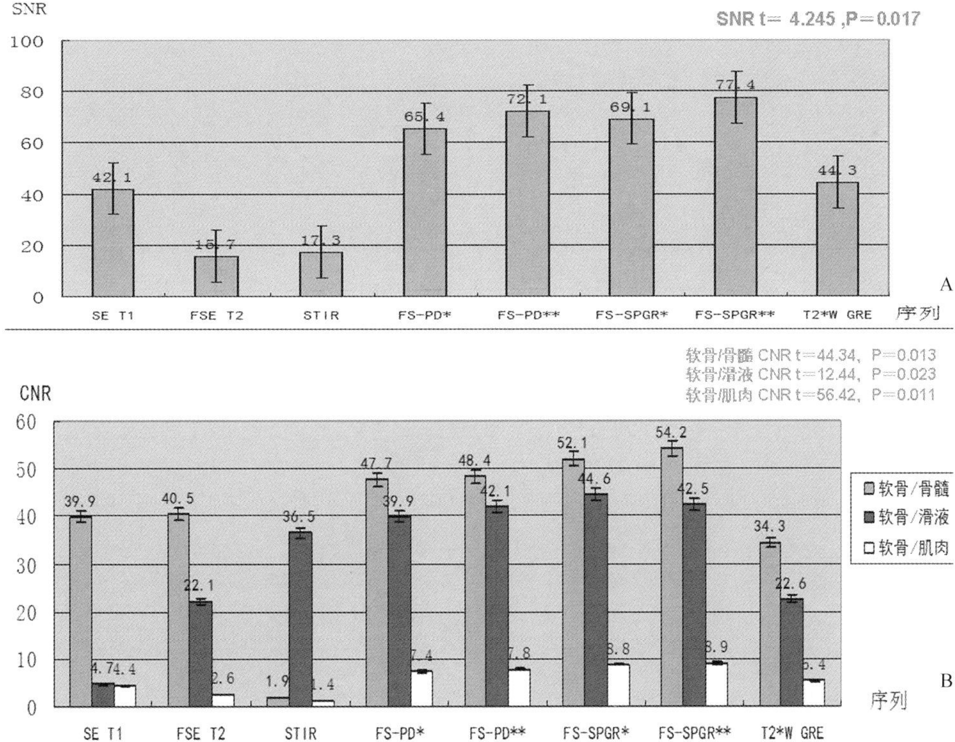

图 8-3-8 不同序列上软骨组织信噪比。通过比较发现，FS-PD 序列和 FS-SPGR 序列上软骨组织信噪比最高，显著强于其他各序列。故推荐以上序列作为常规软骨成像的必须序列。A. 不同序列软骨信噪比。B. 不同序列软骨组织对比度比较。

冲激励次数等参数值以获得高分辨率和短成像时间的 MR 序列参数组合。MR 图像分辨率由以下因素决定：空间分辨率；组织分辨率。空间分辨率与图像矩阵、视野以及层厚有关。由于 MR 序列的图像矩阵相对固定，而视野由受检组织大小所决定。因此层厚就是决定序列空间分辨率的关键因素。序列层厚越薄，则空间分辨率就相应增高。SE、STIR 等序列受到 SNR 和成像时间限制，不能进行无间隔的薄层扫描。在 1.5 T 场强条件下，以上序列一般只能达到 3 mm 左右层厚。FS－SPGR 序列采用三维容积数据采集，层厚明显小于常规序列(1.5 mm：4～5 mm)。因此后者的空间分辨率更高。组织分辨率通过 SNR 和 CNR 进行评价。靶组织 SNR 和其他组织间 CNR 越高，则该序列的靶组织分辨率就越高。

国内外许多研究者对不同的软骨 MR 序列进行了比较。Waldschmidt 等对正常人体髌软骨进行了 7 种不同的 MR 序列成像。其中包括伴有和不伴有脂肪抑制的 T1W，T2W 序列，PD WI，脂肪抑制梯度回波成像(Spoiled GRE)，二维梯度回波成像。结果显示所有以上序列中软骨组织均为 3 层不同结构。Sittek 等比较了 9 种不同的 MR 成像方式，包括 SE T1W、SE T2WI、PD WI、3D 磁化准备快速梯度回波(MPRAGE)、3D MTC、3D 稳态双回波(DESS)、3D 快速小角度激发成像(FLASH)和脂肪抑制 3D FLASH。结果显示最后两种序列是评价关节软骨厚度和体积的最佳 MR 组合。如果配合三维重建和精确的地图测量方法，则 MR 成像可以定量地分析关节软骨的容积和各部位厚度变化。近年来，在 3.0 T MR 设备上的软骨成像研究也得到了类似的结果。超高场 MR 成像时，FS－SPGR 序列上关节软骨显示为 3 层以上结构，而且各分层之间信号差异更为明显；软骨 SNR 和软骨与其他组织的 CNR 也有不同程度的提高。

综上所述，软骨磁共振成像序列复杂多样，但目前应用最为广泛的是小角度激发梯度回波序列。其主要优势在于：① 软骨 SNR、软骨与其他组织的 CNR 最为显著，组织对比度最高，对于关节软骨表面情况显示最为精细；② 无间隔扫描，能进行三维重建。结合地图描记技术，SPGR 序列可以进行定量测定；③ 无须进行关节造影和静脉增强。该类序列的主要缺陷是：① 成像时间较长。虽然经过了多次参数优化，但该序列的成像时间仍然在 8 秒以上，限制了其在高龄患者中的使用；② 对运动伪影敏感，容易造成图像模糊，影响了成像效果。为了弥补以上不足，不少研究者还加用质子加权序列。其成像时间短，又具有高于 SE 序列的软骨 SNR 和组织 CNR，兼顾了软骨和软骨下骨图像分辨率。所以近年来，以上两种序列成为临床上最为常用的软骨 MR 检查序列。

五、软骨磁共振表现与组织学的相关性

软骨作为一种特殊的关节内组织，其形态变化直接决定了关节的功能和生理特性。MR 能否精确反映关节软骨形态变化一直是影像医学研究的热点和焦点之一。在此从软骨磁共振分层表现、软骨厚度和软骨整体形态三个方面就此问题进行介绍。

(一) 软骨分层表现与组织学关系 T1W 序列关节软骨表现为覆盖在中高信号关节面骨质表面的均匀中等信号带，其间为较厚的低信号带相隔；T2W 和 STIR 序列表现为关节面骨质表面中低信号带，无明显分层；T2* W GRE 序列表现为单层高信号带；FS－PD 序列上关节软骨表现为均匀的中等信号带，可分为 2 层，其显示的软骨厚度大于以上各序列；3D－FS－SGPR 序列上关节软骨表现为高信号分层带状结构，软骨信号大于以上各序列，软骨下骨质低信号带较薄。在 3D－FS－SPGR 序列上，股骨后髁，胫骨平台后缘区域软骨厚度较薄，软骨分为 2 层，近软骨表面为高信号，近关节骨质为低信号。股骨内侧髁区域软骨基本为 2 层，也有分成 3 层表现。髌软骨、股骨外侧髁和股骨髁间滑车区域软骨分为 3 层，自软骨表面始依次为高—低—高的信号表现；部分样本软骨可细分为 5 层，即低信号软骨中央在出现 2 层线样高信号影。在 FS－PD 序列上，髌软骨、股骨髁间滑车、股骨外侧髁均为 2 层结构，近软骨表面为高信号，近软骨下骨质为中等信号，两层之间界限不清；其他区域软骨均为 1 层结构。随着场强不同，软骨的分层现象更为明显，各层次间界线更容易划分，但各序列的分层数和分层部位大体相同。

关于 MR 图像上关节软骨分层现象原因的探讨与实验一直都是软骨 MR 研究中的经典问题，也是任何关于软骨 MR 研究所不可回避的内容之一。众所周知，关节软骨的组织结构是高度有序和复杂的，关节软骨的表层和深层在胶原纤维排列，软骨细胞形态以及蛋白多糖分布方面有较为明显的差异。关节软骨的 MR 表现也是多层次结构。两者的相互联系和 MR 软骨成像的真实组织反映度，国内外一直存在争议。早期研究认为关节软骨的 MR 表现是不同软骨组织层次和脉冲序列共同作用的

结果。MR 分层改变具有一定的组织学基础。有报道显示，在 1.5 T 及更高场设备的 SE 序列上关节软骨可表现为 3 层结构。关节表面为薄层低信号纤维，第 2 层为略高信号的纤维层，第 3 层为低信号，代表关节软骨的钙化层和软骨下骨皮质。但更多研究显示软骨表层为高信号，中间层为中等到低信号，深层为中等到高信号。也有学者认为软骨 MR 信号差异反映了软骨表浅层到深部钙化层之间的水含量逐渐减少，但该假设无法解释 MR 上不同分层信号间的清晰交界。也有认为胶原纤维排列方向和魔角效应导致了软骨 SI 不同，但在改变了胶原纤维排列方向与主磁场的角度后软骨分层现象没有很多改变。由于蛋白多糖含量曲线与软骨 SI 变化相似，因此也有学者推断关节软骨 SI 与蛋白多糖有关。但是 Loeuille 等将大鼠关节软骨中的蛋白多糖去除后，发现 MR 分层仍存在。最近也有报道 MR 成像场强对软骨分层也存在影响。在 6.0、4.5、3.0 及 1.5 T 上同样的软骨标本分层表现存在差异，3.0 T 以上的超高场设备软骨分层更为明显，层次数也有增加(3～5 层不等)。此外也有研究发现，软骨分层与软骨厚度具有一定的联系。在股骨后髁和胫骨平台等软骨相对较薄区域，不同序列的软骨分层数均较低(1～2 层)；在髌软骨和股骨髁间滑车等软骨相对较厚区域，软骨层数较多(2～5 层)；软骨分层的个体间差异也较为明显。以上结果提示软骨厚度与软骨分层可能相关。软骨磁共振所见的分层表现与组织学上软骨基质分层存在差异。Sittek 等比较了 9 种不同的 MR 成像方式，结果显示在软骨显示精确的 3D－FLASH 序列上软骨表现为 3 层结构，但组织学对照研究显示软骨分层表现受多因素影响，与组织学层次之间无相关性。最新研究也认为，容积效应、化学位移和魔角效应等 MRI 伪影对软骨分层的影响更大，部分学者认为 MR 图像上软骨的分层表现主要是技术因素造成。

虽然各种研究的结果各不相同，但目前认为，MR 软骨分层现象是包括场强、魔角效应等 MR 成像因素与软骨厚度、软骨成分分布差异等组织学因素相互作用的结果，不同序列软骨分层与组织学分层之间均无显著相关性。即使是最为清晰的 FS－SPGR 序列上，软骨分层数与层厚度与组织学分层之间相去甚远。所以，目前应用于临床的软骨 MR 成像序列均无法直接反映软骨分层结构变化，MR 分层与组织学之间没有对应关系。

(二) 软骨厚度的 MR 表现与组织学关系 在测量 MR 图像的软骨厚度时，研究者所要解决的首要问题是如何界定软骨上下界。一般来说，软骨上限定义为软骨表层与关节内其他组分的分界线。在膝关节 MR 图像上，软骨周围主要结构为关节液、脂肪组织和半月板。因此决定软骨上界明确与否的主要因素是关节/滑液 CNR、是否采用脂肪抑制技术和半月板信号表现。具有脂肪抑制效果和关节/滑液 CNR 值较高序列(FS－SPGR、FS－PD、STIR)的软骨上界较为清晰。在组织学上，软骨组织下界为软骨深部钙化层与软骨下骨皮质区之间的界线。应该说，MR 所显示的软骨下界与组织学标准之间具有差异。这主要是因为软骨钙化层内的胶原纤维结构紧密，含水量较低。其 MR 信号表现与软骨下骨难以区分。因此 MR 图像上软骨下界是软骨信号带与软骨下低信号带之间的间距。笔者近年研究结果显示，除 T1WI 外，其他 MR 序列的软骨厚度值均小于甲苯胺蓝切片的测定值，这与上述软骨界线定义差异有直接关系。在借助 MR 进行关节外形测量时也需要考虑这一点。

FS－PD 序列与组织学所测得的软骨厚度值之间的相关系数最高。这主要是由于该序列具有脂肪抑制效果，对关节软骨和髌下脂肪垫等脂性组织有较好的区分度；PD 序列主要反映的是组织含水量(质子密度)的变化。关节软骨深层的组织间水含量虽然低于软骨表层，但仍明显高于软骨下骨，因此软骨下界较为接近于实际组织界限。但也有研究认为 PD 序列上关节液与软骨界限不清，因此对于软骨表层的界定不如 FS－SPGR 序列。笔者认为在关节液很少的情况下，PD 序列对于软骨表层的界定的确不如 FS－SPGR 序列。但骨关节炎病例往往有较为明显的关节积液，此时软骨表层与关节液体之间的分界还是比较清晰的(图 8－3－9，图 8－3－10)。

虽然对于 MR 图像上软骨界线的界定与组织学之间具有一定的差异，但常规软骨 MR 能够较为

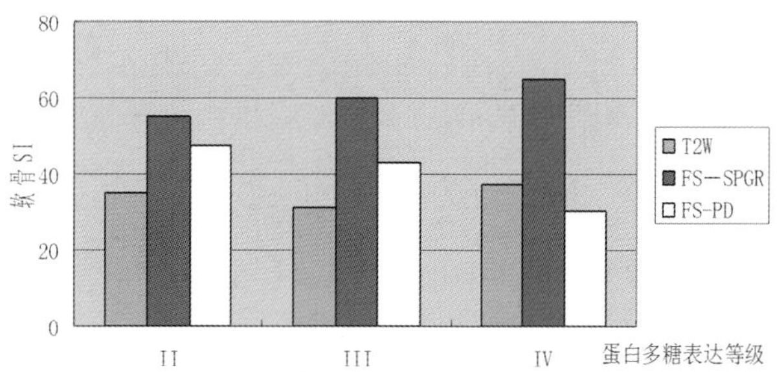

图 8－3－9 常规软骨磁共振信号与基质内蛋白多糖含量的相关性。比较软骨信号强度与不同级别蛋白多糖含量等级，发现虽然随着蛋白多糖含量降低，软骨信号有一定的变化规律，但两者之间无直接相关性。

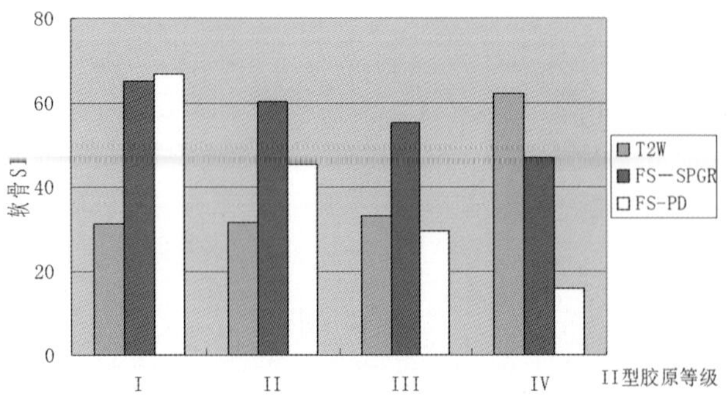

图 8-3-10 常规软骨磁共振信号与基质内胶原含量的相关性。比较软骨信号强度与不同级别胶原含量等级，发现虽然随着胶原含量减少，软骨信号有一定的变化规律，但两者之间无直接相关性。

精确的显示正常软骨在关节不同部位的厚度变化和病理状态下关节软骨变薄等。但至目前为止，不同人群中关节软骨厚度尚无具体的测量标准，因此MR对于软骨厚度变化的反映更适用于同一个体的随访比较。

六、软骨 MR 应用与研究进展

随着 MRI 软硬件的不断发展，一些新兴的成像技术能敏感地检测到关节软骨组织结构变化的生理信息，其中一部分序列已进入临床研究和应用，对软骨病损的早期、准确诊断与评估具有重要意义。

MR 成像的发展为研究软骨生物力学组分变化提供了新的手段。按照观察对象不同，可将软骨功能成像分成以下几类：① 蛋白多糖相关 MR 技术：延迟动态增强成像、直接或间接关节造影、钠谱成像；② 胶原相关 MR 技术：T2 地图成像，磁化转移图像(magnetic transfer imaging)；③ 与软骨基质内水含量相关的弥散加权成像和质子密度地图成像。

(一) 与蛋白多糖相关的磁共振技术 与蛋白多糖相关的磁共振技术主要包括延迟动态增强、$T1_\rho$ 成像和 Na 谱成像。

1. *延迟动态增强* MR(delay gadolinium-enhanced MR，dGEMRI)

dGEMRI 对显示关节软骨中蛋白多糖的缺失以及软骨退变的早期诊断有重要意义。GAG 是软骨内固定电荷密度(fixed charge density，FCD)的主要来源，在软骨退变时会逐渐丢失。磁共振对比剂 Gd-DTPA2-(gadopentetate dimeglumine，Magnevist)带负电荷，可通过软骨表面和软骨下骨渗透入软骨内部。将其从静脉注入人体，经过 1～2 小时代谢，由于关节软骨内部电荷与 Gd-DTPA2-相互作用，便可使其分布于关节软骨中蛋白多糖缺失的部分，在T1 加权图像上显示为软骨内部局部信号增高。对比剂的平衡浓度与 FCD 呈反比，而后者又与 GAG 含量直接相关，因此由 Gd-DTPA2-浓度决定的软骨组织 T1 值可成为显示 GAG 含量变化的特异性指标。Gd-DTPA2-增强后组织 T1 值对软骨组织相对 FCD 变化具有较为敏感而特异的显示。正常软骨的 T1 值很高，骨关节炎软骨 GAG 崩解，T1 值降低。较为常用的延迟动态增强磁共振成像方案是在双倍剂量 Gd-DTPA2-静脉内注射后立即进行主动关节运动，2～3 小时后进行多次翻转恢复扰相自旋回波序列成像并建立 T1 图像曲线，以色阶或灰阶后处理方式产生参数图(T1 map)。联合使用数字图像分析技术，可对软骨退变早期蛋白多糖的缺失做出定量诊断。Tiderius 等对早期髋关节骨关节炎患者及志愿者行 dGEMRI 检查，结果显示病例组 dGEMRI 指数显著小于对照组 20%～30%，证实了其在关节软骨退变早期诊断评估中的价值。

在软骨的 dGEMRI 的 T1 值的测量结果上，三维外观锁定序列(three-dimensional Look-Locker method，3D LL)与两维的反转恢复序列(two-dimensional inversion recovery fast spin-echo，2D IR-FSE)无差异，但是能提供整个关节覆盖面的信息，更短的采样时间和反演时间。

延迟动态增强磁共振技术目前所面临的最大问题是不同研究报道的软骨 T1 值差异较大(正常软骨 300～580 ms，异常软骨 201～360 ms)，其可能原因是：① 不同研究使用的磁共振设备场强不同，软骨 T1 值会随场强增强而增加；② T1 值差异由 Gd-DTPA2-弛豫率所决定。某些研究证实弛豫率与温度和场强有关。如果没有进行校正，对比剂的弛豫率变化可导致 T1 值误差，该效应在低场设备中更为明显；③ 数学运算法存在差异；④ 成像过程不连贯也会造成数据值差异。

2. $T1_\rho$ 成像($T1_\rho$ mapping) $T1_\rho$ 地图可反映骨关节炎患者关节软骨内部成分的改变，对软骨退变的早期诊断也具有重要意义(图 8-3-11)。$T1_\rho$ 为在一个射频磁场影响下显示磁自旋弛豫特征的时间常数。该技术主要反映射频脉冲磁场中的组织自旋弛豫值(T1)。该参数对蛋白多糖丢失具有非常高的敏感性和特异度。在蛋白多糖崩解的软骨样本中可观察到 $T1_\rho$ 值变化，而采用胶原酶处理的软骨则没有类似变化。蛋白多糖丢失与 $T1_\rho$ 值延长之间存在较强的相关性。$T1_\rho$ 成像可用于标记软骨蛋白多糖分布。Li 等对 9 例膝骨关节炎患者及 10 名健康志愿者行 $T1_\rho$ 地图检查，结果显示对照

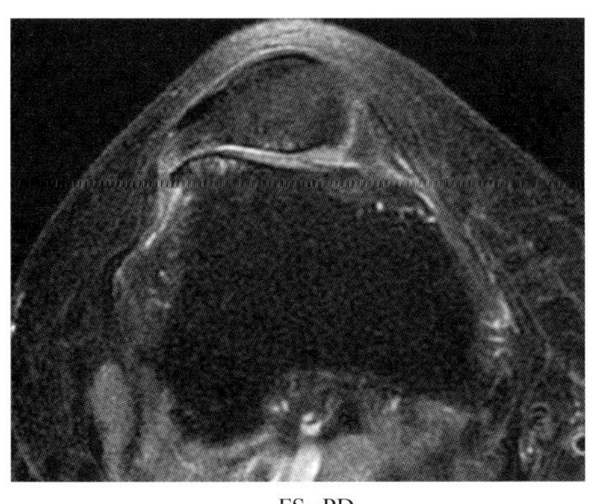
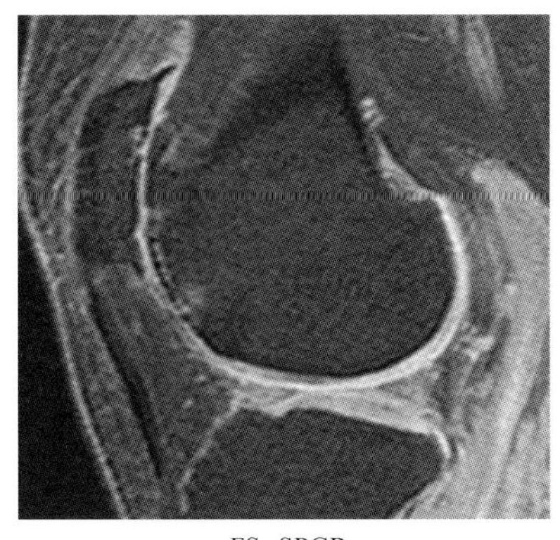
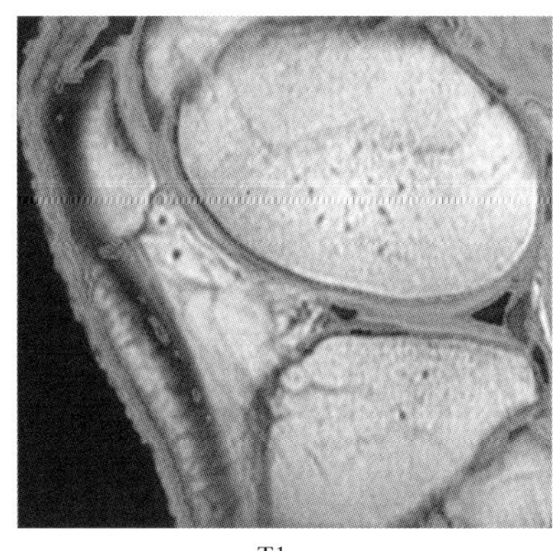

FS-PD　　FS-SPGR　　$T1_\rho$

图 8-3-11 软骨 $T1_\rho$ 成像。膝关节骨关节炎病例，横断面 FS-PD 序列和矢状面 FS-SPGR 图像显示髌软骨和股骨髁多发软骨缺损。$T1_\rho$ 参数图显示相同区域软骨 T2 值下降。

组与骨关节炎组髌股关节软骨的 $T1_\rho$ 时间分别为 5.04±2.59 ms 与 53.0±64.60 ms，两组间有显著差异。目前较常采用的方法是在标准快速自旋回波序列前加用自旋锁定的预脉冲进行预磁化。由于 $T1_\rho$ 成像不需要静脉内注射对比剂，也不需要进行关节运动和长时间等待，因此其可部分替代延迟动态增强磁共振成像。

最近发展了一个新的序列用于获得活体 $T1_\rho$ 地图，三维磁化准备角度修饰部分 K 空间扰相梯度回波点式激发序列(3D acquisition scheme-magnetization-prepared angle-modulated partitioned-k-space SPGR snapshots，3D MAPSS)。Li 等对健康志愿者的实验显示 MAPSS 序列的拟合误差显著下降。

3. ^{23}Na 谱成像　其主要原理是钠分布图像可以显示蛋白多糖崩解区域。与延迟动态增强磁共振成像的原理相同，^{23}Na 原子带有正电荷，因此局部 ^{23}Na 浓度与 FCD 具有直接的关系。正常软骨与 OA 软骨样本的 ^{23}Na 空间分布存在差异。OA 软骨的 GAG 降解区域 ^{23}Na 谱信号强度下降 50%以上。由于需要采集钠谱信号的前置放大器和双调谐线圈特殊等特殊硬件设备，该技术目前尚难以应用于临床。

(二) 与胶原含量相关的磁共振技术　与胶原含量相关的磁共振成像技术包括 T2 地图成像和磁化转移成像(magnetic transfer imaging，MTI)。

1. T2 地图成像　该技术是目前应用较为广泛的软骨磁共振生理性成像技术，其反映软骨胶原变化的敏感度高而特异度较低(图 8-3-12)。大多数研究认为胶原排列方向和胶原含量共同决定了软骨 T2 值，也有部分学者认为蛋白多糖和水含量也影响了软骨 T2 值。在软骨组织中，水分子分布与胶原纤维排列方向平行，而不同软骨层次的胶原纤维排列不尽相同，这导致了水分子分布的各向异性而产生稳定的磁化矢量夹角，这就是软骨磁共振图像的魔角效应(magic angle effect)。魔角效应是决定软骨 T2 值的主要因素。软骨 MRI 分层特征就是其 T2 各向异性的直接表现，根据不同研究的观察结果，软骨可分成 2～4 层。目前主要以伪影(截断、化学位移)和技术因素(图像分辨率等)来解释这种差异。Modl 等发现软骨磁共振分层与光镜下分层位置类似，但厚度不同。磁共振图像与扫描电镜表现也具有高度相关性：与软骨切面胶原曲率和胶原排列方向变化有关。软骨复杂的胶原框架导致 T2 值分布不均并与组织深度有关。测定软骨 T2 值，能够反映软骨局部组织状态和胶原排列。软骨 T2 地图成像的常用技术是多回波自旋回波序列。研究者往往对采集数据进行非线性计算和伪彩编码，以得到 T2 地图。虽然方法各异，但各研究所报道的软骨 T2 值无显著差异。有研究报道，T2 与软骨的生物力学系数(软骨硬度，$P<0.001$，$R^2=0.51$)和生物化学(蛋白多糖，$P<0.001$，$R^2=0.44$)都显著相关，他们之间存在着线性关系。T2 地图技术可形象显示软骨内部 T2 值，因此可对软骨退变做出早期诊断。有学者研究正常软骨 T2 值的空间分布后发现，T2 值自软骨表面至深层呈逐渐递减趋势。Mosher 等、Hohe 等提出 3 种不同的病理性 T2 表现：① 辐射层局限性 T2 值增高；② 延伸至软骨表面的不均匀 T2 升高；③ 伴有 T2 空间分布改变的局限性软骨撕裂。Dunn 等分析了 55 例分别经 X 线诊断为正常、轻度及重度膝关节炎的对象的关节软骨 T2 值，结果显示健康者 T2 值为 32.1～35.0 ms，关节炎患者 T2 值为 34.4～41.0 ms，除外侧胫骨平台软骨外，健康者膝关节各部分关节软骨与关节炎患者间有显著差异(图 8-3-13)。

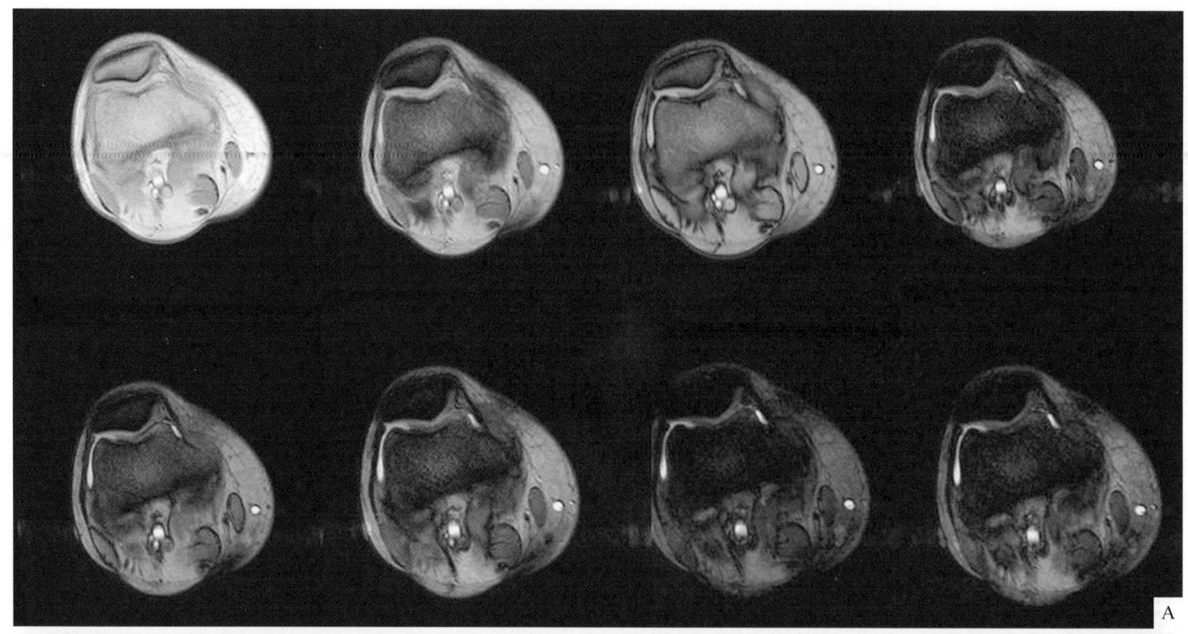

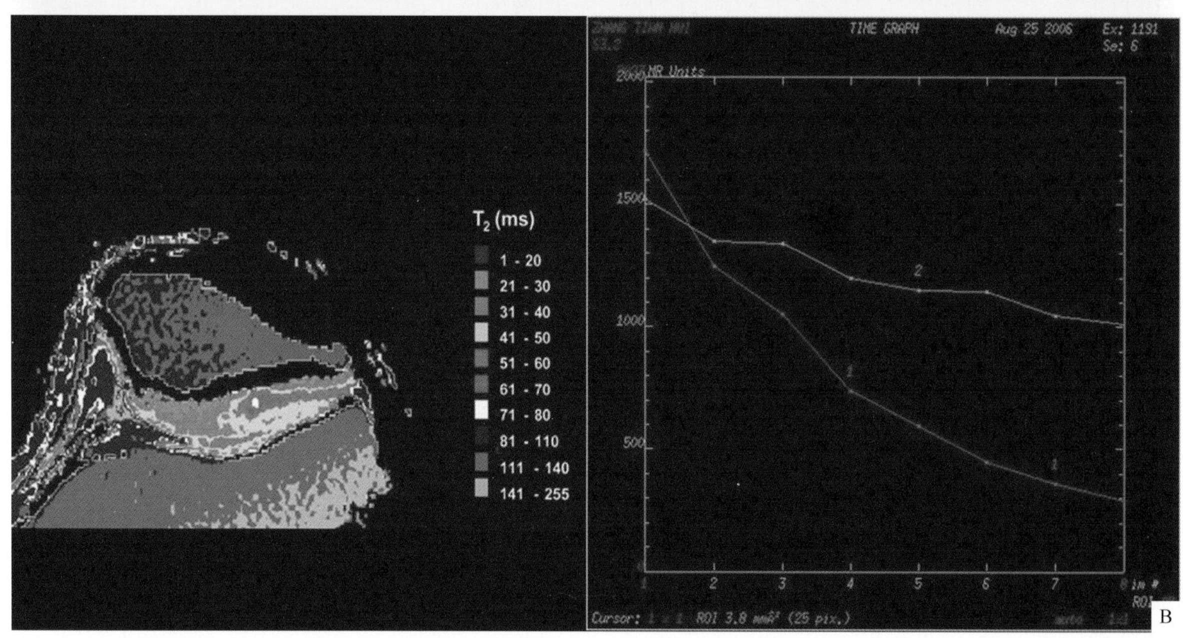

图 8-3-12 软骨 T2 mapping 成像。采用多回波自旋回波序列，可得到不同 TE 的软骨 T2 加权图像。在此基础上，进行非线性换算和伪彩编码，就能得到图像范围内软骨的 T2 时间分布参数图，并定量测定感兴趣区(ROI)的软骨 T2 值。A. 不同 TE 的关节 T2 加权像。B. 经计算得到的髌股关节横断面软骨 T2 值参数图和对髌软骨和对应股骨髁软骨区域 ROI 的 T2 值曲线。

目前公认，软骨 T2 弛豫时间增加与软骨超微结构破坏具有相关性，因此 T2 地图成像技术的临床应用价值较高。

2. *磁化转移成像*　高度分化的软骨组织具有磁化转移效应。这是由胶原纤维相关结合性氢原子和存在于水分子中的游离氢原子的不同自旋状态所造成的。磁化转移成像时首先利用非共振射频脉冲饱和结合性氢原子，然后再变换自由水自旋以测定组织的磁化转移率。具有完整胶原框架的软骨存在大量的水合大分子耦联，因此正常软骨磁化转移率显著低于出现胶原崩解的软骨。梯度回波技术是最常使用的磁化转移成像技术，目前主要采用磁化转移成像饱和与不饱和数据链减影技术。软骨胶原构架破坏区的减影图像表现为低信号区。该技术的主要缺陷是：① 减影伪影；② 磁化转移成像率在个体间和同个体不同时期存在差异，定量数据推广意义受到限制；③ 常用的双质子相模型(自由进动和束缚进动)过于简单，与软骨组织磁化转移机制间尚存距离。因此，四相位系统模型(单纯结合水、胶原相关水、胶原纤维结合水和蛋白多糖

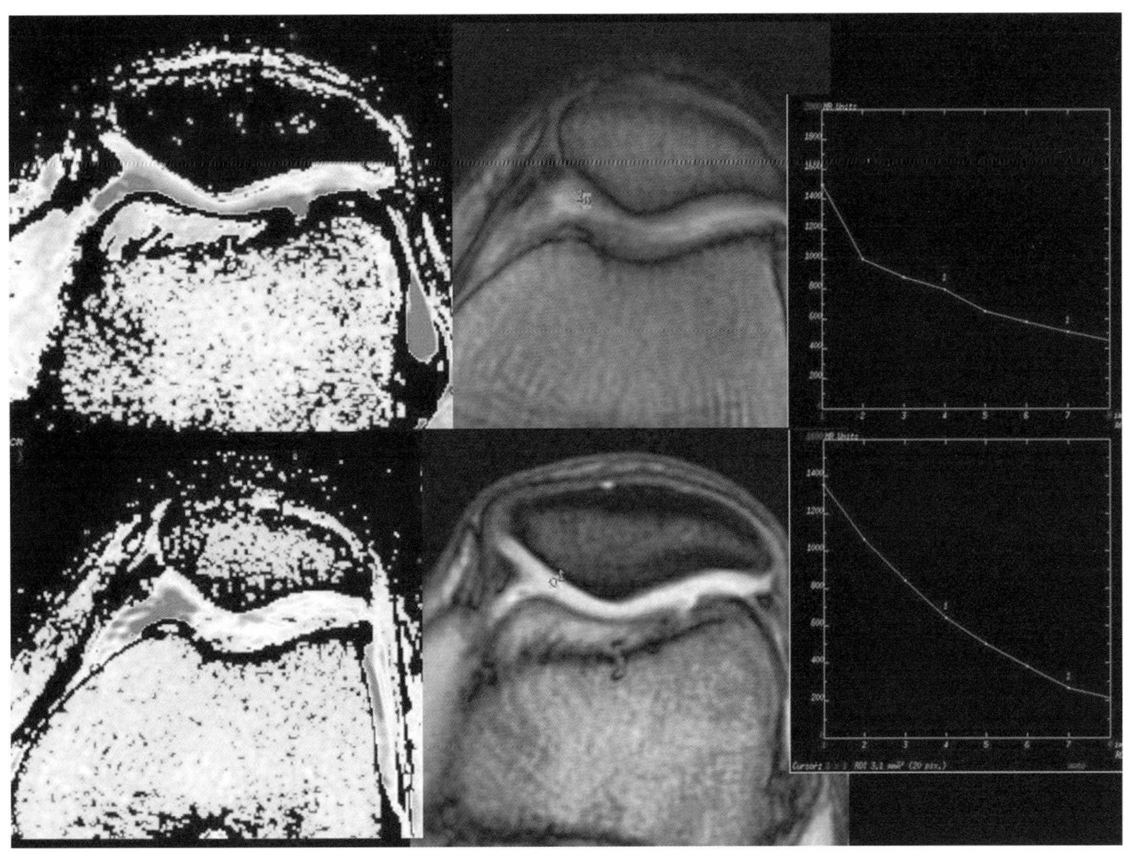

图 8-3-13 利用软骨 T2 mapping 成像进行骨关节炎治疗评估。同一膝关节骨关节炎患者在药物治疗前和维持治疗 12 个月后进行 MR T2 mapping 成像。与治疗前(上图)相比,治疗后(下图)髌软骨局部 T2 值下降(36.38 ms变为 32.74 ms),TE-T2 曲线显示更为平滑。

相关水)更适合于解释软骨弛豫和质子自旋间耦联。

(三) 反映软骨内水分布变化的磁共振技术

反映软骨内水分布变化的磁共振技术包括质子密度地图成像和弥散加权成像。

1. 质子密度地图成像　关节软骨氢原子(即质子)自旋密度与间质水含量直接相关。通过计算和校正微小的质子 T1 和 T2 弥散差异并与已知的水模进行对照,就可以测定水含量值。质子密度地图成像技术的临床应用须考虑以下因素:① 对固体结构质子密度进行测定的硬件要求高;② 快速的 T2 信号衰减等软骨自身弛豫特点影响质子密度测定。质子密度地图成像仅反映 MRI 可发现的水,其他形式结合水有可能无法显示。由于特殊的水模要求和弛豫干扰,质子密度地图成像技术的临床应用尚需要进一步研究。

2. 弥散加权成像(diffusion-weighted Imaging,DWI)　水分子扩散率对物质水合作用非常敏感,因此水的自身弥散作用为测定软骨内水含量提供了可能的途径。在正常关节软骨中大分子基质对水分子自由扩散有限制作用,而在骨性关节炎的早期阶段,由于蛋白多糖和胶原的崩解,对水分子自由扩散的限制作用减弱,从而使水分子的自由扩散速度加快。因此在蛋白多糖和胶原崩解时,软骨的表观弥散系数(apparent diffusion coefficient,ADC)会增加,这与人的软骨退变具有相关性。

为了得到精确的 ADC 图,必须采用不同的弥散梯度(用 b 值表示)得到一系列图像,以保证弥散信号的均衡和稳定。弥散梯度变化会导致软骨纤维移动,软骨信号缺失,ADC 值降低。细胞外基质的位阻(体积分数,成分)是决定组织扩散率的重要因素,这可以解释病变软骨的 ADC 值何以增加。ADC 图的一个运用是弥散张量图像(即微小各向异性),后者可以估计弥散的各向异性。正常软骨的水分子弥散是呈各向同性,而 Quinn 等的实验证实了软骨基质破坏可能会改变软骨的弥散性质。弥散加权单次激发自旋平面回波成像是目前使用最为广泛的弥散成像技术。但由于组织各向异性和受到图像分辨率限制,活体软骨弥散系数测定存在一定的困难。刘斯润等研究 DWI 在早期骨性关节炎诊断中的价值,结果显示骨性关节炎患者髌骨软骨的 ADC 值明显高于对照组,并且以髌软骨内侧部分 ADC 值改变最为显著。DWI 能发现常规 MR

软骨信号尚未改变的更早期软骨病变。由于关节软骨的 T2 弛豫时间较短，DWI 必须缩短其回波时间以增强软骨信号，但同时会造成其信噪比降低和伪影增多。将稳态技术(steady-state imaging)应用于 DWI 后，不仅提高了对关节软骨的信噪比，也减少了伪影的出现。在 3 T 情况下利用稳态技术时间扭转快速成像(time-reversed fast imaging with steady-state precession, FISP)，Mamisch 等实验显示该方法可以应用于活体并可提供更多有关软骨细胞移植手术后的变化信息。

弥散加权成像的主要问题是软骨短 T2 弛豫和回波时间可放大软骨信号；弥散敏感梯度回波增加了组织 TE 值，易产生移动伪影，需进行运动校正。

七、3.0 T 磁共振在软骨成像方面的应用

目前在 1.5 TMR 上进行的软骨研究较多，也比较成熟，现有的软骨测量数据大都是建立在其基础上的。而 3.0 T 有更高的信噪比和更高的液体软骨信号对比度，3.0 T 较 1.5 T 在软骨定性定量有更大的优势，相比低场强的 MR 序列，3.0 T 的 MRI 可以更清晰的显示膝关节的细节(图 8-3-14，图 8-3-15)。

实验研究显示 3 T 软骨成像显示软骨病变的敏感性及进行病变分级的准确性均较 1.5 T 高，且图像质量和信噪比也有显著提高，是当前的研究的一个重要手段。尤其是稳态自由进动(steady-state free precession, SSFP)技术的运用促进了软骨成像的发展。SSFP 是获得高信号三维磁共振图像的有效方法，在此技术中，关节软骨的信号高于其他传统序列。由于软硬件技术的进步，在较短的回波时间下，其偏磁场伪影可降至最低。Kornaat 等在 1.5 T及 3.0 T 场强环境下对比 SSFP 及 SPGR 序列，发现 SSFP 具有较高信噪比及对比噪声比。Kijowski 等报道了另外的 3 T 序列：梯度稳态重聚回复序列(gradient refocused acquisition in the steady-state, GRASS)和 IDEAL 序列(iterative decomposition of water and fat with echo asymmetry and least-squares estimation)图像对软骨有很高的信噪比，软骨与邻近关节的结构对比较为清晰。在所有患者中 IDEAL-GRASS 序列可以很清晰地显示软骨病变。

在关节腔注入 Gd-DTPA 造影剂后，3 T MR 造影可以清晰地显示软骨，图像可以同时显示软骨化学成分和形态学的信息。但有创性是其致命弱点，使其应用受限。

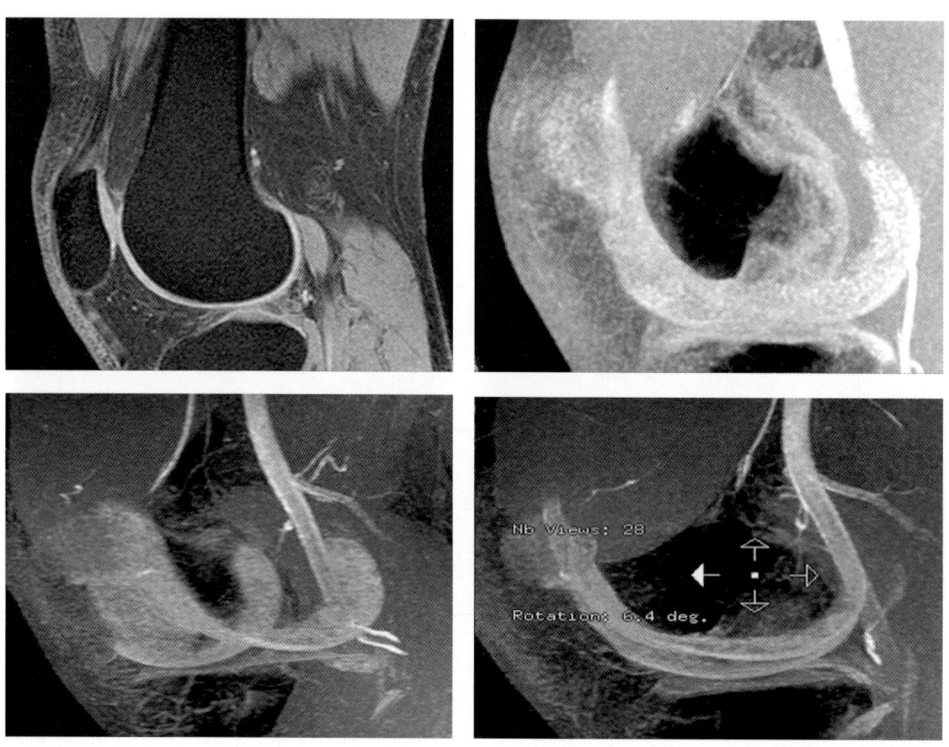

图 8-3-14 3.0 T 磁共振所得到的软骨三维图像。在 3.0 T 磁共振上进行的软骨 FS-SGPR 序列成像可清晰的显示股骨髁软骨的分层表现。软骨与软骨下骨质、半月板、滑膜和周围脂肪组织的界限明晰，组织信噪比较高。采用 MIP 法重建后，清晰显示软骨三维结构，边界明确。另外还可利用 3.0 T 磁共振所配置的工作站进行动态三维观察，以帮助临床医师更好的评估软骨病变程度。

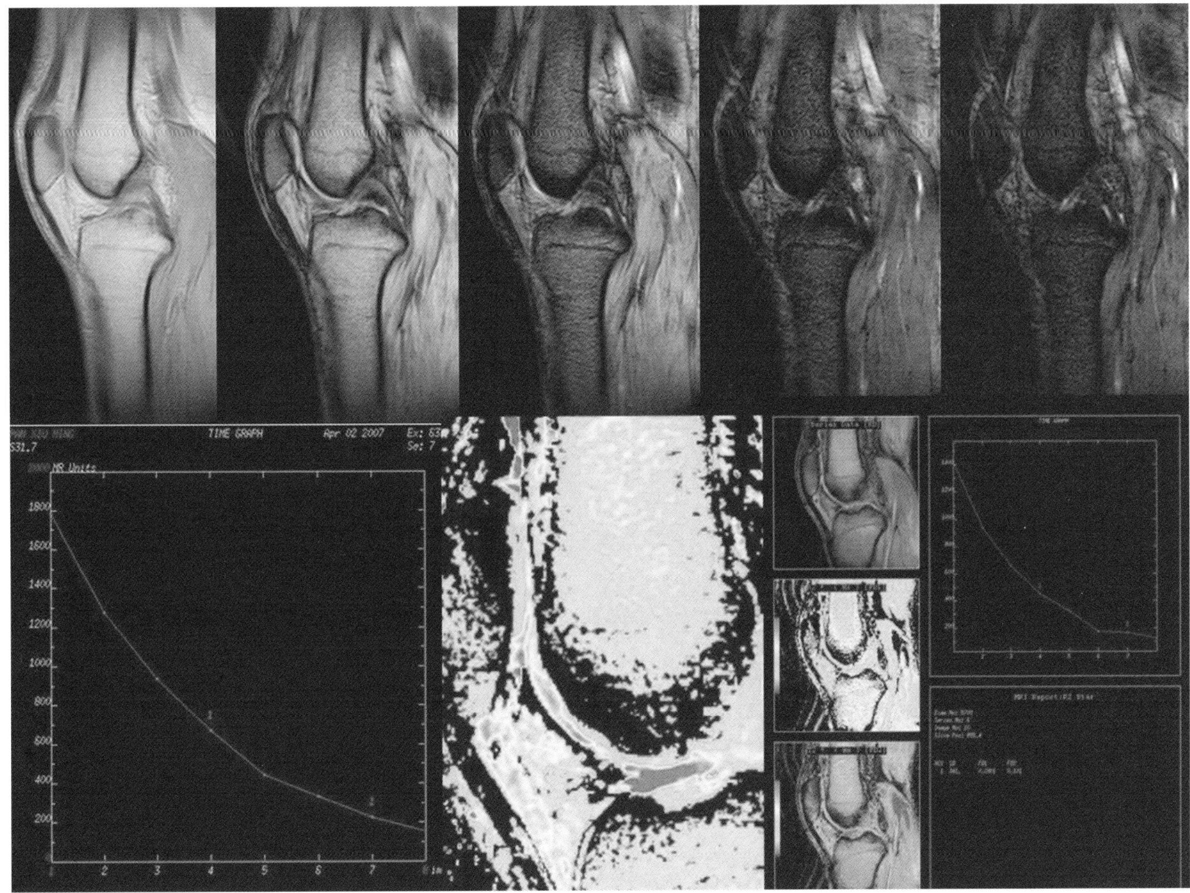

图 8-3-15 3.0 T 磁共振所得到的软骨 T2 mapping 图像。目前 $T1_\rho$、T2 mapping 等软骨功能成像仅能在 3.0 T 磁共振上实现。利用其 8～15 通道线圈，影像医师可获得全关节的 T2 参数图，并能进行整个关节面软骨的 T2 值定量测算。这对于软骨病变早期诊断和治疗评估具有一定意义。但进行纵向前瞻性研究时，须使患者检查前关节状态一致，以保证检查结果具有可重复性。

另外，驱动平衡傅立叶转换(driven equilibrium Fourier transform, DEFT)技术也是近年来应用于软骨的 3.0 T 序列之一。在 DEFT 技术中，由于使用一90 度脉冲将磁场强度回复至 Z 轴，组织间的对比主要由其 TI/T2 比值决定，并且由于采用短回波时间及重复时间，滑液与关节软骨间的对比较 GE、SE、FSE 等传统序列更显著，但软骨的信号也高于其 FSE 序列中 T2 加权图像的信号。Gold 等以关节镜检查为金标准，分别对 104 例膝痛患者行 3D-DEFT，PD 及 T2 加权 FSE 序列检查，对比结果表明 3D-DEFT 序列的信噪比、关节软骨与滑液间对比度以及对软骨厚度的显示都优于其他序列，但对软骨损伤检查的敏感度及特异度三者无显著差异。

虽然近年来围绕软骨磁共振成像进行了许多实验，但无论在硬件要求和成像质量控制方面软骨 MR 功能成像技术离大范围的临床应用尚有距离。其中最具实用性的技术是 T2 地图成像和弥散加权成像，但其需超高场 MR 设备和图像后处理技术支持。

关节软骨磁共振成像技术能提供软骨代谢和生化信息。从磁共振成像角度来看，关节软骨是一种特殊的组织，高度有序排列的胶原构架决定了软骨 T2 值表现，带电荷的亲水 GAG 与带电荷的 MRI 对比剂共同决定了软骨的 T1 弛豫时间。延迟动态增强成像和 T2 地图成像目前已开始应用于临床诊断和治疗评价。随着 MRI 硬件和图像分析软件的不断提高，关节软骨磁共振分子成像与生理成像将成为骨关节影像研究的重点之一。

（陆　勇　尚　鹏　李智慧　周海宇）

第四节　异常关节软骨的 MRI 表现

一、组织的变化

因外伤、炎症或退行性改变而引起的胶原的丢失可增加软骨的信号强度，主要有两个因素：一是增加了软骨内水的含量；二是胶原纤维具有短 T2

效应，胶原纤维减少可延长软骨的 T2 弛豫时间。软骨损伤最早期的变化是信号改变，且在出现形态变化前渐渐变得明显。

骨关节炎患者的软骨在 T2 加权像上可显示局灶性高信号影，多为软骨肿胀所致，这些改变已被关节镜所证实。异常的关节软骨信号可出现在软骨表层、中层和深层，后者可能是软骨内钙化层的分离所致。这些改变可见于骨关节炎患者。深层关节软骨的局灶分离可导致软骨的磨损和软骨下骨的增生。但软骨深层的改变，在关节镜检查时一般不能被发现。通常在半月板损伤累及邻近关节软骨和骨关节炎时软骨内可观察到信号的异常。

二、形态学变化

外伤、炎症等可引起关节软骨的组成和生物化学成分的持续退变，最终将导致软骨内固态物质逐渐丢失，表现为软骨内局部或弥漫的小囊状病灶及局限于软骨表面的磨损、纤维化，或软骨出现部分甚至全层的缺损（图 8－4－1）。在某些病例中，局灶的关节软骨肿胀也可在关节软骨表面磨损之前被检出。显示这些形态变化需要高的空间分辨率，且需在软骨和邻近关节结构间有高的对比度。

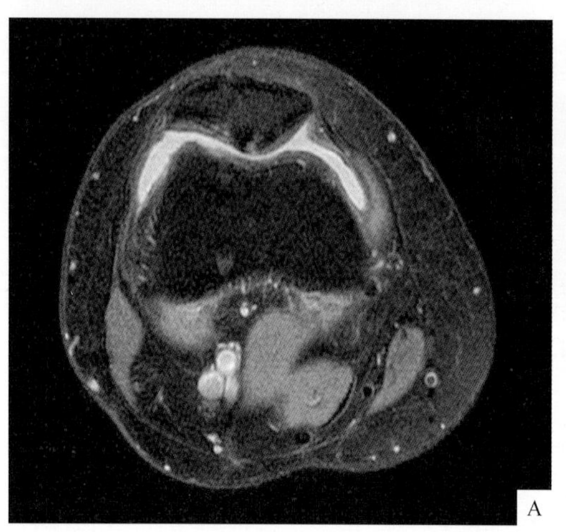

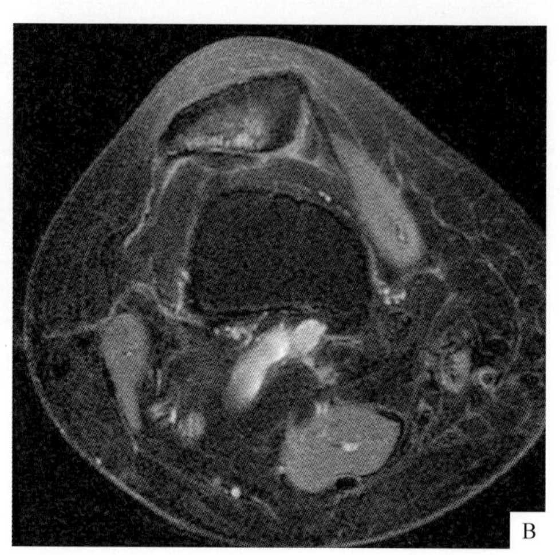

图 8－4－1 不同程度的髌软骨病变。横断面 FS－PD 序列图像。A. 髌软骨普遍性变薄，体部中央区域全层缺损，同时还伴有点状软骨下骨质水肿。髌股关节间隙显著变窄。注意股骨后髁局部片状中等信号区，其不是骨质水肿，而是腘动脉搏动伪影。该患者虽有显著的软骨病变，但临床症状不明显。B. 髌软骨变薄外，还可见贯穿全层的软骨缺损。软骨下骨质片状水肿，范围广泛。该患者疼痛和运动受限症状显著，考虑与软骨下骨质水肿有关。

软骨－液体界面间的对比度在短 TE 图像（如 T1 加权像、质子密度加权 SE 序列图像和多数 GE 序列图像）上通常显示较差。SE 序列 T2 加权像可提供较好的对比度，但信噪比低，而且它们的空间分辨率也有限，虽然可通过增加采集次数来提高信噪比，但要延长扫描时间。FSE 序列重度 T2 加权加 MTC 技术可使低信号的软骨与周围的关节腔内的液体产生较高的对比度，这种序列具有较高的空间分辨率，可以较好地显示关节软骨表面的情况。大多局灶的表面缺损可在矢状面图像上被检查到，有时也可能在冠状面或横断面图像上显示得更好。

通常关节软骨与其周围结构之间微小的 T1 弛豫时间差异可被短 T1 的脂肪组织和长 T1 的其他组织之间的较大差异所掩盖。由于关节软骨的 T1 较其邻近关节结构的 T1 短，通过采用脂肪抑制序列可消除脂肪的高信号，从而增加关节软骨和邻近结构的对比度。脂肪抑制序列对然故损伤有非常高的敏感性（96％）和特异性（95％）。运用上述脂肪抑制三维快速梯度回波（FGE）序列 T1 加权进行扫描，所得到的三维数据心采用最大信号强度投影（MIP）处理，可以获得软骨重建图像，得到一组多角度重建的软骨像，从中可以获取大量的三维空间信息。这种重建图像具有较高的空间分辨率，对软骨损伤可做出较为明确的判断和定位，利用这种方法可以直接观察到骨关节炎时软骨损伤的范围，有助于对骨关节炎的演变过程进行动态观察及评估治疗效果。

第五节 骨关节炎软骨病变

骨关节炎（osteoarthritis，OA）与老龄化有关，使关节软骨出现原纤维变性，最早发生于关节边缘。原纤维变最初局限于软骨的表层，软骨轻微的裂开和磨损，使其表面变得粗糙不平。随着病变向深层发展，胶原纤维的网架节结构破坏，蛋白多糖进一步丢失，软骨的钙化层受损伤，软骨下出现骨硬化，关节边缘骨刺形成，关节间隙狭窄甚至消失，最终形成纤维强直及骨性强直。骨关节炎在中老年人群中的发病率最高，它和高血压、冠心病、脑血管病一样是中老年人的常见病。因为骨关节炎并不会直接危及人的生命，常不像其他疾病一样受到重视，易被忽略而未能及时治疗。骨关节炎给患者带来长期的痛苦与不便，如果没有及时诊断和治疗，最终会导致关节强直，丧失劳动能力。以前骨关节炎得不到及时治疗的一个重要原因是缺乏有效的早期诊断方法和对治疗效果的有效评估方法。常规 X 线检查、CT 及关节镜等都有较大的限制，MRI 可以对治疗效果进行及时评估，对临床治疗有较大帮助，且具有很大的潜在优势。

一、OA 软骨病理变化

在大体病理上，OA 最初可观察到的变化是关节软骨局灶性损伤。其特征为软骨细胞外基质浅层碎裂，软骨表层外观呈丝绒样改变，而非正常的平滑表现。在此基础上发展则形成沿基质胶原纤维轴向走行的裂隙。如果裂隙在关节面表浅层发生，则称为剥落。当裂隙累及软骨放射层时，则可描述为软骨纤维化。在该区域，关节软骨表面连续性破坏。软骨基质呈纤维化及散乱外观，胶原纤维双折射特性增强，软骨细胞团块紧邻裂隙边缘分布。在其他致病因素综合作用下，病灶可迅速扩大并累及整个关节软骨面并在短期内出现软骨基质代谢变化。裂隙逐渐向软骨深层发展，直至侵犯软骨下骨，产生纤维软骨磨损。软骨磨损形态从最初的裂隙样改变逐渐演变为溃疡样改变，严重者软骨全层消失，软骨下骨裸露。从部位上来看，膝关节 OA 最易累及的部位是髌股关节，这主要是由于屈膝动作产生的杠杆作用使髌骨承受巨大的应力负荷。本次研究 OA 软骨最显著的镜下改变是软骨表层碎裂形成的丝绒样外观和软骨层溃疡样改变。部分溃疡边缘清晰，但更多地表现为火山口样改变，溃疡底部毛糙，边缘不整。

OA 软骨损伤和纤维化区域软骨细胞也发生变化，表现为细胞增殖和细胞凋亡同时活跃。软骨细胞增殖主要表现为纤维化和软骨软化区毗邻的软骨陷窝内细胞数量翻倍。目前研究认为细胞数量增加是有丝分裂作用增强的结果。增殖软骨细胞不是普通的稳定细胞，其含有不稳定的四倍体 DNA。有报道 OA 软骨细胞可表达端粒酶活性，具备修复软骨缺损潜能。软骨凋亡与 OA 软骨缓慢退化具有一定的符合率。Perez 等发现软骨细胞凋亡小体具有碱性磷酸酶和三磷酸核苷焦磷酸水解酶活性，因此推断凋亡小体导致了骨关节炎软骨病理性钙化。其同时发现凋亡细胞周围伴有蛋白多糖降解，两者在空间位置分布上具有一致性。在实验性 OA 模型中，增殖软骨细胞陷窝内大都伴随细胞凋亡，这是限制软骨修复的重要原因。本次研究甲苯胺蓝染色显示软骨纤维化区细胞陷窝空置，提示细胞凋亡的存在。但光镜观察未发现明显的软骨细胞数量增加，这可能是取样范围局限在软骨缺损区内而没有涉及周边软化区域。

OA 作为一种炎症反应，病变滑膜中也同样存在单核细胞、淋巴细胞和浆细胞。同时 OA 患者滑膜中的细胞因子含量高于正常。其主要包括白细胞介素-1（interleukin-1，IL-1）和肿瘤坏死因子（tumor necrosis factor，TNF）。OA 发生时，黏附分子介导的白细胞-内皮细胞作用也增强。CD66 癌胚抗原黏附分子表达于 OA 患者滑膜组织髓样细胞中，而不表达于正常滑膜组织中，提示 CD66 抗原参与了 OA 炎症反应。此外，OA 病例滑液中的前列腺素 E2、组胺和 5 羟色胺等炎性介质均增加。这也提示了 OA 作为特殊炎症反应，与关节滑膜炎之间具有一定的关系。

总之，OA 软骨的主要病理学变化是在软骨局灶性损伤的基础上发生的软骨纤维化和继发性软骨磨损，至后期累及软骨下骨。

二、OA 软骨基质变化

正常软骨基质降解和修复代谢处于持续动态平衡状态。这是由软骨细胞不断分泌软骨基质成分而得以维持。细胞因子以及生物应力刺激等以复杂机制对软骨细胞功能进行调控以影响基质代谢。OA 发生时以上平衡过程被打破，合成代谢不足，局灶性缺损修复能力下降，不能维持软骨正常结构。软骨基质变化早于软骨局灶性损伤前。在 OA 早期软骨基质代谢异常活跃，基质合成增加，蛋白多糖成分增加但胶原减少。其结果是胶原纤维网最先破坏，基质构成发生变化。胶原支架破坏会使聚合的糖蛋白得以伸展，暴露出更多的负离子基团，从而增加软骨的水化作用，形成软骨轻微肿胀。当蛋白多糖开始丢失时，残余的蛋白多糖便有更多的空间得以扩展并导致水含量增加。蛋白多糖丢失也造成了基质内水流动摩擦阻力减少，削弱了软骨内液压及压缩强度。以上变化的直接结果是更多的负载被传递到本已薄弱的固态基质中，使膨胀、水肿的软骨更易受到机械损伤（图 8-5-1，图 8-5-2）。

尽管基质丢失及水合作用增强是 OA、免疫性关

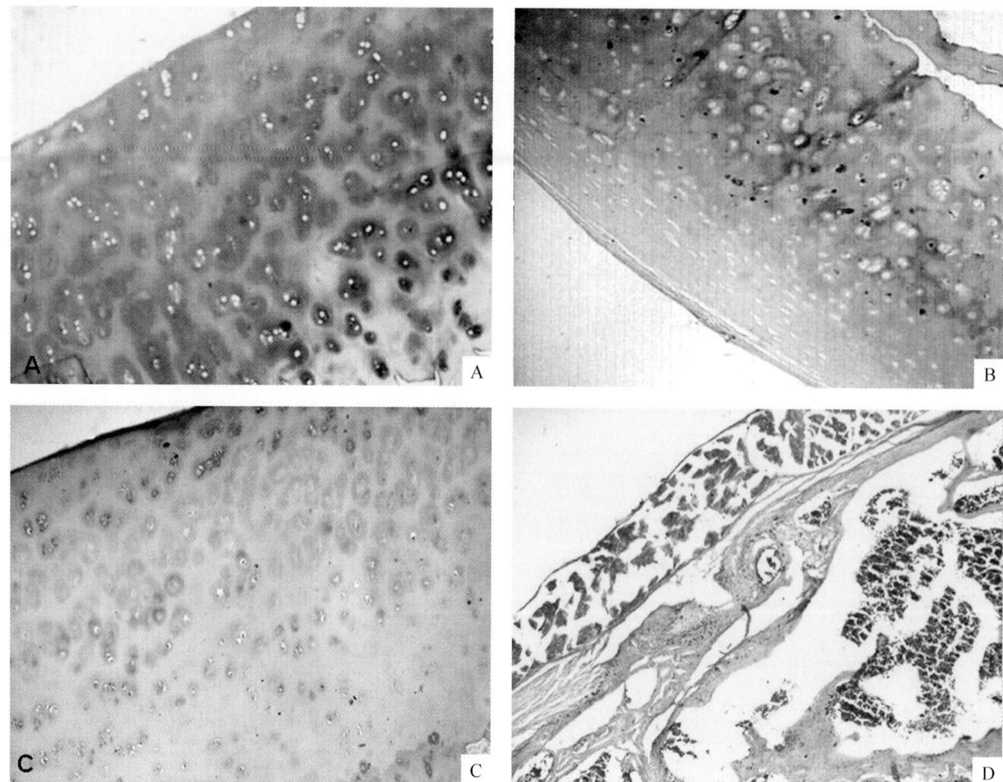

图 8-5-1 骨关节炎软骨基质胶原丢失的不同类型(免疫组织化学染色，光镜×100)。A. 正常关节软骨。Ⅱ型胶原集中分布于软骨细胞陷窝周围，在辐射层以上呈均匀分布。B. 胶原表达在辐射层较为明显，集中于软骨细胞陷窝周围，但软骨表层、过渡层已淡染，提示胶原表达减少。C. 胶原仅在软骨细胞周围表达，基质普遍淡染。D. 软骨纤维化，未见Ⅱ型胶原表达。

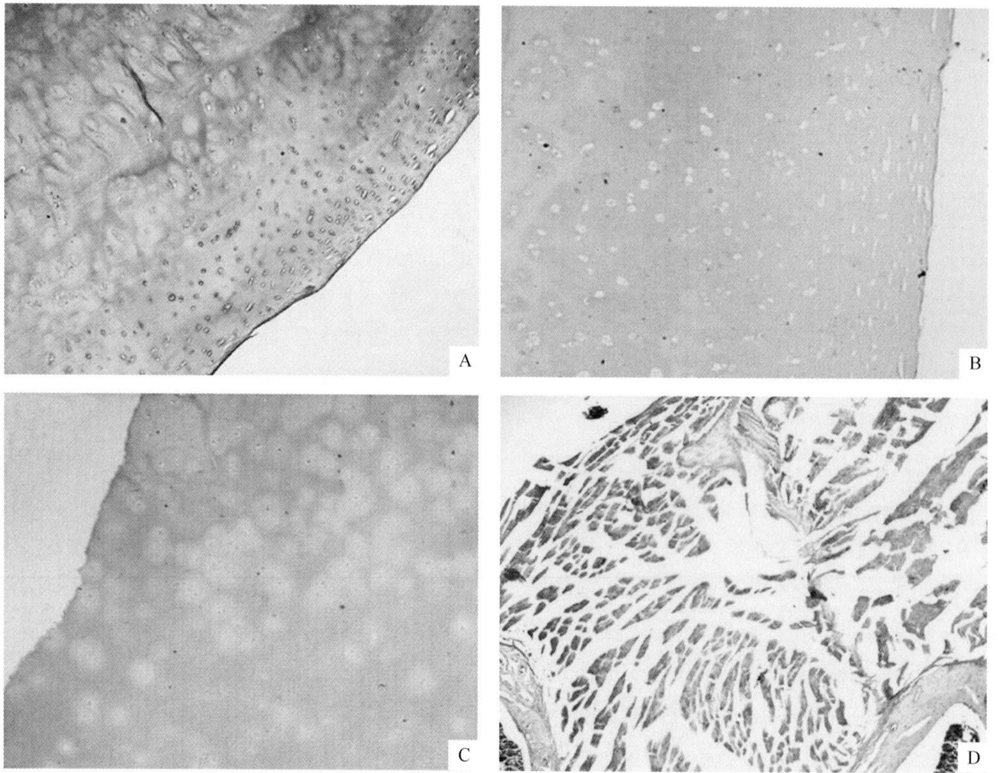

图 8-5-2 骨关节炎软骨基质蛋白多糖丢失的不同类型(免疫组织化学染色，光镜×100)。A. 正常软骨基质。蛋白多糖均匀分布于软骨细胞陷窝周围和基质内。以辐射层表达最为显著。B. 基质普遍性淡染，仅在辐射层的软骨细胞陷窝周围表达较为显著。C. 基质内表达基本消失。D. 软骨纤维化，无蛋白多糖表达。

节炎及外伤后软骨损伤的共同特征，但是不同病因的作用表现形式并不相同。早期 OA 仅仅是软骨表层Ⅱ型胶原降解导致表面纤维结构发生改变而增加了水的通透性。软骨在承受负荷时，水经过表面快速逸出，严重削弱了软骨载荷能力。在免疫性关节炎中，Ⅱ型胶原降解首先发生于深层软骨细胞的胞周基质内，并导致异常软骨细胞产生炎性细胞分裂。表面胶原轻度降解是由于滑液中的多核细胞作用。急性外伤可在软骨深部钙化层中产生水平裂缝及软骨与软骨下骨间分离。这与软骨钙化层受压产生的横向切应力保持一致，但与 OA 早期基质变化不同。

本次研究的Ⅱ型胶原免疫组织化学染色显示，在近正常的关节软骨组织内，Ⅱ型胶原在表层和移行层表达显著，且基本上在软骨细胞陷窝周围呈晕状分布。软骨深层胶原含量减少，虽然陷窝周围深染，但基质内分布不均匀。然后软骨表层Ⅱ型胶原逐渐丢失，染色变淡。软骨移行层深部和辐射层的Ⅱ型胶原表达降低。在进展期 OA 中，软骨表层与深层均淡染，Ⅱ型胶原表达在不同分层间无显著差异，仅在软骨细胞周围有少量表达。

免疫组化染色显示软骨蛋白多糖与胶原分布有互补作用。近正常软骨组织辐射层内蛋白多糖表达最为显著，软骨细胞周围相对淡染。OA 软骨基质内蛋白多糖表达显著下降，细胞周围与基质其他区域无显著分布差异。随着组织结构的日趋破坏，软骨陷窝边界趋向消失。

骨关节炎由于软骨表面层受损，软骨各组成部分受到暴露，从而引起免疫反应。这种免疫反应可进一步引起软骨的破坏，使更多的软骨抗原被暴露，从而更多的刺激免疫系统。这种正反馈性、自我修正的过程可能是骨关节炎慢性发展、持续存在的机制。长期以来，人们观察到这样的现象：完全切除软骨，或关节炎终末期时关节软骨被全部破坏后，关节腔内的炎症会奇迹般地消失；有学者已在患者体内发现了软骨内各成分的抗体及免疫细胞，并根据此原理建立慢性关节炎动物模型。这些都证明了骨关节炎与自身免疫有着密切的关系。

三、骨关节炎软骨 MR 表现

OA 软骨最早的 MR 表现是软骨内异常信号的出现(图 8-5-3，图 8-5-4)。软骨内异常信号可以局限于表层，也可以累及全层。病变区域与正常组织间分界不清，在软骨厚度和形态发生前即可观察到。软骨信号异常与软骨 T2 弛豫时间有关。局灶性信号升高可能是软骨水肿和蛋白多糖丢失造成，而深层信号升高则与钙化区基线分离有关。局

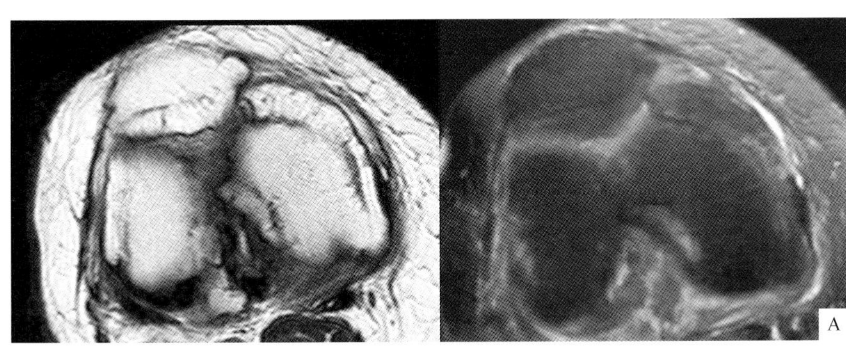

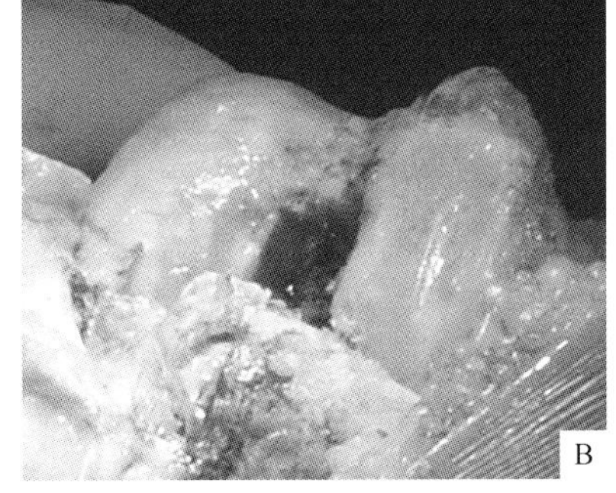

图 8-5-3 膝关节骨关节炎磁共振与病理对照。磁共振显示，股骨外侧髁局部车轴样裂隙，边界不清。病理显示软骨裂隙位于磁共振相同部位。A. 横断面 T2 加权和 FS-PD 序列像。B. 手术病理图像。

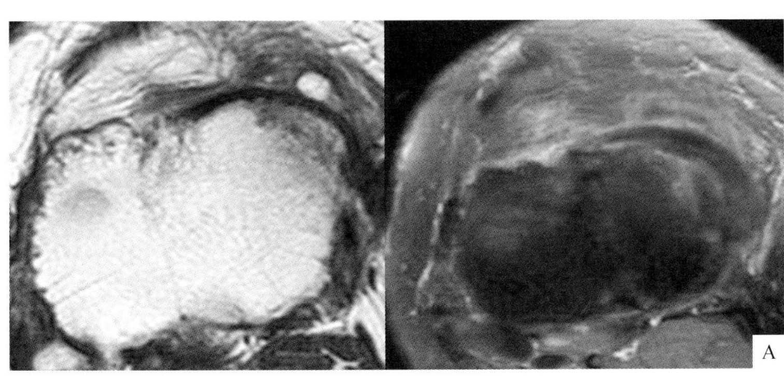

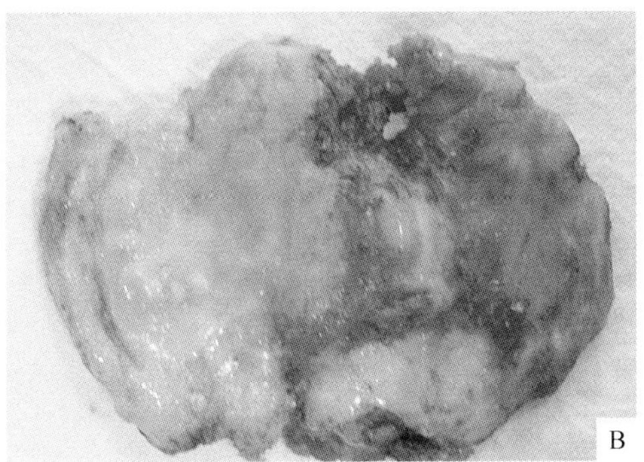

图 8-5-4 膝关节骨关节炎磁共振与病理对照。磁共振显示胫骨内侧平台软骨大片缺损，与手术病理所见部位、范围一致。A. 横断面 T2 加权和 FS-PD 序列像。B. 手术病理图像。

灶性信号降低与教育浓聚或软骨细胞减少有关。病变区软骨 T1、T2 弛豫时间比正常关节软骨更短。因此 OA 软骨在 T1W 和 PD 像上以低信号为主，在 T2W 和 GRE 序列上则以高信号常见。FS-SPGR 序列上 OA 软骨信号主要表现为分层消失和局部信号降低。

在发生软骨信号改变之后，OA 软骨轮廓也逐渐发生改变。其包括：① 软骨表面毛糙，高低不平；② 局限性变薄，甚至完全消失；③ 软骨线样结构中断。病变区域软骨突然中断，结构不规则；④ 软骨缺损区出现。缺损可以为小凹状改变，更多的是片状不规则缺损。软骨缺损累及深度不一，部分还累及软骨下骨。

与感染性或免疫源性关节炎相比，软骨表层是 OA 最早累及和病变程度最深的区域，这与 OA 病理学变化和病因机制假说是一致的。仅在 OA 进展期或伴随外伤等诱发因素时，软骨深层才会出现 MR 可见的形态变化。在利用 MR 诊断 OA 时，必须将软骨轮廓和信号变化结合考虑。因此进行软骨 MR 评价分级是必要的。

以膝关节 OA 为例，膝关节软骨形态分级标准很多。目前较为常用的有 Outerbridge 评价系统和 Noyes 关节镜分级标准(表 8-5-1)。Outerbridge 评价系统原来用于描述髌骨软化症，后逐渐用于膝关节 OA 术中所见评价。该系统较为倚重关节软骨裂隙的

表 8-5-1 Noyes 和 Outerbridge 软骨评价系统的比较

Noyes 评分系统		Outerbridge 评价系统	
分级	表　现	分级	表　现
0	正常	0	正常关节软骨
Ⅰ	软骨内异常信号或软骨表面异常色泽	Ⅰ	关节软骨膨胀变软
ⅡA	软骨缺陷累及少于软骨全层 50%	Ⅱ	关节软骨出现裂隙，但裂隙未进入软骨下骨，病变区直径小于 0.5 英寸
ⅡB	软骨缺陷累及全层 50%～99%		
ⅢA	软骨全层缺损但没有骨质病变	Ⅲ	裂隙已开始进入软骨下骨，但软骨下骨未裸露，病变区直径大于 0.5 英寸
ⅢB	软骨全层缺损伴相邻软骨下骨质异常		
		Ⅳ	存在软骨下骨裸露

出现对 OA 病变程度的影响，同时也综合考虑了软骨裂隙深度和病变区范围，对软骨病变能进行较为全面的评估。所以 Outerbridge 评价系统也广泛应用于 OA 软骨的影像学评价。最近 Noyes 系统应用逐渐广泛。Noyes 评价系统的主要特点是：① 以关节镜下软骨表现为基础，兼顾 MR 和关节镜两种评价手段；② 倚重软骨缺损深度评价 OA 程度；③ 不考虑软骨缺损的大小范围。与 Outerbridge 系统相比，Noyes 评分更贴近关节镜表现，也适用于 MR 评价(图 8-5-5)。

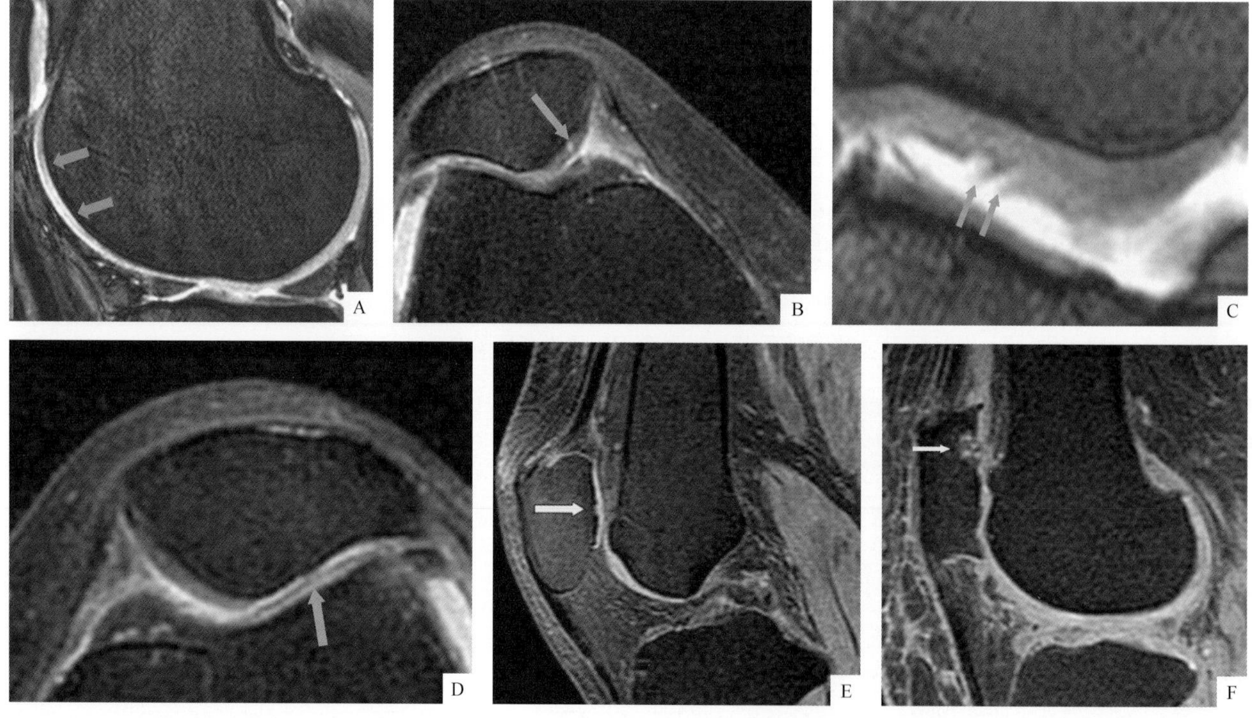

图 8-5-5 NOYES 骨关节炎软骨 MR 分级。A. 0 级，正常软骨。软骨边缘清晰、光滑，信号均匀。股骨髌等软骨较厚区域可见分层表现。B. Ⅰ级，软骨层内出现异常信号。C. Ⅱa 级，软骨表层裂隙或缺损，但未累及软骨下层。D. Ⅱb 级，软骨裂隙达到软骨深层，但异常信号未累及软骨下低信号带。E. Ⅲa 级，软骨全层缺损。F. Ⅲb 级，软骨全层缺损合并软骨下骨质水肿。

目前也有仅根据 MR 表现所做的 OA 软骨分期：① Ⅰ期：关节软骨一过性肿胀。② Ⅱ期：Ⅱa 期，关节软骨表面出现毛糙；Ⅱb 期，软骨内出现低信号小囊状病灶。③ Ⅲ期：关节软骨明显变薄，但未累及钙化层。④ Ⅳ期：软骨全层消失，同时伴有软骨下骨的硬化。

骨关节炎的软骨Ⅰ期损伤，在 FSE 序列 T2 加权像上呈明显的高信号，在三维脂肪抑制 GE 序列 T1 加权像上可见局部软骨的增厚。在 MIP 重建像上见软骨图像信号强度呈不均匀性降低，这可能是局灶增厚的软骨内水分增加所致。这一期的软骨损伤主要是在软骨表面退变的基础上再加上机械因素，使某一段时间内承重处的软骨肿胀而引起的。

Ⅱa 期，随着损伤的加重，表层断裂变薄，表面毛糙。在质子密度加权像上见软骨表面呈小齿状突起、粗糙。在脂肪抑制三维 FGE 序列 T1 加权像上常不敏感，虽然其空间分辨率较高，但表层在这时呈低信号，其背景亦为低信号，缺乏对比度，所以不敏感。但表层在三维 T2 加权像上可较为清晰。Ⅱb 期，表层损伤后或软骨内分解代谢引起软骨内蛋白多糖等固体物质丢失，在脂肪抑制三维 FGE 序列 T1 加权像上表现为虫噬样弥漫的小低信号灶；在 MIP 重建像上，重建的关节软骨显示为“网眼纱布状”。

病变发展到Ⅲ期时，累及中层及深层，未及钙化带。在脂肪抑制三维 FGE 序列 T1 加权像上可见局部软骨明显变薄，但未累及软骨下骨组织。在 MIP 像上，重建软骨内见局灶性斑片状的信号减低区，但软骨信号仍存在。

当骨关节炎软骨损伤Ⅳ期时，多引起软骨下骨的硬化，在 T1 加权像上均可见软骨下骨髓内呈低信号的条状硬化影，在软骨的 MIP 重建像上可见“地图状的”不规则的软骨缺失区。

在Ⅰ～Ⅲ期骨关节炎时的软骨损伤，软骨细胞有一定的修复能力，不仅能产生新的软骨细胞，还可以使软骨细胞的活性增加，大量合成新的软骨基质，以阻止软骨病变的发展，促进损伤软骨的愈合。较表浅软骨缺损的愈合，完全依赖靠近损伤边缘残留的软骨细胞。只要软骨下骨板未损伤，即软骨损伤未到Ⅳ期，都有完全修复的可能。Ⅳ期的关机软骨损伤多见纤维瘢痕形成，使软骨失去润滑作用、弹性和修复再生能力。所以在骨关节炎软骨损伤Ⅰ～Ⅲ期时，从病因学上进行治疗，骨关节炎有可能达到治愈，软骨及骨的损伤可得以完全修复；在骨关节炎Ⅳ期，损伤的关节软骨或是纤维瘢痕愈合或造成其下骨质的暴露，随着运动的增加可加快其周围关节结构的退变过程。对骨关节炎关节软骨的Ⅳ期损伤可以进行外科手术治疗，通过手术改变其承重点，减少损伤处关节软骨所受的机械性冲击震荡，减缓关节的退变过程。另外，还可以进行关节软骨的体外培养，进行关节软骨移植术。因此，MRI 检查不仅对骨关节炎的诊断、治疗有重要的意义，而且对其病因研究及治疗的改进也具有重要意义(图 8－5－6)。

目前研究认为，FS－SPGR 等快速梯度回波序列在显示软骨缺损方面的敏感度和特异度明显高于其他序列。文献报道的 FS－SPGR 序列诊断软骨缺损敏感度在 90%～95%，特异度在 80%～95%。3D－FS－SPGR 成像序列能够清晰地将关节软骨与其他结构区分开来，提供足够高的信噪比，并可进行容积测量和三维重建。因此其能够提供关于关节软骨形态变化的完整信息并直观反映软骨表面变化，这是其他 MR 序列所无法比拟的。也有作者认为 3D－FS－SPGR 序列对诊断髌股关节面软骨病变最佳，且病变分级越高，诊断准确率就越高。该序列对 Outerbridge 0～1 级病变的检出率与其他序列无显著差异(图 8－5－7)。

FS－PD 序列能够清晰显示软骨-软骨下骨界线，在显示 OA 软骨深层变化方面具有一定的优势。与 STIR 序列相比，FS－PD 序列软骨图像信号更高，且厚度较厚，因此较为适合观察软骨小缺损。鉴于 FS－PD 序列成像时间短，因此较为适合 OA 普查。

四、软骨 MR 成像反映 OA 软骨组分变化的可行性

在理论上，关节软骨作为具有高度分化结构的特殊组织，其不同区域弛豫时间必然存在一定的差异。因此，软骨 MR 成像是否能反映 OA 软骨组分变化取决于其是否足够敏感以发现不同软骨区域弛豫时间的差别(图 8－5－8)。Wayne 等采用 2.5 T设备研究后认为，T2 值是鉴别蛋白多糖和胶原丢失的有效参数。在透明软骨蛋白多糖丢失时 T2 值增加显著，T2 值与关节软骨的生物力学系数和蛋白多糖含量具有相关性。而在 T1 加权增强扫描序列上，蛋白多糖丢失导致 T1 缩短程度明显大于胶原丢失。这可能是由于降解的蛋白多糖对钆的静电排斥作用减弱，提高了钆的局部浓度。

但更多的研究显示，常规 MR 序列与软骨组织结构和组分变化无明显相关性。FS－SPGR 序列虽

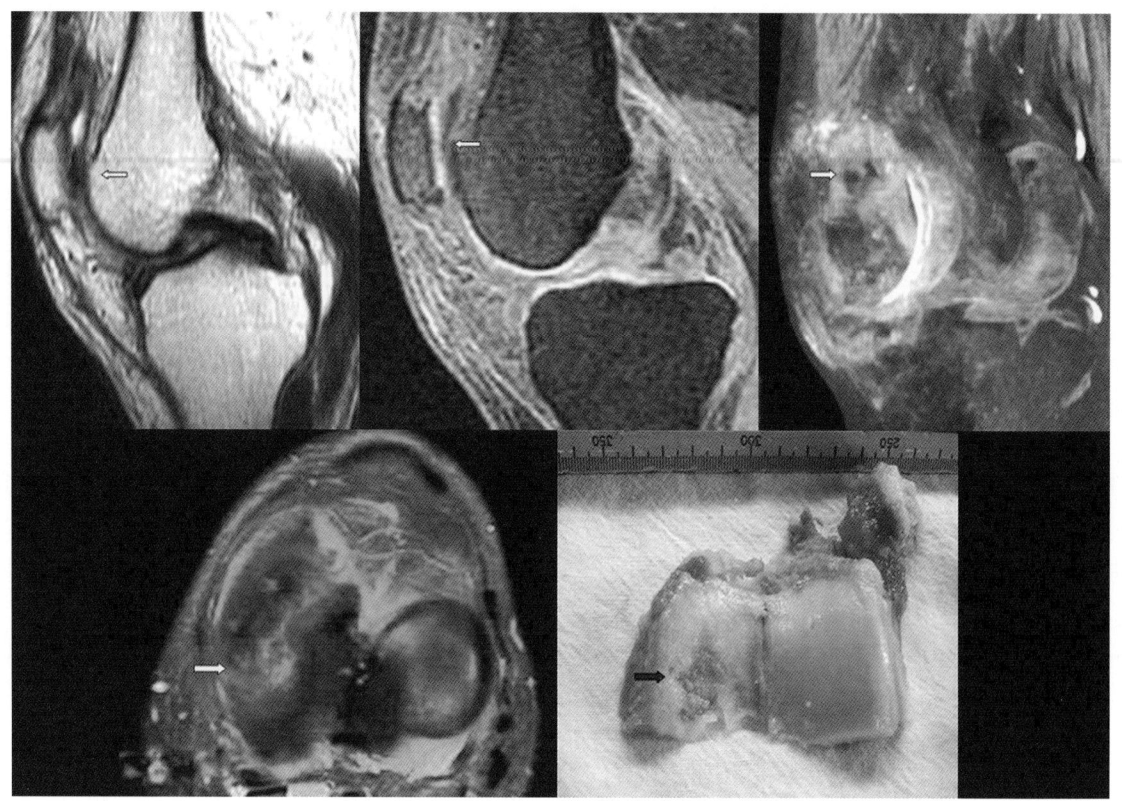

图 8-5-6 膝关节骨关节炎软骨Ⅳ级病变与病理对照。横断面和矢状面图像显示股骨髁局部软骨全层缺损，未见明确的软骨下骨质水肿。三维重建清晰显示软骨缺损范围限于股骨髁内。病理显示该区域软骨全层缺损，软骨下骨裸露。

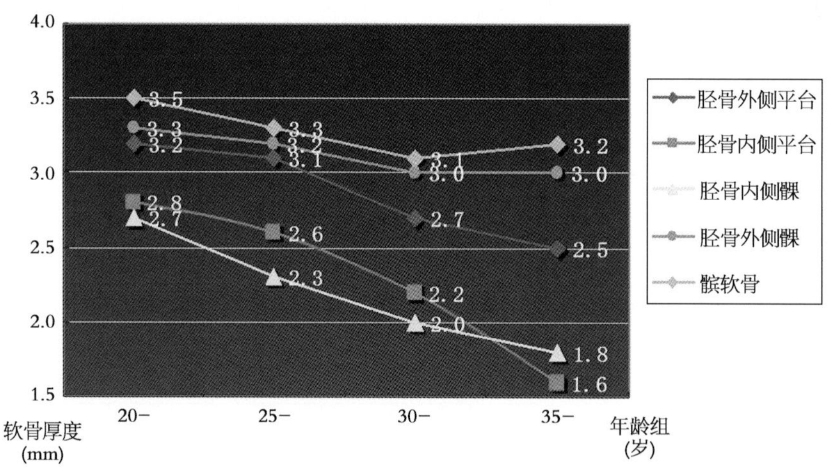

图 8-5-7 中国成年人膝关节各部位软骨厚度统计。依据 650 例正常中国成年人膝关节软骨磁共振图像进行分析。按照年龄组划分，20～40 岁，成年人膝关节软骨厚度普遍性变薄。其中以股骨内侧髁和胫骨内侧平台软骨最为显著。以上两部位软骨厚度变化显著大于其余各部位。

然能很好地反映软骨形态和软骨缺损分布，但其软骨 SI 却无法反映软骨内组分异常和结构退变。本次研究也没有观察到其他研究所报道的 T2 值与蛋白多糖等生化组分的相关性(图 8-5-9)。综合其他研究者的结果及以上实验，说明在 1.5T 及以下低场设备条件下，常规 MR 序列以反映软骨组分变化是困难的。其中原因是：① 目前除了关节造影外，其他与 OA 软骨基质成分相关的 MR 功能成像均是在超高场 MR 上完成。低场 MR 磁敏度不足以观察到软骨内生化成分变化所引起的组织弛豫时间变化；② 图像分辨率不够高，不足以发现小的软骨异常；③ 缺乏适合进行软骨 MR 功能成像的硬

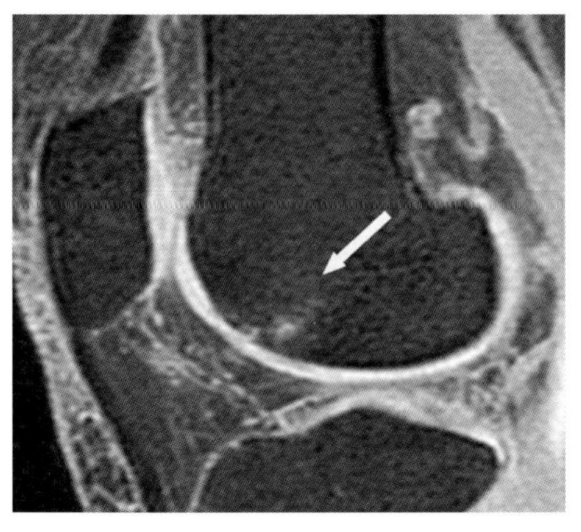
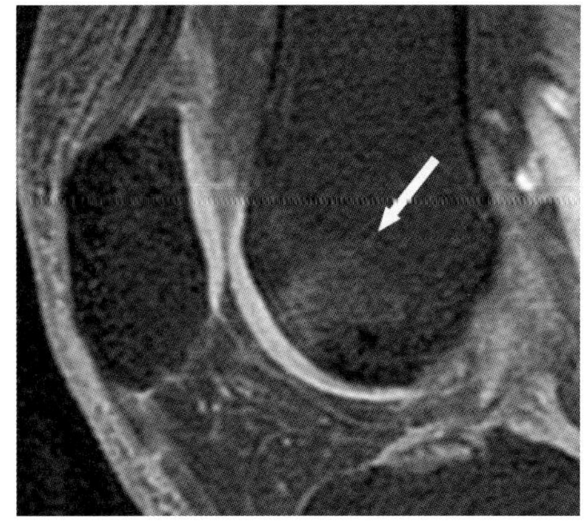

图 8-5-8 不伴有软骨缺损的软骨下骨质水肿。除了前述软骨病变分级外，软骨下骨质水肿也可不随软骨缺损而独立发生。矢状面 FS-SGPR 序列图像显示软骨下骨内出现片状水肿，但相邻软骨未见明确的软骨缺损。一般认为，软骨病变由表层裂隙发展而来，逐步累及软骨下骨。但以上现象由于无法在关节镜上观察到，因此无法列入现有的软骨病变分级。

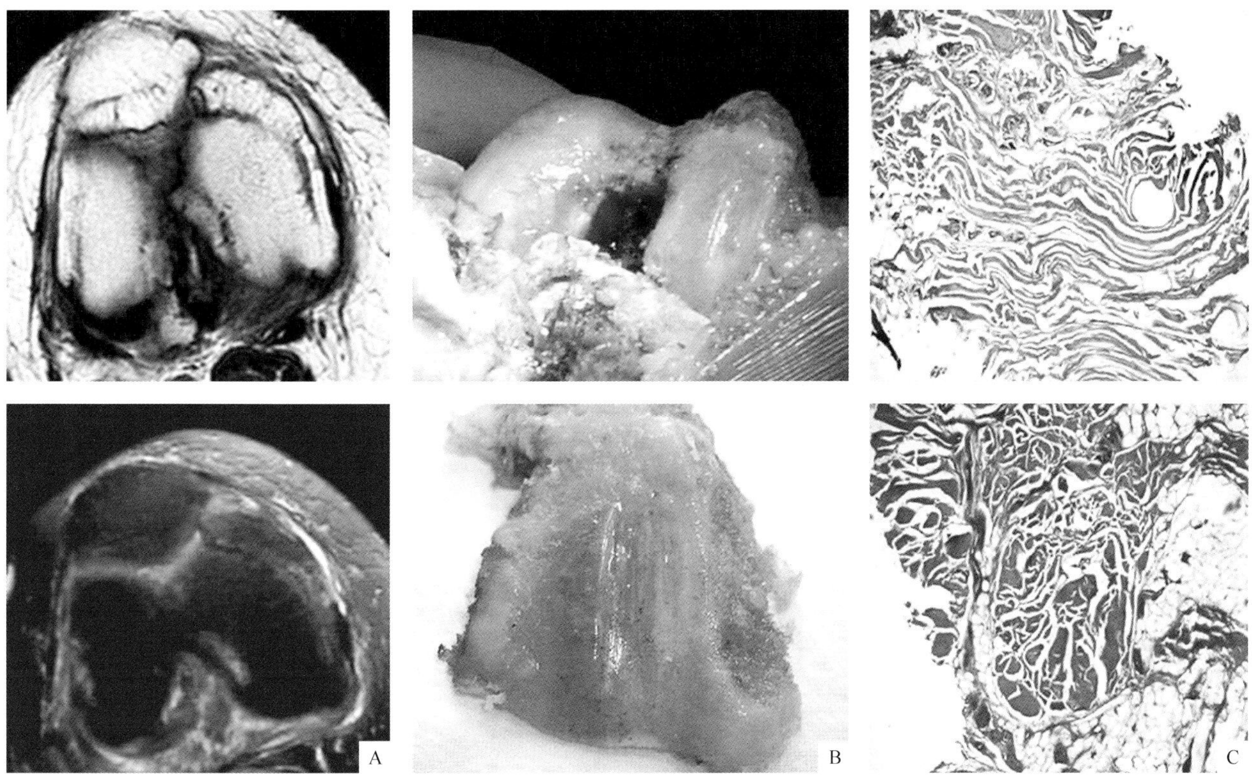

图 8-5-9 软骨病变与病理对照。前述膝关节骨关节炎股骨髁软骨病变，对软骨缺损旁区域进行了蛋白多糖和Ⅱ型胶原免疫组织化学染色，发现该区域主要为纤维组织增生，无以上基质主要成分表达。A. 横断面 T2 加权和 FS-PD 序列显示软骨股骨外侧髁软骨缺损。B. 大体病理显示股骨外侧髁软骨大片缺损。C. 免疫组织化学染色显示为纤维组织(鼠抗人蛋白多糖和Ⅱ型胶原染色，光镜×100)。

件设备配套。有报道显示，FS-PD 序列与软骨Ⅱ型胶原变化具有统计相关性，其可能原因是 OA 软骨Ⅱ型胶原缺失软骨组织结构崩解，软骨基质内水重新分布。同时软骨表层通透性增加，软骨含水量逐渐下降。PD 序列对靶组织的质子密度变化较为敏感，可检测到软骨水含量(即质子密度)的微小变化(图 8-5-10)。但以上结果尚未经更大样本的试验证实。因此仅仅借助于常规 MR 序列不足以显示软骨基质成分变化。磁共振软骨生理性成像是今后的发展方向。

五、MRI 对关节软骨修复术疗效的评估价值

联合使用 MRI 的各种序列，可对各种软骨移植

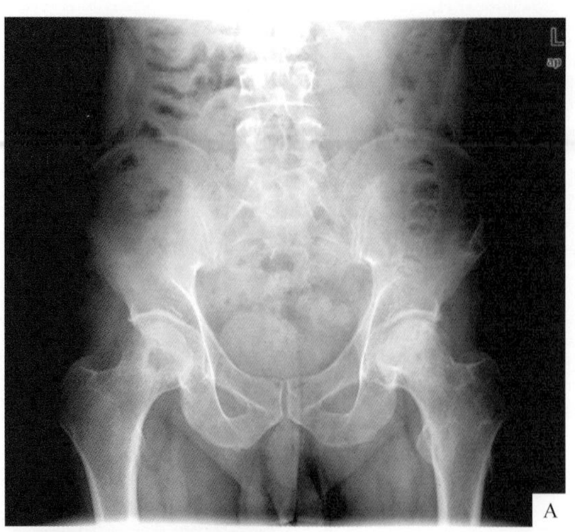

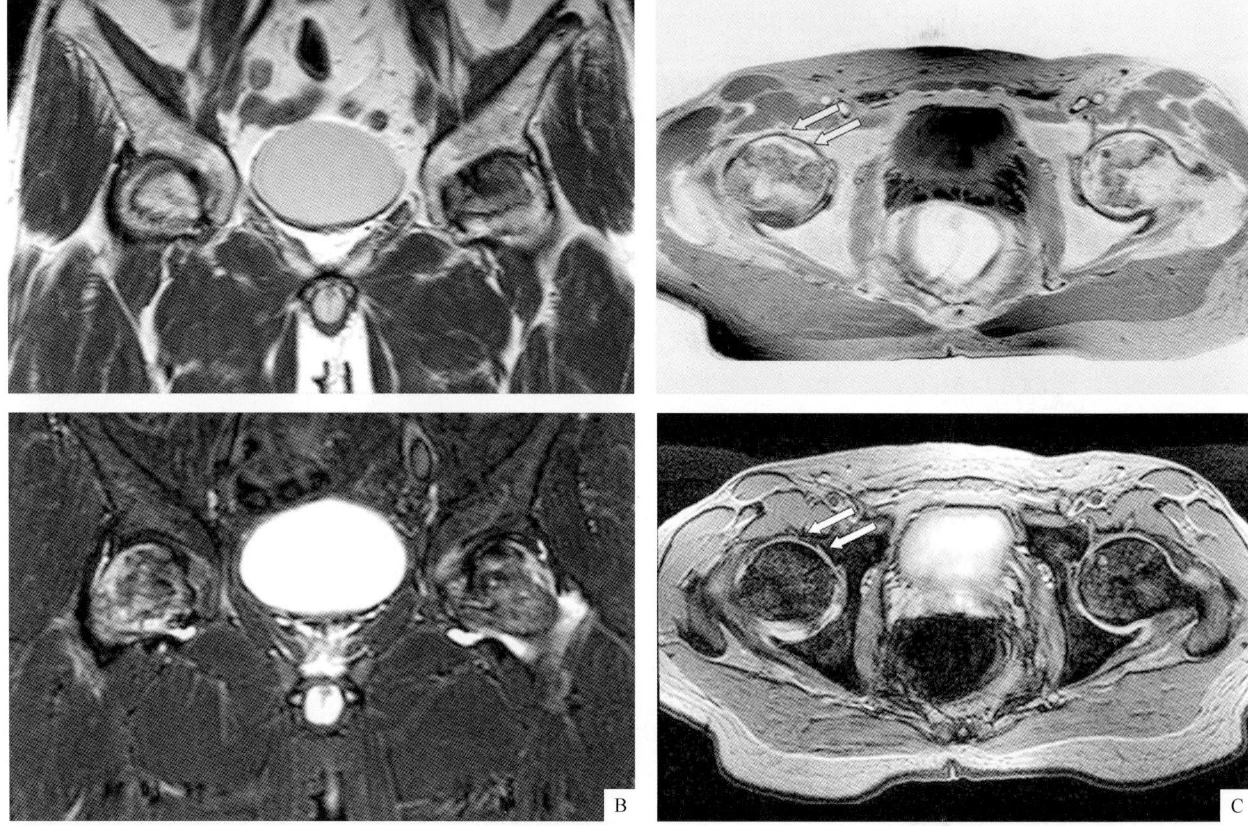

图 8-5-10 股骨头坏死合并软骨病变。A. X线片仅显示双侧股骨头局部骨质密度不均，右侧股骨头内可见囊变。B. 冠状面 T2 加权和 FS-PD 序列像显示股骨头坏死区，可见“双线征”表现。C. 横断面 FS-T2* GRE 序列图像显示右侧股骨头缺血坏死累及软骨，局部软骨全层缺损（箭头）。

修复术后移植物是否与移植区周围的关节表面一致、移植物的软骨厚度、移植物与植入区的融合变化情况、植入区的骨质变化、骨髓水肿情况以及移植物供区的软骨与骨质情况作出动态评估，并且对移植术后出现的并发症做出相应诊断。故相对关节镜的有创检查方式，MRI 是对软骨修复的最佳无创评价方法（图 8-5-11，图 8-5-12）。

综上所述，OA 软骨的 MR 表现可分为软骨信号异常和软骨外形变化两部分。但目前尚没有统一的 OA 软骨 MR 评价体系，主要参照关节镜评价系统进行分析。但随着软骨磁共振成像技术的不断完善和发展，结合形态和功能显示的软骨 MR 成像将进一步取代有创性手术成为 OA 诊断和治疗评价的最佳方法。

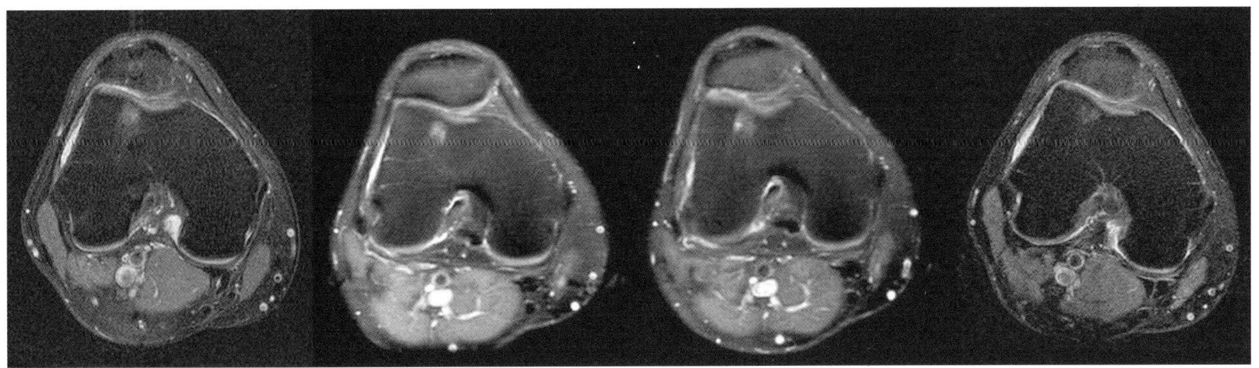

图 8-5-11 软骨下骨质水肿修复。对同一病例在治疗前、治疗后 6、9、12 个月分别行横断面 FS-PD 成像，观察股骨髁软骨下骨质水肿变化情况。发现水肿区逐步局限化，边界逐步清晰，至 12 个月时，仅留下局部异常信号表现。患者临床症状也逐步减轻。

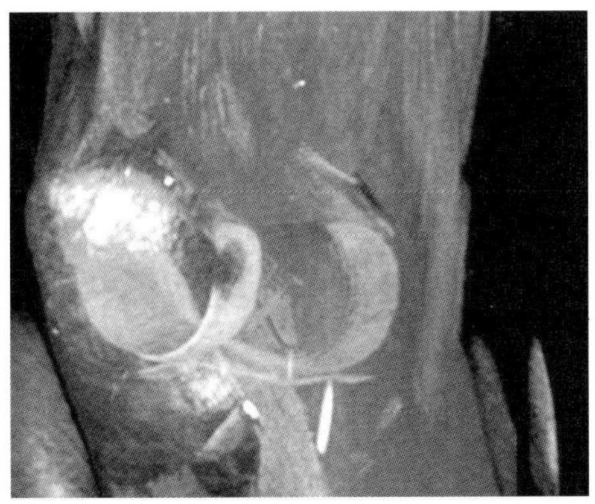

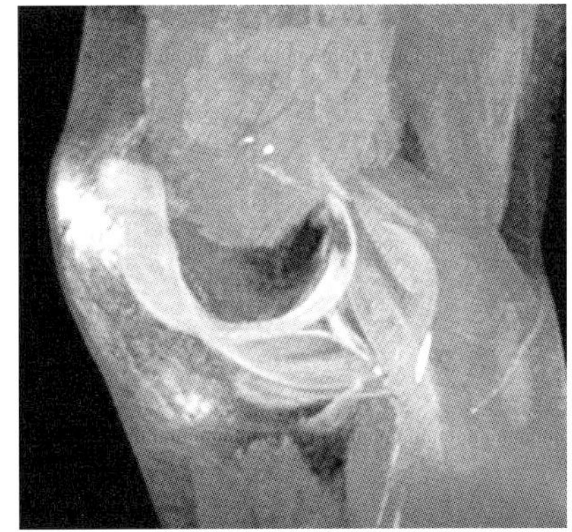

图 8-5-12 软骨缺损修复。FS-SPGR 软骨三维重建显示该病例股骨后髁区域软骨全层缺损，直径约 13 mm（左）。经 9 个月中医治疗后，全层缺损显著减小，直径约在 6 mm，缺损边界逐步清晰（右）。

（陆　勇　尚　鹏　李智慧　周海宇）

参考文献

[1] Jakobsen RB, Engebretsen L, Slauterbeck JR. An analysis of the quality of cartilage repair studies[J]. J Bone Joint Surg Am, 2005, 87(10): 2232-2239.

[2] Hattori K, Takakura Y, Ishimura M, et al. Differential acoustic properties of early cartilage lesions in living human knee and ankle joints[J]. Arthritis Rheum, 2005, 52(10): 3125-31.

[3] Amin S, LaValley MP, Guermazi A, et al. The relationship between cartilage loss on magnetic resonance imaging and radiographic progression in men and women with knee osteoarthritis[J]. Arthritis Rheum, 2005, 52(10): 3152-9.

[4] Gudas R, Kalesinskas RJ, Kimtys V, et al. A prospective randomized clinical study of mosaic osteochondral autologous transplantation versus microfracture for the treatment of osteochondral defects in the knee joint in young athletes[J]. Arthroscopy, 2005, 21(9): 1066-1075.

[5] Tallheden T, van der Lee J, Brantsing C, et al. Human serum for culture of articular chondrocytes[J]. Cell Transplant, 2005, 14(7): 469-479.

[6] Hart AJ, Buscombe J, Malone A, et al. Assessment of osteoarthritis after reconstruction of the anterior cruciate ligament: a study using single-photon emission computed tomography at ten years[J]. J Bone Joint Surg Br, 2005, 87(11): 1483-1487.

[7] Marks PH, Donaldson ML. Inflammatory cytokine profiles associated with chondral damage in the anterior cruciate ligament-deficient knee. Arthroscopy[J], 2005, 21(11): 1342-1347.

[8] Zanetti M, Pfirrmann CW, Schmid MR, et al. Clinical course of knees with asymptomatic meniscal abnormalities: findings at 2-year follow-up after MR imaging-based diagnosis[J]. Radiology, 2005, 237(3): 993-997.

[9] Preston CF, Fulkerson EW, Meislin R, et al. Osteotomy about the knee: applications, techniques, and results[J]. J Knee Surg, 2005, 18(4): 258-272.

[10] Vital EM, Hutton CW, Hughes PM. Premature osteoarthritis of the knee associated with cartilage hypertrophy and phalangeal dysgenesis[J]. Skeletal Radiol, 2005, 34(8): 494-497.

[11] Recht MP, Goodwin DW, Winalski CS, et al. MRI of articular cartilage: revisiting current status and future directions[J]. AJR, 2005, 185(4): 899-914.

[12] Harper KW, Helms CA, Lambert HS 3rd, et al. Radial meniscal tears: significance, incidence, and MR appearance[J]. AJR, 2005, 185(6): 1429-1434.

[13] Plank CM, Kubin K, Weber M, et al. Contrast-enhanced high-resolution magnetic resonance imaging of autologous cartilage implants of the knee joint[J]. Magn Reson Imaging, 2005, 23(6): 739-744.

[14] Boxheimer L, Lutz AM, Zanetti M, et al. Characteristics of displaceable and nondisplaceable meniscal tears at kinematic MR imaging of the knee[J]. Radiology, 2006, 238(1): 221-231.
[15] Gold GE, Hargreaves BA, Vasanawala SS, et al. Articular cartilage of the knee: evaluation with fluctuating equilibrium MR imaging — initial experience in healthy volunteers[J]. Radiology, 2006, 238(2): 712-718.
[16] Hayes CW, Jamadar DA, Welch GW, et al. Osteoarthritis of the knee: comparison of MR imaging findings with radiographic severity measurements and pain in middle-aged women[J]. Radiology, 2005, 237(3): 998-1007.
[17] Keen HI, Brown AK, Wakefield RJ, et al. MRI and musculoskeletal ultrasonography as diagnostic tools in early arthritis[J]. Rheum Dis Clin North Am, 2005, 31(4): 699-714.
[18] Boks SS, Vroegindeweij D, Koes BW, et al. Follow-up of occult bone lesions detected at MR imaging: systematic review [J]. Radiology, 2006, 238(3): 853-862.
[19] Is there a role for radiofrequency-based ablation in the treatment of chondral lesions? Am J Orthop, 2005, 34(8 Suppl): 3-15.
[20] Burks RT, Greis PE, Arnoczky SP, et al. The use of a single osteochondral autograft plug in the treatment of a large osteochondral lesion in the femoral condyle: an experimental study in sheep[J]. Am J Sports Med, 2006, 34(2): 247-255.
[21] Hunter DJ, Zhang Y, Niu J, et al. Structural factors associated with malalignment in knee osteoarthritis: the Boston osteoarthritis knee study[J]. J Rheumatol, 2005, 32(11): 2192-2199.
[22] Pastoureau PC, Chomel AC, Bonnet J. Evidence of early subchondral bone changes in the meniscectomized guinea pig. A densitometric study using dual-energy X-ray absorptiometry subregional analysis[J]. Osteoarthritis Cartilage, 1999, 7(5): 466-473.
[23] Appleyard RC, Ghosh P, Swain MV. Biomechanical, histological and immunohistological studies of patellar cartilage in an ovine model of osteoarthritis induced by lateral meniscectomy[J]. Osteoarthritis Cartilage, 1999, 7(3): 281-294.
[24] Wright RW, Boyce RH, Michener T, et al. Radiographs are not useful in detecting arthroscopically confirmed mild chondral damage[J]. Clin Orthop Relat Res, 2006, 442: 245-251.
[25] Uhl M, Ihling C, Allmann KH, et al. Human articular cartilage: in vitro correlation of MRI and histologic findings [J]. Eur Radiol, 1998, 8(7): 1123-1129.
[26] Mazzuca SA, Brandt KD, Katz BP, et al. Comparison of quantitative and semiquantitative indicators of joint space narrowing in subjects with knee osteoarthritis[J]. Ann Rheum Dis, 2006, 65(1): 64-68.
[27] von Eisenhart-Rothe R, Graichen H, Hudelmaier M, et al. Femorotibial and patellar cartilage loss in patients prior to total knee arthroplasty, heterogeneity, and correlation with alignment of the knee[J]. Ann Rheum Dis, 2006, 65(1): 69-73.
[28] Charni N, Juillet F, Garnero P. Urinary type Ⅱ collagen helical peptide (HELIX-Ⅱ) as a new biochemical marker of cartilage degradation in patients with osteoarthritis and rheumatoid arthritis[J]. Arthritis Rheum, 2005, 52(4): 1081-1090.
[29] Shimizu C, Kubo T, Hirasawa Y, et al. Histomorphometric and biochemical effect of various hyaluronans on early osteoarthritis[J]. J Rheumatol, 1998, 25(9): 1813-1819.
[30] Lee GM, Paul TA, Slabaugh M, et al. The incidence of enlarged chondrons in normal and osteoarthritic human cartilage and their relative matrix density[J]. Osteoarthritis Cartilage, 2000, 8(1): 44-52.
[31] Pfander D, Cramer T, Weseloh G, et al. Hepatocyte growth factor in human osteoarthritic cartilage[J]. Osteoarthritis Cartilage, 1999, 7(6): 548-559.
[32] Glaser C. New techniques for cartilage imaging: T2 relaxation time and diffusion-weighted MR imaging[J]. Radiol Clin North Am, 2005, 43(4): 641-653, vii.
[33] Wluka AE, Ding C, Jones G, et al. The clinical correlates of articular cartilage defects in symptomatic knee osteoarthritis: a prospective study[J]. Rheumatology (Oxford), 2005, 44(10): 1311-1316.
[34] Li X, Han ET, Ma CB, et al. In vivo 3T spiral imaging based multi-slice T(1rho) mapping of knee cartilage in osteoarthritis [J]. Magn Reson Med, 2005, 54(4): 929-936.
[35] Bachmann GF, Basad E, Rauber K, et al. Degenerative joint disease on MRI and physical activity: a clinical study of the knee joint in 320 patients[J]. Eur Radiol, 1999, 9(1): 145-152.
[36] Boegard T, Jonsson K. Radiography in osteoarthritis of the knee[J]. Skeletal Radiol, 1999, 28(11): 605-615.
[37] Fialka C, Krestan CR, Stampfl P, et al. Visualization of intraarticular structures of the acromioclavicular joint in an ex vivo model using a dedicated MRI protocol[J]. AJR, 2005, 185(5): 1126-1131.
[38] Toomayan GA, Holman WR, Major NM, et al. Sensitivity of MR arthrography in the evaluation of acetabular labral tears [J]. AJR, 2006, 186(2): 449-453.
[39] Van Breuseghem I, Palmieri F, Peeters RR, et al. Combined T1-T2 mapping of human femoro-tibial cartilage with turbo-mixed imaging at 1.5T[J]. J Magn Reson Imaging, 2005, 22(3): 368-372.
[40] Neu CP, Hull ML, Walton JH. Error optimization of a three-dimensional magnetic resonance imaging tagging-based cartilage deformation technique[J]. Magn Reson Med, 2005, 54(5): 1290-1294.
[41] Yoshioka H, Haishi T, Uematsu T, et al. MR microscopy of the articular cartilage with a 1.0T permanent magnet portable MR system: preliminary results[J]. Magn Reson Med Sci, 2003, 2(1): 51-55.
[42] Regatte RR, Kaufman JH, Noyszewski EA, et al. Sodium and proton MR properties of cartilage during compression[J]. J Magn Reson Imaging, 1999, 10(6): 961-967.
[43] Munshi M, Pretterklieber ML, Kwak S, et al. MR imaging, MR arthrography, and specimen correlation of the posterolateral corner of the knee: an anatomic study[J]. AJR Am J, 2003, 180(4): 1095-1101.
[44] Waldschmidt JG, Braunstein EM, Buckwalter KA. Magnetic resonance imaging of osteoarthritis[J]. Rheum Dis Clin North Am, 1999, 25(2): 451-465.
[45] Waldschmidt JG, Rilling RJ, Kajdacsy-Balla AA, et al. In vitro and in vivo MR imaging of hyaline cartilage: zonal anatomy, imaging pitfalls, and pathologic conditions[J]. Radiographics, 1997, 17(6): 1387-1402.
[46] Sittek H, Eckstein F, Gavazzeni A, et al. Assessment of normal patellar cartilage volume and thickness using MRI: an analysis of currently available pulse sequences[J]. Skeletal Radiol, 1996, 25(1): 55-62.
[47] Eckstein F, Adam C, Sittek H, et al. Non-invasive determination of cartilage thickness throughout joint surfaces using magnetic resonance imaging[J]. J Biomech, 1997, 30(3): 285-289.
[48] Sundberg TP, Toomayan GA, Major NM. Evaluation of the acetabular labrum at 3.0-T MR imaging compared with 1.5-T MR arthrography: preliminary experience[J]. Radiology, 2006, 238(2): 706-711.
[49] Eckstein F, Westhoff J, Sittek H, et al. In vivo reproducibility of three-dimensional cartilage volume and thickness measurements with MR imaging[J]. AJR, 1998, 170(3): 593-597.
[50] Lusse S, Knauss R, Werner A, et al. Action of compression and cations on the proton and deuterium relaxation in cartilage[J]. Magn Reson Med, 1995, 33(4): 483-489.
[51] Boegard T, Rudling O, Petersson IF, et al. Correlation between radiographically diagnosed osteophytes and magnetic

resonance detected cartilage defects in the patellofemoral joint[J]. Ann Rheum Dis, 1998, 57(7): 395-400.

[52] Eckstein F, Sittek H, Milz S, et al. The morphology of articular cartilage assessed by magnetic resonance imaging (MRI). Reproducibility and anatomical correlation[J]. Surg Radiol Anat, 1994, 16(4): 429-438.

[53] Cicuttini F, Hankin J, Jones G, et al. Comparison of conventional standing knee radiographs and magnetic resonance imaging in assessing progression of tibiofemoral joint osteoarthritis[J]. Osteoarthritis Cartilage, 2005, 13(8): 722-727.

[54] Insko EK, Kaufman JH, Leigh JS, et al. Sodium NMR evaluation of articular cartilage degradation[J]. Magn Reson Med, 1999, 41(1): 30-34.

[55] Wang Y, Ebeling PR, Hanna F, et al. Relationship between bone markers and knee cartilage volume in healthy men[J]. J Rheumatol, 2005, 32(11): 2200-2204.

[56] Esmaili Jah AA, Keyhani S, Zarei R, et al. Accuracy of MRI in comparison with clinical and arthroscopic findings in ligamentous and meniscal injuries of the knee[J]. Acta Orthop Belg, 2005, 71(2): 189-196.

[57] Olivier P, Loeuille D, Watrin A, et al. Structural evaluation of articular cartilage: potential contribution of magnetic resonance techniques used in clinical practice[J]. Arthritis Rheum, 2001, 44(10): 2285-2295.

[58] Noyes FR, Stabler CL. A system for grading articular cartilage lesions at arthroscopy[J]. Am J Sports Med, 1989, 17(4): 505-153.

[59] Seedhom BB. Conditioning of cartilage during normal activities is an important factor in the development of osteoarthritis[J]. Rheumatology (Oxford), 2006, 45(2): 146-149.

[60] Zhang X, Xie C, Lin AS, et al. Periosteal progenitor cell fate in segmental cortical bone graft transplantations: implications for functional tissue engineering[J]. J Bone Miner Res, 2005, 20(12): 2124-2137.

[61] Hiraide A, Yokoo N, Xin KQ, et al. Repair of articular cartilage defect by intraarticular administration of basic fibroblast growth factor gene, using adeno-associated virus vector[J]. Hum Gene Ther, 2005, 16(12): 1413-1421.

[62] Thornemo M, Tallheden T, Sjogren Jansson E, et al. Clonal populations of chondrocytes with progenitor properties identified within human articular cartilage[J]. Cells Tissues Organs, 2005, 180(3): 141-150.

[63] Perez H E, Luna M J, Rojas M L, et al. Chondroptosis: an immunohistochemical study of apoptosis and Golgi complex in chondrocytes from human osteoarthritic cartilage [J]. Apoptosis, 2005, 10(5): 1105-1110.

[64] Irie T, Aizawa T, Kokubun S. The role of sex hormones in the kinetics of chondrocytes in the growth plate. A study in the rabbit [J]. J Bone Joint Surg Br, 2005, 87(9): 1278-1284.

[65] Battistelli M, Borzi RM, Olivotto E, et al. Cell and matrix morpho-functional analysis in chondrocyte micromasses[J]. Microsc Res Tech, 2005, 67(6): 286-295.

[66] Zhang Z, McCaffery JM, Spencer RG, et al. Growth and integration of neocartilage with native cartilage in vitro[J]. J Orthop Res, 2005, 23(2): 433-439.

[67] Lee MS, Tu YK, Chao CC, et al. Inhibition of nitric oxide can ameliorate apoptosis and modulate matrix protein gene expression in bacteria infected chondrocytes in vitro[J]. J Orthop Res, 2005, 23(2): 440-445.

[68] Mazieres B, Garnero P, Gueguen A, et al. Molecular markers of cartilage breakdown and synovitis at baseline as predictors of structural progression of hip osteoarthritis. The ECHODIAH Cohort[J]. Ann Rheum Dis, 2006, 65(3): 354-359.

[69] Bobic V, Noble J. Articular cartilage — to repair or not to repair[J]. J Bone Joint Surg Br, 2000, 82(2): 165-166.

[70] Mitchell N, Lee ER, Shepard N. The clones of osteoarthritic cartilage[J]. J Bone Joint Surg Br, 1992, 74(1): 33-38.

[71] Loeuille D, Chary-Valckenaere I, Champigneulle J, et al. Macroscopic and microscopic features of synovial membrane inflammation in the osteoarthritic knee: correlating magnetic resonance imaging findings with disease severity[J]. Arthritis Rheum, 2005, 52(11): 3492-3501.

[72] Garnero P, Peterfy C, Zaim S, et al. Bone marrow abnormalities on magnetic resonance imaging are associated with type Ⅱ collagen degradation in knee osteoarthritis: a three-month longitudinal study[J]. Arthritis Rheum, 2005, 52(9): 2822-2829.

[73] Zhai G, Ding C, Stankovich J, et al. The genetic contribution to longitudinal changes in knee structure and muscle strength: a sibpair study[J]. Arthritis Rheum, 2005, 52(9): 2830-2834.

[74] Chapovsky F, Kelly JD 4th. Osteochondral allograft transplantation for treatment of glenohumeral instability[J]. Arthroscopy, 2005, 21(8): 1007.

[75] Outerbridge RE, Dunlop JA. The problem of chondromalacia patellae[J]. Clin Orthop Relat Res, 1975(110): 177-196.

[76] Wayne JS, Brodrick CW, Mukherjee N. Measurement of articular cartilage thickness in the articulated knee[J]. Ann Biomed Eng, 1998, 26(1): 96-102.

[77] Wayne JS, Kraft KA, Shields KJ, et al. MR imaging of normal and matrix-depleted cartilage: correlation with biomechanical function and biochemical composition [J]. Radiology, 2003, 228(2): 493-499.

[78] Alhadlaq HA, Xia Y. Modifications of orientational dependence of microscopic magnetic resonance imaging T(2) anisotropy in compressed articular cartilage[J]. J Magn Reson Imaging, 2005, 22(5): 665-673.

[79] Shapiro EM, Borthakur A, Dandora R, et al. Sodium visibility and quantitation in intact bovine articular cartilage using high field (23)Na MRI and MRS[J]. J Magn Reson, 2000, 142(1): 24-31.

[80] Williams A, Sharma L, McKenzie CA, et al. Delayed gadolinium-enhanced magnetic resonance imaging of cartilage in knee osteoarthritis: findings at different radiographic stages of disease and relationship to malalignment [J]. Arthritis Rheum, 2005, 52(11): 3528-3535.

[81] Miller KL, Hargreaves BA, Gold GE, et al. Steady-state diffusion-weighted imaging of in vivo knee cartilage[J]. Magn Reson Med, 2004, 51(2): 394-398.

[82] Kijowski R, Stanton P, Fine J, et al. Subchondral bone marrow edema in patients with degeneration of the articular cartilage of the knee joint[J]. Radiology, 2006, 238(3): 943-949.

[83] Ruch DS, Papadonikolakis A. Arthroscopically assisted repair of peripheral triangular fibrocartilage complex tears: factors affecting outcome[J]. Arthroscopy, 2005, 21(9): 1126-1130.

[84] Wagner M, Werner A, Grunder W. Visualization of collagenase-induced cartilage degradation using NMR microscopy[J]. Invest Radiol, 1999, 34(10): 607-614.

[85] Othman SF, Xu H, Royston TJ, et al. Microscopic magnetic resonance elastography (microMRE)[J]. Magn Reson Med, 2005, 54(3): 605-615.

[86] Mosher TJ, Dardzinski BJ. Cartilage MRI T2 relaxation time mapping: overview and applications[J]. Semin Musculoskelet Radiol, 2004, 8(4): 355-368.

[87] Mosher TJ, Smith HE, Collins C, et al. Change in knee cartilage T2 at MR imaging after running: a feasibility study [J]. Radiology, 2005, 234(1): 245-249.

[88] Hohe J, Faber S, Stammberger T, et al. A technique for 3D in vivo quantification of proton density and magnetization transfer coefficients of knee joint cartilage[J]. Osteoarthritis Cartilage, 2000, 8(6): 426-433.

[89] Gold GE, McCauley TR, Gray ML, et al. What's new in cartilage[J]? Radiographics, 2003, 23(5): 1227-1242.

[90] Filidoro L, Dietrich O, Weber J, et al. High-resolution diffusion tensor imaging of human patellar cartilage: feasibility and preliminary findings[J]. Magn Reson Med,

2005, 53(5): 993-998.
[91] Quinn TM, Morel V, Meister JJ. Static compression of articular cartilage can reduce solute diffusivity and partitioning: implications for the chondrocyte biological response[J]. J Biomech, 2001, 34(11): 1463-1469.
[92] Jaramillo D, Connolly SA, Vajapeyam S, et al. Normal and ischemic epiphysis of the femur: diffusion MR imaging study in piglets[J]. Radiology, 2003, 227(3): 825-832.
[93] Paradowski PT, Englund M, Lohmander LS, et al. The effect of patient characteristics on variability in pain and function over two years in early knee osteoarthritis[J]. Health Qual Life Outcomes, 2005, 3: 59.
[94] Kleemann RU, Krocker D, Cedraro A, et al. Altered cartilage mechanics and histology in knee osteoarthritis: relation to clinical assessment (ICRS Grade)[J]. Osteoarthritis Cartilage, 2005, 13(11): 958-963.
[95] Pulsatelli L, Dolzani P, Silvestri T, et al. Vascular endothelial growth factor activities on osteoarthritic chondrocytes[J]. Clin Exp Rheumatol, 2005, 23(4): 487-493.
[96] Loeser RF, Yammani RR, Carlson CS, et al. Articular chondrocytes express the receptor for advanced glycation end products: Potential role in osteoarthritis[J]. Arthritis Rheum, 2005, 52(8): 2376-2385.
[97] Anderson JJ, Felson DT. Factors associated with osteoarthritis of the knee in the first national Health and Nutrition Examination Survey (HANES I). Evidence for an association with overweight, race, and physical demands of work[J]. Am J Epidemiol, 1988, 128(1): 179-189.
[98] Fraenkel L, Zhang Y, Trippel SB, et al. Longitudinal analysis of the relationship between serum insulin-like growth factor-I and radiographic knee osteoarthritis[J]. Osteoarthritis Cartilage, 1998, 6(5): 362-367.
[99] Felson DT, Zhang Y, Hannan MT, et al. The incidence and natural history of knee osteoarthritis in the elderly. The Framingham Osteoarthritis Study[J]. Arthritis Rheum, 1995, 38(10): 1500-1505.
[100] Felson DT. The epidemiology of knee osteoarthritis: results from the Framingham Osteoarthritis Study[J]. Semin Arthritis Rheum, 1990, 20(3 Suppl 1): 42-50.
[101] Felson DT, Naimark A, Anderson J, et al. The prevalence of knee osteoarthritis in the elderly. The Framingham Osteoarthritis Study[J]. Arthritis Rheum, 1987, 30(8): 914-918.
[102] Pai YC, Rymer WZ, Chang RW, et al. Effect of age and osteoarthritis on knee proprioception[J]. Arthritis Rheum, 1997, 40(12): 2260-2265.
[103] Irwin KE, Wening JD, Bhatt T, et al. Does knee osteoarthritis alter the neuromuscular responses to a perturbation during single lower limb stance[J]? J Geriatr Phys Ther, 2005, 28(3): 93-101.
[104] Sharma L, Cahue S, Song J, et al. Physical functioning over three years in knee osteoarthritis: role of psychosocial, local mechanical, and neuromuscular factors[J]. Arthritis Rheum, 2003, 48(12): 3359-3370.
[105] Sharma L, Pai YC, Holtkamp K, et al. Is knee joint proprioception worse in the arthritic knee versus the unaffected knee in unilateral knee osteoarthritis[J]? Arthritis Rheum, 1997, 40(8): 1518-1525.
[106] Spector TD, MacGregor AJ. Risk factors for osteoarthritis: genetics[J]. Osteoarthritis Cartilage, 2004, 12: S39-44.
[107] Hart DJ, Mootoosamy I, Doyle DV, et al. The relationship between osteoarthritis and osteoporosis in the general population: the Chingford Study[J]. Ann Rheum Dis, 1994, 53(3): 158-162.
[108] Spector TD, Dacre JE, Harris PA, et al. Radiological progression of osteoarthritis: an 11 year follow up study of the knee[J]. Ann Rheum Dis, 1992, 51(10): 1107-1110.
[109] Tibesku CO, Szuwart T, Ocken SA, et al. Expression of the matrix receptor CD44v5 on chondrocytes changes with osteoarthritis: an experimental investigation in the rabbit [J]. Ann Rheum Dis, 2006, 65(1): 105-108.
[110] Tehranzadeh J, Booya F, Root J. Cartilage metabolism in osteoarthritis and the influence of viscosupplementation and steroid: a review[J]. Acta Radiol, 2005, 46(3): 288-296.
[111] Bhattacharyya T, Gale D, Dewire P, et al. The clinical importance of meniscal tears demonstrated by magnetic resonance imaging in osteoarthritis of the knee[J]. J Bone Joint Surg Am, 2003, 85-A(1): 4-9.
[112] Yoshida S, Aoyagi K, Felson DT, et al. Comparison of the prevalence of radiographic osteoarthritis of the knee and hand between Japan and the United States[J]. J Rheumatol, 2002, 29(7): 1454-1458.
[113] Luepongsak N, Amin S, Krebs DE, et al. The contribution of type of daily activity to loading across the hip and knee joints in the elderly[J]. Osteoarthritis Cartilage, 2002, 10(5): 353-359.
[114] Hart DJ, Spector TD. The relationship of obesity, fat distribution and osteoarthritis in women in the general population: the Chingford Study[J]. J Rheumatol, 1993, 20(2): 331-335.
[115] Hart DJ, Doyle DV, Spector TD. Association between metabolic factors and knee osteoarthritis in women: the Chingford Study[J]. J Rheumatol, 1995, 22(6): 1118-1123.
[116] Spector TD, Hart DJ. How serious is knee osteoarthritis[J]? Ann Rheum Dis, 1992, 51(10): 1105-1106.
[117] Spector TD, Hart DJ, Brown P, et al. Frequency of osteoarthritis in hysterectomized women[J]. J Rheumatol, 1991, 18(12): 1877-1883.
[118] Spector TD, Perry LA, Jubb RW. Endogenous sex steroid levels in women with generalised osteoarthritis[J]. Clin Rheumatol, 1991, 10(3): 316-319.
[119] Felson DT. Osteoarthritis. Rheum Dis Clin North Am[J], 1990, 16(3): 499-512.
[120] Spector TD, Hart DJ, Huskisson EC. The use of radiographs in assessing the severity of knee osteoarthritis[J]. J Rheumatol Suppl, 1991, 27: 38-39.
[121] Spector TD. The fat on the joint: osteoarthritis and obesity [J]. J Rheumatol, 1990, 17(3): 283-284.
[122] LaValley MP, McAlindon TE, Chaisson CE, et al. The validity of different definitions of radiographic worsening for longitudinal studies of knee osteoarthritis[J]. J Clin Epidemiol, 2001, 54(1): 30-39.
[123] Zhang Y, Xu L, Nevitt MC, et al. Comparison of the prevalence of knee osteoarthritis between the elderly Chinese population in Beijing and whites in the United States: The Beijing Osteoarthritis Study[J]. Arthritis Rheum, 2001, 44(9): 2065-7201.
[124] Helms CA. The impact of MR imaging in sports medicine [J]. Radiology, 2002, 224(3): 631-635.
[125] Kaplan LD, Schurhoff MR, Selesnick H, et al. Magnetic resonance imaging of the knee in asymptomatic professional basketball players[J]. Arthroscopy, 2005, 21(5): 557-561.
[126] McCauley TR, Disler DG. MR imaging of articular cartilage [J]. Radiology, 1998, 209(3): 629-640.
[127] Muhlbauer R, Lukasz TS, Faber TS, et al. Comparison of knee joint cartilage thickness in triathletes and physically inactive volunteers based on magnetic resonance imaging and three-dimensional analysis[J]. Am J Sports Med, 2000, 28(4): 541-546.
[128] Buckwalter JA, Martin JA. Sports and osteoarthritis[J]. Curr Opin Rheumatol, 2004, 16(5): 634-639.
[129] Obeid EM, Adams MA, Newman JH. Mechanical properties of articular cartilage in knees with unicompartmental osteoarthritis[J]. J Bone Joint Surg Br, 1994, 76(2): 315-319.
[130] Kuwata K, Sato S, Era S, et al. Cross-relaxation times of normal and biochemically induced osteoarthritic rabbit knee cartilages[J]. Jpn J Physiol, 1997, 47(3): 291-297.
[131] Sommer OJ, Kladosek A, Weiler V, et al. Rheumatoid

arthritis: a practical guide to state-of-the-art imaging, image interpretation, and clinical implications[J]. Radiographics, 2005, 25(2): 381-398.

[132] Hayes CW, Conway WF. Evaluation of articular cartilage: radiographic and cross-sectional imaging techniques[J]. Radiographics, 1992, 12(3): 409-428.

[133] Lotke PA, Ecker ML, Barth P, et al. Subchondral magnetic resonance imaging changes in early osteoarthrosis associated with tibial osteonecrosis[J]. Arthroscopy JT- Arthroscopy: the journal of arthroscopic & related surgery: official publication of the Arthroscopy Association of North America and the International Arthroscopy Association, 2000, 16(1): 76-781.

[134] Stevens K, Tao C, Lee SU, et al. Subchondral fractures in osteonecrosis of the femoral head: comparison of radiography, CT, and MR imaging[J]. AJR, 2003, 180(2): 363-368.

[135] Panula HE, Nieminen J, Parkkinen JJ, et al. Subchondral bone remodeling increases in early experimental osteoarthrosis in young beagle dogs[J]. Acta Orthop Scand, 1998, 69(6): 627-632.

[136] Felson DT, McAlindon TE. Glucosamine and chondroitin for osteoarthritis: to recommend or not to recommend[J]? Arthritis Care Res, 2000, 13(4): 179-182.

[137] Burr DB, Radin EL. Microfractures and microcracks in subchondral bone: are they relevant to osteoarthrosis[J]? Rheum Dis Clin North Am, 2003, 29(4): 675-685.

[138] Anderson DD, Brown TD, Radin EL. The influence of basal cartilage calcification on dynamic juxtaarticular stress transmission[J]. Clin Orthop Relat Res, 1993 (286): 298-307.

[139] Radin EL, Burr DB, Caterson B, et al. Mechanical determinants of osteoarthrosis[J]. Semin Arthritis Rheum, 1991, 21(3 Suppl 2): 12-21.

[140] Wu DD, Burr DB, Boyd RD, et al. Bone and cartilage changes following experimental varus or valgus tibial angulation[J]. J Orthop Res, 1990, 8(4): 572-585.

[141] Anderson DD, Brown TD, Yang KH, et al. A dynamic finite element analysis of impulsive loading of the extension-splinted rabbit knee[J]. J Biomech Eng, 1990, 112(2): 119-128.

[142] Stratford PW, Kennedy DM, Hanna SE. Condition-specific Western Ontario McMaster Osteoarthritis Index was not superior to region-specific Lower Extremity Functional Scale at detecting change[J]. J Clin Epidemiol, 2004, 57(10): 1025-1032.

[143] Meding JB, Anderson AR, Faris PM, et al. Is the preoperative radiograph useful in predicting the outcome of a total hip replacement[J]? Clin Orthop Relat Res, 2000 (376): 156-160.

[144] nk TM, Steinbach LS, Ghosh S, et al. Osteoarthritis: MR imaging findings in different stages of disease and correlation with clinical findings[J]. Radiology, 2003, 226(2): 373-381.

[145] Disler DG, Recht MP, McCauley TR. MR imaging of articular cartilage[J]. Skeletal Radiology 2000 29: 7: 367-377.

[146] Eekstein F, Reiser M, Englmeier K, et al. In vivo morphometry and functional analysis of human articular cartilage with quantitative magnetic resonance imaging—from image to date, from date to theory[J]. Anat Embryol, 2001, 203: 3: 147-173.

[147] Wayne JS, Kraft KA, Shields KJ, et al. MR imaging of normal and matrix-depleted cartilage: Correlation with biomechanical function and biochemical composition[J]. Radiology, 2003, 228: 493-499.

[148] Sittek H, Eckstein F, Gavazzeni A, et al. Assessment of normal patellar cartilage volume and thickness using MRI: An analysis of currently available pulse sequences[J]. Skeletal Radiology, 1996, 25: 55-62.

[149] Lu Y, Ding XY, He C, et al. Articular cartilage of the knee: laminar appearance in MR imaging with histological findings[J]. China J Med Imaging Technol, 2006, 22: 1799-1802.

[150] Watrin—Pinzano A, Ruaud JP, Olivier P, et al. Effect of proteoglycan depletion on T2 mapping in rat patellar cartilage[J]. Radiology, 2005, 234(1): 162—170.

[151] Loeuille D, Chary-Valckenaere I, Champigneulle J, et al. Macroscopic and microscopic features of synovial membrane inflammation in the osteoarthritic knee: Correlating magnetic resonance imaging findings with disease severity [J]. Arthritis and Rheumatism, 2005, 52: 3492-3501.

[152] Daenen BR, Ferrara MA, Marcelis S, et al. Evaluation of patellar cartilage Surface lesions: comparison of CT arthrography and fat suppressed FLASH 3D MR imaging [J]. Eur Radiol, 1998, 8(6): 981-985.

[153] Gold GE, Fuller SE, Hargreaves BA, et al. Driven equilibrium magnetic resonance imaging of articular cartilage: initial clinical experience[J]. J Magn Reson Imaging, 2005, 21 (4): 476-481.

[154] Wayne JS, Kraft KA, Shields KJ, et al. MR imaging of normal and matrix-depleted cartilage: Correlation with biomechanical function and biochemical composition[J]. Radiology, 2003, 228: 493-499.

[155] Dunn TC, Lu Y, Jin H, et al. T2 relaxation time of cartilage at MR imaging: comparison with severity of knee osteoarthritis[J]. Radiology, 2004, 232: 592-598.

[156] Li X, Han ET, Ma CB, et al. In vivo 3-T spiral imaging based multi-slice T (1rho) mapping of knee cartilage in osteoarthritis[J]. Magn Reson Med, 2005, 54: 929-936.

[157] Li X, Han ET, Busse RF, et al. In vivo T(1rho) mapping in cartilage using 3D magnetization-prepared angle-modulated partitioned k-space spoiled gradient echo snapshots (3D MAPSS)[J]. Magn Reson Med, 2008, 59: 298-307.

[158] Tiderius C J, Jessel R, Kim Y J, et al. Hip dGEMRIC in asymptomatic volunteers and patients with early osteoarthritis: The influence of timing after contrast injection[J]. Magn Reson Med, 2007, 57(4): 803-805.

[159] Li W, Scheidegger R, Wu Y, et al. Accuracy of T1 measurement with 3-D look-locker technique for dGEMRIC [J]. Journal of Magnetic Resonance Imaging, 2008, 27: 678-682.

[160] Griffin N, Joubert I, Lomas DJ, et al. High resolution imaging of the knee on 3-Tesla MRI: A pictorial review [J]. Clinical Anatomy, 2008, 21: 374-382.

[161] Kornaat P R, Reeder S B, Koo S, et al. MR imaging of articular cartilage at 1.5 T and 3.0 T: comparison of SPGR and SSFP sequences[J]. Osteoarthritis Cartilage, 2005, 13: 338-344.

[162] Kijowski R, Tuite M, Passov L, et al. Cartilage imaging at 3.0 T with Gradient Refocused Acquisition in the Steady-State (GRASS) and IDEAL fat-water separation[J]. Journal of Magnetic Resonance Imaging, 2008, 28: 167-174.

[163] Eckstein F, Buck R J, Wyman B T, et al. Quantitative imaging of cartilage morphology at 3.0 Tesla in the presence of gadopentate dimeglumine (Gd-DTPA)[J]. Magnetic Resonance in Medicine, 2007, 58: 402-406.

[164] 刘斯润,朱天缘,陈汉方,等.MR扩散加权成像诊断膝关节骨关节病髌骨软骨病变的价值[J]. 中华放射学杂志,2006,40(10): 1098-1101.

[165] Miller KL, Hargreaves BA, Gold GE, et al. Steady state diffusion-weighted imaging of in vivo knee cartilage[J]. Magn Reson Med, 2004, 51(2): 394-398.

[166] Mamisch TC, Menzel MI, Welsch GH, et al. reparative cartilage after matrix-associated autologous chondrocyte transplantation at 3 tesla-Preliminary results[J]. European Journal of Radiology, 2008, 65: 72-79.

[167] Kuikka P I, Kiuru M J, Niva M H, et al. Sensitivity of routine 1.0 Tesla magnetic resonance imaging versus at throscopy as gold standard infresh traumatic chondral lesions of the knee in young adults[J]. Arthroscopy, 2006, 22(10): 1033-1039.

第九章　内分泌和代谢性骨病

第一节　垂体疾病相关骨改变

人类垂体可分为前叶(腺垂体)和后叶(神经垂体)。垂体前叶分为远侧部和结节部,后叶可分为中间部和神经部。前叶和中间部来自外胚层的原始口腔部,在组织结构上都属于腺组织,故称为腺垂体;而后叶的神经部是来自外胚层的原始间脑,故称神经垂体。

过去认为腺垂体内无神经纤维分布,仅有少量交感、副交感神经纤维沿血管进入腺垂体。随着电镜和免疫组化技术的发展,研究发现在脊椎动物的腺垂体远侧部分泌促肾上腺激素释放激素(ACTH)和生长激素(GH)的细胞有神经纤维支配,并呈典型的突触联系。这些神经纤维来自下丘脑鞍前区,能分泌P物质(substance P,SP)、降钙素基因相关肽(CGRP)、甘丙肽(GAL)等。这表明,人和某些动物的腺垂体除受来自垂体门静脉的调节外,还可能有神经直接调节。腺垂体主要合成和分泌七种激素,分别作用于不同的靶腺或靶组织,并受相应的下丘脑激素双重调节及靶腺激素的负反馈调节。这七种激素是ACTH、GH、泌乳素(PRL)、促甲状腺激素(TSH)、黄体生成素(LH)、促卵泡激素(FSH)和促黑体素(MSH)。此外,腺垂体还合成和分泌ACTH样中叶肽(CLIP)、垂体腺苷激活肽(PACAP)及许多旁分泌/自分泌激素,如肾上腺髓质素(AM)、心房利钠肽(ANP)、胰岛素样生长因子-1(IGF-1)等。神经垂体主要分泌抗利尿激素(ADH、AVP)和催产素(OXT)。

垂体激素与机体的骨代谢有着直接或间接的密切关系,其中最突出的是GH、LH、FSH和PRL。除GH对骨的生长发育和骨代谢有直接作用外,其他激素对骨代谢的作用均表现为间接性。在临床上,GH缺乏(矮小症)或过多(巨人症/肢端肥大症)、LH/FSH和PRL分泌障碍或分泌过多(如低促性腺激素性腺功能减退症、促性腺激素依赖性早熟、高泌乳素血症等)均可伴有骨代谢异常。

GH的促骨生长作用主要有三种理论:① 生长介素假说认为GH的促骨生长作用是通过IGF-1介导,GH作用于肝脏使其产生IGF-1,继而IGF-1通过血循环转运至骨,从而发挥其作用;② 双效应假说则认为GH作用于前软骨细胞,使其分化为软骨细胞,并表达IGF-1,这种局部产生的IGF-1再作用于软骨细胞使其增殖,从而促进骨的纵向生长;③ 胰岛素样生长因子结合蛋白(IGFBP)调节理论认为,GH刺激肝脏产生IGF-1的同时也使肝脏产生IGFBP-3,后者进入血循环而调节IGF-1的生物利用度。其实这三种假说均有其局限性。GH可直接作用于前软骨细胞,使其分化为软骨细胞,并刺激肝脏和局部的IGF-1合成,也刺激软骨细胞IGF-1受体表达。IGF-1可刺激骺板软骨细胞增殖,促进胶原及硫酸黏多糖合成,IGF-1亦参与蛋白质代谢的调节,从而介导GH促骨纵向生长作用。GH还可通过IGF-1诱导维生素D活化。GH促进物质代谢作用也参与促骨生长效应。

随着性成熟,骺板逐渐融合,骨长度不再增加,但GH对骨代谢及维持骨矿物质含量、骨密度仍起重要作用。GH协同性激素、甲状旁腺素(PTH)、降钙素及1,25-$(OH)_2D_3$等共同调节骨的重建。

人成骨样细胞(MG-63和SaOS-2)表达泌乳素受体(PRL-R)。当受到1,25-$(OH)_2D_3$或地塞米松刺激后细胞表达的PRL-R明显上调,提示PRL对成骨细胞有直接作用。PRL受体基因突变(种系性)小鼠的胚胎骨发育障碍;至成年后,小鼠的骨形成减少,骨矿物质密度(BMD)下降。这些研究进一步说明,PRL通过成骨细胞的介导来维持正常的骨代谢。但生长发育期的大鼠的成骨细胞在外源性PRL的作用下,碱性磷酸梅(ALP)活性下降,骨形成减少,软骨内成骨障碍,因此,PRL又对成骨细胞的功能有某种抑制作用。SLE、Reitr综合征、牛皮癣性关节炎及类风湿关节炎患者的血清

PRL 往往升高，这些疾病易伴发低骨量、骨质疏松或骨关节病，可能与 PRL 升高有关，但目前无证据支持这一点。泌乳素瘤为骨质疏松的高危因素，雌激素缺乏是骨质疏松的主要原因，但高泌乳素血症也起了重要作用。

青春期营养不良，食欲下降时也可通过 GH/生长素受体(GHR)-生长素结合蛋白(GHBP)- IGF/IGFBP 轴导致骨量减少，骨骼生长迟缓。许多下丘脑-垂体疾病均伴有严重的营养不良和体重过轻。故患者发生低骨量和骨质疏松的情况十分常见，尤其在青春发育期，对骨组织的生长发育和代谢均造成较严重后果。

一、巨人症和肢端肥大症

巨人症(gigantism)和肢端肥大症(acromegaly)是由于 GH 的持续地过度分泌所导致的内分泌疾病。若 GH 分泌异常发生在骨骺闭合之前，表现为巨人症，反之若骨骺已闭合，则表现为肢端肥大症。其中，巨人症较为罕见，男性多于女性，一般认为，男性身高大于 2.0 m，女性身高大于 1.85 m 即可称为巨人症。肢端肥大症发病年龄以 20～29 岁常见，无明显性别差异。其可以是多发性内分泌腺肿瘤(MEN)1 型或 Albright 综合征的表现，亦可与其他散发性内分泌肿瘤相伴发生。

【病因与发病机制】由于成骨细胞有特异 GH 受体，GH 可直接作用于成骨细胞，刺激骨形成。有研究表明牛 GH(bGH)可提高成骨细胞 DNA 合成，刺激碱性磷酸酶(ALP)活性，上调Ⅰ型前胶原 mRNA 表达和胶原合成。GH 除刺激 IGF-1 的释放外，还可刺激 IGF-1、IGFBP-5 mRNA 的表达。而这种 GH 刺激骨基质蛋白 mRNA 快速表达、Ⅰ型胶原和骨钙素的机制并不依赖于 IGF-1。且 IGF-1、IGF-2 和 GH 对成骨细胞均有增殖效应，它们的这一作用可得到协同强化。此外，GH 还可通过蛋白酪氨酸激酶 2(Jak2)激活局部的黏附性激酶(adhesion kinase)，并且刺激肌动蛋白合成，这可能对成骨细胞的生理作用是重要的，GH 对人成骨细胞的效应有赖于它们的成熟程度。一般认为，GH 除可刺激骨形成，还可刺激骨吸收。其机制可能是 GH 对破骨细胞前身细胞的直接和间接的作用和对成熟破骨细胞的间接作用(可能由基质细胞介导)。

垂体生长激素瘤或生长激素细胞增生及异源性 ACTH 分泌综合征可致 GH 分泌过多。若发病在骨成熟前，GH 过多可致长骨加速增长，长度增加，形成巨人症。若发病在骨成熟后，骺板已愈合，骨长度不能再增加，而在宽度上可有一定程度的增加，形成肢端肥大症。

由于生长激素浓度升高，可使循环中及局部的 IGF-1 增加，刺激骨膜下骨形成，骨外膜被层的成纤维细胞分化为原始成骨细胞，促使新骨沉着，使原有的正常骨外膜活性再度被激活。软骨内成骨(endochondral osteogenesis)在成年人已停止生长，但在肢端肥大症患者，骺板的软骨内成骨活跃，促使骨骺的软骨增生。此外，大量的 GH 可刺激关节部位的结缔组织发生改变，如关节囊增厚，脂肪垫纤维化，骨、软骨和骨膜的连接部位纤维组织过度增生、松弛，滑膜肥大，使关节软骨磨损加重，致关节表面可出现裂隙，并形成新生纤维软骨，从而形成骨赘。

【临床】

1. *身高* 巨人症常始于幼年，由于 GH 的过度分泌，长骨的纵向生长加速，故较同龄儿童高大。患者可持续长高直至性腺发育完全，骨骺闭合，一般身高可达 2 m 或以上。若缺乏促性腺激素，性腺发育不完全，骨骺不融合，则可继续长高。

2. *骨骼和骨关节* 肢端肥大症患者的外貌变化明显。颅骨变形，头颅变长，眶上嵴、颧骨及下颌骨增大突出，额骨增生肥大，前额斜度增长、眉弓外突、下颌突起，下门齿位于上门齿之前，致牙齿分开、咬合错位，鼻窦及额窦可显著增大，枕骨粗隆凸出；胸骨突起、肋骨延长且前端增宽呈串珠状，胸廓前后径增大呈桶状胸，椎体延长、加宽、增厚，其前部增生较两侧为甚，而有明显后弯或侧弯畸形；颈、腰椎间盘亦增厚，胸椎间盘前端变薄，可致驼背；椎间孔四周骨质增生，可压迫神经根而致腰背痛；骨盆增宽，四肢长骨变粗，手脚掌骨宽厚如铲状，手指足趾增宽，指端呈簇状，平底足，此在 X 线上具有诊断价值。

巨人症和肢端肥大症患者常伴发骨质疏松，进一步加重骨骼的病变。过量的 GH、IGF-1 可使肠道对钙的吸收增加，但尿中的钙丢失也增加，仍使患者处于负钙平衡。成骨细胞和破骨细胞的活性增加，骨和骨胶原的转换水平上升。

肢端肥大症患者骨关节症状相当常见。发生顺序依次为腕管综合征、背痛及周围关节痛。周围关节以膝关节最易受累，其次为髋关节、肩关节。四肢大关节软骨增厚，手指关节骨增生，可伴少量非炎症性渗出液。一般不伴关节疼痛及关节活动受限，但活动时可发出粗大的骨喀喇音。

【影像学】巨人症患者，全身骨骼生长迅速，普遍均匀长大，二次骨化中心出现和闭合时间正常或延迟。到成年后则继发骨关节病。四肢长骨可发生骨间膜、肌腱、韧带附着部骨化。

肢端肥大症患者，颅骨增大，下颌伸长，蝶鞍扩大，枕骨结节突出。四肢长骨增厚，关节韧带、肌腱附着处骨质增生，骨间膜广泛骨化。关节周围骨刺增生，骨端旁骨疣增生，关节肿大，发生不同程度的骨关节病(图 9-1-1)。足部可见跟垫增厚。跟垫的测量是在足侧位片上，跟骨后下缘与足跟部皮肤的最短距离，男性大于 25 mm，女性大于 23 mm 则高度提示肢端肥大症可能。

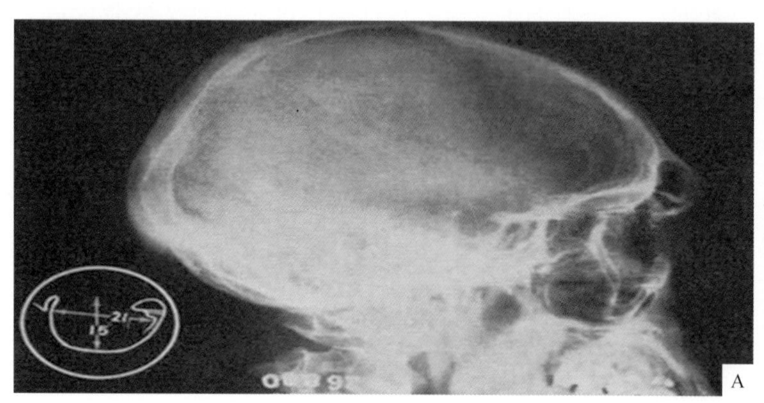

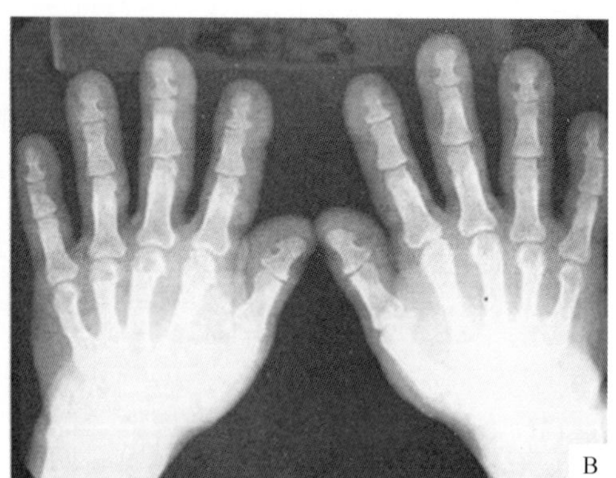

图 9-1-1 巨人症。A. 头颅侧位片显示，蝶鞍膨胀扩大，额窦增大和枕骨结节突出。B. 双手正位 X 线片示，双手掌骨宽厚如铲状，手指增宽，指端呈簇状。此例图片来自：Adler H，et al. Radiology，1956，66(6)：856.

同时，患者头颅 CT/MR 检查多见垂体异常，如增生或腺瘤等。

二、垂体性矮小症和成人生长激素缺乏症

垂体性矮小症发病率的报道不多，其发病率在 1/10 000～1/4 000。近年发现：GH 分泌不足大多数为染色体隐性遗传。

【病因与发病机制】主要为 GH 缺乏。GH 基因缺陷，GH 抵抗及下丘脑-垂体感染、刺激等继发因素均可致 GH 无法完成其促生长效应。在临床上如发病在骨成熟前可致垂体性矮小症，若发病在骨成熟后则对骨代谢影响不大。

生长激素缺乏症(GHD)的病因有发育异常、鞍区肿瘤(包括垂体腺瘤、颅咽管瘤、其他腺瘤和囊肿)、垂体或脑部放射治疗及其他原因所致的垂体前叶功能减低。

【临床】垂体性矮小症临床表现主要为躯体生长缓慢，每年长高不足 4～5 cm。并且程度随着年龄的增长而增强。皮下脂肪增多，前额突出、脸圆、下颌小。患儿生长发育较同龄人落后，但上下半身比例正常，身高至成年时一般仍低于 130 cm。骨龄延迟 2 年以上，长骨骨骺融合较晚。另外还可表现为牙发育延迟。蝶鞍发育较同龄人小。GHD 儿童不仅骨骼生长缓慢，而且骨代谢率降低，骨更新低下，故表现为骨量明显减少、骨质疏松、骨密度减低。成人 GHD 的患者临床表现有腰/臂比例增大，体内脂肪组织含量减少，还可有体力减退、骨密度、降低、血总胆固醇及低密度脂蛋白-胆固醇水平升高等。

（胡曙东）

第二节 甲状腺骨病

一、甲状腺功能亢进症

甲状腺亢进患者由于甲状腺激素分泌过多，引起高代谢综合征，神经精神、心血管、消化、内分泌及运动等系统的改变，使能量和物质代谢增加。在婴幼儿呈现骨成熟加快，而成人则表现为骨质疏松。主要表现为全身性的骨质疏松，而四肢长骨的骨质疏松改变最为常见。相关内容详见本章第六节骨质疏松。

二、甲状腺功能减退症

甲状腺功能减退系甲状腺素缺乏而发病。若发生于胎儿或新生儿期可伴有骨骼异常，也称为呆小病或克汀病，主要表现为发育迟缓，智力低下，四肢短小，皮肤干燥，毛发稀疏，囟门闭合迟缓。如发生于儿童或成年则可引起黏液水肿。按克汀病病因不同又分为地方性及散发性两类。它们既有共同的又有不同的临床症状。散发性克汀病的智力发育障碍及中枢神经系统症状较地方性者轻，但甲

状腺功能低下症状则较明显。X线检查是判断骨骼发育的简便而可靠的方法。无论小儿或常人患者均以化骨延迟及成骨缓慢为特征。

【病理学】散发性克汀病的甲状腺常显萎缩，病理检查时不易觅得甲状腺组织，或仅有一小且硬化萎缩的甲状腺痕迹。地方性克汀病甲状腺一般均肿大，有小结节存在，还可有钙化或囊肿病变。骨骼发育迟缓，软骨内化骨障碍，骨骼的出现及联合皆晚。管状骨发育不良，骨骼的宽度与长度不相称，身体发育不良，但膜内化骨不受影响。成人甲状腺功能减退时还可显示关节及肌肉变化。

【临床】甲状腺功能减退的成年患者以女性居多，易疲劳，表情淡漠。常出现皮肤水肿、毛发干且粗糙，声哑、便秘、心率过缓。婴儿患者因出生后不久，体内多少还有母体甲状腺激素的作用，故此时不易查出病情，但以后因甲状腺素缺乏将在中枢神经、运动、消化及心血管系统出现相应的症状。其共同症状为发育异常、代谢低下及克汀病面容。发育异常表现为婴儿成长缓慢，头大而四肢短小，起坐、行走、言语开始皆晚，乳齿发生也迟缓，肌肉松弛，听力障碍，智力低下。代谢低下表现有少动、怕冷、食少、便秘、皮肤粗糙、干燥，并有落屑及毛发质量不良。克汀病面容表现为鼻梁宽，口唇厚，且常伸出大舌头。腹部挺出，有时有脐疝。散发性克汀病，因患儿母亲在怀孕期甲状腺功能基本正常，又无缺碘因素，母体的甲状腺激素可供应母体及胎儿两者的需要，而不致引起严重减少。故在胎儿期引起的智力、言语、听力障碍及中枢性运动障碍都不很明显，有别于地方性克汀病。

【影像学】克汀病及幼年性黏液水肿的骨骼变化是显著的，主要为骨发育迟缓及畸形(图9-2-1)。二次骨化中心的出现可较正常者晚数月或数年。虽然骨发育迟缓还可见于其他疾患，但往往不及克汀病者严重。化骨核的骨化呈不规则斑点状，为由许多小点状骨集聚而形成，这种表现常见于股骨头、肱骨头及足舟状骨；以后逐渐融合而形成一个骨骺，但其边缘仍不光整，浓度不一，成为克汀病样骨骼发育不良。骨骺部的小斑点状改变与骨软骨病表现相似，但后者只累及1～2个骨骺，而不是多发性的。四肢骨骨发育障碍还可显示前期钙化带增厚，干骺端侧刺状形成及生长障碍线。因骨骺发育不良可引起继发性关节变化。此外，甲状腺功能减退还可导致钙代谢及排泄异常，以致出现软组织内钙异常沉积。故甲状腺功能减退的X线改变于骨骼、关节及软组织均可见到，其中以骨骼变化为著，也是赖以诊断的主要依据。

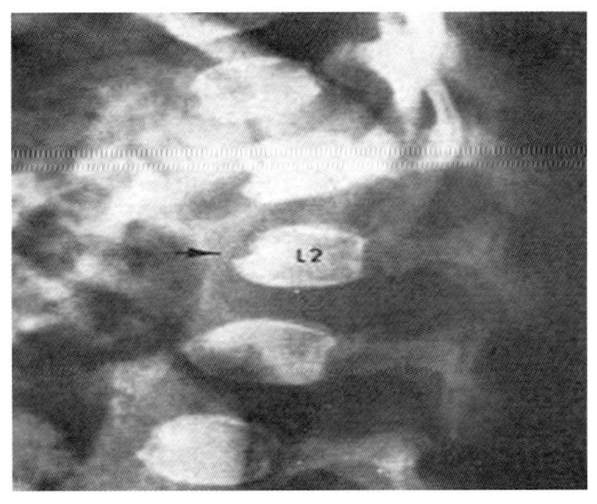

图9-2-1 呆小症。L2椎体前缘骨质凹陷，胸腰段结合处驼背。此例图片来自：Swischuk LE, et al. Radiology, 1970, 95(3): 661-664.

（胡曙东）

第三节 甲状旁腺功能异常导致的骨改变

甲状旁腺功能亢进症(hyperparathyroidism，简称甲旁亢)可分为原发性、继发性、三发性和假性四类。原发性甲状旁腺功能亢进症(primary hyperparathyroidism，PHPT；简称原发性甲旁亢)是由于甲状旁腺本身病变引起的PTH合成、分泌过多，其中又可根据其发病机制的不同，分为若干种类型。继发性甲旁亢(secondary hyperparathyroidism，SHPT)主要是由于各种原因所致的低钙血症，刺激甲状旁腺增生肥大，分泌过多的PTH所致，见于肾功能不全、骨质软化症和小肠吸收不良或维生素D缺乏与羟化障碍等疾病。三发性甲旁亢(tertiary hyperparathyroidism，TTHPT)是在继发性甲旁亢的基础上，由于腺体受到持久和强烈的刺激，部分增生组织转变为腺瘤伴功能亢进，自主分泌过多的PTH，常见于肾脏移植后和病程很长的SHPT患者。假性甲旁亢(pseudohyperparathyroidism)是由于某些器官，如肺、肝、肾和卵巢等的恶性肿瘤，分泌过多的异位PTH或PTH样多肽物质，致血钙增高。

一、原发性甲状旁腺功能亢进症

【定义及概论】PHPT是指由PTH过度分泌引起的一种全身性疾病，其本质是钙、磷代谢异常，表现为骨吸收增加的骨骼病变、泌尿系统结石、高钙血症和低磷血症等，但轻型病例和早期病例可完全无症状或仅有某些生化异常。病因主要为肿瘤或增生，一般腺瘤占 90%，其中单一腺瘤发生率为 80%～85%，多发腺瘤为 2%～5%，甲状旁腺癌低于 1%，囊肿罕见。

【流行病学】PHPT 的人群发病率为 1/1000～1/500，其年自然发患者数为 20 万～30 万。和许多代谢性骨病（如原发性骨质疏松、Paget 骨病）一样，PHPT 的发病率亦存在性别差异，均以女性的发病率显著高于男性为特征，男女比例为 1∶2～1∶4，其原因可能与破骨细胞形成存在性别差异有关。PHPT 最常见于成人女性，发病高峰在妇女绝经后，但也可见于幼儿和老年人。60 岁以上的女性明显高于其他年龄组。

近 20 年来本病的临床类型出现了很大的变化。以前多数患者属有症状型，均有一种或多种代谢并发症，其中以肾结石最常见，骨病、消化性溃疡及胰腺炎次之。这些代谢并发症可作为诊断本病的线索依据。如今，由于血钙测定方法的改进及普及，使无症状型甲旁亢的检出明显增加。

【病因学】

1. 遗传变异

（1）甲状旁腺肿瘤细胞的克隆性：现已查明，绝大多数散发性甲状旁腺腺瘤为单克隆性的，即肿瘤来源于某单个细胞的克隆性增殖扩展。同样，在家族性 MEN-1、原发性甲状旁腺增生症、尿毒症性三发性甲状旁腺增生症（tertiary parathyroid hyperplasia of uremia）中，也几乎全部或主要为甲状旁腺细胞的单克隆性生长。

（2）良性甲状旁腺肿瘤的遗传背景：目前已确定的与甲状旁腺肿瘤发生有关的基因主要是有 *D1/PRAD1* 癌基因。

（3）*MEN1* 基因与甲状旁腺肿瘤：*MEN1* 基因是一种肿瘤抑制性基因，*MEN1* 的两个等位基因失活（常由于突变或缺失所致），使组织缺乏抗肿瘤的基因产物，11 号染色体的缺失还伴有其他相关基因的丢失，肿瘤细胞的 DNA 常出现杂合性丢失（loss of heterozygosity），现发现几乎所有的甲状腺腺瘤细胞都存在上述缺陷。

（4）其他癌基因和肿瘤抑制基因：一些资料显示，在 1p、1q、6q、9p 和 15p 区还可能存在与甲状旁腺肿瘤相关的其他癌基因或抑癌基因。

（5）异位 PTH 综合征：本综合征十分罕见，其病因未明，异位 PTH 过度分泌来源非甲状旁腺的恶性肿瘤细胞。卵巢癌患者发生异位 PTH 综合征是由于肿瘤细胞中的 *PTH* 基因重排所致。

2. 家族性甲旁亢

（1）MEN1 基因突变。

（2）周期蛋白 D1/PRAD1 基因变异。

（3）*P53* 基因变异：*P53* 等位基因丢失是甲状旁腺肿瘤的恶性进展标志，有助于鉴别良性与恶性甲状旁腺肿瘤。

（4）*HRPT2* 基因变异。

3. PTH/PTHrP 过敏感和 PTH/PTHrP 受体突变

4. CaR 变异和离子钙调定点上调

【发病机制】原发性甲旁亢时，由于甲状腺激素分泌过多，一方面刺激了破骨细胞的活动，加速了骨吸收；另一方面抑制了肾小管对磷的重吸收，而使磷自尿中大量丢失。磷的丢失使血磷降低、血钙升高，继而尿钙增多。骨吸收的加速和钙、磷的大量丢失，是形成原发性甲旁亢骨病的原因。钙、磷经肾脏大量排出还可引起肾内及尿路结石。

骨吸收过度除引起广泛的骨质疏松外，并可以出现局限性骨破坏区，其中可见大量的破骨细胞和纤维组织。继发的黏液变性与出血可引起液化而形成囊肿，囊肿中含有棕色的液体而称为棕色瘤。

甲旁亢时常伴发内源性维生素 D 不足。这是由于血钙增高而抑制维生素 D 的正常代谢，1,25-$(OH)_2D_3$ 在肾内形成减少，减弱了肠道对钙的吸收作用，进而使类骨内矿物质沉积不足，可导致软骨病或佝偻病。

【病理学】原发性甲旁亢的骨病可累及任何骨骼，但以出现在骨形成及骨吸收皆较快的部位为著，破骨细胞性骨溶解造成的骨吸收是主要的病理变化，而广泛性骨重建表现与成骨细胞和破骨细胞两者均受到刺激有关。骨吸收可表现为普遍性或局限性骨破坏伴纤维组织增生，囊肿形成及骨髓纤维化。在小儿，明显的骨变化出现在邻近长骨骺板附近，以类骨质矿化不足所致的骨软化表现明显。

镜下，在原发甲旁亢的初期，虽然骨小梁表面、皮质哈氏管内壁上都显示明显的破骨细胞活动，但在大体病理上改变较轻微。以后，由于病情进一步发展，则可明显地见到骨吸收部位被纤维组织所取代，即出现有特征性的纤维性骨炎改变。骨组织纤维化可伴囊肿形成，即纤维性囊性骨炎。囊肿液化，内含棕色液体而形成棕色瘤。骨破坏及骨内囊肿的膨胀使疏松且变薄的骨皮质进一步扭曲变形，甚至发生病理性骨折。

骨皮质内部也显示破骨细胞性的骨吸收伴有纤维组织及矿化不全的新骨，从而致密的骨皮质被海绵质所取代，此即皮质松质化。同时，骨髓成分可被血管纤维组织所取代。

【临床】原发性甲旁亢时，病变的腺体分泌过量的 PTH，刺激了破骨活动，抑制了肾小管对磷的回收，增加了肠道对钙的吸收，从而造就了骨质吸收过度、高血钙和低血磷，临床上出现相应表现，早期轻型原发性甲旁亢者可无任何症状和体征，仅实验室检查表现为高血钙和 PTH 水平增高，见于约 50%患者。病变明显时，出现以下三种主要症状，它们可单独出现或合并存在：① 高血钙症状：包括食欲不振、恶心呕吐、腹胀、便秘、疲劳无力、表情淡漠、嗜睡等；② 骨骼系统症状：骨关节疼痛，疼痛开始于腰腿部，而后扩展至全身，并有压痛和活动受限。轻微外力即可导致骨折，且常为多发性骨折。严重时，身高缩短，发生鸡胸、驼背、牙齿松动脱落；③ 泌尿系统症状：由于尿钙、尿磷排出增多和水再吸收减少，出现烦渴，多尿和反复发生的肾及输尿管结石，引起肾绞痛、血尿，晚期发生肾性高血压及肾功能衰竭。

【影像学】原发性甲旁亢最主要的异常表现是骨吸收(图 9-3-1)。依骨吸收累及部位的不同可分为骨膜下、皮质内、骨内膜、软骨下、骨小梁及韧带下骨吸收，以及局限性病灶即棕色瘤。此外，还可出现骨硬化、骨软化、软骨钙化及骨膜炎等表现。但不伴有骨膜下吸收，这点可与肾性骨病相鉴别。原发性甲旁亢时也常常发生尿路结石。

另外，颈部超声、CT、MRI 及核素扫描均可发现甲状旁腺病灶，其可表现为甲状旁腺腺瘤、增生及甲状旁腺癌等。

二、继发性甲状旁腺功能亢进

【病因及临床】各种原因产生的低血钙均刺激甲状旁腺，使其分泌过多的 PTH，从而引起腺体的增生肥大。继发性甲状旁腺功能亢进的原因颇多，包括慢性肾衰、维生素 D 缺乏、肠道吸收障碍、长期肾透析、低磷酸血症、假性甲旁亢、老年等引起的骨质疏松，维生素 D 依赖性佝偻病等，其中最主要的原因是慢性肾衰。

在慢性肾衰时，由于：① 肾脏排磷障碍，致磷潴留，而发生血磷的增高和血钙的减低；② 肾脏生成的维生素 D 活性代谢物 1,25-$(OH)_2D_3$减少，使肠道内钙的吸收下降，这两个原因共同导致了血钙的减低，从而产生继发性甲旁亢。慢性肾衰所致的继发性甲旁亢，通常是所有的甲状旁腺腺体均增大，然而增大的程度有所不同。慢性肾衰引起继发性甲旁亢时，发生肾性骨营养不良（renal osteodystrophy)，包括纤维性骨炎、骨软化、骨质疏松、骨硬化等骨质改变。

临床上，慢性肾衰的继发性甲旁亢患者，除显示慢性肾炎、肾盂肾炎、尿路梗阻或不同类型肾发育畸形的症状和体征外，还常表现骨痛、肌肉无力、骨骼畸形和骨外软组织的钙化。

【骨改变】慢性肾衰是继发性甲旁亢的主要原因，并由此产生肾性骨营养不良。肾性骨营养不良又称为肾性骨病、肾性侏儒、肾性佝偻病、肾性软骨病和继发性甲旁亢等。肾性骨营养不良具有典型的病理学、临床和 X 线表现。

肾性骨营养不良是由两个主要的病理过程所

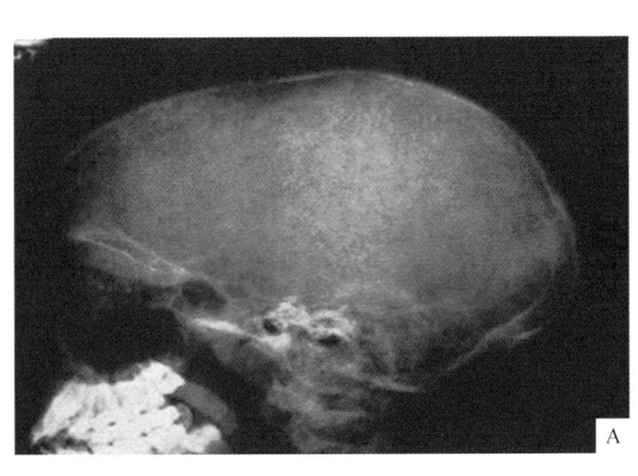

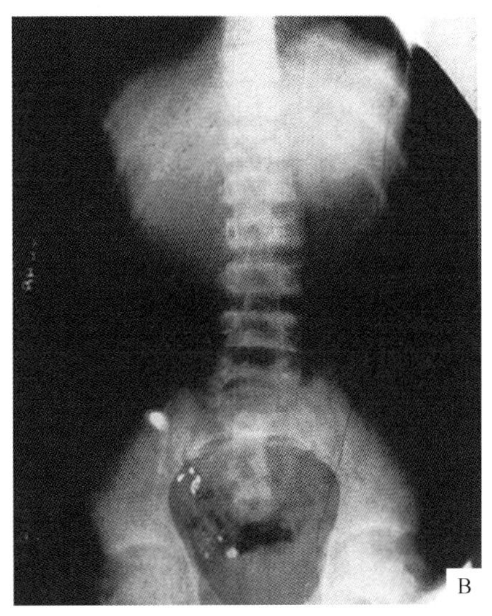

图 9-3-1 原发性甲状旁腺功能亢进。A. 头颅侧位像显示头颅骨的弥漫性的骨质疏松。B. 腹部平片显示骨弥漫性骨质疏松改变。此例图片来自：Camp JD, et al. Radiology, 1931, 25: 63-69.

致，即：① 由于过量的甲状旁腺激素所引起的甲状旁腺功能亢进；② 缺乏 1,25-$(OH)_2D_3$而引起的骨软化。因此，病理学检查时，肾性骨营养不良主要包括甲旁亢所产生的改变和骨质软化。

肾衰患者普遍存在甲旁亢的组织学改变。最早出现的骨骼异常通常是骨表面改建塑形的活动加强而引起的。继发性甲旁亢的病理生理特征是高血磷与低血钙并存。血磷增高又引起血钙降低，低血钙状态可刺激甲状旁腺激素分泌增加。PTH 直接作用于肾和骨，使肾小管排磷增加，同时刺激破骨细胞活性，使骨钙释放入血，暂时改善低血钙症。与此同时，破骨细胞造成的骨吸收区被纤维组织所取代，乃构成纤维性骨炎。

骨软化与肾功能衰竭伴发的内源性维生素 D 的不足关系密切。由于活性高的 1,25-$(OH)_2D_3$ 的不足，使肠道钙的吸收减少，直接影响新形成的类骨质内矿物质沉积不足，而引起骨软化。

【影像学】 X 线表现包括：① 破骨性骨吸收；② 骨质疏松；③ 骨软化；④ 骨硬化；⑤ 软骨钙化；⑥ 软组织及血管钙化。另外 US、CT 和 MRI 均显示甲状腺腺体增生。

三、三发性甲状旁腺功能亢进

【定义及概况】 三发性甲旁亢是在继发性甲旁亢的基础上，长期低血钙的刺激，致甲状旁腺增生衍变为自主分泌性病变，主要是腺瘤，也可为增生或腺癌。三发性甲旁亢表现高血钙刺激并不能抑制甲状旁腺激素的分泌，甲状旁腺病变自主地分泌过多的 PTH。其诊断依据是：患者原有继发性甲旁亢病史；治疗后血钙已由稍低或正常转变为高于正常，然而血中 PTH 水平测定仍显著高于正常；静脉滴入钙盐的实验并不能使血 PTH 水平减低；原有的骨质病变包括骨质疏松和纤维性骨炎呈持续进展。治疗需手术切除自主分泌的甲状旁腺病变，无论是腺瘤、增生或是腺癌。

【影像学】 应用各种影像技术检查颈部和纵隔时，三发性甲旁亢的甲状旁腺腺瘤、增生和腺癌表现均同于原发性甲旁亢者。其中，甲状旁腺癌所致者还可发现颈部淋巴结转移和(或)远隔脏器的转移。

四、甲状旁腺功能减退症

【定义】 甲状旁腺功能减退症(hypoparathyroidism，HPP，简称甲旁减)是指甲状旁腺激素(PTH)分泌减少和(或)功能障碍的一种临床综合征。在临床上常见的甲状旁腺功能减退症主要有特发性甲旁减、继发性甲旁减、低血镁性甲旁减和新生儿甲旁减，其他少见的病因包括假性甲旁减、假-假性甲旁减、假性特发性甲旁减等。

【病因】 从 PTH 合成、释放、与受体结合到最后产生生物学效应的过程中，任何一个环节的障碍都可以引起甲旁减。在临床上，一般将甲旁减的病因大致分为 PTH 生成减少、PTH 分泌受抑制和 PTH 作用障碍三类。

1. *PTH 生成减少* 包括 PTH 合成减少和 PTH 分泌不足两种，其病因可分为特发性和继发性两类。特发性甲旁减(idiopathic hypoparathyroidium，IHP)为少见的疾病，多呈散发性。IHP 以儿童常见，也可见于成人。家族性 IHP 可分为数种情况。自身免疫性多内分泌腺病综合征伴甲旁减为 X-性连锁隐性遗传或常染色体隐性或显性遗传，此病可能与免疫监视缺陷有关，称为“多发性内分泌缺陷、自身免疫及念珠菌病综合征”或“少年性家族性甲旁减、Addison 病及皮肤黏膜念珠菌病综合征”。患者的血循环中常可测到抗甲状旁腺及抗肾上腺特异性抗体，一般最早出现的症状是念珠菌病(幼年时)，局部抗霉菌治疗效果差。

继发性者原因较明确，最常见于甲状腺或颈前部手术后，偶见于肝豆状核变性的甲状旁腺功能减退症。因甲状腺或甲状旁腺手术，或在此做甲状旁腺手术而发生手术后甲旁减。此外，^{131}I 治疗后，甲状旁腺被转移癌、淀粉样变、甲状旁腺瘤出血、结核病、结节病、血色病或含铁血黄素沉着症等病变破坏都可损害甲状旁腺引起甲旁减。

2. *PTH 分泌受抑制*

(1) 新生儿甲旁减：母亲孕期存在高钙血症，则新生儿因甲状旁腺功能受抑制产生低钙血症。出生后可表现为暂时性或永久性甲旁减。早产儿的甲状旁腺需经约一周至数月后才发育成熟，故可合并低钙血症。

(2) 甲状旁腺术后：由于甲状旁腺长期被高血钙抑制，甲旁亢患者切除腺瘤后，未能立即恢复而有暂时性的甲旁减。这种状态很少持续一周以上。甲状旁腺损伤也是引起暂时性 PTH 分泌减少的可能原因。

(3) 镁缺乏症：低镁血症(≤0.5 mmol/L)均可伴有低钙血症。这是由于镁缺乏时 PTH 的合成和释放障碍所致。

(4) 铁、铜或其他物质累积病：铁过量(如珠蛋白生成障碍性贫血患者输血时)、铜累积病(Wilson

病)、淀粉样物沉着、结节病或其他物质沉着于甲状旁腺均可引起PTH合成减少或分泌不足。

3. PTH作用障碍

(1) 遗传性甲旁减。

(2) 自身免疫性多内分泌腺综合征。

(3) PTH无生物活性(Jansen骨干骺软骨发育不良症,Blomstrand致死性软骨发育不良症)。

(4) 其他因素:慢性肾衰,维生素D缺乏,假性甲旁减,甲状旁腺切除术后纤维性骨炎。

【临床】由于低血钙而引起神经肌肉应激性增加,发生手足抽搐、头痛、焦虑、抑郁、智力减退、癫痫等;出现外胚层组织和器官的营养性损伤,常见者有白内障、皮肤粗糙、脱屑、湿疹和剥脱性皮炎;幼儿时发病,出牙晚和齿根短钝,成年人则发生牙釉质剥落和提早脱牙;出现异位钙化,见于脑底节、小脑齿状核和额、顶皮质下区,关节周围软组织、肌腱、韧带和血管壁也可发生钙质沉着;胃肠道功能紊乱,表现胃酸缺乏、肠道吸收不良和腹泻;心血管异常,出现低血压、心律失常、传导阻滞,甚至心力衰竭。

【影像学】

1. X线表现 颅盖骨内外板均可增厚,并显示外生骨疣样改变。岩骨和面骨也可增厚。脑底节和小脑齿状核处出现对称性钙化,呈大小不等的结节状或不规则斑片状致密影。牙硬板显示增厚,牙齿发育不良,齿根短而钝。长管状骨皮质增厚,骨骺线可提早闭合。全身骨密度表现正常或增高,增高时以指骨爪粗隆处为著。于皮下、关节周围和脊柱韧带等处,可见多发钙化影。

2. CT检查 甲旁减时,脑内钙化好发于脑底节(苍白球、壳、尾状核),常对称,其次为额、顶叶、丘脑及小脑齿状核。双侧脑底节钙化时,呈对称性致密影,其形态和位置因受累部位而异:发生在苍白球时呈圆形,位于豆状核的内侧部;壳核钙化呈八字形,在豆状核的外侧部;而尾状核头部受累则为倒八字形,毗邻侧脑室前角。丘脑钙化为双侧圆形致密影,位于第三脑室外侧。小脑齿状核钙化,在第四脑室两侧,呈倒八字形或括号状,明显钙化为肾形。额,顶叶钙化发生在皮质下区,呈多发条带状致密影。

(胡曙东)

第四节 肾性骨营养不良

肾性骨营养不良症(renal osteodystrophy)又称尿毒症性骨营养不良,是指发生于终末期肾病的骨骼系统并发症,由于长期肾小球或肾小管病变引起慢性肾功能衰竭,钙磷代谢异常,发生骨质疏松、骨质软化、纤维性骨炎、骨质硬化及软组织钙化等多种骨质改变。近年研究表明,继发性甲旁亢和1α,25-$(OH)_2D_3$缺乏是导致肾性骨营养不良的主要原因。纤维性骨炎是肾性骨营养不良症治疗不当引起的最常见的表现形式,而近年来治疗学上的进展已大大地降低了纤维性骨炎的发生率与严重程度。

【病因】几乎所有以慢性肾功能衰竭为结局的疾病均可导致肾性骨营养不良症。引起肾衰的常见疾病是慢性肾小球肾炎、慢性肾盂肾炎、肾动脉硬化、肾结核、多囊肾、尿路梗阻、肾盂积水及各种原因所致的肾实质病变,这些疾病均可因弥漫性肾脏病变导致肾小球滤过率下降、肾脏排磷减少,血磷水平上升;为维持血磷水平正常,甲状旁腺主细胞增生,甲状旁腺激素(PTH)水平上升。另外PTH在肾脏正常降解减少也会导致PTH水平上升。PTH作用于骨细胞、成骨细胞及破骨细胞,骨重建单位数目增加,骨转换率提高。病情进一步发展至肾小球滤过率低于正常的25%以下时,分泌增加的PTH已不能维持正常血磷水平;血磷升高,出现骨质软化灶。至终末期,肾脏1α羟化酶活性明显减弱,维生素D代谢异常,血1α,25-$(OH)_2D_3$水平下降,肠道钙吸收能力明显减少,血钙水平低于正常。血1α,25-$(OH)_2D_3$水平降低、低钙血症和高磷血症均刺激机体分泌更多的PTH,以致出现继发性甲旁亢。由于缺乏1α,25-$(OH)_2D_3$,加以多数患者存在程度不一的代谢性酸中毒,尿毒症期血液中还存在其他矿化抑制物,类骨质的矿化受阻。肾性骨营养不良症在不同时期表现为不同的骨骼病变,其发生、发展及表现形式与年龄、营养状况、疾病所处阶段、治疗方法及疗效等多种因素有关。

发生在儿童时期的肾性骨营养不良旧称肾性佝偻病,可出现广泛的骨矿化障碍(骨质软化),由于骨质软化而导致股骨近端内翻畸形、骺板变宽、临时钙化带不规则、模糊、变薄或者消失。

【临床】

1. 内分泌功能变化 慢性肾功能不全患者发病缓慢,开始常无自觉症状;随着肾功能逐渐减退,尿毒症可累及全身各个脏器和组织,出现相应的临床症状和体征。慢性肾功能不全累及代谢内分泌系统时可出现下列表现:① 钙磷代谢异常,1α,25-$(OH)_2D_3$缺乏,继发性甲旁亢,进而产生肾性骨营养不良;② 肾脏促红细胞生成素减少,导致肾性贫血；③ 甲状腺功能减退，表现为体温偏低，面色苍白，软弱乏力，皮肤粗糙、畏寒、腹胀便秘、体重增加；有时仅表现为低 T_3综合征。因为肾功能衰竭时 T_4向 T_3的转化百分比由正常的 37%降至 13%～16%，慢性肾衰时 TSH 正常或测不到，TSH 对 TRH 反应降低呈延迟反应，高峰延迟的原因可能是肾脏对 TSH、TRH 的清除率下降。低 T_3综合征常不需甲状腺素替代治疗；④ 性腺功能减退，男性患者常见性功能减退、睾丸缩小、乳腺发育，女性患者可出现不排卵、不育、月经异常；⑤ 下丘脑垂体对甲状腺、肾上腺、生长激素和性腺功能的调节紊乱；⑥ 由于慢性肾功能患者存在蛋白质供给不足、贫血、代谢性酸中毒、生长激素抵抗及肾性骨营养不良，儿童患者可出现生长发育迟滞。

2. 骨代谢变化　肾性骨营养不良症的临床表现多种多样，根据病理类型可分为四种：① 高转换性骨病(high-bone turnover disease)，也称为继发性甲旁亢骨病，常表现为纤维性骨炎，也可伴有骨质疏松和骨质硬化，合并继发性甲旁亢的尿毒症患者易于发生非创伤性髋关节无菌性坏死；② 低转换性骨病(low-bone turnover disease)，表现为骨质软化与骨质减少；③ 混合性骨病，兼有上述两种骨病病理表现；④ 血液透析性骨病，常见于接受长期血液透析的患者，病理表现为 $β_2$微球蛋白淀粉样沉积，临床表现为肾性脊柱关节病(renal spondyloarthropathy)、骨囊肿、腕管综合征、关节周围炎和股骨颈病理性骨折。

【影像学】肾性骨营养不良影像学表现包括继发性甲旁亢所致异常(骨吸收，骨膜反应及棕色瘤)、骨质疏松、骨质硬化、骨质软化及软组织和血管钙化。骨吸收是最常见的异常表现，可发生于多个部位(骨膜下、软骨下、小梁、骨内膜及韧带下)，而棕色瘤和骨膜反应则相对少见。骨质硬化主要影响中轴骨，可以是肾性骨营养不良的唯一表现。骨质疏松和骨质软化引起骨质减少，较为常见。透析患者随时间延长可见软组织和血管钙化增多。其他表现包括铝沉积、淀粉样物质沉积及破坏性脊柱骨关节病，肌腱破裂，晶体沉积、感染及缺血坏死(上述改变多见于进行长期血透或肾移植患者)。

1. 继发性甲旁亢改变　文献报道肾性骨营养中骨吸收的发生率从 6%～66%不等，病程早期约 10%，而经过 3～9 年透析后发生率可达 50%～70%。但随着透析质量的提高及甲状旁腺的切除，骨吸收(除了手的软骨下吸收)可改善或消退。骨膜下骨吸收是甲旁亢的特征性改变，影像学表现为正常骨皮质边缘的花边样不规则改变，可进展为扇贝样或棘状。最早常累及示指、中指的中节指节骨桡侧，开始于近端干骺端区。其他发生骨膜下骨吸收的部位包括胫骨、肱骨和股骨的上内侧及肋骨的上、下缘。皮质表面不规则可造成骨膜反应的假象。少数情况下，手的影像学可无异常发现，而在其他部位出现骨吸收的改变。正常情况下，指节骨和掌骨皮质中可见少许透亮分层改变，继发性甲旁亢中，这种透亮分层可增多(但这些改变是非特异的)。骨小梁吸收导致骨质减少，骨小梁模糊，常见于颅骨，呈颗粒状胡椒盐改变，骨内外板分界不清。

软骨下骨吸收较常见，既可见于垂直骨，也可见于中轴骨。病理上由于软骨下破骨性吸收导致皮质骨及所覆盖软骨塌陷所致。关节面塌陷可引起骨源性滑膜炎。影像学表现类似于风湿性关节炎的侵蚀性改变，尽管发生的部位的不同及其他骨的改变可进行鉴别。在手部，约 30%出现边缘性软骨下骨吸收，最常累及远侧指间关节(第 4、5 指)，其次为掌指关节及近侧指间关节。其他发生软骨下骨吸收的部位包括锁骨远端、肩锁关节、骶髂关节、胸锁关节、耻骨联合和髌骨后缘。肩锁关节和骶髂关节受累常在锁骨及髂骨关节面改变更明显，而胸锁关节则表现为两侧关节面均匀受累。在骶髂关节，可出现较大的侵蚀性改变，导致关节不均匀"假性增宽"。髌股关节受累表现为髌骨后缘呈扇贝样改变。

骨吸收还发生在韧带和肌腱附着部位，常见部位包括跟骨下缘(跖长肌腱和肌腱膜)、锁骨(喙锁韧带)、股骨大(髋外展肌)、小粗隆(髂腰肌)、骶椎的前下区(股直肌)、肱骨(肩袖)、坐骨结节和肘关节。肘关节的韧带下吸收最常见于尺骨的近端伸肌面(肘肌附着)及鹰嘴的后侧(三头肌插入)。韧带下骨吸收的呈扇贝状，或不规则边缘模糊。患者通常无临床症状，有时据韧带下骨吸收发生部位不同出现相应症状。

棕色瘤是由于局部骨被血管纤维组织替代所形成(纤维囊性骨炎)，源自 PTH 刺激所造成的破骨性活动。影像学上，棕色瘤表现为偏心性或皮质的边界清晰的溶骨性病变。棕色瘤多见于原发性甲旁亢。继发性甲旁亢中棕色瘤的发生率为1.5%或 1.7%。肋骨、骨盆、面骨及股骨是常见的受累部位。甲旁亢治疗后，棕色瘤可愈合，表现为钙化、硬化或病灶消失，溶骨性区域也可持续存在。

PTH 刺激成骨细胞可导致骨膜新骨形成，是肾性骨营养不良不常见的表现，出现率为 8%～25%，常与病情较重有关。影像学上，骨膜反应表现为与骨皮质表面平行的线状新骨，可分层，与骨皮质间以透亮带相隔。之后，骨膜新骨可与骨皮质融合，导致骨皮质增厚。骨膜炎可见于肱骨、股骨、胫骨、尺骨、桡骨、掌、跖骨、指节骨等，但耻骨支沿着髂耻线是最常见的部位。

2. 骨质硬化 尽管 PTH 可刺激成骨细胞活性，但出现骨质硬化的原因还不十分清楚。降钙素因可抑制骨质吸收，对骨质硬化的形成可能有一定作用。肾性骨营养不良患者中，9%～34%出现骨质硬化，可以是肾性骨营养不良的唯一表现(图 9-4-1)。骨质硬化常较均匀，多见于中轴骨，骨痂多覆盖在骨皮质上。椎体受累的典型表现为椎体上下终板出现条带状骨质硬化改变，而椎体中心骨密度相对正常。其他可出现骨质硬化的部位包括骨盆、肋骨及锁骨。在垂直骨中，干骺端和骨骺可受累。肾移植后，骨质硬化可消退，但更常见的是影像学上骨密度进一步增加。

3. 骨质减少 肾性骨营养不良中 0～83%出现骨质减少，由骨质软化(骨矿物质减低)、骨吸收(纤维囊性骨炎)及实际骨量减少(骨质疏松)综合原因所致。导致骨质减少的因素包括慢性代谢性酸中毒、营养不良、移植前、后的氮血症、使用激素、甲旁亢及维生素 D 水平降低等。可表现为骨皮质变薄。在肾移植或透析过程中，骨质减少可持续存在或进一步加重。骨密度降低主要发生于手术后 1 年内。有时骨矿物质量可增加，尤其是女性患者中。

骨质减少可导致骨力量降低，易致骨折。骨折可为自发性，即疲劳骨折，或发生于小的创伤后。可见多发骨折，累及椎体、耻骨支、肋骨等。透析患者中 3%至 25%可发生椎体压缩性骨折，肋骨骨折发生率为 5%～25%。因骨质软化，骨折愈合可延迟。

肾性骨营养不良中维生素 D 量减少及对其反应性降低可导致骨质软化或佝偻病。肾性佝偻病影像学表现为生长板增宽，骨骺形态不规则，干骺端呈杯口状，骨龄常延迟，长骨弯曲，腰椎侧弯后凸，多方椎体终板凹陷性压缩，颅底内陷，钟形胸廓等。肾性佝偻病的患者中，10%的病例可出现骨骺滑脱，股骨头骨骺是最常受累部位，其他部位包括肱骨近端、股骨远端、桡骨远端及掌、跖骨头端。成人骨质软化的典型影像学表现为假骨折(Looser 区)。Looser 区表现为垂直于骨皮质的线状透亮带，出现于肾性骨营养不良 1%的患者中，多见于耻骨支、股骨颈内侧、肩胛骨、肋骨、小转子、坐骨结节及长骨。

4. 软组织和血管钙化 导致软组织钙化的因素包括高钙血症、局部软组织损伤和碱中毒(钙盐沉积)，最重要的是细胞外液中磷酸钙产物增高等。当磷酸钙产物大于 750 mg/L 时软组织钙化则较常见。钙化可见于眼部软组织、血管、皮下和关节周软组织内。关节周钙化常多发、两侧对称。影像学上表现为清晰的、云片状致密影，发生于指间关节、腕、肘、肩、膝、髋及踝关节，有时钙化量可较多。有时肌腱滑囊组织也可见钙化，可引起邻近骨组织的压力性侵蚀，导致受累骨易发生骨折。关节周钙化的出现率为 0～52%。随着透析时间延长，钙化出现率也相应增加。经治疗后钙化可消退。内脏钙化常见于心脏、肺、胃和肾脏、可引起相应症状，如心肌钙化可导致传导异常和死亡。血管钙化常发生于内和中层弹力组织，故血管钙化常表现为管-干状，管腔无明显受累。当钙化广泛时，可引起短路或瘘道形成。对于大于 40 岁的慢性肾功能不全患者，血管钙化最初常见于足背动脉，前臂、腕、手和腿的血管也常见。动脉钙化少见于儿童。有些学

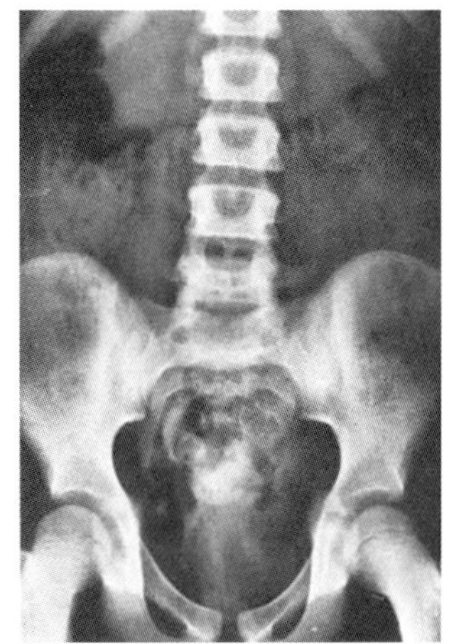

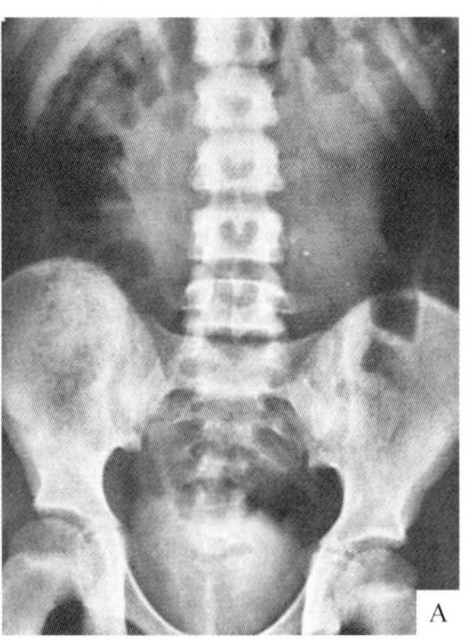

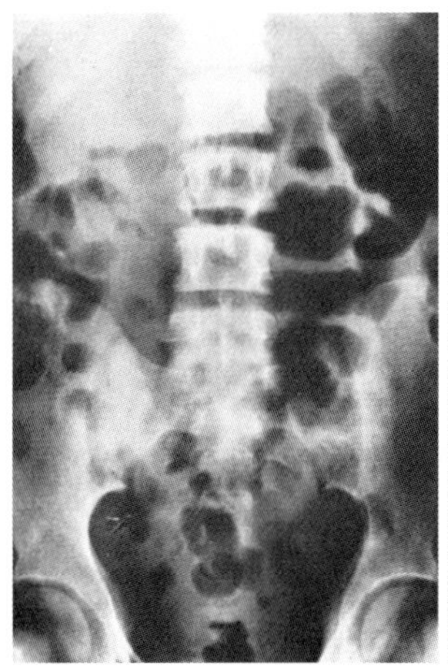

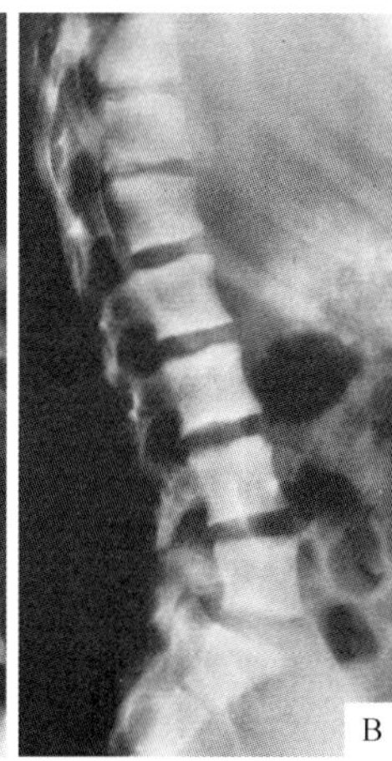

图 9-4-1 慢性肾病骨硬化。男孩，原因不明慢性肾功能不全患者(A)。该患者 23 岁时完全骨硬化(B)。此例图片来自：Valvassori GE，et al. Radiology，1964，82：385-394.

者曾描述过部分慢性肾功能不全患者中，动脉血管呈结节状钙化并可导致管腔闭塞，进一步可致心脏衰竭、皮肤溃疡和坏疽。

5. *与血透和肾移植相关的骨关节异常*

(1) 铝中毒：进行肾血透析的慢性肾功能不全患者体内，铝的堆积通常源于食入磷相关抗酸剂(内含有铝盐)，后者被用于控制高磷血症。这些患者不能分泌铝，毒性作用常累及脑(脑病)和骨组织。铝堆积可引起骨质软化，对于长期进行血透的患者可引起进行性骨性异常。

铝中毒的影像学表现与骨质软化(骨质减少，Looser 带，骨折，佝偻病改变)等类似，骨活检发现非矿化骨样组织量明显增加是典型表现。86%的铝中毒患者可出现三到四处非外伤性骨折。骨折部位多见于肋骨、脊柱、髋及骨盆，少见于四肢、锁骨和胸骨。上肋骨骨折是提示铝中毒的最常见改变。另外，缺血坏死、少见骨质硬化、骨膜下吸收不明显等改变也可提升铝中毒。沿着胫骨、腓骨远侧骨干、骨盆入口的骨膜反应也可提示铝中毒。与上述骨关节异常相关的骨痛和肌肉无力症状常不明显，患者还可无症状。临床上，铝中毒患者血 PTH 水平常较低。甲状旁腺切除是导致铝中毒的易感因素。血铝水平大于 100 ng/ml 则提示铝中毒，但去铁胺融合激发试验似乎是最佳非创伤性检查。也可使用髂骨活检进行铝免疫组化染色进行诊断。

(2) 淀粉样变和破坏性脊柱关节病：慢性肾功能不全可继发淀粉样变，其中，淀粉样物质由 β_2-微球蛋白组成(与其他淀粉样变不同)。慢性肾功能不全出现淀粉样变可能与长期血透相关的反复抗原刺激有关。淀粉样物质沉积的部位包括骨、肌腱滑囊、椎间盘和肌肉。淀粉样物质沉积于腕管的肌腱滑囊组织，压迫正中神经后可引起腕管综合征。淀粉样物质沉积还可引起小腕骨、指骨、肱骨头、髌骨及髋关节组成骨内的透亮区(血透囊肿)。随长期透析，这些囊肿可扩大。典型的淀粉样变的影像学表现包括骨质减少，髓腔溶骨样病变，病理性骨折、软组织肿块等，有时可见广泛关节破坏。

长期进行血透的慢性肾功不全患者可出现破坏性脊柱关节病。其特征性影像学表现包括椎体-间盘连接部侵蚀伴硬化、椎体压缩、椎间隙狭窄(可很明显)、许莫结节形成、骨赘缺乏，关节受累可出现半脱位。颈椎和腰椎最常受累，患者可多部位受累。临床可出现轻度或中度疼痛。椎小关节受累、韧带松弛可引起脊椎不稳，尤其见于颈椎。影像学改变可类似感染性脊柱炎，尤其是对于进展迅速的患者。临床症状及实验室检查可进行鉴别。另外感染性脊柱炎中多水平受累也较少见。破坏性脊柱关节病中，T1WI 可见椎间盘和邻近的椎体骨髓取代，无椎旁软组织肿块，但在 T2WI，信号增高区域不如骨关节炎和椎间盘炎中改变明显。引起破坏性脊柱关节病的可能原因包括晶体或非晶体(铁和铝)物质沉积、神经性关节病、肾性骨营养不良所致继发甲旁亢的骨质吸收等。

(3) 肌腱断裂：自发性肌腱断裂和撕脱可见于甲旁亢患者，最常见于长期血透患者。肌腱可单一或多发受累，包括股四头肌腱、髌韧带、三头肌腱和指的伸及屈肌腱。影像学上可见软组织肿胀、渗液和脱位，可使用 CT、MR 和超声检查来评估肌腱完整性和断裂部位。断裂部位可出现疼痛。

(4) 感染：长期进行血透或肾移植的患者中，骨髓炎和感染性关节炎是常见并发症。致病病原体为细菌或霉菌。影像学表现与其他情况下的骨髓炎和感染性关节炎类似，包括软组织肿胀、骨膜反应、骨质破坏、关节间隙狭窄。肾移植后或长期血透患者中还可在指、趾、大小腿及踝部见进行性皮肤缺血性溃疡形成，并可继发感染。

(5) 缺血坏死：肾移植患者中出现缺血坏死也较常见，可能与长期大剂量使用激素有关，其他原因包括骨质疏松、铝中毒所致骨质软化、骨折及塌陷，PTH 过多及对移植肾的排斥反应等。最常受累部位是股骨头，其他部位包括肱骨头、膝关节、距骨顶部、肱骨髁等。影像学改变类似其他原因所致缺血坏死。MRI 是发现骨缺血坏死最敏感的影像学检查方法。

【骨扫描与骨活检】髂骨嵴活检常有类骨质(osteoid)容积和海绵状骨容积增加，成骨细胞和破骨细胞界面均增大，骨小梁周围纤维增多，为矿化的表现增加。

第五节　其他内分泌腺体和妊娠期的骨关节病

一、库饮综合征

库饮综合征即肾上腺皮质醇增多症。病因有以下几种：库欣病(垂体 ACTH 腺瘤)(70%)、肾上腺皮质肿瘤(20%)、异位 ACTH 综合征(10%)、异位 CRH 综合征、双侧小结节性肾上腺皮质增生，双侧大结节性肾上腺皮质增生。种种原因引起的糖皮质激素水平增加，可以抑制 Ca^{2+} 从肠道吸收，加速肾排泄，从而导致甲状旁腺亢进，破骨细胞活性增强。皮质激素水平增加同时抑制胶原蛋白合成，抑制成骨细胞活性，导致骨质疏松。

【临床】成人女性多发，可见满月脸、水牛背、多毛、痤疮、多血质、向心性肥胖、紫纹、高血压、骨质疏松等。

【影像学】可见普遍性骨质疏松，以中轴骨脊柱、颅骨、肋骨最明显，严重者可发生骨折(图9-5-1)。

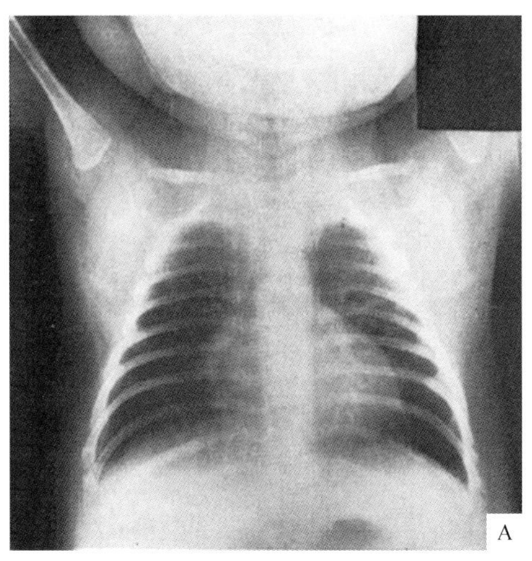

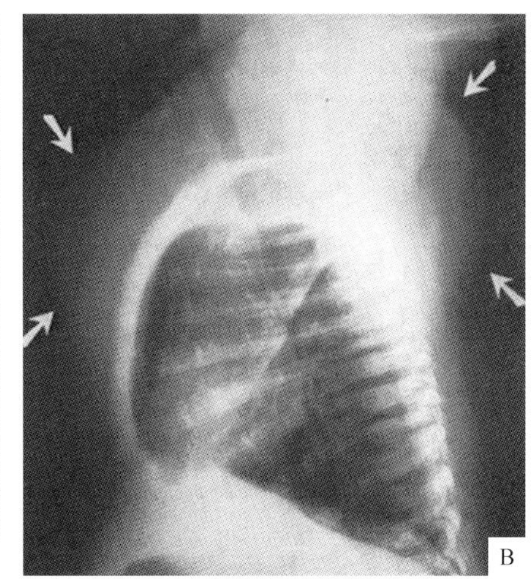

图9-5-1 库欣综合征。后前位(A)和侧位(B)胸片显示胸腺萎缩，胸廓组成骨和肩胛骨骨质疏松，明显脂肪堆积，侧位像上呈典型水牛背。此例图片来自：Darling DB, et al. Radiology, 1970, 96(3): 503-508.

二、肾上腺-性综合征

指肾上腺皮质功能亢进所导致的生殖器及第二性征异常，多于婴幼儿时期发病。

【影像学】婴幼儿患者骨成熟加快，骨龄超前，干骺提早愈合。颅骨板障增厚，鼻窦和乳突过早发育。喉软骨和肋软骨可以提前钙化。

三、性腺

性激素可以促进骨生长，加速骨骺愈合。老年女性雌激素水平下降，骨质合成，钙盐沉积下降，导致绝经后骨质疏松。老年男性雄激素水平下降，出现老年性骨质疏松(脊椎重度骨质疏松为主)。

四、妊娠期骨关节病

在妊娠期间几乎所有妇女都会出现不同程度的骨关节不适，一般不需要治疗或仅需对症处理。但部分患者因症状严重，可能会导致运动功能障碍，甚至在产后仍迁延存在。妊娠会导致骨量丢失和负钙平衡，骨峰值将会降低，尤其是妊娠晚期。因此，对妊娠期妇女进行骨骼密度监测，早期诊断和预防妊娠期骨质疏松症具有重要意义。妊娠期骨关节病主要包括：耻骨联合变宽，腰痛，腕管综合征，狭窄性腱鞘炎，耻骨联合分离，股骨头缺血坏死，髋部一过性骨质疏松等。下面就股骨头缺血坏死、髋部一过性骨质疏松做简要叙述。

五、股骨头缺血性坏死

妊娠期股骨头缺血性坏死的病因还不明确，可能的原因包括：① 脂肪栓塞；② 母体血液中雌、孕激素水平升高；③ 骨内压力增加；④ 妊娠期甲状腺腺体增生所致甲状腺功能亢进；⑤ 肾上腺皮质激素水平升高等。股骨头缺血性坏死表现为妊娠晚期髋关节或附近区域的疼痛，疼痛可放射到背部、大腿或膝部。X线显示患侧股骨头局部的骨质疏松改变。磁共振表现同非妊娠性股骨头坏死表现一致。

六、髋部一过性骨质疏松症

髋部一过性骨质疏松症是一种病因不明的罕见的骨代谢疾病。出现于妊娠晚期，由于骨盆稳定性下降，孕妇在活动时出现髋关节疼痛及关节活动受限。X线检查可见患侧股骨头骨质疏松的表现，骨量进行性丢失，诊断依赖于骨盆正位片。磁共振成像表现为T1WI低信号，而T2WI高信号，骨髓水肿。

第六节 骨质疏松

骨质疏松(osteoporosis)是以骨强度下降、骨折风险性增加为特征的骨骼系统疾病。骨质疏松分为全身性和局限性两类,全身性骨质疏松又根据以中央部脊柱为主,还是以周围部四肢为主分为脊柱性(或中央性)骨质疏松和周围性骨质疏松。同时存在者称混合性骨质疏松。骨质疏松的最严重后果是骨折,轻者丧失自理能力,重者危及生命。据报道,骨折常发生的部位为椎骨、髋部和腕部。约15%~20%的骨折患者在病后1年内由于各种并发症而死亡,50%以上的存活者终生致残。美国每年有130万人发生骨折,耗资100亿美元。我国已进入老龄化社会,骨质疏松的发病率逐年升高,骨质疏松的诊断与防治刻不容缓

【病因及影响因素】引起全身性骨质疏松的主要原因有:① 内分泌疾病,如库欣综合征、甲状腺功能亢进、甲状旁腺功能亢进等;② 先天性疾病,如成骨不全;③ 医源性原因,如长期使用激素、肝素治疗者;④ 老年及绝经后骨质疏松;⑤ 营养性或代谢障碍性疾病,如佝偻病、糖尿病等;⑥ 原因未明,如青年特发性骨质疏松等。引起局限性骨质疏松的原因有肢体废用、炎症、肿瘤等。一般在不动或少动2~3周后即可出现骨质疏松。

原发性骨质疏松(primary osteoporosis)包括绝经后骨质疏松(Ⅰ型)和老年性骨质疏松症(Ⅱ型),是遗传和环境因素等多因素导致的疾病,在我国属常见疾病,严重影响患者的生活质量。骨质疏松的发生与青年时期峰值骨量的高低、老年时期(或女性绝经期)骨量丢失的速度快慢有关。所有遗传和环境因素主要影响上述两个过程,只是在不同时期骨量受遗传和环境因素的影响不同。目前已经证实遗传因素主要影响青年时期的峰值骨量,而环境因素影响老年期或绝经期的骨量丢失速度。不同人种的骨量存在显著差别,根据有关流行病学调查显示:骨折发生率以白种人为最高,亚洲人种居中,以黑种人为最低。

【临床】

1. 骨痛　腰背、髋部、肩部、大腿等部位多见。轻者乏力,四肢麻木和腰背酸痛和(或)不适,重者有严重骨痛,甚至行走困难。

2. 骨变形　以椎体压缩性骨折引起身高变矮、脊柱后凸和驼背以及由此引起胸廓畸形,严重时可影响肺功能。

3. 骨折　可发生于任何部位,但多发生在承受压力最大的部位如脊柱胸腰段、髋部、股骨颈等。

【影像学】

1. 骨质疏松　骨质疏松是一种全身性疾病,骨松质和骨皮质均可累及。骨松质病变出现更早,椎体几乎全为骨松质所构成。常用X线检查部位包括脊柱、骨盆、股骨颈、腕部及颅骨(图9-6-1)。早期表现为骨小梁减少、变细和骨皮质变薄。晚期椎体骨小梁结构模糊不清,呈稀疏格子状。为维持骨的支持作用,沿应力线排列,上下垂直骨小梁比较明显,呈栅栏状。单纯X线检查对诊断早期骨质疏松意义不大,只有当骨量丢失至少达30%~50%时X线片才能看出骨质疏松。

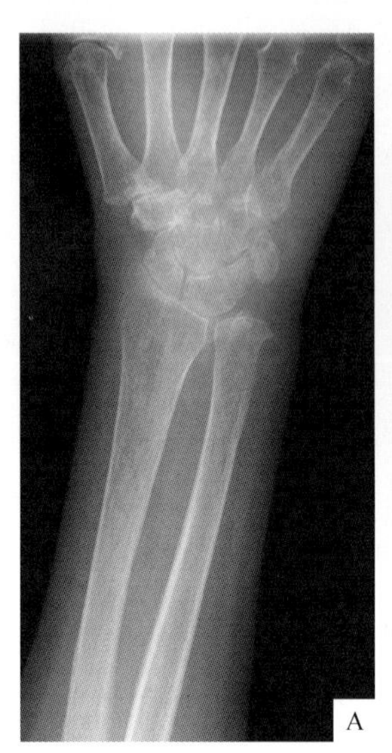

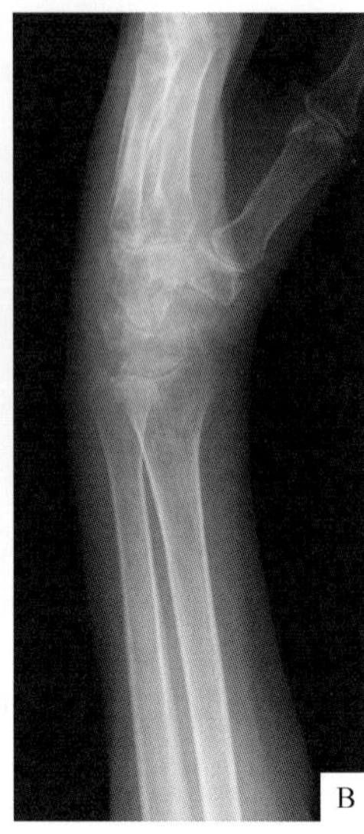

图9-6-1　女性,87岁,左侧腕关节组成各骨骨质密度减低。

原发性骨质疏松椎体压缩的MRI表现,包括椎体外形与椎体信号异常。椎体变形表现为凹陷形、楔形及扁平形,多伴有压缩椎体相邻的椎间盘膨大、下陷;椎体异常信号多出现在原发性骨质疏松伴椎体压缩变形初期,典型表现为T1WI椎体终板下呈带状低信号或除椎体后角外,全椎体呈低信号。脊柱原发性骨质疏松合并椎体陈旧性压缩者常看不到信号异常改变。

2. 骨密度测量　骨量和密度的测定是最重要的检测方法。骨量和密度是影响骨强度的重要因素。骨质疏松症的诊断标准一般为骨密度值低于同性别健康人的平均骨峰值的2个标准差。常用的测定方法包括:① 双光子吸收骨密度测定(dual photon absorptiometry, DPA)可测定外周软组织较厚的骨骼,如腰椎和股骨。骨密度与同年龄、性别、种族的正常人相比可作为预测骨折的指标。② 双能X线吸收骨密度测定(dual energy X-ray absorptiometry, DEXA)用软X线能源代替放射活性光子源进一步减少了放射量,其适应证与双光子骨密度仪相似。③ 定量体层扫描(quantitative computed tomography, QCT)提高了测量的精密

度，可测量较小的骨内小梁骨体积，并可进行选择性地测量某一部分的骨密度如小梁骨或骨皮质。双能定量CT可减少误差，但又增加了射线暴露量和降低了机器的精确度。④ 超声骨密度测定是近年来出现的一种新的测定骨密度方法，其优点是无创无射线辐射、方便，但只能做表面骨如髌骨和跟骨，也可做桡骨和胫骨。具体内容可参见本章第七节骨矿物质定量分析。

附：一过性骨质疏松又称为骨髓水肿综合征。发病患者多为中年男性和孕妇。临床特点为无任何诱因出现髋部剧烈疼痛，并放散至膝关节，几周内出现活动不利，跛行及承重障碍。原因不明，无外伤史，经数月可自愈。X线显示患部骨质疏松，常发生于一侧髋关节。MRI显示髋关节骨髓水肿。

（胡曙东）

第七节　骨矿物质定量分析

骨矿物质含量（BMC）的测定依据其不同的性质分为定性、半定量和定量三类，其方便性、准确性及可重复性各有千秋。定性及半定量测量简单易行，但精确度较差，因此不能作为早期检查、正确诊断和有效观察骨数量动态变化敏感而精确的手段。因此，定量分析在骨矿物质测定中起着重要作用。下面分别介绍已应用于临床的骨矿定量测量方法及其应用价值。

一、X线及CT测量

（一）单光子（SPA）和单能X线吸收（SXA）测量法　主要用于周围骨皮质的测量，其测量值与脊柱的测量值相关不明显，并且因组织的重叠而使测量值敏感性下降。

（二）双能光子（DPA）和双能X线吸收（DEXA）测量法　DPA基本原理与SPA相同，但DPA结果受放射性同位素衰变等因素的影响，且扫描时间长，故目前已被DXA所取代。DXA是通过2种X线源来模拟产生双光子能量，该方法速度快，精度、准确度比DPA、QCT高，接受剂量低于DPA、QCT。理论上DXA可做全身任何部位的扫描，但目前应用最广的是前后位腰椎（PA - DXA）、髋部。

（三）定量CT（QCT）　由于X线的特性，无论是SPA、SXA还是DEXA法所测量到的骨密度，都是骨皮质及骨松质的叠加，因此上述几种方法都无法测得真正的体积密度。定量CT技术（QCT）很好地解决了这一问题。由于QCT测量了真正的体积骨密度，从而降低了骨形态、大小、结构对骨密度的影响，也避免了动脉钙化及椎体退变引起的测量误差。CT技术能提供被扫描层面内骨质密度的分布情况，并能进行进一步具体运算得出骨松质和骨皮质的具体骨密度，因此在骨密度测量中应用广泛。例如：由于骨松质代谢较快，故对于骨量丢失以及对于治疗的反应上，测量骨松质密度就比骨皮质敏感得多，而QCT的出现使得测量结果更为准确。

随着近年来CT设备及技术的飞速发展，容积定量CT（volumetric quantitative computed tomography，VQCT）和外周骨定量CT（peripheral quantitative computed tomography，PQCT）逐渐开始应用于临床。VQCT是基于多层螺旋CT的三维重建测量骨密度的新方法，可用于复杂结构如椎体、髋关节、股骨近端等结构的骨密度测定，其结果更为准确。PQCT应用特殊的X线球管以及相应的与肢体外形匹配的体模，使外周骨及远端骨如桡骨远端等部位的骨密度测定更精确，同时由于其分辨率的提高，可用于末梢骨及动物骨骨密度的测定。除此之外，显微CT技术（micro - CT）由于应用独特的X线球管和扫描技术，使得其空间分辨率提高到100 μm以下，最高可达到1～2 μm，结合三维重建技术，可以很好地重建出骨小梁的细微结构，结合相应的测量软件，其测定结果较传统方法更为精确。但由于放射剂量大、扫描时间长等原因，目前未能广泛应用于临床。

由于在不同年龄、性别及不同部位骨代谢的差别，相应的骨密度测量方法的选择也因人而异。建议对绝经期女性选择QCT测量脊柱骨小梁，而对于高龄妇女的末梢骨，如桡骨、跟骨等，应选择DEXA法。

二、超声及MR测定

（一）定量超声（QUS）　应用声波在介质中传播时的衰减来评价骨的力学特性，主要参数为超声传播声速（SOS）和振幅衰减（BUA）值。其中SOS尤其重要，它反映了骨密度及骨弹性的大小。定量超声（Qus）通过使用低频超声（200～600 kHz），得到频率与衰减之间的关系，测得SOS值，并利用相应的计算方法计算T值，用以评价骨密度情况。常用的测量部位为跟骨、指骨、胫骨和跖骨等外周骨。大量研究证实，以QUS测量结果定量评价骨质疏松严重程度，与DEXA法测定结果具有良好的相关性。QUS 的主要优点在于其无创、无辐射，且操作简单，更适合于大规模人群的检查。而缺点是对于深部骨如椎骨、髂骨等测量难度较高。

(二) 磁共振成像技术 磁共振成像应用于骨密度的评价是近几年来的新兴技术。3T 磁共振的面世很大程度上提高了磁共振成像的分辨率，也使其在骨密度评价的准确性上有了一定的提高。目前研究较多的包括 MR 弥散加权成像(DWI)和氢质子磁共振波谱分析(^{1}H MR spectroscopy, ^{1}H - MRS)技术，有研究显示其对于骨密度的评价与 DEXA/QCT 的结果具有一致性。但由于尚缺乏统一的标准化处理，且检查时间长、费用较高、评估较复杂，故临床应用尚未普及。此外定量 MR 技术(QMR)和显微磁共振技术(m - MR)也尚处于研究阶段。

三、骨代谢的评估

PET - CT 是将功能、代谢和解剖结合在一起的先进现象技术。由于其技术的特点，使得 PET - CT 在早期诊断上有着其他检查无法比拟的优势。有学者应用^{18}F - NaF 对骨质疏松大鼠模型进行 PET - CT 全身显像，证实其在骨密度的评价方面有一定的价值。但由于该技术价格昂贵，目前仍停留在实验阶段，尚未应用于临床。

(胡曙东)

第八节 佝偻病和骨软化症

【病因和分类】 佝偻病(rickets)与骨软化症(osteomalacia)的病因可分为下列十二类：① 维生素 D 缺乏：膳食缺乏，进食不足；合成不足：与高纬度、防晒剂使用、日照少，黑皮肤等有关。② 消化道疾病致维生素 D 吸收欠佳：小肠吸收不良；胃切除；肝胆疾病，维生素 D 吸收与代谢欠佳；慢性胰腺功能不足。③ 维生素 D 代谢异常：遗传性，如维生素 D 依赖Ⅰ与Ⅱ型；获得性，如抗癫痫药使用。④ 肾性骨病。⑤ 酸中毒：肾小管酸中毒；输尿管乙状结肠造瘘；药物，如氯化铵、乙酰唑胺。⑥ 磷不足：膳食，如低磷膳食、不吸收之抗酸药；肾小管磷酸盐重吸收障碍。遗传性者包括性连锁低血磷佝偻病(XLH，维生素 D 抵抗性低血磷佝偻病)、成人发病型维生素 D 抵抗性低血磷骨软化症、遗传性低血磷佝偻病伴高钙尿症(HHRH)、常染色体显性遗传低血磷佝偻病或骨软化症(ADHR，ADHO)。散发性者包括散发性低血磷骨软化症(磷酸盐性多尿症)、假瘤佝偻病、神经纤维瘤病、纤维发育异常、McCune Albright 综合征等。⑦ 肿瘤所致佝偻病/骨软化症。⑧ Fanconi 综合征(广泛肾小管障碍)。⑨ 原发性矿化缺陷(如磷酸酶低下症)或获得性矿化降低(如二磷酸盐、氟中毒等)。⑩ 骨迅速形成：甲旁亢纤维囊性骨炎手术后及骨硬化病。⑪ 骨基质合成障碍，如骨纤维发生不完善症(fibrogenesis imperfect ossium)。⑫ 其他：包括慢性镁不足、中轴性骨软化症、长期肠外营养、免疫抑制剂治疗。

【临床】 佝偻病与骨软化症都是由于维生素 D 缺乏，其病理变化相同，多见于冬、春季。佝偻病发生于生长发育的儿童，骨软化症发生于成年人。

佝偻病的临床表现包括：① 神经精神症状：a. 不活泼；b. 食欲减退；c. 容易激动、脾气不好、睡眠不安、夜间常惊醒吵闹；d. 多汗，头部出汗尤著；e. 神情呆滞、条件反射建立较慢；f. 直立行走较晚。② 骨骼变化：a. 颅骨软化见于 3～9 个月婴儿、囟门边缘软、闭合迟、颞枕部乒乓球样软化、方颅(额骨、顶骨及枕骨隆起)、头颅变形；b. 牙生长发育迟；c. 肋骨骺端肥大、钝圆隆起、串珠状、胸骨下缘凹沟(赫氏沟)、鸡胸畸形；d. 长骨干骺端肥大：腕似手镯、爬行时上肢弯曲、下肢“O”形腿，“X”形腿；e. 脊柱弯曲；f. 骨盆前后径短、耻骨狭窄；g. 骨折。③ 发育不良：智能发育迟缓、行走较晚。④ 手足抽搐。⑤ 营养不良：毛发稀疏、枕秃、肌肉无力、贫血、苍白、腹胀膨大、肝脾肿大。⑥ 抵抗力弱、易有感染。

骨软化症临床表现：① 见于妊娠、多产妇，体弱多病老人；② 骨痛：模糊、不固定、多处、活动加重；③ 骨压痛：胸骨、肋、骨盆、关节；无红肿畸形；④ 坐位起立吃力、上楼困难，重者不能行走；⑤ 走路呈“鸭步”“企鹅步”，蹒跚两边摆动；⑥ 骨折及假性骨折；⑦ 肌无力，肌萎缩；肌酐正常。病理切片见骨前质钙化不完善且厚。

【影像学】 佝偻病与骨软化都是由于骨基质矿化的缺陷。由于佝偻病发生于儿童的骨骼生长期，此时儿童骨骼及软骨基质的生长板钙化不足，骨质硬度不足，因而骨骼无法承受身体的重量而变弯，软骨因不能及时钙化而生长过度，临床上出现局部疼痛和畸形，如“O”形腿或“X”形腿，肋骨“串珠”，前额隆起，胸骨下沟。X 线片见钙化带毛糙，干骺端增宽呈杯口样畸形，骨干末端与相邻骨骺骨化中心之间的距离增宽，骨干缩短(图 9 - 8 - 1)。骨皮质变薄。长骨变曲或有病理性骨折。

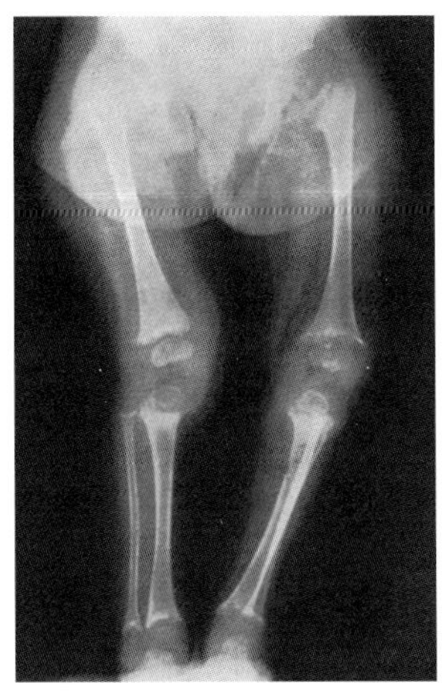
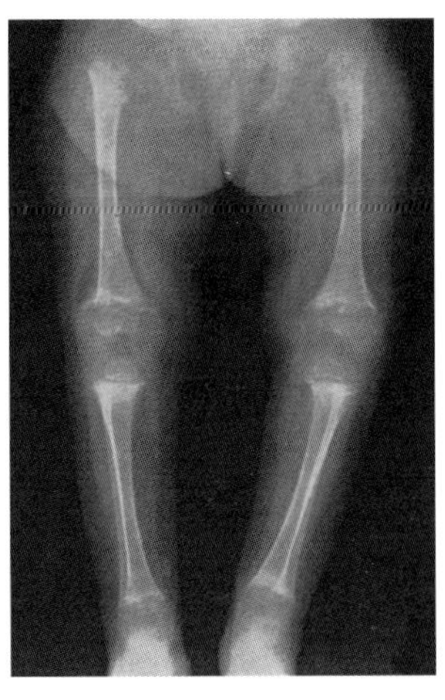

图 9-8-1 佝偻病。女性 12 个月。干骺端与骨骺中心间距增宽。此例图片来自：Bromer RS, et al. Radiology, 1948, 51(1): 1-10.

骨软化发生于成人骨样组织钙化不足，骨硬度不足，易弯曲变形。X 线片见脊柱弯曲，脊椎双凹，椎间盘增宽。骨盆入口呈三角形或心形。两侧髋臼、坐骨和耻骨向内凹陷。四肢骨可以似佝偻病。假骨折(Looser 带)呈垂直于骨表面的骨折样透亮线，是重要特征。

（胡曙东）

第九节 黏多糖病和黏脂质病

一、黏多糖病

黏多糖沉积症(mucopolysaccharidosis, MPS)是由于溶酶体中缺乏某些酶，使黏多糖在体内不能完全降解，导致黏多糖在体内沉积而引起的一组疾病。而由于患者体内缺乏的酶种类不同，各型间的临床表现也有所不同。1996 年 Mekusick 将其分为六型。1972 年又增加几个亚型和第Ⅷ型，其中Ⅴ型现已改称为 IH/S 型。除Ⅱ型为 X 连锁隐性遗传外，其余均为常染色体隐性遗传病。

黏多糖又称糖胺聚糖，是结缔组织细胞间的主要成分，也广泛存在于各种细胞内。而硫酸皮肤素、硫酸类肝素、硫酸角质素三种黏多糖与本组疾病关系密切。这些多糖链的降解必须在溶酶体中进行。正常溶酶体中含有许多种糖苷酶、硫酸脂酶和乙酰转移酶，目前已知有十余种不同的溶酶体酶参与黏多糖的降解过程，其中任何一种酶的缺陷都会造成氨基葡糖聚糖链分解障碍，造成黏多糖在溶酶体内聚集，并自尿中排出。黏多糖病大都在周岁左右发病，常累及多个器官，并呈进行性加重，但各型的病情轻重不一，且有各自的临床特征。

(一) 黏多糖病Ⅰ型 又称 Hurler 综合征，最为多见，临床症状最严重，预后也最差，多在儿童期死亡。该病的主要特点为 2～6 岁起病，面容丑陋，额部和两颧突出，塌鼻梁，眼裂小及两眼眶加宽。唇厚外翻，舌增大外伸，出牙延迟或牙齿不整。角膜混浊，视网膜色素上皮变性，易诱发青光眼。幼儿期可有听力受损，智能发育迟缓，身材矮小。腹部膨隆，肝脏增大。

【影像学】头颅增大，由于矢状缝早闭而呈舟状畸形。蝶鞍较浅、前后径增大，呈横置的“J”形(图 9-9-1)。蝶窦及乳突气化不良，板障增宽或局限

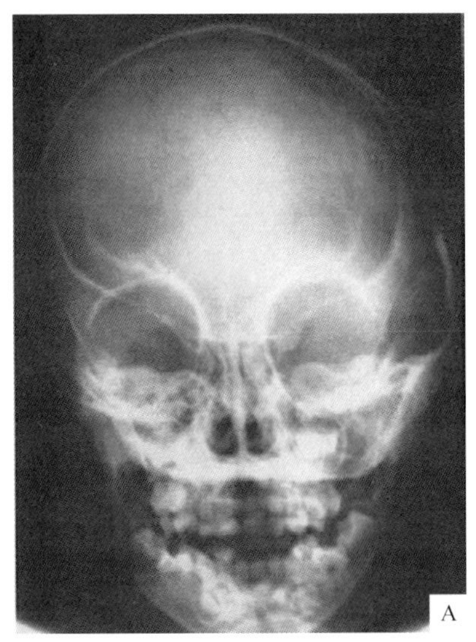
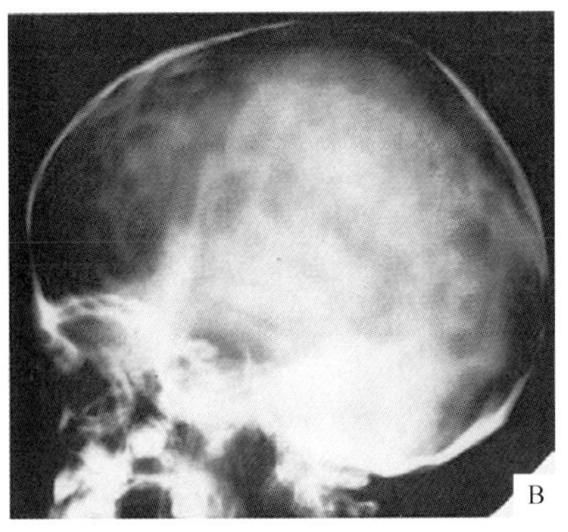

图 9-9-1 黏多糖病Ⅰ型。A、B. 矢状缝早闭而呈舟状畸形。蝶鞍较浅、前后径增大，呈横置的“J”形。

性内板增厚，眶顶和颅底骨致密硬化，前额明显突出。由于脑膜增厚，脑回压迹不明显。牙齿稀疏或者不整齐，牙釉质发育不良。

胸部平片示肋骨中前段渐渐增宽，呈“船桨状”，后端较细或呈“尖角状”。锁骨内段较粗，外段较细。肩胛盂浅平，小或消失，肩胛骨升高。

1. 脊柱　幼儿时期椎体上下缘呈双凸或者椭圆形。齿突发育不良或者不发育，寰枢关节半脱位。T12、L1、L2 椎体发育不良，并后突畸形，其余椎体上缘发育不良，呈鸟嘴形(图 9-9-2)。

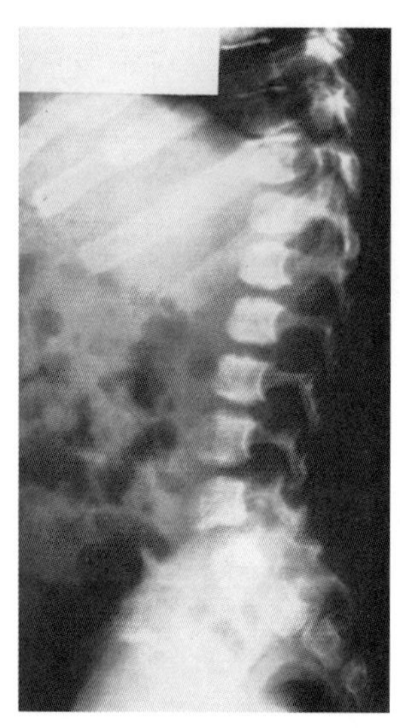

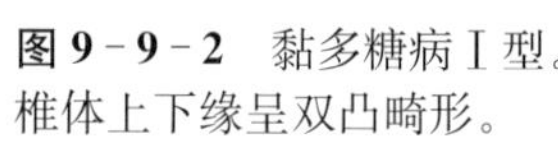

图 9-9-2　黏多糖病Ⅰ型。椎体上下缘呈双凸畸形。

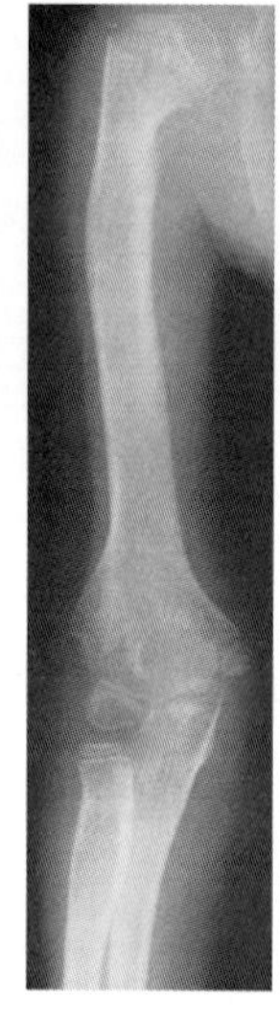

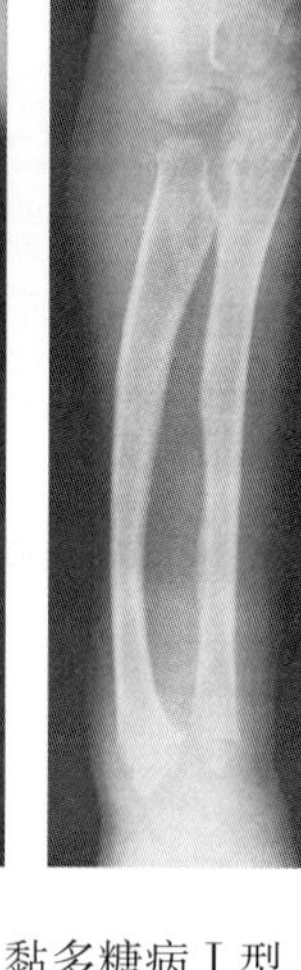

图 9-9-3　黏多糖病Ⅰ型。肱骨头外侧成角，下端增宽，肱骨颈内侧部分变窄。尺桡骨远端骨骺呈方形，成熟延迟。此例图片来自：HOWARD L. STEINBACH, et al. Radiology, 1968, 90: 472-478.

2. 手指　平片示短管骨及腕部掌、跖骨非骺端变尖，而骺端增宽，圆滑，呈弹头状。指骨亦呈类似改变。末节指骨尖细呈爪样屈曲畸形。腕骨发育延迟。尺桡骨远侧端呈斜坡状，其腕端关节面略呈“V”字形(图 9-9-3)。

3. 骨盆　双髂骨翼竖直，张开，基底部下方变窄，髋臼外上缘呈斜坡状。股骨颈细长，竖直，颈干角增大并髋外翻。

【鉴别诊断】

1. 该病应与 MPS Ⅱ 鉴别　临床症状基本相似，后者与性别相连的隐性遗传，绝大多数男性发病，发病率约占五万分之一，但无角膜混浊。几岁后出现侏儒和智力减退，小便中有大量硫酸软骨素B、肝素排出，常因心衰死亡。X 线方面，较 MPS Ⅰ型轻，发病年龄较晚，椎体极少后突畸形，椎体无子弹样改变，侏儒程度较 MPS Ⅰ型轻。

2. 与呆小病鉴别　呆小病因胚胎期碘缺乏所致。皮肤、毛发正常，甲状腺肿大。X 线示：骨龄明显落后于正常同龄小儿，骨化中心出现迟缓，骨化中心钙化，不均匀，斑点状改变；骨骺与骨干闭合延迟。面容智力体态正常，可使用甲状腺制剂诊断性治疗试验。

3. 先天愚型　是常见胚胎性脑病发育障碍病，致智力不足，并身体结构上某些先天性病变。病因与母亲妊娠年龄、遗传因素或妊娠时服用化学药物或堕胎、放射线照射等有关。临床出生后特殊面容，短小头型，眼球突出，双眼外侧高，而内侧低，双眼间距增宽，鼻根低平，口常开。X 线可见脱钙，第一掌骨远端与第二掌骨近端常有不整齐凹痕。重度肌张力低下，四肢关节柔软。

(二) 黏多糖病Ⅱ型 (MPS Ⅱ型)　又称 Hunter 综合征。MPS Ⅱ黏多糖病由于溶酶体艾杜糖醛酸硫脂酶缺乏所致，为黏多糖病中唯一以 X 性连锁隐性遗传性疾病，故男性发病常见，而女性多为携带者。可分为重型(经典的 Hunter 综合征)和轻型。重型 2～4 岁发病，智能障碍从儿童期即明显，一般于青春期死亡，常死于呼吸道感染或心力衰竭。临床表现常有面容粗糙、身材矮、骨发育不良、关节强直、肝脾肿大和疝气，严重者出现智力障碍，多无角膜浑浊，听力丧失较常见，皮肤常有小丘疹分布于肩、背部，可有心血管疾病；轻型临床表现与重型相似，于 10 岁前发病，智能正常或中度低下，可活至 30～60 岁。

【影像学】与Ⅰ型相似，但改变较轻，一般无腰椎后突。

(三) 黏多糖病Ⅲ型　又称 Sanfilippo 综合征。儿童早期发病，睡眠障碍为常见首发症状，此后进行性智力减低。通常在 10～20 岁死于感染，吸入性肺炎和营养不良。其他临床改变较Ⅰ型轻。尿中排出硫酸肝素增加。

【影像学】骨改变较轻，骨小梁稀疏，粗糙。锁骨和肋骨可增宽。髂骨基底部发育不良，髂骨翼呈展开状。

(四) 黏多糖病Ⅳ型　称为 Morquio 病，常染色体隐性遗传病，有两个亚型。ⅣA 型为半乳糖-6-硫酸酯酶缺乏，ⅣB 型为 B-D 半乳糖酶缺乏。此病的基本病理改变为骨骺板的软骨细胞不能进行正常的增殖，导致肥大带和钙化带中没有足够的软骨细胞，细胞柱间基质减少，纤维组织相应增加，使骨的塑形作用迟缓或不完全。临床特点为明显的生长迟滞、步态异常和骨骼畸形逐渐显著，但无关节强直，智力发育基本正常。查体可见前肋缘外翻，腰椎后突，肝脾不大。四肢关节膨大，腕关节过伸，双膝关节外翻，下肢 X 型。腿疼难忍，鸭步，活动受限。手足畸形，指尖细，呈爪状。智力发育基本正常为Ⅳ型的主要特点。

【影像学】普遍骨质疏松。头颅及蝶鞍均无明显异常。眶距远，鼻根塌陷，牙齿小，不整而稀疏。椎体普遍性变扁，L1、L2 前后径小并后突，胸腰段椎体前缘正中呈舌样突出。枢椎齿突发育不良或缺如，寰-枢椎半脱位。胸骨宽而短，并向前上呈弓形凸起，胸骨角几乎呈 90°肋骨改变类似 Hurler 综合征，但肋骨前端多呈杯口状凹陷、增宽，肩胛骨较小并开高，肩胛盂变浅或消失，锁骨呈蝶翼样伸向外上方。髂骨翼竖直、张开、变薄。坐、耻骨粗而短。股骨头骨骺小或消失，干骺端凹陷、膨大、不规则及硬化。股骨颈变短、增宽、颈干角变小及髋内翻，或股骨颈竖直及髋脱位。股骨下端及胫骨上端骨骺扁、小而不规则和干骺端呈双重或波浪状，与骨骺相对应处的骺线变窄、细。干骺端两侧呈尖刺样外突或碎裂不规则，与骨骺相对应的干骺端呈平台或山丘样增宽。膝内翻，少数亦可为膝外翻。腕骨小而淡或呈坏血病环样改变。

【鉴别诊断】

1. 与 MPS Ⅰ型鉴别　MPS Ⅰ型多有智力障碍，角膜混浊，听力逐渐下降及肝、脾肿大等；舟状头畸形，蝶鞍可增大呈"J"形；锁骨内端膨大，外端发育不良；椎体高径大于前后径。Ⅳ型一般无明显智力障碍，蝶鞍正常，椎体普遍变扁，侧位呈舌状或鱼嘴状，有明显的骨关节畸形。

2. 与软骨发育不全鉴别　软骨发育不全生后即可见异常，此病为四肢短缩型侏儒，立位时指尖不过髋，头大面小，下颌大而前凸，角膜无混浊，智力正常。颅盖骨增大，颅面比例失调。腰椎椎弓根间距自上而下逐渐变小及坐骨大切迹"鱼口状"狭小为本病的特征改变。

3. 与先天性脊柱骨骼发育不良鉴别　后者为一种短躯干型侏儒，病变只累及椎体，其他部位骨骼无明显异常。

(五) 黏多糖病Ⅵ型　又称 Maroteaux-Lamy 综合征，极罕见。临床表现与 I-H 型极似，唯发病较晚，智力正常，无爪形手，病情轻，预后较好。

(六) 黏多糖病Ⅶ型　MPSⅥ、Ⅶ型的影像学表现及其严重程度也大致与 MPSI 相似。改变较轻不赘述。

二、黏脂病

黏脂病(mucolipidosis)包括一组疾病，临床与生化与 MPS 相仿。黏脂病的生化研究已阐明确实内脏和间质组织中沉积的化合物是黏多糖和糖脂。临床有不同程度的粗陋面容，智低、矮小，脂肪软骨营养不良样外貌的骨畸形，肝脾大，眼底有樱桃红斑，进行性共济失调。

(胡曙东)

第十节　痛　　风

痛风(gout)是一种嘌呤代谢紊乱的全身性疾病，以高尿酸血症和反复发作的急性或慢性关节炎为特点，占关节炎的 3%～5%。关节改变可发生于痛风的不同阶段，包括急性期、中间期及慢性痛风石性关节炎。急性痛风性关节炎是指尿酸盐在关节和关节周围软组织以结晶的形式沉积而引起的急性炎症反应。急性单关节的痛风性关节炎通常经临床及实验室检查获得诊断。急性痛风性关节炎反复发作，次数增多，转变成慢性痛风性关节炎。慢性痛风石性关节炎多见于中老年男性以及绝经后的女性，发病高峰为 50～70 岁。男性较多见，其男女比例为 20∶1，最常受累关节包括足、手、腕、肘及膝关节。

原发性痛风有明显的家族史。其基因缺陷包括以下两种类型：① 多基因遗传缺陷，导致肾小管分泌尿酸功能障碍，从而引起尿酸排泄减少并因此出现高尿酸血症；② 酶及代谢缺陷，为 X 染色体显性遗传，如 1-焦磷酸-5-核糖焦磷酸(PRPP)合成酶活性增强，次黄嘌呤-鸟嘌呤磷酸核糖转移酶(HGPRT)缺陷症，均可使嘌呤合成增加，导致尿酸生成增加。

【病理】痛风的病理改变为尿酸以钠盐的形式沉积在组织中引起的组织异物反应。早期，在关节软骨表面和滑膜有尿酸盐结晶沉着，引起血管翳形成，继而关节软骨受侵变薄，引起关节内纤维组织增生和关节面骨质破坏，以后又有继发性退行性变，使骨端关节面硬化和骨赘生成。晚期关节破坏严重，可发生纤维性强直及骨性强直。

【临床】痛风的临床表现可分为四个阶段：① 无症状的高尿酸血症期；② 急性痛风性关节炎期；③ 痛风发作间歇期；④ 慢性期。痛风的临床特点为血尿酸增高,尿酸沉积于骨关节引发痛风性关节炎,沉积于皮下引发痛风结节,沉积于肾脏引发肾脏慢性损害和肾结石形成。继发性痛风常发生于某些骨髓增生性疾病如红细胞增多症、白血病等。由于红细胞被大量破坏,尿酸生成过多,引发高尿酸血症。

【影像学】初期以软组织炎症为主,X线只可见关节周围软组织肿胀,而无骨质破坏。晚期,骨与关节出现骨缺损,特点为关节软骨边缘的囊性骨缺损,多为圆形或与骨干长轴一致的卵圆形,大小不定,呈穿凿样、虫咬状,缺损区边缘锐利,可翘起突出于边界,常薄如蛋壳(图9-10-1);大范围骨侵蚀可破坏关节端皮质,还易累及骨干。痛风结节于关节周围软组织内,呈偏心性。患部关节间隙多数到晚期才变窄或消失,甚至出现关节脱位畸形,少数可有骨性强直,关节面边缘有骨刺形成或骨端骨质增生肥大。近半数病例关节邻近骨质出现轻度疏松。如有钙盐沉着于痛风结节,则骨缺损处显示密度不均,可见高密度钙化影及低密度骨破坏影,即痛风石钙化。当病变累及膝关节时,往往被忽略而易误诊为其他疾病。

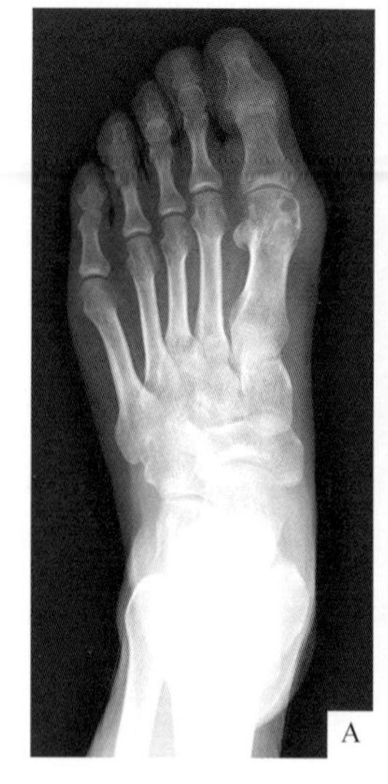
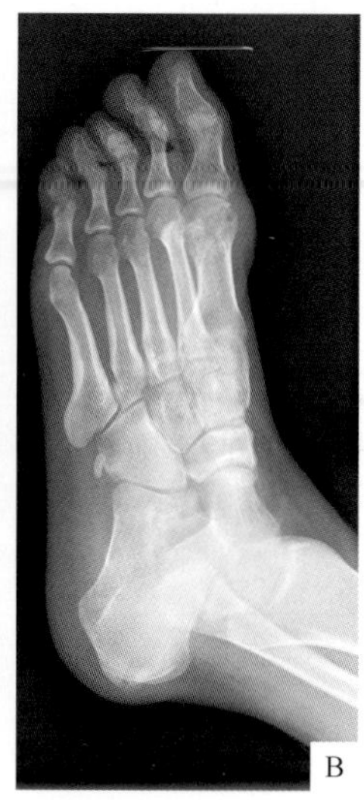

图9-10-1 痛风。男性,38岁,左足拇指远端局部虫蚀样骨质破坏,相邻软组织肿胀明显。

在MRI上,痛风石的信号强度特征表现多样,这与其内在成分多样有关。痛风石内可含有蛋白质、纤维组织、晶体及含铁血黄素等成分。多数病灶在T1WI上与肌肉信号相比呈等信号。在T2WI上,多数病灶呈低至中等不均匀信号,也有呈高信号的报道(图9-10-2,图9-10-3)。强化后可见均匀、致密强化或边缘强化。

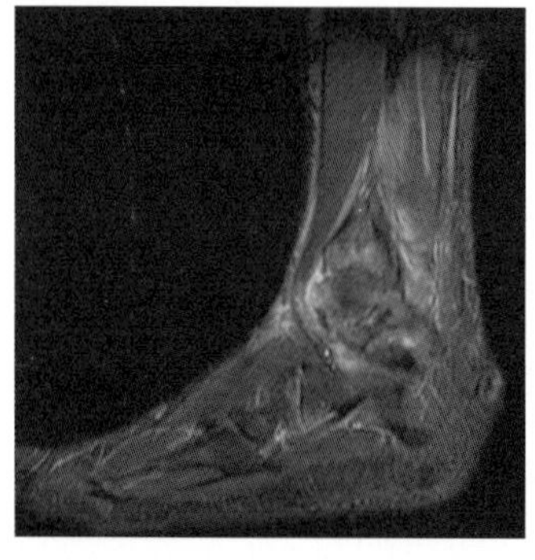
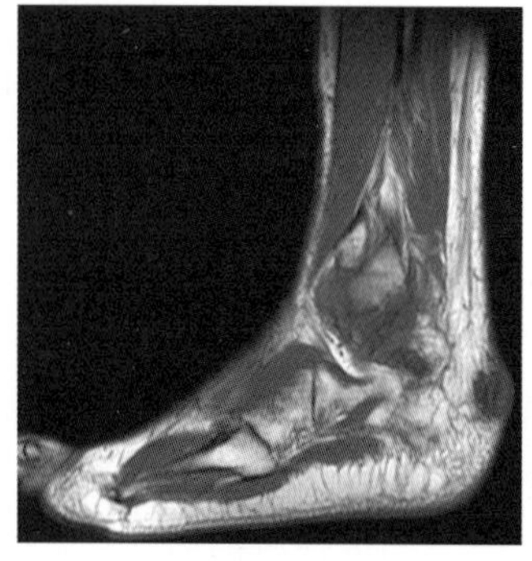
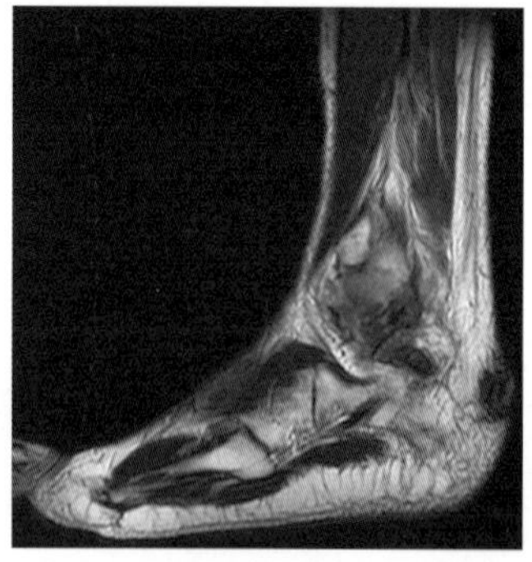
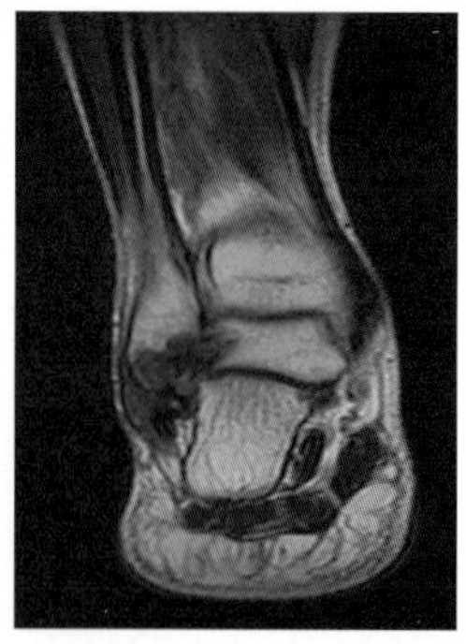

图9-10-2 痛风。男,48岁,痛风15年,右外踝、跟腱周围、距骨后方软组织明显肿胀、滑膜增厚、部分侵蚀右踝跟骨后内缘、距骨及腓骨小头局部骨质,胫腓前后韧带及跟腱下端局部肿胀,痛风性关节炎伴痛风结节形成。

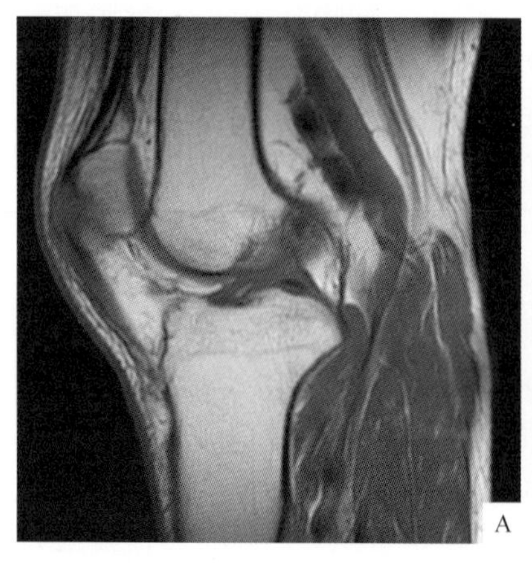
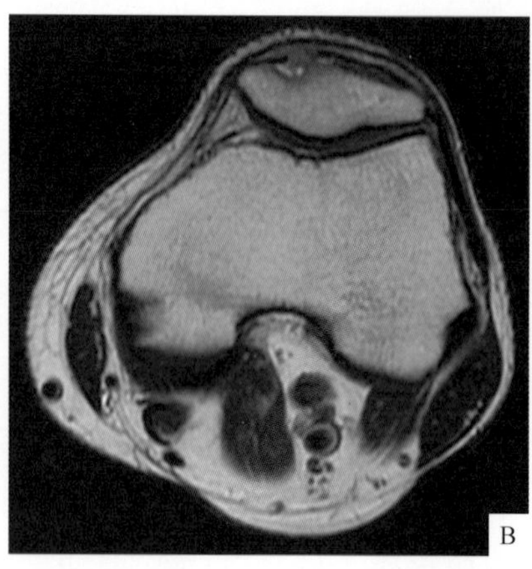
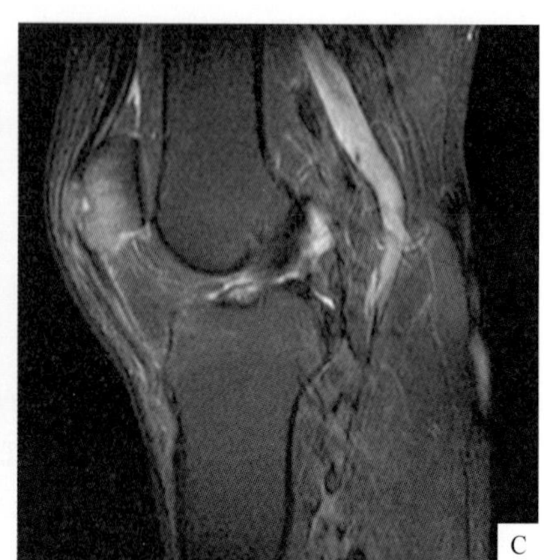

图9-10-3 痛风。男,38岁,左侧髌骨外侧缘股四头肌腱附着处及左侧胫骨结节局部骨质缺损,髌骨水肿,痛风结节形成。

【鉴别诊断】

1. 类风湿关节炎　中年女性多见，好发双手近侧指间关节及掌指关节，关节糜烂和软骨下小囊变。早期关节周围软组织呈对称性梭形肿胀，晚期萎缩，手向尺侧倾斜。骨质疏松较广泛明显，关节间隙变窄较早，类风湿因子阳性。

2. 假性痛风　血尿酸亦可增高，症状似痛风，但无痛风石，多发于膝关节，双侧对称，可见关节软骨钙化或关节旁钙化。

3. 退行性骨关节病　老年人多见，多骨多关节发病，关节面骨质硬化，边缘有骨赘形成，关节间隙变窄，关节面下小囊状骨密度减低区。但无关节骨皮质侵蚀和皮质下囊性骨质缺损，多见于远端指间关节。

4. 色素沉着绒毛结节性滑膜炎　软组织结节多位于关节囊内，相应的关节脂肪垫(线)移位和变形，关节间隙多数正常。

(胡曙东)

第十一节　二羟焦磷酸钙结晶沉积症

二羟焦磷酸钙结晶沉积症(calcium pyrophosphate dihydrate crystal deposition disease，CPPD－CDD)是指二羟焦磷酸钙结晶沉积于关节中纤维软骨或透明软骨及其周围肌腱、韧带、关节囊、盂唇的总称。本病多为中、老年人，男女均可发病。

【病理】病理改变为二羟基焦磷酸钙(CPPD)晶体的沉积和关节结构的损害。CPPD可沉积到关节的透明软骨、纤维软骨、滑膜、关节囊、肌腱或韧带内，引起关节内软骨或关节旁软组织的钙化。当二羟焦磷酸钙结晶特异性的沉积于软骨(常见于半月板、耻骨联合、三角纤维软骨盘等)而引起软骨钙化时又称软骨钙化症(chondrocalcinosis)。CPPD－CDD引起关节结构损害的病理学或影像学改变均与关节退行性病变相类似，呈现软骨纤维化、软骨破坏、部分或全部关节软骨剥脱并由此引起关节间隙狭窄，骨性关节面下有多发性囊变及其周围的反应性增生硬化。

【临床】目前CPPD－CDD的临床表现均根据Resnick 1988年报道的一组病例分为以下6型：①Ⅰ型，假痛风(pseudout)，类似痛风发作而非痛风。其特点是急性或亚急性、自限性关节炎发作，最易侵及膝部，但髋、肩、肘、腕等均可受累，占10%～20%。② Ⅱ型，假类风湿性关节炎(pseudo－rheumatoid arthritis)。其特点是持续性、急性发作的关节炎，同时有血沉加快。约占2%～6%。③ Ⅲ型，假骨关节炎(pseudo-osteoarthrisis)，此型最常见。表现为慢性进行性关节炎，并可伴偶发急性感染表现。其特点是两侧对称受累并屈曲挛缩，特别是膝、肘关节。此型约占45%～70%。④ Ⅳ型，无症状性关节病(asymptomatic joint disease)。此种临床类型的出现率相当高，但临床却很少见有症状患者。对没有症状的关节如跖趾关节做抽吸证实有CPPD晶体沉着。⑤ Ⅴ型，假神经性关节病(pseudo-neuroarthrophy)，为CP－PD晶体沉着病少见的临床类型，颇似神经性关节病的表现，仅占0～2%。⑥ Ⅵ型，多种形态混合型(miscellaneous pattern)，为本病的最少见型。CPPD晶体沉着病能够产生风湿热和精神病样症状。临床表现还可类似于强直性脊柱炎，仅占0～1%。

【影像学】影像学表现具有一定的特征性，表现软骨、关节囊、肌腱和韧带等组织的异常钙化。纤维软骨钙化早期为纤细的点、条状致密钙化影，完全钙化后则显示出其原有的解剖形态。最常见膝关节的半月板，其次为耻骨联合，腕关节的三角纤维软骨盘，透明软骨钙化多见于腕、膝、肘和髋关节，表现为较薄的线性不透光区域，与关节面平行，与骨性关节面间有窄的透亮间隙(图9－11－1)。肌腱、韧带及关节囊钙化显示为从关节近端向远处引申的条状致密影。

【鉴别诊断】比较复杂。关节内软骨钙化尤其是半月板的钙化，除CPPD－CDD外，还可见于二羟基磷酸二钙(DCPD)晶体沉积及羟磷灰石(HA)钙晶体沉积。DCPD晶体沉积可产生广泛的点状致密影，HA钙晶体沉积多见于单侧半月板内，多关节的软骨钙化则表明CPPD－CDD的存在。关节旁钙化应与转移性钙化、营养障碍性钙化等相鉴别。

(胡曙东)

第十二节　肝豆状核变性和血色素沉着症

一、肝豆状核变性

肝豆状核变性(hepatolenticular degeneration)又称Wilson病(WD)，是常染色体隐性遗传的铜代谢缺陷症。致病基因为ATP7B基因，翻译产物是ATP依赖的铜转运蛋白，参与铜跨膜转运代谢过程。ATP7B基因突变后，肝细胞排铜发生障碍，铜

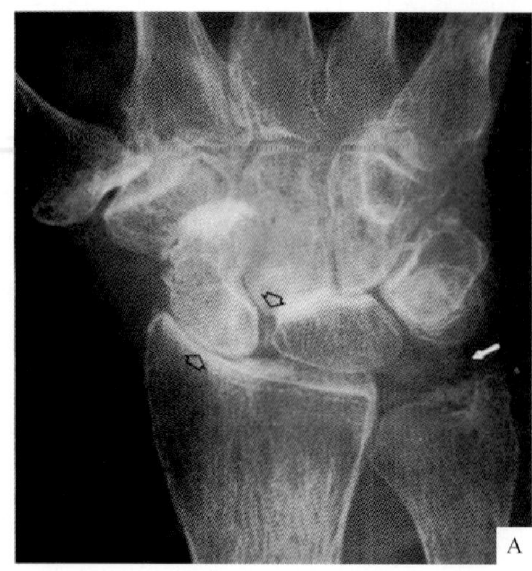

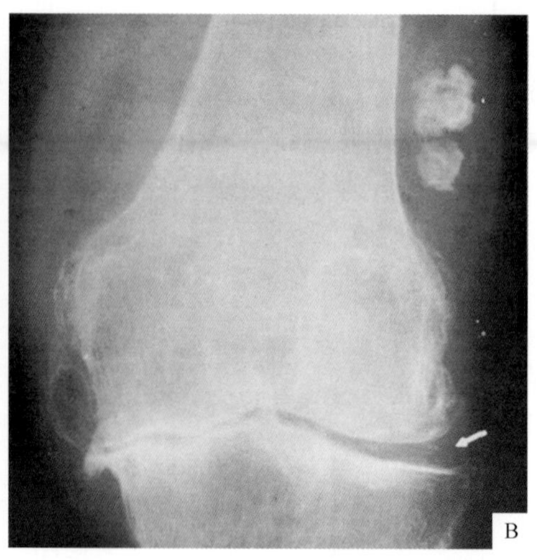

图 9-11-1 A. 二羟焦磷酸钙结晶沉积症（假类风湿关节炎型）。腕关节纤维软骨盘钙化，邻近透明软骨钙化。B. 二羟焦磷酸钙结晶沉积症（假类风湿关节炎型）。膝关节的焦磷酸盐关节病：关节间隙变窄，边缘骨质硬化，骨赘形成，软骨钙化。此例图片来自：Resnick D, et al. Radiology, 1981, 140(3): 615-621.

首先沉积于肝脏，其次是中枢神经系统及其他肝外组织，出现多种症状和体征。

骨骼损害可能机制有：① 过量的游离铜沉积于骨骼、骨膜，抑制或干扰滑膜代谢，导致骨破坏；② 铜沉积于肾近端小管，影响近端小管再吸收功能，产生磷酸盐尿和高钙尿，血钙降低，骨质软化；肾功能损害影响维生素 D 的代谢使 $1a,25-(OH)_2D_3$ 合成减少，骨质钙化不良；③ 继发性甲旁亢；④ 基底节变性和肌张力变化。HLD 骨-肌型是骨骼-肌肉症状为主要特征的一种特殊类型，易被临床误诊。其特征为：① 多于青少年期发病；② 较长期以缓慢进行性骨骼变化及进行性肌萎缩为主要临床表现，病程进展缓慢；③ 锥体外系征及肝症状缺如或轻微。

骨骼损害主要表现为下肢受累为主，膝踝关节疼痛明显，X 线检查骨关节异常阳性率为 68.4%～92.4%。

【**影像学**】X 线多见以下表现：① 以骨及软骨变性为主的软骨炎、剥脱性骨软骨炎、小关节退行性变等，表现为四肢关节有不同程度的增生、关节面硬化、关节面下囊性变、关节骨缘骨节裂、骨关节面硬化、关节旁骨化、软骨旁骨吸收等。② 局限性或广泛性骨质疏松、骨质脱钙或骨质软化。表现为骨密度减低、骨小梁变稀变小、边缘模糊、骨皮质变薄、骨髓腔变薄、佝偻病样改变等（图 9-12-1）。③ 混合型：病变为上述两种情况并存。④ 其他：可表现为骨关节外翻，骨骼弯曲，关节囊钙化，骨发育迟缓等。

二、血色素沉积症

血色素沉着症又称为遗传性血色素沉着症（hereditary hemoehromatosis，HH）或血色病，男性多于女性，是欧洲血统者，尤其是北欧人常见的一种遗传性疾病，亚洲人及黑人中发病率低。该病主要导致胃肠道铁吸收增加，多余铁在体内沉积，数年后可导致器官损害。包括肝硬化、糖尿病、皮肤黑色素沉着过多及肝脏功能异常、心脏停搏等严重并发症。

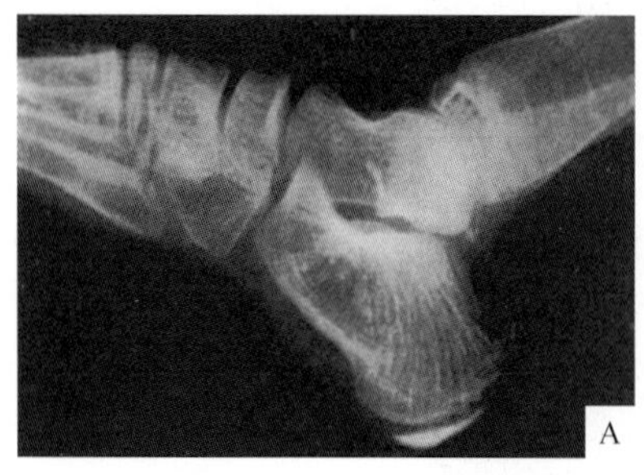

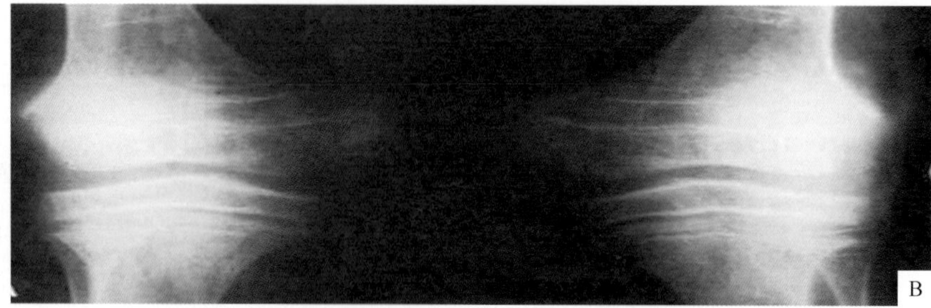

图 9-12-1 A. 肝豆状核变性。患者为九岁无症状男孩，骨矿化减低，骨皮质变薄，骨小梁粗糙。此例图片来自：Mindelzun R, et al. Radiology, 1970, 94(1): 127-32. B. 肝豆状核变性。关节骨质矿化不全，骨骺端临时钙化带表现出类佝偻病样改变。此例图片来自：Aksoy M, et al. Radiology, 1972, 102(3): 505-509.

继发性血色病多因各种原因的顽固性贫血而长期反复大量输血，使过量的铁质沉着于肝、脾、骨髓等网织内皮系统，多不伴有脏器功能实质损害。

血色素沉积症中约80%的患者有关节痛和关节炎。关节炎最常侵犯到双手，手掌骨头处常看到细小的软骨下囊性稀疏区，尤其好发于第二、三掌骨。囊性病变通常有清楚的硬化缘，常伴关节间隙均匀一致狭窄（图9-12-2）。病情进一步发展可累及较大关节。

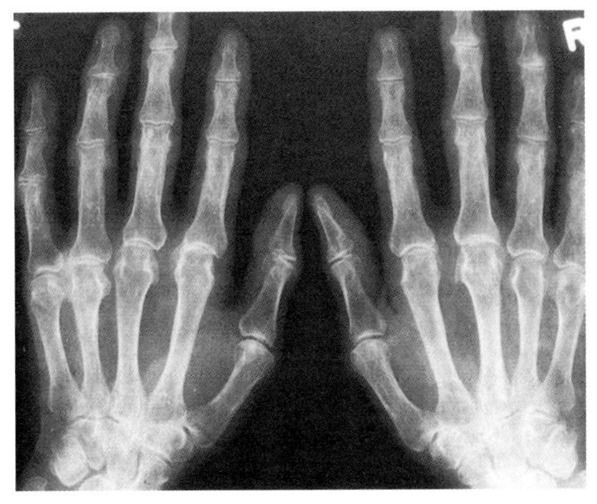

图9-12-2 血色素沉积症。双手骨质疏松，骨皮质变薄，第二、三、四指间关节退变。此例图片来自：Jack H. Hirsch, et al. Radiology, 1976, 118: 591-596.

（胡曙东）

第十三节 尿黑酸病

尿黑酸血症（alkaptonuria）又称褐黄病（ochronosis），是一种罕见的常染色体隐性遗传病。褐黄病是由Virchow于1866年通过尸检所见而报道和命名的。因机体缺乏尿黑酸氧化酶（homogentisicacdoxidase），使苯丙氨酸和酪氨酸的中间代谢产物尿黑酸不能被进一步氧化分解，而沉积于各种结缔组织（特别是软骨），使之颜色变暗，故称褐黄病。另一方面尿黑酸在体内蓄积，并大量从尿中排出，在尿液中经碱化、氧化，使尿液颜色变黑，所以又称黑酸尿（alkaptouria）症。染色体及酶的缺陷出生时即存在，但通常患者30～40岁后方才发病，男性多于女性，约为2∶1。年轻时患者的肾脏分泌功能强大，能清除多数的尿黑酸，而随年龄的增长，肾脏分泌功能逐渐下降，血浆尿黑酸水平逐渐升高，加速了尿黑酸的积聚，所以从尿液颜色的改变到出现关节或脊柱症状需历经数十年。

【**病理与临床**】本病的特征是褐黄病色素在组织中的沉积。常累及椎间盘和关节软骨，使其弹性减弱，脆性增加而易碎裂。碎裂后的游离骨片脱落进入关节腔内，引起骨质增生，最终发生继发性退行性骨关节病。临床上表现为多关节疼痛，称为褐黄病性关节炎。累及关节软骨时，软骨下骨质硬化，关节面下囊变，关节囊附着点和肌腱形成边缘性骨赘。关节软骨破坏后，关节间隙变窄，最终可致关节强直。主要受累的部位是脊柱和大关节（最常为膝关节，其次为髋和肩关节），表现为受累部位的疼痛和僵硬，甚至出现残疾。脊柱受累主要累及胸腰椎，这不同于以腰骶部受累为主的退行性骨关节疾病，且骨赘形成不及后者明显。

【**影像学**】脊柱椎体出现普遍性骨质疏松，广泛的椎间盘变性、突出，椎间隙变窄，伴有致密性钙化和空泡化。广泛的椎间盘钙化趋向于但不累及中央的髓核，呈夹心饼干样（图9-13-1）。椎体间可

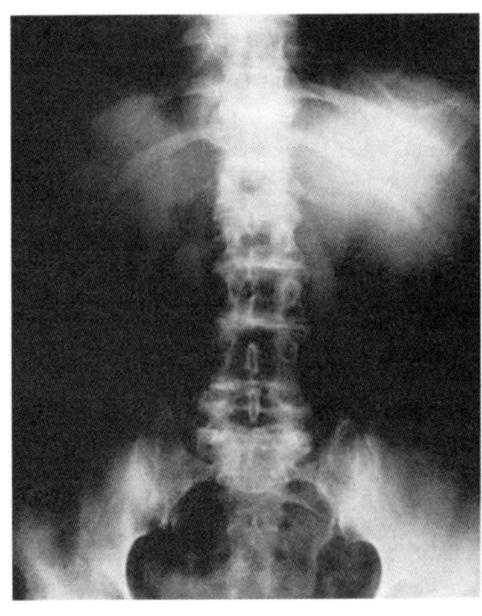

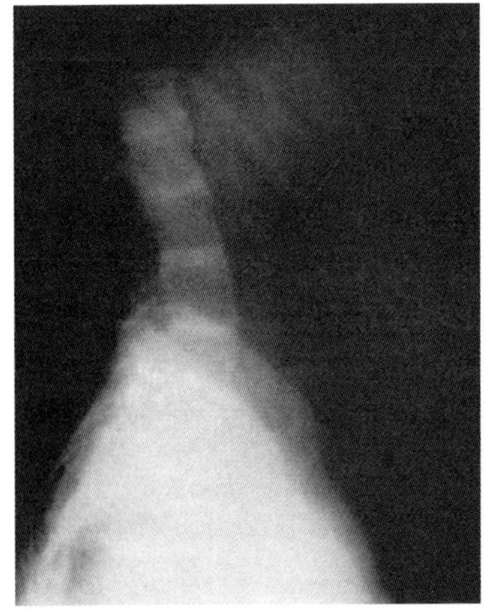

图9-13-1 尿黑酸病。纤维软骨钙化，椎间盘间隙变窄，侧位像上椎间盘软骨和脊柱后纵韧带钙化。

形成骨桥。骶髂关节间隙变窄，关节面下骨硬化，但不融合。外周关节病变发生较晚，多累及大关节。肩关节关节间隙变窄，关节面下骨质硬化，关节边缘有唇样骨质增生，关节盂下缘尤为显著（图9－13－2）。肱骨头变扁并呈“蘑菇状”。耻骨联合软骨出现钙化，髋关节周围的肌腱、韧带和软组织，亦可见有钙化斑片。膝关节等其他关节均可见有退行性骨关节改变，以及关节周围的肌腱、韧带、关节软骨，或半月板以及软组织内出现斑片状钙化。

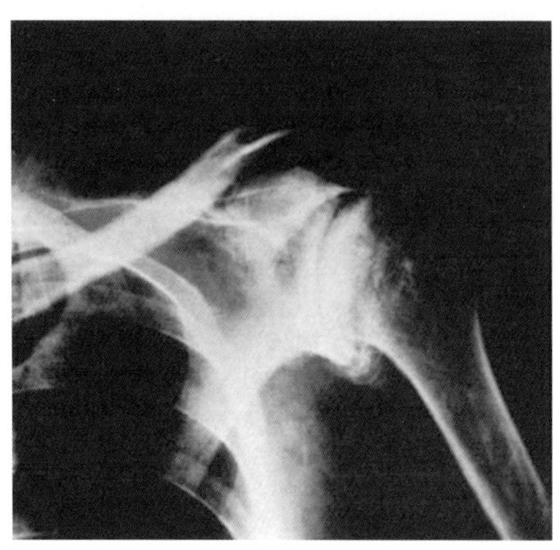

图9－13－2 尿黑酸病。肩关节关节间隙变窄，肱骨头边缘骨质增生。此例图片来自：MAURICE M. POMERANZ，et al. Radiology，1941，37：295－303.

【鉴别诊断】

1. 弥漫性特发性骨增生病（DISH） 中老年人多发病，最常累积脊柱，常表现为下背部疼痛和强直。X线征象主要是弥漫性肌腱与韧带的钙化和骨化，其附着部位的骨增生。以椎体前侧缘多发的波浪状钙化、骨化为特征，受累椎间盘的高度相对正常，缺少退行性椎间盘改变的X线表现。

2. 强直性脊柱炎（AS） 多见于男性青壮年，常最先累及骶髂关节，向上逐渐延及脊柱。晚期表现骨质疏松、方形椎，前后纵韧带骨化、椎小关节融合，脊柱呈“竹节”样改变，出现骨性强直。

3. 椎间骨软骨病 此病与生理性或病理性椎间盘脱水有关。髓核变脆、脱色、裂隙形成，并延及纤维环。X线可见椎间盘真空征和椎间盘狭窄。严重者出现软骨终板下的骨硬化，椎间盘突出所致的Schmor结节和骨边缘的小骨赘形成。

4. 脊柱骨骺发育不全 发生于少年男性，以胸椎受累为主而出现圆背畸形。患者往往有短肢体和短躯干。影像学上有脊柱楔形变和Schmorl结节等。

5. 假性痛风 以老年人多见，有关节发作性急性红肿热痛。X线片有大关节的软骨钙化，滑液可检查到焦磷酸钙结晶等，鉴别并不困难。

（胡曙东）

第十四节 其他结晶诱导的关节病

苯丙酮尿症（PKU）是先天性氨基酸代谢障碍中较常见的一种疾病，是患者肝脏中缺乏苯丙氨酸羟化酶，不能将人体内的苯丙氨酸氧化成酪氨酸，而只能酵解成苯丙酮酸所引起的代谢性疾病。临床特点是不同程度的智力低下。患儿皮肤颜色变淡，毛发浠少，尿液、汗液中散发出鼠臭味，肌张力增高，躯干常前后摆动，走路像猿猴姿态，常伴有精神行为异常。患儿出生时一般表现正常，往往在出生后4个月左右才逐渐出现症状，并呈进行性加重。

【影像学】 X线有特异性及非特异性改变。特异性改变包括：骨干呈条纹状改变和干骺端两侧缘呈鸟嘴状突起。非特异性改变有：脱钙、干骺端呈杯口状改变、临时钙化带增厚和骨龄测量滞后等（图9－14－1）。

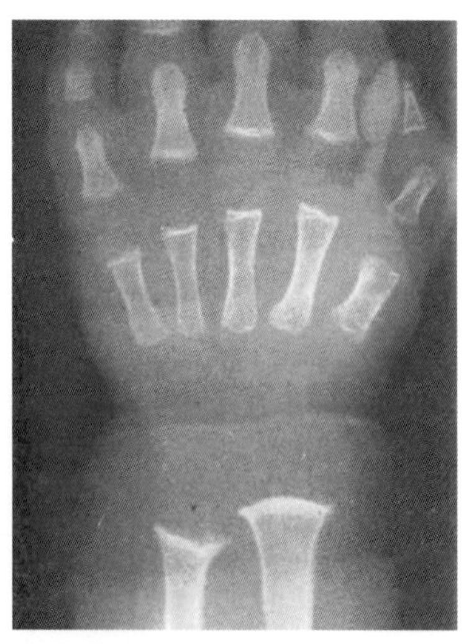

图9－14－1 患者，男性，7个月，尺骨远端骺线呈杯状。此例图片来自：Feinberg SB，et al. Radiology，1962，78：394－398.

（胡曙东）

参考文献

[1] Sharifi G，Jalessi M，Sarvghadi F，et al. Gigantism Treated by Pure Endoscopic Endonasal Approach in a Case of McCune-Albright Syndrome with Sphenoid Fibrous Dysplasia：A Case Report[J]. J Neurol Surg A Cent Eur Neurosurg，

2013, 74 Suppl 1: e140 - 144.

[2] Kuo SF, Chuang WY, Ng S, et al. Pituitary gigantism presenting with depressive mood disorder and diabetic ketoacidosis in an Asian adolescent[J]. J Pediatr Endocrinol Metab, 2013, 26: 945 - 948.

[3] Albright SB, Wolfswinkel EM, Caceres KI, et al. Bilateral macrodystrophia lipomatosa with syndactyly: a case report and literature review[J]. Hand Surg, 2013, 18: 267 - 272.

[4] Koplay M, Kantarci M, Kilinc G. Medical image. Macrodystrophia lipomatosa: multidetector CT and MRI findings[J]. N Z Med J, 2012, 125: 104 - 105.

[5] Chentli F, Bey A, Belhimer F, Azzoug S. Spontaneous resolution of pituitary apoplexy in a giant boy under 10 years old[J]. J Pediatr Endocrinol Metab, 2012, 25: 1177 - 1179.

[6] Wang XL, Dou JT, Lu ZH, et al. Spontaneous remission of acromegaly or gigantism due to subclinical apoplexy of pituitary growth hormone adenoma[J]. Chin Med J (Engl), 2011, 124: 3820 - 3823.

[7] Zielinski G, Maksymowicz M, Podgorski J, et al. Double, synchronous pituitary adenomas causing acromegaly and Cushing's disease. A case report and review of literature[J]. Endocr Pathol, 2013, 24: 92 - 99.

[8] Yeaney GA, Brathwaite JM, Dashnaw ML, et al. Pituitary adenoma with mucin cells in a man with an unusual presentation of Carney complex[J]. Endocr Pathol, 2013, 24: 106 - 109.

[9] Van Rompaey K, Unuane D, Moens M, et al. Long-term follow-up results of multimodal treatment with initial surgical approach for acromegaly in a single center[J]. Acta Neurol Belg, 2013, 113: 49 - 54.

[10] van Bunderen CC, van Varsseveld NC, Baayen JC, et al. Predictors of endoscopic transsphenoidal surgery outcome in acromegaly: patient and tumor characteristics evaluated by magnetic resonance imaging[J]. Pituitary, 2013, 16: 158 - 167.

[11] Sukumar SP, Balachandran K, Jayakumar, et al. Congenital hypothyroidism — An usual suspect at an unusual age: A case series[J]. Indian J Endocrinol Metab, 2013, 17: S184 - 187.

[12] Selvan C, Dutta D, Ghosh S, et al. Growth hormone deficiency, secondary hypothyroidism, and empty sella following treatment of childhood macroprolactinoma [J]. Indian J Endocrinol Metab, 2013, 17: S132 - 134.

[13] Nawrot- Wawrzyniak K, Misof BM, Roschger P, et al. Changes in bone matrix mineralization after growth hormone treatment in children and adolescents with chronic kidney failure treated by dialysis: a paired biopsy study[J]. Am J Kidney Dis, 2013, 61: 767 - 777.

[14] Moorthi RN, Moe SM. Recent advances in the noninvasive diagnosis of renal osteodystrophy[J]. Kidney Int, 2013, 84: 886 - 894.

[15] Schmitt CP, Mehls O. Mineral and bone disorders in children with chronic kidney disease[J]. Nat Rev Nephrol, 2011, 7: 624 - 634.

[16] Bacchetta J, Boutroy S, Delmas P, et al. Bone imaging in patient with chronic kidney disease: a new tool for managing renal osteodystrophy[J]. Nephrol Ther, 2009, 5: 25 - 33.

[17] Sanchez CP. Mineral metabolism and bone abnormalities in children with chronic renal failure[J]. Rev Endocr Metab Disord, 2008, 9: 131 - 137.

[18] Pisani P, Renna MD, Conversano F, et al. Screening and early diagnosis of osteoporosis through X-ray and ultrasound based techniques[J]. World J Radiol, 2013, 5: 398 - 410.

[19] 王云钊.骨关节影像学[M].2 版.北京:科学出版社,2010: 731 - 733.

[20] 邓星河,葛英辉.特殊与少见骨关节病影像诊断学[M].北京:中国协和医科大学出版社,2011: 240 - 245.

[21] Hsu C Y, Shih T T. Tophaceous gout of the spine: MR imaging features. Clin Radiol, 2002, 57(10): 919 - 925.

[22] Khoo J N and Tan S C. MR imaging of tophaceous gout revisited. Singapore Med J, 2011, 52(11): 840 - 846; quiz 847.

[23] 林颖达,朱小霞,薛愉,等. 痛风研究进展[J]. 内科理论与实践,2011,9(5): 379 - 386.

[24] 吴瑞萍,胡亚美,江载芳. 诸福棠实用儿科学[M]. 6 版.北京:人民卫生出版社,1995: 2137 - 2141.

[25] Giugliani R, Federhen A. Mucopolysaccharidosis Ⅰ, Ⅱ, and Ⅵ: Brief review and guidelines for treatment. Genet Mol Biol, 2010, 33(4): 589 - 604.

[26] Herati R S, Knox V W. Radiographic evaluation of bones and joints in mucopolysaccharidosis Ⅰ and Ⅶ dogs after neonatal gene therapy. Mol Genet Metab, 2008, 95(3): 142 - 151.

[27] 荣独山. X线诊断学.骨、关节、眼耳鼻喉分册[M].3 版.上海:上海科学技术出版社,2001: 300 - 302.

[28] Lumpkins L and Oestreich A E. Rickets as an unexpected x-ray finding. J Natl Med Assoc, 1983. 75(3): 255 - 258.

[29] 贺连枝. 佝偻病前期 X 线改变——附 143 例小儿腕关节片回顾性分析[J].实用放射学杂志,1995, 30(12): 769 - 769.

[30] 黄刚,徐香玖,郭青,等. VQCT 与 DXA 测量骨密度的相关性研究[J]. 实用放射学杂志,2003,30(5): 440 - 442.

[31] 李丹,王刚,谷贵山. 老年性骨质疏松症的影响研究进展[J]. 中国矫形外科杂志,2007,30(12): 1806 - 1808.

[32] 程晓光,余卫. 定量 CT 骨密度测量技术的进展与临床应用[J]. 中国医学影像学杂志,2011,21(12): 881 - 883.

[33] 张丽. 显微 CT 在骨质疏松研究中的应用[J]. 医学影像学杂志,2009,24(2): 237 - 240.

[34] 尚伟,余卫,林强,等. MR 扩散加权成像评估椎体骨量状况的初步研究[J]. 中华放射学杂志,2008,62(9): 966 - 968.

[35] 汤榕彪,汤光宇,刘勇,等. ^{1}H - MRS 与 DWI 在骨质疏松症中的初步应用[J]. 临床放射学杂志,2009,33(12): 1664 - 1668.

[36] 陶蓓,刘建民. 骨定量超声测量的临床应用[J]. 国际内分泌代谢杂志,2006,35(4): 248 - 250.

[37] 李钦宗,田明波,汪青春,等. PET - CT 技术诊断骨质疏松症的实验研究[J]. 中国骨质疏松杂志,2006,20(4): 401 - 404.

[38] 柳斌吉,左书耀. 骨质疏松症影像学诊断的应用现状与研究进展[J]. 国际放射医学核医学杂志,2007(3): 169 - 172.

[39] 孟迅吾. 原发性骨质疏松症的诊断和防治[J]. 中华内分泌代谢杂志,2006(3): 205 - 208.

[40] Abbott T A 3rd, Mucha L. Efficient patient identification strategies for women with osteoporosis. J Clin Densitom, 1999,2(3): 223 - 230.

[41] 于红,王若薇. 妊娠期骨关节病[J]. 中华妇产科杂志,1992, 62(3): 187 - 189.

[42] Abad V, Chrousos G P. Glucocorticoid excess during adolescence leads to a major persistent deficit in bone mass and an increase in central body fat[J]. J Bone Miner Res, 2001, 16(10): 1879 - 1885.

[43] 王云钊. 中华影像医学骨肌系统卷[M]. 北京:人民卫生出版社,2002: 416 - 419.

[44] Murphey MD, Sartoris DJ, Quale JL, et al. Musculoskeletal manifestations of chronic renal insufficiency. Radiographics, 1993,13: 357 - 379.

[45] Wehrli F W, Leonard M B. Quantitative high-resolution magnetic resonance imaging reveals structural implications of renal osteodystrophy on trabecular and cortical bone[J]. J Magn Reson Imaging, 2004, 20(1): 83 - 89.

[46] 朱占胜,胡守亮,程骏章. 肾性骨病检查方法的研究进展[J]. 实用医学杂志,2010(22): 4056 - 4057.

[47] Mackenzie-Feder J, Sirrs S. Primary hyperparathyroidism: an overview[J]. Int J Endocrinol, 2011,251: 410.

[48] Maeda S S, Fortes E M. Hypoparathyroidism and pseudohypoparathyroidism[J]. Arq Bras Endocrinol Metabol, 2006, 50(4): 664 - 673.

[49] 董建宇,管珩,朱预. 甲状旁腺功能亢进症 455 例临床症状分析[J]. 中国医学科学院学报,2011(3): 330 - 333.

[50] Vanbrugghe B, Blond L. Clinical and computed tomography features of secondary renal hyperparathyroidism[J]. Can Vet J, 2011. 52(2): 177 - 180.

[51] 颜纯,李永旭. 小儿内分泌学. 北京:人民卫生出版社,1991: 92 - 111.

[52] 尉迟以浩,冯克,余波,等. 甲状腺功能减退症 34 例骨骼 X 线分析[J]. 实用放射学杂志,2004(12): 1100 - 1103.

[53] Fraser R. Human pituitary disease[J]. Br Med J, 1970, 5733: 449-455.
[54] Chanson P. Acromegaly[J]. Presse Med, 2009,38(1): 92-102.
[55] 雷霆,张华楸,舒凯,等. 垂体生长激素腺瘤的诊断与治疗[J]. 中国现代神经疾病杂志,2005,5(1): 4-7.
[56] Brunot S, Fabre T. Pseudotumoral presentation of calcium pyrophosphate dihydrate crystal deposition disease [J]. J Rheumatol, 2008, 28(4): 727-729.
[57] Resnick D. Common disorders of synovium-lined joints: pathogenesis, imaging abnormalities, and complications[J]. AJR, 1988, 151(6): 1079-1093.
[58] 叶伟胜,张建国,王淑丽,等. 焦磷酸钙结晶沉积症的临床诊断与治疗[J]. 中华骨科杂志,2007,34(12): 35-39.
[59] 王淑丽. 二羟焦磷酸钙结晶沉积症(CPPD-CDD)的研究现状[J]. 放射学实践,2007,22(3): 312-313.
[60] Menerey K A, Eider W. The arthropathy of Wilson's disease: clinical and pathologic features[J]. J Rheumatol, 1988. 15(2): 331-337.
[61] Golding D N, Walshe J M. Arthropathy of Wilson's disease. Study of clinical and radiological features in 32 patients[J]. Ann Rheum Dis, 1977, 36(2): 99-111.
[62] Narvaez J, Alegre-Sancho J J. Arthropathy of Wilson's disease presenting as noninflammatory polyarthritis [J]. J Rheumatol, 1997, 24(12): 2494.
[63] 宋学勤,张建江. 肝豆状核变性骨骼 X 线改变与碱性磷酸酶测定的相关分析[J]. 实用儿科临床杂志,2000,15(1): 37-38.
[64] 杨广娥,王训,杨任民. 肝豆状核变性的骨骼代谢研究与治疗现状[J]. 中国现代神经疾病杂志,2008,8(2): 112-114.
[65] Phornphutkul C, Introne W J, et al, Natural history of alkaptonuria[J]. N Engl J Med, 2002. 347(26): 2111-2121.
[66] 金震滨,石甜甜,陆健,等. 褐黄病性关节病的临床及 X 线和 CT 表现[J]. 中国医学影像学杂志,2008,5: 381-383.

第十章　结缔组织病

第一节　类风湿关节炎

类风湿关节炎(rheumatoid arthritis，RA)是一种以关节滑膜炎为特征的结缔组织病，病因尚未完全明确。发病年龄多在20～45岁，以青壮年为多，男女之比为1∶3。病变常侵犯手足多个关节，最常见于指间关节、趾间关节和掌指关节。

【病理】关节滑膜的非特异性慢性炎症为主要病理变化。起初以充血、渗出、水肿为主，随后滑膜不断增厚，血管翳形成，关节软骨及软骨下骨质破坏。

【临床】临床上起病及发展缓慢，对称性地侵犯周围关节，以手足小关节为主。病变呈反复、持续发作，表现为受累关节疼痛，肿胀，晨僵。病变关节最后变成僵硬而畸形。

【影像学】

1. X线　诊断类风湿关节炎的主要方法是平片。病变特征性改变为双侧对称性发病。表现为骨侵蚀、关节间隙变窄、软组织肿胀、关节周围骨质疏松(图10-1-1)。

2. CT　CT扫描可消除关节前后重叠的干扰，容易发现小的骨质侵蚀，显示关节的轮廓更清楚。

3. MRI　MRI是目前评估该病的最佳影像手段。滑膜增生或血管翳形成，可在MRI表现为长T1长T2信号，增强后明显强化，而一般正常滑膜不被MRI所显示。此外，还可发现骨髓水肿、软骨破坏、关节积液等表现。

【鉴别诊断】

1. 关节结核　可伴有其他部位结核病变，常累及单一关节，多发关节受累少见；X线表现骨质局限性破坏或有脓肿形成，有助鉴别。

2. 化脓性关节炎　发病急，有红肿热痛等炎性表现，发热等全身中毒症状明显。

3. 痛风性关节炎　病变间歇性发作，男性多见，以第一跖趾关节为典型发病部位，无明显骨质疏松，晚期痛风结节形成。

（汤榕彪）

第二节　强直性脊柱炎

强直性脊柱炎(ankylosing spondylitis，AS)是一种全身性慢性进行性疾病。常导致脊柱韧带广泛骨化而骨性强直，主要侵犯骶髂关节、脊柱附着点及外周关节。发病可能与遗传、免疫、环境等因素有关。

【病理】强直性脊柱炎是一种非特异性炎症。浆细胞浸润以IgG、IgA型为主，可见滑膜增生、细胞肥大。滑膜炎症及血管翳形成引起关节软骨及

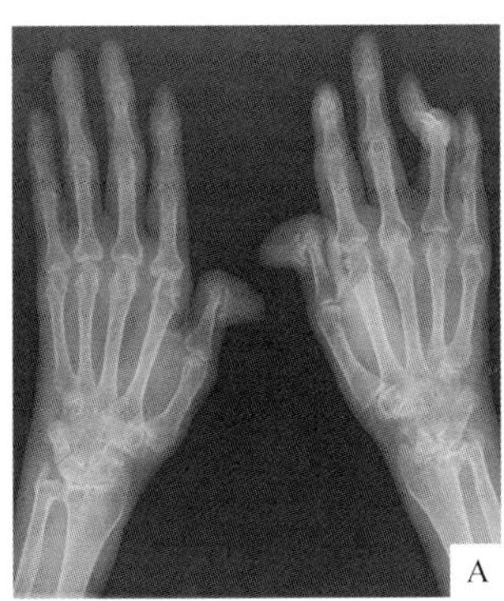

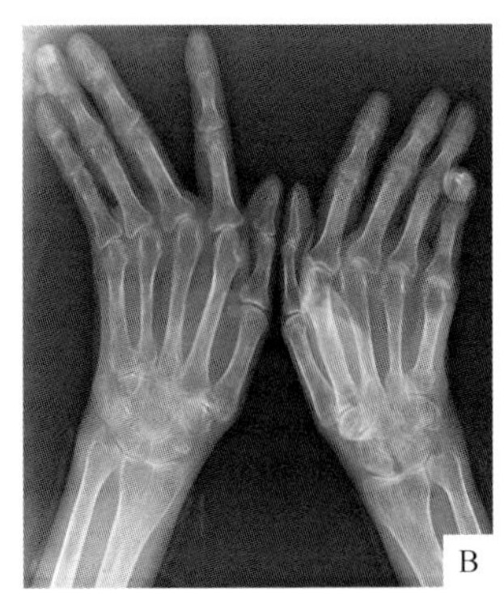

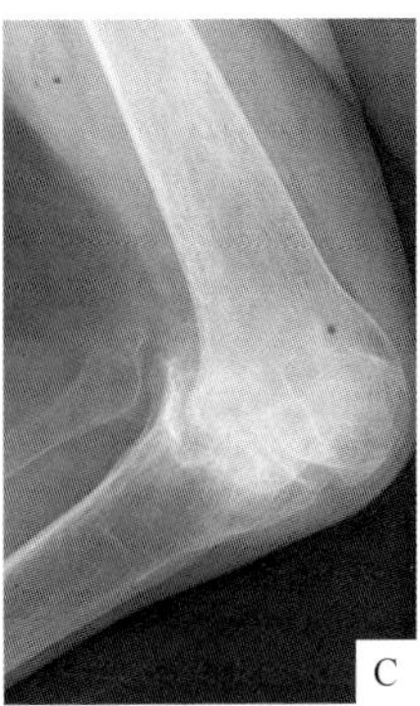

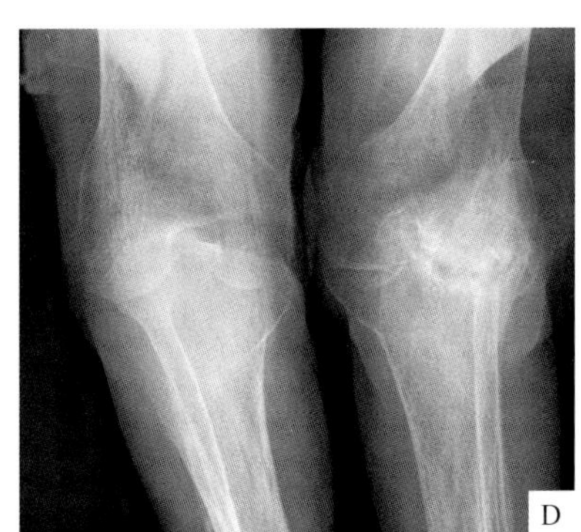

图10-1-1　类风湿关节炎，平片示双侧手可见畸形(A、B)，双侧膝关节面粗糙，部分关节融合(C、D)。

软骨下骨质破坏。

【临床】本病起病隐匿，进展缓慢，全身表现一般不重。好发于10～40岁青壮年，平均发病年龄为25岁，男女比约为5∶1。患者逐渐出现下腰部或髋部疼痛不适，晨僵加重，活动受限或脊柱畸形。

【影像学】

1. X线　呈双侧对称性发病，骶髂关节常最早受累。关节边缘呈锯齿状破坏，关节面模糊，骨密度增高，关节间隙变窄消失。病变向上蔓延逐渐侵及腰、胸椎。可见椎体骨质疏松和"方椎"形成，椎小关节模糊，椎旁韧带钙化和骨赘形成。晚期广泛而严重的骨化性骨桥表现称为"竹节状脊柱"(图10-2-1)。通常按X线片骶髂关节炎的病变程度分为5级：0级为正常；Ⅰ级可疑异常；Ⅱ级有轻度骶髂关节炎；Ⅲ级有中度骶髂关节炎；Ⅳ级为关节融合强直。

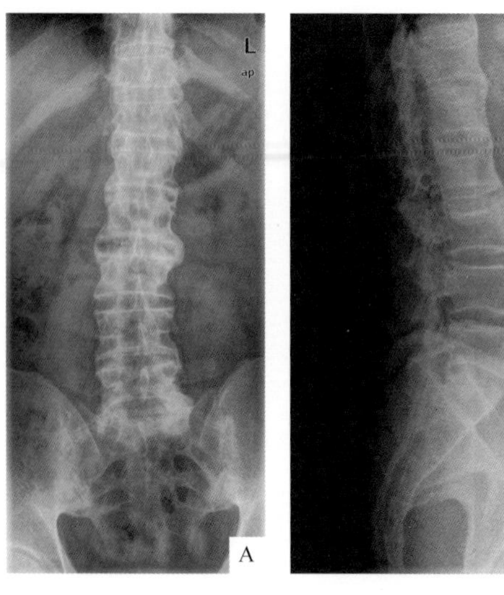

图10-2-1　强直性脊柱炎。脊柱呈竹节状改变，两侧骶髂关节融合。

2. CT　CT可发现关节面虫蚀样破坏伴骨质硬化，关节间隙模糊，骨质糜烂、破坏及关节融合(图10-2-2)。

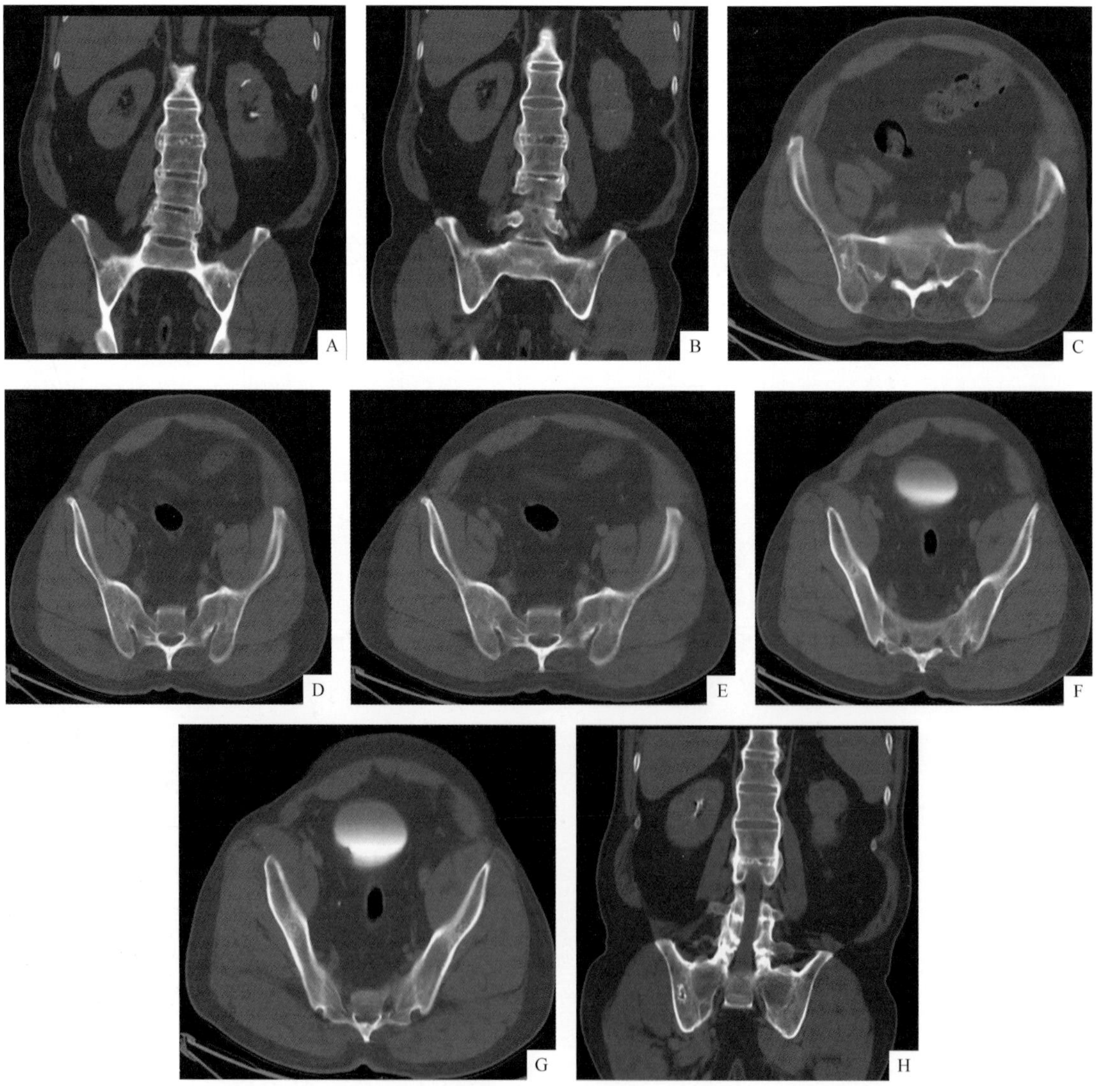

图10-2-2　强直性脊柱炎。脊柱呈竹节状改变，两侧骶髂关节融合。

3. MRI　MR有助于早期诊断，可清晰显示软组织及活动期炎性改变。骨髓水肿以髂骨侧略多见，表现为长T1、长T2信号；关节间隙血管翳T1WI为低信号，T2WI为高信号，增强后明显强化。

【鉴别诊断】

1. 类风湿关节炎　女性居多，很少累及骶髂关节或单侧累及，一般只侵犯颈椎，类风湿因子的阳性率高。

2. 髂骨致密性骨炎　青年女性居多，其主要表现为慢性腰骶部疼痛和发僵。髂骨均匀性硬化，不侵犯骶髂关节面，无关节间隙狭窄或糜烂，无软组织肿胀。

3. 感染性骶髂关节炎　多累及单侧关节，全身症状明显。关节间隙可增宽或狭窄，骨质破坏、增生，可见周围软组织肿胀。

（汤榕彪）

第三节　幼年性强直性脊柱炎

幼年强直性脊柱炎（juvenile ankylosing spondylitis，JAS）是指以骶髂关节和脊柱等关节的慢性炎症为特征的一种结缔组织病，16岁以前起病。男女发病比例差异较大，为2.8∶1～9∶1。JAS的性别差异与年龄有关。12岁以下者，男女比率为1.4∶1；12～16岁患者中为3∶1，相似于成人强直性脊柱炎。本病具有高度遗传性。

【病理】幼年强直性脊柱炎为非特异性炎症。滑膜增生、细胞肥大多见，浆细胞浸润以IgG、IgA型为主。可有滑膜炎症及血管翳形成及关节软骨及软骨下骨质破坏。

【临床】幼年强直性脊柱炎的特征是外周关节发病先于背部且均为首发症状。下肢关节多于上肢关节，尤以髋关节多见。本病重要特征之一是非对称性下肢或大关节的关节炎、足跟痛及肌腱端炎，尤其少关节型发病者多见。而成人外周关节发病率仅30%。JAS向上侵犯脊柱较少，更易累及髋关节。5%～10%有高热、体质量下降、肌无力、肌萎缩及全身衰竭，少数可有淋巴结肿大和严重贫血。

【影像学】JAS常起病快，以外周关节起病为主，大多数为单关节起病，膝、髋、踝关节最易受累而且多不对称。上肢关节及小关节的受累较少见。髋关节受累时易导致关节结构的破坏，是致残的主要原因。关节面的侵蚀、囊变、硬化及关节间隙的变化为JAS骶髂关节炎的主要表现。诊断JAS最重要的指标是髂骨侧关节面的侵蚀。可以双侧发病，左右侧骶髂关节炎的严重程度相似；也可以单侧发病。CT扫描对骶髂关节炎的显示比X线平片敏感。

【鉴别诊断】累及骶髂关节的病变不少，需要与类风湿、结核、化脓性关节炎、牛皮癣性关节炎、Reiters综合征等多累及单侧骶髂关节进行鉴别；影像上发现骶髂关节炎是临床最主要的诊断依据之一，尤其是双侧骶髂关节；即使暂显单侧受累，随病程延长，多发展为双侧病变，更支持JAS的诊断。

1. 风湿关节炎　类风湿关节炎多见于女性，大多为关节对称性发病，以上肢关节受累多见，骶髂关节很少受累。实验室检查HLA－B27阴性，而类风湿因子为阳性。

2. 骶髂关节结核　主要表现为关节面侵蚀，关节间隙变窄，关节面下骨质破坏，同时伴有骶髂关节前软组织内脓肿形成，骶骨破坏较髂骨明显，且多见于一侧。

3. 致密性骨炎　主要表现为骶髂关节中下部髂骨面中前份三角形致密影，无骨质破坏，关节面及关节间隙正常，骶骨骨质正常。

4. 牛皮癣性关节炎　患者多有皮疹，多侵犯手足的远端。可累及骶髂关节，但常侵犯单侧关节，呈不对称性，无普遍性骨质疏松。

（汤榕彪）

第四节　赖特综合征

赖特综合征（Reiter's syndrome，RS）是一种以结膜炎、尿道炎及关节炎为特征的综合征，其临床表现复杂，诊断困难，易误诊。病因仍不明确，可能与感染、免疫、遗传等因素有关。

【病理】关节及滑膜病理像类风湿关节炎，表现为关节滑膜的非特异性慢性炎症。

【临床】发病年龄多在15～35岁，男性多见。以单关节受累为常见，主要累及足、踝关节、膝关节、骶髂关节等。同时出现关节炎、结膜炎和尿道炎是其典型表现。患者常有体重减轻和发热等症状。细菌学检查常呈阴性。发病初始常有尿道炎症状，可伴有前列腺炎、膀胱炎，接着出现急性结膜炎，最后出现急性多发性关节炎。

【影像学】

1. X线　常表现为关节骨侵蚀破坏，不规则的骨质增生，关节间隙狭窄，可见绒毛状骨膜增生及软组织肿胀。

2. CT　CT 可清楚显示关节骨侵蚀破坏伴不规则骨质增生或骨质正常，关节间隙狭窄。

【鉴别诊断】

1. 化脓性关节炎　全身症状明显。关节间隙可增宽或狭窄，细菌学检查常呈阳性。

2. 痛风　关节疼痛剧烈，持续 1～7 天后缓解。血尿酸升高，有痛风结节。

（汤榕彪）

第五节　牛皮癣性关节炎

牛皮癣性关节炎（psoriatic arthritis）是一种伴有牛皮癣皮损的慢性、复发性的关节炎。在牛皮癣患者的发生率为 2%～6%。病因不明，链球菌属、葡萄球菌属的感染与其发病有关。

【病理】有滑膜水肿、肥厚等滑膜炎的表现，软骨下关节面毛糙，关节间隙狭窄，关节渗液和纤维增生。

【临床】发病年龄多在 25～35 岁，无性别差异。皮损治疗好转后关节炎症也随之改善，其关节症状与牛皮癣皮损严重程度密切相关。多侵及远节指间关节和趾间关节，多为不对称双侧发病。好发部位依次为手、足、骶髂关节和脊柱等。关节出现疼痛、肿胀及功能障碍。血清类风湿因子为阴性。

【影像学】X 线可见虫蚀样骨破坏，关节间隙狭窄或增宽，受累关节不规则肿胀，骨质增生，骨质疏松不明显。

【鉴别诊断】

1. 类风湿关节炎　发病部位多为近侧骨关节，可见多个关节骨质疏松，多见关节脱位；类风湿因子阳性。

2. 痛风性关节炎　病变间歇性发作，男性多见，以第一跖趾关节为典型发病部位，无明显骨质疏松，晚期痛风结节形成。

（汤榕彪）

第六节　贝赫切特综合征关节炎

贝赫切特综合征（Behçet's syndrome arthritis，BS）是一种原因不明以复发性口腔溃疡、生殖器溃疡、眼炎及皮肤病变等多系统损害为特征的慢性进行性疾病，引起肺部损害者高达 5%～10%。

【病理】病因学上多数学者倾向于自身免疫学说或感染学说。组织病理学上，表现为血管壁水肿增厚、管腔狭窄、血栓形成、血管扩张、动脉瘤形成、血管壁及其周围炎性细胞浸润等，BS 的基本病变是血管炎，大小血管均可受到程度不同的侵犯。

【临床】临床上最早且发生率最高是口腔溃疡，反复时间最长的一种损害，其次为皮肤损害、生殖器损害、眼损害及其他系统或器官的损害。3～6 年后肺部表现常在肺外症状开始出现，主要以肺内血管为主的病变，表现为肺动脉炎、血栓及肺动脉栓塞、肺动脉扩张、肺动脉瘤形成及血管周围间质炎。若伴有肺动脉高压时，可引起右心室肥厚。

【影像学】X 线可见关节面的侵蚀、骨质增生及关节间隙不同程度的狭窄，可表现为软组织不规则肿胀，关节腔积液。

【鉴别诊断】

1. 类风湿关节炎　发病部位多为近侧骨关节，可见多个关节骨质疏松，多见关节脱位；类风湿因子阳性。

2. 痛风性关节炎　病变间歇性发作，男性多见，以第一跖趾关节为典型发病部位，无明显骨质疏松，晚期痛风结节形成。

（汤榕彪）

第七节　系统性红斑狼疮

系统性红斑狼疮（systemic lupus erythematosus，SLE）是一种弥漫性、全身性免疫异常的结缔组织病，其中骨骼、肌肉系统最常受累。本病病因未明确，可能与遗传、环境、性激素及免疫等多种因素有关。

【病理】SLE 的主要病理改变是免疫复合物沉积，引起结缔组织的黏液水肿、纤维蛋白变性和坏死性血管炎。换句话说，全身各个器官的炎症反应和血管坏死、血栓形成，以皮肤、黏膜损害等为常见主要病理改变。

【临床】SLE 发病多发生于 20～40 岁，女性较男性多见。包括发热、疲劳、乏力及体重减轻等全身表现。临床表现因累及器官的数目和系统而有所不同。累及骨骼肌肉系统主要表现有：晨僵、关节肿痛、压痛、肌痛、肌无力、畸形等。可见抗核抗体阳性、贫血、白细胞缺少。

【影像学】X 线：侵犯手部小关节、膝和腕等关节，多为双侧对称发病。多表现为软组织肿胀和关节周围骨质疏松，少有侵袭性改变，可见骨坏死和软组织钙化，关节半脱位，手部畸形，关节间隙一般不狭窄。

【鉴别诊断】

1. Jaccoud 关节病　好侵犯尺侧第四、五手指，与 SLE 可侵犯全手不同。

2. 硬皮病　主要为纤维结缔组织增生，可出现“笔状指”。

（汤榕彪）

第八节　硬皮病关节炎

硬皮病（scleroderma）是一种以皮肤和内脏器官纤维化或硬化，最后发生萎缩为特征的结缔组织疾病，主要特征为以皮肤增厚、非凹陷性水肿、雷诺现象，可侵犯内脏各个器官，最常累及肺部，神经受累轻微且少见。病因尚不清楚，可能与遗传、感染、免疫和代谢遗传等因素有关。

【病理】血管损伤、纤维增生和自身免疫反应是硬皮病主要的发病机制。血管内皮反复受损，导致增生性血管炎，内膜细胞增生，基膜增厚，血管腔变小，血管内红细胞聚集，凝血以至闭塞。导致一系列肢冷、蜡样皮肤、手指屈曲、爪状指、指端萎缩、溃疡等肢端供血不足的临床症状。

【临床】多发生于 30～50 岁，女性多见。起病隐匿，多先有雷诺现象。常累及皮肤、肺、胃肠道、肾脏、心和骨骼肌肉系统手指末节指骨由于缺血发生指垫组织丧失，指骨溶解、溃疡、变尖等骨骼系统表现。可见手指畸形、功能障碍。

【影像学】X 线：平片表现为手指掌骨骨质疏松，末节指骨吸收溶解，远端软组织萎缩，周围可见钙化；可见关节软骨坏死，关节间隙狭窄。

【鉴别诊断】

1. Jaccoud 关节病　好侵犯尺侧第四、五手指，与 SLE 可侵犯全手不同。

2. 全身性红斑狼疮　关节多为双侧对称发病，尤其好侵犯手部小关节、膝和腕关节

（汤榕彪）

第九节　进行性系统性硬化

进行性系统性硬化症（progressive systemic scleosis，PSS）是一种影响内脏包括心、肺、消化道、肾脏等器官的自身免疫性疾病，以局限性或弥漫性皮肤增厚和纤维化为特征。

【病理】皮肤及其他病变部位内的单一核细胞积聚，被激活，产生淋巴因子，组织实质和血管壁中的成纤维细胞受刺激产生前胶原。成纤维细胞中释出前胶原，成熟的（不溶性的）胶原在组织间隙中交联形成。胶原在器官的组织实质中的过度堆积，导致其功能障碍。血管壁内膜下胶原沉积可引起局部缺血。

【临床】发病率较低，变症繁多，从病变开始到出现典型症状、体征有一个过程，病变可累及皮肤、肌肉、筋骨、内脏等部位，有些病例皮肤症状表现不典型，或内脏受累或雷诺现象。

【影像学】患者关节痛及关节强直非常多见，主要影响指（趾）关节及腕、膝关节，关节可出现畸形，但此种畸形多为僵直、挛缩或指端骨吸收呈截切状，有别于类风湿关节炎。

【鉴别诊断】

1. 硬皮病　多出现手指末节指骨由于缺血发生的指垫组织丧失，指骨溶解、溃疡、变尖的骨骼系统改变；手指畸形、功能障碍可见。

2. 类风湿关节炎　类风湿因子阳性，发病部位多为近侧骨关节，可见多个关节骨质疏松，多见关节脱位。

（汤榕彪）

第十节　皮肌炎和多发性肌炎

皮肌炎和多发性肌炎是一类原因不明的特发性炎症性肌病，可累及皮肤、肌肉、肺脏、心脏及胃肠道等。本病具有病程长、易复发的特点。

【病理】肌炎是一种以对称性四肢近端肌肉及延髓支配肌肉力减弱和典型的皮肤损害为特征并伴有血清肌酸激酶升高及肌电图异常的疫性炎性肌病。其可以分为儿童皮肌炎（juvenile dermatomyositis，JDM）与成人皮肌炎（adult dermatomyositis，ADM）两大类。

【临床】主要特点为非化脓性横纹肌炎症，常累及皮肤和胃肠道、心肺等脏器的自身免疫性疾病。DM 发病率较低，以女性发病较多。DM 临床表现呈多样性。ADM 与 JDM 均可以特征性皮损、肌无力、心脏表现等为首发，两者首发表现发生率无明显差异。少数病例肌无力、特征性皮肤损害会

迟于首发表现出现。

【影像学】肌肉 MRI 检查可发现肌肉病变，对可疑 PM/DM 患者进行筛查。肌肉水肿在 T1WI 序列为稍低至等信号，T2WI 和 STIR 序列上表现为多发的小片状分布的高信号影；脂肪浸润在 T1WI 和 T2WI 上均表现为等高信号，而 STIR 序列为等低信号。

磁共振(MRI)对软组织敏感性高，能全面显示肌肉病变情况，可以重复检查和动态观察。

【鉴别诊断】

1. 系统性红斑狼疮　颧颊部水肿性蝶形红斑可有皮损，区别于指(趾)节伸面暗红斑和甲周为中心的浮肿性紫红斑、指(趾)间关节和掌(蹠)指(趾)关节伸面紫红斑以及甲根皱襞的僵直毛细血管扩张红斑；必要时肌电图和肌肉活组织检查可鉴别。

2. 系统性硬皮病　皮下脂肪组织中钙质沉着，皮肤硬化，组织学上也可见结缔组织肿胀，硬化、皮肤附近萎缩等病变可发生在皮肌炎的后期，但这些病变在系统性硬皮病初期就可发生。

3. 风湿性多肌痛症(polymyalgia rheumatica)　发病年龄通常在 40 岁以上，多为上肢近端发生弥漫性疼痛，伴同全身乏力，患者不能区分肌肉痛还是关节痛，无肌无力。

4. 嗜酸性肌炎(eosinophilic myositis)　血清肌浆酶可增高，表现为亚急性发作肌痛和近端肌群无力，嗜酸性细胞炎性浸润。

(汤榕彪)

第十一节　骨关节结节病

结节病(sarcoidosis)是一种可累及全身组织，多见于肺部、皮肤和内脏器官，很少累及骨关节的干酪坏死性肉芽肿性疾病。病因不明，常累及手足，少数侵犯脊椎、髂骨及肘关节。

【病理】由类上皮细胞，散在的多核巨细胞和淋巴细胞共同组成的境界清楚的肉芽肿是其基本病变。肉芽肿性病变的破坏，导致结节病患者可出现普遍的骨质减少，骨皮质变薄，条纹化的骨质疏松改变，局限性骨质减少或囊性变可导致“穿凿样”改变，这种改变可发生在骨的中央或外周，呈圆形或卵圆形，边缘较锐利，极少引起反应性骨膜炎。

【临床】结节病关节炎进行缓慢且病程长、发病潜隐，手足是最常累及的部位，常伴发对称性的软组织肿胀，畸形，皮肤病变，局部出现压痛，强直和运动受限，临床易误诊误治。

【影像学】X 线具有特征性手足改变。手足骨骨端骨小梁稀疏，粗糙，呈蜂窝状或网格状为最早表现，随病变的发展开始出现局限性的溶骨性病变导致囊状穿凿样骨缺损，呈大小不等的圆形、卵圆形或不规则破坏区，骨膜反应较少见。当这些病变愈合时，周围可遗留薄层的骨硬化，病变累及关节，引起骨关节破坏和半脱位。

【鉴别诊断】需与类风湿关节炎，牛皮癣性关节炎、痛风、神经性关节病鉴别，最终确诊须依靠病理检查。

(汤榕彪)

第十二节　混合结缔组织病

混合结缔组织病(mixed connective tissue disease，MCTD)为一种独立的疾病。它以在临床上具有红斑性狼疮、多发性肌炎、硬皮病和干燥综合征(Sjögren's syndrome)的某些表现，典型特征为血清中具有易为核糖核酸酶消化的抗可浸出性核杭原的抗体。本病多发于青、中年妇女，儿童较少见。

【病理】同时具有或部分具有红斑狼疮、皮肌炎或多发性肌炎、硬皮病等混合病理表现。

【临床】其特点是系统性红斑狼疮、系统性硬皮病、皮肌炎等疾病的症状混合。主要有雷诺现象；关节痛或关节炎；手部肿胀，腊肠样手指或指部的局限性皮肤硬化。

【影像学】X 线：混合结缔组织病在骨关节方面的改变以手部改变较明显，弥漫性手指肿胀；多表现为手第二、五掌骨偏尺侧，部分病例可见骨质增生明显，指尖变尖。

【鉴别诊断】

1. 重叠综合征　具有相应结缔组织病的临床表现；无高效价抗 n-RNP 抗体，具有相应重叠结缔组织病的相应抗核抗体。

2. 系统性红斑狼疮　颧部蝶状红斑、光过敏、口腔溃疡、关节疼痛、多累及肾脏、程度较重。手、面罕见肿胀。抗 d8-DNA 抗体阳性，抗 8 m 抗体(+)、LE 细胞阳性率高；尿多有改变。

(汤榕彪)

参考文献

[1] Böttcher J, Pfeil A. Metacarpal Index Estimated by Digital

X-ray Radiogrammetry as a Tool for Differentiating Rheumatoid Arthritis Related Periarticular Osteopenia[J]. Int J Biomed Sci，2006，2(3)：241－250.

[2] Yamakawa H. Takayanagi N. Prognostic Factors and Radiographic Outcomes of Nontuberculous Mycobacterial Lung Disease in Rheumatoid Arthritis[J]. J Rheumatol，2013，15.

[3] 郝惠兰．中医综合疗法治疗类风湿关节炎[J]．光明中医，2007，22(4)：49－51.

[4] 张磊．类风湿关节炎的影像学诊断分析[J]．中国实用医药，2009，4(31)：53－54.

[5] 兰剑明，崔飞云，黄必润，等．类风湿关节炎的影像学表现[J]．实用医学影像杂志，2009，10(2)：106－108.

[6] Zeng QY，Chen R. Darmawan J，et al. Rheumatic Diseases in China[J]. Arthritis res ther，2008，10(1)：66－76.

[7] 孟庆学，王世礼．强直性脊柱炎的病理、临床和影像学表现[J]．中国现代医生，2009，47(15)：83－84.

[8] Chen HA，Chen CH，Clinical. functional，and radiographic differences among juvenile-onset，adult-onset，and late-onset ankylosing spondylitis[J]. J Rheumatol，2012 M，39(5)：1013－1018.

[9] Leah E. Paediatric rheumatology：RCT of adalimumab supports anti-TNF therapy for juvenile-onset ankylosing spondylitis[J]. Nat Rev Rheumatol，2012，8(12)：693.

[10] Horneff G. Double-blind placebo-controlled randomized trial with adalimumab for treatment of juvenile onset ankylosing spondylitis (JoAS)：significant short term improvement[J]. Fitter S Arthritis Res Ther，2012，14(5)：R230.

[11] Conway R，O'Shea FD. Juvenile versus adult-onset ankylosing spondylitis：are we comparing apples and oranges[J]. J Rheumatol，2012，39(5)：887－889.

[12] 何小虎．幼年特发性关节炎[J]．中华风湿病学杂志，2002，6(1)：62

[13] Jones RA. Reiter's disease after salmonella typhimarium enteritis[J]. Br Med J，1977，28：1391.

[14] Weldon WW，Scaletter R. Roentgen changes in Reiter syndrome[J]. AJR Am Roentgenol，1961，86：344－350.

[15] Lo Monaco A，La Corte R，Caniatti L，et al. Neurologicalinvolvement in North Italian patientswith Behçet disease[J]. Rheu matology Inter-national，2006，26(12)：1113－1119.

[16] Siva A，Altintaa A，Saip S. Behçet's syndrome[J]. Current Ovinin-Neurolog，2004，17(3)：347－357.

[17] 中华医学会风湿病学分会．赖特综合征诊治指南(草案)[J]．中华风湿病学杂志，2004，8(2)：111－113.

[18] Resnick D，Kransdorf MJ. Psoriatic arthritis. In：Resnick D，Kransdorf MJ，eds. Bone and joint imaging[M]. 3rd ed. Philadelphia：Elsevier-Saunders，2005：288－297.

[19] Lubrano E，Marchesoni A. The radiological assessment of axial involvement in psoriatic arthritis[J]. J Rheumatol Suppl，2012 J，89：54－56.

[20] Spadaro A，Lubrano E. Psoriatic arthritis：imaging techniques[J]. Reumatismo，2012，64(2)：99－106.

[21] 李怀忠，谷志峰．牛皮癣性关节炎的X线诊断(附20例分析)[J]．中国疗养医学，1995，4(4)：47－49.

[22] Jafri L，Nasir N，Almas A. Multifocal venous thrombosis in Behçet's disease[J]. J Coll Physicians Surg Pak，2012，22(11)：730－732.

[23] Yilmaz O，Yilmaz S. Ricocele and epididymitis in Behçet's disease[J]. J Ultrasound Med，2011，30(7)：909－913.

[24] 苏莹，张彤，邢金友．贝赫切特综合征的免疫剂治疗及免疫指标分析[J]．河南医学研究，1999，8(3)：264－265.

[25] 李金星，常健，孙晓明．紫外线照射充氧自血回输对贝赫切特综合征患者免疫指标及粘附分子的影响[J]．中华理疗杂志，2001，24(3)：150－151

[26] Resnick D，Kransdorf MJ. Systemic lupus erythematosus. In：Resnick D，Kransdorf MJ，eds. Bone and joint imaging[M]. 3rd ed. Philadelphia：Elsevier-Saunders，2005：321－327.

[27] Chimenti MS，Teoli M. Resolution with rituximab of localized scleroderma occurring during etanercept treatment in a patient with rheumatoid arthritis[J]. Eur J Dermatol，2013，23(2)：273－274.

[28] Zhou HX，Ning GZ. Cryptococcosis of lumbar vertebra in a patient with rheumatoid arthritis and scleroderma：case report and literature review[J]. BMC Infect Dis，2013，13：128.

[29] 朱蓓蕾，叶强，周成业，等．以中枢神经系统症状为首发表现的硬皮病一家系[J]．中华神经科杂志，2010，43：311－312.

[30] 陈晓红．判断误诊的相对标准．临床误诊误治，2000，2(1)：13.

[31] Mansour S，Bonner A. Low socioeconomic status (measured by education) and outcomes in systemic sclerosis：data from the Canadian Scleroderma Research Group. J Rheumatol，2013，40(4)：447－454.

[32] 陈可冀．实用中西医结合内科学[M]．北京：北京医科大学．中国协和医科大学联合出版社，1998：1515－1519.

[33] Clements PJ，Allanore Y. Arthritis in systemic sclerosis：systematic review of the literature and suggestions for the performance of future clinical trials in systemic sclerosis arthritis[J]. Semin Arthritis Rheum，2012，41(6)：801－814.

[34] 姚尔固．风湿病急症[J]．医师进修杂志，2000，3(3)：59.

[35] 陈洁，姚志荣，张定国．儿童皮肌炎25例临床分析[J]．临床皮肤科杂志，2004，33(6)：349－350.

[36] Norrenberg S，Gangji V. Diffuse Muscular Pain，Skin Tightening，and Nodular Regenerative Hyperplasia Revealing Paraneoplastic Amyopathic Dermatomyositis due to Testicular Cancer. Case Rep Rheumatol，2012，2012：534－236.

[37] 吴梅，张迪展，于美玲，等．皮肌炎55例回顾性临床分析[J]．中国麻风皮肤病杂志，2007，23(9)：742－744.

[38] 沈定国．多发性肌炎、皮肌炎诊断治疗中的几个问题[J]．中华神经内科杂志，2003，36(3)：163－165.

[39] 罗燕．皮肌炎治疗的探讨[J]．临床皮肤科杂志，2005，34(2)：121－122.

[40] 缪竟智．结节病[M]．北京：科学技术文献出版社，2002：262.

[41] Benyahya E，Etaouil N. Chronic arthritis of the elbow caused by sarcoidosis. Rev Med Interne，2002，23(5)：476－477.

[42] 曹来宾．骨关节结节病的线诊断(附5例报告)[J]．临床放射学杂志，1982，1(1)：63.

[43] 马婉颖，马骧．结节病关节炎2例报告[J]．实用放射学杂志，2000，6(16)：63.

[44] Pua U. Hand angiography in connective tissue disease[J]. J Clin Rheumatol，2012，18(6)：321.

[45] 赵淑肖，路雪艳．多发性肌炎与带状硬皮病重叠综合征1例[J]．临床皮肤科杂志，2005，34(9)：611－612.

[46] Arnett FC，Edworthy SM，Bloch DA，et al. The American Rheumatism Association 1987 revised criteria for the classifica-tion of rheumatoid arthritis[J]. Arthritis Rheum，1988，31(3)：315－324.

第十一章　营养性疾病

第一节　佝偻病和骨软化

维生素 D 的主要功能是调节钙、磷代谢，维持钙、磷在体内的比例。维生素 D 可促进肠道对钙的吸收，影响肾脏对磷的再吸收。通常食物中只是包含足够量的维生素 D 原、胆固醇、麦角固醇，在肠道吸收之后必须通过阳光中的紫外线照射，才能转变为维生素 D。儿童缺乏维生素 D 会导致佝偻病，成人维生素 D 缺乏会出现骨软化症。

一、佝偻病

佝偻病(rickets)是一种由于儿童体内维生素 D 不足，钙磷代谢紊乱引起的以骨骼病变为特征的全身慢性营养性疾病。致病原因主要为维生素 D 缺乏或维生素 D 吸收障碍（表 11-1-1）。

表 11-1-1　佝偻病的病因

维生素 D 缺乏
饮食中缺乏
日晒不足
吸收障碍
慢性腹泻、脂肪泻
先天性胆道狭窄或闭锁
婴儿肝炎综合征
肾脏疾病
多囊肾
Fanconi 综合征
其他原因
肝豆状核变性(Wilson 病)

本病多见于 3 个月至 2 岁的婴幼儿。由于婴幼儿生长快、户外活动少，是发生佝偻病的高危人群。我国北方冬季较长、日照短，所以北方婴幼儿佝偻病患病率高于南方。近年来随着社会经济文化水平的提高，我国佝偻病发病率逐年减低。

【病理】佝偻病的病理改变主要为维生素 D 缺乏引起的钙、磷代谢紊乱，使骨样组织钙化不良，产生骨质软化。病变可累及全身骨骼，严重程度常与骨生长速度呈正比。生长迅速的干骺端病变最严重，表现为干骺端膨大，骨样组织大量增生而不能如期钙化。镜下可见骨样组织大量形成，来自骨内膜的骨样组织层层重叠于原有的骨小梁上，使骨髓腔显著狭小；而来自骨外膜的骨样组织则均匀地覆盖于骨表面，向外突出，使尺桡骨、股骨和胫腓骨等的干骺端变大，呈杯口状。四肢长骨的软骨化骨障碍，使骨纵径生长受阻，严重者可导致佝偻病性侏儒。肋软骨和骨交界处的骨骺板也可见增粗和突起，形成串珠肋。脊柱可向前、后或侧突。骶髂关节周围骨组织变软，骶骨和骶骨岬被压向下，使骨盆入口前后径变短。由于支持重量、骨质软化及肌张力的关系，下肢可出现骨弯曲畸形，呈“O”形或“X”形。

婴幼儿出生后第一年内，颅脑发育较身体其他部位迅速。当维生素 D 缺乏时，颅软骨不能为骨组织取代而停止生长，骨缝处结缔组织代偿性增生，导致囟门延迟关闭，骨缝增宽。人字缝处骨质变薄尤为明显，临床上表现为“乒乓头”。由于额部、颞部及枕部的骨样组织生长过多，可形成“方头”。

佝偻病经适当治疗后，骨骼病变可逐渐痊愈。骨骺软骨的基质中出现钙盐沉着，形成新的骨化线。软骨内骨化过程重新进行，软骨细胞继续增生、成熟，逐渐转变为骨组织。骨样组织构成的骨板经钙化后变为正常的骨板。病变痊愈后，骨骼可变粗糙，骨皮质增厚。一般长骨的弯曲常持续较长时间，甚至留下永久性畸形。

【临床】佝偻病的主要临床表现为生长最快部位的骨骼改变，骨骼改变常在维生素 D 缺乏一段时间后出现。佝偻病还可影响患儿的肌肉发育及神经兴奋性。重症佝偻病患儿可出现消化系统和心肺功能障碍，并影响行为发育及免疫功能。佝偻病的临床表现可分期如下：

1. *初期*　多见于 6 个月以内的婴儿。临床主要表现为神经兴奋性增高，如易激惹、烦闹、夜惊、多汗等。此期常无佝偻病骨骼改变。实验室检查：血清 25-(OH)D_3 下降，血钙下降，血磷降低，碱性磷酸酶正常或稍高。

2. *活动期* 出现佝偻病典型的骨骼改变。3～6个月的患儿以颅骨改变为主，压之有乒乓球感。7～8个月的患儿头颅呈方形，双侧肋骨前端膨大出现串珠肋，手腕、足踝部出现手足镯。1岁左右的患儿，胸廓呈“鸡胸”畸形，双下肢呈“O”形、“X”形弯曲。如果患儿血磷降低严重会出现全身肌肉松弛、肌张力降低、肌力减退等症状。实验室检查各项血生化指标的改变更加显著。

3. *恢复期* 佝偻病患儿经治疗后，临床症状和体征可逐渐减轻或消失。实验室检查血钙、血磷逐渐恢复正常，碱性磷酸酶一般需1～2个月才能降至正常水平。

4. *后遗症期* 多见于2岁以后的患儿，如果婴儿期佝偻病严重可残留不同程度的骨骼畸形。一般无明显的临床症状，实验室检查血生化指标正常。

【影像学】佝偻病的影像学表现以骨骼改变为主，典型的骨骼改变多发生于骨骼生长最活跃的部位。一般在承受体重的下肢胫、腓骨中表现尤为突出。尚未站立行走的患儿因爬行关系，常以上肢尺、桡骨改变为著。

1. *初期* 此期常无骨骼改变，影像学表现可正常或仅表现为预备钙化带模糊、干骺端边角突出等征象。

2. *活动期* 此期出现佝偻病典型的骨骼改变，特征性影像学改变见于干骺端和骨骺。长骨干骺端逐渐变宽，骨小梁紊乱，边缘模糊不规则，呈毛刷状，干骺端受重力压迫可呈杯口状凹陷。骨骺轮廓毛糙，骨质稀疏。干骺端与骨骺间透亮的骨骺线增宽。已直立行走的患儿下肢由于负重呈弓形，双侧形成“O”形或“X”形畸形(图11-1-1～图11-1-3)。双侧肋骨前端膨大呈串珠肋。

3. *恢复期* 佝偻病患儿接受治疗2～3周后，骨骼改变即会有所改善。影像学表现为干骺端毛刷状改变的骺侧出现新的钙化带。干骺端与骨骺间透亮间隙逐渐变狭，最后完全恢复为正常的骨骺线。骨干密度和小梁结构随着病变的恢复而渐趋正常，骨皮质致密清晰。

4. *后遗症期* 佝偻病痊愈后，活动期产生的各种畸形，如髋内翻、膝外翻、“O”形腿、“X”形腿等可在痊愈后持续多年，有的甚至终生存在。

【诊断要点】正确诊断佝偻病需依据维生素D缺乏的病史，并结合临床表现、血生化指标和骨骼

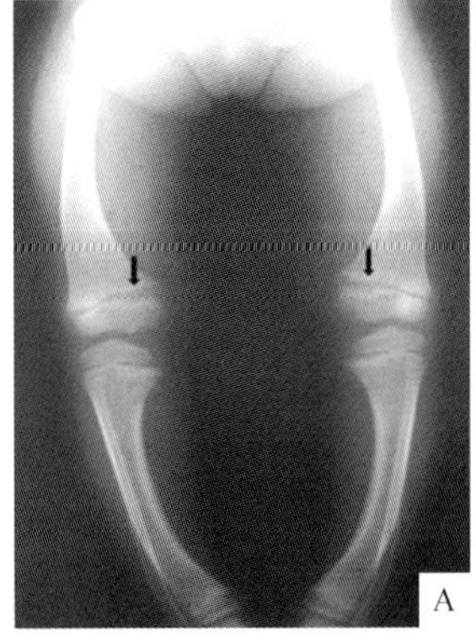

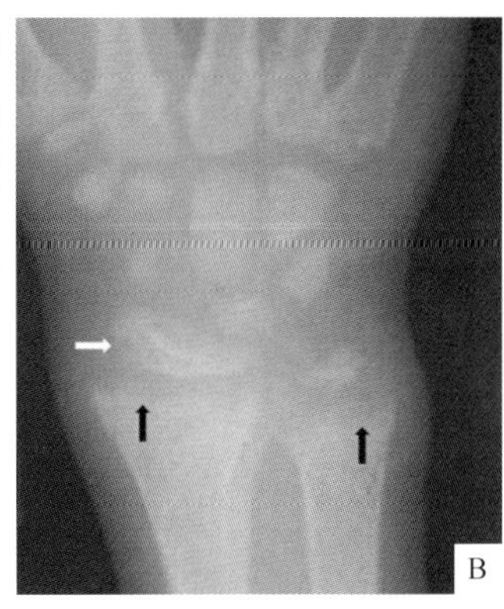

图 11-1-1 佝偻病。A. 双下肢X线正位片显示双侧下肢呈“O”形畸形，股骨远端干骺端呈毛刷状改变(箭头)。B. 右腕关节X线正位片显示右侧尺桡骨远端干骺端呈毛刷状改变(黑箭)，骨骺轮廓毛糙(白箭)。

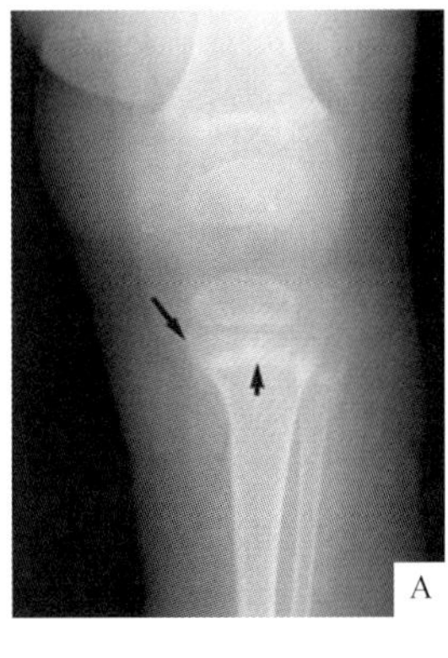

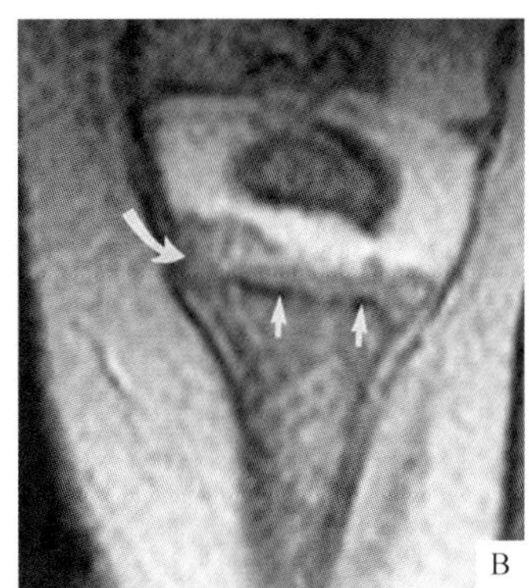

图 11-1-2 佝偻病。A. 左侧膝关节X线正位片显示左侧胫骨近端干骺端毛刷状改变好转(短黑箭)，骺侧出现新的钙化带(长黑箭)。B. 左胫骨近端MR冠状位梯度回波序列显示干骺端毛刷状改变好转(白箭)，骺侧出现新的钙化带(弯箭)。

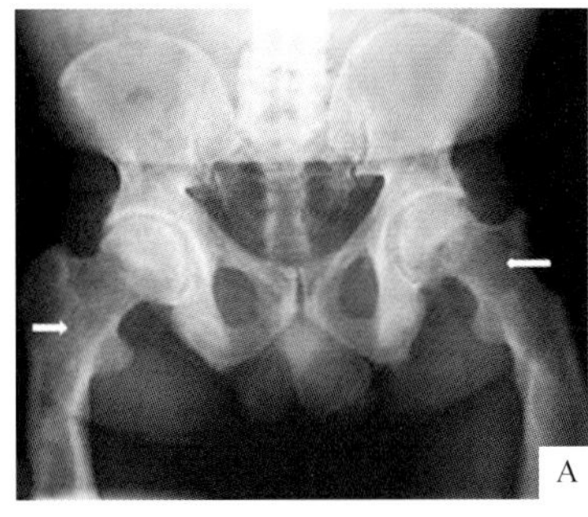

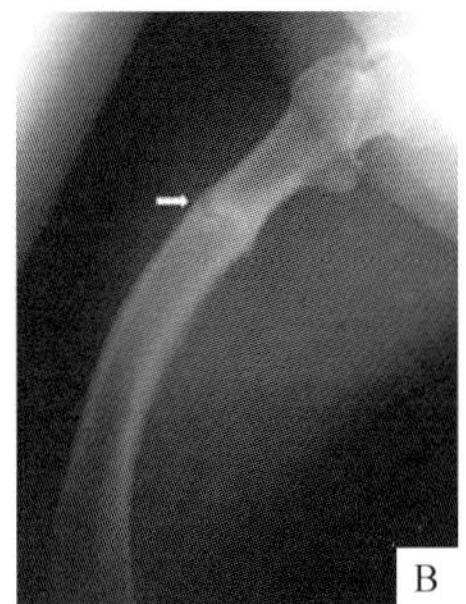

图 11-1-3 骨软化。A. 骨盆X线片显示双侧股骨弯曲畸形，骨密度降低(白箭)，骨小梁模糊。股骨凸面骨皮质变薄，凹面骨皮质相对增厚。B. 右侧股骨X线正位片显示右股骨弯曲畸形，股骨上段见假骨折线(白箭)。

影像学检查。血清25-OHD水平测定为最可靠的诊断标准，该指标在佝偻病初期即可明显降低。如无条件进行该项测定的医院，诊断需结合患儿的临床表现及影像学检查股骨、胫骨或尺桡骨干骺端的特征性改变。佝偻病需早期诊断，及时治疗，避免

发生骨骼畸形。

【鉴别诊断】

1. 维生素C缺乏症　维生素C缺乏症是由于食物中缺乏维生素C所致，好发于膝关节诸骨，常仅累及一个骨的干骺端。而佝偻病易侵犯全身骨骼，以腕关节、踝关节、膝关节和肋骨前端的改变最显著。维生素C缺乏症的骨膜改变多发生在干骺端，呈三角形揭起，常伴骨骺分离和移位，而佝偻病的骨膜改变多起源于骨干的中1/3段，常呈薄片状。

2. Fanconi综合征　是一种先天性疾病，由于肾近曲小管对磷、葡萄糖和一些氨基酸吸收障碍所致。影像学表现酷似维生素D缺乏性佝偻病，但临床上有遗传病史和磷酸盐过低的特点，并常有糖尿、乳糜尿及严重贫血。用足量的维生素D治疗无效。

3. 原发性甲状旁腺功能亢进　该病患者长骨干骺端改变和佝偻病有时在影像学上难以区分，但甲状旁腺功能亢进在婴儿及儿童极为少见，且长骨骨干多有囊样稀疏改变。结合血生化检查甲状旁腺功能亢进患者有高血钙，而佝偻病患者血钙下降，可予鉴别。

【相关疾病】

1. 维生素D依赖性佝偻病　为常染色体隐性遗传，分为两型：Ⅰ型为肾脏1-羟化酶缺陷。使25-OHD转变为1,25-$(OH)_2D$发生障碍，血中25-OHD浓度正常；Ⅱ型为靶器官1,25-$(OH)_2D$受体缺陷，血中1,25-$(OH)_2D$浓度增高。Ⅰ型患儿可有高氨基酸尿症；Ⅱ型患儿的一个重要临床特征为脱发。两型骨骼影像学表现和佝偻病相似，但弓形腿和长骨变短更为明显，偶尔可表现为骨硬化。

2. 低血磷抗维生素D佝偻病　本病多为性连锁遗传，也可为常染色体显性或隐性遗传，为肾小管重吸收磷及肠道吸收磷的原发缺陷所致。佝偻病症状多出现在1岁以后，血钙多正常，血磷明显降低。患儿多短小、矮胖，弓形腿更明显。骨骼影像学表现中轴骨及附肢骨有异位钙化及骨化。

二、骨软化

成人骨软化的病因除了由于食物中维生素D缺乏、日晒不足外，胃肠道疾病、肝胆疾病及肾病也是致病的原因(表11-1-2)。多次妊娠、长期哺乳是加速骨软化发病的重要因素。

新中国成立前，我国华北一带妇女由于营养缺乏和常年不出门见不到日光，骨软化症的发病率较高，尤其多见于怀孕和哺乳期的妇女。现在随着人民生活水平的提高，骨软化症已极为少见。

表11-1-2　骨软化的病因

骨软化的病因
维生素D缺乏
饮食性
日晒不足
合成功能障碍
消化系统疾病
胃切除
小肠切除或肠道短路手术
肠瘘
慢性腹泻、脂肪泻
慢性胆道梗阻或肝病
肾脏疾病
慢性肾炎
慢性肾盂肾炎
多囊肾
肾小管性酸中毒
Fanconi综合征
其他原因
肝豆状核变性(Wilson病)
长期服用抗癫痫药物

【病理】骨软化和佝偻病的病理改变相似。由于缺乏维生素D，引起钙、磷代谢失调，无机盐不能足量地沉积于骨样组织中，使新生的骨样组织不能钙化。成熟的骨骼可塑性增加，在身体重力负荷下可发生各种变形，如脊柱后突或侧突，椎体呈双凹形，骨盆呈三叶状，髋、膝关节亦常有内翻或外翻畸形。骨软化症可并发骨折，骨折后形成大量骨样组织却不能骨化。假骨折线为骨折后骨样组织骨化不全所致，亦可能与邻近血管搏动压迫有关。

【临床】骨软化症的初发症状是肌肉无力，尤其以下肢明显，以致行走困难。随后出现全身骨痛和压痛。骨骼变形引起的身体畸形是病变严重的症状，变形常见于身体的负重部位，如脊柱、骨盆和下肢。实验室检查：血钙正常或偏低，血磷偏低，碱性磷酸酶增高。

【影像学】普遍性骨密度降低是骨软化的基本影像学表现。骨钙化不全进一步加重使骨小梁模糊，骨皮质变薄，骨骼变形。骨皮质变薄以骨凸面皮质明显，而骨凹面皮质相对增厚。

假骨折线(Looser带)是骨软化的特征性表现，影像学表现为细长的透亮带，边缘可有硬化，透亮带可完全或部分贯穿骨骼。假骨折线好发于股骨、胫骨、耻骨、肩胛骨的腋缘、肋骨和尺桡骨。

骨软化骨骼变形广泛，可出现一些特殊的畸形：常见的有三叶状骨盆；双侧髋关节内翻、膝关节外翻；“X”形腿、“O”形腿；脊柱后突或侧突。颅骨软化严重可出现颅底凹陷症。

【诊断要点】明确诊断骨软化需结合维生素 D 不足的病史，临床肌无力、全身骨痛等症状，及影像学检查骨密度普遍降低、骨皮质变薄、假骨折线、广泛骨骼畸形等征象。

【鉴别诊断】疲劳骨折影像学表现与骨软化假骨折线相似，但疲劳骨折多发生在负重部位，且几周内即可出现修复性改变。而后者在全身骨软化痊愈后才能逐渐修复。

（贺娜英）

第二节 维生素 A 过多症

维生素 A(hypervitaminosis A)的前身是维生素 A 原（又称胡萝卜素），机体摄入后在肝脏内由胆盐参与转变为维生素 A。维生素 A 为机体营养所必需，但是过量摄入就会发生中毒，称为维生素 A 过多症。维生素 A 过多症分为急性维生素 A 过多症和慢性维生素 A 过多症两种。

【病因】

1. 急性维生素 A 过多症　一次大剂量(30 万～100 万 IU)摄取维生素 A 可引起急性维生素 A 中毒。成人多为食用富含大量维生素 A 的食物，有文献报道食用北极熊、海豹、鲨鱼等动物的肝脏而发生维生素 A 中毒。儿童则多为意外服用大剂量维生素 AD 制剂引起。

2. 慢性维生素 A 过多症　多因不遵医嘱，长期服用过量维生素 A 制剂引起。成人每日摄入 8 万～10 万 IU，持续半年；或每日 3 万～4 万 IU，持续数年可引起慢性中毒。婴幼儿每天摄入 5 万～10 万 IU，超过 6 个月即可导致慢性维生素 A 中毒。

【病理】维生素 A 的主要作用是维持视网膜中视紫质的正常代谢及功能，保护上皮组织的正常结构和促进骨骼的生长发育。过多的维生素 A 会降低细胞膜和溶酶体膜的稳定性，导致细胞膜受损，组织酶释放，引起皮肤、骨骼、脑、肝等脏器病变。脑受损可使颅内压增高；骨组织变性可引起骨质吸收、变形、骨膜下新骨形成、血钙和尿钙上升。过量维生素 A 还可使三酰甘油堆积在肝脏内，引起脂肪肝；也能拮抗肠道对维生素 K 的吸收，导致凝血酶原减少，凝血时间延长。

【临床】

1. 急性维生素 A 过多症　临床表现多在大量摄入维生素 A 6～8 小时后出现，主要有过度兴奋、头痛、呕吐等颅内压增高的症状。12～24 小时后出现皮肤红肿，继而脱皮，以手掌、脚底最厚处明显。实验室检查：血浆维生素 A 明显增高，可以达到 500 μg/L（正常成人 100～300 μg/L）。脑脊液检查压力增高。

2. 慢性维生素 A 过多症　首先出现的是胃纳减退，体重下降。继而出现皮肤干燥、脱屑、皲裂、毛发干枯、脱发、齿龈红肿、唇干裂和鼻出血等皮肤黏膜损伤表现。患者易激动。骨关节疼痛、压痛、四肢肿胀、活动受限。严重者出现肝脾肿大、门静脉高压和腹水等肝硬化表现。实验室检查：血浆维生素 A 明显增高，可见血钙和尿钙升高。脑脊液检查可有压力增高。

【影像学】急性维生素 A 中毒一般无骨骼影像学改变，慢性维生素 A 中毒骨骼影像学改变对于确诊有重要意义。

骨骼改变主要发生在管状骨，可发生于四肢长管状骨和手足短管状骨，好发于尺骨和跖骨（可同时侵犯一根或几根跖骨，第五跖骨最常受侵犯，第一跖骨较少受侵）。影像学表现为骨皮质增厚、骨膜反应或骨外膜下新骨形成（图 11-2-1）。骨外膜新生骨可以是波浪状、薄壳状或层状，中毒明显时呈波浪状和薄壳状，新骨与原来骨皮质之间存在透亮间隙。恢复期新生骨由波浪状、薄壳状转为层状，与原来骨皮质融合，原有间隙消失。维生素 A 中毒可导致长管状骨骺板软骨坏死，骨骺早闭，影响骨的生长，造成双侧上肢或下肢不等长畸形（图 11-2-1）。头颅扁骨上形成的骨膜下新骨密度较正常颅骨密度为低，在 X 线平片上不管正位还是侧位都有重叠，不易显示。CT 可较好地显示颅骨骨外膜下形成的新骨。

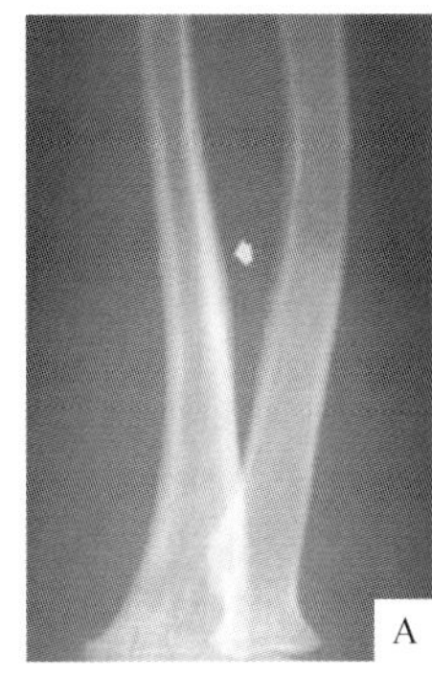

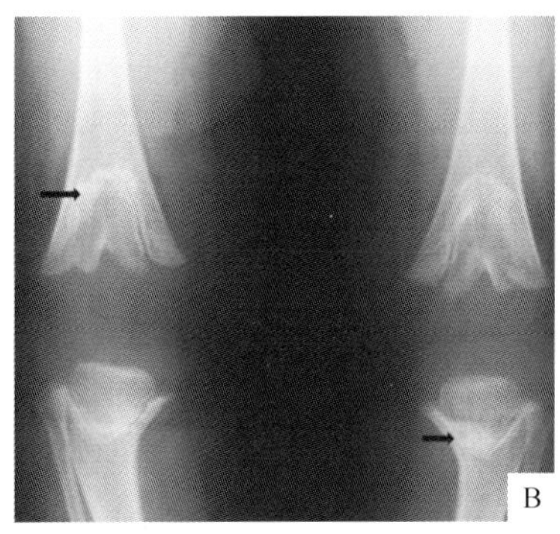

图 11-2-1　维生素 A 过多症。A. 左侧尺桡骨 X 线正位片显示左尺骨骨皮质增厚、骨膜反应。B. 双侧膝关节 X 线正位片显示双侧股骨远端及胫骨近端骺板软骨坏死，骨骺早闭（黑箭）。

【诊断要点】维生素A过多症的明确诊断必须要有过量维生素A摄入的病史,同时结合实验室检查血浆维生素A升高以及骨骼影像学检查管状骨骨皮质增厚、骨膜反应或骨外膜下新骨形成;骨骺板软骨坏死,骨骺早闭等表现。

【鉴别诊断】

1. 维生素C缺乏症　维生素A过多症与维生素C缺乏症在临床及影像学表现上有相似之处,但维生素C缺乏症骨骼影像学骨质普遍性稀疏、维生素C缺乏症线、角征、骨外膜下血肿等表现有助于和本病鉴别。

2. 婴儿骨皮质增生症　与本病影像学表现类似,但婴儿骨皮质增生症常累及面骨、颌骨和肩胛骨,极少累及跖骨。临床上骨皮质增生症多发生在1岁以下的婴儿,常见发热症状,结合血中维生素A浓度正常可与本病鉴别。

(贺娜英)

第三节　维生素D过多症

维生素D是激素前体,易被误认为是营养品,用于防止骨质疏松、佝偻病。过量摄入维生素D可产生维生素D过多症(hypervitaminosis D)。临床实践表明,每日用量超过2万IU,持续用药1个月以上即可发生维生素D中毒。维生素D过多症可分为急性和慢性两种。

多见于长期或大量应用维生素D治疗的患者,如治疗骨结核或类风湿关节炎等。近年来,将维生素D作为营养品而过量应用引起维生素D中毒也屡见报道。少数病例可因个体对药物敏感所致。

【病理】机体大量摄入维生素D,使体内维生素D反馈作用失调,血清1,25-$(OH)_2D_3$的分泌功能增加,肠吸收钙、磷增加,血钙浓度过高。机体通过负反馈使降钙素分泌增加,血钙沉积于骨与其他器官组织,造成动脉、肾脏、心脏、胃壁、肺泡、支气管、肾上腺、长骨干骺端的异常钙质沉着,影响其功能。钙盐沉积于骨关节系统中可造成骨硬化和软组织内钙沉积;沉积于肾脏(主要为肾小管)中可产生肾小管坏死和肾钙化,甚至可引发肾萎缩、慢性肾功能损害;沉积于小支气管与肺泡中可损坏呼吸道上皮细胞引起溃疡或钙化灶。如在中枢神经系统、心血管内出现较多钙化灶,可产生不可逆的严重损害,甚至会危及生命。

【临床】维生素D过多症的早期症状主要为高血钙引起,如食欲不振、嗜睡、头痛、多饮和烦渴,并伴有恶心、呕吐、腹痛及腹泻。慢性中毒可以出现厌食、尿急和多尿症。晚期因肾结石和肾钙化,可导致肾功能衰竭。实验室检查:血钙增高,尿钙强阳性。

【影像学】维生素D过多症骨骼系统影像学改变主要是骨质硬化和骨质疏松,儿童维生素D中毒以骨质硬化为主,骨质疏松多见于成人维生素D中毒。骨质硬化可表现为长骨骨骺及干骺端密度增高,骨干骨皮质增厚(图11-3-1)。病变进展可见骨干膨胀,骨髓腔狭窄但不闭塞。颅骨、肋骨及椎骨亦可见骨质硬化。骨质疏松表现为骨密度减低,骨皮质与骨髓腔界限不清。

器官、组织内钙沉积是本病影像学的突出改变。关节周围软组织内可出现钙化灶,肾脏和动脉壁可见广泛钙化,大脑镰亦常见钙化。

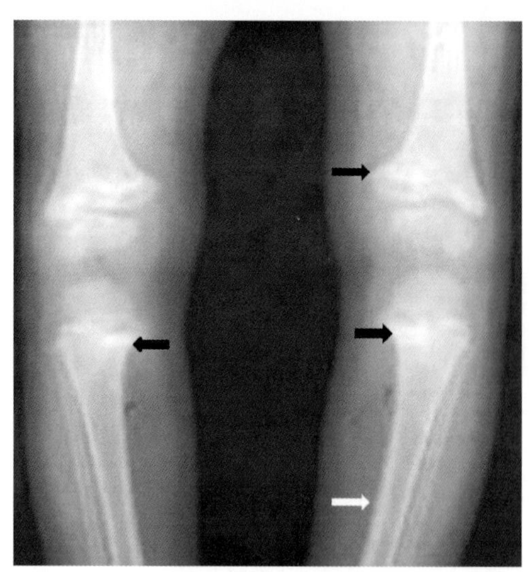

图11-3-1　双侧膝关节X线正位片显示双侧股骨远端及胫骨近端干骺端密度增高(黑箭),胫骨骨皮质增厚(白箭)。

【诊断要点】维生素D增多症的诊断需结合维生素D过量应用的病史;实验室检查血钙升高,尿钙强阳性;影像学检查广泛骨质硬化、骨质疏松及关节周围软组织钙化,肾、血管壁钙化等征象。

【鉴别诊断】

1. 佝偻病　婴幼儿维生素D过多症早期烦躁不安、多汗等症状与佝偻病相似,应仔细询问病史加以鉴别。后期结合两者临床及影像学表现不难鉴别。

2. 石骨症(osteopetrosis)　石骨症为常染色体遗传病,全身所有软骨化骨均可见骨硬化。硬化区骨结构消失不能辨认,骨髓腔狭窄、闭塞。可见“骨中骨”表现。临床有贫血、肝、脾和淋巴结肿大。维生素D过多症骨骼改变主要见于长骨干骺端,骨髓腔狭窄但不闭塞，软组织内出现广泛钙沉积有助于两者鉴别。

（贺娜英）

第四节 维生素C缺乏症

维生素C是机体细胞内氧化和还原过程的触酶，影响细胞的活力，对细胞间质黏合质的形成也有重要作用。维生素C缺乏症又称为坏血病，多是由于食物中缺乏维生素C所引起，好发于8个月至2岁的人工喂养儿，3个月以内的婴儿由于体内尚存来自母体的维生素C，罕有发病者。成人维生素C缺乏症较少见。

维生素C缺乏症主要因食物中缺乏维生素C引起，消化道吸收障碍，慢性病维生素C需要量增加时也能引起本病。成人维生素C缺乏症主要是由酒精中毒或长期饮食不调所致。

【病理】维生素C缺乏时，毛细血管内皮细胞间质缺乏黏合质，毛细血管脆性和通透性均明显增加，可引起广泛出血，常发生于四肢肌肉、关节囊、骨膜下和齿龈等处。骨膜下和软组织出血可形成血肿，诱发骨膜反应。维生素C缺乏还可造成成骨细胞和成软骨细胞不能形成骨组织，导致软骨停止骨化。由于破骨细胞吸收并无影响，又没有新骨形成，造成普遍性骨质疏松，骨皮质变薄，骨脆弱易折。骨折贯穿脆弱的骨骺板可引起骨骺分离。

【临床】本病常见的临床症状为食欲减退，精神不振，恶心呕吐等。出血症状可见于皮肤、牙龈、眼结膜、四肢肌肉关节附近。四肢长管状骨骨膜下出血或骨骺滑脱可引起肢体疼痛和活动障碍，下肢较多见。眼眶骨膜下出血可导致眼球突出。实验室检查：血维生素C测定有助于诊断，血清碱性磷酸酶降低，部分患者可由于出血倾向并发贫血。

【影像学】维生素C缺乏症影像学表现以骨骼改变为主，周身骨骼除显示骨质疏松外，干骺端的改变较为突出。“维生素C缺乏症线”征象出现较早，表现为预备钙化带增宽致密，于干骺端形成密度增高且不规则的线状影（图11-4-1）。“维生素C缺乏症透亮带”为新生稀疏的骨小梁所形成，在维

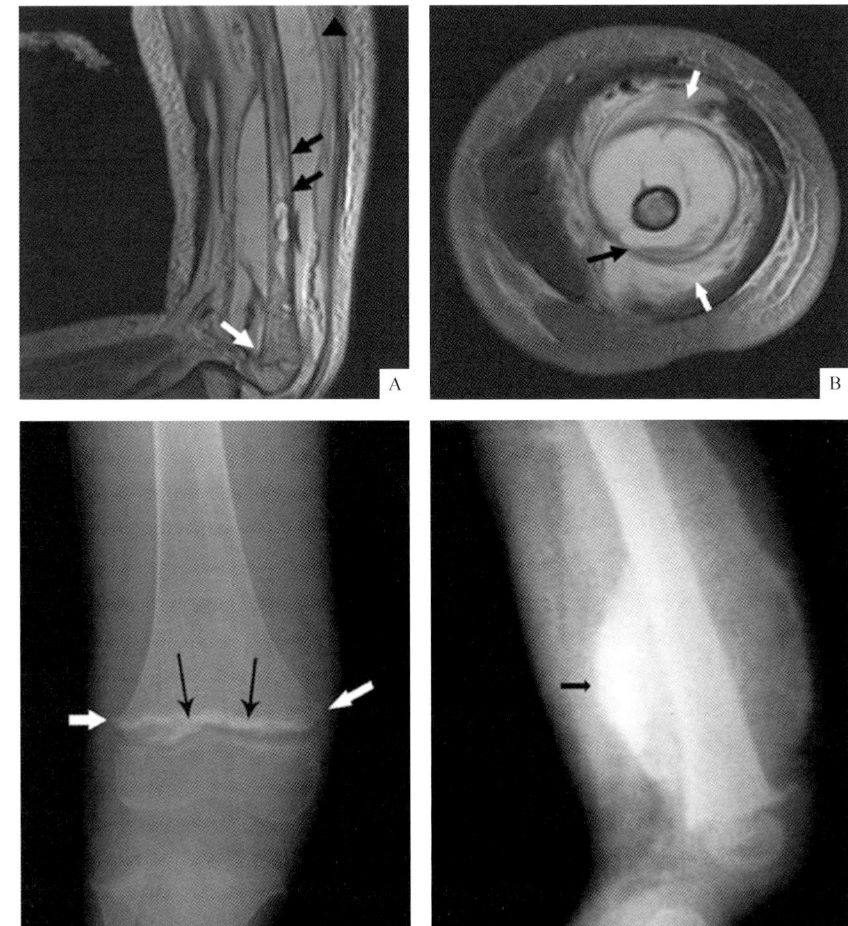

图11-4-1 维生素C缺乏症。A. 左股骨MR冠状位T2WI显示左股骨骨膜下出血（黑箭头），股骨内信号不均匀（黑箭），股骨远端干骺端形态不规则（白箭）。B. 左股骨MR横断位T2WI显示左股骨骨膜下出血（黑箭），邻近肌肉肿胀，信号不均匀（白箭）。C. 右侧膝关节X线正位片显示右股骨远端维生素C缺乏症线（细黑箭）。股骨干骺端边缘见角征（短白箭）及骨刺（长白箭）。D. 右侧膝关节X线侧位片显示右股骨骨膜下出血，血肿呈梭形（黑箭）。

生素C缺乏症线的骨干侧呈低密度横带。“角征”发生在干骺端边缘，表现为预备钙化带下方骨松质与骨皮质局限缺损。干骺端侧缘可向骨干外方突出形成骨刺。增宽的预备钙化带、维生素C缺乏症透亮带及角征均属易损部位，轻微外力即可引起骨折，骨折贯穿骨骺板可引起骨骺分离。骨骺化骨中心区骨质疏松、周围相当预备钙化带区域发生致密钙化，形成环状骨骺。

骨膜下出血多见于四肢长骨，早期呈软组织肿胀，出血钙化时周边部呈密度略高的线影。骨膜下出血可与骨干平行，或呈梭形(图11-4-1)。严重的骨膜下出血可使相邻的两骨如胫腓骨分离。

维生素C缺乏症经维生素C治疗后1～2周骨骼改变开始好转，1～2个月恢复正常。如合并骨膜下血肿恢复较慢，骨骺分离明显者可能遗留永久的畸形。恢复期影像学表现为维生素C缺乏症透亮带消失，骨密度恢复正常，骨皮质增厚。骨膜下出血形成的血肿逐渐缩小，并发生骨化使骨皮质增厚。

【诊断要点】维生素C缺乏症的诊断需结合患者维生素C缺乏的病史，实验室检查血维生素C测定有助于诊断，骨骼影像学检查有维生素C缺乏症线、维生素C缺乏症带、角征、骨刺、环状骨骺、骨膜下血肿等特征性表现。

【鉴别诊断】

1. 佝偻病　婴儿佝偻病好发于尺桡骨远端，可见干骺端杯口状凹陷，骨骺边缘模糊。骨膜改变多起源于骨干的中1/3段、常呈薄片状，无骨膜下出血。而婴儿维生素C缺乏症好发于膝关节诸骨，干骺端可见维生素C缺乏症线、维生素C缺乏症带、角征、环状骨骺。骨膜改变多发生于干骺端，呈三角形揭起，常伴骨骺分离及骨膜下出血。

2. 白血病　白血病骨骼浸润时可以产生和维生素C缺乏症极其相像的影像学改变，但肿瘤浸润骨外膜常发生在长骨骨干的中段，干骺端骨质可呈不规则虫蚀样破坏。而无维生素C缺乏症之环状骨骺、维生素C缺乏症线、维生素C缺乏症带等征象，也无维生素C缺乏症普遍性骨质疏松改变。因此仔细观察影像学改变并结合临床表现，可予鉴别。

（贺娜英）

第五节　溃疡性结肠炎关节病

溃疡性结肠炎(ulcerative colitis, UC)是以溃疡糜烂为主的结肠黏膜慢性炎症性病变，原因不明，可累及大部分结肠。溃疡性结肠炎引起的关节病是炎性肠病性关节炎(arthritis with inflammatory bowel disease)的一种，发病率为10%～12%，可发生在任何年龄，以青壮年为主，男女无明显性别差异。溃疡性结肠炎关节病(arthropathy in ulcerative colitis)的病因和发病机制尚不清楚，有研究提示可能与免疫异常有关。

【病理】溃疡性结肠炎关节病可分为周围型和中枢型。周围型溃疡性结肠炎关节病以外周关节改变为主，病理改变近似类风湿关节炎。滑膜组织病理学研究结果无特异性，可见绒毛、滑膜细胞肥大，淋巴细胞和少量浆细胞浸润。血管增殖，血管壁多形核细胞浸润。中枢型溃疡性结肠炎关节病发生于脊柱和骶髂关节，早期常表现为双侧对称性骶髂关节炎。从骶髂关节炎发展至脊柱炎需一段时间，长者数年。本型病理改变类似于强直性脊柱炎，最终可导致脊柱强直。

【临床表现】

1. 关节改变

(1) 周围型：该型患者外周性关节炎可与肠病同时发生或发生于肠病后，关节炎的发生率与溃疡性结肠炎结肠病变的范围呈正相关。典型临床表现为急性起病，24小时内达高峰，呈游走性、非对称性的四肢关节红、肿、热、痛。少数也可隐匿起病，甚至没有体征。90%为多关节炎，一般不超过4个关节。关节症状多持续不到1个月，部分患者关节症状可持续数月以至数年。关节症状常在膝、踝关节首发，容易受侵犯的关节还有肘、腕关节，近端指间关节、掌指关节和跖趾关节。关节炎多为自限性，一般无关节结构破坏，通常不导致畸形。溃疡性结肠炎患者行结肠切除术可防止关节炎复发。

(2) 中枢型：本类型多见于男性，表现为脊柱炎和双侧骶髂关节炎。临床表现与原发性强直性脊柱炎(ankylosing spondylitis, AS)相似。腰痛多隐匿，晨僵明显，活动后可缓解，休息反而加重。体检可见腰椎活动受限，双侧骶髂关节压痛。脊柱炎症状与肠病恶化或缓解不相关，常表现为慢性过程，最终可导致脊柱强直。中枢型患者HLA-B27阳性率较高，可达53%～75%。

2. 消化道症状　溃疡性结肠炎患者可出现腹痛、血便、大量黏液脓血便、里急后重等消化道症状。

【影像学】

1. 关节改变

(1) 周围型：首先累及膝关节、踝关节，少数侵犯腕关节及手、足小关节。早期影像学表现为关节周围软组织肿胀、邻近骨质疏松和关节渗液，可单关节或多关节不对称出现。后期可出现骨质破坏、囊性变，极少出现关节间隙狭窄。

(2) 中枢型：早期影像学常仅见骶髂关节炎，双侧对称。表现为双侧骶髂关节关节面骨密度增高，关节间隙不规则狭窄或融合(图 11-5-1)。脊柱炎晚期常出现椎体节段性融合，椎体边缘骨桥形成，脊柱呈“竹节样”变。部分女性患者还可见耻骨炎改变。

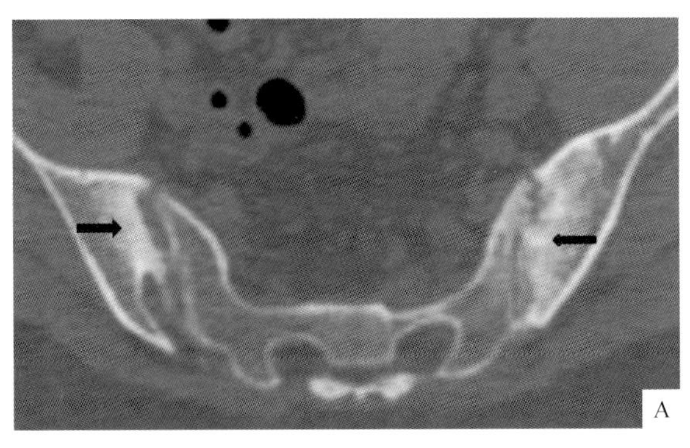

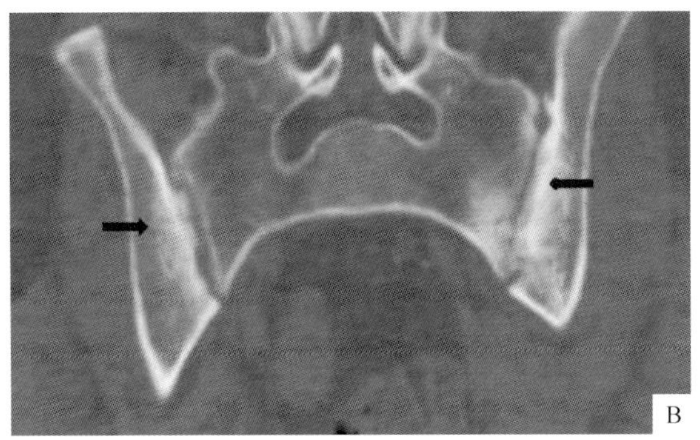

图 11-5-1 男，52 岁，确诊溃疡性结肠炎。2 年后出现双侧骶髂关节炎。骶髂关节 CT 横断位、冠状位显示双侧骶髂关节面骨密度增高(黑箭)，关节间隙狭窄。

2. 肠道改变　钡剂灌肠病变多位于结肠、直肠，表现为肠黏膜粗乱及细颗粒状变化，多发溃疡及假息肉形成，肠管狭窄、缩短、结肠袋消失，肠壁变硬、管腔狭窄呈铅管状。

【诊断要点】 溃疡性结肠炎关节病的诊断需结合长期溃疡性结肠炎病史，影像学典型的肠道改变及外周关节炎、脊柱炎或骶髂关节炎征象。实验室检查溃疡性结肠炎患者有抗中性粒细胞胞质抗体(ANCA)阳性。

【鉴别诊断】

1. 类风湿关节炎　类风湿关节炎与周围型溃疡性结肠炎关节病患者的骨关节影像学表现相仿，但溃疡性结肠炎患者有典型的消化道症状及影像学肠道改变。实验室检查溃疡性结肠炎关节病患者类风湿因子阴性有助于两者鉴别。

2. 牛皮癣性脊柱炎　中枢型溃疡性结肠炎关节病的患者需要与牛皮癣性脊柱炎相鉴别。后者多为非对称性或单侧性骶髂关节炎，病变程度较前者轻，较少导致椎体间骨桥形成和韧带钙化。而前者病变较重，常发展为脊柱强直。

(贺娜英)

第六节　肠源性脂肪代谢障碍营养不良症

肠源性脂肪代谢障碍营养不良症亦称为 Whipple 病(Whipple disease)，是一种罕见的慢性全身性营养吸收障碍综合征，1907 年由 Whipple 首次报道。本病好发于中年男性，妇女和儿童少见。肠源性脂肪代谢障碍营养不良症几乎可累及全身所有的脏器，抗生素治疗有效，但容易复发。目前认为，肠源性脂肪代谢障碍营养不良症的发病与感染、原发性免疫缺陷、血清 IgM 降低有关。

【临床与病理】 肠原性脂肪代谢障碍营养不良症主要的临床表现有体重减轻，腹痛、腹泻，关节炎，进行性痴呆，共济失调，贫血，皮肤色素沉着，淋巴结肿大，少数可出现心脏杂音、低血压、肝脾肿大和眼肌麻痹等症状。

约 2/3 以上的肠源性脂肪代谢障碍营养不良症患者会发生关节炎，部分患者以关节炎为首发症状。多数表现为游走性、多关节炎，大关节受累比小关节受累多见。关节炎常持续 1～3 周，下肢关节易受累。

病理检查：小肠活检发现小肠黏膜固有层充满大量含 PAS 染色阳性物质的巨噬细胞为特征性所见，类似发现也见于滑膜组织、心包膜、心肌、肝、脾、肾和脑。电镜检查肠壁、肠系膜淋巴结和滑膜可见杆菌小体。

【影像学】

1. 肠道改变　典型改变多位于小肠，表现为小肠扩张，空肠、十二指肠黏膜皱襞呈隆起性、水肿样增厚，一般不累及回肠末端。

2. 关节改变　关节影像学改变没有特征性，多表现为骨质疏松和退行性骨关节病，下肢关节易受累。

【诊断要点】

体重下降、腹泻、关节痛和腹痛时，应怀疑有肠源性脂肪代谢障碍营养不良症的可能。小肠、滑膜组织学活检发现含 PAS 染色阳性物质的巨噬细胞有助于诊断。

（贺娜英）

第七节　克罗恩病关节病

克罗恩病(Crohn's disease)是一种原因不明的慢性胃肠道炎症性肉芽肿性疾病。20 世纪 70 年代以来注意到克罗恩病是一种全身系统性疾病，除胃肠道外，还可累及关节、眼、肝、肾及皮肤黏膜等。克罗恩病的病因不明，目前认为与自身免疫、细胞免疫缺陷，感染及遗传等因素有关。克罗恩病关节病也是一种炎性肠病性关节炎，可分为周围型和中枢型。临床及影像学表现与溃疡性结肠炎关节病类似。

【临床】

1. 关节炎表现

(1) 周围型：周围型多见于克罗恩病局限于结肠者，局限于结肠的克罗恩病患者与局限于小肠者发生外周性关节炎的比例为 4∶1。外周性关节炎可分为 2 型：Ⅰ型以膝关节、踝关节、肩关节、腕关节受累为主，呈不对称性，累及关节数目少，无关节畸形，与克罗恩病的活动有关；Ⅱ型以对称性小关节受累为主，侵犯多个关节，与克罗恩病的活动无关。

(2) 中枢型：本类型多见于男性，表现为双侧骶髂关节炎和脊柱炎。临床主要症状为腰痛，晨僵明显，活动后可缓解。体检可见腰椎活动受限，双侧骶髂关节压痛。脊柱炎常为慢性过程，最终可导致脊柱强直。

2. 消化道表现　常出现腹痛、腹泻、腹部包块、肠梗阻及肠道瘘管等消化道症状。

3. 皮肤、黏膜表现　克罗恩病最常见的是皮肤病变为结节性红斑。

4. 眼部表现　3%～11%的克罗恩病患者可伴有前色素膜炎，多为单侧及一过性，易复发。

5. 其他表现　克罗恩病后期可出现贫血、杵状指、营养不良等表现。

【影像学】

1. 关节改变

(1) 周围型：影像学一般仅有关节周围软组织肿胀，骨质疏松等征象，后期可出现骨质破坏、囊性变，极少出现关节间隙狭窄。

(2) 中枢型：早期影像学多表现为双侧对称性骶髂关节炎，后期发展为脊柱强直，椎体边缘骨桥形成，脊柱呈“竹节样”变。

2. 肠道改变　钡剂灌肠见克罗恩病病变可累及整个消化道，以回肠末段和邻近结肠多见，呈节段性分布。表现为病变肠管黏膜皱襞增宽或消失，可出现裂隙状溃疡、“卵石征”、“线样征”等征象。

【诊断要点】有长期克罗恩病病史，临床有消化道症状和反复发作的关节症状，并结合肠道和关节的影像学改变。

（贺娜英）

参考文献

[1] Martins J, Silva E. Brief history of rickets and of the discovery of vitamin D[J]. *Acta Reumatol Port*, 2007, **32**: 205.

[2] Rajakumar K, Thomas SB. Reemerging nutritional rickets — A historical perspective. *Arch* [J]. *Pediatr Adolesc Med*, 2005, 159: 335.

[3] Thacher TD, Fischer PR, Strand MA, et al. Nutritional rickets around the world: causes and future directions[J]. *Ann Trop Paediatr*, 2006, 26: 1.

[4] Strand MA. Diagnosis of rickets and reassessment of prevalence among rural children in northern China [J]. *Pediatrics international: official journal of the Japan Pediatric Society*, 2007, 49: 202.

[5] Li HQ. Correctly understand vitamin D deficient rickets[J]. *Chinese journal of pediatrics*, 2008, 46: 161.

[6] Berg EE, Ricket S. *Orthopaedic nursing* [J]. *National Association of Orthopaedic Nurses*, 2004, 23: 53.

[7] Thacher TD, Fischer PR, Pettifor JM. The usefulness of clinical features to identify active rickets [J]. *Ann Trop Paediatr*, 2002, 22: 229.

[8] Pettifor JM. What's new in hypophosphataemic rickets[J]. *European Journal of Pediatrics*, 2008, 167: 493.

[9] Chapman T. Fractures in infants and toddlers with rickets[J]. *Pediatric Radiology*, 2010, 40: 1184.

[10] D'Iachkova GV, Riazanova E A, D'Iachkov K A, et al. X-ray features of vitamin D-deficiency and vitamin D-resistant rickets[J]. *Vestnik Rentgenology Radiology*, 2008, 4: 41.

[11] Rennie LM, Beattie TF, Wilkinson AG, et al. Bath, Incidental radiological diagnosis of rickets[J]. *Emerg Med J*, 2005, 22: 534.

[12] Tischkowitz MD, Chisholm J, Gaze M, et al. Medulloblastoma as a first presentation of Fanconi anemia [J]. *Journal of Pediatric Hematology Oncology*, 2004, 26: 52.

[13] Jevtic V. Imaging of renal osteodystrophy. *Eur J Radiol*, 2003, 46: 85.

[14] Ukinc K. Severe osteomalacia presenting with multiple vertebral fractures: a case report and review of the literature [J]. *Endocrine*, 2009, 36: 30.

[15] Park JM, Woo YK, Kang MI, et al. Oncogenic osteomalacia associated with soft tissue chondromyxoid fibroma[J]. *Eur J Radiol*, 2001, 39: 69.

[16] Cakur B, Sumbullu MA, Dagistan S, et al. The importance of cone beam CT in the radiological detection of osteomalacia [J]. *Dentomaxillofac Radiol*, 2012, 41: 84.

[17] Marx J, Naude H, Pretorius E. The effects of hypo- and hypervitaminosis A and its involvement infoetal nervous system development and post-natal sensorimotor functioning — A

review[J]. *Br J Dev Disabil*, 2006, 52: 47.

[18] Rothenberg AB, Berdon WE, Woodard JC, et al. Hypervitaminosis A-induced premature closure of epiphyses (physeal obliteration) in humans and calves (hyena disease): a historical review of the human and veterinary literature[J]. *Pediatric Radiology*, 2007, 37: 1264.

[19] O'Donnell J. Polar hysteria: an expression of hypervitaminosis A [J]. *American Journal of Therapeutics*, 2004, 11: 507.

[20] 荣独山. X线诊断学(第二版)第3册[M]. 上海: 上海科学技术出版社, 2000.

[21] Mondal R, Nandi M, Chandra PK. Neurofibromatosis, Pathological Fracture and Hypervitaminosis-D [J]. *Indian Pediatrics*, 2010, 47: 881.

[22] Lieben L, Van Looveren R, Bouillon R, et al. Fetal hypervitaminosis D results in neonatal lethality. *J Bone Miner Res* , 2007, 22: S183.

[23] Garbuzova VU. Influence of nifedipin, vitamin E and bisphosphates on intensity of lipid peroxydation in arterial and venous walls it hypervitaminosis D[J]. *Fiziolohichnyi Zhurnal* (*Kiev*), 2002, 48: 70.

[24] Bonakdarpour A. *Systematic Approach to Metabolic Diseases of Bone*. A. Bonakdarpour. In: Reinus WR, Khurana J S, Eds. Diagnostic Imaging of Musculoskeletal Diseases: A Systematic Approach [M]. New York: Springer, 2010: 15-59.

[25] Verma S. Unilateral proptosis and extradural hematoma in a child with scurvy[J]. *Pediatric Radiology*, 2007, 37: 937.

[26] Magiorkinis E, Beloukas A, Diamantis A. Scurvy: Past, present and future[J]. *Eur J Intern Med*, 2011, 22: 147.

[27] Brickley M, Ives R. Skeletal manifestations of infantile scurvy[J]. *Am J Phys Anthropol* , 2006, 129: 163.

[28] Harrow JJ, Nolan RJ, Morgan MB, et al. Diagnostic pitfalls: Case report of scurvy in a man with spinal cord injury[J]. *J Spinal Cord Med*, 2003, 26: 163.

[29] Estienne M, Bugiani M, Bizzi A, et al. Scurvy hidden behind neuropsychiatric symptoms[J]. *Neurol Sci*, 2011, 32: 1091.

[30] Karthiga S, Dubey S, Garber S, et al. Scurvy: MRI appearances[J]. *Rheumatology*, 2008, 47: 1109.

[31] Conrad K, Laass MW. *Ulcerative Colitis*. In: Shoenfeld Y, Cervera R, Gershwin M E, Eds. Diagnostic Criteria in Autoimmune Diseases [M]. Totowa: Humana Press Inc, 2008: 323-327.

[32] Nunez C. Genetic markers linked to rheumatoid arthritis are also strongly associated with articular manifestations in ulcerative colitis patients[J]. *Hum Immunol* , 2006, 67: 324.

[33] Lupascu A. Sacroileitis and peripheral arthropathy associated with ulcerative colitis: effect of infliximab on both articular and intestinal symptoms[J]. *Dig Liver Dis*, 2004, 36: 423.

[34] Balbir-Gurman A, Schapira D, Nahir M. Arthritis related to ileal pouchitis following total proctocolectomy for ulcerative colitis[J]. *Semin Arthritis Rheum*, 2001, 30: 242.

[35] Puechal X. Whipple's disease[J]. *Rev Med Interne*, 2009, 30: 233.

[36] Famularo G, Minisola G, De Simone C. A patient with cerebral Whipple's disease and a stroke-like syndrome[J]. *Scand J Gastroenterol*, 2005, 40: 607.

[37] Hoppe E. Whipple's disease diagnosed during biological treatment for joint disease[J]. *Joint Bone Spine*, 2010, 77: 335.

[38] Puechal X. Whipple disease and arthritis[J]. *Curr Opin Rheumatol*, 2001, 13: 74.

[39] Schijf LJ, Becx M, de Bruin PC, et al. Whipple's disease: easily diagnosed, if considered[J]. *Neth J Med*, 2008, 66: 392.

[40] Juillerat P. Extraintestinal manifestations of Crohn's disease [J]. *Digestion*, 2007, 76: 141.

[41] 王云钊, 屈辉, 孟悛非, 等. 骨关节影像学[M]. 第二版. 北京: 科学出版社, 2010: 763-785.

第十二章　神经源性疾病

第一节　神经营养性关节病

Charcot 于 1868 年首先描述神经性关节病，故也常将之称为 Charcot 关节病，即夏科关节病。此类疾病为无痛觉所引起，又称无痛性关节病。是由各种病因引起的中枢或外周神经损伤，导致关节骨质崩解、碎裂、吸收，以致关节结构和功能紊乱的一种关节病，常见于 40～60 岁，男∶女＝3∶1。

本病多发生于脊髓痨和脊髓空洞患者，也可发生于截瘫、糖尿病性神经病、周围性神经损伤、脊髓肿瘤、脊髓膜膨出等，结核、麻风感染、酒精中毒、淀粉样变、恶性贫血也可以引起本病。此外，长期应用皮质类固醇的患者如患类风湿关节炎，或在系统性红斑狼疮的治疗和器官移植术后，以及长期应用止痛药如保泰松、吲哚美辛等也易发生本病。颈椎、肩、肘、髋、膝、踝、趾等关节由于没有痛觉作为保护而易导致关节的过度使用、撞击，因而发生破坏 。

【**病理**】由于关节的保护性感觉丧失，再加上局部软组织和骨的神经营养障碍、使关节囊、韧带和肌肉松弛，关节容易在反复的机械力作用下产生损伤，使关节韧带撕裂、松弛。关节囊肥厚，关节粘连，关节内纤维素沉积，骨化，关节大量积液。在关节的滑膜面发生广泛的间变伴软骨化生，深层软化钙化。关节在反复的机械力作用下产生损伤，引起关节软骨的磨损、糜烂和破坏、剥离，导致关节间隙变窄，其内可见纤维组织和纤维软骨。相对的关节面相互碰撞，引起进一步骨质破坏和反应性骨质硬化，骨性关节面变形、凹凸不平，边缘可有骨刺形成。骨碎片、剥脱的关节软骨进入关节腔或种植在滑膜均可逐渐长大。韧带和骨端的破坏可导致关节不稳，引起关节半脱位或脱位。而关节不稳、脱位可进一步促进骨质硬化，甚至是骨折。骨旁和骨关节周围则可出现广泛的新生骨和钙化。最后受累关节不再活动，产生骨质萎缩。神经营养性关节病和退行性关节病的病理改变有许多相似之处，但前者具有更明显的骨质破坏和关节囊的改变。

【**临床**】本病病程长，进展缓慢。早期表现为关节肿胀、松弛，活动度异常，神经性关节病关节可逐渐肿大、出现不稳和积液，同时关节内还可穿出血样液体。肿胀关节多无疼痛或仅有轻微胀痛，关节功能受限也不明显，在活动或负荷的状态下均无感觉，痛觉减退或消失，深反射消失。本病的特点之一是关节疼痛和功能受限与关节肿胀破坏不一致。在晚期，关节破坏进一步发展后可出现病理性骨折或病理性关节脱位。

本病可累及任何关节，如肩、肘、颈椎和腕等，但以四肢大关节多见，约 75% 的病例累及下肢关节，而累积上肢关节中常见的神经病性疾患有颈髓的脊髓空洞症，约 25% 的脊髓空洞症患者伴发上肢关节破坏，本病患者同时还可出现单侧或双侧温度觉的丧失，因此常可见到上肢皮肤的烫伤瘢痕等。脊髓梅毒常累及的部位为髋关节、膝关节、踝关节、肩关节、肘关节、足和腰椎等，除骨和关节改变之外，还可见运动性共济失调、下肢深感觉障碍、Arggll－Robertson 瞳孔、血清康瓦反应阳性。脊髓膨出的病变常累及踝和足等小关节，可见足底出现无痛性溃疡，腰骶部见皮肤凹陷、软组织肿块或多毛改变，同时下肢肌可萎缩、感觉消失以及出现括约肌功能障碍等。糖尿病性神经病，则可发生足小关节如跗跖、跖趾、趾间关节的无痛性肿胀等改变。

【**影像学**】

1. X 线检查　早期表现为大量的关节积液致关节囊明显肿大，关节间隙增宽。由于关节周围韧带松弛可引起关节半脱位，关节内常有大小不一的游离体。关节软骨发生磨损、破坏后，关节间隙不均匀变窄，关节面下不规则骨质硬化，关节边缘出现小的骨刺，甚至边缘小骨刺发生骨折，与退行性关节病相似。随着病程的进展出现典型的 X 线表现，即关节软骨下骨质密度增高，硬化，骨质碎裂、吸收、塌陷，关节破坏加重，骨端变形。同时，骨质增生硬化，骨赘形成以及关节内骨碎片更为明显。从而出现关节的正常结构消失，合并有脱位，骨旁和关节周围可出现广泛的新骨和钙化（图 12-1-1）。神经营养性关节病的典型表现为同时出现骨质破坏和骨质硬化的关节结构严重紊乱，其硬化以及骨质碎裂的严重程度超过任何其他关节病。大量积液以及关节周围软组织肿胀，并常出现大量的钙斑，而骨骼普遍性脱钙、软组织萎缩常见于截瘫患者。

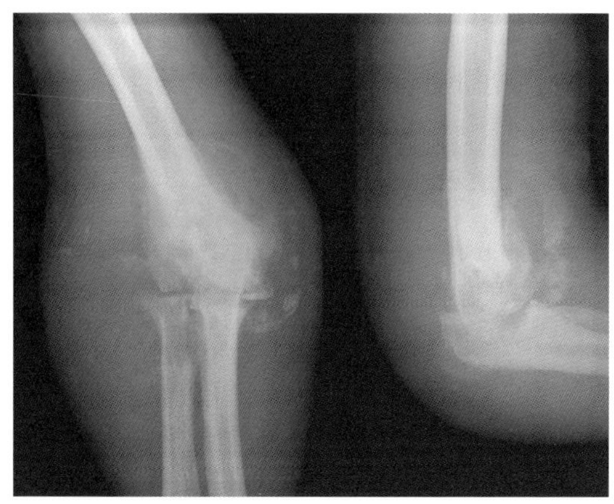

图 12-1-1 夏科关节病。男，50 岁，右肘外伤后一年，肘部肿胀 3 月余。右侧肘关节组成各骨骨质增生明显，可见骨赘形成，关节面欠光整，关节间隙显示不清，右肱骨下端局部见骨膜反应，右肘关节周围软组织肿胀，内见斑点状，片状高密度影，右肘关节半脱位，前臂桡侧偏。

脱落于关节内的软骨及骨碎片可形成游离体或种植于滑膜面，X 线平片或关节造影可显示。有的游离体出现在稍远离关节处，这表示它们位于膨胀扩张的关节囊的一些隐窝内，或进入邻近的滑膜囊肿内或存在于肌肉束之间。

髋关节和肩关节受累时，股骨头、股骨颈和肱骨头可被吸收，髋臼和肩胛盂也可部分破坏，可合并有骨硬化和游离体，破坏区邻近的骨膜下可出现新生骨。膝关节、踝关节受累时，常见骨端碎裂和毁损，关节间隙内有大量骨碎片，骨旁有明显骨质增生。足部受累，趾间关节和趾跖关节破坏严重，趾骨头发生骨质吸收，细而尖，如铅笔尖样变形，且常伴有软组织慢性感染。脊柱之病变多发生在腰椎，早期两个相邻椎体的相对面骨质密度增加，椎体边缘有大的骨赘，椎间隙不对称地变窄。椎体可发生前后或侧方滑脱和后突畸形。晚期椎体骨质破坏、碎裂，并有大量的新骨形成，骨旁和关节旁出现骨碎片。

本病的 X 线表现通常可分为三型：吸收型、增生型、混合型。早期的 X 线改变主要为关节的退行性改变，关节面轻度硬化，有时可出现骨质的侵蚀及破坏。进入晚期后，受累骨的关节面硬化更加显著，常不规则、塌陷，伴有骨质增生、破坏以及骨膜反应，关节间隙变窄，关节可畸形改变，脱位或半脱位。关节周围软组织可肿胀，其内可见不规则碎骨片或钙化斑。

以增生为主的 Charcot 关节病有一些特征性的 X 线骨改变，诊断一般不难，而以吸收为主的 Charcot 关节病 X 线片骨改变特征不多，因而诊断常有困难，容易误诊为恶性骨肿瘤。X 线片最大的不足就是对软组织的分辨率太低，因而较难鉴别关节周围的软组织块影，故 Charcot 关节病的诊断不可仅依靠 X 线片，还需结合其他影像学检查。

2. CT 检查　由于 CT 分辨率高，可以很好地显示出病灶的骨质破坏和周围软组织改变，可明确显示游离体是否位于关节腔内，可以确定关节腔积液的具体范围以及区分关节腔积液和软组织肿胀改变，因而对于平片不能得出诊断或难以确定病变范围的病例，应考虑结合 CT 检查进行诊断。

3. MRI 检查

(1) 受累关节骨改变：增生为主 Charcot 关节病表现为受累骨增大、突起，突起部中央信号与骨髓近似，外周厚薄不均与骨皮质信号相似。吸收为主 Charcot 关节病骨端破坏吸收，缺失的骨端为软组织块影取代，有时受累骨邻近骨髓腔内还可见多发小片状水肿。

(2) 关节周围软组织块影：病理上主要是关节囊内积液，增厚的关节囊壁及囊壁外肉芽组织血管翳、坏死骨组织、骨碎片等组成。在 MRI 上可清楚显示软组织块影的各层结构，从内向外依次为关节囊内积液、关节囊壁及囊壁外的其余软组织块影。关节囊壁可出现不均匀增厚、松弛或拉长改变，在关节周围，骨干旁或肌间隙内呈伪足状伸延，与邻近同样改变的滑囊一起，形成不规则多分叶状改变，囊壁 T1WI 呈稍低信号，T2WI 为稍高信号，注射 Gd-DTPA 后明显强化。最外层块影 T1WI 信号常稍低于关节囊壁，强化程度也略较囊壁轻。囊壁及块影内有时杂以多发小条片、块状 T1WI 及 T2WI 均为低信号的游离碎骨片。

MRI 中的骨骼肌肉系统具有良好的天然对比，能清晰显示其解剖形态，可提供生化、病理改变等信息，在骨髓组织和骨外软组织信号的衬托下可很好地显示出呈极低信号的骨组织形态和结构，是对 X 线和 CT 的必要补充。但 MRI 对骨和软组织的钙化和骨化显示不敏感，难以显示出较细小的钙化和骨化改变，因而仍需参考平片和 CT 检查。

【鉴别诊断】

1. 血友病性关节病　有明显的出血史，关节囊内积血致关节囊肿胀，密度增高。充血可以引起关节周围骨疏松和骨骺生长加速，骨性关节面可出现侵蚀以及软骨下骨小梁吸收、塌陷，但不易出现关节排列及结构紊乱，也没有关节内外的游离碎骨片

2. 膝关节骨内囊肿　其特征为骨内囊腔，软骨下可见X线透亮区。好发于中年人，无损伤病史，其临床症状轻微，X线上表现为长骨骨骺部位或扁平骨、关节软骨下区域的孤立性的囊腔变，边缘清晰，病变边缘可有硬化骨，尤以关节非负重区明显。

3. 退行性关节病　有运动障碍及疼痛症状，但无感觉减退或消失，X线无明显骨破坏及关节结构紊乱。

4. 类风湿关节炎　病变易侵犯近端指间关节和四肢的远端关节，骨端无毁损性骨质吸收。其特征为关节滑膜受侵犯为主，病损的关节周围骨质稀疏，关节间隙弥漫性狭窄，可见软骨下散在多发的小囊腔透亮影，而且患者有游走性关节肿胀疼痛病史，血清类风湿因子阳性。

5. 痛风性关节炎　有间歇性发作病史，血尿酸增高，易累及足跗趾、跖趾关节。受累关节旁软组织内痛风结节可引起偏心性肿胀，边缘性的穿凿状骨端破坏。一般缺少骨质疏松，无明确的骨质增生硬化，无严重关节结构紊乱，这些都是不同于神经营养性关节病的鉴别点。

6. 化脓性脊柱炎　有发热和中毒症状，有骨桥形成，但无椎体碎裂和椎旁碎骨片。

（贺娜英）

第二节　脊膜膨出

其病因不明。病理上病变处脊膜和脑脊液通过棘突裂向背侧软组织内突出，棘突裂可大可小，脊膜囊以蛛网膜做内衬，突出物中一般不含神经组织，偶尔可有部分神经根进入囊内，但不与囊壁粘连。

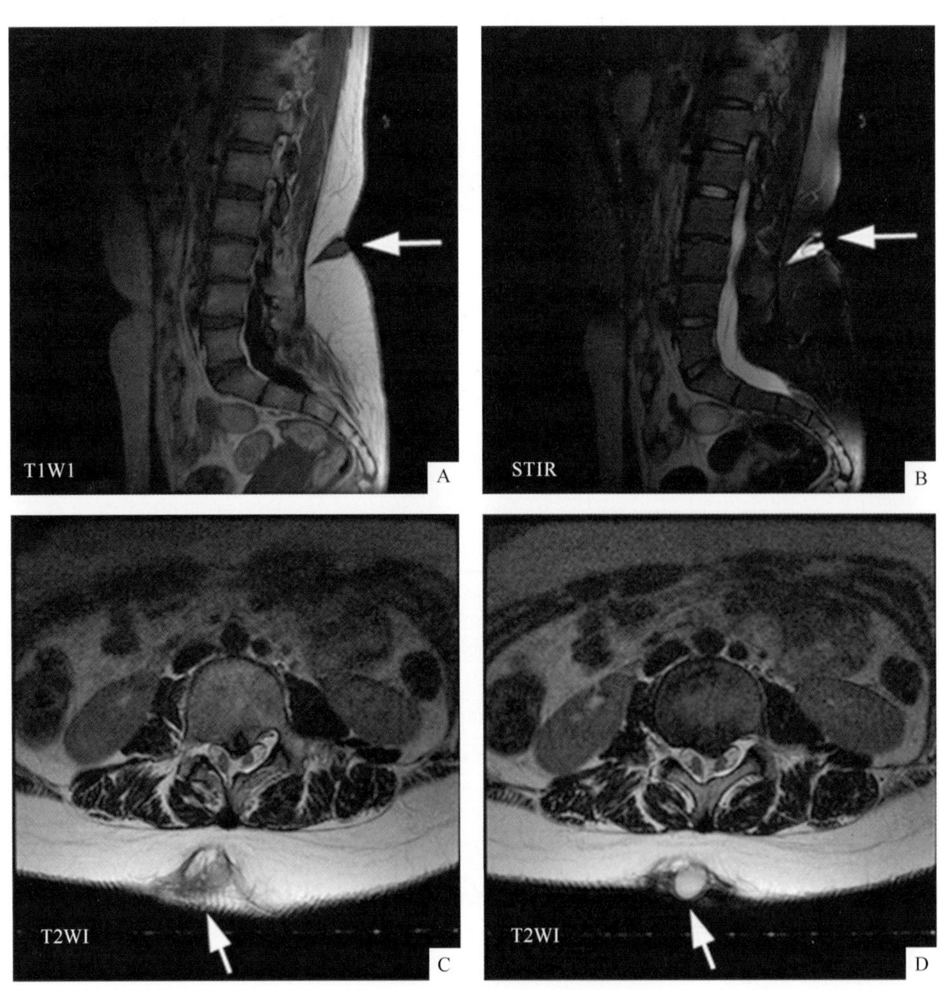

图 12-2-1　脊膜膨出。A. 矢状位 T1WI。B. 矢状位 T2WI 压脂相。C、D. 横断位 T2WI。于 L3、4 椎间隙水平，椎体后方皮下软组织内见囊袋状液性信号影，其内见管状影与硬膜囊相通。

【临床】单纯性先天性脊膜膨出发生率很低，仅占出生存活儿 1/10 000，无明显性别差异。单纯性脊膜膨出无伴随畸形者一般无神经系统功能异常症状和体征。80%脊膜膨出位于腰骶部背侧，其他可位于颅颈交界处、颈段、胸段，尾部罕见。无神经系统功能异常。体检可见皮下囊性肿块，局部皮肤完整，主要位于腰骶部背侧。应用瓦尔萨尔瓦手法，肿块可以改变其大小及张力。单纯性脊膜膨出很少有其他伴随畸形。

【影像学】

1. X线检查　正位X线片能显示左、右椎板因不联合而形成的裂隙，侧位X线片脊柱裂显示不佳，但是能在相应的部位见到背侧软组织块影。

2. CT检查　CT横断面平扫可显示棘突裂，同时能显示外突的脊膜囊，囊内充满低密度的脑脊液，而无其他异常密度病灶。椎管造影CT扫描可见造影剂充盈脊膜囊呈高密度，囊内无其他组织。对于单纯后突的脊膜膨出，椎管造影不失为一种较有效的检查方法。

3. MRI检查(图12-2-1)　MRI是最佳检查方法，无任何创伤，能通过矢状面和横断面扫描清楚显示背侧棘突裂，脊膜及脑脊液通过该骨缺损突向皮下组织。囊内容物信号在各个序列与脑脊液完全一致，并与椎管腔相通，囊内没有其他组织信号，膨出物所覆盖的皮肤及皮下脂肪完整，脊髓圆锥位置大多正常，少数位置稍低。有少数的棘突裂较大，横断面可见两侧椎板外翻。

【伴随畸形】较少见，颈颅交界处脊膜膨出有时可伴有Chiari畸形。腰骶部脊膜膨出可伴有其他脊髓发育不良，包括终丝增粗引起的脊髓圆锥低位。

(贺娜英)

第三节　脊髓脊膜膨出

妊娠第三周起，原始神经外胚层开始发生皱褶、卷曲，最后在中线逐渐形成从头侧向尾侧推进的原始神经管(将来的脊髓)。如此阶段各种各样的原因导致神经外胚层不能完成这个过程，这种神经组织就像一种神经平板(称为基板)，它阻碍了与之相连的皮肤外胚层与其分离。因此，皮肤位于它的两侧，中胚层同样不能移行到神经管后方，最终导致中线缺乏骨、软骨、肌肉等中胚层成分。

【临床】发生率占出生存活儿的(0.6～2)/1 000，女性略多于男性。主要表现为下肢感觉、运动障碍，大小便失禁，后脑功能不全，智商下降及脑积水等。脊髓脊膜膨出也好发于腰骶部中线附近，颈胸段罕见，形成明显后突而无皮肤覆盖的肿块。

【影像学】

1. X线检查　能显示左、右椎板因不联合而形成的裂隙，病变可累及一个或多个椎体平面。由于脊髓脊膜膨出，椎管腔扩大，正位X线片可见椎弓根的距离增宽，侧位X线片脊柱裂显示不佳，但是能在相应的部位见到明显的外突软组织块影。

2. CT检查　CT横断面平扫可清楚显示棘突裂，同时能显示外突的脊髓与脊膜囊。脊髓为软组织密度，而脊膜囊为脑脊液密度，适当调节窗位与窗宽则显示更满意。椎管造影CT扫描优于CT平扫，因为对比剂充盈硬膜囊呈高密度，此时脊髓显示为相对低密度，组织对比非常好。但是CT扫描只能采用横断面扫描，扫描范围也有限，有时可能遗漏合并的其他畸形。此外，CT软组织分辨率不如MRI，病变的显示没有整体感。因此，目前MRI是这种疾病的首选检查方法。

3. MRI检查　病变主要位于腰骶部，约占66%，胸腰段占30%，颈胸段罕见。矢状面T1WI能清楚显示脊柱中线宽大的骨质缺损。几乎所有脊髓脊膜膨出病例都是脊髓低位，通常位于第三腰椎平面以下。脊髓变形(基板)，脊髓膨出时可见形态异常的脊髓组织通过背侧的骨缺损略突向背侧，其表面无皮肤及皮下组织覆盖，两侧与皮肤组织相连。椎管腔扩大不明显，两侧椎板外翻，可见到背侧神经根从神经基板的腹侧发出，位于腹侧根的两侧，其腹侧为蛛网膜下腔。脊髓脊膜膨出与脊髓膨出的不同之处是突出物外突明显，突出物中除脊髓外，还包含了脊膜和脑脊液，他们位于外突的脊髓一侧，病变处椎管腔明显扩大。

【伴随畸形】几乎100%脊髓脊膜膨出同时伴有Chiari Ⅱ型畸形，脊髓积水占30%～75%，脑积水占80%，胼胝体发育不全、脊髓纵裂占30%～45%，其他非中枢神经系统畸形包括先天性脊柱侧弯(20%)、后突(不足10%)及髋部畸形等。

(贺娜英)

第四节　脂肪脊膜脊髓膨出

脂肪脊髓脊膜膨出占隐性神经管闭合不全50%。在胚胎的第3周，原始神经外胚层开始发生皱褶、卷曲，在其还没完全融合时，邻近的皮肤外胚层过早地与之分离，从而导致中胚层间充质移行至未闭合的神经管内，阻止了神经管闭合，这部分间充质被神经板背侧面诱导形成脂肪，充填了背侧的椎管裂，向前、向两侧与脊髓紧密相连，通过棘突裂长入背侧皮下组织。受累的脊髓与脂肪瘤可以位于椎管内，也可以通过椎管裂向椎管外生长。邻近腹侧面的中胚层被腹侧面的神经组织诱导形成脊膜，脊膜仅仅限于脊髓的前面及两侧，因此中线背侧没有脊膜形成，同时神经管形成异常也导致了椎弓、筋膜、肌肉发育不良。

【临床】脂肪脊髓脊膜膨出是脊髓脂肪瘤中最常见的一种类型，约占脊髓脂肪瘤的 84%，是引起脊髓栓系的最常见的原因。女性多见，男女之比为 1∶1.5～1∶2，绝大多数患者在生后或 6 个月前发病。突出的临床表现为背侧大小不等的外突性肿块，主要位于腰骶部。局部皮肤可有异常表现如小凹、血管瘤、毛发等，这往往是患者早期就诊的原因。极少数患者肿块不明显，直到出现神经系统功能受损症状才就诊，这种情况下发病年龄较大。神经系统损害症状包括小便失禁、下肢感觉异常、运动减弱、下肢骨骼畸形等。

【影像学】

1. X 线检查　正位 X 线片能显示左、右椎板因不联合而形成的裂隙，这种棘突裂通常累及几个相邻椎板，椎弓根扩大。X 线侧位片脊柱裂显示欠佳，但是常能在相应的部位见到背侧软组织内明显的外突块影。若伴发椎体或脊柱分节不全等畸形，则 X 线片显示清晰。

2. CT 检查　CT 横断面平扫可显示棘突裂及外翻的椎板，同时可能显示椎管内低密度的脂肪瘤通过棘突裂与背侧脂肪组织相连。由于脂肪组织与脑脊液均显示为低密度，尽管脂肪组织的密度更低，不合适的窗位与窗宽可能会造成漏诊，因此需注意窗技术及 CT 值。由于腰骶部通常有巨大的脂肪瘤，所以椎管造影 CT 扫描很难进行。

3. MRI 检查　MRI 是最佳的首选检查方法，能显示腰骶部椎管管腔增宽，缺损处椎板外翻，脊髓形态异常、低位，圆锥也失去正常形态。异常的脊髓末端通常位于 L3 平面以下，其背侧可见大小不等的脂肪瘤与之紧密相连，该脂肪瘤通过背侧骨缺损与皮下脂肪相连续，骨缺损往往比较大。脊髓背侧神经根从脊髓腹侧发出，位于腹侧根两侧，蛛网膜下腔位于其腹侧。突出物中同时可见脊膜和脑脊液信号，与脊髓脊膜膨出的区别在于脊髓背侧有脂肪瘤和完整的皮肤。

若脊膜及脑脊液没有突到椎管外，突出物中仅仅含有脂肪和脊髓，确切地说这种病变称为脂肪脊髓膨出。临床上比脂肪脊髓脊膜膨出更多见，与脊膜膨出的区别在于背侧有脂肪瘤与完整的皮肤。由于这两种脊髓脂肪瘤的病理基础相同，影像学表现相似，不少学者将其统称为脂肪脊髓脊膜膨出。

【伴随畸形】半椎、蝴蝶椎、椎体分节不全、骶骨及骶髂关节畸形发生率高达 50%。此外，脊髓积水约占 25%，少数伴有 Chiari Ⅰ型畸形。

（贺娜英）

第五节　脊髓圆锥低位

人在生长发育过程中，脊椎管的生长速度比脊髓快，因而脊髓下端相对于椎管下端会逐渐升高。脊髓栓系是指脊髓下端因各种原因受制于椎管的末端而不能正常上升，使其位置低于正常。它是多种先天性发育异常导致神经症状的主要病理机制之一，脊髓栓系综合征即为由此而导致的一系列临床表现，又称之为终丝紧张综合征。诊断标准为脊髓低位，圆锥位于 L2 椎体水平以下，终丝增粗，直径大于 2 mm，但脊髓圆锥的信号无异常改变。

由于胚胎时尾侧退行性分化发生异常如神经管没能完成退化，或当尾侧神经管退化和圆锥相对上升时，终丝未能得到延长所致。终丝大多是纤维性的，也有纤维脂肪性的（纤维脂肪瘤），约占其中的 29%，囊性少见。增粗的终丝既可以是内终丝，也可以是外终丝，或者两者同时受累。10%～15% 患者的远端脊髓附着在尾侧的硬膜囊，没有明显的终丝。导致脊髓栓系的原因常为脊髓和脊柱末端的各种先天性发育异常，如脊髓终丝紧张、脊膜膨出、隐性脊柱裂、腰骶椎管内脂肪瘤、脊髓脊膜膨出、先天性囊肿及潜毛窦等。另外腰骶部脊膜膨出术后粘连也可导致脊髓再栓系。脊髓栓系可使脊髓末端发生血液循环障碍，因而导致相应的神经症状。

【临床】发病年龄各异，无明显性别差异，脊髓栓系综合征的临床表现与脊柱裂相似，主要为：腰骶部的皮肤出现隆突或凹陷等改变，常伴分泌物或感染；隆起的大包块；多毛。这些改变常预示存在隐性脊柱裂、脊膜膨出、潜毛窦等，可能合并有脊髓栓系。下肢的运动障碍主要表现为下肢力弱、疼痛，可出现行走异常，还常合并脊柱侧弯。下肢的感觉障碍主要为下肢、会阴部和腰背部的疼痛及感觉异常。大小便功能障碍主要表现为排尿困难、尿失禁、尿频、尿潴留等，大便秘结或失禁。有15%～25%伴有脊柱侧后突。

【影像学】

1. X线检查　能显示隐性棘突裂，棘突裂发生率高达100%，Hendrick等认为正常的脊柱X线片几乎可以排除本病。

2. CT检查　平扫仅能显示棘突裂，但难以显示增粗的终丝，椎管造影CT扫描有时候能显示增粗的终丝及低位的圆锥位置。

3. MRI检查　MRI是目前最佳的影像学检查方法，能清楚显示圆锥低位和终丝增粗表现，通常两者常常同时存在，偶尔可见终丝增粗而脊髓圆锥位置正常。还可了解其他并存的病理改变如脊髓纵裂、脂肪瘤等。大多数终丝和拉长的脊髓紧贴前突的腰段椎管背侧，圆锥失去正常的形态，因此矢状面及冠状面MRI往往不能清楚显示低位脊髓圆锥的确切位置，需要在横断面上观察，T2加权像尤为重要，圆锥有神经根发出而终丝没有，因而其定位最可靠，在高信号脑脊液的衬托下等信号的神经根显示非常清晰，但是横断面T1加权像也很重要，能清楚显示终丝的脂肪变性。对于外终丝的增粗，MRI显示困难，可能造成误诊。有时候MRI可见脊髓末端囊性病灶，可能代表脊髓缺血梗死、软化或者脊髓积水。

（贺娜英）

第六节　脊髓空洞症

脊髓空洞症是一种先天性脊髓发育异常，最早由Esteinne于1546年描述，Charles首次用脊髓空洞命名，即指脊髓内有空洞形成的一种慢性进行性疾患，当病变累及延髓时则称之为延髓空洞症。其病变特征为脊髓(主要是灰质)内形成管状空腔以及胶质(非神经细胞)增生。

【病因】脊髓空洞症的病因不是十分清楚，目前主要的理论有以下几种。① 先天发育异常　脊髓空洞症常伴有脊髓裂、脑积水等其他先天性异常，因而一般认为它是一种先天发育异常。② Greenfield等指出脊髓空洞症不同于脊髓中央管的单纯囊肿，呈管状空洞，因脊髓背中线发育畸形导致。空洞腔常和脊髓中央管相通，其内衬可见有室管膜细胞。还有人认为脊髓空洞是因胶质细胞增殖后中心部分坏死而形成。③ 脑脊髓流体动力学理论　也有人认为脊髓空洞是由于第四脑室出口先天性闭塞，脑脊液循环障碍，其搏动压力对中央管不断冲击，使脊髓中央管不断扩大所致。④ 脊髓空洞可继发于胶质细胞瘤、外伤、血管畸形、脊髓蛛网膜炎症、囊性病变等。

【病理】其空洞常发生在颈髓，也可延伸至整个脊髓，甚至可见到部分病变延伸到延髓。累及的脊髓节段不同，其截面积亦不同，在颈膨大水平可达最大程度。病变多发生于脊髓后角基底或髓前连合，其囊变缓慢扩大后可累及更多的灰质和白质。

【临床】此病多发生于20～50岁，男多于女。其主要临床特点为肌肉萎缩、相应节段触觉和本体感觉保留而痛温觉消失，并可出现肢体的瘫痪以及营养障碍等。其起病隐蔽，病程较缓慢，临床首发症状常为手部肌肉无力或感觉迟钝。具体的临床症状则和病变的部位和范围有关，以颈下段、上胸段病变常见。

1. 感觉症状　本病特征为节段性分离性感觉障碍，即脊髓丘脑纤维中断后痛温觉丧失，而轻触觉、位置觉和震颤觉则因后柱早期不受累而相对保留。当病变累及后索时，则会出现相应的深感觉障碍。患者常在将手放入热水内不知冷热或手部刺、割伤后才意识到痛温觉的丧失。手指损伤后常形成溃疡，但由于没有痛觉而不会保护，导致病变难以愈合。

2. 运动症状　当病变发展到前角细胞时可致运动神经元的破坏，出现相应肌肉的萎缩、瘫痪，肌纤维震颤、肌张力减低。最早受累的一般为手内在肌，严重时可出现爪形手畸形，然后上行至前臂、上臂及肩带。当下肢出现痉挛性轻瘫、反射亢进时表明病变累及到了侧索。进入晚期后，可因病变累及中央外侧细胞柱内交感神经元而出现Horner征。

3. 营养障碍　可出现关节积液、肿胀，活动弹响而无痛感即Charcot关节病表现，是因关节软骨和骨的营养障碍及深浅感觉障碍所产生的反馈机制失调而导致。在X线上可见到关节骨端骨软骨的破坏，常伴关节半脱位。皮肤可出现多汗或无汗、发绀、角化过度等改变，指甲变粗糙。晚期可发生膀胱及直肠括约肌功能障碍。空洞累及延髓时可出现吞咽困难，软腭与咽喉肌无力，伸舌偏向患侧且患侧舌肌萎缩，耳鸣、眼球震颤等。另外，还常见到脊柱侧突畸形、弓形足等改变。

【影像学】在X线片上可见到脊柱畸形等改变。80%的空洞可在CT上发现，主要表现为髓内的CT值接近脑脊液的低密度囊腔，边界清楚，但若囊液内蛋白质含量高或囊腔较小则可在CT平扫时发生漏诊。CT增强扫描有利于对病因诊断。目前MRI检查是诊断包括脊髓空洞的脊髓病变的最佳方法，进行矢状面扫描时能很好地显示出病变的范围和程度，还能同时发现诸如Chiari畸形、颅颈交界处畸形等病因，增强扫描还能发现脊髓肿瘤引起的脊髓积水等，因脊髓积水不强化，而髓内的肿瘤基本上都会强化。通常脊髓积水时会增粗，但也有少数情况下积水的脊髓不增粗甚至变细。空洞内异常信号常为长T1长T2的类似脑脊液的信号，但有时可见到T2加权像上呈低信号，是由于脑脊液强烈搏动所致，称为脑脊液流空现象，其存在常提示积水压力较高，需要考虑应用外科引流，当在治疗后其脑脊液流空效应消失，则表明临床治疗有效。若胶质增生产生间隔则可见到呈串珠状或多房样的积水，如积水周围的脊髓水肿或软化则可见到空洞周围在T2WI上信号增高(图12-6-1)。轻度脊髓空洞症根据临床情况可以暂缓手术，但需要随访；中到重度脊髓空洞积水症需要积极处理，否则积水将会越来越严重，从而影响脊髓功能。

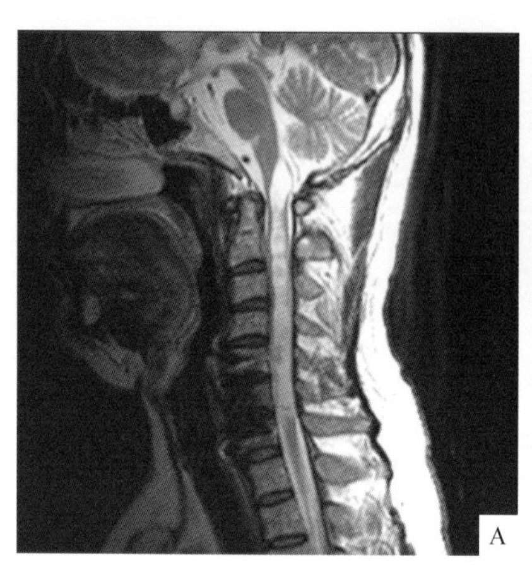

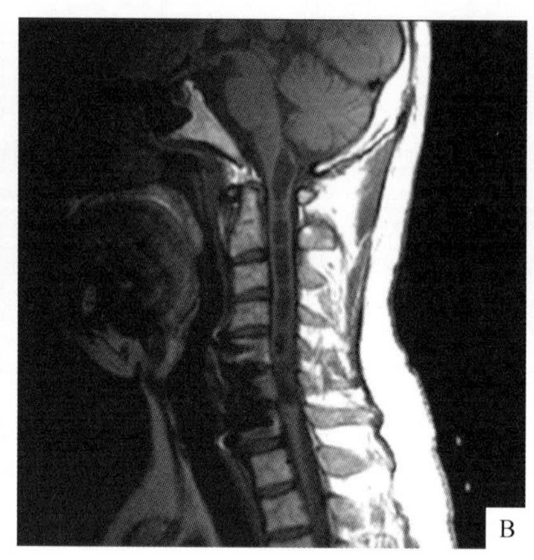

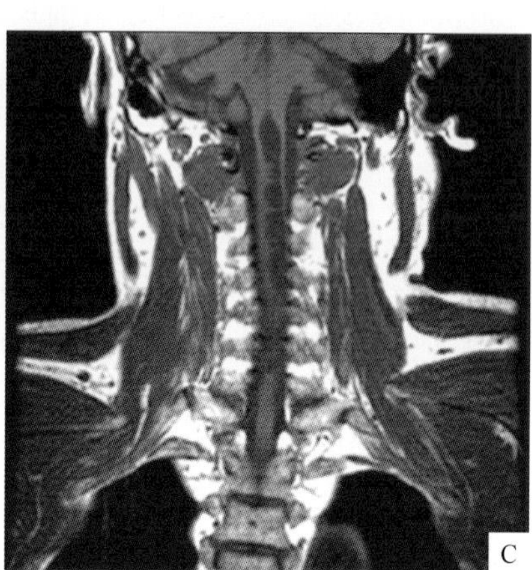

图12-6-1 脊髓空洞症。A. 为矢状位T2WI。B. 为矢状位T1WI。C. 为冠状位T1WI。延髓至C6水平脊髓内可见异常信号影，T1WI呈低信号，T2WI呈高信号。

（贺娜英）

第七节 脊髓痨

据估计，5%～10%的脊髓痨患者会患有神经病性骨关节病。60%～75%受累关节是下肢关节，其余的为上肢或其他部位的关节。按发病率由高到低依次为膝关节、髋关节、踝关节、肩关节和肘关节。其他受累部位还包括前足和中足的关节、脊柱关节、指间关节、颞下颌关节和胸锁关节。单关节受累较为常见，但多关节病变也不少见，而且还可以累及多达8个关节的双侧对称性病变。

【临床】脊髓痨患者神经病性骨关节病的最典型临床表现是关节无痛性肿胀、畸形、无力和关节不稳定。虽然疼痛这类轻度不适相对于广泛的软组织肿胀而言似乎不太重要，但多达三分之一的患者受累关节会有疼痛。软组织突出是由于大量关节积液(清的或血性的关节滑液)、液体流入到关节周围结构以及关节囊和软组织肥大所致。在一些病例中，病变关节邻近的骨骼可发生自发性骨折，当其合并有明显的关节囊和韧带松弛时会导致明显畸形或成角。影像学可显示出神经病性骨关节病的典型特征，其中包括广泛大量的骨质象牙化和骨性破裂。应用亲骨性放射性药物后进行的闪烁照相可见病变部位放射性核素累积增加。某些实验室参数的异常，如梅毒螺旋体制动(TPI)试验、荧光螺旋体抗体吸收(FTA-ABS)试验、性病研究实验室(VDRL)试验，以及自动反应素试验(ATR)，虽然不能完全避免假阳性或假阴性结果，但却能为确诊提供重要线索。其他一些实验室异常特异性较差，例如贫血的表现可能提示有血管损伤。

中轴骨的神经病性骨关节病在脊髓痨中并不罕见，在脊髓痨患者发生神经性关节病的所有病例中占20%。这种疾病好发于男性，50～70岁，最常见的发病部位是腰椎，其次是胸椎，颈椎较少见。可累及一个或多个椎体。与外周神经病性骨关节病的情况不同，中轴骨受累通常有症状，并产生明显的疼痛；这种症状可能与保存有某些神经纤维以及神经根受突出的椎间盘、骨赘或碎片的压迫有关。临床体征包括脊柱弯曲异常(后突和侧弯)以及感觉和运动障碍。偶尔发生偏瘫。

【影像学】脊髓痨引起的中轴骨神经病性骨关节病的影像学特征可以有骨增生或骨破坏性。前者常表现为椎间隙变窄、关节突间隙变窄、骨硬化和骨赘生成，与退行性关节病的表现类似。但神经病性骨关节病的生成性病变通常比退行性关节病更明显，因此是一种“猛烈性骨关节炎”。此时，骨质象牙化可能更充分，椎间隙变窄可能更全面，骨赘可能达到相当大的比例，而且骨突关节半脱位可能更严重并伴有邻近部位的骨硬化。还可能出现脊柱及脊柱部位骨折伴骨性碎裂以及脊柱对线不良。病变严重时的影像学表现是这种疾病的特有表现，其与退行性骨关节病、感染、恶性肿瘤骨转移和Paget病的脊柱表现完全不同。

较少见的溶骨性或破坏性病变主要发生于中轴骨的神经病性骨关节病。这些病变往往突然出现，进展迅速，并在数周或数月内造成明显的骨溶解。前方（椎间盘和椎体）或后方（关节突关节）结构受累往往更为广泛，接下来发生的不规则破坏性病变可产生类似于拼图块形状的骨表面。神经病性骨关节病的这种溶骨性表现类似于感染和肿瘤骨转移的表现。

脊髓痨神经病性骨关节病的中轴骨和四肢骨病理特点类似于其他神经病性疾病。早期应力骨折和微骨折往往发生在更广泛的破坏性和增生性骨病变之前。可发生相邻神经的退变和并发感染。

（贺娜英）

参考文献

[1] Petrova NL, Foster AVM, Edmonds ME. Calcaneal bone mineral density in patients with Charcot neuropathic osteoarthropathy: differences between Type 1 and Type 2 diabetes[J]. Diabetic Med, 2005, 22: 756.

[2] Jeffcoate WJ. Charcot neuro-osteoarthropathy. Diabetes-Metab Res Rev[J], 2008, 24: S62.

[3] L. Molines, P. Darmon, D. Raccah, Charcot's foot: Newest findings on its pathophysiology, diagnosis and treatment[J]. Diabetes Metab, 2010, 36: 251.

[4] Koeck FX. Marked Loss of Sympathetic Nerve Fibers in Chronic Charcot Foot of Diabetic Origin Compared to Ankle Joint Osteoarthritis[J]. J Orthop Res, 2009, 27: 736.

[5] Embil JM, Trepman E. A case of diabetic Charcot arthropathy of the foot and ankle[J]. Nat Rev Endocrinol, 2009, 5: 577.

[6] Aragon Sanchez J, Lazaro-Martinez JL, Hernandez-Herrero MJ. Triggering mechanisms of neuroarthropathy following conservative surgery for osteomyelitis. Diabetic Med, 2010, 27: 844.

[7] Soubrier M, Bruckert E. Rheumatoid arthritis: a new indication for statin treatment? Sang Thromb Vaiss, 2010, 22: 195.

[8] Ersahin Y, Barcin E, Mutluer S. Is meningocele really an isolated lesion[J]. Childs Nerv Syst, 2001, 17: 487.

[9] Nurboja B, Rezajooi K, Newton MC, et al. Casey, spinal meningocele due to iatrogenic dural puncture during epidural analgesia for childbirth: 5-year history of headache with a spinal etiology Case report[J]. J. Neurosurg. -Spine, 2009, 11: 764.

[10] Phuong LK, Schoeberl KA, Raffel C. Natural history of tethered cord in patients with meningomyelocele [J]. Neurosurgery, 2002, 50: 989.

[11] Faraji M, Ashrafzadeh F, Ariamanesh A, et al. Surgical outcome of patients with meningomyelocele treated with a team approach[J]. Neurosurg Q, 2006, 16: 85.

[12] Selcuki M, Manning S, Bernfield M. The curly tail mouse model of human neural tube defects demonstrates normal spinal cord differentiation at the level of the meningomyelocele: implications for fetal surgery[J]. Childs Nerv Syst, 2001, 17: 19.

[13] Blount JP, Elton S. Spinal lipomas[J]. Neurosurgical Focus, 2001, 10: e3.

[14] Xenos C, Sgouros S, Walsh, et al. Spinal lipomas in children [J]. Pediatr Neurosurg, 2000, 32: 295.

[15] Jin Z, Shuping XIE, Jianping JIA. Clinical and neuroradiologicai features of intracraniai lipomas and spinal lipomas [J]. Journal of Apoplexy and Nervous Diseases, 2007, 24: 76.

[16] Muthukumar N, Srisaravanan J. Intramedullary dermoid in a low lying conus tethered by a fatty filum — embryological implications[J]. Acta Neurochirurgica, 2007, 149: 1173.

[17] Yamada S, Won DJ. What is the true tethered cord syndrome [J]. Childs Nerv Syst, 2007, 23: 371 (Apr, 2007).

[18] Couturier J, Rault D, Cauzinille L. Chiari-like malformation and syringomyelia in normal cavalier King Charles spaniels: a multiple diagnostic imaging approach. J Small Anim Pract, 2008, 49: 438.

[19] Greitz D. Unraveling the riddle of syringomyelia [J]. Neurosurg Rev 2006, 29: 251.

[20] Nitrini R. The history of tabes dorsalis and the impact of observational studies in neurology[J]. Archives of Neurology, 2000, 57: 605.

[21] Sonoo M, Katayama A, Miura T, et al. Tibial nerve SEPs localized the lesion site in a patient with early tabes dorsalis [J]. Neurology, 2005, 64: 1452.

[22] Nishimura S, Miura, Yamada H, et al. Rapidly progressive tabes dorsalis associated with selective IgA deficiency [J]. Internal Medicine, 2001, 40: 972.

第十三章　肌源性疾病

第一节　局限性骨化性肌炎

局限性骨化性肌炎(myositis ossificans circumscripta,MOC),是指局部软组织与骨骼肌内的非肿瘤性异位骨化。本病发病机制尚不明确,多继发于外伤后。一般认为创伤性骨化性肌炎的发生与局部血管损伤及炎症反应有关,炎症因子释放后激活多能间叶细胞或成纤维细胞转化为骨母细胞,进而引起软组织骨化。本病多见于30～40岁男性。病变可累及全身任意骨骼肌,但以肘部、大腿等易受损伤部位最为常见。临床早期表现为局部包块,可伴有压痛及邻近关节活动受限,中晚期则仅表现为局部的无痛性质硬肿块。创伤性骨化性肌炎有明显的自限性,预后良好。该病早中期病理学和影像学表现与骨肉瘤相似,易致误诊。

【病理】病变的基本病理学改变是血肿机化,局部钙盐沉积,进而骨化的过程。病变早期局部出血、水肿,肌肉可坏死或变性,纤维细胞增生形成病灶中心。中期病灶外周出现钙盐沉积,并逐步形成非板层骨,进而再转化为板层骨组织。该骨化过程从病灶的外周向中央发展。病灶由中心向外细胞分化程度逐渐提高,典型病理学表现为"分带征象":病灶中心带为增生活跃的成纤维细胞;中间带为大量活跃的成骨细胞及未成熟类骨组织;外带为成熟的板层骨结构及静止的成熟骨细胞。晚期整个病灶可全部骨化。

需注意,病变越早期者,病灶内带范围越大,细胞增生越活跃,病理活检若仅取中央组织进行观察,极易与骨肉瘤混淆。

【影像学】骨化性肌炎的临床病程及影像学表现与组织病理学改变相对应,具有一定的时间发展规律。影像学表现分为3期:早期(急性水肿期)为发病3～6周内,中期(增殖肿块期)为发病7周至6个月,晚期(骨化修复期)为发病6个月以上。

1. X线表现　早期病变以软组织肿胀为主要表现,内可见点状密度增高影,并在3周左右逐渐扩大呈絮状,边缘模糊。中期的特征性表现为层状"蛋壳样"钙化影,环形钙化影围绕中央的囊状低密度区,与病理学所见的"分带征象"相对应。中期时骨化带边缘趋于清晰。骨化影与邻近骨皮质之间存在透亮间隙,邻近骨皮质完整(图13-1-1)。晚期病灶局限、缩小,表现为离心性、边界清楚的致密骨化团块,其内有时可见骨小梁结构。

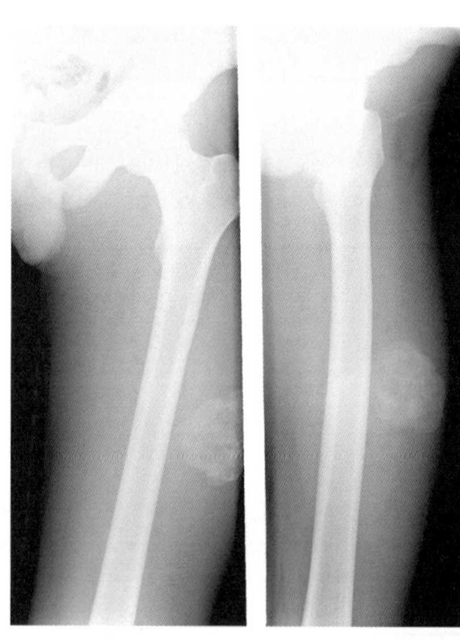

图13-1-1　15岁儿童,外伤后1月余。平片示左侧股骨中段外侧软组织内团片状钙化影,边界清晰,邻近骨质未见异常。

2. CT表现　早期CT表现缺乏特征性,主要表现为水肿所致的大片低密度灶,内部可有或无边缘模糊的小片絮状致密影。邻近骨可有轻度骨膜反应,有时易与感染性病变混淆。中期骨化影边缘趋于清晰,特征性表现为层状"蛋壳样"钙化影,钙化环可连续或中断,亦可呈卷曲状,中央为低密度区。病灶与邻近骨皮质间有低密度间隙。晚期表现为界限清晰的骨化团块,内可有骨小梁结构。

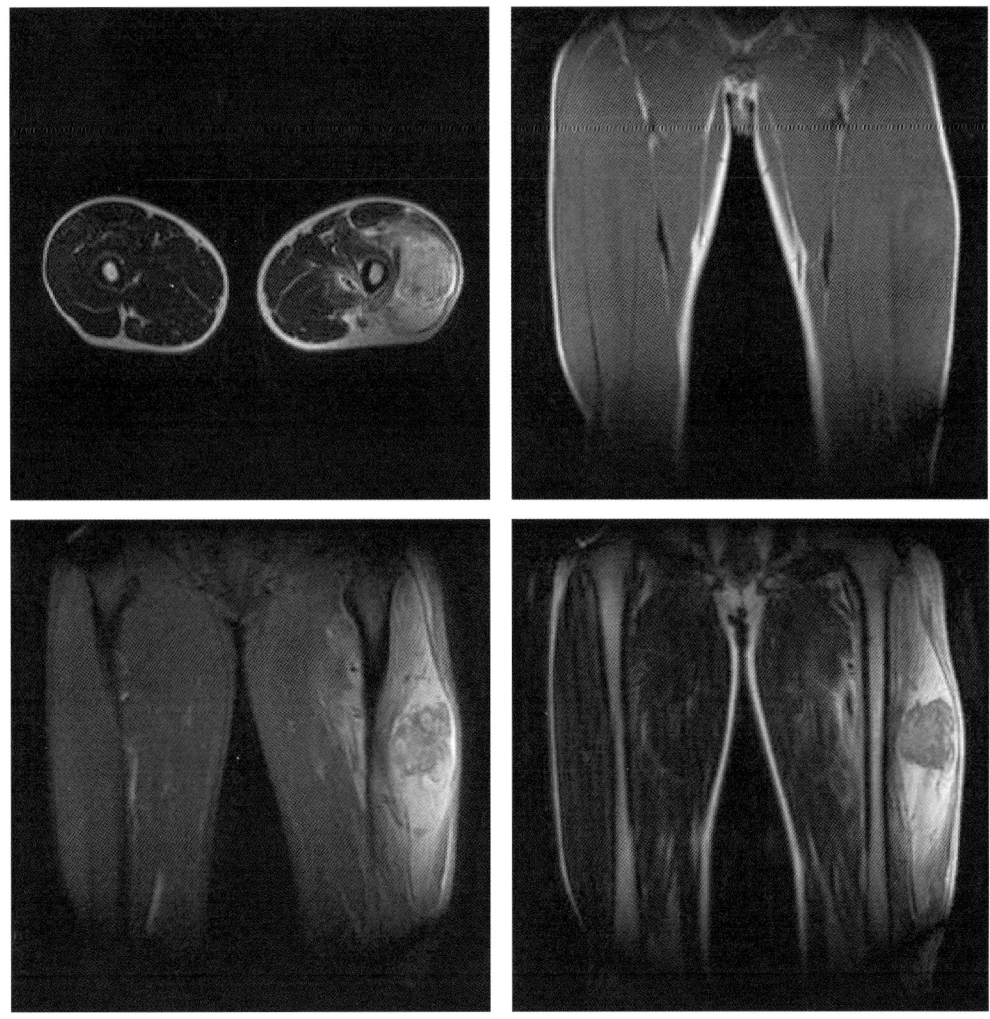

图 13-1-2 左大腿中上段外侧肌群内可见团块状异常信号，T1WI 呈等信号及稍低信号，T2WI、STIR 呈稍低信号，团块周围可见片状长 T1 长 T2 信号，双髋关节组成骨及股骨未见异常信号，髋关节未见异常。

3. MRI 表现(图 13-1-2) 病变早期病灶呈团块样改变，在 T1WI 上与肌肉信号相似，T2WI 上表现为边界不清、边缘羽毛状的高信号，病灶中心坏死肌肉组织呈低信号，周围水肿带 T1WI 低信号，T2WI 高信号。增强后病灶及水肿带有明显强化。中期病灶充血水肿减轻而钙化骨化开始形成，故 T1WI 及 T2WI 信号均较前减低，病灶周边骨化成分表现为曲线状低信号区，骨小梁形成区表现为穿过病变的不规则低信号区，邻近的皮质和骨髓不受累。晚期坏死组织进一步吸收，病灶整体基本趋于骨化，故所有序列上均呈低信号。

【**鉴别诊断**】早期局限性骨化性肌炎需与感染性病变及骨肉瘤、软骨肉瘤等骨肿瘤相鉴别。但由于其早期影像学表现缺乏特征性，且病理活检亦存在一定误导，诊断存在一定困难。

病变中期病灶分层状“蛋壳”样钙化是其特征性表现，但需与含骨化、钙化成分的软组织肿瘤和非肿瘤性病变相鉴别。

病变晚期需与皮质旁骨肉瘤相鉴别。局限性骨化性肌炎的骨化团块形态规则，呈离心性层状分布，团块内可见与肌纤维走行一致的骨小梁结构，团块与邻近骨完全分离，骨髓不受累。而皮质旁骨肉瘤瘤骨形态不规则，内部结构紊乱致密呈象牙质，与受累骨之间可见跟状连接，并可广泛累及骨髓腔。

综上所述，局限性骨化性肌炎的诊断不能单一依赖于影像学表现或病理活检。诊断需要紧密结合临床病史、体格检查、特征性的影像学表现及病理活检，综合做出判断。对于诊断有一定困难的病例，可进行影像学定期随访，观察病灶随时间的动态改变，帮助明确诊断。

(黄　蔚　王晴柔)

第二节 进行性骨化性肌炎

进行性骨化性肌炎(progressive myositis ossificans)又称为进行性骨化性纤维发育不良,是一种罕见的常染色体显性遗传病,发病机制尚不明确。一般发病年龄在10岁以下,患儿出生时常伴有先天发育异常,如先天性踇外翻、第一跖骨缺如畸形等。本病主要表现为全身进行性的软组织内异位骨化,好发于骨骼肌。病变多起自枕、颈、背部结缔组织及肌群,并逐渐向腹侧、四肢及远端发展。病程进展多呈阶段性,患儿有反复的软组织疼痛、肿胀,自行缓解后留下硬结。软组织大量骨化可致相应受累部位关节强直功能丧失。随着病变全身性进展,最终患者多因并发胸廓功能不全综合征而死亡。本病尚无针对性的有效治疗方案,预后较差,活检和手术均能加重病程进展。

【病理】病理变化最初发生于韧带、筋膜、肌腱、腱鞘及腱膜等肌外结缔组织,继而侵犯肌组织。受累结缔组织内可见血管周围大量淋巴细胞浸润,单核细胞迁移至受累肌纤维内,肌纤维肿胀变性坏死。继而成纤维细胞增殖分泌大量胶原纤维形成纤维结节,并伴大量新生血管形成。最终增生的纤维骨组织化生为软骨组织,并经软骨内成骨过程形成骨质。镜下早中期表现有时与侵袭性纤维瘤难以鉴别,晚期病灶内可见排列紊乱的骨小梁,其间为致密的胶原纤维。

【影像学】

1. X线和CT表现 进行性骨化性肌炎的主要影像学表现为软组织内异位骨化与特征性骨骼畸形。

异位骨化早期无特征性,病灶无明显钙化,仅表现为软组织肿胀。病变中期软组织骨化开始。多为双侧多发病灶,对称或不对称。病变进展具有一定规律性。多起自项韧带或胸锁乳突肌,由上向下、由背侧向腹侧、由近端向远端逐渐侵及肩带肌、胸壁肌、上肢肌、脊柱韧带和腰大肌等。骨化影可表现为沿韧带、腱膜及肌纤维走形的线状、条索状或条片状致密影,边界清晰。初时内无骨小梁结构,密度均匀。随着软组织骨化进一步完全,晚期骨化影内骨小梁结构出现,少数可见骨髓腔。不同部位软组织完全骨化后可表现出相应特殊形态,如肌腱附着处的骨化影早期可呈"山羊胡须样",晚期呈骨赘样突出,项韧带骨化呈"发辫状"等。

本病常合并先天性骨骼畸形,以第一指(趾)骨短小畸形最为常见,可伴有掌骨和跖骨缩短,其他畸形还包括指(趾)侧弯、指(趾)节融合、拇(踇)外翻、股骨颈增宽、髋臼浅、胫骨近端骨皮质增厚、肘关节提携角异常和脊柱裂等。

CT检查本病早期表现为软组织广泛水肿,随病程进展,水肿逐渐消退,并出现多发点片状骨化灶。对于受累肌肉内的散在小钙化灶,CT较X线更为敏感,更利于本病的早期诊断。

2. MRI表现 MRI能早期发现软组织内信号异常,但不具有特征性,病变早期软组织呈斑片状水肿,T1WI等信号,T2WI高信号。中晚期软组织水肿范围缩小,信号减低,骨化灶在T1WI和T2WI均呈低信号。

【鉴别诊断】进行性骨化性肌炎需要与弥漫性钙质沉积症、皮肌炎和钙质代谢性疾病相鉴别,这些疾病的病理学改变仅为钙化,而无骨化,故病灶内无骨小梁结构。其中弥漫性钙质沉积症表现为广泛皮肤、皮下软组织及浅肌层肌肉钙化,多分布于躯干及四肢,钙化环绕于四肢和躯干浅表,似壳状包裹,呈"石膏绷带征"。

(黄 蔚 王晴柔)

第三节 进行性肌营养不良

进行性肌营养不良(progressive muscular dystrophy)是一组以进行性骨骼肌无力和萎缩为特征的遗传性神经肌肉疾病,包括杜氏(Duchenne)肌营养不良、白氏(Becker)肌营养不良、面肩肱型肌营养不良等。病因及发病机制大多尚不明确。目前已知杜氏(Duchenne)肌营养不良与X染色体短臂(p)21-223带(Xp21-p223)上基因缺陷导致的抗肌萎缩蛋白(dystrophin)合成障碍有关。临床主要表现为骨骼肌肌力进行性减弱,并呈对称性分布。患儿多于婴幼儿期起病,起病越早,病情多较重,可因大量骨骼肌功能丧失而致残,甚至导致心肺功能损害,病情严重者于生后15~20年内即死亡。个别起病较晚者病情较轻,可仅表现为轻度乏力、疲劳。

【病理】本组疾病的基本病理改变为肌纤维的萎缩退变和再生。早期大体观受累肌组织呈黄色或灰红色,鱼肉样,透光性增强。光镜下表现为受累肌纤维萎缩、减少伴脂肪变,肌间脂肪组织及纤维结缔组织增生并逐渐替代萎缩的肌纤维。电镜下可见肌纤维内细胞结构改变,肌细胞膜呈锯齿样改变，线粒体肿胀变性，肌质网内有散在淀粉颗粒。晚期肌纤维普遍萎缩，并为脂肪组织及纤维结缔组织所替代，临床表现为受累肌假性肥大、肌力下降。

【影像学】

1. X线表现　X线早期无特征性表现，随病程进展，可见软组织变薄，肌间脂肪层增宽，长骨因失用性骨质疏松而密度减低，严重者于末期可见全身骨骼广泛脱钙及脊柱侧弯。

2. CT表现　肌纤维萎缩在CT上一般表现为肌束密度减低，横径明显变小，而长径无改变。假性肥大者可因脂肪结缔组织大量增生表现为肌束横径增大，以小腿肌群多见。随着肌间脂肪增多，肌肉内出现低密度区，早期呈虫蚀状，随病情进展而逐渐扩大并最终完全取代肌组织。

3. MRI表现　形态学改变同CT，受累肌因肌纤维脂肪变而在T1WI及T2WI上表现为高信号。有研究发现通过MRS获得磷酸盐与磷酸肌酸的比值，可反映肌肉休息和运动时的生化状态和能量变化，杜氏肌营养不良患者该比值明显升高，有助于进行性肌营养不良的诊断。

【鉴别诊断】进行性肌营养不良是一组疾病，包括杜氏(Duchenne)肌营养不良、白氏(Becker)肌营养不良、面肩肱型肌营养不良等。根据受累肌群的分布特征，可进行初步鉴别。确诊依赖遗传学检测。初次外，本病尚需与下述疾病进行鉴别。

1. 重症肌无力　好发于10～35岁青年，90%的患者有胸腺瘤或胸腺组织异常。起病隐匿，从一组肌肉开始，逐渐累及他处，眼肌受累最为常见。

2. 多发性肌炎　好发于女性，受累肌群以四肢近侧各肌以及颈部肌肉多见，肌肉萎缩程度较轻，无选择性肌肉假性肥大。本病病程进展较快，可自行缓解。

（黄　蔚　王晴柔）

第四节　软组织钙质沉积症

软组织钙质沉积症(soft tissue calcium deposits)是一种少见的、病因不明的疾病，常与硬皮病、皮肌炎、甲状旁腺功能亢进并存。主要表现为指趾末端及大关节周围的皮肤、皮下、浅层肌肉、肌腱和腱鞘组织变性，伴不规则钙质沉着，钙化肿块周围有纤维包膜和分隔。病灶表浅位于皮肤者常可触及，局部皮肤因粘连而凹凸不平。一旦病灶穿破皮肤，还可见粉笔末样物质流出，此为本病的特征性临床表现。邻近关节的病变常引起疼痛及活动障碍。病变广发者全身不适，疼痛无力，进而导致肌肉僵直和关节活动障碍。

【影像学】

1. X线表现　根据钙化类型可分为下述几型：① 局限型：以四肢多见，累及指趾末端和关节，表现为皮肤或皮下斑点、小结节状钙化灶，多见于掌侧；② 弥漫型：多见于小儿和青年，女性多于男性。好发于四肢易受伤部位，如手指掌侧、膝前及髌骨两侧。表现为沿身体长轴分布的散在片状或结节状致密影。钙化灶呈进行性发展，首先发生于皮下，逐渐累及皮肤、肌腱及肌肉等；③ 肿瘤型，好发于青少年男性，部分有家族史。病变多见于髋、肘、肩等大关节周围软组织内，但不侵及关节。钙化灶呈结节状或分叶状，内部形态不规则，一般多发并呈簇状分布，有时可融合成团块状。一般不侵及邻近骨质，骨膜反应少见。

2. CT表现　可进一步确定钙化灶累及范围，及其与周围组织的结构关系。

3. MRI表现　钙化灶在T1WI及T2WI上均呈低信号。肿瘤型钙质沉积症因病灶内含纤维间隔，故T1WI呈不均匀低信号，T2WI呈不均匀高信号表现。钙化灶周围的纤维包膜表现为长T1、长T2信号。

【鉴别诊断】应与局限性骨化性肌炎、进行性骨化性肌炎、截瘫后软组织钙化、关节滑膜软骨瘤病等鉴别。临床若有局部皮肤溃破并流出粉笔末样物质的表现，则强烈提示本病。此外，在影像学表现上，根据病变的好发部位、分布规律以及病变不累及邻近骨质、无骨膜反应等特点，有助于本病的鉴别。对于肿瘤型软组织钙化症，个别临床、影像学表现不典型，病变累及邻近骨质或伴骨膜反应而难以鉴别者，可行病理活检确诊。

（黄　蔚　王晴柔）

参考文献

[1] Schiff MJ, Meara DJ. Myositis ossificans of the temporalis muscle: case report and review of the literature [J]. J Oral Maxillofac Surg, 2013, 71(11): 1893-1898.

[2] Harmon J, Rabe AJ, Nichol KK, et al. Precervical myositis ossificans in an infant secondary to child abuse [J]. Pediatr Radiol, 2012, 42(7): 881-885.

[3] Defoort S, Arnout NA, Debeer PD. Myositis ossificans circumscripta of the triceps due to overuse in a female swimmer [J]. Int J Shoulder Surg, 2012, 6(1): 19-22.

[4] Godhi SS, Singh A, Kukreja P, et al. Myositis ossificans circumscripta involving bilateral masticatory muscles [J]. J Craniofac Surg, 2011, 22(6): e11-13.

[5] Gil-Albarova J, Gomez-Palacio VE, Fuertes-Zarate A, et al. Benign calcifying fibrous-myofibroblastic tumor mimicking myositis ossificans in a 22-month-old girl [J]. J Pediatr Surg, 2011, 46(7): E5-8.
[6] Bouomrani S, Farah A, Ayadi N, et al. Myositis ossificans circumscripta of the leg after an old gunshot injury [J]. Joint Bone Spine, 2011, 78(3): 320-321.
[7] Aneiros-Fernandez J, Caba-Molina M, Arias-Santiago S, et al. Myositis ossificans circumscripta without history of trauma [J]. J Clin Med Res, 2010, 2(3): 142-144.
[8] Kokkosis AA, Balsam D, Lee TK, et al. Pediatric nontraumatic myositis ossificans of the neck [J]. Pediatr Radiol, 2009, 39(4): 409-412.
[9] Wiggins RL, Thurber D, Abramovitch K, et al. Myositis ossificans circumscripta of the buccinator muscle: first report of a rare complication of mandibular third molar extraction [J]. J Oral Maxillofac Surg, 2008, 66(9): 1959-1963.
[10] Alouini-Mekki R, El Mhabrech H, Hasni I, et al. Myositis ossificans circumscripta: the contribution of imaging [J]. J Radiol, 2007, 88(5 Pt 1): 663-668.
[11] Pignolo RJ, Shore EM, Kaplan FS. Fibrodysplasia ossificans progressiva: diagnosis, management, and therapeutic horizons [J]. Pediatr Endocrinol Rev, 2013, 10: 437-448.
[12] Dhamangaonkar AC, Tawari AA, Goregaonkar AB. Fibrodysplasia ossificans progressiva: a case report [J]. J Orthop Surg (Hong Kong), 2013, 21(3): 383-386.
[13] Whyte MP, Wenkert D, Demertzis JL, et al. Fibrodysplasia ossificans progressiva: middle-age onset of heterotopic ossification from a unique missense mutation (c. 974G>C, p. G325A) in ACVR1 [J]. J Bone Miner Res, 2012, 27(3): 729-737.
[14] Rodriguez LMI, Sanchez FM, Gimenez SF, et al. Progressive ossifying fibrodysplasia, the stone man syndrome [J]. An Pediatr (Barc), 2012, 77(4): 286-287.
[15] Raees-Karami SR, Jafarieh H, Ziyayi V, et al. Evaluation of 20 years experience of fibrodysplasia ossificans progressiva in Iran: lessons for early diagnosis and prevention [J]. Clin Rheumatol, 2012, 31(7): 1133-1137.
[16] Orhan K, Uyanik LO, Erkmen E, et al. Unusually severe limitation of the jaw attributable to fibrodysplasia ossificans progressiva: a case report with cone-beam computed tomography findings [J]. Oral Surg Oral Med Oral Pathol Oral Radiol, 2012, 113(3): 404-409.
[17] Katagiri T. [BMP signaling and bone formation] [J]. Clin Calcium, 2012, 22(11): 1677-1683.
[18] Kaplan J, Kaplan FS, Shore EM. Restoration of normal BMP signaling levels and osteogenic differentiation in FOP mesenchymal progenitor cells by mutant allele-specific targeting [J]. Gene Ther, 2012, 19(7): 786-790.
[19] Kaplan FS, Chakkalakal SA, Shore EM. Fibrodysplasia ossificans progressiva: mechanisms and models of skeletal metamorphosis [J]. Dis Model Mech, 2012, 5(6): 756-762.
[20] Grobelny BT, Rubin D, Fleischut P, et al. Neurosurgical management of symptomatic thoracic spinal ossification in a patient with fibrodysplasia ossificans progressiva [J]. J Neurosurg Spine, 2012, 16(3): 285-288.
[21] de Gorter DJ, Jankipersadsing V, Ten Dijke P. Deregulated bone morphogenetic protein receptor signaling underlies fibrodysplasia ossificans progressiva [J]. Curr Pharm Des, 2012, 18(27): 4087-4092.
[22] Trigui M, Ayadi K, Zribi M, et al. Fibrodysplasia ossificans progressiva: diagnosis and surgical management [J]. Acta Orthop Belg, 2011, 77(2): 139-144.
[23] Thangavelu A, Vaidhyanathan A, Narendar R. Myositis ossificans traumatica of the medial pterygoid [J]. Int J Oral Maxillofac Surg, 2011, 40(5): 545-549.
[24] Shaikh N, Arif F. Fibrodysplasia ossificans progressiva [J]. J Pak Med Assoc, 2011, 61(4): 397-399.
[25] Scott C, Urban M, Arendse R, et al. Fibrodysplasia ossificans progressiva in South Africa: difficulties in management in a developing country [J]. J Clin Rheumatol, 2011, 17(1): 37-41.
[26] Piram M, Le Merrer M, Bughin V, et al. Scalp nodules as a presenting sign of fibrodysplasia ossificans progressiva: a register-based study [J]. J Am Acad Dermatol, 2011, 64(1): 97-101.
[27] Maguire KK, Lim L, Speedy S, et al. Assessment of disease activity in muscular dystrophies by noninvasive imaging [J]. J Clin Invest, 2013, 123(5): 2298-2305.
[28] Levy JR, Campbell KP. Illuminating regeneration: noninvasive imaging of disease progression in muscular dystrophy [J]. J Clin Invest, 2013, 123(5): 1931-1934.
[29] Sarkozy A, Deschauer M, Carlier RY, et al. Muscle MRI findings in limb girdle muscular dystrophy type 2L [J]. Neuromuscul Disord, 2012, 22: S122-129.
[30] Negishi Y, Hamano N, Shiono H, et al. The development of an ultrasound-mediated nucleic acid delivery system for treating muscular dystrophies [J]. Yakugaku Zasshi, 2012, 132(12): 1383-1388.
[31] Kornegay JN, Bogan JR, Bogan DJ, et al. Canine models of Duchenne muscular dystrophy and their use in therapeutic strategies [J]. Mamm Genome, 2012, 23(1-2): 85-108.
[32] Franc DT, Muetzel RL, Robinson PR, et al. Cerebral and muscle MRI abnormalities in myotonic dystrophy [J]. Neuromuscul Disord, 2012, 22(6): 483-491.
[33] Tsakadze N, Katzin LW, Krishnan S, et al. Cerebral infarction in Duchenne muscular dystrophy [J]. J Stroke Cerebrovasc Dis, 2011, 20(3): 264-265.
[34] Hicks D, Sarkozy A, Muelas N, et al. A founder mutation in Anoctamin 5 is a major cause of limb-girdle muscular dystrophy [J]. Brain, 2011, 134(Pt 1): 171-182.
[35] Fischmann A, Gloor M, Fasler S, et al. Muscular involvement assessed by MRI correlates to motor function measurement values in oculopharyngeal muscular dystrophy [J]. J Neurol, 2011, 258(7): 1333-1334.
[36] Paparo F, Ameri P, Denegri A, et al. Multimodal imaging in the differential diagnosis of soft tissue calcinosis [J]. Reumatismo, 2011, 63(3): 175-184.
[37] Aladren Regidor MJ. Cinacalcet reduces vascular and soft tissue calcification in secondary hyperparathyroidism (SHPT) in hemodialysis patients [J]. Clin Nephrol, 2009, 71(2): 207-213.
[38] Grases F, Prieto RM, Sanchis P, et al. Role of phytate and osteopontin in the mechanism of soft tissue calcification [J]. J Nephrol, 2008, 21(5): 768-775.
[39] Kim MP, Raho VJ, Mak J, et al. Skin and soft tissue necrosis from calcium chloride in a deicer [J]. J Emerg Med, 2007, 32(1): 41-44.
[40] 王云钊，兰宝森. 骨关节影像学[M]. 北京：科学出版社，2002：400-403.
[41] 劳群，章士正，叶招明. 骨化性肌炎的影像学诊断[J]. 中国医学计算机成像杂志，2006，12：116-118.
[42] 王学清，张学川，李建良. 局限性骨化性肌炎的X线、CT表现[J]. 医学影像学杂志，2009，10：1326-1328.
[43] 陶学伟，徐仁根，吴艳红. 局限性骨化性肌炎的影像学诊断[J]. 中国临床医学影像杂志，2010，12：899-901.
[44] 孟淑琴，孙晓淇，宫丽华. 骨化性肌炎15例的临床病理学分析[J]. 中华病理学杂志，2008，37(10)：665-669.
[45] Defoort S, Arnout NA, Debeer PD. Myositis ossificans circumscripta of the triceps due to overuse in a female swimmer[J]. Int J Shoulder Surg, 2012, 6(1): 19-22.
[46] 颜凌，刘晓薇，丁晓毅. 骨化性肌炎的MRI表现特点与演变[J]. 生物学工程与临床，2009，13(3)：202-206.
[47] Tulchinsky M. Diagnostic features of fibrodysplasia(myositis) ossificans progressive on bone scan [J]. Clinical nuclear medicine, 2007, 8: 616-619.
[48] 张浩，金大地，景宗森，等. 进行性骨化性肌炎51例中国文献报道的综合分析[J]. 中国临床康复，2002，22：3384-3385.
[49] 姚晓群，杨广夫，何滨，等. 进行性骨化性肌炎1例并文献复习[J]. 实用放射学杂志，2008，11：1519-1521.

[50] Frederick S. Kaplan, Martine Le Merrer. Fibrodysplasia ossificans progressiva[J]. Best Pract Res Clin Rheumatol, 2008, 22(1): 191-205.
[51] Hsieh TJ, Jaw TS, Chuang HY, et al. Muscle metabolism in Duchenne muscular dystrophy assessed by in vivo proton magnetic resonance spectroscopy [J]. Journal of Computer Assisted Tomography, 2009, 33(1): 150-154.
[52] Finanger EL, Russman B, Forbes S C. Use of skeletal muscle MRI in diagnosis and monitoring disease progression in Duchenne Muscular Dystrophy[J]. Phys Med Rehabil Clin N Am, 2012, 23(1): 1-6.

第十四章　血源性疾病

第一节　多发性骨髓瘤

多发性骨髓瘤(multiple myeloma,MM)是起源于骨髓网织细胞的一种恶性肿瘤,约占血液系统恶性肿瘤的10%。骨髓瘤好发于老年人,发病多在40岁以上,50～70岁者占5%,男女发病基本相当。分化好的多发性骨髓瘤细胞与浆细胞相似,故又称浆细胞瘤、浆细胞骨髓瘤或多发性浆细胞骨髓瘤。骨髓瘤有单发和多发之分,多发者占大多数,孤立性浆细胞性骨髓瘤仅占5%,绝大多数为多发性,故通常所说的骨髓瘤系多发性骨髓瘤。多发性骨髓瘤病因尚不明确,与11、14号染色体异位有关,造血功能越活跃的部位,发生骨髓瘤的机会越高,椎体、肋骨、颅骨及骨盆为好发部位,晚期股骨及肱骨可累及,但膝和肘以下骨骼极少发生。

【临床】多发性骨髓瘤起病隐匿,症状复杂多样,常见的症状为乏力和骨痛,特别是骨承重部位,可伴有继发骨折,全身疼痛呈间歇性,后呈持续性剧痛,神经可因受压迫造成放射性痛或截瘫。病程中晚期可出现全身症状,包括高钙血症、贫血、反复感染、肾功能不全和系统性淀粉样变性。实验室检查血浆白蛋白增高,血清中出现大量单克隆免疫球蛋白,75%患者血清或尿中有单克隆性轻链蛋白(Bence-Jones蛋白),15%～30%的患者因单克隆轻链蛋白沉积于肾集合管而导致肾功能不全,继而出现高钙血症,患者尿液内可发现本-周蛋白。多发性骨髓瘤晚期可有广泛转移,但很少发生肺转移,70%累及软组织。少数骨髓瘤可原发于硬脑膜、垂体、甲状腺、胸腺、纵隔或皮肤等骨外软组织内,又称髓外骨髓瘤或软组织骨髓瘤。多发性骨髓瘤患者的预后差别较大,生存期短则可仅为数月,长则可超过10年。

【病理】大体上,肿瘤组织呈粉红色或灰色,轻度结节状或环状,取代正常骨髓组织可以呈弥漫性或多发性跳跃式分布,肿瘤相互融合,常侵犯周围软组织。镜下,为大片排列紧密的肿瘤性浆细胞,细胞成分单一,有少量纤细的纤维间隔,肿瘤细胞主要有以下两型:① 小细胞型,为分化较好,较成熟的骨髓瘤细胞。细胞体积小,大小一致,呈圆形或椭圆形,核圆并偏心于细胞一侧,染色质呈轮辐状,与浆细胞相似,故又称为浆细胞型骨髓瘤。② 大细胞型,为分化较差不成熟的骨髓瘤细胞。细胞体积大,细胞核呈圆形或肾形,有时具有双核,核仁明显,核分裂较多见,有时甚似网状细胞,故亦称网状细胞型骨髓瘤。以上两型瘤细胞常混杂存在,一般以一种为主。硬化性骨髓瘤除了具有上述特征外,肿瘤内有反应性增生骨小梁。免疫组织化学:免疫组化瘤细胞LCA、CD99和CD20标记阴性,大部分病例免疫球蛋白相关抗原CD79oc阳性,浆细胞标记CD38、CD138和Vs38c通常阳性。85%患者同时产生单克隆性轻链蛋白,故X或k呈单一性(+)。

【影像学】

1. X线表现　X线平片是诊断多发性骨髓瘤的首选影像学检查方法,约75%的多发性骨髓瘤患者有阳性发现。病变早期溶骨性破坏易发生于骨皮质和骨髓交界面,骨皮质和骨小梁无明显破坏性改变,缺乏特征性改变,主要以广泛骨质疏松为主要表现,无明显的溶骨性破坏,中轴骨的受累率高于四肢骨。病变中晚期在颅骨、扁骨和长骨的主要表现为多发的、大小不等、密度不均的圆形、椭圆形穿凿样或鼠咬状骨质破坏,小病灶可相互融合呈较大病灶,病灶边缘清楚,无硬化缘,少数边缘可较模糊,肋骨主要表现为膨胀性或皂泡样改变,常合并病理学骨折。多发性骨髓瘤累及脊椎,主要表现为不同程度的椎体压缩变形,轻者仅有椎体上下缘的骨皮质压缩呈双凹形,前后缘正常,严重者可呈楔形改变,后上角上翘突入椎管,常可导致脊柱后凸畸形,病变晚期可累及椎体附件并形成椎旁肿块,部分患者附件可呈膨胀性改变。肿瘤一般不侵入椎间盘,故椎间隙正常。

2. CT 表现　与 X 线平片相似,但 X 线平片只能发现骨质破坏程度超过 50%的病灶,而 CT 可发现更为早期的骨髓瘤病灶和继发性骨折。在 CT 上,多发性骨髓瘤病呈多发性、边缘锐利的小圆形骨质破坏区,伴有薄层硬化边缘或轻度皮质膨胀;部分表现为大块状骨破坏、肿瘤突破皮质多形成较为局限的软组织肿块,边界清楚,少数病灶呈骨质硬化改变。骨髓瘤治疗后病灶周边可出现骨质硬化。

3. MRI 表现　骨髓瘤病变早期,当骨髓瘤细胞仅浸润于骨髓内,尚无明显的骨小梁破坏或仅为轻微侵蚀而使骨小梁变细小时,X 线平片可无异常或仅表现为骨质疏松,而此时 MRI 可较早显示病变的信号改变和范围。骨髓瘤病灶可呈局灶性或弥漫性浸润生长,因此,不同的生长方式其 MRI 表现也不同,大致可分为局灶型、弥漫型和"椒盐征"型。局灶型呈多发的、大小不等的圆形、椭圆形异常信号,在骨髓高信号的背景下,T1WI 病灶呈低信号,T2WI 呈高信号,增强后病灶可见强化。弥漫型病变边界不清,范围较大,甚至可累及全脊柱,此时 T1WI 骨髓高信号则完全消失,并被均匀或不均匀的肿瘤组织低信号所替代,T2WI 呈高信号,椎体静脉常受累而显示不清,可伴有周围软组织肿块形成。"椒盐征"型在 T1WI 上呈沙砾状黑白点状改变,为低信号和略高信号均匀混杂所致。MR 脂肪抑制序列能够抑制骨髓信号,使病灶显示更为清晰,并有助于发现一些微小病灶。有研究发现骨髓瘤表现类型与骨髓瘤细胞比值有关,其中弥漫型骨髓瘤细胞比值较高,血红蛋白值较低。同时随着 MRI 成像速度和图像分别率的提高,可应用全身 MRI 对多发性骨髓瘤的分期和预后进行评估(图 14-1-1,图 14-1-2)。

【鉴别诊断】

1. 骨质疏松　骨质疏松骨皮质多完整,无骨质破坏和软组织肿块,骨髓 MR 信号正常。

2. 骨转移瘤　转移灶常首先累及椎弓根,大小不一,边界清楚,病灶间的骨质密度正常,而骨髓瘤首先浸润椎体,晚期才累及附件。

3. 淋巴瘤　早期骨质破坏不明显,软组织肿块较大,骨髓腔侵犯范围广,较晚出现骨皮质破坏,可因骨质硬化而出现象牙质椎体。

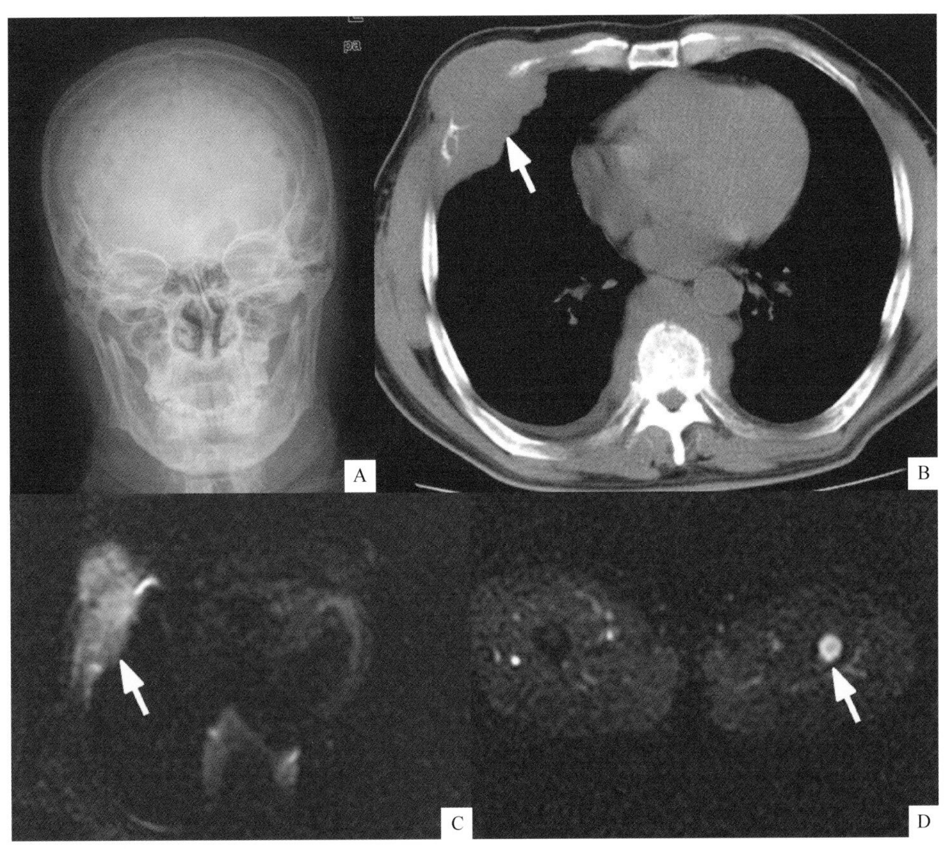

图 14-1-1　多发性骨髓瘤。A. 颅骨正位,颅骨多发粟粒状、穿凿状骨质破坏。B. 肋骨 CT,肋骨可见不规则骨质破坏,肿瘤突出皮质,形成较为局限的软组织肿块(箭)。C. 胸部 MRI,STIR 示肋骨骨质破坏,侵犯胸壁软组织形成肿块,为高信号(箭)。D. STIR 示左侧股骨异常高信号灶(箭)。

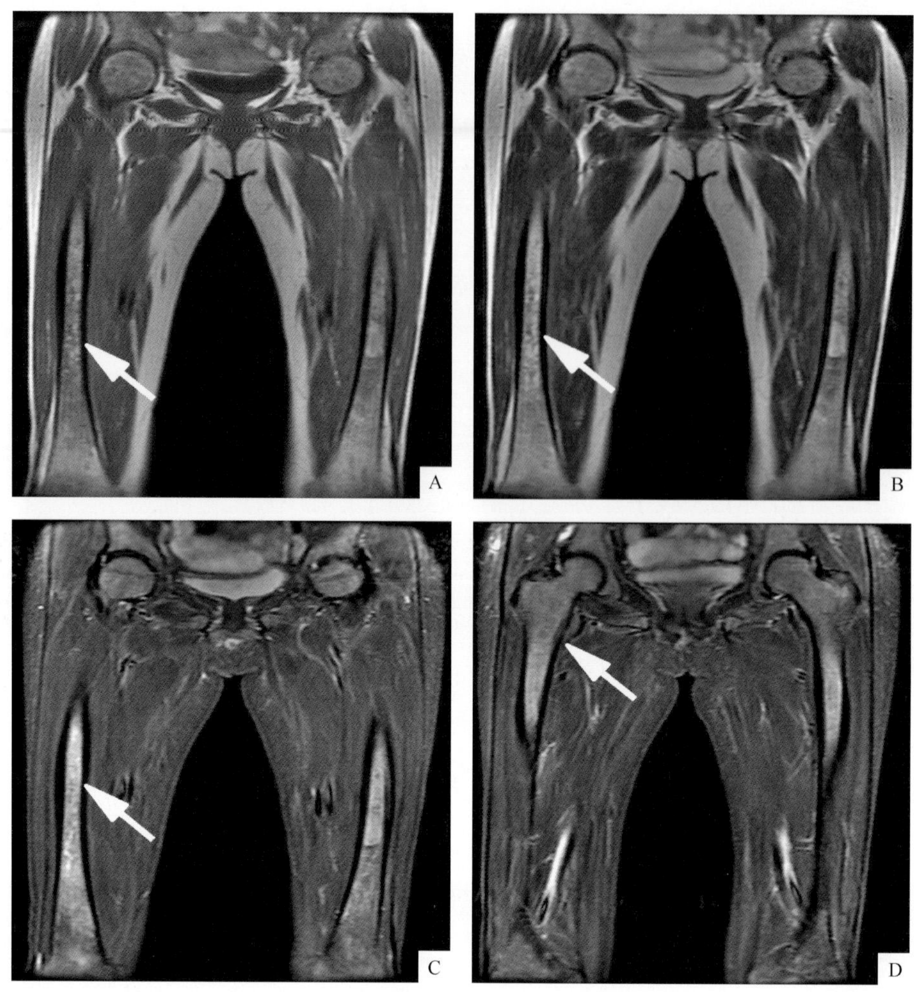

图 14-1-2 多发性骨髓瘤。A. 右侧股骨 T1WI,股骨骨髓内可见多发的、大小不等的圆形、椭圆形低信号灶。B. 股骨 T2WI,双侧股骨骨髓弥漫性斑点状高信号。C、D. 股骨脂肪抑制 T2WI,双侧股骨骨髓弥漫性斑点状高信号,较 T2WI 显示清晰。

4. *白血病* 多发小溶骨性病灶,边界清晰,骨小梁增粗,可有层状、放射状骨膜反应。

（郁义星）

第二节 单发性骨髓瘤

单发性骨髓瘤(solitary myeloma,SM)又称单发性浆细胞瘤、单发性浆细胞骨髓瘤,占恶性浆细胞的5%以下,预后好于多发性骨髓瘤,部分可转化为多发性骨髓瘤。

【**临床**】表现为局部肿块或疼痛,常侵犯成人含有红骨髓的骨骼,与多发性骨髓瘤相同,病变好发于中轴骨,约有一半的病变发生于椎体,尤其是胸椎,少见发生于颅骨,全身症状较轻。

【**病理**】镜下所见肿物由大量成熟浆细胞浸润,纤维组织增生,骨及软骨有坏死,除病灶是单发外,其他与多发性骨髓瘤相同。

【**影像学**】

1. *X 线表现* 病灶以骨破坏为主,硬化较少,起源于骨髓。病变早期均显示范围较小、单发性、膨胀性骨破坏,随病变进展可形成范围较大,边界清楚的骨质破坏区,部分病例可有骨小梁残留,骨膜反应少见。发生于椎体者,椎体常被压缩变形,严重者骨质可完全破坏伴周围软组织肿块形成。发生于肋骨者,易发生病理骨折,有的可出现软组织肿块。

2. *CT 表现* 除单发外,与多发性骨髓瘤表现相似。CT 可见骨破坏区完全为软组织取代,骨质膨胀,边界清楚,常突破骨皮质形成软组织肿块。

3. *MRI 表现* 除单发外,与多发性骨髓瘤表现相似。MRI 可显示局部呈骨髓置换改变,T1WI 多呈较均匀的等或稍高信号,T2WI 为高信号,骨周围软组织肿块常多见,并可侵及脊髓和神经根(图 14-2-1)。

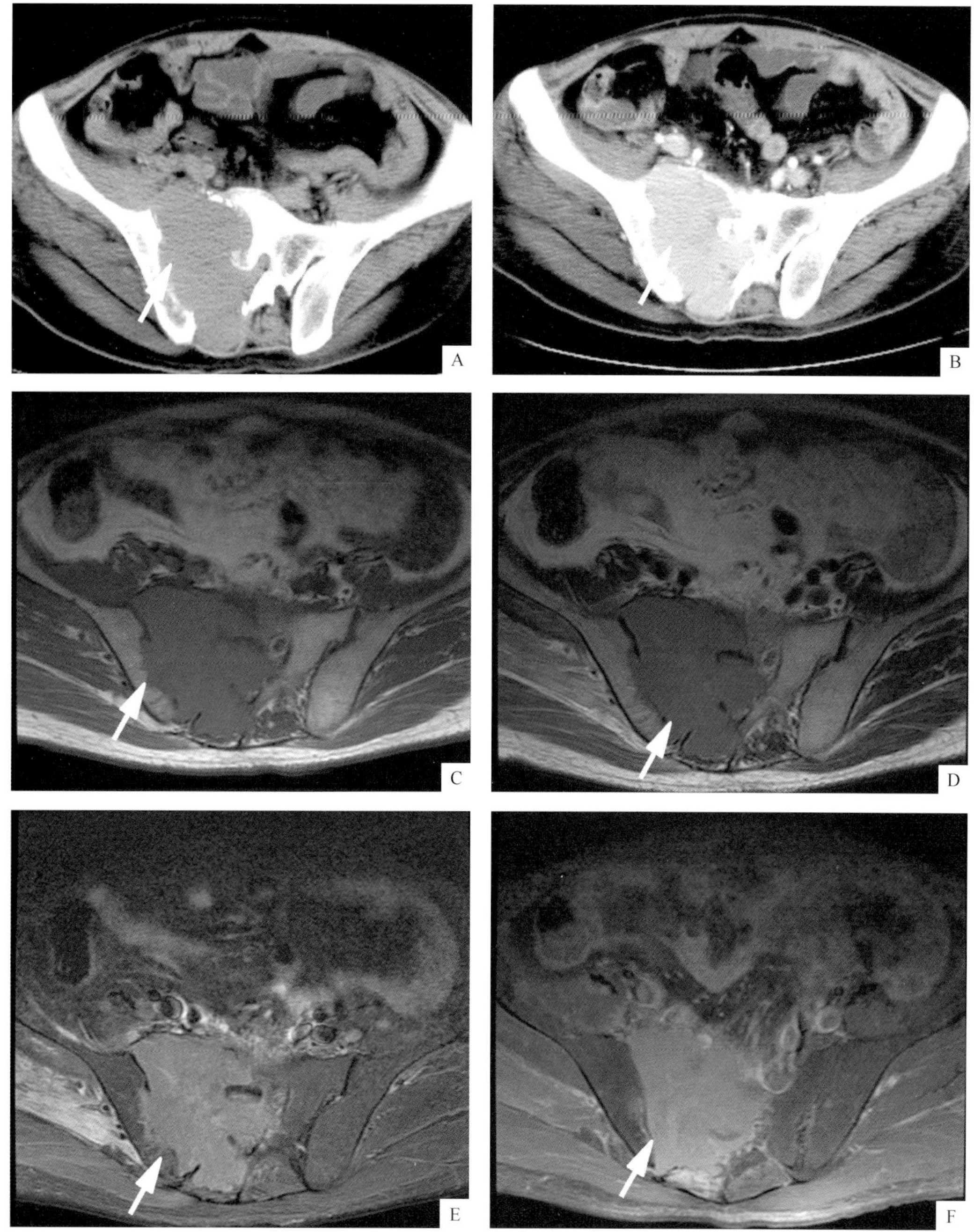

图 14-2-1 单发性骨髓瘤。A. 横断位平扫 CT 示右侧骶髂关节可见不规则软组织肿块，密度尚均匀，骶髂关节见不规则骨质破坏。B. 横断位增强 CT 示肿块轻度-中度强化，强化尚均匀。C. 横断面 T1WI 示病灶呈稍低信号。D. 横断面 T2WI 示病灶呈低信号。E. 横断面 STIR 示病灶呈高信号，信号尚均匀。F. 横断面增强 T1WI 示：病灶呈中度强化，强化尚均匀。

【鉴别诊断】

1. *血管瘤* 蜂窝状透亮区，可见纵行粗大的骨小梁，呈栅栏状排列。

2. *骨巨细胞瘤* 多发生于骨端，易横向发展，膨胀显著，呈多房状，可见梁状骨嵴和"皂泡样"改变，肿瘤突破骨皮质或骨壳 在肿瘤外围形成单层或多层骨壳，一般无软组织肿块。

3. *脊柱结核* 常累及邻近椎体和椎间盘，引起椎间隙狭窄，并可见椎旁脓肿形成。

（郁义星）

第三节 原发性骨淋巴瘤

骨淋巴瘤（primary bone lymphoma）可分为原发性骨淋巴瘤和继发性骨淋巴瘤，原发性骨淋巴瘤较少见，是指淋巴瘤局限于单骨，并且在发现骨病灶6个月内，临床和影像学检查都未发现淋巴结和其他部位的转移。原发性骨淋巴瘤年龄分布广，各年龄段均可发病，但多发生于30岁以上，特别是40～50岁年龄段。男性发病率高于女性。任何有造血红骨髓的部位都可以发生淋巴瘤，原发性骨淋巴瘤多见于四肢长骨，相反继发性骨淋巴瘤多累及中轴骨和颅面骨。

【临床】 主要为局部骨痛，患者局部症状重，而全身症状轻，广泛严重的骨质破坏与轻微的全身症状常形成明显的反差，疼痛可能为患者的唯一症状，表现为隐匿性或间断性疼痛，可持续数月，可伴有体重减轻和发热。脊柱淋巴瘤可引起神经根症状和脊髓压迫症状。

【病理】 大体标本类似于其他部位淋巴瘤，骨内病灶呈灰白色，质软，呈鱼肉样，常位于干骺端，骨淋巴瘤有保留原有正常结构倾向，如骨小梁和骨髓脂肪组织残余可较长时间保留，因而其内常混杂黄骨髓、残留骨和坏死灶。病变处骨皮质局部破坏，病灶侵犯周围软组织，骨外病灶呈黄褐色或白色。

病理组织学类型以非霍奇金淋巴瘤为主，其中弥漫性大B细胞型占绝大多数(92%)，骨原发性霍奇金病非常罕见。大B细胞淋巴瘤的细胞学特征变化多样，核大而不规则，有核仁，可以分叶或有核裂，细胞边界清楚。肿瘤内常伴有非肿瘤性小淋巴细胞和组织细胞增生。原发性骨淋巴瘤镜下可分为四型：① 淋巴细胞为主型，以淋巴细胞和网状细胞增生为主，偶见里-斯细胞，预后较好。② 结节硬化型，富含胶原纤维的结缔组织，分割包绕异常的淋巴组织，其中有淋巴细胞、网状细胞、浆细胞、嗜酸性及中性粒细胞，少量里-斯细胞和少量坏死灶。③ 混合细胞型，含各种类型细胞，包括里-斯细胞，肿瘤组织坏死和纤维化明显，预后不良。④ 淋巴细胞减少型，主要为网织细胞和纤维组织，里-斯细胞相当多见，预后较差。

绝大多数原发性骨淋巴瘤为大B细胞型，故B细胞标记CD19、CD20、CD22、CD79a和CD45阳性，部分病例细胞质型免疫球蛋白标记IgM、IgG或IgA单克隆性阳性，70%病例Bcl-2阳性。

【影像学】

1. X线表现　原发性骨淋巴瘤常局限于单骨，多骨同时发病较少见，好发于股骨，约占总数的25%。多数表现为溶骨性骨质破坏，骨皮质破坏相对较轻，呈多发虫蚀样、筛孔样或穿凿样改变，骨质破坏灶小，大小相近，边界不清，一般无骨质增生及硬化，长径与骨长轴平行，典型的表现是骨皮质破坏轻而周围软组织肿块大，软组织肿块范围往往超过骨质破坏区，甚至可包绕病骨生长，轻微骨质破坏伴周围明显软组织肿块是诊断骨原发性淋巴瘤的重要依据。浸润性骨质破坏表现为病变区内无明显骨质破坏或仅骨髓腔内轻微溶骨性改变，但骨皮质保持完整，无缺损。混合型骨质破坏，表现为大片骨质破坏区与不规则骨质增生及硬化相混杂，部分病例可见死骨片，该较少见征象有助于原发性淋巴瘤的诊断。原发性淋巴瘤较少出现骨质增生硬化，但霍奇金病骨质增生硬化比例高于非霍奇金淋巴瘤。原发性骨淋巴瘤骨膜反应少见且轻微，可出现层状骨膜反应，多见于长管状骨。

2. CT表现　X线平片相似，但CT有助于早期发现骨皮质破坏灶和死骨，明确软组织肿块范围。

3. MRI表现　MRI可较好地显示原发性骨淋巴瘤病变范围、大小和软组织侵犯程度。病灶T1WI呈稍低信号或类似于肌肉信号，T2WI上病灶信号不均匀，可为低、等和高信号，并以等、高信号为主，STIR上病灶亦可为低、等和高信号，其中低信号可能与肿瘤高纤维化成分和肿瘤纤维化有关。病灶被周围软组织肿块所包绕，软组织肿块大小不等，可局限于骨皮质破坏区旁，但多数软组织病变范围超过骨病变区。骨髓腔侵犯广、周围软组织肿块大，而骨皮质破坏相对较轻是原发性骨淋巴瘤的特点。增强扫描病灶呈不均匀片状强化，可呈明显强化或中度强化。病变位于脊柱时，受累椎体可压缩变扁，并形成椎旁或椎管内软组织肿块影，但椎间盘的形态及信号正常(图14-3-1，图14-3-2)。

【鉴别诊断】

1. *尤因肉瘤*　尤因肉瘤发病年龄相对较低，多为青年人，常伴有发热、食欲减退及消瘦等全身症状，常见葱皮样骨膜反应，而原发性骨淋巴瘤全身症状轻。

2. *骨肉瘤*　骨肉瘤发病年龄相对较低，可表现为溶骨性破坏或成骨性破坏，有肿瘤骨形成，肿瘤髓腔内浸润范围相对较小，而原发性骨淋巴瘤多表现为溶骨性破坏，且骨皮质破坏轻，而软组织肿块大，骨髓腔侵犯范围广。

3. *转移瘤*　转移瘤的发病年龄与原发性骨淋巴瘤相仿，但转移瘤常呈多灶性，骨皮质破坏明显，一般不沿关节面生长，如发现原发病灶则更支持转移瘤诊断。

（郁义星）

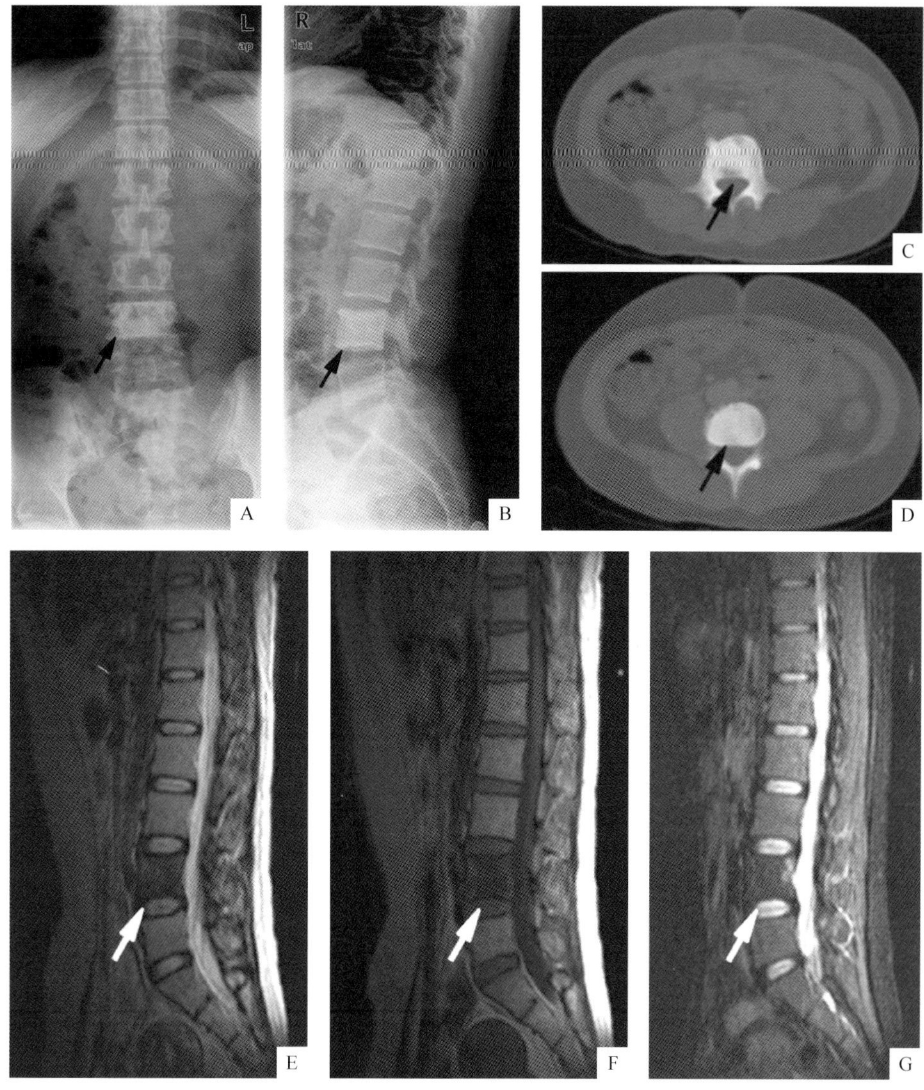

图 14-3-1 淋巴瘤。A、B. 腰椎正侧位片示 L4 椎体骨质密度增高(黑箭)。C、D. CT 示 L4 椎体髓质密度增高,未见明显骨皮质破坏(黑箭)。E. 矢状位 T2WI 示 L4 椎体呈低信号,信号尚均匀(白箭)。F. 矢状位 T1WI 示病灶呈低信号,椎间盘信号未见异常(白箭)。G. 矢状位 STIR 示病灶呈低信号,内可见小片状高信号灶,病灶以侵犯髓质为主,皮质信号未见明显异常(白箭)。

第四节 白血病

白血病(leukemia)是造血器官中以原始或幼稚白血病细胞异常增殖为特征的血液系统恶性肿瘤。其特征为骨髓内异常的白细胞弥漫性增生取代正常的骨髓组织,并侵入外周血液,使周围血内白细胞出现量和质的改变。血液白细胞数量常明显增多,有时亦可减少。白血病可发病于任何年龄,以青年人及儿童最好发,位于青年和儿童恶性肿瘤首位。按发病快慢分为急性和慢性白血病。急性白血病多见于儿童和青少年,起病急、进展快、病程短、预后差、死亡率高。慢性白血病起病隐匿,多见于中老年人。

粒细胞肉瘤为急性粒细胞型白血病的一种特殊亚型,儿童多于成人,肿瘤因含绿色色素又称为绿色瘤,常累及颅骨、脊柱、肋骨和其他骨骼。

【临床】常见症状和体征包括发热、骨痛、淋巴结肿大、肝脾肿大、关节积液和反复感染。白血病引起骨骼病损的可占 50%～70%,有的甚至高达 95%。其中以儿童急性淋巴细胞型白血病出现较早而明显,范围较广泛,甚至可遍及全身骨骼。此外,由于白血病的病理改变首先发生于造血组织,尤其是骨髓,故所造成的骨骼改变常早于周围血象改变,甚至早 2～3 个月。因此,影像学检查对白血病早期确诊及治疗具有重要意义。

【病理】

1. 骨髓　白血病的骨髓病理变化主要是白血

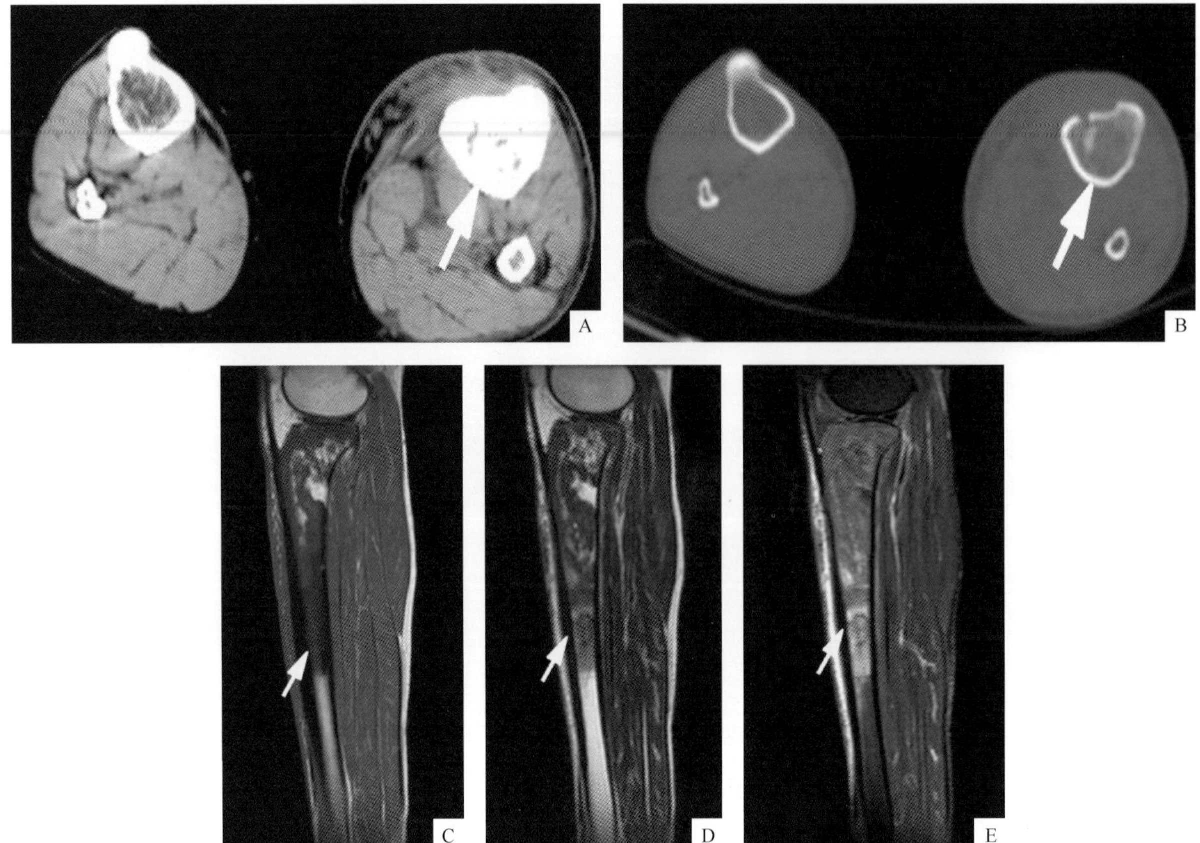

图 14-3-2 淋巴瘤。A、B. CT 示左侧胫骨髓腔密度增高，皮质连续性中断（白箭）。C. 矢状位 T1WI 示左侧胫骨中上段见混杂信号灶，以低信号为主，内可见斑片状高信号灶（白箭）。D. 矢状位 T2WI 示病灶信号混杂，以低信号为主，散在高信号灶（白箭）。E. 矢状位 STIR 示病灶信号混杂，以低信号为主，病灶以侵犯髓质为主，皮质轻度受累。其中，胫骨上段 T1WI、T2WI 所示高信号灶在 STIR 呈低信号，考虑为残留的正常髓质（白箭）。

病细胞大量增生并取代正常骨髓组织，可侵蚀骨松质和骨皮质。病变以脊椎骨、胸骨、肋骨和骨盆最为显著，严重者可侵犯长骨。各类白血病都有不同程度骨髓增生。慢性白血病的骨髓增生和浸润较广泛而弥漫，进展较慢。急性白血病，特别在小儿，增生更为显著，多为结节性，主要在红骨髓区，长管骨的黄骨髓亦可被完全取代。白血病的瘤组织呈灰红色或黄绿色。

2. 骨骼系统　病理改变主要在干骺区，小儿较成人多见，淋巴细胞型多于粒细胞型。白血病细胞在骨松质的增生浸润主要表现为骨小梁吸收变薄和骨细胞萎缩，有时亦可见骨内膜下新骨形成及骨组织硬化。白血病浸润累及骨膜可出现骨膜反应。白血病在关节上的改变主要表现为滑膜组织的白血病细胞浸润，滑膜水肿和结节状增厚，或出现出血点。

【影像学】

1. X 线、CT 表现　全身骨骼均可受累，其中以红骨髓丰富的扁骨，及长管骨干骺端改变最为明显。表现为骨质疏松、脱钙、骨质破坏和骨膜反应，偶有普遍性的骨质增生硬化，后者较多见于慢性白血病。

急性白血病早期，常表现为长管骨干骺端，或骺板下与骺板平行的横行透亮带，其内骨小梁稀少或消失，边缘可清晰锐利或比较模糊，并逐渐移行于正常骨组织，40%～53%的急性淋巴细胞白血病可出现该透亮线，这种表现以胫骨上端及桡骨远端最显著，亦可见于股骨及胫骨的下端，经治疗后该透亮线可变致密。在椎体可表现为“夹心面包”状，并可合并椎体压缩性骨折。

除上述表现外，尚可见弥漫性点状骨质吸收，或虫噬状骨质破坏。随着病变的发展，白血病细胞可呈结节状增生，骨破坏向骨干方向发展。表现为圆形、椭圆形或分叶状破坏，边缘清晰锐利，常呈穿凿性，颇似多发性骨髓瘤。白血病侵及骨皮质，可使皮质受压、变薄或外突，以至穿通。骨膜受累可呈层状增生，在骨膜下可见到小的粟粒状缺损。极少数可突破骨膜而出现软组织肿块，或仅表现为骨膜增生而不伴有骨质破坏。关节改变主要为滑膜增厚和关节肿胀，表现为关节间隙增宽、模糊，以至关节面缺损等。

粒细胞肉瘤患骨可表现为局限性、边缘清楚的圆形或椭圆形骨质破坏缺失，常有骨膜新生骨形成，呈毛刷状，周围常伴有软组织肿块隆起，偶有钙化。

2. MRI 表现　MRI 能显示有明显骨破坏的白血病浸润，还可显示无骨破坏的骨髓内浸润。由于白血病细胞浸润，取代正常骨髓内脂肪成分，T1WI 上脊椎椎体内均匀的脂肪高信号被广泛、均匀的或多发不均匀的斑片状、结节状低信号区取代，脂肪抑制序列病灶显示更明显，呈高信号。成人急性白血病主要侵犯中轴骨、股骨及肱骨近端及红骨髓集中区。若为局灶性信号异常，多为粒细胞性白血病；若为弥漫性，多为淋巴细胞性白血病。儿童急性白血病可同时侵犯中轴骨和外周骨，在 T1WI 上均可表现为低信号，尤其是长骨骨干，因已形成较多黄骨髓，白血病骨髓浸润后，在 T1WI 上容易显示其异常。MR 动态增强检查可评价骨髓的灌注情况，可用于评估急性白血病缓解期患者的预后。成人慢性白血病在 T1WI 上多表现为弥漫、均匀性低信号，少数呈灶状低信号，T2WI 显示不清，脂肪抑制 T2WI 和 STIR 上呈高信号(图 14-4-1，图 14-4-2)。

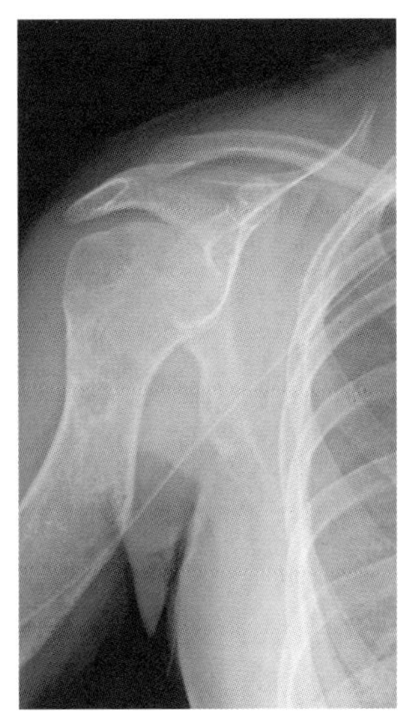

图 14-4-1　白血病。右侧肩胛骨下角及右侧肱骨近端膨胀性骨改变，内可见多发低密度灶。

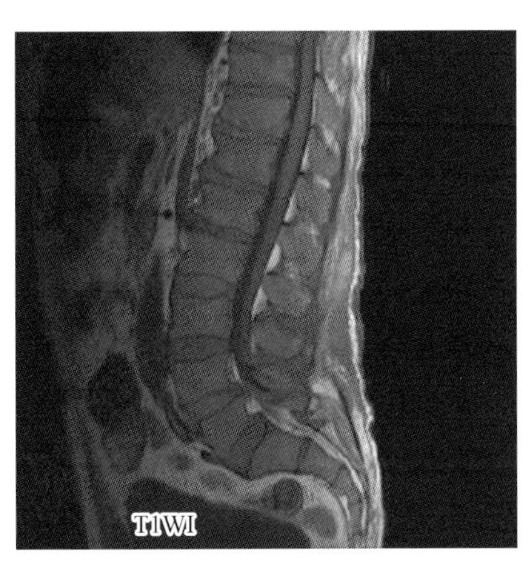

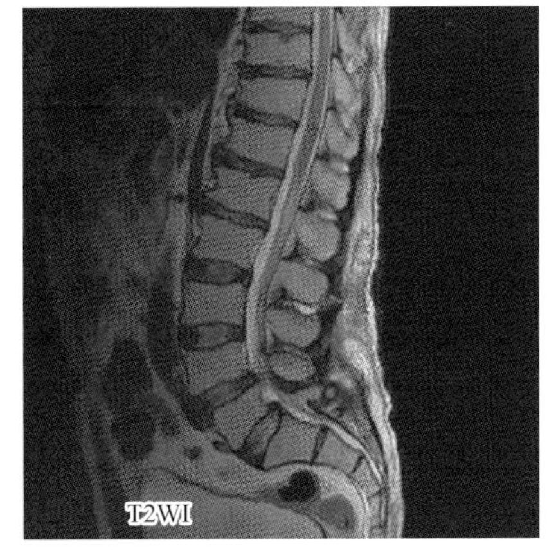

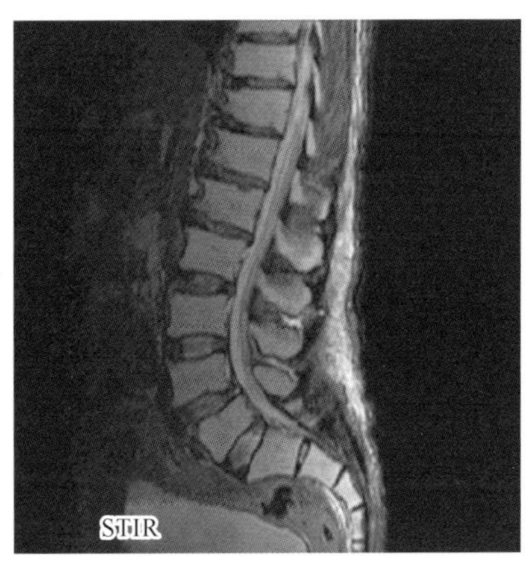

图 14-4-2　急性白血病。所示胸腰椎、骶椎椎体及附件广泛信号异常，T1WI 低信号，T2WI 稍高信号，STIR 中高信号。

【鉴别诊断】

1. 转移瘤　转移瘤常呈多灶性，骨皮质破坏明显，无干骺端透亮线，如发现原发病灶则更支持转移瘤诊断。

2. 多发性骨髓瘤　病灶多发，累及多处骨骼，病灶呈穿凿状骨质破坏，一般无骨膜反应，患者血清中出现大量单克隆免疫球蛋白，患者尿液内可发现本周蛋白。

3. 尤因肉瘤　发病年龄多为青年人，症状有时与白血病相似，常伴有发热、食欲减退及消瘦等全身症状，常见葱皮样骨膜反应，无干骺端透亮线。

4. 淋巴瘤　骨质破坏范围小，软组织肿块较大，骨髓腔侵犯范围广。

（郁义星）

第五节　朗格汉斯细胞组织细胞增多症

朗格汉斯细胞组织细胞增多症（Langerhans cell histocytosis，LCH）是以朗格汉斯细胞突发性非肿瘤样增生为特点的溶骨性病变，通常发生于肺和骨骼,以骨骼最为常见。目前病因尚不十分清楚,现多认为是一种原发性免疫缺陷病。

【临床】根据临床表现不同可分为嗜酸性肉芽肿、汉-许-克病和勒-雪病三类。嗜酸性肉芽肿最为常见,约占朗格汉斯细胞增生症的70%,多发生于儿童和青年人,病灶数目少,预后较好。汉-许-克病好发于1～5岁儿童,呈多发病灶,可累及骨外组织,如淋巴结、皮肤和腹腔脏器。勒-雪病好发于年龄小于2岁的儿童,病灶数量多,累及多系统,起病急,死亡率高。它们是一种病变的不同发展阶段,其临床表现和病理变化有所不同,但界限并不十分清楚,三者的共同特征是病变内都有特殊的组织细胞即朗格汉斯细胞的大量增生、浸润,同时还可有网状结构、嗜酸性粒细胞、中性粒细胞、淋巴细胞、浆细胞、多核巨细胞等组成,因此近年来已被更为准确的"朗格汉斯细胞组织细胞增多症"所代替。

【病理】病灶以局灶性骨质破坏为特点,通常由骨髓侵犯骨皮质,病灶质软,呈灰红色或棕色的炎性肉芽肿样,常见出血灶,或见成片的黄色区,中央可囊变,其中充满较软的出血性褐色肉芽肿组织,黄色的坏死样组织和混浊的或澄清的液体。在早期,病变为易出血的肉芽组织,其中可找到聚集或散在的嗜酸性粒细胞,有时还可看到分散淋巴细胞、浆细胞及多核白细胞,但不能形成脓肿,在病程后期无嗜酸性粒细胞存在,往往伴有不同程度的结缔组织增生、纤维化和新生骨出现。

【影像学】

1. X线、CT表现　朗格汉斯细胞组织细胞增多症可发生于骨骼的任何部位。骨病变最多见于颅骨、骨盆、长管骨骨干及干骺端,以边界清楚的骨质破坏区为主要表现,病变区钙化、骨化征象少见。骨破坏呈卵圆形,可出现于海绵质或皮质下层,系纯溶骨性破坏,偶可累及骨皮质,可单或多发,多发病灶可融合,不合并骨膜反应。病变活动期,于病灶周围无硬化缘。治愈期,可在病灶周围出现硬化边,病灶缩小消失,再建骨结构。颅骨病灶由板障开始发病,然后累及内、外板,外板骨质破坏范围大于内板,可见"洞中洞"表现,其内可见纽扣状死骨,晚期可表现为穿凿样或地图样骨质缺损。发生于长管骨病灶,一般不超过干骺端,不累及骨骺和关节,病变自髓腔中央发生,呈规则或不规则的卵圆形密度减低区,有时呈分叶状,具膨胀性。病变穿破骨皮质时,可出现骨膜反应,多数表现为单层或多层连续性骨膜反应,边界清楚,密度较高,少数骨膜反应不规则,密度较低。椎体病变早期表现为溶骨性破坏,椎体逐渐消失;晚期呈扁平椎,前后均匀扁平,可累及椎弓根,也可伴椎旁软组织肿胀。病灶累及下颌骨牙槽可出现"牙齿漂浮征"。朗格汉斯细胞组织细胞增多症病灶周围以软组织肿胀常见,而软组织肿块少见。软组织肿胀的特点是围绕病变区呈带状分布,厚度均匀,边界清楚,密度低于邻近肌肉。

2. MRI表现　T1WI呈较低信号,儿童的红骨髓较成年人的黄骨髓T1弛豫时间延长,因此儿童的骨髓在T1WI上相对肌肉而言呈低信号,而被累及的骨髓较对侧骨髓呈现高信号,病变在质子密度像中信号变化较大,可以是等信号,也可以是高信号。增强后病灶通常呈较为明显的强化,说明病灶的血供较丰富。增强MRI可显示病灶内粗大迂曲的血管。部分病灶有不强化区域,有报道经手术后证实为胶样组织,显微镜下表现为朗格汉斯细胞增生聚集。软组织肿块于T1WI显示不如T1增强图像清晰,而脂肪抑制序列也是显示软组织肿块非常好的手段,通常优于T1WI,与T1增强后效果相当。关于各部位的MRI表现,又各有其特点。颅骨嗜酸性肉芽肿MR表现,为颅骨局限性骨质破坏,病变呈长T1、长T2信号,内外板障均可累及,累及程度有时并不一致,增强较为明显。脑膜呈斑片状增厚,强化明显。病变较大时可突破硬膜,造成硬膜显示模糊不清,侵犯压迫邻近脑组织。脊柱嗜酸性肉芽肿的MRI表现,主要包括病变形态结构及信号的异常改变。MRI除了显示椎体骨质破坏、椎弓受累、椎间隙增宽与椎旁软组织等形态改变外,还能显示椎体信号异常及椎管内脊髓是否受累。脊柱嗜酸性肉芽肿表现为T1WI上呈低信号或等信号,T2WI上呈高信号,脂肪抑制序列呈高信号,增强扫描呈较明显强化。长骨嗜酸性肉芽肿T1WI为低或等信号,T2WI多呈高信号,部分病灶边缘呈斜边样改变,是由于病变向各方向的生长速度不同所致。矢状面或冠状面增强扫描,长骨病变周围常出现较为特征的"袖套征",系病灶周围明显强化的、均匀包绕的软组织肿块或骨膜反应(图14-5-1,图14-5-2)。

【鉴别诊断】骨嗜酸性肉芽肿的误诊率较高,由于它具有肿瘤和炎症的双重表现特点,而且不同部位、不同病变阶段的影像学表现不同,鉴别诊断较为复杂。

1. 化脓性骨髓炎　骨质增生范围大于骨质破坏范围,病变区可见无效腔及长条状死骨,有急性炎症病史。

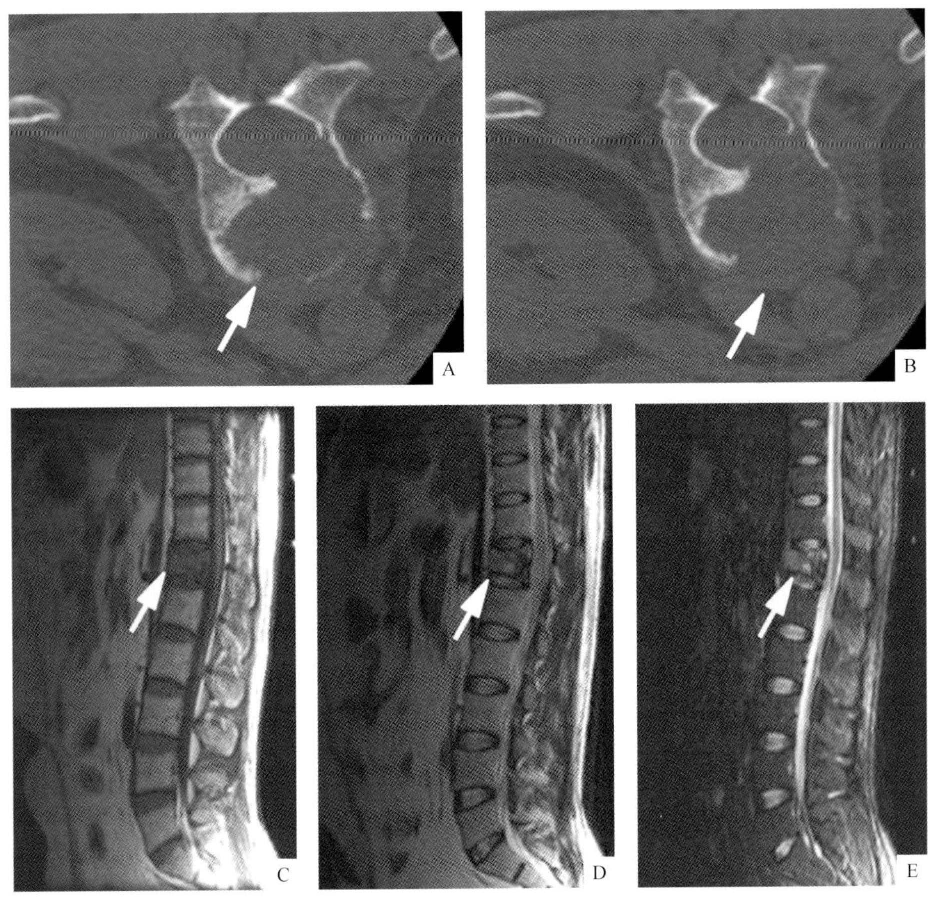

图 14-5-1 朗格汉斯细胞组织细胞增多症。A、B. 横断位 CT 示 T12 可见边界清楚的骨质破坏区，骨破坏呈卵圆形，系溶骨性破坏，周围骨质轻度硬化，病变区未见钙化、骨化（白箭）。C. 矢状位 T1WI 示 T12 可见楔形改变，椎体呈低信号，骨皮质可见破坏中断（白箭）。D. 矢状位 T2WI 示病灶呈低信号，内可见小圆形高信号灶（白箭）。E. 矢状位 STIR 示病灶呈高信号，内可见小圆形更高信号灶（白箭）。

2. Ewing 肉瘤　骨质呈渗透状破坏，边界模糊，骨膜反应为葱皮样或出现 Codman 三角。CT 或 MRI 增强显示病变及软组织肿块明显强化。

3. 脊柱结核　相邻椎体的骨质破坏，软骨终板、椎间盘受累，椎间隙变窄，椎旁脓肿形成是其鉴别要点。

（郁义星）

第六节　骨髓纤维化

骨髓纤维化（myelofibrosis，MF）又称原发性骨髓硬化症、髓样化生或骨硬化型贫血，是一种慢性骨髓增生性疾病，因骨髓成纤维组织等间质异常增生，逐渐取代骨髓造血组织，使血中出现未成熟的红细胞及白细胞，常伴有髓外造血，脾、肝、淋巴结等髓外造血组织或器官发生髓样化生，在病变晚期，纤维组织可转化为骨组织。

骨髓纤维化病因不明，发病年龄大多超过 50 岁，起病隐匿，呈进行性贫血、乏力和脾脏肿大。由于纤维组织增生，在骨髓抽吸时往往出现“干抽”现象，骨髓涂片大多显示造血组织增生低下，有不同程度的骨质硬化性骨髓象和纤维组织增生改变。

【临床】典型的临床表现为幼粒细胞、幼红细胞样贫血，脾脏明显肿大，以及不同程度的骨质硬化。部分患者可发生髓外造血组织增生，常见部位是脾脏、肝脏，这可能与胎儿期肝、脾作为髓外造血器官有关。此外，有报道还可发生在肾、肾上腺、淋巴结、肺部、胸膜、皮肤、硬脑膜、卵巢、胸腺、消化道及中枢神经系统等部位。

【病理】受累骨骼主要为富有造血组织的椎体、骨盆、肋骨、颅骨及长管骨干骺端，骨髓组织的间质异常增生，可导致大量网状纤维和胶原纤维在骨髓腔内沉积，并伴有成骨细胞增殖、骨髓纤维化、骨髓硬化和骨髓造血功能丧失，骨髓造血逐渐被骨外造

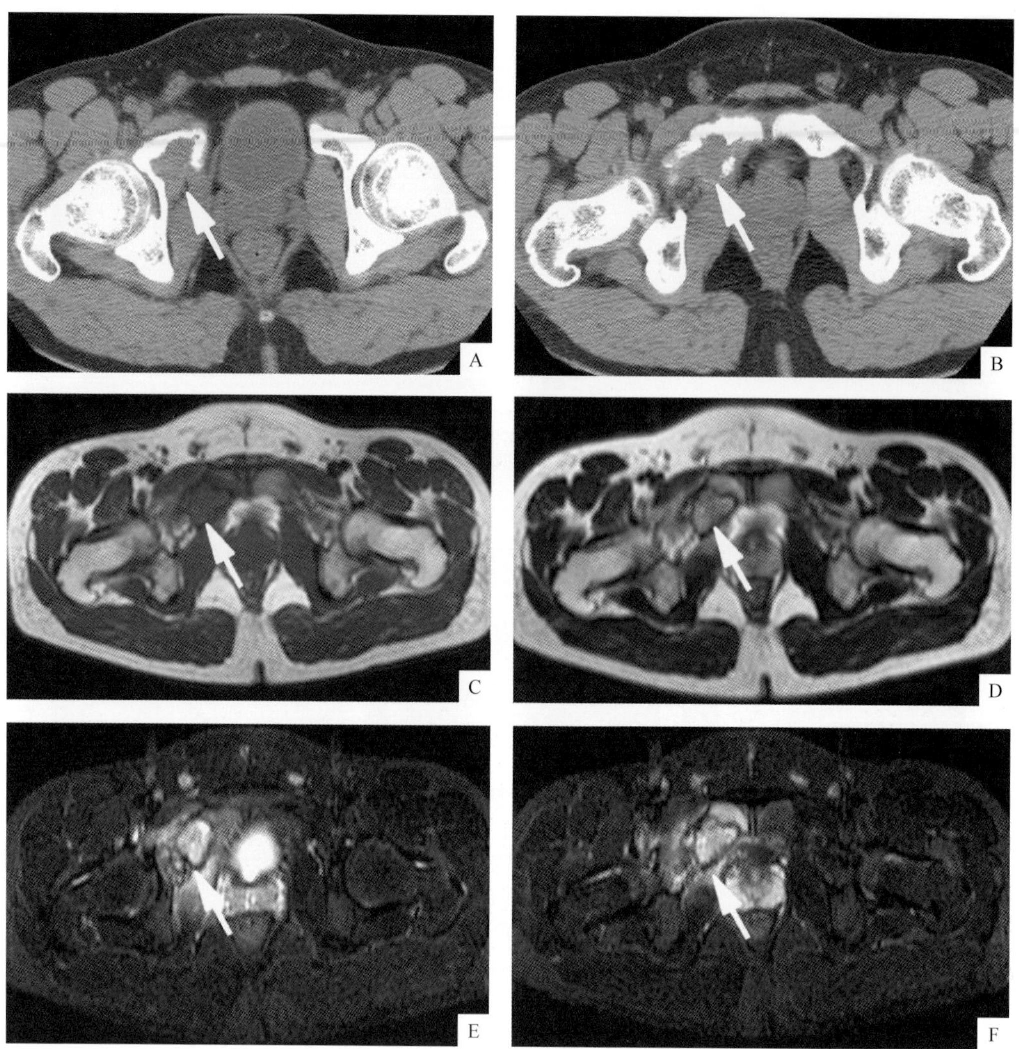

图 14-5-2 朗格汉斯细胞组织细胞增多症。A、B. 横断位 CT 示右侧耻骨支见边界尚清的溶骨性骨质破坏区，病变区未见钙化及骨化征象。C. 横断位 T1WI 示右侧耻骨支骨质破坏，病灶呈低信号。D. 横断位 T2WI 示病灶呈低信号或等信号，周围软组织可见稍高信号。E、F. 横断位 STIR 示病灶呈高信号，耻骨支骨质破坏，显示清晰，周围软组织水肿，呈高信号。

血所取代。

【影像学】

1. X 线表现　常见于成人的红骨髓区，如骨盆、脊柱、肋骨、肩胛骨、股骨和肱骨近端以及颅骨等。X 线表现主要为骨密度改变，一般早、中期患者表现为骨质密度增高或降低，原因在于，一方面由于成纤维细胞的作用而致骨质吸收，另一方面，由于纤维组织的慢性刺激和其本身的化生，以及成骨细胞的作用，因而骨小梁增粗、致密和融合，使病变骨组织密度逐渐增高，骨髓腔硬化，呈广泛弥漫性或斑片状高密度影。病变晚期骨皮质增厚、髓腔狭窄，甚至闭塞，并可在骨密度增高的基础上，出现颗粒状透光区，这是在骨硬化的基础上，骨小梁间遗留少量未骨化的异常纤维组织所造成。颗粒状透光区发生在长管骨者，其长轴与骨干长轴平行，发生在骨盆、肋骨、椎体或肩胛骨者，则与骨小梁的方向一致。此特征性的表现在髋关节和肩关节最为显著。

2. CT 表现　CT 扫描除可发现骨皮质改变外，还可清晰显示髓腔变化。髓腔密度增高，可见纤维增生及硬化征象，表现为斑片状高密度影和条状、网格样高密度影将髓腔分隔。病变局限于髓腔内，可使骨皮质内缘毛糙，骨皮质增厚，但不出现皮质的膨胀、变形或破坏，周围软组织也无改变。

3. MRI 表现　在病变早期受累骨髓在 MRI 即可显示 T1WI 和 T2WI 均表现为不均匀的低信号，其中 T2WI 低信号较有特征性。T2* 加权成像有助于原发性骨髓纤维化的显示，因为增生的纤维组织可在骨髓病变区形成较高的磁化率，使该处出现较

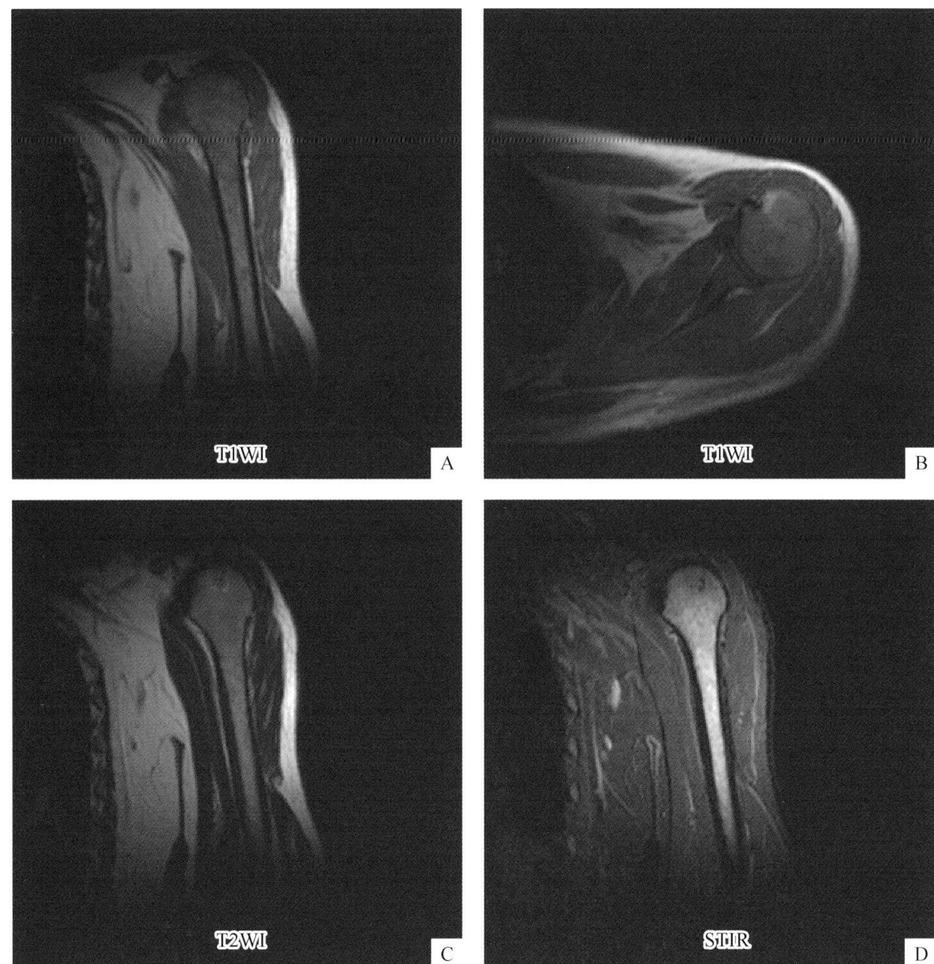

图 14-6-1 骨髓纤维化。左侧肱骨及肩胛骨见弥漫性骨质信号异常，呈斑片样灶性改变。T1WI 呈灶性低信号，T2WI 呈灶性等高信号，STIR 信号不被抑制，呈高信号。A. 冠状面 T1WI。B. 横断面 T1WI。C. T2WI。D. STIR。

明显的低信号，从而有助于对病变范围的观察（图 14-6-1）。

【鉴别诊断】

1. *慢性地方性氟中毒（氟骨症）* 三期氟骨症，特别是混合型，可以表现为躯干骨骼密度不均匀性增高，某些病例尚可合并甲旁亢，因而在致密增白的骨质内出现大小不等的囊状透亮区，须与原发性骨髓纤维化相鉴别。氟骨症多伴有广泛的韧带、肌腱、骨间肌及关节囊的钙化。当合并甲旁亢时，除躯干骨可见囊状透光区外，四肢末梢骨可见典型的骨膜下皮质吸收改变。

2. *石骨症* 病变遍及全身各骨，手足骨均被累及。骨密度特别高，多为均匀一致性，见不到骨小梁。长骨和扁骨均可见有“骨中骨”的表现。髂骨翼内有弧状分层致密影，颅底骨密实，四肢骨中下端呈杵状增粗、浓白，无骨膜增生及韧带钙化，临床表现及化验检查，均有助于鉴别。

3. *慢性白血病* 特别是慢性粒细胞白血病，晚期可继发骨髓纤维化和骨髓硬化。X 线表现的不同点是前者躯干部的骨密度增高为斑块状或斑点状，其内可见长短不一的条索状或高致密影及粗疏的骨小梁，多为斜行，可交织成粗网状。一般不伴有骨内膜或骨外膜的增生反应。

（郁义星）

第七节 再生障碍性贫血

再生障碍性贫血（aplastic anemia）是一组由化学、物理、生物因素及不明原因所引起的骨髓干细胞及造血微环境的损伤，最后导致造血功能衰竭的综合征。多数患者病因不明，称为原发性再生障碍性贫血，继发性再生障碍性贫血的病因包括：① 化学因素：包括苯、杀虫剂 中毒；② 物理因素：各类电离辐射；③ 感染因素：肝炎病毒可激发自身免疫而发病，伤寒等的细菌毒素可抑制骨髓造血功能。

【临床】临床特点是全血细胞减少，进行性贫血、出血和继发感染，肝、脾、淋巴结无肿大。根据起病快慢分为急性再生障碍性贫血和慢性再生障碍性贫血。

【病理】再生障碍性贫血以红骨髓显著减少，各部位骨髓普遍增生减低，并被脂肪组织替代为其基本病理变化。不同病例的病变程度不同，且各部位骨髓的受累范围也有差异。在急性病例骨髓损伤迅速而广泛，多波及长骨、扁平骨及短骨。慢性病例则多为渐进性、"向心性"发展，先有髂骨受累，其次为脊椎棘突、胸骨。

【影像学】

1. X线、CT表现　再生障碍性贫血的X线和CT表现无特征性，诊断价值不大。

2. MRI表现　因全身红骨髓总量减少，红骨髓被脂肪组织所替代，T1WI显示呈弥漫性均匀高信号，T2WI呈中等高信号，脂肪抑制扫描序列为明显低信号。此信号特点是骨髓造血功能衰竭的特征性表现。部分患者在T1WI高信号的背景下可见到大小不一、散在分布的灶性或结节状低信号，为红骨髓残留或再生障碍性贫血治疗后红骨髓增生所致，又称为造血组织岛(图14-7-1)。

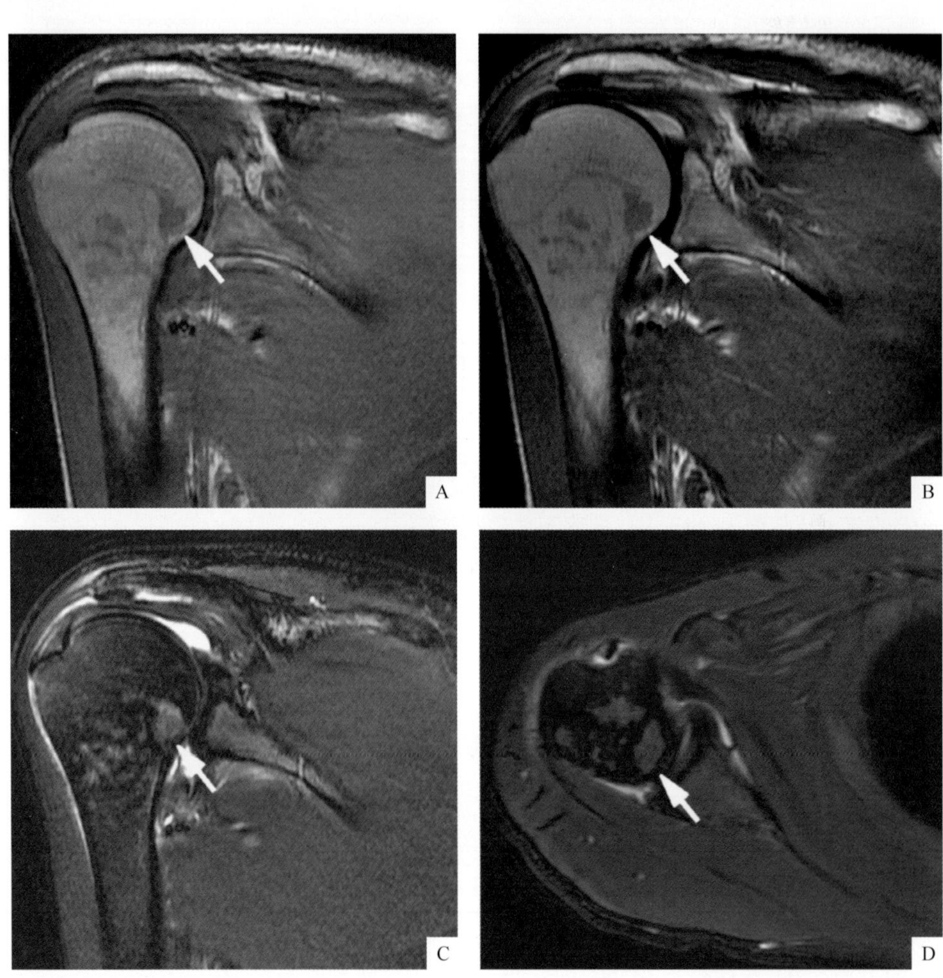

图14-7-1　再生障碍性贫血。冠状面T1WI(A)、T2WI(B)示右侧肱骨上端髓质内可见多发斑点状、片状低信号灶。C. 冠状面STIR示病灶呈斑点片状高信号灶。D. 横断面STIR示病灶位于髓质内，呈斑片状高信号灶。此病灶为造血组织岛。

【鉴别诊断】骨髓纤维化患者的骨质密度增高，骨皮质增厚、髓腔狭窄，甚至闭塞，骨质内可有弥漫性透光区，长轴与骨干平行。病灶在T1WI和T2WI上多表现为不均匀的低信号。髓外造血器官代偿性增生肿大。

（郁义星）

第八节　溶血性贫血

溶血性贫血(hemolytic anemia)是指红细胞破坏加速而骨髓造血功能代偿不足时所发生的一类贫血。溶血性贫血主要有三种：镰状细胞贫血、珠蛋白生成障碍性贫血和家族性贫血。镰状细胞贫血是一种遗传性血红蛋白异常性疾病，几乎均发生于黑人种族中，其致病基因为血红蛋白 β 蛋白链第 6 位上的谷酰胺酸被缬氨酸取代，从而导致分子结构缺陷，脱氧血红蛋白产生聚合作用，使成熟的红细胞呈镰刀状变形。珠蛋白生成障碍性贫血主要发生在希腊、意大利和叙利亚，在我国也有发现，系珠蛋白生成障碍而导致的贫血，患者血液中有大量的未成熟的有核红细胞。家族型溶血性贫血红细胞呈球形。由于血管内皮细胞的损害和大量不正常红细胞破坏后堆积于血管内，可引起血管栓塞和出血，导致组织缺氧，使骨髓中的黄骨髓转化成红骨髓。

【临床】溶血性贫血的临床表现，取决于溶血过程的缓急和溶血的主要场所(血管内或血管外)。急性溶血常起病急骤，短期大量溶血可有明显的寒战、高热，腰背及四肢酸痛，伴头痛、呕吐等。患者面色苍白和明显黄疸，更严重的可有周围循环衰竭。由于溶血产物可引起肾小管细胞坏死和管腔阻塞，最终导致急性肾功能衰竭。慢性溶血起病缓慢，症状轻微，有贫血、黄疸、肝脾肿大三大特征。下肢踝部皮肤产生溃疡，不易愈合，常见于镰形细胞性贫血患者。

【病理】大体，黄骨髓被增生的红骨髓替代，骨髓明显增生，使骨髓腔增宽，骨皮质变薄，髓腔内为凝血块所填充，梗死区骨质硬化。镜下，骨小梁增粗，内有致密线形成，骨松质内部分骨小梁结构为结缔组织所代替。

【影像学】

1. X 线、CT 表现　颅骨改变最为常见，表现为板障增宽，骨板因骨髓增生而受压变薄，甚至完全消失，以外板为著，内板受影响较少。板障内骨松质小梁呈放射状排列，以顶骨最为显著。但有时颅骨可仅呈普遍性颗粒状骨质疏松。鼻窦发育受限，窦腔较小甚至完全闭塞。眼眶偏向外侧。由于上颌骨和下颌骨膨大可导致牙齿错位。颅骨改变与其他骨骼及血液改变往往并不平行一致。

长骨骨干常有明显骨质疏松，骨髓腔之膨大使骨干呈长方形，骨小梁稀疏、粗糙呈网状，骨皮质萎缩，由内向外变菲薄，骨松质被吸收，上述改变随年龄增长而加重，常易发生病理骨折。骨骺提早闭合。在镰状细胞贫血中，由于血流淤滞而导致骨缺血梗死，长骨骨皮质增厚，髓腔变窄，骨膜受累后可出现骨膜新生骨，大量的骨梗死可表现与弥漫性骨髓炎相仿，骨质弥漫破坏伴不规则反应性骨增生，甚至有包壳形成和病理骨折。

脊椎椎体骨质疏松，骨小梁减少而粗糙，特别是横向骨小梁，髓核可被压入椎体，使椎体呈双凹畸形，椎间隙增宽，形似鱼椎，这种改变以下腰椎和上腰椎为明显，常伴有压缩性骨折。

肋骨增宽，骨皮质变薄，髓腔内见线状高密度影。

2. MRI 表现　由于红骨髓替代黄骨髓，骨髓 T1WI 信号减低，呈低信号，T2WI 呈中等-低信号，增强后病灶呈薄层环状强化。$T2^*$ 有助于发现病灶内含铁血黄色沉积。继发骨梗死灶 T1WI 呈低信号，T2WI 呈高信号，病灶边缘清晰、锐利，多位于骨松质的中央。

(郁义星)

第九节　血友病性关节病

血友病(Hemoplilic Arthropathy)分为 A、B、C 三型。血友病 A 型即传统所称的血友病，是由于Ⅷ因子缺乏所致，血友病 B 型为Ⅸ因子所致，血友病 C 型为Ⅺ因子缺乏所致。A、B 型为性连锁隐性遗传病，遗传基因位于 X 染色体上，男性发病，女性遗传，C 型男、女均可发病。其中血友病 A 型和 B 型常引起关节病变，血友病 C 型少有关节受累。血友病在骨关节系统的病变主要是出血造成的，在软组织内、肌肉内、骨膜下、骨内和关节内自发出血或外伤后出血，血友病关节内出血侵蚀关节可导致关节肿胀、结构损害，甚至关节强直、畸形，这一关节病变被称为血友病性关节病。

【临床】主要表现为关节肿胀，疼痛、功能障碍。常出现于容易受伤和承受重力的四肢大关节。好发于膝关节，其次为踝关节，髋、肘关节，肩，腕关节较少受犯。晚期可继发骨性关节病或遗留关节强直、畸形。

【病理】根据患者病程可分为急性期、亚急性期和慢性期。① 急性期：为关节内积血期，是由于滑膜出血进入关节腔，致关节积血，关节腔内压力增高，滑膜和关节囊肿胀，关节间隙增宽，关节结构基本保持正常。② 亚急性期：反复的关节腔积血，而出血无法及时吸收，导致滑膜增生，大量新生血管形成肉芽组织，血肿机化，含铁血黄素沉着，进而造成关节软骨侵蚀、破坏，关节面粗糙硬化，关节软骨下囊性变，关节间隙狭窄和关节囊肥厚。③ 慢性期：关节内积血逐渐吸收、机化，骨质破坏，周围骨增生硬化，关节内大量纤维结缔组织增生，关节活动受限，导致关节纤维强直或骨性强直，可伴有失用性肌萎缩。

【影像学】

1. X线、CT表现　病变多累及膝关节，其次为踝关节和肘关节，关节受累和病变的程度多不对称。急性期关节周围软组织肿胀，密度增高，尚未发生关节侵蚀破坏，关节间隙无狭窄，少数病例关节间隙增宽。亚急性期，关节囊膨隆，滑膜增生，关节腔密度增高，关节周围骨质疏松，关节边缘侵蚀性破坏，软骨下骨囊变，骨端增大变方。慢性期，表现为关节挛缩，骨性关节面增生硬化，骨赘形成，关节内可见游离体，甚至关节变形、脱位和强直。膝关节正位平片，常因关节不能伸直，而显示股骨髁间窝扩大，并认为是血友病性关节病的特征。

2. MRI表现　血友病性关节病急性期：出血局限于关节内，T1加权成像血肿为低信号或等信号，T2加权成像为高信号，滑膜增厚、关节囊肿胀。亚急性期：关节出血范围扩大、程度加重，T1加权成像为略高信号或混杂信号，T2加权成像为高信号或混杂信号，伴有滑膜增厚，关节内韧带、半月板、关节软骨及骨皮质有明确的侵蚀，关节间隙狭窄，股骨髁间凹增宽、加深。慢性期：出血减少、血肿逐渐吸收，因关节囊滑膜有含铁血黄素，在T1和T2加权成像均显示为低或中低信号，梯度回波可显示滑膜内含铁血黄素的斑块呈低信号强度。在本期，关节囊、肌肉和韧带肿胀程度减低，甚至萎缩、退变，继发骨性关节病或遗留关节强直、畸形。MRI对血友病性关节病诊断价值最高(图14-9-1，图14-9-2)。

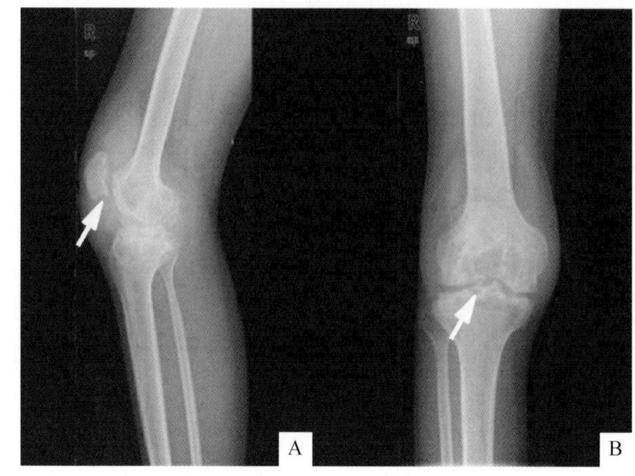

图14-9-1　血友病性关节病。A. X线侧位片示髌股关节面毛糙，关节面边缘骨质增生，髌骨面可见不规则骨质缺损，髌上囊肿胀，密度增高。B. X线正位片示胫股关节面毛糙，股骨内外髁、胫骨平台及髁间棘可见骨质增生。

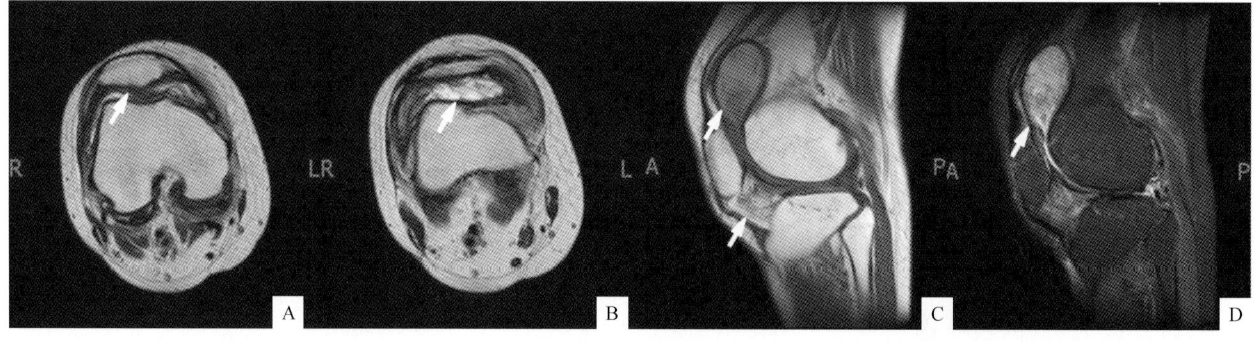

图14-9-2　血友病性关节病。A、B. 横断面T2WI示右侧髌股关节面毛糙，髌骨边缘可见骨质增生，髌骨及股骨面局部关节软骨缺损变薄。C、D. 矢状位T1WI和STIR示髌股关节间隙增宽，髌上囊大量异常信号，T1W呈等低混杂信号，STIR呈高信号，内混杂条片状低信号，髌上囊和髌下脂肪垫滑膜明显增厚。膝关节周围软组织信号肿胀。

【鉴别诊断】血友病性关节病患者就诊时大多数已明确血友病诊断，诊断重点为血友病性关节病累及部位和病变程度。少数未明确血友病诊断者应与创伤性关节积血、类风湿关节炎、结核性关节炎、退行性关节病和化脓性关节炎鉴别。

(郁义星)

第十节　血友病假瘤

血友病性骨内和骨膜下出血造成骨质囊状破坏和软组织肿块，称为血友病假瘤(hemophilic pseudotumor)。血友病性假瘤又称之为血友病性假囊肿、血友病性骨血囊肿，或称为骨吸收性肿瘤，为血友病的一种罕见而严重的并发症，其发生率仅占血友病的1%～2%，血友病性假瘤是罕见性连锁隐性遗传疾病，女性遗传，男性发病。常见于儿童和青少年。

【临床】患处为无痛性肿块，可长期不被注意，直至发生病理性骨折使假瘤迅速增大时始被发现，病变表面皮肤绷紧发亮，中等硬度、有囊感，有轻度压痛。骨内出血造成骨破坏的原因有不同说法：如有骨内反复性出血使骨内压力增高，引起骨破坏；

骨膜下血肿对骨质侵蚀性破坏；软组织血肿产生外压性骨质破坏等。

【病理】囊状骨质破坏，其中有陈旧性出血或血凝块，囊壁为正常骨组织和纤维组织，无炎症改变，无肿瘤样骨质。

【影像学】

1. X线表现　血友病性假瘤在全身骨骼均可发病，四肢长骨及短骨为好发部位，根据病灶部位不同影像表现有所不同。其X线征象如下：① 骨质改变：可表现为骨内单房或多房囊状破坏或虫蚀样溶骨性骨破坏，严重者大部分骨质坏死消失，其内残留部分形成粗大的骨嵴；② 骨膜反应：为骨膜下出血或血肿形成的继发改变，形式多样，甚至可表现为Codman三角；③ 软组织肿块：主要是骨膜下出血或软组织血肿，肿块形态随血肿形成时间、吸收、出血状况而改变，具有可逆性。

2. CT表现　除能发现上述X线能发现的变化外，CT在诊断轻微骨质侵蚀和骨内、外假瘤形成，以及在明确假瘤病灶大小、范围和病灶内钙化等都有很大的价值。

3. MRI表现　浸润性病灶在T1WI上为低信号，在T2WI上为均匀的高信号。在假肿瘤巨大或骨质破坏严重的病例，病变区T1WI、T2WI及STIR上均显示为混杂信号。MRI在显示血友病细胞与正常骨髓组织的构成比例以及在显示骨髓的浸润程度有较高的诊断价值(图14-10-1)。

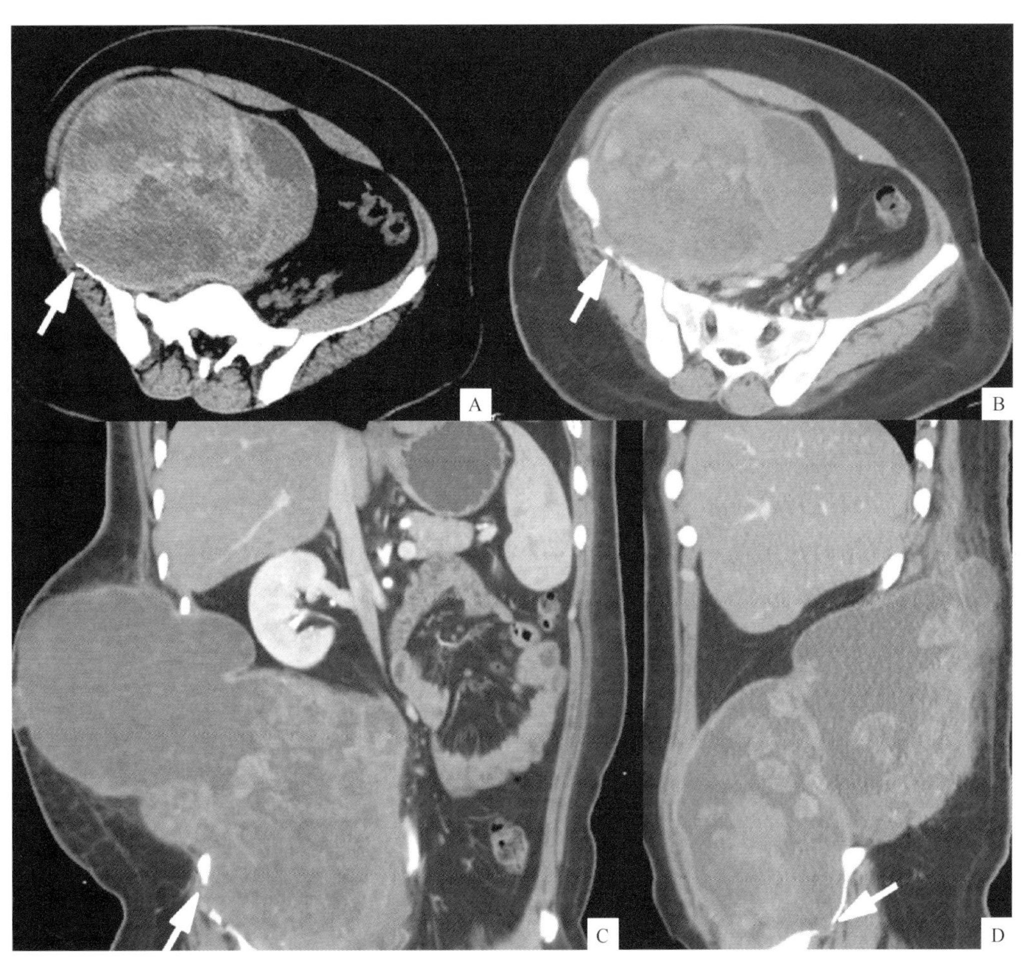

图14-10-1　血友病假瘤。A. 横断位平扫CT示右侧腹腔可见巨大混杂密度软组织肿块，密度不均匀，内可见多发团片状高密度灶，右侧髂骨翼可见骨质破坏、变薄。B. 横断位增强CT示肿块无明显强化，腹腔血管受压移位。C. 冠状面增强CT示病灶形态不规则，从皮下一直延伸至腹腔内，增强无明显强化，右侧髂骨翼见骨质破坏。D. 矢状面增强CT示肿块压迫右侧髂骨翼，局部骨质吸收变薄，部分骨质中断。

【鉴别诊断】血友病假瘤具有良恶性肿瘤征象，发生于长骨的假瘤主要需要与良恶性骨肿瘤及骨肿瘤样病变进行鉴别。

1. 骨巨细胞瘤　好发于长骨干骺端，病灶偏心性膨胀性骨破坏，横向扩张，其内可见泡沫样分隔，与正常骨分界清晰，无硬化边缘，其内很少钙化。

2. *骨肉瘤* 骨肉瘤可出现不规则、无定形的肿瘤骨及垂直或放射状骨针影。骨肉瘤与邻近正常骨质分界不清，多有骨膜三角形成及邻近软组织肿块。

3. *动脉瘤样骨囊肿* 典型X线平片表现囊性偏心性的骨膨胀性病变，伴有细薄壳状的骨膜反应性增生病变，也可表现为地图样骨质破坏，在骨髓腔内有移行带并具有硬化性边缘，有时病变内可见分隔，病变内可有钙化，但少见。骨膨胀的外壳可部分消失。

4. *骨纤维异常增殖症* 骨膨胀增粗，皮质变薄，骨小梁粗大，扭曲，常表现沿长骨纵轴方向分布的粗大骨嵴，软组织肿胀不明显。

（郁义星）

第十一节 戈谢病

戈谢病(Gaucher's disease)是一种罕见的常染色体隐性遗传代谢性疾病，是溶酶体贮积症病(LSD)中最常见的一种。因体内葡萄糖脑苷脂酶活力缺乏，导致葡萄糖脑苷脂无法降解而沉积在骨髓、脾脏和肝脏组织的网状内皮细胞中，引起贫血、血小板减少、肝脾肿大等的一组综合征，常有骨痛症状，可伴有病理性骨折，甚至骨危象，骨危象发作时表现为剧烈骨痛伴发热，患者白细胞增多，血沉加快，骨关节表现常为戈谢病的首发症状。

【临床】大量戈谢细胞在单核-巨噬细胞系统中不断累积，继发肝脾肿大、骨损害、肺脏受累、血细胞减少、生长发育迟滞以及神经系统等症状。骨关节表现常为首发症状，有很高的发病率，并可致残。酶替代治疗(ERT)为目前最行之有效的治疗方法，可以减轻患者痛苦，改善临床症状，提高患者生活质量。

临床上根据是否合并神经系统受累分为3型：Ⅰ型为无神经系统病变型或称慢性型、成人型，常于儿童期起病，此型最常见；Ⅱ型为急性神经型或称急性型、婴儿型，起病急，急性神经系统损害重，多于2岁前死亡；Ⅲ型为亚急性神经型，起病较Ⅱ型缓，在骨骼病变的基础上随着患儿年龄的增长合并神经损害，此型发病晚，病程进展慢。

【病理】戈谢病骨骼病变的病理基础为戈谢细胞对骨及骨髓浸润的结果，该细胞为吞噬了无法降解的葡萄糖脑苷脂的单核细胞，这些细胞聚集浸润可阻塞骨微小血管，导致骨缺血、梗死和骨髓腔扩大，而且这些细胞可通过旁分泌影响成骨和破骨细胞，导致骨形成和吸收间的失衡。

【影像学】

1. *X线、CT表现* 戈谢病影像学表现多样，常广泛累及全身骨组织，表现为广泛的骨质疏松，骨量减少，骨皮质变薄，骨小梁吸收，髓腔扩张，典型者可呈“烧瓶样”改变，病变区可见多发椭圆形透亮影，可伴有病理性骨折和骨膜反应。

2. *MRI表现* 当骨髓被戈谢细胞浸润时，T1WI和T2WI信号强度均减低，信号改变的机制可能是由于戈谢细胞中葡萄糖降解物和糖蛋白中存在快速质子交换现象而导致T1弛豫时间延长，T2弛豫时间缩短。在戈谢病引起骨危象时，病变骨髓T2WI信号强度高于正常骨髓，此征象往往提示髓腔内存在缺血坏死伴静脉梗死性水肿。

（郁义星）

参考文献

[1] Yi J, Wang S, Ma S, et al. Disseminated plasmacytomas in multiple myeloma: atypical presentations on multimodality images, emphasized on PET/CT [J]. Ann Hematol, 2013, 92(10): 1421-1423.

[2] Terpos E, Morgan G, Dimopoulos MA, et al. International Myeloma Working Group recommendations for the treatment of multiple myeloma-related bone disease [J]. J Clin Oncol, 2013, 31(18): 2347-2357.

[3] Tazi I, Nafil H, Mahmal L. Chest wall tumor at relapse of multiple myeloma [J]. Afr Health Sci, 2013, 13(1): 160-1601.

[4] Sychra V, Esser D, Kosmehl H, et al. Unusual manifestation of a multiple myeloma in the hyoid bone [J]. Dentomaxillofac Radiol, 2013, 42(3): 521-530.

[5] Regelink JC, Minnema MC, Terpos E, et al. Comparison of modern and conventional imaging techniques in establishing multiple myeloma-related bone disease: a systematic review [J]. Br J Haematol, 2013, 162(1): 50-61.

[6] Razek AA, Ezzat A, Azmy E, et al. Role of whole-body 64-slice multidetector computed tomography in treatment planning for multiple myeloma [J]. Radiol Med, 2013, 118(5): 799-805.

[7] Princewill K, Kyere S, Awan O, et al. Multiple myeloma lesion detection with whole body CT versus radiographic skeletal survey [J]. Cancer Invest, 2013, 31(3): 206-211.

[8] Palma JA, Dominguez PD, Riverol M. Intracranial extramedullary hematopoiesis associated with multiple myeloma [J]. Neurology, 2013, 80(17): 1620.

[9] Nishiyama Y, Tateishi U, Shizukuishi K, et al. Role of 18F-fluoride PET/CT in the assessment of multiple myeloma: initial experience [J]. Ann Nucl Med, 2013, 27(1): 78-83.

[10] Nanni C, Zamagni E, Celli M, et al. The value of 18F-FDG PET/CT after autologous stem cell transplantation (ASCT) in patients affected by multiple myeloma (MM): experience with 77 patients [J]. Clin Nucl Med, 2013, 38(2): e74-79.

[11] Goyal H, Sawhney H, Abdu A. Clinical progression of multiple myeloma presenting as parotid gland plasmacytoma [J]. Int J Hematol, 2013, 97(2): 297-298.

[12] Fukatsu H, Hiramatsu Y, Takagi S, et al. Multiple myeloma involving the extrahepatic bile duct [J]. Intern Med, 2013, 52(7): 829-830.

[13] Flore B, Hermans R. Multiple myeloma involving the cricoid

cartilage [J]. JBR-BTR, 2013, 96(2): 87-88.
[14] Chou CW, Teng CL, Hwang WL. Bone cement-induced pulmonary embolism in a myeloma patient [J]. Br J Haematol, 2013, 161(4): 459.
[15] Cascini GL, Falcone C, Console D, et al. Whole-body MRI and PET/CT in multiple myeloma patients during staging and after treatment: personal experience in a longitudinal study [J]. Radiol Med, 2013, 118(6): 930-948.
[16] Bannas P, Kroger N, Adam G, et al. Modern imaging techniques in patients with multiple myeloma [J]. Rofo, 2013, 185(1): 26-33.
[17] An SY, An CH, Choi KS, et al. Multiple myeloma presenting as plasmacytoma of the jaws showing prominent bone formation during chemotherapy [J]. Dentomaxillofac Radiol, 2013, 42(4): 143.
[18] Yang JS, Cho YJ, Kang SH, et al. Rapid progression of solitary plasmacytoma to multiple myeloma in lumbar vertebra [J]. J Korean Neurosurg Soc, 2013, 54(5): 426-430.
[19] Vinogradova Iu N. Current technologies in radiotherapy for non-Hodgkin lymphomas [J]. Vopr Onkol, 2013, 59(4): 509-512.
[20] Tosi P, Tomassetti S, Merli A, et al. Serum free light-chain assay for the detection and monitoring of multiple myeloma and related conditions [J]. Ther Adv Hematol, 2013, 4(1): 37-41.
[21] Lee JH, Lee WS, Kim YH, et al. Solitary plasmacytoma of the sternum [J]. Korean J Thorac Cardiovasc Surg, 2013, 46(6): 482-485.
[22] Billecke L, Murga Penas EM, May AM, et al. Cytogenetics of extramedullary manifestations in multiple myeloma [J]. Br J Haematol, 2013, 161(1): 87-94.
[23] Alherabi AZ, Khan AM, Marglani OA, et al. Multiple myeloma presenting as dysphagia [J]. Saudi Med J, 2013, 34(6): 648-650.
[24] Marjanovic S, Mijuskovic Z, Stamatovic D, et al. Multiple myeloma invasion of the central nervous system [J]. Vojnosanit Pregl, 2012, 69(2): 209-213.
[25] Liao CH, Lin SC, Hung SC, et al. Primary large B-cell lymphoma of the fourth ventricle [J]. J Clin Neurosci, 2014, 21(1): 180-183.
[26] Ragupathy K, Bappa L. Primary vaginal non-Hodgkin lymphoma: gynecologic diagnosis of a hematologic malignancy [J]. J Low Genit Tract Dis, 2013, 17(3): 326-329.
[27] Paupiere S, Millot F, Grados F, et al. Primary lymphoma of bone infected with Staphylococcus aureus [J]. Joint Bone Spine, 2013, 80(6): 669-670.
[28] Moon SH, Cho SK, Kim WS, et al. The role of 18F-FDG PET/CT for initial staging of nasal type natural killer/T-cell lymphoma: a comparison with conventional staging methods [J]. J Nucl Med, 2013, 54(7): 1039-1044.
[29] Lim CY, Ong KO. Imaging of musculoskeletal lymphoma [J]. Cancer Imaging, 2013, 13(4): 448-457.
[30] Carroll G, Breidahl W, Robbins P. Musculoskeletal lymphoma: MRI of bone or soft tissue presentations [J]. J Med Imaging Radiat Oncol, 2013, 57(6): 663-673.
[31] Bernard SA, Brian PL, Flemming DJ. Primary osseous tumors of the spine [J]. Semin Musculoskelet Radiol, 2013, 17(2): 203-220.
[32] Zehani A, Ayadi-Kaddour A, Marghli A, et al. Primary malignant tumors of the sternum [J]. Tunis Med, 2012, 90(11): 824-828.
[33] Roug IK, McCartney LB. Metastatic non-Hodgkin lymphoma presenting as low back pain and radiculopathy: a case report [J]. J Chiropr Med, 2012, 11(3): 202-206.
[34] Kamezaki K, Harada Y, Shimono N, et al. Diagnostic usefulness of FDG-PET/CT in multiple primary osseous Hodgkin lymphoma [J]. Rinsho Ketsueki, 2012, 53(12): 2003-2007.
[35] Zhu HJ, Clark LN, Deloney LA, et al. Grover Disease (Transient Acantholytic Dermatosis) in Acute Myeloid Leukemia on FDG PET/CT [J]. Clin Nucl Med, 2014, 39(2): e173-175.
[36] Tomaszewski JM, Lau E, Corry J. Utility of positron emission tomography/computed tomography for nodal staging of cutaneous squamous cell carcinoma in patients with chronic lymphocytic leukemia [J]. Am J Otolaryngol, 2014, 35(1): 66-69.
[37] Surov A. Imaging findings of hematologic diseases affecting the breast [J]. Semin Ultrasound CT MR, 2013, 34(6): 550-557.
[38] Zielonka TM. Langerhans cell histocytosis — clinical picture and progress in diagnostic and treatment [J]. Pol Arch Med Wewn, 2006, 115(6): 596-604.
[39] Makras P, Papadogias D, Kontogeorgos G, et al. Spontaneous gonadotrophin deficiency recovery in an adult patient with Langerhans cell histiocytosis (LCH) [J]. Pituitary, 2005, 8(2): 169-174.
[40] Zhou XD, Song GX, He YJ. Clinical analysis of orbital histocytosis X [J]. Zhonghua Yan Ke Za Zhi, 2003, 39(11): 673-677.
[42] Verstovsek S, Mesa RA, Gotlib J, et al. Efficacy, safety and survival with ruxolitinib in patients with myelofibrosis: results of a median 2-year follow-up of COMFORT-I [J]. Haematologica, 2013, 98(12): 1865-1871.
[42] Madelung A, Bzorek M, Bondo H, et al. A novel immunohistochemical sequential multi-labelling and erasing technique enables epitope characterization of bone marrow pericytes in primary myelofibrosis [J]. Histopathology, 2012, 60(4): 554-560.
[43] Koren- Michowitz M, Landman J, Cohen Y, et al. JAK2V617F allele burden is associated with transformation to myelofibrosis [J]. Leuk Lymphoma, 2012, 53(11): 2210-2213.
[44] Courcoutsakis N, Spanoudaki A, Maris TG, et al. Perfusion parameters analysis of the vertebral bone marrow in patients with Ph(1)(-) chronic myeloproliferative neoplasms (Ph (neg) MPN): a dynamic contrast-enhanced MRI (DCE-MRI) study [J]. J Magn Reson Imaging, 2012, 35(3): 696-702.
[45] Ostojic A, Vrhovac R, Verstovsek S. Ruxolitinib for the treatment of myelofibrosis [J]. Drugs Today (Barc), 2011, 47(11): 817-827.
[46] Teman CJ, Wilson AR, Perkins SL, et al. Quantification of fibrosis and osteosclerosis in myeloproliferative neoplasms: a computer-assisted image study [J]. Leuk Res, 2010, 34(7): 871-876.
[47] Gupta G, Robertson P, Szer J. Focal lesions on magnetic resonance imaging in aplastic anaemia: multiple metastases or haemopoietic marrow [J]. Australas Radiol, 2007, 51: 110-114.
[48] Park JM, Jung HA, Kim DW, et al. Magnetic resonance imaging of the bone marrow after bone marrow transplantation or immunosuppressive therapy in aplastic anemia [J]. J Korean Med Sci, 2001, 16(6): 725-730.
[49] Lorand-Metze I, Santiago GF, Lima CS, et al. Magnetic resonance imaging of femoral marrow cellularity in hypocellular haemopoietic disorders [J]. Clin Radiol, 2001, 56(2): 107-110.
[50] Islam SI, Kashgari TQ, Al-Faraj AM, et al. Magnetic resonance imaging of the bone marrow in 3 patients with aplastic anemia [J]. Saudi Med J, 2001, 22(7): 633-637.
[51] Iizuka M, Nagai K, Sugihara T, et al. Whole-body MR imaging for evaluation of bone marrow cellularity in aplastic anemia [J]. Nihon Igaku Hoshasen Gakkai Zasshi, 2001, 61(9): 502-507.
[52] Katsuya T, Inoue T, Ishizaka H, et al. Dynamic contrast-enhanced MR imaging of the water fraction of normal bone marrow and diffuse bone marrow disease [J]. Radiat Med, 2000, 18(5): 291-297.
[53] Orhan K, Delilbasi C, Paksoy C. Magnetic resonance imaging

evaluation of mandibular condyle bone marrow and temporomandibular joint disc signal intensity in anaemia patients [J]. Dentomaxillofac Radiol, 2009, 38(5): 247-254.

[54] Ishak GE, Khoury NJ, Birjawi GA, et al. Imaging findings of familial Mediterranean fever [J]. Clin Imaging, 2006, 30(3): 153-159.

[55] Stabler A, Doma AB, Baur A, et al. Reactive bone marrow changes in infectious spondylitis: quantitative assessment with MR imaging [J]. Radiology, 2000, 217(3): 863-868.

[56] Maas M, Hollak CE, Akkerman EM, et al. Quantification of skeletal involvement in adults with type I Gaucher's disease: fat fraction measured by Dixon quantitative chemical shift imaging as a valid parameter [J]. AJR Am J Roentgenol, 2002, 179(4): 961-965.

[57] Roca Espiau M, Mota Martinez J. Present status of imaging diagnosis in type I Gaucher's disease [J]. Sangre (Barc), 1997, 42(3): 155-157.

[58] Terk MR, Esplin J, Lee K, et al. MR imaging of patients with type 1 Gaucher's disease: relationship between bone and visceral changes [J]. AJR Am J Roentgenol, 1995, 165(3): 599-604.

[59] Bisagni-Faure A, Dupont AM, Chazerain P, et al. Magnetic resonance imaging assessment of sacroiliac joint involvement in Gaucher's disease [J]. J Rheumatol, 1992, 19(12): 1984-1987.

[60] Horev G, Kornreich L, Hadar H, et al. Hemorrhage associated with "bone crisis" in Gaucher's disease identified by magnetic resonance imaging [J]. Skeletal Radiol, 1991, 20(7): 479-482.

[61] Kashiwazaki D, Terasaka S, Kamoshima Y, et al. Hemophilic pseudotumor of the temporal bone with conductive hearing loss — case report [J]. Neurol Med Chir (Tokyo), 2012, 52(10): 745-747.

[62] Ying SH, Chen WM, Wu PK, et al. Pelvic hemophilic pseudotumor presenting as severe sciatic pain in a patient with no history of hemophilic symptoms [J]. J Orthop Sci, 2012, 17(4): 490-494.

[63] Hatzipantelis ES, Athanassiou-Metaxa M, Koussi A, et al. Tibial pseudotumor in a child with hemophilia [J]. Pediatr Hematol Oncol, 2007, 24(8): 623-630.

[64] Geyskens W, Vanhoenacker FM, Van der Zijden T, et al. MR imaging of intra-osseous hemophilic pseudotumor: case report and review ofthe literature [J]. JBR-BTR, 2004, 87(6): 289-293.

[65] Steele NP, Myssiorek D, Zahtz GD, et al. Pediatric hemophilic pseudotumor of the paranasal sinus [J]. Laryngoscope, 2004, 114(10): 1761-1763.

[66] Park JS, Ryu KN. Hemophilic pseudotumor involving the musculoskeletal system: spectrum of radiologic findings [J]. AJR, 2004, 183(1): 55-61.

[67] Kerr R. Imaging of musculoskeletal complications of hemophilia [J]. Semin Musculoskelet Radiol, 2003, 7(2): 127-136.

[68] Angtuaco EJ C, Fassas A B T, Walker R, et al. Multiple Myeloma: Clinical Review and Diagnostic Imaging. Radiology, 2004, 231: 11-23.

[69] Takasu M, Tani C, Ishikawa M, et al. Multiple Myeloma: Microstructural Analysis of Lumbar Trabecular Bones in Patients without Visible Bone Lesions — Preliminary Results. Radiology, 2011, 260(2): 472-479.

[70] Lin C, Luciani A, Belhadj K, et al. Multiple Myeloma Treatment Response Assessment with Whole-Body Dynamic Contrast-enhanced MR Imaging. Radiology, 2010, 254: 521-531.

[71] 刘许慧，袁梅，秦斌，等. 多发性骨髓瘤的临床和全身磁共振分析. 医学影像学杂志，2011，21(1)：98-102.

[72] 陈任政，张刚，成官迅，等. 多发性骨髓瘤的临床与影像断. 南方医科大学学报，2009，29(4)：811-813.

[73] 陈文会，马小龙，陆建平，等. 脊柱孤立性浆细胞瘤的影像学表现. 临床放射学杂志，2012，31(1)：285-289.

[74] 朱海云，任方远，王莉，等. 骨单发性骨髓瘤的影像学表现. 放射学实践，2005，20(6)：482-485.

[75] Krishnan A, Shirkhoda A, Tehranzadeh J, et al. Primary bone lymphoma: radiographic-MR imaging correlation. Radiographics, 2003, 23(6): 1371-1378.

[76] 上官景俊，徐文坚，李九文. 原发性骨淋巴瘤的影像学表现. 临床放射学杂志，2007，26(5)：484-487.

[77] 胡剑波，陈淼君，吴泽文，等. 原发性骨淋巴瘤的影像学表现分析. 中国CT和MRI杂志，2008，6(1)：47-49.

[78] 于宝海，刘杰，钟志伟，等. 骨原发性淋巴瘤影像分析. 中华放射学杂志，2011，45(7)：653-656.

[79] Bang-Bin Chen, Chao-Yu Hsu, Chih-Wei Yu, et al. Dynamic Contrast-enhanced MR Imaging Measurement of Vertebral Bone Marrow Perfusion May Be Indicator of Outcome of Acute Myeloid Leukemia Patients in Remission. Radiology, 258: 821-831.

[80] 宋英儒，李晨晖，李国，等. 儿童急性白血病四肢骨关节的影像研究. 中华放射学杂志，2011，45(5)：473-476.

[81] 李彦格，刘会芝，薛晓英. 郎格汉斯组织细胞增生症的治疗和影像学研究现状. 临床荟萃，2004，19(10)：597-599.

[82] 张建保，岳瑞杰，潘晓磊. 脊柱郎格汉斯细胞组织细胞增生症的影像表现及鉴别诊断. 中国中西医结合影像学杂志，2010，2：124-126.

[83] Goo HW, Yang DH, Ra YS, et al. Whole-body MRI of Langerhans cell histiocytosis: comparison with radiography and bone scintigraphy. Pediatric radiology, 2006, 36(10): 1019-1031.

[84] Kaplan G, Saifuddin A, Pringle J, et al. Langerhans' cell histiocytosis of the spine use of MRI in guiding biopsy. Skeletal radiology, 1998, 27(12): 673-676.

[85] 于春鹏，王劲，张建，等. 骨髓纤维化并肝脾内瘤样髓外造血组织影像学表现（附2例报告并文献复习）. 实用放射学杂志，2009，25(1)：58-63.

[86] 宋英儒，黄仲奎. 原发性骨髓纤维化腰椎和骨盆的MRI和X线诊断探讨. 中华放射学杂志，2002，36(7)：633-636.

[87] 张华，管永靖，潘自来，等. 再生障碍性贫血骨髓磁共振成像的临床应用. 诊断学理论与实践，2005，4(2)：125-128.

[88] Madani G, Papadopoulou A, Holloway B, et al. The radiological manifestations of sickle cell disease. Clinical radiology, 2007, 62(6): 528-538.

[89] Tyler P, Madani G, Chaudhuri R, et al. The radiological appearances of thalassaemia. Clinical radiology, 2006, 61(1): 40-52.

[90] Fran, J, Edson M, et al. Paravertebral mass in a patient with hemolytic anemia: Computed tomographic findings. Case Reports in Medicine, 2010.

[91] Saito N, Watanabe M, Liao J, et al. Clinical and Radiologic Findings of Inner Ear Involvement in Sickle Cell Disease. American Journal of Neuroradiology, 2011, 32(11): 2160-2164.

[92] Naderi A, Mehran Nikvarz M, Majid Arasteh M, et al. Osteoporosis/Osteopenia and Hemophilic Arthropathy in Severe Hemophilic Patients. Archives of Iranian Medicine, 2012, 15(2): 82.

[93] Jaganathan S, Gamanagatti S, Goyal A. Musculoskeletal Manifestations of Hemophilia: Imaging Features. Current Problems in Diagnostic Radiology, 2011, 40(5): 191-197.

[94] Kerr R. Imaging of musculoskeletal complications of hemophilia: THIEME, 2003: 127-136.

[95] 陈平有，陈学强，周选民，等. 血友病性关节病的MRI分析. 放射学实践，2007，22(7)：731-733.

[96] 翟羽佳. 血友病性关节病的MR表现及其诊断价值. 上海医学影像，2004，12(2)：105-108.

[97] 王伟，杨建立，赵倩. 血友病性假肿瘤二例报告. 癌症进展，2012，10(1)：98-99.

[98] 丁可，邱维加，刘满荣. 血友病性假肿瘤（附4例报告）. 中国医学影像学杂志，2002，6：464-465.

[99] 王云钊主编. 中华影像医学·骨肌系统卷[M]. 北京：人民卫生出版社，2002：564-565.

[100] Nongrum B, Srinivasan R, Pandian DG, et al. Role of radiotherapy in hemophilic pseudotumor of the orbit. Orbit, 2008, 27(5): 377-379.
[101] 张宁宁，段晓岷，段彦龙，等. 儿童戈谢病骨骼影像特征分析. 中华放射学杂志，2011，45(5)：468-472.
[102] 段彦龙，张永红. 戈谢病研究进展. 中华儿科杂志，2009，47(12)：953-955.
[103] Guggenbuhl P, Grosbois B, Chalès G. Gaucher disease. Joint Bone Spine, 2008, 75(2): 116-124.
[104] Katz R, Booth T, Hargunani R, Wylie P, et al. Radiological aspects of Gaucher disease. Skeletal radiology, 2011, 40(12): 1505-1513.

第十五章　地方病

地方病(endemic disease)是某些在特定地域内经常发生并相对稳定，与地理环境中物理、化学和生物因素密切相关的疾病。全国各省、自治区、直辖市都有不同的地方病发生，有的地区可多达五六种，主要发生于广大农村、山区、牧区等偏僻地区，病区呈灶状分布。近十年随国家经济的好转及各项防治措施的落实，各地区的地方病均得到有效控制，发病率呈明显下降趋势，但在许多偏远地区因条件限制及生活习惯等因素影响仍有发病。因此对地方病的防治工作仍需给予足够重视，是广大医务工作者的长期任务。

地方病按病因可分三类：① 自然疫源性，由微生物或寄生虫所致，为传染性地方病，但累及骨骼的疾病较少，如布鲁菌病、包虫病等；② 生物地球化学性疾病，因当地水、土壤、空气(燃煤)中某种(些)元素或化合物过多、不足或比例失常，再通过食物或呼吸作用于人体所产生的疾病，可累及全身或局部骨骼；③ 与特定的生产生活方式有关的疾病，主要为与生产环境和生活习惯有关。生物地球化学性疾病依化学元素增多或减少可分两类：① 元素中毒性，如地方性氟骨症(Endemic Skeletal Fluorosis)，因长期过量摄入氟化物所致的全身性代谢性骨病；② 元素缺乏性，如硒元素缺乏为大骨节病的潜在危险因素。目前地方病发病相对较高而且以累及骨骼为主即为氟骨症和大骨节病，本章将主要叙述两种疾病的放射学表现及临床诊断。

第一节　大骨节病

【流行病学】大骨节病是一种严重危害人们健康的地方性、畸形性骨关节病，病情发展较缓慢，无炎症反应，骨骼发育障碍，严重者可出现手足短粗、身材矮小、关节活动困难，以致形成残疾，因此也称柳拐子病、矮人病、算盘珠病、慢性地方性骨软骨病等。本病的国际通用名称为卡斯钦-贝克病(Kashin-Beck disease，KBD)。该病病区大都位于寒冷干旱的大陆性气候与温暖潮湿交界部位，一般以山区、半山区、丘陵地多见，尤以山谷、河谷、甸子等低洼潮湿地区发病为重，因此也称“水土病”。中国大骨节病病区呈带状分布于从东北到川藏高原的狭长地带上，所涉十几个省、市、自治区、直辖市的315个县市，受威胁人口达3 000万以上。它的自然延伸波及俄罗斯和朝鲜的少数地区。我国以西部和东北发病率较高，主要发生于病区内以当地产玉米与麦类为食的农户，特别是贫困农户。该病通常在儿童7～8岁开始发病，重病区的发病可以提前。截至2006年统计我国有患者81万，其中12岁以下儿童为5.59万，发病率男女无明显差别。久居病区的同一家庭内常见两个以上的患者，这可能由于在同样生活条件下接触致病因素的机会相等，是否有遗传因素参与需行易感基因方面的研究证实。

【病因】大骨节病于1849年由俄罗斯首次发现，Kashin(1859—1868年)和Beck(1906—1908年)对其病因与发病机制作了较为系统的研究，并提出居民膳食和饮水中元素比例失调、水中有机物中毒和食用了镰刀菌污染的谷物为致病因素。我国学者基于分子生物学水平研究提出四种病因学说：① 生物地球化学说：认为本病由一种或几种元素过多、不足或不平衡所引起，如水土钙少而锶和钡多，水土和主副食中含磷、锰过多，近年发现与硒元素缺乏密切相关；② 真菌毒素说：认为病区谷物被某种镰刀菌污染并形成耐热的毒性物质，居民因食用含此种霉素的食物而致病；③ 有机物中毒说：认为本病系由于病区饮水被腐殖质污染所致；④ 协同作用说：低硒、真菌毒素和饮水中有机物三者在本病发上可能有其内在联系，即粮食受真菌污染和饮水受有机物污染的共同结果，而低硒只是发病的一种条件因素。

【病理】本病主要侵犯儿童发育中软骨内化骨型骨骼的骺软骨、骺板软骨和关节软骨的深层软骨细胞，特别是四肢骨，导致关节对称性变形、增粗，屈伸活动受限以及四肢肌肉萎缩。正常躯干骨和四肢骨均为软骨内成骨，即软骨膜先形成软骨，然后骨化成骨。本病的主要病理特点为干扰所有软骨内成骨致不同程度的软骨坏死。主要病理过程可分原发性和继发性。

原发性病理改变即软骨退行性变，包括软骨萎缩、变性、坏死。骨发育期软骨细胞来源于软骨膜或间质细胞（软骨生发层）；细胞经过分裂，形成幼稚软骨（增殖层），之后细胞逐渐肥大（肥大层），肥大细胞基质钙化后形成钙化带，其下即为软骨内成骨区。本病的软骨坏死主要发生于成骨区的肥大细胞层的附近，多呈带状坏死。重者可发生大片坏死，并累及各层软骨组织。光镜下主要表现软骨细胞核固缩，胞质红染，残留红染的胞核及软骨基质的红染坏死；电镜下证明细胞膜消失，胞质崩溃、解体，胞核裸露、溶解的软骨细胞亚急性、慢性坏死，以及细胞急剧收缩、致密化的急性坏死。临床和X线检查均无法确认这种原发性病变，只有病理检查才能看到。

继发性病理改变即软骨坏死后产生的修复和反应性增生改变。主要包括：① 较早期的坏死病灶区的成骨障碍，X线见骨的生长部位，特别是生长板软骨下的干骺端出现凹陷；② 当骨端和腕、跗骨及椎体软骨发生坏死时，坏死灶周围存活的软骨细胞增生，形成大的软骨细胞团致局部软骨组织增厚，X线显示软骨面凹凸不平，关节间隙宽窄不匀；③ 病灶及其邻近骨组织坏死物质吸收、机化、钙化、骨化及反应性骨质增生，X线表现病变凹陷周围的骨质硬化。晚期关节边缘、骨端骨质增生，滑膜组织增生、肥厚，蘑菇状变形，关节增大，本病因此得名。上述软骨坏死后的继发性病理系列改变为X线诊断的基础。

【诊断】

1. 临床症状和体征　早期症状、体征多缺乏特征性，常在不知不觉中发病。主要症状都与骨软骨损害和关节功能状态密切相关，通常不恒定和不明显。初期可自觉四肢乏力，皮肤感觉异常（如有蚁走感、麻木感等），肌肉酸麻、疼痛等，之后出现关节疼痛。关节疼痛常为多发、对称性，多以活动量大的指关节和负重量大的膝、踝关节为首发。疼痛性质多为胀痛、酸痛或“骨缝痛”，常表现为休息后或晨起加重，稍事活动后减轻，如晨起后，需先扶床沿“遛遛”，然后才能迈步。

早期体征常出现以下指关节改变：① 指末节弯曲：第2、3、4指的末指节向掌心方向弯曲大于15°，以示指明显，常与手指歪斜并存，这是本病出现最早的体征；② 弓状指：手指向掌侧呈弓状屈曲；③ 凝状指节增粗：一般发生在中节（图15-1-1）。

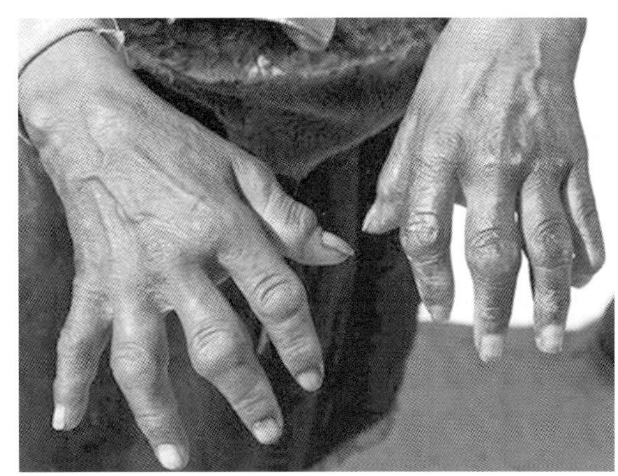

图15-1-1　指骨向掌侧弯曲大于15°、中节指节凝状增粗。

随病情发展除疼痛加剧外，出现关节增粗，关节功能障碍，关节摩擦音、游离体，膝关节内翻或外翻，呈罗圈腿或剪刀形腿，骨骼肌萎缩，短指（趾）、短肢畸形，身材矮小等，其中关节增粗，短指（趾）、短肢畸形，身材矮小较为特异（图15-1-2）。

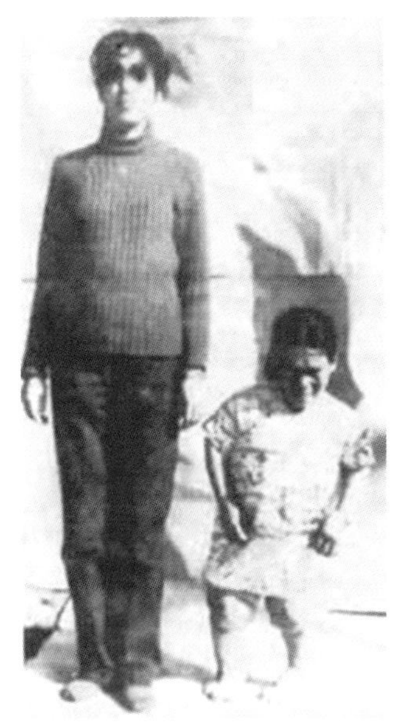

图15-1-2　短肢畸形，身材矮小。

2. 实验室检查　主要与骨、软骨代谢相关的检查，但大都为非特异性改变。与骨代谢有关检查包括：血浆碱性磷酸酶活性升高，尿中羟赖氨酸明显增高，尿中硫酸软骨素排泄升高，血液硫酸化因子活力低下；与肌肉代谢相关检查包括：血中肌酸、肌酐含量减少，尿肌酸含量明显升高，尿肌酐偏低或变化不显著。血液学检查可发现患儿血中靶形红细胞出现的频率增多及形态改变，提示与红细胞膜结构与功能异常有关。

3. 临床诊断及分度　依6个月以上病区接触史，以及多发性、对称性手指关节增粗或短指(趾)畸形等体征并排除其他相关疾病即可诊断为大骨节病。根据病情轻重可分为早期、Ⅰ度、Ⅱ度和Ⅲ度。

(1) 早期体征多为可逆性，单指关节受累而且7岁以后发病者进展缓慢。

(2) Ⅰ度：出现多发性、对称性手指关节增粗，有其他四肢关节增粗、屈伸活动受限、疼痛、肌肉轻度萎缩。

(3) Ⅱ度：在Ⅰ度基础上症状、体征加重，出现短指(趾)畸形。

(4) Ⅲ度：在Ⅱ度基础上，症状、体征加重，出现短肢和矮小畸形。

【X线诊断及分型、分度】由于患者发病年龄、受累部位、病变发展阶段及程度不同，X线有不同表现。手部X线片具有骨端X线征或干骺端多发对称性X线征者诊断为大骨节病。手部X线检查难以诊断时，加拍踝关节侧位X线片。X线征象用"＋"表示，"＋"表示病变较轻，"＋＋"表示病变较重，"＋＋＋"表示病变严重。

1. X线改变判定基准

(1) 手部掌指骨干骺端(不包括小指中节和拇指末节)

1) 先期钙化带中断、不整并伴有局部骨小梁紊乱者判定为"＋"。

2) 先期钙化带的各种形态凹陷并伴有硬化，其凹陷深度和硬化增宽的厚度不超过2.0 mm者判定为"＋"，超过者判定为"＋＋"。

3) 干骺端与骨骺部分穿通或大部穿通者判定为"＋＋＋"。

(2) 手部掌指骨骨端

1) 骨性关节面毛糙、不整、凹陷、硬化，可伴有骨小梁结构紊乱者判定为"＋"。

2) 骨端边缘缺损、骨端关节缘骨质增生，可出现囊样变或钙化骨化灶者判定为"＋＋"。

3) 骨端粗大变形者判定为"＋＋＋"。

(3) 手部掌指骨骨骺

1) 骨骺关节面硬化、不整、平直者判定为"＋"。

2) 骨骺歪斜、骺线变窄或骺线局限性过早融合并伴有局部硬化者判定为"＋＋"。

3) 骨骺变形、骺核不同程度的缺损、碎裂或缺无者判定为"＋＋＋"。

(4) 腕骨

1) 腕骨边缘局限性中断、凹陷、硬化者判定为"＋"。

2) 腕骨局限性缺损、破坏、囊样变者判定为"＋＋"。

3) 腕骨变形、相互拥挤、缺无者判定为"＋＋＋"。

(5) 足部距、跟骨

1) 幼儿跟、距骨边缘毛糙、骨小梁结构紊乱者判定为"＋"。

2) 距骨关节面不整、硬化、凹陷者判定为"＋＋"。

3) 距骨塌陷、边缘缺损或跟骨缩短变形者判定为"＋＋＋"。

2. 依受累部位分型

(1) 干骺型：以干骺端改变为主，包括临时钙化带变薄、模糊、中断、消失，干骼端出现凹陷、硬化等，多发于学龄前和学龄儿童，反映骺板软骨坏死后的继发变化，为较早的损害。

(2) 干骺骨骺型：除上述干骺端变化外，骨骺常呈锥状或其他变形，嵌入凹陷的干骺端等，此型多发生于学龄及青春期，反映骺板软骨的一部分发生全层坏死，是干骺型的进一步发展。

(3) 骨端型：以骨端改变为主，包括骨性关节面模糊不整、变薄、中断、凹陷变形、硬化，甚至碎裂等改变，多发生于学龄儿童至青春期以后年龄段，反映关节软骨深层坏死继发的骨质变。

(4) 骨关节型：见于骺线闭合、骺板软骨消失之后，包括骨关节面的严重破坏、凹凸不平、增生硬化、骨刺形成、骨质碎裂、囊性变、骨端粗大畸形等改变，类似退行性(增生性)关节病，是晚期表现。

(5) 其他：除上述4型外，近年还发现干骺骨端型、干骺骨骺骨端型等。

3. 依病变进展阶段分型

(1) 活动型：骨骺等径期前，具有以下条件之一者判定为活动型。

1) 干骺端先期钙化带呈轻度凹陷，并有骺核歪斜或骺线变窄，可伴骨小梁结构紊乱。

2) 干骺端先期钙化带呈明显凹陷，呈无结构"空明"状。

3) 干骺端先期钙化带呈各种形态的凹陷、硬化，同时伴有骨端或伴有骨骺及腕骨的改变、骨小梁紊乱。

(2) 非活动型：骨骺等径期前，具有以下条件之一者判定为非活动型。

1）干骺端先期钙化带凹陷，呈修复期双层影像或不均匀中等密度变化。

2）不伴干骺端改变的骨端各种X线征象。

（3）陈旧型：干骺闭合后具有各种大骨节病征者判定为陈旧型。

4. 依病变累及范围分度

（1）轻度：具有以下条件之一者判断为轻度：① 仅有干骺端病变且为“＋”；② 仅有骨端病变且为“＋”；③ 足部距、跟骨病变为“＋”。

（2）中度：具有以下条件之一者判断为中度：① 仅有干骺端改变且为“＋＋”；② 仅有骨端改变且为“＋＋”；③ 干骺端、骨端均有病变；④ 骨骺、干骺端均有病变；⑤ 腕骨、骨端均有病变；⑥ 足部距骨病变为“＋＋”。

（3）重度：具有以下条件之一者判断为重度：① 干骺端改变为“＋＋＋”；② 骨端改变为“＋＋＋”；③ 干骺端、骨端、骨骺、腕骨4个部位中，有3个或全部出现病变；④ 干骺早闭；⑤ 足部距、跟骨病变为“＋＋＋”。

【鉴别诊断】

1. 退行性骨关节病（骨关节炎、增生性关节炎） 与晚期大骨节病的相似表现为：关节疼痛、僵硬、关节粗大、活动受限制，关节软骨的退行性变和破坏脱落。鉴别要点：① 大骨节病多发生于儿童和青少年；② 常伴短指（趾）、短肢畸形；③ 关节受累为对称性。

2. 剥脱性骨软骨炎 与大骨节病晚期相似点为：关节软骨部分剥脱分离形成关节游离体、引起关节交锁。鉴别要点：① 剥脱性骨软骨炎受累部位主要是双膝关节或单一关节，极少累及手指关节；② 不影响骺板软骨生长；③ 无短指、短肢畸形。

3. 类风湿关节炎 与大骨节病有许多相似之处，如好发生于青少年，开始累及手指小关节，有多发、对称的指关节肿大、疼痛等。鉴别要点：① 类风湿关节炎的关节周围软组织有肿、热等炎症表现，关节肿胀呈纺锤形；② 重症病例关节强直为纤维性；③ 无短指（趾）畸形；④ 70%～80%患者的类风湿因子（IgM）为阳性；⑤ 20%～25%患者皮下有类风湿结节。

4. 软骨发育不全 软骨发育不全可致短肢畸形、身材矮小，需与大骨节病鉴别。鉴别要点：① 软骨发育不全为先天性，出生后即四肢短小且生长缓慢；② 前额明显突出，鼻梁深度凹陷；③ X线全身多处有软骨发育不全畸形；④ 骨骺增大呈喇叭形，长骨两侧膨大非常明显；⑤ 关节不痛或很轻。

5. 佝偻病 佝偻病重症者可影响骨骼生长发育致身材矮小。但以下几点与大骨节病明显不同：① 佝偻病多见于婴幼儿；② 囟门关闭延迟、方颅、鸡胸、肋骨串珠等表现；③ X线下骺线增厚，呈毛刷样。

6. 克汀病 两者均可致身材矮小，但克汀病生后不久即表现出生长发育滞后，智力、听力、语言可有不同程度障碍，X线骨龄明显落后，干骺闭合延迟。

在国内外，还有几种与大骨节病有某些类似表现的地方性骨关节病。例如：① 趴子病：主要流行在四川川西平原的大邑、广汉以及川南丘陵地区的内江、资中、资阳、简阳等市县部分农村；② Mseleni病：发生在南非及Zululand的Mseleni及其邻近地区；③ Malnad病（家庭性关节炎）：发生在印度南部Malnad地区的40多个村落。这三种地方病与大骨节病的相似之处：① 多在儿童和青少年时期发病；② 发生在贫困农户；③ 引起骨骼生长障碍和关节活动障碍，不成比例地肢体缩短等。与大骨节病不同的是这三种病都主要侵犯四肢大关节，特别是髋关节受累重，而指（趾）小关节则病变轻或不受累。

（黄 蔚 张永利）

第二节 地方性氟中毒、氟骨症

在特定的地质、人文、气候等条件下，环境中含有较多的氟。人在高氟环境中生活引起一系列症状称为氟中毒。慢性氟中毒引起的骨关节损害，称为氟骨症（skeletal fluorosis）。骨骼中氟含量直接测定可明确诊断。骨骼中氟含量与暴露时限成正相关。生长于高氟地区的人群，不分性别和年龄均可发病。生育期妇女妊娠、哺乳的生理特点，女性的病情一般较男性重。高氟地区的儿童生长发育受到显著影响。

【临床】地方性氟中毒是全身性疾病，起病缓、病程长，这使得其临床表现复杂且缺乏特点。常见临床表现包括：一般中毒症状；骨关节疼痛症状；关节和肢体功能障碍体征。

进入体内的氟主要蓄积在骨中，对骨的细胞和代谢产生影响，对关节软骨、骨周软组织及胶原的损害也相当常见。这些损害是造成地方性氟中毒患者一系列症状、体征的基础。骨关节疼痛症状和肢体功能障碍体征是氟中毒主要和常见的表现。

可出现在全身各关节，但轴心骨关节固定性疼痛；上肢（肩、肘、腕）、下肢（髋、膝、踝）、颈和腰部的活动受限、功能障碍是地方性氟中毒区别于其他骨关节疾病的临床表现形式。

在所有骨关节疼痛症状中，腰、膝2个关节的疼痛在氟中毒尤为常见（分别为93.3%和90.0%），也是氟中毒最初的表现，其次为肘关节疼痛和活动受限。腰、膝、肘这3个部位的症状、体征是诊断氟中毒最基本条件，如果只有2个关节疼痛症状但同时并有关节活动受限甚至功能障碍体征则有利于氟中毒的诊断。

【影像学】 氟骨症的确诊依赖于流行病学资料和X线检查。其X线表现为全身性骨骼出现6大征象：骨质硬化，骨质疏松，骨的间断性生长痕迹，关节退行性变，骨间膜、韧带肌腱骨化。氟骨症X线表现极其复杂，氟骨症患者全身骨骼可出现各种与营养代谢、内分泌骨病相同的征象。居住在同一高氟环境中的氟骨症患者，可出现极不相同的甚至相反的X线表现。

本病主要X线征象是全身骨骼不同程度硬化，可表现为骨疏松、骨软化，并出现骨关节、周围韧带钙化，脊柱、骶髂关节等呈炎性改变。主要分为四型：硬化型、疏松型、软化型和混合型。

不论是中轴骨还是四肢骨，最常见的X线征象是骨小梁粗大，骨纹理呈纱布或网眼状，严重时骨纹理融合而消失，代之以骨质硬化，分型上归为硬化型。而部分患者表现为骨小梁稀疏、模糊，骨密度减低甚至椎体及骨盆变形，分型上归为疏松型、软化型或混合型，软化型氟骨症是氟骨症的一种特殊类型。氟骨症患者骨疏松和骨软化同时存在，由于成骨过度活跃加重维生素D不足造成骨软化，同时引起继发性甲状旁腺功能亢进，进而导致破骨性骨质吸收增强和骨质疏松。虽然不同部位骨损害表现形式基本相同，但是在不同部位骨骼改变也是有区别的，而且损害程度也不一定平行。如头颅总是表现硬化改变，颅骨内外板明显增厚，板障骨密度增高致密。脊柱硬化和疏松可以并存，表现为椎体骨松质的疏松，皮质硬化和脊柱附属韧带的钙化。骨盆在发生硬化改变的同时还可以变形。前臂小腿干骺端骨松质内除了粗大的骨小梁外还可以见到生长障碍线。有人认为在氟中毒的患者中干骺部横纹为氟化物所导致，此外还可见胫腓骨骨间膜及骨旁软组织的钙化。

1996年卫生部地方病标准分委会讨论并提出了下列新的氟骨症X线诊断标准，列为国家标准，简述如下。

氟骨症X线表现定为三个基本征象：

骨增多：表现为骨松质骨小梁粗密、细密、粗网或象牙质样密度增高。

骨减少：一是骨组织量的减少，表现为骨小梁缺失变细，二是骨组织质的缺失，包括假骨折线（Looser带），儿童长短骨干骺端毛刷状征和骨弯曲等骨软化征象。

骨转换：是骨硬化、疏松与软化的混合。病理改变为骨内发生破骨细胞性骨吸收，导致骨皮质软化。骨松质内形成编织骨和类骨质表现为骨松质骨小梁结构消失、模糊、均匀硬化。这种骨皮质软化、骨松质硬化加软化征象的混合统称为骨转换征象，在氟骨症中发生率很高。

氟骨症新的诊断标准分为三期。长期生活于氟病区，凡发现骨增多、骨减少或混合以及肌腱、韧带、骨间膜骨化和关节退变继发性骨增生变形等X线征象者，均可诊断为地方性氟骨症。

诊断标准：

Ⅰ期：（轻度）具有下列征象之一者

a. 沙砾样或颗粒样骨结构。

b. 前臂骨间膜骨化呈波浪状。

Ⅱ期：（中度）具有下列征象之一者

a. 骨小梁细密、粗密，部分骨小梁融合或粗骨征。

b. 前臂或小腿骨间膜骨化突出。

c. 肘屈伸肌腱骨化突出，有关节退行性变。

Ⅲ期：（重度）具有下列征象之一者

a. 骨质呈象牙质样或广泛骨小梁融合。

b. 广泛骨小梁模糊，均匀密度增高，或骨小梁粗大紊乱，或有骺下疏松带、假骨折线佝偻病征。

c. 骨间膜骨化呈鱼翅状突出或融合。

d. 四肢大关节特别是肘关节肌腱骨化突出、关节增大变形。

【鉴别诊断】 ① 石骨症：由于正常破骨活动减弱，使钙化的软骨和骨样组织不能被正常吸收而蓄积，致骨质明显硬化变脆。骨髓腔变小，甚至闭塞。临床常无明显自觉症状，易骨折。② X线特点：全身大部分或所有骨骼对称性密度增高，皮髓质界线消失，干骺端可见深浅交替波浪状横纹。椎体上下终板明显、增宽，而中央呈相对低密度，呈“三明治”样表现，或称夹心椎。颅骨以硬化更为显著，颅骨普遍密度增高，板障影消失。

（黄　蔚　张永利）

参考文献

[1] 孙殿军，魏红联，申红梅. 中国西部地区地方病防治策略[J]. 中国预防医学杂志，2002，3：154-156.

[2] SHI Xiao-wei，Guo Xiong，Ren Feng-ling，et al. The Effect of Short Tandem Repeat Loci and Low Selenium Levels on Endemic Osteoarthritis in China[J]. J Bone Joint Surg Am，2010，92：72-80.

[3] 安永会，贾小丰，李旭峰，等. 中国大骨节病地质环境特征及其病因研究[J]. 中国地质，2010，37：563-569.

[4] 朱惠莲，洪 微，张作文. 我国预防医学研究面临的机遇与挑战[J]. 生命科学，2006，18：4-8.

[5] 王治伦. 大骨节病4种病因学说的同步研究[J]. 西安交通大学学报(医学版)，2005，26：1-7.

[6] 张桂琴，石玉霞，刘佛先，等. 从对软骨超微结构研究看大骨节病的病因及发病机理[J]. 中国地方病学杂志，1990，9：87-89.

[7] 张铎，孟恒，张永良. 大骨节病的影像与临床[J]. 中国地方病学杂志，2006，21：317.

[8] 杨建伯. 大骨节病体液生化类型与早期诊断方法研究[J]. 中国地方病学杂志，1990，2：77-81.

[9] 莎日，赵丽，伊力奇，等. 大骨节病区与非病区儿童红细胞膜脆性及红细胞沉降率变化的研究[J]. 中国地方病防治杂志，1992，7：163.

[10] 中华人民共和国卫生行业标准. 大骨节病诊断. Ws/T207—2010，2010-12-01实施.

[11] 马钦华，陈琦，郭琪，等. 39例干骺-骨骺型大骨节病X线研究[J]. 中国地方病学杂志，2003，22：66-68.

[12] Swain JH，Grimm NL，Shea KG. Juvenile Osteochondritis Dissecans of the Kne[J] e. J Orthop Sports Phys Ther，2010，40：534.

[13] 黄长青. 地方性氟中毒的临床与放射学表现及相互关系的对比分析[J]. 中国地方病防治杂志，2006，20(6)：329-332.

[14] 刘文亚，邢艳，刘开泰. 地方性氟骨症X线征象[J]. 中国医学影像技术，2005，21(5)：769-771.

[15] Sang Z，Zhou W，Zhang Z，et al. X-ray analysis on 114 patients with moderate endemic skeletal fluorosis by treatment of Guo's Chinese herbal[J]. China Journal of Orthopaedics and Traumatology，2010，23(5)：379.

[16] Wang W，Kong L，Zhao H，et al. Thoracic ossification of ligamentum flavum caused by skeletal fluorosis[J]. European Spine Journal，2007，16(8)：1119-1128.

[17] 刘运起，孙殿军，孙玉富，等. 前臂X线片诊断氟骨症的评价[J]. 中国地方病学杂志，2001，20(1)：92-93.

第十六章　骨肿瘤

第一节　概　　论

【骨肿瘤分类】骨肿瘤分为原发性和继发性骨肿瘤，任何年龄均可发生。原发性骨肿瘤绝大多数为间叶组织来源(包括骨、软骨、骨膜、骨髓等)，亦有起源于骨的附属组织(包括血管、神经、滑膜、剑鞘、肌肉、淋巴等)。继发性骨肿瘤是指发生其他组织或器官的恶性肿瘤转移至骨所致的肿瘤。

骨肿瘤种类繁多，可分为良性、恶性和介于两者之间的中间型。良性骨肿瘤，一般发展较缓慢，无明显的早期症状，疼痛和肿胀不甚明显。良性骨肿瘤以骨巨细胞瘤、骨软骨瘤、软骨瘤较为多见。恶性骨肿瘤，多发展较迅速，疼痛和肿胀明显。恶性骨肿瘤以骨肉瘤、软骨肉瘤、纤维肉瘤为多见。为了便于认识骨肿瘤，世界卫生组织(WHO)对骨肿瘤进行了分类(表16－1－1)。

表16－1－1　骨肿瘤分类

一、成骨性肿瘤
(一)良性
1. 骨瘤(osteoma)
2. 骨样骨瘤和骨母细胞瘤(osteoid osteoma and osteoblastoma)
(二)恶性
1. 成骨肉瘤(osteosarcoma)
2. 皮质旁成骨肉瘤(juxtacortical osteosarcoma)
二、成软骨性肿瘤
(一)良性
1. 软骨瘤(chondroma)
2. 骨软骨瘤(osteochondroma)
3. 软骨母细胞瘤(chondroblastoma)
4. 软骨黏液样纤维瘤(chondromyxoid fibroma)
(二)恶性
1. 软骨肉瘤(chondrosarcoma)
2. 近皮质软骨肉瘤(juxtacortical chondrosarcoma)
3. 间叶性软骨肉瘤(mesenchimal chondrosarcoma)
三、骨巨细胞瘤
骨巨细胞瘤(giant cell tumor of bone)

(续表)

四、骨髓肿瘤
1. 尤因肉瘤(Ewing's sarcoma)
2. 骨网织细胞肉瘤(reticulosarcoma of bone)
3. 骨淋巴肉瘤(limphosarcoma of bone)
4. 骨髓瘤(myeloma)
五、脉管肿瘤
(一)良性
1. 血管瘤(hemangioma)
2. 淋巴管瘤(limphoangioma)
3. 血管球瘤(glomangioma)
(二)中间型或未定型
1. 血管内皮瘤(hemangioendothelioma)
2. 血管外皮瘤(hemangiopericytoma)
(三)恶性
血管肉瘤(angiosarcoma)
六、其他结缔组织肿瘤
(一)良性
1. 成纤维性纤维瘤(desmoplastic fibroma)
2. 脂肪瘤(lipoma)
(二)恶性
1. 纤维肉瘤(fibrosarcoma)
2. 脂肪肉瘤(liposarcoma)
3. 恶性间叶瘤(malignant mesenchymoma)
4. 未分化肉瘤(undifferentiated sarcoma)
七、其他肿瘤
1. 脊索瘤(chordoma)
2. 长管骨"牙釉质瘤"(adamantinoma of lone bone)
3. 神经鞘瘤(nearilemnoma)
4. 神经纤维瘤(neurofibroma)
八、未分化类肿瘤
九、瘤样病变
1. 孤立性骨囊肿(solitary bone cyst)
2. 动脉瘤样骨囊肿(aneurysmal bone cyst)
3. 近关节性囊肿(juxta articular bone cyst)
4. 干骺端纤维缺损(metaphyseal fibrous defect)
5. 嗜伊红肉芽肿(eosinophilic granuoma)
6. 纤维结构不良(fibrous dysplasia)
7. 骨化性肌炎(myositis ossificans)
8. 甲状旁腺功能亢进性"棕色瘤"("Brown tumor")

【临床】骨肿瘤早期往往无明显的症状或有轻微的症状。随着疾病的发展，可以出现一系列的症状和体征，其中尤以局部表现更为突出。因疾病的性质、部位以及发病的阶段不同，其具体的临床表现也有较大的差异，主要有：

1. *疼痛* 这是骨肿瘤一个主要症状，早期疼痛较轻，不易察觉，多呈间歇性，随症病情的进展，疼痛由间歇性发展为持续性加重的趋势，止痛药无效。多数患者在夜间疼痛加剧，静止痛更明显，与创伤及炎症造成的疼痛明显不同。

2. *肿块* 一般发生在疼痛之后，在骨、骨关节局部出现肿块，有时可触及骨膨胀变形。需注意肿块部位、大小、质地、有无压痛、表面性质、活动度及其生长速度等。良性肿瘤常表现为坚实肿块而无压痛；恶性肿瘤多生长速度较快，肿块边界不清，活动度差，表面皮温多有改变，肿瘤表面凹凸不平且有压痛。

3. *功能障碍* 当肿瘤接近关节，常因疼痛肿胀而使关节功能障碍。病情进一步发展时，可出现相应部位肌肉萎缩。

4. *压迫症状* 肿瘤持续生长可压迫周围组织，如颅内肿瘤，可压迫颅神经，因而出现颅脑受压症状；盆腔肿瘤可压迫膀胱与直肠，产生排尿及排便困难；第一肋骨旁的肿瘤压迫臂丛神经发生疼痛；脊柱肿瘤压迫脊髓可发生截瘫等。

5. *病理性骨折* 肿瘤生长致使轻微外力就可以引起骨折，不少骨肿瘤是在发生骨折后被发现的。骨折部位肿胀疼痛明显。

6. *畸形* 由于肿瘤的不断生长，影响肢体骨骼的发育及坚固性，当继续负重时就逐渐发生弯曲变形，如髋内翻、膝内外翻等。

7. *全身症状* 骨肿瘤早期全身症状一般不明显，后期可出现一系列全身症状，如贫血、乏力、食欲不振，营养不良、进行性消瘦和恶病质等。

【实验室检查】临床上血、尿、脑脊液等的实验室检查，对病情的进展、预后判断的监测具有重要的意义。如酸性磷酸酶增加常见于前列腺癌骨转移和乳腺癌骨转移。血中钙磷增高多见于溶骨型骨转移瘤。碱性磷酸酶显著升高多见于成骨型转移瘤。由肿瘤细胞产生、分泌或直接释放的肿瘤标志物对肿瘤诊断亦有重要的价值。如Nm23基因，对预测肿瘤转移及预后有意义等。

【影像学】

1. *检查方法* 大多数的病变，包括良、恶性骨肿瘤，感染，积液和水肿等，都延长了T1和T2弛豫时间。弛豫时间的延长是由于细胞通透性的改变导致自由水或积聚水的增加，故在T1加权像上呈低信号，在T2加权像上呈高信号。因此，不能单独用MRI的信号变化来判断肿瘤的性质。但是，由于MRI对组织的分辨率高于常规X线和CT检查，故对骨皮质的破坏、软组织的肿块较敏感，尤其对骨髓的肿瘤或浸润更为敏感。因为正常骨髓内含有黄骨髓、红骨髓，它们具有短T1和短T2，在T1加权像和T2加权像上均呈高信号，而红骨髓在T1加权像上其信号低于黄骨髓，但仍高于肌肉的信号强度(图16-1-1)。肿瘤组织延长了T1、T2弛豫时间，故T1加权像上，肿瘤在骨髓内高信号背景下呈低信号，而在T2加权像上呈高信号。对于骨髓内较小的肿瘤，如仅采用T2加权扫描，肿瘤很可能被遗漏，因为骨髓和肿瘤的T2弛豫时间是相似的。

MRI信号强度与质子密度呈正比。因此，当一种组织含有质子较少时，在MRI上呈黑色的低信号。这种低信号在所有的序列中都是恒定的，这些高密度的组织包括骨皮质、钙化、纤维组织(韧带、腱、纤维化、瘢痕、细胞少的纤维肿瘤、空气和异物)。

只有少数病变在T2加权像上呈低信号，因为含有铁使T2缩短，如去氧血红蛋白(急性出血)或含铁血黄素(慢性出血)。

(1) X线检查：X线检查能反映骨肿瘤病变的大体特征，对明确肿瘤的性质、范围和生长方式都具有重要的作用。由于X线空间分辨率高，使得细薄的骨膜反应也能清晰显示。还可反映肿瘤骨质破坏性质和程度，区别肿瘤的良恶性。一般良性骨肿瘤形态规则，边界清楚，可有硬化边，骨皮质因膨胀而变薄，但仍保持完整，无骨膜反应。恶性肿瘤边缘不规整，骨质破坏缺失明显，可见骨膜反应。但由于X线属于组织结构重叠形成影像，对脊柱、骨盆、颅底等结构复杂部位显示有一定的限度。又由于其密度分辨率不足，使得肿瘤内部结构和软组织肿块的显示有困难。

(2) CT检查：CT的敏感性明显高于X线，能较X线充分显示病变的解剖位置，特别在解剖结构复杂、重叠较多的脊柱、骨盆及颅底骨等。通过调整窗宽、窗位，可以清晰显示肌肉、血管、神经、骨骼等各种不同密度的组织。在显示肿瘤对骨皮质破坏及细微的钙化或骨化方面亦明显优于X线。CT的主要不足是对显示细薄的骨膜反应存在一定的困难。

(3) MRI检查：利用MRI能全面了解骨肿瘤的位置、形态、边缘、大小、信号特征、毗邻关系等信息，对骨肿瘤的诊断具有十分明显的优势。此外，MRI增强扫描反映血供情况。MRI在骨肿瘤诊断中的不足主要表现在对骨皮质、肿瘤骨、钙化等显

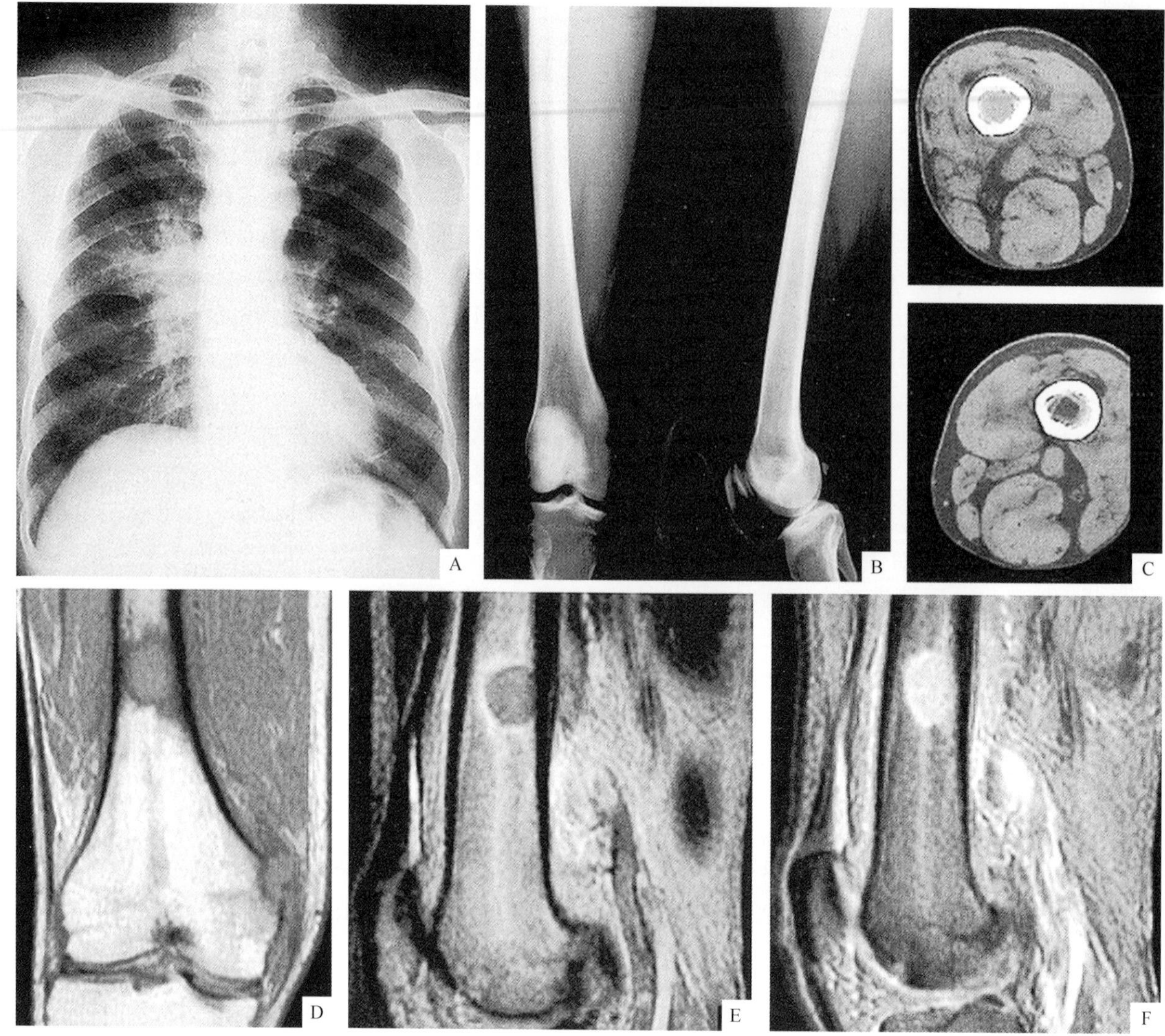

图 16-1-1 MRI图像对骨病变较X线平片和CT片敏感(肺癌右股骨转移)。A. 胸部平片：右上叶中央型肺癌。B. 右股骨平片：无异常发现。C. CT片：右股骨下端骨皮质无破坏，髓腔密度增高。D. T1加权像：右股骨下端及内上髁各可见一个直径为2.0 cm及1.5 cm圆形低信号，内侧髁病灶骨皮质破坏及软组织肿块。E. T2加权像：病灶仍为低信号。F. STIR像：病灶呈高信号。

示不如X线和CT。

(4) 放射性核素检查：放射性核素全身骨扫描是检测恶性肿瘤骨转移诊断的最灵敏的方法。放射性核素通过检测骨组织的代谢异常，有利于较早反映骨骼病变，但分辨率及特异性不高，定性困难，在鉴别肿瘤性和非肿瘤性疾病时存在一定困难。

2. *肿瘤定性* 常规X线片是了解肌肉、骨骼肿瘤的首选的检查方法，可以发现关节的炎症性、创伤性或肿瘤性的病变。X线平片能够评价病变的部位、骨质破坏的类型、骨膜反应的类型、肿瘤的基质、病变边缘和软组织肿块的情况。这些特征必须结合患者的年龄、症状、体征和病史等。大多数病例通常能做出良性或恶性病变的鉴别诊断。良性骨肿瘤表现为具有特征性的征象，包括肿瘤密度均匀，边缘光滑或有硬化的边缘，无骨膜反应及不伴有软组织肿块的形成。侵袭性恶性肿瘤的X线特征包括浸润性骨破坏、广基或病变边缘不清，侵袭性的骨膜反应及伴有软组织肿块。根据Massengill将X线平片显示的病变分为四类：

(1) Ⅰ类：病变确定是良性的，不需要做进一步评价和监测，这些病变常常是良性纤维骨性病变，尚不足以引起病理性骨折。

(2) Ⅱ类：病变考虑是良性的，经临床和X线随访证实是良性的，例如骨软骨瘤、内生软骨瘤等。

(3) Ⅲ类：病变是良性的，但需要进行选择性手术治疗，因为它们的侵袭性表现有发生病理骨折的危险，包括单纯性骨囊肿、动脉瘤样骨囊肿和巨细胞瘤等。

(4) Ⅳ类：是恶性的侵袭性骨病变，也包括高度怀疑恶性而最后证实不是恶性的病变。后一组包括良性病变如嗜酸性肉芽肿、骨肌炎。而原发性骨肉瘤则在弥漫性和破坏性表现的同时缺乏基质钙化，例如 Ewing 肉瘤、恶性纤维组织细胞瘤，这些病变最后由活检来分期和确定治疗方案。

定性是要根据临床资料、解剖部位及大体病理特征来判断。影像学上的大体病理特点是由多种不同成像方法所决定的。X 线片是骨肿瘤定性中最具特异性的，大多数的骨肿瘤可根据 X 线平片显示的骨质破坏类型、病变的边缘及骨膜反应的类型做出正确的诊断，但不是所有病变都能做到的。微小的或早期恶性病变在 X 线片上可以表现为正常。另外，许多良、恶性病变的图像表现是混合重叠的，因此仅有 X 线片标准尚不能决定组织学性质。诊断不明确或模棱两可的病例必须进一步进行 CT、MRI 检查或活检来判断。MRI 具有多方位扫描和软组织分辨率高的特征，并且对骨髓的病变特别敏感。肿瘤的 T1、T2 弛豫时间均延长，在 T1 加权像上呈低信号，肿瘤与骨髓之间的界限区分清楚。在 T2 加权像上，肿瘤组织信号升高。因此，单用 T2 加权而不采用 T1 加权和脂肪抑制技术，会使肿瘤遗漏。正常骨皮质表现为均匀的低信号区，当肿瘤组织浸润或破坏时，T1 加权像和 T2 加权像上的信号升高，显示为骨皮质变薄或中断。

骨肿瘤的定性诊断中，MRI 能显示出骨肿瘤的形态及活动性质，尤其对骨髓和软组织的侵犯或浸润的显示较为敏感。X 线片诊断骨肿瘤的标准同样适用于 MRI 的诊断，特别是骨皮质破坏和软组织出现肿块对肿瘤定性起到重要作用。本文有 3 例患者，常规 X 线片和 CT 均未显示有骨皮质破坏及软组织肿块而诊断为良性肿瘤，而 MRI 显示有骨皮质的破坏和软组织肿块，确立诊断为恶性肿瘤，且经手术证实(图 16-1-2)。由于 MRI 对骨髓的改变

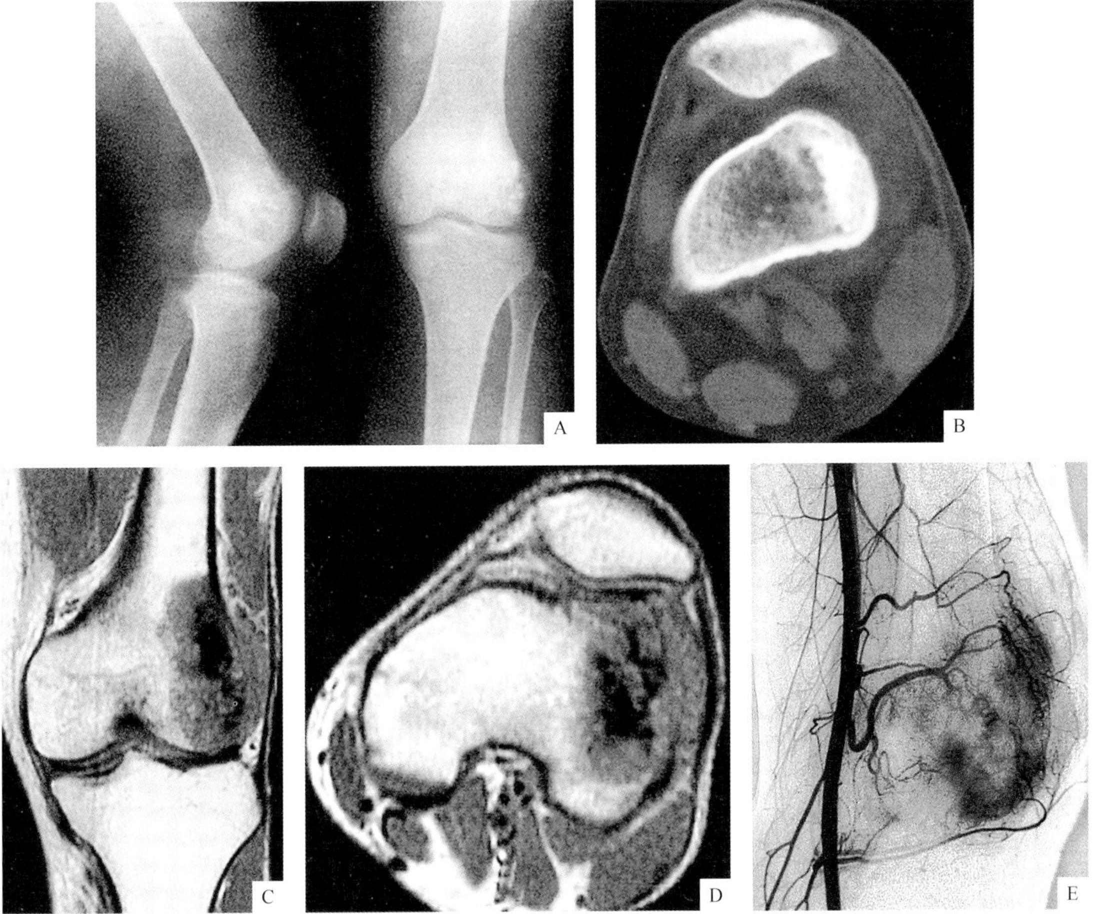

图 16-1-2 X 线和 CT 检查诊断为良性肿瘤，MRI 确定为恶性病变。A. X 线平片：左股骨下端外上髁可见团状的斑片状钙化灶，局部骨皮质未见破坏。B. CT 片：表现与 X 线平片相似。C. T1 加权像：左股骨下端外上髁可见椭圆形低信号区，其中可见更低信号区，局部骨皮质破坏且见软组织肿块。D. 横断面 T1 加权像：局部同样显示骨皮质破坏及软组织肿块。E. DSA：肿瘤内可见肿瘤血管。

很敏感，恶性骨肿瘤在MRI图像中显示的骨髓浸润一般要比X线片和CT片范围大得多，这对骨科医师制定手术方案有着重要价值。

3. 肿瘤分期 骨肿瘤的定性对治疗方案起着决定性作用。当临床表现和X线检查显示为良性病变，治疗方案可以是观察、活检或病灶局部切除；而临床表现和X线检查显示是恶性病变，需要进一步完善检查。恶性肿瘤术前要求正确的定位，明确浸润或转移的范围及全身情况，因此必须行CT、MRI及核素骨扫描。随着术前辅助化学治疗和局部介入治疗水平的提高，以及肿瘤生物学及重建外科学的发展，患者可避免截肢而进行肿瘤切除及保肢人工假体置换术。因此，准确的肿瘤分期是保肢手术的关键。

MRI是骨肿瘤局部分期最准确、可靠的方法。恶性骨肿瘤出现骨皮质的破坏有着重要意义，在X线片上就可准确显示，而CT片上显示得更为清楚。在MRI图像上也能清晰地显示骨皮质改变，骨皮质的肿瘤或破坏在T2加权像上表现为信号的升高。

MRI对肿瘤的骨髓内浸润的显示比X线、CT检查敏感得多，MRI显示的骨肿瘤骨髓内浸润的范围一般要远超过X线、CT检查显示出来的范围。因为骨肿瘤延长了T1和T2弛豫时间，而骨髓内的黄骨髓具有短T1，所以在T1加权像上，在正常骨髓高信号的衬托下，能清楚地显示出呈低信号的骨髓浸润。MRI图像上显示的骨髓浸润的表现、范围与骨肿瘤切除后标本中的情况是一致的(图16-1-3)。MRI也能较好地显示肿瘤对骨皮质外软组织及邻近的关节、神经、血管的侵犯，因为受侵犯的软组织具有较长T2，而正常的肌肉为短T2，所以在T2加权像上能清楚显示被侵犯的软组织。

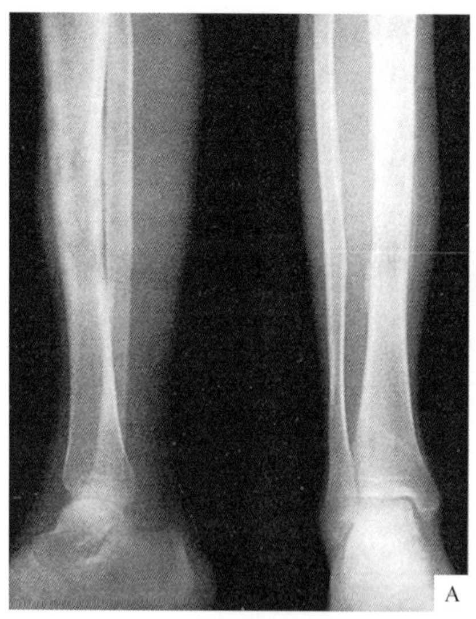

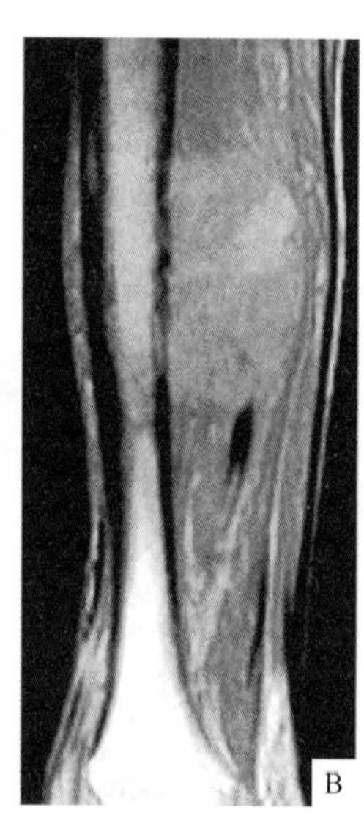

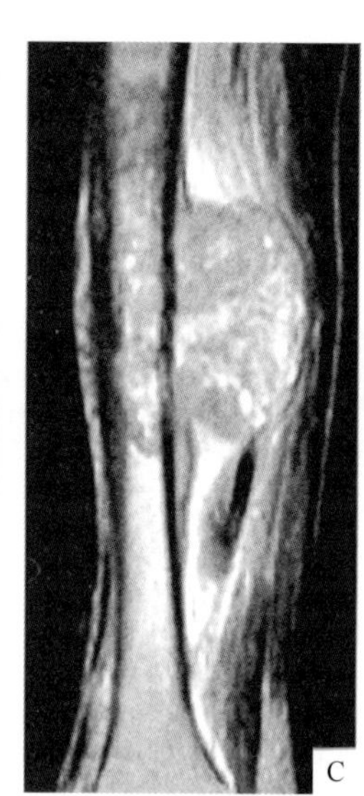

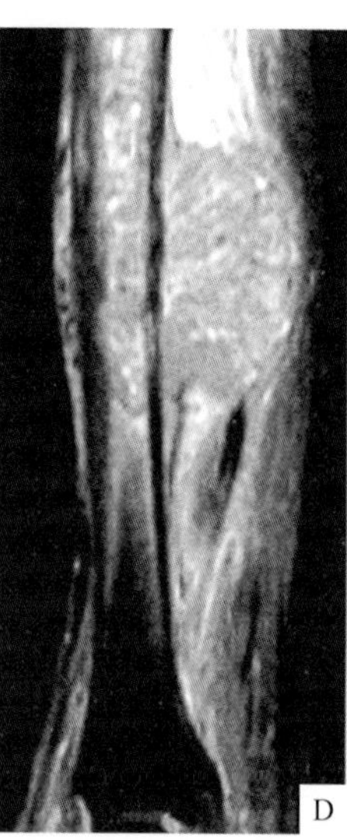

图16-1-3 骨肿瘤骨髓内浸润远较平片和CT敏感。A. X线平片：右胫骨中段可见葱皮样骨膜反应，未见明显软组织肿块。B. T1加权像：右胫骨中段低信号，长约11 cm，可见骨皮质破坏及巨大的软组织肿块。C. T2加权像和D. STIR像：病灶呈高低混合信号，软组织肿块和水肿区较骨肿瘤范围大。

Anderson指出，MRI对恶性骨肿瘤的术前评价及肿瘤分期是有帮助的，在MRI的报告中应包括下列几点：① 骨肿瘤骨内的范围：T1加权扫描显示较佳，并能发现跳跃性病变。② 骨肿瘤外的范围：用T2加权扫描最能评价。虽然肿瘤外的范围在T2加权像和STIR像上都是高信号，肿瘤和邻近水肿也能区分开来，有些特征可以帮助鉴别水肿，其中包括羽毛状边缘、无肿瘤占位效应、肌肉面无变形等。③ 是否累及神经、血管和关节：用磁共振血管造影来评价供血动脉，当肿瘤的边缘和关节能分开可排除累及关节。④ 局部和远处有否淋巴结转移：因为淋巴结的受累，影响肿瘤的分期，可用其他方法来寻找远处转移。

判断骨肉瘤术后是否复发，X线平片和CT片尚难发现。软骨肉瘤和脊索瘤等肿瘤易种植于软组织内。恶性骨肿瘤术后和化学治疗后，可引起组织的缺损、水肿和瘢痕形成，液体积聚、脓肿及血肿的出现，这些变化使判断变得更加困难。复发性肿瘤具有长T1和长T2，而瘢痕为低质子密度，在所有序列上均表现为低信号。注射Gd-DTPA，复发性肿瘤常强化，而瘢痕不强化，再结合临床表现，MRI通常能够鉴别是肿瘤的复发还是瘢痕组织的形成。

(陆　勇　丁晓毅　陈克敏　汤榕彪　吴志远)

第二节　良性成骨性肿瘤

一、骨瘤

骨瘤(osteoma)是指膜内化骨骨骼的肿瘤,属于成骨性良性肿瘤。骨瘤病因未明。有胚胎发育理论、创伤理论和感染理论等。骨瘤约占骨良性肿瘤的8%。

【病理】肉眼所见,骨瘤较局限,一般不超过2 cm。骨瘤质硬,有一层纤维膜覆盖,无软骨覆盖,基底与骨组织相连,可有宽广基底或带蒂。

根据骨密度不同,分为致密骨型及骨松质型,前者多见。镜下致密骨型主要由成熟的板层骨构成,难见骨髓腔,骨松质型者可有骨髓组织。

【临床】多在11～30岁患者发病,男性较多。多发生在颅骨,颜面骨及下颌骨偶有发生,肿瘤生长缓慢。较小的骨瘤可无症状,较大者随着发生部位的不同产生相应的症状,如发生在颅内板者,可发生晕眩、头痛等症状。

【影像学】

1. X线　致密型骨瘤表现为半球型突出骨表面的局限性高密度影,边缘锐利,基底与骨皮质相连。骨松质型较少见,密度似板障。

2. CT　CT能更好显示肿瘤各种征象,多表现为致密、均匀、边缘清楚的病灶。CT还有助于发现发生在隐蔽部位的骨瘤,如外耳道、乳突内侧等(图16-2-1,图16-2-2)。

3. MRI　致密型骨瘤在MRI上表现为T1、T2均低信号、边界清楚,其信号强度与周围骨皮质一致。

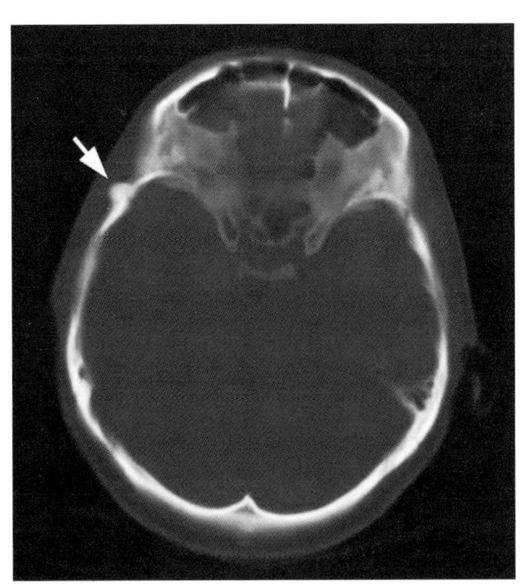

图16-2-1　骨瘤。右侧颞骨与蝶骨交界处见小结节样骨性突起,呈致密骨密度影,边缘光滑。

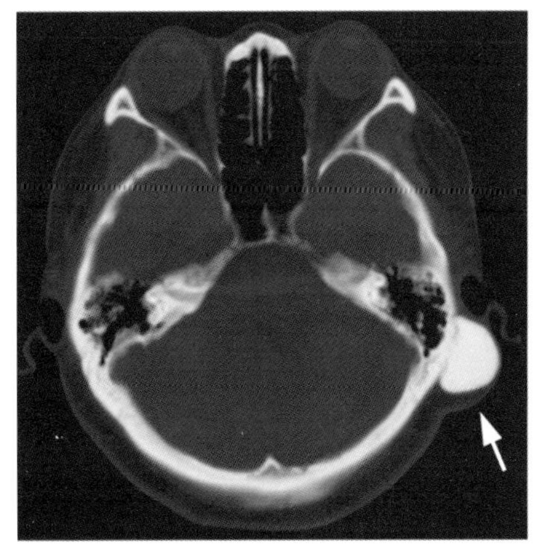

图16-2-2　左乳突旁骨瘤。左侧乳突旁见半圆形骨性突起,呈致密骨密度影,边缘光滑。

【鉴别诊断】

1. 骨岛　为骨松质内骨发育异常,骨内呈巢状,可有骨小梁,边缘清楚但不锐利。不属肿瘤。

2. 骨软骨瘤　多发生于骺端向外生长,内含软骨成分钙化,其基底部除了有骨皮质,还有位于中央的骨松质。

3. 骨肉瘤　生长迅速,具恶性骨肿瘤特点,肿块形态不规则,边缘欠整,一般易区分。

二、骨样骨瘤

骨样骨瘤(osteomoid osteoma)为良性成骨性肿瘤,由成骨细胞及其产生的骨样组织和编织骨构成。约占所有骨肿瘤的1%。病因未明确。

【病理】肉眼下瘤巢为暗红色肉芽组织,直径一般小于2 cm,周围由反应性增生骨质构成。镜下由骨组织、骨样组织和新骨混合而成,富于血管结缔组织。瘤巢中心部分以编织骨为主,伴有钙化,周围可见交感神经纤维。

【临床】骨样骨瘤多见于10～30岁患者,男女比例约2∶1。好发于长骨,特别是股骨与胫骨,也可见脊柱、肱骨、手等部位。症状以患骨疼痛为主,在夜间加重,服用水杨酸类药物可明显缓解。

【影像学】

1. X线　瘤巢一般位于病灶中心,多为单个,偶见多个。可见低密度瘤巢和周围反应性骨硬化,可见瘤巢内钙化。

2. CT　CT能更准确地显示瘤巢,对于早期病变具有重要意义。表现为类圆形低密度的骨质破坏区,周围有不同程度骨硬化,瘤巢内可见钙化(图16-2-3)。

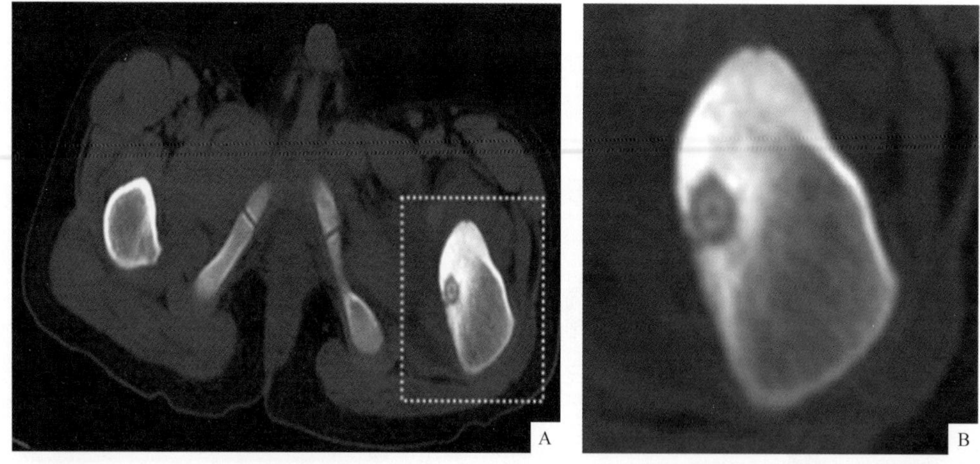

图 16-2-3 左股骨颈骨样骨瘤。左股骨颈小囊状透亮区，中心见瘤巢，周围见骨质硬化。

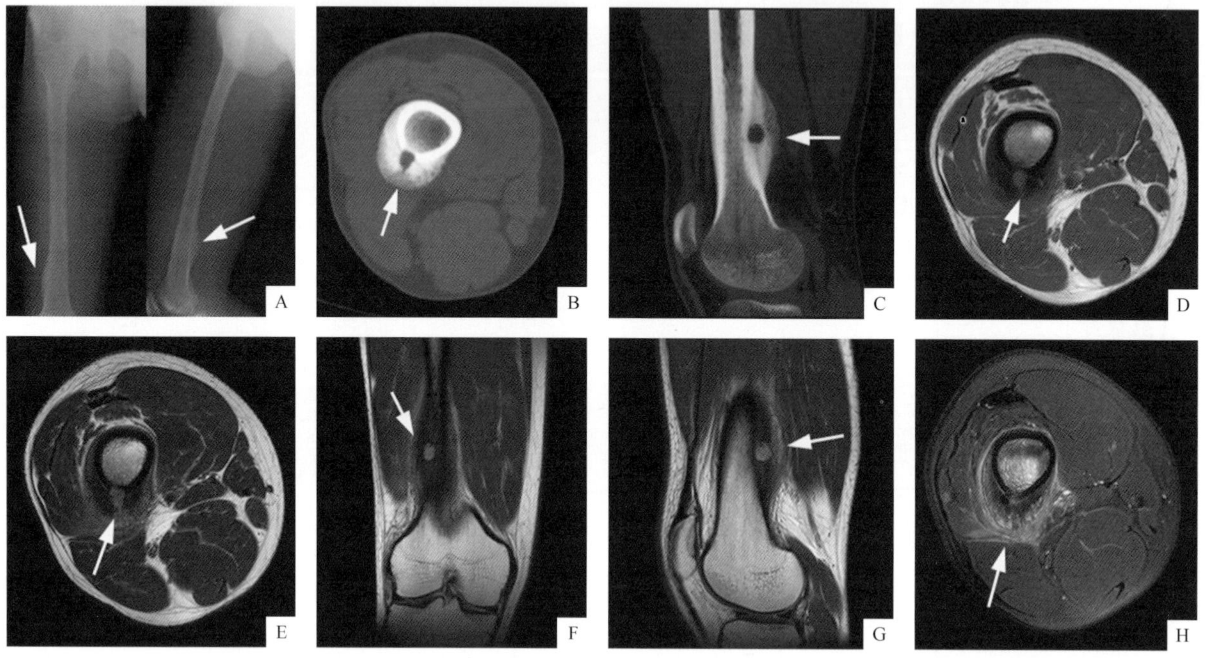

图 16-2-4 右侧股骨下端骨样骨瘤。A. 正侧位 X 线片示股骨远端小圆形透亮区。B、C. CT 示股骨下端外侧局灶骨膜增厚钙化，其内见小类圆形低密度灶。病灶在 T1WI(D)呈低信号，T2WI(E～G)呈高信号，STIR(H)不被抑制，仍呈高信号。

3. MRI　显示瘤巢内成分及骨髓、软组织水肿的情况。瘤巢在 T1WI 多为等低信号，T2WI 为高信号；钙化在 T1WI 和 T2WI 都为低信号；水肿呈长 T1、长 T2 信号。增强后强化明显(图 16-2-4)。

【鉴别诊断】

1. 应力性骨折　有长期劳损病史和特定的好发部位，关键是骨折线的确定。

2. 慢性骨脓肿　具有反复发作病史，具有红、肿、热、痛等炎性症状，多见于干骺端。骨破坏区较大，无瘤巢。

三、骨母细胞瘤

骨母细胞瘤(osteoblastoma)又称成骨细胞瘤，属少见的良性肿瘤，占原发性骨肿瘤 1%左右。

【病理】肉眼呈红褐色，含有沙砾样物质。镜下见丰富的骨母细胞和血管，并有骨样组织形成。骨母细胞排列成条索状或片状。

【临床】发病年龄多在 30 岁以下，男女比例约 2∶1，好发于脊柱附件，其次为长骨。一般无明显症状，可因压迫周围结构而产生局部疼痛不适等症状。夜间疼痛多不加剧，但服用阿司匹林反应不敏感。

【影像学】

1. X 线　表现圆形或椭圆形膨胀性骨质破坏，呈中心型或偏心型，边界清楚，边缘有硬化环，可见斑点状钙化。病灶外的骨皮质变薄。病变若侵及破坏一侧皮质，可致瘤体侵入椎管或周围软组织。

2. CT　CT 有利于发现小病灶，对钙化和骨化的显示优于 X 线。其特点为局限性膨胀性低密度骨破坏，变薄或中断的骨皮质，厚薄不一的高密度硬化缘和不同程度的钙化和骨化。

3. MRI 大多数瘤灶表现为 T1WI 低或等信号，T2WI 高信号的混杂信号肿块。发生钙化或骨化后，T1WI 和 T2WI 均可出现低信号区。病灶周围水肿表现为长 T1、T2 信号。病灶周围硬化缘 T1WI 和 T2WI 均表现为低信号环。增强后多有明显强化，病灶内钙化、囊变和出血区无强化(图 16-2-5，图 16-2-6)。

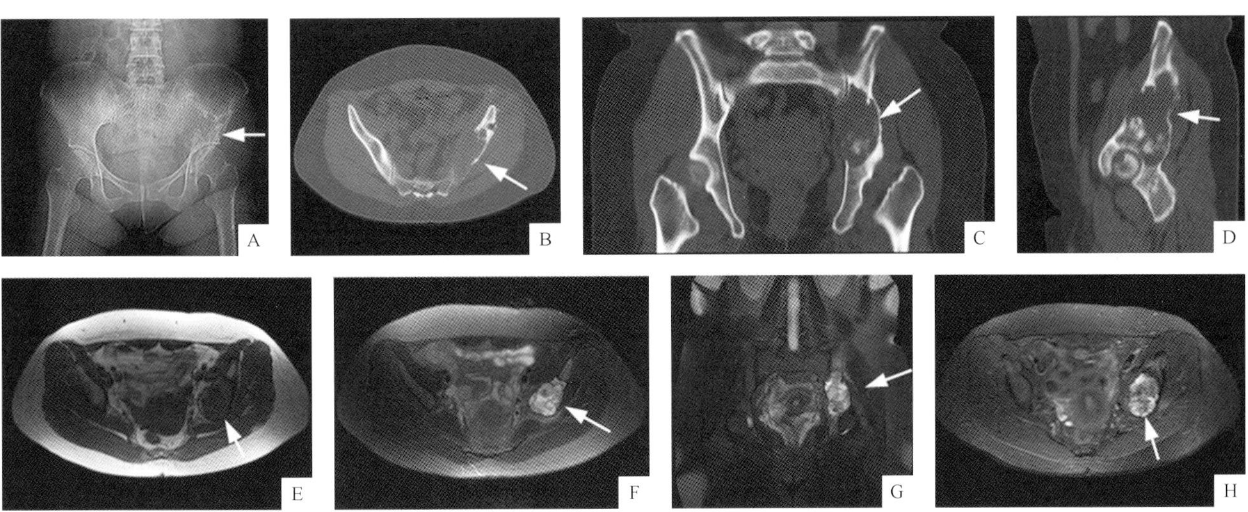

图 16-2-5 左髂骨骨母细胞瘤。A. 骨盆平片示髂骨大片状低密度骨质破坏。B~D. CT 示髂骨膨胀性病变，内见钙化影及软组织密度影，骨皮质变薄。病灶在 T1WI(E)呈等低信号，压脂像(F、H)成不均质高信号，内见斑片状低信号，增强示病变不均质较明显强化。

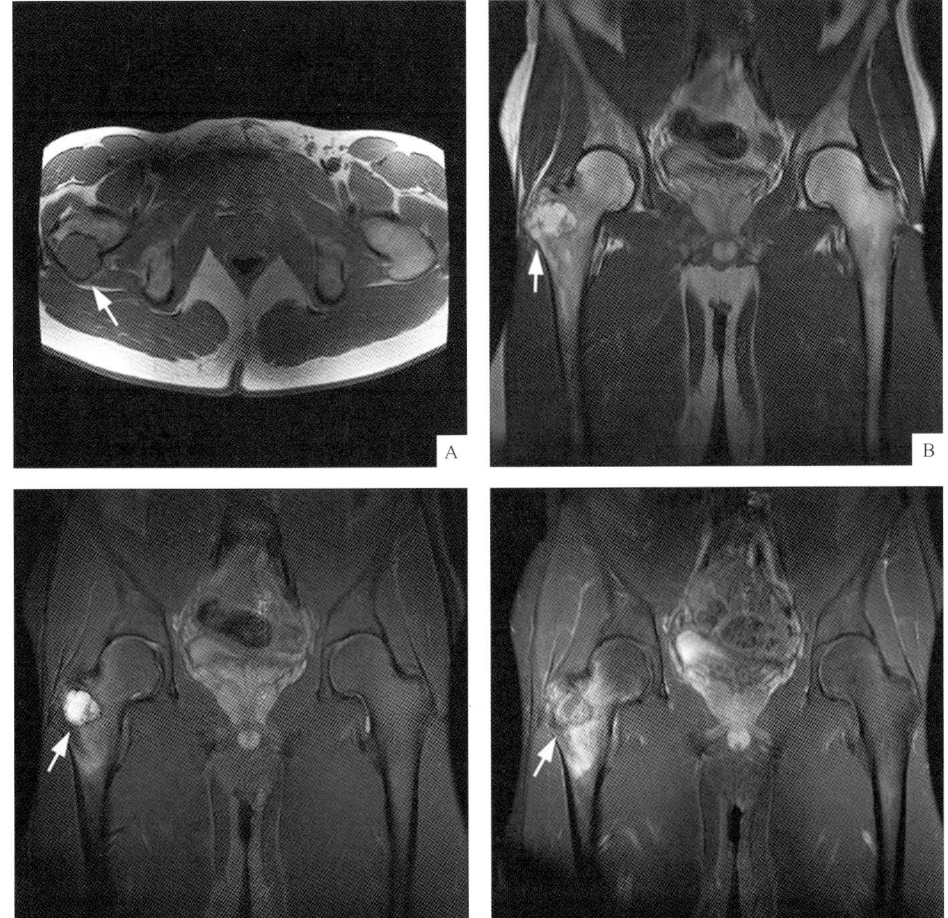

图 16-2-6 右股骨粗隆骨母细胞瘤。T1WI(A)呈团状结节状低信号，T2WI(B)、STIR(C)呈等高混杂信号，周围髓腔内可见大片水肿信号影。D. 实质部分组织可见较明显不均匀强化，液化区未见强化。

【鉴别诊断】

1. 骨样骨瘤　病灶直径多小于1.5 cm；多有夜间疼痛，服用水杨酸制剂有效，常膨胀不明显而周围骨增生硬化明显。

2. 骨巨细胞瘤　多见长骨骨端关节面下，膨胀明显，可见“皂泡样”改变；多无钙化和硬化。

四、骨化性纤维瘤

骨化性纤维瘤(ossifying fibroma)是一种较为常见的颌骨良性肿瘤，生长缓慢，病程较长。

【病理】肉眼观肿瘤较实，边界清晰，有包膜，剖面呈黄白色。组织学上肿瘤由纤维组织和骨组织构成，以纤维组织为主，称骨化性纤维瘤；肿瘤以骨组织为主，则称为纤维骨瘤。肿瘤内富含胶原结缔组织，可见瘤性增生和瘤骨形成。成骨细胞覆盖在新生骨小梁周围，骨基质可有结构多样的钙化或骨化。

【临床】该病好发于20～30岁，男女差别不大，颌骨最多见，发生在长骨少见。肿瘤生长慢，起初无自觉症状，后期由于肿瘤增大，可引起牙移位、牙合关系紊乱、结构变形等。

【影像学】

1. X线　颌骨呈球形、不规则囊性膨胀性改变，似磨玻璃状，边界较清。发生在成骨表现为边缘清楚的溶骨性骨破坏，病灶长轴与骨长轴平行，其内密度欠均，可见形态不一的钙化或骨化，可见硬化缘。

2. CT　可见圆形、椭圆形或不规则的膨胀性透光区，边界清楚，内多见钙化。发生在颌骨，可破坏周围窦壁(图16-2-7)。

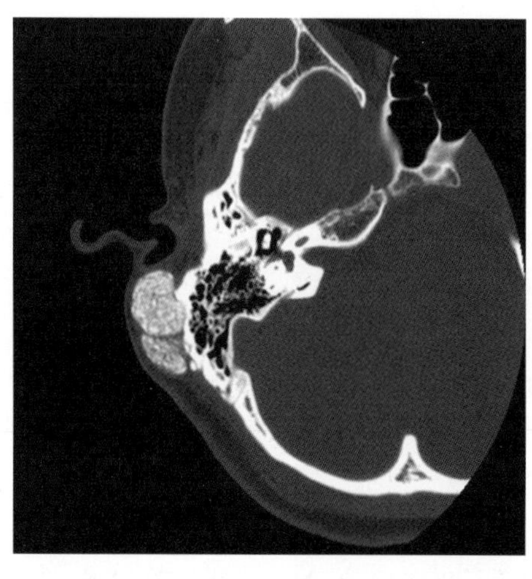

图16-2-7　右耳后乳突外侧骨化性纤维瘤。骨窗上右耳后乳突外侧皮下见两枚呈密度不均匀的“磨玻璃”样高密度肿块影(与脑实质比较)，病灶形态欠规则，呈膨胀性生长，内部可见大小不等的囊变区。

3. MRI　肿瘤实性部分T1WI呈等、低信号，T2WI呈低、高信号，钙化在T1WI、T2WI均为低信号，增强后，实性部分呈中等度强化，囊变区不强化，而囊壁及间隔明显强化。

【鉴别诊断】

1. 骨瘤　成年男性多见，多为致密影，呈长T1、短T2改变，不强化。

2. 纤维血管瘤　肿瘤无包膜，多见男性青少年，增强后呈均匀、明显强化。

3. 骨纤维异常增生症　属于弥漫性生长、边界不清的非肿瘤性病变。X线呈磨玻璃改变，多骨受累较多见，MRI多呈长T1、短T2改变，增强后呈均匀、中度强化。

(陆　勇　丁晓毅　陈克敏　汤榕彪　吴志远)

第三节　骨肉瘤

一、概述

骨肉瘤常常是继发性的，仅浆细胞骨髓瘤是原发性恶性骨肿瘤。病理特征是恶性肿瘤细胞直接产生类骨质或未成熟骨，通常这些细胞仍保留原始的类骨质或未成熟骨，因此难以在肿瘤内钙化。目前有些病例确定诊断方法不依靠常规的显微镜，例如一种组织化学技术，是依靠在骨肉瘤的肿瘤细胞内丰富的碱性磷酸酶来诊断。虽然明显碱性磷酸酶活性在新生物病灶中可以不被发现，而在成纤维增生或软骨组织中占优势，另一种诊断方法必需使用免疫组织学和免疫闪烁法。

虽然没有公认统一的骨肉瘤的分类法，但是根据许多骨肉瘤各种不同的临床和X线表现，近年来对骨肉瘤分类做了广泛修改。使用这些特征判断肿瘤在骨内的准确定位(骨髓、中央型、皮质型、骨膜或骨膜旁)；细胞分化的程度(高或低度)、组织成分(成骨细胞、成软骨细胞、成纤维细胞、纤维囊性、毛细管扩张、小细胞和透明细胞)；累及病灶的数目(单发或多发)；受累及骨的形态(病变的正常和位置，例如Paget's病)，损伤的部位等。

骨肉瘤一般好发于20～30岁的成人，男与女之比为2∶1，曾发现骨肉瘤发生于一个家庭多个成员。临床症状包括疼痛、肿胀、活动受限和局部温度增高和发热。最典型的好发部位是管状骨(80%)，特别是股骨(40%)、胫骨(16%)和肱骨(15%)。最常见累及的部位是股骨的远端、胫骨和肱骨的近端，骨肉瘤50%～75%病例发生于膝关节。骨肉瘤相当少见的部位是腓骨、下颌骨、上颌骨和脊柱等。病变好发于长管状骨的干骺端，最初累及骨干约占2%～11%。当骨骺闭合后骨肉瘤可以伸展至骨骺，而骨骺部位原发性病变是十分少见的。

【病理】

1. 大体表现　传统骨肉瘤通常是巨大的，约8～10 cm，常观察到侵犯附近软组织，它的大体表现和密度变化相关，取决于软骨、纤维组织和骨的比例，肿瘤可以是粉红、灰白呈鱼肉状或灰至蓝灰色，因为肿瘤内含有丰富的软骨及坚硬的纤维结节，黄至黄白钙化灶、坏死出血和囊变。大多数骨肉瘤具有硬化的无钙化的软组织边缘，用手术刀是容易切除的，该边缘是做病理和冰冻活检的最佳部位。

因为大多数骨肉瘤发生于儿童和青少年，通常看到肿瘤邻近未闭合的生长板，长期认为未闭合的生长板是阻止肿瘤向骨骺伸展的屏障，然而最近文献提示肉眼和显微镜都证实越过生长板是很常见的，而通过生长板直接侵犯是少见的。肿瘤是通过在生长板周围软骨膜下播散。骨肉瘤累及骨骺可以伸展至关节软骨，但一般不穿透软骨进入关节。骨肉瘤在骨髓内呈跳跃式播散，这种跳跃播散约占25%。

2. 镜下表现　传统骨肉瘤分为三种：成骨细胞型、成软骨细胞型和成纤维细胞型，取决于何种肿瘤细胞的分化占优势。约50%的病例产生大量骨样组织或肿瘤骨故称为成骨细胞型骨肉瘤，25%的病例显示倾向软骨分化而称为软骨细胞型骨肉瘤；其余25%显示梭形细胞基质，类似成纤维细胞型骨肉瘤而称为成纤维细胞型骨肉瘤。

一般所有传统骨肉瘤含有多形的基质成分，大量丰富梭形成纤维细胞或丰富圆形、卵圆形成骨细胞伴不规则染深色核。还含有许多奇异形的多核肿瘤细胞。

成骨细胞骨肉瘤产生丰富骨样和不规则肿瘤骨，常沉积于正常骨松质骨小梁内；成软骨细胞骨肉瘤产生分叶状、岛样软骨样组织和伴恶性表现的细胞位于腔隙内，该细胞类似高分化的软骨肉瘤；成纤维细胞型骨肉瘤含有大量梭形细胞，该肿瘤含有丰富的奇异多形细胞，多核大细胞具有相当嗜酸性囊性浆细胞和吞噬细胞及呈层状排列的梭形肿瘤细胞。

骨肉瘤组织学分级是根据细胞分化程度，某些作者将这些肿瘤分为四级，另一些作者使用有丝分裂的活力把骨肉瘤分为三级，但肿瘤的分级和预后无关。

【影像学】

1. X线表现　X线和CT的成像基础与大体表现和密度变化相关，取决于软骨、纤维组织和肿瘤骨的比例，是单一测定人体断面不同组织所通过的X线吸收量。而磁共振质子成像基础是与不同组织的质子密度多少相关，是受几个参数影响的。且有不同的成像技术，不同的序列得出不同的图像，有的适合于观察解剖结构，有的适合于观察病理改变。但其影像学的分析仍然分为三类：成骨型、溶骨型和混合型。

常规X线由于空间分辨率优于CT和MR，况且常规X片由前辈积累丰富经验，一般80%～90%病例均可做出正确诊断。由于骨肉瘤在发展过程中，骨破坏及瘤骨形成是交错进行的，故骨质破坏的形态是各种各样的，很大程度取决于肿瘤骨的量，最常见和典型是混合型包括溶骨和成骨。单纯溶骨或成骨型病变是很少见的。85%以上骨肉瘤为传统型，通常位于长骨的干骺端，表现为成骨为主的骨肉瘤，在X线和CT片十分致密称为成骨型。而肿瘤的软骨样、梭形细胞或组织细胞占优，其表现为透明的低密度，称为溶骨型。毛细血管型的骨肉瘤也表现为溶骨型病变，通常以混合型骨肉瘤占多数。

（1）骨质破坏

1）成骨型骨肉瘤：约10%的原发性骨肉瘤具有极丰富的骨组织，有时有大量骨与类骨质沉积，通常矿物质可延伸至软组织内。硬化型的骨肉瘤表现为密度增高骨化影，呈象牙质样，无骨结构，边缘清楚，带状，可孤立存在于骨，也可与其他瘤骨混合存在。此肿瘤骨细胞分化较成熟。

在中枢骨和扁骨的骨肉瘤的X线特征类似于管状骨，包括不同程度溶骨和成骨，骨皮质破坏，骨膜炎和软组织肿块。5%～10%的骨肉瘤累及扁平骨，这些患者更常见于年长者，发生于脊柱的骨肉瘤是少见的，常好发于椎体，而局限于椎体后部的骨肉瘤，可以误认为成骨细胞瘤。肋骨的骨肉瘤可伴有胸膜外的肿块，类似浆细胞骨髓瘤。

2）溶骨性骨肉瘤：常呈浸润性弥漫性骨破坏，骨松质成斑片状或大片溶骨性缺损，表现为程度不一，形态不一，方位不一，边缘模糊的低密度区。病变可单独发生或与瘤骨混合存在。骨皮质呈筛孔状破坏。毛细血管型骨肉瘤常表现为溶骨性病变。跟骨的骨肉瘤是以溶骨为主的。

3）混合型骨肉瘤：该类骨肉瘤较多见，既有溶骨又有成骨。X线表现为有高密度区与低密度区并存。

(2) 骨皮质破坏：骨皮质破坏呈虫蚀状破坏，表现为皮质表面凹凸不平，皮质内有弯曲的透亮区，进一步发展则出现骨皮质缺损，断裂甚至病理骨折。有时骨皮质内外面同时破坏，致使骨皮质破坏中断消失。

(3) 骨膜反应：骨肉瘤的骨膜反应是肿瘤成骨和破骨活动所引起的反应。髓腔内反应较少见，最常见的是骨膜外的反应。此种骨膜反应由于增生的速度不一而有多种形态。由于常规 X 线的空间分辨率优于 CT 和 MRI，因此，常规 X 线显示骨膜反应优于 CT 和 MR。

1) 层状骨膜反应：线样者为单层薄的增生骨膜，平行于骨干，见于肿瘤邻近的皮质外方，长短不一，多发生于肿瘤早期或表示肿瘤恶性程度较低。当肿瘤的成骨和破骨活动发展到增生线样骨膜反应时，在线样骨膜外又出现一层新的线样骨膜，因此肿瘤晚期多呈层状骨膜反应。

2) Codman 三角(骨膜三角、袖口征)：肿瘤不断发展，当原有增生骨膜被突破，两端断裂的骨膜在突破外增生又特别迅速而呈三角形，三角底部的骨质被破坏，显示边缘模糊的骨质破坏。Codman 三角征的出现率高达 54.1%～68%。

3) 垂直状或日光状骨膜反应：在肿瘤生长的活跃区或肿瘤侵犯骨皮质的部位，骨膜新生骨的骨小梁斜行或横行排列，垂直于骨皮质，边缘清楚，光滑整齐，其外缘密度较高。

所有骨膜反应外层的密度较深层为高，这是因为：① 新形成的骨小梁含钙量高，排列密集所致；② 骨膜反应和皮质间均有一个透亮间隙，此为深层疏松的骨小梁与皮质间较亮的间隙所形成的。

(4) 软组织肿块：肿瘤发生于骨膜深层，或者肿瘤已由骨质内部向周围突破，则可见到软组织肿块阴影和不规则的骨化区。软组织肿块可为半圆形或卵圆形，边界清楚，较周围的软组织密度大，可将邻近肌肉束推移，也有边界不清的弥漫性肿块。肿块大小不一，硬化型的骨肉瘤其肿块较小，溶骨型者肿块常较大。骨肉瘤软组织肿块发生率为 95.3%。在软组织肿块内各种形态的瘤骨及环形钙化占 72.9%。

(5) 病理性骨折：骨肉瘤所致的破坏部位，常会合并病理性骨折。病理骨折后有不同程度的错位，嵌顿，断端可见骨破坏的痕迹，有的出现大量瘤性骨痂，颇似正常骨痂，但骨痂非常紊乱。

(6) 侵及邻近骨关节：由于骨肉瘤好发于青少年，其病变大都位于股骨下端和胫骨上端。因此，膝关节最常见，表现为关节囊肿胀，髌下脂肪垫受压变小，或脂肪垫内出现网格样改变及模糊。

(7) 对骨骺的侵犯：骨骺线和关节软骨对肿瘤组织的发展有一定阻挡作用，故在早期很少累及邻近关节面主要是向髓腔或软组织扩展。当肿瘤继续发展，则能够破坏骺线和关节软骨面。X 线显示骨肿瘤侵犯骨骺线表现为先期钙化带消失，骺线增宽、增厚。当肿瘤累及关节软骨时，关节间隙增宽，关节面骨质破坏。

2. *动脉血管造影* 通过血管造影来观察肿瘤的血运情况，发现一些平片不能发现的征象。在 CT、MR 及 PET 机发明前，该检查方法可用来鉴别骨肿瘤良恶性病变。

(1) 肿瘤血管：肿瘤区的血供明显增加，有较粗大的肿瘤血管及其分支进入肿瘤区，肿瘤血管呈异常增生，粗细不一，管壁毛糙，走行扭曲而不规则，肿瘤或坏死骨组织周围可见粗细不一，排列及走行紊乱无章的毛细血管网。

(2) 血供增加：局部血循环增加大于 79.2%。

(3) 瘤性动静脉瘘：表现为静脉显影时间提前(正常为 20 秒左右)。

(4) 肿瘤染色：肿瘤内平行血管和窦性血管显影，肿瘤像染上造影剂一样。

(5) 血管中断：肿瘤区可见动脉或静脉出现栓塞和中断现象，此种征象有时发生在较大血管。

3. *CT 表现* CT 对解释组织的资料是有限的，但评价骨髓内肿瘤和软组织肿块优于常规 X 线，在骨髓内肿瘤 CT 值增高，一般提示肿瘤的播散或跳跃转移，当骨肉瘤侵及肌层的软组织时 CT 优于常规 X 线。

(1) 骨质破坏：在干骺端的溶骨型骨肉瘤，表现为边缘模糊的低密度区；硬化型则表现为一团块状高密度影。

(2) 骨皮质破坏：骨皮质破坏表现为骨皮质中断及不规则缺损，CT 对骨皮质破坏的敏感性高于常规 X 线，MR 对骨皮质破坏的敏感性高于 CT。

(3) 软组织肿块：肿瘤穿破骨皮质至周围软组织，则在软组织内形成略低于肌肉的块影，块影内常见高密度的肿瘤骨。

(4) 骨膜反应：显示日光放射状或葱皮状的骨膜反应。

4. *MRI 表现* 骨肉瘤分为髓内(中央型)、皮质旁和继发型三种。髓内骨肉瘤进一步分为传统型(成骨、成软骨细胞和成纤维软骨细胞)、毛细血管扩张型和小细胞型。MR影像学分析仍根据X线和CT的分类，可以分为成骨型，溶骨型和混合型，磁共振成像原理完全不同于X线和CT，X线和CT成像是以组织密度的高低为基础，而MR成像是以组织的质子多少为基础，至今为止，空间分辨率是常规X线是最敏感，而组织的分辨率则是MR最敏感。

(1) 骨肉瘤的骨质破坏

1) 成骨型骨肉瘤：85%以上的骨肉瘤为传统型，通常位于长骨的干骺端，以肿瘤性成骨为主的骨肉瘤，在X线片或CT中表现为高密度，称为成骨型。约10%的原发性骨肉瘤具有丰富的骨组织(硬化或成骨)，有时大量的骨和类骨质沉积，通常矿物质可延伸至软组织内。硬化型骨肉瘤在T1加权和T2加权像上呈低信号，脂肪抑制相(STIR)也呈低信号。但肿瘤周围的水肿或非硬化区域在T1加权像上呈低信号，而在T2加权和STIR像上呈高信号(图16-3-1)。

2) 溶骨型骨肉瘤：溶骨型骨肉瘤以软骨样、梭形细胞或组织细胞占优势，其表现较为透明的低密度，称为溶骨型。通常以混合性骨肉瘤占多数。成软骨细胞骨肉瘤占5%，软骨成分不管是良性还是恶性，在T1加权像呈低信号，T2加权像和STIR像均为高信号。有大量梭形纤维细胞产生的骨肉瘤占4%，这种溶骨性病变在T1加权像上呈偏低至中等信号，在T2加权呈中等至偏高信号，在STIR像

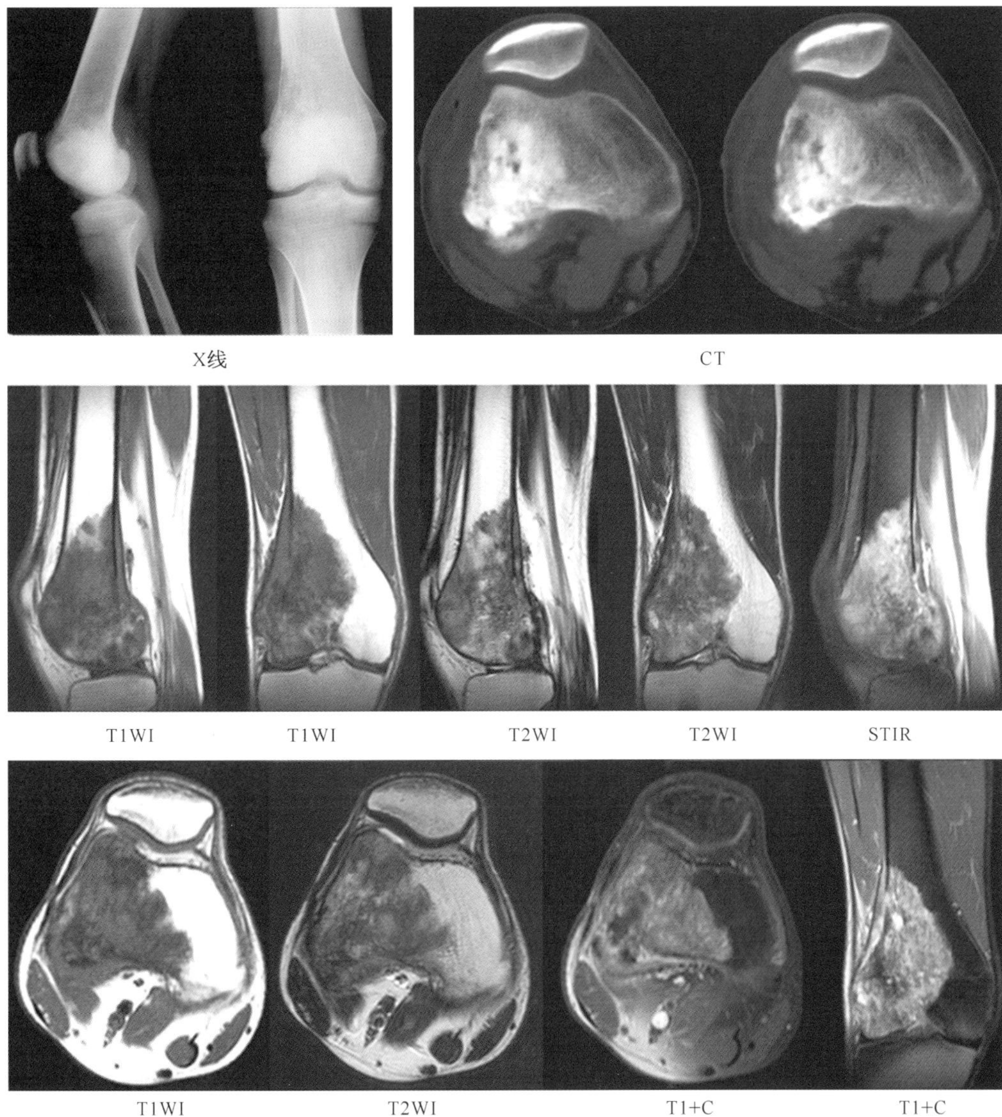

图16-3-1 右股骨下段骨肉瘤。X线示右股骨下段混合性骨破坏。CT清晰显示混合型骨破坏，皮质部分不连。MRI示股骨下段偏外侧大片状异常信号，T1WI呈等低混杂信号，T2WI呈高低混杂信号，STIR信号不被抑制。外后方骨皮质破坏，与周围软组织分界不清。增强扫描病灶明显不均匀强化。

上呈高信号(图 16－3－2)。

3) 混合型骨肉瘤：骨肉瘤通常以混合型骨肉瘤占多数。在 T1 加权呈低及偏低信号，在 T2 加权和 STIR 呈低和高的混合信号(图 16－3－3)。

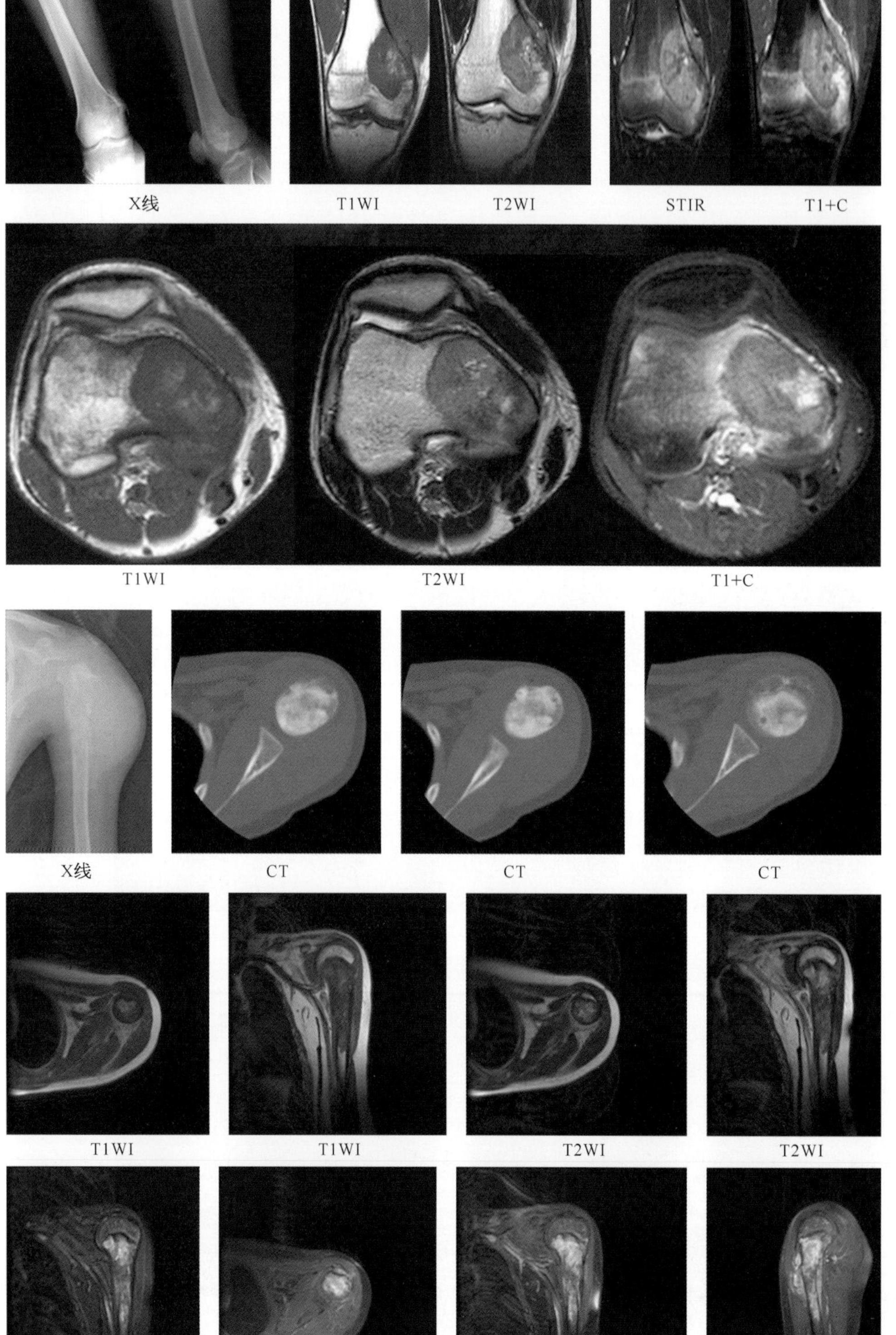

图 16－3－2 右侧股骨下端骨肉瘤。X 线示股骨内侧髁局部骨皮质变薄，骨质模糊不均，可见局部骨膜反应。MRI 示股骨下端偏外侧异常信号影，T1WI 呈低信号夹杂少许高信号，T2WI 呈高低混杂信号，STIR 不被抑制，呈不均质高信号，股骨外下方及股骨外侧髁骨质破坏明显，病灶内可见肿瘤骨形成，并见软组织肿块信号，增强扫描病灶明显强化。

图 16－3－3 左肱骨上段骨肉瘤。X 线示肱骨上段不规则骨质破坏区，软组织内见肿块影。CT 清晰显示髓腔内虫蚀样、斑片样骨质破坏，骨皮质中断，局部软组织肿胀。MRI 示肱骨上段异常信号影，T1WI、T2WI 信号以中等信号为主，STIR 信号不被抑制，增强后可见病灶明显强化，并见无强化区。

(2) 肿瘤的髓腔内播散：MR 显示骨髓内病变的敏感性比 X 线平片和 CT 为高，因为骨髓腔内不管是红骨髓还是黄骨髓均以脂肪为主，因此在 T1 加权和 T2 加权上均呈高信号，而骨髓浸润在 T1 加权呈低信号，而肿瘤组织的低信号在高信号的背景上显示格外清楚，因此，显示骨髓腔浸润 T1 加权是最佳序列。肿瘤的髓腔内播散难以在 X 线平片上显示，而 T1 加权及 STIR 序列对骨髓异常的敏感性较 X 线及 CT 检查为高，故骨髓内病变在 MRI 图像中显示的范围远比 X 线片和 CT 片为广，和大体标本的范围基本一致(图 16－3－4)。

骨肉瘤具有跳跃转移倾向，MRI 对证实跳跃病变是十分理想的检查方法，文献报道跳跃病变仅为 2%或更少。随着 MR 机的不断普及，跳跃病变远较文献报道为多，对治疗起了决定性作用，在临床治疗中必须将其和原发病灶同时切除(图 16－3－5，图 16－3－6)。

(3) 骨皮质破坏：正常骨皮质的弛豫时间是长 T1 和短 T2，所以正常骨皮质在 T1 加权像和 T2 加权像上均呈低信号，STIR 像上也呈低信号。当骨皮质被肿瘤组织浸润或破坏时，在 T1 加权像和 T2 加权像上其信号均升高，可显示骨皮质变薄、连续中断或破坏。肿瘤性病变的骨质破坏区显示软组织肿块。

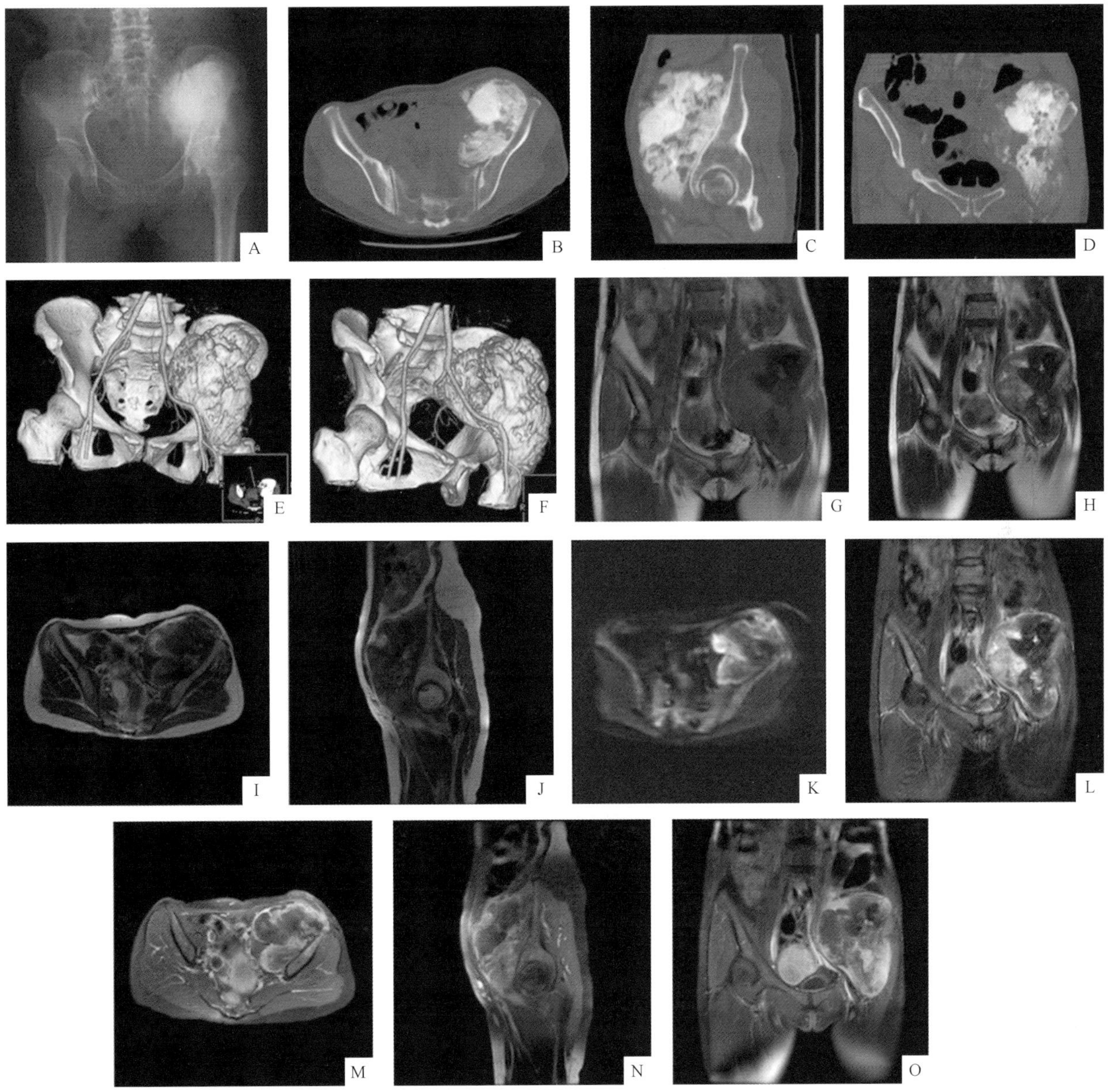

图 16－3－4 左侧髂骨骨旁骨肉瘤。X 线(A)示左侧髂骨、坐骨片状膨胀性骨质密度增高影，密度不均。CT(B～F)示髂骨旁大片状骨样异常高密度影。T1W(G)呈等低信号，T2W (H～J)呈高低混杂信号，STIR (L)不被抑制，DWI (K)以高信号为主，增强后(M～O)病灶明显强化，内见低信号无强化区。

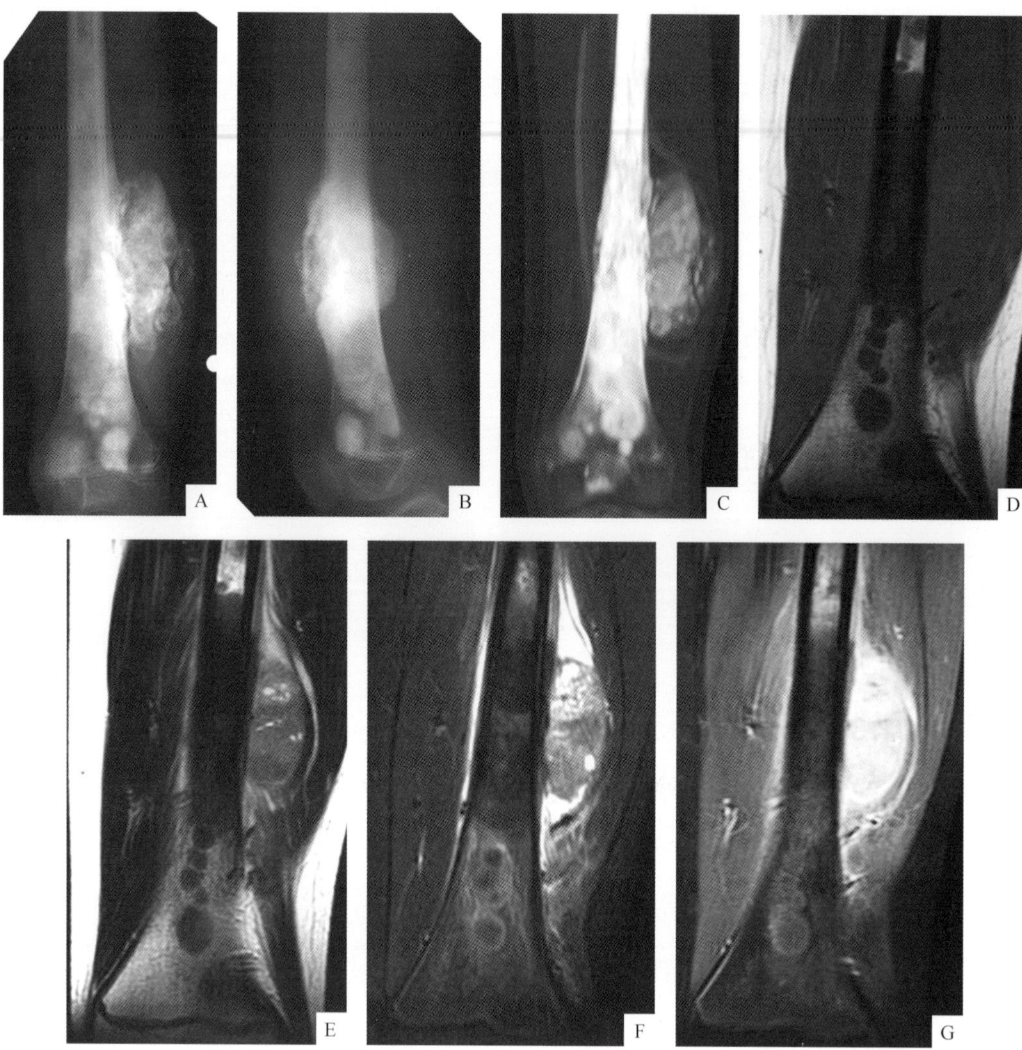

图 16-3-5 骨肉瘤在髓腔内呈跳跃播散。A、B. X线平片：左股骨中，远端可见高密度影，骨皮质破坏，葱皮样骨膜反应，且显示菜花状的高密度影。C. CT冠状面重建像：病灶比X线平片显示更清楚。D. 冠状面T1加权像：左股骨中，远端可见片状及大小圆形的低信号区，骨皮质旁见半弧形的低信号软组织肿块。E. 冠状面T2加权像：骨内病灶仍呈低信号区，软组织肿块信号增高。F. 冠状面STIR：骨内低信号病灶由线状高信号环绕，软组织肿块信号增高更明显。G. 冠状面MR增强像：骨内病灶信号区略增强，软组织肿块明显增强呈高信号。

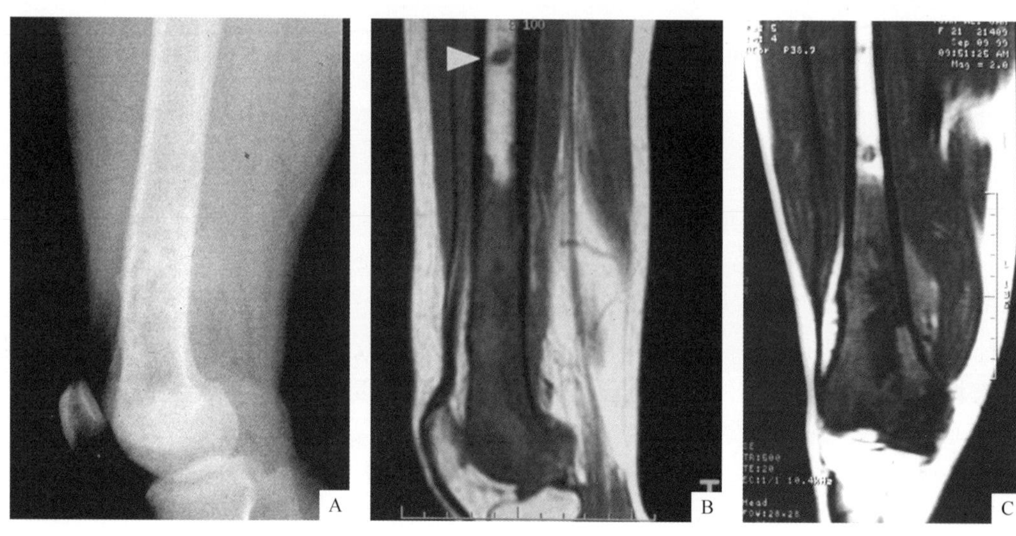

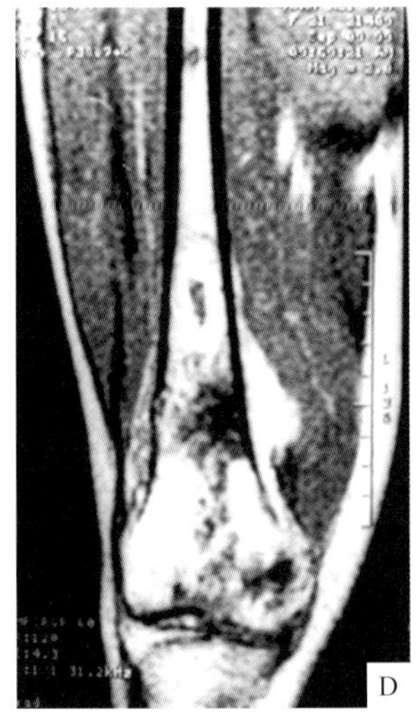

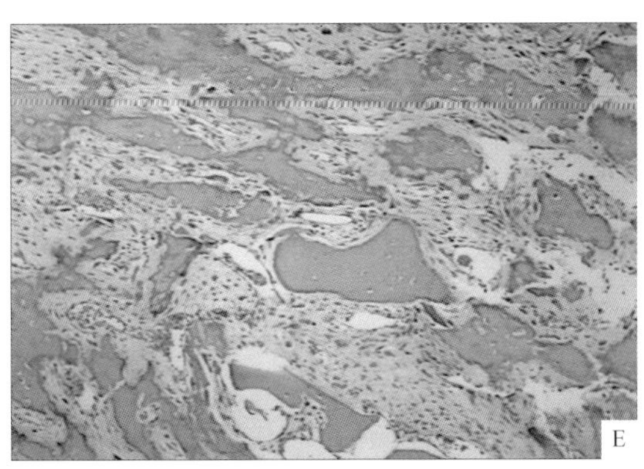

图 16-3-6 骨肉瘤在骨髓腔呈跳跃播散。A. X线平片：难以确定病变范围。B、C. T1W像：冠状和矢状面显示病变呈低信号，其长度约8 cm，且和病变相隔正常骨髓内可见一个圆形的低密度影。D. MR增强：病变明显强化，与病变一定距离仍可见该病灶强化。E. 镜下表现：证实该病灶为骨肉瘤。

由于MRI的组织分辨率较X线及CT敏感，本组有5例在X线平片和CT片均未显示骨皮质的破坏，而在MRI图像上清楚地显示骨皮质破坏。我们认为MRI对骨皮质破坏的敏感性高于X线平片和CT，但外伤性骨皮质中断，CT较MRI敏感(图16-3-7，图16-3-8)。

(4) 软组织肿块：肿瘤组织突破骨皮质侵犯周围软组织，在T1加权像上呈低中混合信号，在T2加权像上呈中、高混合信号。巨大肿块的边界一般较清楚，有时肿块内出血，在T1加权像呈高信号。巨大肿块内出现坏死时，在T1加权像呈低信号，T2加权像呈高信号。MRI对软组织异常的敏感性较X线和CT为高。肿瘤侵犯软组织以及软组织水肿的范围较骨肿瘤在骨内局部浸润的范围为大(图16-3-9)。

恶性的病变均可发生软组织的水肿，因为恶性的病变常发生骨皮质的破坏和软组织的播散，而大多数良性病变仅局限于局部骨骼而无软组织的受累。软组织被恶性病变浸润和软组织水肿在T1加权像上均呈低信号，但软组织肿块其信号较软组织水肿略增高且不均匀，在T2加权像上肿瘤和软组织肿块的信号较水肿为低且不均匀，常常在软组织肿块与水肿间有低信号包膜包绕，水肿的信号呈均匀较高信号且呈羽毛状(图16-3-10)。

MRI动态增强成像技术研究的病理生理基础是根据肿瘤的血流动力学特点进行的，肿瘤的血流动力学特点与肿瘤内部的遗留增殖血管网的功能和形态及宿主的血液循环情况高度相关。肿瘤内部的血管通常壁较薄，由血管内皮细胞包裹呈血窦样，并且血管壁缺乏平滑肌，功能上易于血液的灌注；肿瘤的生长要依靠肿瘤内部新生血管的形成，增生活跃的恶性肿瘤组织存在着丰富的血管结构，因此肿瘤组织具有较高的灌注，更快的造影剂摄入。

瘤周软组织水肿的产生，是由于肿瘤的自然生物特性或是由于术前的化疗、放疗等原因，周围软组织反应性充血、渗透压增高而产生水肿或组织的炎性反应。Steen利用MRI对肿瘤的灌注和瘤周的水肿进行定量测定分析中认为：肿瘤组织中的毛细血管通常比正常组织中的血管具有更大的渗透性；肿瘤在狭小的空间内生长，其内毛细血管受压阻塞，毛细血管动脉侧血压升高，则跨壁渗透压升高。肿瘤细胞外产生丰富基质或黏多糖产生的大分子渗透效应；肿瘤组织产生的解聚酶的消化作用；毛细血管间弥散距离的增加，血氧供应不足，细胞无法维持正常的渗透梯度，释放血管活性因子，如K^+、Ca^{2+}；细胞坏死或溶解产生的蛋白质或其他渗透活性因子。这些原因使肿瘤周围的水肿组织在T2加权像呈高信号。由于水肿组织的弥散或渗透作用增强，T1加权增强扫描中，在增强的晚期组织中的渗透而使水肿组织得以强化，这种强化主要是晚期强化。

骨肉瘤侵犯邻近关节，临床采用跨关节切除。骨肉瘤未侵犯邻近关节，则采用保肢手术。骨肉瘤侵犯前后交叉韧带(图16-3-11，图16-3-12)。

邻近关节囊受侵犯MRI表现为关节囊形态破坏、中断，出现肿瘤信号。

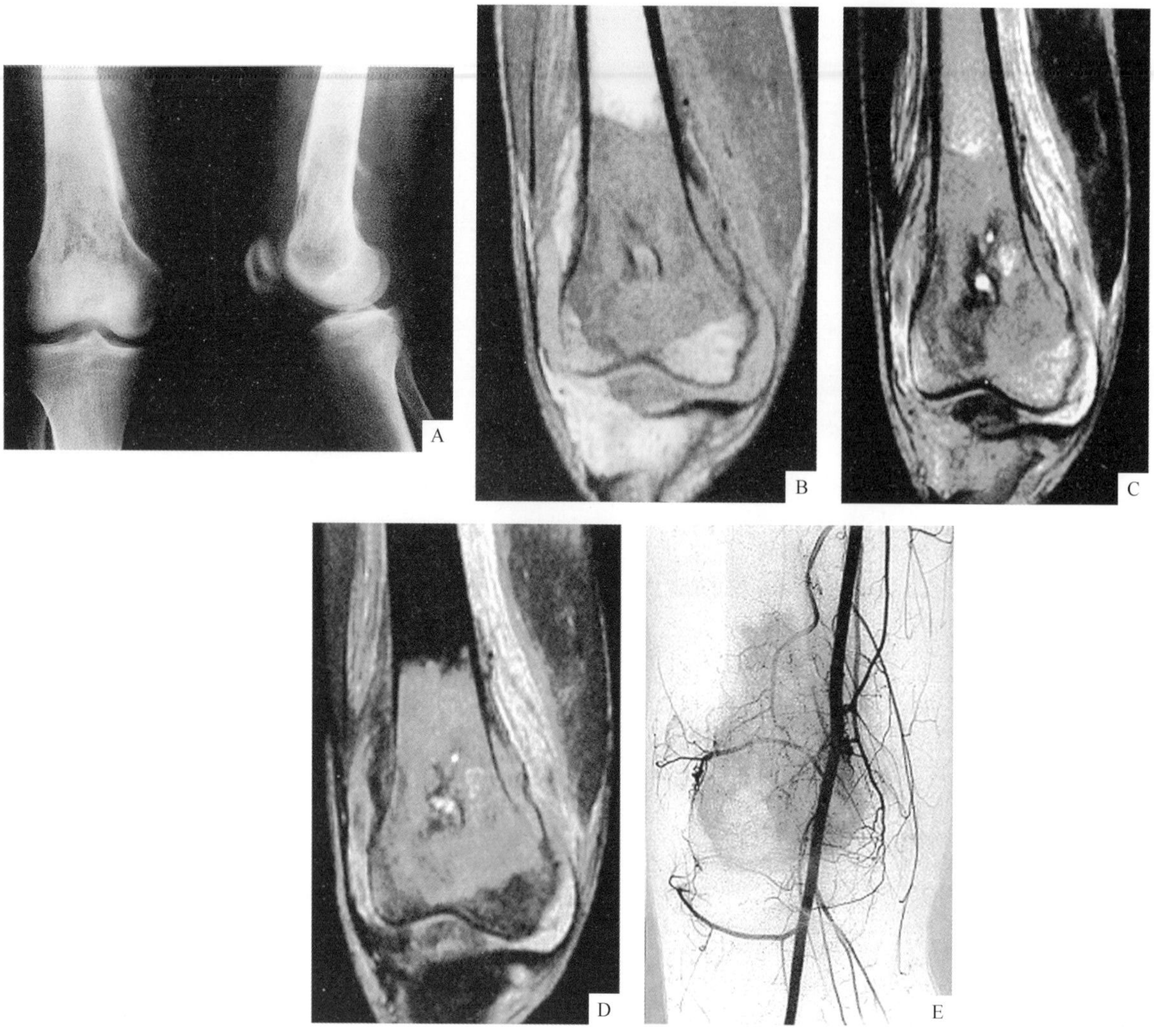

图 16-3-7 骨肉瘤的骨皮质破坏的敏感性。A. X线平片：右股骨远端干骺端骨膜反应，未见明显骨皮质破坏。B. T1加权像冠状面：显示骨皮质破坏和软组织块影。C. T2加权冠状面：显示骨皮质破坏和软组织块影。D. STIR：病灶呈高信号，显示骨皮质破坏。E. DSA：显示肿瘤血管及血管湖。

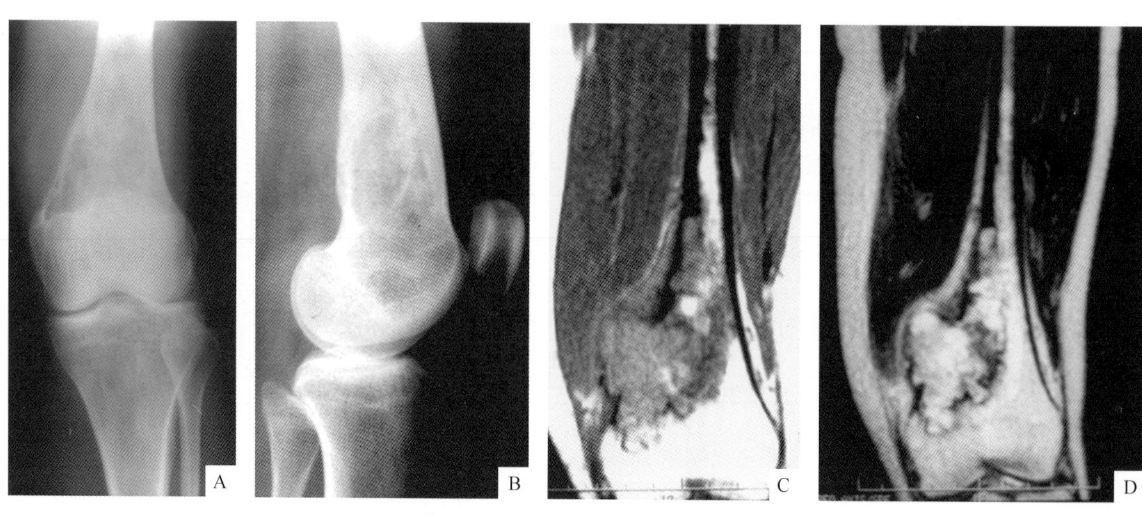

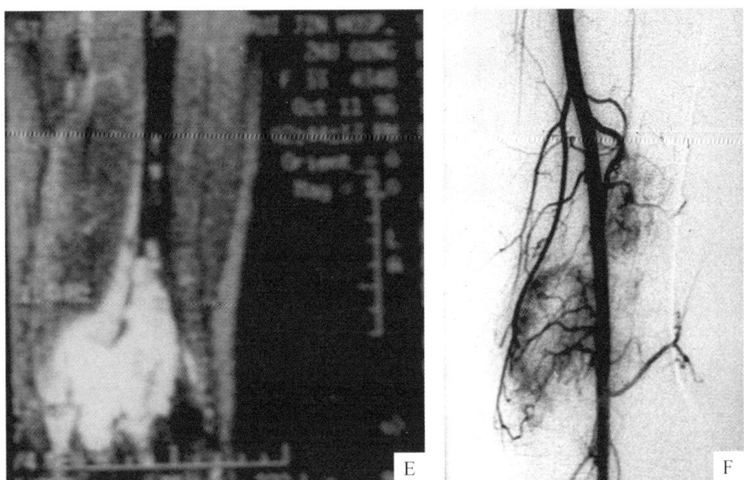

图 16-3-8 骨肉瘤的骨皮质破坏的敏感性。A、B. X线平片：左股骨远端干骺端可见骨质破坏，但未见明显骨皮质破坏。C. T1加权冠状面：病变呈低信号，显示骨皮质破坏中断和软组织块影。D. T2加权冠状面：显示骨皮质破坏和软组织块影。E. STIR：病灶呈高信号，显示骨皮质破坏和软组织块影。F. DSA：显示肿瘤血管及血管湖。

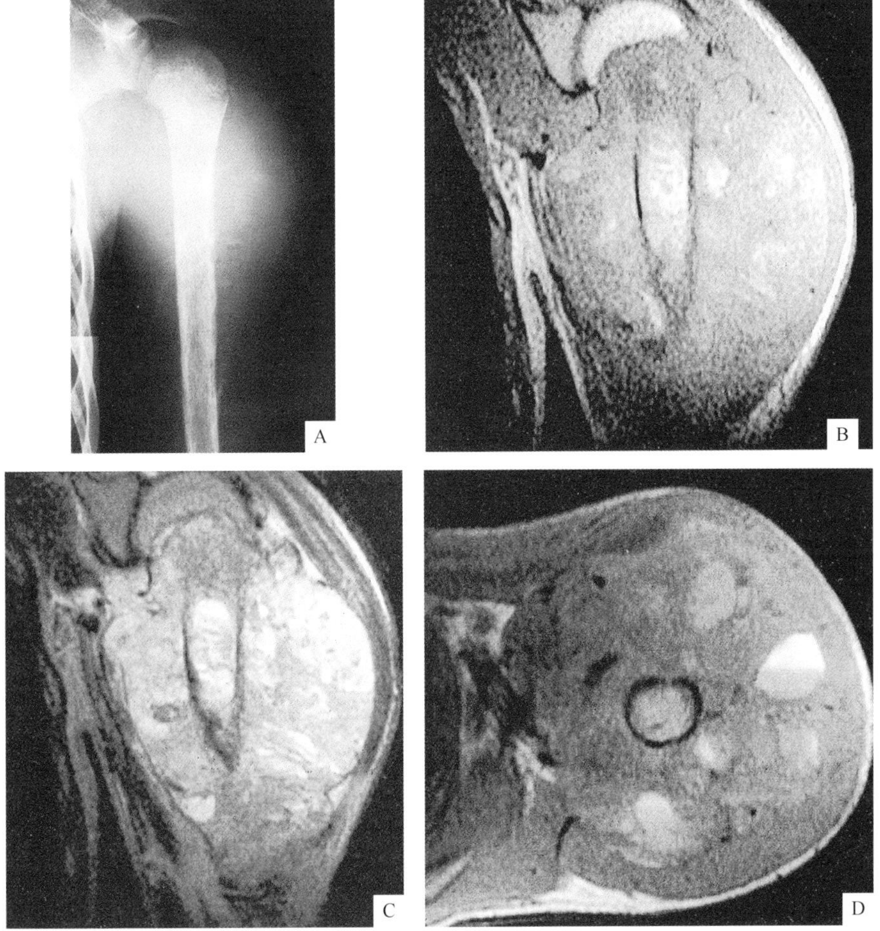

图 16-3-9 MRI对软组织块影的敏感性较X线及CT为高。A. X线平片：左肱骨近端骨皮质虫蚀样破坏，可见巨大边界不清的软组织块影。B. T1加权冠状面：巨大软组织块影内见高信号影和周围组织边界不清。C. T2加权：肿块呈斑点状高信号影，且边界清楚。D. T1加权横断面：示高、中信号的液平，为出血。

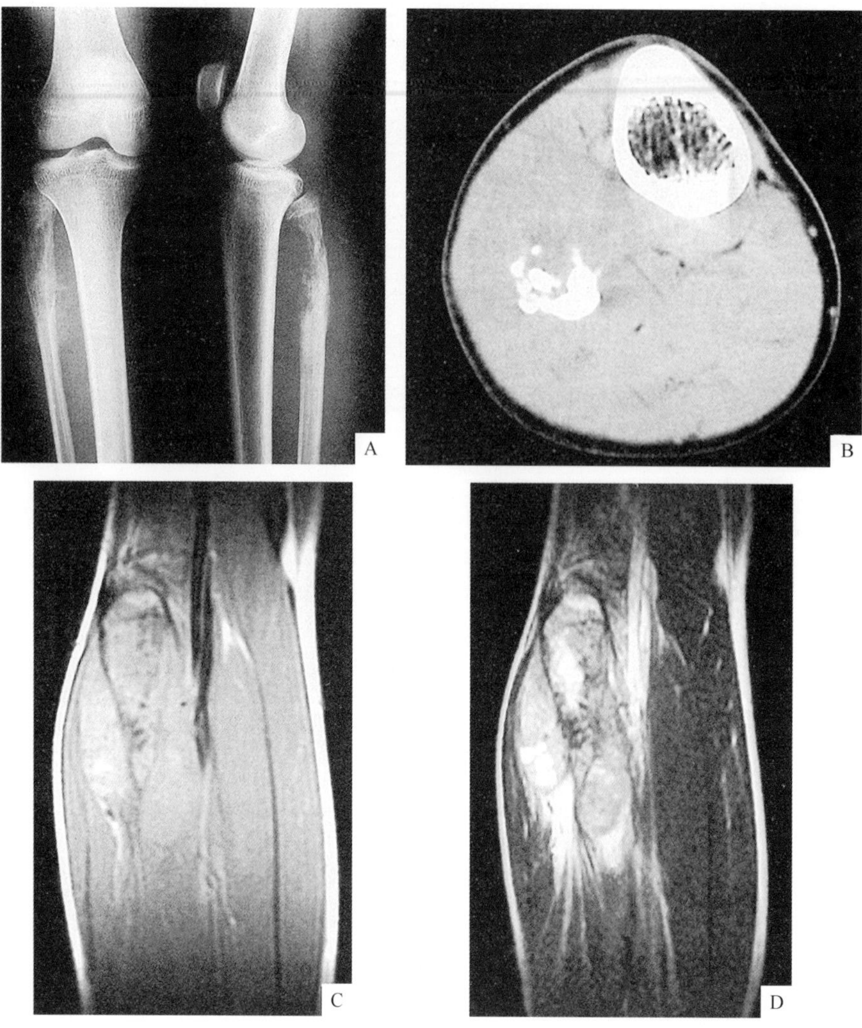

图 16-3-10 骨肉瘤软组织影和水肿区别。A. X线平片：右腓骨骨肉瘤。B. CT扫描：骨质破坏和软组织块影。C. T1WI：肿瘤和软组织块影均呈低信号。D. T2WI：肿瘤和软组织块影呈不均匀中高混合信号，且有低信号包膜包绕，水肿呈均匀的羽毛状的高信号。

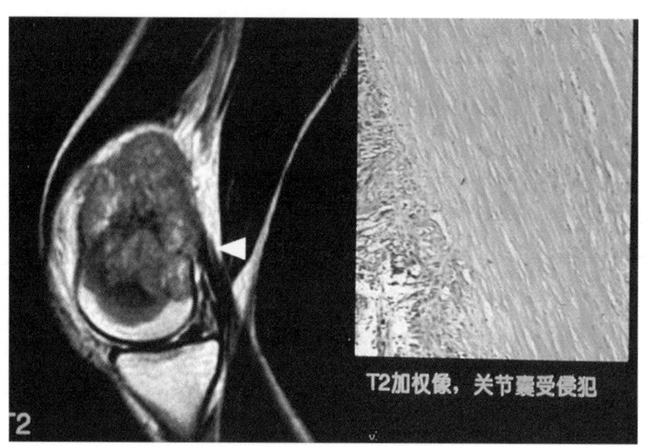

图 16-3-11 肿瘤侵及后交叉韧带。

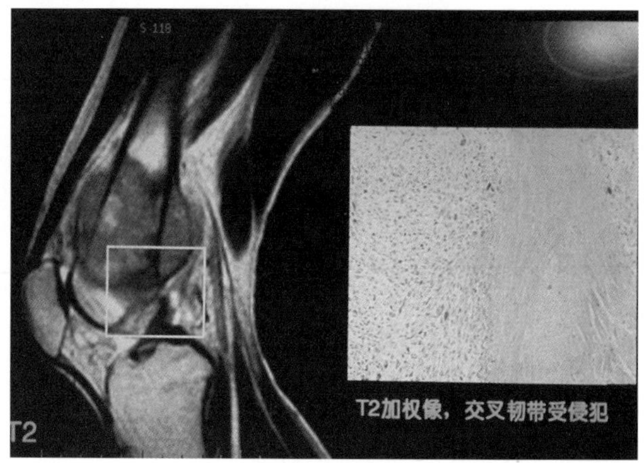

图 16-3-12 肿瘤侵及前交叉韧带。

骨肉瘤周围假包膜，呈低信号条索样，病理检查包膜不完整。骨肉瘤侵及软骨及周围脂肪，肿瘤浸润周围脂肪组织，T1 加权图像两者分界明显(图 16-3-13)。

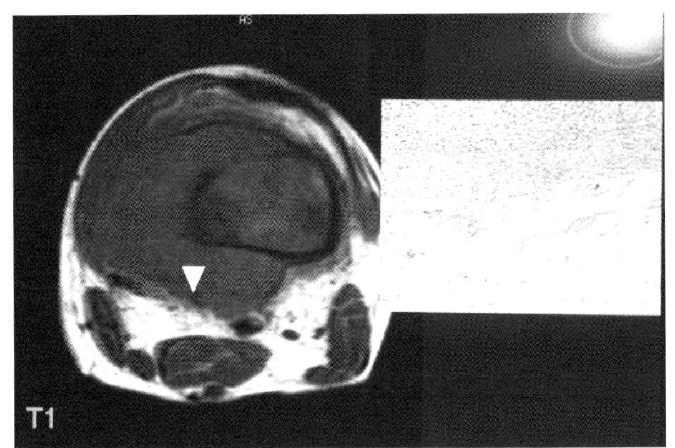

图 16-3-13 肿瘤侵及脂肪层。

骨肉瘤侵及骨性关节面，MRI 表现为低信号的骨皮质被中等或高信号肿瘤组织取代。骨肉瘤侵及骨性关节面(图 16-3-14)。

(5) 骨肉瘤侵犯骨骺：过去曾认为骺板可以阻止肿瘤组织向关节方向侵犯，但由 MRI 发现的骨肉瘤侵犯骨骺板的病例明显增多。Spina 报道的 41 例骨肉瘤患者中，有 70%累及骺板。MRI 对发现骨肉瘤累及骺板的敏感性明显高于 X 线平片和 CT。Horman 报道 X 线平片的敏感性为 77.2%，而 MRI 的敏感性为 100%，两者的特异性均为 94%(图 16-3-15)。

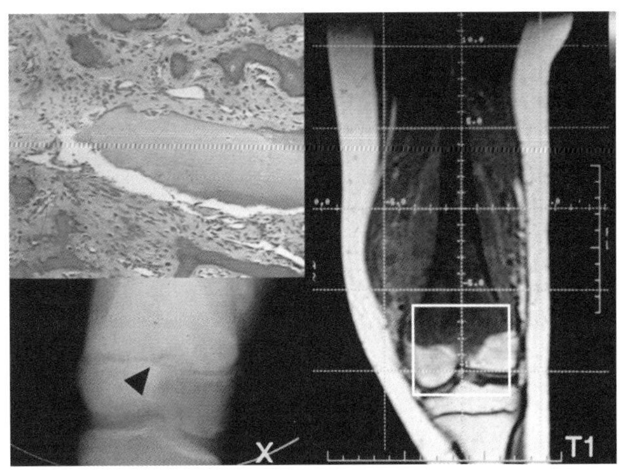

图 16-3-14 肿瘤侵及骨骺线。

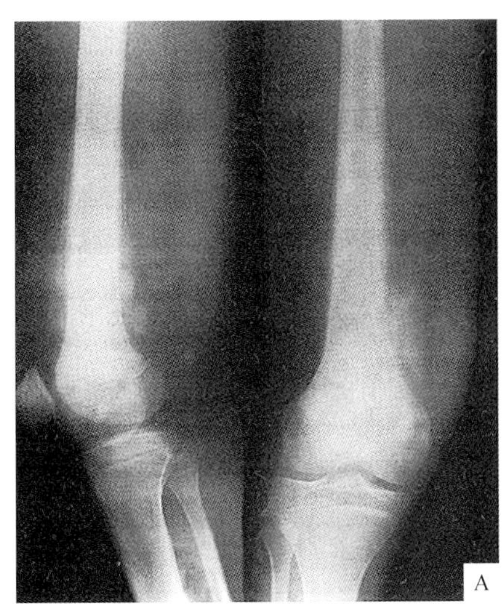

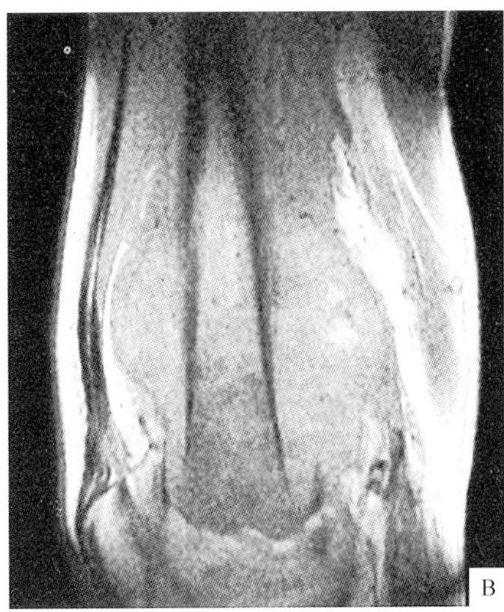

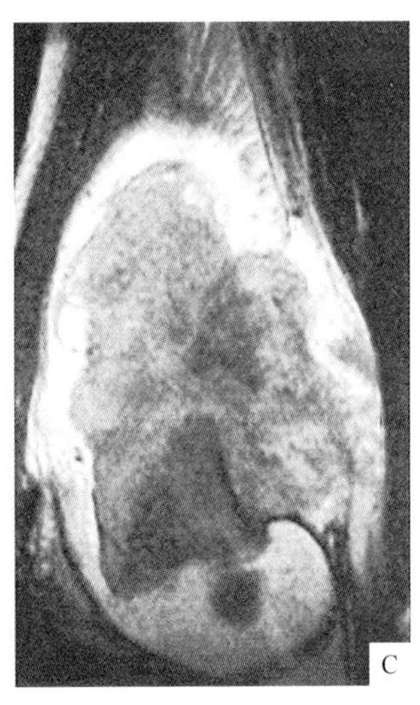

图 16-3-15 骨肉瘤侵犯骨骺。A. X 线平片：右股骨下端骨肉瘤。B. 矢状面 T1WI：除右股骨下端见骨肿瘤和巨大软组织肿块外，骨骺内可见圆形的低信号影。C. 矢状面 T2WI：骨骺内圆形低信号影更清楚。

(6) 骨肉瘤增强后表现：骨肿瘤增强检查是目前研究的热点。由于高磁场强度及静脉团注动态快速扫描序列(GRASS、SPGRT)的应用，10～48 秒钟内就能获得一套图像。在早期 MRI 扫描图像中，骨肉瘤显示为早期边缘强化和中心充盈延迟，这种特殊强化未见于良性肿瘤。恶性肿瘤增生迅速，由于肿瘤血管生长因子的作用和对邻近组织正常血管的侵蚀作用而形成了肿瘤血管丰富的边缘带。因此，边缘到中心不同强化比率可作为 MRI 鉴别良恶性肿瘤的一个参数征象(图 16-3-16)。

(7) 术后复发：MRI 对恶性肿瘤术后评价是有价值的，术后的水肿和炎性改变，表现为 T1WI 呈低信号，T2WI 为高信号，其形态和肌肉轮廓是相一致的。术后数周或数月后外科手术野被纤维组织取代，于 T1WI 和 T2WI 均显示为低、中等信号，术后的血肿有明确的边缘，于 T2WI 中信号均匀增高。含铁血

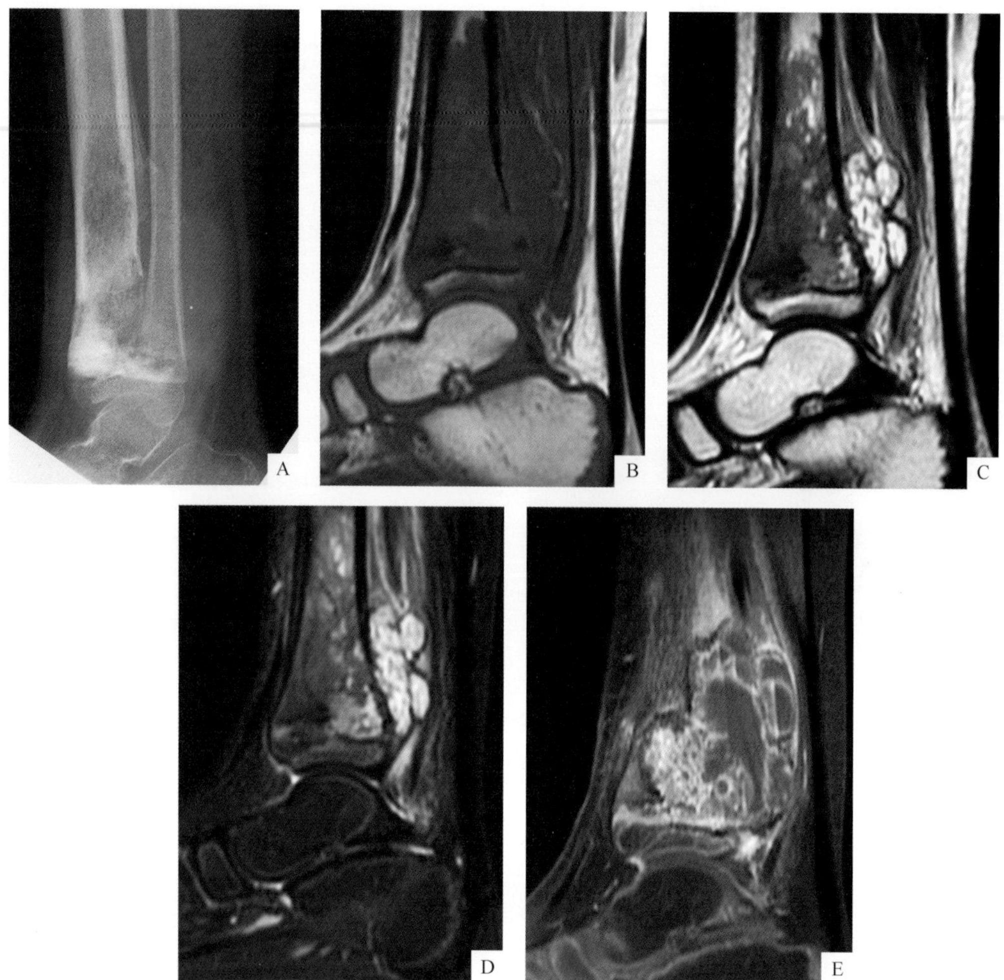

图 16-3-16 骨肉瘤增强后改变。A. X线平片：右股骨远端干骺端高密度影，骨皮质未见破坏。B. 矢状面 T1 加权像：病变呈低信号，且见骨皮质破坏。C、D. 矢状面 T2WI 和 STIR：病变仍呈低、等、高混合信号。E. 矢状面 T1WI 增强：肿瘤周边明显强化，软组织肿块也强化。

黄素沉着的慢性出血，在 T1WI 和 T2WI 均呈低信号，因为是顺磁性铁的作用。Stoller 指出有下列某些 MRI 改变，强烈提示肿瘤复发：重现水肿，T1WI 为低信号，T2WI 为高信号；软组织肿块在 T1WI 呈中等信号区，T2WI 信号增高；肌肉与术后手术野轮廓的改变，原来凹陷的轮廓向外突出。注射 Gd-DTPA 增强后，复发的肿瘤常常增强，瘢痕组织不增强，增强有助于肿瘤复发的诊断(图 16-3-17)。

(8) 多灶性骨肉瘤：多发性硬化型骨肉瘤称为多灶性骨肉瘤，又称为骨肉瘤病。多灶性骨肉瘤是极少见的髓内骨肉瘤，可分为同时发生和非同时发生两型，并有着明显不同的生物学表现。Mirra 提出，多发性的病变在 6 个月内出现可考虑为同时发生的，其又可分为儿童—少年型和成人型，其特征包括快速、同时发生的病变，大小相同而没有哪个病灶占优势。典型骨肉瘤的骨转移是罕见的，一般在临床早期有肺转移. 儿童型同期发生多灶性骨肉瘤，典型的为长骨同时发生病变，年龄从 7～17 岁，平均 10 岁。病变以成骨细胞为主，常局限于骨髓腔内，伴有小的或无骨外扩散。预后不佳，平均生存期 6～8 个月。成人型同期发生多灶性骨肉瘤比儿童型少见，年龄 23～51 岁，平均生存 5～7 个月(图 16-3-18)。

非同时发生多灶性骨肉瘤较同时发生型的更少见，Mahoney 指出病灶的发现必须在最初病灶出现后的 24 个月才能称为非同期发生型的骨肉瘤(图 16-3-19)。

(9) 继发性骨肉瘤：老年人的骨肉瘤发生于以前存在的骨病变(如 Paget 病、骨梗死或放射治疗后)。Paget 病的骨肉瘤多累及骨盆、颅骨、面骨和肩胛骨，发生于 Paget 病的骨肉瘤的预后比原发性的骨肉瘤更差(图 16-3-20，图 16-3-21)。

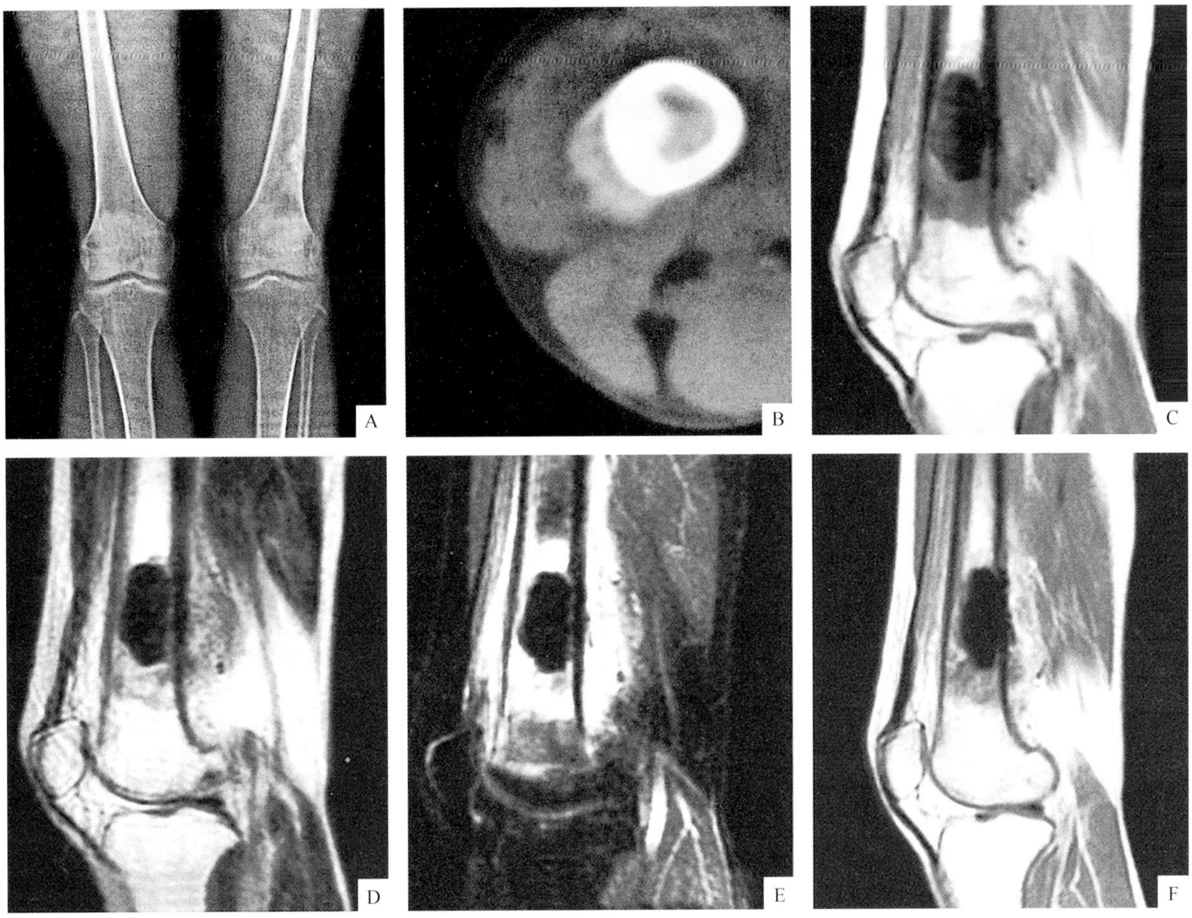

图 16-3-17 骨肉瘤复发。A. X线平片：左上股骨骨肉瘤。B. CT 扫描：局部骨膜反应。C. 矢状面 T1WI：骨水泥周围出现低信号。D. 矢状面 T2WI：病灶呈不均匀混合信号，且见软组织块影。E. 矢状面 STIR：病灶显示更清楚。F. 矢状面增强：病灶和软组织块影呈不均匀增强。

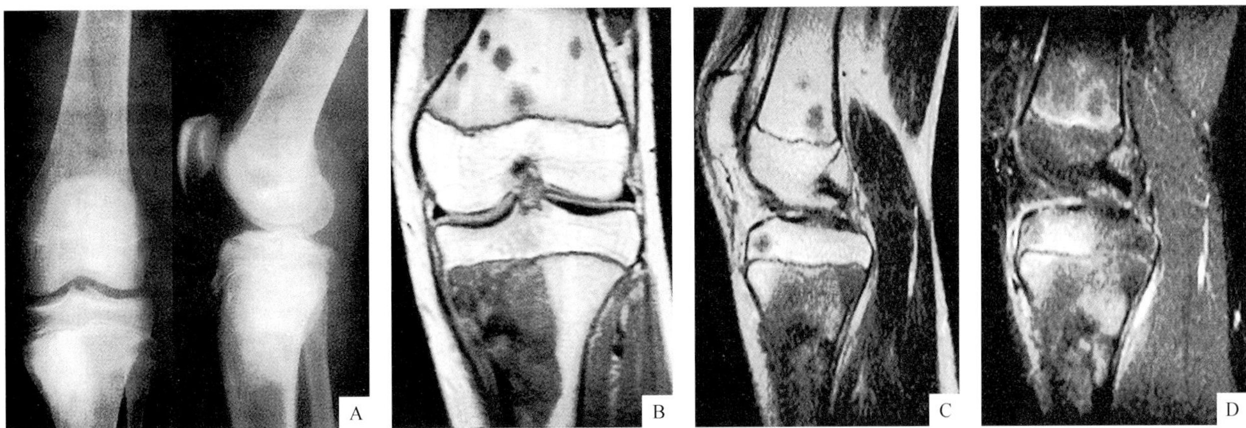

图 16-3-18 多灶性骨肉瘤。A. X线平片：左胫骨内侧高密度影。B. 冠状面 T1WI：左胫骨近端内侧骨皮质和髓质破坏，股骨下端数个圆形、直径为 1 cm 的低信号区，胫骨骨骺内可见圆形低信号。C 和 D. 矢状面 T2WI 和 STIR：病灶显示更清楚。

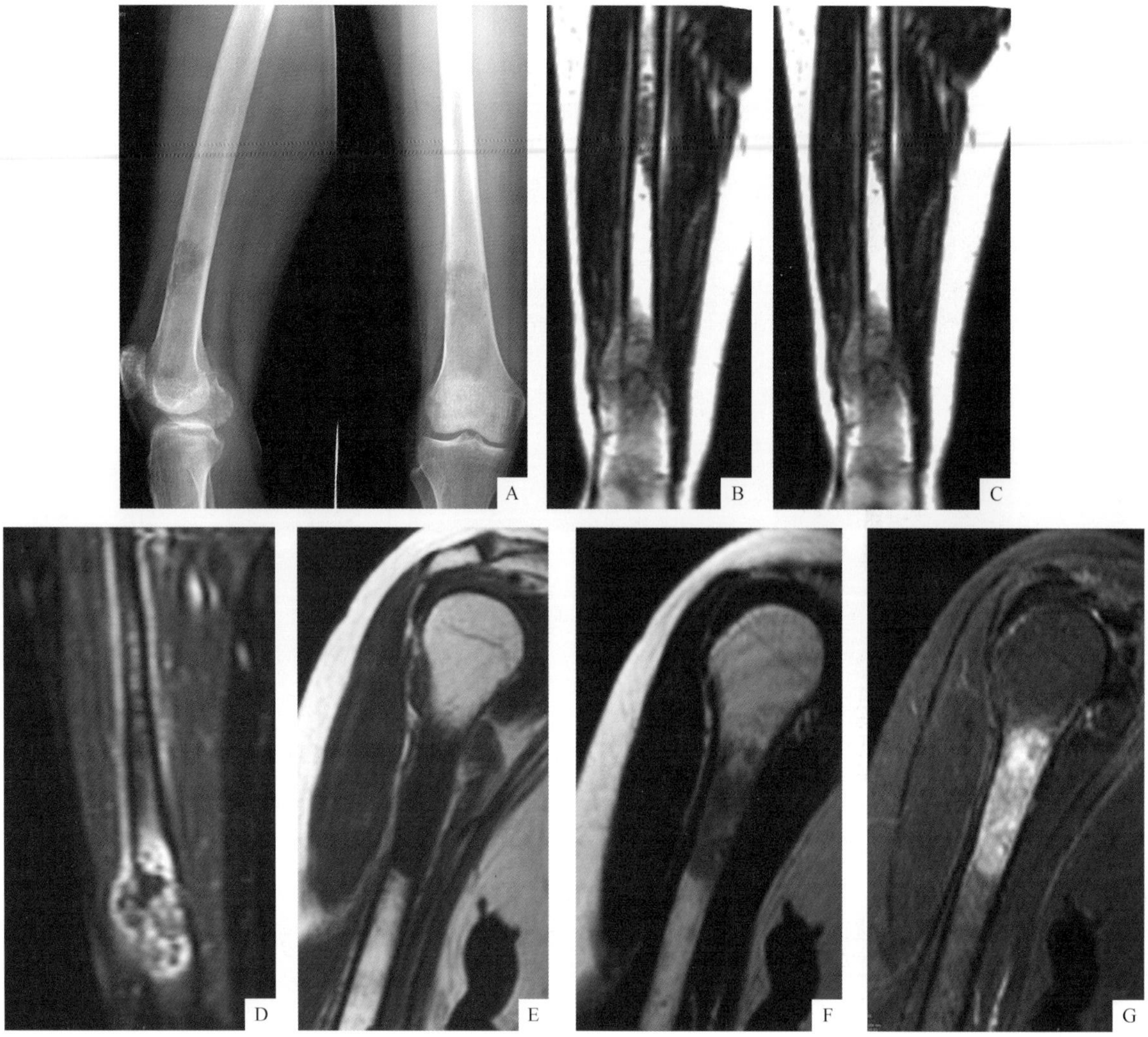

图 16-3-19 多发性骨肉瘤。A. X线平片：右股骨远端可见骨质破坏。B. 冠状面 T1 加权像：右股骨远端和中段可见低信号。C. 冠状面 T2 加权像：右股骨远端和中段可见中高混合信号。D. 冠状面 STIR：病灶呈高信号。E. 冠状面 T1 加权像：同一患者右肱骨可见低信号。F. 冠状面 T2 加权像：病灶呈中高信号。G. 冠状面 STIR 像：病灶呈高信号。

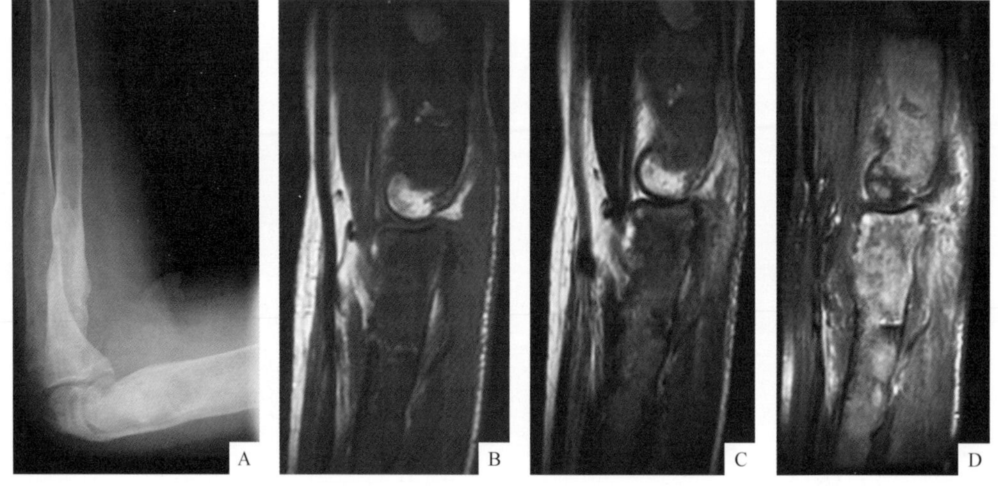

图 16-3-20 骨纤维结构不良恶变。A. X线平片：右肱骨远端和尺骨近端呈毛玻璃样改变，未见骨皮质破坏。B. 矢状面 T1 加权像：右肱骨远端和尺骨近端呈低信号，且见软组织肿块。C. 矢状面 T2 加权像：病灶呈低、中信号，且见骨皮质破坏和软组织肿块。D. 矢状面 MR 增强像：病灶呈高信号。

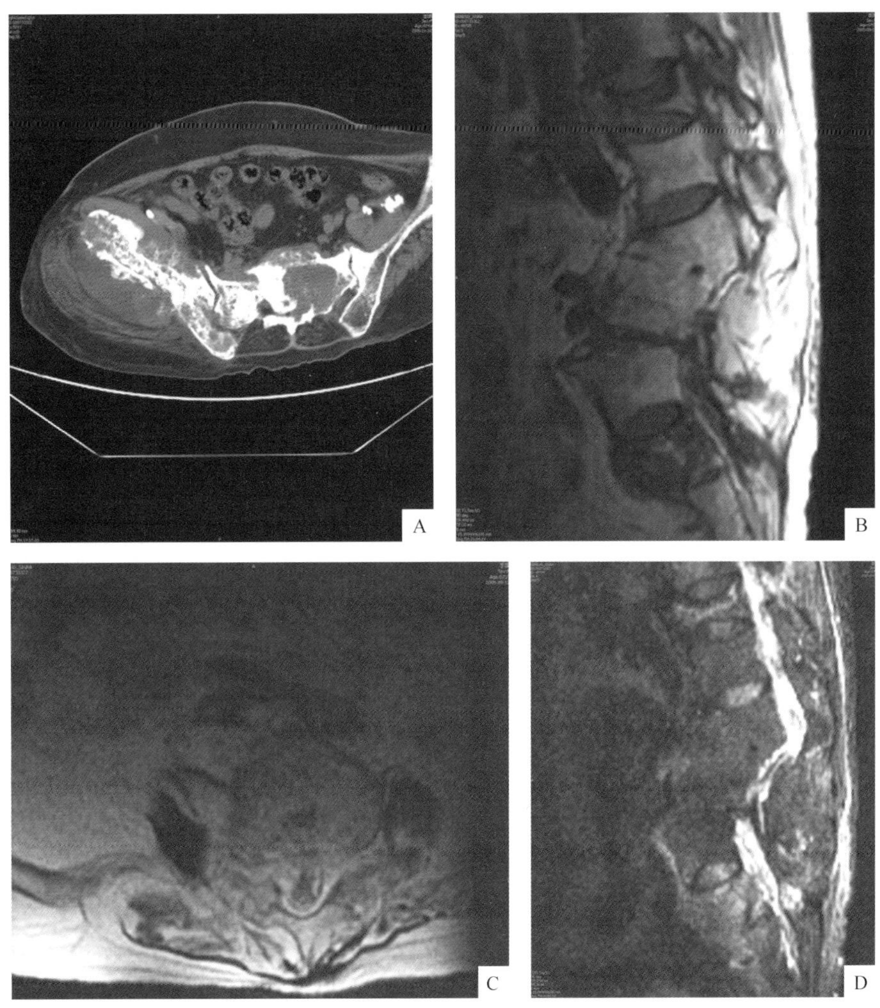

图 16-3-21 Paget 病恶变。A. CT：显示右髂骨和骶骨骨质破坏，且见周围软组织肿块。B. 矢状面 T1 加权像：T12、L1、L3、L4、S1 骨质破坏，病灶呈低信号，且见软组织肿块。C、D. 横断面 T2 加权和矢状面 STIR 像：其病灶呈高信号，且见周围软组织肿块。

二、皮质旁骨肉瘤

骨皮质旁肉瘤(periosteal osteosarcoma)是一种较少见的恶性骨肿瘤，起源于骨膜及皮质旁成骨性结缔组织。瘤组织分化高，生长慢，预后较好。

【病理】

1. 肉眼所见　瘤体呈球形，贴近骨干者可如棱形。瘤体位于骨旁，以较宽的基底附着于骨皮质表面。肿瘤表面呈分叶状，常浸润周围软组织。瘤体切面灰白，质坚硬，部分区域呈鱼肉状，切时有沙砾感。

2. 镜下表现　瘤组织分化高，瘤细胞异型性小，瘤组织由肿瘤骨质、梭形细胞和软骨三种成分构成。

【临床】发病年龄较髓内骨肉瘤平均大 5～10 年，31～40 岁占 21.4%。最常见的部位为股骨下段后部，其次为胫骨上部，两处共占 70%。症状和体征：常见症状为硬性肿块，且逐渐增大。

【影像学】

1. X 线表现　肿瘤位于干骺端一侧，最常见于股骨远端之后窝区的骨皮质上方。表现为软组织内的骨性肿块，呈均匀高密度影。肿瘤以宽基附着于骨皮质上，但与骨皮质间有一线状透亮阴影，为其特征性的表现。早期或高分化的肿瘤不侵犯骨皮质。肿瘤边缘呈分叶状。晚期或低分化肿瘤可破坏骨皮质，出现溶骨征象及骨膜反应。因肿瘤从骨膜发生，故一般不发生骨膜反应或出现 Codman 三角。

2. CT 表现　肿瘤位于骨皮质表面，形成一个分叶状高密度影。肿块和骨皮质之间有一条较细的、不规则的低密度带和骨皮质分开。局部骨膜反应不明显，很少见软组织肿块，相应的骨髓无肿瘤浸润。

3. MRI 表现　约 50%的患者发生于股骨下端的窝部，其次为胫骨、肱骨等。无论其 X 线分类是硬化型、团块型或骨块型，都是以致密瘤骨和钙化为主。

肿瘤于矢状位 T1 加权图像中，股骨下端可出现一个紧贴窝部的椭圆形中等信号块影，块影的边缘有一低信号薄膜包绕，局部相应部位的骨皮质部分中断，骨松质呈半圆形、边缘较清楚低信号区，但周围的骨髓和软组织无明显浸润，也不见有骨膜反应。T2WI 上，肿块的信号略有增高，块影内可见小点状的散在高信号区，其肿瘤仍可见一低信号薄膜包绕，薄膜外有一条高信号带，局部的骨髓和软组织未见明显信号改变。注射 Gd-DTPA 后肿瘤轻度强化(图 16-3-22)。

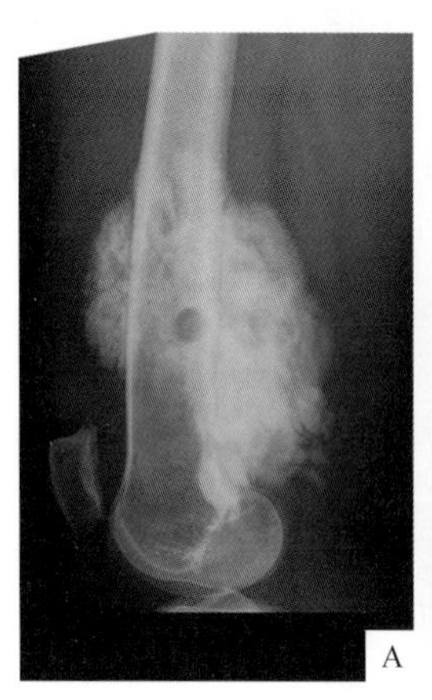
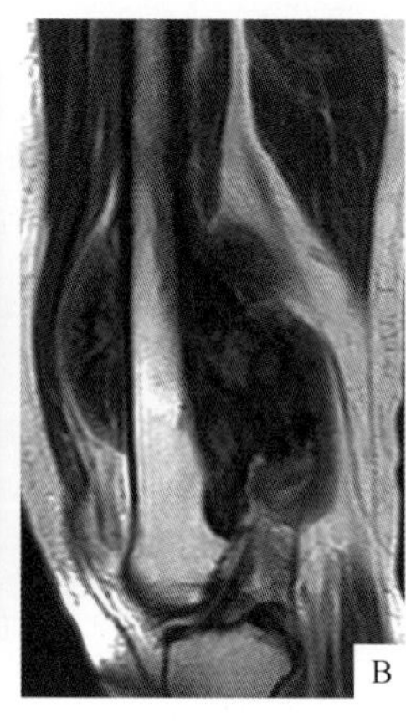
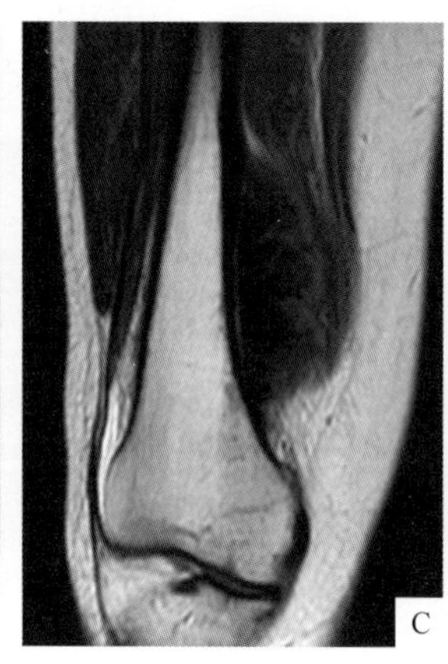
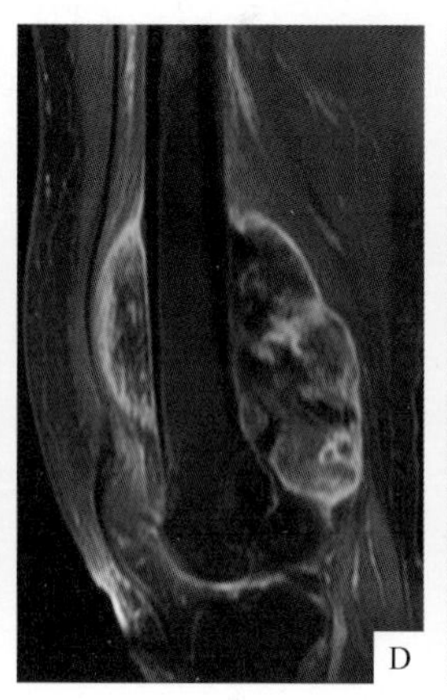
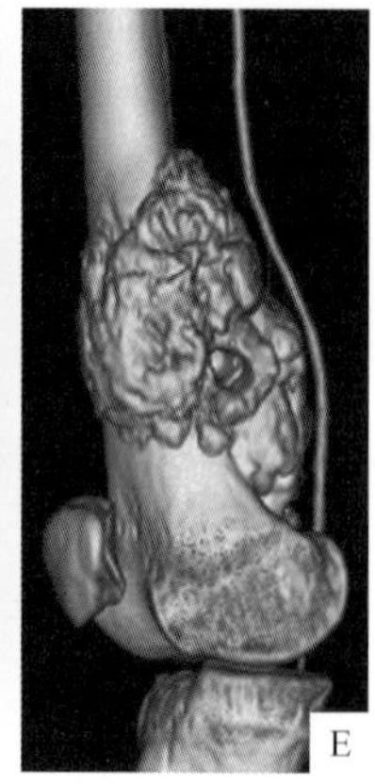

图 16-3-22　骨皮质旁肉瘤。A. X 线平片：右股骨下端可见菜花状高密度骨性肿块。B、C. 矢状面及冠状面 T1 加权像：右股骨下端可见菜花状低信号肿块。D. 矢状面 STIR 像：右股骨下端可见菜花状边缘为高信号的低信号肿块。E. CT 表面重建：显示更像菜花状肿块。

（陆　勇　丁晓毅　陈克敏　汤榕彪　吴志远）

第四节　良性软骨源性肿瘤

一、软骨瘤

软骨瘤(chondroma)是良性骨肿瘤中最常见的类型之一，占总发病率的 13.9%。各年龄都可见到，多见于青少年，发病缓慢，早期一般无明显症状，后期局部逐渐肿胀，可发生畸形及病理性骨折。

软骨瘤发生于骨髓腔者称为内生软骨瘤(enchondroma)，较为常见，发生于皮质或骨膜下结缔组织者称为外生软骨瘤(ecchondroma)，较少见。近年也有报道内生软骨瘤合并外生软骨瘤，即内生软骨瘤和外生软骨瘤共同发生于一个部位。肿瘤好发于短管状骨，尤其是掌指骨，偶见于长管骨和扁骨。软骨瘤常见为单发，少数可多发，多发性软骨瘤称为软骨瘤病(chondromatosis)，多发软骨瘤合并肢体畸形者称为 Ollier 病，多发软骨瘤合并软组织血管瘤者称为 Maffucci 病(Maffucci syndrome)。

【病理】肿瘤大体多为硬而有光泽的浅蓝色的组织，瘤组织主要由软骨细胞和软骨基质组成，可见黏液变性、钙化或骨化。镜下肿瘤主要由软骨细胞和软骨基质组成，软骨细胞排列呈分叶状，细胞多为圆形、卵圆形或多角形，细胞间为淡蓝色均匀透明的玻璃样软骨基质，软骨细胞即位于软骨基质的陷窝中，软骨细胞和胞核均较小，多为单核，核大小均匀，染色不深，双核极少见。

【临床】好发部位为手、足长管状骨，其次为肱骨、胫骨、腓骨、尺骨等长骨，但本病亦可偶尔发生于肋骨、胸骨、脊椎骨等不规则骨及扁骨。

【影像学】

1. X 线表现　发生于骨髓内者显示为局限于髓腔内圆形、椭圆形膨胀性的透明暗区，骨膨胀变薄，其内可见沙砾样钙化，病灶边缘锐利，皮质变薄，周围多见环形硬化带(图 16-4-1)。发生于骨皮质者，在骨皮质内产生膨胀性破坏，髓腔可受压变窄。发生于骨膜者常见有皮质骨凹陷和皮质旁骨针增生，但不呈放射状，而类似骨壳，亦可见肿瘤内有钙化。多发性内生软骨瘤可引起骨骼畸形。当肿瘤发生恶变时，可见骨皮质破坏及骨膜反应。

2. CT 表现　软骨瘤病灶 CT 表现呈囊样密度，骨皮质膨胀变薄，其内可见沙砾样钙化影。增强后可有强化。

3. MR 表现　病灶在 T1WI 为不均匀低信号，T2WI 明显高信号，局部的钙化及纤维化均呈低信号。抑脂序列病变呈明显高信号。病灶边缘可见

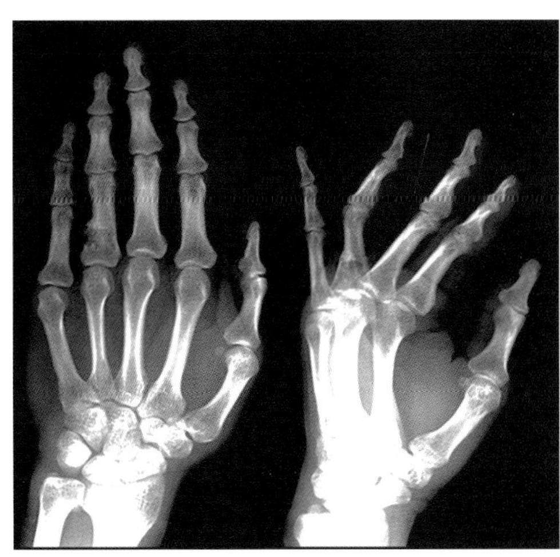

图 16-4-1 左手环指近节指骨内生软骨瘤。近节指骨近端骨皮质变薄，骨质膨胀性改变，髓腔内可见低密度灶，并见小点状钙化。

环形低信号硬化带包绕(图 16-4-2，图 16-4-3)。增强后可见内部间隔及周边强化，这与软骨肉瘤的强化方式类似，一些研究表明 MR 动态增强检查可用于鉴别早期的软骨肉瘤。

【鉴别诊断】

1. 软骨肉瘤　内生软骨瘤往往与低度恶性的软骨肉瘤很难鉴别，若有软组织肿块影，出现骨膜反应，骨骺和干骺端的骨皮质增厚、破坏，病灶范围>4 cm则提示软骨肉瘤的可能性大。

2. 骨髓梗死　患骨无膨胀，边界相对欠清，而长骨内生软骨瘤常有硬化缘。长管状骨的骨梗死 X 线平片表现为呈圆形、椭圆形或不规则形状的硬化斑状影，排列成串或呈散在性分布，少数呈蜿蜒走行之条纹状钙化，所产生的钙化一般从外周到中央，边界相对欠清。MRI 较易鉴别，骨梗死在 T1WI 上有高信号的脂肪，在 T2WI 上缺少高信号的软骨。

3. 骨囊肿、骨巨细胞瘤　内生软骨瘤还需与骨囊肿、骨巨细胞瘤相鉴别，有钙化是鉴别要点，如无钙化则鉴别困难。

4. 骨化性纤维瘤　与骨化性纤维瘤鉴别需结合发病年龄、部位等各种资料。

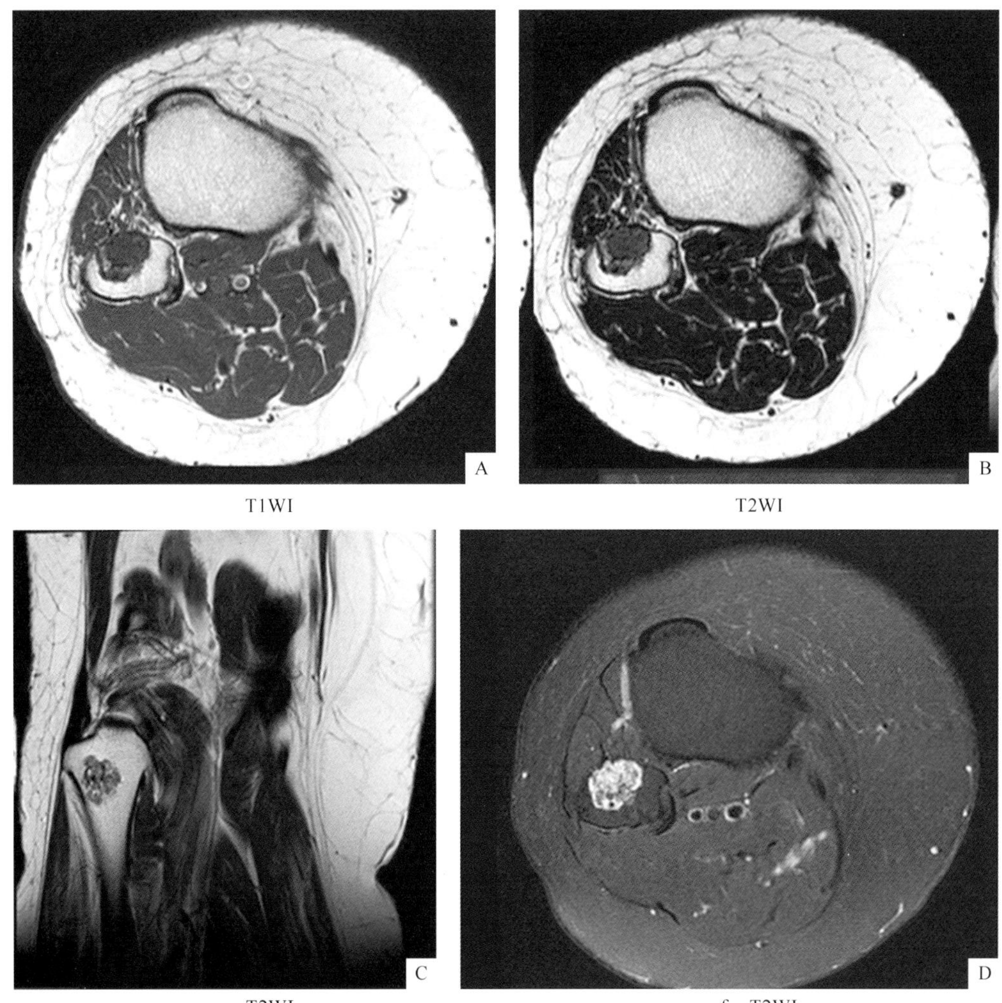

图 16-4-2 右侧腓骨小头软骨瘤。右侧腓骨小头软骨下骨内见斑片状异常信号灶，T1WI(A)呈低信号，T2WI(B、C)呈偏低信号，STIR(D)呈高信号。

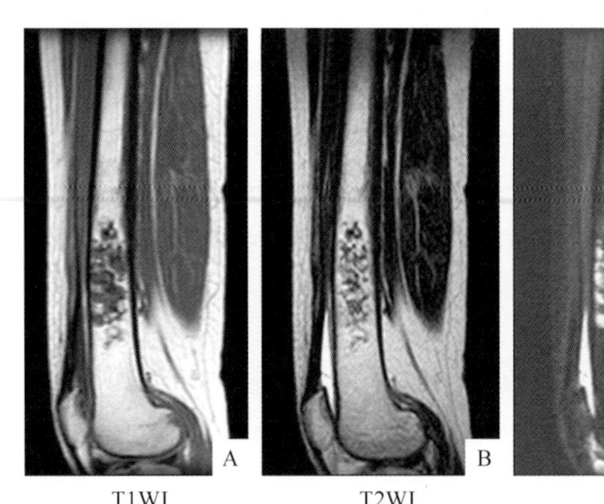

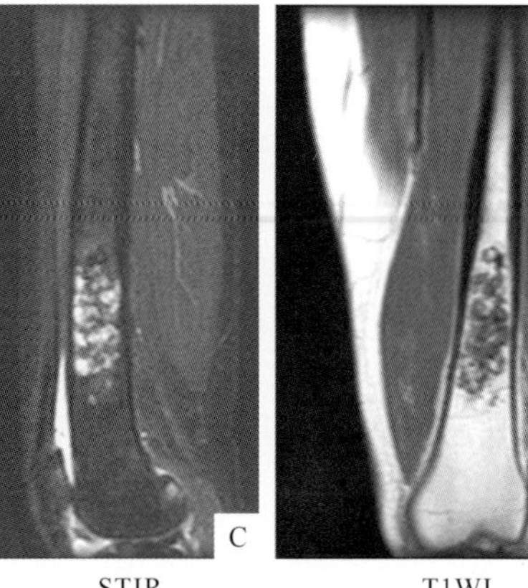

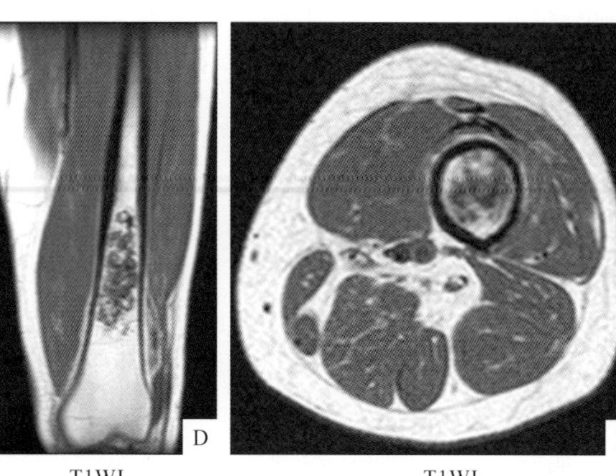

图 16-4-3 左股骨下段软骨瘤。左股骨下段片状异常信号影，T1WI(A、D、E)呈低信号，T2WI(B)呈偏低信号，STIR(C)呈不均质高信号。

(一) 内生软骨瘤 软骨瘤发生于骨髓者称为内生软骨瘤，手部单发多见，发生在四肢长管状骨较少见且不典型。

X线表现为病灶中央呈囊样膨胀破坏，边缘骨质硬化，整齐或不清，皮质膨胀变薄，其中有多数间隔及散在的沙砾样钙化点。CT表现分叶状、类圆形骨质破坏或膨胀性骨质破坏，骨髓腔内软组织肿块，肿块常呈分叶状，内可见不同形态钙化影。MRI表现为T1WI骨髓内分叶状的不均匀低信号区，T2WI为以高信号为主的混杂信号。

(二) 内生软骨瘤病 多发性内生软骨瘤称为内生软骨瘤病，是1899年由Ollier首先描述，故亦称为Ollier病。该病通常发生在10岁以内患儿，男性多于女性。其X线表现与单发内生软骨瘤相似，但为许多骨上有多发不同大小的软骨瘤病灶，且可伴有骨骼畸形或短缩，其干骺端可增宽。短管状骨的表现符合软骨瘤的特征性表现，长管状骨的病灶可中心或偏心生长，导致骨皮质侵蚀破坏，其内可无明显钙化。部分病例在干骺端可见管道样放射线，Ollier病较多见。

(三) 外生软骨瘤 发生于皮质或骨膜下结缔组织者称为外生软骨瘤，较少见，多单发，好发手、足的短管状骨。X线表现为病变位于骨皮质旁，可侵犯骨皮质但不进入骨髓腔，形成由外向内的皮质压迹或缺损，缺损边缘常有增生、硬化性改变，肿块内可见钙化或骨化散在的致密影。CT扫描及三维重建技术能够清晰地看到软骨瘤的异常骨性突起。

(四) Maffucci综合征 多发软骨瘤合并海绵状血管瘤者称为Maffucci综合征，由Maffucci于1881年首先描述。病因不明，可能与中胚层发育异常有关。骨和血管瘤病变通常呈不对称分布。患者身上内生软骨瘤与内生软骨瘤病无任何区别，影像学表现同一般软骨瘤表现。MRI在显示血管瘤上具有优势，在T1WI及T2WI上呈边界清楚的低信号及明显高信号，内部可见扭曲的管状结构，增强后可见强化，MRA及DSA可显示肿瘤与血管的关系。如果病灶内出现静脉石则可被X线平片显示。

二、软骨母细胞瘤

软骨母细胞瘤(chondroblastoma)亦称成软骨细胞瘤，首先由Ernest Codman发现，是一种少见来源于幼稚软骨细胞的良性肿瘤，占原发骨肿瘤的1%，占良性骨肿瘤的1%～3%。本病好发于男性，男女之比为2∶1～3∶1。好发于青少年，绝大多数在10～20岁，由于其生长缓慢，6个月至73岁均有报道。症状出现晚且轻，主要表现为受累部位及相邻关节轻度疼痛、肿胀或肿块、活动受限、肢体麻木、肌肉萎缩，病程在数月至数年。

【病理】 肿瘤致密柔软，与周围骨质分界清楚，有钙化区似木屑及纤维样或软骨样外观的白色区域，有时可见出血和囊腔。软骨母细胞瘤显微镜下的形态变化较大，由单核细胞及多核巨细胞混合组成，典型的单核瘤细胞界限清晰，胞质粉红色或透亮，核圆或卵圆形，核仁不明显。肿瘤内有嗜酸性软骨样基质，内有软骨母细胞，还可见不等量钙化，特征性的“格子样钙化”，但此特征仅在30%病例中出现。单核软骨母细胞免疫酶标记S-100蛋白阳性也是本病诊断的重要依据。

【临床】 软骨母细胞瘤最常发生于长骨骨骺，尤其是股骨下端和胫骨上端，以及其他骨突部位。在股骨近端，肿瘤可起源于骨骺或大转子，发生于肱骨近端的软骨母细胞瘤常起源于肱骨大结节，在胫骨，常发生于胫骨近侧端。大多数软骨母细胞瘤位于膝、肩和髋关节周围。

【影像学】

1. X 线表现　病灶呈圆形、类圆形，偶尔呈多房状。边界多模糊，可伴有完整或不完整的模糊硬化缘，相邻骨皮质可有轻度膨胀。由于病灶较小和较低的密度分辨率，仅少数病灶内显示斑(点)片状致密影。

2. CT 表现　病灶有轻、中度膨胀性改变，边界清楚或模糊，边缘多伴有完整或不完整的硬化线，骨壳可有中断或局限性缺失。多数病灶内可见斑片状和(或)斑点状钙化影。非钙化骨区密度均匀或不均匀。病变骨一侧或四周多有较广泛的模糊软组织肿胀。邻四肢关节病变可显示少量关节积液。

3. MR 表现　成软骨细胞瘤在 MRI 上多表现为内部不均匀，呈分叶状或无定性的形态。这可能与成软骨细胞瘤含有较多的细胞软骨类基质和钙化及病灶内液体和(或)出血有关。一般在 T1WI 上，病变多为较低信号或略高于肌肉信号，在 T2WI 为显著高信号，周围有低信号的硬化圈包绕。病灶信号的均匀性与不成熟软骨基质、钙化的含量及有无变性有关，表现较为复杂，相应钙化的区域 T1WI、T2WI 均为低信号，病灶伴黏液纤维变性时，T1WI 呈低信号，T2WI 呈显著高信号的多房性改变。MRI 显示病灶周围骨髓的水肿和相邻骨皮质的改变要明显优于其他的影像检查手段。MRI 见有液-液平面时要考虑并发动脉瘤样骨囊肿的可能。增强检查病灶呈不均匀强化或环状强化(图 16-4-4，图 16-4-5)。

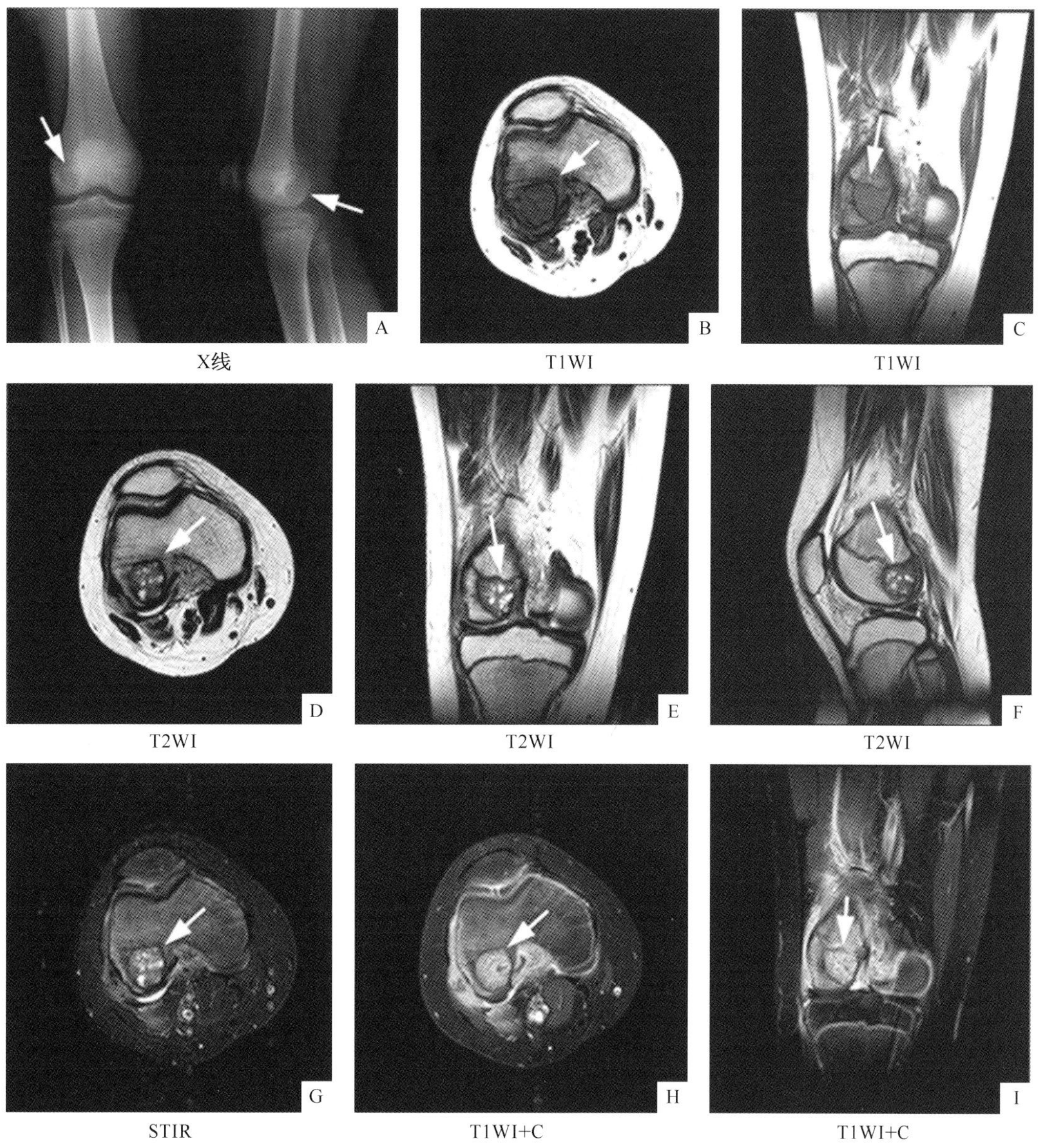

图 16-4-4　右股骨外侧髁软骨母细胞瘤。正侧位平片(A)示右侧股骨下段骨骺外部圆形透亮区，周围见硬化缘。病灶在 T1WI(B、C)呈等低信号，T2WI(D～F)以低信号为主，其内混杂结节状高信号，STIR(G)见病灶与 T2WI 信号一致，增强后(H、I)病灶明显强化，周边肌肉明显水肿改变。

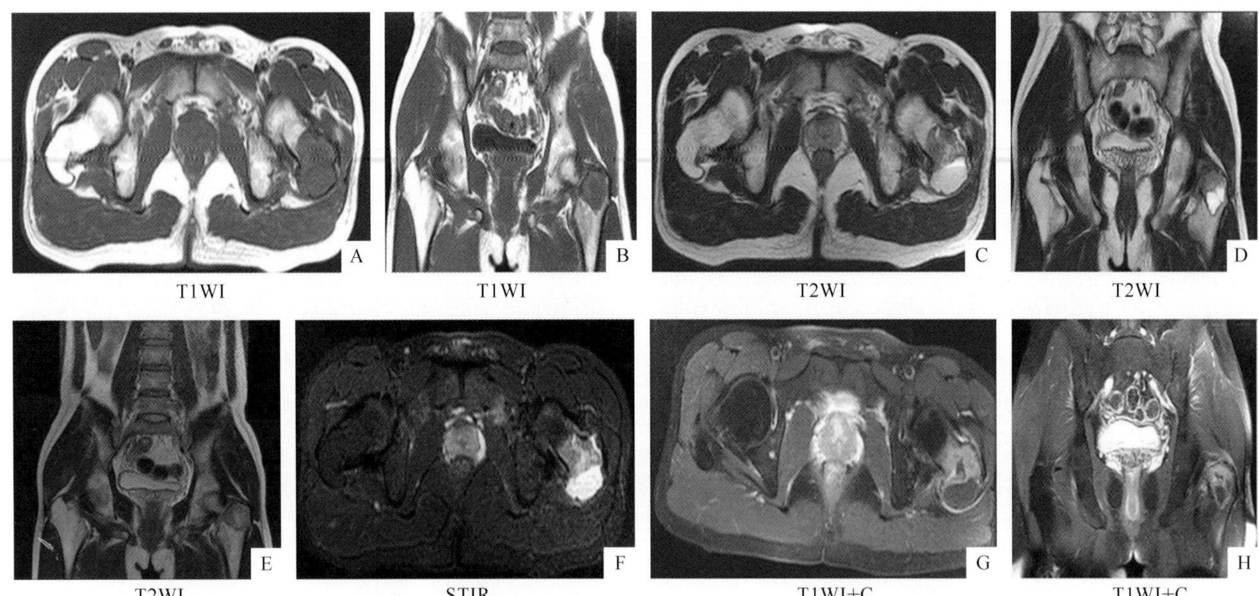

图16-4-5 左股骨粗隆软骨母细胞瘤。左股骨粗隆片状异常信号，T1WI(A、B)呈等信号，其中可见类圆形更低信号，T2WI(C～E)呈等高混杂信号，可见液平，STIR(F)信号未见抑制，增强后明显强化，边缘尚清。

【鉴别诊断】

1. *骨巨细胞瘤* 好发年龄较大，以20～40岁多见，呈偏心性生长，钙化少见。典型的病灶多有膨胀的皂泡样改变，边缘通常无硬化。如免疫标记S-100蛋白阳性有助于软骨母细胞瘤的诊断。

2. *透明细胞软骨肉瘤* 以30～40岁多见，常位于骨端关节面或骺板区，有的可呈良性肿瘤的表现，与软骨母细胞瘤鉴别有一定困难。

3. *骨骺结核* 青少年的骨骺干骺端结核十分易于本病混淆，X线平片及CT扫描病灶内也见明显的钙化，钙化较大，病灶周围硬化明显，与软骨母细胞瘤的颇为相似。一般结核早期就有广泛软组织肿胀及骨质疏松，极易累及关节及相应关节囊。鉴别困难时应穿刺活检。

三、软骨黏液样纤维瘤

软骨黏液样纤维瘤(chomdromyxoid fibroma, CMF)是1948年首先由Faffe和Lichtenstein叙述并命名。该病多见于20～30岁年龄段，男女比例约2∶1，其发生率约占全部骨肿瘤的1%。临床症状包括缓慢的进行性疼痛、触痛、肿胀及运动受限。

【病理】大体病理肿瘤呈卵圆形或明显分叶状，硬度差异大，肿瘤表面类似透明软骨或纤维软骨，切面呈棕色或灰白色，可有出血或钙化。组织学上软骨黏液样纤维瘤含有不同比例的软骨样、纤维样和黏液样组织，因此称为纤维黏液样软骨瘤更为合适。镜下，肿瘤由分化良好小叶或融合小叶构成，小叶间隔为薄的富血管的纤维束带分隔，内偶见类骨组织和骨组织。小叶内也可见类似于软骨母细胞瘤的巨细胞、含铁血黄色沉着和软骨细胞。部分肿瘤内可见透明软骨灶。少部分可见钙化。

【临床】此瘤好发于长骨干骺端，并向骨干延伸，以胫骨上段最多见，其次为股骨、腓骨近段和远段。骨旁软骨黏液纤维瘤少见。手足短管状骨常见发生于骨骺内，扁骨、不规则骨，如脊柱、骨盆、肩胛、肋骨等，均可发生软骨黏液样纤维瘤。

【影像学】

1. *X线表现* 中心型呈溶骨性破坏，有时呈大的囊状、膨胀性破坏，并有骨嵴，瘤内可出现软骨钙化。骨旁型包括骨皮质、骨膜、骨旁，有时很难区分肿瘤的确切位置，X线表现为骨皮质内膨胀性溶骨破坏，边缘清楚，有薄层骨壳，可出现软组织肿块或骨膜反应。脊柱软骨黏液样纤维瘤并不少见。肿瘤可发生于椎体，造成压缩性骨折、棘突膨胀性破坏。肋骨、骶骨可发生溶骨性破坏。

2. *CT表现* CT有助于显示病灶密度和内部分隔，有利于显示细微钙化。CT表现为多囊状破坏，密度偏低，与囊性肿瘤密度相仿。

3. *MR表现* 肿瘤多为实质性，呈分叶状。T1WI软骨样黏液样呈低信号强度。纤维组织要根据其量和血管多少呈不均匀的低信号强度。T2WI呈明显高信号，提示肿瘤内黏液成分和透明软骨，内部纤维成分及骨性分隔呈低信号。肿瘤也可出现囊肿和出血或液-液平面。增强扫描一般为轻中度分隔强化，而T2WI显著高信号处多无明显强化(图16-4-6，图16-4-7)。

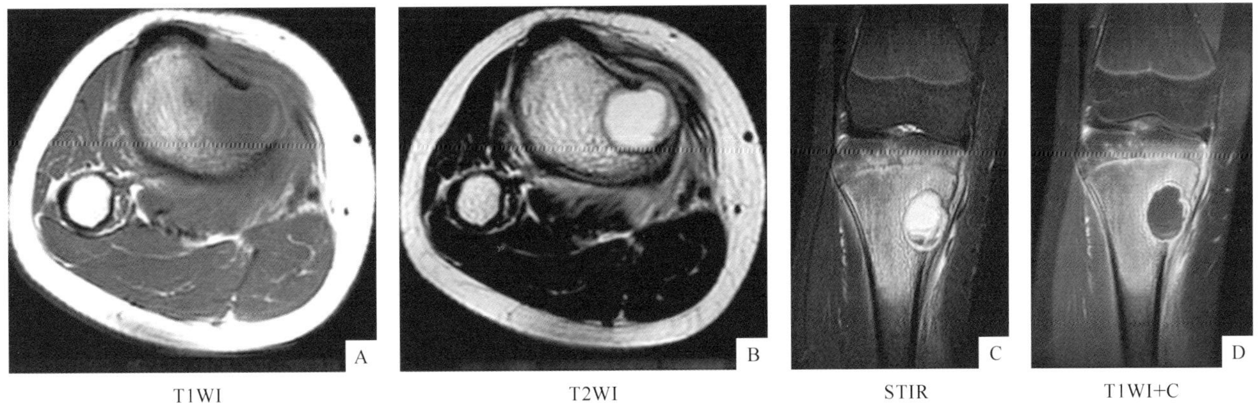

图 16-4-6 右胫骨近端软骨黏液样纤维瘤。右胫骨近端内侧干骺端异常信号区，T1WI(A)呈中等信号为主，边缘条带状稍高信号，T2WI(B)呈均匀高信号，边缘见环状低信号影，STIR(C)信号未见抑制，周围可见大片水肿信号，增强后(D)可见环形强化。

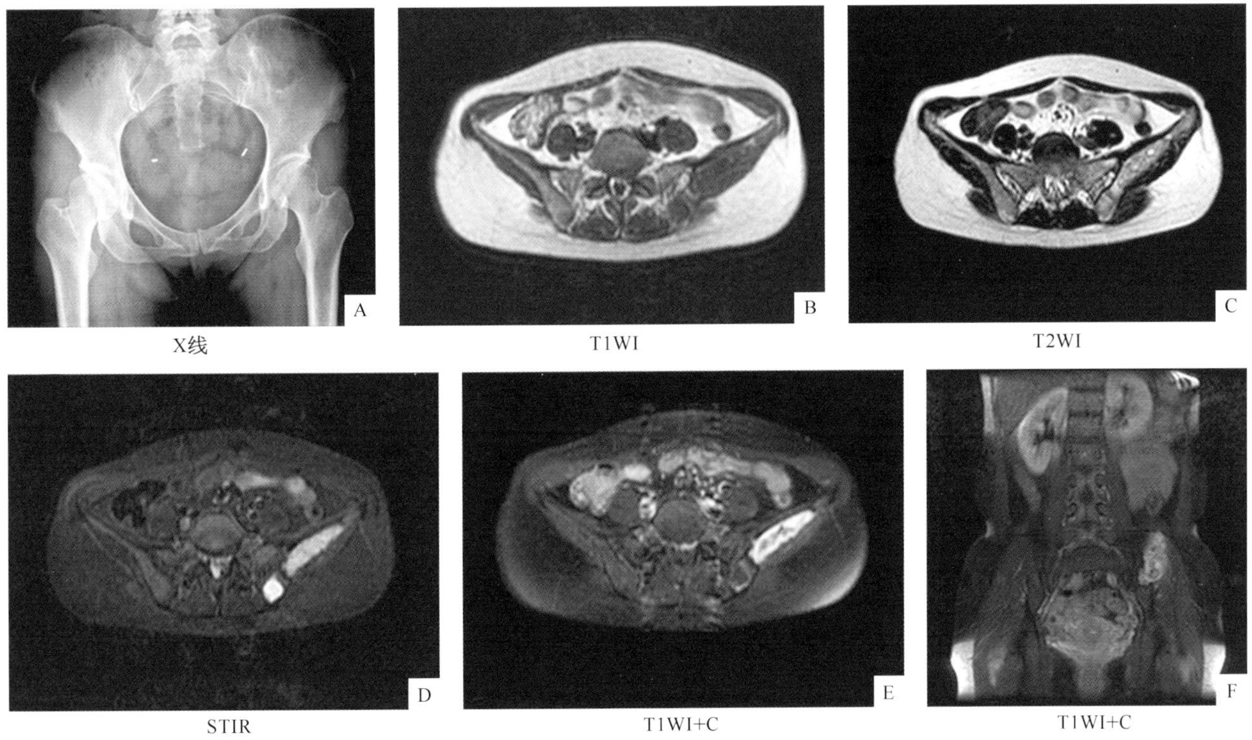

图 16-4-7 左侧髂骨软骨黏液样纤维瘤。骨盆平片(A)示左侧髂骨局部骨质密度改变。MRI上可见左侧髂骨近骶髂关节区片状骨质破坏区，T1WI(B)呈低信号，T2WI(C)呈高信号，STIR(D)高信号更加明显，增强后(E、F)可见明显强化，其内可见点片状低信号无强化囊变区。

【鉴别诊断】

1. *动脉瘤样骨囊肿* 发病年龄、发病部位及影像学表现都与本病极为相似，但动脉瘤样骨囊肿缺乏钙化，分隔密度高(血流及血管搏动反复刺激引起邻近骨分隔和边缘骨质增生修复)，病灶内常见液液平面(红细胞和血浆沉积)，增强扫描常显著强化。

2. *骨巨细胞瘤* 骨巨细胞瘤常突到软骨下骨性关节面，一般无硬化边缘，皮质多变薄并膨出，在MR T2WI多数表现为高信号。

3. *软骨母细胞瘤* 起源于骨骺中心，肿瘤体积相对小，膨胀改变不明显，钙化常见且明显，无粗厚间隔，具有明显的硬化环，关节和软组织渗出较常见。

4. *软骨肉瘤* 平均发病年龄在50岁左右，多位于骨盆和管状骨中央，组织学主要由软骨构成，缺乏骨性分隔。

四、骨软骨瘤

【临床】骨软骨瘤又名外生骨疣，由软骨帽和骨体构成，是最常见的良性骨肿瘤，占良性骨肿瘤的31.6%。骨软骨瘤多见于儿童和青少年。单发性多见。肿瘤生长缓慢，本身无症状，多因压迫周围组织影响功能而就医。

骨软骨瘤形态如发生于骨表面的骨性突起物。肿瘤顶端为软骨帽。软骨钙化带在软骨帽之下，肿瘤生长缓慢时，钙化带薄而光滑。软骨帽生长活跃时，钙化带厚，呈波浪起伏，凹凸不平，钙化带呈环形或弧形，多个钙化环重叠起来呈菜花样。肿瘤的骨体，外为骨皮质，内为骨松质与骨干髓腔相通。

骨软骨瘤多发生于长骨干骺端，有细长或宽广的基底与骨相连，常为单发。多发者有遗传性，又称为遗传性多发外生骨疣（osteocartilaginous exostosis）。扁骨、不规则骨亦有软骨膜环，故骨软骨瘤亦见于骨盆、肩胛骨、肋骨和椎骨等，亦见有颅底骨软骨瘤。

【影像学】

1. X线表现　可显示肿瘤整体，软骨帽和滑囊不能显示，但对钙化带的结构、形态显示最佳，对骨柄或基底显示清楚，以关节内及关节周围多发大小不等高密度环状钙化重叠呈菜花样为典型X线特征(图16-4-8)。

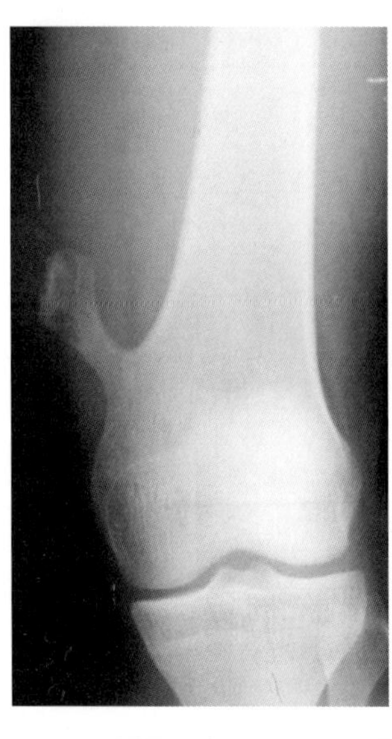

图16-4-8　左侧股骨下端内侧骨软骨瘤。左侧股骨下端内侧见一骨性突出，背向关节生长，骨皮质与骨干相连续。

骨软骨瘤恶变为软骨肉瘤，可见软骨钙化环分散、密度不高而模糊，特别是对象牙质样肿瘤骨显示清楚。

2. CT表现　CT平扫与X线平片类似，不仅能清晰的显示出肿瘤与受累骨皮质和骨松质相连，而且还能显示它对邻近结构的压迫、推移，更可显示软组织密度的软骨帽和钙化带，比X线敏感。

3. MR表现　MRI能独立诊断骨软骨瘤，可直接显示软骨帽，对鉴别有无恶变具有重要意义。肿瘤的基底外周与正常母骨相连的线样骨皮质，T1WI、T2WI上为低信号，内含脂肪的骨松质T1WI为高信号，T2WI为中等信号，并与母髓腔相连续。未钙化软骨帽外观呈分叶状，内含均匀一致的透明软骨，T1WI为低信号，T2WI为高信号，钙化的软骨帽T1WI、T2WI均表现为带状或菜花状低信号区(图16-4-9)。

有无恶变主要是通过动态观察，如肿块生长快速，有侵袭性倾向，短期内软骨帽明显增厚(厚度大于2 cm)、不规则、弥散钙化，则恶变可能性大。

Gd-DPTA增强扫描多无强化，可能与透明软骨缺乏血管有关。有研究认为Gd-DTPA增强后软骨帽内出现弯曲的线状强化分隔，提示低度恶性的软骨肉瘤变。

【鉴别诊断】

1. 软骨肉瘤　好发于四肢长骨，大多为内生性，亦可为外生性或为皮质旁型，肿瘤呈分叶状，有纤维包膜，主要成分为透明软骨。如果软骨帽厚度大于2 cm，软骨肉瘤可能性更大。

2. 成骨细胞瘤　发生于脊柱附件的骨软骨瘤与不典型的成骨细胞瘤很难鉴别，但前者该部位罕见。

(一) 单发性骨软骨瘤(isolated osteochondroma)

骨软骨瘤单发多见，大多数单发病例在10～18岁出现症状。单发性骨软骨瘤是骨的一种错构瘤，源于生长软骨异常的骨膜下增生，在骨骼的生长期，缓慢增大的无痛性骨赘几乎是临床唯一的症状。长骨是好发部位，躯干骨发病者少，但恶变率较长骨高。

(二) 遗传性多发外生骨疣(hereditary multiple exostoses)

即遗传性多发性骨软骨瘤，由1814年由Boyer首先报道，是一种以骨骼系统多发性外生性骨疣为特征的先天性骨发育异常疾病，主要累及软骨化骨的骨骼。有家族遗传史、由双亲传递的常染色体显性遗传性骨病。通过分子遗传学研究发现该病与EXT抑癌基因突变有关。

长骨为主要受累部位，下肢长骨尤其是膝关节组成骨为著。外生骨疣多呈垂直于长骨方向，当瘤体长大时可呈反关节方向。骨表面上可见骨性突起，与干骺相连，并由骨皮质及骨松质所组成。骨疣基底狭窄或宽广，有蒂，长短不一。骨疣形态各异，可呈丘状、鹿角状、菜花状、棘状等。病灶有完整包膜和软骨帽。软骨帽可带有规则点状钙化。

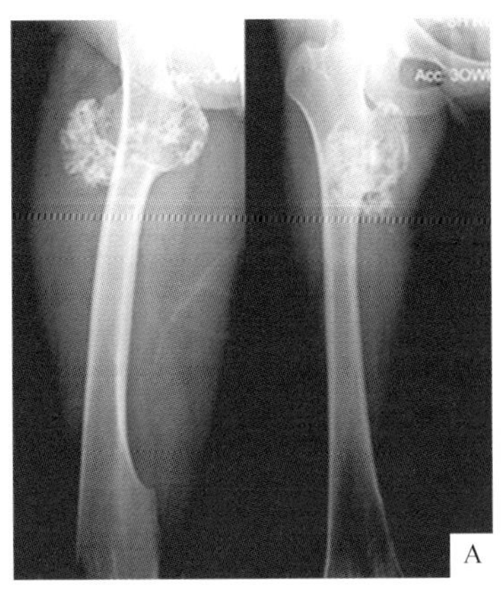

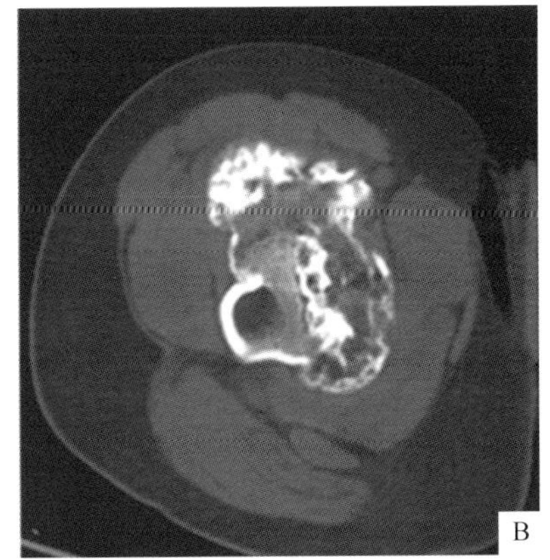

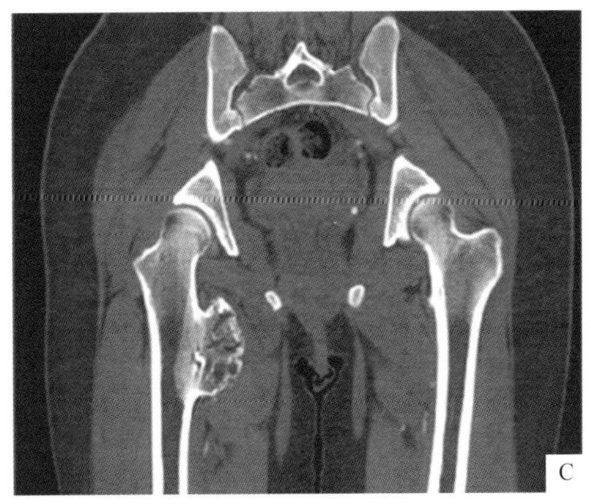

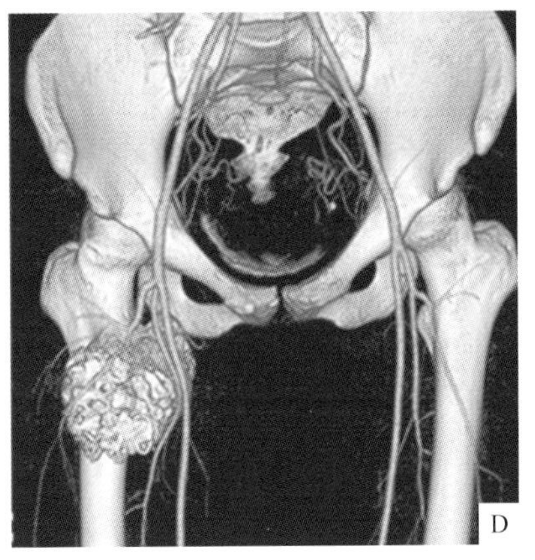

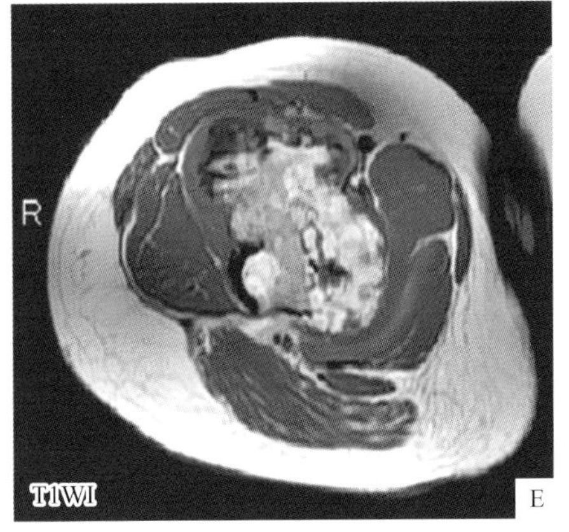

图 16-4-9 右侧股骨上段骨软骨瘤。平片(A)示股骨上段片状密度不均匀区，以宽基底与股骨上段相连。CT(B、C)示病灶向大腿内侧肌群突出，骨质增生硬化，内见呈蜂窝状改变的骨质破坏区。CTA(D)示股浅动脉分支及周围侧支循环包绕肿块。病灶在 T1WI(E)为骨质信号，抑脂像信号明显被抑制，周围覆盖一层软骨信号影。

干骺端不规则增粗膨大变宽，呈"啤酒瓶"样，骨皮质变薄，有时可见畸形(图 16-4-10)。

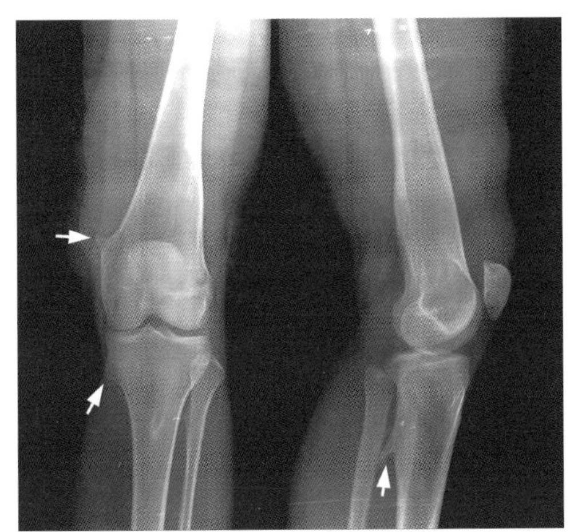

图 16-4-10 左侧股骨下端及胫骨上端骨软骨瘤。

遗传性多发外生骨疣恶变为软骨肉瘤的危险性较大，恶变的 X 线征象有：① 肿瘤表面的钙化密度淡、模糊，不规则。② 软骨帽大且厚、破坏或消失，密度不均。③ 大量的棉絮状的钙化和骨化，肿瘤内发生象牙质样瘤骨。④ 基底部及骨干骨皮质溶骨性破坏，骨膜出现放射状骨针及 codman 三角；软组织明显肿胀。CT 及 MRI 助于骨软骨瘤恶变为软骨肉瘤的鉴别。

（陆　勇　丁晓毅　陈克敏　汤榕彪　吴志远）

第五节　软骨肉瘤

软骨肉瘤(chondrosarcoma)起源于软骨细胞，凡是经软骨内化骨的骨骼均可发生，可分为原发性和由软骨瘤或骨软骨瘤恶变而来。发病多见于成人，30 岁以下少见，男性多于女性。肿瘤生长缓慢，早期可无明显症状，后逐渐加重由间歇性疼痛转为持续性剧痛，邻近关节者常可引起关节活动受限。

肿瘤常呈半透明、分叶状肿物，实质内可有不规则钙化和骨化。高度恶性的软骨肉瘤钙化不明显，只有发现骨皮质破坏才是诊断的软骨肉瘤的可靠依据。早期中央型软骨肉瘤常局限于骨内，以后经哈佛管向骨皮质外浸润，引起骨皮质破坏并形成软组织肿块。边缘型软骨肉瘤由于继发于软骨瘤，所以体积较大。

软骨肉瘤的临床及生物学行为取决于其组织学分化程度。按病理形态分型有：① 透明细胞软骨肉瘤(clear cell chondrosarcoma)，分化较好，含有真正的透明软骨，可有瘤骨钙化或骨化。病程慢，预后好。② 黏液软骨肉瘤(myxoid chondrosarcoma)，细胞基质为黏液样。③ 成软骨细胞肉瘤(chondroblastic sarcoma)，起源于软骨母细胞和成软骨性的结缔组织，较少见，有多中心性。④ 去分化软骨肉瘤(dedifferentiated chondrosarcoma)，有明显间变特征，是由低度恶性软骨肉瘤的突变，转为高度恶性软骨肉瘤，不仅有软骨肉瘤成分，还有高度恶性的纤维肉瘤和成骨肉瘤成分，甚至可以具有恶性纤维组织细胞瘤的特性。预后不良，5 年生存率很低。⑤ 间充质软骨肉瘤(mesenchymal chondrosarcoma)，含有原始小圆形细胞，似 Ewing 肉瘤，高度间变。可发生于骨外，如肌膜、脑膜或其他软组织。本瘤内还可包含分化较好的软骨肉瘤组织，可有钙化或骨化。

根据其发生部位，可分为中心型和边缘型(骨软骨瘤恶变)。中央型好发于四肢长管状骨，常见于股骨、胫骨、肱骨。边缘型好发于骨盆、肩胛骨等。也可发生于骨外软组织。

【影像学】

1. X 线表现　瘤软骨基质钙化是 X 线诊断的重要征象。这种钙化大小不一，小者呈斑点状，大可为环形钙化。瘤软骨钙化逐渐增大、增多，同时也见到原有钙化被破坏、吸收、消失。表明低度恶性的组织成分可以被高度恶性的瘤组织所破坏。这些征象对分析软骨肉瘤的恶性度有帮助，亦可见有软骨肉瘤以破坏为主。软骨肉瘤中的肿瘤骨多为高密度象牙质样瘤骨，由瘤成骨细胞和瘤软骨细胞混合形成，这种象牙质瘤骨也可见于骨软骨瘤恶变的部位(图 16-5-1)。

中央型软骨肉瘤骨髓内可见厚壁透明区，可有不规则斑点状钙化。早期骨皮质尚未破坏，与内生软骨瘤较难鉴别，晚期骨皮质破坏，诊断相对较易。

边缘型基底多为高密度象牙质样瘤骨，表面可有软组织肿块，内可见散在密度不均环形或斑点状钙化，也可见粗而长的骨针，为瘤软骨钙化。

去分化软骨肉瘤除典型的软骨肉瘤表现外，还有骨皮质破坏及巨大软组织肿块，钙化和骨化多见，可并存不相互混杂，反映了该瘤软骨肉瘤组织部分和成骨肉瘤组织部分。瘤内也可既无骨化也无钙化，可能反映了病灶内纤维肉瘤的成分。

2. CT 表现　CT 检查对软骨肉瘤中的钙化优于 X 线摄片和 MR 成像，尤其是较小的钙化或 X 线阴性的钙化；可显示肿瘤的软组织肿块及其中的坏死或液化，而且软组织肿块中的不均匀高密度是恶性肿瘤的征象。增强扫描可以显示软骨肉瘤分叶状瘤块间的血管强化。

中央型软骨肉瘤局限在长骨的髓腔内，病变表现出恶性的特征为周围骨皮质破坏、肿瘤内出现坏死区以及巨大病变内无钙化区。

边缘型软骨肉瘤显示为较厚的软骨帽，若软骨帽有不规则钙化大于 2 cm，则提示为恶变；当其周围出现软组织肿块时，则恶变可能性更大。

3. MR 表现　MRI 可清楚显示软骨肉瘤中的组织结构，在显示病变侵及范围及不同软组织成分的信号方面明显优于 CT。T2 加权扫描对基质钙化和软组织肿块比较敏感，在 T2WI 和 T2* WI 上肿瘤呈分叶状高信号强度而钙化呈低信号。瘤内有低信号的纤维间隔分隔成分叶状，或信号不均匀，则恶性程度更高。STIR 序列可显示肉瘤中软骨成分信号和去分化组织的信号特点，有一定诊断

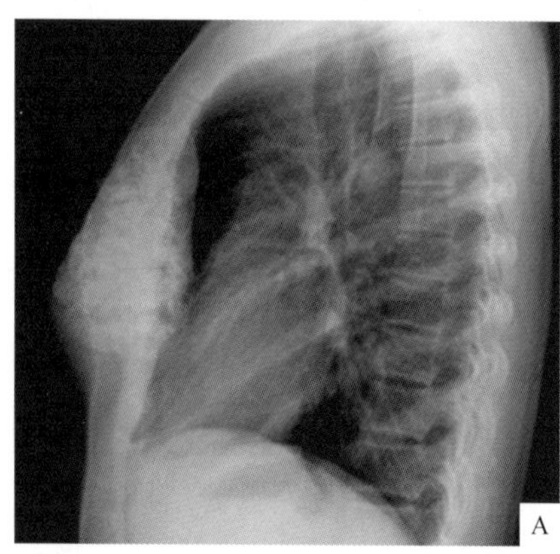

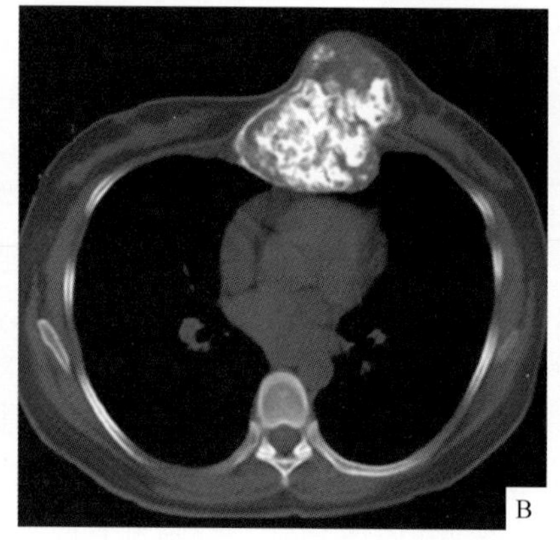

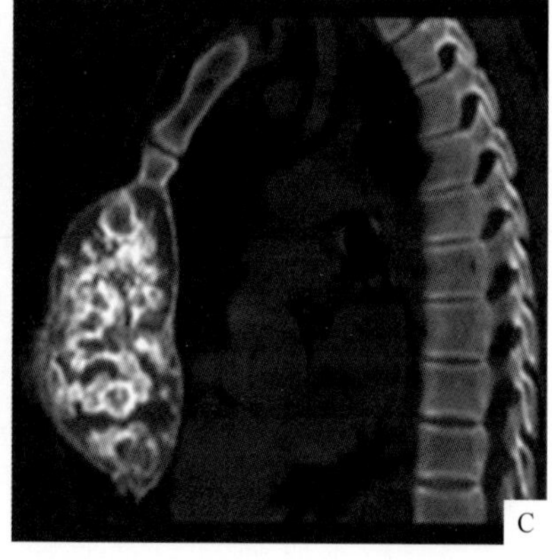

图 16-5-1　胸骨软骨肉瘤。胸片侧位(A)示胸骨明显膨大，骨小梁结构消失，呈团状密度增高影。CT(B、C)示胸骨体及剑突类圆形高密度肿块，密度不均，可见多发环形、条形钙化，并见软组织肿块向体表外突出。

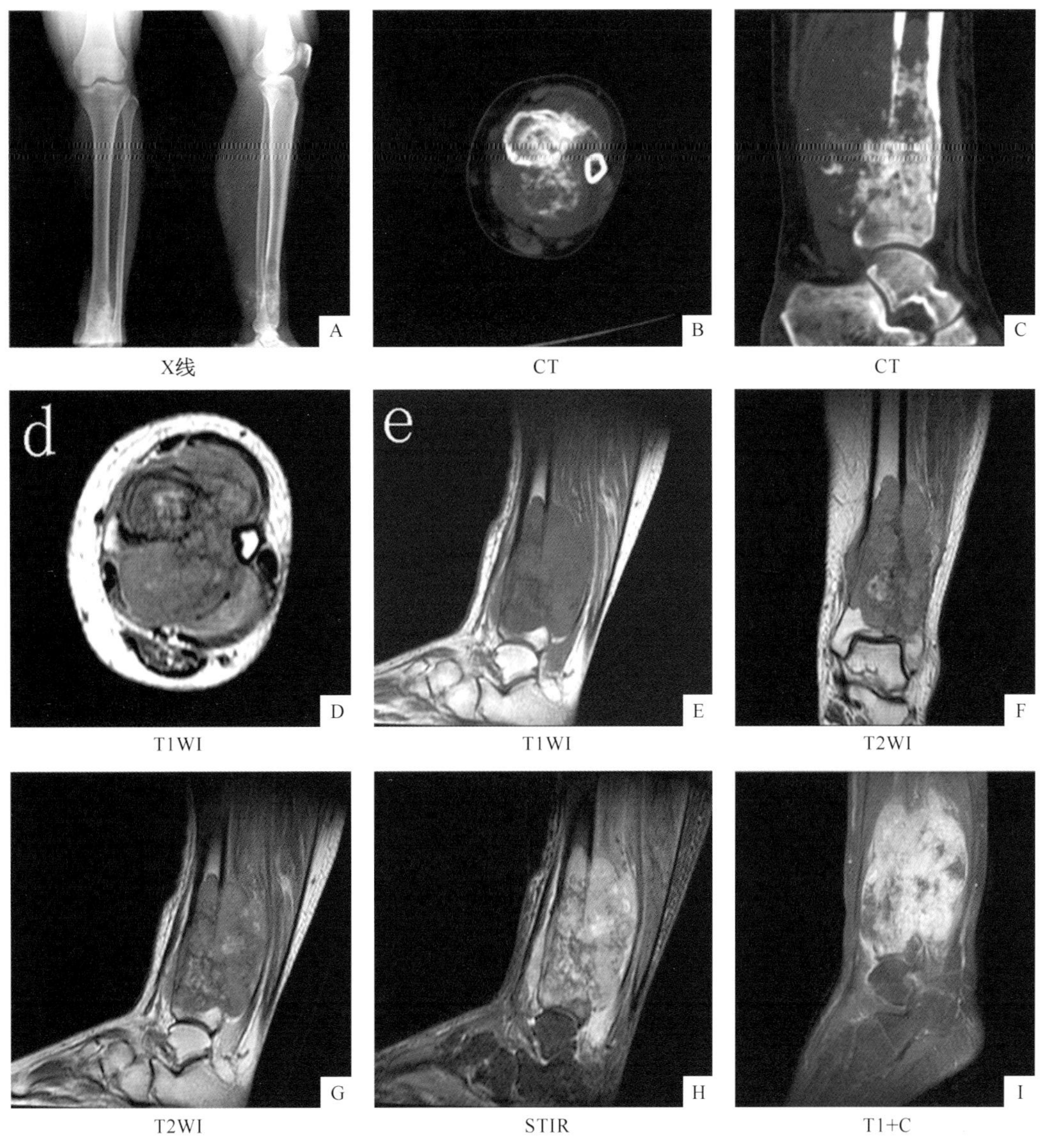

图 16-5-2 左胫骨下段软骨肉瘤。平片正侧位(A)示胫骨下段骨质破坏,髓腔扩大,皮质变薄、中断,周围见软组织肿块,内有钙化,并见骨膜反应,呈 Codman 三角。CT(B、C)胫骨下段明显骨质破坏,软组织肿块形成。病灶在 T1WI(D、E)呈中等信号为主,夹杂点片状低信号,T2WI(F、G)呈等信号为主,夹杂斑片状高、低信号,局部见骨膜反应,压脂像(H)呈稍高信号,夹杂点片状等低信号。增强后髓腔内病变及软组织肿块明显强化。

价值。Gd-DTPA 增强后,可表现为局部或广泛强化,小叶间隔和肿瘤边缘强化明显,坏死区呈低信号强度(图 16-5-2,图 16-5-3)。

原发性中央型软骨肉瘤的中心位于长骨的干骺端或骨干。分化较好的软骨肉瘤含有透明软骨,呈均匀的高信号,骨皮质不规则变薄。分化较差的软骨肉瘤具有较强侵袭性,生长迅速,穿破或破坏骨皮质并形成骨外软组织肿块。肿瘤信号不均匀或低信号分隔分叶状改变提示恶性程度高。

继发性软骨肉瘤常继发于内生软骨瘤、骨软骨瘤及软骨黏液样纤维瘤等,虽儿童少见,但 Olliers 病、Maffucci 综合征、多发性遗传性外生骨疣的患者恶变为软骨肉瘤的危险性较大。

【鉴别诊断】

1. 内生软骨瘤　多呈膨胀性生长,内有小点状钙化,好发于短骨,尤以指、掌和趾骨多见。中央型的软骨肉瘤和内生软骨瘤,两者均可在骨内显示为软骨基质的点状、环状或丛状的钙化和透明区。软骨肉瘤在 T2WI 上的信号比内生软骨瘤更高,有明显的骨皮质破坏、软组织肿块、骨膜反应以及病变的大小与内生软骨瘤不成比例,也可为内生软骨瘤的恶变。

2. 骨软骨瘤　症状较轻,发病年龄较低,软骨瘤边缘光整、锐利、钙化均匀规则、软骨帽薄,小于

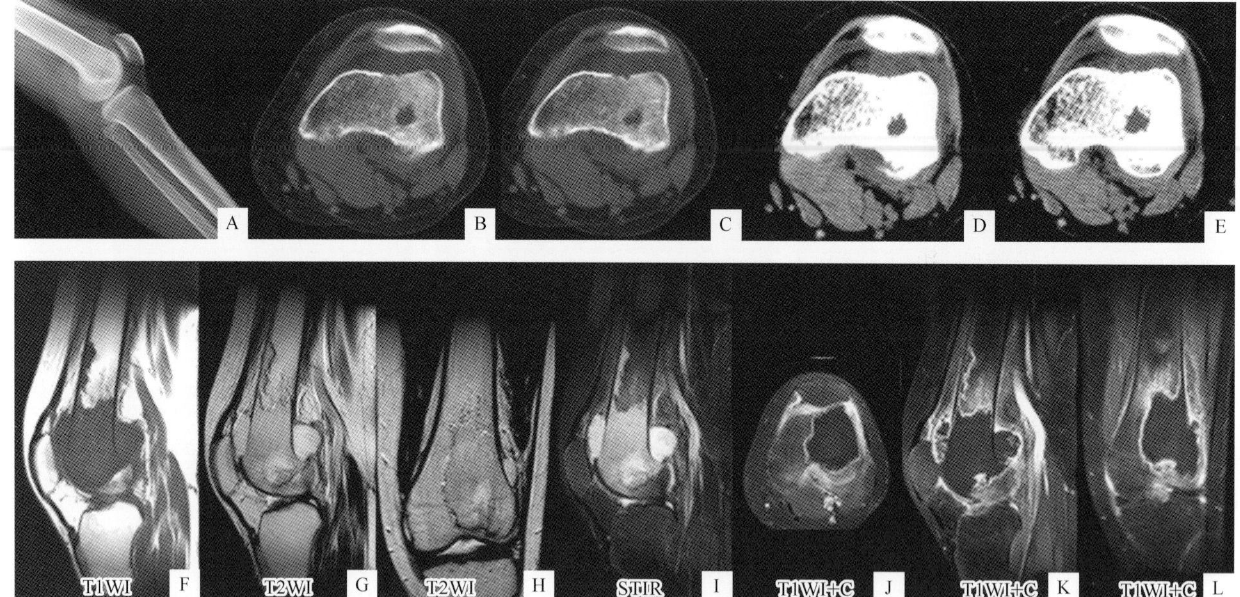

图 16-5-3 左股骨下端软骨肉瘤。侧位平片(A)示股骨下端骨质密度减低区,膝关节后方可见软组织密度影。CT(B～E)示股骨下端骨质破坏区,边缘欠整。MRI 示左侧股骨下端偏外侧大片状异常信号,T1WI(F)呈低混杂信号,T2WI(G、H)和 STIR(I)为高信号,病灶邻近关节面,其前后缘及外侧缘见软组织肿块,并见病变向前上缘侵袭,形成条状异常信号带。增强后(J～L)病灶和周围软组织呈边缘性明显强化,中心部分未见强化。

1 cm。边缘型软骨肉瘤与骨软骨瘤较难鉴别,但是病变部位疼痛和明显增大可怀疑恶变,如果软骨帽的厚度大于 2 cm,软骨肉瘤可能性更大。

3. *骨巨细胞瘤* 多为溶骨性破坏,呈皂泡状,膨胀性生长致骨皮质变薄,形成菲薄的骨壳,一般不形成软组织肿块,瘤内很少发生钙化。

4. *骨肉瘤* 发病年龄较轻,病程进展迅速,肿瘤明显溶骨性破坏,可有较多瘤骨或瘤软骨形成,并有骨膜反应。

5. *骨骺结核* 病灶为圆形或椭圆形,无膨胀分房性改变,边缘无硬化带,无软组织肿块和骨膜反应。

(陆 勇 丁晓毅 陈克敏 汤榕彪 吴志远)

第六节 纤维源性肿瘤

一、纤维骨皮质缺损/非骨化性纤维瘤

纤维骨皮质缺损/非骨化性纤维瘤是一种较常见由纤维组织所构成的发育障碍性疾病,称之为“干骺端纤维缺损、纤维骨皮质缺损”等。目前,大多数学者认为病灶较小、症状不明显、局限于骨皮质内,仅引起骨皮质轻度缺陷者未膨入骨髓腔称为纤维骨皮质缺损(fibrous cortical defect,FCD);而将病灶持续增大累及髓腔,引起临床症状者称为非骨化性纤维瘤(nonossifying fibroma,NOF)。两者被视为同一病变的不同阶段,NOF 是 FCD 的后期发展阶段。干骺端纤维缺损具有自限性,病变可消失或呈规则的完全骨化区持续存在。患者发病年龄多在 10～20 岁,占到 75%以上。两者均无明显性别倾向。

【病理学】 FCD 和 NOF 具有相似的病理学表现:大体上,病变由灰白色纤维组织构成,颗粒状,可见斑点状出血,病灶内无成骨,病灶邻近可出现反应性增生,骨皮质变薄或增厚。镜下,病变主要由梭形成纤维细胞、单核组织细胞构成,由旋涡状排列成束状的纤维组织组成,散在分布有多核巨细胞、吞噬脂质的泡沫细胞以及含铁血黄素吞噬细胞等;多核巨细胞的体积不大,细胞核的数量也不多,它们大都聚集在出血灶周围。

【临床】 FCD 好发于 4～14 岁,14 岁以上少见。NOF 可发生于 1.5～48 岁,平均 13～18 岁,多见于 20 岁以下。男性略多于女性。NOF 是纤维细胞来源的良性骨肿瘤,好发于长骨干骺或骨端,尤其股骨、胫骨及腓骨,少见于骨盆、颅骨、肋骨等。FCD 多无临床症状,有随年龄增高而自然痊愈的倾向,不需治疗;较大的 NOF 临床多有症状,可有疼痛及局部肿胀,并可致病理骨折。部分 NOF 也能自愈,表现为随病程发展,透亮区逐渐被增生的骨质所充填。

【影像学】

1. *X 线及 CT 表现* 病灶多位于长骨干骺端、离骺板的 3～4 cm 处,随年龄增长逐渐向骨干方向

移动。好发于股骨、胫骨、腓骨,其他有尺骨、桡骨、肱骨等。FCD 表现为局限于骨皮质内边界较清晰的卵圆形、分叶状的透亮区,伴有薄层硬化边皮质缺损区凹向骨髓腔,但未膨入骨髓腔。纤维骨皮质缺损病灶较小,很少超过 4 cm。NOF 相对较大,甚至巨大,成单囊或多囊透光区。

少数 NOF 位于髓腔,边界清楚,有薄层硬化,可侵蚀骨皮质的内骨膜,使骨皮质膨胀变薄或反应性增厚。

2. MRI 表现　由于病灶富含纤维组织,T1WI 及 T2WI 上均表现为肌肉样等信号;如细胞成分明显多于胶原纤维,则可在 T2WI 上表现为高信号。T2WI 上的含铁血黄素表现为低信号。纤维组织坏死、囊变或黏液样变,则表现为 T1WI 低信号和 T2WI 高信号。硬化边缘的信号与骨皮质相似(图 16-6-1,图 16-6-2)。

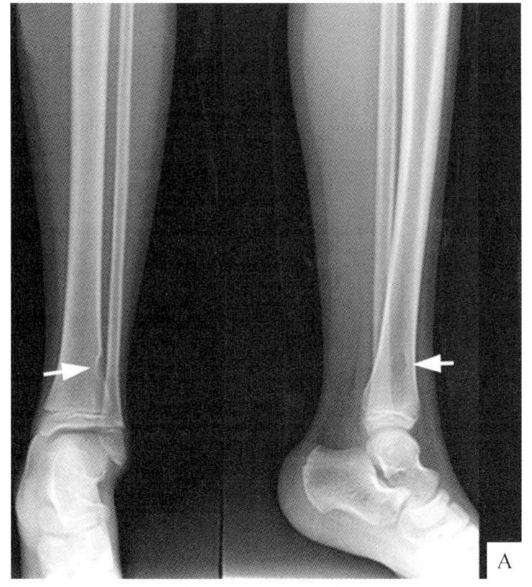

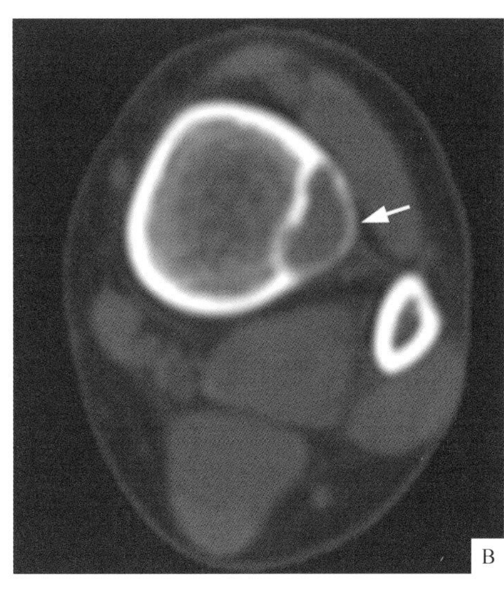

图 16-6-1　左胫骨非骨化性纤维瘤。平片(A)示胫骨下段腓侧囊性透亮区,伴硬化边。CT(B)示骨皮质内膨胀性病灶,软组织无肿胀。

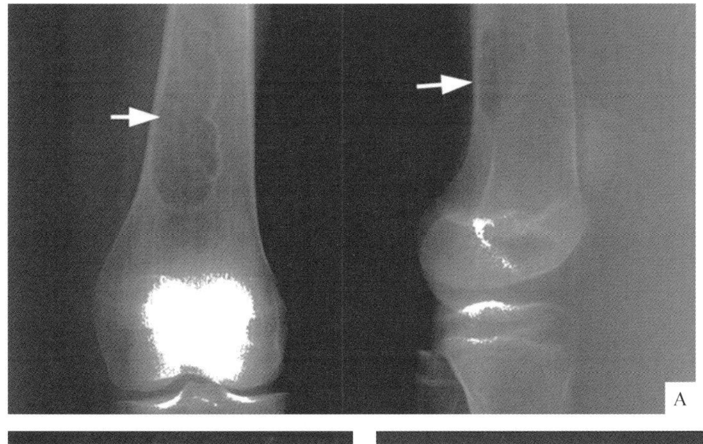

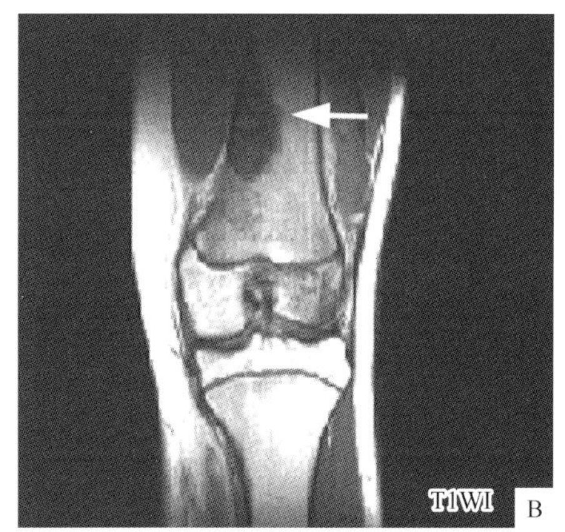

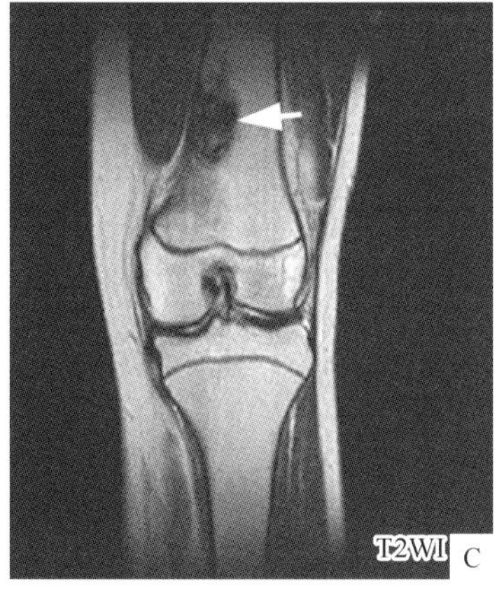

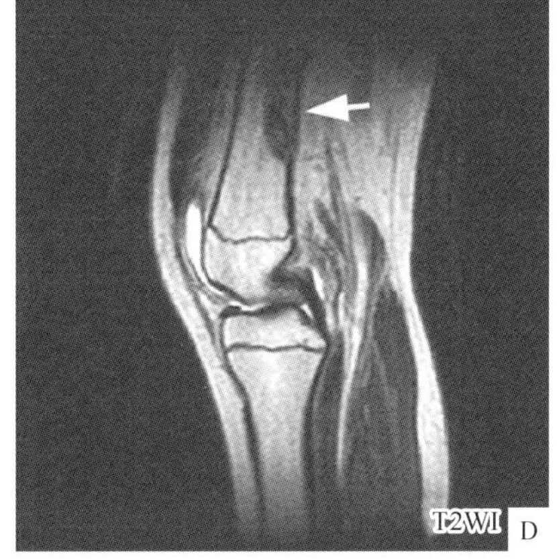

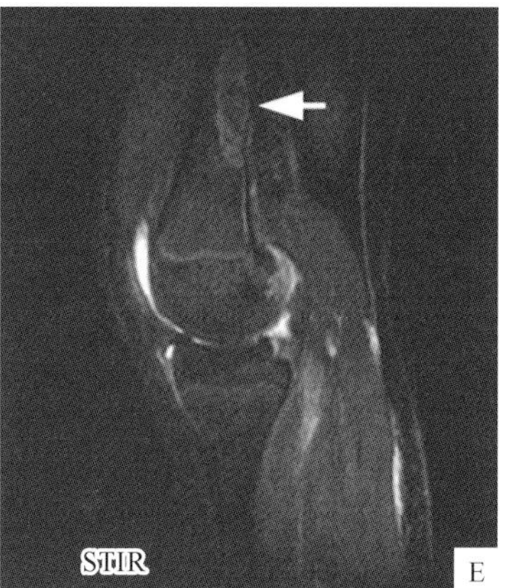

图 16-6-2　左股骨下端非骨化性纤维瘤。平片(A)示股骨下端内侧不规则片状密度减低区,边缘见花环样硬化边,内见骨性分隔影。病灶在 T1WI(B)、T2WI(C、D)均呈低信号,STIR 信号增高,病灶边界清楚。

【鉴别诊断】

1. 骨纤维异常增殖症　为中央性溶骨性病灶，其内有磨玻璃状改变，NOF 主要以偏心性生长，无磨玻璃状改变。

2. 骨巨细胞瘤　多发生在年龄 20～40 岁，好发在长骨骨端，病灶周围无或罕有硬化缘。

3. 长骨多房性骨囊肿　为中央性膨胀性破坏性病变，非偏心性病灶，一般病灶周围无厚层硬化缘。

4. 骨样骨瘤　患者局部有剧痛、夜间疼痛，水杨酸制剂能缓解，局部有病巢，病灶邻近有很厚的反应性骨质硬化区。

5. 皮质内骨脓疡　患者多有感染病史，局部有红、肿、热、痛，常反复发作在 CT 或断层片上，皮质内可见有窦道，病灶周围有骨膜反应可资区别。

二、骨硬纤维瘤

骨硬纤维瘤(desmoplastic fibroma of bone，DF)又称韧带样纤维瘤，为少见的良性骨肿瘤，但具有局部侵袭性，刮除治疗或瘤内部切除复发率高，该瘤占原发骨肿瘤的 0.1%。

【病理学】大体上，肿瘤灰白色质韧富于弹性，切面呈编织状结构。肿瘤较大时可有囊性变。镜下，肿瘤由少量成纤维细胞、纤维细胞及介于其间的大量胶原纤维构成，呈编织状排列。肿瘤不同部位其组织成分有差异。细胞少的区域胶原纤维多；瘤细胞的数量多，胶原纤维则少。免疫组化：CD34、Vimentin 阳性。

【临床】任何年龄均可发病，常见于 20～30 岁年轻人，男女比例相当。好发于长骨干骺端，以股骨和胫骨最多见。本病进程较慢，病史最长可达数年，表现为局部疼痛或肿胀及关节活动障碍，也可无症状。肿瘤常常在较大时才被发现，10%～15%发生病理骨折，部分患者碱性磷酸酶轻度增高。

【影像学】

1. X 线平片　好发长骨干骺端，X 线表现呈溶骨性破坏，位于干骺端，并向骨干及骺端扩展，在髓腔中从小到大，呈偏心性或中心性、溶骨性、地图样、膨胀性骨质破坏，病变外侧皮质明显变薄，边缘常有反应性硬化缘，无骨膜反应，其内可有残留骨嵴和骨间隔，形成蜂窝和皂泡状改变。部分病灶具有侵袭性，呈单纯溶骨性骨质破坏，边缘不清，未见明确的硬化缘，可穿破皮质形成骨膜反应及较大软组织肿块。

2. CT　CT 有利于发生在骨盆、脊柱等复杂部位病变的显示，尤其是病灶内残留骨嵴和杂乱分布的骨间隔的显示。CT 也有助于评估肿瘤的边界及骨的破坏程度，可清楚地显示软组织界限(图 16-6-3)。

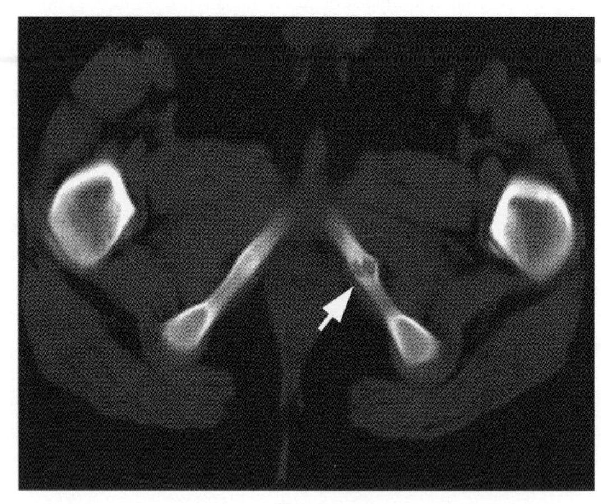

图 16-6-3　左坐骨硬纤维瘤。CT 示左坐骨支局部轻度膨胀，见一囊状骨质破坏区，边界较清楚，其内见斑点状钙化影。

3. MRI　MRI 多层面成像有利于明确病变范围及毗邻关系，DF 在 T1WI 上呈等低信号，T2WI 多与周围肌肉相等或略低，其中可见点片状、条索状高信号，因病变内细胞核纤维结构含量不同，差别很大。增强扫描见不均匀轻度强化。

【鉴别诊断】

1. 软骨黏液样纤维瘤(CMF)　位于干骺端的病灶呈局限性、偏心性地图状骨质破坏，软组织肿块少见，可见骨膜反应，而骨硬纤维瘤少见骨膜反应。

2. 骨巨细胞瘤　病变位于骺板闭合后的骨端，可见膨胀性骨质破坏，典型者呈“皂泡样”改变。一般无硬化边和软组织肿块。

3. 骨纤维异常增殖症　长骨病变主要位于骨干，骨干变形，骨质膨胀性破坏，病变区呈磨玻璃样改变。

三、骨膜硬纤维瘤

骨膜硬纤维瘤(periosteal desmoid)又名皮质硬纤维瘤，是少见的病损。起因可能是股骨内踝后内侧肌腱附着处皮质受到肌腱牵拉，经受慢性反复撕脱性损伤，使局部骨皮质产生吸收及反应性修复造成。

【病理学】病理上为病损含有厚的肿瘤样纤维组织，非真性肿瘤，具有特定发生部位，在股骨内踝后内侧；可单或双侧发生。病变组织形态和骨促结缔组织增生性纤维瘤者相似，但具有更多更广泛的透明变性，细胞成分较少。

【临床】好发于 12～20 岁男孩，一般无症状，到近 20 岁时，大多能自行消失，痊愈。

【影像学】

1. X线平片 肿瘤发生部位在股骨内踝后内侧,呈浅在碟形骨质缺损区,一般大于3 cm,伴有底部骨质硬化,很像纤维性骨皮质缺损症,但部位不同,后者好发在长骨之干骺端。病变可侵蚀皮质而使局部皮质边缘不规则,偶可自皮质长出小的骨针似恶性病变。骨核素扫描大多正常(有约10%的阳性报道)。

2. MRI 病灶在T1WI上呈低信号,T2WI呈高信号,病灶周围在T1及T2WI上均有低信号缘。

四、骨纤维肉瘤

骨纤维肉瘤(fibrosarcoma of bone)起源于非成骨性间叶组织的恶性骨肿瘤,较少见。肿瘤大多为原发性,约占全部骨肿瘤的4.9%,少数继发于原有骨病,如骨纤维异常增殖症、畸形性骨炎、骨梗死或某些骨病经放疗后等。无论在原发或继发病灶中均无成骨现象。纤维肉瘤多为单发,亦有多发。可分为髓腔型(中央型)及骨膜型(周围型),前者多见。

【病因与病理】大体上,其色泽和分化程度有关,分化和胶原化较好者呈灰白色,相当坚硬;低分化者呈灰红色鱼肉状,伴有出血、液化、坏死。镜下主要成分为梭形细胞,胞质少,呈鱼骨刺样排列。根据细胞数量、分化程度、核分裂象计数等,可将其分为三级,Ⅰ级为高分化,Ⅱ级次之,Ⅲ级分化最低。在纤维肉瘤的各级中,可见良性(反应性)多核巨细胞和炎性细胞浸润,尤其是淋巴细胞的浸润。

【临床】可发生于任何年龄段,常见于20～60岁,多见于中年以后,无明显性别差异,或稍偏重于男性。最多见于股骨远端,其次为胫骨近端、股骨近端、肱骨近端及骨盆。主要症状为局部疼痛和肿胀。肿胀的性质与肿瘤分化程度密切相关,低度恶性的纤维肉瘤中,肿胀轻且晚,有时无肿胀,但侵袭性较强的纤维肉瘤,肿胀则较早出现。继发性者,则表现为在原发病变的基础上,疼痛加剧,肿块生长迅速。

【影像学】

1. X线表现

(1) 髓腔型:以中心性或偏心性溶骨性病变为主,呈渗透样、虫蛀状、地图样,无肿瘤性成骨。病变区与正常骨分界模糊,骨膜的骨反应少或无。病变常侵蚀穿破骨松质和骨皮质,产生"虫蚀状"影像。突破骨皮质可发生病理性骨折,形成骨膜反应和软组织肿块。

(2) 骨膜型:肿瘤位于骨膜,骨旁有局限性软组织肿块形成。分化差肿瘤其邻近骨皮质受侵蚀破坏,可伴层状骨膜反应或"袖口征",可见少量钙化点。

(3) 多发型:甚少见,表现为多骨溶骨性骨质破坏,此时应与多发骨髓瘤或多发性转移瘤区别。

(4) 继发型:罕见,可继发于原有骨病,如骨纤维异常增殖症,畸形性骨炎,骨梗死,慢性骨髓炎或某些骨病经放疗后,X线除了原发病变表现外,新出现的溶骨性破坏病变,多伴软组织肿块,可有层状骨膜反应及骨膜三角。

2. CT 肿瘤病灶呈较低密度区,如有坏死呈低密度。骨皮质变薄,皮质内缘破坏断裂。CT增强扫描时显示肿块可有不同程度的强化。

3. MRI 肿瘤在T1WI上呈中等至低信号,在T2WI图像上根据肿瘤分化程度不同,信号常不均匀,可表现为高信号、低信号或混合信号。增强后肿瘤活性部分强化,坏死区及出血区无强化(图16-6-4,图16-6-5)。

4. 骨核素扫描 核素扫描显示肿瘤外周有放射性浓聚,中央部分无放射性浓聚。

5. 血管造影 血管造影显示肿瘤含血管程度不同。肿瘤骨内部位及破坏的方式对提示预后有意义,肿瘤位于中心预后较偏心性者差,弥散性破坏比地图样破坏者差。

硬性上皮样纤维肉瘤(sclerosing epitheloid fibrosarcoma)是低度纤维肉瘤的变种,是由小圆形或卵圆形瘤细胞和稀少的透明细胞质集聚成条索状、巢状、腺泡状,埋于致密和玻璃样变的胶原纤维基质之中。瘤细胞核分裂象少,异型性不明显,易误为良性病变。硬上皮样纤维肉瘤较传统的纤维肉瘤预后较好,但很少发生于骨。

婴儿纤维肉瘤是非常少见的源于中胚叶的恶性肿瘤,经常发生于下肢(70%),其次可见于躯干、头颈部及盆腔腹膜后等处。婴儿纤维肉瘤的组织结构与婴儿纤维瘤病相似,难以鉴别。

X线表现:纤维肉瘤为生长迅速的巨大软组织肿块。中心型表现为溶骨性膨胀性破坏,外围型可侵蚀破坏周围骨质。CT:可显示软组织肿块影,显示骨质破坏改变。MRI:硬上皮样纤维肉瘤是由大的星状条索致密胶原纤维构成,T1WI和T2WI均呈低信号。

【鉴别诊断】

1. 骨恶性纤维组织细胞瘤 有时骨纤维肉瘤在病灶内可见死骨样的残留小骨片。恶性纤维组织细胞瘤的皮质穿破后骨旁软组织肿块比骨纤维肉瘤相对小(只供参考)。骨纤维肉瘤(FS)与骨恶性纤维组织细胞瘤(MFH)在放射学上的表现相似,

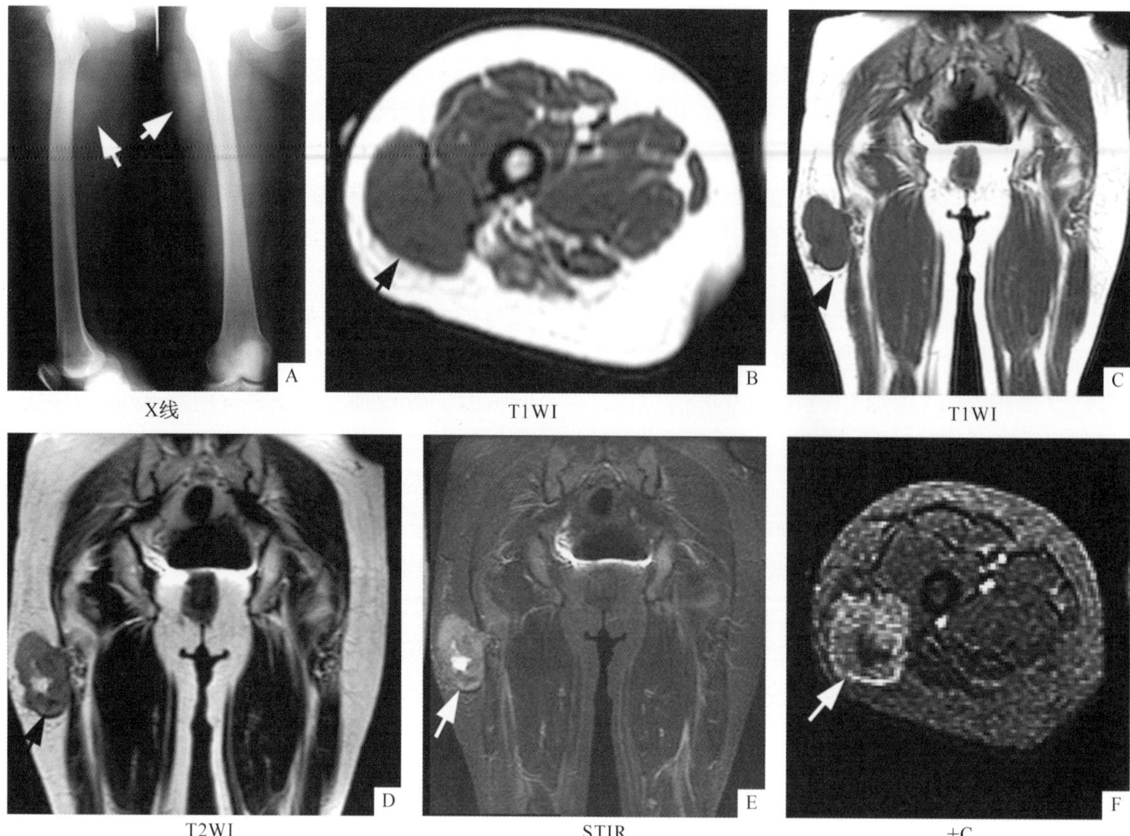

图 16-6-4 右大腿骨纤维肉瘤。平片(A)示股骨粗隆下外方软组织肿块影。MRI 示右大腿中上段外侧肌群与皮下组织实质性肿块，边界清楚，局部呈分叶状。病灶在 T1WI(B、C)呈等信号，T2WI(D)呈中等偏高信号，中央呈高信号，STIR(E)信号不被抑制，动态增强(F)显示肿瘤周边强化明显，呈环形强化。

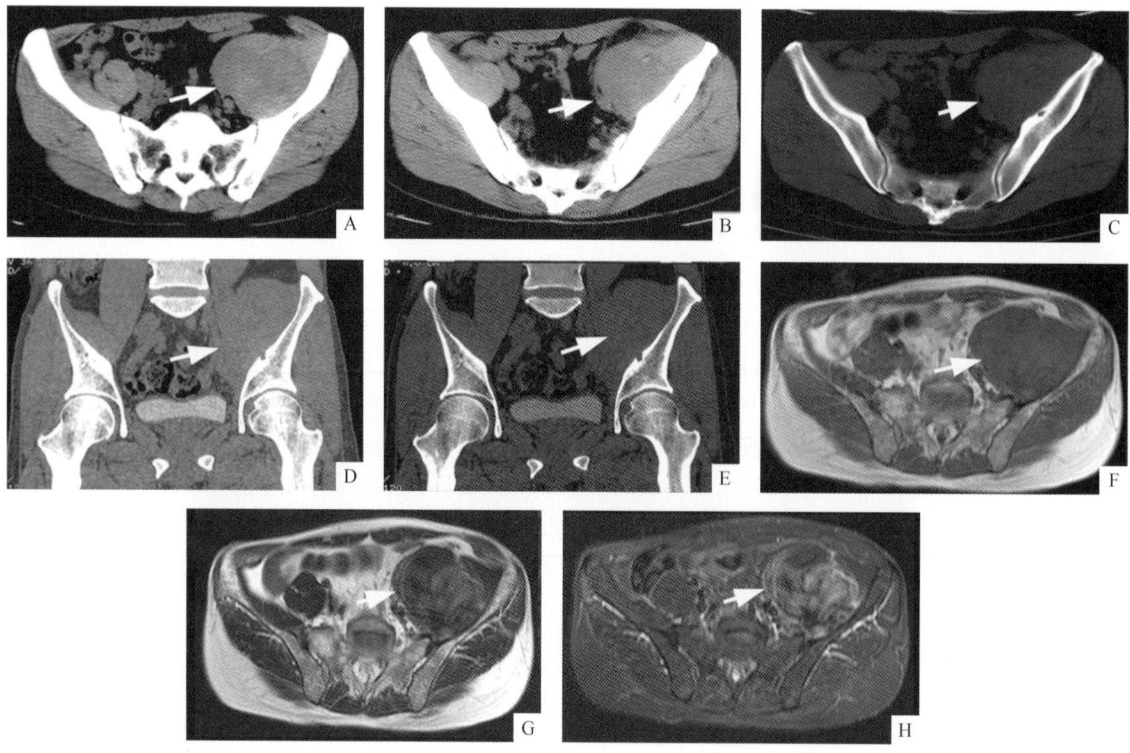

图 16-6-5 左侧骨盆内骨纤维肉瘤。CT(A～E)示骨盆左侧软组织肿块影，密度不均，边缘尚清，骨质未见明显破坏。MRI 示左侧髂腰部巨大软组织肿块，T1WI(F)呈较低信号，T2WI(G)及 STIR(H)呈混杂信号，相邻骨皮质未见中断破坏，增强后明显强化，其内见无强化囊变区。

故在鉴别诊断上视为同一疾病与其他疾病相鉴别。

2. 骨巨细胞瘤　好发长骨骨端，病变与正常骨相交处移行带窄，而FS及MFH的移行带宽。

3. 溶骨性骨肉瘤：发病年龄较轻，常在20～25岁以下。

4. 溶骨性转移瘤　有原发瘤，骨旁软组织肿块可无可有，有时也相对较小；FS及MFH穿破皮质形成骨旁软组织肿块机会多且肿块相对较大。

5. 骨髓瘤　骨核素扫描，如不合并病理性骨折，常在正常范围内。血球蛋白增高，尿凝溶蛋白阳性，骨髓中可找到瘤细胞。

6. 甲旁亢之骨棕色瘤　均有明显的全身性骨质稀疏，骨膜下骨质吸收，尤其是指骨的骨膜下骨吸收是本病的特征性X表现，颌骨的牙硬板层吸收或消失。

7. 骨淋巴瘤　中心性类圆形溶骨性骨质破坏，病灶边界清晰，中心密度均匀，同时应结合临床及实验室进行诊断。

（陆　勇　丁晓毅　陈克敏　汤榕彪　吴志远）

第七节　纤维组织细胞型肿瘤

一、骨良性纤维组织细胞瘤

骨良性纤维组织细胞瘤（benign fibrous histiocytoma of bone，BFH）又名纤维黄色瘤，在组织学上与非骨化性纤维瘤（non-ossifying fibroma，NOF）的光镜形态相似，局部病灶的大体影像学表现也相似，但它们的好发部位及临床表现却有所不同，骨良性纤维组织细胞瘤发病年龄较高，可具侵袭性。治疗可采取边缘切除加植骨术，或肿瘤囊内切除，腔壁局部灭活植骨术。

【病理学】BFH主要由成纤维细胞和单核组织细胞肿瘤性增生而成，其组织学形态和干骺纤维性缺损（非骨化性纤维瘤）非常相似，故有人认为它们是同一疾病。但鉴于两者在临床表现和X线上的不同，较为主流的观点认为它们是两种不同的疾病，前者具有侵袭性，手术刮除后可复发，是真性肿瘤；而后者则为瘤样病变。

大体上，肿瘤常破坏骨皮质，呈颗粒状、棕红色的不成形软组织，可伴出血。镜下肿瘤由成纤维细胞、具有吞噬功能的组织细胞和间充质细胞构成。肿瘤细胞多为梭形，排列呈席纹状或车轮状。梭形细胞之间散在分布有成堆的多核巨细胞、泡沫细胞和含铁血黄素吞噬细胞。巨细胞体积不大，核的数量也不多，很少超过10个。瘤细胞无明显异型性，无病理性核分裂。病变中可见脂质结晶和含铁血黄素沉着。免疫组化：Vimentin、Kp-1、Lysozyme阳性。

【临床】BFH可发生于15～60岁，多见于20～50岁。男女发病无性别差别；好发于长骨骨干、骨端，也可在干骺端；也可发生在骨盆、肋骨、锁骨、脊椎、头颅及肩胛骨等部位。BFH较NOF症状明显，可具侵袭性，常有局部疼痛，切除后易发。

【影像学】

1. X线平片　病变呈地图样溶骨性边缘整齐的骨质破坏，大多有硬化缘，病变起自髓腔，偏心性多于中心性。可有局部骨膨胀，无骨膜反应（病理骨折后可有骨膜反应），内可有残存骨小梁及骨嵴，呈网织状或泡沫状。约1/3病变发生在股骨远端、胫骨近端。如生长在骨端，看似巨细胞瘤，唯一不同点是病灶边缘有明显硬化缘，巨细胞瘤则无完整硬化缘。

2. CT表现　平片及CT能够显示骨破坏灶内粗大、不规整的索条纤维性结构。偶有少数BFH呈侵袭性时，边缘可不规则或穿透皮质形成骨膜反应或如软组织肿块。

3. MRI表现　MRI对骨质破坏及软组织内肿块比平片敏感，由于肿瘤内含有纤维成分，所以T2WI信号升高可以不明显，T2WI呈中等或低信号（图16-7-1，图16-7-2）。

【鉴别诊断】

1. NOF　多见于3～20岁，好发部位在长骨干骺端。如只看病变的局部形态，两者很相似，难以鉴别。但BFH有一定侵袭性，影像学表现可叫NOF重一些，如骨膨胀性改变可更明显一些。年龄多见于20岁以上，好发长骨骨干、骨骺等，也可在干骺端。

2. 骨巨细胞瘤　病灶边缘一般无硬化缘，而BFH有硬化缘，有助于鉴别。

3. 骨内腱鞘囊肿　病灶一般较BFH小，且为液性病灶，用MRI很易区别液性及BFH实性病灶。

4. 成骨细胞瘤　瘤内有索条状、斑点状或块状骨化、钙化灶，常伴骨膜反应；而BFH为纤维组织结构，无高密度成骨组织及钙化。

5. 甲旁亢之骨棕色瘤　均有全身性骨质疏松，骨膜下特征性的骨质吸收，尤其在指骨上，牙硬板层吸收消失等。

6. 软骨黏液样纤维瘤　发病年龄80%在30岁以下，平均16岁，好发长骨干骺端，病灶在CT上可见软骨钙化灶，在MRI上表现为长T1长T2信号，有不均匀强化，以边缘强化为主，这些表现有利于

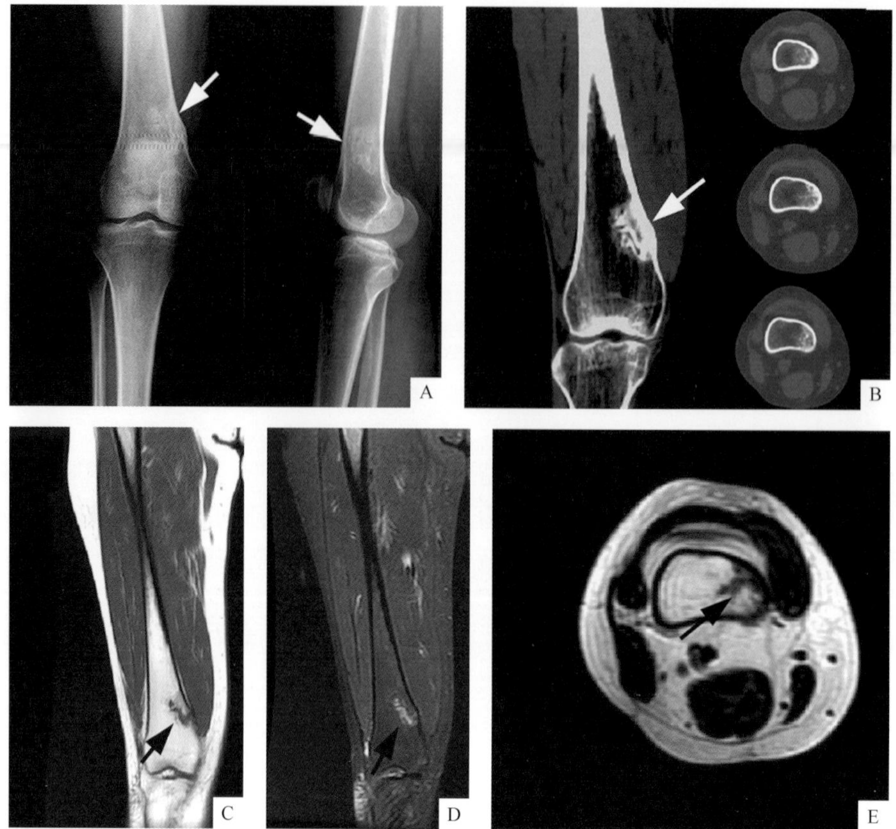

图 16-7-1 右股骨干骺端良性纤维组织细胞瘤。平片(A)示右股骨干骺端硬化型病灶，皮质未见异常破坏。CT(B)示病灶沿骨皮质向内生长，边缘尚清，其内密度不均匀，呈斑点高密度。病灶在 T1WI(C)与 T2WI(E)呈低信号，STIR(D)呈高信号。

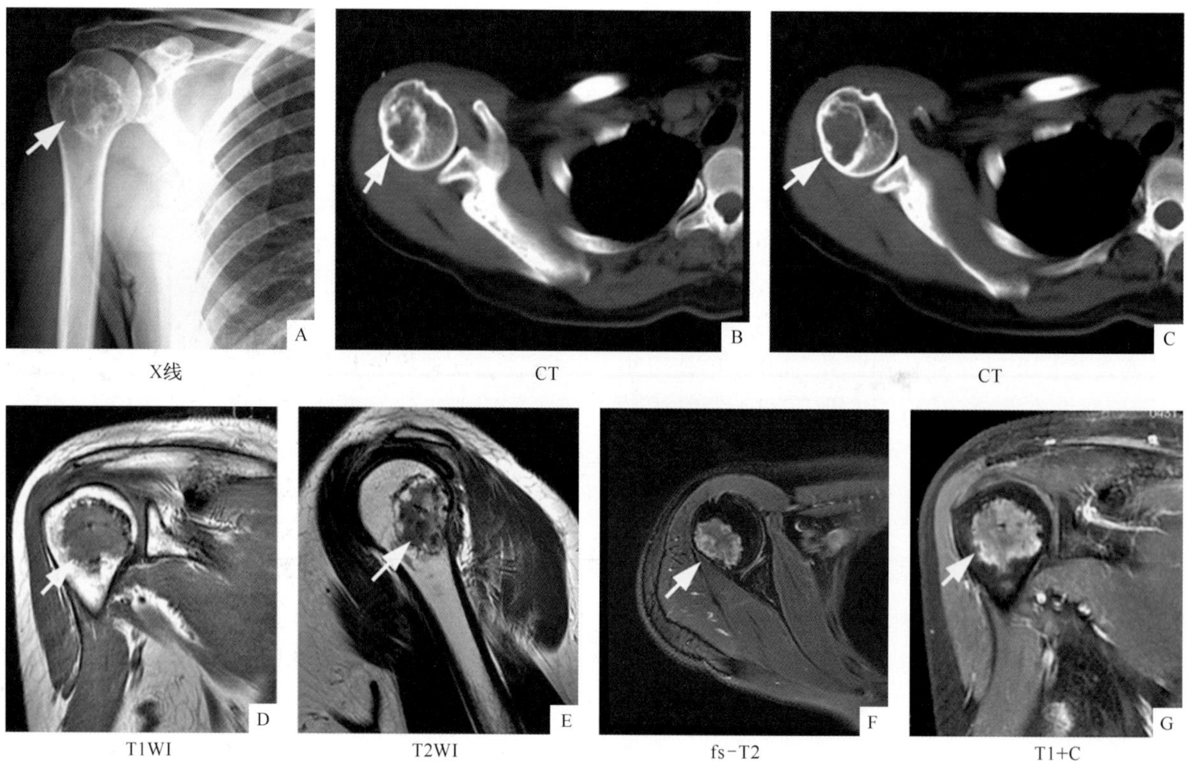

图 16-7-2 右肱骨近端良性纤维组织细胞瘤。平片(A)示右肱骨近端不规则透亮影，周围可见硬化。CT(B、C)示病灶位于右肱骨头，骨质破坏，边缘清楚，有硬化。MRI 示肱骨上端髓腔内团片状异常信号，T1WI(D)呈等低信号，T2WI(E)呈高等低混杂信号，压脂像(F)呈混杂信号，边缘略呈分叶状，增强扫描(G)示病灶不均质轻度强化。

诊断，但单凭影像，定性诊断是很困难的。

二、骨恶性纤维组织细胞瘤

骨恶性纤维组织细胞瘤（malignant fibrous histiocytoma，MFH）是由成纤维细胞及组织细胞组成的恶性肿瘤，又名恶性纤维黄色瘤和纤维组织细胞肉瘤等，属少见骨肿瘤，占原发骨肿瘤 1.9%，恶性骨肿瘤 4%。与骨纤维肉瘤一样，除原发外还可继发于骨纤维异常增殖症、畸形性骨炎、骨梗死、慢性骨髓炎或某些骨病经放疗后。

【病理学】

MFH 是一个庞大、复杂的且有诸多争议的肿瘤家族，其基本特点是含有两种基本的功能性细胞成分——成纤维细胞和组织细胞，两者密切混合在一起，再加上肌成纤维细胞、原始间叶细胞和一些反应性细胞成分，造成了 MFH 复杂多变的组织学形态。根据优势的组织成分，可将其分为多种组织学类型。但席纹状、多形性是 MFH 最基本、最典型的结构特征，也就是说，梭形细胞呈席纹状排列和多种细胞成分共存是 MFH 镜下结构的主要特点。伴随的其他病变主要有黏液变性、炎性细胞浸润、血管瘤样增生等。

骨原发性恶性纤维组织细胞瘤中约有 30%继发于骨梗死、Paget 病和放疗后，它是放疗后肉瘤最常见的组织学类型；或是作为“去分化”或“间变转化”的一种表现见于软骨肉瘤、骨巨细胞瘤或脊索瘤等。

MFH 和成纤维细胞型骨肉瘤两者不仅发病部位相似，而且在病理组织学上有很多无法区别的区域。它们之间的区别只是后者有肿瘤性成骨，骨须多取材、多切片。

【临床】可发生于任何年龄段，以 30～60 岁最多。男∶女为 1.9∶1。约 1/2 以上发生在股骨、胫骨，其次为骨盆、肱骨、颌骨、肩胛骨、颅骨、脊柱、桡骨、腓骨、尺骨，其他骨少见。一般为单发，少数可多发。临床表现为疼痛，局部肿胀，少数发生病理性骨折。

【影像学】

1. X 线表现　本病好发在长骨干骺端，常侵犯骨端或骨干，在髓腔内呈局限性渗透性、虫蚀样或地图样溶骨性骨质破坏灶，多偏心性生长，大小不一，边界不清，无或少有反应性骨硬化，骨膜反应可有可无，骨皮质弥散性或完全破坏后侵及软组织可形成软组织肿块。发生于扁骨者呈膨胀性骨破坏。个别病例可出现皂泡状改变或钙化，钙化可能是肿瘤坏死，也可能是 MFH 继发于骨梗死造成。

2. CT 表现　MFH 为软组织密度，其内有坏死时呈低密度，CT 对病变范围显示较平片清晰度高。

3. MRI 表现　MRI 可明确肿瘤在髓腔及骨外软组织内侵犯范围及其毗邻的神经及血管关系。MFH 在 T1WI 呈中至低信号，在 T2WI 呈高信号，但信号不均匀，因常伴有不等程度坏死及出血，如 MFH 内纤维组织量多，也可 T1WI 及 T2WI 均有明显低信号出现，增强检查，病变呈不均匀强化（图 16－7－3，图 16－7－4）。

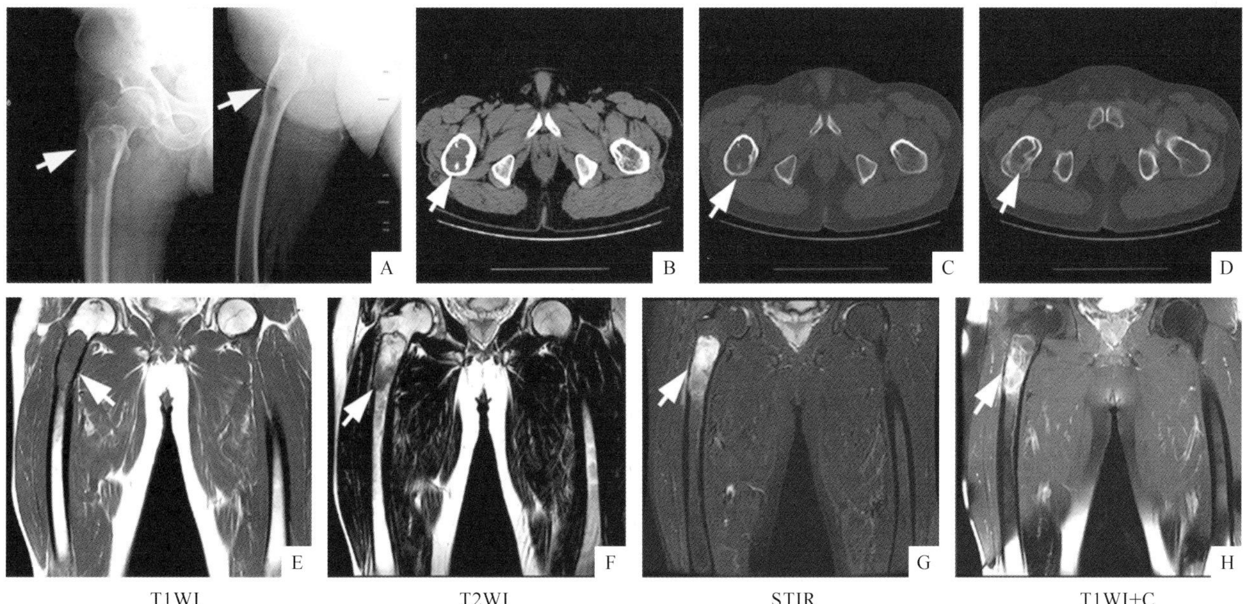

图 16－7－3　右股骨上段恶性纤维组织细胞瘤。平片（A）示股骨上段溶骨性破坏，边缘骨质硬化，周围少许骨膜反应，周围软组织肿胀。CT（B～D）示膨胀病变，其内见斑点状高密度影，病灶边界尚清。MRI 示右股骨上端卵圆形异常信号影，边缘光整，见硬化环，其内信号不均匀，T1WI（E）呈中低信号，T2WI（F）呈中高信号，STIR（G）信号不被抑制，仍呈中高信号。周围见小片状水肿信号。增强后（H）可见病灶明显强化，信号不均。

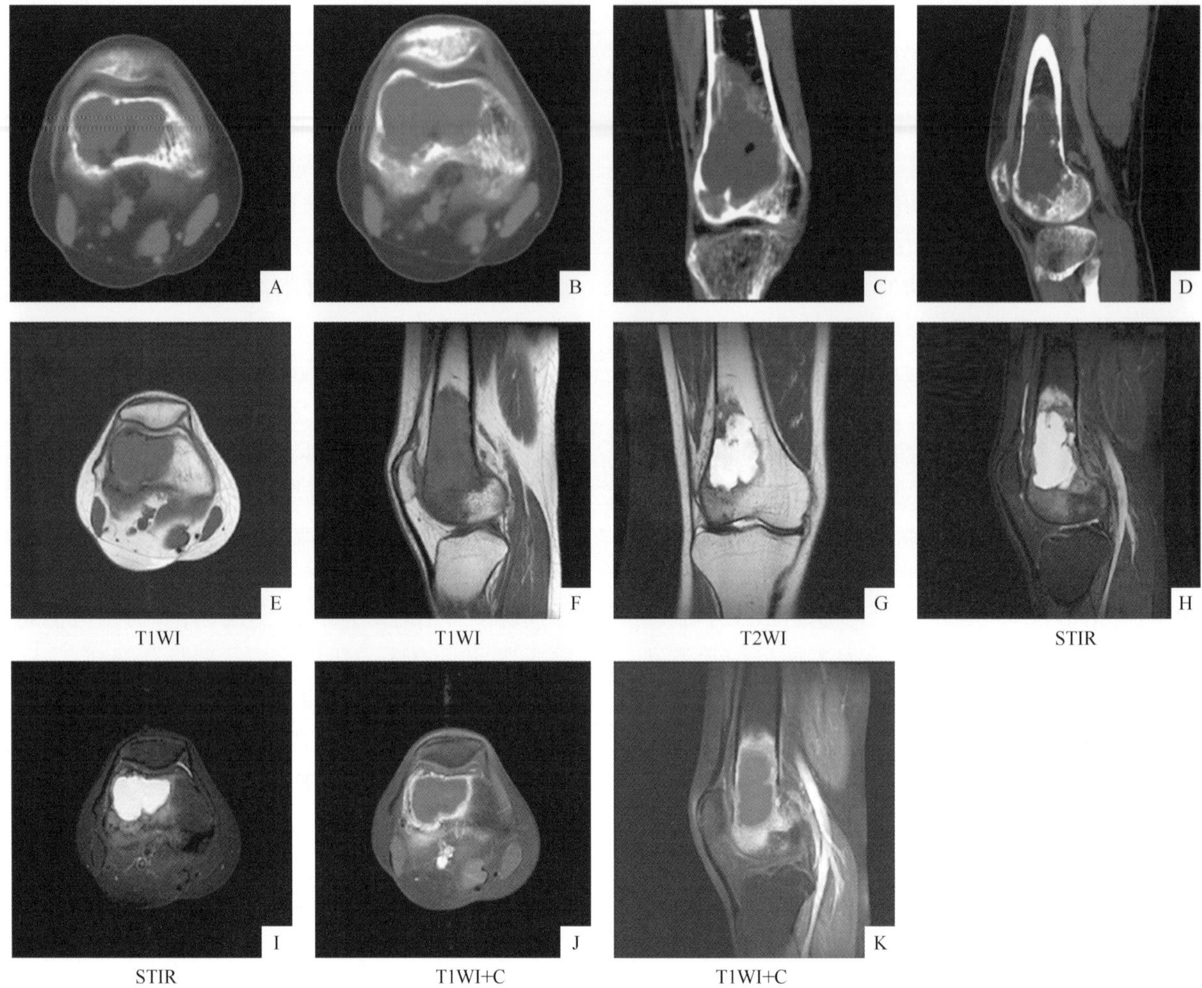

图 16-7-4 右股骨下段恶性纤维组织细胞瘤。CT(A～D)示股骨下段大片状软组织密度影，形态不规则，内密度不均匀，边界尚清。MRI 示股骨下段大片状异常信号，T1WI(E、F)呈低信号，内见斑片状更低信号，T2WI(G)呈高信号，内见斑片状低信号，肿块形态不规则，周围见低信号包膜，肿块周围骨皮质变薄，股骨前方有软组织增厚改变，STIR(H、I)信号不被抑制，增强后(J、K)肿块中心部分无强化，周围部分呈明显强化，肿块邻近骨质信号异常。

4. *骨核素扫描* 呈典型阳性浓聚。

【鉴别诊断】骨恶性纤维组织细胞瘤与纤维肉瘤在放射学上表现相似，故在鉴别诊断上可视为同一疾病与其他疾病，如骨巨细胞瘤、呈纤维细胞型性骨肉瘤、溶骨性转移瘤、单发性骨髓瘤、甲旁亢之骨内棕色瘤、骨淋巴瘤进行鉴别，参见骨纤维肉瘤第一节。

1. *良性纤维组织细胞瘤* 病灶周围有明显硬化缘可资鉴别。

2. *胫骨造釉细胞瘤* 破坏病灶内也都有明显硬化缘，且病变主要在胫骨前部。

3. *继发性 MFH* MFH 可继发于畸形性骨炎、骨纤维异常增殖症、骨梗死、内生软骨瘤病等，如在这些原有病变的基础上若出现新增加的无硬化缘的溶骨性病灶时，应想到有继发 MFH 的可能。

(陆　勇　丁晓毅　陈克敏　汤榕彪　吴志远)

第八节 骨巨细胞瘤

骨巨细胞瘤(giant cell tumor of bone，GCT)以往被称为破骨细胞瘤(osteoclastomas)，是一种临床常见的具有侵袭性原发性骨肿瘤。骨巨细胞瘤组织来源不明，多数学者认为骨巨细胞瘤可能来源于非成骨性结缔组织或未分化的结缔组织细胞，肿瘤的主要成分为多核巨细胞和梭形间质细胞构成。骨巨细胞瘤的特点为局部破坏性大，生长活跃具有侵袭性。

1940 年，Jafie 和 Lichtenstein 首次明确骨巨细胞瘤概念，并将它们从其他骨肿瘤中分离出来。目前比较一致认为巨细胞瘤起源于骨髓支持组织的未分化细胞，瘤细胞主要为单核细胞，所谓巨细胞是由这些单核细胞融合而成。巨细胞瘤的临床病理变化较大，有复发、转移、恶变趋向，小部分肿瘤一开始即表现为恶性生物学行为，因此这是一类具特殊属性的肿瘤，不同于常见的良性或恶性肿瘤。

巨细胞瘤占原发性骨肿瘤的 4%～9.5%，国内达 13%～15%；占良性骨肿瘤 18.2%～20%；女性略多于男性。74%的患者发病年龄在 15～45 岁，30 岁为发病高峰。无论年龄大小，绝大多数巨细胞瘤发生在骨骺愈合的患者，仅有 1.7%发生于骨骺未愈合者。

【病理】病理上约 80%为良性，20%为恶性。在临床上它因生长方式和在病理检查中细胞分化程度的差异极大而有良、恶性之分，两者之间有一中间型。关于骨巨细胞瘤的瘤细胞来源一直存在争议，但在病理检查中，它以主要成分为基质瘤细胞及多核巨细胞为特征。巨细胞的出现可提示 GCT，但该表现缺乏特异性。多核巨细胞表现为破骨细胞基因表型，而单核细胞表现为骨母细胞表型。

肿瘤无包膜。切面似肉芽组织，质软易碎，内部可见纤维化、囊变、出血及含铁血黄素沉着。瘤组织内血管丰富，主要成分为单核瘤细胞，并含有多核巨细胞。根据瘤细胞的组织学特点，分成四级：Ⅰ～Ⅱ级为良性，Ⅲ级为良恶性之间，Ⅳ级为恶性。组织学分级常不能完全与临床、影像学表现相吻合，Ⅰ或Ⅱ级的巨细胞瘤在临床上偶然表现为恶性过程，甚至肺转移等；Ⅲ级以上肿瘤的病理、临床、影像相符率较高。最终诊断必须结合影像、临床、病理三个方面，尤其是现代影像工具更能精准估价其侵袭性，在诊断中地位也越来越突出。

【临床】年龄 20～30 岁为发病高峰，70%发生于 20～40 岁成年人，男性多见。发病部位对诊断 GCT 具有重要的意义。肿瘤好发于长骨骨端，尤以股骨下端最为多见，次为胫骨上端和桡骨下端，三处发病共占全部的 60%～70%，躯干和不规则骨亦有发生。一般为单发，偶有多发者。临床上良性者病程长，症状轻，有局部间歇隐痛及肿胀，约 1/4 患者无明显症状，由于病理性骨折而发现。生长活跃的骨巨细胞瘤约占 1/3，虽有慢性生长史，但多有肿瘤短期内生长加速的变化，随之疼痛进一步加剧，局部肿胀变形，出现增粗的静脉，关节活动受限。恶性骨巨细胞瘤生长迅速，局部剧痛，肿物局部静脉曲张，皮温高，位于脊柱者可出现脊神经或脊髓压迫症状，甚至截瘫，发生于骶骨的巨细胞瘤可有尿潴留。当疼痛性质改变，由间歇转为持续，要警惕恶变可能。

【影像学】

1. X 线表现　X 线平片是骨巨细胞瘤最具诊断价值的影像学检查手段。典型的巨细胞瘤可归纳为如下四个特征：① 地图样的溶骨性病变，边缘清楚，无硬化。病灶多为孤立单发，体积较大，46.7%～60%呈膨胀性生长，100%局部骨皮质变薄，骨皮质被冲破仅见于肿瘤较大并有侵袭性者。33%～50%的病灶周围伴有较小的软组织肿块，但 X 线平片显示率较低。11%～37%患者有病理性骨折，骨膜反应仅见于此等患者。多发病灶仅占 0.04%～1%，多位于手骨。14.5%的巨细胞瘤并发动脉瘤样骨囊肿。病灶呈多房或呈梁状，并非内部真正有分隔，而是不均匀生长的结果，形成周边部条纹状或明显增厚、粗糙的梁状骨嵴，甚至出现典型的“皂泡状”外观，发生率仅为 1/3 左右。② 病灶通常位于长骨的骨端，有毗邻关节下骨质扩展的趋向。84%～98%的病灶距关节骨皮质小于 1 cm，27%～46.7%穿透或侵蚀关节骨皮质。多数呈横向偏心生长，42%～93%位于骨端的偏侧。早期较小的病灶可完全位于干骺端，尤其是骨骺未愈合者。③ 股骨远端、胫骨近端及桡骨远端是最好发的部位。长管状骨的病灶表现典型，容易诊断。膝关节周围(股骨下端及胫骨上端)最常见，占 40%～50%；其次为桡骨远端，占 10%～12%；其他按发生率高低依次为肱骨近端、股骨近端、胫骨远端、骶骨、尺骨远端、腓骨近端、骨盆、手足短管状骨及椎体。手、足骨巨细胞瘤的特点是多发病灶比例高；脊柱发病累及骶骨椎体为主，体积通常巨大，广泛切除也容易复发。X 线平片显示中轴骨及不规则骨的病灶不尽理想。④ 青壮年发病。手、足骨及中轴骨发病者年龄相对轻于长管状骨发病患者。血管造影显示 65%的巨细胞瘤为富血管，25%为中等量血管，10%为少血管，血供多少与肿瘤的良、恶性关系不大。恶性巨细胞瘤可出现不成熟的肿瘤血管、肿瘤湖、动脉中断、毛细血管丛增生、动静脉瘘等表现。

良性骨巨细胞瘤典型 X 线表现为骨端偏心性、囊状溶骨性破坏。肿瘤长大时呈膨胀性破坏，并呈“皂泡样”改变。病灶多为单发，骨壳完整光滑或部分骨壳中断。破坏区侵犯至骨性关节面下，周围骨皮质变薄。肿瘤破坏周围骨质，无明显反应性骨硬化边，对定性诊断颇有价值。但要特别注意良性骨巨细胞瘤的边缘都有或多或不明显的筛孔征。

中间型骨巨细胞瘤除具有良性骨巨细胞瘤征象外，要注意下列征象：① 肿瘤生长较快，骨壳局部膨出。② 肿瘤侵及骨皮质或骨壳外，形成软组织肿块，在肿块表面再次形成骨壳，呈双壳征。③ 容易侵犯关节，骨性关节面被破坏或关节间隙增宽，关节内可见软组织肿块。

恶性骨巨细胞瘤有两种表现：一种是良性骨巨细胞瘤晚期恶变，表现为局部软组织生长迅速并形成软组织肿块，最易侵犯关节；另一种是原发恶性骨巨细胞瘤或称为骨巨细胞肉瘤，表现为弥漫浸润性骨破坏，无骨膨胀性改变，肿瘤突破骨皮质，环绕骨于形成梭形软组织肿块。已失去骨巨细胞瘤的常见征象，呈恶性骨肿瘤表现，尤易侵犯关节。儿童恶性骨巨细胞瘤可发生于干骺端，并可突破骺板软骨侵及骨骺。

发生于骨干的中间型或恶性骨巨细胞瘤少见。

典型的骨巨细胞瘤 X 线不难诊断，但对骨髓内、骨皮质及关节、软组织侵犯情况不易做出准确判断，对显示中轴骨及不规则骨的病灶也存在很大限度(图 16-8-1，图 16-8-2)。

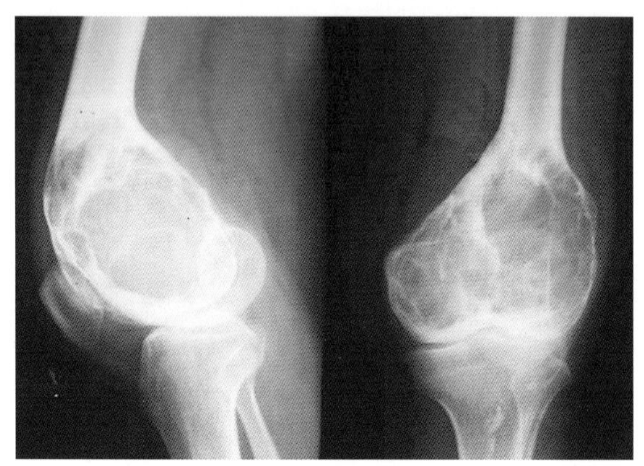

图 16-8-1 左侧股骨下端骨巨细胞瘤。股骨下端骨质膨胀性破坏，并呈“皂泡样”改变。

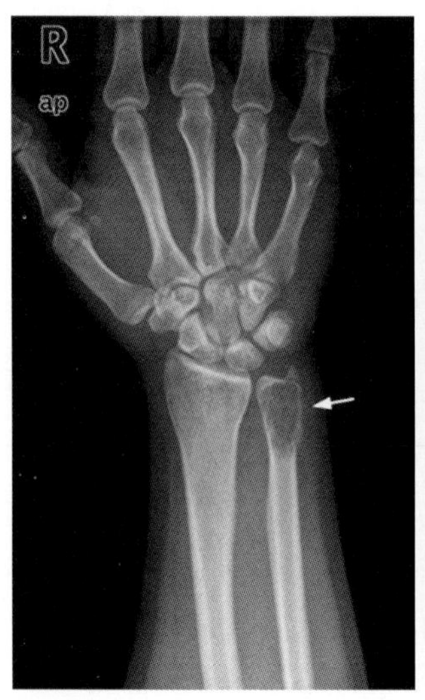

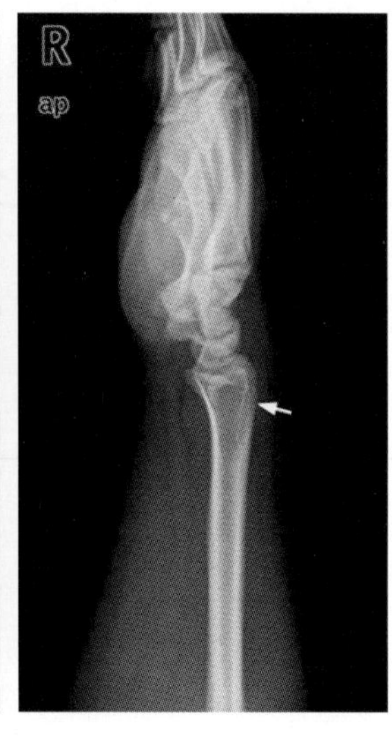

图 16-8-2 右尺骨远端骨巨细胞瘤(箭)。平片示尺骨远端卵圆形低密度区，边界清晰，略呈膨胀性生长，外围骨皮质变薄、松散。

2. CT 表现　CT 扫描克服了 X 线片前后重叠的缺点，有利于观察肿瘤向骨外侵犯和侵入关节的情况，尤其是骨巨细胞瘤术后复发或恶变，CT 具有可摄横断面及密度高对比的优点。① 溶骨性破坏的膨胀程度，描述不均匀生长引起的多房样改变及边缘部梁状假分隔特征。② 骨皮质或包壳变薄、冲破、骨膜反应及其伴随的软组织肿块。有报道，CT 发现骨膜反应高达 30%以上，与病理性骨折或骨皮质穿破有关。③ 瘤体内缺少钙化或骨化，如有钙化或骨化，则排除巨细胞瘤。④ X 线平片上无明显硬化缘是其特征之一，但 CT 上显示边缘部分硬化可高达 20%，多见于膝关节周围长骨的病灶。⑤ 特殊部位的肿瘤及其与血管、神经的关系，如骶骨巨细胞瘤 CT 片优于 X 线平片。⑥ 增强扫描可反映病灶内血供，显示液化、坏死区。

3. MRI 表现　巨细胞瘤的 MRI 诊断必须结合 X 线平片，与 X 线平片及 CT 片相比，MRI 图像的优势主要在于显示肿瘤周围的软组织，与周围神经、血管的关系，关节软骨下骨质穿破，关节腔的受累，骨髓组织的侵犯，治疗后有无复发等。这些信息对于肿瘤的范围、分期及鉴别诊断具重要参考意义。MRI 显示骨质破坏、骨皮质或骨壳改变的敏感性虽接近 X 线平片及 CT 片，但不如后者直观。

多数巨细胞瘤在 MRI 图像上边界清楚，少数病灶边缘有低信号的环圈，相当于轻度的硬化边缘。瘤体信号无明显特征性。在 T1 加权像上多数呈均匀的低信号或中等信号，如出现明显高信号区，提示亚急性出血(高铁血红蛋白)。在 T2 加权像上常信号不均，呈低、中等或高信号混杂，正常的瘤组织一般呈相对高信号，陈旧出血形成明显高信号的囊变区，含铁血黄素沉着则为低信号；有报道，后者的发生率高达 63%，与瘤细胞及外渗红细胞的吞噬功能有关，在不典型年龄、部位出现这种表现对巨细胞瘤的诊断有提示性意义(图 16-8-3～图 16-8-6)。

病灶穿破骨皮质在 T2 加权像上显示最好，表现为低信号的骨皮质被相对高信号的瘤组织取代，同时可侵及周围软组织形成肿块。MRI 的敏感性及特异性分别为 92%及 99%。对侵犯血管的敏感性及特异性分别为 92%及 98%，明显高于 CT 及血管造影(图 16-8-7)。当关节下骨皮质中断或破坏、累及或穿破关节软骨时，可出现关节腔积液等征象，MRI 估价关节受侵的假阳性高于假阴性，有怀疑时通常表示关节无受累。

病灶在 Gd-DTPA 增强后的表现也多变，取决于病灶的血供，可呈轻度强化到明显不规则强化等

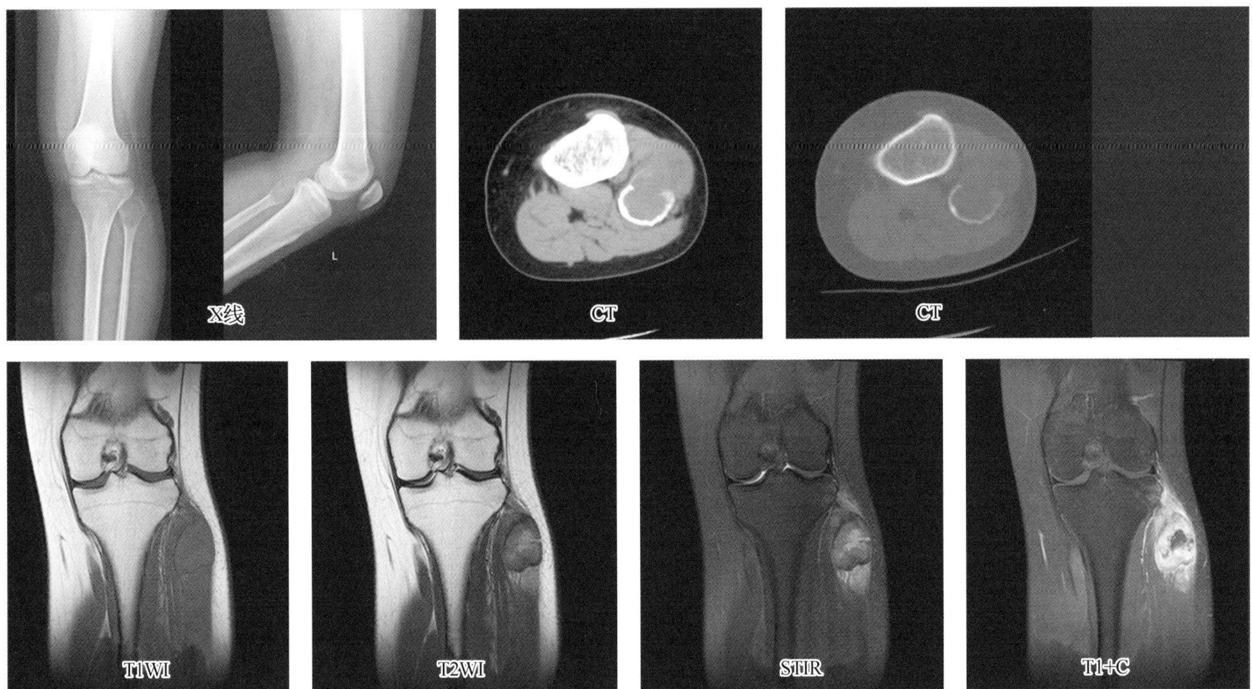

图 16-8-3 左腓骨小头骨巨细胞瘤。X线示腓骨小头膨胀性骨质破坏，骨质密度减低。CT示骨皮质膨胀，密度减低，局部软组织肿胀。MRI示腓骨小头异常信号影，T1WI呈低等信号，T2WI呈中低信号，脂肪抑制后呈高信号，增强后骨头、软组织内肿块明显强化。

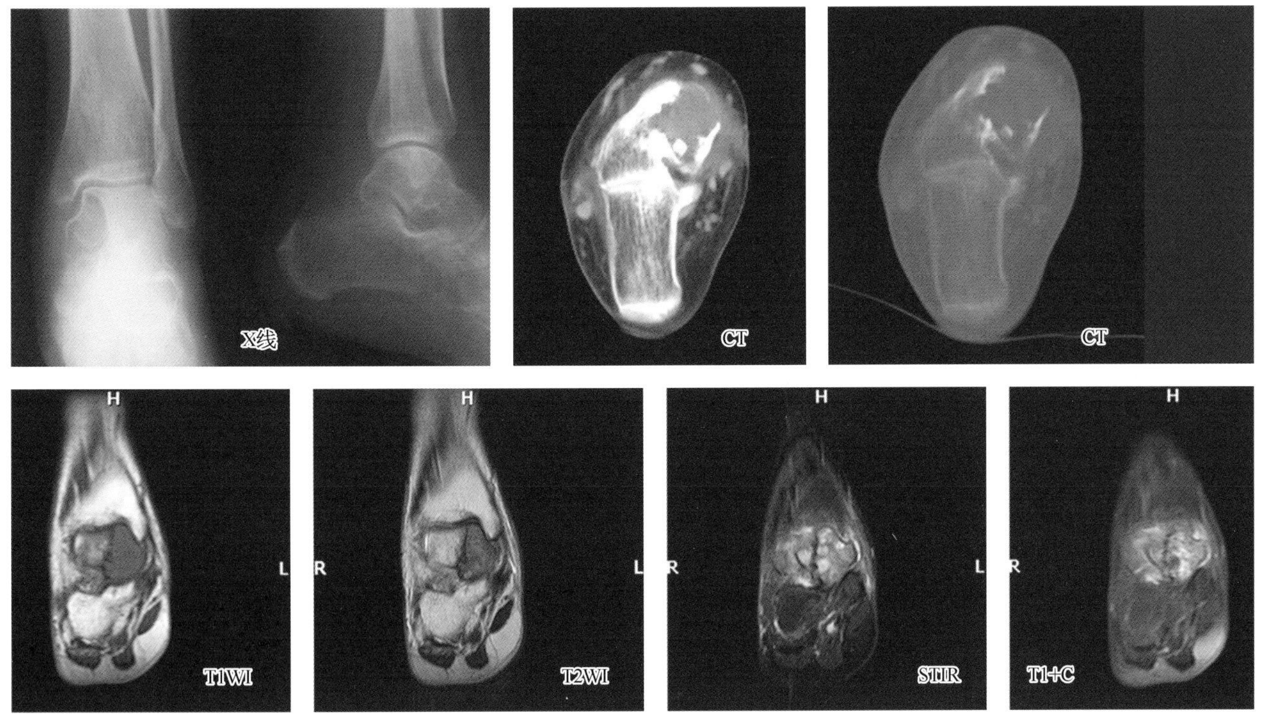

图 16-8-4 右距骨骨巨细胞瘤。X线示距骨局部骨密度减低。CT示骨质膨胀透亮区，骨包壳不完整，内前侧软组织轻度肿胀。MRI示内侧缘类圆形异常信号影，T1WI呈低信号，T2WI、STIR呈等高混杂信号，增强后明显强化。

形式，动态扫描甚至可出现“快进快出”强化。在强化瘤组织对比下，出血坏死区显示更清楚。

【肿瘤分期】恶性巨细胞瘤或恶性变占5%～15%，其中70%为继发性恶性肿瘤，多数认为与放射治疗有关，在原病灶处出现纤维肉瘤、骨肉瘤及纤维组织细胞瘤等；其余30%开始即为恶性，也有手术治疗(无放射治疗)后复发、恶变所致。X线检查鉴别良、恶性有一定困难，当显示有较明显的软

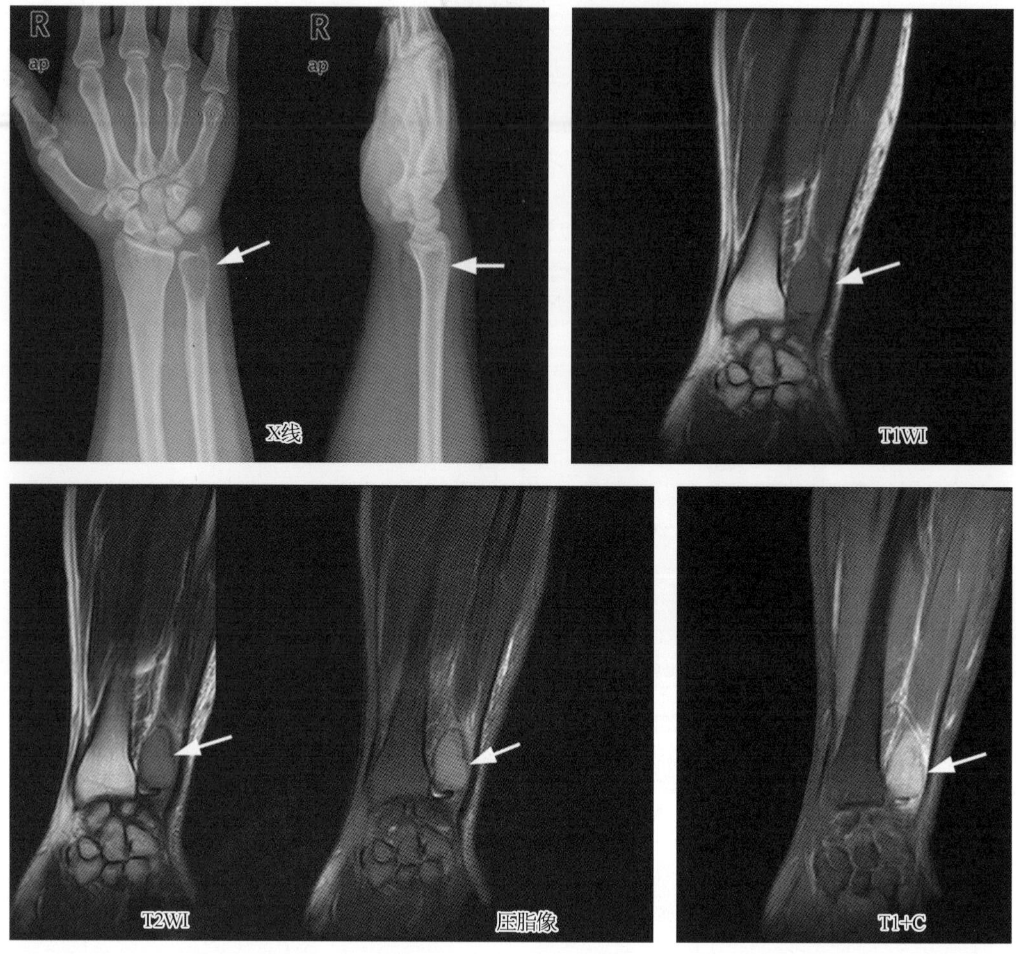

图 16-8-5 右尺骨骨巨细胞瘤(箭)。X线示尺骨远端卵圆形低密度区,略呈膨胀性,外围骨皮质变薄、松散。MRI示尺骨远端异常信号灶,T1WI呈等低信号,T2WI呈等高信号,STIR为高信号,周围见片状水肿信号,增强后呈明显强化。

组织肿块、广泛骨质破坏、与正常骨界面不清、虫蚀状外观、肿瘤突然生长迅速,骨膜增生显著甚至出现Codman三角型骨膜、放射治疗区再次出现骨质破坏等征象时,应考虑恶性可能。

肺部转移瘤多见于侵袭性较强的巨细胞瘤,局部复发者的肺转移率为1%～6%,但良性巨细胞瘤的肺转移率也有1%～3.5%。肺内转移灶可发生在原发病灶发现后的10年内,平均为3.5年。转移灶倍增时间为186～465天,明显长于其他恶性肺转移瘤的倍增时间(多数小于100天)。

手术切除后长期生存率明显高于其他恶性肺转移。转移灶呈多发结节状,在X线片上与其他转移瘤无明显区别,只有当结节边缘出现纤维化甚至完全成熟的骨松质时,表现为高密度钙化晕环,才是相对特征性的表现。

尽管大多数巨细胞瘤是良性的,但复发率甚高。巨细胞瘤的分期不同于一般恶性肿瘤的分期,组织学除了确定罕见的恶性细胞外,分级并非能完全预测最终的生物学行为;单纯的X线表现也与手术治疗后的复发不太一致。

Enneking结合临床表现、X线检查及病理,提出了一个比较全面反映巨细胞瘤特点的分期方法。

1. Ⅰ期　临床无症状,X线片显示肿瘤边缘清楚、无侵袭性,良性组织学。

2. Ⅱ期　有症状,瘤体膨胀,患骨骨皮质可有不规则,但仍局限于骨包壳内,无远处转移,良性组织学特点。

3. Ⅲ期　有症状,快速侵袭性生长(虫蚀状骨质破坏、骨皮质外扩展形成软组织块、软骨下骨质穿破甚至明显关节受累、伴或不伴骨膜反应、可出现远处肺转移),良性组织学特征。

据统计,70%～80%的巨细胞瘤是Ⅱ期,Ⅰ期及Ⅲ期分别为10%和15%。这种分期方法能有效预测肿瘤的预后,677例的分期结果与以后复发率有明显相关,Ⅰ、Ⅱ、Ⅲ期的复发率分别为7%、26%、41%。

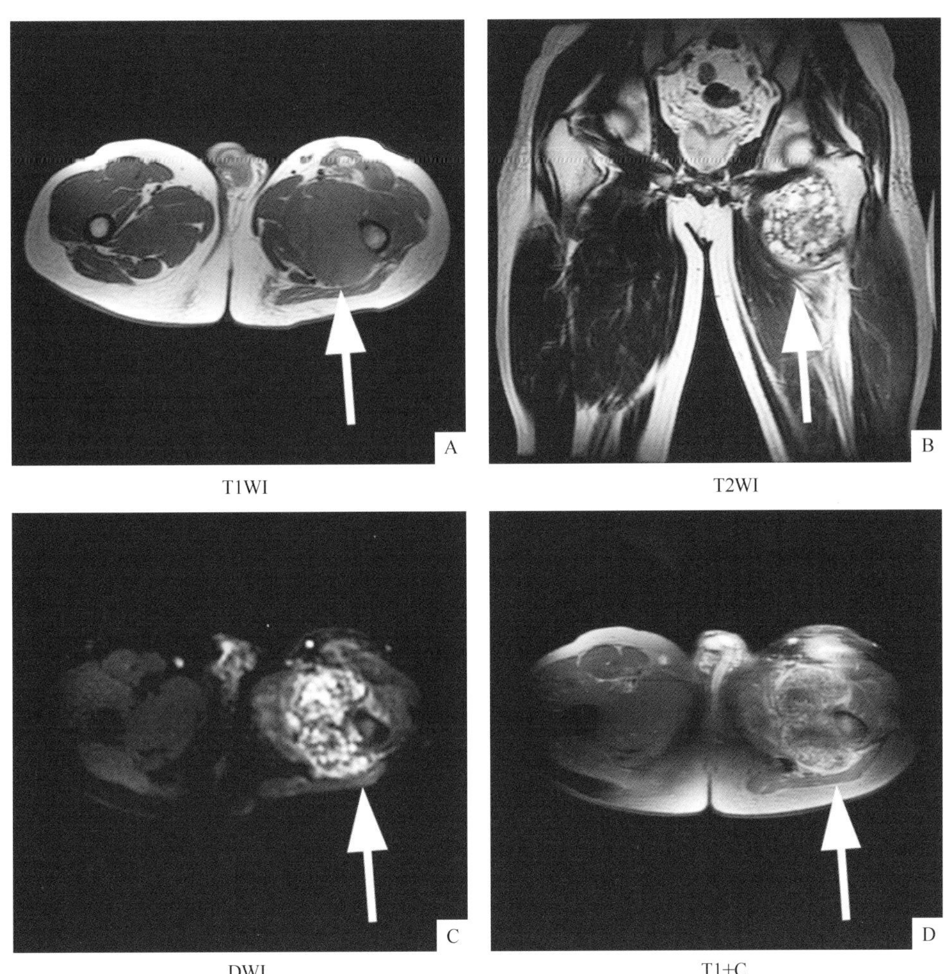

图 16-8-6 左股骨上段骨巨细胞瘤(箭)。MRI 示左侧股骨上段内侧片状异常信号影，T1WI(A)呈低信号，T2WI(B)、DWI(C)呈不均匀等高信号，周围软组织及股骨上段骨髓水肿。增强后(D)呈边缘强化，强化不均匀，内见片状未强化液性区域。

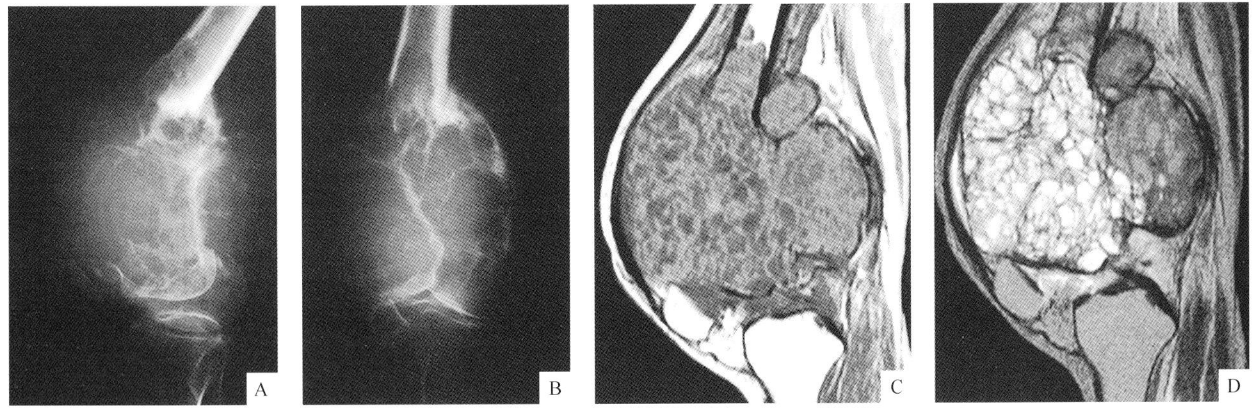

图 16-8-7 右股骨下端恶性巨细胞瘤。A. 侧位 X 线平片：广泛膨胀性骨质破坏，并呈多房状，骨皮质破坏，周围有明显软组织肿块。B. 正位 X 线平片：多囊状膨胀性骨破坏，周边似有骨包壳存在。C. 矢状面 T1 加权像：病灶范围较 X 线平片更大，呈低及中等混杂信号的肿块，广泛侵犯周围神经、肌肉及血管。D. 矢状面 T2 加权像：蜂房状高信号，后部软组织块呈相对高信号，骨皮质破坏中断。

【鉴别诊断】 大多数巨细胞瘤根据发病年龄、部位 X 线表现可做出诊断和鉴别诊断，CT 和 MRI 能进一步估价其侵袭性，提高鉴别诊断的能力。少见部位和不典型病灶的鉴别相对困难。

1. 纤维源性骨肉瘤及恶性纤维组织细胞瘤 可发生于膝关节周围的长骨干骺端及骨端，缺少典型骨肉瘤的骨化或钙化，偏心生长，边界部分清楚且无明显硬化，扩展至关节下骨质。其发病年龄也相似于巨细胞瘤，有时与后者的鉴别确有一定困难。但前者，CT 和 MRI 通常能显示一定程度的骨皮质不规则、破坏中断、周围软组织肿块。

2. 棕色瘤　为甲状旁腺功能亢进所致的局部骨质缺损，多见于 30～50 岁的女性，好发于颌骨及长骨骨干，伴随的异常 X 线表现有指骨骨膜下吸收、普遍的骨质疏松等，血生化检查有典型的血钙升高及血磷降低，这些表现可资鉴别。

3. 软骨母细胞瘤　膝关节周围的病灶也可表现边界较清、溶骨性破坏，年龄相似，但内部的钙化及边缘硬化可帮助鉴别。此病在髌骨的发病率是巨细胞瘤的 2 倍。

4. 软骨黏液纤维瘤　也可发生于膝关节周围长骨及相似的年龄段，但发病率更低，囊状、硬化边缘、偏向干骺端部位，一般能区别。少数边缘轻微硬化的不典型病灶鉴别困难。

5. 动脉瘤样骨囊肿　无明显膨胀、向关节骨皮质方向扩展的病灶与巨细胞瘤相似，且两者并发概率较高。CT 片和 MRI 图像仅显示囊样的液一液平面征象，倾向于前者；如实体肿瘤内出现这种表现，最多见的是巨细胞瘤并发动脉瘤样骨囊肿。

6. 脊索瘤　脊索瘤可发生于相似部位及年龄段。巨细胞瘤多位于上部骶椎的偏心、囊壳状膨胀性溶骨破坏，可有轻度硬化边，多无软组织肿块；脊索瘤多位于骶尾中央，溶骨破坏，无新骨反应，内有钙化条点，伴软组织肿块。

（陆　勇　丁晓毅　陈克敏　汤榕彪　吴志远）

第九节　脂肪源性肿瘤

一、骨脂肪瘤

骨脂肪瘤(lipoma of bone)为起源于髓腔、皮质或骨表面等部位脂肪细胞的良性肿瘤。依据伴有其他不同的间叶成分可分为纤维脂肪瘤、肌脂肪瘤、血管脂肪瘤等。骨脂肪瘤依发生部位可分为骨内脂肪瘤和骨旁脂肪瘤。骨脂肪瘤以成人多见，以 30～50 岁多见，男女发病相近。肿瘤多位于四肢长骨，好发于胫腓骨的干骺端，下肢多于上肢。

【病因与病理】大体病理所见为分叶状黄色或黄白色脂肪组织，有薄而完整包膜，部分病例可见脂肪坏死形成的囊腔。标本内可有少量骨组织，亦可不同程度的钙化。镜下主要由大量成熟脂肪细胞组成，呈分叶状排列，未见造血细胞，其间可见少量纤维结缔组织和骨小梁。

骨旁脂肪瘤有完整的包膜，基底较宽，呈分叶状，内可有骨化形成，脂肪细胞可浸润到骨膜内。部分病变可见岛状透明软骨，位于基底部或散在分布。

【临床】一般没有症状，随病变进展，可有局部疼痛和肿胀，有时伴有压痛，部分患者可触及或可见到包块。病理性骨折少见。发生于跟骨者，行走时足跟部有明显疼痛。

【影像学】

1. X 线表现　本病根据脂肪瘤在骨内的位置可分为骨内型、皮质型和骨旁型，在影像学上有一定的特征性。病变好发于长骨干骺端，股骨好发于粗隆线处或粗隆线上股骨颈，跟骨几乎均发生于三角区。表现为境界清楚的透亮低密度影，周围见薄的硬化边。肿瘤中心可伴有钙化和骨化，代表脂肪组织的坏死。可出现骨膜增厚或骨膜反应。有无膨胀性改变取决于病变发生的部位，细长骨如腓骨和肋骨几乎均有膨胀，宽大的长骨膨胀不明显，可仅表现为骨皮质变薄。脂肪瘤可通过组织化生而发生骨化，呈条状或放射状与骨壁相连，又称骨化性脂肪瘤。

2. CT 表现　肿瘤在 CT 检查中有特征性表现，病灶大部分呈与皮下脂肪相似密度，CT 值-100 HU左右，病变内可有钙化、骨化和软骨影(图 16-9-1)。

3. MRI 表现　在 T1 和 T2 加权像，脂肪均呈高信号，脂肪抑制像肿瘤信号可被抑制。中心钙化和骨化呈低信号，信号改变强度类似于皮下脂肪，较为特征(图 16-9-2，图 16-9-3)。

CT 和 MRI 检查有特征性脂肪密度和信号，可与其他囊性病变相鉴别。

【鉴别诊断】

1. 骨囊肿　骨内脂肪瘤一般并无骨囊肿所见膨胀现象，病变的部位和发病年龄也与单纯性骨囊肿不同。骨囊肿为水样密度，而骨内脂肪瘤呈低于－80 HU脂肪样密度。骨囊肿内无钙化，而骨内脂肪瘤大多伴有钙化。

2. 骨巨细胞瘤　少数骨内脂肪瘤在病变中有粗细不等的骨嵴，但不会呈现“皂泡样”表现。

3. 非骨化性纤维瘤　该病好发于儿童和青少年，以下肢长管状骨为多见，但大多呈偏心性生长，边缘具有较厚的硬化带。

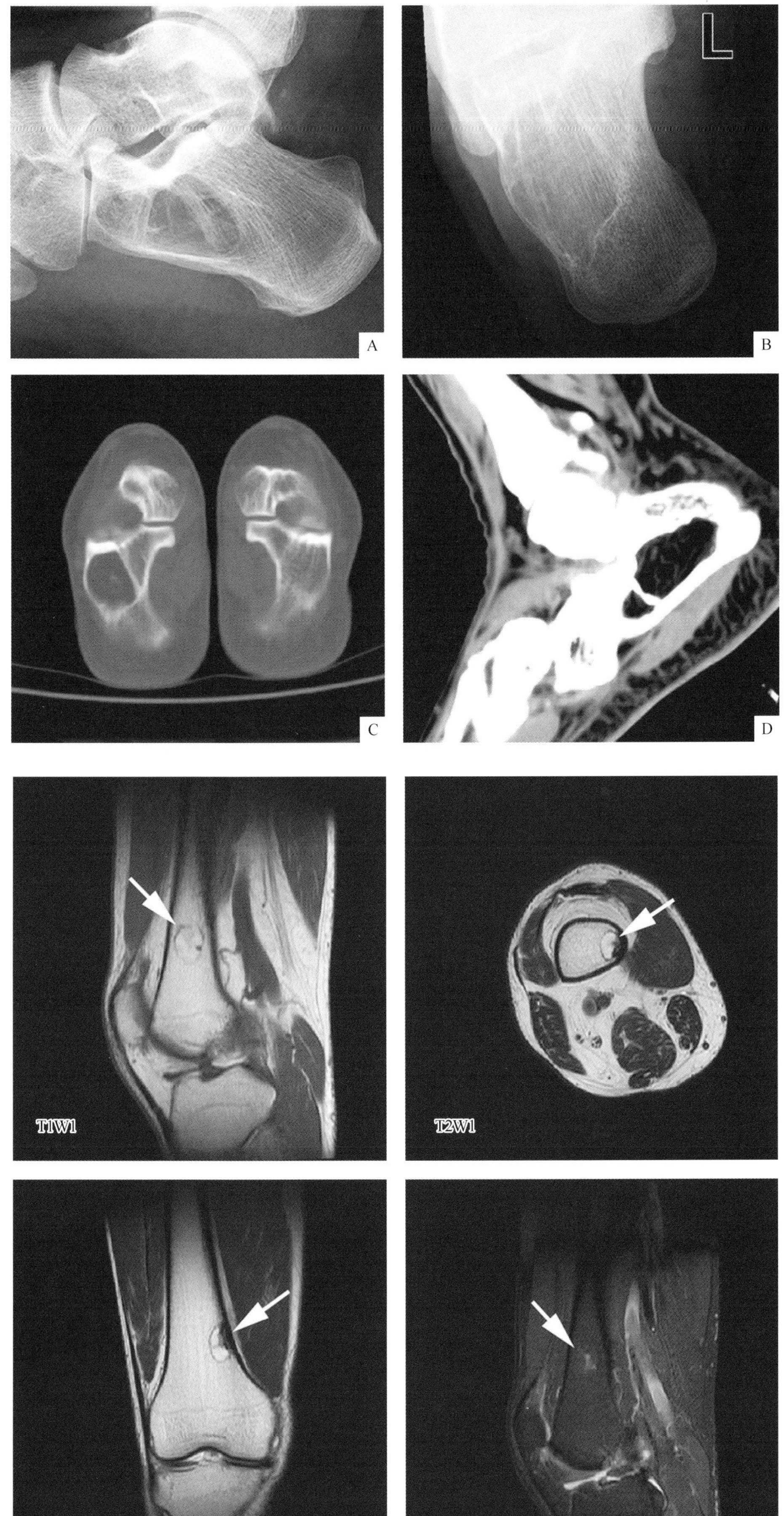

图 16－9－1 左跟骨脂肪瘤。A、B. X线正侧位示跟骨前下部椭圆形密度不均匀减低区。C、D. CT示跟骨内脂肪密度影，内部散在残留骨小梁影。

图 16－9－2 右股骨下端脂肪瘤（箭）。MRI示软骨下骨内斑片状异常信号灶，T1WI呈高信号，T2WI呈高信号，STIR大部分信号可抑制。

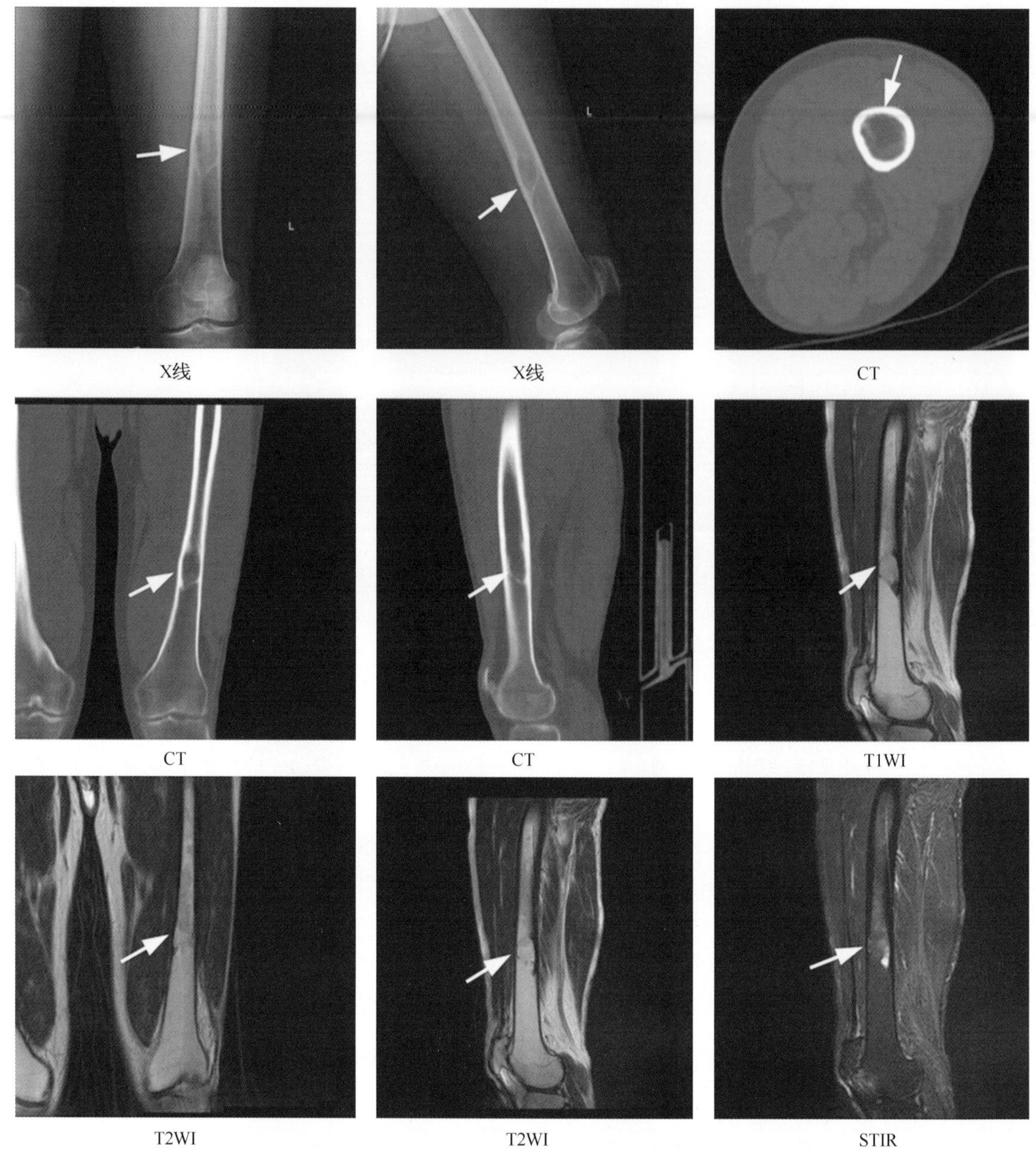

图 16-9-3 左股骨中下段脂肪瘤(箭)。X线示局部骨密度不均匀,可见椭圆形囊状透亮影,周边增生硬化。CT示脂肪密度影。MRI示股骨中下段片状异常信号影,T1WI及T2WI呈等高混杂信号,STIR信号大部被抑制。

4. *骨梗死* 若脂肪性骨髓发生坏死,形如髓内骨梗死,但骨梗死的坏死组织伴有特征性的纤维组织环,与具有活力的骨组织分开。

5. *骨软骨瘤* 由纤维组织包膜、软骨帽和骨性基底构成。病变多发生在青少年的干骺端,其基底可为细长呈蒂状,也可为宽广的基底,软组织内并无肿块。而骨旁脂肪瘤的骨突起发生于骨干,周围有低密度的脂肪包绕。

二、骨脂肪肉瘤

骨脂肪肉瘤(liposarcoma of bone)为起源于骨髓内脂肪组织的原发性恶性骨肿瘤,非常罕见。可发生于各年龄组,多见于40～60岁,男∶女约为1.35∶1。据WHO统计,骨内脂肪肉瘤占原发骨肿瘤0.04%,占恶性骨肿瘤的0.08%。可单发也可多发,单发以四肢长骨多见,股骨发病最多,胫骨次之。

【病因与病理】肉眼呈结节状,无包膜或包膜不完整,浸润性生长,呈黏液样或苍白实质性,鱼肉状。分化好的呈淡黄色,体积大的常继发性出血、坏死、囊变。镜下一般分为:① 黏液瘤型:分化良好时似黏液瘤,含有较成熟的脂肪细胞,胞质内含有脂肪颗粒，核无明显间变，分裂象极少。② 脂肪瘤型：瘤细胞似脂肪细胞，但核较大，有轻度异型性。③ 低分化型：瘤细胞呈多角形，细胞界限尚清，胞质中等，有较多含类脂的细小空泡，核圆形或椭圆形大小形态不一致，染色较深，分裂象多见。④ 未分化型：细胞形态多种多样，有圆形、椭圆形或梭形，间变明显。胞质内有脂肪空泡。细胞核较大，形态不规则，可见多核巨细胞。

【临床】主要症状是患处疼痛和肿胀，可有局部压痛或叩痛。肿瘤侵犯软组织后，形成边界不清肿块，触之质硬，表面凹凸不平，表面皮肤可见静脉怒张。恶性程度高者，易发现肺或别处骨转移。

【影像学】

1. X线表现　肿瘤发生于长骨干骺端，很少侵犯骨端，偶可发生于骨干。肿瘤多呈偏心性溶骨性破坏，破坏区内密度较低，提示内部有较多的脂肪成分，此征象对诊断有一定意义。病变穿破骨皮质侵入软组织形成肿块，其内可见残存骨小梁和散在点状钙化。病变边缘模糊，周围可见硬化，骨膜反应少见。

2. CT表现　肿瘤常呈不均匀低密度，CT值一般在−70～140 HU，增强扫描肿块内脂肪成分无强化，其余成分可有轻度强化。

3. MRI表现　骨脂肪肉瘤MRI信号复杂，根据肿瘤成分的不同，信号强度变化较大。多数在T1和T2加权像上呈高信号，其内夹杂等信号。脂肪抑制像肿瘤信号减低，边界欠清，但有散在分布的结节和分隔。MR增强后信号均匀性与肿瘤恶性程度密切相关，分化良好信号较均匀，分化较差的脂肪肉瘤如黏液性、圆细胞性和多形性脂肪肉瘤，信号均匀度差，病变中有分隔。肿瘤内含有黏液基质，瘤巨细胞及纤细的毛细血管，常伴出血和坏死，在T1上呈低-中等信号，T2上呈分叶状高信号，STIR呈高信号。

【鉴别诊断】

1. 骨肉瘤　好发于青春期，以10～30岁多见，常见于长骨干骨骺端。很少呈纯溶骨性破坏，多有不同程度和不同形态的骨膜反应，而骨脂肪肉瘤一般很少有骨膜反应。骨肉瘤瘤骨可呈象牙质状密度很高，棉絮状密度不高但边缘模糊，而脂肪肉瘤的钙化常粗大无定形，可呈树枝状钙化，与瘤骨表现不同。

2. 恶性淋巴瘤　两者的X线表现可类似，但临床表现不同。恶性淋巴瘤常伴有淋巴结肿大、发热和骨内病变处疼痛。脂肪肉瘤较少出现全身症状。

3. 恶性纤维组织细胞瘤　可发生于全身任何骨骼，以长骨干骨骺端最多见。肿瘤以纯溶骨性骨质破坏为主，MR显示典型病灶内线样低信号纤维影。

4. 脂肪瘤　与脂肪肉瘤含有肌肉纤维的间隔样结构不同，脂肪瘤内的间隔是纤维性包膜。两者在MRI上不同信号特点，有助于鉴别脂肪肉瘤与脂肪瘤。

（陆　勇　丁晓毅　陈克敏　汤榕彪　吴志远）

第十节　肌源性肿瘤

一、平滑肌瘤

四肢软组织的平滑肌瘤(leiomyoma)主要发生于皮肤和皮下组织的平滑肌，如血管平滑肌、立毛肌、汗腺周围的平滑肌等。单发为多，少数多发。发病可能与遗传有关。好发于30岁以上的成年男性，临床上常有明显的发作性疼痛和压痛。

病理上，肿瘤常为圆形或卵圆形的实性结节，直径1～2 cm，质硬，有完整的包膜。镜下瘤细胞梭形，有丰富的嗜酸性胞质，核呈椭圆形；瘤组织由分化较好的平滑肌细胞呈编织状分布。位于表浅的平滑肌瘤，体积小，临床触诊满意，通常无须进行MRI或CT检查。位于深部者可行MRI或CT检查，均表现为均质性良好、边界清楚的软组织肿块，呈良性影像学征象。

二、平滑肌肉瘤

平滑肌肉瘤(leiomyosarcoma)是一种光滑肌肉细胞的恶性肿瘤，发生在子宫和胃肠道占优，平滑肌肉瘤起源于骨是极少见的，只有排除原发性恶性肿瘤在骨外部位，肿瘤大部分在骨内，显示特征性组织学特点才能确定诊断。在这种情况下，一般认为骨平滑肌肉瘤由以前存在光滑的肌肉细胞而产生的，因为骨是一种光滑肌肉细胞，这些细胞存在于骨内的血管内，认为是肿瘤起源点，两者相关可以在于成纤维细胞和光滑的肌肉细胞，一种中间细胞形式成肌纤维细胞可以发生为平滑肌肉瘤。

【病理】病理上，肿瘤直径大多在5 cm以上，呈浸润性生长，成圆形或分叶状包块，部分有假包膜和残存的纤维包膜，切面呈鱼肉状，偶见出血和坏死，体积大者可有液化和囊性变。大体表现：肿瘤大小不一，范围常在3～12 cm，切面呈灰白色或暗红色。质硬或脆，呈鱼肉状。镜下表现：该肿瘤含有丰富的梭形细胞，在纤维细胞质内残存中心细胞核，其细胞质呈红色。有些肿瘤细胞有明显的核旁空泡，在丰富的糖原中，多核性肿瘤细胞伴奇异和丰富的核仁。

【临床】临床表现以疼痛为主，一般不剧烈仅为隐痛或酸痛。少数病例无痛，体检扪及较硬的肿块，有轻压痛。局部肿胀明显者，皮肤发亮，皮温增高，有静脉怒张。发生在大静脉壁的平滑肌肉瘤，常向血管腔内生长，并易转移至肺。实验室检查碱性磷酸酶增高。

【影像学】根据其浸润性边界、瘤实质内容易出现大的坏死和出血，做出良恶性鉴别不难。

1. X线表现

(1) 骨破坏：在长管状骨的干骺端或骨干发生溶骨性破坏，其形态呈椭圆形或不规则，边缘模糊。骨皮质膨胀变薄甚至部分缺损。

(2) 骨膜反应：多数病例无骨膜反应。少数病例除骨质破坏也出现骨膜反应，甚至出现放射状骨针或 Codman 三角。

(3) 软组织：肿瘤可突破骨皮质侵入软组织，形成不规则肿块，内有瘤骨形成。

表现周边环形硬化带，夹杂小斑点状或条纹状钙化影，此为骨梗死征象，这是骨平滑肌肉瘤的一个值得重视的征象。

2. CT表现 CT显示骨皮质和骨质破坏较常规X线敏感，显示骨破坏范围更清楚，对瘤骨显示更敏感，但该肿瘤缺乏特征性征象。

3. MR表现 平滑肌肉瘤在T1WI呈低信号，边界呈环形更低信号，病灶在T2WI和STIR呈高信号，病灶边界呈环状低信号，病灶内可见散在小斑点状和条纹状低信号(图16-10-1～图16-10-3)。

三、横纹肌源性肿瘤

来源于横纹肌的肿瘤有两种，即横纹肌瘤

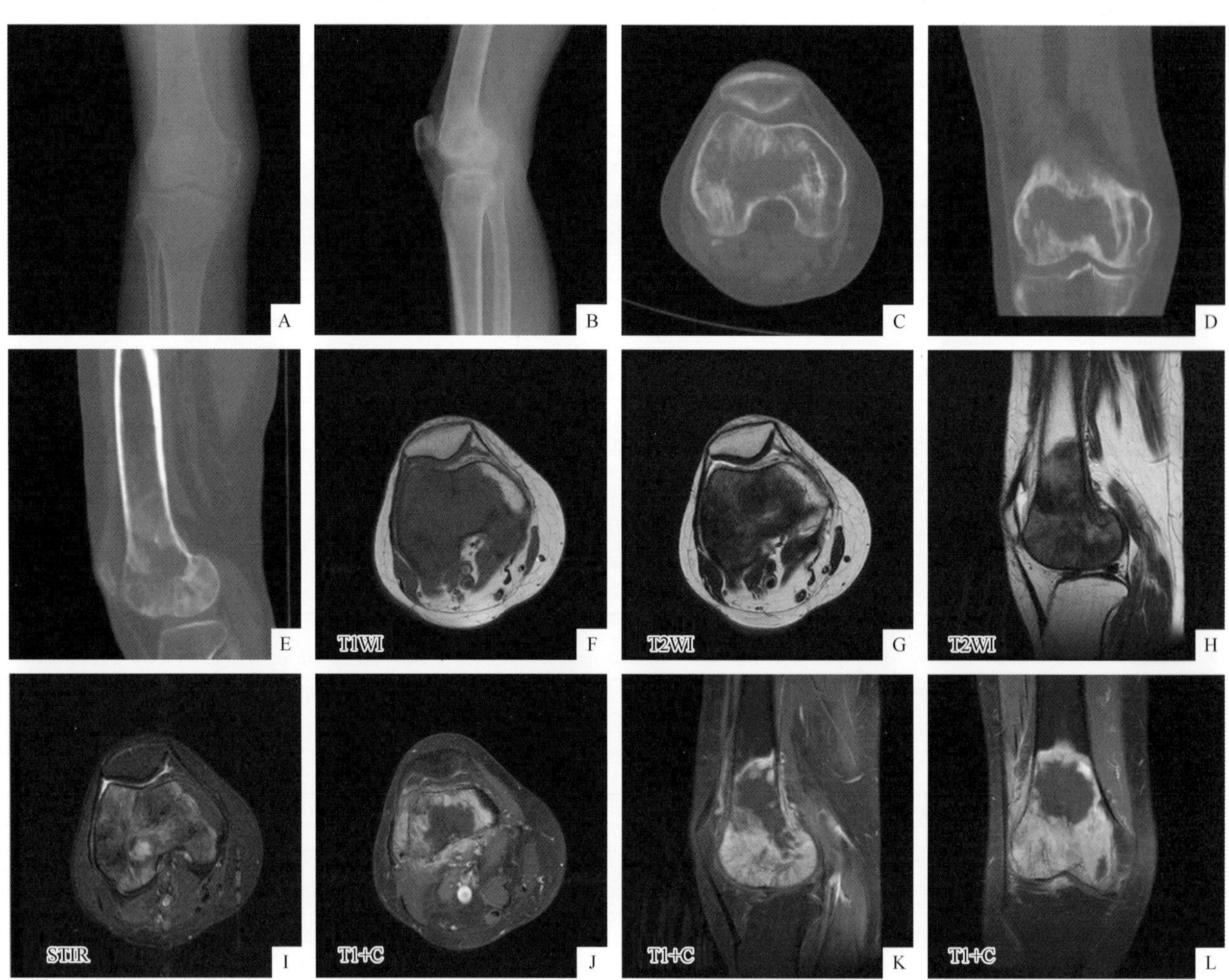

图16-10-1 右股骨下端平滑肌肉瘤。X线(A、B)示股骨下端局部骨密度稍不均，骨小梁模糊。CT(C～E)示虫蚀样骨质破坏，边缘不规整。MRI示远端异常信号影，T1WI呈中等信号为主夹杂片状低信号，T2WI呈高低混杂信号，STIR未见抑制，部分骨皮质中断，周围软组织受侵犯，增强后病灶显著强化。

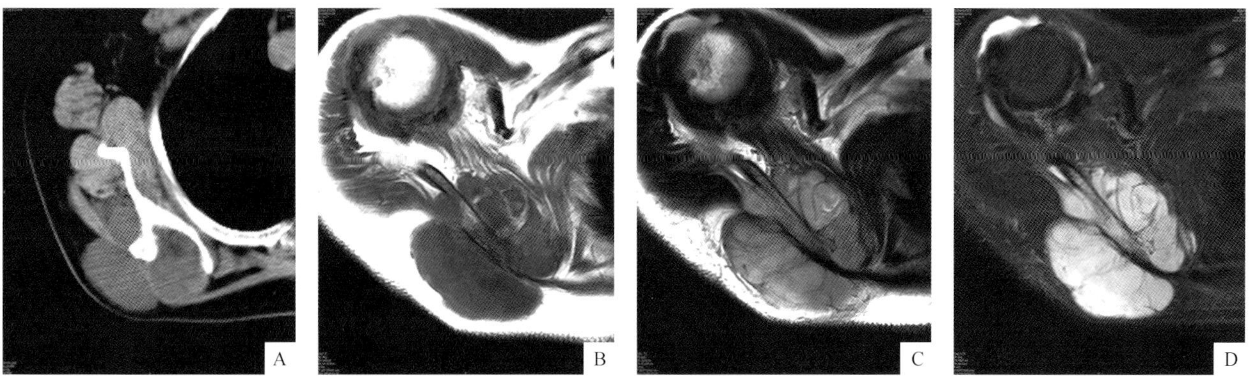

图 16-10-2 骨平滑肌肉瘤。A. CT：右肩胛骨边缘毛糙，周围显示分叶状肿块。B. 冠横断面 T1 加权像：病灶呈菜花状低信号。C、D. 横断面 T2WI 及 STIR 像：病灶呈菜花状高信号。

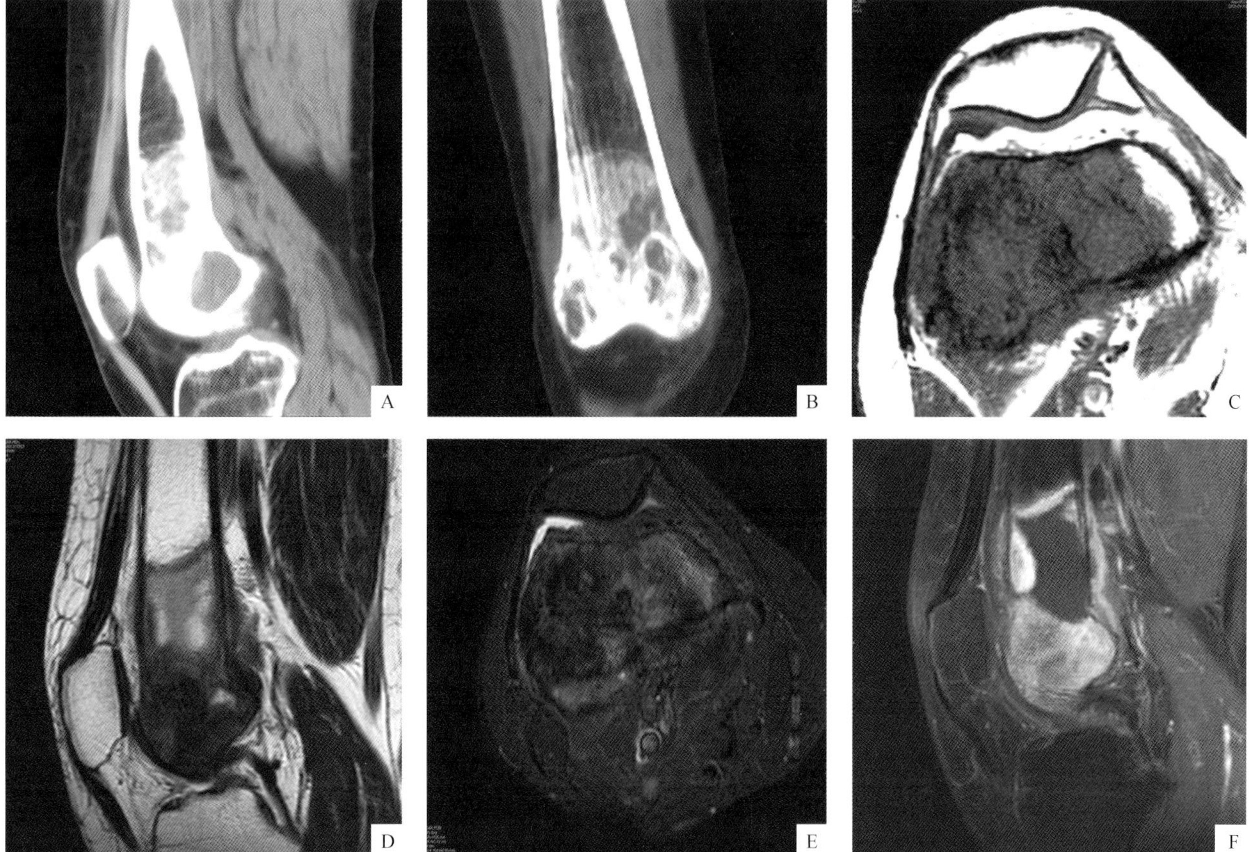

图 16-10-3 骨平滑肌肉瘤。A、B. CT 重建像：右股骨下端骨髓腔内见斑片高密度影。C. 横断面 T1 加权像：在低信号病灶中可见散在更低信号，骨皮质破坏，且见软组织块影。D. 矢状面 T2 加权像；右股骨下端骨髓腔内见斑片低信号影，骨皮质破坏，且见软组织块影。E. 横断面 STIR 像：在低信号病灶中可见散在更高信号，骨皮质破坏，且见软组织块影。F. 矢状面 MR 增加像；病灶及软组织块呈高信号，且见骨皮质破坏。

(rhabdomyoma)和横纹肌肉瘤(rhabdomyosarcoma)，前者主要发生在舌、喉、咽、颈部，发生在四肢和躯干很少见，故本节主要讨论后一病变。

横纹肌肉瘤起源于成横纹肌细胞或向横纹肌分化的原始间叶细胞，是儿童常见的恶性肿瘤，几乎占所有软组织肿瘤的 20%。男性较女性多见。少发生于成人。身体的任何地方都可发病，头颈部最多，上下肢是好发部位，肢体的远端如手足比近侧端发生率高，后腹膜如腰肌亦可发生。四肢发生率约占 14%，最多见于软组织的横纹肌肉瘤。

组织学观察分为三型：胚胎型，出生至 8 岁；腺泡型，10～25 岁；多形型，20 岁以上成年人。胚胎型横纹肌肉瘤为小圆形细胞瘤，因为成神经细胞、Ewing 瘤和淋巴瘤以及其他恶性肿瘤均为小圆形细胞瘤。故鉴别诊断有时困难，需进行免疫组织化学检查技术鉴别。幼儿或儿童横纹肌肉瘤可发生全身骨骼转移。

主要症状为痛性或无痛性肿块，肿瘤压迫神经时可出现疼痛。皮肤表面红肿，皮温高。

【影像学】

1. X线表现　X线表现与一般恶性骨肿瘤浸润生长一样，无特异征象可以参考，通常无钙化现象。转移至骨骼后均表现为多发性溶骨破坏。

2. CT和MRI　横纹肌肉瘤在CT扫描，通常显示为等密度或略高密度，密度一般均匀，起源的肌肉明显肿大，结构模糊，边界不清，如有较大的坏死和出血，表现为低密度和较高密度，高密度的钙化灶少见。邻近肿瘤的间室、肌肉和神经血管鞘受压移位，恶性度高的横纹肌肉瘤或肿瘤晚期可跨间室侵犯和包绕神经血管鞘，肿瘤侵犯骨骼可见骨皮质的缺损和低密度的髓腔内出现软组织密度影。肿瘤在T1WI均匀等信号，在T2WI为较高信号。由于肿瘤内组织分化程度不同及瘤组织的坏死和出血，多表现为混杂性信号，肿瘤边界在T1WI模糊不清。在T2WI，肿瘤组织和周围组织信号对比明显，可表现部分肿瘤的边界清晰可辨。邻近的肌肉和起源肌肉的起止部由于水肿和浸润在T2WI可出现信号增高影。MRI比CT更易观察到神经血管鞘和骨髓内的侵犯，表现为流空血管影的中断、狭窄和包绕等改变，骨髓侵犯和髓内的跳跃性转移灶表现为原有的高信号脂肪髓内出现较低的信号影（图16-10-4）。

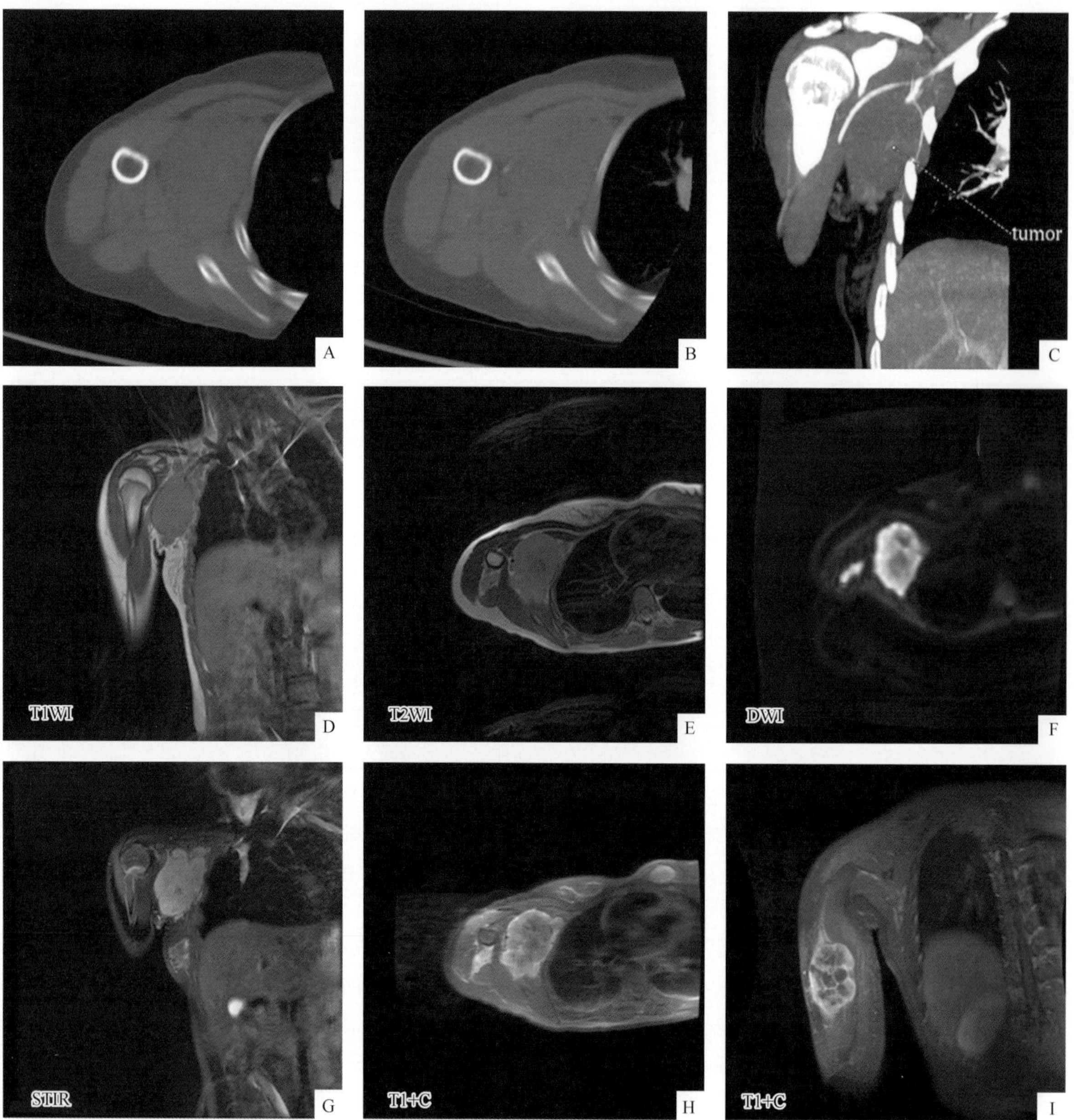

图16-10-4　右肩胛下横纹肌肉瘤。CT示右侧腋区肩胛下软组织肿块影，与肩胛下肌分界欠清，增强后肿块有强化，密度欠均匀，周围见血管影绕行。MRI示肩胛下异常信号影，T1WI呈等信号，T2WI呈等高信号，DWI呈高信号为主，STIR呈高信号，增强后病灶明显不均匀强化，呈周边环形及内分隔明显强化，内液化坏死部分未见强化。

3. 血管造影 血管造影可显示肿瘤为多血管性瘤块。

4. 放射性核素扫描 放射性核素扫描肿瘤组织呈放射性高摄取。

总之,各种影像检查均为恶性肿瘤,无定性参考价值,诊断需病理检查确诊。

【鉴别诊断】青少年、儿童期的横纹肌肉瘤主要应与恶性畸胎瘤和淋巴瘤鉴别,恶性畸胎瘤大多含有或多或少的脂肪成分,淋巴瘤若未经化疗或放疗一般很少见坏死征象。成年人的横纹肌肉瘤症状出现相对较早,就诊时肿瘤内坏死区一般较小,MRI信号较均匀可供诊断参考。应鉴别的疾病包括恶性纤维组织细胞瘤、纤维肉瘤、腺泡状肉瘤、上皮样肉瘤、血管肉瘤、神经肉瘤等。

(陆 勇 丁晓毅 陈克敏 汤榕彪 吴志远)

第十一节 血管源性肿瘤

一、脊柱血管瘤

骨血管瘤为起源于血管的良性骨肿瘤,脊柱是骨血管瘤好发部位。脊柱血管瘤在脊柱肿瘤中约占2%~3%。脊柱血管瘤发病部位以胸椎多见,腰椎次之,颈椎及骶椎最少。病例中以中年女性多见。

【病理】肉眼观察,肿瘤大小不一,可小至几毫米,也可大至充满整个椎体。可单发和多发,以单发多见。肿瘤无包膜,侵犯骨皮质时使其膨胀变薄,肿瘤处骨松质大部分被吸收,肿瘤穿插于骨小梁之间,残余的骨小梁代偿增粗,呈纵形排列。肿瘤易出血。

显微镜下可见肿瘤分海绵状血管瘤和毛细血管瘤。椎体血管瘤多为海绵状血管瘤。

【临床】小的脊柱血管瘤多无症状。随着肿瘤的增大,疼痛为最早出现的症状。发生压缩性骨折或向椎管扩张的血管瘤,由于造成对脊髓或神经根的压迫,可表现有轻至重度的脊髓神经功能障碍,包括神经根疼痛,感觉、运动障碍,大小便失禁等,甚至截瘫。

【影像学】

1. X线表现 脊柱血管瘤好发于胸椎,常为单发病灶,但有时也累及2~3个椎体。高电压、正侧位X线片可显示椎体的密度不均匀减低区,其中可见垂直、平行排列的骨条纹状阴影,呈栅栏状改变,栅栏状改变可延伸到附件。有时可表现为蜂窝状透光区,椎体骨皮质显粗糙、模糊,但轮廓尚完整。X线片只能显示足够大的血管瘤,对小的血管瘤难以显示。当血管瘤侵犯椎体全部或大部分骨质时,血管瘤的典型改变可完全消失,代之以病理性压缩性骨折,表现为椎体塌陷。椎管不同程度受压变窄。

2. CT表现 脊柱血管瘤的典型表现为受侵骨质呈网眼状或小蜂窝状改变,其内可测到脂肪密度。CT能较好地显示血管瘤侵及椎体骨质,及其引起骨膜下出血而造成的软组织密度块影。作者曾分析11例脊椎血管瘤的CT表现,4例是类圆形囊状骨破坏,以低密度为主,中间有少许高密度骨小梁;2例为不规则蜂窝状低密度区;3例呈类圆形均匀网眼状改变;2例表现为椎体压缩塌陷。

3. MRI表现 MRI不仅能显示较大的和典型的脊柱血管瘤,对X线平片难以发现的较小血管瘤和难以鉴别的非典型血管瘤均可明确显示而正确诊断。由于MRI的矢状面检查有显示大范围椎体的能力,因此更容易发现多发椎体血管瘤(图16-11-1)。典型血管瘤MRI表现为在横断面T1加权像上累及椎体一侧或整个椎体的不均匀占位,椎体外形正常或轻度膨胀。低信号区内可见代表增粗骨小梁的多个更低的点状信号,在横断面上成网格状;矢状面病变层面可见受累椎体有纵形排列的栅栏状异常信号区,低信号的骨小梁与高信号的脂肪平行相隔(图16-11-2)。非典型血管瘤指肿瘤几乎占据整个椎体,受累椎体因重力而压缩变扁,典型的栅栏状表现不存在,代之以信号相对均匀的占位,肿瘤边缘模糊不清。受累椎体前后径变宽,可突入椎管而压迫脊髓或马尾。在T2加权像上,椎体占位的信号随TE的延长而逐渐增高。

4. MRI分型及临床意义 Lered等将椎体血管瘤结合临床表现分为三类:① 无症状性血管瘤。② 压迫性血管瘤。③ 症状性椎体血管瘤,伴有临床症状。作者结合MRI资料和临床资料,提出了脊椎血管瘤的MRI分型及其临床意义:

(1) A型:为非压迫型椎体血管瘤。MRI图像显示脊髓或马尾未受压。临床上多无症状或有腰背痛等轻微症状。

在此型中又根据椎体形态分为两个亚型:① A1型椎体高度正常,在T1加权像上有典型的栅栏状改变。② A2型椎体有不同程度的压缩变扁,未见有典型的血管瘤的表现。

(2) B型:为压迫型椎体血管瘤,指血管瘤累及椎管或整个椎体,椎体明显压缩变扁,前后径加宽,突入椎管。MRI图像显示脊髓或马尾不同程度受压,受压脊髓肿胀增粗,信号异常。临床上有下肢

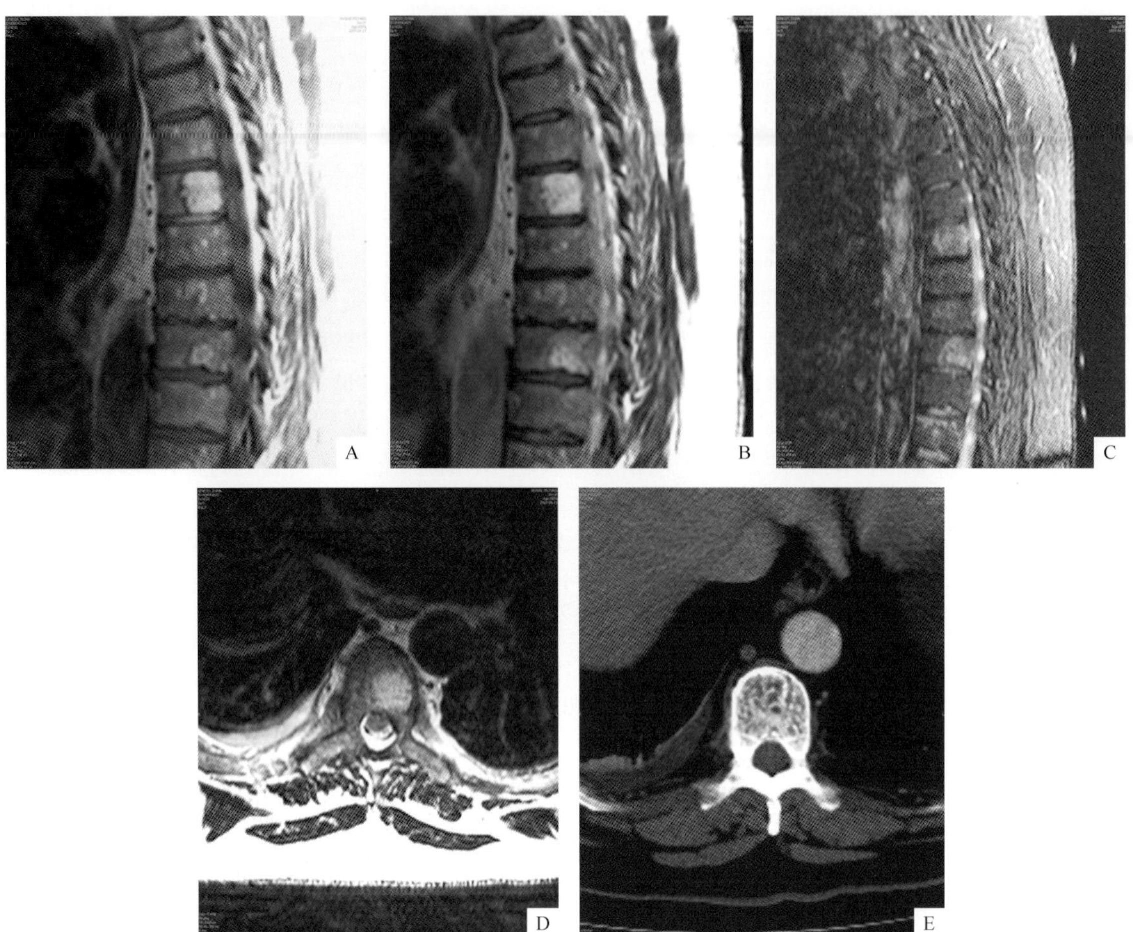

图 16-11-1 多发性脊柱血管瘤。A、B、C. T1 加权，T2 加权及 STIR 矢状位像：T6 和 T9 胸椎椎体均可见栅状的方形高信号影。D. T2 加权横断位像：胸椎 6 椎体可见散在点状圆形高信号影。E. CT 像：T6 椎体可见散在点状高密度影。

麻木、乏力或下肢肌肉痉挛、僵直，严重者截瘫。

压迫型血管瘤又分为两型：① B1 型：指受累椎体高度正常，脊髓或马尾压迫是由于椎体血管瘤突入椎管或血管瘤本身位于椎弓根等附件部位，瘤体向椎管发展所致。② B2 型：指血管瘤侵及椎体大部或整个椎体，椎体因骨质疏松而塌陷，塌陷的椎体前后径增大而压迫脊髓或硬膜囊。

【**鉴别诊断**】脊椎血管瘤应与较常发生在脊柱的结核和转移性肿瘤鉴别。脊柱结核为不规则溶骨性破坏，椎间隙变窄或消失，椎体骨质互相嵌入为常见表现，冷脓肿、骨桥形成及椎体融合等表现均有别于血管瘤。转移性脊柱肿瘤一般有原发灶，其瘤体形态不规则，边缘亦不清。在 T2 加权像上，瘤体信号不像血管瘤那样渐变亮是鉴别要点。多发的脊椎肿瘤需鉴别的还有骨髓瘤。骨髓瘤为全身性病变，检查头颅或肋骨、盆腔往往能发现类似改变。单发的脊椎肿瘤需与椎体嗜酸性肉芽肿、淋巴肉瘤、骨母细胞瘤等鉴别。典型的椎体血管瘤单凭影像表现不难与之鉴别，非典型的椎体血管瘤可凭 T2 加权像上的信号特征进行鉴别。

二、骨血管肉瘤

骨血管肉瘤（hemangiosarcoma）是一种恶性骨肉瘤，是由不规则的吻合血管的管道排列成一层或多层不典型的内皮细胞组成。

【**病理**】

1. 大体表现　该肿瘤的大小为 3～10 cm，标本切面其肿瘤边界清楚或有不规则的边界。肿瘤的表面常表现为粉红坚韧肉状，骨皮质部分或全部破坏。

2. 镜下表现　1943 年由 Stout 制定的两个基本组织学标准：① 不典型的内皮细胞的排列量比用单层内皮细胞膜排列的血管更多；② 血管腔的形成具有网状纤维的纤细结构，其血管腔通常有吻合。分化较好时，肿瘤组织中有圆形或裂隙状血管腔，周围有圆形或椭圆形不典型的内皮细胞。此种

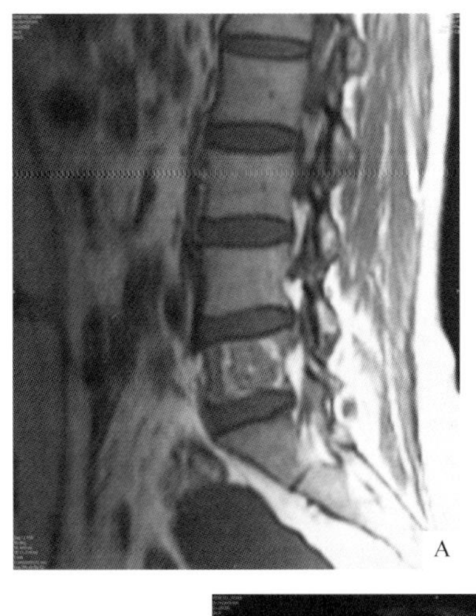
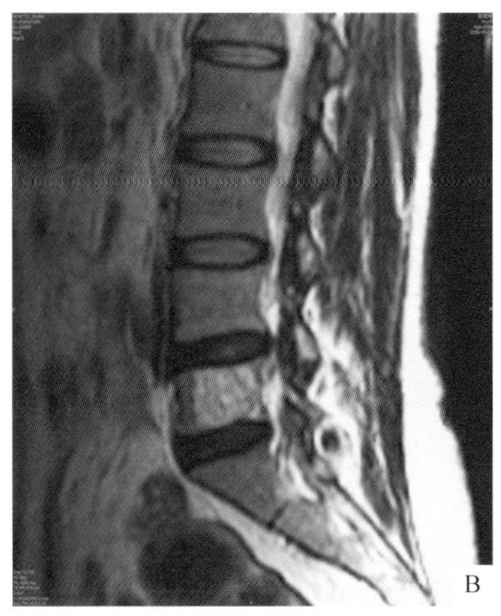
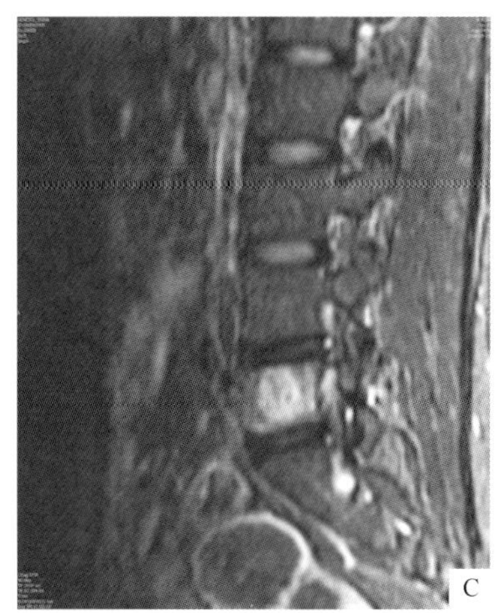
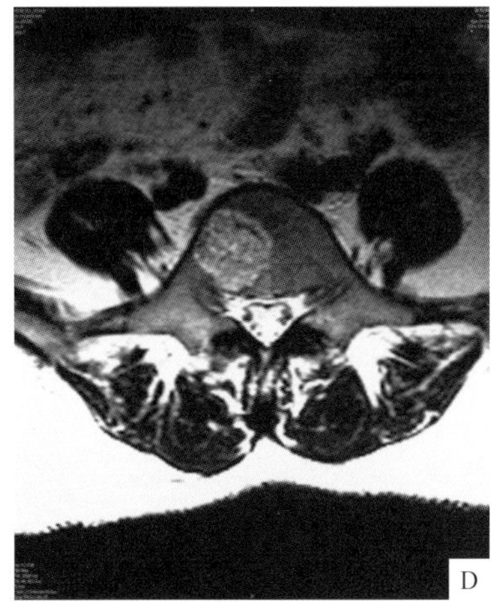
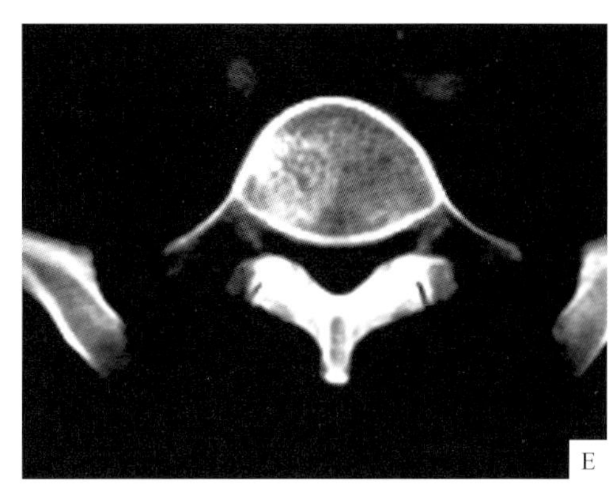

图 16-11-2 脊柱血管瘤。A、B、C. T1WI、T2WI 及 STIR 矢状位像：第五腰椎椎体均可见栅状的高信号影。D. T2 加权横断位像：第五腰椎椎体可见点状圆形高信号影。E. CT 像：第五腰椎椎体可见点状圆形高密度影。

细胞较正常细胞肥大。细胞核呈圆形或椭圆形，染色质增多，核仁明显，胞质丰富。分化较差的细胞呈梭形，有明显间变，核分裂较多，类似纤维肉瘤，无形成血管腔的倾向或仅见小腔隙。但在嗜银染色切片上可显示血管壁的轮廓，说明瘤细胞是在血管壁的嗜银纤维内增生，这是组织学上的特征性表现。

【临床】骨血管肉瘤发生于男性比女性更常见，男∶女为 2∶1，该肿瘤发生在任何年龄，虽然多数病例发生于 30～52 岁，多灶性病例通常比单灶性病例年轻 10 岁，局部疼痛和少见的肿胀是两种最特征性的临床表现。

病程可以几个星期、几个月甚至几年，颅或脊柱的骨血管瘤常伴严重头痛、背痛或神经症状，10%的患者发生病理性骨折，导致突然出现明显症状和体征，少见临床症状表现为体重减轻、无力、缺氧、呼吸困难、溶血性贫血和高输出性心力衰竭，这是由动、静血分流所致。

【影像学】

1. X 线表现　该肿瘤好发于长管骨，尤其下肢，累及长管骨约 60%，累及胫骨（23%）、腓骨（18%）和肱骨（13%），典型病例发生于长管骨的干骺端或骨干。原发性的骨骺肿瘤罕见。少数发生于扁骨、骨盆和颅骨。

骨血管肉瘤的特征之一是同期或不同期的多发性病变，这种征象占 20%～50%。多发性病变可以发生于单一骨的单一或多发性肿瘤灶，或发生于多个骨部位。

骨血管肉瘤基本 X 线形态是溶骨性病变，极少数有骨硬化。病变的大小不一，可以局限于骨皮质或骨髓腔，病变的边缘是不清楚。该肿瘤的另一种 X 线特征是骨皮质变薄伴轻至中度骨膨胀，而骨膜反应很少见，广泛骨膜骨形成、骨皮质侵蚀和软组织肿块，提示为更具侵袭性的肿瘤。

多发性病灶是这种肿瘤的一种重要征象，它可以表现为两个或多发性溶骨性病变，累及单一长段，或邻近骨的溶骨性病变，X 线片在骨皮质和骨松质显示多发性肿瘤灶，导致泡沫样表现，骨内轻至中度膨胀，而没有骨膜反应。

有些病例在病灶内显示钙化和骨化区。

2. CT 表现　在长管骨显示单一或多发性溶骨性病变，溶骨区内有不规则的间隔，其边界不清，其骨皮质变薄。侵及椎体可显示有不规则间隔的溶骨性破坏，常侵及附件，例如横突、棘突，但是椎间隙是正常。因为肿瘤不侵及椎间盘。

3. MR 表现　在单一骨和多发部位骨可显示多发性的病变，该肿瘤在 T1 加权像呈低信号，其中有不规则的更低信号的间隔，在 T2 加权像呈有低信号间隔的高信号，高信号周围常见低信号边缘，如果病变伴有出血在 T1WI 上呈高信号，在病灶周围常伴骨髓水肿(图 16－11－3)。

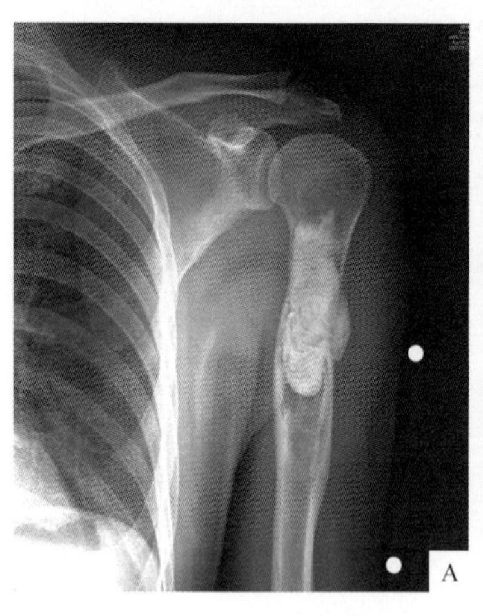

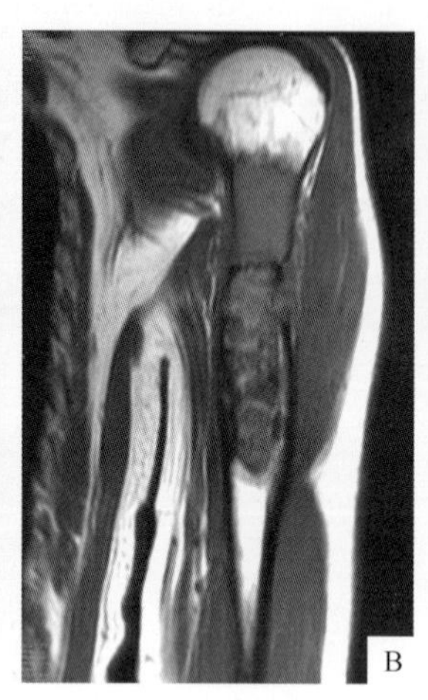

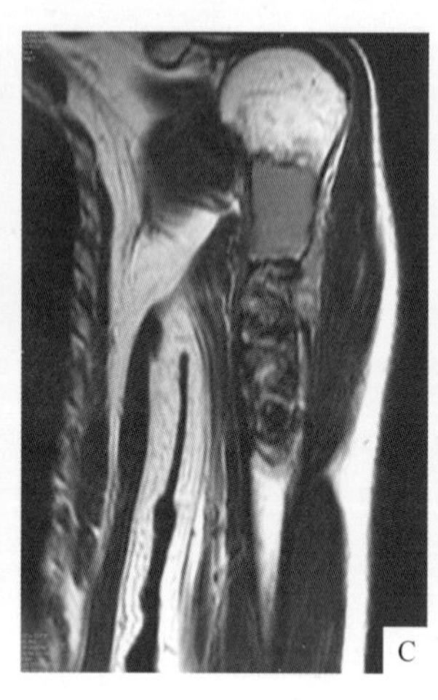

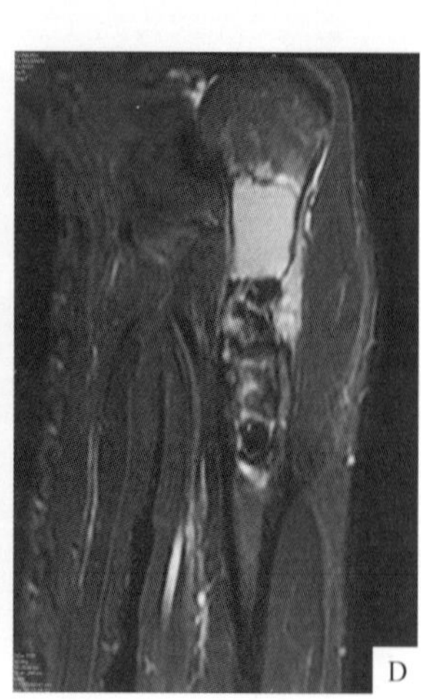

图 16－11－3　骨血管肉瘤。A. X线平片像：左肱骨近端可见团块状高密度影。B. 冠状面 T1 加权像：低信号病灶中见散在环形更低信号，骨皮质破坏，且见软组织块影。C. 冠状面 T2 加权像：病灶及软组织块影信号略增高，骨皮质破坏。D. 冠状面 STIR 像：高信号病灶中见散在环形更低信号，骨皮质破坏，软组织块影呈高信号。

三、骨成血管内皮细胞瘤

骨成血管内皮细胞瘤（hemangioendothelioblastoma)是一种少见的肿瘤，WHO 将该肿瘤分为良、恶性之间的中间型或未定型。文献认为该肿瘤为低度恶性。

【**病理**】大体表现：血样软性肿物，瘤体境界清楚，没有明显包膜。切面呈紫红或棕红色。镜下表现：内皮细胞增生活跃，有较多有丝分裂象。血管腔被增生的内皮细胞充填，呈实性细胞索或仅有很小的管腔。

【**临床**】早期症状轻微，主要表现为局部疼痛及肿胀，初期为疼痛较轻，活动后加重，邻近关节的肿瘤可致关节活动受限。脊柱病变可引起神经症状及瘫痪。

【**影像学**】

1. X 线表现　可以发生于全身任何骨骼，但以长管状骨，尤其下肢骨多见。病灶多为单发性，少数为多发性，表现为片状或不规则溶骨性破坏，边界清晰，其 1/2 为溶骨性伴不同程度的周围骨皮质改变，骨膜反应和软组织肿块常出现于组织呈分化较差的病例。

2. CT 表现　病灶多为单发性，少数为多发性，表现为片状或不规则溶骨性破坏，骨质、骨皮质破坏和软组织肿块比 X 线片更敏感。

3. MR 表现　MR 显示骨皮质破坏和软组织肿块比 CT 更敏感，病灶常在 T1 加权像呈低信号，病灶在 T2 加权像呈高信号，在 STIR 呈更高信号，病灶在 MR 增强像明显强化(图 16－11－4)。

四、骨血管外皮细胞瘤

骨血管外皮细胞瘤(hemangioperi-cytoma)较内皮细胞瘤更为少见，1942 年由 Stout 首先描述。该肿瘤是一种浸润性或恶性的肿瘤。

【**病理**】大体表现：肿瘤呈浸润性生长，有或无明显界限，质地软或硬，也有的呈韧性。切面呈鱼肉样，灰红色，可见出血及坏死灶。镜下表现：病理特征是由多数新生血管所形成，血管外皮细胞显著增生，呈肥硕梭形，在血管外排列成不规则的漩涡状，压迫管壁致管腔狭小。恶性血管外皮细胞瘤的瘤细胞具有明显的异型性及有较多核分裂象。

【**临床**】多生于 20～30 岁，主要表现为肿胀和疼痛，多数病例以无痛性肿块为首发症状。发生于脊柱者，可有脊髓压迫症状。

【**影像学**】

1. X 线表现　主要 X 线表现为干骺端或骨干可见虫蚀状或斑片状溶骨性破坏，破坏区内有大小

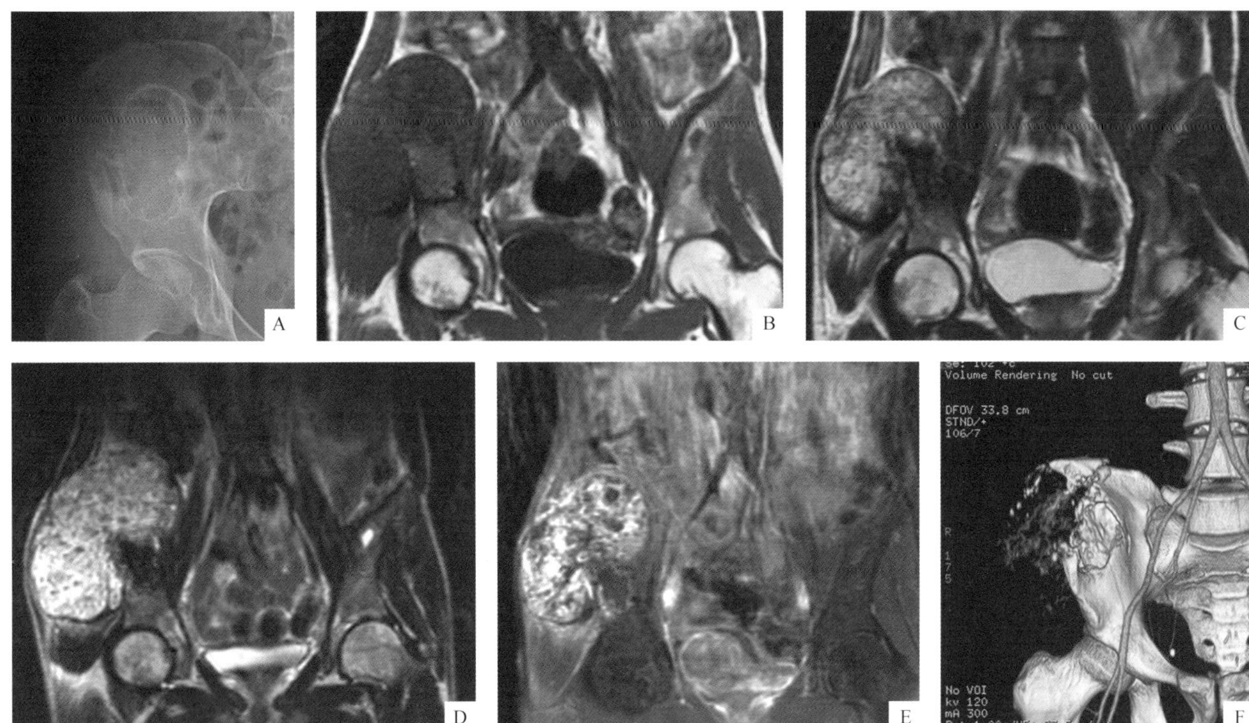

图 16-11-4 骨恶性血管内皮细胞瘤。A. X线平片：右髂骨见分叶状边界清楚的低密度影。B. 冠状面 T1 加权像：病灶呈低信号，骨皮质破坏和软组织肿块显示比 CT 敏感。C、D. 冠状面 T2WI 及 STIR：病灶呈菜花状高信号。E. 冠状面 MR 增强像：病灶明显强化。F. 冠状面 CT 表面重建：右髂骨明显破坏。

不一的残存骨嵴。肿瘤侵及骨皮质，骨皮质变薄和轻度扩张，肿瘤可穿破骨皮质侵入软组织，少数病例有骨膜反应。

2. MR 表现 肿瘤累及骨髓腔，T1 加权像呈低信号，T2 加权像呈斑片状高信号，有人报道肿块的边缘呈蜿蜒血管影，其血管影 MR 表现为流空现象，并非是特征性的，但可提示血管外皮细胞瘤的诊断。

（陆 勇 丁晓毅 陈克敏 汤榕彪 吴志远）

第十二节 神经源性肿瘤

起自周围神经的肿瘤较为常见，一般分为四种类型：神经鞘瘤（schwannoma）、神经纤维瘤、丛神经纤维瘤、神经纤维肉瘤（亦称恶性神经鞘瘤）。与骨外神经源性肿瘤相比，骨内神经源性肿瘤极为少见。一般认为，骨神经源性肿瘤于全身骨骼均可发生，无明确好发部位。国内外病例总体来看，颌骨和骶骨是骨神经源性肿瘤的最好发部位，这与其骨内有较大的神经分支通过并且行程较长有关。

一、神经鞘瘤

神经鞘瘤（Schwannomas）是软组织中较为常见的肿瘤，发生于骨内者十分罕见，在原发性骨肿瘤中不到 2%。男女发病率无差异，成人患者较多，以 30～40 岁为高发期，平均 34 岁。骨内神经组织转化为此瘤的原因不明。骨骼附近的神经组织形成肿瘤亦可直接浸润，使骨骼发生破坏。神经鞘瘤可单发或多发，发生于骨内的神经鞘瘤最常见于下颌骨，其次是骶骨。发生于脊柱、尺骨、胫骨、髋骨、肩胛骨、肋骨和上颌骨者亦有不少报道，手上的小骨也可以发生。

骨外神经鞘瘤起源于神经鞘膜上的施万细胞（Schwann cell），故也叫施万细胞瘤，是椎管和外周组织常见的良性肿瘤。常根据生长部位进行肿瘤命名，如听神经瘤、三叉神经瘤。以中青年人多见，无明显性别差异。临床起病缓慢，以神经根损害为主。此类神经鞘瘤多生长在外周神经走行区域，脑实质和脊髓内罕见。

【病理】病理上肿瘤有完整的包膜，与周围组织分界较清楚。神经鞘瘤有特征性的组织学表现，镜下可见到 Antoni A 和 Antoni B 结构。前者由丰富的细胞组成，称束状型；后者细胞较少，连结成网状或小囊状，称网状型。瘤内很少出现钙化。神经鞘瘤的血供非常丰富，较少发生坏死，一般不恶变，但手术切除不彻底肿瘤可复发。

神经鞘瘤侵犯骨质分为三种情况：① 骨外的肿瘤引起的继发性骨侵蚀；② 肿瘤起自神经管内，呈哑铃状生长，使管腔扩大，引起管腔附近的骨质改变；③ 肿瘤起自骨内。以前两种情况较为常见，第三种情况少见。

【临床】临床上主要表现为生长缓慢、界限清晰的肿块，常伴轻微疼痛。发生于四肢者常与神经有关，臂丛和尺神经是最常见的部位，细小神经如手和足上的指间神经也可被侵犯。检查时一般均能触及肿块，皮肤常有感觉异常。

【影像学】

1. X 线表现　由于骨骼的神经纤维可分布于髓腔和骨膜内。起源于髓腔内的表现为溶骨性膨大性破坏，边缘清楚，伴有很薄的硬化缘。病变中央常为密度减低的透亮区，内缘呈分叶状或小梁状外观，其中可出现残留的房隔，内无钙化。一般无骨膜反应，骨皮质膨胀，类似骨巨细胞瘤。若发生在骨营养血管入口处，可表现为半圆形的骨压迫性缺损，并在软组织内生长，呈哑铃状表现。若发生于肋骨者更可形成皂泡样改变，正常骨纹消失，有不规则条状间隙，无骨膜反应。神经鞘瘤可发生于骨膜，显示为圆形或椭圆形软组织块影，可侵蚀破坏邻近骨皮质，甚至达到骨髓腔，压迫邻近骨质可出现明显的骨硬化。绝大多数骨神经鞘瘤是位于骨干的病变。

骨外的神经鞘瘤多无特征性。肿瘤很小时，X 线平片上看不出肿块。位于脊柱的病变主要沿后部神经根节分布，可形成哑铃状肿瘤，即椎管内的部分较小，而椎管外的部分较大。肿瘤体积大时，可出现边界清楚的软组织肿块。邻近骨骼可出现骨压迫性吸收，如椎间孔扩大，椎弓根变薄，椎弓根间距增大，椎体后缘弧形凹陷等。骨破坏区周围有硬化环，破坏区内有不规则的骨性间隔。椎管造影可见髓外硬膜内或硬膜外的充盈缺损，边界光滑。口内的神经鞘瘤少见，可在 X 线上表现为类似齿源性或齿周围的囊性病变。

从 X 线片上，有学者将骨内神经鞘瘤分为：① 囊肿型：类似孤立性骨囊肿的单囊性骨破坏；② 多房型：类似巨细胞瘤的多房性溶骨性破坏并有骨性间隔；③ 骨质疏松：以骨密度减低、边界不清为主要表现。也有作者根据肿瘤发生的部位，分为髓腔型和周围型。

2. CT 表现　对神经鞘瘤的显示明显优于平片。可明确骨内瘤病的范围和骨皮质是否受侵犯，以及骨外软组织的情况。但是特征性改变也较少，主要表现为圆形或哑铃状软组织肿块，边界整齐，密度均匀一致。CT 值为软组织密度，较少出现钙化。发生在椎管内的神经鞘瘤可压迫椎体和椎弓根引起骨质吸收，骨吸收边缘有轻度骨硬化，说明病变非侵蚀性。注射对比剂增强后，约 40%的病例可见中央强化。神经鞘瘤的中央性强化是由于肿瘤中央的细胞成分较多，而边缘部分的细胞成分较少。大多数神经鞘瘤在 CT 上均表现为低密度病变，较肌肉的密度更低，边缘光滑，密度可均匀一致，亦可表现为密度不均匀。

3. MRI 表现　神经鞘瘤信号在外周软组织中，T1WI 表现为与肌肉相同的等信号强度，而在 T2WI 表现为较脂肪明显增强的高信号。肿瘤的范围以质子加权像显示最好，边缘光滑整齐。MRI 的优势在于多方位多层面成像，尤其对于复杂解剖部位，如脊柱，若见到明显的跨硬膜生长的所谓哑铃型肿块，则诊断较为肯定。

在不均匀的信号强度中，较低的信号代表细胞成分（Antoni 型 A 的组织）较多的区域，而高信号强度表明是黏液区（Antoni 型 B 的组织）。由于骨内神经鞘瘤的组织学结构与软组织内神经鞘瘤相同，MRI 的信号表现也与软组织内神经鞘瘤相同。

神经鞘瘤 MRI 诊断的关键是分清肿瘤与神经根的关系，以及增强后强化的方式。增强扫描后显示细胞密集的结节部分强化，而细胞疏松的区域并不强化。由于这种多结节性强化很少见于骨肿瘤，这种强化的形态可能有助于骨内神经鞘瘤的诊断。

【鉴别诊断】

1. 骨囊肿　发生于骨髓腔内的神经鞘瘤可呈单房性溶骨性破坏，类似孤立性骨囊肿。但神经鞘瘤很少伴有膨胀现象及骨折改变。

2. 巨细胞瘤　多房性的神经鞘瘤有时表现类似于巨细胞瘤，尤其是当出现“肥皂泡状”现象时更应注意鉴别。但是巨细胞瘤多发生于长骨的关节端并呈偏心性生长，膨胀明显且无边缘硬化。

3. 颌骨的良性和恶性病变　齿源性囊肿或齿周囊肿，成釉细胞瘤和血管瘤，若肿瘤巨大且有皮质破坏时可类似恶性病变。鉴别的要点是病变发生的部位，神经鞘瘤发生在下颌管附近，与下颌神经的关系密切。齿源性囊肿与附近的牙齿关系密切，囊性病变膨胀明显，密度甚低。

4. 滑膜肉瘤　发生于骨膜的神经鞘瘤可表现为圆形或椭圆形软组织块影，破坏邻近骨皮质，应与滑膜肉瘤鉴别。滑膜肉瘤常发生于关节附近，软组织肿块可跨越关节，肿块内并常有钙化。

5. 神经纤维瘤　一般认为神经鞘瘤和神经纤维瘤鉴别困难，但有报道神经纤维瘤可在 T2WI 出现中央低信号的靶征（Target appearance），而神经鞘瘤没有此特征。

二、神经纤维瘤

神经纤维瘤（neurofibroma）是由周围神经纤维成分局限或弥漫性增生所形成的瘤样肿块，为良性肿瘤。肿瘤可以发生于任何部位的神经干或神经末梢，若侵犯较大的神经，可表现为神经干的梭形肿胀，是周围神经较为常见的肿瘤。

【病理】肿瘤大多呈圆形或椭圆形，通常分界不清，无完整包膜。局部原有的组织成分，如皮肤附件、脂肪、神经、血管等可被包入，掺杂其间而不被破坏。组织学上神经纤维瘤由成束的纤维结缔组织构成。细胞排列较为疏松，略呈纵横交叉的条索状，有时亦可形成漩涡状。常伴有水肿或黏液性变，很少发生囊性变或出血。细胞成分分化成熟，梭形纤维，常呈波浪扭曲状，网状纤维稀少，胶原纤维较多。

【临床】神经纤维瘤大多见于软组织内，原发于骨内者罕见。据 WHO 统计，骨神经纤维瘤占原发性骨肿瘤的 0.19%，占良性骨肿瘤的 0.42%。21～35 岁为发病率最高年龄组，男性稍多。多发生于胫骨、骶骨和股骨。

临床上大多可触及肿块，伴有隐痛或酸痛，轻度压痛。病程较长，病变生长缓慢，出现症状时间较长，可长达数年至数十年（平均 134 个月）。少数可出现神经方面的症状，大多数均有严重的肌肉软弱。发生于脊柱者，常伴有坐骨神经痛的症状。

【影像学】神经纤维瘤可单发或多发。单发性神经纤维瘤少见，可来自脑神经、周围神经和交感神经。

1. X 线表现　真正骨内的神经纤维瘤极为罕见，可位于长骨的骨端。肿瘤可引起大小不等的多发性骨质破坏，边界不清，其内可见密度增高的条索状影。单发性的神经纤维瘤最常见于胸椎管，但颈椎和腰椎区域也不少见，偶尔见于骶部。舌下神经的神经纤维瘤少见，X 线检查可见舌下神经管增宽。发生于骶骨者，开始为骶骨孔扩大，随后形成较大的骶骨囊状膨胀性溶骨破坏。

2. CT 表现　当发生于骨附近时，肿瘤可能来自骨膜或来自骨质外层神经，可引起偏心性骨侵蚀，软组织肿块向外突出。肿瘤发生于邻近骨，可形成骨的凹陷缺损破坏和肿块，亦可有骨膜包裹形成骨壳，多见于脊柱的颈、胸、腰椎和骶骨。脊柱的神经纤维瘤常一半在椎管内，一半突出于椎间孔；椎体、椎间孔、椎弓以及邻近肋骨均可出现侵蚀性变化。

3. MRI 表现　可显示出病变的范围和光滑的边缘。T1 加权像表现为等信号强度。T2 加权像病灶周围有高密度环，而中央为低信号，即所谓"靶征"，也有部分病例增强后表现为中央强化，但是"靶征"对于良、恶性神经性肿瘤的鉴别意义还存在争议。

【鉴别诊断】神经纤维瘤在影像学表现上有不少与神经鞘瘤有相似之处，鉴别诊断参考本章第一节所述。

三、丛状神经纤维瘤

丛状神经纤维瘤（plexiform neurofibroma）是发生于神经内的肿瘤。此瘤主要由神经轴柱组成，多见于面部、颈后、上睑等处。肿瘤可沿神经及其分支向各方面发展。神经束增粗并伸长，在其扩张过程中压迫和破坏附近组织，累及范围广，并可沿脊神经进入脊髓。细胞的起源尚未确定，但多为神经周围的细胞。

【临床】临床上丛状神经纤维瘤最常伴有感觉神经的症状，有 84%的患者出现神经根痛。当肿瘤膨胀可将神经根包裹在内进而引起肌肉软弱。神经纤维瘤约占全部脊柱肿瘤的 25%。胸椎管最常发生（42%），颈椎管占 30%。约 30%的肿瘤位于脊髓下部，85%侵犯单一神经根。肿瘤在皮下时则沿神经干可以摸到串球状大小不等的肿块，病变部的皮肤常增厚，并可见到色素沉着且粗糙，状似象皮病，一般无自觉不适感，但也可因神经被压迫而有疼痛或感觉异常。

【影像学】

1. X 线表现　平片检查半数病例无异常表现。最常见表现是椎间孔扩大和椎弓根受侵蚀（13%）。脊髓造影约 90%的患者显示为完全性或部分性梗阻，其中约 83%的病例可见硬膜内充盈缺损。神经孔的扩大是由于长期受压力侵蚀所引起，表现为边缘光滑的膨胀性改变。在脊髓造影片上，硬膜内的充盈缺损使造影剂形成锐角；肿瘤表现为圆形，使脊髓移位。

2. CT 表现　常常显示出管外部分的软组织肿块，表现为特征性的"哑铃状"形态。

3. MRI 表现　可明确病变侵犯的范围。T2WI 上肿瘤表现为高信号，位于椎间孔附近并使神经鞘膜闭塞。动脉造影显示颈椎肿瘤由椎动脉供血，侵犯神经根和椎间孔。占位效应使附近的血管移位，无新生血管或肿瘤染色，也无静脉早期表现。

四、神经纤维瘤病

神经纤维瘤病（von Recklinghausen 病）是一种常染色体显性遗传的先天性疾病，是基因缺陷使神经嵴细胞发育异常导致多系统损害，半数患者有家族史。根据临床表现和基因定位分为神经纤维瘤病Ⅰ型（NF Ⅰ）和Ⅱ型（NF Ⅱ）。NF Ⅰ由 von Recklinghausen（1982）首次描述，基因位于染色体 17q11.2，患病率约 3/10 万，主要特征为周围神经多发性神经纤维瘤和皮肤牛奶咖啡斑；NF Ⅱ又称中枢神经纤维瘤或双侧听神经瘤病，基因位于染色体 22q。

【病理】神经纤维瘤病病理表现非常多样化，主要特点是外胚层神经组织发育不良、过度增生和肿瘤形成。一般认为，属错构瘤疾病而非真性肿瘤。神经纤维瘤病主要发生在皮肤和皮下，亦可累及深部神经干、神经根、脑脊神经或交感神经及副交感神经的任何部位。数目悬殊，偶尔非常广泛弥漫，甚至表现为大面积的“神经纤维瘤性象皮病”，少者可呈单一肿块。绝大多数病例是介于两者之间，而以轻症为多见。

NF Ⅰ神经纤维瘤好发于周围神经远端、脊柱神经根，尤其是马尾，包括室管膜瘤和星型胶质细胞瘤，在脑神经中多见于听神经、视神经和三叉神经，肿瘤大小不等。在皮肤或皮下的神经纤维瘤常位于真皮或皮下组织，大小不等，分布不均，质地较软，而皮肤色素斑是由表皮基底层内的黑色素沉积所致。NF Ⅱ多为双侧听神经瘤和多发脑膜瘤，瘤细胞排列松散，常见巨核细胞。

【临床】神经纤维瘤病表现为皮肤、神经系统、骨及软组织的病变。典型病例表现为多数柔软的高起的软性纤维瘤、皮肤色素沉着和周围神经纤维瘤及骨骼发育障碍和畸形等。皮肤纤维瘤和纤维软瘤多在儿童期发病，主要分布于躯干和面部皮肤，也见于四肢，病变多呈粉红色，数目不定，多为芝麻大小，质软，软瘤固定或有蒂，触之柔软而有弹性；浅表皮神经的神经纤维瘤似珠样结节，可移动，可引起疼痛、压痛、放射痛或感觉异常；神经纤维瘤病可引起颜面皮肤的象皮病，头颅和面部可发生典型的骨骼变化；皮肤的改变可发生在三叉神经分布区域。几乎所有病例出生时可见皮肤牛奶咖啡斑，形状大小不一，边缘不整，不突出皮面，好发于躯干非暴露部位。

约 50%的患者出现神经系统症状。主要由中枢周围神经肿瘤压迫引起，其次为胶质细胞增生、血管增生和骨骼畸形所致。常见的先天性骨发育异常包括脊柱侧突、前突和后凸畸形、颅骨不对称、缺损和凹陷等。肿瘤直接压迫可导致骨骼改变，如听神经瘤引起内听道扩大，脊神经瘤引起椎间孔扩大、骨质破坏等。

【影像学】由于神经纤维瘤病是三个胚层的先天性遗传性疾病，骨骼和软组织的变化，有些是无特征的发育上的障碍，如上部肋骨缺损（同时有胸大肌缺损）、腓骨缺损、脊柱裂、外生骨疣等。其次有些骨骼改变是神经纤维瘤病发展过程中直接引起的，包括：① 部分萎缩和生长延迟（发育不全）；② 部分肥大和生长增速（发育过长）；③ 肿瘤附近骨质由于局部压力所形成的压迫性侵蚀；④ 长骨和脊柱的骨质疏松或软化（软骨病）。本病全身骨骼均可受累，但以颅骨变化最为常见。X 线平片可见各种骨骼畸形，包括眼眶扩大、中颅凹扩大、颞凹膨隆、视神经孔扩大、颅骨变薄、颅骨缺损等。颅骨缺损最常累及蝶骨大、小翼，这表现均具特征性。颅缝缺损为少见表现，其中以人字缝缺损最为多见。多数病例尚有同侧乳突气化不良。颅缝缺损处有时可伴有蝶骨翼缺损和同侧顶骨大片颅骨变薄。

面骨和上下颌萎缩及发育不良也比较常见，臼齿可直接向内生长。同侧脑的发育过度及面部象皮病同时出现，使前、中颅凹之底部受侵蚀，蝶鞍破坏，蝶鞍增大和破坏是由颅内压增高所致。

大约有 7%的神经纤维瘤病可伴有脊柱变化，在胸椎中段形成显著的脊柱侧弯。与一般脊柱后侧弯对照，神经纤维瘤病的后弯非常显著而侧弯轻微。可引起脊髓的横断损害，甚至截瘫。脊柱的严重骨质疏松可引起椎体变形，神经根的神经瘤可引起椎体和椎弓的压迫性侵蚀。肿瘤在椎间孔内生长形成“哑铃状”外观，较小的部分位于椎管内，较大部分在椎旁形成软组织肿块。

起源于肋间神经的神经纤维瘤可在胸壁上形成软组织肿块，附近肋骨可被侵蚀。除了骨质疏松和部分骨质缺损及骨质受侵蚀外，神经纤维瘤病还可伴有一些局部改变，特别是在四肢多见。此类变化可分为两种：直接引起生长障碍和由局部病变引起的骨骼改变（图 16-12-1，图 16-12-2）。

CT 及 MRI 可发现中枢神经肿瘤。颅内肿瘤中听神经瘤最常见，双侧神经瘤是 NF Ⅱ的主要特征，常合并脑膜脊膜瘤、多发性脑膜瘤、神经胶质瘤等。视神经、三叉神经及后组脑神经均可发生，少

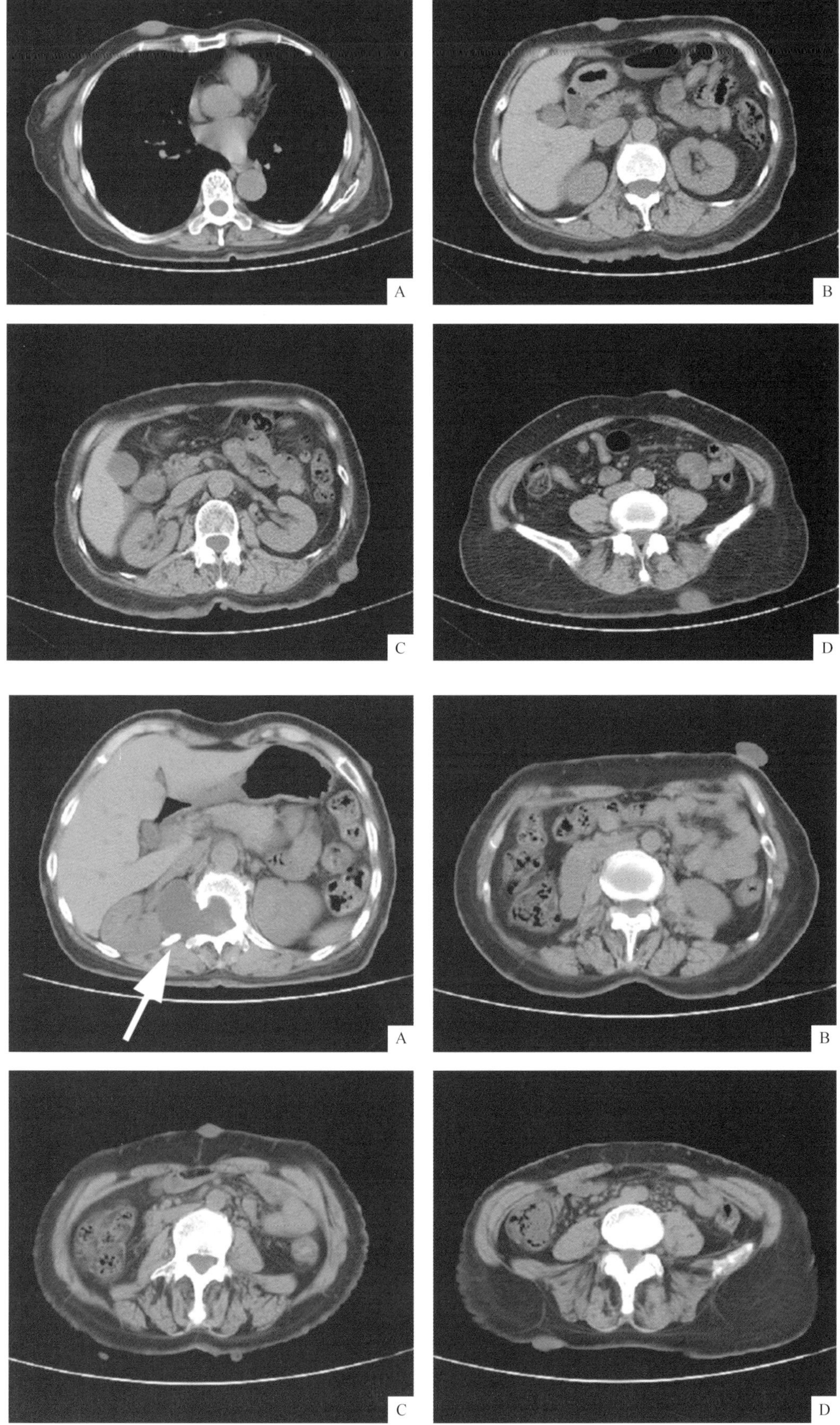

图 16－12－1 神经纤维瘤病。A～D. 均为 CT 平扫，胸腹部皮下多个大小不一的结节影。

图 16－12－2 纤维瘤病。A～D. 均为 CT 平扫，A 中（白色箭头所示）可见右侧腰椎椎管内外哑铃状低密度灶，B～D 中可见两侧腹壁及腰背部皮下多个小结节影。

数病例可有智能减退、记忆障碍及癫痫发作等；椎管内肿瘤可在脊髓任何平面发生单个或多个神经纤维瘤、脊膜瘤，可合并脊柱畸形、脊髓膨出和脊髓空洞症。

【鉴别诊断】神经纤维瘤病各系统的临床症状和X线平片上出现的骨和软组织改变均具有特征性，如皮肤多发性纤维软瘤、皮肤咖啡斑、多发性神经纤维瘤及骨骼发育障碍和畸形等，一旦出现，不难诊断。但临床上也经常遇到仅有部分表现的不典型病例，就存在鉴别诊断上的困难。应与结节性硬化、脊髓空洞症、骨纤维结构不良综合征、局部软组织蔓状血管瘤鉴别。

五、恶性神经鞘瘤

恶性神经鞘瘤(Malignant schwannomas)又称恶性神经纤维瘤、神经纤维肉瘤，是由神经鞘细胞，神经束衣和神经内膜细胞组成的恶性肿瘤。74%为单发性，约25%的恶性神经鞘瘤患者合并有神经纤维瘤病。本病罕见，约占骨原发肿瘤的0.09%。多起源于神经纤维瘤，少数由神经鞘瘤恶变而成。

【病理】肿瘤质地柔软，无完整包膜，呈分叶状或结节状，体积较良性神经鞘瘤大。肿瘤质地稍软，切面呈灰红色，可有囊状出血坏死区及胶冻样区域。临床上多为无痛性肿块，较硬，肿瘤生长较快，并向周围组织浸润，故较固定。肿瘤侵犯骨骼易引起病理性骨折。此瘤常复发。

【临床】此瘤很少见。国内报道的病例中，性别和年龄分布无特殊。病变倾向于沿较大的神经干分布，以四肢和脊柱旁多见，伴随坐骨神经、臂丛神经和骶神经丛，大多有疼痛，部分有肌肉软弱无力等。

【影像学】

1. X线表现　多表现为溶骨性骨质破坏，发展较快，可穿破骨皮质进入软组织，形成软组织肿块。很少有骨膜反应，常可见病理骨折。溶骨性破坏区一般无成骨和钙化，但是神经鞘细胞可通过化生产生软骨及骨组织，因此骨破坏区有时可出现斑点状钙化，与中央型纤维肉瘤难以鉴别。

2. CT表现　易显示软组织肿块与骨质变化的关系，能较精确地明确肿瘤的范围和骨质破坏区内细微变化。显示为边缘光滑的软组织肿块及在骨内形成的溶骨性破坏。少数病例可显示出向周围侵袭的毛糙的边缘。注射造影剂增强后，可出现均

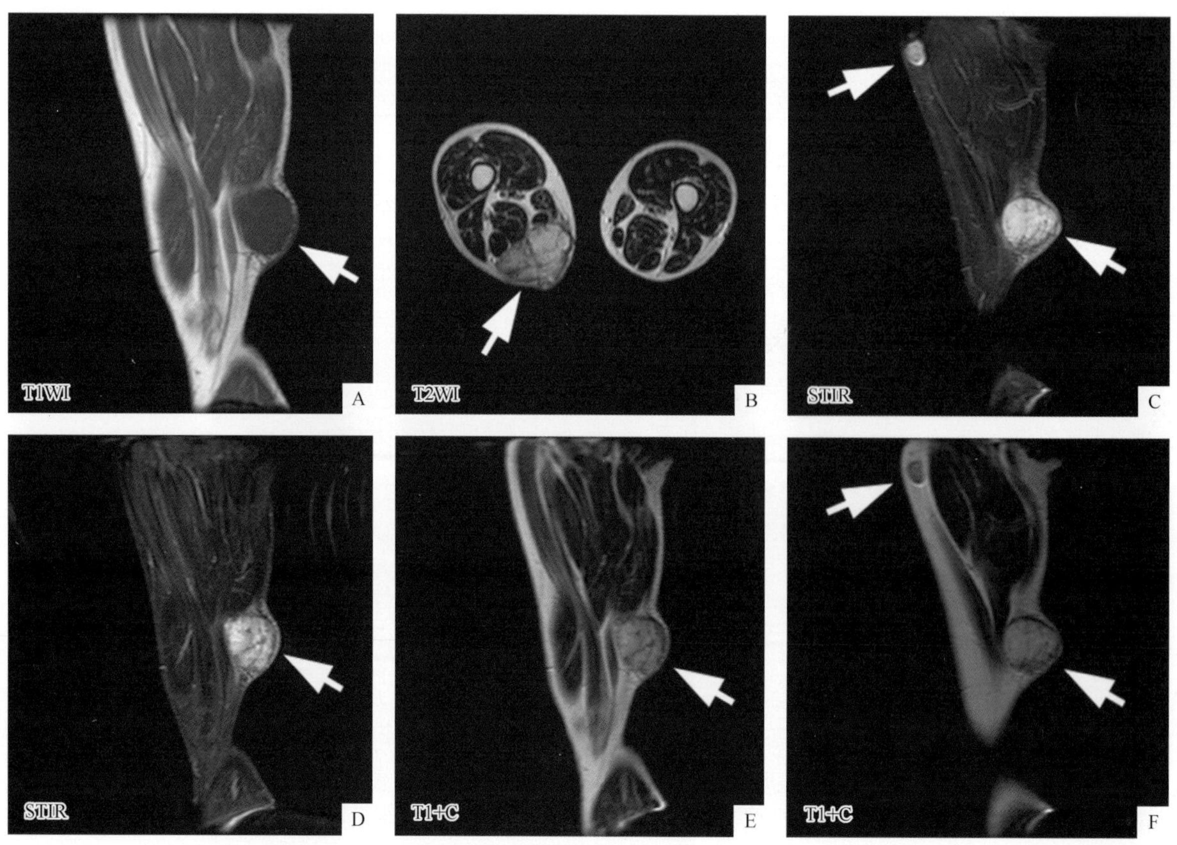

图16-12-3　恶性神经鞘瘤。A.为矢状位T1WI。B为横断位T2WI。C、D为矢状位STIR。E、F.矢状位增强。右侧大腿中部内后、上段前部皮下各见一软组织肿块(如白色箭所示)，病灶边界光整，T1WI等信号，T2WI高信号，STIR信号不被抑制，增强后病灶不均匀强化。

匀一致或不均匀的强化,但无中央性强化。

3. MRI表现　是显示此肿瘤的最好方法。不但能清楚显示肿块的大小,形态和位置及与附近结构的关系,尤其是明确显示侵犯附近的神经血管组织及对手术的影响很大。大多数病变在T1WI上,肿块呈中等强度信号,信号强度可不均匀,还能显示高信号的血肿和包膜。质子密度加权像上,表现为中度信号强度。在T2WI上,病灶则呈混杂高信号强度。部分病例在T1WI上呈低信号,在T2WI上呈高信号,增强后均匀强化。病变向肌肉及其附近骨质侵蚀(图16－12－3)。

【鉴别诊断】恶性神经鞘瘤在影像学上并无特征,骨和软组织肿块表现的多样性又与不少骨和软组织病变相混淆,需要鉴别的病种很多。

(陆　勇　丁晓毅　陈克敏　汤榕彪　吴志远)

第十三节　脊索瘤和软骨样脊索瘤

脊索瘤(chordoma)是一种来源于胚胎时期残留或迷走的脊索组织的低度恶性的先天性肿瘤,生长较缓慢,仅占骨原发恶性肿瘤的3%～4%,但是脊柱的常见肿瘤之一,占原发脊柱肿瘤的22.1%～23.6%。这些肿瘤可以发生于沿脊柱中轴的任何部位,但以骶尾部(55%)和颅底斜坡处(35%)最常见,极少数发生于中轴线之外。脊索源于外胚层,位于神经管前方,在胚胎早期即成熟,进而脊索退化,被中轴骨的骨化中心包绕并分节。在成人,脊索形成椎间盘的髓核,还存在于蝶枕联合和骶尾区,偶尔残留的脊索可在椎体的中央或周围。随年龄的增长,脊索瘤发病率上升,50岁以上占到80%～85%,30岁以前少见。骶尾部的肿瘤发病年龄约比蝶枕部肿瘤晚10年。发病男女之比2∶1～3∶1。脊索瘤虽然是恶性肿瘤,但生长缓慢,很少发生远处转移,但有肺、淋巴结转移的报道。

【病理】

1. 肉眼　肿瘤在骨内膨胀性生长,光滑性结节肿瘤组织切面呈凝胶状,质软,灰白色泛蓝,半透明,伴广泛出血时呈暗红色。有的部位柔软易碎,呈胶冻样或黏液样;有的部位质硬有钙化。瘤体边缘常呈分叶状或结节状,包膜界限清楚,表面有一层纤维组织包膜一般不穿破进入邻近脏器。

2. 镜下　脊索瘤可分为两个类型,即经典型和软骨型。脊索瘤由大的空泡化黏液细胞-液滴细胞组成。肿瘤周边包膜境界清晰,肿瘤组织被纤维组织分隔为分叶状结构。瘤细胞较小,为立方形、圆形或多角形。胞核小,呈圆形或卵圆形,位于中央,核分裂象少见。胞膜清楚胞质丰富、红染,含大小不一、富含糖原的黏液空泡,可达到一般细胞体积的几十倍,即所谓“大空泡细胞”。有时细胞核被胞质空泡挤到一边,形如印戒,称之为囊泡性细胞或印戒细胞。细胞破裂后,胞内黏液样物质可排出胞外,形成黏液间质。有时候只能在大量黏液样物质中找到少量肿瘤细胞,细胞内外有黏液存在是诊断的主要依据。软骨样脊索瘤以软骨岛结构为特征,而典型的脊索瘤由嵌入在透明软骨样基质中的陷窝中的肿瘤细胞构成。软骨样脊索瘤含有普通脊索瘤病灶并混有透明软骨样新生物。软骨样区域占据整个肿瘤区域的5%～75%。软骨样脊索瘤在镜下以丰富的空泡细胞聚集排列在发育良好的软骨基质中。

【临床】因肿瘤部位,肿瘤的发展方向不同其临床表现各有所不同,主要是疼痛和压迫症状。常有患处的持续性隐痛。发生于颅底的脊索瘤向颅内突出,可压迫颅神经、垂体和大脑脚,引起脑神经和垂体功能障碍;肿瘤向下扩张到鼻咽部,向前可突入筛窦。骶尾部肿瘤压迫症状出现较晚常以骶尾部疼痛为主要症状,典型症状是慢性腰腿疼,持续性夜间加重。肿瘤可压迫坐骨神经、膀胱和直肠,引起尿失禁和便秘等。本病虽然是恶性肿瘤,但发展缓慢,骶尾部病变病程为5～10年,颅底部病变病程为2～3年。脊索瘤恶性程度低,具有局部侵袭性,偶有肺、肝和淋巴结转移的报道。脊索瘤主要采用手术或化疗,但术后较易复发。

【影像学】

1. X线平片

(1) 骶尾部脊索瘤:以下部骶椎多见,多位于中线,肿瘤较大时也可偏向一侧。肿瘤以溶骨性破坏为主,具有囊状膨胀性改变,可使骨质扩张变薄消失,15%～50%的脊索瘤可发生斑点状钙化。若肿瘤侵犯骶骨椎间盘时,残留的椎间盘软骨钙化或致密的终板夹在瘤体内,呈1～2 cm横行致密板状阴影,称为“横板征”。椎前多见软组织肿块,瘤内常见斑点状钙化。

(2) 脊椎脊索瘤:可累及一个或多个椎体及附件,骨质破坏、压缩变形。椎间盘破坏,椎间隙狭窄或正常,常伴椎前软组织肿块。颈椎脊索瘤常以溶骨破坏为主,偶见巨大软组织肿块,椎间孔扩大,在硬膜外和椎旁形成哑铃状肿块。位于胸腰椎椎体者可同时出现成骨和溶骨椎体破坏压陷与软组织肿块，但椎间隙保持完整。

(3) 颅底区蝶枕部脊索瘤：大多发生于斜坡和鞍背区，约占 90%。X线表现以软骨破坏为主。蝶枕部肿瘤早期引起鞍背后床突破坏；后期向四周膨胀扩展，向斜坡、岩尖、蝶骨尖、筛窦和枕骨基底部延伸，向下生长可突入鼻咽部、筛窦和鼻腔形成软组织肿块。

2. *CT表现* CT对脊索瘤大小、范围、向骨内外侵犯扩展情况的显示优于平片。对发现骨质破坏、瘤内钙化或斑块及残留骨片，具有重要价值。CT可清晰显示骶骨、斜坡或鞍背区脊索瘤的骨质破坏和伴有瘤内钙化和边界清晰的分叶状软组织阴影与马尾神经、大血管及周围组织的关系。骶尾部脊索瘤向前推移直肠和膀胱，向后累及盆壁肌肉；颅底区蝶枕部脊索瘤向四周膨胀扩展，向斜坡、岩尖、蝶骨尖、筛窦和枕骨基地部延伸，向下生长突入鼻咽部、筛窦和鼻腔形成软组织肿块。脊索瘤在CT上多为不均匀强化或边缘强化。

3. *MRI表现* MRI对脊索瘤破坏颅底、斜坡、椎体、骶骨骨质有其特殊优势，尤其对早期脊索瘤和"横板征"的显示明显优于X线和CT。颅底区脊索瘤MRI表现为信号不均匀的类圆形或分叶状软组织肿块，T1WI呈低或等信号，T2WI呈不均匀高信号，增强后呈不均匀强化。广泛浸润者由于常伴有出血、囊变、骨质破坏及钙化。亚急性出血T1WI和T2WI均呈高信号，而慢性出血的含铁血黄素T1WI和T2WI均呈低信号，钙化及残留骨片造所有序列上均呈等低信号，因此广泛浸润者多表现为弥漫混杂信号。骶部脊索瘤MRI检查见破坏区软组织肿块内部有分节影，呈1～3条横线，可能是残留的椎间盘包埋其中，此征象少见于骶骨的其他肿瘤，对鉴别诊断很有帮助。约70%的病灶内有低信号的纤维间隔和假性包膜。动态增强扫描呈缓慢持续上升(图16-13-1，图16-13-2)。

经典脊索瘤和软骨样脊索瘤在肿瘤体积、累及范围、钙化方面无显著差异。经典脊索瘤比软骨型脊索瘤呈更长的T1和T2信号。

【鉴别诊断】

1. *颅底蝶枕部脊索瘤* 应和垂体腺瘤、颅咽管瘤、转移瘤鉴别。

(1) 垂体腺瘤：大垂体瘤的骨质破坏以鞍区为中心，可见软组织肿块，不能显示正常垂体；小腺瘤

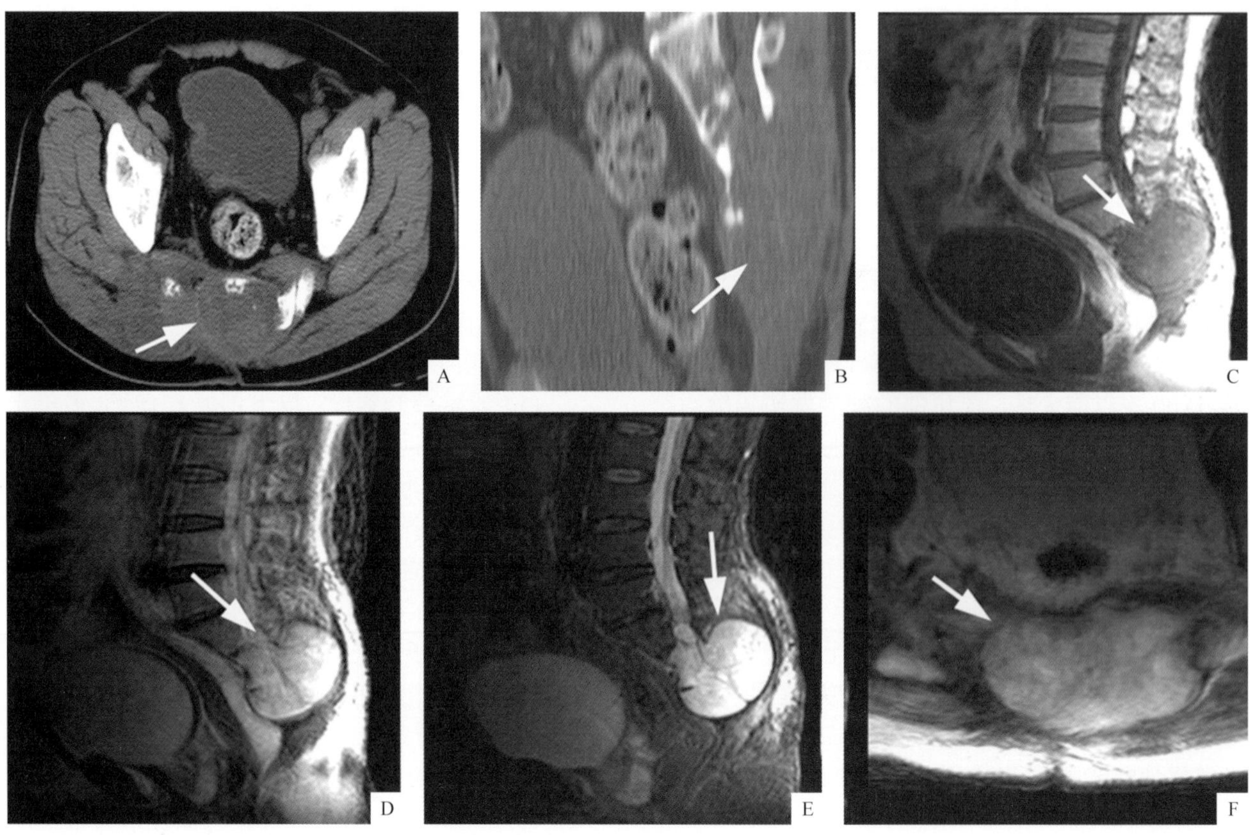

图16-13-1 骶尾部脊索瘤。CT(A、B)示骶尾部软组织肿块，形态不规则，边界不清，密度不均，骶骨中下部骨质明显破坏。MRI示骶尾部大团块状异常信号灶，信号较均匀，T1WI(C)呈低信号，T2WI(D、F)、STIR(E)呈高信号，其内可见较低信号分隔。肿块向前推压直肠，但与直肠间的分界尚清。

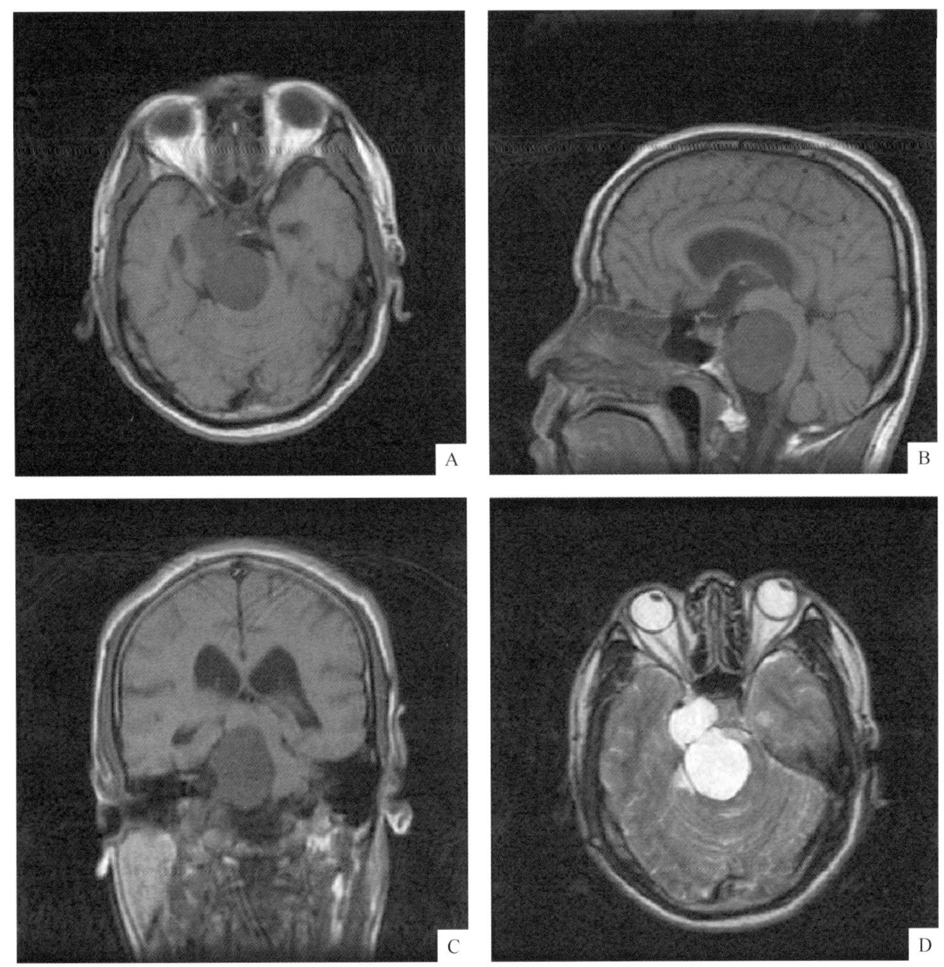

图 16-13-2 右颅中、后窝软骨脊索瘤。MRI 示右颅中、后窝"哑铃"形异常信号灶，T1WI（A～C）呈低信号，T2WI(D)呈高信号，信号均匀，肿块跨颅中、后窝，岩锥及斜坡骨质破坏，脑干被推压，向左后移位。双侧侧脑室及第三脑室略扩大，第四脑室受压变形。

极少出现骨质破坏。脊索瘤的骨质破坏大多以斜坡为中心，伴钙化，能显示正常或受压的垂体，平扫脊索瘤呈长 T2 信号，垂体瘤一般实体呈等 T2 信号。

（2）颅咽管瘤：大多见于儿童，其次发生于成人，病变以鞍区或鞍上区为中心，境界清楚，骨质破坏较少见，可含有胆固醇成分的密度和信号；而脊索瘤病变大多以斜坡为中心，易引起相邻骨质破坏，不含有胆固醇成分的密度和信号。

（3）转移瘤：有原发瘤病史，骨内转移瘤一般少有骨外较大的软组织肿块，破坏区周围无硬化缘，溶骨性转移瘤一般无钙化和碎骨片。

2. *骶尾部脊索瘤* 应和以下疾病鉴别：

（1）巨细胞瘤：多见于骶骨上部，可有典型的皂泡样骨质破坏，无碎骨片，无或罕见硬化缘，无钙化和"横板征"。

（2）浆细胞瘤：病灶可甚似脊索瘤，但其边界模糊，无硬化缘和碎骨片，无钙化和"横板征"。

（3）神经鞘瘤和神经纤维瘤：沿神经生长，骶孔扩大，有明显的硬化缘，无"横板征"。强化明显，前者易囊变后者易多发。

（4）软骨肉瘤：特征性的软骨性钙化，呈环状、弧状也有斑点状，无"横板征"。

（5）软骨性转移瘤：有原发瘤，一般无钙化和碎骨片，无硬化缘。

（6）动脉瘤样骨囊肿：囊性病变，易出血，其内有液-液平面，有不同时期的出血信号改变。

3. *脊椎脊索瘤* 主要和脊椎结核鉴别，脊椎结核除了有骨质破坏，还可出现寒性脓疡，在 MRI 上寒性脓疡 T1WI 呈低信号，T2WI 呈高信号。增强后，脓疡壁强化，脓液不强化。

第十四节 造血组织源性肿瘤

淋巴瘤（lymphoma）系一组原发于淋巴结或其他淋巴组织的恶性肿瘤，发病率占恶性肿瘤的 3%～

8%。其病因和发病机制尚不完全明了，但普遍认为其诱发因素与机体免疫缺陷关系密切。淋巴瘤可分为霍奇金病和非霍奇金淋巴瘤两大类。

霍奇金病多见于青年人，儿童较为少见，欧美国家发病率高于我国。在其骨髓象中找到 R－S 细胞有助于确诊。多数霍奇金病首先是以孤立的淋巴结(如颈部淋巴结)受累为特征，而后通过淋巴管向邻近或躯体中线区淋巴结播散。晚期通过血行播散累及骨髓和全身各个系统。

非霍奇金淋巴瘤见于各年龄组，但随年龄增长而发病增多。我国非霍奇金淋巴瘤的发病率较霍奇金病高 2～3 倍，非霍奇金淋巴瘤属于免疫系统的实体性肿瘤，可发生于任何器官，表现为不同组织的病变。它除侵犯淋巴结外，结外淋巴组织的原发病变较霍奇金病多。非霍奇金淋巴瘤有时可为多中心起源，且发展和播散均较迅速，故一经临床确诊，常有包括骨髓和血循环在内的全身播散。非霍奇金淋巴瘤具有多种组织病理类型，按病理组织结构可分为结节型和弥漫型两种。

淋巴瘤临床分期的价值在于选择治疗方案和估计预后。分期主要针对霍奇金病，但也适用于其他类型的淋巴瘤。霍奇金病一般分为下列四期：① Ⅰ期：病变限于横膈同一侧的 1 个或相邻的 2 个解剖部位。② Ⅱ期：病变已累及横膈同一侧的 2 个或更多的解剖部位。③ Ⅲ期：横膈上、下都有病变累及(不包括脾脏受累)。④ Ⅳ期：骨髓、肝、骨骼、肺、胃肠道、皮肤、肾脏等任一器官或组织的弥漫性或播散性累及。若骨髓出现浸润，则为Ⅳ期，它是霍奇金病处于晚期的表现。非霍奇金淋巴瘤临床分期亦可按霍奇金病的分期标准，但因病变发展迅速，病灶分布无霍奇金病有规律，因而分期比霍奇金病更困难。

淋巴瘤主要侵犯淋巴组织，它在临床上最初是以全身无痛性、进行性淋巴结肿大为表现特征，在病变发展过程中亦可累及全身各组织和器官，它对骨骼的侵犯可概括为下列三种类型：① 仅发生于骨骼，身体其他组织或器官无病变。它多侵犯长骨，且为单骨受累，非霍奇金淋巴瘤多见，霍奇金病极为罕见。它属于结外恶性淋巴瘤的一种，称为原发性骨恶性淋巴瘤(即以往所称的骨网状细胞肉瘤)。② 骨以外邻近区域淋巴组织的恶性淋巴瘤在发展过程中直接侵犯骨骼，如最多见的椎旁淋巴结的瘤灶累及到脊柱引起骨质破坏等。它在霍奇金病和非霍奇金淋巴瘤中都可见到。③ 霍奇金病或非霍奇金淋巴瘤在骨外组织器官原发病灶的基础上通过血行播散导致骨髓的广泛弥漫性浸润或骨髓内局限于一处或多处的灶性浸润。它们都以骨髓为中心，弥漫性浸润可导致骨髓内化学成分的广泛性异常，灶性浸润表现为骨髓内瘤灶，其数目不等，大小也可有差异，亦可融合成较大的髓内病灶。上述①、②种类型一般不伴有全身多骨的骨髓内浸润，多数可被 X 线平片或 CT 检出。虽然 CT 可显示纵隔、后腹膜的淋巴结肿大和其他组织器官的病变，是定性诊断和临床分期的有效检查方法，但它无法显示骨髓内广泛弥漫性浸润和较小的灶性浸润。而 MRI 对淋巴瘤侵犯骨骼导致的所有异常均很敏感，尤其对骨髓浸润的显示具有明显的优势。它可宏观地观察骨髓浸润的部位和范围，尤其在判断骨髓是否受累方面其作用远较 CT 突出，为协助临床分期和治疗方案的选择提供有益的信息。

霍奇金病或非霍奇金淋巴瘤的骨髓浸润具有各自的特点。非霍奇金淋巴瘤通过血行播散可较早地发生骨髓浸润，霍奇金病则在晚期引起骨髓浸润；非霍奇金淋巴瘤发生骨髓浸润的机会高于霍奇金病，前者占 25%～45%，后者为 5%～15%；低度恶性非霍奇金淋巴瘤多呈弥漫性骨髓浸润，容易被骨髓活检检出，霍奇金病和中、高度恶性非霍奇金淋巴瘤往往在远离髂嵴处形成灶性异常，不易被活检查到。

淋巴瘤骨髓弥漫性浸润的 MRI 表现与白血病相同。在 T1 加权像上，中轴骨或外周骨表现为对称性的均匀弥漫性低信号，其椎体信号低于或等于椎间盘，骨盆诸骨或肱骨、股骨近端信号略高于或接近于肌肉。在 T2 加权像上信号有升高，其信号强度与黄骨髓相似。在 STIR 像上表现为明显的广泛性高信号(图 16－14－1)。淋巴瘤的骨髓灶性浸润表现为局灶性或多发性的髓内浸润，其病变大小不一，在 MRI 图像上具有不对称性和分布不均的特点，在 T1 加权像上呈低信号，在 T2 加权像上为高信号，在 STIR 像上呈明显高信号(图 16－14－2)。这种表现酷似转移性肿瘤，且有时病灶远离髂嵴而不易被活检查出。Hoane 等报道，在 75 例骨髓活检阴性的淋巴瘤中，有 25 例在 MRI 图像上显示有骨髓浸润，其中 60%的病例在以后的诊断中被证实。由此可见，淋巴瘤的骨髓 MRI 亦可弥补骨髓活检的不足，为临床提供精确的活检部位。它与骨髓活检相结合，可提高淋巴瘤的定性诊断准确率。

在淋巴瘤的综合治疗中，放射治疗具有重要地位，故对放射治疗后骨髓变化的观察是淋巴瘤骨髓 MRI 的重要环节。淋巴瘤患者进行放射治疗时，其

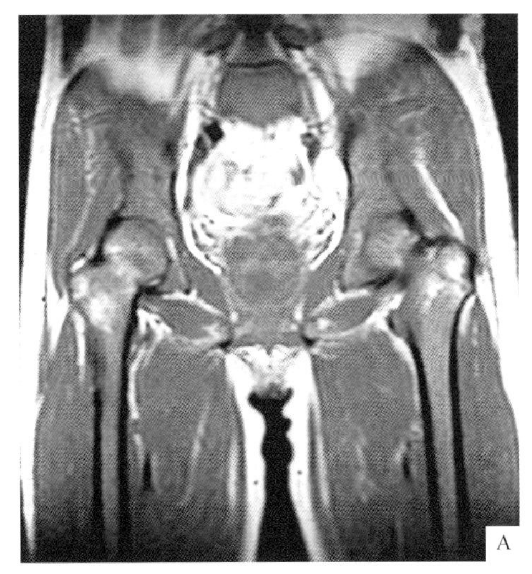

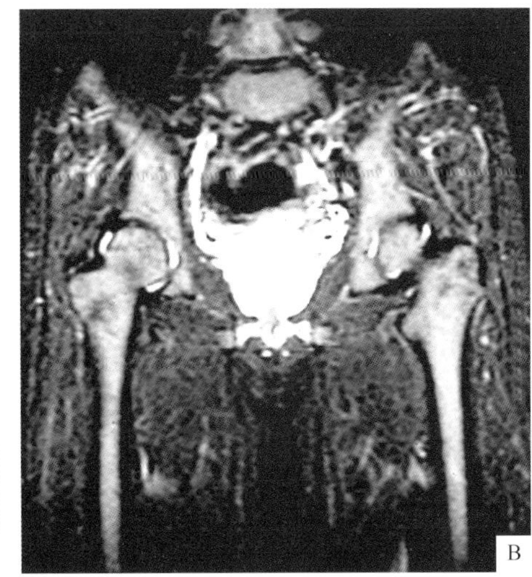

图 16-14-1 淋巴瘤弥漫性浸润的骨髓表现。A. 骨盆冠状面 T1 加权像：髂骨、股骨呈广泛性低信号(男，45 岁，非霍奇金淋巴瘤)。B. 骨盆冠状面 STIR 像：髂骨、股骨呈明显高信号(与 A 为同一患者)。

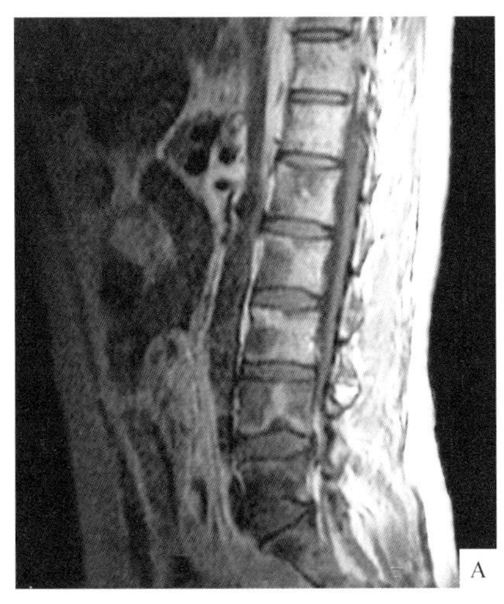

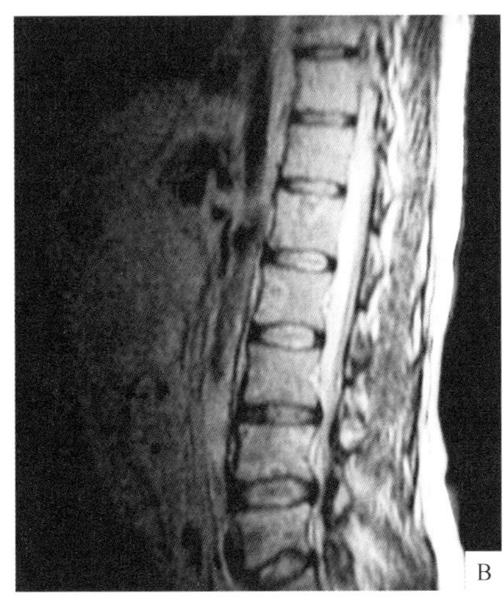

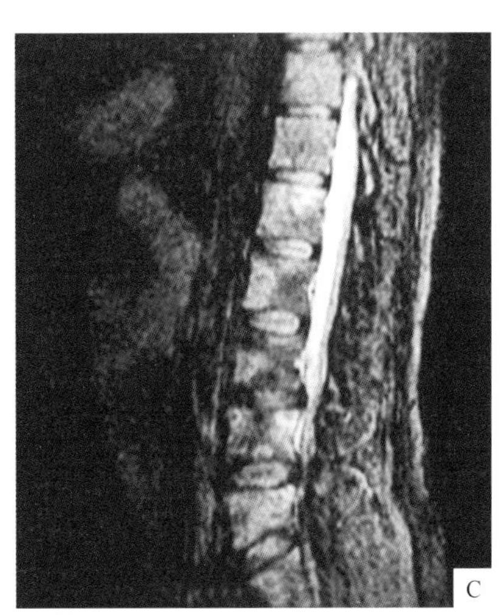

图 16-14-2 淋巴瘤灶性浸润的骨髓表现。A. 腰椎矢状面 T1 加权像：椎体可见多发结节状低信号灶(男，51 岁，非霍奇金淋巴瘤)。B. 腰椎矢状面 T2 加权像：多发性结节灶信号略有升高(与 A 为同一患者)。C. 腰椎矢状面 STIR 像：多发结节灶呈高信号(与 A 为同一患者)。

脊柱或骨盆往往处于照射野中。淋巴瘤放射治疗后，其照射区骨髓的主要变化包括水肿和坏死、窦样间隙破坏、骨髓造血组织被纤维化和脂肪组织替代而消失。霍奇金病放射治疗后，脊柱椎体的 MRI 信号变化具有代表性。应当指出的是，机体任何其他类别的肿瘤放射治疗后，其照射区内骨髓的 MRI 信号变化与之相同。骨髓在接受治疗剂量的照射 2 周以后，椎体在 T1 加权像上信号并无变化，但 STIR 像上的信号可有升高，它反映的是骨髓充血水肿和坏死；3～6 周时，由于骨髓内纤维组织和脂肪组织开始再生，T1 加权像上的信号以不均匀性升高为表现特点；6 周至 14 个月时，椎体中央在 T1 加权像上表现为带状脂肪性高信号，其周围表现为红骨髓的中等信号；在这以后，由于椎体内造血组织大部分或完全被脂肪组织所替代，故在 T1 加权像上表现为均匀的高信号，并可保持相当长的时间，有时甚至数年后才恢复造血功能。另外，淋巴瘤骨髓浸润区经放射治疗后，其照射野内骨髓在 T1 加权像上的信号升高后继而降低，往往是淋巴瘤好转后再次复发的表现。曾有报道，霍奇金病放射治疗后，其非照射区骨髓在 MRI 图像上可出现骨髓逆转换的现象。但这一观点未被广泛认同。在 Blomlie 等的研究中未出现类似的结果，并认为这一现象缺乏组织学依据，仍有待于进一步研究和证实。

化学治疗也是淋巴瘤患者经常应用的治疗措施。经化学治疗好转的淋巴瘤患者，其骨髓在 T1 加权像上信号升高(图 16-14-3)，在 STIR 像上信号明显减低，有时甚至可恢复到正常水平。

一、非霍奇金淋巴瘤

骨原发性非霍奇金淋巴瘤(primary non-Hodgkin's lymphoma of bone,PNHLB)是一种少见的肿瘤,约占骨原发恶性肿瘤的3%,而占结外淋巴瘤的5%。它起源于骨髓内淋巴组织,恶性程度相对较低。

【病理】肉眼呈灰白色,质软;肿瘤组织内常见出血、液化和坏死。镜下瘤细胞在髓腔内溶骨性浸润生长,其间骨小梁多变形、变细。瘤细胞核较大,大小不一,多型性明显,核内常有空洞。

【临床】本病多见中老年,男女比例2∶1,常为单骨发病。全身症状一般较轻,主要症状是疼痛,可长期间断性的轻微疼痛,其他可出现局部肿胀和病理性骨折。

【影像学】

1. X线表现　为溶骨性、浸润性骨质破坏,边界模糊。溶骨周围可有反应性成骨。肿瘤扩散至软组织形成肿块,内无钙化和瘤骨。可见骨膜反应和病理性骨折。

2. CT表现　为虫蚀样浸润性骨质破坏,边缘模糊,大部分骨质消失。可见软组织肿块、Codman三角和病理性骨折等征象。

3. MRI表现　病变在T1WI表现为与邻近肌肉相等或较低信号,T2WI多呈低或略高信号。水肿、坏死区在T2WI呈高信号(图16-14-4)。

【鉴别诊断】

1. 骨继发性非霍奇金淋巴瘤　多见多骨发病,全身症状明显,预后差。

2. 骨霍奇金病　罕见,多侵犯脊柱、骨盆等。两者鉴别需借助病理。

3. 转移瘤　有原发肿瘤,多无硬化、软组织肿块及骨膜反应。

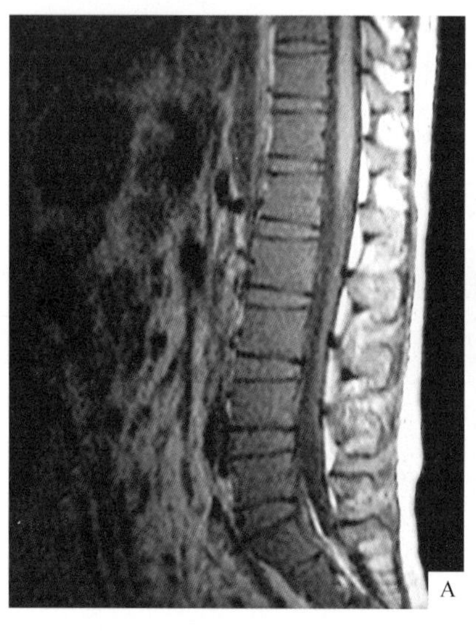

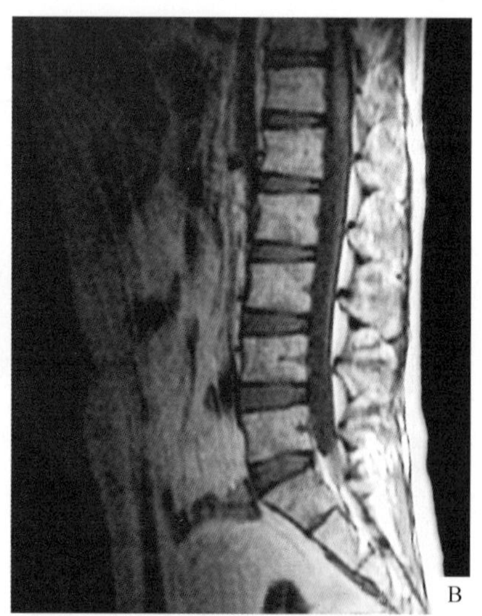

图16-14-3　淋巴瘤化学治疗后好转的表现。A. 腰椎矢状面T1加权像:椎体呈广泛弥漫性低信号,其信号强度明显低于椎间盘(男,30岁,非霍奇金淋巴瘤,化学治疗前)。B. 腰椎矢状面T1加权像:椎体信号明显升高,信号强度高于椎间盘(同一患者经正规化学治疗8周后)。

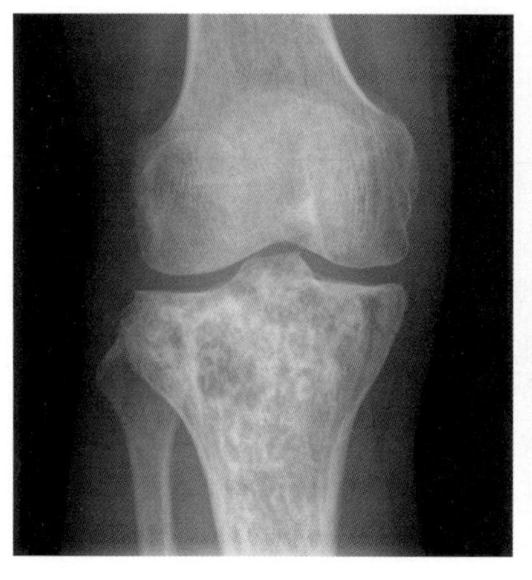

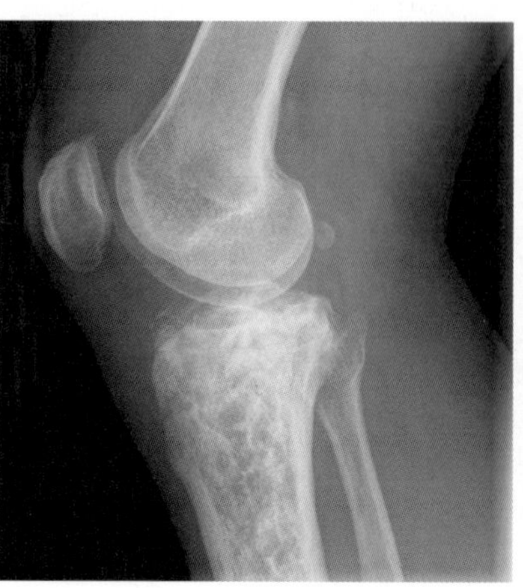

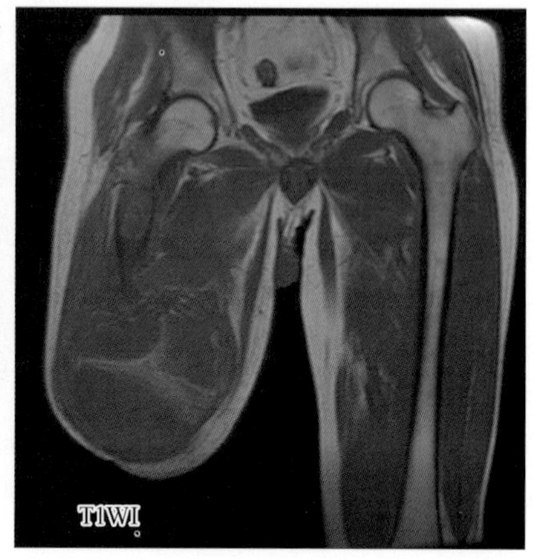

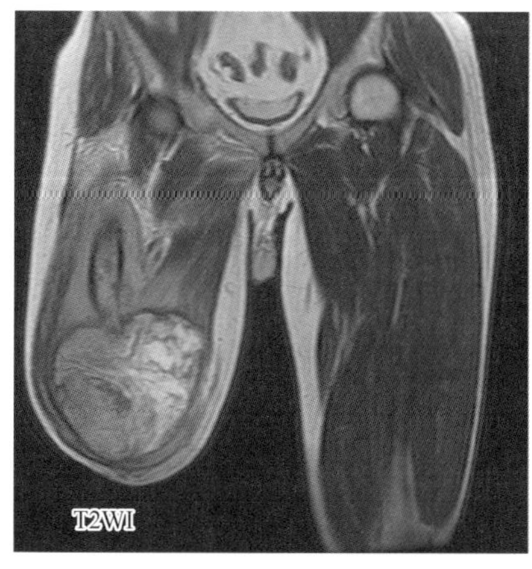

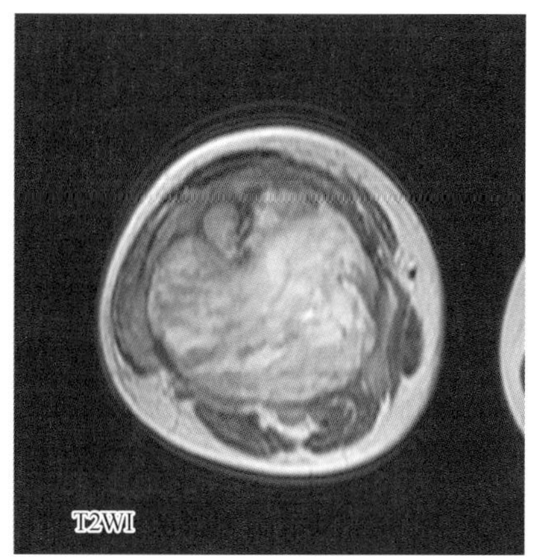

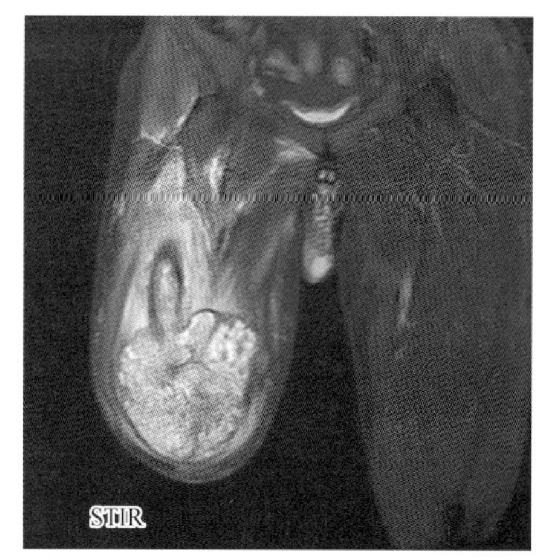

图 16-14-4 右胫骨近端非霍奇金淋巴瘤及术后复发。X线示右胫骨近端破坏性病灶，呈虫蚀状破坏伴硬化。MRI示右大腿截肢术后，见残端巨大软组织信号影，T1WI呈等信号，内见条状高信号间隔，T2WI为等高信号混杂，STIR高信号未被抑制，大腿肌群肿胀，信号异常，T1WI低信号，STIR及T2WI为高信号。

二、霍奇金病

骨原发性霍奇金病(primary Hodgkin's lymphoma of bone，PHLB)是起源于骨骼淋巴细胞罕见的恶性肿瘤。好发于脊柱和骨盆，早期多表现为局部疼痛，如压迫脊神经根，可有持续性腰痛。

骨原发性霍奇金病没有典型的影像表现，与骨原发性非霍奇金淋巴瘤相似。以溶骨性病变为主，边缘不清，骨皮质中断，偶见骨硬化(图 16-14-5)。

该病需与骨继发性非霍奇金淋巴瘤、转移瘤等鉴别。

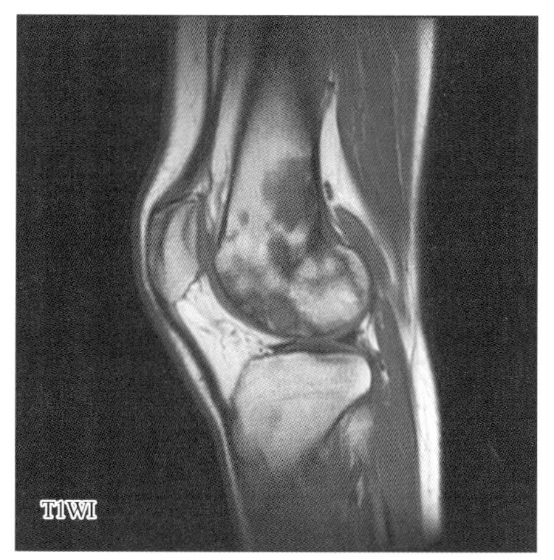

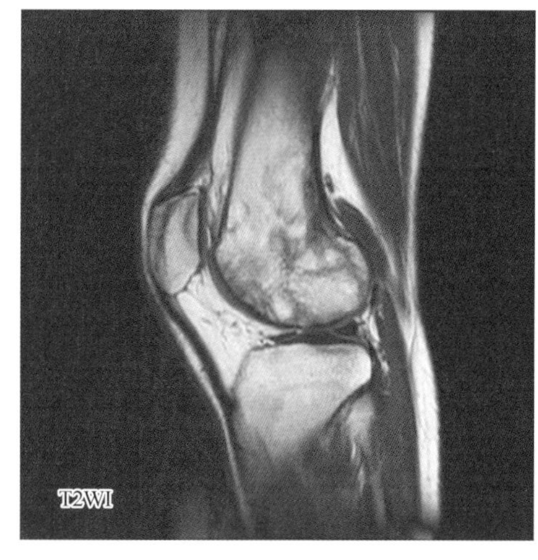

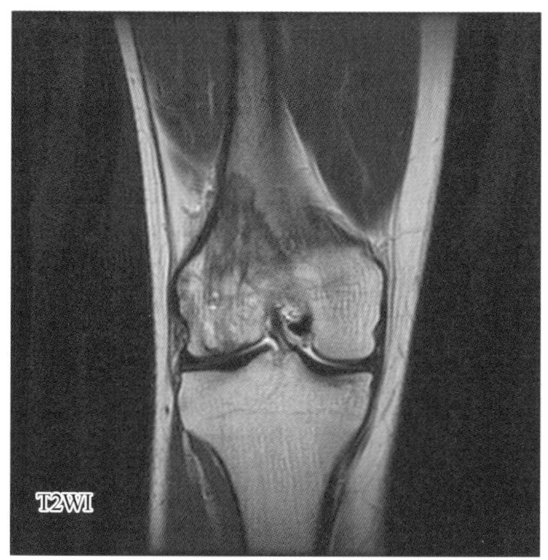

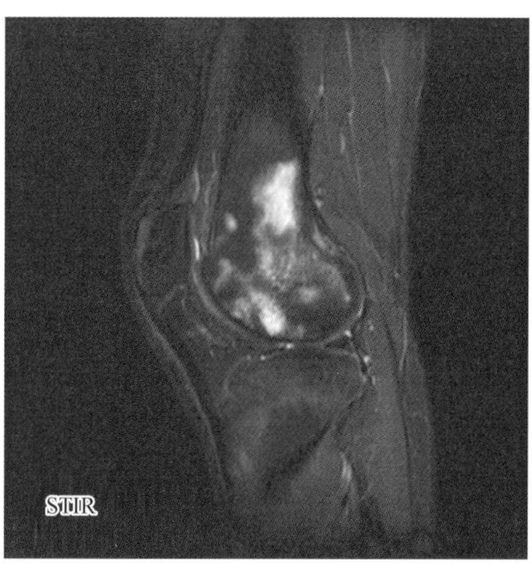

图 16-14-5 右股骨远端霍奇金病。MRI示股骨远端多发异常信号影，T1WI呈低信号，T2WI呈等偏低信号，STIR呈高信号。

(陆 勇 丁晓毅 陈克敏 汤榕彪 吴志远)

第十五节 浆细胞来源的肿瘤

一、浆细胞瘤

骨的浆细胞瘤(plasmacytoma of bone)是一种发生于全身骨骼的浆细胞单克隆异常增生所形成的恶性肿瘤。本病有单发和多发之分,单发的骨孤立性浆细胞瘤(solitary plasmacytoma of bone, SPB)少见,多发性骨髓瘤(multiple myeloma, MM)较为常见。

【病理】肉眼病变区可见骨质破坏,正常骨髓被灰白色鱼肉样组织取代,肿瘤呈灰红色。镜下浆细胞在髓腔内呈弥漫性浸润,细胞丰富而间质少。可见分化欠成熟的浆细胞,核不规则,核仁明显。

【临床】SPB好发于脊椎,胸椎最多,腰、颈椎次之。SPB多见于成年人,男女比例约2∶1。起初病椎周围疼痛和束带感,随着疾病进展,可压迫出现神经受累症状。

【影像学】

1. X线和CT　病灶呈膨胀性溶骨性骨质破坏,呈中空样改变,边界清楚,可见蜂窝状的骨性间隔,骨皮质变薄,无骨膜反应,可见病理性骨折(图16-15-1,图16-15-2)。

2. MRI　病灶一般在MRI表现为T1WI低信号,T2WI高信号,可清晰显示肿瘤突破骨皮质侵犯周围软组织。病灶增强后呈明显均匀强化。

【鉴别诊断】

1. 转移瘤　多累及多个椎体,骨质破坏明显,病灶呈跳跃性分布,相邻椎间盘正常。

2. 骨巨细胞瘤　以青壮年多见,发生在脊椎多为多发,可见“皂泡样”改变,可见液-液平面。

3. 脊椎结核　邻近椎体和椎间盘多受累及,椎间隙变窄,椎旁可见寒性脓肿。

二、多发性骨髓瘤

多发性骨髓瘤(multiple myeloma, MM)是浆细胞瘤中最常见一种类型,起病缓慢,容易漏诊。病因与发病机制不明。可能与电离辐射、病毒感染有关。

【病理】MM是起源于B淋巴细胞的恶性浆细胞病,浆细胞在髓腔内呈局限性、弥漫性浸润,瘤细胞在髓腔蔓延,可造成骨质破坏。

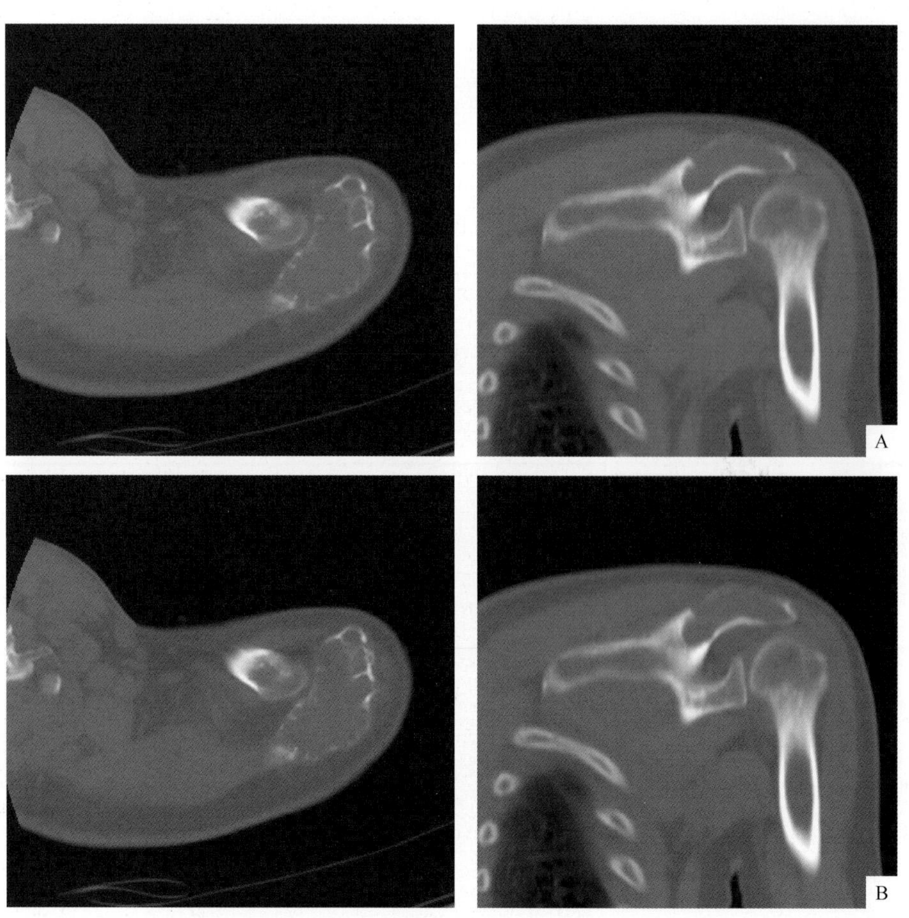

图16-15-1　左肩峰浆细胞瘤。CT示左侧肩峰骨皮质膨胀变薄,部分中断,内见骨嵴及分隔。

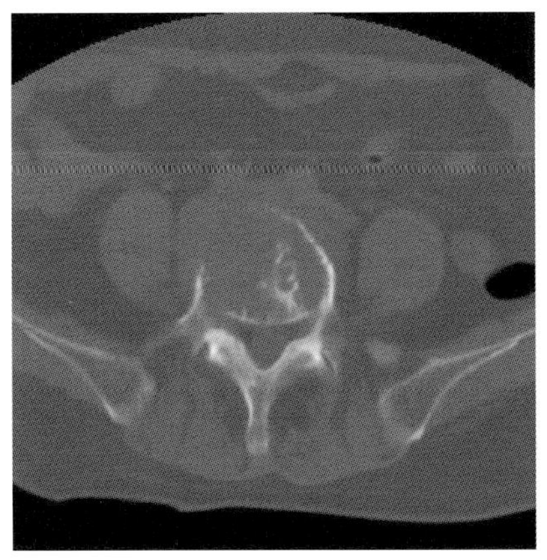
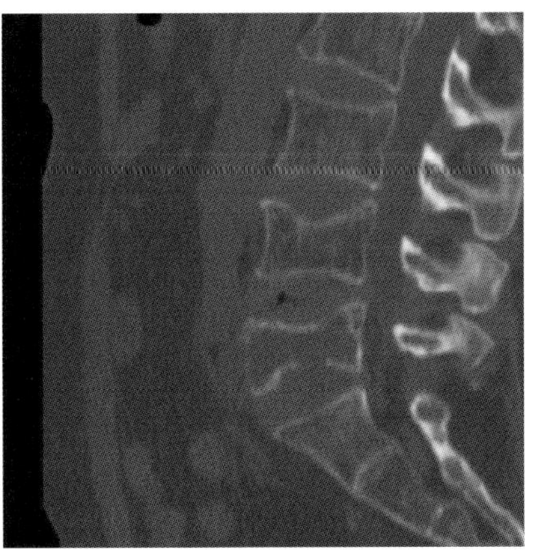
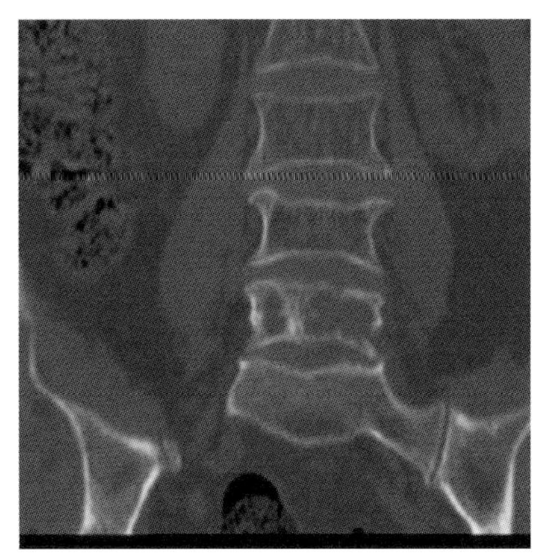

图 16-15-2 腰 5 椎体浆细胞瘤。CT 示 L5 椎体骨质破坏，软组织肿块形成。

【临床】好发于中老年，男性多于女性。除了贫血、感染、出血等血液病的常见临床表现外，可有发热、骨痛、软组织肿块、病理性骨折、蛋白尿、血沉加快或静脉血栓等其他临床表现。

【影像学】

1. X 线表现　复杂多样，大多为骨质疏松基础上出现边界清楚的“虫蚀样”骨破坏，可引起压缩性骨折，椎间隙多正常。

2. CT 表现　为多发圆形、不规则骨质破坏区，其中穿凿样骨破坏较具特征。多数骨皮质中断伴有椎旁软组织肿块形成，可见压缩性骨折。

3. MRI 表现　T1WI 上呈弥漫性、灶性低信号，边界清楚，在周围高信号骨髓背景内，有如“盐和胡椒”样。T2WI 呈高信号。STIR 抑脂下，病灶高信号显示更明显（图 16-15-3，图 16-15-4）。

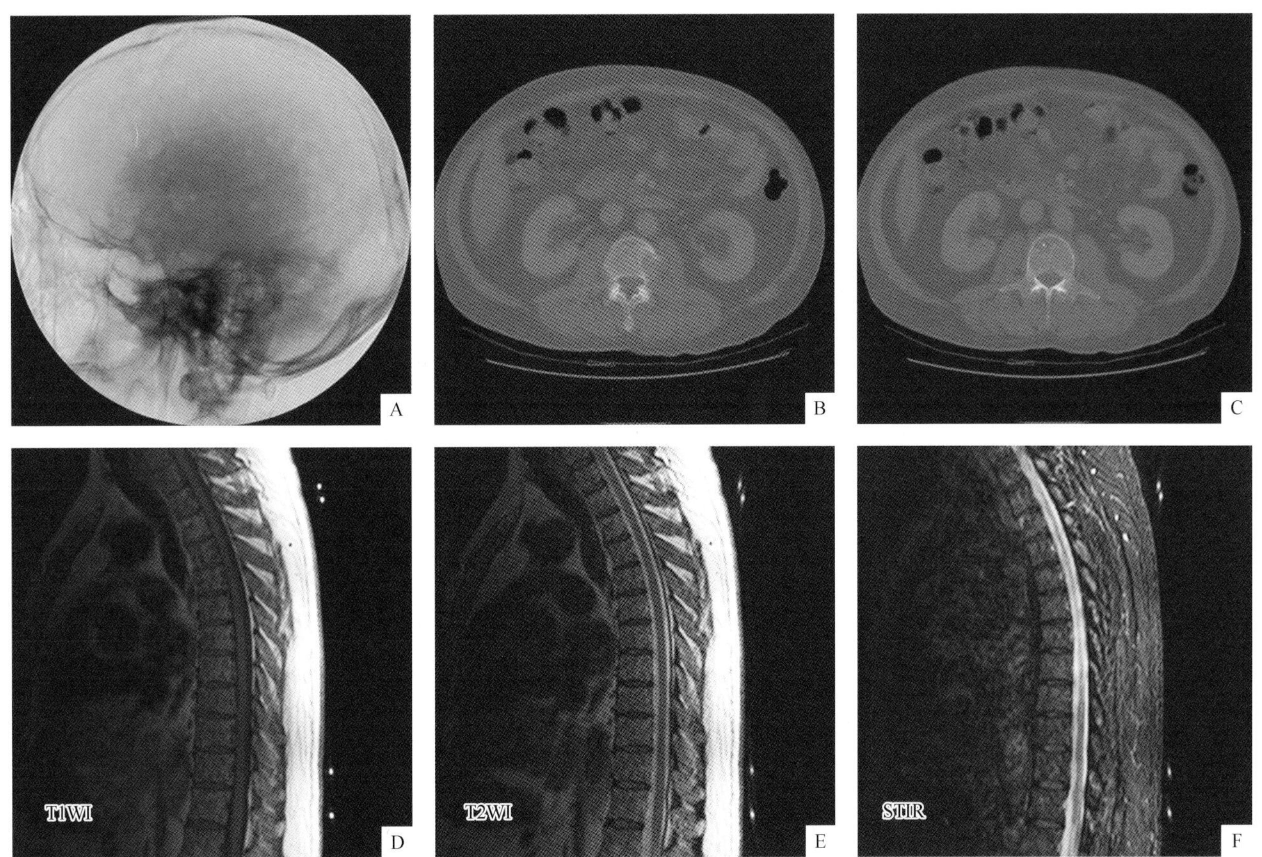

图 16-15-3 MM 患者，男性，65 岁。X 线（A）示颅骨多发大小不等低密度影。CT（B、C）示脊柱骨质不规则低密度改变，边界不清。MRI 示胸椎椎体及附件骨质信号均显异常，呈虫蚀状改变，信号不均，T1WI（D）及 T2WI（E）见高信号内囊状低信号，STIR（F）高信号不被抑制。

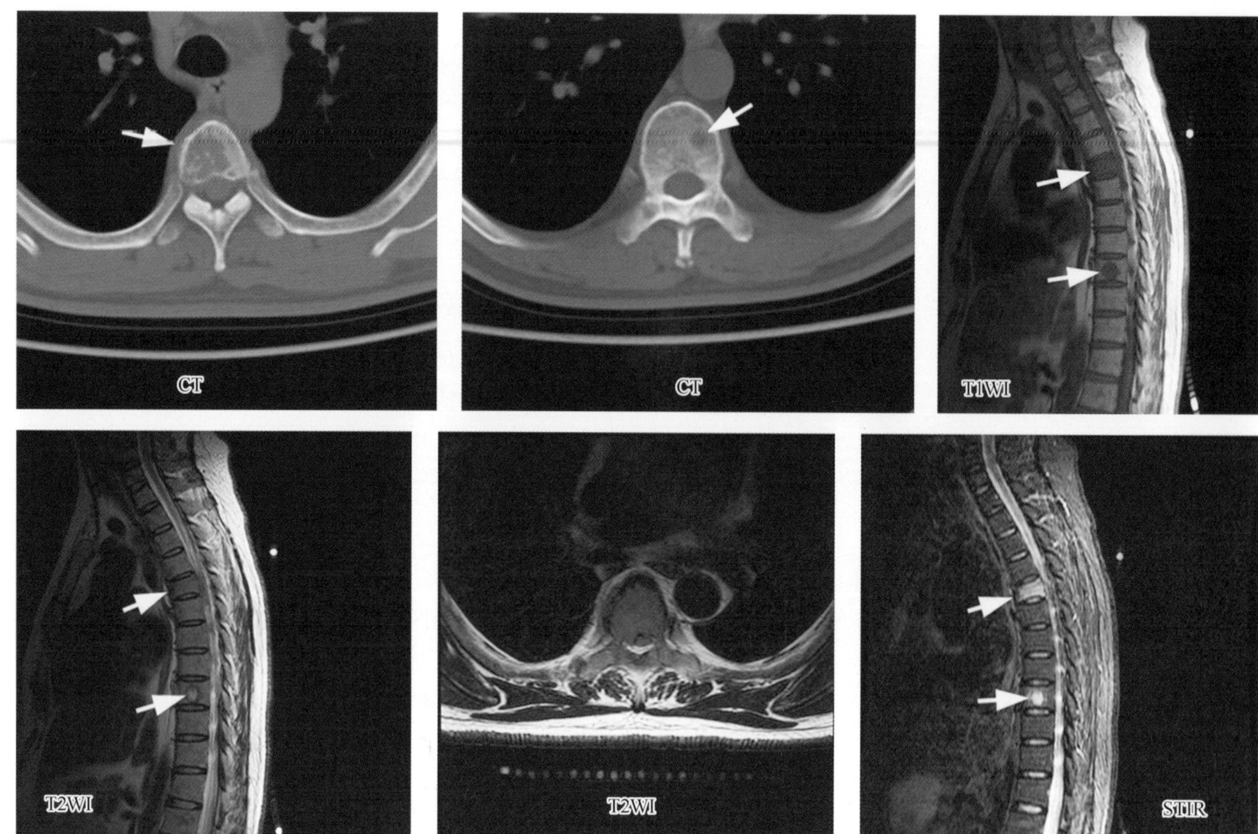

图 16-15-4 MM 患者，男性，47 岁。CT 示胸椎椎体骨质破坏低密度灶。MRI 示胸椎多发异常信号影，T1WI 呈低信号，T2WI 呈稍高信号，STIR 高信号未被抑制。

【鉴别诊断】

1. 骨质疏松　无骨质破坏，骨皮质完整，有高血钙和低血磷。

2. 骨转移瘤　转移瘤灶大小不一，边缘模糊，骨质破坏明显，病灶呈跳跃性分布，相邻椎间盘正常。

（陆　勇　丁晓毅　陈克敏　汤榕彪　吴志远）

第十六节　尤因肉瘤

尤因肉瘤（Ewing's sarcoma）是起源自原始神经外胚层的肿瘤，1921 年由 Ewing 首先描述而得名，其发病率约占恶性骨肿瘤的 6%，在常见的原发性恶性肿瘤中居第六位。该病好发于儿童及青少年，以 10～15 岁的患者发病率最高，5 岁以下及 25 岁以上极少见。男女比为 1.6∶1。尤因肉瘤好发于红骨髓活动的部位，70%的肿瘤发生于长骨的骨干，25%发生在扁骨，5%发生于脊柱。病变以股骨最多见，20 岁以上的发病者，多发生于扁骨如髂骨、肩胛骨和肋骨等，距骨也可发生，发生于下肢及骨盆者占 2/3。

【病理】肿瘤在骨干及干骺端髓腔部位形成多个灰白色或灰褐色结节，质软如鱼肉样，常有出血、坏死。当肿瘤破坏骨皮质而侵及周围软组织时，可形成巨块，并有假包膜形成。光镜下，肿瘤由形态一致的小圆细胞组成，弥漫性生长，边界不清，胞核深染，胞质及周围基质很少，易见核分裂象，有时瘤组织排列呈环状或假菊形团状，胞质内含有丰富的糖原颗粒，PAS 染色阳性。免疫组织化学染色，CD99（O13、HBA71、P30/32、MIC-2）稳定表达，但不具有特异性；Vimentin 呈稳定阳性；低分子量 CK 经常阳性；CgA、NSE、蛋白基因产物 9.5、Leu7 以及外神经微丝等亦可呈阳性表达。

【临床】患处疼痛，持续数月，早期疼痛轻微，多为间断性，后迅速发展为持续性疼痛，局部软组织肿胀、形成巨块，肿块有触痛，表面静脉怒张，部分有乏力，皮温升高，白细胞增高，血沉增快甚至贫血。早期即可发生转移，影响全身骨骼和内脏。小于 5%的肿瘤可累及多骨，20%的肿瘤可早期血性转移到肺部及其他中轴骨。

【影像学】

1. X 线表现　Ewing 肉瘤的 X 线表现主要包括髓腔骨质破坏、骨膜反应、软组织肿块等。典型的Ewing肉瘤表现为骨干较大范围的虫蚀状、小片状骨质破坏区，边界不清，骨皮质可见被破坏或增生硬化而增厚。皮质外围见分层状、葱皮状骨膜反应，并可出现Codman三角，周围有梭形或半圆形软组织肿块。不典型的Ewing肉瘤可发生在干骺端、骨干或干骺端的皮质内、侵犯骨骺。部分生长慢的也可导致破坏呈膨胀样改变。发生在手足的短管状骨常表现为膨胀性骨质破坏，皮质变薄，无骨膜反应及软组织肿块。

2. CT表现　CT主要征象包括骨髓腔内弥漫性骨质破坏，正常骨皮质、骨小梁被软组织密度肿块所替代，病灶边界不清，密度欠均匀。层状、葱皮样或花边样骨膜增生与骨质硬化并存，骨膜缺损处可见针状骨伸向半圆形软组织肿块。增强扫描肿瘤呈明显不均匀强化。肺部的CT检查可早期检出细小的转移结节灶。

3. MRI表现　MRI表现缺乏特征性，常表现为正常骨髓信号消失，代之以不规则异常信号区，在T1WI为低信号，T2WI及STIR呈高信号，因瘤内常有出血、坏死，信号常混杂不均，瘤周水肿在T1WI上呈低信号，T2WI上呈高信号。肿瘤增强后多为不均匀中等度到明显强化，出血、坏死区无强化，但瘤周水肿可强化(图16-16-1)。

4. 血管造影　血管造影表现为典型的恶性富血管性肿瘤的特征，肿瘤供血动脉丰富，存在较多的病理血管，12%肿瘤内有坏死的无血管区。

【鉴别诊断】

1. 急性化脓性骨髓炎　Ewing肉瘤与急性骨髓炎的临床表现有相似之处，但急性骨髓炎起病急，全身症状严重，病程短，多位于干骺端，疼痛持续时间短。骨髓炎常有弥漫性软组织肿胀，而尤因肉瘤为局限性肿块。骨膜反应新生骨较成熟，密度

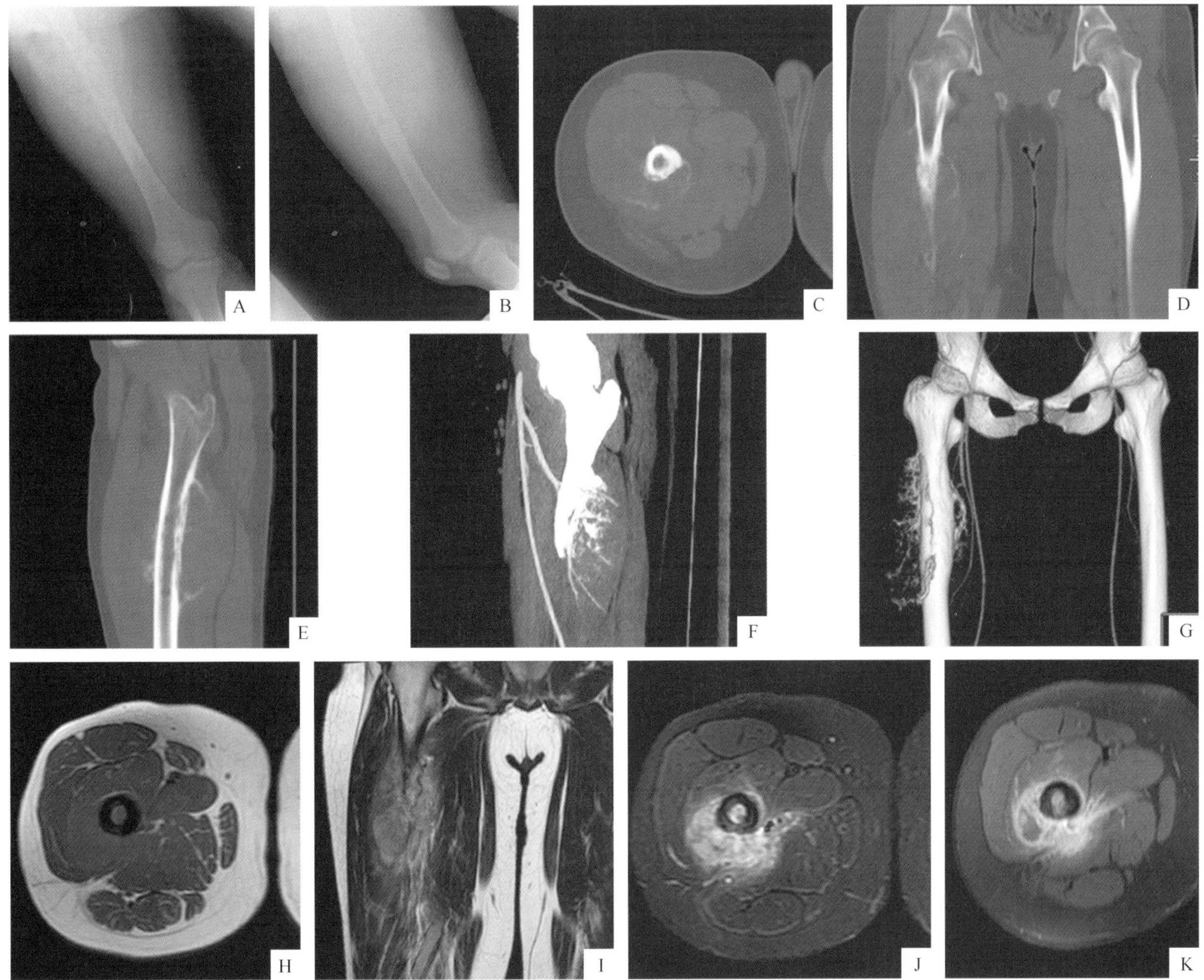

图16-16-1　右股骨中上段尤文肉瘤。X线(A、B)示骨质略膨胀增粗，其内密度不均。CT(C～G)示不规则软组织肿块，见放射性骨针形成，病灶包绕股骨干，外侧骨皮质破坏，旋髂浅动脉走行其中，股深动脉与病灶关系密切。MRI示大片状异常信号，骨皮质破坏，周围软组织肿块形成，T1WI(H)呈等低信号，T2WI(I)及STIR(J)呈等高混杂信号，增强后(K)病灶明显强化，呈不均质。

高，连续性好，可有死骨形成，软组织以肿胀为主，无软组织肿块，短期（一两周）复查病变变化明显。

2. *骨肉瘤*　一般位于干骺端，破坏区内和软组织肿块中常有瘤骨形成。

3. *转移性神经母细胞瘤*　发病年龄多在 3 岁以下，尤其是半岁以内更具鉴别意义。单骨发生少，多发生于骨盆、脊柱、长骨干骺端等部位。患者有原发灶，尿中 VMA 可增高。PAS 染色细胞内无糖原，可以鉴别。

4. *骨干结核*　与发生在骨干的 Ewing 肉瘤需鉴别。骨干结核髓腔可呈梭形膨胀，破坏区可有砂砾状死骨，骨膜反应呈葱皮样，较少出现日射状或 Codman 三角。患者症状较轻，发病缓慢，PPD 实验可为阳性。

5. *应力性骨折*　骨痂形成及骨膜下血肿改换，均较成熟、连续、密度高、边缘清晰，骨折部位骨膜新生骨光整，无骨质破坏，早期 X 线平片、CT 和 MRI 检查可见线样骨折线影，应力性骨折多发生于身体承重部位及患骨长期劳损的病史存在。

（陆　勇　丁晓毅　陈克敏　汤榕彪　吴志远）

第十七节　滑膜来源肿瘤

一、滑膜软骨瘤病

滑膜骨软骨瘤病（synovial chondromatosis）也称为滑膜软骨瘤病或滑膜软骨化生，为一种相对少见的良性滑膜病变，特征表现为关节、黏液囊或腱鞘滑膜多发性软骨结节化生性增生。本病的主要病因学说有创伤、感染、肿瘤、化生等。该病几乎恒定为单关节发生，罕见多关节受累。男性是女性的 2 倍，多发于 30～60 岁。膝关节为最好发部位，其次依次为肘、髋、踝、肩关节。

【病理】通过病理形态观察把本病分为三期：① 活动性滑膜增生，关节内无游离体，临床症状不明显；② 为过渡期，有活动性滑膜病变，游离体开始形成；③ 滑膜恢复正常或仅有轻度炎症，多个游离体形成。

【临床】该病可发生于任何年龄，以中青年人多见。临床表现为疼痛和肿胀、压痛，软组织肿块等；体征：浮髌试验（+）、关节弹响等。

【影像学】

1. *X 线表现*　早期仅表现关节软组织肿胀，较难诊断。随着病变的进展，出现典型 X 线表现后，结合相关临床表现较易做出诊断。骨软骨体位于关节囊或其邻近的滑液囊内，大小不一，数目不定，密度均质性增高；可见周边环状钙化而中心透亮，中间部围绕着致密环，前者代表着中心的质松骨，后者系软骨基质钙化层的投影如石榴籽样；游离体大小不等，以圆形最多，其次为椭圆形，不规则形最少见；圆形、椭圆形游离体边界清晰，不规则形游离体的密度多不均匀。骨软骨体可能对邻近骨造成压迫性骨吸收破坏。除非并发退行性骨关节病，否则关节间隙正常。

平片对较大游离体中心与边缘改变观察佳，对小游离体较差。待软骨结节钙化或骨化后，平片易于显示。但受到钙化或骨化的程度、病灶的重叠等的影响，显示的病灶数与手术时所见有差异。

2. *CT 表现*　由于平片对本病诊断的限度，CT、MRI 检查可作为有效的补充诊断。平片对本病的诊断有一定价值，有的病变不能明确诊断。CT 检查对于钙化较为敏感。当平片怀疑有钙化者，CT 检查可以明确，还可显示细小的游离体及趋向钙化或骨化的游离体。CT 检查能起到一定的鉴别作用，另外 CT 三维重建可更全面显示病变（图 16－17－1）。

3. *MR 表现*　MRI 可显示滑膜增厚、关节积液。关节及周围游离体，包括软骨性游离体，T1WI 和 T2WI 通常显示为低信号结节，T2WI 上与滑膜内高信号的液体形成对比。钙化、骨化不如平片和 CT 显示清楚。MRI 具有较强的组织分辨率，良好的组织对比度和多层面、多方位成像的特点，能提供清晰的关节内解剖的细节，如显示血管、液体、脂肪等，还能清晰地显示病变的大小和范围，及向邻近骨和组织的侵犯。术前检查 MRI 能为手术提供详细的信息，特别是关节积液和关节软骨的侵蚀（图 16－17－2，图 16－17－3）。

总之，X 线平片检查方便、简单、及时，大多能对本病做出明确诊断，但其有密度分辨率不高和组织重叠的缺点。CT 检查可清晰地发现病变，同时还可发现未钙化的骨软骨体、轻微的骨质破坏及积液。MRI 可清楚显示关节囊的肿胀及关节软骨，对少量的积液显示更为清晰，并且是无损伤的检查手段。

【鉴别诊断】

1. *色素沉着绒毛结节性滑膜炎*　女性多见，好发于踝、膝关节。常呈结节或分叶状肿块征象，广泛关节内滑膜受累，以关节的滑膜组织弥漫性或局限性增生和丰富含铁血黄素沉着为特征。常合并

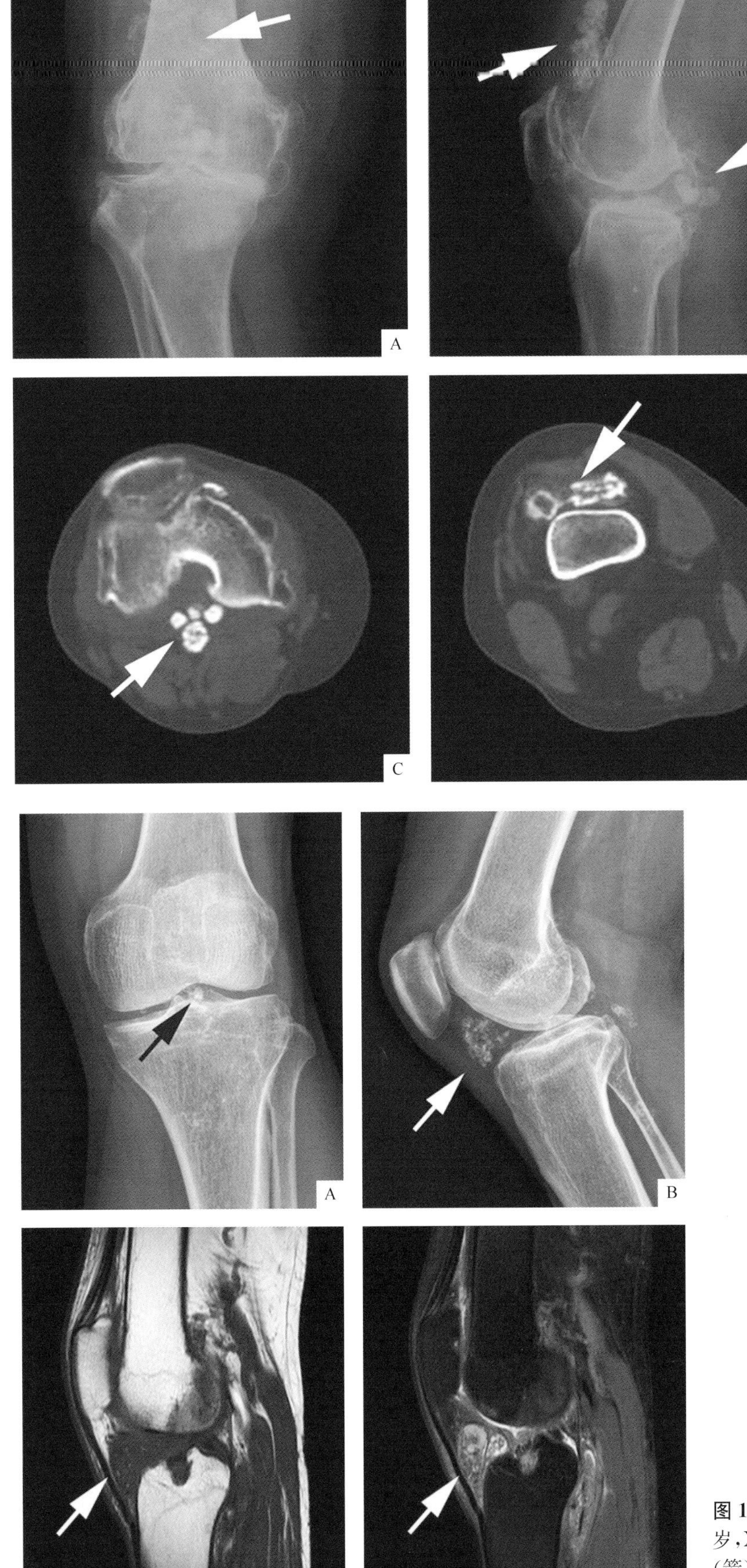

图 16－17－1 滑膜骨软骨瘤病患者，女性，58 岁，X 线（A、B）及 CT（C、D）示右膝关节明显骨质增生，关节腔内、髌上囊及腘窝内部位多发类圆形、结节状钙化游离体影（箭），其内密度不均，部分病灶内可见点状低密度影，边界清晰。

图 16－17－2 滑膜骨软骨瘤病患者，男性，36 岁，X 线示左侧膝关节腔内多发结节状钙化影（箭）；横断面 T1WI 示病灶呈低信号；抑脂相病灶信号混杂，钙化灶为低信号（箭）。

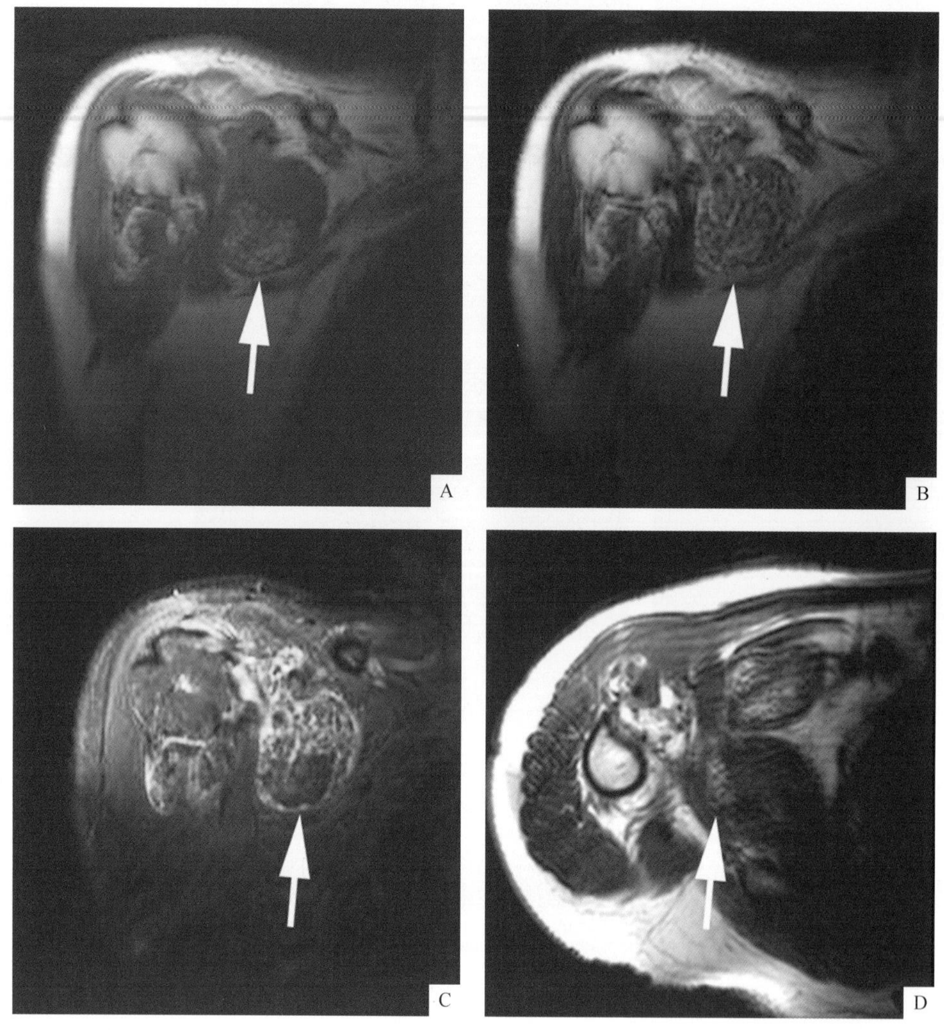

图 16-17-3 滑膜骨软骨瘤病患者，男性，32 岁，MRI T1WI(A)、T2WI(B 和 D)及脂肪抑制序列(C)。右侧肩关节内可见多发类圆形游离体，病灶信号混杂，大部分呈长 T1、短 T2 异常信号影，境界清楚。箭指向病灶。

关节积液，但此病不显钙化和骨化。MRI 具有特征性改变，能清晰显示滑膜增厚及关节积液的程度。软组织肿块内含铁血黄素沉着，在 T1WI 和 T2WI 均表现为低信号。

2. 类风湿关节炎　多发于 11 到 30 岁，女性多见。X 线显示小关节周围梭形软组织肿胀，关节间隙改变。MRI 可清晰显示关节、软骨及滑膜的情况和骨的侵蚀表现，还可结合实验室检查。

3. 创伤性关节炎和退性行骨关节病时出现的游离体　前者有外伤史，常有关节内骨折或关节骨端畸形。后者出现游离体时，骨关节退行性病变显著，关节间隙变窄，且游离体数目不会太多，形态不圆整。

4. 滑膜软骨肉瘤　多见于青壮年，四肢好发，以疼痛性肿块为特征。X 线显示软组织肿胀和肿块，肿瘤内有斑点状钙化，可有骨质破坏和骨膜反应。MRI 能显示其范围，还能判断病灶侵犯的程度。

5. 剥脱性骨软骨病　系关节边缘的局限性缺血坏死，通常只有一个游离体，且邻近关节面有局限性骨缺损。

6. Charcot 关节病　关节面骨质碎裂，碎骨片大小不一，关节面增生而不规则。

二、滑膜肉瘤

滑膜肉瘤(synovial sarcoma)是一种起源未明的原发软组织肿瘤，约占软组织恶性肿瘤的 10%。滑膜肉瘤好发于四肢近关节处，其中 60% ～70%发生于下肢。膜肉瘤多发生于青壮年，20～40 岁约占 50%，男性比女性多见。

【病理】肉眼所见肿瘤为圆形或类圆形，多呈结节状，具有分叶状的轮廓，境界清楚，但无真包膜。

肿瘤质地较软，切面灰白色，鱼肉样。根据肿瘤内梭形细胞及上皮细胞的数量多少及其分化程度的不同，可分为三大组织类型：单相纤维型、双相型和低分化型。

【临床】滑膜肉瘤患者多以发现肿块为主诉就诊，表现为无痛性肿块，少数有疼痛及压痛，一般无明显的功能障碍。病史长短不一，可从几周到十余年不等。局部皮肤一般无红肿。膜肉瘤最常转移的部位依次为肺、淋巴结和骨，约占40%。

【影像学】

1. X线表现　滑膜肉瘤在X线平片上无特征性的表现，基本X线表现为呈圆形、卵圆形或分叶状软组织肿块，较一般软组织肿瘤的边界清楚；局部骨质破坏和邻近关节的软组织肿瘤内不定型的钙化及骨化。肿瘤出现在关节伴软组织肿块、肿块内出现偏心性钙化、邻近骨质有不同程度的侵蚀性破坏是诊断本病一条重要根据。

2. CT表现　CT一般表现为略低于肌肉密度的肿块，边界清楚或不清楚，其中液化坏死呈小囊样较低密度区。增强扫描时肿瘤可见不均匀强化，而坏死区不强化。CT有助于发现X线上难以发现的肿瘤内部小的钙化灶或局部骨质变化。

3. MRI表现　滑膜肉瘤一般位置深在，体积较大。在MRI上大都表现为内有间隔、边缘呈分叶状、边界清楚或不清的肿物。T1加权像滑膜肉瘤为不均匀的分隔状低到中等信号的肿块，T2加权像表现为结节状高信号，可见液-液平面。肿瘤可出现实性、囊性、纤维性、坏死和出血，表现为不均匀的信号特点，出现出血时T1和T2加权像均可表现为高信号。滑膜肉瘤较具特征性的影像表现是T2WI/STIR像中，肿瘤表现为“卵石”状稍高信号，其间有“网格”状低信号间隔。增强扫描表现为不均匀明显强化(图16-17-4，图16-17-5)。

【鉴别诊断】

1. 色素沉着绒毛结节性滑膜炎　生长缓慢，病灶密度均匀，边界清楚，T1、T2加权像时多为低信号区。较少出现钙化和大块状边界模糊的溶骨性破坏区。增强扫描后强化较均匀。

2. 纤维肉瘤　纤维肉瘤发病年龄较滑膜肉瘤大，一般在30～70岁间的发病率较高。有巨大软组织肿块而骨质破坏一般较轻，偶可有瘤骨或软骨钙化。

3. 恶性纤维组织细胞瘤　多见于50～70岁中老年人，好发于大腿和膝部，增强扫描强化明显。很少见到病灶的钙化和骨化。

4. 横纹肌肉瘤　儿童常见，少发生于成人。表现为无痛性深部肿块，常局限在相关肌肉中。CT密度与肌肉相似，T1WI表现为近似肌肉信号。

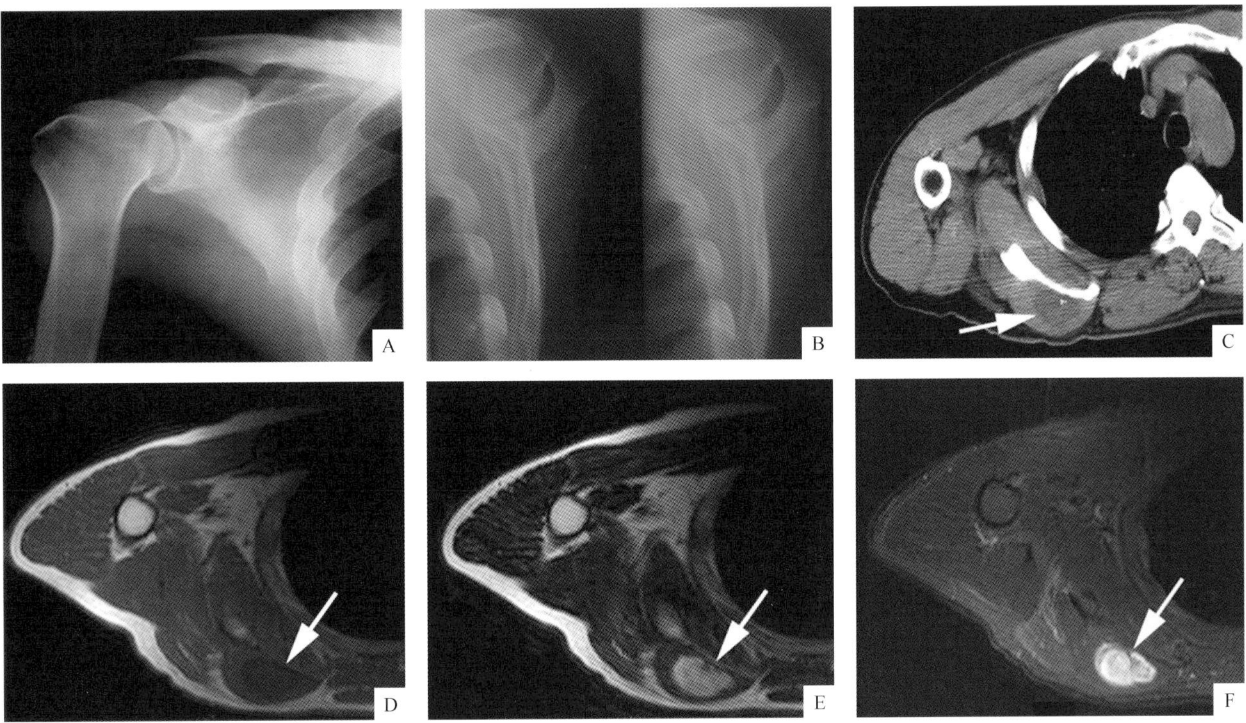

图16-17-4　滑膜肉瘤患者，男性，35岁，肩关节X线正位片(A)和斜位(B)、CT(C)示肩胛骨后软组织肿块影，边界清楚，局部骨质破坏；横断面T1WI(D)示病灶呈等、低信号；T2WI(E)示高信号为主混杂信号；抑脂像(F)较清楚显示低信号间隔。箭指向肿瘤。

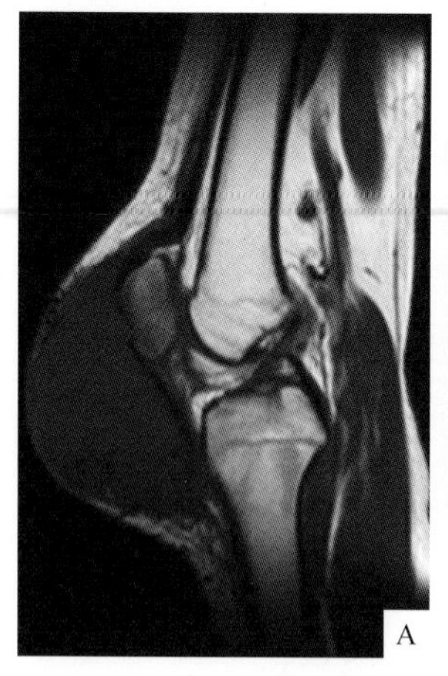
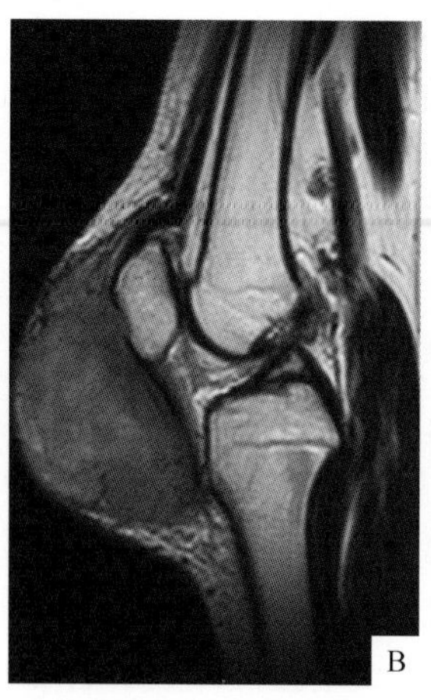
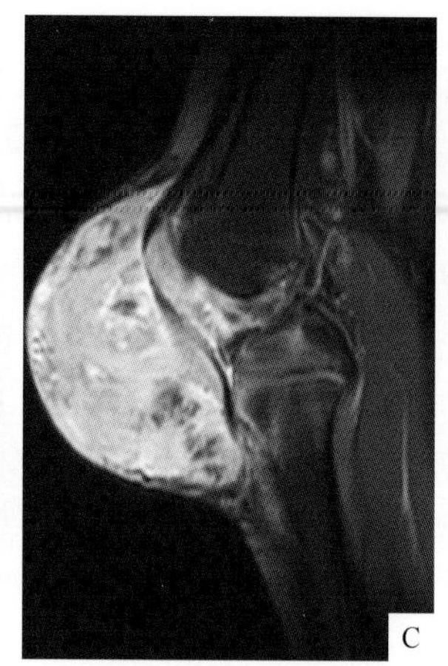
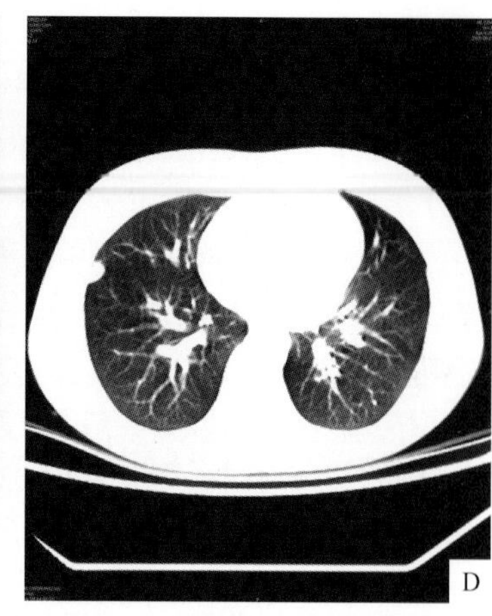

图 16-17-5 滑膜肉瘤。A. T1 加权像：膝关节前方见一个半圆形的信号均匀的低信号。B. T2 加权像：病灶呈低、中信号。C. STIR：病灶呈高信号。D. 肺部 CT：右肺可见转移灶。

（陆　勇　丁晓毅　陈克敏　汤榕彪　吴志远）

第十八节　釉质(上皮)细胞瘤

釉质细胞瘤(adamantinoma，AM)是一种较常见的牙源性肿瘤，来源于牙源性上皮组织即牙板、造釉器或牙周上皮组织等，1885 年由 Malassez 首先报道。

一、颌骨釉质细胞瘤

是发生于颌面部常见的肿瘤之一，起源于牙源性上皮、牙源性囊肿上皮或是口腔黏膜上皮基层增生长入颌骨内而发展成此瘤。为局部侵袭性的良性肿瘤。男性多见，任何年龄都可发生，多见于青壮年 20～30 岁。发生于下颌骨的以下颌骨体部及升支区居多。

【**病因与病理**】肉眼肿瘤大小不一，质硬，切面灰白，有纤维性间隔，部分区域有出血及囊性变。周围常有结缔组织包膜，但不完整。剖面有实质性及囊性两部分；囊性多见，囊壁厚不光滑，壁上见由肿瘤细胞构成的结节突入腔内，囊内为黄色或棕黄色黏液及浆液，也可为草绿色胶冻样，肿瘤常包绕一枚或多枚牙根。镜下肿瘤细胞分化程度不同，组织类型复杂，通常分为四型：① 腺瘤样型：上皮细胞排列呈腺样团块状及导管状，为纤维组织所分隔，细胞排列整齐，类似颌骨中央腺瘤；② 造釉器样型：分化较好，在细胞团及细胞索的中央部，瘤细胞呈星网状，排列疏松，形似造釉器样结构；③ 基底细胞型：结构上类似皮肤基底细胞癌。基底细胞呈条索状或树枝状排列，细胞分化不良，发展较快，有恶性倾向；④ 鳞状细胞型：瘤细胞呈梭形或多角形，形成鳞状上皮结构，且有角化、钙化及骨化。

【**临床**】病程长短不一，初期为局部无痛性小包块，肿块逐渐增大，引起病变部颌骨膨隆，出现不同程度的颌面部畸形。病灶处触诊多数有乒乓球感，此外还可有病损范围内牙齿不同程度的松动及移位。骨皮质变薄可引起病理性骨折，部分病例穿刺有淡黄色囊液。

【**影像学**】

1. X 线表现　病变区颌骨呈囊性膨胀性改变，骨皮质膨隆变薄，无骨膜反应。肿瘤可呈单房或多房。单房型呈不规则低密度影，边缘分叶，其中有不规则条索影。多房型呈大小不等圆形、卵圆形蜂窝状，分界清晰，囊腔内缘呈分叶状，囊内有分隔，骨小梁粗而少，有时病变区可见牙齿。

2. CT 表现　表现为囊性低或等密度，骨皮质膨胀变薄，边缘分叶，肿瘤穿破邻近骨皮质而形成软组织肿块，多房者呈大小不等蜂窝状低密度影，边缘或瘤内可见骨质增生，瘤内有不规则钙化，含牙或不含牙。增强可有强化或无明显强化(图 16-18-1)。

3. MRI 表现　常为多房或单房囊实性混合或囊性病灶，囊壁厚且不规则，囊壁内侧常有乳头状突起；瘤内囊液信号按成分不同表现各异，一般呈均匀 T1 低信号、T2 高信号，若囊液富含胆固醇结晶或伴出血，呈 T1 高信号、T2 等信号，信号不均匀，可有液-液平面。病变破坏周围骨皮质，可形成软组织肿块。肿瘤实质部分或囊壁可有明显强化。

【**预后**】肿瘤虽生长缓慢，但具有较强的局部侵袭性，局部刮出术后易复发，阶段性截骨治疗则很少复发，少数病例可发生远处转移。

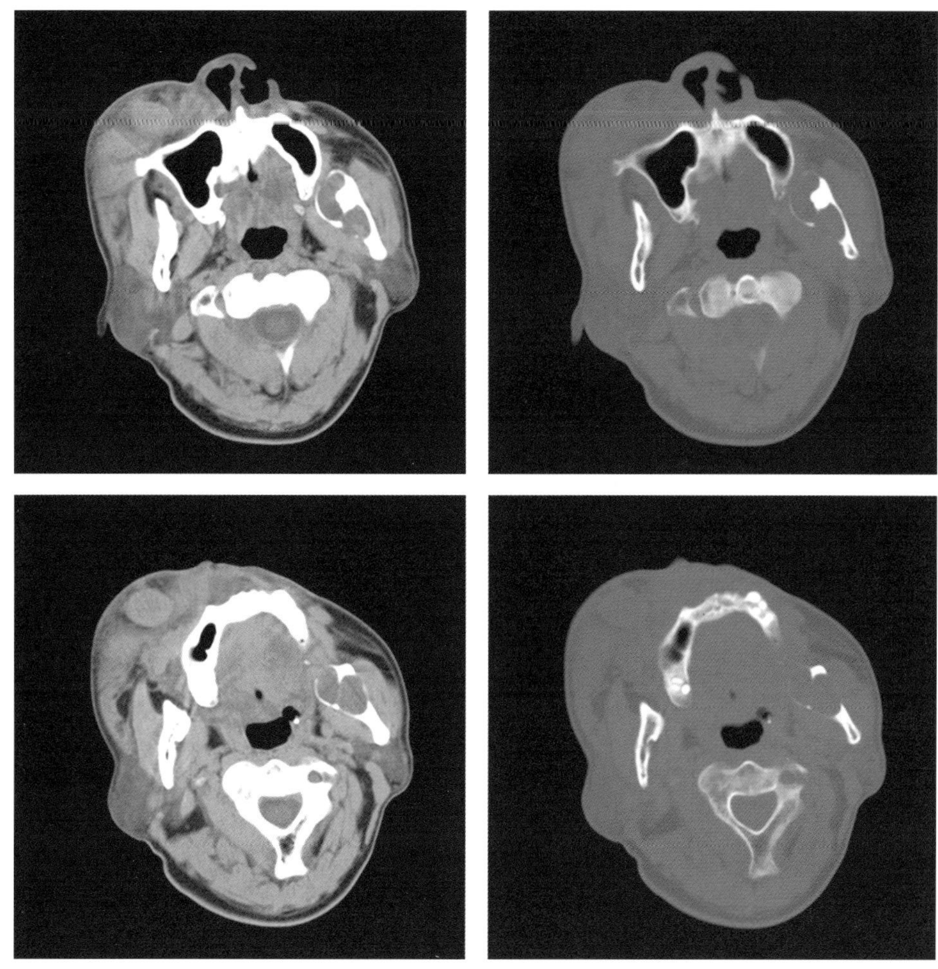

图 16-18-1 左下颌骨釉质细胞瘤。CT示左下颌骨囊状扩张，其内填充软组织密度影。

二、长骨的釉质细胞瘤

长骨的釉质细胞瘤（adamantinoma of long bone）为非常罕见的低度恶性肿瘤，其特点是肿瘤内明显的上皮细胞，并被梭形细胞组织所环绕。通过电子显微镜和免疫组织化学研究，有充分证据支持此病变来源于上皮细胞，推测为外伤性基底细胞植入或异位的口腔上皮的存在。多发生在20～50岁中青年人，男性居多。大多发生在胫骨，肱骨和尺骨均少见。通常病变局限在胫骨的中1/3和下1/3，偶尔也可同时发生在胫骨和腓骨。约2/3病例有外伤史。

【**病因与病理**】肿瘤呈浅灰色或灰白色，坚韧，界限清晰的骨质缺损，骨皮质一般完整，内有骨性间隔，可伴有出血和囊腔形成，切面呈囊状区及红褐色病灶。少数为易碎胶样组织。组织学上此肿瘤是二相性的，并含有上皮细胞成分，紧密掺和在不同量的纤维组织中。上皮细胞成分通常包含有多面体细胞的小岛，位于巢内或空腔样间隙内。上皮索边缘的细胞呈柱状，整齐排列如栅栏状，中央细胞呈星状排列，类似颌骨的成釉细胞瘤。上皮样细胞可有各种不同形态，基本上呈四种类型：管形、梭形、鳞形和基底细胞形。釉质细胞瘤的细胞对角蛋白抗原有明显反应，免疫组化有助于与其他相似表现的病变鉴别，如纤维结构不良或非骨化性纤维瘤。有时可见鳞状上皮化生，若广泛存在，可误认为鳞状上皮癌。纤维成分中包含梭形细胞，一般仅有轻度异型性。上皮性间隙和基质，有时可有丰富血管形成，类似血管性肿瘤。但超微结构和免疫组化可明确其上皮细胞来源。病变内可含有骨小梁，可表现为囊腔内血液颜色的液体。

【**临床**】临床上肿瘤生长非常缓慢，病程长，最多见的症状为局部无痛性肿胀，其次为疼痛性肿胀，少数患者仅感疼痛。检查时可触及坚硬、固定，可有压痛的局部肿块。

【**影像学**】

1. X线表现　釉质细胞瘤发生于骨皮质表面而不在骨髓腔内，典型病变为单发、偏心、分叶、溶骨性改变，纵向方向生长多见。病变位于皮质旁多有膨胀性和不同程度皮质破坏。有时可见锯齿状骨皮质消失，为本病的特征性所见。肿瘤突破皮质后，可有不同程度的骨膜反应和软组织包块，病期较长的病变可表现为硬化性磨玻璃样外观，可被误为纤维结构不良。有时整个骨骼可被多数卫星病灶所侵犯。病变位于骨膜下可见骨膜增生隆起呈半梭形肿块，内可见分支状骨化，皮质增厚，髓腔硬化。肿瘤向上下扩张累及患骨大部，少数可发展至干骺端或骨端，骨干增粗弯曲变形。

2. CT表现　CT有助于显示较小的病变及其内部结构。病灶内为软组织低或等密度区，边界清楚呈锯齿状，病变周围很少有骨膜反应。增强后骨皮质旁病灶可有强化，骨膜下者强化不明显。

3. MRI表现　通常在T1上为低信号区，T2表现为高于骨髓的高信号。MRI可用来明确肿瘤在骨内和骨外的确切范围。

【鉴别诊断】

1. 纤维结构不良　纤维结构不良未成年人多见，而釉质细胞瘤除个别例外均发生于骨骺融合以后的成人骨。纤维结构不良边界不如釉质细胞瘤清楚，较大的纤维结构不良可破坏骨皮质并侵及髓腔。

2. 非骨化性纤维瘤　分界清楚的分叶状病变，并具有硬化边缘，一般无骨皮质侵蚀。若纤维性骨皮质缺损发生在干骺端区域，可类似釉质细胞瘤的细小病灶。

3. 骨髓炎　位于胫骨的骨髓炎有时很难鉴别，但骨髓炎一般均有不同程度的骨膜反应和软组织肿胀，釉质细胞瘤很少见。若发现死骨形成，则支持骨髓炎的诊断。

4. 硬纤维瘤　可表现为侵袭性病变，内常有骨性分隔或出现分房现象。

【预后】术后易复发，复发与手术方式明显相关，局部刮出复发率高，病骨段切很少复发。可发生远处转移，以两肺最多，其次为淋巴结、内脏及骨骼。

（陆　勇　丁晓毅　陈克敏　汤榕彪　吴志远）

第十九节　骨肿瘤样病变

一、骨囊肿

骨囊肿(bone cyst)由Virchow(1876)最早在尸检中发现，其发病机制尚不明确，多数意见认为和外伤有关，有学者认为是由于骨内局部循环障碍，血液瘀滞，骨内静脉压力增高致局部反应性的骨质吸收、细胞外液充填而形成。成人骨端的骨囊肿，可能与某些肿瘤的坏死液化有关。如某些肿瘤，有时在刮除植骨术后，部分植骨被吸收而发生囊性变，形成以纤维组织为包膜，内含液体，与骨囊肿相似的病变。

【病理学】大体上，病变多发生在单个骨上孤立性、单房囊性的溶骨性缺损，偶尔可同时累及两处骨。发生于扁骨者可呈明显不规则分叶状囊性肿块。病变区骨髓腔膨胀，骨皮质变薄，菲薄的囊内壁覆盖一层光滑的灰白色纤维包膜，可有分房或多囊状改变。囊内为黄色或褐色液体，如发生骨折，常伴血肿、肉芽增生，钙化形成，囊腔大者液体量可达400～500 ml。镜下，囊壁内膜由一层扁平、立方的生发细胞组成，形同内皮样细胞。囊内有巨细胞、胆固醇结晶和含铁血黄素沉着，同时还沉淀有钙化或骨样组织。

【临床】

1. 发病年龄　文献报道的年龄范围可为1.5～72岁，好发于4～20岁的青少年，少见于成人。男女发病率之比为2∶1～3∶1。

2. 发病部位　好发于长骨干骺端，少数在骨干，少见部位包括跟骨和骨盆。囊肿的发病年龄和部位有密切的联系，长骨病变主要发生于儿童，跟骨和骨盆通常见于17岁以上的患者。随着年龄增长，囊肿逐渐向骨干方向移动。

3. 症状与体征　一般无明显症状，约2/3的患者因病理性骨折，出现疼痛、肿胀、功能障碍而就诊。部分长骨骨囊肿可有局部隐痛，肿胀和相邻关节的强直感。发生于腰椎者，可表现有神经根刺激症状或劳累后出现酸痛。但跟骨、距骨、骨盆等处骨囊肿常无症状，亦少病理性骨折，常被偶然发现。

【影像学】

1. X线表现　长骨骨囊肿好发于长骨干骺端，呈光整的圆形、椭圆形透亮区，沿长骨纵轴发展，边界清楚，一般不超过骺板。囊肿向外生长，可使局部骨皮质变薄，外缘光滑，可有菲薄的硬化边。骨囊肿常合并病理性骨折，可有骨膜反应，但无软组织肿块。病理发生骨折后骨碎片向囊内移位，沉入底部并可随体位移动，出现碎骨片陷落征(fallen fragment sign)。另一类似征象为碎骨片内陷征(trap door sign)即囊肿骨折后，碎骨片一段已陷入囊腔内，而另一端仍与骨膜相连，此二征象对本病诊断具有特征性。

其他部位骨囊肿如距骨、跟骨、骨盆者，虽不具备长骨骨囊肿某些特点，但其基本表现仍为局限性膨胀性骨破坏病灶，边缘清晰，其内有时可见骨间隔形成。

2. CT 表现　骨囊肿多呈圆形、卵圆形低密度骨质缺损，局部骨皮质膨胀性变薄，边缘清晰，无硬化。病变多为水样密度，内部为均匀一致的低密度CT 值在 1～20 HU，增强 CT 时不强化。偶可见到骨间隔，使囊肿呈多房改变。

3. MRI 表现　MRI 上呈现特征性的液体信号，在 T1WI 上多呈低或中等均匀信号，在 T2WI 上为明显均匀高信号；如边缘有硬化则呈低信号，边缘清晰。若发生骨折，囊内有出血或囊肿液蛋白质含量高，可使 T1 缩短，在 T1WI 信号增高。增强扫描，病灶不强化(图 16-19-1)。

【鉴别诊断】

1. 动脉瘤样骨囊肿　大多为偏心性破坏灶，膨胀程度较重，具有实性骨膜反应，常有液-液平面，囊变区之间实质部分可钙化或骨化。

2. 骨巨细胞瘤　好发于 20～40 岁，好发于骨端而非干骺端，多为骨端偏心性破坏，常有皂泡状改变，膨胀方向呈横行，无或罕有硬化缘。

3. 骨纤维异常增殖症　骨质膨胀和骨囊肿相似，前者发病范围较广泛，不一定呈中心性生长，破坏灶内有毛玻璃样改变，CT、MR 检查为实性而非液性灶。

二、骨内表皮样囊肿

骨内表皮样囊肿(epidermoid cyst of bone)临床少见，多发生在 20～40 岁男性，主要见于远端指骨。发生于颌面骨的一般来源于牙源上皮残余，发生于颅骨的病变是由于包埋在颅骨内的鳞状上皮缓慢生长而成，发生于指趾骨的病变可能是外伤后上皮组织植入骨松质内经增殖生长形成骨囊肿，罕见于四肢等长骨。若上皮组织被埋于深部靠近骨骼的软组织内，则增殖生长，可造成压迫性的骨缺损。

【病理学】病理检查有完整包膜，囊内充满白色豆腐渣样物。若继发感染，则可含有脓液。本病的组织特征为含有角化或未角化的复层鳞状上皮，呈同心圆排列，囊内含角质蛋白和胆固醇，无皮肤附属器。囊壁周围可见多核巨细胞及炎细胞浸润。

【临床】

1. 发病年龄　多发生于 20～49 岁，男性多见。

2. 发病部位　多见于颌面骨、颅骨、远端指趾骨，超过 95%发生于末节指骨。多有明显外伤史。

3. 症状与体征　患者初始无明显症状，以后可以出现局部骨肿胀、疼痛等。

【影像学】

1. X 线表现　颅骨、末节指(趾)骨单房囊状骨质破坏区，圆形或卵圆形，伴有周围骨皮质膨胀变薄，边缘稍硬，可累及整个末节指骨，或仅在其远端，无骨膜反应和软组织肿块，当罕见的表皮样囊肿恶变时，可伴有大的软组织肿块。发生于紧靠骨骼的深部软组织者，囊肿压迫骨质可形成弧形凹陷。囊肿远端的薄骨壁破坏吸收后，则呈张口状的半囊状影。

2. CT 表现　为边缘锐利的圆形、卵圆形溶骨样病变，内部呈均匀的低密度，周围骨质膨胀，无骨膜反应，增强扫描无明显强化。

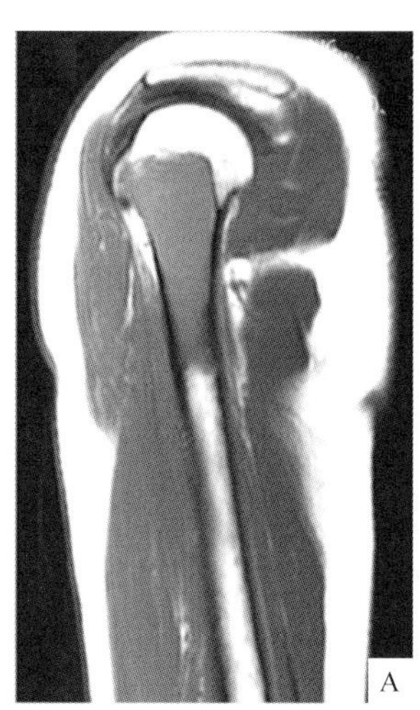

T1WI

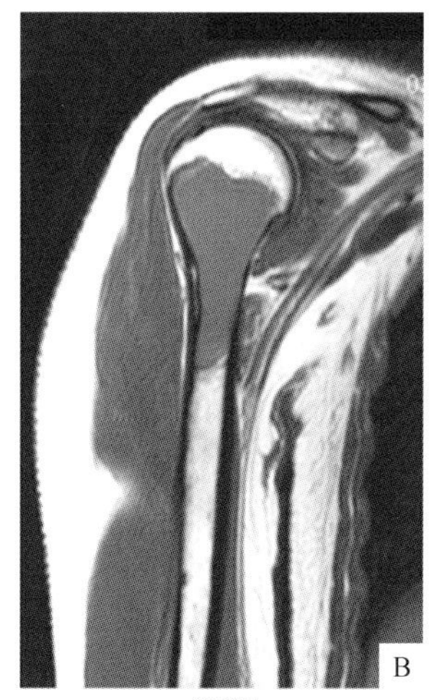

T1WI

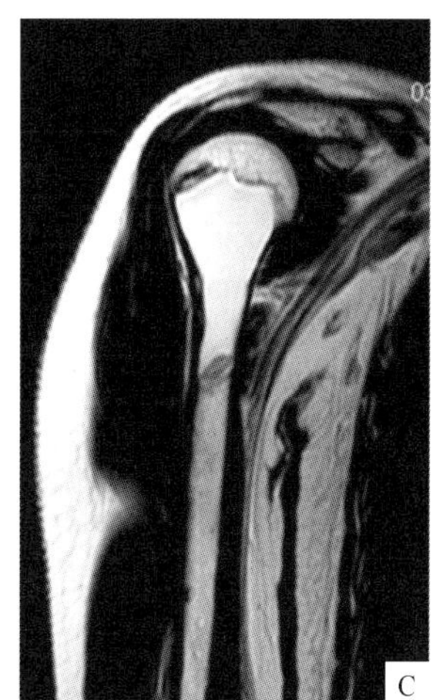

T2WI

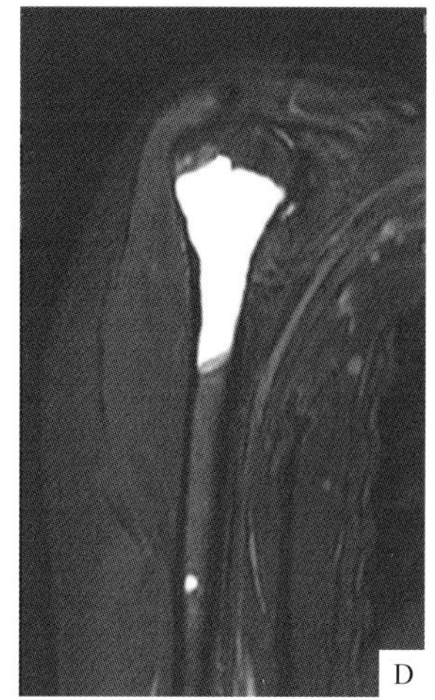

STIR

图 16-19-1　右肱骨近端骨囊肿。MRI 示右肱骨近端片状异常信号影，边界清晰，轻度膨胀改变，T1WI(A、B)呈低信号，T2WI(C)呈高信号，STIR(D)不被抑制，信号均匀，局部无明显骨膜反应。

3. MRI 表现　在 T1WI 多为低信号，T2WI 上为高信号，多数信号均匀，病变边界清楚。

【鉴别诊断】

1. 内生软骨瘤　单发性内生软骨瘤常位于指骨近端而非末节指骨的远端，可见点状钙化灶。

2. 骨血管球瘤　亦好发于末节指骨，呈压迫性或囊状骨缺损。但血管球瘤局部软组织有红色或紫红色豆大结节，有针刺样锐痛，温度刺激可致剧痛，MRI 呈长 T1 长 T2 表现，但信号不均，有胡椒面征，且增强明显强化。

三、动脉瘤样骨囊肿

动脉瘤样骨囊肿(aneurysmal bone cyst，ABC)是一种充血性膨胀性的多房性囊肿，1942 年由 Jaffe 和 Lichtenstein 首次报道和命名。病因不明，可能由于局部持续性血流动力学障碍，引起静脉压升高，血管床受累吸收及继发反应性修复性等改变所致，也可能与外伤等原因引起的原发性血流障碍有关。另有学者根据病理资料证实，部分动脉瘤样骨囊肿可由巨细胞瘤、非骨化性纤维瘤、骨母细胞瘤、软骨母细胞瘤、单纯性骨囊肿、骨肉瘤等转变而来。

【病理学】大体上，病变一般呈多个大小不一的充满血液的扩张囊状骨破坏，受累骨膨胀变形，常向软组织膨出，病灶周边被覆一薄层反应性骨壳。切面见病变由大小不等的蜂窝状血性囊腔构成，囊内的液体主要为血液。囊内壁光滑，囊腔间是质韧的灰白色或铁锈色组织，宽窄不一。内部间隔由纤维分隔或不成熟的编织骨小梁构架组成。镜下可见大量富含血液的腔隙，囊壁和囊腔间隔都是由巨噬细胞、成纤维细胞、肌纤维细胞等构成，腔面并没有内皮衬覆，更没有血管壁的弹力板和肌层结构。囊壁及间隔中有纤维组织骨化、新生骨小梁和高度扩张的毛细血管和小静脉。

【临床】多见于 10～20 岁青少年，但也可见于成人，男女发生比率为 1∶2。病变好发于长骨干骺端和脊椎骨。60%～75%发生于股骨上端、椎体和附件。局部疼痛和肿块是最常见的临床症状，靠近关节时可出现运动障碍，易发生病理性骨折。脊柱受累者可引起疼痛和下肢萎缩，大小便失禁甚至截瘫。囊肿破裂后，血液外溢进入软组织可形成血肿，机化后即可为肿块，常引起临床上的误诊。部分动脉瘤样骨囊肿可闻杂音。

【影像学】

1. 分型　Sherman 根据病灶部位与形态特点将 ABC 归纳为 3 种类型。

(1) 偏心型：最多见，可占 50%左右。病灶偏于骨干的一侧，表现为偏心性囊状透亮区，一面膨出至骨外，表面有薄层完整连续骨壳，另一面侵蚀骨组织，边缘光滑而锐利，囊状透亮区内有粗细不等的小梁状分隔或嵴，似蜂窝状。

(2) 骨旁型：约占 7%～19%。除皮质显示破坏外，病变几乎完全突出于软组织中，表面有骨包壳。于骨皮质穿破处，常出现薄层骨膜新生骨，可有骨膜反应中断。

(3) 中心型：较少见。显示为对称性梭形膨大的蜂窝状结构，最大直径可达 10 cm。囊内可见骨性间隔，呈多房状。

2. X 线表现　ABC 发展的不同阶段，其放射学表现也不同，目前普遍采用 Dabska 以及 Willner 等提出的分期方法，包括溶骨破坏期、活跃期、稳定期、愈合期。早期或溶骨期最有诊断价值的征象是病变的骨内缘有一界限清楚的硬化边。活跃期病灶进行性增大，并出现特征性的骨膜下囊状膨胀，呈“爆裂”样改变。稳定期后骨干外侧缘骨增生硬化更显著，囊肿有清楚的骨壳和明显的骨嵴，呈典型“肥皂泡”样改变。病灶内出现局部钙化即认为进入愈合期，病变一旦进入此期便不再复发。

3. CT 表现　CT 显示病变呈囊状膨胀性骨破坏，骨皮质菲薄，多为偏心性，其内充满液体密度，均质，无钙化，可见分房状骨性间隔。病变可穿破骨壳突入周围软组织形成肿块，边界清楚。病变密度不均匀，CT 值在 20～80 HU，注射对比剂后有轻度强化。部分病变中可以见到液-液平面，液面可以是单一宽大的，也可是多发短小的，上为水样低密度，下为略高密度，则为典型表现。液-液平面的形成原因，一般认为是由于血浆和红细胞分离的缘故。

4. MRI 表现　好发在长管骨的干骺端，表现为边界清楚的膨胀性囊状骨质破坏区，大部分呈不规则的分叶状，T1WI 上病变信号不均匀，多为低信号，存在正铁血红蛋白时可以在病灶内见到高信号灶；T2WI 呈高信号，腔内间隔均呈低信号。囊肿的边缘在 T1WI 上和 T2WI 上均呈薄而光整的低信号。骨壳和硬化边呈线样长 T1、短 T2 信号。Gd 增强扫描后病灶内间隔有不均匀强化。

液-液平面常见于本病，是血液降解产物或其他物质沉淀的结果，检查时让患者静卧 10 分钟之后再扫描有利于液-液平面的显示。在 T1WI 上，液面上层相对于下层可呈低信号、中等信号或高信号，在 T2WI 可见液-液平面者，上方为高信号(内含去氧

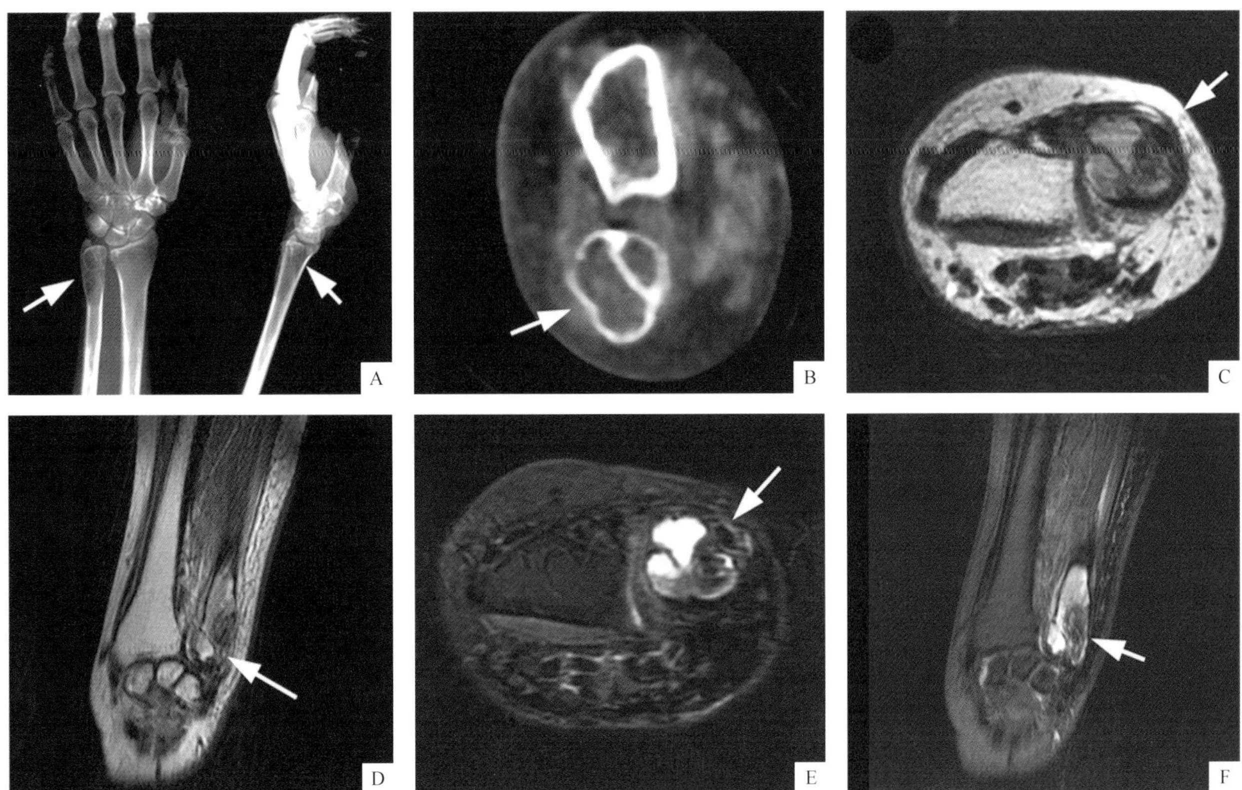

图 16-19-2 左尺骨远端动脉瘤样骨囊肿。平片(A)示尺骨远端多发囊状透亮区。CT(B)尺骨远端骨质破坏,内有分隔,周边尚完整。MRI 示尺骨远端异常信号影,T1WI(C)、T2WI(D)均呈等低信号,压脂像(E、F)中央呈等信号,外周环绕高信号带,可见液平。

血红蛋白的液体),下方为低信号(内有含铁血黄素)。约 1/3 的原发 ABC 出现病变周围水肿,主要见与骨旁型 ABC 以及合并病理骨折的病变,并不能认为是恶性征象,可能提示病变生长快速(图 16-19-2)。

【鉴别诊断】

1. 骨巨细胞瘤 骨巨细胞瘤好发骨端,发病年龄多在 20~40 岁,呈偏心性生长,常使骨膨隆变形,但不如动脉瘤样骨囊肿偏心地膨出于软组织内。巨细胞瘤一般无骨膜反应(合并骨折时例外),也无硬化缘可资区别,大多数无液-液平面。

2. 单纯性骨囊肿 位于干骺端中心和骨干的 ABC,需要与单纯骨囊肿鉴别。单纯性骨囊肿膨胀不如 ABC 明显,在病理性骨折前,无骨膜反应。病变为中心纵向生长,无骨嵴或骨嵴较少,CT 上病变内密度均匀,呈水样密度且无强化。一般无液-液平面,合并骨折时常可见"骨片陷落征"。

3. 软骨黏液样纤维瘤 与动脉瘤样骨囊肿均为偏心性膨胀性骨破坏病变,均好发于长骨干骺端,病灶都有硬化缘。软骨黏液样纤维瘤近髓腔侧可见明显的骨硬化,膨胀程度较轻,动脉瘤样骨囊肿存在液-液平面可资鉴别。

四、骨内腱鞘囊肿

骨内腱鞘囊肿(intraosseous ganglion)又名骨邻近关节骨囊肿。定义为:邻近关节软骨下的良性囊肿,为纤维组织结构的多房性病变伴广泛黏液变性。本病的病因目前尚无统一的说法,有外伤学说、滑液漏出学说和髓内纤维变性学说,根据囊肿形成原因的不同,Schajowicz 等将其分为穿透型和特发型。前者由于骨外腱鞘囊肿压迫,穿通进入骨内形成骨内鞘腱囊肿,其与关节腔间有宽窄不一的通道。后者为近关节面软骨下溶骨性破坏,与关节面不相通,其外无软组织腱鞘囊肿。

【病理学】大体上,骨内腱鞘囊肿大都紧邻于关节面,其病理改变与软组织腱鞘瘤相同。骨内腱鞘囊肿外被一层致密骨质包绕,内被一层灰白色纤维组织壁,易与骨壁分离。常为多房,内容胶冻样物。镜下囊壁为乏血管的纤维组织或胶原纤维,散在有极少量成纤维细胞,内衬不连续的扁平细胞,有时可见结缔组织黏液变性。

【临床】好发于中青年,男性多见。病变以长管状骨多见,好发于股骨头、股骨颈、髋臼及股骨下端、腕骨,病灶通常为单个,但多发性、对称性病灶也常被报道。少见部位有跟骨、距骨、肩关节周围等。临床上多以局部疼痛为首发症状，活动时加重，病程多较长，体检一般无阳性发现，有时可以有局部压痛。

【影像学】

1. X线表现　长骨关节软骨下非负重部位偏心性、圆形或椭圆形骨缺损，病灶通常为单房，少数为多房，边界较清楚，有薄层硬化缘，内部密度较均匀，无钙化。

2. CT表现　CT表现为边界清晰的边缘有硬化的溶骨性病变，CT扫描可清晰显示病灶内部结构以及通过CT值的测定了解病灶内容物的性质，并可通过三维重建多方位的显示病灶及其与关节腔的关系。

3. MRI表现　T1WI呈低信号，T2WI及STIR呈高信号，其内可有或无分隔，分隔及硬化缘在T2WI上显示更清楚，呈低信号，增强扫描环形增强，无骨膜反应及软组织团块(图16－19－3)。

【鉴别诊断】

1. 孤立性骨囊肿　有发病年龄低、病变范围大、膨胀及骨皮质变薄明显、无明确硬化边、囊内密度低等特点。

2. 骨巨细胞瘤　骨巨细胞瘤发生于长骨的骨端，呈偏心性溶骨性破坏，膨胀明显，其内可以见到骨嵴和肥皂泡样改变，在CT及MRI上为实质性病灶。而骨内鞘腱囊肿无膨胀性、皂泡样改变，在CT及MRI上为液性病灶，密度比较均匀。

3. 骨关节病性假囊肿　多见于中老年患者，病变发生在髋、膝等关节的持重部位，常伴有关节间隙狭窄、关节面骨质增生等退行性骨关节病征象。有些患者骨内腱鞘囊肿可以诱发骨关节炎或伴发骨囊肿，此时如果显示一个部位仅一个囊肿病变，且伴有骨关节病时，则应考虑骨关节病囊性变的诊断。

五、骨纤维结构不良

骨纤维结构不良(fibrous dysplasia，FD)是一种以纤维、骨组织类肿瘤样增生为特点的生长发育性病变，占良性骨病变的12%。现在较为公认的看法是由于原始间叶组织发育异常，骨内正常组织被异常增生的纤维组织所代替所致。临床上分单发和多发，两者的发病率之比为(3～6)∶1。本病不

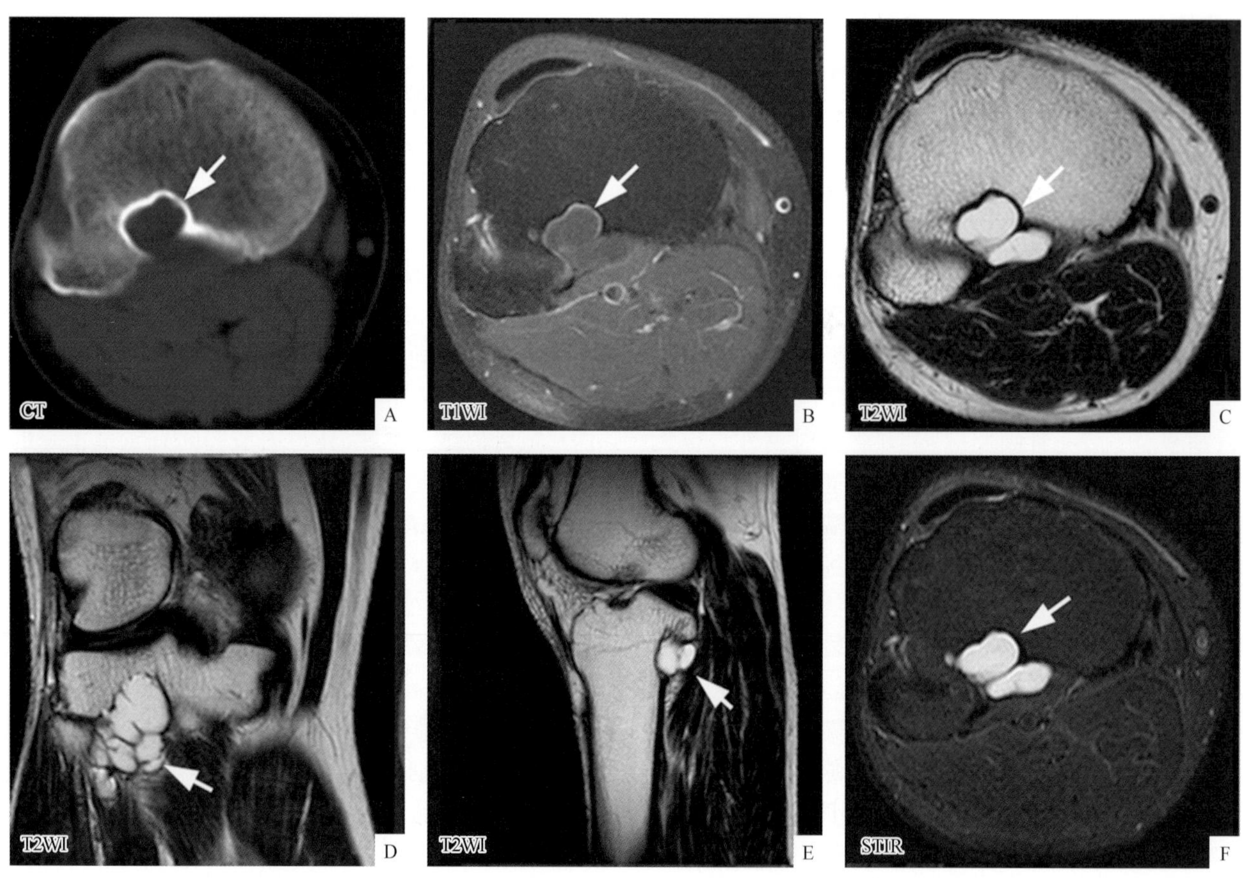

图16－19－3　右胫骨近段与腓骨近段间腱鞘囊肿。CT(A)示右胫骨与腓骨间团块状液体密度影，边缘清楚。MRI示团片状异常信号，T1WI(B)呈均匀低信号，T2WI(C～E)呈高信号，其内可见较多分隔，STIR(F)信号未见抑制。

适用于放疗，有报道示放疗可引起恶变。长期以来，手术治疗几乎是治疗 FD 的唯一方法。最近出现了一些保守治疗方案，但保守治疗与手术治疗的选择，仍有争论。

【病理】病变骨膨胀，骨皮质变薄，骨髓腔消失，正常的骨髓组织被增生的纤维组织替代，有的呈灰红色，质地柔软；有的呈灰白色，质地较硬，触之有轻微沙砾感。边缘光整可有硬化，病灶内缘可有嵴样隆起。部分多发性骨纤维结构不良可有液化、囊变、出血和小的透明软骨结节，软骨结节内可有骨化。镜下见病灶内的基本改变为增生的纤维组织替代正常骨髓组织，在纤维结缔组织内有化生的骨组织。基质内纤维排列紊乱，有的病灶可见大量的破骨细胞。大量纤维组织增生，其内有骨小梁，周围有活跃的成骨细胞。

【临床】

1. 发病年龄　虽然骨纤维结构不良可发生于任何年龄，以儿童和青壮年多见，10～30 岁为发病高峰，男女发病率约为 3∶2，通常在儿童期发病，病变进行缓慢，病程数年至数十年不等，一般在成年后趋于稳定，如生长加快、疼痛加剧，应注意恶变。

2. 发病部位　单骨型多见，多发生于四肢长骨，以股骨、胫骨和肋骨发病率高，脊柱和骨盆相对少见，30％累及颅面骨，但主要累及上、下颌骨和颅骨顶部。

3. 症状与体征　大多数早期病变无明显症状，继而出现骨肿块(隆起)、疼痛、功能障碍、畸形，或病理性骨折。四肢长骨受侵，呈膨胀弯曲畸形，是由于骨骼可承受应力下降且易致骨折，多次骨折及短缩引起股骨上段牧羊者手杖畸形。当颅面骨受累时，常出现畸形或肿块，也伴发神经受压症状，如视力、听力下降甚至丧失、内耳功能障碍等。脊椎骨受累首发症状多为局部疼痛，较多累及椎体及椎弓根，严重者可有神经压迫症状。部分多发性骨纤维结构不良可合并内分泌异常，尤其是女孩性早熟和皮肤色素沉着，称为 Albright 综合征。

【影像学】

1. X 线表现　X 线表现差异很大，病变发生于髓腔内，为磨砂玻璃状，病骨通常膨胀增粗变形，皮质变薄，厚薄不一，边缘光整，可有硬化。病变肢体增粗弯曲，以胫骨的前弓畸形及股骨上段“牧羊人手杖”样畸形最为常见。

国内学者总结本病的各类 X 线表现，按其大体形态分为四种类型。

(1) 囊状改变：表现为囊状膨胀性透亮区，范围可大小不一，边缘硬化，外缘光整，内缘呈波浪状或稍粗糙，囊内常见条状骨纹和斑点状致密影，常见于管状骨和肋骨。

(2) 毛玻璃样改变：表现为正常骨纹消失，髓腔闭塞，代之以均匀一致的、密度介于骨皮质和髓腔骨松质之间的毛玻璃样病灶，内可有条状骨纹和斑点状钙化。

(3) 丝瓜筋状改变：常见于股骨、肱骨和肋骨，表现为骨干膨胀增粗变形，内有粗大纵行走向的骨纹，是骨质修复的硬化性骨纹。

(4) 虫蚀状改变：单发或多发的溶骨性改变，边缘锐利如虫蚀样，可类似溶骨性转移破坏。

2. CT 表现　CT 密度分辨率高于 X 线，CT 横断位成像克服了常规 X 线平片前后重叠的缺点，可用于头颅、脊柱和骨盆等重叠较多的部位。CT 表现主要包括囊性和硬化性改变，囊性改变主要见于四肢骨，呈囊状透光区，骨干膨胀，骨皮质变薄，囊内见磨玻璃样钙化。硬化性改变主要见于颅面骨，也可累及颅底骨，表现为不均匀性密度增高，在高密度区内可见散在颗粒状透亮区。

3. MRI 表现　MRI 表现可能反映出病变的组织学表现：主要由纤维组织、反应骨或硬化骨组织的病变在 T1WI 和 T2WI 上呈中等-低信号；主要由细胞或反应性组织组成的病变在 T1WI 上可能显示为中等信号，而在 T2WI 上呈高信号。病灶内的钙化和周缘的硬化在 T1WI、T2WI 上呈明显的低信号。如坏死组织合并出血，在 T1 加权像上呈高信号。某些病灶在 T1WI 上呈不均匀的中低信号，而在 T2WI 上呈弥散分布的小斑片状高信号，结合 X 线所见应属典型的所谓“丝瓜筋”样纤维结构不良(图 16－19－4)。

【鉴别诊断】

1. 孤立性骨囊肿　骨囊肿好发于干骺端，呈囊状膨胀性改变，骨皮质变薄，与正常骨质分界清楚，有硬化边，破坏区内透亮度较高，无毛玻璃结构，易造成病理性骨折。

2. 骨巨细胞瘤　好发于长骨骨端，透亮区呈皂泡状，无毛玻璃样改变及硬化缘，且与骨纤沿骨干生长不同。

3. 内生软骨瘤　多见于四肢短管状骨，在膨胀的透亮区内可见斑点状钙化，无毛玻璃样结构。

六、嗜酸性肉芽肿

骨嗜酸性肉芽肿(eosinophilic granuloma)属于朗格汉斯组织细胞增生症家庭成员之一。其病因

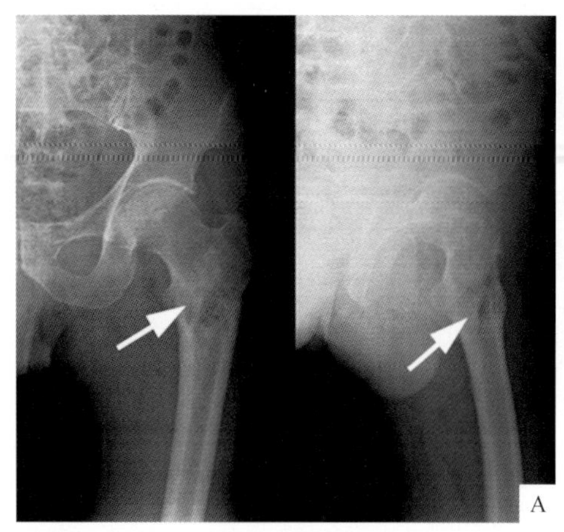

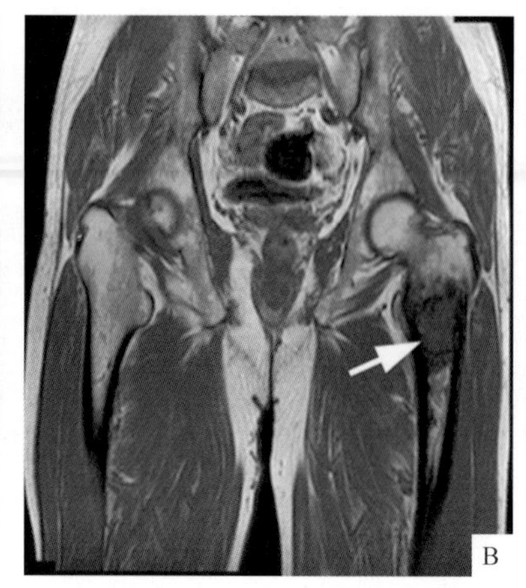

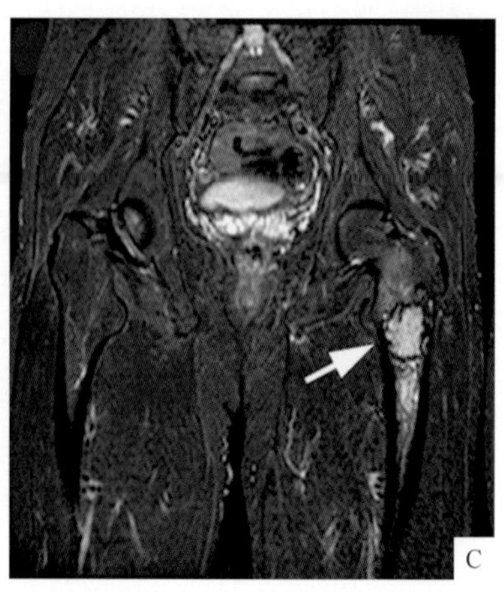

图 16－19－4 右侧股骨干近段骨纤维结构不良。平片(A)示左股骨转子间不规则骨密度减低区。MRI 示右侧股骨干近段异常信号灶，T1WI(B)呈低信号，STIR(C)呈等高信号，周围有硬化缘，周围股骨骨髓腔水肿。

尚不太清楚，现多认为是一种原发免疫缺陷性疾病。通常发生于肺和骨骼，以骨骼最为常见。具有临床症状轻及自限自愈的修复过程和多发病变的此起彼伏特点对本病的治疗一直有争论，由于本病有自行缓解的可能性，近年来保守治疗已成为常用的方法。

根据病变累及的范围，可以分为三种类型。

1. 单骨型　病变累及单骨，最常见，传统上称为嗜酸性肉芽肿，好发于年轻成人。可累及任何骨，最常见的是颅骨穹窿部、上下颌骨、肱骨、肋骨和股骨等。

2. 多骨型　累及多骨，伴或不伴皮肤受累；即 Hand-Schuller-Christian 病，主要临床表现为突眼、尿崩和慢性中耳炎。

3. 多脏器受累　病变同时累及骨、肺、皮肤、肝脏和脾。此型预后差。

【临床】

1. 发病年龄　本病好发于儿童和青少年，可为单发或多发，男女之比约 2.5∶1，多为单发，多发病变常与一些关联疾病有关，如 2 岁以下儿童的勒-雪病(淋巴结病、肝脾大)，5～10 岁儿童的韩-薛-柯病(淋巴结病、眼球突出和尿崩症)。

2. 发病部位　最常见于颅骨、脊椎、骨盆、长骨等。

3. 症状与体征　临床症状差异很大，可以没有任何症状，也可视发病部位和病灶的大小而有不同程度的疼痛、肿胀和功能障碍，有时可触及压痛性包块。实验室检查可有血沉加快，嗜酸细胞增多。

【病理学】病变以局灶性骨质破坏为特点，通常由骨髓侵犯骨皮质，病灶质软，呈灰红色或棕色，常见出血灶，或见成片的黄色区，中央可囊变，但无脓肿。显微镜下可见条索状或片状分布的组织细胞增生，伴数量较多的嗜酸性粒细胞浸润，可见灶状出血、坏死及其组织反应。朗格汉斯细胞胞质中可见特征性的 Birbeck 颗粒，它是一种双层膜性短管状结构，具有诊断意义。朗格汉斯细胞有特殊的形态学表现：细胞核极富特色，或呈分叶状，或有凹痕，或有纵向核沟；胞质丰富，嗜酸性红染，有些类似于胚胎性横纹肌肉瘤细胞。但病程后期无嗜酸性粒细胞存在，往往伴有不同程度的纤维组织增生及纤维化。

【影像学】病变早期又称为炎性渗出期，主要为非特异性炎症细胞渗出，影像学表现具有多样性和易变性，易导致误诊。中期又称为肉芽肿，以大量紧密排列呈团块状朗格汉斯细胞浸润为特征。其影像学表现较复杂，具有多样性。

本病儿童与成人表现差别也较大。一方面病理上儿童主要呈活动期改变，随年龄增加人体对病变反应能力增加，成人主要为自限修复；另一方面骨与软组织等结构自身特点不同，如儿童造血功能旺盛，皮质韧性大等。一些征象如骨膨胀、骨膜反应，椎体薄板样改变等成人不如儿童明显，甚至没有。总之本病表现多样。

1. X 线表现　长骨病变沿纵轴扩展，范围较广泛，呈囊状破坏或溶骨性破坏，髓腔扩大，骨皮质可膨胀、变薄、中断，可有薄层状或葱皮样骨膜反应，且大多超过破坏范围，病灶早期常无硬化缘，晚期，病灶可局限化，并出现硬化缘。发生在颅骨和椎体的嗜酸性肉芽肿有一定的特征性，颅骨病变呈溶骨性或穿凿状骨质破坏，病灶自板障向内外板侵蚀，形态不一，称为地图颅，为本病所特有。若内、外板破坏程度不同，可呈“双边征象”，即“斜面破坏”征象。常在破坏区内残留斑点状死骨，称为“纽扣征”。脊柱病变通常累及椎体而很少单独累及附件，呈单或多囊状骨质破坏，常导致椎体的压缩性骨折，呈“扁平椎体”征，如遇到上述三个征象应想到有本病可能性。骨盆、颌骨、肋骨及肩胛骨以溶骨性破坏为主，其中髋臼破坏区上缘反应性硬化为诊断本病的重要征象。颌骨常出现悬浮齿征，这些征象都有助于本病的诊断。本病病变过程中，无论扁骨、长骨或不规则骨，只要肉芽肿破坏不完全均可见残留死骨。

2. *CT 表现* 可以更好地显示病变内部结构，同时还可清楚显示椎旁的软组织肿胀和包块，亦可显示椎管内受累的情况。发生于 C1、C2 的病变常常引起椎体脱位。另外对一些解剖结构较复杂部位骨骼以及小病灶的检出，CT 更具有优势。

3. *MRI 表现* 在 T1WI 呈低-中等信号，在 T2WI 呈混杂中等-高信号。Gd 增强扫描病变有强化，邻近的硬膜可以有强化。病变周围的髓腔及软组织明显水肿，有类似炎症的表现。平片表现侵袭性比较强，似恶性肿瘤，而 MRI 表现似炎症，对病变的诊断有提示意义(图 16-19-5)。

【鉴别诊断】

1. *急性骨髓炎* 临床表现有高热和明显中毒症状，患肢活动障碍. 局部红肿和压痛，X 线表现为发病 2 周后干骺端骨松质中出现局限性骨质疏松，继而形成多数分散不规则的骨质破坏区，骨小梁模糊消失，以后骨质破坏向骨干延伸，骨皮质也遭破坏，并有不同程度骨膜增生和死骨。

2. *尤因肉瘤* 好发年龄 10～25 岁，往往有全身症状，初为间歇性隐痛，后迅速发展为持续性剧痛。肿块压痛显著，常有皮下静脉怒张。病变好发于长管骨的骨干，常表现为髓腔内不规则形的溶骨性破坏及葱皮样骨膜反应。本病对放射线极为敏感。

由于本病的 X 线表现存在多样性和易变性，很难单纯依靠 X 线表现与骨结核、骨髓炎、骨髓瘤、尤因肉瘤、颅骨转移瘤等进行鉴别，活组织检查对于本病诊断有决定性意义。

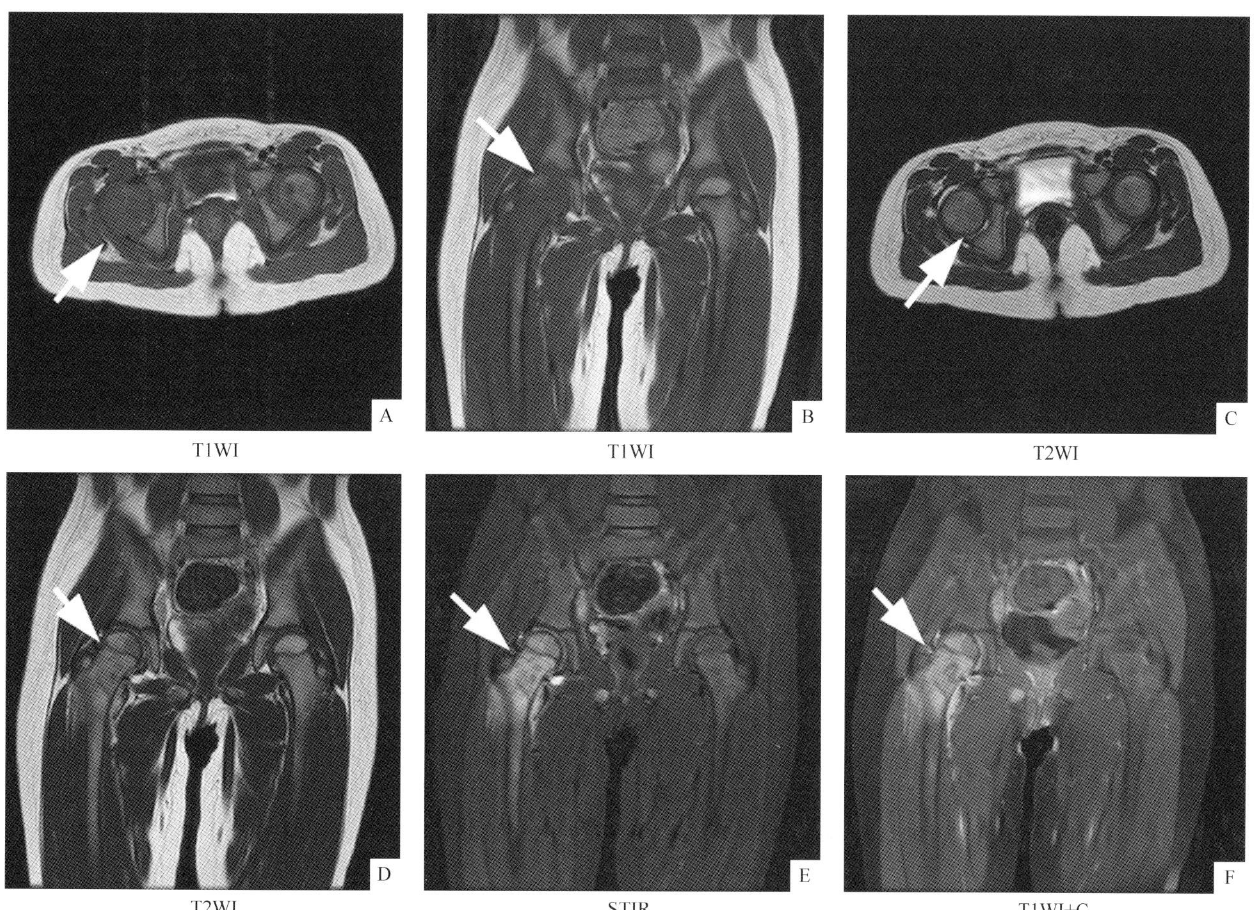

图 16-19-5 右股骨近段嗜酸性肉芽肿。MRI 示股骨近段片状异常信号区，T1WI(A、B)为低信号，T2WI(C、D)及 STIR(E)为中高信号，病灶边界较清楚，周围骨髓组织和软组织水肿，增强后(F)可见病灶及周围组织明显强化。

(陆 勇 丁晓毅 陈克敏 汤榕彪 吴志远)

第二十节 转移性骨肿瘤

一、概述

转移性骨肿瘤是由原发于骨外的肿瘤通过血液、淋巴系统播散至骨骼系统的继发性恶性肿瘤。多发生于40岁以上的患者，是骨骼系统发病率最高的恶性肿瘤。在人体各系统的转移中，骨转移仅次于肝脏和肺，居第三位。骨转移瘤以癌多见，约占85%～90%，肉瘤占10%～15%。骨转移瘤好发于红骨髓区或骨松质内，如：胸腰部脊柱、骶骨、骨盆、肋骨、胸骨、粗大长管骨的干骺区和颅骨。两肘以下的骨质内很少有转移灶发生，但近年文献报道转移至手足小骨的病例逐渐增多。

肿瘤向骨内转移主要通过直接侵犯、血行转移、淋巴转移途径。肿瘤患者发生骨转移时，主要症状是疼痛，发生表浅，局部可出现软组织肿块。此外还可发生病理性骨折、高血钙等并发症，在脊髓转移患者可发生脊髓压迫引起的相关神经症状。有些转移瘤可先于原发肿瘤发现。

目前临床常用的影像学检查手段包括：X线平片、CT、MRI及全身骨显像等。

1. X线平片　X线平片检测早期骨转移瘤的灵敏度较低。有研究表明，全身骨显像异常后可长至18个月X线方能显示，故并不作为常规检查手段，而常用于对有临床症状的部位(如：疼痛、病理骨折)或其他影像学检查(如：全身骨显像及MRI)所发现的异常，进行进一步评估。但X线平片有较高的特异性，所显示的骨转移瘤的某些特征，有助于与其他病变或原发性骨肿瘤相鉴别。此外，X线平片还可以用于评估患处发生病理骨折的风险。如果局部骨皮质破坏达30%及以上，则该处发生病理性骨折的风险增高，需予以适当治疗。CT定量扫描可使上述评估更为精确。

2. CT　CT扫描可以显示骨质破坏及软组织肿块，骨髓脂肪组织被肿瘤组织替代，转移瘤与周围神经、血管结构的关系；而增强扫描有助于显示骨转移瘤的富血管本质。此外，还可以在CT引导下进行穿刺活检和有助于发现原发肿瘤灶。虽然CT对骨皮质的破坏是敏感的，但对髓腔内肿瘤浸润，可由于骨皮质的辐射伪影，造成诊断困难。在没有骨皮质破坏时，CT很难确定是否有肿瘤浸润及范围。

3. MRI　MRI对仅存在于骨髓腔内的早期转移灶有很高的灵敏度，能准确显示侵犯部位、范围及周围软组织情况。MRI较全身骨显像有更高的灵敏度，可以显示后者无法显示的早期骨转移灶，尤其适用于检测发生于脊柱的病灶。MRI对显示软组织受累，包括椎旁及硬膜外肿块，以及显示脊髓继发改变(如脊髓软化等)极为清晰，可以显示硬膜囊、神经根及脊髓受压而无须椎管造影。在条件允许的情况下，应对怀疑有神经压迫或曾行椎管造影(有或无CTM)，而结果无法完全解释神经症状的患者，首选MRI检查。因为约有10%的患者存在多节段的压迫，检查时应包括脊柱全程。MRI可以作为检测中轴骨(脊柱、骨盆及股骨近端)转移灶的一种较全身骨显像更为简单、价格低廉的手段。但其对显示四肢长骨，尤其是骨皮质病变的作用有限，应作为对全身骨显像阳性部位进行确证的一种检查方法。

4. ^{99m}Tc-MDP全身骨显像　由于可以同时对全身骨骼进行评估，并且能够提供一些功能及血运方面的信息，以及性价比较高等方面的优势，全身骨显像长期以来都是检测骨转移瘤的标准及首选方法。全身骨显像的缺陷在于其特异度低，其他可以引起骨转换增加的疾病如：创伤、炎症及骨关节炎等均可以导致放射性核素局部浓聚，产生假阳性。因此，通常对全身骨显像阳性的部位再行X线平片或CT检查，以进一步证实。

5. ^{18}F-FDG PET　已有研究表明，PET在检测单纯溶骨性病灶及仅限于骨髓内的转移灶方面较全身骨显像更加灵敏，并具有更高的特异度。PET对单纯成骨性病灶的灵敏度有所下降，且PET在显示颅骨转移灶方面有缺陷。

在诊断骨转移瘤方面，X线与CT漏诊、误诊比较高。ECT与MRI较CT、X线均有较高的灵敏度。而MRI特异性更好，但价格昂贵，扫描范围局限，限制了临床的广泛应用。所以判断肿瘤骨转移时ECT为首选，结合X线，仍有不确定时，可直接行MRI检查。

二、倾向于骨转移的肿瘤

骨转移瘤的原发灶按发生率大小，依次为前列腺癌、乳腺癌、肺癌、鼻咽癌、食管癌、结直肠癌、卵巢癌、肝癌、胃癌、宫颈癌及甲状腺癌等。其发生率分别为：前列腺癌的骨转移占同期病例的15.39%(10/65)，乳腺癌为5.22%(215/4 123)，肺癌为2.86%(117/6 180)，鼻咽癌为1.46%(66/4 517)，食管癌为0.66%(25/3 817)，结直肠癌为0.52%

(25/4 843),卵巢癌为 0.35%(5/1 420),肝癌为 0.27%(5/1 839),胃癌为 0.26%(16/6 160),宫颈癌为0.26%(17/6 632),甲状腺癌为 0.18%(4/2 210)。

综合国内近年 3 270 例恶性肿瘤发生骨转移的原发灶分布情况为:肺癌 1 052 例(32.2%),乳腺癌 787 例(24.2%),部位不明 323 例(9.9%),鼻咽癌 171 例(5.2%),结直肠癌 137 例(4.3%),胃癌 127 例(3.9%),前列腺癌 99 例(3.0%),食管癌 98 例(2.9%),子宫颈癌 53 例(1.6%),甲状腺癌 47 例(1.4%),肾癌 41 例(1.3%),其他消化道癌 24 例(0.73%),软组织肉瘤 23 例(0.70%),卵巢癌 19 例(0.58%),胰腺癌 14 例(0.43%)。从该组国内的资料,可以看出肺癌、乳腺癌、鼻咽癌、肝癌、胃癌是最容易发生骨转移的前五位原发肿瘤,其次为消化道的食管癌等,而前列腺癌亦是不容忽视。皮肤癌、口腔癌发生骨转移较少见。

以下分别叙述来自几种常见肿瘤的骨转移。

1. 肺癌　肺癌的骨转移主要为溶骨性病灶,常为多发性。肺的小细胞癌或腺癌,有表现为成骨性转移者。肺癌有易向手骨转移的趋向。

2. 乳腺癌　乳腺癌骨转移可发生在乳腺癌根治术后。一般晚期癌和未根治者发生转移早,但也可晚至发病 10 年以上才发生转移。平均病期为2～3 年。乳腺癌的骨转移多为溶骨性,部分为成骨性或混合性。溶骨性者多表现为直径数厘米大小的溶骨病灶,但也有时表现为弥漫性浸润,以致仅能看到骨小梁粗糙,而不能显示为确定的局限性骨破坏区。

3. 前列腺癌　几乎全为成骨性者,尤其易累及骨盆及脊椎。因其可侵蚀皮质,然后又被骨膜性新生骨所代替,而使骨骼变粗大。此时就需与不典型畸形性骨炎相鉴别。

4. 鼻咽癌　颅底侵蚀多发生在破裂孔与卵圆孔附近,表现为边缘不规则的骨质缺损。如侵犯蝶窦,则见窦壁骨质吸收,有肿物突入窦腔。脊椎转移最为常见,大多表现为溶骨性破坏,常伴发病理性压缩骨折。亦有显示为成骨性转移者。

5. 肾癌　肾癌的骨转移常为单发性。肾癌转移灶的数目鲜有超过半打者。此类转移的典型表现为溶骨性骨质破坏呈多囊状或泡沫状,其中可伴有或无骨性分隔,患骨常有明显膨胀。由于它的局限性特征,故与原发性骨肿瘤特别相似。由于转移灶多出现于长骨,经截肢后,尚可存活多年。

6. 消化道肿瘤　不论男性或女性的消化道癌很少向骨转移。但由于其发病率很高,因此来自消化道肿瘤的骨转移并不少见。

三、影像学表现

(一) X线平片

1. 分型　按病变的密度通常可分为溶骨型、成骨型和混合型,此外尚有囊状扩张型。

(1) 溶骨型:溶骨性转移常见于肺、甲状腺、肾、膀胱、胃肠道肿瘤等。骨质破坏常呈多发性虫蚀或鼠咬状,边缘不规则,无硬化缘,一般无骨膜反应,很少出现软组织肿块。分布于同一骨内或多骨同时发病。随着病变的发展,病灶扩大并可互相融合为一大片的溶骨性破坏区,为一薄层骨质包裹,常并发病理骨折。

(2) 成骨型:成骨性转移常见于前列腺癌、乳腺癌、膀胱癌、类癌等。转移灶几乎都为多发,呈斑点状和块状高密度影,分散存在于瘤组织中。广泛性转移时则呈均匀性硬化,颇似石骨症表现。弥漫性病灶可见骨外形增大,骨膜下出现数量不等的新生骨,有的还有放射状骨膜反应,但一般少见。

(3) 混合型:混合性骨转移多见于乳腺癌、肺癌、宫颈癌、卵巢癌、睾丸癌等,兼有成骨和溶骨型变化。

(4) 囊状扩张型:这一类型较少,但也可见到,常见于甲状腺癌。表现为囊状扩张性的骨破坏,类似动脉瘤样骨囊肿、骨巨细胞瘤的改变。肿瘤骨壳可厚薄不均,形成许多骨嵴伸向腔内,呈多囊状改变。有的部位骨壳可断续不连。肿瘤有时可以很大,形成巨大多囊状破坏。囊状扩张型多见于长骨,以肱骨和股骨最好发。

某些转移瘤经治疗或其他原因,可有转移类型上的转变。乳腺癌在卵巢切除或用男性激素治疗后,溶骨性病变可发生硬化。前列腺癌转移主要为成骨性,在高龄患者可为溶骨性,用女性激素治疗可使之停止发展或消退。对放射治疗敏感的转移瘤,在放疗后可由溶骨型转为成骨改变。膀胱癌局限于膀胱时常为溶骨性转移,当侵及前列腺时常为成骨型。

2. 常见骨转移瘤的X线表现

(1) 脊椎转移瘤:最为多见,且胸腰椎多,颈椎次之。椎体发病多于附件,单个或多个相邻椎体发病较多。早期可仅表现为一个或数个脊椎的局限性或普遍性骨质疏松。溶骨性转移,发生于椎体边缘者,椎体一侧发生溶骨破坏,边缘模糊,椎体一侧压缩变形,脊柱侧弯。发生于椎体中心者,整个椎体骨质破坏,椎体压缩塌陷,楔形变形,脊柱后突成角。肿瘤侵犯附件时，可引起双侧椎弓根的破坏消失。有文献指出：脊柱恶性肿瘤如侵犯椎弓根者提示为转移瘤。椎旁可形成软组织肿块，但椎间盘一般不受累，椎间隙多保持正常。部分脊椎转移瘤可侵及椎管，压迫硬膜囊并使之移位。成骨性转移经常是很广泛的，除发生在脊柱外还可侵犯其他骨骼。有的以溶骨性破坏为主兼有少量成骨，有的则以成骨为主兼有少量破坏。

（2）肋骨转移瘤：大多为溶骨性破坏，肝癌和肺癌较好发生，常在较低位的肋骨前端出现。破坏常开始于皮质。先表现为局部疏松，随后肋骨皮质破坏、中断，可有层状骨膜反应和软组织肿块，很少引起骨皮质膨胀改变。成骨性肿瘤表现为肋骨的膨胀性硬化。

（3）骨盆转移瘤：溶骨型转移多开始于髋臼附近，坐、耻、髂骨亦可波及。转移瘤所引起的破坏，开始为筛孔样，随后发生弥漫浸润性骨破坏，边界不清。也有的形成溶骨性破坏，肿瘤所到之处骨结构完全消失。成骨型转移，一种是大片均匀骨硬化，密度高的如石骨症、密度低的如磨玻璃样。凡是这种成骨转移的区域，骨的外形都保持正常的形状；另一种是在较大范围溶骨性破坏的边缘或瘤组织中，出现成团状的骨化阴影，密度很高，看不出骨纹结构，但在骨化阴影之中心，隐约可见透亮区即为癌灶；再一种是成骨硬化和溶骨破坏相间存在，密度极不均匀。

（4）四肢骨转移瘤：多发于含红骨髓的长骨近端，肘、膝以下的骨质内很少有转移灶发生。但发生于胫腓骨和尺桡骨的转移瘤还是存在的，甚至转移至指、趾骨。骨转移瘤可为：中心型（骨髓性）；周围型（皮质性）；骨端型；骨干型。常见的有：骨皮质虫蚀样破坏，骨端溶骨性破坏，骨干囊状破坏及筛孔样破坏。

（5）颅骨转移瘤：大多为溶骨型或混合型，呈圆形或卵圆形破坏，边界清楚，无硬化边缘。有时可看到"靶性病变"，即在溶骨区中央可看到残留的正常骨或密度增高骨。如侵犯颅底结构首先考虑鼻咽癌。

（二）CT 表现

1. *溶骨型*　可单发或多发，病变表现为：① 骨小梁和骨皮质的破坏，形态不规则，边缘相对清楚，无硬化，很少有骨膜反应。② 骨髓脂肪组织被肿瘤组织替代。③ 可出现软组织肿块，一般体积不太大，其间可有残留骨存在。增强扫描可为均匀性强化，也可在中央存在低密度的无强化坏死区。④ 常发生病理性骨折。

2. *成骨型*　成骨性转移瘤是肿瘤生长缓慢的象征。成骨性转移瘤常为多发性病灶，早期表现为斑点状或结节状，边缘清楚但不光整的高密度病灶，骨小梁增粗、密集；晚期，多发病灶相互融合，有时呈弥漫性硬化，一般无软组织肿块，很少有骨膜反应。

3. *混合型*　兼有溶骨型和成骨型病灶。可表现为一骨内同时有溶骨性破坏及成骨性病变；亦可此骨为溶骨性，而另外的骨为成骨性。以前者更为常见。新生骨可呈牛眼样，即小结节或棉球样新生骨内部出现边缘清楚的类圆形低密度影，有学者认为这种牛眼样的新生骨对混合性骨转移瘤的诊断有一定价值（图 16-20-1～图 16-20-3）。

（三）MR 表现

1. *自旋回波序列*　大多数溶骨性转移瘤在 T1 加权像为等或低信号，T2 加权像为高信号。注射 Gd-DTPA 可呈中度增强。而成骨性转移在 T1 加权像和 T2 加权像均呈低信号。骨旁软组织肿块在 T1 加权像上亦呈低信号，T2 加权像呈略欠均匀的高信号。

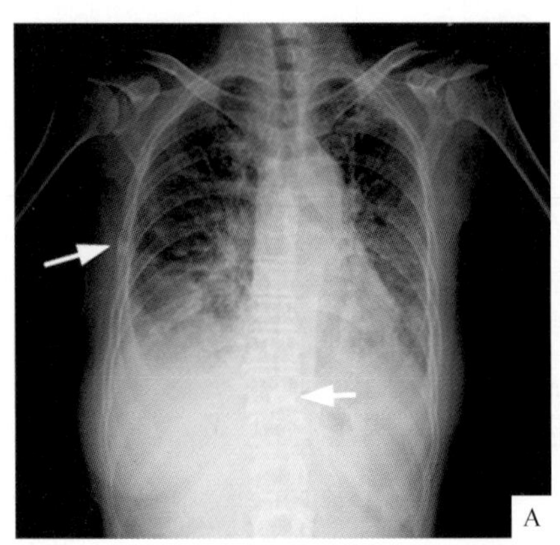

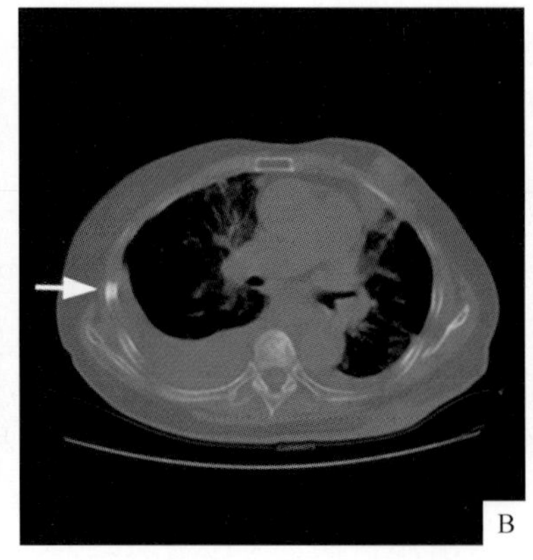

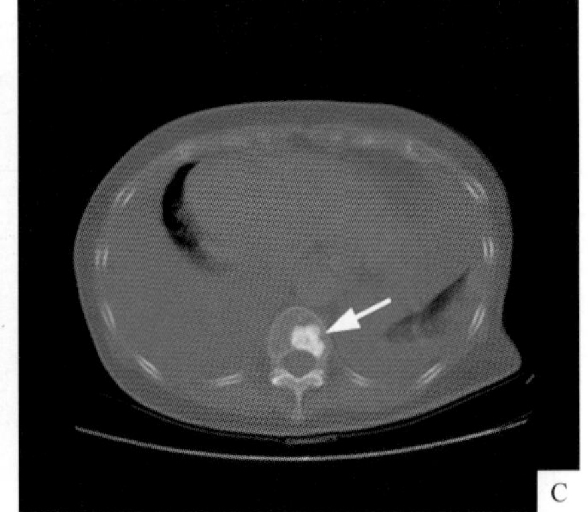

图 16-20-1　患者女性，左乳癌术后，71 岁，乳腺癌肋骨、胸椎转移。

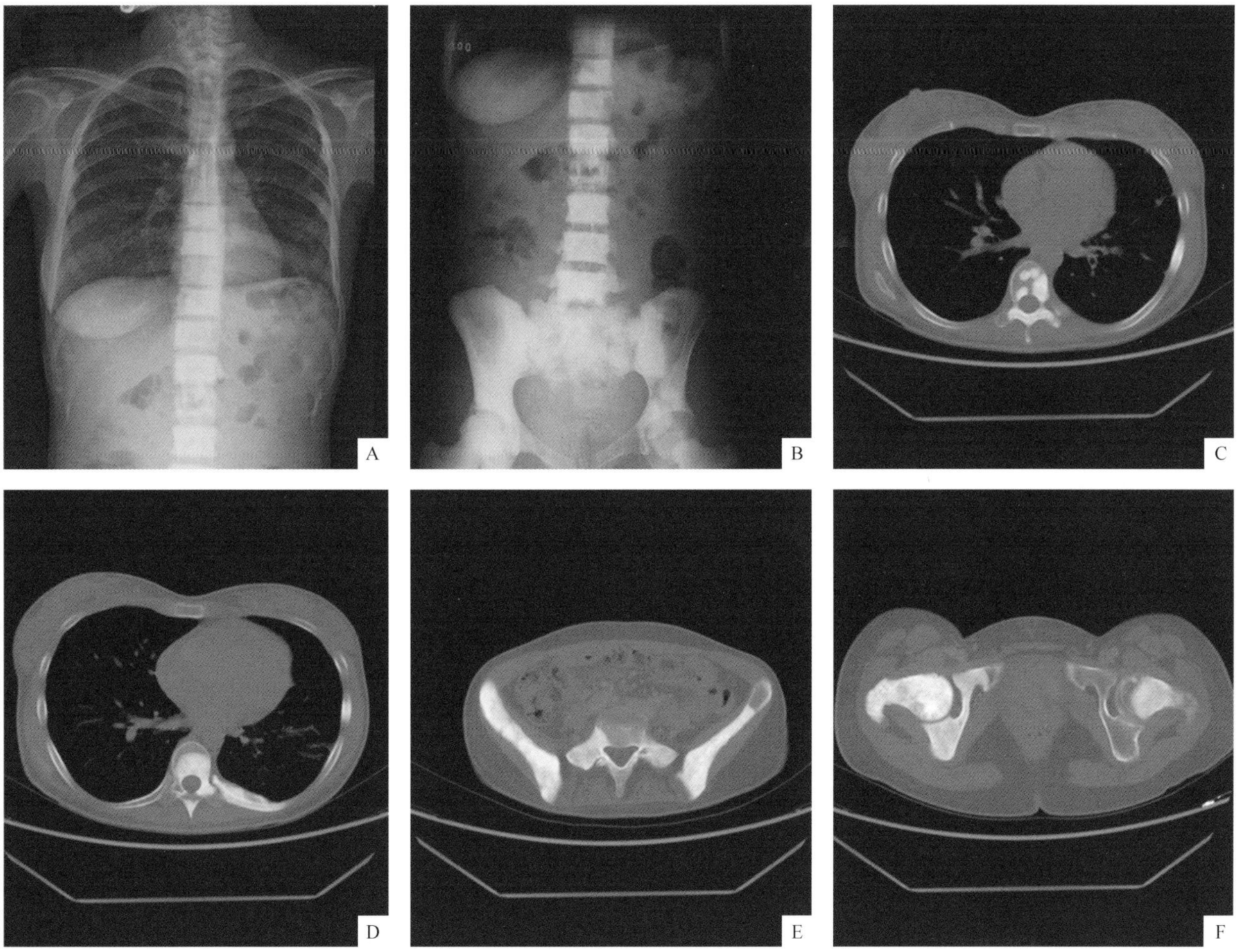

图 16－20－2　患者女性，25 岁，肺癌肋骨、胸腰骶椎、骨盆骨及股骨多处转移，转移灶密度增高。

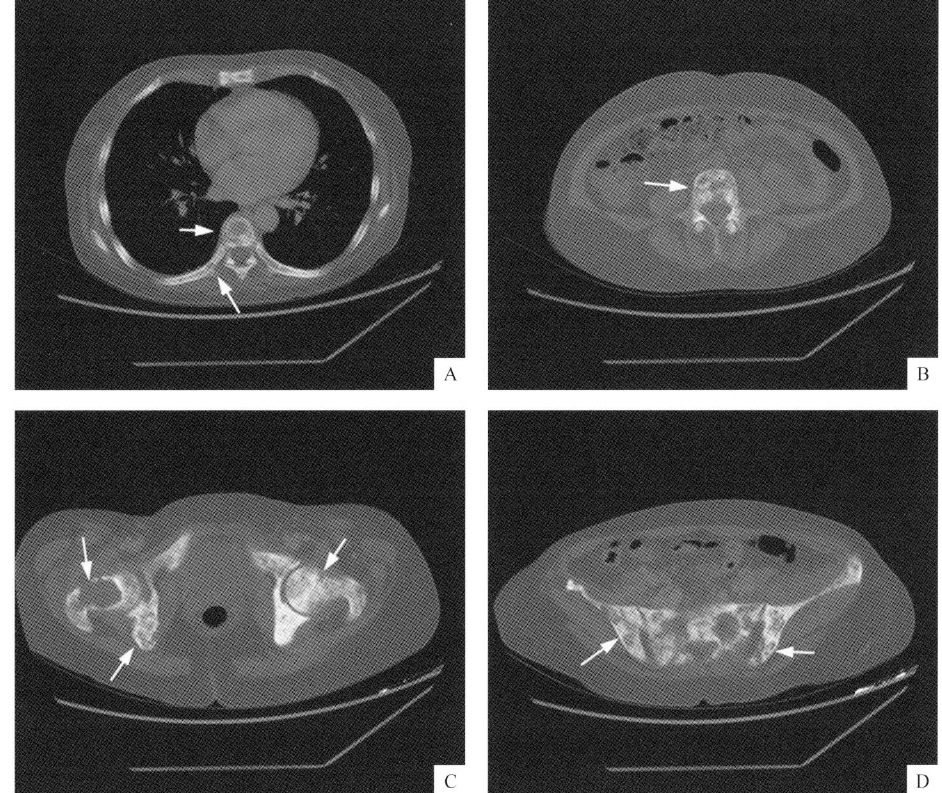

图 16－20－3　患者女性，55 岁，卵巢癌肋骨、胸腰骶椎、骨盆骨及股骨多处转移，转移灶密度不均，见多发骨质破坏区。

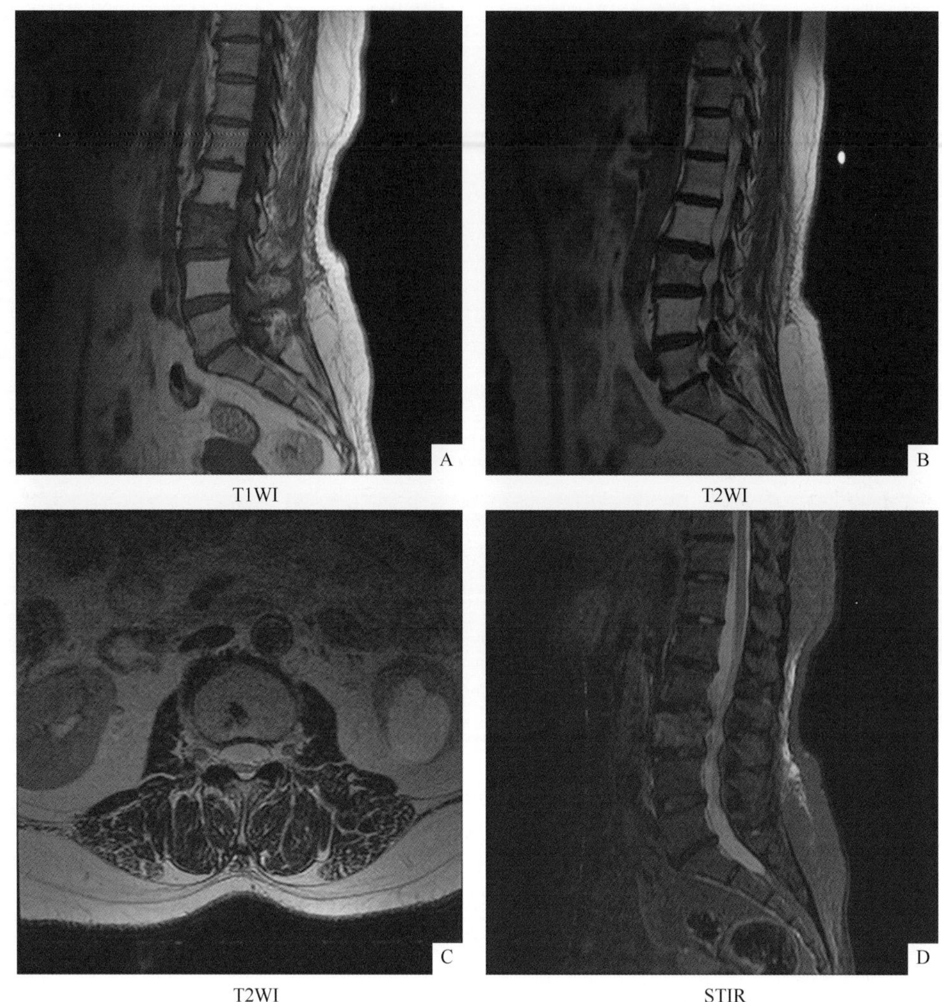

图 16-20-4 患者女性，61 岁，左乳癌术后，乳癌 L3 椎体转移。MRI 示 L3 椎体形态不规整信号异常，T1WI(A)呈低信号，T2WI(B、C)呈较混杂信号，STIR 信号(D)未被抑制呈高信号。

2. *短 T1 反转恢复序列* 本序列使脂肪组织抑制，正常骨髓组织呈低信号，而肿瘤组织高信号。当骨转移瘤经过局部或全身治疗后，反转序列信号减低，亦为肿瘤消退的可靠征象。

3. *其他* 少见骨转移瘤表现为蜂窝皂泡状骨破坏，表现为 T1WI 呈极不均匀的低信号，T2WI 为高低信号并存的混杂影(图 16-20-4)。

四、鉴别诊断

骨质疏松与轻微骨质破坏的区别有一定难度，尤其是骨质破坏未累及皮质或未出现反应性新骨。CT 扫描应与 X 线相结合，综合分析。老年骨萎缩椎体压缩变形最易误诊为肿瘤。但有以下不同：① 老年骨萎缩所有椎体都发生不同程度的骨疏松；② 椎体的骨皮质是完整的，不仅没有进行性骨破坏，被压缩的椎体中心反而密度增高出现新生骨，这是溶骨性转移瘤不可能出现的征象；③ 椎旁无软组织肿块，仅在椎旁出现胸膜肥厚，而且可以超出病椎上下椎体；④ 良性压缩骨折与正常相邻椎体相比，ADC 值大，显像为低信号，恶性肿瘤压缩骨折 ADC 值低，显像呈高信号。

类似原发性骨肿瘤的溶骨型骨转移瘤，在临床上可经常发现，其特点是单发大块溶骨性破坏或呈囊状扩张型，可有巨大软组织肿块，但无骨膜反应。最初多诊断为巨细胞瘤、动脉瘤样骨囊肿、单发性骨髓瘤，最后证实多为甲状腺癌或肾癌转移。

骨转移瘤尚需与原发恶性骨肿瘤如骨肉瘤、纤维肉瘤、成骨肉瘤等鉴别。原发恶性骨肿瘤多发者甚少。骨转移破坏的骨质内无瘤骨，无骨质增生，骨膜反应少见，软组织肿块内亦无瘤骨或钙化影。转移瘤发生弥漫性破坏者，当肿瘤突破骨外时，有时可以引起骨膜增生反应，和破坏区内残留骨重叠起来，颇似软骨肉瘤的环形钙化，但仔细观察却没有具体的钙化环，而是反应骨和残留骨的重叠。

骨髓炎可迅速发生溶骨性破坏，并很快向软组织浸润蔓延，形成肿块，颇似溶骨性转移瘤。但转移瘤只有骨皮质破坏而无骨膜反应，只有骨破坏而无死骨，只有软组织隆起，而无炎性肿胀（皮下脂肪层次清楚，不出现网状结构）。且骨髓炎以儿童、青年多见，临床上有急性发病，高热，疼痛剧烈，局部穿刺抽出脓液的特点。

结核病变与转移瘤也有相似之处，有下列征象与之区别：① 转移瘤引起的骨破坏多是溶骨性，一般不出现周围骨质增生或骨膜反应。而结核病变引起的骨破坏总有一些残留骨质或死骨存在，病变周围有不同程度的骨增生和骨膜反应，且以侵犯前半椎体为主。② 转移瘤的肿块往往呈局限性膨出，而结核病变引起的脓肿往往超出骨破坏的范围向上下蔓延，如发生在脊柱的梭形冷脓肿。③ 椎体结核最突出的表现是所有正常椎体骨质密度可因失用骨萎缩而表现骨质疏松，唯独有病椎体相对密度增高，这是溶骨性转移癌很少出现的征象。④ 脊柱结核可造成椎间隙狭窄，而转移瘤椎间隙多保持正常。⑤ 脊柱结核椎弓根破坏不多见。

转移瘤与多发性骨髓瘤两者之间有时也较难鉴别，多发性骨髓瘤破坏边界更清楚，发生于脊柱者椎弓根破坏相对少见，椎旁软组织肿块和腰大肌受累等少见，且血清碱性磷酸酶正常，结合临床和骨髓穿刺可确诊。

以骨转移为首发症状者，须与畸形性骨炎鉴别。畸形性骨炎多引起长骨弯曲畸形，骨骼增粗，胫骨常受累，颅骨病变可出现颅骨增厚，外板疏松、内板硬化的特征性表现，骨盆均呈三角畸形，椎体可见白方框征。而骨转移瘤好发在脊柱等中轴骨，膝及肘以下诸骨很少累及，骨干无畸形，新生骨可呈牛眼样，椎弓根常受累，与畸形性骨炎不同。

此外，肋骨转移瘤所形成的软组织肿块勿误认为胸膜病变或肺内病变。骶髂关节处成骨性转移瘤勿误认为强直性脊柱炎。腰腿痛患者在考虑椎间盘突出时亦需注意椎体层面，莫漏诊转移瘤。

（陆　勇　丁晓毅　陈克敏　汤榕彪　吴志远）

参考文献

[1] Virkus WW Marshall D, Enneking WF, et al. The effect of contaminated surgical margins revisited Clin Orthop RelatRes, 2002, 397: 89 - 94.

[2] Wolf RE, Enneking WF. The staging and surgery of museulosketetal neoplasms. Orthop Clin Noah Am, 1996, 27(3): 473 - 481.

[3] Erdogan N, Demir U, Songu M, et al. A prospective study of paranasal sinus osteomas in 1, 889 cases: changing patterns of ocalization. Laryngoscope, 2009, 119: 2355 - 2359.

[4] 王国平，马芝娟，吴仕龙，等. 骨样骨瘤的影像学诊断及鉴别诊断. 中医正骨，2010，22(3)：34 - 36.

[5] Kayser F, Resnick D, Haghighi P, et al. Evidence o f the sub-periosteal origin of osteoid osteoma in tubular bones: analysis by CT and MR imaging[J]. AJR, 1998, 170(3): 609 - 614.

[6] 王永哲，杨本涛，陈光利，等. 颅面部骨化性纤维瘤的 CT 和 MRI 诊断[J]. 中国医学影像技术，2007，23(10)：1461 - 1464.

[7] Bapai J, Kumar R, Sreenivas V, et al. Prediction of chemotherapy response by PET - CT in osteosarcoma: correlation with histologic necrosis [J]. Pediatr Hematol Oncol, 2011, 33(7): e271 - 278.

[8] Costelloe CM, Macapinlac HA, Madewell JE, et al. 18F - FDG PET/CT as an indicator of progression-free and overall survival in osteosarcoma [J]. J Nucl Med, 2009, 50(3): 340 - 347.

[9] Ahn S, Choi JA, Chung JH, et al. MR imaging findings of a primary cardiac osteosarcoma and its bone metastasis with histopathologic correlation [J]. Korean J Radiol, 2011, 12(1): 135 - 139.

[10] Price AP, Abramson SJ, Hwang S, et al. Skeletal imaging effects of pamidronate therapy in osteosarcoma patients[J]. Pediatr Radiol, 2011, 41(4): 451 - 458.

[11] Avcu S, Ozcan HN, Izmirli M, et al. CT and MR findings in a neuroforaminal extraskeletal Ewing sarcoma mimicking benign nerve sheath tumor[J]. Ir J Med Sci, 2012, 181(1): 123 - 125.

[12] 王云钊，屈辉，孟悛非，等. 骨关节影像学[M]. 北京：科学出版社，2010.

[13] Miller SF. Imaging features of juxtacortical chondroma in children [J]. Pediatr Radiol, 2014, 44(1): 56 - 63.

[14] Garsta E, Stankiewicz C, Kowalska B, et al. Malignant and non-malignant cartilaginous tumours of the larynx [J]. Otolaryngol Pol, 2013, 67(5): 233 - 237.

[15] Casadei R, Kreshak J, Rinaldi R, et al. Imaging tumors of the patella [J]. Eur J Radiol, 2013, 82(12): 2140 - 2148.

[16] Yamamoto A, Takada K, Motoi T, et al. Chondromyxoid fibroma of the rib with prominent exophytic configuration [J]. Jpn J Radiol, 2012, 30(1): 81 - 85.

[17] Ingabire MI, Deprez FC, Bodart A, et al. Soft tissue chondroma of Hoffa's fat pad [J]. JBR - BTR, 2012, 95(1): 15 - 17.

[18] Duan F, Qiu S, Jiang J, et al. Characteristic CT and MRI findings of intracranial chondroma [J]. Acta Radiol, 2012, 53(10): 1146 - 1154.

[19] Bierry G, Kerr DA, Nielsen GP, et al. Enchondromas in children: imaging appearance with pathological correlation [J]. Skeletal Radiol, 2012, 41(10): 1223 - 1239.

[20] Vanel M, Blond L, Vanel D. Imaging of primary bone tumors in veterinary medicine: which differences? [J]. Eur J Radiol, 2013, 82(12): 2129 - 2139.

[21] Mehrian P, Karimi MA, Kahkuee S, et al. Solitary osteochondroma of the thoracic spine with compressive myelopathy: a rare presentation [J]. Iran J Radiol, 2013, 10(2): 77 - 80.

[22] Lin J, Wang W, Chen G, et al. Value of X-ray combined with ultrasound in the diagnosis and treatment of solitary osteochondroma [J]. Nan Fang Yi Ke Da Xue Xue Bao, 2013, 33(9): 1390 - 1393.

[23] Shim JH, Park CK, Shin SH, et al. Solitary osteochondroma of the twelfth rib with intraspinal extension and cord compression in a middle-aged patient [J]. BMC Musculoskelet Disord, 2012, 13: 57.

[24] Mudumba V, Mamindla RK. Cervical osteochondroma presenting with acute quadriplegia [J]. Asian J Neurosurg, 2012, 7(2): 101; 102.

[25] Chaabane S, Chelli Bouaziz M, Ben Ghars KH, et al. Bizarre Parosteal Osteochondromatous Proliferation: Nora's Lesion [J]. Iran J Radiol, 2011, 8(2): 119 - 125.

[26] Yang J, Tian W, Zhu X, et al. Chondroblastoma in the long bone diaphysis: a report of two cases with literature review [J]. Chin J Cancer, 2012, 31(5): 257 - 264.
[27] Hatano M, De Donato G, Falcioni M, et al. Chondroblastoma of the temporal bone [J]. Acta Otolaryngol, 2011, 131(8): 890 -895.
[28] Blancas C, Llauger J, Palmer J, et al. [Imaging findings in chondroblastoma] [J]. Radiologia, 2008, 50(5): 416 - 423.
[29] Cruz AA, Mesquita IM, Becker AN, et al. Orbital invasion by chondromyxoid fibroma of the ethmoid sinus [J]. Ophthal Plast Reconstr Surg, 2007, 23(5): 427 - 428.
[30] Al Mestady RM, Alorainy IA, El Watidy SM, et al. Intracranial extraosseous chondroblastoma simulating meningioma [J]. AJNR Am J Neuroradiol, 2007, 28(10): 1880 - 1881.
[31] Bala A, Robbins P, Knuckey N, et al. Spinal chondromyxoid fibroma of C2 [J]. J Clin Neurosci, 2006, 13(1): 140 - 146.
[32] Davila JA, Amrami KK, Sundaram M, et al. Chondroblastoma of the hands and feet [J]. Skeletal Radiol, 2004, 33(10): 582 - 587.
[33] 刘子君，李瑞宗，刘昌茂，等. 骨肿瘤及瘤样病变 12404 例. 病理统计分析[J]. 中华骨科杂志，1996，6(3)：162.
[34] 陈　曌，郭　友，郑晓林，等. Maffucci 综合征的影像诊断(文献复习并 1 例报告)[J]. 罕少疾病杂志，2008，15(4)：44 - 47.
[35] Matzaroglou C, Megas P, et al. A "reverse" Maffucci's syndrome: case report and short review of the literature [J]. Hell J Nucl Med, 2005, 8(2): 129 - 131.
[36] Ramappa AT, Lee FYI, Tang P, et al. Chondroblastoma of bone[J]. The Journal of Bone And Joint Surgery, 2000, 82(10): 1140.
[37] 田野，陈利军. 软骨母细胞瘤的影像学表现. 吉林医学，2011，32(21)：4393 - 4394.
[38] Azorín D, González-Mediero I, Colmenero I, et al. Diaphyseal chondroblastoma in a long bone: first report[J]. Skeletal Radiol, 2006, 35(1): 49 - 52.
[39] Murata H, Horie N, Matsui T, et al. Clinical usefulness of thallium-201 scintigraphy and magnetic resonance imaging in the diagnosis of chondromyxoid fibroma[J]. Ann Nucl Med, 2008, 22(3): 221 - 224.
[40] 田树平，张燕群，陈森彬，等. 遗传性多发性外生骨疣 X 诊断. 附 2 例病例报道[J]. 海军总医院学报，2003，16(1)：61 - 62.
[41] Wuyts W, Van Hul W. Molecular basis of multiple exostoses mutations in the EXT1 and EXT2 genes[J]. Hum. Mutat, 2000, 15(3): 220 - 227.
[42] 关悦，张海英，祖玉良. 骨软骨瘤恶变的影像学对比研究[J]. 青岛医药卫生，2005，37 (2)：110 - 112.
[43] 沈亚芝，方雄，葛祖峰，等. CT MRI 联合应用对软骨肉瘤诊断与鉴别诊断的价值[J]. 实用放射学杂志，2008，24(5)：667 -670.
[44] Kendell SD, Collins MS, Adkins MC, et al. Radiographic differentia tion of enchondroma from low-grade chondrosarcoma in the fibula[J]. Skeletal Radiol, 2004, 33(8): 458 - 466.
[45] Nelson M, Perry D, Ginsburg G, et al. Translocation (1: 4) (p31: p34) in nonossifying fibroma. Cancer Genet Cytogenet, 2003, 142: 143 - 145.
[46] Rechl H, Hof N, Gerdesmeier L. Diagnostic and Differential Diagnostic Imaging of Bone and Soft Tissue Tumors. Orthopade, 2001, 30(8): 528 - 539.
[47] 杨荣利，徐万鹏，柏树亭，等. 骨的硬纤维瘤及其治疗. 中国肿瘤临床，1999，6(2)：133 - 136.
[48] 王立兴，于永慧，陈明祥，等. 骨良性纤维组织细胞瘤的影像表现[J]. 医学影像学杂志，2011，21(1)：117 - 119.
[49] Grohs JG, Nicolakia M, Kainberger F, et al. Benign fibrous histiocytoma of bone: a rep ort of ten cases and review of literature [J]. Wien Klin Wochens Chr, 2002, 114: 56 - 57.
[50] 黄旭方，王毅，邓晓娟，等. 骨良性纤维组织细胞瘤的影像学表现[J]. 现代肿瘤医学，2010，18：357 - 360.
[51] 刘锟，张桂艳，何家维，严志汉. 骨恶性纤维组织细胞瘤的影像学特征分析[J]. 中医正骨，2012，24(2)：32 - 34.
[52] 梁昌富. 原发性骨恶性纤维组织细胞瘤的影像学表现[J]. 实用医学杂志，2012，28(8)：1331 - 1332.
[53] Koplas MC, Lefkowitz RA, Bauer TW, et al. Imaging findings, prevalence and outcome of de novo and secondary malignant fibrous histiocytoma of bone [J]. Skeletal Radiol, 2010, 39(8): 791 - 798.
[54] 聂冬梅，程晓光. 骨巨细胞瘤影像学诊断及进展[J]. 临床医学与护理研究，2008，7(4)：22 - 25.
[55] Turcotte RE. Giant Cell Tumor of Bone[J]. Orthop Clin N Am, 2006, 37: 35 - 51.
[56] Murphey MD, Nomikos GC, Flemming DJ, et al. From the archives of the AFIP Imaging of giant cell tumor and giant cell reparative granuloma of bone: radiologic-pthologic correlation[J]. RadioGraphics, 2001, 21: 1283 - 1309.
[57] 曾心一. MRI 在骨巨细胞瘤中的诊断价值[J]. 亚太传统医药,2009，5(8)：88 - 89.
[58] 刘向东，吴文娟，李海涛. 骨脂肪肉瘤一例，2006，24(7)：643.
[59] 江浩主编. 骨与关节 MRI[M]. 上海：上海科学技术出版社，2005.
[60] 许尚文，陈自谦，钟群，等. 骨原发性平滑肌肉瘤的 X 线、CT 表现. 临床放射学杂志，2010，29(5)：647 - 650.
[61] 陈贤明，陈波，张宇琳. 肩胛骨平滑肌瘤 1 例. 第三军医大学学报，2010，32(5)：434.
[62] Atal ar H, Gunay C, YildizY, et al. Primary lei omyosarcoma of bone: a report on three patients. ClinImaging, 2008, 32: 321.
[63] Jouibari MF, Khoshnevisan A, Ghodsi SM, et al. Lumbar vertebral hemangioma with extradural extension, causing neurogenic claudication: a case report [J]. Acta Med Iran, 2011, 49(10): 697 - 700.
[64] Van den Broeck S, Mailleux P, Joris JP. A minimally invasive vertebral hemangioma [J]. JBR - BTR, 2010, 93(1): 1 - 3.
[65] Seferi A, Alimehmeti R, Vyshka G, et al. Case study of a spinal epidural capillary hemangioma: a 4-year postoperative follow-up [J]. Global Spine J, 2014, 4(1): 55 - 58.
[66] Gonzalez R, Spears J, Bharatha A, et al. Spinal lobular capillary hemangioma with an intramedullary component [J]. Clin Neuropathol, 2014, 33(1): 38 - 41.
[67] Wu L, Yang T, Deng X, et al. Intra-extradural dumbbell-shaped hemangioblastoma of the cauda equina mimicking schwannoma [J]. Neurol India, 2013, 61(3): 338 - 339.
[68] Wu L, Deng X, Yang C, et al. Intramedullary spinal capillary hemangiomas: clinical features and surgical outcomes: clinical article [J]. J Neurosurg Spine, 2013, 19(4): 477 - 484.
[69] Uzunaslan D, Saygin C, Gungor S, et al. Novel use of propranolol for management of pain in children with vertebral hemangioma: report of two cases [J]. Childs Nerv Syst, 2013, 29(5): 855 - 860.
[70] Serban D, Exergian F. Intramedullary hemangioblastoma — local experience of a tertiary clinic [J]. Chirurgia (Bucur), 2013, 108(3): 325 - 330.
[71] Romero-Rojas AE, Diaz-Perez JA, Ariza-Serrano LM, et al. Vertebral bone primary angiosarcoma: a case report [J]. Orthop Surg, 2013, 5(2): 146 - 148.
[72] Harki JC. Pathology of nerve sheath tumors. *Annals of the New York Academy of Sciences*, 1986, 486: 147.
[73] Verma RR, Khan MT, Davies A M, et al. Subperiosteal schwannomas of the femur. *Skeletal radiology*, 2002, 31: 422.
[74] Mutema G K, Sorger J. Intraosseous schwannoma of the humerus. *Skeletal radiology*, 2002, 31: 419.
[75] Beggs I, Gilmour HM, Davie RM. Diffuse neurofibroma of the ankle. *Clin Radiol*, 1998, 53: 755.
[76] Eldevik OP, Gabrielsen TO, Jacobsen E A. Imaging findings in schwannomas of the jugular foramen. *Am J Neuroradiol*, 2000, 21: 1139.
[77] Yamaguchi R, Yoshida T, Nakazato Y, et al. Solitary Intraosseous Neurofibroma of the Frontal Bone. *Neurologia*

Medico-Chirurgica, 2010, 50: 683.
[78] Blitz NM, Hutchinson B, Grabowski MV. Pedal plexiform neurofibroma: review of the literature and case report. *The Journal of foot and ankle surgery: official publication of the American College of Foot and Ankle Surgeons*, 2002, 41: 117.
[79] Aribandi M, Wood WE, Elston DM, et al. CT features of plexiform neurofibroma of the submandibular gland. *Am J Neuroradiol*, 2006, 27: 126.
[80] Chen JY, Muecke JS, Brown SD. Orbital plexiform neurofibroma and high axial myopia. *Ophthalmic Plast Reconstr Surg*, 2008, 24: 284.
[81] Giuly JA, Picand R, Giuly D, et al. Von Recklinghausen disease and gastrointestinal stromal tumors. *Am J Surg*, 2003, 185: 86.
[82] Jorge OA, Jorge AD. Congenital hepatic fibrosis associated with von Recklinghausen's disease. *Rev Esp Enferm Dig*, 2006, 98: 693.
[83] 李明华主编. 脊柱脊髓影像学[M]. 上海：上海科学技术出版社，2004.
[84] 梁碧玲. 骨与关节疾病影像诊断学[M]. 北京：人民卫生出版社，2006.
[85] 王云钊，兰宝森. 骨关节影像学[M]. 北京：科学出版社，2002.
[86] 杜湘珂，朱绍同. 骨与软组织肿瘤影像诊断及鉴别诊断[M]. 北京：北京大学医学出版社，2005.
[87] Erdem E, Angtuaco EC, Van Hemert R, et al. Comprehensive Review of Intracranial Chordoma. Radiographics, 2003, 23(4): 995 - 1009.
[88] Leone A, Cerase A, Tarquini E, Mulè A. Chordoma of the low cervical spine presenting with Horner's syndrome. Eur Radiol, 2002, 12 Suppl 3: S43 - 47.
[89] Erlemann R. Imaging and differential diagnosis of primary bone tumors and tumor-like lesions of the spine. Eur J Radiol, 2006, 58(1): 48 - 67.
[90] Borges A. Skull base tumours Part Ⅱ. Central skull base tumours and intrinsic tumours of the bony skull base. Eur J Radiol, 2008, 66(3): 348 - 362.
[91] Hermann G, Klein MJ, Abdelwahab IF, et al. MRI appearance of primary non-Hodkin's lymphoma of bone[J]. Skeletal Radiol, 1997, 26(11): 629 - 632.
[92] 彭加友. 骨原发性非何杰金氏淋巴瘤X线与CT表现探讨(附8例报告). 实用放射学杂志，2002，18(12)：1089 - 1091.
[93] 彭泽华，冉晓东，付凯，等. 骨原发性非何杰金淋巴瘤的X线表现与临床病理对照. 实用放射学杂志，2003，19(6)：531 - 534.
[94] 陈文会，马小龙，陆建平，等. 脊柱孤立性浆细胞瘤的影像学表现[J]. 临床放射学杂志，2012，31(1)：90 - 94.
[95] Rodallec MH, Feydy A, Larousserie F, et al. Diagnostic imaging of solitary tumors of the spine what to do and say[J]. RadioGraphics, 2008, 28: 1019 - 1041.
[96] International Myeloma Working Group. Criteria for the classification of monoclonal gammopathies, multiple myeloma and related disorders: a report of the International Myeloma Working Group[J]. Br J Haematol, 2003, 21(5): 749 - 757.
[97] 姚树展，候中煜. 多发性骨髓瘤的影像学诊断[J]. 医学影像学杂志，2010，20(6)：905 - 907.
[98] 曹来宾. 实用骨关节影像学[M]. 济南：山东科学技术出版社，1998.
[99] Resnick D. Diagnosis of bone and joint disorders[M]. 4thed. Philadelphia: WB Saunders Co, 2002: 4060.
[100] 王秋艳，张永平，虞崚葳，等. 儿童骨骼尤因肉瘤的影像学诊断和鉴别诊断[J]. 临床放射学杂志，2004，23(4)：344 - 347.
[101] 吴仕龙，王国平，程晓光. 尤因肉瘤的影像表现及鉴别诊断. 中医正骨，2011，23(12)：24 - 26.
[102] 徐德永，詹阿来，冯卫华，等. 原发性滑膜软骨瘤病121例分析[J]. 中华放射学杂志，1993，27(7)：467 - 470.
[103] 仲建全，罗燕，杨超，等. 滑膜软骨瘤病的影像学表现及其病理基础[J]. 放射学实践，2010，25(9)：1041 - 1044.
[104] 冯丰坔，陈东兰，方维，等. 滑膜软骨瘤病的影像学表现和病理对照研究. 西南军医，2012，14(2)：211 - 212.
[105] 闫如虎，陈大庆，王前程，等. 滑膜软骨瘤病的影像学诊断[J]. 中国CT和MRI杂志，2010，8(4)：63 - 65.
[106] 张朝晖，孟俊非，张小玲. 四肢滑膜肉瘤的MRI诊断[J]. 临床放射学杂志，2006，25：941 - 944.
[107] 杨文江，夏同敬，连业钦. 滑膜肉瘤的影像学诊断及鉴别诊断. 医学影像学杂志. 2010，20(1)：115 - 117.
[108] 方挺松，许乙凯，彭加友，等. 四肢滑膜肉瘤影像特征分析[J]. 中国临床医学影像杂志，2009，20：106 - 109.
[109] 任晓华，邬晓敏，金成，等. 滑膜肉瘤的诊断和治疗进展[J]. 医学综述，2009，15(4)：541 - 542.
[110] Marzano L, Failoni S, Gallazzi M, Garbagna P. The role of diagnostic. imaging in synovial sarcoma: our experience[J]. Radiol Med (Torino), 2004, 107: 533 - 540.
[111] 钟志伟，吴文娟，马洁琳，等. 长骨釉质细胞瘤的影像学表现(附3例分析)[J]. 临床放射学杂志，2010，29(4)：550 - 551.
[112] Ulmar B, Delling G, Werner M, et al. Classical and atypical location of adam antinom as presentation of t w o cases[J]. Onkologie, 2006, 29: 276.
[113] Pouders C, De Maeseneer M, Van Roy P, et al. Prevalence and MRI - Anatomic Correlation of Bone Cysts in Osteoarthritic Knees[J]. AJR, 2008, 190: 17 - 21.
[114] Mollan RAB, Wray AR, Hayes D. Traumatic epi dermoid cyst of the ulna: report of a case[J]. J bone Joi nt Surg [Br], 1982, 64: 456 - 457.
[115] 陈大仓，谢莉，余风萍. 骨内表皮样囊肿1例. 西北国防医学杂志，2010，31(1)：36.
[116] Pat el PJ, De mos TC, Lomasney LM, et al. Your diagnosis a eurysmal bone cyst [J]. Ort Hopedics, 2005, 28: 507 - 511.
[117] Lin WC, Wu HT, Wei CJ, et al. Aneurysmal bone cyst arising from fibrous dysplasia of the frontal bone (2004: 2b) [J]. Eur Radiol, 2004, 14: 930 - 932.
[118] 陈憩，丁晓毅，杜联军，等. 骨内腱鞘囊肿的CT影像学表现[J]. 中国医学计算机成像杂志，2006，12(2)：119 - 121.
[119] 潘肃，高中礼. 骨纤维结构不良的研究进展[J]. 国外医学·骨科学分册，2004，25(3)：161 - 163.
[120] Yang H, Wang R, Luo T, et al. MRI manifestations and differentiat ed diag no sis o f posto per ative spinal complications[J]. J H uazhong Univ Sci Technol Med Sci, 2009, 29(4): 522 - 526.
[121] 李娜. 骨转移瘤的影像学诊断进展. 中国医学影像技术，2006，22：159 - 162.
[122] 陈晓钟. 骨转移瘤的临床研究进展. 中国肿瘤，2006，15：183 - 186.
[123] 王涛，李献忠，赵复来，等. 骨转移瘤的ECT、MRI、CT、X线诊断，重庆医学，2005，34：1526 - 1527.
[124] 王云钊. 骨放射诊断学. 北京：北京医科大学、中国协和医科大学联合出版社，1994.
[125] 李景学. 骨关节X线诊断学[M]. 北京：人民卫生出版社，1982.
[126] 贾亚峰. 胃癌骨转移误诊为强直性脊柱炎一例. 临床内科杂志，2002，19：257.
[127] 丁育中. 骨转移瘤误诊为腰椎间盘突出症7例报告. 中医正骨，2003，25：47 - 48.
[128] 王福权，屈婉莹. 骨转移瘤的误诊分析. 中华骨科杂志，2003，23：326 - 330.

第十七章　软组织来源肿瘤

第一节　概　　述

软组织肿瘤(soft tissue tumors)是临床较为常见的疾病,主要指间叶组织来源的新生物,包括脂肪、纤维、平滑肌、间皮组织、血管、淋巴管和组织细胞和原始细胞中胚叶组织成分的肿瘤。WHO 2002年在法国里昂组织了29个国家149位肿瘤学家对1994年版的软组织肿瘤分类进行了重新修订和内容汇集,公布了新的软组织肿瘤的组织学分型,新的分型主要依据肿瘤组织和细胞形态,同时也参考免疫组化技术等新的辅助诊断技术。

根据目前对软组织肿瘤的认识,对其致病因素都认为不是单一的。虽然通过动物实验证明了某种因素确能诱发软组织肿瘤,但在临床上却难以解释单一因素会促使软组织发生肿瘤。因此软组织肿瘤的致病原因仍不甚了解。可能原因如下:① 先天性畸形:血管瘤多见于婴儿和儿童。② 家族性遗传:多年的研究已观察到许多肿瘤细胞显示出染色体异常。有染色体异常的人其肿瘤发病率高于正常人,并有家族遗传现象。这些情况都支持肿瘤的发生与家族遗传有着非常密切的关系。还进一步认识到常染色体显性遗传现象,但其外显率却不尽一致。有的是代代相传,有的是二三代发病,也有的是两代各有少数人发病,这些都符合常染色体完全或不完全显性遗传的原理。③ 异物刺激:动物实验和临床观察,异物对机体的长期物理性刺激可诱发软组织肿瘤。④ 化学物质刺激:用化学物质诱发软组织肿瘤的动物实验历史已久。已证实多环碳氢化合物具有诱发作用,但对人体尚缺乏有力的证据,仅从流行病学的调查中发现少数长期接触聚氯乙烯的工人,会发生肝血管肉瘤。⑤ 创伤学说:根据病史分析,有相当一部分软组织肿瘤患者在肿瘤部位有过明确的外伤史。有些患者是在过去手术瘢痕的基础上发生了软组织肿瘤。常见的瘢痕疙瘩就是最显的证据。⑥ 内分泌因素:软组织肿瘤的发生,到底与内分泌的关系如何,尚无定论。许多学者认为有个别软组织肿瘤的生长是受某种内分泌支配的。此外,病毒、慢性水肿性验证及放射线等因素也可诱发软组织肿瘤。

软组织肿瘤发病率国外文献报道良恶性之比5∶1～18∶1,良性肿瘤远较恶性多。良性肿瘤以血管瘤、脂肪瘤为多见。恶性肿瘤又称组织肉瘤,仅占全部恶性肿瘤的1%左右。在儿童期软组织肉瘤的发病次于白血病、脑肿瘤和淋巴瘤,居第四位。在软组织肉瘤中最常见的是纤维肉瘤、滑膜肉瘤、横纹肌肉瘤、脂肪肉瘤、平滑肌肉瘤和间皮肉瘤等。在儿童期,国内外的资料均认为横纹肌肉瘤的发病率最高,其次是纤维肉瘤。

X线摄片有助于进一步了解软组织肿瘤的范围,透明度以及其与邻近骨质的关系。如边界清晰,常提示为良性肿瘤;如边界清楚并见有钙化,则提示为高度恶性肉瘤,该情况多发生于滑膜肉瘤、横纹肌肉瘤等。超声显像检查,可检查肿瘤的体积范围、包膜边界和瘤体内部肿瘤组织的回声,从而区别良性还是恶性。恶性者体大而边界不清,回声模糊,如横纹肌肉瘤、滑膜肌肉瘤、恶性纤维组织细胞瘤等。超声检查还能引导做深部肿瘤的针刺吸取细胞学检查。该检查方法确是一种经济、方便而又无损于人体的好方法。20世纪80年代,CT广泛用于临床,由于CT具有对软组织肿瘤的密度分辨率和空间分辨率的特点,用来诊断软组织肿瘤也是近年常用的一种方法,在显示软组织内钙化、骨化、气体方面较CT优于MRI。相对于传统影像学检查方法因软组织分辨率较差,诊断具有局限性,MRI检查和诊断软组织肿瘤可以弥补X线的不足,MRI具有软组织分辨率高、多方位成像和检查序列多样化等优点,有助于明确病变位置,能够准确区分脂肪、出血、囊变等成分以及范围、与邻近组织的关系,Gd-DTPA增强扫描对软组织肿瘤定性诊断具有重要作用,有利于病变的定性诊断,是制订治疗计划的很好依据。但MRI鉴别良、恶性软组织肿瘤的特异性仍存在争议，Moulton等认为其特异性约76%～90%，但另一些学者认为其特异性较低，且大部分MRI征象在鉴别诊断中没有特异性。我们根据200例软组织肿瘤的影像学资料和病理学做对比研究认为：肿瘤的MRI边界、信号均匀性、弥散受限程度、邻近组织和器官侵犯是区分肿瘤良恶性重要指标。

（陆 勇 丁晓毅 陈克敏 汤榕彪 吴志远）

第二节 脂肪源性肿瘤

一、脂肪瘤

脂肪瘤(lipoma)是由增生的成熟脂肪组织形成的肿瘤，是最常见的软组织良性肿瘤。可发生于任何年龄，多见于40～50岁的成年人，女性多于男性，可发生于任何有脂肪组织的部位，多数位置表浅，以上肢、大腿和腰背部最为常见。肿瘤单发或多发，5%为多发，肿瘤生长缓慢，瘤体可多年无明显增大，患者多无自觉症状，多因触及体表肿块来就诊。

【病理】肿瘤多呈圆形或分叶状，一般质软，包膜完整，边界清楚，色鲜黄，表面覆有薄的纤维包膜，肿瘤切面酷似成熟的脂肪组织，瘤内可含有纤维组织，部分含纤维组织多者较坚韧，巨大肿瘤可发生脂肪液化、坏死、黏液变和钙化。根据肿瘤生长部位、形状和组织学表现可分为四型：典型脂肪瘤、异位脂肪瘤、异形脂肪瘤和冬眠瘤。

【影像学】

1. X线表现　较大的脂肪瘤在X线平片上表现为圆形或类圆形低密度肿块影，边缘规则，边界清楚。

2. CT表现　病灶单发或多发，呈圆形或类圆形极低密度区，密度均匀，CT值为－120～80 HU，边缘光整，内部可有分隔，部分病灶内可出现不规则钙化，增强后无强化，周围有包膜，随肌肉收缩其形态可发生改变。

3. MRI表现　病灶T1WI呈高信号，T2WI上呈高信号，信号均匀，在脂肪抑制序列脂肪瘤呈低信号，增强后无强化，部分病灶内纤维分隔T1WI和T2WI均呈条索状较低信号(图17-2-1)。黏液脂肪瘤除含有大量脂肪组织外，还含有黏液样组织，在T1WI上呈略低信号或等信号，T2WI上信号高于脂肪。

【鉴别诊断】软骨脂肪瘤或骨脂肪瘤应与含钙化、骨化和脂肪组织的畸胎瘤鉴别，后者常含有其他软组织成分和液性成分，MRI信号更不均匀。

二、脂肪肉瘤

脂肪肉瘤(liposarcoma)是比较常见的软组织恶性肿瘤，约占全部软组织恶性肿瘤的14%～18%，是成年人第二位常见的软组织恶性肿瘤。好发年龄为40～60岁，男女发病率大致相等。脂肪肉瘤多发生于深部软组织，可起源于肌筋膜或深部血管丰富的部位，四肢(尤其大腿)和后腹膜是极其好发部位，一般表现为深部无痛性肿块。脂肪肉瘤来源于原始间充质细胞，构成肿瘤的组织类型复杂，分化程度差别大，因而其临床生物学行为和预后也有很大差异。

【病理】通常体积较大，呈结节状或分叶状，边

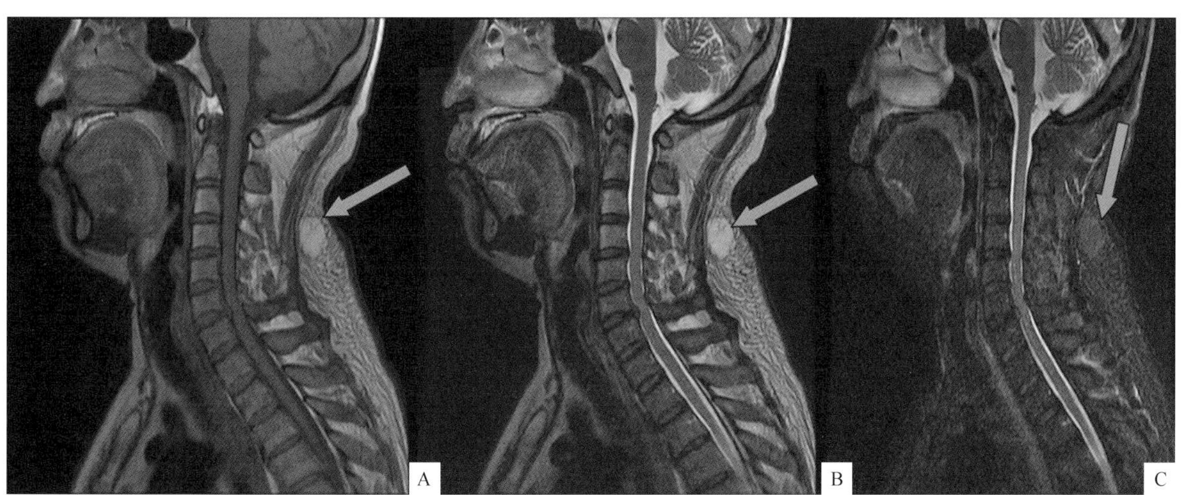

图17-2-1　颈部皮下脂肪瘤。A. 矢状位T1WI呈高信号。B. 矢状位T2WI上呈高信号，信号均匀。C. 在脂肪抑制序列脂肪瘤呈低信号。

界不清，肿瘤质软或稍硬，切面鱼肉样，灰红或灰黄色，可见出血、坏死和囊变，并可见黏液样变性，肿瘤有包膜但不完整，可向周围组织浸润。镜下肿瘤细胞大小不一，脂肪母细胞核具有多形性及异型性，常见散在浓染的多核间质细胞，还可见数量不等的单空泡和多空泡脂肪母细胞。肿瘤细胞 S-100(+)。病理上根据其肿瘤所含主要细胞成分不同可分为：分化良好型、黏液型、圆细胞型和多形性脂肪肉瘤。分化良好型脂肪肉瘤组织学表现上与普通脂肪瘤相似，恶性程度低，有局部复发和发生去分化倾向，几乎从不转移。黏液性脂肪肉瘤是最常见的脂肪肉瘤，约占脂肪肉瘤的 30%～55%，分化相对较好，由从原始间叶细胞到各种分化阶段的脂肪母细胞组成，部分区域可有成熟的脂肪细胞或多形性脂肪细胞，间质中含有大量散在的黏液样基质，可以形成黏液湖，在黏液样基质中分布着丰富的毛细血管网。圆形细胞和多形性脂肪肉瘤恶性程度高，前者细胞排列紧密，后者主要由高度异形的幼稚脂肪细胞组织，两者血管丰富，易出血和坏死，间质内缺乏或仅有少量黏液样基质。

【影像学】

1. X 线表现　分化良好的脂肪肉瘤因含有较多脂肪成分而呈低密度肿块，其他类型的脂肪肉瘤表现为软组织肿块，边界模糊。

2. CT 表现　分化良好的脂肪肉瘤呈低密度肿块，CT 值约在−70 HU，增强后呈轻度强化或不强化，低分化脂肪肉瘤内较少或看不到脂肪成分，形态不规则，边界常不清楚，病灶内可出现出血和坏死灶，表现为稍高密度和低密度，增强后呈结节状或弥漫性强化。

3. MRI 表现　脂肪肉瘤的 MRI 信号与肿瘤成分有关。分化良好型脂肪肉瘤含较多的脂肪成分，在 T1WI 和 T2WI 均呈高信号(图 17-2-2)，可伴有条索状、结节状间隔，间隔 T1WI 和 T2WI 均呈低信号，增强后病灶分隔可强化，肿瘤边界清楚，周围肌肉呈受压改变，无明显水肿。分化不良、恶性程度高的脂肪肉瘤，其边界模糊，形态不规则，含很少甚至无脂肪成分；肿瘤在 T1 加权像上呈低信号或中等信号，在 T2 加权像上呈高信号，病灶内信号不均匀，可伴有出血、坏死和囊变，并向周围组织浸润生长。在 STIR 像上异常信号不抑制(图 17-2-3)。注射 Gd-DTPA 增强后，脂肪肉瘤呈不均匀强化，其内部坏死、囊变区不强化。黏液型脂肪肉瘤体积较大，边界清楚，可推压或包绕周围的神经血管束，邻近骨骼者可围绕骨骼生长，病灶大多缺乏明显的脂肪信号，在 T1WI 上呈较均匀的等信号，T2WI 黏液成分信号高于脂肪信号，其内可见低信号纤维分隔，增强后病灶可见显著的网状强化，该类型脂肪肉瘤具有一定的浸润性，可浸润到瘤周组织(图 17-2-4)。圆形细胞和多形性脂肪肉瘤为高度恶性肿瘤，两者影像学表现相似，均呈浸润性生长，通常不含有能为 MRI 所显示的脂肪成分，表现为不均质肿块，T1WI 呈较低信号，T2WI 呈较高信号，增强后呈不均匀明显强化，与周围组织边界不清，瘤周水

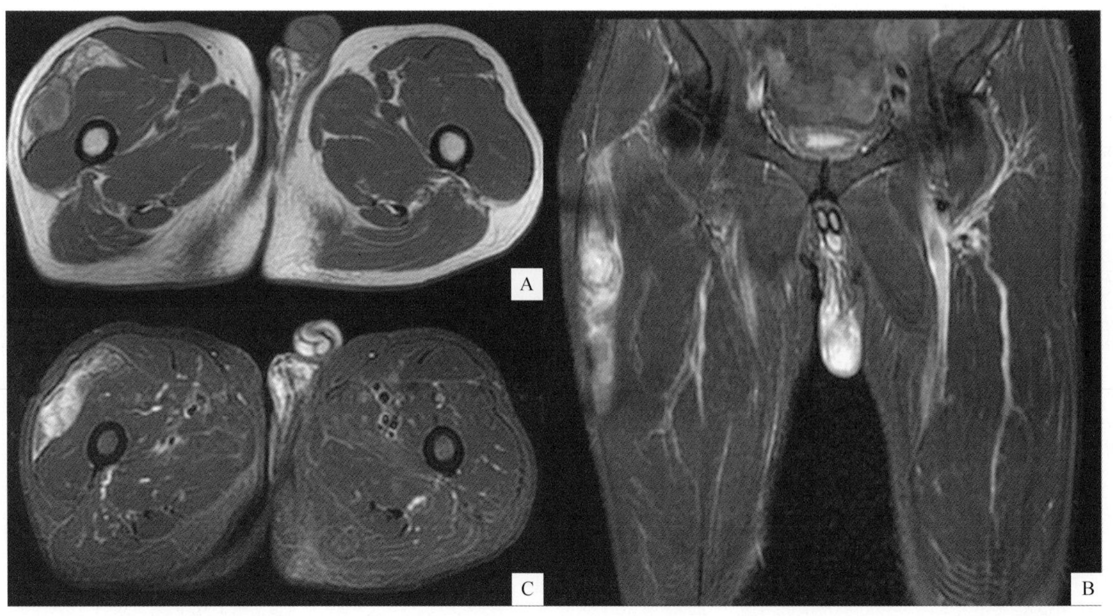

图 17-2-2　大腿脂肪肉瘤。A. TIWI 呈混杂低信号。B. T2WI 脂肪抑制序列呈高信号。C. 脂肪抑制序列增强，呈中度强化。

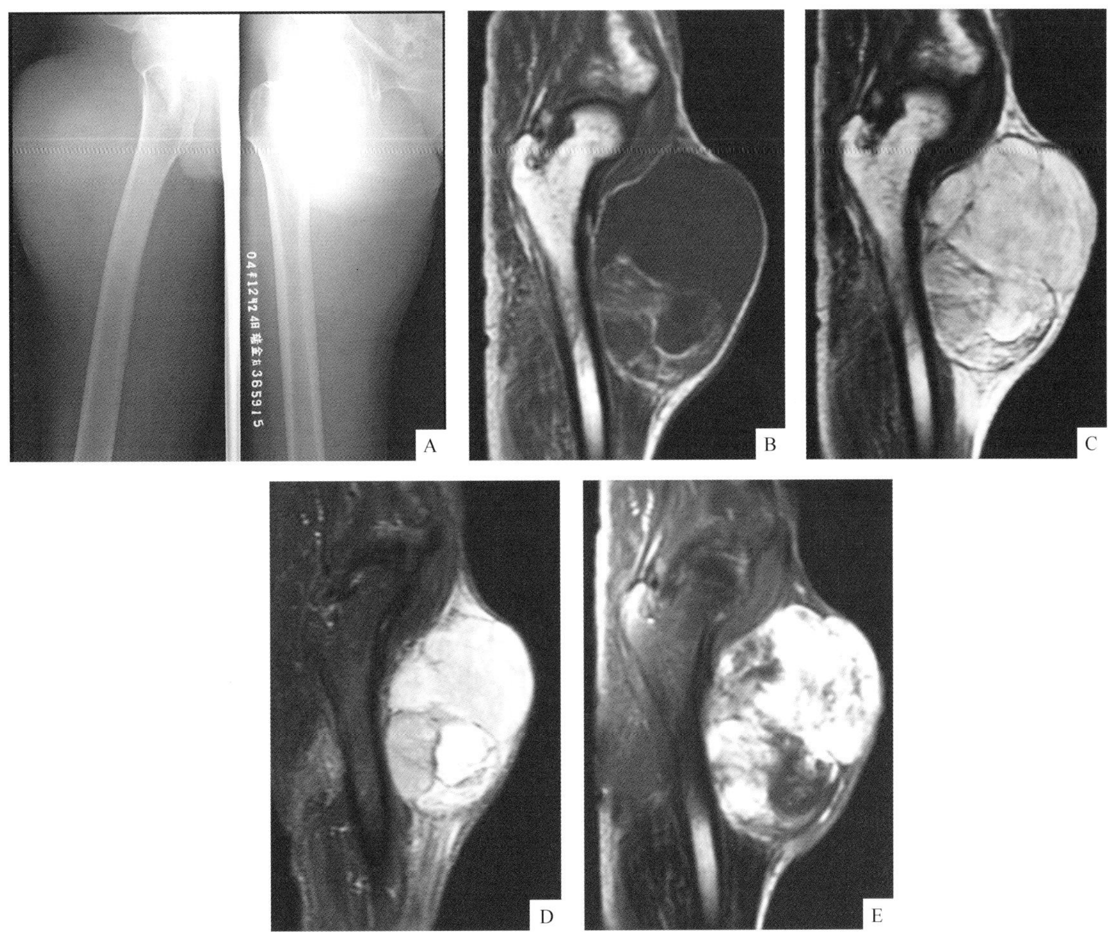

图 17－2－3 右大腿内侧脂肪肉瘤。A. X线平片：右大腿近端见软组织肿胀。B. 冠状面 T1WI：病灶呈类圆形低信号，边缘呈环状高信号，其下部见片状略高信号。C. 冠状面 T2WI 及 STIR 像：病灶呈高信号，边缘呈环状低信号。D. 冠状面 STIR 像：病灶仍呈高信号，边缘呈环状低信号。E. 冠状面增强像：病灶强化呈高信号，边缘呈环状低信号。

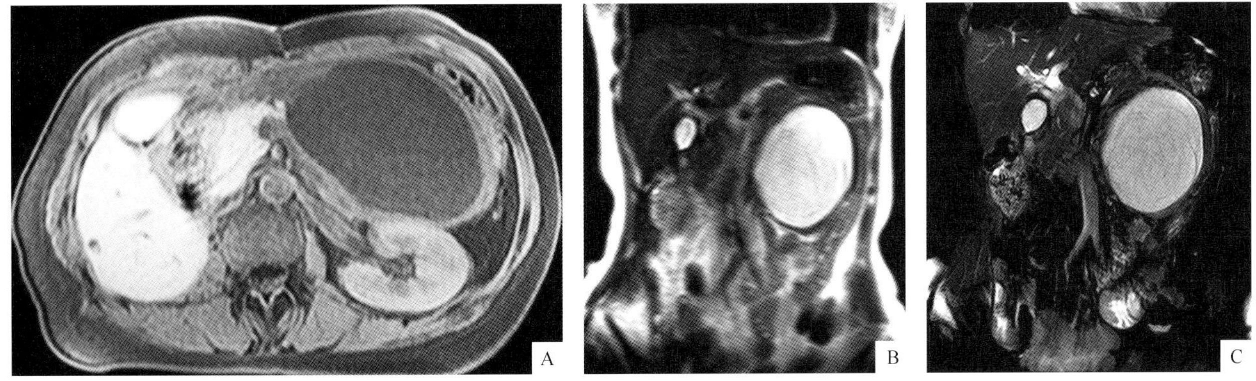

图 17－2－4 腹腔脂肪肉瘤。A. 横断面 T1 加权像：腹腔左上方见一个椭圆形的低信号区，边缘呈环状高信号。B. 冠状面 T2 加权像：病灶呈高信号区，边缘呈环状低信号。C. 冠状面 STIR 像：病灶仍呈高信号区，边缘呈环状低信号。

肿明显。

【鉴别诊断】分化良好型脂肪肉瘤含有较多脂肪成分，与脂肪瘤难以鉴别。低分化的脂肪肉瘤含脂肪组织较少，影像学表现难以与其他软组织恶性肿瘤鉴别。恶性纤维组织细胞瘤和纤维肉瘤 MRI 上多可见不规则片状纤维组织，T1WI 和 T2WI 呈低信号，增强后无强化，该特点有助于鉴别。原始神经外胚层肿瘤发病年龄较轻，软组织肿块巨大，对周围组织浸润更明显。

（陆　勇　丁晓毅　陈克敏　汤榕彪　吴志远）

第三节　血管源性肿瘤

一、血管瘤

软组织血管瘤(hemangioma)是软组织常见的良性肿瘤,是由分化成熟的血管被覆单层血管内皮细胞所构成的良性肿瘤或血管畸形。约占良性软组织肿瘤的7%。好发于头面、四肢、躯干等部位,肢体受累较常见。20岁以下患者好发,女性患者多于男性,比例约为2.3∶1。临床表现为肿胀、疼痛、病变处扪及软性肿块等。若肿瘤位置表浅,且有皮肤颜色改变,则易诊断,有时可在肿胀处触及搏动和听到血管杂音。

【病理】肿瘤无包膜,但与周围组织界限清楚,切面暗红,呈海绵状或蜂窝状。按瘤内管腔大小及内皮细胞类型,分为毛细血管型、海绵状型、静脉型(包括蔓状血管瘤)和混合型。组织学上主要由血管成分和非血管成分组成。内皮细胞表达F8、UEA-1、CD34、CD31。

【影像学】

1. X线表现　较小的血管瘤X线平片无法显示,范围较大的血管瘤可见团块状软组织影,其内大小不等的、多发散在的钙化或静脉石是诊断血管瘤的重要征象,典型者在环状钙化影内伴有小圆点状钙化斑,呈"按扣"样影。X线平片由于软组织分辨率低,钙化的静脉石出现率及发现率低,且肿瘤的范围显示不清。

2. CT表现　CT能够显示肿瘤内出血、机化、钙化、静脉石等成分,对软组织内静脉石极为敏感,40%病灶内有不规则钙化或静脉石影,但CT常不能清晰显示病变范围。

3. MRI表现　肿块信号不均匀,T1WI呈低信号,T2WI呈高信号,肿块内可见流空现象,一般无明显占位效应,病灶无清楚边界。病灶内脂肪组织T1WI和T2WI呈高信号,纤维间隔、静脉石和钙化T1WI和T2WI均呈低信号。MRI是目前对于软组织血管瘤的首选检查方法,能够全面地显示病变的范围及其与周围结构的关系,据有良好的软组织分辨率,脂肪抑制技术有助于肿瘤内的出血、机化、纤维间隔和脂肪成分的显示。

以上为血管瘤的共同表现,不同类型血管瘤的影像学表现如下:

(一)毛细血管型血管瘤　毛细血管型血管瘤(capillary hemangioma)多见于儿童,多数在出生后即被发现,少数在1岁后初起。病变位于皮肤和皮下组织,常见于眼眶周围,呈小红点状或斑块状,边界清楚,而后逐渐增大,扁平状或稍高出皮肤,随着患儿的生长,血管瘤向邻近皮肤组织扩张,形成大片红色或紫红色地图样病损。一般于第10个月后血管瘤增长速度减慢。少数血管可出现萎缩退变,范围缩小,颜色变浅,在儿童期可自然消失,但大部分血管瘤随患儿生长发育逐渐增大。

【病理】镜下可见大量毛细血管和血管内皮细胞增生。典型者增生的毛细血管以一较大的营养血管为中心,排列成小叶状,小叶间为纤维血管组织,肿瘤边缘有大的滋养动脉和引流静脉。

【影像学】因为病变外观具有特征性,因而MRI检查的目的主要是观察病变的范围。在MRI上,病灶呈不规则肿块,边缘清楚,T1WI呈中等低信号,T2WI呈高信号,肿瘤内常有条纹、斑点状脂肪信号混杂,并可见圆点状流空信号的血管断面,如病变内有分隔时可呈分叶状表现,该分隔在T1WI和T2WI均呈较低信号,病灶因血供丰富,增强后可有显著强化(图17-3-1)。

(二)海绵状血管瘤　海绵状血管瘤(cavernous hemangioma)多发于女性,多见于30～40岁,多数为单发病变,可发生于全身任何部位,病变通常较大,多见于四肢,上肢比下肢多见,可以逐渐增大,生长较缓慢,无自然消退倾向。临床症状主要与其发生的部位有关,位于浅部的肿瘤常呈凹凸不平的蓝色隆起性肿块,质地柔软,位于深部软组织者呈表面颜色较淡的弥漫性肿块。一些综合征可伴有海绵状血管瘤,Kasaback-Marritt综合征为巨大的海绵状血管瘤伴血小板减少性紫癜,Maffucci综合征为多发性海绵状血管瘤伴多发性内生软骨瘤。

【病理】肿瘤质地柔软,有假性包膜,切面呈腔隙状,由大小不一、相互吻合的囊状扩张管腔的较大血管所构成,血管排列散乱弥漫,管壁菲薄常破裂出血,反复出血可出现血肿、机化、纤维组织增生及钙化,间质经常含有数量不等的纤维结缔组织和脂肪等非血管组织。

【影像学】

1. CT表现　CT增强后可表现为明显小而多灶、管状、圆点状、结节状及斑片状强化,并表现为"渐进性强化"的特点。

2. MRI表现　四肢病灶多单发,且其长轴与受累肢体长轴一致(图17-3-2),形态多不规则。病灶T1WI呈等信号或稍高信号,T2WI呈高信

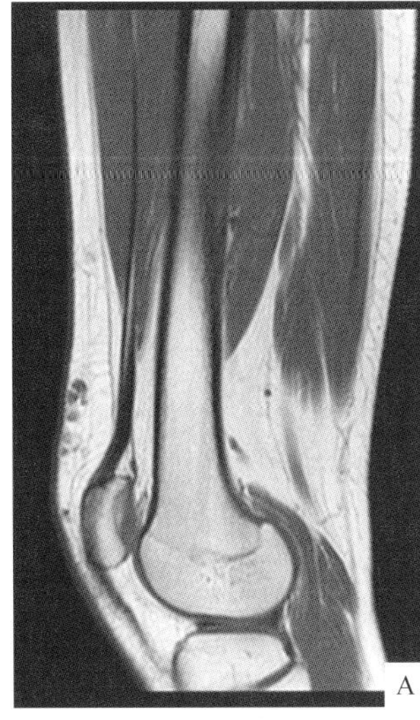
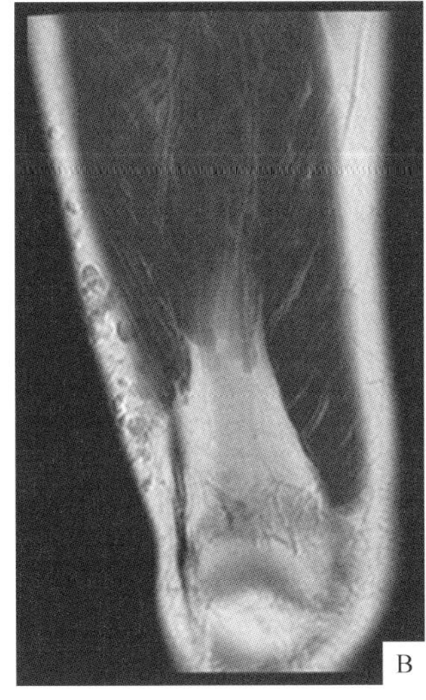
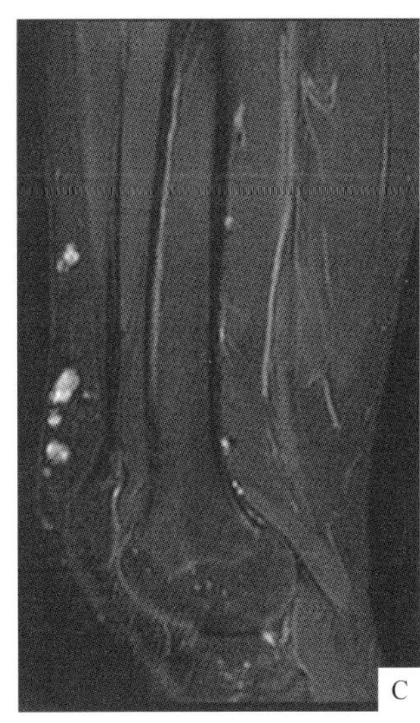

图 17-3-1 肘关节血管瘤。A. 在 T2WI 呈高信号。B. 在 STIR 序列呈高信号。C. 在矢状位 T2WI 呈高信号。

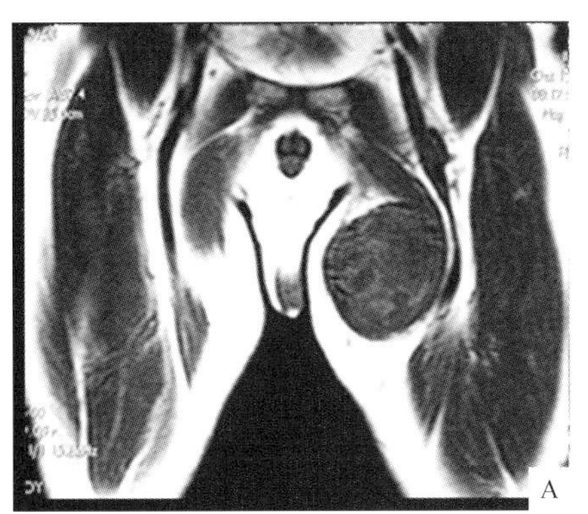
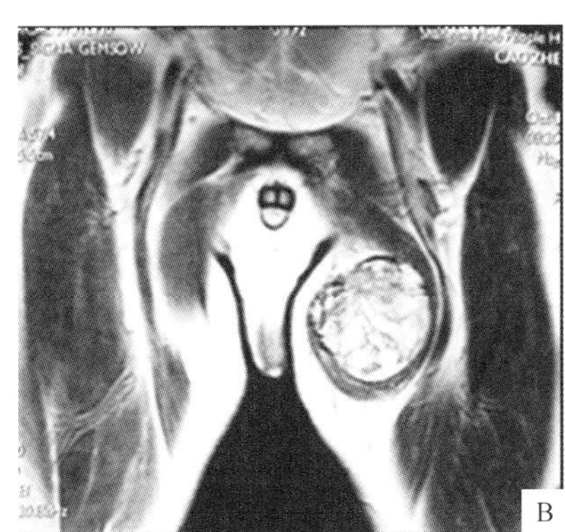
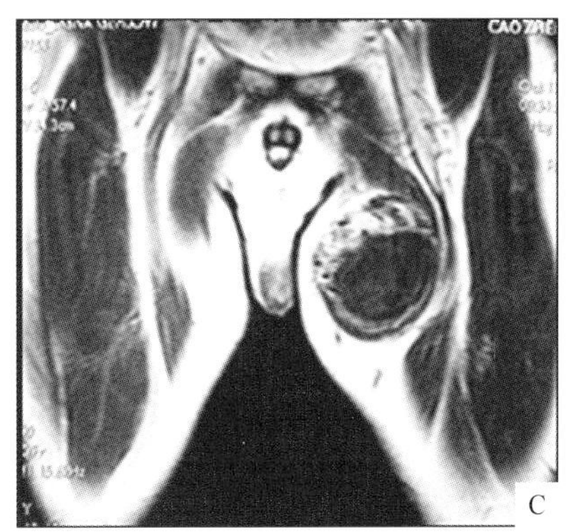

图 17-3-2 大腿血管瘤。A. 在 T1WI 呈低信号。B. T2WI 呈高信号。C. 在增强扫描边缘明显强化。

号，多数海绵状血管瘤在 T2WI 可出现"中心性低信号原点征"，该征象有高度的特异性，可能为纤维脂肪分隔、透明变性或发生血栓的血管。病灶内，特别是病灶边缘，有条状或花边状脂肪信号存在，病灶内静脉石和流空现象有助于诊断。增强扫描时病灶明显强化，及病灶内常见有条状低信号，提示纤维间隔或机化组织、钙化或陈旧性出血存在。

（三）蔓状血管瘤　蔓状血管瘤（racemose hemangioma）多发生于头颈部和四肢，由口径较大、壁厚、扭曲的血管构成，形成特殊的蔓状或蚯蚓状血管瘤，其内血管可为动脉，亦可为静脉，可有动静脉瘘形成。

【影像学】

1. X 线和 CT 表现　可见静脉石形成，表现为软组织内散在分布的小圆形钙化影。深部的蔓状血管瘤由于对邻近骨膜的压迫和牵拉，引起骨膜增生和新骨形成，而造成邻近骨质的肥厚，如侵入骨内可造成骨质破坏。

2. MRI 表现　迂曲扩张血管呈蜂窝状或蚯蚓状流空信号。肿瘤在 T1WI 呈等或稍高信号，在 T2WI 上呈高信号，信号不均匀，其内见点状及条状流空血管影。肌肉因血管瘤压迫侵蚀而萎缩，增强扫描呈不均匀强化（图 17-3-3）。

3. DSA 表现　可见肿瘤血管呈蚯蚓状扩张或动静脉畸形，为蔓状血管瘤有别于其他血管瘤最好的检查方法。

【鉴别诊断】

1. 脂肪瘤　软组织内最常见的良性肿瘤。多为圆形或类圆形，形态规则，边界清晰。脂肪瘤包膜完整，T1WI 和 T2WI 均呈高信号，增强扫描无明显强化或轻度强化。

2. 神经鞘瘤　在 T1WI 以等、低信号为主，T2WI 为中度或明显不均匀高信号。

3. 软组织恶性肿瘤　边界不清，周围软组织充血、水肿。T1WI 呈中等信号，T2WI 呈中高信号，

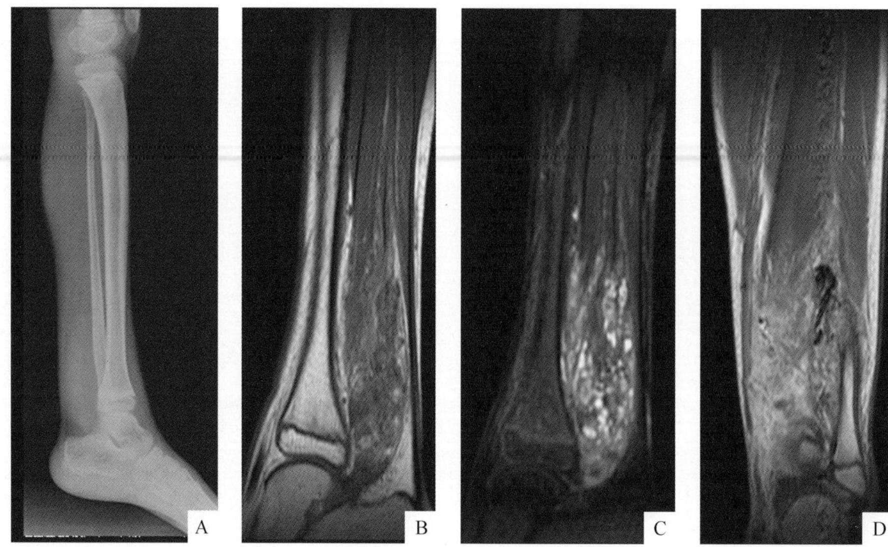

图 17-3-3 蔓状血管瘤。A. X线平片示下肢软组织影。B. T2WI。C. STIR序列。D. 增强扫描，T2WI上呈高信号，信号不均匀，其内见点状及条状流空血管影，增强扫描呈不均匀强化。

其内部信号常不均匀。增强扫描后，轻中度强化，无静脉石。

（四）滑膜血管瘤　滑膜血管瘤（synovial hemangioma）是一种罕见的良性关节疾患，为发生于关节、滑囊、腱鞘滑膜的血管结构异常病变。常见于儿童及青年，多累及膝关节，其次为肘关节，还可见于腕关节、肩关节、髋关节、指间关节、颞下颌关节及坐骨结节。临床主要表现为疼痛、肿块、反复间断性关节肿胀、关节活动受限等，若累及皮肤可见局限紫红色团块。由于滑膜血管瘤症状及体征无临床特异性，常使病程迁延数年，贻误诊治。

根据该病生长方式分为局限型及弥漫型。根据病灶与关节关系可分为：关节内型、关节外型和关节内外型。根据病灶内优势血管可以分为：海绵状型、毛细血管型、静脉型、动静脉型及混合型。

【病理】局限型滑膜血管瘤可有蒂与滑膜相连，呈息肉样，有包膜，边界清楚。弥漫型则可以充满关节腔，更可以突破关节囊发展到关节外软组织。增生的血管内可以含有血栓，往往含有不同含量的脂肪、纤维组织及肌肉成分。通常关节内滑膜组织呈绒毛状、乳头状或结节状增生。由于陈旧性关节积血，关节内大量含铁血黄素沉积。

【影像学】

1. X线和CT表现　关节周围软组织明显肿胀，髌上囊最明显，其次为髌下脂肪垫及腘窝区，其内可见静脉石。当伴有骨关节炎时，有骨赘形成，关节面骨质硬化、增厚，晚期可见关节间隙狭窄和骨质侵蚀现象。儿童患者还可出现骨骺过度发育现象。

2. MRI表现　由于滑膜血管瘤成分复杂，如脂肪、血管、纤维组织、肌肉成分及血栓、含铁血黄素等，根据所含成分的不同有以下表现：富含迂曲扩张血管者表现为T1WI上等、低信号，T2WI高信号；含有含铁血黄素病灶因顺磁效应在T1WI上呈斑片状或结节状低信号，T2WI上呈更低信号影。若血流流速较快，则可出现流空效应，即T1WI及T2WI上呈管状低信号影；若病灶内脂肪成分相对较多，血管及血窦含量少，则于T1WI和T2WI上信号相对较高，可高于肌肉信号。增强后，病灶强化明显，由于伴有滑膜呈绒毛状或结节状增生，强化可以呈结节状（图17-3-4）。

3. DSA表现　血管造影可见血窦不规则囊样扩张，或者呈粗细不均的迂曲状，可出现滞留表现，因动静脉瘘使动静脉同时显影。

【鉴别诊断】

1. 色素沉着绒毛结节性滑膜炎　X线表现及临床表现均与弥漫型滑膜血管瘤相似，均表现为关节周围软组织肿胀，骨质侵蚀现象及继发骨关节炎表现，但其在MRI表现中更常见T1WI及T2WI斑片状低信号影。

2. 单纯性滑膜炎　一般关节内或周围没有明显肿块影，仅仅表现为滑膜结节样增生。

3. 类风湿关节炎　表现为骨质疏松、关节面骨质破坏、关节间隙狭窄。关节内可以含有少量含铁血黄素，但没有明显肿块、没有脉管状结构。

（五）血管内皮细胞瘤　良性血管内皮细胞瘤

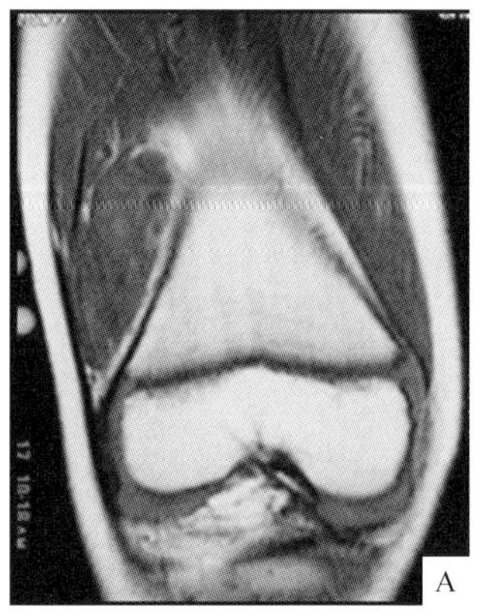
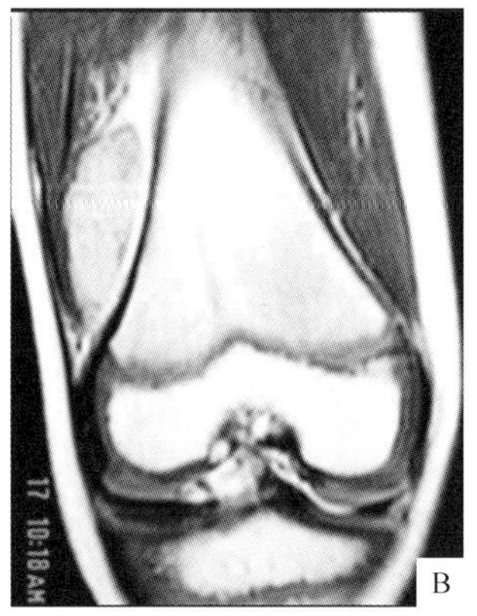
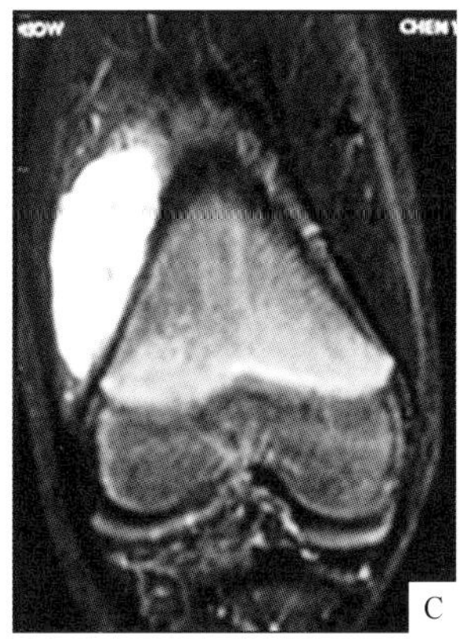
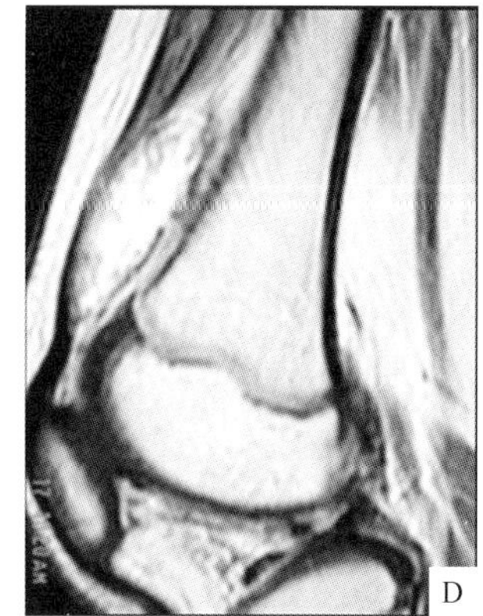

图 17-3-4 滑膜血管瘤。A. T1WI。B. T2WI。C. STIR 序列。D. 增强扫描，T1WI 上等、低信号，T2WI 高信号；增强后，病灶强化明显。

(hemangioendothelioma)在临床上罕见，是一种以内皮细胞显著增生为特征的毛细血管瘤。该类肿瘤可发生于任何年龄，多见于成年人。临床上多无明确阳性体征或症状轻微，多于体检时意外发现。肿瘤可发生于身体的任何部位，在肢体软组织内时常为多发性，但一般常累及同一肢体。

【病理】 镜下可见毛细血管密集，大小一致，常形成小叶；有较多有丝分裂象，毛细血管内皮细胞有时增生成数层，或形成乳头状结构，或完全塞满管腔而形成实质性巢状，但细胞无明显异形性。临床表现多种多样，通常无显著的血管增生特征。大多数损害表现为青紫色或紫黑色斑丘疹或斑块，边界不清。损害可有出血或硬结，也可有浸润性红斑和水肿等变化。约 1/3 病例可有结节病变，呈孤立或多发结节，可呈蓝色、粉红色或红色。

【影像学】

1. X 线表现　X 线上仅表现为软组织肿块，偶尔可见其内钙化，有时可见骨皮质增厚，可能与血管源性肿瘤使局部骨滋养动脉血流增多，导致骨皮质过度增长有关。

2. CT 表现　CT 可表现为不规则、无边界、广泛分布于肌间的肿块，亦可表现为有包膜，圆形或椭圆形结节，大小不一，形态各异。肿瘤内部密度不均，可表现为低到中等不均匀密度影，多数沿血管周围分布，增强后可见供血血管。若结合超声或血管造影检查，可发现肿块周边及内部均可见丰富动静脉血流信号。无论肿瘤大小，均呈富血供改变（图 17-3-5）。

3. MRI 表现　血管内皮细胞瘤的 MRI 信号与典型的血管瘤的 MRI 信号相似，病变 T1WI 信号较低，与肌肉的信号相似，T2WI 呈高信号。除肿瘤的实质外，病变内可以出现脂肪和液体成分，也可以伴有出血、坏死和纤维化改变，因此肿瘤的信号不均匀。肿瘤内经常可以出现流空信号，增强后病灶显著强化。

【鉴别诊断】 本病要与海绵状血管瘤鉴别，两者信号相似，但前者较少见，多位于皮肤和皮下；后者发病率相对较高，并常位于肌肉和组织间隙内。

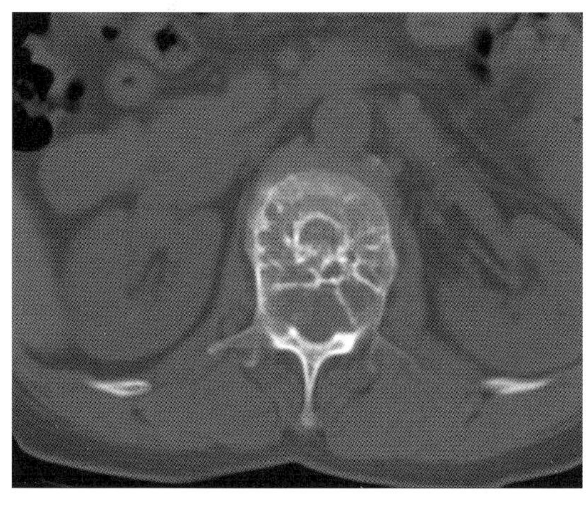
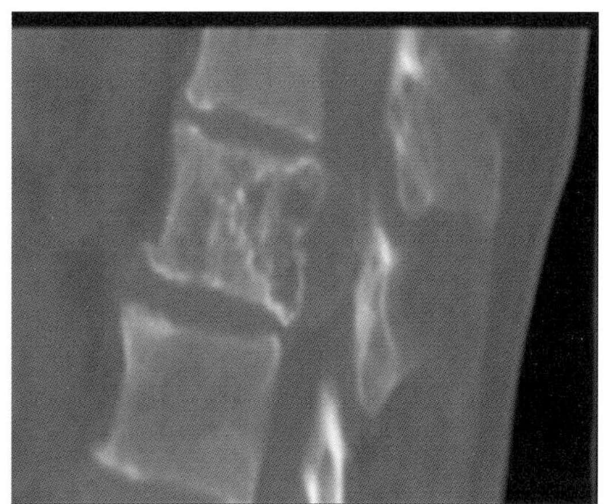

图 17-3-5 椎体血管内皮瘤，肿瘤内部密度不均，表现为低到中等不均匀密度影。

二、血管肉瘤

血管肉瘤(hemangiosarcoma)又名恶性血管内皮瘤或血管内皮肉瘤,为来源于血管内皮细胞的恶性肿瘤。发病率低,约占软组织恶性肿瘤的1%,恶性程度非常高。本病在不同年龄段均可发生,但最常发生于60～70岁老年人,男性多于女性。50%发生在皮肤及其浅表软组织,头颈部多见,其他可累及乳房、肝脏、骨和脾脏等处,少数发生于下腔静脉、肺动脉和主动脉等大血管。临床表现为边缘较硬的皮肤红斑、结节或斑块,颜色为红色至紫红色,皮损发展较快,逐渐离心性浸润,周围可有卫星状结节,可发生溃疡及出血,易发生转移,术后易复发。

【病理】表现为血管性肿瘤团块,质软而脆。镜下,肿瘤由许多不规则的相互吻合的血管组成,内衬不同分化程度的内皮细胞,病灶周围细胞分化较好,浸润严重处常是结节和溃疡的中心,内皮细胞分化较差。在分化良好的区域中,见不规则、排列紊乱、相互吻合的血管腔。在分化较差的区域中,血管网的结构不明显,血管腔明显扩张,形成许多弯曲的血窦,窦内皮细胞增生,呈乳头状突入管腔。

【影像学】X线和CT表现为软组织肿胀或肿块,主要表现为半球状或弥漫性团块状软组织肿块,一般无钙化,肿瘤内部存在动静脉瘘(图17-3-6)。血管造影可鉴别肿瘤为血管性或非血管性,及确定软组织受侵程度。血管肉瘤的MR检查无特征性表现,病变形态不规则,T1WI呈等或稍低信号,T2WI信号变化较多,多呈不均匀高信号,因含铁血黄素沉积,T2WI病灶内可见低信号,增强后病灶高度强化,并可显示肿瘤内部迂曲扩张血管。

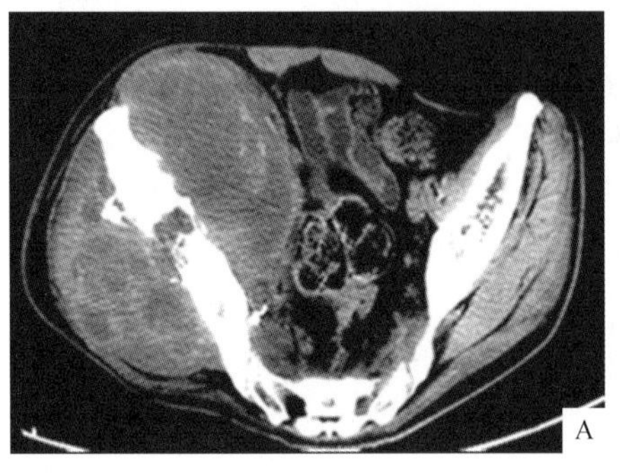

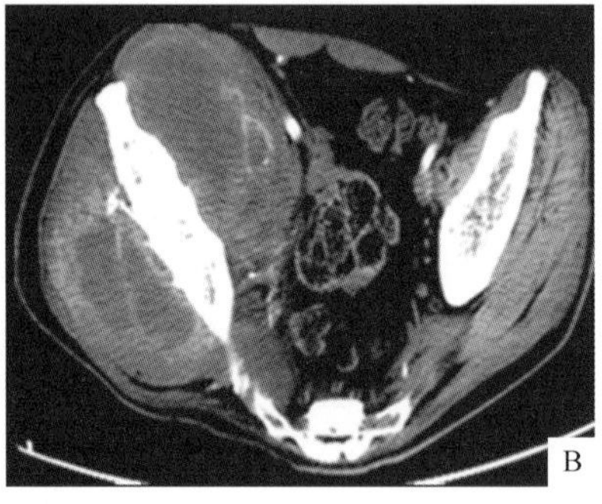

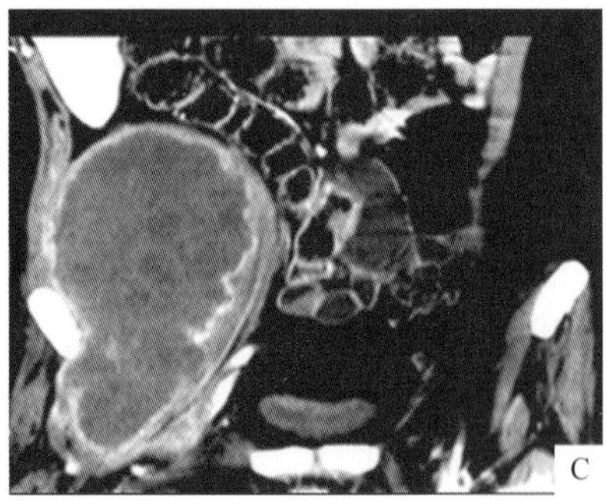

图17-3-6 右髋血管肉瘤。A. CT平扫。B. 增强扫描。C. 冠状位重建。弥漫性团块状软组织肿块,坏死明显,一般无钙化,肿瘤内部血管样强化。

【鉴别诊断】毛细血管瘤前者多见于婴幼儿眼眶的皮肤和皮下组织,边界清楚,后者多见于老年人的头颈部,呈浸润性生长。

其他软组织肉瘤多位于深部组织,大量出血较少见。

三、淋巴管瘤

淋巴管瘤(lymphangioma)属先天性淋巴管发育异常,由于淋巴样组织与周围淋巴系统互不相通造成的。软组织淋巴管瘤占软组织肿瘤的0.2%～0.5%,发病无性别差异,以2岁以下患者多见,80%的患者出生时即发病,孤立性的病变约75%位于颈部,常可伴发骨淋巴管瘤,局限于骨骼者少见。一般表现为范围较广泛,弥散性发展的无疼痛结节,可伴有皮肤褐色素斑形成。临床上患者一般无明显症状,病变部位膨隆,一般无压痛,当病变压迫神经、侵及关节或发生病理骨折时才出现疼痛和功能障碍。

【病理】组织学上根据异常淋巴管的大小将其分为3型:① 毛细管型:由许多密集、细小淋巴管构成,多发生于皮肤及黏膜处。② 海绵状型:由较大的迂曲扩张的淋巴管构成,间质结缔组织常有增多,好发于深部组织,多见于上肢、腋部。③ 囊性淋巴管瘤:又称为囊性水瘤,由大的淋巴管腔隙构成,伴有胶原和平滑肌成分,常见于颈部。毛细淋巴管瘤和海绵状淋巴管瘤之间,海绵状淋巴管瘤和囊状淋巴管瘤之间无绝对界限,常混合存在。

【影像学】

1. X线表现　无特征性的边界不清软组织肿块。

2. CT表现　密度均匀的囊性肿块影或密度不均的囊实性肿块,其内呈斑点状或条纹状,皮下脂肪密度增高呈絮状,密实部分与肌肉密度相仿,增强扫描后,囊性成分无强化,实性部分可见强化,邻近骨骼可无明显异常。

3. MRI表现　MRI显示淋巴管瘤T1WI呈不均匀低信号，T2WI呈不均匀高信号，其内可见低信号的纤维分隔。淋巴管瘤伴感染或出血时T1WI信号增高，T2WI可出现液-液平面，增强后病灶囊性成分不强化，囊壁和分隔可出现强化(图17-3-7)。

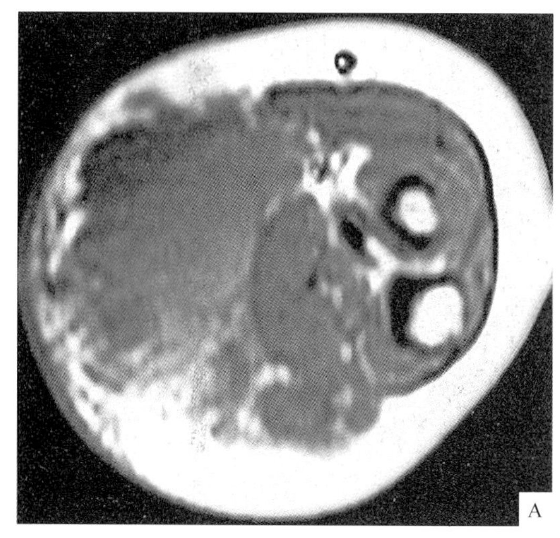

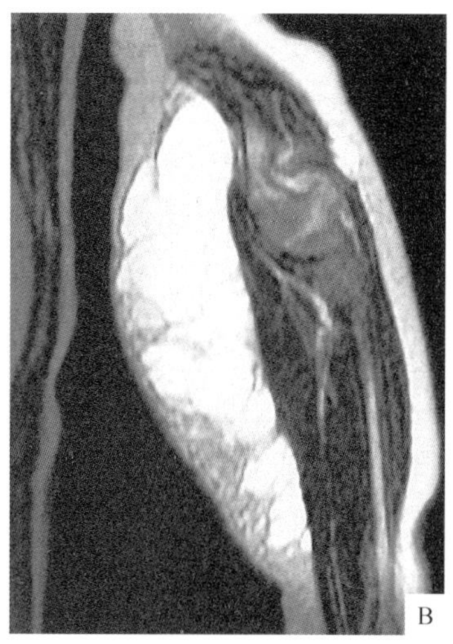

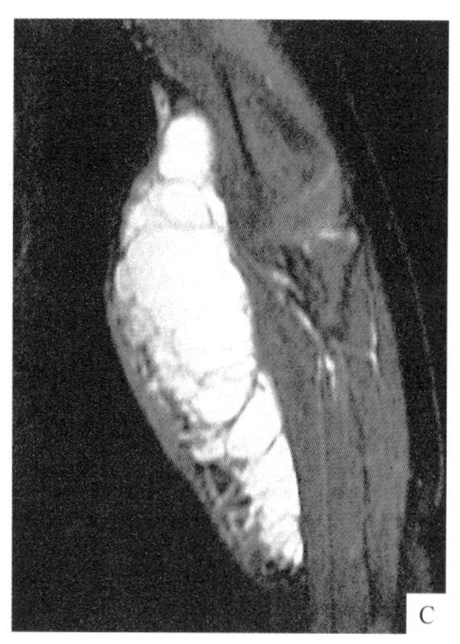

图17-3-7　左肘部腹侧皮下囊性淋巴管瘤。A. 横断面T1加权像：病灶较大，约7 cm×2 cm，呈多个囊状改变，边缘呈波浪状，其内信号为不均匀低信号。B、C. 矢状面T2WI及STIR像：病灶为高信号，且较均匀。

四、血管球瘤

血管球瘤(glomus tumor)又称为球状血管瘤、血管神经瘤，是一种少见的良性肿瘤，是血管球细胞异常增生而形成的良性肿瘤。其病因尚不清楚，一般认为与外伤有关。也有文献认为血管球瘤可能是慢性长期挤压、摩擦及温度变化等刺激，导致血管球细胞异常增生而形成的痛性肿块。多发生于20～40岁成人，女性多于男性，可发生于身体的各部位，但以手指多见，位于浅表者为蓝紫色结节，边界清楚，生长缓慢，其特有的症状是局部自发性、间歇性、针刺样疼痛，触痛明显，可向上肢放射，遇冷热时疼痛加剧，大头针按压试验阳性是诊断本病的重要体征之一。

【病理】镜下可见血管球细胞、血管、平滑肌、黏液背景、嗜酸性细胞的不同比例，分为经典型、球血管瘤型、球肌血管瘤型、黏液样型和嗜酸性细胞型。以经典型最常见，约占四分之三，瘤组织由卷曲的小血管及环绕周围的血管球细胞所组成，间质透明样变或黏液样变。

【影像学】

1. X线和CT表现　病变多位于甲床区和指(趾)掌侧，呈结节状，指骨骨质改变不明显，或可出现指骨压迹，严重者可显示边界清楚、无硬化的囊肿样改变。

2. MRI表现　T1WI为等或低信号，由于病变局部异常血管内充满了淤滞的血液，T2WI和梯度回波序列上为较均匀高信号，增强后可见明显强化。

【鉴别诊断】本病累及骨质时需与内生软骨瘤、巨细胞瘤、单纯性骨囊肿、表皮样囊肿等鉴别。

五、血管外皮细胞瘤

血管外皮细胞瘤(hemangiopericytoma)是一种少见软组织肿瘤，约占血管性肿瘤的1%。该肿瘤起源于毛细血管网状纤维鞘外的血管外皮细胞，即紧贴毛细血管网状纤维膜排列的梭形细胞，它具有明显的多向分化能力，可发生于任何年龄，40～50岁为发病高峰，可发生于任何有毛细血管的部位，最常见于骨骼系统和皮肤，其次为肺、肝、脾、肾等，中枢神经系统少见。肿瘤生长缓慢，多为无痛性，通常患者无明显不适，可无诱因或发生于原先创伤部位的软组织肿块而就诊，因无明显症状，就诊时病变常已较大。患者的临床症状和体征取决于肿瘤发生部位和大小。较为特殊的是患者可以出现低血糖，多见于腹膜后和盆腔内的巨大肿瘤，一旦肿瘤切除，血糖即可恢复正常。该肿瘤具有潜在的恶变趋势，较高的局部侵袭和远处转移能力，位于肌肉骨骼系统者50%的病例术后可复发，约有11.7%的病变可迅速转移，常转移至肺和骨骼，很少有病变转移至淋巴结。

【病理】肿瘤边界清楚，呈球形或分叶状，恶性者常较巨大，偶有出血、坏死和囊变。婴幼儿患者可有卫星灶。在镜下，病变由紧密排列的肿瘤细胞核极其丰富的口径不一的血管网组成，肿瘤异型性不明显，血管周围有丰富的伪装纤维和胶原纤维，部分区域可有纤维化、玻璃样变、黏液样变性、骨或软骨化生等退行性变。该肿瘤的生物学行为虽有良性和恶性之分，但其组织学形态却难以区分，McMaster等人提出恶性血管外皮瘤的诊断标准为：① 肿瘤直径>6.5 cm；② 出血坏死；③ 核分裂象>1/10HPF；④ 瘤细胞丰富；⑤ 瘤细胞明显异型性。

【影像学】

1. X线表现　X线表现为无特征性软组织肿胀或肿块。

2. CT表现　形态规则或呈分叶状的软组织肿块影，密度较周围肌肉密度低，边界清楚，未见明显包膜，肿瘤内有丰富血管，增强后呈进行性、延迟片状强化，强化显著。

3. MRI表现　肿瘤通常较大，呈分叶状，浅部肿瘤边缘清楚，常伴有卫星结节，位于深部的肿瘤呈侵袭性，可广泛浸润周围的肌肉和脂肪组织，边缘略显模糊，极少数肿瘤对邻近的骨质可有不规则的破坏。肿瘤实质部分T1WI多呈等或略高信号，T2WI呈略高或高信号。肿瘤常伴有坏死、出血和囊变，其MRI信号常不均匀，偶可见液-液平面，T2WI显示清楚，平面上部呈高信号，下部呈等或低信号。病变内钙化罕见。病灶的边缘可出现丰富的血管，可出现流空效应。因病变富于血管，增强后实质部分显著强化。

【鉴别诊断】血管外皮细胞瘤主要与孤立性纤维瘤鉴别。两者病理和组织学方面重叠表现很多。但孤立性纤维瘤以胸部最常见。肿瘤T2WI呈略高信号，其中可见片状和结节状致密胶原纤维形成的低信号。

（陆　勇　丁晓毅　陈克敏　汤榕彪　吴志远）

第四节　软骨来源肿瘤

一、软组织软骨瘤

软组织软骨瘤(soft tissue chondroma)是一种少见的软组织良性病变，可发生于任何年龄，多见于30～60岁的成年人，男性较多，多位于四肢远端，常邻近关节间隙，以手指最为常见，其余多位于足部。病变生长缓慢，质硬，患者症状不明显，可有轻度压痛，预后可复发。

【病理】肿瘤直径一般小于3 cm，呈卵圆形或分叶状，边界清楚，可有包膜，质硬，由分化好的透明软骨、纤维软骨或黏液软骨构成，大部分病例主要由透明软骨构成，偶有钙化和黏冻囊性变。镜下，软骨组织被纤维组织分隔成小叶状结构，小叶中央或周边常伴有黏液样变，小叶周边可有灶性纤维化和明显的钙化或骨化。

【影像学】

1. X线平片和CT　上病灶显示为软组织内边界清楚的高密度影，内见斑点状或弧形钙化，邻近骨骼不受侵犯，或可受压变形而出现局部凹陷，可伴有反应性硬化(图17-4-1)。

2. MRI　病灶T1WI呈混杂信号，大部分区域呈等信号，T2WI呈不均匀等高信号，钙化区域T1WI和T2WI呈低信号，增强后病灶呈不均匀显著强化。

【鉴别诊断】骨化性肌炎：常有外伤史，位于手足者罕见，骨化组织多位于病变的周边。

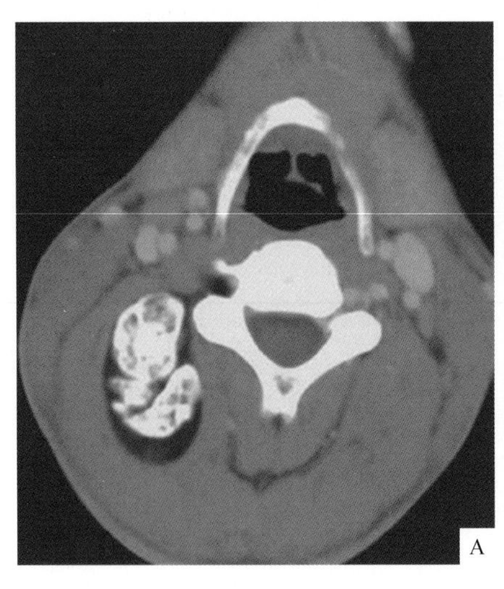

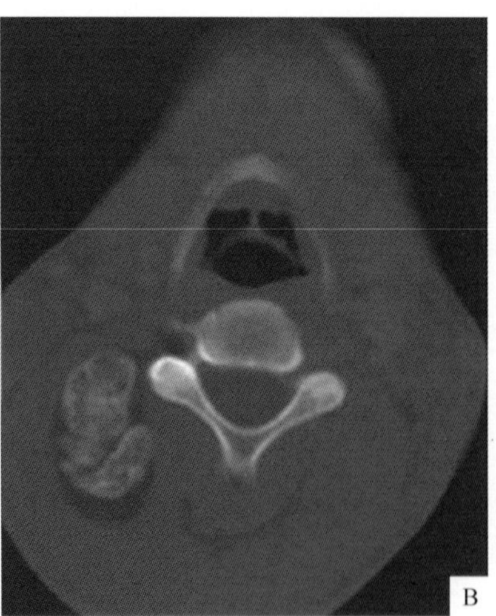

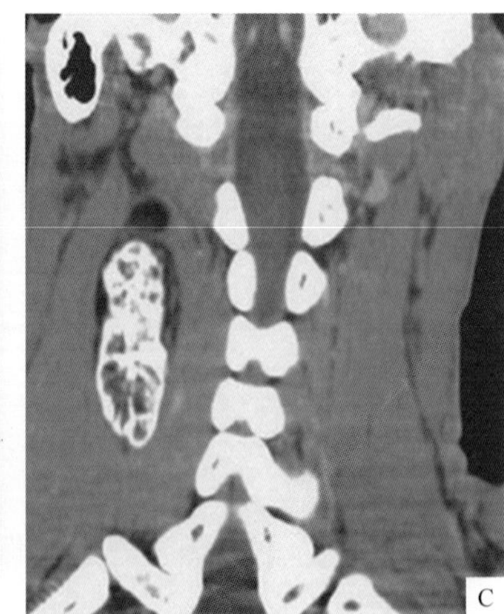

图17-4-1　右侧颈部椎旁间隙内骨瘤。A. 软组织窗内见有高密度骨松质影，边界清晰。B. 骨窗高密度骨松质。C. 冠状位示软组织内见有高密度影。

二、软组织软骨肉瘤

软组织软骨肉瘤(soft tissue chondrosarcoma)发病率很低,可发生于任何年龄,多见成年男性,多位于四肢和躯干肌肉深部,表现为渐进性生长的肿块,患者可有疼痛和触痛症状,术后常出现局部复发,可发生转移。软骨肉瘤可分为黏液性软骨肉瘤、间叶性软骨肉瘤、高分化软骨肉瘤和去分化软骨肉瘤。大多数软组织软骨肉瘤属于黏液性软骨肉瘤,肿瘤软骨分化良好,侵袭性较低。软组织间叶性软骨肉瘤多见于女性,头颈部和下肢深部软组织相对好发,病变生长迅速,恶性程度高,预后差,转移率高。高分化软骨肉瘤罕见,常发生于滑膜,可继发于滑膜软骨瘤病恶变或放疗后。去分化软骨肉瘤极为罕见,恶性程度高,为分化好的软骨肉瘤同时伴有低分化的纤维肉瘤、成骨肉瘤或恶性纤维组织细胞瘤等其他肉瘤。

【病理】黏液型软骨肉瘤呈圆形或卵圆形,呈多结节状,大小不一,一般直径为5～15 cm,边界清楚,少数有纤维包膜,肿瘤周边为实质成分,中央较软或为囊性成分,部分区域可呈黏液样和软骨样,可有钙化,坏死和出血不常见。镜下,肿瘤细胞具有软骨母细胞的特征,呈巢状、小叶状、带状或索状分布于丰富的黏液基质中,血管不丰富,肿瘤内有纤维分隔,肿瘤周围有网状血管。间叶性软骨肉瘤边界清楚,呈分叶状,可有假包膜,质地致密,无黏液性或囊性区域,常有钙化、骨化及出血和坏死。镜下,病变由交错存在的未分化间叶细胞区和分化好的软骨岛区共同组成,间质富于血管。高分化软骨肉瘤大小不一,可有钙化、骨化、出血和坏死,肿瘤细胞较少,分化较好,透明软骨含量高。去分化软骨肉瘤的软骨肉瘤成分分化好,但纤维肉瘤、成骨肉瘤或恶性纤维组织细胞瘤等其他肉瘤成分分化低。

【影像学】

1. X线平片和CT　表现为边界清楚的软组织肿块,黏液性软骨肉瘤内可见更低密度的黏液成分,钙化较少。间叶性软骨肉瘤钙化成分较多,常表现为斑点状钙化和不规则的区域性钙化,在肿瘤的中心部分较为常见,病变周围常见环形或弧形钙化(图17-4-2)。

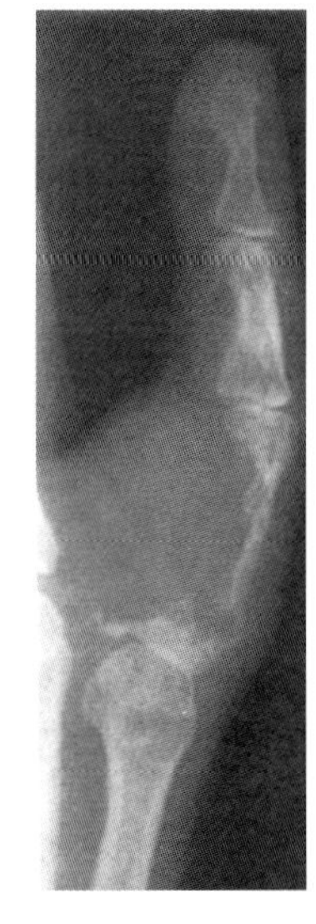

图17-4-2　左手第五指软组织黏液样软骨肉瘤。背掌位X线片示:软组织肿块侵犯、破坏了近节指骨,未见钙化。

2. MRI　软组织黏液性软骨肉瘤常发生于四肢,多位于肌肉内,边界清楚,可包绕骨骼生长,T1WI呈略低信号,T2WI病变因含黏液组织和透明软骨而大部呈显著高信号,病变内有低信号分隔,但如分隔较薄,可被病变的高信号所掩盖,低信号的钙化成分较少,增强后病变边缘明显强化,呈环弧形,部分或全部包绕肿瘤,病变内的分隔可出现强化。间叶性软骨肉瘤体积常较大,呈分叶状,T1WI病变呈低信号和等信号,T2WI以高信号为主,因病灶内常有钙化成分而混杂低信号成分,病灶内还可出现低信号纤维分隔,增强后病灶不均匀延迟强化。

【鉴别诊断】

1. 脊索瘤　病变可含有大量的黏液成分和钙化,但病变好发于中轴骨,特别是骶椎和颅底。

2. 畸胎瘤　病变好发于颈部和骶前,病变内含脂肪、液体、钙化和骨化成分为其特征表现。

3. 软组织骨肉瘤　病变很少有黏液成分,有肿瘤性成骨表现。

(陆　勇　丁晓毅　陈克敏　汤榕彪　吴志远)

第五节　骨源性肿瘤

一、软组织骨瘤

软组织骨瘤(soft tissue osteoma)是一种极为罕见的肿瘤,可发生于任何年龄,但25岁以前多见,男女无差异。病灶为孤立的、实性、质硬的肿块,边界清楚,呈卵圆形,生长缓慢,活动可,无特殊临床表现。几乎所有的软组织骨瘤发生于头部,以舌后部最常见,极少发生于四肢关节。因其发病率低,术前易误诊为其他肿瘤,确诊主要靠术后病理检查。此病为良性,手术切除一般不复发。

【病理】肿瘤由成熟板层骨组织构成,骨小梁粗大,髓腔窄,含少量骨髓成分,分化良好。多数学者认为此病由原始间叶细胞分化而来,也有人认为是组织发育异常。

【影像学】

1. X线平片和CT 病灶显示为软组织内边界清楚的高密度影。

2. MRI 无特异性表现，病灶表现为边界清晰的骨化性肿块，T1WI和T2WI上病灶呈混杂信号，成熟骨组织均呈低信号，骨髓腔呈高信号。

【鉴别诊断】骨化性肌炎：常有外伤史，多位于四肢，骨化组织多位于病变的周边。

二、软组织骨肉瘤

软组织内骨肉瘤(soft tissue osteosarcoma)是一种原发于软组织的骨肉瘤，是非常罕见的恶性间质肿瘤。在所有骨肉瘤中比例不足4%，约占所有软组织肉瘤的1.2%。多见于40岁以上中老年，男性略较女性多见。临床软组织骨肉瘤多表现为软组织内进行性增大的肿块，病程可为数周或数月不等，其分布较为广泛，以四肢多见，尤其是大腿肌肉，腹膜后也较常见，其次为臀部及肩部大肌群，少数病例可发生于腹腔内。软组织骨肉瘤为高度恶性肿瘤，易转移，大多数患者在初诊后2～3年内出现远处转移，最常见转移部位是肺、局部淋巴结、骨和软组织，预后差，术后易复发。

【病理】肿瘤大多数肿瘤位于深部，固定于周围软组织，边界清楚，有假包膜，但其周围常伴有肿瘤浸润表现，肿瘤内可见肿瘤骨、出血、坏死、胶样变和囊性变。镜下，肿瘤组织学改变与骨内骨肉瘤相同，以成骨细胞为主，可伴有成软骨细胞核成纤维细胞，肿瘤内有胶原纤维，骨样组织、软骨样组织等成分，根据组织成分的相对含量来区分亚型，包括骨型、软骨母细胞型、成纤维细胞型和毛细血管扩张型，小细胞型罕见。大多数肿瘤分化差，骨组织少，部分病变骨化明显，类似于硬化性骨肉瘤。

【影像学】

1. X线和CT表现 表现为软组织内的云雾状高密度钙化和骨化灶，常呈斑点状、弥漫状和团块状，邻近的骨骼大多不受影响。

2. MRI表现 大部分病灶位置较深，呈分叶状，边界清楚，有假包膜。病灶T1WI呈等信号或稍低信号，病灶T2WI呈高信号，但因肿瘤内有出血、坏死及囊性变而信号不均匀，钙化和骨化灶在T1WI和T2WI上均为低信号，多位于病变的中心，增强后病灶呈不均匀强化，实质成分明显强化。

【鉴别诊断】

1. 骨化性肌炎 常有外伤史，骨化组织多位于病变的周边。

2. 皮质旁骨肉瘤 肿瘤分化较好，与骨骼关系密切，常围绕骨干生长，有宽基底部与骨干相连。

(陆 勇 丁晓毅 陈克敏 汤榕彪 吴志远)

第六节 滑膜来源肿瘤

一、腱鞘巨细胞瘤

腱鞘巨细胞瘤(giant cell tumor of the tendon sheath)又称良性滑膜瘤、腱鞘纤维组织细胞瘤、局限性结节样腱鞘炎、巨细胞性腱鞘炎和滑膜纤维黄色瘤。来源于腱鞘及滑囊之滑膜，分为局限型和弥漫型两种，其中弥漫性腱鞘巨细胞瘤又称关节外色素性绒毛结节性滑膜炎。该病以20～40岁青壮年多见，儿童和40岁以上较少见。女性较男性多见，男女比例为1∶2，约50%的病例有外伤史。腱鞘巨细胞瘤多发生于指关节附近，少数发生于膝关节、踝关节、腕关节附近。表现为无痛性小结节，生长缓慢，直径一般不超过2～3 cm，位于指(趾)关节附近，与肌腱紧密相连。

【病理】肿瘤直径大多在3 cm以内，灰白色，外观多呈分叶结节状，包膜完整，质硬，瘤内偶见编织状纤维条索，常与腱膜相连。镜下，肿瘤由肌成纤维细胞、具有吞噬功能的单核组织细胞和间充质细胞构成。瘤细胞多为梭形，梭形细胞之间散在分布有成堆的多核巨细胞、泡沫细胞核含铁血黄素吞噬细胞，瘤细胞多无明显异型性，无病理性核分裂。

【影像学】

1. X线平片表现 初期瘤体侵犯软组织，显示为局限性密度增高，边缘光整的圆形或卵圆形软组织肿块。后期肿块邻近的骨质可能有压迫性骨吸收，或形成边缘清晰的囊状骨质破坏，可有硬化缘，少数可出现骨皮质膨胀。

2. CT表现 指关节附近结节状软组织肿块，边界清楚。肿块邻近骨质有压迫性骨质吸收或囊状骨质破坏，边缘常有硬化缘，关节间隙狭窄，6%病灶内可见钙化。

3. MRI表现 能清楚显示肿块和肌腱的紧密关系，由于病变内部含铁血黄素的沉积，肿块在T1WI呈等或低信号，在T2WI呈混杂的中等至低信号，病变常邻近肌腱，可以部分或全部包绕肌腱，局限型者可附着于小关节的关节囊，因病变纤维间质内含有大量增生的毛细血管，增强扫描病灶可见均匀明显强化。

【鉴别诊断】

1. 血管球瘤　常发生在手指附近，但临床上常有明显疼痛及冷热敏感，且好侵犯末节指骨远端。

2. 滑膜肉瘤　一般而言，软组织肿块较大，骨骼破坏更甚，且有钙化。

3. 滑膜软骨肉瘤　几乎多有特征性软骨钙化，为环状、半环状或多环状。

二、滑膜肉瘤

滑膜肉瘤(synovial sarcoma)是较为常见的软组织肿瘤，占软组织肉瘤的8%～10%。滑膜肉瘤组织来源仍存在争议，而可能来源于间充质干细胞，具有上皮和(或)间叶分化的能力。WHO 2002年将其归于组织起源未明的软组织肿瘤，为方便阐述，本书仍按传统分类习惯将其列入本节中。该病2/3以上多发生于15～40岁的青壮年，男性较女性稍多见，男女比例约为3∶2。改变多发生于四肢大关节附近，以下肢最多见，约占65%，最常见于膝关节，其次踝、髋及小腿，上肢约占25%，此外也可发生于无滑膜组织的部位，如肌肉、胸膜、腹部及颈部等。肿瘤一般生长缓慢，平均病程2～4年，临床表现为部位深在的无痛性软组织肿块，少数病例可有轻度疼痛和压痛，一般不引起明显功能障碍，不少病例有外伤史。

【病理】大体上，滑膜肉瘤常靠近关节、腱鞘和关节囊，但累及滑膜者非常少见。肿瘤呈结节状或分叶状，大小一般3～5 cm，最大者可达15 cm左右。切面多为灰白色，质韧中等硬度，鱼肉样，出血坏死区呈暗红色或黄白色，有时可见到灰黄色钙化灶。生长慢的肿瘤与周围组织分界明显，可有假包膜形成，多数肿瘤与周围肌腱，关节囊外壁相连，生长迅速或晚期的肿瘤，多侵犯周围组织结构，境界不清。镜下，瘤组织由与癌细胞相似的上皮细胞和与纤维肉瘤相似的梭形细胞组成，呈双极分化特点。根据肿瘤组织内梭形细胞及上皮样细胞的数量及分化程度的不同，可将滑膜肉瘤分为三大类型：梭形细胞为主型、上皮细胞为主型和混合型。电镜下，瘤细胞内见上皮分化和成纤维细胞分化的双向分化的标志。免疫组织化学，Vimentin(73%～80%)、CK(42%～90%)、EMA(90%～100%)、S-100(40%)、CD99(66%～70%)、bcl-2蛋白(75%～100%)，但CD34大都为阴性。

【影像学】

1. X线平片和CT表现　大关节附近的软组织肿块影，中等密度，边界相对清楚，瘤内见到多数致密、模糊斑片状或团块状钙化灶，大约在1/3～1/2的病例中出现。邻近骨与关节可受压侵蚀破坏，部分病例可有骨膜反应，呈单层、多层、花边、三角形或放射状。

2. MRI表现　肿瘤体积一般较大，多在5 cm以上，边界相对清楚，在T1WI多呈低至等信号，T2WI呈以高信号为主的混杂信号，为肿瘤内坏死、钙化和出血所致，约35%的病变因有囊变、出血在T2WI同时出血3种信号，称为“三重信号征”，部分病变可见液-液平面，液平面上部含有高铁血红蛋白，在T1WI呈略高信号，T2WI呈高信号，下部位为陈旧性积血，T1WI和T2WI呈较低信号，邻近肌肉的水肿和肿瘤浸润在T2WI呈高信号改变。增强后病灶呈明显的不均匀强化。较小的肿瘤信号因出血、囊变成分少而信号较均匀，增强后明显的较均一强化(图17-6-1)。

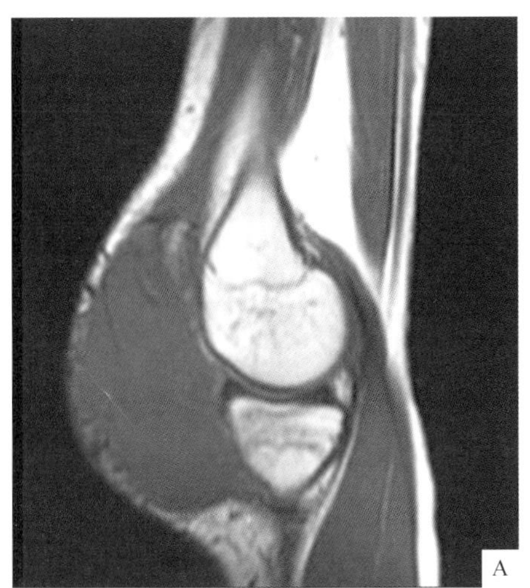

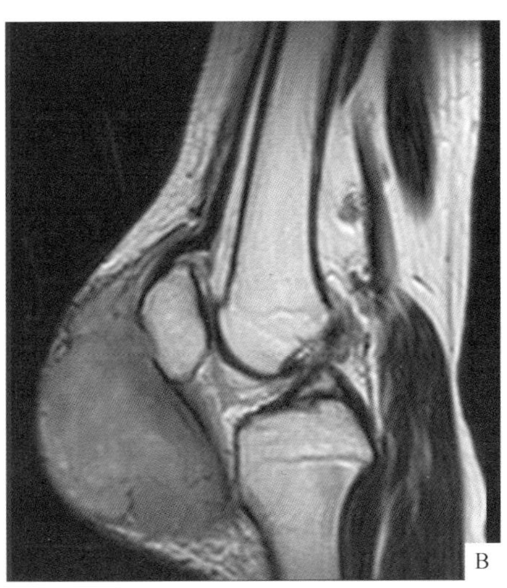

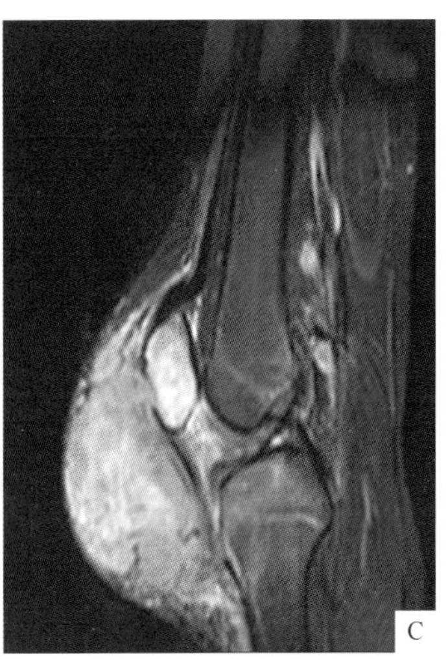

图17-6-1　右膝滑膜肉瘤。A. T1WI，矢状位，软组织块影呈稍低信号。B. T2WI，矢状位，软组织块影呈稍高信号。C. STIR序列，软组织块影呈稍高信号。

【鉴别诊断】

1. 绒毛色素结节性滑膜炎　无钙化，关节附近骨质缺损常有硬化缘，边缘多规整，而滑膜肉瘤骨质侵蚀破坏区多不规则。

2. 骨旁骨肉瘤　肿瘤底部与母体骨的皮质间有宽底相连接，其余部分与皮质分开，其间有1～3 mm透明间隔。

3. 软组织内软骨瘤　软骨钙化常呈环形、半环形或多环形，不破坏骨质。

4. 软组织内软骨肉瘤　很罕见，远比滑膜肉瘤少见，其钙化常呈环形、半环形或多环形，如果无典型钙化，鉴别很难。

5. 痛风　好发于男性，女性常在绝经期后，常侵犯跖趾关节，骨质破坏常呈穿凿样破坏区，边缘可有架棚征(overhanging edge sign)。

6. 骨化性肌炎　血肿钙化，有成圈现象(zoning phenomenon)，外圈先钙化，内圈后钙化，不破坏骨质，但邻近骨骼也可有较规整骨膜反应。

【治疗和预后】局部广泛切除后根治性切除，对肿大区域淋巴结清扫术后给予放疗或化疗，5年生存率为25.2%～62.5%，如无转移，有的报道5年生存率可达75%，复发大多在治疗后2年内。本瘤转移率较高，75%转移至肺，15%转移至局部淋巴结，10%转移至骨骼。

（陆　勇　丁晓毅　陈克敏　汤榕彪　吴志远）

第七节　纤维组织来源肿瘤

一、纤维瘤

纤维瘤(fibroma)是来源于纤维组织的良性肿瘤，多见于青年人，病变生长缓慢，体积较小，直径在数厘米以内，多发生于体表，部分位置较深，靠近腱鞘和筋膜，患者一般无疼痛症状。

【病理】纤维瘤包膜完整，肿瘤实质主要由分化良好的成纤维细胞、纤维细胞和胶原纤维构成，肿瘤细胞与胶原纤维的数量比例不一，可伴有钙化。

【影像学】

1. X线平片和CT表现　圆形或卵圆形肿块，密度中等，边界清楚，偶有钙化。

2. MRI表现　边界清楚的软组织肿块，T1WI呈低信号，T2WI呈低信号，信号均匀，增强后强化不明显。

二、弹性纤维瘤

弹性纤维瘤(elastofibroma)是一种生长缓慢的成纤维性假肿瘤。发病机制不甚明确，一般认为是机械摩擦所致，如肩胛骨与胸壁之间的运动摩擦处为本病的好发部位。因此，弹性纤维瘤本质上是一种对摩擦所做出的反应性改变而非真正的肿瘤。患者一般有做体力活的经历或外伤史等。此外慢性刺激或营养不良也可引起本病。患者平均年龄为60岁左右，女性多于男性，男女之比为1∶2。肩胛骨下角与胸壁之间是弹力纤维瘤的最常见发病部位，约占99%，其中10%～60%为双侧性，少数患者有多发病灶。其他较多见部位有手、足、三角肌区、颈硬膜外及大转子和坐骨结节区的软组织内。表现为坚硬的球形肿块，生长缓慢，多数患者无明显症状。

【病理】多呈扁圆形，大小不一，多在5～10 cm之间，长轴与人体一致，无包膜，边界较清楚，可延伸至周围的肌肉和筋膜内。镜下，病变主要由大量增生的胶原纤维和散在其内的粗大弹性纤维等结缔组织组成，胶原纤维常有透明样变，弹性纤维常有不同程度的退化，呈粗纤维状、串珠状、锯齿状、颗粒状和碎屑状，偶尔可见正常的弹性纤维肿胀，呈分节状。病变内还有少量散在的成纤维细胞和岛屿状成熟的脂肪组织。

【影像学】

1. X线平片和CT表现　多位于背部肩胛下角和胸壁软组织之间，呈扁圆形，边界较清楚的软组织肿块。

2. MRI表现　病灶在T1WI呈等信号，与肌肉信号几乎相同，T2WI呈中等或稍高信号，与骨骼肌信号大致相仿。有时，病灶内可混杂较高信号和低信号成分，分别为被病灶包绕的正常脂肪组织和病灶内的致密结缔组织。注射Gd-DTPA后，病灶强化不明显。

三、硬纤维瘤

硬纤维瘤(fibroma durum)以中年人较多见，直径为3 cm左右，亦可达到5 cm以上。病理学上肿瘤有完整的包膜，呈圆形或卵圆形，有时可见分叶；质地硬韧。组织学上，肿瘤由成纤维细胞、纤维细胞和胶原纤维构成。临床上，患者常自觉较硬肿块而就诊，一般无明显疼痛。

典型病例在T1WI、T2WI上均为较低信号(图17-7-1)，增强MRI上无明显强化征象，肿瘤内有时可见呈编织状的束状结构。

四、纤维肉瘤

纤维肉瘤(fibrosarcoma)是一种起源于成纤维

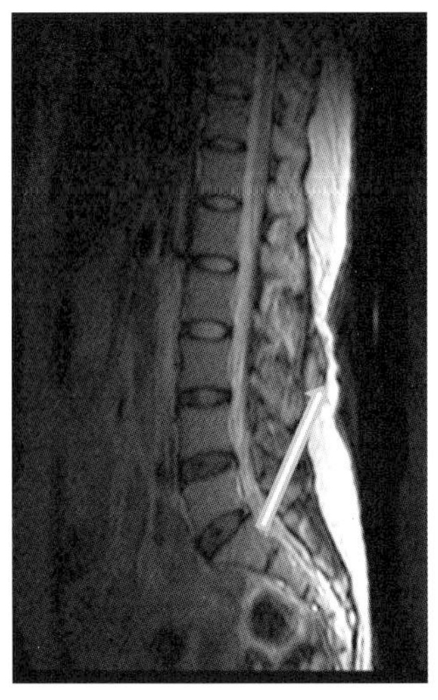
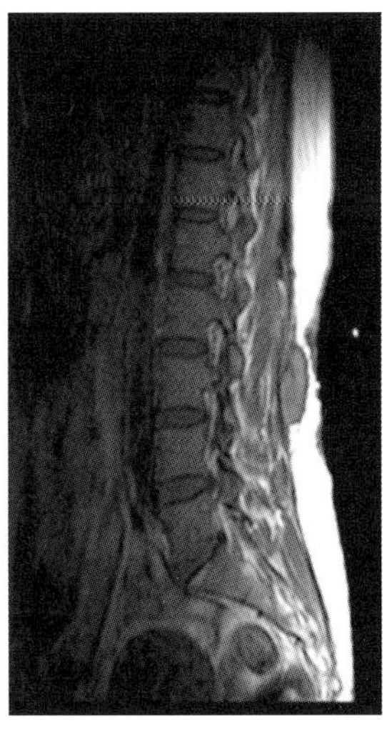
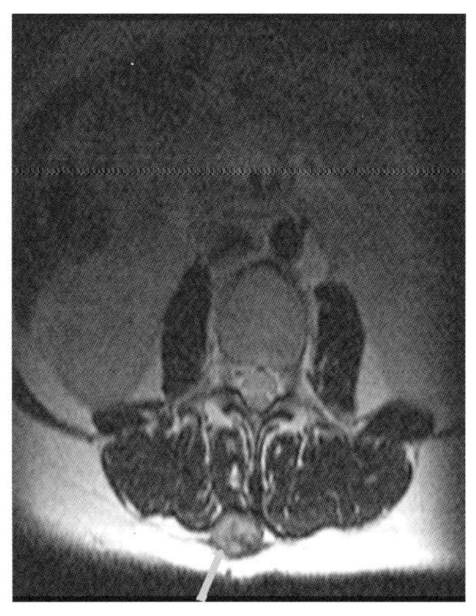

图 17-7-1 L3 水平背部皮下硬纤维瘤，在 T1WI 和 T2WI 均呈低信号。

细胞软组织恶性肿瘤，可发生于任何年龄，但多见于 30～55 岁，女性略多于男性，可发生于身体各个部位，但以大腿与膝部最为多见，其次是躯干与四肢的末端。纤维肉瘤多数位置浅表，质地较硬，边界清楚，病程发展较缓慢，主要症状为单发性肿块和患处疼痛，病变晚期可伴有皮肤溃烂和骨骼破坏表现。

【病理】纤维肉瘤呈圆形或分叶状，直径为 3～10 cm，可有假包膜，较大的肿瘤边界模糊不清，肿瘤质软，切面呈灰白色或红黄色，可有水肿、坏死、出血和囊性变。镜下可见肿瘤常有明显的分化差异，组织学上可分为分化良好与分化不良两型，分化好者肿瘤细胞异型性较低，胶原纤维比较丰富，可伴有透明样变，肿瘤细胞与胶原纤维纵横交错，经常出血典型的“人”字形排列，坏死和出血少见。分化差者富于高异型性肿瘤细胞核薄壁血管，常有坏死和出血，胶原纤维少。

【影像学】

1. X 线平片表现　X 线检查无明显特征，表现为软组织肿块，边界模糊，钙化不常见，少数病例可有小斑点状钙化，可伴或不伴有邻近骨皮质侵蚀或破坏。

2. CT 表现　软组织密度肿块，呈圆形或分叶状，边界清或不清；病灶密度不均匀，病灶中央可见低密度坏死区，并可伴有高密度出血灶，发生于四肢的肿瘤，易沿神经血管束扩展。

3. MRI 表现　软组织内圆形或分叶状肿瘤，可有假包膜，无特征性的 MR 表现，在 T1WI 上呈等信号，T2WI 上呈高信号，病灶信号不均匀，注射 Gd-DTPA 增强后，肿瘤可显著不均匀强化。

五、纤维瘤病

纤维瘤病（fibromatosis）是由纤维组织构成的一组良性疾病，其生物学特性介于一般良性纤维瘤与纤维肉瘤之间，倾向于浸润性生长，术后容易复发。临床上起病隐匿，多见于中年以上患者。主要症状为肿块，日久后逐渐出现疼痛。患者的症状与病灶大小有密切关系，即病灶越大，症状越明显。按部位，本病可分为浅表型和深部型。浅表型肿瘤生长较缓慢，体积较小；深部型肿瘤生长较快，肿块常较大，且具有侵袭性生物学特征。浅表型包括掌（跖）纤维瘤病，阴茎纤维瘤病、婴幼儿指（趾）纤维瘤病等。手掌纤维瘤病最常见的症状是手掌皮下结节，病变位于手掌腱膜；足底纤维瘤病位于足底腱膜本身或附近，为慢性、炎症性的良性病变。深部型又称为肌腱膜型，或称为纤维样病，常见于青春期至 40 岁，高峰集中于 25～35 岁，极少见于小儿。病灶绝大多数位于四肢，其中 2/3 以上位于下肢，上肢以肩部较多见。肿瘤常单发，但仍有 10%～15%患者为多发病灶，且多集中于同一肢体。少数病例具有家族性。

【病理】由多数小结节融合成不规则的肿块，浅表者体积较小，深部者体积通常较大，质坚硬，表面呈小颗粒状，其内的纤维排列成细小束状或漩涡状，肿瘤无包膜，不侵犯周围结构，但常与附近的肌肉神经、血管和覆盖的神经粘连。镜下结节由分化良好的纤维组织组成，可见分化好的、增生的成纤维细胞岛和致密的胶原纤维。

【影像学】

1. X 线平片和 CT 表现　在手掌和足底部可见一边缘光整的软组织肿块，密度均匀，不侵犯附近骨质。

2. MRI 表现　病灶延肌肉、腱膜和肌腱浸润性生长，与肌肉走行一致，沿筋膜和肌间隙呈指状伸展，有包绕神经、血管和骨骼的生长趋势（图 17-7-2）。典型病灶 T1WI 和 T2WI 均呈低信号，但肿瘤处于不同生长阶段，其内所含瘤细胞数量不同，肿瘤内胶原纤维及实质细胞的含量决定了肿瘤的信号强弱及其特点。当细胞量较多时，肿瘤在 T2WI 常呈较高信号，而当纤维结构含量较多时，在 T1WI 和 T2WI 信号均较低。Gd-DTPA 增强后，多数肿瘤可有中等度强化，甚至显著强化。强化区域在 T2WI 为信号较高区域。病灶靠近腱膜面边界常不规则，分界不清，与皮下脂肪的分界常较清晰。手掌纤维瘤病呈起源于腱膜近端的囊状结构，并向远端延伸，与屈肌腱平行，于掌远端可见囊状结构通向皮下脂肪层内。其中一半以上的病例可见结节状改变。四肢肌腱膜来源的病灶常呈椭圆形，大小 3～6 cm。深部型肌腱膜纤维瘤病常有一特点，即同一肢体有多个病灶，远侧者为先发灶，近侧者为后发灶，呈哑铃状。随访过程中，近侧病灶可越来越大，而远侧病灶越来越小。

（陆　勇　丁晓毅　陈克敏　汤榕彪　吴志远）

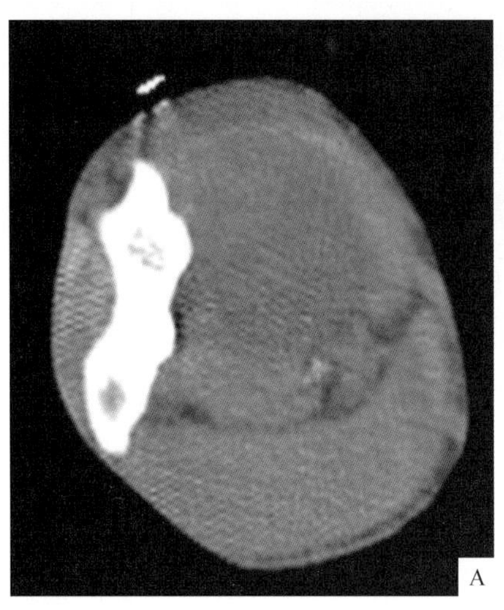

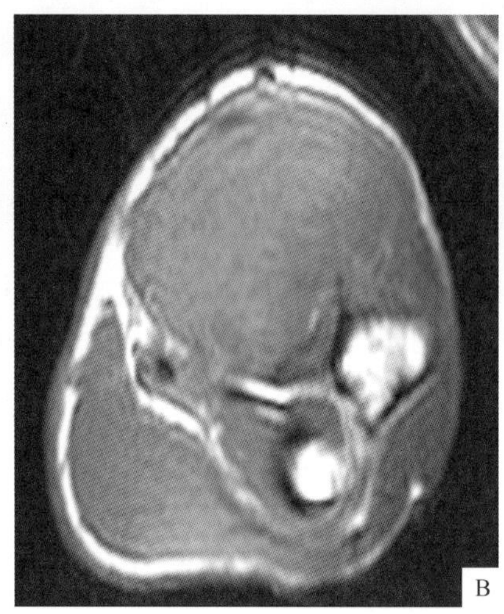

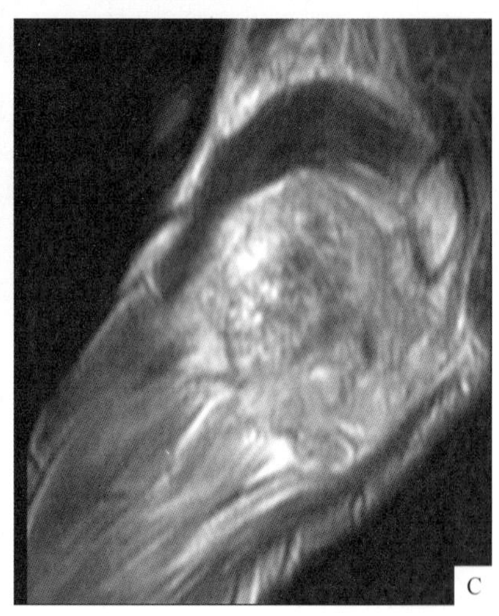

图 17-7-2　右肘纤维瘤病。A. CT 平扫，其内见有一边缘光整的软组织肿块。B. 为 T1WI 呈低信号。C. 为 T2WI 低信号为主，周边为高信号，肿瘤内胶原纤维及实质细胞的含量决定了肿瘤的信号强弱。

第八节　肌肉组织来源的肿瘤

一、平滑肌瘤

人体的许多器官和组织分布着大量的平滑肌组织，如子宫、血管壁、胃肠道和支气管壁等处，这些部位均可发生平滑肌瘤（leiomyoma），其中以子宫和胃肠道最为好发。一般来说，软组织平滑肌瘤是指发生于子宫和胃肠道之外者，以皮肤和皮下组织为多见，如竖毛肌、汗腺周围的平滑肌、血管平滑肌等处；少数发生于四肢深部软组织、大网膜、肠系膜、腹膜后、纵隔、肺、肾和眼眶等部位。

【临床】软组织平滑肌瘤非常少见，约占软组织良性肿瘤的 4.4%，患者多在 20～60 岁，女性略多见。根据病变的部位和来源，该肿瘤分为表浅平滑肌瘤和深部软组织平滑肌瘤。表浅平滑肌瘤包括皮肤平滑肌瘤（cutaneous leiomyomas）和血管平滑肌瘤（angioleiomyoma）。皮肤平滑肌瘤来源于竖毛肌或外生殖器等部位的皮肤，前者常多发且聚集成簇，后者常为单发。血管平滑肌瘤起源于经脉平滑肌，是由浅表血管及平滑肌组织增生所形成的良性肿物，多见于四肢远端的皮下组织，尤其是踝、腕和小腿。深部软组织的平滑肌瘤极为罕见，其中位于四肢深部软组织者文献报道只有数十例，下肢多见，可以位于大腿、臀部等肢体深层的肌肉之中。

平滑肌瘤生长缓慢，经常伴有疼痛，它与创伤性神经瘤、血管球瘤、外分泌腺的汗腺瘤和血管平滑肌脂肪瘤一起，构成了皮肤和软组织的 5 种经典的疼痛结节。该肿瘤预后好，切除后不会复发。

【病理】大多数平滑肌肿瘤呈圆形或卵圆形，边界清楚，单发或多发。表浅平滑肌瘤多位于四肢的皮肤和皮下，体积较小，较少超过 2 cm；深部组织的病变如腹膜后或四肢深部者可以较大，分叶状，典型者有假性包膜，多数有钙化，个别有骨化。镜下，瘤组织由分化好的平滑肌细胞形成典型的编织图像，肌束间有不同程度的纤维组织、可有黏液样变性和玻璃样变性。血管平滑肌瘤的平滑肌细胞可以围绕厚壁血管排列呈同心圆状。

【影像学】

1. X线平片表现 软组织肿块，部分肿块可见钙化。

2. CT表现 肿块边界清楚或不清楚，特别是肌肉内的肿块边界多不清楚。注射对比剂后，肿块呈明显不均匀强化。肿块钙化分三类，砂砾状，斑块状和桑葚状，其中桑葚状钙化是唯一提示深部软组织平滑肌瘤的特征性表现。

3. MRI表现 该肿瘤大小变化较大，形态可以呈圆形或卵圆形，可以挤压周围结构，病变在T1WI和T2WI经常呈低信号表现，与肌肉信号相似，部分病变也可以在T1WI呈低信号，在T2WI呈高信号，病变内有坏死时，坏死区在T2WI呈高信号。大多数的深部平滑肌瘤都会发生钙化，钙化呈环形、卵圆形、不规则形或者线样，在T1WI和T2WI均为低信号影(图17-8-1)；极少数病变可以发生骨化，在T1WI和T2WI均为线样的高信号，为骨化后骨髓腔内的脂肪信号。Gd-DTPA增强后，该病变有显著均匀性或不均匀性的强化。

【鉴别诊断和诊断要点】平滑肌瘤应与平滑肌肉瘤进行鉴别，平滑肌瘤有钙化时应与血肿和滑膜肉瘤等易于发生钙化的病变进行鉴别，滑膜肉瘤位置较深，T2WI呈不均匀性高信号，钙化形态不规则，并可以侵犯邻近的骨皮质。良性与恶性平滑肌肿瘤鉴别问题，少数情况下尚有困难。从临床上看，皮肤平滑肌瘤直径在2.5 cm以下多为良性，2.5 cm以上者可能为恶性，深部且侵犯肌肉及筋膜者多为恶性。

二、平滑肌肉瘤

平滑肌肉瘤(leiomyosarcoma)占软组织肉瘤的5%～10%。致病因素尚未明晰，但有证据表明与免疫抑制(如器官移植和HIV患者)、EB病毒、辐射和RBI的突变或缺失等因素有关，而与平滑肌瘤的恶变可能没有关系。根据肿瘤发生的部位不同，软组织平滑肌肉瘤可以分为3种类型：深部软组织平滑肌肉瘤、皮肤和皮下平滑肌肉瘤、血管源性平滑肌肉瘤。3种类型的临床表现、生物学行为和预后均有所不同。① 深部软组织平滑肌肉瘤(leiomyosarcoma of deep soft tissue)最为多见，多发生于腹膜后、大网膜和肠系膜，尤其以腹膜后最为常见，约占成人腹膜后原发性恶性肿瘤的30%，占全部软组织平滑肌肉瘤的一半；其次是大网膜和肠系膜，位于四肢者较少。患者平均年龄60岁；2/3的腹膜后平滑肌肉瘤发生于女性，肿瘤体积巨大，可有腹部肿块、疼痛、体重减轻和恶心等；发生于四肢深部者通常位于下肢，男女发病率相等，40～60岁多见，肿瘤体积一般不超过8 cm，病程较长，局部切除后易复发，可经血行转移至肺、肝及其他器官，少数转移至局部淋巴结。小儿软组织平滑肌肉瘤恶性度低，预后较好。② 皮肤和皮下平滑肌肉瘤(cutaneous and subcutaneous leiomyosacoma)占体表软组织肉瘤的2%～3%，可以发生于任何年龄，50～70岁最为多见，男女比例约2∶1。肿瘤多数位于四肢，尤其是下肢近端，位于真皮者瘤体很小，直径一般不超过2 cm，局部皮肤可以变白、脐凹状或有溃疡形成。皮下者体积一般较大，生长较快，可导致相同的局部皮肤变化，其恶性征象不明显，多到晚期才被确诊。③ 血管源性平滑肌肉瘤(leiomyosarcoma of vascular origin)只占软组织平滑肌肉瘤的5%，文献报道仅有几百例。该肿瘤的分布大致与血管内的压力成反比，即压力低者肿瘤发生率高，其发生概率依次

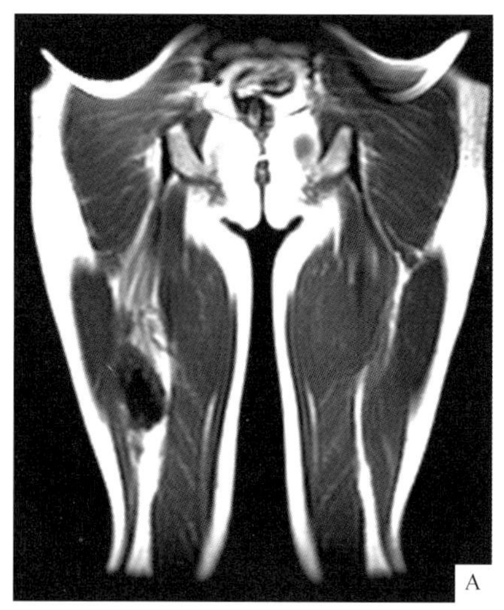

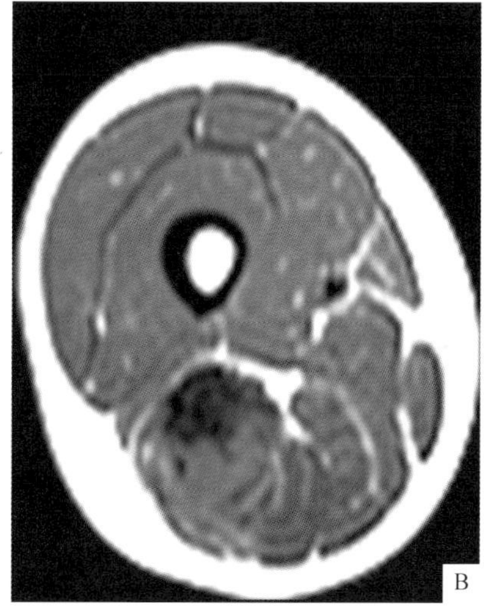

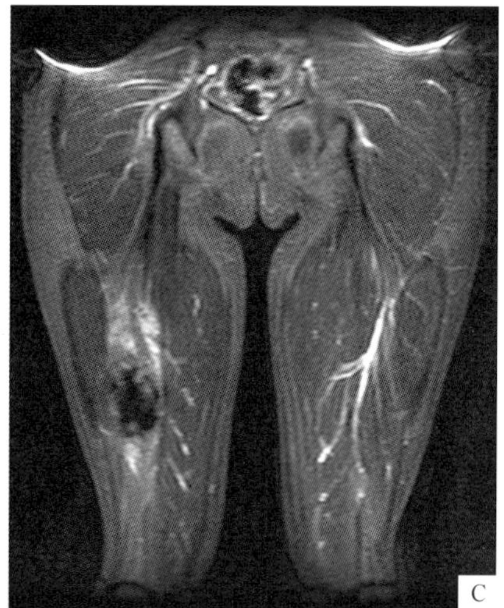

图17-8-1 平滑肌瘤。T1WI冠状位(A)、T2WI横断位(B)、STIR序列(C)呈低信号表现。

为下腔静脉、隐静脉、股静脉、肺动脉、股动脉和主动脉等，侵犯下肢静脉者可以引起肢体水肿，发生于下腔静脉的病变可以导致 Budd-Chiari 综合征。该病变的预后主要与肿瘤的大小、部位及其深度有关，瘤体越小、部位越表浅者预后越好。真皮内的小肿瘤无复发和转移，而波及皮下者 1/3～1/2 有复发，1/3 发生转移，多数转移到肺；深部平滑肌肉瘤的预后很差，可以经血行转移到肝脏和肺，少数经淋巴道转移，其中腹内平滑肌肉瘤的 5 年生存率为 20%～30%。

【病理】深部软组织平滑肌肉瘤多数超过 5 cm，主要呈圆形或不规则形，质地坚实，部分有假包膜，边界清楚，也可以呈浸润性生长，切面灰白色或灰红色呈鱼肉状，可伴有出血、坏死和囊性变。皮肤和皮下平滑肌肉瘤较小，无明显包膜，也可以有假包膜。在镜下，多数软组织平滑肌肉瘤分化中等，但深部软组织平滑肌肉瘤的组织学表现多种多样，同一肿瘤不同区域的瘤组织分化程度也可以不一致，分为分化好、分化中等和分化差 3 种类型，瘤细胞呈大小不等的长梭形，核两端钝圆，大小不等，胞质粉红，含有不等量纵行肌原纤维。根据分化的好坏依次表现为排列平行到逐渐紊乱。肿瘤容易出现坏死，也可有黏液变性、钙化和囊性变，黏液变性有时相当广泛，以致肿瘤呈胶样外观，可以称为黏液样平滑肌肉瘤。皮肤和皮下平滑肌肉瘤的瘤细胞与血管壁特征性地混合在一起，血管可以很多，但出血、坏死、玻璃样变和黏液样变很少见。

【影像学】

1. X 线平片和 CT 表现　肿块较小时密度可较均匀。肿块较大时，密度多不均匀，肿块中央因出血、坏死及囊变而呈低密度。肿块内钙化少见。增强后，肿块周边呈中度强化改变。

2. MRI 表现　在平滑肌肉瘤中，皮肤和皮下平滑肌肉瘤位置表浅，临床检查容易，血管源性平滑肌肉瘤罕见，因为可以引起血管的阻塞并进而出现血管远端肢体的水肿，就诊时间也相对较早，因此，两者体积一般都相对较小，较少行 MRI 检查。经常行 MRI 检查的平滑肌肉瘤多数都为深部软组织平滑肌肉瘤，位于四肢等周围软组织的平滑肌肉瘤相对较少。该瘤体积通常较大，腹膜后肿瘤多不规则，经常直接浸润肾脏、胰腺和脊柱等结构，并与上述结构分界不清，位于四肢者可以呈类圆形，边界清楚，对于周围结构有推压、移位，周围骨质可以出现溶骨性破坏。平滑肌肉瘤在 T1WI 常呈不均匀性的低-等信号，在 T2WI 呈低信号，不均匀中等信号或者不均匀的高信号。肿瘤的中心可见形态不规则的坏死、出血和囊性变区域，T2WI 呈高信号。少数肿瘤可以出现钙化或骨化，在 T1WI 和 T2WI 都呈低信号。Gd-DTPA 增强后，肿瘤有轻度不均匀性强化，强化出现的时间经常晚于邻近的肌肉，其中边缘区域强化较为明显，中心区域的强化可以不太明显。

【鉴别诊断和诊断要点】平滑肌肉瘤应与平滑肌瘤进行鉴别，两者好发部位也不相同，前者好发于深部软组织，后者位置则较表浅。平滑肌肉瘤的体积对诊断意义较大，直径 6 cm 以上通常都是恶性的指征（位于子宫者除外）；另外，恶性肿瘤常有坏死和囊性变，信号更不均匀。平滑肌肉瘤与其他软组织肿瘤如血管外皮细胞瘤、横纹肌肉瘤、尤因肉瘤等鉴别有一定的困难，除应参考患者的年龄和临床表现，平滑肌肉瘤在 T2WI 常呈低信号，强化多晚于邻近的肌肉，而其他富于血管的肿瘤常在增强的早期出现强化。

三、横纹肌瘤

横纹肌瘤（rhabdomyoma）是由比较成熟的横纹肌细胞构成的良性肿瘤，具有错构瘤的性质，最常见于婴儿的心脏，位于心脏外的横纹肌瘤很少发生，约占所有纹状肌占优势的肿瘤的 2%。心脏外横纹肌瘤可以进一步分为成人型、胎儿型和生殖器官型，其发病率顺次减低。

成人型横纹肌瘤最为常见，患者多在 40 岁以上，男性多见，70%的肿瘤位于头颈部，以舌、喉、咽和颈部多见，个别可位于胸壁、会阴等部位，发生于四肢者极少，多数病变为无痛性孤立结节，20%为多结节性。该型肿瘤生长缓慢，手术后不复发。

胎儿型横纹肌瘤十分罕见，患者多数小于 4 岁，常在出生后就有肿块，好发于头颈部，尤其是在耳后区，少数情况下也见于肢体和躯干，病变多数位于皮下。

生殖器官型横纹肌瘤多在女性绝经期发病，常发生于外阴或阴道壁上，很少超过 3 cm，无症状或有黏膜糜烂和出血，生长缓慢，手术后不复发。

【病理】成人型横纹肌瘤大小多在 5.5 cm 以下，个别可达 10 cm 以上，平均 3 cm，界限清楚，常呈分叶状，包膜有或无，镜下由成熟的肿瘤性横纹肌细胞构成，间质少，脂质丰富。胎儿型横纹肌瘤大小常在 1.2～8 cm，边界清楚，生长迅速，质地软，单发，镜下主要由未分化间叶细胞和不同分化阶段的横纹肌母细胞组成，间质疏松，常有黏液样基质，无坏死现象。

【影像学】软组织横纹肌瘤在文献中甚少报道，且多为个案。在MRI上，该肿瘤也无特征性的表现，肿瘤边界清楚，光滑，在T1WI与肌肉相比常呈等信号或略高信号，在T2WI则呈不均匀性的高信号，注射Gd-DTPA后，肿瘤经常出现强化。

四、横纹肌肉瘤

横纹肌肉瘤(rhabdomyosarcoma)约占全部软组织肉瘤的10%～20%。该肿瘤典型者经常位于无横纹肌的区域，故一般认为可能来源于向横纹肌分化的多潜能原始间叶细胞。

横纹肌肉瘤的平均年龄7岁，它是15岁以下少儿最常见的软组织肉瘤，占所有儿童肿瘤的5%～15%，青少年为第2个发病高峰，45岁以上的患者极为罕见。本瘤的好发部位依次为头颈部(38%)，泌尿生殖道(30%)、四肢(18%)、胸部(7%)和腹膜后(7%)，其中单个病变的最常见部位为眼眶和睾丸旁区域。肿瘤的部位与患者的年龄有一定的关系，如膀胱、前列腺、阴道和中耳的肿瘤患者平均年龄为4岁，而附睾区和肢体则为14岁。头颈部病变可以呈侵袭性生长，进展快速，易侵蚀骨质和沿神经孔发展，压迫神经时可以引起疼痛，邻近脑膜者常来源于鼻咽、鼻旁窦或中耳等隐蔽的部位，临床表现为鼻窦炎或中耳炎；位于肢体者多见于手、足和前臂等四肢远端。根据肿瘤的临床表现和组织学特征，横纹肌肉瘤可以分为不同的亚型，多数学者将其分为以下4型。

胚胎横纹肌肉瘤最为常见，也是儿童最多见的类型，占横纹肌肉瘤的50%～60%，绝大多数发生于10～15岁以下的患者，6岁以下的儿童更为多见。肿瘤依次好发于头颈部(眼眶、鼻咽、中耳和口腔)、泌尿生殖系统(膀胱、阴道、精索、睾丸、前列腺和会阴)和胃肠道等有黏膜覆盖的部位，四肢、躯干和腹膜后少见。临床表现与肿瘤的部位和大小有关，多数肿瘤生长快速，呈浸润性和破坏性生长。

葡萄状横纹肌肉瘤是胚胎性横纹肌肉瘤的一种变型，占横纹肌肉瘤的5%～10%，常见于婴幼儿，外观呈息肉状或葡萄状，生长迅速，有明显的侵袭性，发生于空腔器官，多见于泌尿生殖系统，其次为鼻腔、鼻咽部和中耳等部位。

腺泡状横纹肌肉瘤占横纹肌肉瘤的20%～35%，常发生于10～25岁患者，发病率男女比例为3∶2，以会阴和四肢最为常见(尤其是前臂和股部)，其次为躯干、头颈部和直肠周围等部位。肿瘤位于浅表肌肉内，为痛性或无痛性肿块，生长迅速。

多形性横纹肌肉瘤仅占横纹肌肉瘤的5%，几乎全部发生于20岁以后的成人，40～70岁多见，男性略多，好发于四肢，尤其是大腿、臀部、肩部和小腿。临床表现为痛性或无痛性巨大肿块，多位于深部肌肉，发展较慢。

横纹肌肉瘤恶性程度很高，常常发生复发和转移，局部复发率高达61%～100%，骨组织非但不能有效地屏障肿瘤的生长，且常被侵蚀，尤其是头颈部肿瘤，经常破坏眼眶、窦壁、颅底、脑膜和颅内结构，10%～20%的肿瘤在诊断过程中已经发生转移，除血行转移至肺、肝和骨骼外，早期即可伴有淋巴结转移，腺泡状横纹肌肉瘤、胚胎性横纹肌肉瘤、多形性横纹肌肉瘤的转移发生率依次降低，葡萄状横纹肌肉瘤常无转移。

横纹肌肉瘤的预后与发病年龄、肿瘤部位、大小、组织学类型、肿瘤分期和分级等许多因素有关。成人患者的预后较好，儿童患者的5年生存率为86%，有远处转移者约为30%。头颈部、膀胱、前列腺、腹膜后、会阴部和四肢者预后要比发生于眼眶、泌尿生殖道(不含膀胱)者差。多形性横纹肌肉瘤预后相对最好，胚胎性横纹肌肉瘤相对较好，腺泡状横纹肌肉瘤的预后最差。1～2级的肿瘤5年生存率多为85%以上，3级者预后较差，为66%，4级者仅为26%。

【病理】横纹肌肉瘤质地较软，大小不一，肿瘤内可有黏液样变或囊性变，常有出血和坏死。不同类型的横纹肌肉瘤可能对应着横纹肌发育过程中的某一阶段，如胚胎性横纹肌肉瘤完全或部分地与3～12周人胚横纹肌发育所特有的某些组织学特征相同，主要由原始间叶细胞及类似人胚发育5～8周的不同阶段的横纹肌母细胞构成，瘤细胞分布疏密不一，多有丰富的黏液样基质，富于瘤细胞的密集区与富于疏松结构的黏液样变区交替存在，多数肿瘤血管丰富，偶见不成熟的软骨组织或骨样组织。葡萄状横纹肌肉瘤的瘤细胞成分少，有丰富的黏液性基质和扩张型血管。

腺泡状横纹肌肉瘤平均直径7 cm，无包膜，浸润性生长，大多数肿瘤有坏死、出血和囊性变。在镜下，肿瘤主要由未分化的原始间叶细胞和少量幼稚的横纹肌母细胞组成，细胞排列成巢，被纤维间隔分隔，形成腺泡状和假腺体样结构。多形性横纹肌肉瘤常有出血坏死，严重者整个肿瘤状似血肿，肿瘤细胞呈高度多形性，主要为不同发育阶段的横纹肌母细胞组成，含有大量的瘤巨细胞。

部分学者还进一步分出梭形细胞横纹肌肉瘤，认为约占横纹肌肉瘤的4.9%，多见于儿童，男性明显多于女性，好发于附睾区、子宫旁区和头颈部，直径在2～5 cm，有假包膜，肿瘤细胞高度分化，间质内胶原纤维丰富，可有玻璃样变。

【影像学】

1. X线平片表现　软组织内密度略高的肿块，边界不清，可推移或侵犯周围邻近肌肉间隙，偶尔可引起邻近骨质被侵袭或引起骨膜反应，钙化罕见。

2. CT表现　通常为等密度或轻微的高密度，起源之肌肉明显肿大，结构模糊，边界不清，肿瘤密度一般均匀，如有较大的坏死和出血表现为低密度和较高密度，高密度的钙化灶少见。肿瘤可推移或侵犯周围组织。肿瘤侵犯骨骼可见骨皮质的缺损和低密度的髓腔内出现软组织密度影。增强后肿块显著强化。

3. MRI表现　横纹肌肉瘤的MRI信号也缺乏特征性的表现。与肌肉的信号相比，该肿瘤在T1WI常呈等信号，在T2WI则呈等信号到高信号，因肿瘤内常有出血、坏死和囊变，信号经常不均匀，因此，在T1WI可以出现水样的低信号区，也可以出现亚急性期出血所致的高信号区，在T2WI也可以出现水样的高信号区。邻近的肌肉和起源肌肉的起止部由于水肿和浸润在T2WI可出现信号增高影。当病变周围有较多的脂肪，或者病变内出现T1WI和T2WI呈高信号的区域时，可以采用脂肪抑制技术，应用该技术后，既可以使病变与周围脂肪组织有所区别，也可证实病变内的高信号区是出血还是脂肪组织。Gd-DTPA增强后，多数为显著的不均匀性强化，其增强方式有助于进一步确定肿瘤的亚型，胚胎型横纹肌肉瘤在增强后经常呈均匀性或轻度不均匀性强化，而其他类型横纹肌肉瘤常有坏死，增强后常呈不均匀性强化，少数病变可见葡萄串征——种类似葡萄串样的多环形强化，这种强化方式可能与葡萄串亚型横纹肌肉瘤的组织学特性有关，环形强化部分代表了黏液基质周围的一薄层肿瘤细胞，但因横纹肌肉瘤常为有多种亚型的混合型，活检样本不一定包括有葡萄串征的部分肿瘤，因此，该征也可能见于其他亚型的横纹肌肉瘤。MRI比CT更易观察到神经血管鞘和骨髓内的侵犯，表现为流空血管影的中断、狭窄和包绕，骨髓侵犯和髓内的跳跃性转移灶表现为高信号的脂肪髓信号内出现较低的信号影。

作为儿童眼眶最多见的恶性肿瘤，95%的眼眶横纹肌肉瘤为胚胎性或葡萄串型，其余为腺泡状型，肿瘤最多见于眼眶的内上部和上部，早期多位于肌锥外，形态不规则，边缘尚清楚，对邻近的眼外肌、视神经等重要结构有推压和移位，因肿瘤多呈浸润性生长，体积较大时，常浸润眶内的结构，侵犯肌锥内并使其结构分界不清或被取代，后者呈“铸型”外观，邻近的骨质常受侵犯，有时难以分辨肿块是来自眶内还是来自鼻窦，部分病变也可沿眶上裂、眶下裂和视神经孔等部位向周围扩展，累及翼腭窝区、鼻窦甚至颅内。与眼肌比较，该肿瘤在T1WI呈稍低信号，在T2WI呈稍高信号，肿瘤易出血，亚急性期出血在T1WI和T2WI均呈高信号，有囊变或坏死时则出现水样的信号。Gd-DTPA增强后，该病变常有不均匀性的强化，范围显示的更加清楚。

【鉴别诊断】横纹肌肉瘤的MRI表现多种多样，诊断时应充分考虑患者的年龄、病变的部位和生长速度等各方面的情况，进行综合判断。该肿瘤最多见于12岁以下的儿童，好发于头颈部、睾丸旁和四肢等部位，位于头颈部尤其是鼻咽部者需要与鼻咽癌和淋巴瘤鉴别，两者都是典型的成人疾病，鼻咽癌主要累及鼻咽部，淋巴瘤信号均匀。有显著的黏液变性者需与黏液瘤和黏液性脂肪肉瘤区别，后两者的发病年龄一般较大，位于肌肉内或肌肉间，黏液型脂肪肉瘤还可以含有多少不等的脂肪成分。

（陆　勇　丁晓毅　陈克敏　汤榕彪　吴志远）

第九节　黏液性肿瘤

一、腱鞘囊肿

腱鞘囊肿(ganglionic cyst)又称为黏液囊肿，是关节囊、韧带或腱鞘结缔组织发生黏液变性和液化所形成的囊肿，可能与关节劳损过度，使结缔组织发生黏液性退行性变、黏液积聚而成。腱鞘囊肿非常多见，过度使用手指和腕的人如钢琴家、打字员有患该病的倾向，有外伤史者也可见到。该病变好发于青年女性，常发生于关节周围，以腕关节背侧及腹侧最为多见，足背、胫前、踝及膝关节附近和脊柱关节及韧带处也可发生，腱鞘周围、肌腱内、肌肉表面的间隙、关节囊及膝关节半月板的边缘处也有发病；极少数病变也可以发生于周围神经，多数学者认为病变来源于滑膜，并沿关节的小神经鞘发展所致，故病变多数位于关节或关节旁组织，以邻近腓骨头的腓总神经最常受累，也有学者认为是起源于神经的囊性退变。本病为囊性肿物，大多位于皮下，有一定的活动度，触之较韧，可有疼痛、无力、关节部分功能障碍、神经压迫症状和骨病变，如发生腘窝者因压迫腓神经，可以导致跛行。

【病理】腱鞘囊肿通常不与关节腔或腱鞘滑囊腔相通。囊肿直径一般为1～3 cm，常为单个，偶可多个，呈圆形、卵圆形或条形，包膜完整，单囊或多囊，囊壁为胶原纤维束，几乎无细胞成分，内壁光滑，内含胶冻状黏液。

【影像学】腱鞘囊肿典型者起源于关节和肌腱附近，尤其是邻近腕关节背部和膝关节区域，大多数病变位置表浅，甚至位于皮下组织，呈卵圆形或分叶状，边界清楚，部分病变可以显示病变的蒂，从而提示病变的来源。发生于周围神经的腱鞘囊肿罕见，位于关节附近，经常侵犯邻近腓骨头的腓总神经，并且沿着受侵神经的路径发展，呈不规则性的串珠样改变，该神经支配的肌肉可以发生去神经肌肉病，病变肌肉的MR信号与病程有关，早期可以没有信号的异常。腱鞘囊肿的囊壁菲薄，内部常有薄的线样间隔，呈多分叶状，一般不与关节相通。

与骨骼肌的信号比较，腱鞘囊肿在T1WI呈均匀的低信号，病变内含有较多蛋白时可以呈等信号或略高信号，在T2WI呈显著的均匀性高信号，与水的信号类似，部分病变的信号可以不均匀(图17-9-1)。Gd-DTPA增强后，囊肿壁可以出现强化。病变周围的组织可以轻度受压，但没有水肿、出血或者受侵，邻近的骨质偶可受压变形，出现骨膜反应。

【鉴别诊断】

1. 关节囊积液　关节囊积液较多时可以扩展到关节周围，但常分布于关节的四周并与关节腔相连，而腱鞘囊肿则位于关节的一侧，不与关节腔相通，两者的MRI信号经常一致。

2. 滑囊囊肿　多位于膝、髋、肩、肘和踝等部位，其中以腘窝常见，病变位于膝关节的内后方，邻近腓肠肌内侧头和半膜肌远端附着点的交界部位，经常比腱鞘囊肿大，常与关节腔相通，而腱鞘囊肿多位于腕背部，与关节腔不通。

3. 黏液性和囊性肿瘤　黏液性脂肪肉瘤、显著坏死的恶性肿瘤等都可以类似腱鞘囊肿，但前两者常有脂肪或壁结节，而腱鞘囊肿的囊壁则很光滑。

4. 半月板囊肿　特征性地位于膝关节的侧方，邻近外侧半月板，在外侧副韧带和髂胫束之间，常向关节内延伸并伴有半月板的撕裂；腱鞘囊肿多位于膝关节的下方。

二、黏液瘤

黏液瘤(myxoma)是一种以黏液组织为主要成分的良性病变，组织起源尚有争论，大多数学者认为该病变起源于骨和躯体软组织等原始间叶细胞，也有人认为来源于成纤维细胞。黏液瘤发病率很低，只占软组织肿瘤的1%，具有局部浸润性，易复发。黏液瘤最常见于心脏、其次为大腿和肩部软组织，骨源性黏液瘤几乎都是面部骨骼，发生于其他骨骼很少，包括股骨、锁骨、趾骨等，也可见于皮肤或喉。目前根据其发生部位的不同，可分为心脏黏液瘤、肌肉内黏液瘤、皮肤黏液瘤和骨源性黏液瘤。本节着重介绍肌肉黏液瘤，该病多见于30～70岁的成年患者，平均年龄46岁，青少年少见，不发生于儿童，发病率女性约为男性的2倍。好发于肢体较大的深部肌肉内，发病率依次为大腿(60%的单发病变位

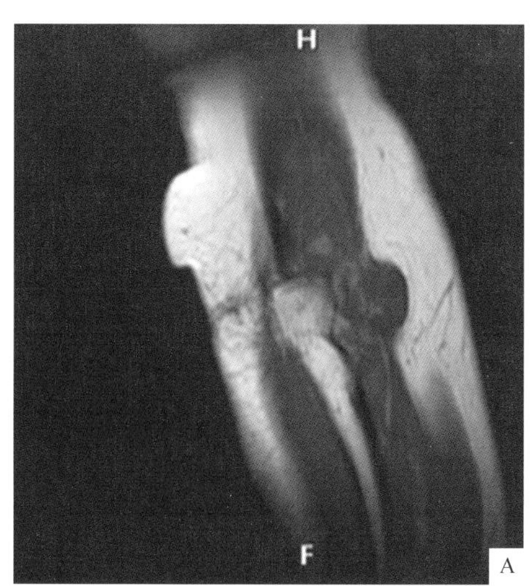

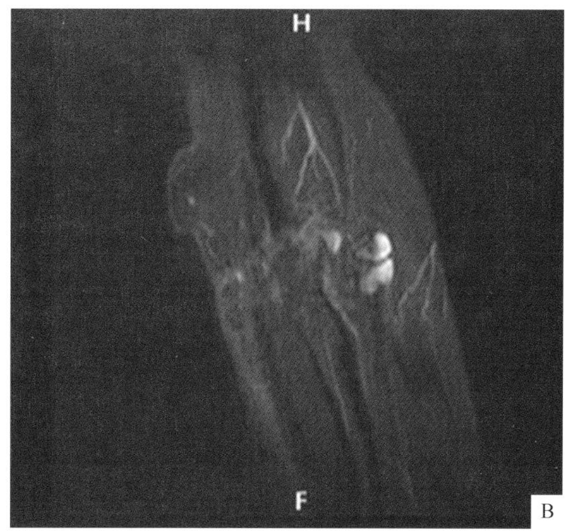

图17-9-1 膝关节腱鞘囊肿。A. 矢状位T1WI。B. 脂肪抑制序列T2WI，病变呈长T1、长T2信号，边界清晰。

于右大腿)、肩部、臀部及上臂肌群,表现为局部生长缓慢的无痛性条索状肿块,边缘非常清楚,有张力感,质地硬,可以推动。肿物多为单发,如为多发性肌肉内黏液瘤常伴有同一肢体的骨纤维结构不良,称为Mazabraudis综合征,骨纤维结构不良可多发或单发,常在儿童时期或成年早期即已形成,可早于黏液瘤数年或数十年。部分患者合并Albright综合征,表现为皮肤的黑色素沉着和内分泌异常。

【病理】肌肉内的卵圆形肿块,质地硬,边缘清楚,生长缓慢,瘤体可达15 cm以上。瘤体可被肌肉完全包裹或肿瘤与肌肉的深筋膜粘连。肿瘤外常有薄层假膜,易误诊为周围萎缩退变的肌肉。邻近的横纹肌有水肿和萎缩,肿瘤的边缘有时欠清晰,与肿胀和退化的肌肉相混淆。镜下病变为均质的黏液组织和菲薄的胶原束形成的疏松网状结构组成,细胞成分少,浸泡在半液态的黏液中。肿瘤内无出血现象。皮肤黏液瘤的间质内血管成分较多,其他黏液瘤的胶原纤维和血管成分稀少。

【影像学】

1. *CT表现*　球形或卵圆形的软组织密度肿块,其密度较周围肌肉低,边缘清晰,典型病例CT值为10～30 HU,密度均匀。

2. *MRI表现*　常呈卵圆形,与肌肉的长轴平行,少数呈分叶状或圆形,多数病变的边界清楚,部分病变可以呈浸润性生长,边界不清楚。绝大多数的黏液瘤呈水样信号,在T1WI多数呈均匀性低信号,偶尔呈不均匀性低信号,在T2WI和其他对水敏感的序列上均呈高信号(图17-9-2),病变周围的结构特点对诊断很有帮助,多数病变的周边区域有线样的中等信号分隔,少数分隔可以呈结节状的低信号区。部分病变的周围存在脂肪环,为肿物生长和肌肉萎缩所引起的反应性改变,该环在T1WI显示最为清楚。病变周围的肌肉有水肿时在T2WI和其他水敏感序列上呈高信号。Gd-DTPA增强后,典型的黏液瘤因血管稀少而无强化,但部分病变也可有不均匀性的强化,病变的强化结构主要为其周边和内部的分隔。

【鉴别诊断】黏液瘤应与发生黏液性变的肿瘤(例如脂肪肉瘤、恶性纤维组织细胞瘤、软骨肉瘤、平滑肌瘤、胚胎性横纹肌肉瘤、神经纤维瘤、侵袭性血管黏液瘤、黏液脂肪瘤、神经鞘黏液瘤、黏液性软骨肉瘤、隆突性皮肤纤维肉瘤等)和非肿瘤性病变(例如结节性筋膜炎、黏液样囊肿和腱鞘囊肿)进行鉴别。

1. *黏液性脂肪肉瘤*　肿瘤常较巨大,位于肌肉内,可有簇样脂肪组织或钙化,脂肪组织在各序列上均与皮下脂肪的信号相同,钙化则呈低信号,病变有网状强化。

2. *恶性黏液性纤维组织细胞瘤*　好发于四肢的肌肉内,常较巨大,除有黏液性成分外,还含有其他软组织成分,病变的信号常不均匀,并有不同程度的强化。

3. *黏液性软骨肉瘤*　常有多少不等的其他软组织成分和不同程度的钙化,病变周边可有强化。

4. *黏液性神经纤维瘤*　多位于组织间隙内,信号常不均匀,尤其是在T2WI,不同区域病变的信号差别可以较大,常有显著强化。

5. *腱鞘囊肿*　好发于腕背部,边界清楚。本病在平扫MRI上呈较均匀长T1长T2信号,与囊肿病变酷似,但本病增强扫描,可不等度增强,而一般囊肿(如腱鞘囊肿)的内容不增强,明显不同。

神经鞘瘤或其他类圆形肿瘤为实性病变,平扫MRI上呈非囊性病变信号,易鉴别。

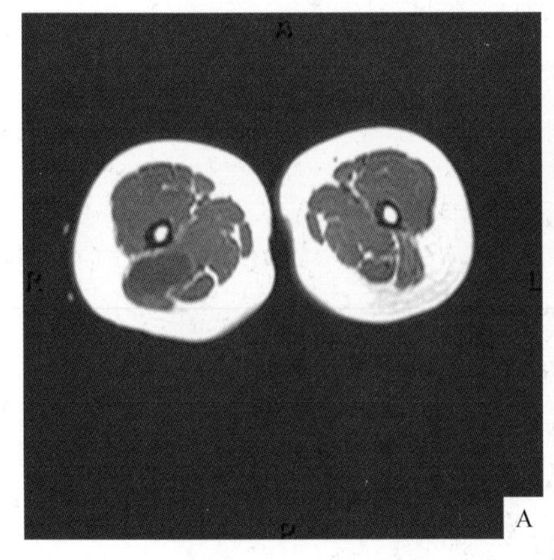

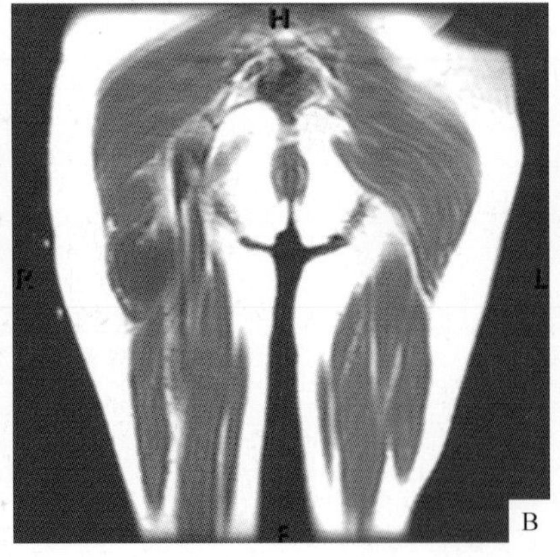

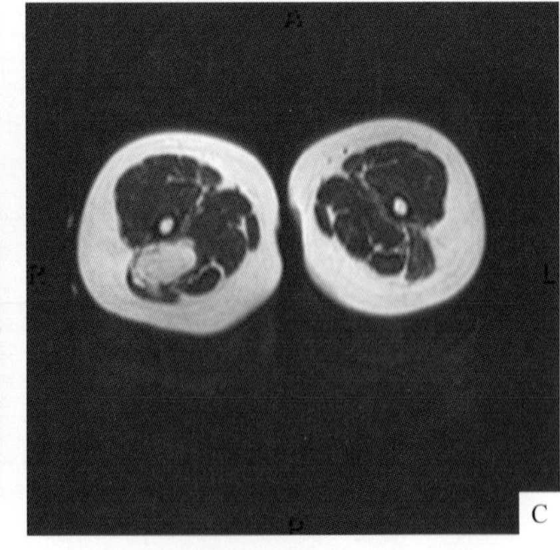

图17-9-2　黏液瘤。A. 横断位。B. 冠状位T1WI呈低信号。C. 横断位T2WI呈高信号,边界清晰。

(陆　勇　丁晓毅　陈克敏　汤榕彪　吴志远)

第十节 周围神经性肿瘤

一、神经纤维瘤

神经纤维瘤(neurofibroma)好发年龄为20～40岁。此类肿瘤生长较缓慢,常发生于皮肤神经,极少累及较大的神经,约90%为单发。肿块较大时临床症状较明显,否则可无明确症状。若肿块出现疼痛或增大,尤其存在多发病灶(神经纤维瘤病),要考虑是否有恶性变的可能。

【病理】大体肿瘤呈圆形和长圆形,无包膜,可见神经纤维穿于肿瘤实质内,质地较硬,如橡皮状,富于弹性。切面呈灰白色,半透明状,有时可见纤维条索状结构。镜下肿瘤主要由纤维细胞和施万细胞组成。常见神经轴索在肿瘤内穿过,是肿瘤形成过程中包裹神经所致,由于肿瘤无包膜,有时可见肿瘤纤维侵犯周围肌肉和结缔组织。

【影像学】

1. CT表现　表现为软组织内类圆形低密度病灶,边界清楚,有时可见完整的包膜。病灶密度较均匀,增强后轻度强化。

2. MRI表现　神经纤维瘤常呈沿神经干分布的圆形或椭圆形肿块影,边界清楚,如肿瘤侵犯周围组织亦可表现为不清楚的边界。在T1WI上,肿瘤信号与骨骼肌相仿。在T2WI上,呈中心稍低信号,周围高信号,表现为“靶征”(target sign);两区域交界面呈曲线状或结节状低信号。注射Gd-DTPA后,中心区可强化。组织学上,靶缘区为结构较疏松的黏液样基质,靶心则为肿瘤实质区,含有大量紧密排列的瘤细胞成分及一些嗜酸性纤维和脂肪组织(图17-10-1)。

二、神经鞘瘤

神经鞘瘤(neurilemmoma)又称施万细胞瘤,为来源于施万细胞的良性肿瘤。好发年龄为20～50岁。好发部位包括头、颈、四肢屈侧面、躯干、纵隔和后腹膜的软组织。周围神经的神经鞘瘤多见于较粗大的神经干。较典型的病例为发生于脊神经后根的神经鞘瘤,产生一系列感觉、功能异常。

【病理】肿瘤生长缓慢,肿块直径约为5 cm,纵隔和后腹膜的神经鞘瘤常会更大。大体病理,肿瘤起自感觉神经的鞘细胞,单发瘤多呈圆形或类圆形,具有完整的包膜,即神经外膜,因此术中分离切除较容易,且极少造成术中神经损伤。切面为黄色瘤样,较大的瘤体内可见出血、坏死和囊变等继发改变。镜下,神经鞘瘤包括排列整齐且紧密的细胞区(即Antoni A区)和排列疏松的黏液样基质区(即Antoni B区),但其实质与基质的分布不如神经纤维瘤那样规则。

【影像学】

1. X线平片表现　X线平片不易显示软组织

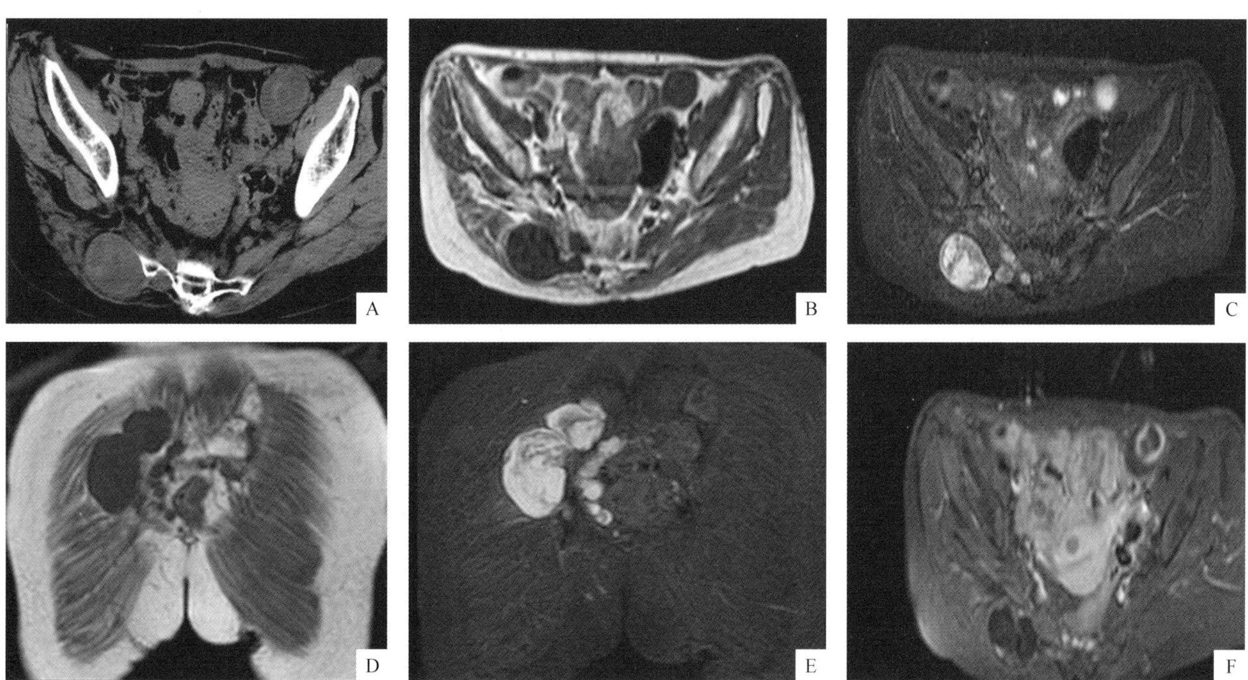

图17-10-1　右侧盆壁神经纤维瘤。A. CT平扫。B. T1WI。C. 脂肪抑制的T2WI。D. T1WI。E. STIR序列。F. 增强扫描。病灶边界清晰,呈长T1、短T2信号,增强未见有明显强化。

肿块,对诊断帮助不大。如与骨质相邻,骨质缺损边缘锐利光滑,骨质增生少见。

2. CT表现 病灶呈等或稍低密度,钙化和出血少见。增强后强化明显。较大肿瘤由于囊变、黄色瘤样变或局部细胞稀少而不均匀强化。

3. MRI表现 神经鞘瘤在T1WI上呈低信号或等信号,在T2WI上则呈不均匀的高信号(图17-10-2),即Antoni A与Antoni B区的分布不规则。若在T2WI上肿瘤内可见很高信号区,且超过脂肪信号,通常提示肿瘤内有坏死及囊性变等继发性改变。注射Gd-DTPA后,病灶强化显著,而出血和囊变区无明显强化。神经鞘瘤通常有包膜,MRI变小为线样低信号,文献报道约90%的神经鞘瘤可于肿块一侧发现相伴而行的神经,而神经纤维瘤则无此征象。此外,部分神经鞘瘤病例常可见相邻肌肉沿长轴萎缩,约占25%。

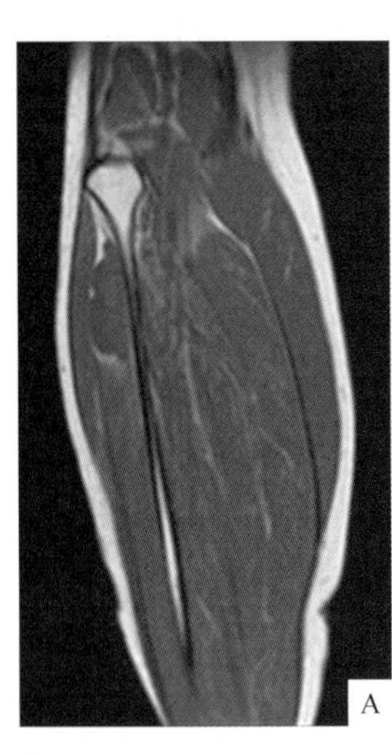

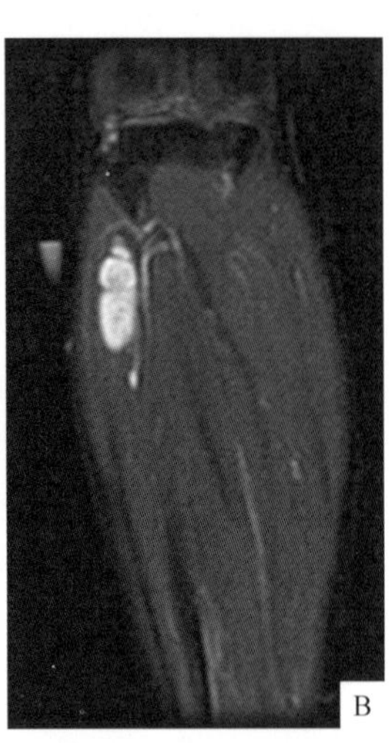

图17-10-2 小腿肌间隙神经鞘瘤。A. 冠状位T1WI。B. 冠状位脂肪抑制T2WI。T1WI上呈低信号,在T2WI上则呈不均匀的高信号有包膜,MRI变小为线样低信号。

三、神经纤维肉瘤

神经纤维肉瘤(neurofibrosarcoma)常由神经纤维瘤恶变而来,比较罕见。发病年龄为14~62岁,以青年和中年多见。男女无性别差异。好发部位为头颈部、臀部、四肢及腹膜后等。多表现为无痛性肿块。少数患者可先有患肢疼痛,而后出现肿块及受累神经的功能障碍。病程较长,切除后易复发。恶性程度高的神经纤维肉瘤易出现破溃出血。

【病理】肿瘤常较大,最大径可达20~30 cm,呈结节状、分叶状或不规则形。肿块边界清楚,常有假包膜。切面均质状,灰白或灰红色,常有出血和坏死。镜下肿瘤细胞以胖梭形为主,核扭曲呈波浪状,核分裂象较常见。组织学上分为5个亚型:① 梭形细胞型;② 上皮样型;③ 腺型;④ 黑色素型;⑤ 异质化生型。

【影像学】

1. X线平片表现 表现为软组织肿块,部分有钙化,有时可见继发性骨质破坏。

2. CT表现 表现为软组织密度肿块,呈结节状、分叶状或不规则形,边界较清楚,可破坏深部骨质。CT检查可观察肿瘤范围及与周围组织的关系。

3. MRI表现 肿瘤较大,呈类圆形,分叶状,或呈不规则形态,边界较清楚。在T1WI上呈不均匀高信号。随着肿瘤不断地长大,可在T1WI和T2WI上出现不均匀信号,即在T1WI上可见中央较明显的低信号,而于T2WI上则为极高信号。肿瘤内也可有出血,此时在T1WI上可见明显的高信号,于T2WI对应区域亦可见高信号,但常不均匀,并可见由含铁血黄素沉着形成的极低信号。注射Gd-DTPA后肿瘤常呈不均匀强化。邻近骨质可受侵。

(陆 勇 丁晓毅 陈克敏 汤榕彪 吴志远)

第十一节 纤维组织细胞肿瘤

一、丛状纤维组织细胞瘤

丛状纤维组织细胞瘤(plexiform fibrohistiocytic tumors, PET)是一种发生于儿童、青少年和年轻人的间叶性肿瘤,就诊年龄约为14.5岁,女性多于男性,以纤维组织细胞形态和多结节性生长方式为特征。罕见转移。

【病理】丛状纤维组织细胞瘤一般为多结节状、质硬、边界不清的真皮或皮下肿物,>3 cm者罕见。镜下表现为连接成特征性丛状结构的小结节或长形细胞簇构成。肿瘤含有数量不等的三种类型细胞:单核组织细胞样细胞、梭形成纤维细胞样细胞和多核巨细胞。细胞结节和细胞簇有结节周围的梭形细胞连接在一起。组织细胞多位于中央,外周为成纤维细胞,有向周围组织浸润倾向。

【临床】一般表现为小的、边界不清的无痛性真皮或皮下肿物,在数月或数年内逐渐增大,生长缓慢,常见局部复发,罕见局部淋巴结转移或全身系统性转移,约65%的病例累及上肢,约45%的病例累及手部和腕部。约27%累及下肢，头颈部受累罕见。

【影像学】而X线平片和CT均相关报道无特征性，病变在T1加权像和T2加权像均为低信号，增强后无强化。

二、恶性纤维组织细胞瘤

恶性纤维组织细胞瘤（malignant fibrous histiocytoma，MFH）是一种常见软组织肉瘤，其成分具有多形性，包括组织细胞、成纤维细胞、巨细胞和黄色瘤细胞。由于对它的认识不足而名称繁多，如恶性纤维黄色瘤、恶性黄色肉芽肿、纤维性组织细胞瘤等。目前很难将恶性纤维组织细胞瘤定义为一种独立的病变类型，因此已经逐渐不再使用这一诊断。

【病理】肿瘤呈结节状，可有假包膜、质地较软，少数肿瘤内胶原纤维含量较多，质地较硬；肿瘤切面因各种成分而呈多种颜色，通常较大，血管丰富，瘤内可见出血或坏死灶，偶可见钙化灶。肿瘤可以侵犯邻近血管和神经，也可侵犯邻近骨骼，引起骨质破坏。

显微镜下可见肿瘤细胞具有多形性，主要由成纤维细胞样细胞、组织细胞样细胞、巨细胞和黄色瘤细胞等组成，免疫组化检查VIM，AAT，Lys多为阳性，Actin，CD68±。不同的细胞比例形成了不同的组织学类型，各型间的临床表现和预后有所不同。

未分化恶性纤维组织细胞瘤/未分化高度恶性多形性肉瘤（undifferentiated malignant fibrous histiocytoma/undifferentiated high grade pleomorphic sarcoma）又称为纤维黄色肉瘤、恶性纤维黄色瘤和编织状或成纤维细胞型恶性纤维组织细胞瘤，原为最为常见的一种类型，占总数的60%～70%，但目前普遍认为所谓未分化恶性纤维组织细胞瘤的形态结构可见于多种低分化恶性肿瘤，而且这些肿瘤没有真性组织细胞性分化的证据，只有很少数目前尚不能确定分化方向的多形性肉瘤仍然保留这一名称，因此，在过去的10年中该病的发病率急剧下降。该病最常见于40岁以上的成人，并且发病率随着年龄增加而逐渐升高，发病高峰年龄为50～70岁，多位于四肢深部软组织，尤其是下肢，部分病例可出现在放疗后、梗死灶、异物周围和手术瘢痕部位，该病变的外观和镜下表现都有较大的不确定性，病灶切面表现多样，可有白色纤维性区域或肉质感区，并可混合有坏死、出血和黏液变区。镜下未分化恶性纤维组织细胞瘤是一类有多种结构和细胞形态的异质性肿瘤，有些病例有明显的纤维性间质，细胞和细胞核有明显的多形性，常伴有奇异型肿瘤巨细胞，并混合有数量不等的梭形细胞和圆形组织细胞样细胞。常有编席状结构和间质慢性炎细胞浸润。梭形细胞最常表现为成纤维细胞、肌纤维细胞或平滑肌样细胞。

巨细胞恶性纤维组织细胞瘤/未分化多形性肉瘤伴巨细胞(giant cell malignant fibrous histiocytoma/undifferentiated pleomorphic sarcoma with giant cell)又称为软组织恶性巨细胞瘤、恶性破骨细胞瘤、巨细胞肉瘤等。病变多发于老年人，无性别差异，多位于四肢和躯干的深部组织。肿瘤大小不定，并伴有出血和坏死。镜下肿瘤组织中有不同程度多形性的椭圆形至梭形细胞，并存在大量奇异型多核肿瘤性巨细胞，间质有明显破骨细胞性巨细胞反应。

炎症性恶性纤维组织细胞瘤/未分化多形性肉瘤伴明显炎症（inflammatory malignant fibrous histiocytoma/undifferentiated pleomorphic sarcoma with inflammatory），又称为黄色瘤性恶性纤维组织细胞瘤、恶性纤维性黄色瘤、黄色肉瘤，是指有明显组织细胞和炎症细胞浸润的未分化多形性肉瘤，病变多发于成人，常见于腹膜后和肠系膜。肿块切面可因大量黄瘤细胞而呈黄色，镜下表现为车辐状结构中有大量黄色瘤细胞，包括中性粒细胞和嗜酸性粒细胞的大量炎症细胞以及少数淋巴细胞和浆细胞。有些病例只含少数甚至不含黄色瘤细胞，而主要由中性粒细胞和嗜酸性粒细胞构成。有不规则深染核和明显核仁的异型性大细胞散在分布于肿瘤中。细胞周围可有胶原性玻璃样变间质，间质可有血管增生，水肿。

【临床】该肿瘤一般无明显临床症状，多数患者为偶然发现，主要表现为无痛性软组织肿块，质地较硬边界常很清楚，位于肌肉内或延筋膜生长，部分患者可有局部疼痛，肿瘤生长速度不一，病程长短不一。恶性纤维组织细胞瘤术后复发率高，达44%，转移率为42%，其预后与肿瘤的大小、部位和分级有关，肿瘤较小、部位表浅或含有明显炎症成分者，仅有少数发生转移。肿瘤越大，部位越深者有40%发生转移，其中血行转移最为多见，常转移至肺、骨骼和肝脏，淋巴结转移少见。另外，四肢远端的病变较近端者预后要好，位于腹膜后的病变预后最差，患者的5年平均生存率为50%。

【影像学】由于WHO 2002年才对恶性纤维组织细胞性肿瘤做出新的分类和定义，我们所接触到的病例尚少，尚未深刻理解该疾病，故在此只能根据少量个案报道做简要介绍。

1. X线表现　X线检查无明显特征，表现为软组织肿块，偶可见邻近骨骼侵犯，有骨膜反应或骨质破坏。

2. CT表现　CT表现无特征性改变，表现为软组织内肿块影，与肌肉相比呈略低密度，肿瘤内常可见低密度的坏死灶，呈结节状，可有分叶。病灶可向周围侵犯邻近的血管和神经(图17-11-1)。

3. MRI表现　多数恶性纤维组织细胞瘤的边界清楚，少数呈浸润性生长者边界往往不清楚。肿瘤呈结节状，可有分叶。肿瘤在T1加权像上呈中等信号，在T2加权像上呈高信号，当肿瘤内胶原纤维含量较多时，在T2加权像上可呈低信号。病灶信号常不均匀，可有出血和坏死。肿瘤内低信号血管影提示血管丰富的部位。注射Gd-DTPA增强后，病灶强化可不明显或强化不均匀(图17-11-2)。尽管MRI表现缺乏特异性，但对明确肿瘤范围、是否浸润邻近血管。MRI还可判断恶性纤维组织细胞瘤术后有无残留和复发。

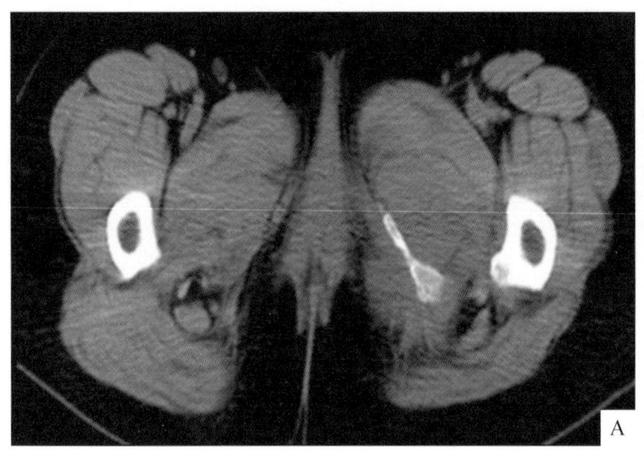

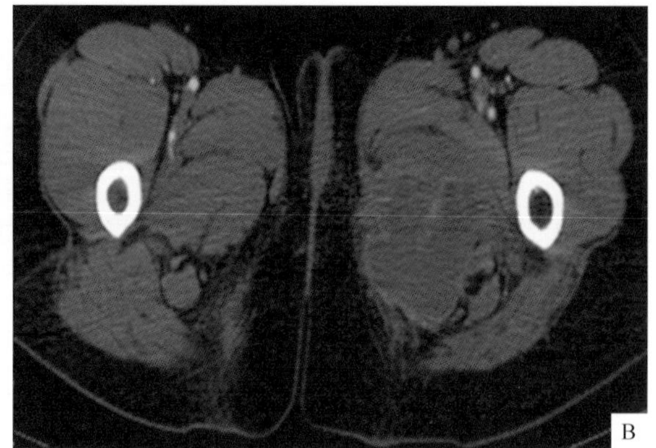

图17-11-1　恶性纤维组织细胞瘤。A. CT平扫。B. CT增强。肿瘤内常可见低密度的坏死灶，呈结节状，可有分叶，破坏骨皮质。

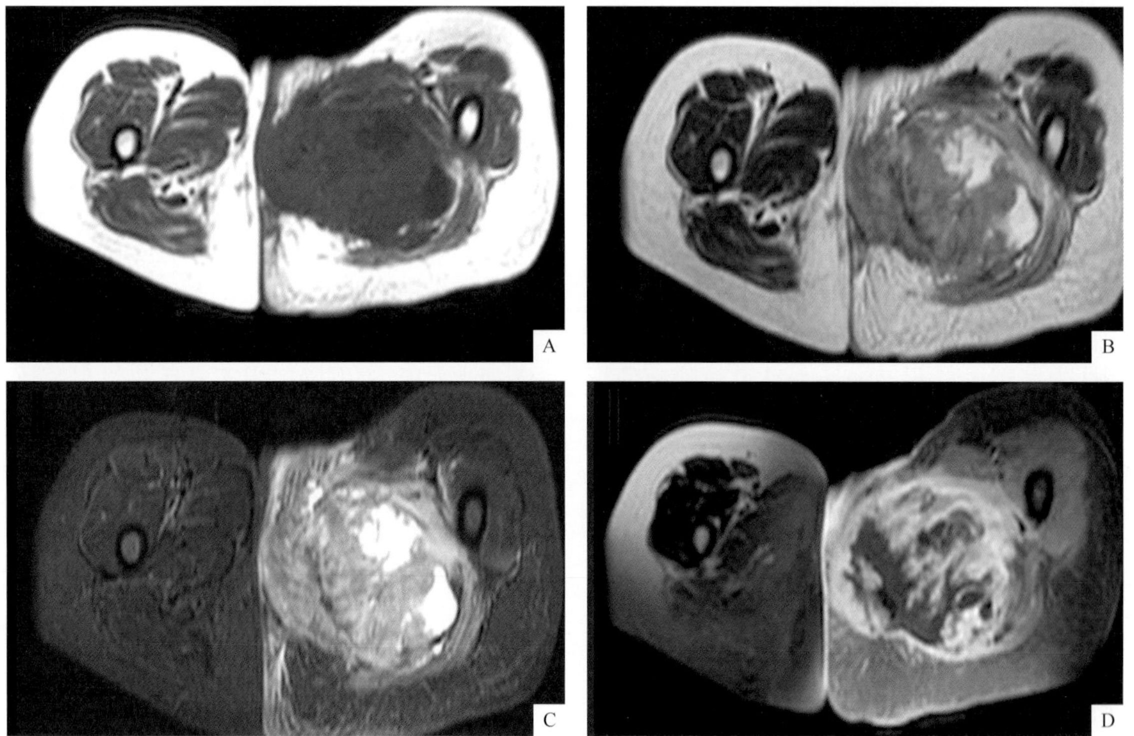

图17-11-2　恶性纤维组织细胞瘤。A. T1WI。B. T2WI。C. 脂肪抑制T2WI。D. 增强扫描。病灶呈中等T1信号，信号常不均匀，边缘强化明显。

(陆　勇　丁晓毅　陈克敏　汤榕彪　吴志远)

第十二节 淋巴管瘤

淋巴管瘤(lymphangioma)多见于儿童。组织结构类似于正常的淋巴管,含有内皮细胞及其支持性结缔组织,其他的成分还有脂肪、纤维组织和平滑肌等。病因尚不明了,一般认为这是一种发育畸形或先天性淋巴管引流梗阻的继发性表现,可逐渐增大。根据瘤内淋巴管的大小可将其分为单纯性(毛细管性)淋巴管瘤、海绵状淋巴管瘤和囊性淋巴管瘤(又称囊性水瘤)。① 单纯性淋巴管瘤比较少见,其毛细淋巴管内面覆以扁平或立方上皮。肿块通常较小,位于表皮和皮肤内。单纯性淋巴管瘤较少进行影像学检查。② 海绵状淋巴管瘤位于皮下,由扩张的淋巴管构成,大小介于囊性与单纯性两者之间。海绵状淋巴管瘤通常位于结构紧密、难以扩张的区域,如口底、唇、舌、颜面、涎腺和肌间隔。③ 囊性淋巴管瘤是最多见的一种类型。组织学特性是瘤体由一个大囊或多个小囊组成。囊壁内衬淋巴管内皮细胞,囊内含有浆液或乳糜液。囊性淋巴管瘤多位于颈、腋部和上臂等处的疏松结缔组织间隙内,其中前两部位发病率分别为75%和20%,而且往往多个部位同时受累。发病机制可能是这些部位常有与正常淋巴管相隔离的淋巴管原基发育成管道,由于缺乏适当的引流而形成囊袋状扩张。其他发病部位包括纵隔、后腹膜、网膜和肠系膜。另外,10%的颈部病例,肿块可向下延伸至纵隔内。上述部位有一共同特点,那就是含有较多脂肪和疏松结缔组织,肿块拥有较大的增长空间。此型淋巴管瘤多见于幼儿,其中一半以上于出生时即有,90%左右在2岁时到医院就诊。本病一旦出现某些继发性改变如感染、出血、破裂或压迫邻近重要结构时,常急诊就医。

典型影像学表现为T1WI上,呈不均匀低信号,部分近似水,其他部分可近似肌肉信号;T2WI上,常呈多个囊袋样、近似水的高信号,信号明显高于脂肪,但信号亦不甚均匀。有时,于T1WI上亦可呈高信号,可能与囊液成分有关,如蛋白质含量较高或伴有出血等,可见到纤维间隔。淋巴管瘤继发感染或出血等改变时,肿块会于短时间内增大。MRI图像显示病灶呈囊袋状,张力较高。若同时含有较多血管成分,此时无论病理学还是影像学均难以做出明确诊断,故通常诊断为脉管瘤。注射Gd-DTPA后,大部分病例可见轻度强化,呈弧形或环形,其中央区为无强化的低信号影。有些病例含有较多其他成分,如血管成分,强化常较明显,但不均匀,即有些区域仍无强化,信号与水相近,提示血管成分与淋巴管同时存在。此时,应与淋巴管瘤继发感染相鉴别。

(陆 勇 丁晓毅 陈克敏 汤榕彪 吴志远)

第十三节 软组织肿瘤样病变

一、色素沉着绒毛结节性滑膜炎

色素沉着绒毛结节性滑膜炎(pigmented villonodular synovitis,PVNS)是一种侵及关节、腱鞘、黏液滑囊或肌腱组织的良性增生伴色素沉着性病变。与外伤出血、炎症、内分泌失调、变态反应等因素相关。本病可分为三型:① 弥漫型:关节滑膜弥漫侵犯;② 局限性:在关节滑膜内呈单个结节;③ 孤立性侵犯腱鞘者称为腱鞘巨细胞瘤。

PVNS是典型的成人疾病,儿童少见,好发年龄26～40岁最多,男女发病比例约1∶2。PVNS通常为单关节发病,膝关节最常见,髋关节、踝关节次之,亦可见于肩、肘、腕等关节,但较少见。患者起病缓慢,临床症状主要有疼痛、关节活动受限,关节进行性肿胀。

【病理】PVNS的病理基础为滑膜肥厚。发生在滑膜、滑囊及腱鞘的纤维组织细胞增殖,脂质及含铁血黄素过量沉积,滑膜呈黄棕色的绒毛结节状突起。

【影像学】

1. X线表现 由于关节积液和滑膜增厚、结节形成,X线平片表现为病变关节软组织肿胀,关节内外出现结节状、分叶状软组织肿块。关节骨质呈类圆形、侵蚀性骨质缺损,无骨质疏松或骨膜反应。骨骼侵蚀可发生在关节双侧,也可在一侧或在骨骼非承重区发生。软组织内钙化少见。

2. CT表现 CT对于显示软组织结节及骨骼侵蚀细节较X线平片敏感、准确,增强扫描滑膜结节可见强化。

3. MRI表现 含铁血黄素为长T1、短T2物质,因此在T1WI及T2WI上均表现为低信号。由于巨噬细胞吞噬类脂质,部分病灶内T1WI和T2WI可见斑点状高信号改变。增生的滑膜压迫关节软骨及骨皮质,造成骨侵蚀性、凹陷形缺损。缺损内被滑膜组织充填,在T1WI呈中等稍低信号,在T2WI呈中等稍高信号。增生的滑膜亦可沿滋养血管径路深入骨内，造成压迫性骨萎缩，出现囊肿样破坏区。增强后骨内的病灶不均匀强化。

X线平片和CT对于骨质的破坏程度及范围可以清晰显示，但不能显示软骨的改变，特别是软骨在其形态出现改变之前的早期损伤。MRI软组织分辨率高，能清晰显示软骨的解剖结构及早期破坏。MRI对PVNS具有定性诊断作用，可以清楚显示病变的范围、关节软骨及骨质破坏的程度，为手术提供可靠的依据，是X线平片检查后首选的影像学检查方法。

【鉴别诊断】

1. 滑膜肉瘤　多发于四肢大关节，以膝关节多见。X线及CT表现为关节周围软组织肿胀或肿块，累及骨质表现为侵蚀性、溶骨性骨质破坏，邻近病变的正常骨质多表现骨质疏松，可见骨膜反应。MRI可见软组织内不规则钙化，但无含铁血黄素沉着。

2. 关节结核　首先在不承重的关节边缘出现局限性骨质破坏，进而逐渐累及整个关节面及骨端。早期即可出现骨质疏松。MRI没有含铁血黄素沉着的特异性信号改变。

3. 类风湿关节炎　好发部位为手足小关节，女性多见。X线平片显示关节间隙狭窄较PVNS明显，关节面下亦可见小囊变，但一般无硬化边。骨质疏松明显且出现较早。若出现在大关节，骨质破坏以关节的非持重关节面边缘、肌腱、韧带附着处多见。MRI显示滑膜增厚，但无含铁血黄素沉着。

4. 血友病性关节病　关节内反复出血引起慢性非特异性滑膜炎。MRI也可见含铁血黄素沉着，但非结节性改变，主要均匀沉着于关节囊内滑膜内壁。X线平片可见关节组成骨发育加速，关节面变平。

二、骨化性肌炎

骨化性肌炎又称软组织假恶性骨肿瘤，多发于男性青少年。以下肢股四头肌、腹内侧肌或上臂肌等易损伤区多发，可发于关节附近的骨骼肌、纤维组织、皮下组织，也可发生于韧带、血管壁上，偶尔可发生于腹腔内如肠系膜等部位。病程可短至数周，长达数年。

产生骨化性肌炎有四个因素：① 刺激因素：常常由于挫伤，可导致血肿。这种损伤可以很轻微，仅少量的骨骼肌或肌原纤维受损。② 损伤信号：损伤组织或细胞分泌一种信号蛋白。③ 存在基因表达缺陷的间叶细胞，这些细胞接受适当的信号后可生成骨样或软骨样细胞。④ 存在连续发生骨化组织的环境，其中信号基因最为关键。

【病理】大体，早期为境界不清的肿块，组织水肿；3～6周出现骨膜反应及软组织钙化；10～12周后被成熟的异位骨取代。

镜下，以分带现象为特征。病灶中央为富于血管的、增生活跃的纤维组织，在纤维组织间，有形状不规则的骨小梁，及其边缘上的骨母细胞。细胞有轻到中度异型性，偶见有多核巨细胞，很容易被误认为是肿瘤。中间带是类骨组织，外围带为成熟分化的骨小梁。骨小梁周围有成排的骨母细胞，小梁间为成熟的纤维组织。病灶内可见到软骨。病变的局部组织形态易与骨肉瘤混淆。

电镜下，细胞有肌成纤维细胞的分化特征，符合间叶组织的反应状态。如有出血，可见异物巨细胞性组织反应。病灶周围横纹肌萎缩，间质纤维化，伴少量炎性细胞。

【临床】临床上分Ⅳ期，即反应期、活跃期、成熟期、恢复期。肿块增大快，钙化快，消肿快。活跃期可表现为发热、局部皮温高、压痛、质硬肿块。成熟期出现壳状骨性软骨。恢复期停止生长，常在1年后坚硬的肿块变小，甚至可完全消失，具有自限性。

【影像学】早中期(急性水肿期、增殖肿块期)，MRI、CT具有优势。发病最初2周，以周围水肿反应为主要特点。MRI T1WI呈等低信号，T2WI信号明显增高，肿块弥漫，边缘模糊，不含钙质。此期影像表现以边界模糊或弥漫生长的肿块多见。除出血、软组织感染外，与间质肉瘤、部分蔓状、海绵状血管瘤等影像学表现极相似，容易误诊。增强后可见强化，环形强化是此期重要特征，此特征在其他软组织肿块中罕见。

3～5周后，软组织内出现柔软、放射状高密度影，邻近骨可出现骨膜反应。6周后钙质在损伤周围沉积，出现薄层假骨皮质现象，并逐渐向中心发展，可出现骨髓组织。6个月至1年后成为厚、有分隔的成熟骨细胞。晚期出现骨化组织，水肿消失。此时X线平片和CT对钙化很有价值，MRI呈长T1、短T2信号(图17-13-1)。

【鉴别诊断】

1. 肉瘤　瘤内有分隔和坏死，实性部分强化明显。

2. 血管瘤　T2呈簇状、条状高亮信号是其特征。

3. 侵袭性纤维瘤　对肌包膜等侵袭特点明显。

4. 关节、滑膜软骨瘤　X线平片很有价值。如

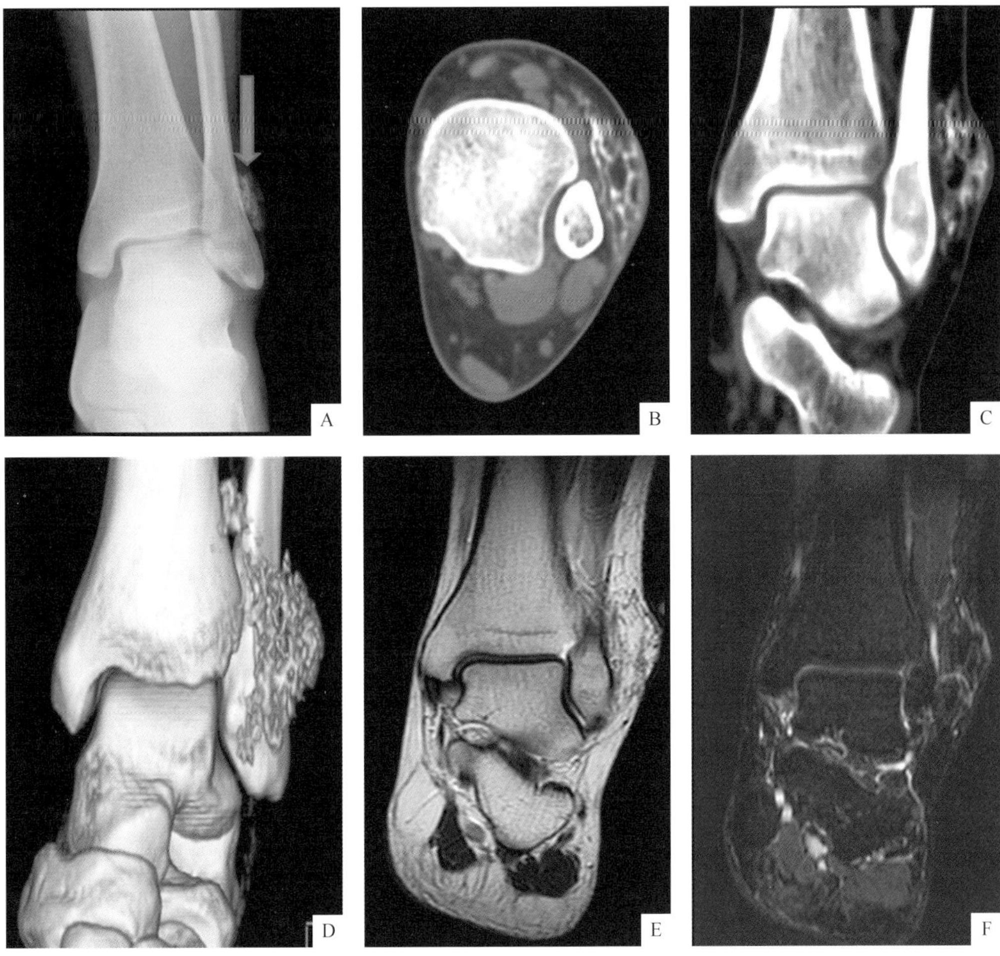

图 17-13-1 外踝腓骨远端骨化性肌炎。

对软骨类肿瘤，出现环形或弧形钙化有助定性诊断，且钙化越多，分布越均匀，表明分化越好。

5. 进行性骨化性肌炎 遗传性疾病，从小起病。其他部位如颈、肩、臀多见，新灶、旧灶交替出现，预后不佳，多死于呼吸困难。

6. 截瘫后软组织钙质沉积症 病史明确，因长期卧床、血液淤滞导致血管钙化。

（陆 勇 丁晓毅 陈克敏 汤榕彪 吴志远）

参考文献

[1] De Schepper AM, De Beuekeleer L, Van DevenneJ, et al. Magnetie resonance imaging of soft tissue tumors[J]. Eur Radiol, 2000, 10(2): 213-223.

[2] Mouton JS. Blebea JS, Dunco DM. et al. MR imaging of soft tissue masses: diagnostic efficacy and value of distinguishing between benign and malignant lesions[J]. AJR, 1995, 164(5): 1191-1999.

[3] Balzarini L, Sicilia A. Ceglia E, et al. Magnetic resonance in primary bone tumors: a review of 10 years of activities[J]. Radiol Med (Torino), 1996, 91(4): 344-347.

[4] Datir A, James SI, Ali K, et al. MRIof soft tissue masses: the relationship between. Lesion size, depth and diagnosis [J]. Clin Radiol, 2008, 63(4): 373-380.

[5] Daniel A Jr. Ullah E, Wahab S-et al. Relevance of MRI in prediction of malignancy of musculoskeletal system a prospective evaluation[J]. BMC Musculoskelet Diaord, 2009, 10(8): 125.

[6] Pang KK. Hughes T. MR imaging of the musculoskeletal soft tissue masses: is heterogeneity a Sign of malignancy[J]. Chin Med Assoc, 2003, 86(11): 655-661.

[7] van der Woude HJ, Verstraete KL, Hogendoorn PC, et al. MuseuIoskeletea tunlors: does fast dynamic contrast-enhanced subtraction MR imaging contribute to the characterization [J]. Radiology, 1998, 208(3): 821-828.

[8] Walker EA, Salesky JS, Fenton ME, et al. Magnetic resonance imaging of malignant soft tissue neoplasms in the adult. Radiol Clin North Am, 2011, 49(6): 1219-1234.

[9] Murphey MD, Arcara LK, Fanburg-Smith J. From the archives of the AFIP: imaging of musculoskeletal liposarcoma with radiologic-pathologic correlation [J]. Radiographics, 2005, 25(5): 1371-1395.

[10] 张朝晖，孟悛非，张小玲. 四肢黏液样脂肪肉瘤的 MRI 诊断. 中华放射学杂志，2007，41(1)：66-68.

[11] Sung MS, Kang HS, Suh JS, et al. Myxoidliposarcoma: appearance at MR imaging with histologic correlation[J]. Radiographtcs, 2000, 20(4): 1007-1019.

[12] Kumagai K, Tomita M, Nozaki Y, et al. MRI findings of an inflammatory variant of well-differentiated liposarcoma[J]. Skeletal Radiol, 2010, 39(5): 491-494.

[13] Delshad E, Spanknebel K, Ratner D. Surgical capsules: diagnosis and management of liposarcoma [J]. Skinmed, 2004, 3(4): 222-224.

[14] Holland KE, Drolet BA Infantile hemangioma[J]. Pediatr Clin North Am, 2010, 57(5): 1069-1083.

[15] Jinnin M, Ishihara T, Boye E et al. Recent progress in studies of infantile hemangioma. J Dermatol, 2010, 37(4): 283-

298.

[16] Greenspan A, Azouz EM, Matthews J 2nd, et al. Synovial hemangioma: imaging features in eight histologically proven cases, review of the literature, and differential diagnosis[J]. Skeletal Radiol, 1995, 24(8): 583 - 590.

[17] Halefoğlu AM. Magnetic resonance imaging of infantile hemangioendothelioma[J]. Turk J Pediatr, 2007, 49(1): 77 - 81.

[18] Gosheger G, Hardes J, Ozaki T, et al. The multicentric epitheloid hemangioendothelioma of bone: a case example and review of the literature[J]. J Cancer Res Clin Oncol, 2002, 128(1): 11 - 18.

[19] 高静，张泽坤，张矫雷，等.骨血管内皮细胞瘤的影像学诊断及鉴别诊断[J]. 实用放射学杂志，2007，(6)23：784 - 786.

[20] Krause M, Tunn PU, Schneider U. Hemangiosarcoma of the bone. Problems arising from the heterogeneity of malignant vascular tumors of the bone[J]. Onkologie, 2001, 24(5): 486 -489.

[21] Enzinger FM, Weiss SW, Liang C Y. Ossifying fibromyxoid tumor of soft parts. A clinicopathological analysis of 59 cases [J]. The American Journal of Surgical Pathology, 1989, 13(10): 817 - 827.

[22] Green AC, Rice A, Jordan S, et al. The utility of frozen sections for cardiothoracic soft tissue tumours [J]. Histopathology, 2012, 61: 203 - 204.

[23] Doyle L A, Nelson D, Heinrich M C, et al. Loss of succinate dehydrogenase subunit B (SDHB) expression is limited to a distinctive subset of gastric wild-type gastrointestinal stromal tumours: a comprehensive genotype-phenotype correlation study[J]. Histopathology, 2012, 61(5): 801 - 809.

[24] Raparia K, Lin J W, Donovan D, et al. Chondroblastoma-like chondroma of soft tissue: report of the first case in the base of skull[J]. Annals of Diagnostic Pathology, 2013, 17(3): 298 - 301.

[25] Shibasaki M, Iwai T, Chikumaru H, et al. Cartilaginous Choristoma of the Lower Lip[J]. Journal of Craniofacial Surgery, 2013, 24(2): E192 - E194.

[26] Lauer SR, Edgar M A, Gardner JM, et al. Soft Tissue Chordomas A Clinicopathologic Analysis of 11 Cases[J]. American Journal of Surgical Pathology, 2013, 37(5): 719 - 726.

[27] Mackenzie D H. The myxoid tumors of somatic soft tissues [J]. The American Journal of Surgical Pathology, 1981, 5(5): 443 - 458.

[28] 荣独山. X线诊断学. 骨、关节、眼耳鼻喉分册[M]. 第3版. 上海：上海科学技术出版社，2001：300 - 302.

[29] 王云钊. 骨关节影像学[M]. 第2版. 北京：科学出版社，2010：763 - 768.

[30] Mackenzie D H. The myxoid tumors of somatic soft tissues [J]. The American Journal of Surgical Pathology, 1981, 5(5): 443 - 445.

[31] Murphey MD, Rhee JH, Lewis RB, et al. Pigmented villonodular synovitis: radiologic-pathologic correlation[J]. Radiographics, 2008, 28(5): 1493 - 1518.

[32] Chechik O, Amar E, Khashan M, et al. Giant cell tumors in the patellar tendon area[J]. J Knee Surg. 2010 Jun;23(2): 115 - 119.

[33] Ingmar I, Tobias W, Beate K, et al. Oncological outcome and prognostic factors in the therapy of soft tissue sarcoma of the extremities. Orthop Rev Pavia, 2012, 4(4): e34.

[34] Kim KW, Park SY, Won KY, et al. Synovial sarcoma of primary bone origin arising from the cervical spine. Skeletal Radiol, 2013, 42(2): 303 - 308.

[35] Dahl I, Angervall L. Cutaneous and subcutaneous leiomyosarcoma. A clinicopathologic study of 47 patients. Pathologia Euopaea, 1974, 9: 307 - 315.

[36] Fields JP, Helwig EB. Leiomyosarcoma of the skin and subcutaneous tissue. Cancer, 1981, 47: 156 - 169.

[37] Auroy S, Contesso G, Spatz A, et al. Primary cutaneous leiomyosarcoma: 32 cases. Ann Dermatol Venereol, 1999, 126: 235 - 242.

[38] Pijpe J, Broers GH, Plaat BE, et al. The relation between histological, tumor-biological and clinical parameters in deep and superficial leiomyosarcoma and leiomyoma. Sarcoma, 2002, 6(3): 105 - 110.

[39] O'Sullivan PJ, Harris AC, Munk PL. Radiological imaging features of non-uterine leiomyosarcoma. Br J Radiol, 2008, 81(961): 73 - 81.

[40] Sundraram M, Akduman I, White LM, et al. Primary leiomyosarcoma of bone. AJR Am J Roentgenol, 1999, 172(3): 771 - 776.

[41] Bouaziz MC, Chaabane S, Mrad MF, et al. Primary leiomyosarcoma of bone: report of 4cases. J Comput Assist Tomoger, 2005, 29(2): 254 - 259.

[42] 韩月东. 软组织磁共振诊断学. 北京：人民军医出版社，2006：158 - 167.

[43] 段承祥，王晨光，李建丁，等. 骨肿瘤影像学. 北京：科学出版社，2004：580 - 581.

[44] 韩月东，宦怡，黄其鎏. 软组织磁共振诊断学. 北京：人民军医出版社，2006：241 - 243.

[45] 邓星河，葛英辉. 特殊与少见骨关节病影像诊断学. 北京：中国协和医科大学出版社，2011：338 - 340.

[46] Vazquez E, Enriquez G, Castellote A, et al. US, CT, and MR imaging of neck lesions in children. Radiographics, 1995, 15(1): 105 - 122.

[47] Kim EE, Valenzuela RF, Kumar AJ, et al. Imaging and clinical spectrum of rhabdomyosarcoma in children. Clin Imaging, 2000, 24(5): 257 - 262.

[48] Makni A, Chebbi F, Fetirich F, et al. Surgical management of intra-abdominal cystic lymphangioma. Report of 20 cases [J]. World J Surg, 2012, 36(5): 1037 - 1043.

[49] Na WT, Lee TH, Lee BS, et al. Clinical aspects of intraabdominal cystic lymphangioma in Korea. Korean J Gastroenterol, 2010, 56(6): 353 - 358.

第十八章　介入性诊断和治疗

第一节　经皮穿刺椎间盘切除术

经皮穿刺椎间盘切除术治疗椎间盘突出症的机制为机械性减压，以减轻和解除突出椎间盘对脊髓和神经根的压迫和刺激，从而缓解患者的疼痛症状。

【适应证】CT 或 MRI 检查确诊椎间盘突出；有明确的椎间盘突出的临床症状，如腰痛、下肢放射痛、皮肤感觉异常、反射异常、肌力下降、肌肉萎缩等，体检发现直腿抬高试验阳性；患者经过保守治疗后症状无明显缓解。

【禁忌证】骨性椎管狭窄；髓核脱出游离；腰椎间盘手术病史，椎间盘突出复发或术后粘连引起的坐骨神经痛；腰椎结核。

【设备和器械】电动式经皮穿刺椎间盘切割装置或手动切割装置，包括 18G 定位针、套针、扩张器、环锯、内切割器和外切割器、硅胶管和负压吸引器。

【技术和方法】胸腰椎椎间盘病变患者取俯卧位，颈椎椎间盘病变患者取仰卧位，CT 扫描病变层面椎间盘，设定穿刺路径，避开神经和血管。皮肤消毒、铺巾、局部麻醉，在穿刺点划开一个小口，在 CT 扫描监控下将 18G 定位针插入，将针尖置于椎间盘的前 2/3 与后 1/3 交界处，沿定位针将套针、扩张器小心缓慢地放入纤维环内。固定套管针，将环锯沿套管针插入，切割纤维环。将环锯抽出，插入内、外切割器。再次行 CT 扫描明确切割器位置。用电动或手动切割器将髓核切割，并将其抽吸出体外，抽吸压力为 0.08～0.09 MPa。当无髓核组织抽出后，将切割器退至套管针内一同拔出。切割时不能穿透纤维环后部，以免损伤脊髓。

【疗效评价】目前文献报道经皮穿刺椎间盘切除术治疗椎间盘突出症的有效率为 89.6%～98%，其中症状完全消失者为 57%～84.6%。

【并发症】主要的并发症为出血、椎间盘感染、腰肌痉挛和腰痛等，发生率为 2%～4%，但只要操作仔细，并发症的发生率是很低的。

（黄　蔚）

第二节　经皮穿刺化学髓核溶解术

经皮穿刺化学髓核溶解术所用的药物为木瓜凝乳蛋白酶。髓核的主要成分为黏多糖。木瓜凝乳蛋白酶通过使黏多糖去聚合化和水解，导致髓核脱水，使椎间盘渗透压减低，缓解神经根和脊髓压迫症状。

【适应证】CT 或 MRI 检查确诊椎间盘突出；有明确的椎间盘突出的临床症状，如腰痛、下肢放射痛、皮肤感觉异常、反射异常、肌力下降、肌肉萎缩等，体检发现直腿抬高试验阳性；患者经过保守治疗后症状无明显缓解；腰椎间盘突出症术后复发或术后症状改善不明显。

【禁忌证】药物过敏者；患者出现马尾综合征；骨性椎管狭窄，腰椎滑脱；椎间盘炎；髓核脱出游离。

【器械和药物】穿刺包；18G 穿刺抽吸针、22G 穿刺抽吸针；1%利多卡因；木瓜凝乳蛋白酶。

【技术和方法】腰椎椎间盘病变患者取俯卧位后侧路进针法，CT 扫描病变层面椎间盘，设定穿刺路径，避开神经和血管。皮肤消毒、铺巾、局部麻醉，在 CT 扫描监控下将 18G 定位针插入，将针尖置于椎间盘边缘将 22G 穿刺针置于 18G 针管内，用 22G 针进一步插入到椎间盘中央，注入 0.2 ml 木瓜凝乳蛋白酶，观察患者有无不良反应，如无不良反应，再注入木瓜蛋白酶 2 000 U。应注意避免将药物注入硬膜内或蛛网膜下腔。

【疗效评价】文献报道经皮穿刺化学髓核溶解术治疗椎间盘突出症的有效率为 71%～77%。

【并发症】主要的并发症为过敏、神经系统症状和椎间盘感染。过敏发生率为 0.5%，为了预防过敏的发生，在进行治疗前需要明确患者有无过敏史，并行 Prick 皮试。有过敏史或皮试阳性者，不能行此治疗。神经系统并发症常因木瓜凝乳蛋白酶进入蛛网膜下腔所引起，严格操作规范和影像监控可避免。

（黄　蔚）

第三节　椎间盘电热治疗

【适应证】因椎间盘纤维环破裂或非常轻微的椎间盘突出所导致疼痛的患者，且经过保守治疗和硬膜外激素注射治疗无效。

【禁忌证】① 椎管狭窄；② 明显椎间盘突出压迫神经根；③ 椎间盘或周围组织感染；④ 无法纠正的出血倾向。

【器械和药物】① 透视机和 CT；② 1%利多卡因；③ 电热发生器、射频套管针、射频电极针、椎间盘内热疗导管（Spine CATH 导管）、17G 导引穿刺针、22G 穿刺针。

【技术和方法】术前行椎间盘造影，明确病变部位，具体参照椎间盘造影一节。

取俯卧位后侧路进针法，腹部下方放置垫枕使腰椎保持轻度弯曲。可在透视或 CT 引导下进行。皮肤消毒、铺巾、局部麻醉，在影像监控下将 22G 穿刺针插入，将针尖置于椎间盘边缘，并告知患者在治疗过程中出现任何感觉异常应立即告知医生，以避免神经根的损伤。将 17G 导引穿刺针沿 22G 穿刺针平行前进，当穿刺针经过椎间盘纤维环时，会有明显的进针阻力，通过不同方向的透视或 CT 扫描明确穿刺针针尖的位置。在确认导引穿刺针位于髓核内后，将穿刺针的斜面对着椎间盘的后壁，并拔出针芯，将椎间盘内电热疗导管尖端放入，保持导管把手上的白色标记于穿刺针尖斜面在同一平面，使导管尖端向椎间盘后方弯曲。在影像引导下轻柔推进导管，使导管的加热部分接近椎间盘的后部。在理想情况下，导管尖应越过椎间盘的中线，在髓核腔内形成环形。导管放置成功后，将导管加热到 65℃，并保持 1 分钟。同时了解患者疼痛情况，在无特殊情况下，每 30 秒升高 1℃直至导管温度达到 80～90℃。加热过程持续大约 15 分钟，在此期间持续监测患者是否有疼痛或神经根症状。过快的升温常会导致患者剧烈疼痛，但温度过低则影响治疗效果。有文献报道，低于 76℃的加热治疗在疼痛长期缓解方面效果不佳。在加热程序结束后，将导管退出，向内注入抗生素退出导引穿刺针。

【疗效评价】大多数患者在行 IDET 治疗后会出现腰背部疼痛和（或）神经根症状加重的过程。这种术后疼痛常会持续 3～7 天，此现象为治疗的正常反应，在术前将此情况告知患者。在经历术后的早期阶段后是 4～6 周的疼痛逐渐缓解期。在 8～12 周后行 IDET 治疗的患者可在医生的指导下进行康复训练。

【并发症】IDET 的急性并发症是因穿刺不当损伤神经和血管所引起，严格操作规范可避免此并发症的发生。IDET 的后期并发症与感染有关，较为常见的为椎间盘炎，患者可出现发热和持续的疼痛，如治疗不当甚至可导致硬膜脓肿和脑膜炎。

（黄　蔚）

第四节　腰椎间盘造影

【适应证】患者有持续腰或背部神经根疼痛，其他诊断方法如 CT 和 MRI 未能明确病变层面；椎体融合术前明确具体哪些椎体需被融合；其他诊断方法无法区分椎间盘突出复发与瘢痕；椎间盘电热治疗和椎间盘切除术前。

【禁忌证】椎间盘或周围组织感染；无法纠正的出血倾向；对比剂过敏。

【器械和药物】穿刺包；22G 穿刺针；利多卡因；对比剂。

【技术和方法】腰椎椎间盘病变患者取俯卧位后侧路进针法，针道的方向通过上关节突的上方，腹部下方放置垫枕使腰椎保持轻度弯曲。CT 扫描相关区域，设定穿刺路径，避开神经和血管。皮肤消毒、铺巾、局部麻醉，在 CT 扫描监控下将 22G 穿刺针插入，将针尖置于椎间盘中央将 0.2～0.6 ml 的对比剂注入椎间盘，注射过程中感受注射阻力，纤维环完整时注入上剂量即可感到组织。当椎间盘纤维环存在损伤时，椎间盘内可注入更多的对比剂且注射时阻力较小。注射对比剂同时观察患者有无疼痛症状，应注意疼痛部位和性质是否于平时症状相似，并记录患者疼痛的位置、分布和强度。行 CT 扫描获得椎间盘造影图像。对于那些椎间盘造影过程中引发疼痛或疼痛加剧者应在椎间盘内注入麻醉药物。如果注入麻醉药物后疼痛缓解，则可推论该椎间盘为疼痛的原因。当存在纤维环断裂时应注意，麻醉药物可进入硬膜外间隙造成支配相邻椎间盘的躯体和交感神经麻醉，如不及时进行相邻的椎间盘造影检查则有可能出现漏诊。

【影像评价】造影后正常腰椎间盘内对比剂应表现为球形分布，偶尔可在后外侧出现裂隙，为随年龄增长而出现的正常表现。在损伤的椎间盘，对比剂可进入损伤的纤维环内层面，产生横向构型。如损伤达纤维环外层，则出现放射状表现。对比剂还可以分散于纤维层之间，出现环形表现。纤维环完全断裂时对比剂可进入硬膜外间隙或椎体软骨终板。尽管纤维环损伤越重的椎间盘可能是患者疼痛的病因，但医生仍必须将从椎间盘造影过程所获得的全部信息进行综合分析，并与患者的具体临床症状结合，得出诊断。

【并发症】最常见的并发症是棘突旁肌肉疼痛，此症状为自限性。较为严重的并发症为椎间盘炎，其表现为造影术后数天至数周内疼痛加重。由于椎间盘血供少，此类感染很难根治。另外还可引起硬膜外脓肿，常在 24～48 小时内发病，症状为高热和腰背部疼痛。为减少并发症的发生，在检查结束后应将患者留观 30 分钟，并告知可能出现棘突旁肌肉疼痛症状。注射区冰袋冷敷有助于减轻疼痛。嘱患者如出现发热和腰部持续疼痛时应及时就诊。

（黄　蔚）

第五节　腰椎管造影

【适应证】下腰痛和放射痛；患者不能接受 MRI 检查或 MRI 检查无法明确诊断。

【禁忌证】无法纠正的出血倾向；对比剂过敏；因肿瘤引起的颅内压增高。

【器械和药物】透视机；穿刺包；22G 穿刺针；1%利多卡因、对比剂。

【技术和方法】通过透视定位 L1、L5 椎体，选择 L3、L4 或 L4、L5 椎间隙水平为进针层面，以避免损伤圆锥。患者取侧卧位，皮肤消毒、铺巾、局部麻醉，可采用中央旁路，后侧路和经椎板途径进针，在透视监控下将 22G 穿刺针插入，当针尖遇到黄韧带时进针阻力有所增加，再缓慢进针 2 mm 左右，当出现突破感时表明针尖已进入硬膜外腔，经硬膜外腔进入蛛网膜下腔也可能会有轻微的突破感。抽出穿刺针针芯，观察有无脑脊液流出。如无脑脊液流出，先行透视检查，了解针尖位置，如针尖已在椎管内则进一步抬高患者头部，调整针尖斜面朝向。首先注射对比剂 1 ml，对比剂在进入蛛网膜下腔后会迅速向下流动，并逐渐稀释，显示马尾神经根，如没有显示，则针尖可能位于硬膜外间隙。明确针尖到位后再注射对比剂 10 ml，观察对比剂在椎管内的分布情况。采集患者腰骶椎仰卧位和俯卧位的正侧位图像，腰椎双斜位、屈曲和过伸位图像。术后患者卧床时床头抬高 45°～60°。

【影像评价】造影后正常腰椎间盘内对比剂应表现为球形分布，偶尔可在后外侧出现裂隙，为随年龄增长而出现的正常表现。在损伤的椎间盘，对比剂可进入损伤的纤维环内层面，产生横向构型。如损伤达纤维环外层，则出现放射状表现。对比剂还可以分散于纤维层之间，出现环形表现。纤维环完全断裂时对比剂可进入硬膜外间隙或椎体软骨终板。尽管纤维环损伤越重的椎间盘可能是患者疼痛的病因，但医生仍必须将从椎间盘造影过程所获得的全部信息进行综合分析，并与患者的具体临床症状结合，得出诊断。

【并发症】并发症较少，头痛为较为多见的并发症，患者卧床采用头高位可缓解疼痛。极少数患者可能出现硬膜外脓肿、血肿或癫痫。

（黄　蔚）

第六节　糖皮质激素注射治疗小关节综合征

【适应证】由创伤、关节炎和腰椎小关节感染所引起的定位不准确的背痛和髂部、臀部和大腿的放射痛，影像学检查常可发现小关节退行性变或滑膜囊肿。并可明确小关节是否是患者腰部疼痛的来源。

【禁忌证】感染和无法纠正的出血倾向。

【设备和器械】透视机或 CT；22G 穿刺针；1%利多卡因，甲泼尼龙。

【技术和方法】腰椎椎间盘病变患者取俯卧位，皮肤消毒、铺巾、局部麻醉，CT 扫描病变层面小关节，设定穿刺路径，避开神经和血管。在 CT 扫描监控下将 22G 穿刺针插入小关节囊内，拔出穿刺针的针芯，观察有无血液流出，对于无液体流出的患者，可用注射器轻轻回吸，回吸实验阴性者，先注射 0.2 ml 对比剂了解针尖位置，再缓慢注入对比剂 0.8 ml，行 CT 扫描，了解对比剂分布情况，如对比剂在小关节囊内可注入局麻药和糖皮质激素的混合液。应注意，过于快速的穿刺和注射可能会导致小关节囊破裂，使患者的疼痛症状加剧。

【疗效评价】CT 引导经皮糖皮质激素注射是治疗小关节综合征的有效方法，可与药物及物理治疗联合应用，患者疼痛症状可于 2～3 个月内缓解。

【并发症】并发症极少，仅少数患者出现腰痛症状一过性加剧，但操作不当可引起小关节囊破裂。

（黄　蔚）

第七节　经皮椎体成形术

经皮椎体成形术是将黏固剂注入椎体病灶内使病灶固化，可缓解因椎体病变所产生的疼痛，恢复椎体的稳定性。

【适应证】椎体压缩性骨折；血管瘤、椎体恶性肿瘤和椎体外伤性骨折。

【禁忌证】局部感染；难以纠正的出血倾向；椎体后缘骨折。

【设备和器械】C 臂透视机；22G 穿刺针、11G 或 13G 套管针；1 ml 注射器；黏固剂（主要成分为聚甲基丙烯酸甲酯）；消毒钡剂。

【技术和方法】经皮椎体成形术术前准备同椎体活检术。患者取俯卧位，常规消毒、铺巾、局部皮下麻醉。在透视引导下进行，用 22G 穿刺针对深部组织和椎弓根骨膜进行局部浸润麻醉。对低位胸椎和腰椎采用 11G 的套管针，对中位胸椎采用 13G 的套管针。在影像学引导下将穿刺针针尖置于椎弓根外上三分之一处，用稳定的压力和来回的螺旋形运动把套管针插入椎弓根，对于重度骨质疏松患者需特别小心，以免引用力过度导致椎弓根骨折。当针尖位于椎体前三分之一时停止进针。在注射造影剂时，套管针内应用生理盐水充盈，避免有气体进入硬膜外静脉。接着行椎体静脉造影，了解静脉引流情况。如果看到套管针进入到椎体大静脉腔内时，应再进针数毫米，以免将黏固剂注入静脉。如果出现显著较快速的血管引流，在调制黏固剂时应使其更为黏稠，相反当骨质致密时应将其配置得稀薄一些。然后注入黏固剂 3～8 ml，注射时需小心谨慎，当黏固剂填充到椎体后缘时，应停止注射，以免黏固剂进入椎管。特别是当病灶累及椎体后缘者，注射时需格外谨慎。如果看到明显的静脉充盈，应该等 1～2 分钟，使注入的黏固剂在下次重新注射前变硬并堵塞静脉；如黏固剂通过不完整的终板进入椎间盘内，也可采用相同的方法。如果注射阻力大，则可退出套管数毫米，然后再缓慢注入。

【疗效评价】因骨质疏松导致的椎体压缩性骨折，且骨折时间不超过 12 个月时，经皮椎体成形术的疗效甚佳，有助于患者疼痛的迅速缓解和功能恢复。

【并发症】注射过程需在透视严密监控下进行，避免将黏固剂注入重要血管内或硬膜外。如将黏固剂注入椎管内将导致严重的神经系统并发症。经皮椎体成形术后的严重背部疼痛可能是由于术中其他椎体的新发骨折或椎弓根骨折所造成。感染尽管少见，但仍存在可能性。

（黄　蔚）

第八节　骶髂关节糖皮质激素注射

【适应证】骶髂关节炎引起的骶髂关节疼痛；晨起后或久坐后关节僵直；Patrick、Gaenslens 检查阳性。

【禁忌证】骶髂关节周围组织感染；无法纠正的出血倾向。

【器械和药物】透视机或 CT；22G 穿刺针；1% 利多卡因、碘对比剂、甲泼尼龙。

【技术和方法】取俯卧位后路进针法，腹部下方放置垫枕使腰骶部保持水平。皮肤消毒、铺巾、局部麻醉，在影像监控下将 22G 穿刺针插入，针道方向从后向前，并轻度偏向外侧，将针尖置于骶髂关节内，注射 1 ml 对比剂，明确针尖是否位于关节腔内，并了解对比剂分布情况。注射甲泼尼龙 40 mg 和 1%利多卡因 1 ml。部分患者因髂骨边缘骨质增生而遮蔽骶髂关节入口，此时可选择骨质增生较少的层面进针，并轻度弯曲针尖，寻找适合进针的间隙。

【疗效评价】骶髂关节糖皮质激素注射可在短期内缓解患者的疼痛和关节僵直症状，但长期疗效欠佳。

【并发症】并发症很少见，较为严重的并发症是关节和周围组织的感染。

（黄　蔚）

第九节　经皮穿刺治疗骨囊性病变

骨的囊性病变较为常见的是单纯性骨囊肿和动脉瘤样骨囊肿。经皮穿刺治疗的目的是通过向骨囊性病变的囊腔内注射糖皮质激素或无水乙醇促使病骨的硬化，预防病理性骨折和缓解患者的疼痛症状。

【设备和器械】透视机或 CT；18～22G 穿刺针；

1%利多卡因、碘对比剂、无水乙醇、甲泼尼龙。

【技术和方法】常规消毒、铺巾、局部皮下麻醉，在透视或CT引导下，将穿刺针针尖置于骨囊性病灶内，抽出囊液或囊内残留血液，根据所抽出的囊液量注入对比剂，判断囊腔大小，囊腔的数目和有无分隔，然后注入甲泼尼龙或无水酒精。注射甲泼尼龙后可将其保留于病灶内，无水酒精在囊内保留20分钟后抽吸干净拔针。如病灶有多个囊腔，则需多点穿刺注射。

【并发症】极少，偶有患者注入无水酒精后出现头晕症状。

（黄　蔚）